张金哲

小儿外科学

ZHANG JINZHE
PEDIATRIC SURGERY

第2版

上册

◆ 名誉主编｜张金哲
◆ 主　　编｜倪　鑫　孙　宁　王维林
◆ 副 主 编｜张潍平　郑　珊　曾　骐

◆ 分编负责人

　　总　　　　　　论　孙　宁
　　普 通 外 科　陈亚军
　　泌 尿 外 科　张潍平
　　骨　　　　科　张学军
　　心 胸 外 科　曾　骐
　　神 经 外 科　葛　明
　　新 生 儿 外 科　黄金狮
　　肿 瘤 外 科　王焕民
　　耳鼻咽喉头颈外科　张　杰

◆ 编写秘书｜李樱子

人民卫生出版社
·北　京·

图书在版编目（CIP）数据

张金哲小儿外科学：全 2 册 / 倪鑫, 孙宁, 王维林
主编 . —2 版 . —北京：人民卫生出版社，2020.12
ISBN 978–7–117–30443–6

I.①张… Ⅱ.①倪… ②孙… ③王… Ⅲ.①儿科学
－外科学 Ⅳ.①R726

中国版本图书馆 CIP 数据核字（2020）第 165122 号

| 人卫智网 | www.ipmph.com | 医学教育、学术、考试、健康，购书智慧智能综合服务平台 |
| 人卫官网 | www.pmph.com | 人卫官方资讯发布平台 |

ISBN 978-7-117-30443-6

张金哲小儿外科学（上、下册）
Zhang Jinzhe Xiao'er Waikexue
第 2 版

主　　编：倪 鑫 孙 宁 王维林
出版发行：人民卫生出版社（中继线 010-59780011）
地　　址：北京市朝阳区潘家园南里 19 号
邮　　编：100021
E－mail：pmph @ pmph.com
购书热线：010-59787592　010-59787584　010-65264830
印　　刷：北京盛通印刷股份有限公司
经　　销：新华书店
开　　本：889×1194　1/16　总印张：118
总 字 数：3172 千字
版　　次：2013 年 12 月第 1 版　2020 年 12 月第 2 版
印　　次：2020 年 12 月第 1 次印刷
标准书号：ISBN 978-7-117-30443-6
定价（上、下册）：598.00 元

打击盗版举报电话：010-59787491　E-mail：WQ @ pmph.com
质量问题联系电话：010-59787234　E-mail：zhiliang @ pmph.com

编者名单

首都医科大学附属北京儿童医院编者（以拼音为序）

PICU	沈　磊　宋振江
北京市儿科研究所	杨永弘
耳鼻咽喉头颈外科	李艳珍　刘悄吟　倪　鑫　孙　念　王生才　张　杰　张雪溪　赵　靖
风湿免疫科	李彩凤
骨　　　　　科	白云松　曹　隽　范竟一　冯　磊　冯　伟　高荣轩　郭　东　李　浩
	李承鑫　刘　虎　潘少川　祁新禹　宋宝健　孙保胜　王　强　姚子明
	张学军　朱丹江
护　理　部	曲　斌　张泊宁　张凤云　张琳琪
急　症　外　科	刘婷婷　沈秋龙　张钦明　周　红
口　腔　科	于国霞
麻　醉　科	王　芳　辛　忠　张建敏　郑铁华
泌　尿　外　科	韩文文　李　宁　李明磊　李振武　梁海燕　林德富　刘　超　屈彦超
	宋宏程　孙　宁　田　军　王冠男　王文杰　谢向辉　杨　洋　张潍平
普　通　外　科	陈　巍　陈晋杰　陈亚军　李小松　庞文博　彭春辉　王燕霞　王增萌
	张　丹　张金哲　张廷冲
烧　伤　整　形	刘　磊　齐鸿燕　王燕妮　王伊宁
神　经　外　科	葛　明　冀园琦　孙骇浪
心　脏　内　科	刘　晖
心　脏　外　科	柏　松　丁　楠　郭　健　李晓峰　李仲智　童　峰　郑　佳
新　生　儿　外　科	陈永卫　杜京斌　郭卫红　侯大为　黄金狮　李樱子
胸　外　科	陈诚豪　于　洁　张　娜　曾　骐
中　医　科	闫慧敏
肿　瘤　外　科	成海燕　韩　炜　秦　红　王焕民　杨　维

编者名单

特邀编者（以拼音为序）

北京积水潭医院

董轶非　吕学敏　田光磊　张建立

重庆医科大学附属儿童医院

何大维　金先庆　李晓庆　李长春　王　珊　魏光辉　杨　超　周德凯

复旦大学附属儿科医院

沈　淳　郑　珊

广东省人民医院

温树生　庄　建

广州市妇女儿童医疗中心

顾圆圆　梁鉴坤　刘国昌　温　哲　夏慧敏　钟　微

华中科技大学同济医学院附属同济医院

冯杰雄　余东海

华中科技大学同济医学院附属武汉儿童医院

皮名安　汪　力

江西省儿童医院

明　腾　陶　强

南京医科大学附属儿童医院

　　莫绪明　武开宏

山西省儿童医院

　　刘彩霞

上海交通大学医学院附属上海儿童医学中心

　　陈　浩　刘锦纷　王　伟　徐志伟

首都儿科研究所

　　李　龙　刘树立

首都医科大学附属北京安贞医院

　　刘迎龙

浙江大学医学院附属儿童医院

　　舒　强　王金湖

中国人民解放军总医院第七医学中心附属八一儿童医院

　　周辉霞

中国医科大学附属盛京医院

　　王维林

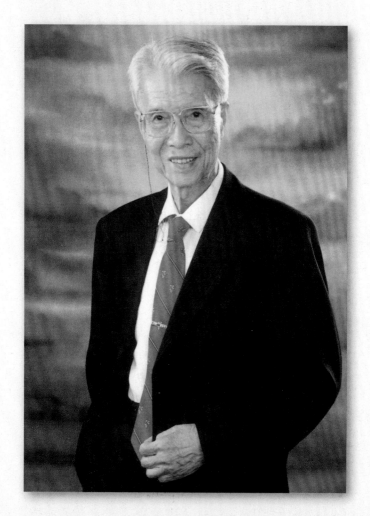

张金哲　院士

名誉主编简介

张金哲，1920 年 9 月 25 日生于天津市汉沽区，汉族，中共党员。首都医科大学教授，博士研究生导师，中国工程院院士。

张金哲院士 1946 年毕业于上海医学院，1950 年在北京大学医院首建小儿外科专业，为中国小儿外科主要创始人之一。1955 年在新建的北京儿童医院任外科主任，建立了当时规模最大的小儿外科中心。1958 年，受卫生部委托开办全国小儿外科医师进修班，学员遍及全国各省，多成为各地小儿外科带头人及骨干。1964 年，筹办小儿外科学会及杂志，为发起人及主要筹办人之一。1987 年，任中华医学会小儿外科学分会首届主任委员。1991 年，退任中华医学会小儿外科学分会主任委员，并担任名誉主任委员及《中华小儿外科杂志》顾问。1997 年，入选为中国工程院院士，为终身荣誉。在国际同行中亦有较高的学术声誉，曾任亚洲小儿外科学会执行委员十年，并为终身会员；曾任太平洋小儿外科学会中国地区主席，并为荣誉会员；为世界小儿外科医师协会联合会的亚洲代表。曾任《美国小儿外科杂志》《国际小儿外科杂志》等国际知名学术期刊海外顾问。

张金哲院士致力于小儿外科工作 70 年，初创时期只凭一本 Ladd 主编的 *Abdominal Surgery of Infancy and Childhood* 和儿科病房借用的 5 张病床，开展了小儿手术与专业门诊。在当年国际对华封锁条件下，创出了基础麻醉加局麻技术，开展了各年龄小儿各部位手术，迅速推广全国。

二十世纪五六十年代，主要致力于小儿外科急症，包括创伤、感染、急腹症等。使小儿手术死亡率从 30% 迅速下降至 5%，得到国内同行的认可。

二十世纪七十年代初，在张金哲院士鼓励和支持下，部分小儿外科医师陆续开创了小儿骨科、泌尿外科、烧伤整形、新生儿外科、肿瘤外科、心脏外科等专科。

改革开放以后，张金哲院士迅速与国际接轨，以先天性消化道畸形为重点，作出很多适合国情的创新与改进,例如先天性巨结肠手术的"张氏钳"、先天性胆道畸形手术的防反流"张氏瓣"、先天性肛门闭锁手术中"张氏膜"的利用,以及新生儿肛肠一期根治手术等,均为国际同行称道。

近年张金哲院士倡导小儿肿瘤的临床研究。同时随着独生子女对小儿医疗保健要求的时代性变化,开始研究被忽视的小儿外科"有症(状)无病(理)"情况,即所谓"(生命)第三态"。宣传人文医学、参与医学、透明行医在小儿外科的实现。担任中国医师协会道德建设委员会委员,多次去各地宣讲小儿外科医德教育及接诊技术与艺术。2010年,于90岁高龄出版了《新编接诊学》。

先后发表中英文论文350余篇,主编《张金哲小儿外科学》《小儿门诊外科学》《实用新型小儿外科手术图解》《小儿创伤外科学》《小儿腹部外科学》《实用小儿肿瘤学》《现代小儿肿瘤外科学》等,参编大型专业书籍50余部。获省部级以上成果奖10余项。此外,经常以各种形式发表科普文章,主编科普著作十余部。1991年,被中国科学技术协会授予突出贡献科普作家称号。

70年来,张金哲院士荣获多种奖励及荣誉称号。抗美援朝战争时,任北京市志愿手术队队长,立一等功两次。1958年,卫生部授予"技术革命先锋"奖章。1986年,被评为北京市劳动模范;1990年,被评为卫生部全国劳动模范。多次获得精神文明奖章。1986—1996年曾任第七届、第八届全国政协委员。2000年,获英国皇家医学会丹尼斯·布朗金奖,奖励多项技术创新进步,被誉为"中国小儿外科之父"。2002年,获印度小儿外科甘地金奖。2004年,入选香港外科医学院荣誉院士;2006年,入选英国皇家医学会外科学院荣誉院士。2010年,获世界小儿外科医师协会联合会终身成就奖,同年获宋庆龄基金会儿科医学终身成就奖。2015年,被中国中央电视台评为"最美医生"。2016年,被中国医师协会评为"十大医学杰出贡献专家"。

现今张金哲院士已100岁华诞,身体健康,仍在医疗岗位上每天工作半日,不断撰写专著与论文。

主编简介

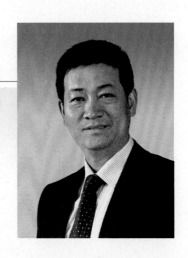

倪鑫,教授,博士研究生导师,耳鼻咽喉头颈外科知名专家。现任国家儿童医学中心主任、首都医科大学附属北京儿童医院院长、北京市儿科研究所所长、首都医科大学儿科医学院院长、首都医科大学耳鼻咽喉科学院副院长。兼任国务院深化医药卫生体制改革领导小组专家咨询委员会委员、中国医院协会儿童医院管理分会主任委员、福棠儿童医学发展研究中心理事长、中华医学会小儿外科学分会主任委员、中华医学会耳鼻咽喉头颈外科学分会委员、中国抗癌协会甲状腺癌专业委员会常委、中国医师协会小儿外科医师分会会长、北京肿瘤学会副理事长、北京医学会小儿外科学分会主任委员等学术任职。*Pediatric Investigation* 主编、《中国耳鼻咽喉头颈外科》《国际耳鼻咽喉头颈外科杂志》等杂志编委、国家级规划教材《耳鼻咽喉头颈外科学》编委。

至今已完成各类科研课题 33 项,主持在研国家级和省部级科研项目 10 余项。发表学术论文 160 余篇,其中 SCI 收录 70 余篇。获得国家科学技术成果奖、中华医学科技奖管理奖、第十一届宋庆龄儿科医学奖、北京市科学技术奖、北京医院协会优秀医院管理科研成果奖、河北医学科技奖等奖项,获批专利 8 项。

主编简介

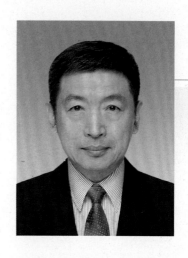

孙宁，教授，博士研究生导师，主任医师，首都医科大学附属北京儿童医院外科教研室名誉主任。曾任中华医学会小儿外科学分会主任委员和小儿泌尿外科学组组长、《中华小儿外科杂志》副主编、《临床小儿外科杂志》副主编。目前担任中华医学会小儿外科学分会名誉主任委员、中国医师协会小儿外科医师分会副会长、《中华外科杂志》和《中华泌尿外科杂志》编委、全国高等学校医学研究生卫生部规划教材评审委员会委员、全国高等学校普通高等教育儿科专业"十二五"国家级规划教材评审委员会副主任委员、中国医师协会毕业后医学教育专家委员会成员。

从事小儿外科临床、教学和科研工作30余年。临床工作集中于泌尿系统先天畸形矫治、下尿路功能及重建、腹腔镜技术在小儿外科应用、泌尿生殖系统肿瘤综合治疗、泌尿生殖系统创伤及并发症的诊治等方面。

教学工作包括本科生、研究生与毕业后教育，完成多部小儿外科学教材和专著编写，参与制定小儿外科住院医师规范化培训和专科医师培训细则及基地标准，参与制定小儿外科疾病临床路径和组织住院医师规范化培训考核。

主持多个科研项目，包括首都医学发展科研基金、北京市自然科学基金、教育部博士点基金、国家自然科学基金和国家重点研发计划。

主编简介

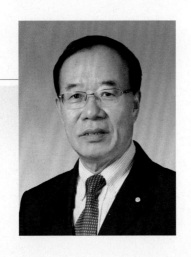

王维林,教授,博士研究生导师。1982年毕业于中国医科大学儿科学系,留校从事小儿外科专业工作至今,享受国务院政府特殊津贴。1998年起担任中国医科大学附属盛京医院小儿外科教研室主任、小儿普外胸外科主任、卫生部小儿先天畸形重点实验室常务副主任。2014年当选中华医学会小儿外科学分会第八届主任委员,2016年当选中国医师协会第一届小儿外科医师分会副会长。先后兼任中华医学会小儿外科学分会第五、六届肛肠外科学组组长、《中华小儿外科杂志》副总编辑、《临床小儿外科杂志》副主编、国家继续医学教育儿科学组评审组长等。

1998年获得卫生部临床重点学科资助,与小儿外科前辈吉士俊教授共同组建卫生部小儿先天畸形重点实验室,长期从事先天性肛门直肠畸形的临床医疗与基础研究。研究课题先后获得国家自然科学基金、国家卫生健康委临床重点学科建设基金和辽宁省科技攻关等20余项资助。作为第一负责人,先天性肛门直肠畸形研究的多项课题分别获得2005年度教育部科学技术进步奖一等奖、2006年度辽宁省科学技术进步奖一等奖和第二届宋庆龄儿科医学奖等。2007年"先天性肛门直肠畸形的临床与基础的系列研究"获得国家科学技术进步奖二等奖。在国内外权威杂志发表论文200余篇,SCI收录50余篇,主编《小儿排便功能障碍性疾病的诊断与治疗》等多部专著。2018年获第二届"国之名医·卓越建树奖"和第十一届中国医师奖。

副主编简介

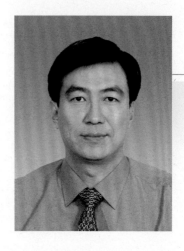

　　张潍平,教授,特级专家,博士研究生导师,主任医师。担任首都医科大学附属北京儿童医院泌尿外科主任、中华医学会小儿外科学分会第九届委员会主任委员、首都医科大学儿科系副主任、北京医学会小儿外科学分会副主任委员、北京医学会理事、全国高等学校普通高等教育儿科专业"十三五"国家级规划教材评审委员会委员、中国医师协会毕业后医学教育儿科专业委员会副主任委员、《临床小儿外科杂志》副主编、《中华小儿外科杂志》《中华实用儿科临床杂志》编委。

　　曾到意大利、美国、以色列等国家进修学习小儿外科以及小儿泌尿外科。从事小儿外科、小儿泌尿外科临床与科研工作 30 余年,熟练掌握了小儿泌尿外科的常见病以及疑难病诊治。对于尿道下裂、泌尿系创伤治疗有着独到见解和丰富经验。是国内较早在小儿泌尿外科中开展腹腔镜应用的医师之一。发表与小儿泌尿外科疾病相关的研究文章 100 余篇,参编著作 10 余部。负责多项国家级、省部级科研项目,并获得奖励和专利。多次参加国内外学术活动以及学术交流。是国内小儿泌尿外科学术带头人之一。

副主编简介

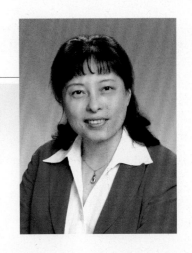

郑珊,教授,博士研究生导师。现任中华医学会小儿外科学分会副主任委员、中华医学会小儿外科上海分会前任主任委员、第52届泛太平洋地区小儿外科医师协会理事和现任主席,享受国务院特殊津贴。担任《中华小儿外科杂志》和《临床小儿外科杂志》副主编。

2012年作为"胆道闭锁发病机制研究及临床规范化诊断和治疗"第一负责人获上海医学科技奖二等奖,2013年获国家教育部高等学校科技奖二等奖和中华医学科技奖三等奖,2016年"小儿胚胎性肿瘤的病因探索、流行病调查和治疗策略研究"获得上海医学科技奖二等奖和全国妇幼健康科学技术奖三等奖。主编《小儿外科学》(研究生教材)、《小儿外科学》(规培生教材)、《实用新生儿外科学》等专著和教材。共发表国内权威杂志论文200余篇,SCI收录论文100余篇。曾多次获国家教委优秀青年教师基金、上海市科学技术委员会重点基金项目及国家自然基金面上项目资助。

副主编简介

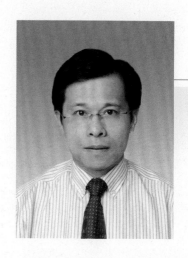

　　曾骐,教授,硕士研究生导师,首都医科大学附属北京儿童医院小儿胸外科专家,首都医科大学胸外科学系副主任。毕业于首都医科大学,从事小儿胸外科工作30年,是国内为数不多专业从事小儿胸外科工作的专家之一。担任中国妇幼保健协会妇幼微创专业委员会小儿胸外微创学组主任委员、中华医学会小儿外科学分会内镜学组副组长、中国医师协会胸外科分会纵隔及胸壁外科专家委员会副主任委员,《中国微创外科杂志》常务编委、《中华胸心血管外科杂志》编委、《中华小儿外科杂志》编委、美国Biomet Microfixation国际培训医生。擅长复杂胸壁畸形、先天肺疾病、纵隔肿瘤、食管肿瘤等疾病的诊断和综合治疗,特别在漏斗胸等胸壁畸形微创治疗以及小儿胸腔镜微创技术方面有较高造诣。作为负责人先后举办七届全国胸壁矫形研讨会暨Nuss手术学习班,学员超千人,规范、安全开展漏斗胸微创手术技术。目前已完成不同类型漏斗胸微创Nuss手术5 000余例,鸡胸微创手术800余例,是国内外完成微创胸壁矫形手术例数最多的专家之一。

序

　　我国小儿外科学专业是随着新中国的成立而诞生的,起步比国内成人外科晚50年,比国外小儿外科同行晚40年。70年来经几代人的努力,学科发展目前基本与国际接轨。本书既是时代的记录,也是创新与发展的结果。感谢国内小儿外科同行和人民卫生出版社的大力支持,顺利完成了第2版修订工作。

　　新中国成立之初,全国只有北京和上海两个小型儿童医院,实际上是只有几张病床的小儿内科门诊部。小儿外科一词尚无人提及。1950年,新中国第一届全国卫生工作会议上制定了加强妇幼保健工作的方针,各省筹建儿童医院,医学院设置儿科系,加速培养儿科医师,并开始提出建立小儿外科专业。当时几位志愿先驱:马安权、张金哲、佘亚雄、童尔昌、王赞尧、张学衡等,多是刚结束住院医师培训尚未固定专业的年轻外科医师。其中,只有马安权曾在美国接触过小儿外科,其他人都是在工作中边做边学。当然我们也都热心于发展小儿外科。我在做总住院医师年终总结时看到,小儿手术死亡率接近30%,而同期成人死亡率为5%。这表明小儿外科需要有人钻研,迫切需要改进提高。国际上小儿外科已有40年历史,至20世纪50年代时的技术水平已很成熟。上述这些人适逢国家政策号召,马上就成为志愿开拓者。1948年,国内各地产房流行婴儿皮下坏疽,死亡率几乎100%。我身为外科总住院医师,自觉责无旁贷,多次与病理科教授研究,提出应早期引流,但与中西医传统观点均相违背,无人同意在患者身上试用。直到1959年我的女儿生后3天不幸感染此症。面对死亡威胁,我孤注一掷,大胆早期实行广泛切开而使女儿得到治愈。

　　创业之初,虽有志愿者的热心,主要仍然是靠政府的扶持与投入。除各省纷纷建设儿童医院之外,政府行政上也都支持志愿者开展业务。教育部选送优秀毕业生到苏联及其他社会主义国家学习小儿外科,如赖炳耀、王修忠、李正、季海萍、叶蓁蓁等,归国后均成为各地第一代骨干。从1958年开始,卫生部在上海和北京开办小儿外科培训进修班,培养成人外科医师做小儿外科,同时在10个医学院校设儿科学系。之后40年间全国新建儿童医院各个专业人员配备得到充实,保证了医、教、研、防业务的发展与水平的提高。

　　为小儿做手术,首先的困难是麻醉。早在1954年人民卫生出版社出版的本人编写的《实用麻醉学》中就提到了小儿麻醉的要求、特点。1957年,人民卫生出版社出版了由本人组织、朱洪荫主译的苏联小儿外科学教科书。同年,卫生部组织了马安权、佘亚雄和本人等编写我国的《小儿外科学》教科书,由人民卫生出版社出版,现已第6版,主编由蔡威、张潍平、魏光辉接替。20世纪80年代改革开放后,成立了中华医学会小儿外科学分会,本人在人民卫生出版社支持下组织编写"小儿外科全书",其中已出版腹部、骨科、泌尿、脑科、新生儿、门诊、肿瘤、胸科等专著。目前全国各地已经出版各类小儿外科专著数十部,小儿外科专业杂志两种,此外还有儿童肿瘤等有关小儿外科内容的杂志,定期出版。出版物的繁荣,反映了我国小儿外科学的事业蓬勃发展,水平不断提高。

我国小儿外科专业的发展在政府直接扶持启动之后,业务水平的提高可总结为"四个承认"。1964年,全国儿科大会上小儿外科的代表们提出成立学术组织和出版杂志,反映了小儿外科医师们的自我承认;1987年,中华医学会正式批准成立小儿外科学分会,反映了中国医学界的承认;1997年,本人入选中国工程院院士,代表着中国科学界对我国小儿外科成绩的承认;2000年,英国皇家医学会授予本人丹尼斯·布朗金奖,名列国际名家之中,说明中国小儿外科水平得到国际承认。所有这些承认,都与建立学会、开展学术交流、撰写教材、出版期刊、发表文章相关联,特别是与出版界的支持密不可分。

当前我国正在深化医改,加强基层医疗工作。目前存在专业小儿外科单位收治基层医院治疗不当患者的情况,充分反映了人民需要在基层就医,也反映了有些单位小儿外科水平不高。当务之急是帮助他们提高,使他们能尽量多解决一些小儿外科问题,并且达到先进水平,同时能够辨别出暂时达不到治疗水平的疾病,能准确转院。孩子生病肯定希望就近解决,关键在于基层医疗水平的提高,小儿外科参考书将发挥巨大作用。现在适值医学模式转换,从过去的生物医学转向人文医学时代。检讨过去70年,小儿外科医学观点受生物医学观点影响很深,不少诊疗方法有忽略对患者尊重的缺陷。本书第2版,主编交由倪鑫、孙宁、王维林担任,内容仍然突出人文医学观点和实用性,并能反映现代小儿外科疾病的诊疗水平,同时能指导常见疾病诊疗与手术的具体实施。

本书冠名为《张金哲小儿外科学》,我个人颇感不安。我国小儿外科事业的发展,是诸多先驱和几代人努力的成果。本书可否成为经典,并不是因为冠名,而是取决于内容。希望本书代表小儿外科的内容主线与水平,横的方面要涵盖较广,纵的方面要跟上时代的发展。本次修订希望能够代表专业的学术水平。在此感谢人民卫生出版社将本书列入重点出版计划,感谢北京儿童医院精心组织,感谢参加修订工作的各位专家。本书不断更新,还要依靠同道们和广大读者支持,不吝指教,共同维护。谨此致谢。

张金哲

2020年7月1日

前　言

时隔七年，《张金哲小儿外科学》(第 2 版)出版，谨以此书祝贺张金哲院士百岁华诞，并在此感谢张院士对于小儿外科学发展的卓越贡献。

本书代表着小儿外科学的发展、沿革、创新，是小儿外科同道们的多年来智慧与磨练的结晶。它不仅是小儿外科人的历代传承，也是小儿外科学丰富、融合和升华的体现。

我国小儿外科学发展史是一部创业史、创新史。新的疾病认识、新的治疗理念、新的手术技术在不断的创新中发展。在以张金哲院士为代表的前辈带领下，从零开始，逐步和国际接轨，创新理念贯穿始终。小儿外科学的发展，小到儿童的外科查体工具和手法、输液设备、手术器械，大到革命性的手术改良，无一不凝聚着老一辈小儿外科人的智慧和付出。张院士首创了新生儿皮下坏疽感染早期广泛切开引流治疗法、自行设计制造的巨结肠环形吻合钳取代 Kocher 钳(有齿血管钳)，皆是小儿外科创新理念的体现。因此，在 2000 年国际小儿外科届的丹尼斯·布朗金奖授予张院士时称他为"中国小儿外科之父"，实为我国小儿外科的奠基人。

在开创小儿外科事业初期，北京的张金哲教授、上海的王赞尧教授和佘亚雄教授、武汉的童尔昌教授由成人普通外科转做儿童普通外科。随着学科发展，为满足患者需求，进而又有儿童普通外科医师转做小儿外科其他专业，逐步丰富小儿外科的亚专业。20 世纪 70 年代初创建儿童泌尿外科和骨科，随后建立儿童心外科、胸外科、烧伤外科、整形外科、肿瘤外科、神经外科等专业。小儿外科真正成为独立学科。同时在我国创新建立了独立的小儿外科医师培训体系。历经几十年的发展完善，这一特有的、独立的小儿外科医师培训体系培养了几代小儿外科人。小儿外科作为国内最早独立开展培训的十八个专科之一，目前全国已有数十个小儿外科住院医师规范化培训基地。不断为小儿外科事业输送新鲜血液。全国各地市级医院，甚至部分县级医院都有设置小儿外科或有小儿外科医师。

学科专业走向成熟的标志有三个方面，教科书、学术社团和专业期刊。小儿外科的发展中，全面系统的小儿外科教科书对小儿外科学科发展发挥了至关重要的作用。《张金哲小儿外科学》堪称小儿外科学界的传世经典之作。

本书源于20 世纪 60 年代初卫生部在北京儿童医院举办小儿外科医师培训班的小儿外科学讲义《小

儿外科十讲》。历经多年的积累、丰富、完善,本书重点内容从保证生命安全、提高手术成功率,转变到关注远期手术效果、组织器官功能性修复与生活质量。本次再版仍以北京儿童医院专家为主,同时广泛邀请国内小儿外科专家一道完成,进一步充实了人文医学、微创理念与技术、小儿器官移植、机器人手术、各亚专业最新进展等内容。本版增加了典型手术的手术视频,可为读者提供实战性的参考。张金哲院士始终推行"四位一体"思维,"预防未病、精治已病、挽救深病、顺待终末"的人文关怀应该贯穿临床工作始终。本书中就如何与家长沟通的接诊学、接待学,与患者沟通的查体篇等人文内容进行展示,这些也是本书有别于其他外科学专著的重要特点。

　　本书作为小儿外科学的专业宝典,紧抓儿科特点,从新生儿到青春期,从临床诊治、疾病管理,到生理、心理发育,从手术技巧到液体疗法、儿童用药,以及围手术期的管理均进行了全面详尽的阐述,具有实用性和指导性。本书作为医学院小儿外科教材以外的更全面的教科书,必将在学科发展方面起到更大作用。

　　感谢人民卫生出版社对此书的出版给予的支持!感谢投身小儿外科事业的各位同仁!

2020 年 8 月 18 日

目　录

上　册

下　册

资 源 目 录

第一章 专业发展

第一节 小儿外科历史

一、世界小儿外科史

（一）背景 18世纪中叶，哲学家卢梭（Rousseau）认为一半人口死于8岁以前，这是自然规律。17世纪末，妇产科医生法修（Fatio）在贝索（Basle）出版了世界上第一本有关小儿外科问题的书，据载他还成功地完成了第一例联体儿分离手术。1802年巴黎首先建立了有200张床的儿童医院，设有外科，主要由成人外科医生处理四肢创伤。1852年伦敦大奥尔芒皇家儿童疗养所改为儿童医院，但外科问题（创伤）由成人医院处理。1860年库珀·福斯特（Cooper Forster）（英国伦敦皇家儿童疗养所的医生）出版了一本《儿童外科疾病》，成为世界上最早的小儿外科专著。在19世纪，伦敦和巴黎设置了小儿外科病房，是最早设置小儿外科病房的城市。在俄罗斯帝国时代莫斯科儿童医院也建立了小儿外科专科。

瑞士的弗莱德（Fredet）（1908）和德国的拉姆斯泰德（Rammstedt）（1922）先后采用幽门环肌切开术治疗先天性肥厚性幽门狭窄，获得良好的疗效以后，小儿的腹部手术才得以推广，医学界对建立小儿外科（手术）专业的思想才逐渐形成。而当时，小儿外科手术都是由一般成人外科医生兼顾。第一次世界大战以后，在西欧开始出现小儿外科专业医生。在十月革命以后，苏联强调妇幼工作，使小儿外科工作的普及量上有较大的发展。

（二）现代小儿外科（手术）的兴起 习惯从德国的拉姆斯泰德（Rammstedt）（1922）婴儿腹部外科的成功与推广算起。首先要提到的是美国的威廉·赖德（William E.Ladd）和英国的丹尼斯·布朗（Denis Browne）。

赖德1927年任波士顿（Boston）儿童医院外科主任，并且成为现代小儿外科创始者。约75%的美国著名小儿外科医生出自他的门下，如第二代小儿外科医生库普（Koop）、索尔（Coe）等，特别是他的第一门生格鲁斯（Robert E.Gross）最为世界知名。1941年赖德与格鲁斯合写了一本《小儿腹部外科学》，总结了波士顿儿童医院外科的丰富经验，成为现代小儿外科的经典，也是后来（1953年）著名的格鲁斯《小儿外科学》的原始蓝本。传播到全世界所谓赖德 - 格鲁斯体系，成为国际小儿外科技术的主流。

丹尼斯·布朗爵士在英国的功绩是改变了"小儿外科病由成人外科医生施行手术"的传统。其在第一次世界大战后成为伦敦大奥尔芒街儿童医院（Great Ormond Street Hospital）的院长，并开创了小儿外科，成为"英伦三岛"现代小儿外科创始

1

1

人。许多术式源于他手,众所周知的如丹尼斯·布朗尿道下裂手术(Denis Browne procedure)就是一例。英国第二代小儿外科医生大多是他的门生。1953年英国小儿外科学会成立,他为第一任主席。为了表彰和纪念他在小儿外科学方面的贡献,特别是他热心于医学教育,1968年英国皇家医学会以他的名字设立医学奖丹尼斯·布朗金奖(Denis Browne Gold Medal),该奖成了世界小儿外科领域最高奖。每年奖励一位国际名人,获奖者均为世界著名的小儿外科医生(表1-1),第一枚奖章授予了美国的格鲁斯,我国的张金哲是第33位获奖者,是我国小儿外科获奖第一人。亚洲获奖人还有日本的葛西森夫、印度的甘地和中国香港的谭广亨,连同张金哲,迄今已经有四人。

表 1-1 历年丹尼斯·布朗金奖获得者名单

1968	R.E.Gross	美国
1969	M.Grob	德国
1970	D.J.Waterston	英国
1971	C.E.Koop	美国
1972	P.P.Rickham	瑞士
1973	M.Sulamaa	芬兰
1974	Th.Ehrenpreis	瑞典
1975	D.Innes Williams	英国
1976	F.D.Stephens	澳大利亚
1977	R.B.Zachary	英国
1978	F.Rehbein	德国
1979	O.Swenson	美国
1980	J.H.Louw	南非
1981	A.W.Wilkinson	英国
1982	H.H.Nixon	英国
1983	S.L.Gans	美国
1984	H.W.Clatworthy	美国
1985	R.N.Howard	澳大利亚
1986	M.Kasai	日本
1987	O.Knutrud	挪威
1988	M.M.Ravitch	美国
1989	B.O'Donnel	爱尔兰
1990	J.E.S.Scott	英国
1991	W.H.Hendren	美国
1992	J.Lister	英国

续表

1993	R.K.Gandhi	印度
1994	J.C.Molenaar	荷兰
1995	J.A.Haller,Jr.	美国
1996	E.Durham Smith	澳大利亚
1997	J.D.Atwell	英国
1998	J.L.Grosfeld	美国
1999	D.G.Young	英国
2000	J.Z.Zhang	中国
2001	E.Howard	英国
2002	Sean Corkery	英国
2003	Leela Kapila OBE	英国
2004	Lewis Spitz	南非
2005	David Lloyd	英国
2006	Prem Puri	爱尔兰
2007	Arnold Coran	美国
2008	John Hutson	澳大利亚
2009	Edward Kiely	英国
2010	Michael Hollwarth	奥地利
2011	Alistair Millar	南非
2012	Adrian Bianchi	英国
2013	Michael Harrison	美国
2014	Samuel Moore	美国
2015	George Youngson	英国
2016	Risto Rintala	芬兰
2017	Paul Tam	中国香港
2018	Alberto Peña	美国
2019	Pat Donahoe	美国

(三)现代小儿外科的成熟期 应该算在第二次世界大战以后。在美国,格鲁斯(Gross),人称小儿外科之父,是赖德的第一代继承人,1947年继赖德之后成为波士顿儿童医院外科主任,至此他成为美国最有影响力的小儿外科医生。1938年他实施了第一例动脉导管未闭手术,开辟了心血管手术的先河。1970年美国小儿外科学会成立,格鲁斯为首任主席。1950年,斯文森(Orvar Swenson)阐明了先天性巨结肠的病理,发明了治疗该病的有效手术。2002年5月,斯文森已93岁,还发表了一篇巨结肠总结性文章。美国费城儿童医院外科主任库普(Koop),曾担任美国卫生部长(署长),

在神经母细胞瘤方面有重要贡献。甘斯（Steven Gans）是美国第三代儿外科医生的杰出代表，他不仅开辟了小儿外科腹腔镜技术，1969年他还与日本的骏河敬次郎及澳大利亚的梅耶（Nate A Myers）组建了太平洋小儿外科学会（PAPS），并为首任主席。最重要的是，1966年在库普支持下出版了《美国小儿外科杂志》（*The Journal of Pediatric Surgery*），并担任主编直到1993年逝世。该杂志成为第一本国际流行的小儿外科杂志。1986年沙利（Scharli AF）在欧洲出版了《国际小儿外科杂志》（*Pediatric Surgery International*）成为第二本国际流行的小儿外科专业杂志。

在日本，骏河敬次郎（Keijiro Suruga）是早期创始人。葛西森夫（Morio Kasai）是世界知名的治疗胆道闭锁方面的突破者和开拓者。在印度，甘地（R.K.Gandhi）是创始人。他在1972年与日本的骏河敬次郎及中国台湾的洪文宗（Hung Wen-tsung）倡导组建了亚洲小儿外科学会（AAPS）。2002年设国际小儿外科甘地金奖，第一枚金奖奖给了我国的张金哲。

（四）现代小儿外科发展的三个里程碑　现代小儿外科是在第二次世界大战以后才蓬勃发展的专业，这也是医学发展的自然规律。有了小儿外科技术水平的提高，特别是小儿麻醉技术和水、电解质平衡理论与技术的提高，小儿外科专业的发展才成为现实。因此，小儿外科的发展标志着"儿科医学"的现代化的水平。

小儿外科虽只是儿科的一部分，但是小儿外科的发展却是儿科现代化的标志。很多现代化的儿内科工作，不少治疗及仪器应用都需要与麻醉和外科技术配合，没有发达的小儿外科，儿内科工作也就够不上现代化。随着生活水平的提高，小儿病种有很大的改变，对小儿外科的要求迅速增长，现在世界上经济文化水平高的国家，儿童医院的内外科床位数目大致是1∶1。

第一个里程碑　从1922年Rammstedt手术推广以后，随着婴儿幽门肥厚性狭窄术后的普遍成活，不少新生儿先天性胃肠道畸形的矫治手术陆续成熟，小儿外科成为专业发展由此开始。自从20世纪50年代初，美国格鲁斯首先为小儿施行动

脉导管未闭手术成功，开辟了心脏大血管畸形矫治手术，打破了小儿心脏手术禁区。到20世纪50年代末，食管闭锁气管瘘的成活率已达90%。这是争取新生儿手术成活的阶段。1953年格鲁斯的《小儿外科学》，系统地阐述了美国波士顿儿童医院小儿外科当时丰富的实践经验，同时系统介绍了泌尿外科疾病，并且首先介绍了心脏大血管畸形的矫治手术。该书成为第一个里程碑水平的具体记录文件，在国际上有很大影响。特别是后起的小儿外科单位大都以格鲁斯为师，中国的小儿外科也主要是师从赖德-格鲁斯的理论与经验。此后小儿外科在全世界各地纷纷兴起，从量到质有了一个大的飞跃。

第二个里程碑　从20世纪50年代末到80年代，突出解决了新生儿手术的三个问题：环境温度与湿度控制、监护与人工呼吸、肠外营养。于是，新生儿术后成活已有保障，从而把小儿外科的任务重点由争取成活过渡到恢复和改善功能，这是一个很大的进步。这个阶段小儿外科水平一般以新生儿外科为代表，人们对一些严重畸形改变了过去的态度，如"巨大脐膨出"可以一次手术缝合，后改为局部保护逐渐还纳（膨出的脏器迅速还纳入发育不良的腹腔内，可以造成患者呼吸困难，导致手术失败），而后长期人工呼吸、肠外营养，使之成活。恶性肿瘤可以经超大剂量化疗、自家骨髓移植、加以多次扩清手术而提高生存率。先天性巨结肠、直肠肛门畸形的治疗重点应在远期排便功能等。随着现代化小儿麻醉的进步，手术时间的延长可以不受限制。此阶段内一个重要的标志是小儿泌尿外科的兴起，它代表了小儿外科手术已无生命危险的顾虑。因为泌尿系畸形不属于立即危害生命的疾病，同时泌尿器官畸形特别是小婴儿管道畸形的手术要求很高，远期功能正常才是治疗的目标。因此，小儿泌尿外科强调手术精细彻底，一期做完，避免分期手术留下问题。"一穴肛"修复术，要一次解决排便、排尿及日后性生活问题，手术可能需要进行20个小时，可见其治疗的难度，但小儿外科医生做到了。美国、日本等20世纪80年代小儿外科著名专家，如美国的韩德润（Hendren）、日本的宫野武（Miyano）等，当年多以

1

泌尿外科为专长。

第三个里程碑 20世纪90年代,小儿外科开始突破生后修复性临床手术的范畴。随着现代影像诊断技术的进步,围生期医学的发展,分子生物学及基因学的应用,外科手术基本技术的进步(出血、止血与输血的革命,缝合器的进步,敷料高科技化等)和手术技术的高科技化(包括机器人手术等),胎儿外科、器官移植、微创外科与介入外科等应运而生。目标是消灭外科手术的损伤,恢复正常解剖生理功能。从细胞基因方面达到诊断、治疗与预防的效果,将对人类优生优育起到革命性的突破。当前小儿实体瘤的研究趋势,除进一步引入高科技改进手术方法之外,集中在基因工程的临床应用。在难治的神经母细胞瘤治疗中,已有细胞凋亡疗法在小儿手术中迅速发展。1983年美国哈里森(Michael Harrison)的胎儿双侧肾积水手术的成功,宣布胎儿外科正式登上小儿外科的舞台。现在胎儿镜技术,又把胎儿外科技术提高一步。以上均代表了第三个里程碑的技术基础。

20世纪末小儿外科发展非常迅速,与成人外科其他各专业可以相提并论、并驾齐驱。国际开放与交流空前发达,各国有各自的小儿外科组织与专业杂志,不少跨国家的国际组织,全世界几乎每天都有学术活动。与我国联系较密切的国际著名儿童医院有:美国波士顿儿童医院、费城儿童医院、洛杉矶儿童医院、辛辛那提儿童医院、东京儿童医院、英国伦敦大奥尔芒街儿童医院、法国巴黎儿童医院、瑞士苏黎世儿童医院、德国海德堡儿童医院、俄罗斯莫斯科第二儿童医院等;有交往的国际性小儿外科学会包括:美国小儿外科学会、英国小儿外科学会、日本小儿外科学会、太平洋小儿外科学会、亚洲小儿外科学会、小儿外科学会国际联合会等;此外,世界各国多有本国的小儿外科学会组织。联系较密切的国际性小儿外科专业杂志有:美国小儿外科杂志、国际小儿外科杂志、日本小儿外科杂志、欧洲小儿外科杂志等。每年颁发的小儿外科学术著名国际大奖有:丹尼斯·布朗金奖(英国、全球性,1968年开始)、索尔金奖(Herbert E.Coe Gold Medal)(太平洋学会,1985年开始)。

20世纪西方现代医学基本观点(basic standpoint of medicine)在"宏观治疗"(general treatment)方面也经历了三个换代,20世纪初在生理解剖知识突出发展的基础上,把疾病视为个体生物性变化,现在称为"生物医学观点"(biomedicine);20世纪30年代后逐渐认识身心关系(前苏联巴甫洛夫学说)称为"生物-心理医学观点"简称身心医学(psychosomatic medicine);20世纪50年代后又把身心医学扩大到人与社会的关系,而进入"生物-心理-社会医学观点"简称"人文医学时代"(humanistic medicine)。小儿外科作为医学的一个学科,必然受到上述认识转变的影响。人们已经认识到治疗一个孩子的畸形,不但要考虑孩子的生理解剖复原,还要满足母亲的要求,并使患者能参加社交活动,为社会所接受。因此,追求远期功能与生活质量就成了现代小儿外科的目标。进入21世纪,有人预计到2050年,除了上述的医学技术进一步发展外,机器人手术将会普及,同时备受人们重视的"以人为本"的人文医学观点,将更加深刻地体现在各个治疗环节中。总之,医生要从孩子生前就保证一个健康条件,使人们生活在更美好的时代中。

二、中国小儿外科发展史

(一) 背景

1. 古代中国的医学文献 中国是世界文明古国之一。中医药是具有5 000年中华文明的重要内容。从古代伏羲制九针、神农尝百草的传说到现代的考古发现,都表明中国的医药文明在没有文字的远古时期已经发端。《周礼》中有"医师掌医之政令,聚毒药以供医事"的记载,并有了食医、疡医、疾医、兽医之分。从汉代开始,正史中有了专门记载医学的文献。《左传》中记载了"六气病因学说"(阴、阳、风、雨、晦、明)。《史记》里有关于名医"扁鹊"(公元前350年左右,比希波克拉底晚约100年)的故事。"扁鹊"的本人名"秦越人",他的生卒年月与所记载的医史事实有很多处年代不符,因此,有人认为"扁鹊"是当时名医的代称。

《汉书·艺文志》(东汉班固,公元32—92)著录了春秋战国时期以后的医书多卷,但大多已佚。但长沙马王堆汉墓出土的《五十二病方》却显示出当时的医疗技术水平:书中记载了刀刃创伤及由此所致的破伤风、婴儿破伤风等病,描述了痔漏的分类、手术治疗等,其中大多为外科疾病。

东汉以后,《后汉书》《三国志》等正史中有较完整记载的名医有张仲景、华佗、董奉,称为东汉三大名医:

张仲景(公元150—219)被尊为"医圣",著有《伤寒杂病论》。原著佚,弟子晋太医王叔和(公元260年左右)整理成为两册《金匮要略》与《伤寒论》。《金匮要略》中提出"辨证论治",并创建了"经方"(方剂学),可称个性化靶向治疗的原始概念。《伤寒论》中分别论述传染病的各论。另一弟子杜度著《小儿颅囟方》为儿科专书之先河。内容以发热传染病为主。

华佗(公元200年左右)被称为"外科鼻祖"。《后汉书·方术列传》中记载他曾使用口服"麻沸散"麻醉后切割疗疾。又创"五禽戏"为群众体育锻炼的开始。三国初期,华佗曾为曹操的军医,因性格高傲而脱离曹操,后被捕入狱,死狱中。传说著有《青囊书》被焚无存。流传的《华佗方》为学生吴普所著。

董奉(公元220年左右)为医德楷模。为人治病,不收报酬,对治愈的患者,只求为其种杏树两棵("杏核两粒植屋外"),数年后竟蔚然成林。后世用"杏林春满"称颂医家。

文字记载完整的名医为唐代孙思邈(公元581—682),被尊为"药王"。著有《千金要方》,涵括内、外、妇、儿、五官各科,及医德、药物、养生、食疗、解毒、急救、针灸、按摩各章。载方5 300首,以及经、络、腧穴全图,被称为中国第一部临床医学百科全书。其中的"大医精诚"篇为医德的千古经典著作。

所谓中国传统医学经典著作是从北宋(公元1000年前后)林亿等人开始,重修《金匮要略》《伤寒论》《黄帝内经》《神农本草经》,共称为四大经典。然而著名的《本草纲目》(药物学)则为明代(公元1578年)李时珍所著;后来的《医宗金鉴》(从理论到临床各科全书)则为清代(公元1742年)吴谦等人所撰,是收集了各个时代的医学著作加以整理审定,至今奉为当时官方的医学百科全书。

然而纵观千年文献,其中有关小儿外科记载,只能见于各书中零散提及。

2. 古代有关小儿外科的文献记载 公元前秦汉阉人(宦官)史书中记载"七岁净身",就是以睾丸切除为主的"手术"。大多数都能够活下来,没有一套熟练的操作技术恐非易事。腹股沟疝是儿童常见病之一。《五十二病方》中描述了"肠㿉",即腹股沟疝的病征,并记载了疝的修补术。公元610年隋代巢元方著的《诸病源候论》中,就有关于脐炎的描述:"初生断脐,因浴水入脐或尿湿包裹,风邪侵入,故疮久不瘥,风入伤经脉,则变为痫",形象地说明了脐炎发生的原因和并发破伤风的可能性。对于膀胱结石,巢氏亦有很好的观察。宋代著名儿科学家钱乙著《小儿药证直诀》,其中不少述及小儿外科疾病,如丹瘤(丹毒)、嗓口(噤口)、脐风(破伤风)等。公元3世纪,晋书85卷《魏咏之传》记载兔唇的医治:咏之患缺唇,医曰"可割而补之,但需百日进粥,不得笑语",魏咏之接受了手术治疗,卒获痊愈。宋代的《小儿卫生总微论方》(公元1156年)对于先天性畸形疾患,如并指、缺唇、侏儒、肢废等都有阐述,书中记载"儿生下缺唇,亦能弥缝,然不能掩其痕"。元代儿科学家曾世荣著的《活幼心书》中记有:"小儿瘰疬多生于耳后及颈项两旁。初发只一枚,次必连生,大小十数,缠绕项下,累累如贯珠。逐个先肿,作脓穿破。轻者可愈,重者难除。疮穴流脓,终岁不干,谓之瘘管。"公元16世纪,明代医生薛己提出:"小儿生下时,欲断脐带,必以蕲艾为拈,香油浸湿,熏烧脐带至焦方断。其束带需用软帛厚棉裹束,日间视之,勿令尿湿,以防脐风。"薛己在前人的基础上,对新生儿破伤风的发病与断脐不洁以及如何预防有了正确的认识。明代医学家王肯堂著的《外科准绳》中,也述及许多小儿外科疾病,多属感染脓疡。还有对肠套叠的描述:"儿生五月至七岁,有结癖在腹,成块如梅核大,来去或似卵大,常叫痛者,左胁下名痃气,右胁下名癖气,如面黑目直视,泻黑血,口鼻手足冷,不进食者死。"关于小儿外科手术,史书上也曾有记录。公元16世纪,明代孙志宏著的《简明医彀》中有肛门闭锁手术记载:"罕有儿初生无谷道大便不能者,旬日后必不救。须用细刀割穿,要对孔亲切。开通后用绵帛卷如小指,以香油浸透插入,使不再合,傍用生肌散敷之自愈。"从我国丰富的古代医学文献中可以看出,人民有需要,医者责无旁贷。祖国医学在长期的发展中,对小儿外科疾病的防治不能无所作为。

3. 世界古老医学多已泯灭,唯中国传统医学引起世界的研究兴趣

中医基本概念:中国医学受儒家文化思想的影响,认识自然按照《易经》的思路,把自然界归纳为阴阳、五行、八卦的规律。把人的脏器、生理、疾病都用阴阳五行等词汇来代表,阐述彼此间的关系。儒学提倡无神论:谓"命受于天,不能更改;身受于父母,不可毁伤"。因此医学解剖及手术都成禁止之列。儒医的观点:"上医治未病,中医治已病(靠扶正祛邪、辨证论治),下医治病深(不得已才考虑割治)。"儒医(内科)多为高级知识分子,著名者选入太医院,以方药治疗为主,常留有著作;外科"医生"属于技艺,分布在军队与民间,又分伤医与疡医。治疗以针砭、吸吮、推拿、膏药,及内外辅以草药为主。早期的外科医者多为文盲,医病主要凭经验,缺乏文字记载,医术均为师徒间口头传授。

最近考古学家发现新石器时代可能已有开颅手术迹象。在出土的人类颅骨上有整齐的大孔,用现代放射衍射技术证实,并非外伤或自然风化,而是人用工具所为。同时也发现可以开颅使用的各种大小石器及铜器工具,也符合外科的发展是随着人类狩猎生活应运而生的规律,远在儒医甚至文字出现以前。

针灸与经络学说:是中国古代医学突出异于其他古国医学的特有创造,流传悠久不衰。《黄帝内经》"灵枢篇"专讲针灸与经络。当时古代中国医生不了解循环系统与神经系统,但也观察到人体各器官间的功能调节制约与相互交通的联系。发现了12个主渠道,另加任脉、督脉,曰"经",多处横的联系曰"络";经络上有350多个点曰"腧穴"或"穴"。经皮刺激可以调节有关的器官功能。用针刺入皮下穴称为"针法",用艾卷微火烤皮肤穴称为"灸法"。此法在中国及东亚使用2 000余年,始终不衰,并且发展了小儿特殊针刺技术,不断有所补充与完善。虽然至今用不少现代科学方

法研究,仍未能明确经络的物质载体,然而针灸疗法仍在全世界流行。

20世纪70年代,中国医界曾经全国推行针刺麻醉下施行现代外科手术,证实了针刺有关穴位对局部的止痛作用。不少科研单位集中做针刺麻醉研究,也观察到一些现象作了一些科学性的解释。本书著者张金哲在1971年因患慢性胃痛,持续小量出血,诊断为胃癌。选用了针刺麻醉下手术。在耳轮选三个穴,腹壁切口旁各选一个穴位。细针刺入皮下,用节律性6V直流电代替手工捻转做节律性刺激。20min后用镊子试探皮肤失去知觉,开始切开腹壁。无疼痛感,只感到腹壁受重力压迫(为了避免腹内探查引起呕吐,开腹后本人要求在太阳丛注射20ml 2%普鲁卡因)。历时4个小时完成Billroth Ⅱ式胃肠吻合,手术全过程无割裂痛感。然而,从备皮、麻醉到术后包扎,全部清醒过程中固定在狭窄硬板手术台上,长达6个小时丝毫不动体位,虽无痛也难忍受。著名外科医生亲身证明了针刺麻醉可以止痛,但绝不是应予推荐的良好麻醉。20世纪70年代北京儿童医院小儿外科,多数手术选用基础加局麻、硬膜外或腰麻(肌内注射硫苯妥钠睡眠后,局部用普鲁卡因注射)。为了响应全国针刺麻醉风潮,在张金哲通过自身采用针刺麻醉手术证明有止痛效果后,在小儿外科手术中推行使用硫喷妥钠使患者入睡,然后改用针刺麻醉代替普鲁卡因注射局部麻醉,也得到成功。张金哲曾在阿根廷14届世界儿科大会上作了报告,并发表在《中华医学杂志》英文版上(A clinical analysis of 1474 operations under acupunctural anesthesia among children.Chinese Medical Journal New,1975,1:369)。但是结论只能说小儿使用针刺麻醉可以成功,并无超越局麻、腰麻、硬膜外等麻醉的优越性。特别的困难是麻醉师必须学会生疏的经络学说,善于正确选穴。因此麻醉的诱导期(探索选穴的麻醉效果)多需20min以上,难以推广。然而,以上所述,无论如何都能证明经络与人体器官的联系似乎确实存在。合适的定点针刺可以止痛,鼓励人们进一步研究与探索。

4. 中国现代小儿外科临床工作对传统医学的利用 虽然古代文献中没有真正小儿外科的记

载,然而中医根深蒂固的"扶正祛邪"(顺势疗法)的观念与思想,已广泛渗入人民群众的医疗行为之中。例如小儿术后调理"三分治、七分养"的观点,所有家长都自发遵循。术后常见的并发症中如:①口炎(鹅口疮);②无名发热;③腹胀满、大便失常(便秘、腹泻)、食欲缺乏等,医生多已司空见惯而多取等待自愈态度。查不出原因,则常服用一些中成药。即使医生不用,家长也常常自用(特别是出院后的患者)。多年来,足以证明药物有效而长期流传,同时也反映家长对现代医生无法处理孩子术后痛苦而不满意、不甘心。

此外,中医旧方法经过改良,也有的用于现代小儿外科。例如新生儿肛旁脓肿与肛瘘形成的"挂线治疗",就是从中医药捻治疗演化而来。现代外科治疗肛瘘主要靠切开括约肌,敞开瘘管成为肉芽创面,以后瘢痕愈合。但新生儿术后可能引起出血,家长非常紧张。医生止血也非常困难,反而增加患者痛苦,家长很不满意。中医传统使用药捻插入瘘管,药捻用吸水软纸捻成,裹入腐蚀剂、馨香止痛药,使瘘管腐蚀扩大。边腐蚀边生长,逐渐割断括约肌,瘘管敞开。避免切割,避免出血。然而腐蚀较难控制,每天更换药捻也增加痛苦。在此原理下小儿外科医生在局麻下,用可屈性圆头探针,插入瘘管,带入一条细橡皮带,两端拉紧对扎成环,类似西医的 Seton 深部脓肿引流术(Seton 法是用蚕肠线、经皮缝入脓肿,不拉紧,只起保证长期引流通畅作用,避免切开)。靠橡皮带的弹性拉力,渐渐割开括约肌及皮肤,使瘘管敞开,橡皮带自然脱落而愈。5min 的手术,术后排便后坐浴清洁,3~5 天内橡皮带脱落自然愈合。此外,小儿四肢骨折,一般牵引及固定外,加用中医骨科小夹板的配合使用,按中医动静结合原理,既加强了固定,又保证了关节活动,避免肌肉萎缩与骨质脱钙。传统医学可发展的天地广阔,全世界都期待中国小儿外科医生在这方面的贡献。

(二)创业初期 1950 年以前,我国仅有上海与北京两个很小的儿童医院,主要诊治儿内科疾病。小儿需要手术时,如先天性畸形、急腹症、肿瘤等,都到成人医院由成人外科医生手术和治疗。1950 年 7 月,张金哲在即将召开的第一届

全国卫生工作会议小组预备会中,汇报了北京大学医院 1948—1950 年两年间小儿外科患者死亡率为 29.6%,而当时成人外科的病死率为 4%。反映了新中国成立以前我国小儿外科水平的一个侧面。20 世纪初,《中华医学杂志》也曾有肠套叠和嵌顿疝手术复位的个案报告。1943 年诸福棠(图 1-1)主编的第 1 版《实用儿科学》一书中,也包含小儿外科疾病内容,主要是介绍国外知识。1950 年全国卫生工作会议(北京)上决定要加快我国的妇幼卫生事业,各省都要筹建妇女儿童医院及保健院;学习苏联建立儿科系,迅速培训大量儿科医生。诸福棠教授提出要有专人建立小儿外科,这是"小儿外科"一词第一次在中国正式使用。于是国内涌现了一批立志从事小儿外科的中青年外科医师。比较活跃者有:上海马安权、佘亚雄,北京张金哲,武汉童尔昌等,在一批著名的儿科、外科、麻醉科的老专家们积极支持协助下,分头在各地创立了中国的现代小儿外科专业。当时西方诸国(主要是西方发达国家)对我国进行经济和科学技术上的封锁,企图孤立我们。所以,我国小儿外科从一开始就走上了具有中国特色的道路。尽管我国现代小儿外科依然是以美国赖德-格鲁斯体系观点为主的西方体系,但引进途径是多语种

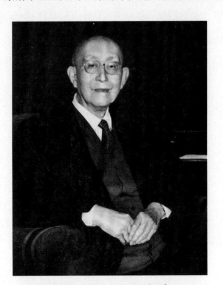

中国现代儿科学奠基人
诸福棠
陈敏章 敬题

图 1-1 诸福棠

多渠道的,如张金哲和马安权(英语)、佘亚雄(法语)、童尔昌(德语)。20世纪50年代早期,国家保送留学苏联归国的有:济南季海萍、广州赖炳耀、沈阳李正、西安王修忠(都用俄语);留学匈牙利的有北京叶蓁蓁,以及留日的沈阳王慧贞(日语)等,医学技术观点各具特色,不完全受美国的传统限制。主要工作与技术发展还是基于本国大量的临床实践。

附:我国早期的现代小儿外科开拓者

马安权(1911—1977) 男,汉族,广东省中山县人,1911年生(图1-2)。1937年毕业于上海圣约翰大学医学院。1938年日本攻占上海,他放弃保送美国宾夕法尼亚大学深造的机会,参加抗日战争。任中国红十字会救护总队外科医生。奋不顾身抢救伤员,被誉为华侨抗战英雄(他生于澳大利亚)。1945年抗战结束,回上海任教于上海圣约翰大学。经该校教授麦克·克拉肯介绍,前往美国宾夕法尼亚大学医学院,在拉夫丁教授指导下进修2年后,分配到费城儿童医院学习小儿外科专业,与库普共事。1949年新中国成立,他毅然回国参加社会主义建设。仍在上海圣约翰大学任教,为上海同仁医院外科主任,私立儿童医院会诊医师。1954年上海圣约翰大学与震旦大学合并为上海第二医学院,成立儿科系,他被任命为小儿外科教研组组长。1954年上海市儿童医院成立,被聘为小儿外科主任。创办了小儿外科专业病区。

1956年受卫生部委托主编我国第一部小儿外科学教科书,组织北京医学院的张金哲、上海第一医学院的王赞尧、上海第二医学院的佘亚雄、过邦辅共同编写。也成了我国小儿外科界跨地区聚会的第一声。1964年中华儿科学会在北京召开第六届全国大会,第一次组织了小儿外科讨论小组。马安权为组长,全国有20多人参加学术讨论并打下组织学会的基础。马安权学术根底深厚,谦虚不傲,平易近人,受到同事尊重和爱戴。"文化大革命"期间受到迫害,身患白血病,1973年因病赴美就医,1977年9月病逝,享年66岁。在美卧病期间仍关心国内小儿外科工作。临终时嘱其子女将骨灰送回祖国安葬。1979年7月28日上海市为马安权恢复名誉,并将骨灰安放于上海革命公墓。马安权为我国小儿外科早期创建工作作出了巨大贡献,为我国小儿外科主要创始人之一。多次负责举办全国儿外科进修班,培养了大量人才。遗著有《小儿外科学》(教科书)、《小儿外科学及护理》《小儿急腹症学》等,以及论文多篇。

佘亚雄(1917—1995) 男,汉族,湖南省长沙市人,1917年10月18日生(图1-3)。1944年毕业于上海震旦大学医学院。曾任上海震旦大学附属广慈医院和上海第二医学院附属新华医院小儿外科主任,上海市儿科医学研究所副所长,上海第二医学院教授。1953年在上海建立第一个小儿外科专业。1960年任上海第二医学院附属新华医院

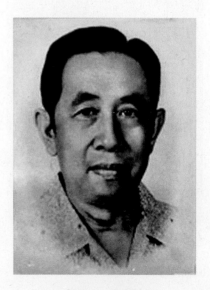

图1-2 马安权

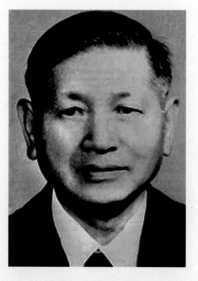

图1-3 佘亚雄

小儿外科主任,1980年成立小儿外科学组时,当选副组长,并任《中华小儿外科杂志》副主编。1987年成立小儿外科学会,为首任副主任委员和中华医学会上海分会小儿外科学会主任委员。为《国际小儿外科杂志》创刊时第一任中国编委。在腹部外科和食管外科等方面有很深的造诣,多数当时国际新技术都由佘亚雄首次引进。如:巨结肠Duhamel手术、肛门直肠畸形的Stephen观点等。最突出的贡献就是肠套叠的空气灌肠治疗,使得绝大多数婴儿肠套叠避免了手术,推广遍及全国城乡以及第三世界国家,受到国际上赞誉。特别致力于小儿外科教学工作。中国的《小儿外科学》(教科书)从第2版开始均由佘亚雄主编,多次组织全国专家修订、改编。先后发表论文150余篇,编写著作数十部,其中《小儿外科学》《小儿肠套叠》均为国内最早的专著,获科研成果奖多项,先后培养了大批小儿外科专业人才和近13名硕士、博士研究生,绝大多数已成为各地的业务骨干。曾任上海市政协第四、五、六、七届委员及常委,民盟上海市第八、九届委员。1986年被法国斯特拉堡大学聘为客座教授,1994年获上海市侨界烛光奖。1995年因肺癌逝世,逝世前一周还在病榻上完成小儿外科名词修订稿,如期寄交中华医学会。

张金哲(1920—) 男,汉族,河北省宁河县(现属天津市)人,1920年9月25日生。1946年毕业于上海医学院。现任北京儿童医院主任医师,首都医科大学教授。1950年在北京大学医院首建小儿外科专业,1955年建立北京儿童医院外科。1958年开办小儿外科医师进修班,学员多成为各地小儿外科骨干。1980年成立小儿外科学组,当选组长,并任《中华小儿外科杂志》副主编。1987年成立中华医学会小儿外科分会,为首届主任委员。现为中华小儿外科学会名誉主任委员,《中华小儿外科杂志》顾问,《美国小儿外科杂志》及《国际小儿外科杂志》编辑顾问。有不少外科技术改进,如肌内注射基础麻醉,腹部手术中的"张氏钳"(巨结肠手术)、"张氏瓣"(胆肠防反流手术)、"张氏膜"(松解直肠外纤维膜延长直肠残端)等为国际同行所称道。各项技术改进50余项,先后发表论文250余篇,著书40余部,获省部级科研成果奖10多项,先后培养了数百名小儿外科医生和近20名硕士、博士、博士后研究生。曾任第七届、第八届全国政协委员。1997年入选为中国工程院院士;2000年获英国皇家医学会小儿外科学会丹尼斯·布朗金奖(图1-4),被称为"中国小儿外科之父"。该奖被认为是国际小儿外科界最高贡献奖。2002年获印度小儿外科甘地金奖。2010年获世界小儿外科医师协会联合会终身成就奖。

童尔昌(1921—2008) 男,汉族,浙江省宁波市人,1921年3月生(图1-5)。1945年毕业于同

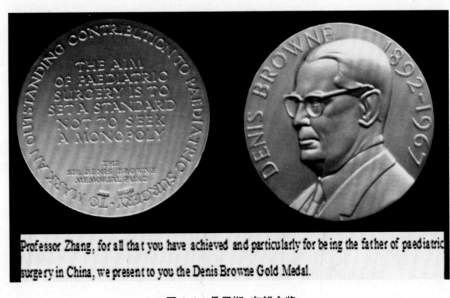

图1-4 丹尼斯·布朗金奖

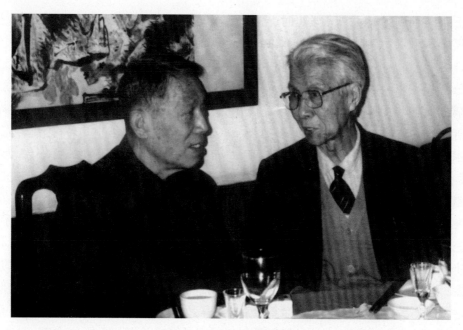

图1-5 童尔昌与张金哲

济大学医学院。曾任武汉同济医学院附属同济医院小儿外科主任,武汉同济医学院教授,博士生导师。1950年后从事小儿外科专业,成立了当时全国较早的小儿外科专科。1964年发起并负责编辑全国第一本小儿外科学术杂志——《武汉医学杂志·小儿外科附刊》。使全国同道梦想成真。"文化大革命"期间杂志被迫停刊,童尔昌也受迫害。困难中仍坚持出版了4期《武汉新医药·小儿外科专号》,使小儿外科杂志工作不致中断。1980年成立小儿外科学组,当选副组长。正式组织出版《中华小儿外科杂志》,并任《中华小儿外科杂志》总编辑。1987年成立中华小儿外科学会,为首任副主任委员,并继续担任《中华小儿外科杂志》总编辑。在先天性巨结肠、小儿肠梗阻、肠套叠和新生儿外科等方面造诣很深。发表论文40余篇,编写了第一部《小儿外科手术学》及《小儿腹部外科学》等大型著作多部。为《中国大百科全书》及《中国医学百科全书·小儿外科学》的主编。获科研成果奖多项。1980年担任全国首批小儿外科研究生导师,培养了大批小儿外科专业人才和多名硕士、博士研究生。曾任第七、八届全国政协委员,武汉市科协名誉副主席。

(三)我国现代小儿外科初期工作的开展 小儿外科的建立,很快就显示了良好的效果,例如北京大学医院1949—1950年婴儿皮下坏疽的死亡率几乎为100%;而1951—1952年立刻降至10%以下,以后又迅速降至5%以下。全国各地小儿外科开始时,人手很少,他们依靠成人外科各专业及儿内科医师、护士的大力协作和支持,首先对急症患者来者不拒。复杂的专科急症,先做初步抢救,待病情稳定后再请有关外科专家会诊,既积累了危重患者的抢救经验,又逐步学习了外科各专科技术。首先重点开展了难度不大的疾病的诊治,待树立信誉后,再逐步开展复杂的手术。当时小儿手术最大的问题是小儿麻醉,由于全身吸入麻醉必需的气管插管缺乏(国外封锁,国内市场尚不能提供适合于各年龄小儿专用的不同型号插管),当时只有很少的大医院才能开展小儿手术。北京(在麻醉专家谢荣教授帮助下)首先使用直肠注入和/或肌内注射硫喷妥钠基础麻醉加局部麻醉成功并推广后,小儿外科工作才得以在全国各大城市开展。另外,适合于小儿的手术器械也相当缺乏,只好到处找代用品,并需要医生自己动手改制器械。业务开展受了很大的限制。然而小儿外科作为一个新兴专业已迈开了它不可阻挡的步伐。

20世纪50年代小儿外科的发展,主要靠卫生部的直接领导。各大城市建儿童医院,北京、上海、天津、武汉、沈阳、广州,以及全国各省省会等城市的大医院都有了相当规模的小儿外科病区。在困难条件下，国家特意选拔保送优秀医学毕业生去苏联、东欧等国留学学习小儿外科学。同时在国内筹建医学院儿科系。1954年在北京，通过儿科系小儿外科教学大纲制定会，使上海佘亚雄与北京张金哲建立联系。1956年及1957年在上海，由卫生部组织编写我国第一本小儿外科学教科书（马安权主编，张金哲、王赞尧、佘亚雄、过邦辅参加编写）。同年卫生部先后委托北京、上海先后举办了小儿外科医师进修班，大量培养了小儿外科专业医师，促进了全国大城市小儿外科的创立与发展。此时小儿外科专业的门诊、急诊、病房、手术室、麻醉、血库、相关的化验、X线检查、教学、查房、进修培训等都有了比较好的管理经验及规章制度，部分医院有了专门的小儿外科进修讲义，使小儿外科发展成了独立的专业科室。20世纪60年代初，我国各大城市都有了相当水平的小儿外科专业及带头人，如哈尔滨何应龙，广州赖炳耀，沈阳李正，西安王修忠，济南季海萍与张学衡，上海吴守义、马孝义与金百祥，重庆王赞尧、陈文龙等，都是当地各医院的第一代带头人或创始人。这些人加上小儿外科分专业的先驱如小儿矫形外科的

潘少川（北京）、小儿泌尿外科的黄澄如（北京）、小儿心血管外科的丁文祥（上海）等，构成我国分科专业创始人及第一代小儿外科医生的杰出代表。

20世纪50—60年代，我国小儿外科工作的重点以急症为主，特别是急腹症。上海佘亚雄成功推出的"空气灌肠治疗肠套叠"，可以称为是那个时代的代表性成就。90%的肠套叠早期病例可以不行手术而治愈，技术简单安全，很快为全国各地掌握，甚至县医院也达到90%复位率的效果，国际上广为赞许。后来，20世纪80年代，沈阳王光大又成功地推出在B超监视下盐水灌肠治疗肠套叠，更为世界瞩目。

（四）1960—1980年间我国小儿外科的进展
由于小儿外科专业在全国各地的发展，同行们迫切要求互相交流。1964年，在北京召开的第六届全国儿科大会上组成小儿外科专题讨论小组，推选组长为马安权。全国各地有20多位小儿外科医生代表，另加北京本地旁听人员共40余人（图1-6），首次相聚在一起，他们提出两条对中国小儿外科发展意义深远的要求。第一要成立小儿外科学会，第二要创办小儿外科杂志。由张金哲、童尔昌分别筹划组织工作。当年下半年童尔昌就在武

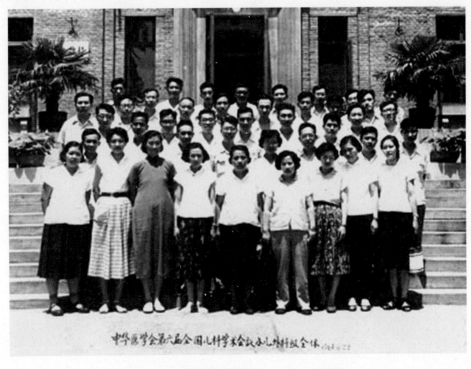

图1-6 第六届全国儿科大会小儿外科学组

1

汉出版了《武汉医学杂志·小儿外科附刊》。

1966年6月至1976年，小儿外科工作和其他科学工作都受到很大的影响。一些儿外科专家受到不公正的待遇，有些人甚至被剥夺了做手术的权利。但儿外科全体同仁并未因此而动摇，在当时可能的条件下坚持开展了一些工作。如中西医结合小儿麻醉，非手术治疗急腹症等。童尔昌在《武汉医学杂志·小儿外科附刊》被迫停刊后，又组织出版了4期《武汉新医药·小儿外科专号》。1973年，解放军总医院率先恢复并且正式建立了较强的小儿外科专业（马承宣、刘贵麟领导）。特别应提到1974年上海丁文祥等，用自制小儿人工心肺机开展小儿心外专业，并亲自带着机器到北京，克服种种困难，争得卫生部批准试用。以后又获许开办小儿心血管外科培训班，帮助全国很多儿童医院开展了心血管外科。"文化大革命"期间，医学教育和学术活动几乎完全停顿，使小儿外科的梯队建设断档时间超过10年。最大的遗憾是，马安权病故。1964年提出的成立小儿外科学会倡议，直到1979年在桂林的第七届全国儿科大会上，才正式批准在儿科学会名下成立小儿外科学组（图1-7）。

（五）改革开放与四个承认 改革开放之后，学术活动空前活跃。1978年佘亚雄主编的《小儿外科学》（可惜只编了上册）和童尔昌主编的《小儿外科手术学》相继出版；1979年佘亚雄在陈文龙的协助下，在重庆召开《小儿外科学》（教科书）新版编写会议，是当时各地学科带头人的一次跨省聚会；1980年由何应龙（哈尔滨医科大学）、张世恩（哈尔滨市儿童医院）组织，在哈尔滨召开了第一届全国小儿外科学术会议，正式成立"中华医学会儿科学会小儿外科学组"、有120人参加大会，这是我国小儿外科界空前的盛举。选举张金哲为组长，佘亚雄、童尔昌为副组长。1980年确定在武汉正式出版了自己的全国性的学术专刊《中华小儿外科杂志》，童尔昌为总编辑。由卫生部确定佘亚雄为教科书主编，定期召开会议再版。形成我国小儿外科学术活动张金哲、童尔昌、佘亚雄三人领导的格局。

这个时期，临床工作发展迅速，全国各省市基本上都有了新建的儿童医院或妇幼医院，共约50余个。专职小儿外科医生约3 000余人。技术上发展也日臻成熟，从应付抢救生命的急症，发展到改善功能的细致矫形、成形技术。各个分专业纷纷组成，并都有各自的发展与国内外知名地位。例如黄澄如带头开展了泌尿科畸形手术，并且于1998年被选为亚太地区小儿泌尿外科学会（Asia-

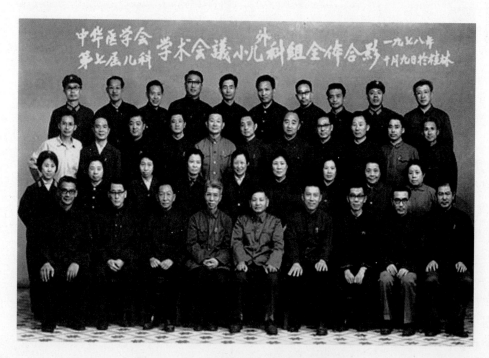

图1-7 第七届全国儿科大会小儿外科学组

Pacific Association of Pediatric Urologists, APAPU)的首任主席。潘少川引进了脊柱矫形与 Ilizarov 骨延长手术,迅速风靡全国。张金哲设计的张氏环钳(巨结肠手术)与张氏膜松解(肛门成形术)动摇了西方婴儿肛肠根治手术必先造瘘的传统。最值得提出的是,丁文祥开创了小婴儿心血管手术,并且开办多期训练班,帮助国内很多医院开展了心血管手术。由于心血管外科要求内外科以及高级辅助科室的合作,因此把我国小儿外科手术水平,又推进了一个跨科合作的档次。

1980 年后国际学术交流活动频繁,为我国加入世界小儿外科界并占有一席之地创造了有利的时机。许多国际上著名的小儿外科专家来到我国讲学,我国学者也应邀到国外讲学及交流,广交朋友。如美国的 Kiesewetter、Gans、Koop Hendren、Grosfeld 等教授,英国的 Lister、Young、Spitz 等教授,日本的骏河、葛西等教授,以及其他上百位国际著名小儿外科专家到我国访问,介绍了现代小儿外科的新技术、新观点。同时我国小儿外科医生也纷纷到国外讲学、访问。近百名中青年儿外医生和护士,到美国、欧洲、日本、加拿大、澳大利亚等国家和地区学习与交流。

中国小儿外科的四个承认(four approvals of pediatric surgery of China):1964 年全国儿科大会上小儿外科的代表们提出成立学术组织和出版杂志,反映了小儿外科医师们的自我承认,我们称为第一个承认。1987 年正式批准成立小儿外科学分会,和儿科学分会、外科学分会同级的一级分会。隆重提出"为了制订诊断与治疗的方法与疗效标准,反对行业垄断"的学会宗旨。这个批准标志着小儿外科在我国医学界得到承认。我们称为第二个承认。随着全国小儿外科业务的发展与水平的提高,在国内外的影响扩大,1997 年张金哲入选为中国工程院院士。这是国内科技界对我国小儿外科成绩的承认。我们称为第三个承认。2000 年 7 月在第 47 届英国小儿外科国际年会(BAPS)上,张金哲接受丹尼斯·布朗金奖,标志了国际小儿外科界对我国小儿外科水平与规模的承认。我们称之为第四个承认。张金哲的名字代表了中国小儿外科,与世界著名的格鲁斯、斯文森、库普、甘斯、葛西、甘地等 30 余位小儿外科名人并列。说明中国 3 000 余名小儿外科医生已经进入了世界小儿外科的先进行列。

(六)21 世纪的发展 随着医学教育恢复高考与研究生制度以来,大批受过系统训练的优秀新人加入了小儿外科。有关的分子生物学基础研究,成为研究生的热门课题。临床上,腹腔镜与肝移植的发展成为当代的进步标志。2005 年李龙、李索林主编的《小儿腹腔镜手术图解》已经展示曙光;2002 年湖南省儿童医院创办了我国第二个小儿外科专业杂志《临床小儿外科杂志》,都标志了新的发展方向与多方面的要求。与国际上医学基本观点转变的同时,我国小儿外科也正在进行悄悄自我转变。受到人文医学与透明行医思潮的影响,2002 年英美内科学会首先提出新的医师宣言,2005 年联合国正式公布,我国医师协会及时加入。2002 年重庆小儿外科专家金先庆创办《儿童肿瘤》杂志就体现了改变"以医生技术分科(内、外科)"为"以患者疾病分科(肿瘤)",以(病)人为本的人文观点。2008 年北京儿童医院院长李仲智(著名心外科专家)具体把传统的心内科与心外科合并成为心脏病科。在今天信息时代,国家有关医学条例也规定了患者有知情权、参与权。各医院行医模式也正在逐渐从神秘行医转向透明行医。

另一个重要的转变已经引起人们的关注,就是人的因素在医疗工作中的认识。疾病的治疗方法很多,大致可以归纳为两条路线,即顺势疗法与对抗疗法。顺势疗法是指扶助人的生命力,增强免疫力,靠自身的抗病能力和恢复能力克服疾病。对抗疗法是指借助外力去除致病的具体病因、病灶而治愈疾病。两者是相辅相成的。原始的医学应该说基本上是靠顺势疗法。病了休息,等待自己恢复。动物咬伤也只有等待自己愈合。后来逐渐懂得要把异物取出,包扎保护伤口。"神农尝百草"才逐渐知道一些药物可以帮助人体抗病。于是出现了医生研究药物和器械治疗方法。以后更深入地研究了病因病理,发明了很多针对病因的疗法帮助人体抗病。这就产生了对抗疗法。随着科学进步,医学也进入新的时代。病因病理研究突飞猛进,对抗疗法日新月异。疗效显著,立竿见

1

影,引起医者、患者极大的兴趣。致使对抗疗法突出发展。也因为受生物医学观点的影响,忽视人的因素,而使顺势疗法相对的落后和被忽视。现时代的西医进步基本上表现在对抗疗法的先进。而世界各地的传统医学则保留了一定的顺势疗法,并显示了应有的疗效。在今天人们发现顺势疗法偏废的缺点之后,国际上纷纷掀起学习和研究中医的热潮,就是明显的例证。我们是中国的小儿外科,国际上期待着我们在这方面有所贡献。挖掘中医宝库,发展现代顺势疗法在小儿常见外科疾病治疗中的应用,应该是 21 世纪中国小儿外科不可推卸的硬任务。

回顾小儿外科发展的历史,可以看出事物发展的规律。首先是人民的需要,就有人意识到并着手解决。人不能脱离社会,工作必须依靠社会领导、依靠群众。创造必要条件,才能进行实践、总结经验、上升到科学规律。21 世纪的人民需要、领导和群众基础已是客观存在,只等待有人着手创造条件、进行实践,中国小儿外科医生大有作为。

三、小儿外科创业经验

以下 10 条经验(5 条创始,5 条发展)是中国小儿外科创业的历史经验,介绍如下:

(一)客观条件 天时,地利,人和。客观存在,需有人利用。

新中国成立初期百业待兴,特别是小儿外科从无到有,是新中国卫生事业的优先发展重点,得到了"天时";北京接近中央,上海、武汉等大城市都得到了特殊"地利";儿外科的建立得到广大儿科界鼎力支持,因而得到了"人和"。客观条件很难强求,但是客观并无指定授予的对象。具体事业的发展,还必须要靠人主动能争取,能利用。科学不断进步,人们的要求不断提高,客观条件永远在前面等待利用。小儿外科的发展条件,绝不可能被几个创始人用尽。

(二)主观条件 奉献人生观,科学劳动世界观,有事业心。

医生职业必须树立奉献人生观。患者追求病愈,医生追求治愈的愉快。这里没有等价交易。

医生要有科学劳动世界观。必须尊重科学,以付出劳动取得事业成功为快。有志者应该知难而进。这就是有事业心,有争取利用客观的主观条件愿望。小儿外科与其他临床专业相比,是空白最多、风险最大、要求最高的医学专业,主观修养,尤为重要。

(三)创业战略 继承,发展,创新。

医疗工作有史以来都是继承前人的经验。人命关天,不容违背。师徒时代如此,学院时代也是如此。然而医学仍不断进步,近年来更是突飞猛进,说明发展与创新不可阻挡。小儿外科在世界上也是较晚发展的专业,当时水平很低。我们首先必须全面继承下来,还要研究存在的问题与改进。爱因斯坦有一段名言"Reasonable man adapts himself to the world. Unreasonable man wants the world to adapt to himself. But world progress depends on unreasonable man.",也是说明先要适应了世界,再要改造世界适应人们的需要,这就是世界的进步。小儿生病牵动父母、祖父母、外公婆三家的心,更需要慎重和创新。

(四)开始战术 少数典型项目,要绝对有根据,有把握。坚持重复一年、百次,站稳脚跟。

创业要有勇担风险的精神,但不能冒险。特别是开始工作绝不能有失误。开展小儿外科工作,更要慎重。人们看待小儿,特别是妈妈看待自己的孩子比自己的生命还要重。开展工作必须先易后难。先用一定的时间,多做有把握的手术。建立威信与名誉,使外行人看到成绩与稳重,内行人相信已积累了足够的实践经验。世界小儿外科的开展也是在 Rammstedt 的简单幽门切开手术,大家都能做、都能成功之后,才逐渐有更多的人开展其他腹部手术,甚至突破了心脏等手术禁区。Rammstedt 以前有不少人做过小儿开腹手术,包括幽门环肌手术,从 Fredet 开始 20 来年,都因为死亡率高而不能广泛开展。失败的事实,很难从人们印象中抹掉。我国小儿外科的发展也是如此。20 世纪 50 年代以来不少人热情开创小儿外科,有的人半途而退,主要原因是没有站稳脚跟。

(五)稳定战果 重复成功,熟练技术,发展基础,奠定声誉。

工作开展后,不能急于扩大,必先稳定战果。成熟的典型工作至少重复百次,坚持一年。既熟练了技术,也完善了有关的基础工作,如:不同年龄小儿的麻醉、输液、各种特殊医疗护理与生活护理等都需积累经验。更重要的是,所治的患者安全疗效第一,打破"小儿手术危险"的传统印象,在同行与群众中都得到信誉。有了一年百例成功的考验与水平,即使以后偶然失败,也会得到谅解。就以北京为例:张金哲创办小儿外科,开始只做8种肯定有把握的手术,两年无失败。群众认可愿意接受手术,同行认可愿转患者。李仲智开展小儿心脏外科,开始只做4种简单先天性心脏病手术,两年200例无死亡。群众放心,同行认为200例手术顺利,经验可靠。其他各地小儿外科的成功发展大多如此。

(六)来者不拒 负责会诊,负责转院,请人协助。

随着事业的发展,声誉的扩大,人们的要求也越来越高。如果只做容易的手术,长期不进步,必令人们失望,反而失去声誉。特别是给人们一个水平低的印象,也很难扭转。因此在开始限制复杂病种的同时,还要做到来者不拒。无经验无把握的患者绝不冒险试治,但要负责会诊、转诊、收入院后请专家协助。使就诊者不觉得碰壁、白跑,同行们给你转诊也感到可托、可靠。虽然暂时只看简易病种,而给人印象是小儿外科专科,包治小儿百病。自己治不了,也负责替你设法寻求治疗的途径。立足未稳时,经过负责的会诊,可以负责地转到高级医院。

(七)扩大发展 依靠外援,引进技术,培训自家,各有发展前途。

有了基础后仍不能擅自开展新项目。必须多请专家,引进成人有关技术,参照成人技术发展小儿技术。这样做,首先表示慎重;拜专家为师,能得到专家支持;使更多专家了解这里是小儿外科专院,对小儿术后有保障。成人专家宁愿把自己的小患者转到你院,由他来手术,你来管理。渐渐他了解你的水平,放心把所有小儿都转给你。业务发展,人员增加,不开展新项目,必将发生同行人满为患的矛盾。小儿外科新专科业务有广阔天地,每个人都有广阔的发展前途。

(八)开辟新专业 有人愿干,自露头角,逐步解决学习、工作、设备、病床、助手与专业护士。

开发新项目,特别是新的分科专业,首先是有人自愿,最好不由领导主观指派。自愿的人表现在多读此类书,多看此类患者,讨论时多愿发言,众人中表现了他在这方面知识多,有兴趣。如果有机会,则可争取进修学习,也容易得到领导批准。工作中主动收治此类患者,充实个人经验。别人收了此类患者,他也主动会诊帮助别人。在同事中逐渐自然成为这方面专家。此类患者纷纷转向他的门诊;如果请他会诊的患者各病房都有,为了便于管理,大家都愿逐渐集中。于是自然构成专业门诊、专业病房(或病房一角)。特殊专业器械可以暂时寻求代用品或从别处借用,甚至从外院借用。工作有了成绩自然可以申请添置。有了固定集中床位,自然培养出专业护士。有了固定的工作日程与常规,自然会招来合作助手。于是完整的新专业即告建成。业务发展,同样是先巩固信誉再求扩大。试想任何医院病房都是满满的,你要开展小儿肿瘤外科专业,院长从哪里给你找床?凭什么让你去开展?很多经验证明,院长硬性指派的,很难干好。

(九)自主创新 发现问题,必须解决。复习文献与病例,制订计划,查书、实验寻根据,争取通过试用计划。

治病基本是继承前人经验,但必须不断创新。新专业、新项目本身自然是创新,成熟的老专业同样需要创新。首都医科大学附属北京儿童医院总结了40年15 000例阑尾炎无死亡,自认为成绩满意,然而手术室外的妈妈仍在偷泣。天津市儿童医院开展腹腔镜微创阑尾切除,就医者成倍增加,甚至强求医生必须施行微创手术。说明传统开腹阑尾手术虽很成功,患者仍不满意。凡是患者不满或是医生感到不便、不安全,都需要改进,都是科研课题。复习文献不能解决,就要复习病例摸清情况。然后制订科研计划。临床外科研究至少应包括:查书借鉴历史;机械模型设计手术步骤与器械;尸体试验手术的可行;动物实验检验术后功能与效果。有了充分的根据才能提出试用,根据各单位管理制度的许可付诸实施。实行了一定例数后,要进行总结,写出论文争取发表,以求同道批评与进一步完善。科研创新是体现千方百计为患者的高尚医德,墨守成规甘为二手医生,只是明哲保身。就这点来说,我国医生落后于西方。新发展多来自西方,都有个外国人名。有人说西医来自西方,东方人自然是二手。然而中医几千年来,特别是现代,也未见有突破性进步。创新意识是需要一代又一代不断培养而成的,不能只以临床技术熟练、无死亡而自满。

（十）提高效率　少花钱、多办事,要推广、不要垄断。

西方创新,我们引进、发展有何不好?首先说等待学习别人,永远落后。目前我国"看病贵"问题已经陷入危机。西方垄断资本主义研究医学是为了赚大钱,必须研究"投入多、复杂难学而且换代周期短"便于垄断的产品,因此新的药品、器械几乎半年就换代。提高效果并不很高,而售价可高出几倍,至少必须把研究成本在半年内赚回。美国人都感到"看病贵",我们还是发展中国家,如何承受。社会主义国家,需要简单能推广的医疗。如果盲目地紧跟西方,以所谓"高科技"含量为评价标准,显然背离了自主创新的精神。

我们的事业发展要立足本职,面向全国,望眼世界。本职事业不兴旺,则根基不固;不面向全国,则难广泛发展;不看世界,则无先进水平标准。创业不在大小,但要求能存在、能发展、有水平。

四、人文医学时代的挑战

20世纪50年代医学界明确提出治病不只是身体问题,必须同时考虑心理问题,称为身心医学(psychosomatic medicine)。以后又认识到社会经济问题对医疗的影响,从而提出人文医学(homo-medicine,humanistic medicine)。对比过去的医学模式称为生物医学(bio-medicine)。前者是治"病人",后者只是治"病"。这个转变直至21世纪开始才确定下来。2002年英国 *Lancet* 首先发表倡议,2005年国际上提出了新的"医师宣言",我国医师会也正式声明参加。回顾20世纪前半个世纪我国医学的指导思想较为陈旧,很多与现代人文医

学要求不符,并且在某些临床医学专业,尤为突出,其中以儿科为典型。

（一）人文医学时代儿科特点与背景

1. **两幅漫画**　这是20世纪40年代伦敦泰晤士报刊登过的漫画,说明人们长期不满意医生对待孩子的态度。早已萌发了人文医学的要求。第一张是产科医生清理新生儿口腔图"Good slap！"(嘴巴打得好！)。笔者当年在产科实习时,常规施行此项技术,认为完全符合科学要求(图1-8)。第二幅是典型儿科病房,护栏高床内小儿在哭,金丝鸟笼内黄莺在唱"Child crying！Lark singing！"(图1-9A,图1-9B)。都是揭露医生不把小儿看做是"人"。

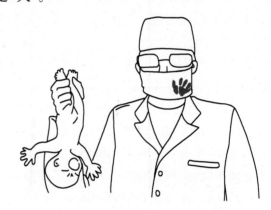

图1-8　产科医生清理新生儿口腔
Good slap！(嘴巴打得好！)

2. **白衣天使在小儿心中的形象**　大夫代替了马猴。例如婴儿夜啼,过去农村妈妈说"别哭！马猴来了！";现在这些妈妈说"别哭！大夫来了！"。

3. **医患关系被严重扭曲**　人文小儿外科,就是要把小儿当做"人"来对待。为孩子治病要求:无痛、无恐、妈妈安心。然而医院工作者,长期以来受生物医学影响,普遍认为打针、手术当能无痛,PATIENT(患者)就是要忍耐。医务人员已司空见惯、麻木不仁。医生把孩子当小动物,孩子把医生当马猴,妈妈敢怒不敢言,无可奈何、只能暗地流泪。

（二）生物医学时代对儿科的误解

1. **不能沟通**　婴儿不会说话,无要求,被视为小动物。中医称儿科为哑科,动物园兽医院也常

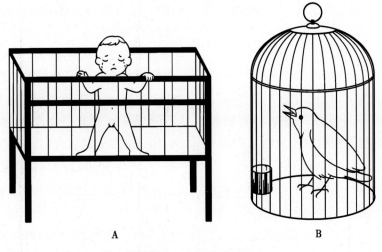

图 1-9　典型儿科病房

A. 护栏高床内；B. 笼内

请儿科医生会诊。他们不需问病就能诊断，不需合作就能治疗。

2. 任凭处理　认为孩子不合作，痛不痛反正也只会哭，医生只能按照医疗原则处理。事实果真如此？新生儿不懂感情？对1个多月的婴儿，你对他笑，他也对你笑，你怒视他，他就要哭。小儿不懂要求色香味？婴儿只吃自己妈妈奶，人工喂养婴儿换奶瓶就不吃，应该深思。

3. 妈妈为第三者　妈妈对孩子病情了解也只是她的主观判断，她也不懂医，常会添乱。试想妈妈认为孩子有病才给你送来，回家后的治疗还要靠妈妈喂药护理。没有妈妈参加就不可能有儿科的存在。

（三）人文医学时代对小儿外科的挑战　外科手术本身就是很大的创伤，损害了孩子正常生活。人文医学时代的要求，就是要尽量维护各年龄孩子手术期间正常生活。这不是无理要求，而是必须做到。当前急需改进的有下列三项：

1. 无痛　这是最根本的问题。现代小儿麻醉应该称为满意。然而麻醉以外的止痛则长期无人考虑。特别是小儿外科，孩子不会提意见，哭闹早已成为自然现象。因此术前准备、术后护理引起疼痛全然不顾。成人外科常用的局部止痛与局部固定等措施，在小儿均已省略。近来虽然使用了术后镇痛药物，目的也是减少哭闹、安静睡觉，不是维持无痛的正常生活。

2. 无损　外科就要切开，孩子小，医生的手相对的大，切口至少要能容手探查。为了避免牵拉的损害，切口越大越好。众所周知，创伤越大痛苦越大，恢复也越慢。微创外科的发展应是当务之急，无切口遥控外科（如伽马刀、聚焦超声刀）更是发展的前景。

3. 无恐　患者痛苦与哭闹，很大一部分是恐惧，并非真正疼痛。有的伤口换药，孩子自己揭开就不哭，并且揭得很快。但是医护一动，他就哭闹。因此实行透明行医，让孩子与妈妈充分理解。如能实行"参与医学"尽量让妈妈及孩子自己动手，将是小儿外科的先进模式。

（张金哲）

第二节　小儿外科的医院管理

小儿外科是以研究需手术治疗小儿疾病的学科，不同年龄人群生理特点不同，疾病的种类也各有不同；各年龄段的疾病病种多表现为各生理系统（呼吸、循环、神经、五官、泌尿、运动、体表等）需手术治疗的小儿疾病。小儿外科的管理是依照小儿的年龄生理特点以及疾病的规律，决定其外科技术独特的要求形成一个独立的专业。现行小儿外科的医院组织管理架构，主要分为门诊与住院管理两大部分。多数简单和轻症的患者在门诊可以得到完善及时的诊疗，但仍有一部分疑难、重症的患者需住院手术治疗。下面就门诊的设置、就诊方式和住院管理分别论述。

一、门诊的管理

作为接待患者的窗口，用适宜的方法（包括日间手术）诊治大多数常见小儿外科疾病，并对疑难、复杂以及特殊病例进行分科诊疗，及时入院观察和手术，并出院后随访。

小儿外科门诊组织管理模式有：普通平台门诊、专业门诊、多学科联合门诊、急诊室、"日间病房和手术"等。

（一）普通平台门诊（general clinic） 儿童专科医院门诊分科较细，分科有利于患者的专业化、个性化、精准化治疗。一般分为：内、外、中医、五官（眼、耳鼻喉、口腔）、皮肤、心理等专科，各科室又细分相关专业。由此造成部分初诊患者家长，有时较难选择准确的科室，因此常需设小儿外科普通平台门诊。由普通平台门诊高年资外科医师接诊，处理小儿外科各专业的常见简单疾病；让家长方便就医，在初诊时选择普通平台门诊，必要时由平台医师准确转诊到专业医生，使患者获得及时、准确的救治。对于儿童专科医院，由于长期只接受儿科患者，这种分诊任务也可以由经验丰富的初检护士完成。遇到举棋不定和一般能在门诊处理的简单疾病，尽量放在普通平台门诊处置合理救治。

（二）专业门诊（specialty clinic） 依据小儿外科的特点，专业目前设：急症、普外、新生儿、头颈外科、骨科、泌尿外科、胸外科、心脏外科、神经外科、烧伤整形外科和肿瘤外科等。专业门诊的任务是处理需要专门知识、技能及设备诊疗的疾病。设有专业治疗室、门诊手术室处理伤口，更换敷料，以及手法复位、固定、穿刺和切开引流等小手术。不能在门诊完成处置的则由专业门诊直接收入相关的专业病房，出院后该专业门诊随诊。儿童医院小儿外科的专业分工较细，而成人医院小儿外科专业分科大部分没有达到儿童医院水平。无论在儿童医院还是成人医院，均需对初检护士或初诊医生进行小儿外科专业门诊的相关培训，使他们更好地将各专业医师指导、介绍给患者

家长，最好在门诊部的宣传栏中明确介绍专业门诊医生的专长。

（三）多学科联合门诊（multi-disciplinary team） 依据患者病情的复杂程度，有时由不同学科专家共同参与，为患者提供最佳治疗方案的诊疗模式。不同于一般普通门诊每个患者占有诊室时间为6~10min，多学科联合门诊每次诊室安排就诊时间较长，平均30min以上（常需复习以往多次看病的记录材料、综合考量等）。应诊医生均为各相关学科的专家，共同制订诊疗方案，诊费自然也高。

（四）急诊室（emergency room） 专职为及时接待需要外科急诊就诊的患者，包括创伤、骨折、气管异物、急性感染、窒息、急腹症、阴囊急症、其他急性疼痛、肿胀及出血等。根据急诊的情况不同分为：①急诊室工作：设专门分区的诊室及诊台，治疗室设备包括换药、清创、缝合器械，以及氧气、气管插管、静脉输液、急救药品等抢救用具。条件较好的急诊室应有专用应急手术室、麻醉机、床边X线机与床边B超机。不需住院的急症患者，在此处理完毕后即可以回家。如住院患者有较大的创伤、暴露或出血伤口也应初步处理后送入病房（需麻醉者可直接送手术室）；等候办理住院手续及联系病房准备期间，要在急诊室开始治疗或抢救；需转出的患者更要处理妥善。一切都由急症室当班人员负责联系协调。②应急出诊：医院应准备应急人员及物资，随时应招急症出诊及抢救突发事件。应设专人小组，平时受过急救训练，且不脱离现任工作，有事临时召集。注意同时保证急诊室值班医护不能擅离职守。③专职值班制度：急诊室医护都实行坐班值班制，并应行连续值班制，至少1个月不换班，以求诊疗工作的延续性，确保工作准确、熟练。专职急诊室护士最好长期不换。

（五）"一日病房"（surgical day ward） 或称"日间病房"，顾名思义就是患者在24h内完成由住院到出院及手术治疗的全过程。它并不仅是单纯强调"一日"时间的概念，可以选择当日出院或次日出院。有专门诊室、专业医生及专业门诊手术组，实行预约门诊手术。设有专用的手术室及麻醉苏醒室，可缓解患者"住院难、手术难"的就医

问题。

小儿外科就诊的形式多种多样,常见的有:预约就诊、互联网就诊、转诊、出诊、会诊等。

（一）预约就诊 确定每个诊室单位就诊时间(如 10min),每小时按顺序预约一个时间段就诊(如 8:30~8:40),并保留一个现场预约(如 8:40~8:50)。患者按预约时间看病,不需等候。现场预约无时间规定,只凭号码先后,须先礼让规定时间的患者。这样大部分患者是在计划之内。预约方式:手机 APP 预约(下载医院手机 APP)、微信预约、医师工作站预约(由接诊医师在医师工作站完成)、电话预约、网络预约等。非急诊全面预约已成为当前小儿外科门诊就诊的趋势。

（二）互联网就诊 患者家长利用"互联网+医疗服务"的模式,就诊可分为三类。第一类为远程医疗,医疗机构之间由本机构注册的医务人员,利用互联网等信息技术开展远程会诊和远程诊断。第二类为互联网诊疗活动,由医疗机构本机构注册的医务人员,利用互联网技术直接为患者提供部分常见病、慢性病复诊和家庭医生签约服务。第三类为互联网医院,包括作为实体医疗机构第二名称的互联网医院,以及依托实体医疗机构独立设置的互联网医院。

（三）转诊 转入要求由其他医院医生介绍转诊,按预约就诊处理。指定转诊或会诊,须有事先的双方联系沟通,否则也按预约就诊处理。

（四）出诊会诊 目前,我国医院一般不安排出诊业务,患者需要出诊家访应该是社区负责,急症由 120 急救站管理。这里讲的只是医院之间的会诊,需经过医院医务处或医院办公室联系。①特邀会诊:患者家长指定专业、医生到院外应诊,一般只是参加意见或协助处理(包括操作、手术、转院),对此应该事先了解清楚,有所准备。②专科需要会诊:指定专科,一般要求高级医生参与会诊。限于专科技术与设备的特殊性,多数要求转院或协助手术。要与患者家长直接见面商谈决定落实。

二、病房的管理

（一）专业病房（specialty ward） 国际上多数儿童医院经历早年间按患者年龄分病房。随着专业分科越来越细,而且专业之间技术设备越来越复杂,专业护理要求越来越高,后逐渐改为专科病房,较大的专科病房内部又分不同年龄区。成人综合性医院的小儿外科专业分科不宜过细,可将各种小儿外科疾病患者按年龄段收在一个病房,以照顾生活习惯。综合性医院的一些成人外科专业也会收治一些小儿患者,例如泌尿外科收治尿道下裂、创伤骨科治疗儿童骨折等,应该尽量把儿科患者与成人患者分开。对于这些患者手术后的补液、特殊用药一定要有小儿外科医生指导。

现行的病房医生工作制度有两种。一为值班制:按时上班,按时下班,适于门诊工作。二为住院医师制:随时看患者,有事随叫随到,适于病房工作。一般原则,工作时间都是 8h,8h 以外由临时值班医生接替。两种制度主要不同点:值班制规定班上的事由当班人负责,下班后的事由接班者负责。而住院医师制虽然也是下班离院,但下班后本人的患者仍由本人负责。接班人只是替为照看,处理一些临时问题,向住院医师负责。住院医师对自己的患者情况负责,要保持连续性。住院医师制度原是要求住院医师住在医院,随叫随到。现在手机与汽车都很方便,住在医院可不强调,但对自己的患者连续负责必须强调。

（二）急症病房（emergency ward） 目前,由于大型儿童医院小儿外科分科较细,技术界限日趋明显而复杂,造成临床工作中出现两种问题:一个是患者病情有时分科不清,无法按专业病房收治;另一个是亚专业小儿外科医生长期限于单一病种环境,知识面较窄,小儿外科基础技术知识培训没有基地。因此,有必要专门设置急症病房。凡是属于急症的患者,不分亚专业,从急诊室直接收入急症病房。他们包括各部位创伤、局部化脓性感染、急腹症、其他突发急性疼痛、肿胀及出血等,需要手术治疗、住院观察及复杂处理后需医院监护者。不分亚专业,都直接收入急症病房,解决了因为专业设置过细而延误患者住院时机的问题。该病房的医生,都需具备诊治从颅脑到胸、腹至四肢的创伤、感染、出血,包括其危急并发症的能力,并在实践中学会、能熟练掌握。从事任何亚专业的急诊医生必须具备扎实的小儿外科急救基

1

础知识与技术通科培训,医学生毕业后往往需要在急症病房经过三年训练,才会对全面抢救各年龄段患者的知识和技术有基础掌握。

急症病房的设立有两个问题需要解决,第一个问题既有工作太被动,收容无计划,占床率难保证;还有更常见的是患者太多,临时无床。解决困局的办法有:各亚专业病房都允许加床两张专收急症患者。急症病房加床后仍需收患者时,全科任何病房的病床都可调用。要把急症病房可出院的患者转到相应的病房,把新患者收入急症病房。急症病房空床太多时,可留一张病床备用,其余病床可暂收"一日病房"的门诊手术患者,并保证随时可以出院;同时也给年轻医生多一些手术锻炼机会。第二个问题是在急症病房工作的大部分是三年以下的青年住院医师,医疗水平难以保证。因此,儿童医院要把小儿外科中的急症视为一个独立的专业,设主任医师、副主任医师、专业主治医师作为基本班子。急症病房及急诊专业内部,也可再分为创伤、烧伤、急腹症等亚专业,有利于医生的职业规划,成为一专多能急症医生。有条件时也可以独立分出一个创伤病房、烧伤病房、急腹症病房等,成为急诊专业的细化专业。

(倪鑫)

第三节　小儿外科医师培养

与其他学科一样,儿外科医师培养包括院校教育、住院医师培训和继续医学教育,是贯穿执业生涯始终的过程。院校教育期间主要是学习医学理论知识,缺少临床实践和临床培训,因此医学院校毕业后还不是合格医生,需要进一步通过严格的临床培训,方能完成医学生向临床医生的转变。住院医师规范化培训是医学专业的毕业生完成高等院校基础医学教育后,以住院医师的身份在认定的培训基地接受以提高临床实际能力为目的的系统性、规范性培训,是医师培养和成长的重要阶段。目前从国家层面已经制定和实施了住院医师规范化培训制度,并在运行过程中不断改进和完善,进一步的专科医师培训在部分学科已经试点开展,希望通过标准化的培训过程,使经过认证的

培训基地的受训者培训效果逐步达到均质化,提高不同地区不同基地的培训效果。

一、医师培训

既往临床医师培训,国内不同区域的医院存在较大差异,基本上是参照西方的制度,一般包括5年住院医师培训(house staff program)及5年主治医师培训(visiting staff program),以达到高级医师水平。所谓高级医师不但能解决本专业疑难病症,又能使本专业向前发展。其中两个关键制度:总住院医师制及主治医师病房负责制。分别介绍如下:

总住院医师制(chief resident training):通过平时分担的医疗工作以及急症、假日等值班,集中培养一个医生系统处理患者的能力。原则是由一个高年住院医师每天在班,作为全科的值班"总司令",带领着所有的值班人员处理一切临时发生的问题和急症患者。这样锻炼一年,如能较好地完成任务,一定能培养出足以应付常见急症的医疗人才,并且有能力组织并指挥合作人员,有能力处理临时发生的行政事务,为以后做主治医师时管理一个病房打下基础。

住院医师制(resident system)的期限一般为5年。毕业后第1年只是学习收患者写病历、做简单典型手术及常规治疗。开始一切都在上级住院医师协助指导下工作。第2年大致同样工作训练,但要求独立操作并指导新的一年级住院医师。第3年以上为高年住院医师,要求在主治医师(管病房患者)或总住院医师(管急症患者)指导下自己完成诊断治疗计划,并且完成第一步的具体措施包括一些典型手术,大手术要做第一助手。第4年与第3年同,但要做主治医师休息的替班(病房)或总住院医师的替班(急症)。这样第5年自然就有条件做总住院医师。

为了强调集中培养,总住院医师一般是一个人,训练一年。这样像首都医科大学附属北京儿童医院外科规模的单位至少能独立处理1 000个急重症患者,包括所有急症手术及一定比例的危重抢救。有这样的训练,如果他的工作令人满意,包括组织人事工作,达到一个初步合格的小儿外

科医师的水平当无疑问。这段训练为高级医师培养打下坚实的基础。

总住院医师的培养最重要的核心是"负责观念"（responsibility）的培养。他一个人负责组织收患者、负责手术、负责患者直至出院、最后签署病历中的效果评定，总之是对所有收治的患者负责到底。这样，首先是培养了医师与患者家长的感情与互相信赖的关系，系统观察患者丰富了临床经验。这种负责观念的培养，靠一般医院现行的值班制（on-duty system）是不可能的，因为值班制容易养成我只管自己这一班，对班上的问题负责，下班后概不负责。这是护士的工作制度，因为她们上班是一刻不离患者，所以必须分为3班，3班脱节之弊由住院医师一贯负责制弥补。如果医护都是3班，则无人对患者的病情变化全面连续负责。过去住院医师制也叫24h负责制，每天24h不许离开医院。每周只有1天休息，可以离开医院，并须有人临时替班，这在今天已不可能实行。然而24h负责制的实质目标是"负责制"，不是形式上24h不离医院。因此，像首都医科大学附属北京儿童医院外科就改为每年由两个总住院医师同时上岗，隔日交换。这样每个总住院医师收的患者仍能保持本人负责，因为每日总要和自己的患者见面。任务虽然是减少了一半，但近年来患者数增加，一个人管，必是负担过重，两个人同时做，是完全可行的。其他各年级住院医师培养责任心，主要是要求医生与自己的患者及家长明确谁对谁负责，负责施行日常治疗及解答一切问题。自己分管患者的手术必须参加，休息也要换班或奉献休息来参加手术。假如某日下午值班大夫收一阑尾炎，夜班大夫施行了手术，第2天交给你。患者家长问一问情况你说不是你手术，不了解，患者立刻感到你负不了责任。所以，负责的外科医生自己所管患者的手术是不能不上的。

按照传统的要求，总住院医师还要负责给实习医师讲技术课，组织住院医师开文献会，这些在后来因多数住院医师无住院条件而难以实行。通过"总住院"的培训，做一个一般临床医师是具备了足够的发展基础的，但要培养高级医师则还需下一段培训。

第二段是主治医师病房负责制（head-nurse and visiting administration）。教学医院病床很多，科室也很多，一般是以病房（或称病区）为行政单位，由一个主治医师和一个护士长共同负责管理。主治医师管理患者的医疗工作，护士长管病房工作秩序、设备以及领导完成患者的具体护理。这个单位（病房）有固定的设置、设备、物资、财产，有固定数目的床位与护工人员，有工作常规与活动基地及护士站（包括休息室、办公室等），同时也是成本经济核算单位，领取财物的户头。为了培养高级医师，病房便成为培养基地。护士长一般很少调动更换，以保证工作秩序的稳定性。为了全面培训，主治医师则要求一年一换，这点在基层治疗医院与教学医院常有根本的不同。基层医疗医院以医疗为主，主治医师连续时间越长工作越熟悉，当然是以不换人为好。教学医院培养的人才不只是能治病还要发展医学。因此主治医师不只训练治病还要训练教学、科研，而后者是更重要的任务。所谓主治医师病房负责制，一般是第一年做医疗，次年做总结、研究、读书、学习、写论文、参加会议。然后再轮转病房，这样五年之后至少管两年或三年病房。要求对某一专题有所发展，至少也有两篇有水平的论文，具备了开展新项目、新专业的条件，具备了高级医师的基础。国外在这种制度培养下，毕业10年如果不能获得专业医师称号（相当于我们现在的副主任医师）或在学校中做不到副教授，那就算培养失败而淘汰，只能到基层做一般医疗工作。

专业或专题带头人（specialist or senior consultant）一般每专业只有一个，相当于我们现在的主任医师。个别大的专业有两个以上带头人势必再分化为两个亚专业。新亚专业如何产生？首先是医生本人发现某种病需要深入钻研发展，提高疗效质量。本人对该问题有较大的兴趣，当然就要多看这方面的文献，多向别人学习这方面的有关知识，自然也就想多管一些这类患者。有机会参加讨论与学术活动，使别人（包括本院和外院）也知道你对此问题有兴趣并且知识丰富，以后遇到这类患者自然向你请教或转诊，你也就自然而然逐渐成了这方面的专家。如果有外出学习的机会，领导

1

也会优先考虑你。随着经验的增长,在你管病房时此类患者自然会多收一些,慢慢就占据一定数量的床位。即使你今年不管病房也可主动帮助别人做此类手术,协助处理此类患者。只要是患者需要,一旦这专业开展了,效果提高了,就不可能再停下来。逐渐也就会有共同兴趣的低年医生愿与你合作,成了新项目的助手。工作中必要的器械设备也要自己筹划,申请购置、借用,因陋就简改造等,工作有了成绩再逐渐更新。为了工作管理便利,有机会调整床位时,可能将这一类患者集中管理,就可能产生专业护士及工作常规,此时新的完整的专业实际上已经形成。待有机会时,领导宣布某专业的成立,你这个医生当然就成了这新科的创始人与带头人。

以上介绍的 10 年制高级医师培训制度,源于美国约翰·霍普金斯医学院(Johns Hopkins Medical Center),20 世纪 20 年代时传入中国,如北京协和医学院等外国人办的学校及上海医学院等中国自办的学校都采用此法,培养了第一代中国的高级医学专家,至今对我国医学发展影响很大。新中国成立前实行上述培养制度时,竞争与淘汰很激烈,因此培养的人才很少。新中国成立后基本上取消了淘汰,保证了终身工作,削弱了竞争性;加以有关条件所限,艰苦的 24h 住院制已不受欢迎。新中国成立后各教学医院不断改良的住院医师培训制度,仍在继续担负临床医师培训任务。2013 年从国家层面,在七个部委共同支持下,拿出专项经费,制定住院医师规范化培训细则和培训基地标准,对培训基地进行认证,开展统一标准和流程的住院医师规范化培训,虽然目前只是三年时间的基础培训,已经使培训初步规范并取得一定效果,后续的进一步三年时间的专科培训已经在酝酿中,相信经过六年培训可以初步培训出可以在儿外科某一领域独立行医的专科医生,并具备进一步担负促进学科发展成为新的学科带头人的潜力。

首都医科大学附属北京儿童医院外科自 1955 年开始一直实行上述 10 年制培训,第一批主治医师基本上是在原北大医学院受过 24h 住院医师制培训的,新的住院医就在儿童医院按 24h 负责制

要求培养。1958 年开始着手为主治医师开展专业,"文化大革命"一切中断。1972 年开始恢复工作秩序后立刻分别建立了 10 个专业,够条件的医生分别培养为该专业的带头人。自己技术不够则请外援,协助开展新手术。20 世纪 50 年代的毕业生都已在自己开展的专业领域中有一定的成就并推动学科发展,每年都有人获得科学进步奖,在国内都有一定地位,一半以上在国际上有交往并有一定的知名度。使首都医科大学附属北京儿童医院外科成为对外交流点、博士生点、专科医生培训点。在专业学会、杂志中担任重要职务。

有人说医院开院时一切从头开始,发展较快。现在各专业均已开齐,无新专业可发展。事实上,很多问题并未解决,只有专而后精。成人骨科早已分为:外伤、骨病、骨瘤、先天性畸形、后天性畸形、脊柱、骨延长等很多小专业或专题组。普外可分的专业课题更多。1982 年美国费城儿童医院外科有 26 个专业,并且随时增减,新专业的开展大有天地。也有人担心床位有限,现在专业已都把床位占满,无法再开新专业。事实上新专业患者需要新专业床位,自然把一些谁都能治的普遍常规的患者,分散到其他医院。此外,美国小儿外科患者平均住院日为 5 天,而我们的患者平均住院日为 10 天,如果也提高效率改为 5 天,等于又建一个同样的儿童医院。看来潜力大得很,这个制度仍然应该能不断培养出高级医师。

2008 年儿外科作为普通专科,开展全国性规范化培训试点工作,和内、外、妇、儿和眼科等专业一起,构成最早开展此项工作的 13 个专科。2013 年国家正式全面推行住院医师规范化培训,儿外科的住院医师培训与其他各个学科一样逐步走向均质与正规,随着规范化医师培训工作进一步开展和完善,高质量均质化的具有中国特色的临床医师培训体系将逐步建成和发挥重大作用。

二、隶属大儿科或大外科之争

临床医学分成内外科本身就不符合"人文医学"(humanism medicine)的精神。现代人文医学要求"以人为本,以病为纲"。就是说治病目标是为人服务,治病分科方法是针对疾病,该用什么方

法选用什么方法。长期以来,生物医学是"以病为本,以技术为纲"。就是说治病目标是除去疾病,不管人的要求;治病分科方法是根据医生的技术,需要用药找内科,需要手术找外科。医疗方法可以分内外科(内科 Medicine 原意应为药物科,外科 Surgery 原意应为手术科),疾病与患者不能分内外科,必须有人管患者的全过程。然而多年来已经习惯的内外科分法也很难改变,但迟早会有大的改革,我们应有思想准备。目前儿外科与儿内科的分工如同成人内科与成人外科一样,同为二级专业。小儿外科再分的亚科也有普外科、急症外科、骨科、泌尿外科、烧伤与整形外科、新生儿外科、肿瘤外科、心血管外科、胸外科、神经外科、麻醉科等。由于服务的对象是小儿,可以说属于"大儿科"分支而不是"儿内科"分支。

目前西方国家儿外科一般仅是指儿外科普外专业,世界知名的儿外科专家都是从成人外科医师中培养而成,儿外科其他专业如泌尿、骨科、心胸、神经外科等也是在完成成人外科专业培训后再进行儿外科相应专业的培训。我国儿外科老一辈创始人也都是先做成人普外科,20 世纪 50 年代初响应政府号召转做儿外科。因此有人认为儿外科属于"大外科"的分支,这是西方医学发展历史背景的延续。20 世纪 50 年代我国始建小儿外科时是学习苏联,医学院中专门建立了"儿科系"。最初成人普外科出身的几位老先生,马安全、张金哲、佘亚雄和童尔昌响应政府号召开创儿外科事业,当时以普外和急症为主。随着儿外科工作开展,出现大量其他专业的需求。我国第二代普外为主的儿外科医生如黄澄如、潘少川等,为满足患者需求转变专业方向,创立了小儿骨科、泌尿、烧伤与整形、心胸外科及脑外科等其他多个专业。40 年来在儿科基础上大量培养了几代合格的小儿外科医生,使西方同行专家大为叹服。当时新中国从零开始,要在每个省至少设一个各专业俱全的综合儿童医院。短时间需要大量专为儿童治病的各专业医生,儿科系学制起了决定性作用。20 世纪 80 年代末,我国各省新建儿童医院专职小儿外科医生和不少成人为主的专科医院(如骨科医院、脑科医院、心血管医院)兼职的小儿外科各亚专业医生,共有 3 000 余人。目前活跃在临床一线的儿外科第三代、第四代专家绝大部分是在大型儿童医疗中心儿外科独立培训,完全能够担负儿外科各个专业的医疗需求并且逐步与发达国家接轨,事实证明我国独特的儿外科培训方式与体系是成功的,符合中国国情,具有中国特色。

进入 21 世纪,"儿科系"为了充实全国各地同一时期新建的儿童医院急需人才的任务已完成而撤销(只留少数儿科教育中心)。现在各省市均已有了综合儿童医院,大部分小儿外科亚专业都已设置齐全。中国有 3 亿儿童,省级大型儿童医疗中心的患者和病种数量能够满足儿外科医师培训需要,各个专业都有合格的医生做指导教师,今后新一代的小儿外科各专业医生,完全可以直接负担小儿外科各专科培训任务。像过去老一代小儿外科要先经过成人外科的培养,已无必要。有人认为在成人外科培训 3 年,熟悉了外科基本技术后再进行小儿外科专科培训 2~3 年,从理论上讲可以提高小儿外科专科医师基本功质量。但培养周期过长,特别是错过了毕业后立即学习基本功的最佳年龄。因此,按过去的经验,在结束成人外科基本功培训后,很少有人再愿继续选择小儿外科技术的基础训练。现代新医学内容非常多,西方老一代先学普通科再学各专业的培训方法,正在探索改进,由于条件所限,儿外科医生独立的培训体系在西方国家尚未建立,也不可能建立。中国独特、高效、适合中国国情的儿外科医师培训体系已经建立,并且走在世界前列,儿外科的亚专科医生可以在成熟、发达的小儿亚专科基地直接培训。如儿童医院的小儿骨科专业与骨科医院的小儿骨科专业都能培养新一代小儿骨科专业医师。是否属于大外科或大儿科的基础训练,已无关紧要。

(孙宁)

第四节　小儿外科科研与发展

一、小儿外科如何做科研

(一)临床研究(clinical research) 临床医生做科研应该以临床问题为主。即使科研能结合实际工作，也是扬长避短。临床工作中发现缺点、不足，对患者不利，对工作不便，都应该力求改进，这就是科研课题。通过临床及以往的病例总结，证明是个存在的问题，了解了问题的性质，初步估计研究的价值，就可以计划解决。首先查书、查文献、请教专家、与同事讨论，了解此类问题的过去、现况和别人的展望设想，从而定出自己的研究计划。有必要有可能时先做一个简单的预试验，证明计划可行，就可以申请开题报告。科里开会通过后，自然可得科里支持，并且也得到督促必须完成的压力。

临床研究课题的性质大致可以分为三级：

(1) 操作常规范围内的工作改进；

(2) 超出操作常规但在传统原理范围内；

(3) 超出传统观念的改革。

因为临床研究是要施用于患者，所以都要获得一定的讨论通过与批准。改革级别越高，批准越要慎重。一级小的改进，在预实验中已经解决，也要申请通过验收讨论，才算合法的公开推广使用。作为科研成果不同于工作中随机应变的改进操作。首先必须有肯定的优点与先进性，是进步而不是后退；第二必须上升到理论，能重复。无论何人、何时都能得出同样结果。否则只是个人操作改进，经验绝招，难于推广。

临床科研是研究患者的问题，但是不能用患者做试验。必须经过其他方法实验得出能用于人的结论，才能申请批准在志愿者身上试用。必须与每个志愿者的家长面谈获得认可。通过试用，逐渐完善操作规程。写出论文，讨论通过，正式发表或申报成果。才能算最后广征意见，接受反馈意见，作为可行性的评价。三级的重大改革必须经过上述完整的科研程序。然而临床上有时很难随时找到完备的条件，常需反复申请讨论，争取热心的志愿者与领导批准。必须是患者真实需要，并且还要有医生的奉献精神与科学态度。才能构成克服困难、保证成功的绝对动力。

（二）实验研究（experimental study）外科的进步有赖于实验研究。一个新手术设计必须有充分的实验证明安全有效，才允许施用于人。所以外科医生如果没有实验只能作一个墨守成规的手术匠。只能学做已经成熟的手术，做一个二手医生（second-hand doctor）。

1. 临床外科的实验必须由临床外科医生自己做，因为只有他才有实际经验，能发现实际问题，想出切合实际的办法。然而，临床医生忙于应答和解决患者的一切临床问题，难于抽出时间做实验。再者，工作中发现的问题都是"人"的问题，又不能在人身上做实验，这就妨碍了临床外科实验的开展。然而事实上外科技术一直在不断进步，临床外科医生始终未停止过实验研究。因为每天的工作总有些不尽如人意之处，想要改进。只要有强烈的为患者分忧的愿望，自然就能挤出时间想出办法，总要进行一定的实验研究。基本上是不需要脱产的研究。而且真的脱了产、脱离临床，也很难研究出临床实用的技术。

2. 有史以来临床研究主要靠临床经验总结。现代科学的临床研究必须要求有客观标准、统计、对照，保证结果的"可重复性"（repeatability）。涉及创新性质，还必须有实验研究，而且还不能用"人"做实验。常用的实验对象为动物、人的尸体、非生物模型。动物模型主要用于验证新方法对生命机体的反应，属于生理实验，因此选择动物必须能代表人的部分生理活动，例如研究肛门排便控制问题就要考虑鼠、兔（乙状结肠中形成球形粪便）与猫狗（直肠中形成棒形粪便）排便与人的不同处及其可比处。尸体实验主要用于验证新方法在同龄人体上的可操作性，属于解剖实验。最好用同龄尸体，必要时要用软（新鲜）尸体。非生物模型主要用于方法的设计与器械的制造等，是用于生物模型以前的实验，属于物理实验或机械实验。一般说来，一个新方法的设计要先用非生物模型以制订方法步骤与工具；在尸体上确定实施的方法步骤，证明可行；再经过动物实验证明有效无害，才能试用于人。最后在试用以前还要经过尸体以训练操作流程，以达到熟练。需要多人合作的大型复杂手术设计，还要通过动物模拟手术训练手术组工作的配合与协调。通过这些研究才有条件申请在人身上使用。正式临床使用以后还要随时总结研究改进，逐渐完善。"查阅文献"在这里非常重要。因为一个问题的存在，肯定不止是你一个人发现。文献中可以了解别人是否研究过，有无可借鉴的经验与教训？有无新的理论与新的研究方法可以利用？

3. 结果评定（evaluation） 首先，实验方法必须稳定一致，结果的评定标准必须明确和严格（最好是量化、数字化）。需要统计说明时，必须选用切合实际的统计方法。需要对比时必须明确可比性（comparability）、（相同的）可比项目、（不同的）应比项目与对比条件。差别最好也要量化（quantization）、数字化（numerical）。从实验结果到临床效果，还要经过逻辑推论。包括：直接效果与间接效果，全面与部分效果的评价，不足之处与潜在危害性。

4. 结论（conclusion） 临床研究的结论必须落在临床实效。对病情有何改进？对患者生活有何效益？全面评价应该包含四个方面：是否符合医学科学（生理、解剖）原则，患者是否满意，社会是否认可，费用是否合理节约。可以作单项评价选择某项突出满意的结果而取得科研成果的通过、发表论文、评奖；但真正结论仍需符合全面要求，否则难以推广或持久。

一般科研论文评价常常以：新颖性、实用性、科学性与文字通顺性为评价标准。这是符合杂志发表的要求，以读者为对象。临床研究的目标与之并不矛盾。论文也要发表，作为验收条件之一。但临床论文的结论评价，必须不能偏离患者生活质量改进的实际社会要求。

附录："临床医师科研"（clinician research work），一般也是临床科学研究（clinical research）。所不同的是：前者不脱产，常为临时非计划性选题，没有计划性科研经费。多数是临时解决工作中发现的问题，但也要上升到理论，能发表论文，能推广应用，才叫科研成果。实际上很多流传日用的科研成果都是临床医师科研模式的成果。只有少数重大科研课题才是临床医师科研初步成功之后，再申请正式立项批准为临床科学研究。由科研机构提供研究时间、经费、人员、设备，以求深入、提高、完善、推广与专利。

二、小儿外科博士研究生的培养

小儿外科中心单位的任务应该包括医、教、研、防四个方面。科研是一个专业发展的生命力，作为一个中心单位，责无旁贷。现有的条件完全可以利用研究生制度，特别是博士研究生的培养工作，来完成专业技术发展与进步任务。

1. 培养目标 培养高级临床医生（senior clinicians）。医教研全能独立发展创新（高于学士、硕士）。要能独立处理小儿外科各种常见急重患者；掌握本专业病的现代知识；能系统讲课；独立进行科研；能写文章，中英（外）文都能，至少国内主要小儿外科杂志及美国（或国际）小儿外科杂志可以刊登。

临床医学博士首先要能看病，对看病技术领悟与分析能力比一般医学毕业生强，学习新知识较快。这取决于科学基础知识学得扎实。有发现问题和解决的意识与习惯。能迅速把复杂问题条理化，并能讲清楚。均赖于专门的培养有素。因此对博士要求哲学、逻辑学及科研技术的掌握，要高于学士和硕士。才能成为高级临床医师的苗子，靠他发展临床医学，发明、创造新技术，推进医学进步，为患者造福。

2. 培养条件 三年以上正规住院医师（house-staff），硕士或同等学力，发表过论文，熟练用电脑查资料、准备讲稿，掌握本专业基本知识并能用英（外）语讨论专业问题。年龄在30~40岁。看病能力，基本达到总住院医师的水平。再加一把力就是主治医师，能独立工作并能指导住院医师。使他们在培训期间就有较高的学术地位。不但培养他看病能力，也培养他领导艺术，成为医学发展的新生主力。

3. 培养计划 三年达标以病房训练为主。半年补课（科学基础补课、急诊病房实践）；做一年总住院（急症）；一年与论文有关的专业病房；半年实验室写论文（同时在病房二线值班，培养不脱产做科研的能力与习惯）。

半年补课时期要求也同时补临床（因为希望半年后能做总住院医师，补课只能靠医疗业余时间来完成）。参加医院联合大查房讨论，一方面随时了解医院工作条件、病种分布，也是与各指导老师联系的机会。医院选择总住院医师是有条件和有竞争的。争取不到总住院职位，就不能继续占据高级培养的名额。为了培养博士研究生,可以在"急症专业病房"安排工作。病房每年选任两个总住院,隔日互相替班。其中刻意安排一个博士生,这样该生做一年总住院医师,一年后独立处理一般常见小儿外科患者是可靠的。将来做任何分专业都有好的基础。为临床博士生及高级医师设专管病床非常重要。做过总住院后,给他七八张床(一个房间),做准主治医师工作,由他自己收患者做手术。直接由责任导师或助理导师协助,带他或帮他手术。他可以按照自己的研究课题选收患者,以便符合他的临床课题研究要求。三年培训的最后半年做实验写论文为主,但仍不脱离病房。每天到病房看看,安排做新接班培训学员(新博士生)的助教。因为日后做了临床医生,工作很忙,做研究不可能是脱产。如果此时培养了"脱产才能做研究"的观念,很难希望他在做了临床医生以后随时不断地开展研究工作。

4. 科研能力的培养与课题要求　培训的前6个月内定选题、写综述;第二年进入专业病房时,尽早做论文开题报告,写有关临床总结分析;第三年做实验写毕业论文。在病房期间要高标准做一切正规病房工作,业余时间准备研究工作,收集资料,看书。每周定时向导师汇报工作进程(1~2h,可以提倡用英语,因为现实国际交流都用英语)。根据医院病种与实验条件,充分利用有利条件选择课题,进行有关综述(也可做一个简单旧病历分析)为选题做准备。研究方法中争取含有高科技成分。事实上解决临床实际问题不一定需要高科技设备,但是为了学习掌握一项高科技,有机会摸一摸高级仪器也是好事。正式课题工作从进病房就开始,培养分秒必争雷厉风行的研究作风。坚决克服"临床忙,研究可缓"的拖拉作风。每周汇报要记录研究进度、评分。从准备工作包括找资料、找仪器、找钱、找协作人、找动物,到印论文、请人答辩等一切工作都要自己操办。因为将来搞研究也不能靠别人替你准备。

5. 考核标准　诊断治疗原则正确,疗效好,无事故,无纠纷,家长、护士、医生有好评。常见病能独立处理,能团结人,能组织住院医师、护士、以至专业专家,安排高效有序的抢救工作。在院内或院外做学术报告有好评。掌握一项实验研究技术,有一定的现代高科技含量。导师评价基本学识素养的提高,包括哲学观点、逻辑分析在医学中的运用与形式逻辑对写论文的要求。最后参考带教医师评定,通过博士论文答辩。所谓带教医师就是各病房实际负责人。多数人综合印象基本上反映病房欢迎程度,能否被欢迎在该病房继续工作,代表了医德、技术和团结。论文答辩反映科研与教学能力。导师对学生素质的综合评价,应该起决定性作用。

6. 基地条件　病房包括急症病房与研究生专业病床(允许按专题收选病种);实验室、图书室与经费;助教或协助导师之外,病房/实验室都有带教医师(tutor)。

医院既成为博士生或高级培训基地,就应该有要求。然而现在外科分小专业很细,各自独立。成立急症专业与病房,解决了跨专业急症患者的互相推诿,也建立了低年医生培训基地。急症科的总住院制符合临床博士临床技术的基本要求。高级医生必须有某一专业特长,并且临床研究也必须落实到某种专业患者。所以博士生专用病房也不可缺。临床科室的实验室与学校基础部相比差距很大。一般相对是管理不力、无专人服务、无力购置设备。善于利用学校基础部实验条件或与外单位合作,也应该是培养内容之一。

7. 导师修养　导师本人要有自己的具体研究方向;虚心向研究生学习(通过审核综述,听取汇报);随时了解医学新动向(查每月杂志目录,参加学术活动);了解临床现况;定时讲课改稿,以求教学相长。事实上博士生要研究的课题内容都不可能、也不应该是导师早已熟悉和成熟的问题(那就无必要再研究)。每个教授培养高级学员也不允许他步步等靠指挥,那就成培训技术员了。导师必须学会向研究生学习。导师自己要根据个人条件扬长避短,务使知识跟上时代。看书、改稿、信任并指导助手的协作。作为导师不管年轻年老都必须不断提高自己的素养,与时俱进。作为博士生导师,要求知识面广,才能扩大研究生的思路。了解国内外动向要靠学术会议和杂志,了解本院情况就要靠全院或跨科室学术讨论与会诊。

三、如何开辟新业务

（一）**有患者** 开发新项目,特别是新的分科专业(如肝胆外科)或是专题(专病)重点工作(如胆道闭锁小组),首先是有患者要求,有实际工作需要。工作中有了患者需要的印象,必须经过调查研究,病例或登记统计依据,才有说服力,才能坚定信心。有患者并不是单纯要求患者多,危害性大也是必要的重点。儿科患者的要求实际上是家长的要求,也是社会的要求。调查研究必须全面考虑。病例登记一般可以反映家长与社会要求,但也不可忽略社会的突然一阵歪风。

（二）**有医生** 开展新项目必须有人自愿去干,不能指派,只能引导。使某个医生认识到此问题的重要性,并且对该问题的解决发生兴趣,有决心干好,才能靠他开展工作。这个人的来源也有两条路。一是自己发现问题,自发地产生要解决的决心。另一条路是工作需要,领导启发某人开展此项工作。两种途径都要待本人内心自觉地对此项目发生兴趣,产生一定要解决的决心,才能知难而进,经得起挫折。一般诱发对问题的兴趣的方法是多有机会接触问题,看书查文献发现兴趣。接触越多越深入,逐渐培养兴趣,结合对患者的责任感而建立了坚定的决心。自发的兴趣也必须经过这样的过程才能深化;领导诱发兴趣,更需经过自发的深化培养。

自愿的表现在于本人多读此类书,多看此类患者,讨论时多发言,众人中表现这方面知识多,有兴趣。如果有机会,则可争取有关的进修学习。他真有兴趣,以后必然主动收治此类患者,充实个人经验。别人收了此类患者,他也主动会诊帮助别人共同解决。逐渐自然地在同事中形成此问题的专家。

（三）**有基地** 因为有人对此类患者有兴趣,知道的人纷纷把此类患者转来他的门诊。于是他的门诊自然地构成专业门诊。别人看到此类患者或已将此类患者收到病房,也都请他会诊。他自己收的此类患者当然较多,别人的病房也有,而且都找他协助处理。因此他管的患者可能各病房都有,为了便于管理,逐渐集中都转给他,渐渐形成专业病房(或占某病房的一角)。有了专业门诊,有了专业病房,就是有了发展的基地。可以添置器械设备,可以培养专业护士与同道助手。一个新的专业已经有了眉目。一切要求,都是经过自己努力自然达到,所谓水到渠成。按说领导安排开展新专业,基地、设备、助手,都应该有领导安排。然而这是下策。首先,全院病床都已分配,人员都已固定,领导重新分配,有一定的困难。强迫命令办事,必有后遗症。更重要的是,领导的安排配备,不劳而获的使用者总会感到某些不满意;自己克服重重困难而争得的,即使都是因陋就简,他也非常珍惜,用得熟练顺手。真的遇到好的机会,领导安排也很顺利。自己也很能体会领导的不易。顺利建成一个新专业。当然,这是正路,名正言顺。固然,其他途径也能建立新专业,无论如何,思想认识的深入与巩固永远不能忽视。

（四）**有组织** 最后真正成为一个合法组织,还是需要领导批准任命。形成一个合法的新专业,有时需要特殊专业器械。开始可以暂时寻求代用品或从别处借用,特别是从外院学习回来,甚至从外院连请专家并借用器械。工作有了成绩,自然可以申请自己添置。在一个病房,有了固定集中床位,自然能培养出专业护士。有了固定而又特性的工作,有了合理的工作日程与操作常规,一切忙而有序,并且已显出工作成绩。如果自己道德高尚,善于团结人。自然会招来合作助手。于是完整的新专业即告建成。以后,先不要急于扩大业务,而是先巩固信誉再求发展。必须搞科研、做总结、写文章、参加会,扩大交流,争取完善与广泛承认。

（张金哲）

参考文献

1. 张金哲. 中华小儿外科学[M]. 郑州:郑州大学出版社,2006:1-24.

2. RICKHAM P P. The Dawn of Modern Pediatric Surgery and the Man Who Made It Possible [J]. J JAPS,2002,38(1):14.

3. RAFFENSPERGER,JOHN G. Chidren's Surgery,a Worldwide History [M].North Coralina:McFarland &

Co.Publishers,2012.

4. J Z ZHANG,L LI. Evolution of surgical pediatrics in China ［J］. J Pediatr Surg,2003,38:48-52.

5. 李龙,张金哲.我国小儿外科的发展回顾［J］.中华小儿外科杂志,2003,24(2):174-175.

6. 张金哲.小儿外科的发展需要外科医生的共同努力［J］.中华小儿外科杂志,2002,23(2):181.

7. KAPILA L. The Denis Browne Gold Medal,2000［J］. J Pediatr Surg,2001,36(2):260.

8. 张金哲.第三生态的小儿外科问题与第四医学［J］.中华小儿外科杂志,2002,23(2)181.

9. 张金哲.透明行医［J］.临床小儿外科杂志,2004,3(4):274-276.

10. 张金哲.小儿外科迎接新时代［J］.临床小儿外科杂志,2011,10(3):161.

11. 张金哲.一种高级医师培养制度的探讨［J］.中华医院管理杂志,1994,10(9):519-521.

12. 张金哲.提高临床医学论文水平［J］.中华小儿外科杂志,1997,18(5):257-258.

13. 张金哲.小儿外科专科医师应有专门的培养制度.中国专科医师培养,2006,1(2):1.

第二章 小儿解剖生理特点

第一节 小儿外科应用基础医学

一、解剖特点与手术操作关系

在儿童发育的过程中，器官的大小、形状、组织的强弱随着年龄不断地变化，这些变化与饮食、运动相适应，因此，对手术操作技术亦有相应的要求。

儿童年龄段大致可分为：新生儿（吃奶、卧床）、婴儿（停奶、走路）、幼儿（软食、室内活动）、学龄（成人普食、户外活动）。随着各年龄生活需求不同，解剖生理亦会有相应变化，手术要求也须适应。

下面仅以各年龄段三个体腔手术特点为例，理解不同年龄手术的特点。

（一）腹腔切口（laparotomy） 首先，因婴儿腹壁薄弱，小肠多胀气，平时腹部为胀满状态。为了术者的手能自由进入腹腔操作，切口相对比大年龄患者长。其次，婴儿肠腔多胀气，导致腹内太满，为了探查需要将肠管全部提到腹外，以免被牵开器压伤，切口也须较长。另外，婴儿肠壁薄而胀气，特别是合并有肠梗阻时，肠内张力更高，提出腹外有可能使浆肌层发生破裂，黏膜层脱出，因此，婴儿肠梗阻开腹时，常需先在暴露的膨胀肠管中原位穿刺减压。待肠管张力降低后，再行肠管探查。第三，婴儿手术切口长，易合并肠胀气，缝合腹部切口困难，术后切口裂开的危险也高。缝合腹部切口前需要更充分的麻醉配合、腹壁松软

后再开始缝合。为了预防切口再裂开，多需置几针贯穿腹壁的张力缝线减张缝合。张力线至少要保留两周。随着发育，幼儿年龄食谱不再以奶为主，产气较少，同时运动增加，肠胀气不明显，上述因腹胀缝合困难少见。但按照切口身体比例，切口仍较大，切口再裂与肠管粘连的发生率仍较高。随着生长发育，学龄儿童则与成人腹部切口操作基本相同。

（二）胸腔切口（thoracotomy） 胸腔切口受肋骨限制，最大的切口为第6肋间，儿童胸腔手术选择肩胛下角经第6肋间切口进入胸腔较多。小婴儿肋骨软、骨膜粘连紧，不易分离，不能采用成人切肋骨开胸技术。小婴儿胸腔手术均沿肋骨上缘切开肋间肌进入胸腔，尽量切到肋骨两端。如果上下暴露不满意，可以将肋骨两端切断，只切断肋骨，保留软组织以扩大暴露。目前胸腔镜微创技术在成人胸外科已广泛应用，但儿童狭小的胸腔和狭窄的肋间隙仍是限制儿童胸腔镜技术的一个客观因素，近些年随着医疗设备的改进和医疗技术的提升，该技术也得到了较快的应用，但较成人胸外科仍有一定差距。

因胸壁肌肉及软组织太薄，缝合胸腔切口时，不能像成人一样只缝合肋间肌。因为肋间切开后，肋间肌切缘无力承受缝线牵拉，所以必须将切缘的上下肋骨并拢缝合。间断缝合3~4针或PDS双线连续缝合，使上下肋骨牢固固定，不致漏气。大多数手术术中仍常规放置胸腔引流管，一方面引流胸膜腔内的液体或气体，使胸膜腔重新恢复负

2

压,促使肺组织复张,另一方面,术后可以通过观察引流液性状和数量,判断出血或渗血情况,做出必要的处理,术后根据病情可早期拔出引流管。

(三)颅腔切口(craniotomy) 婴儿颅骨薄、软,常规颅钻、线锯开颅比较危险。颅骨钻孔时多用儿童型颅骨钻,开颅则多用儿童型铣刀或颅剪(超薄型),骨片缝合时可用巾钳扎孔或磨钻钻孔,不宜用大骨钻。此外,婴儿骨缝未骨化,前囟未闭,硬脑膜与颅骨粘连很紧,都是开颅时必须注意的特点。

二、胚胎病理与预防

胚胎时期及胎儿早期是畸形预防的关键期,也是胎儿外科的基础。

合子(zygote)(受精卵)时期:是神经脊(neural crest)的出现与神经管(neural tube)的形成期,脊柱裂(spina bifida)发生于受孕后第 1 个月,叶酸缺乏可能是诱因之一,应在准备受孕之前和孕早期预防性服用叶酸。

胚胎(embryo)第 5 周:6 对鳃裂(brancheal cleft)与鳃弓(brancheal arch)及头端原始动脉支开始萎缩合并为主动脉、肺动脉、动脉导管与颅内、外动脉。此时受到干扰,可发生各种先天性心脏病。

胎儿(fetus)2~4 个月:为内胚层(endoderm)原肠管的中肠(midgut)迅速发育期,某些干扰可诱发肠闭锁、狭窄及旋转不良与腹壁裂。

妊娠 4 个月以后:肠(hindgut)与泄殖腔(cloaca)发育障碍可后遗各种肛门畸形及生殖器畸形。一般说来,严重畸形常发生于受孕后的前 4 个月,特别是第 1 个月,早期的预防措施应着重针对此期。

第二节 小儿各系统的外科特点

小儿各个系统、器官的生长发育都有其自身的规律和特点。解剖和生理特点因年龄而异,年龄越小,与成人区别越明显,绝不仅仅是"缩小版"的成人。儿科医师必须充分了解小儿机体解剖、生理和胚胎发育的基本特点,才能有准备地实施相应治疗。

一、神经系统

(一)解剖生理发育特点 新生儿出生时脑重约 370g,相当于体重的 12%,6 个月时达 670g,增加一倍,1 岁时达 950g,增加至 3 倍,4~6 岁接近成人,成人约为 1 400g,相当于体重的 2%。小儿头身比例较大,头长与身长的比例随小儿年龄增加而减小,出生时头长为身长的 1/4,2 岁时为 1/5,6 岁时为 1/6,到成年则为 1/8。在 6~7 个月胎龄时,可明显分辨大脑皮质沟回,出生时已基本具备成人所有的沟回,但较成人浅,灰质层也较成人薄。皮质细胞的增生、分化,在新生儿初期已达高峰,以后皮质细胞的数目不再增加,其变化主要是细胞功能的逐渐成熟和复杂化。

神经髓鞘的形成表明神经纤维形态学的成熟程度。形成过程先是向心神经,后是离心神经。婴儿期,由于神经髓鞘形成不全,外界刺激经神经传入大脑皮质时,因无髓鞘隔离,兴奋可传入邻近的神经纤维,而不能在大脑皮质内形成确切的兴奋灶。因此,大脑皮质对抑制与兴奋都有泛化的倾向,这是婴幼儿脑神经的特点。很多不同的疾病,在临床上可以出现相同的症状,如高热和呕吐是很多疾病的共同早期症状,须仔细分析才能鉴别。另外,体温调节中枢发育不完善,轻微的炎症就可以造成恶性高热,甚至导致惊厥。

小儿大脑皮质功能的发育较形态发育慢。皮质的复杂功能是靠机体与外界长期的相互作用、相互影响而获得的。小儿出生除具有各种生命所必需的非条件反射外,还有觅食、吸吮、吞咽、握物、拥抱等反射。随着小儿的生长发育,神经系统的结构及功能进一步完善,小儿受周围环境的影响,其神经精神活动由不能协调到逐渐协调。

婴幼儿的营养供给对脑的发育非常重要,营养不足,不仅会影响脑的功能,而且会影响脑的形态和重量。基础代谢状态下,发育期的儿童脑组织耗氧量占全身耗氧量的 50%,而成人仅占 20%。因此,完全缺氧几分钟就可导致脑组织不可逆性的损伤。新生儿脑结构尚未发育时,缺氧损害症状可能不明显。

脊髓与脊柱发育速度不均衡,出生时脊髓的

末端位于3~4腰椎水平,到4岁时则位于1~2腰椎之间。行腰麻或腰穿时,定位刺入部位要注意位置选择,以免损伤脊髓。

(二)解剖生理特点与手术操作的关系

1. 神经系统发育特点 小儿神经系统发育尚未成熟,神经活动过程不稳定,大脑皮质抑制作用不完善,皮质下的中枢兴奋性较强,所以对患者的各种检查操作和手术,动作要敏捷、轻柔,尽量减少各种不良刺激,以免引起过度反应。新生儿、小婴儿脑发育很快,血液侧支循环较丰富。学龄以后大脑各部才基本发育稳定。婴儿脑损伤后自塑性与代偿性强,功能恢复较易,一侧颈动脉结扎,甚至大脑半球切除,也不一定引起偏瘫或只是暂时偏瘫。

2. 智力不成熟不合作 通常10岁儿童才能达到要求的有效合作,因此多数小儿手术都存在合作问题。临床上一靠镇静,二靠固定。镇静从安眠药到基础麻醉,保持自主呼吸及生命基本反射。麻醉不够深,患者挣扎不能配合手术时,则靠手术台支架固定。虽然小儿身体小,无力,较易固定,但同时存在容易受到压伤等问题。现代医学中全身麻醉迅速发展,药物抑制危险得到有效控制,使小儿外科手术得到有效地开展,避免强行固定带来的损伤。

3. 生命中枢的抑制 新生儿脑发育不全,对呼吸中枢抑制剂非常敏感。年龄越小呼吸中枢抑制越严重。新生儿特别是早产儿全麻中枢抑制后,自主呼吸常恢复很慢,有时两三天无自主呼吸。吗啡类抑制剂更容易造成新生儿长时间呼吸抑制,甚至死亡。

二、呼吸系统

(一)解剖生理特点 新生儿鼻孔狭小,口腔被巨大舌体占据,舌根会厌角为39.5°,使喉部陷入角为130°,此角越小,窥喉、气管插管困难越多。下呼吸道从环状软骨至气管分叉长度分别为:早产儿3~4cm,成熟儿3.5~5.0cm。气管内径在环状软骨处最细,为0.4cm×0.5cm。气管分叉角为55°~80°。均为气管插管时重要参考数据。

小儿气管和支气管管腔较成人相对狭窄。软骨柔软,缺乏弹力组织。黏膜层血管及淋巴管丰富,纤毛运动较差,不能很好排出分泌物,易致呼吸道通气不畅。新生儿气管黏膜附着1mm厚的分泌物,则可减少通气量50%以上。

新生儿肺泡数目仅为成人的1/10,呼吸面积是成人的1/20。婴儿肺弹力组织发育差,血管丰富,毛细血管和淋巴组织间隙较成人宽,间质发育旺盛,使整个肺脏含气量较少。婴儿胸廓接近圆形,呼吸肌不发达,肋骨几乎呈水平位,与脊柱成直角,胸廓的呼与吸之间容积差别很小。呼吸运动主要靠膈肌升降来维持,呈腹式呼吸。随年龄增长,开始站立行走以后,膈肌下降,肋骨逐渐倾斜,呼吸肌发育,胸廓形状逐渐接近成人,则以胸式呼吸为主。腹胀的患者因膈肌活动受限,可影响呼吸,此时应积极采取减轻腹胀的措施,如持续有效的胃肠减压,对改善呼吸功能很重要。

此外,婴儿咽喉反射也较迟钝,吃奶后常有溢奶误吸,一般能及时咳出,不致发生肺炎。但是手术后,特别是胸腹大切口,影响呼吸咳嗽运动,部分肺扩张不全。分泌物长时间不能排出引起部分肺不张,导致肺炎,威胁生命。术后患者定时刺激咳嗽、哭闹,有利于胸肺扩张通气。

小儿新陈代谢旺盛,需氧量较大。在缺氧时,主要靠加快呼吸频率来满足氧的需要,因此小儿正常呼吸频率与成人差别较大,为20~40次/min。年龄越小,呼吸频率越快。婴幼儿由于呼吸中枢发育尚未完全成熟,易出现呼吸节律不齐,尤其是新生儿最为明显。小儿对缺氧耐力较差,故在术中或抢救重危患者时应充分给氧。但需注意新生儿早产儿长时间用纯氧可能造成失明。要注意与二氧化碳配合使用。

通过血气分析可以了解血氧饱和度及酸碱平衡状况,为及时诊断与合理治疗提供客观依据。正常小儿动脉血pH为7.35~7.45,动脉血氧分压(PaO_2)10.66~13.33kPa(80~100mmHg),动脉血二氧化碳分压($PaCO_2$)4.66~5.99kPa(35~45mmHg)。PaO_2下降说明有缺氧,$PaCO_2$的改变直接反映通气功能状态。$PaCO_2$增高说明通气功能差,如呼吸道阻塞;$PaCO_2$降低则说明通气过度。$PaO_2 < 6.65$kPa(50mmHg),$PaCO_2 > 6.65$kPa(50mmHg),提示呼吸衰竭。如 $PaO_2<5.33kPa$（40mmHg），$PaCO_2>8.65kPa$（65mmHg），pH<7.25 时，应行机械通气辅助呼吸。

（二）呼吸系统解剖生理特点与手术操作的关系

1. 新生儿气管切开 新生儿气管细软，喉梗阻窒息时气管可以因负压完全吸瘪。以致行气管切开抢救时常找不到气管，而误把一侧颈动脉（圆而有张力）视为气管切开，或切透瘪陷气管而误切入食管。成人紧急生命抢救常用的甲状软骨下紧急插针吹氧，以抢救喉痉挛呼吸梗阻，然而此法在小儿很难成功，应视为绝对危险。

2. 气管小插管技术也存在危险 新生儿气管插管 16F，外径为 5mm，如果管壁厚 1mm，两壁之间的内径为 3mm。假如气管内径原为 6mm，插管后变成 3mm，气体通过道的横断面积，也就变为原来的 1/4。阻力增加引起缺氧，必须控制呼吸用氧气补偿。插管的质量要求也很高，如果呼吸水汽黏液附着于管壁，则进一步堵塞插管，管壁内附着黏液 1mm，则管内径只剩下 1mm。为了避免管径变小导致通气梗阻，必须高频率通气，这导致水分蒸发，黏液层干燥，最后将插管完全堵塞。据统计，20F 以下的气管导管插管，几乎都发生过全部堵塞的情况，危险的是插管完全堵塞尚不能及时发现。正压通气仍能通过（堵塞物较松）肺内，肺内高压气可以从插管周围逸出，而维持一定量的呼吸（气体交换）。但氧吸入量大减，长时间慢性缺氧，最后发生突然心搏停止，而且心肺复苏时心脏难以复跳。因此婴儿插管必须灌洗吸痰，发现通气不顺利，必须及时换管。

3. 小婴儿气管插管技术 小婴儿气管支气管相对狭小也影响到一部分成人麻醉插管技术在儿童的应用。成人胸腔镜手术大多采用双腔支气管导管插管，患侧堵闭，单肺通气为胸腔镜手术提供良好的操作空间。小婴儿及低龄儿童因气道狭小，不能采用双腔气管导管插管技术，目前多采用支气管内堵闭器（blocker）技术，结合人工气胸技术为儿童胸腔镜手术创造手术空间。

三、循环系统

（一）解剖生理特点 小儿心血管系统发育较为成熟，心脏较大，血管腔大，血管总容量也大，这可以减轻心脏的负荷。同时，未成熟心肌相对于成熟心肌有更强的耐受缺血的能力，虽然未成熟心肌转变为成熟心肌的时刻依然很难确定，但新生儿和婴儿阶段心肌耐受缺血的能力是较强的。因此，这个阶段心脏功能具有较大的潜力，对手术侵袭的耐力也较强。

胎儿时期主动脉弓与肺动脉主干之间有动脉导管，是胎儿血液循环的重要通道。生后婴儿自主呼吸，肺循环形成，动脉导管自然关闭，逐渐退化为纤维韧带。如果残留交通，则后遗动脉导管未闭。如果动脉导管粗大，那么左向右分流量大，导致肺充血，则逐渐引起肺动脉高压，易反复发生肺炎，甚至呼吸衰竭，常需手术治疗。

小儿心脏体积所占身体比例较成人大，新生儿心脏重量约为 20~25g，占体重的 0.8%，而成人只占 0.5%。新生儿左右心室壁厚度几乎相等。随年龄增长，体循环血量日趋增加，左心室负荷明显增加，而肺循环的阻力生后明显下降，故左心室壁较右心室壁增长快。另外，小儿动脉/静脉内径比较成人大，新生儿动脉内径与静脉内径之比为 1∶1，而成人为 1∶2。

由于小儿代谢旺盛的需要，以及心脏能较快地收缩，年龄愈小，心率和脉搏愈快，以及心排出量少，动脉口径大，管壁较柔软，因此，年龄愈小，动脉压愈低。小儿收缩压的正常值为：年龄 × 2+80，此数的 1/3~2/3 为舒张压。测量血压所用袖带的宽度对血压值有影响，一般所用袖带的宽度为小儿上臂的 2/3，即 3 岁以前为 2~5cm，3~7 岁为 5cm，7~10 岁为 10cm，11 岁以上为 12.5cm。新生儿血压在 7.98~9.98/5.33~6.65kPa（60~75/40~50mmHg）；6 个月时为 10.66~11.31/7.98~8.65kPa（80~85/60~65mmHg）；1~12 岁为 11.97~13.30/8.65~9.31kPa（90~100/65~70mmHg）。

（二）循环系统解剖生理特点与手术操作的关系

1. 小儿血容量的估计 小儿实际总血量很少，临床上未引起注意的少量出血即可引起休克，甚至危及生命，这一情况不容忽略。如 3kg 体重的新生儿，其总血量不超过 300ml，如术中失血 30ml

（占总血量 1/10），即相当于成人的失血 500ml。因此，术中正确估计失血量，并结合相关监测指标评估，及时进行等量输血十分必要。但心脏容积小，代偿限度窄，代偿与耐受能力差，失血性休克与充血性心力衰竭之间的转变快，因此，手术要求精细，尽量减少术中失血，如需要输血治疗时，需严格控制输血量及输血速度。

2. 小儿心脏直视手术　心脏直视手术体外循环，心内插管较多，新生儿心脏较小，插管后操作空间更小，因此，20 世纪 70—80 年代，在婴儿期复杂心脏手术中广泛使用深低温停循环技术。新生儿身体质量小容易降温，容易创造停循环的超低温，但长时间低温目前尚难判断是否过度，危险性仍很大，远期随访存在智力得分更低和神经学异常风险增高，因此需要严格把握使用深低温停循环技术的适应证，同时在手术中需要严格控制深低温停循环时间。

四、消化系统

（一）食管（esophagus）

1. 食管的解剖与生理　食管由前肠衍化而来，胚胎第 4 周食管开始形成，并随着心、肺发育逐渐延长。至胚胎第 7 周时，达到相对长度。发育过程中内胚层上皮增生，并由单层上皮变为复层上皮，食管管腔暂时闭锁。随后部分上皮细胞退化被吸收，至第 9 周时，食管内腔重新出现，胎儿第 5 个月时内腔黏膜形成复层扁平上皮。出生后，食管为长管状肌性器官，上接咽腔的起始端，大约在环状软骨下缘水平，相当于第 6、7 颈椎体之间，自咽腔下口开始沿脊柱前方下行，通过上纵隔和后纵隔，约在第 11 胸椎水平穿过横膈的食管裂孔入腹腔与胃贲门相连。新生儿期食管长 8~10cm，1 岁时约长 12cm，5 岁时长 16cm，学龄期儿童约在 20~25cm，成人食管长 25~30cm。婴儿食管横径为 0.6~0.8cm，幼儿为 1cm，学龄期儿童为 1.2~1.5cm。

食管全长可分为颈、胸、腹三段，其中胸段最长，腹段最短。颈段长约 4.5~5cm，从食管始端至第 7 颈椎水平，其毗邻解剖关系如下：右前方为气管，后方借椎前筋膜与颈椎相隔，两侧与甲状腺两

侧叶的后部和颈总动脉相邻。胸段食管在成人全长约 18cm，上接颈段下至食管裂孔处与腹段相连，在上纵隔内，最初在气管后方偏左，之后下行并沿胸主动脉的右前侧降入后纵隔。下段食管在胸主动脉的前方向左斜行穿过食管裂孔与腹段相连。与胸段食管相毗邻的器官，自上向下还有气管、支气管、左心房（其外层为心包膜）和膈。腹段食管仅长 1~2cm，位于肺左叶后缘的食管沟内。

食管全长直径不一，在解剖上有三个狭窄部：第一狭窄位于食管起始端，相当于环状软骨下缘水平，直径最窄，约 1.3cm；第二狭窄位于与左支气管交叉处，相当于胸骨角或第 4~5 胸椎椎体之间的水平；第三狭窄在膈食管裂孔处。

食管的腺体分为食管固有腺即食管腺和食管贲门腺，二者均为黏液腺。食管固有腺为小型复管泡状黏液腺，多位于食管上半段的黏膜下层。HE 染色呈淡蓝色。食管贲门腺为短分支管泡状黏液腺，位于食管上、下两端的固有膜中。分布上个体差异大，有的可完全缺如。腺细胞呈柱状或短柱状，HE 染色呈淡灰色。

颈段食管血液供应由甲状腺下动脉供应，胸段食管主要来自支气管动脉和胸主动脉分支，有时肋间动脉和左膈下动脉也有分支，腹段食管的血液供应来自胃左动脉。食管的静脉与动脉伴行。颈段静脉入甲状腺下静脉，上胸段的静脉汇入奇静脉和半奇静脉，回流入上腔静脉。颈段食管的淋巴回流至气管前淋巴结和颈深淋巴结。上胸段的淋巴管汇入前纵隔、气管和支气管淋巴结，中胸段的淋巴管汇入后纵隔淋巴结，下胸段的淋巴管与腹段淋巴管一同汇入胃左淋巴结和腹腔淋巴结。食管神经来自迷走神经和交感神经。左、右两侧的迷走神经分支与两侧交感干的分支组成食管神经丛，再由食管神经丛发出分支进入食管壁。左右迷走神经在食管下端分别延续成前、后干，其中左迷走神经形成前干，右侧主要形成后干，在膈肌食管裂孔处分别位于食管右前方及后方，沿食管进入腹腔。

食管的生理功能主要是吞咽，即完成将液体和经口腔消化了的食团从口腔向胃的运输过程。吞咽是一个综合的连续动作，是由躯体神经和内

2

脏神经以及食管蠕动、舒缩和食管上、下括约肌参与的复杂而协调的一系列反射活动。

2. 食管解剖生理特点与手术操作的关系 ①在解剖上,食管三个狭窄部易滞留异物,临床上特别是探查异物时应注意分辨,作为标志。②食管下胸段和腹段静脉与胃左静脉相吻合,是门腔静脉吻合的部位之一。如果各种原因引起门静脉血流障碍继发门静脉高压时,可通过食管静脉网形成门静脉回流的侧支循环,高压淤血引起的超限度静脉扩张,失去弹力不能恢复缩小,临床表现为食管下段静脉曲张,有破裂出血的可能。③食管胸段与主动脉相互毗邻,手术时误伤可致突发性大出血。供应食管各段的动脉间虽有吻合支存在,但不丰富,食管手术时不应对血管过多地分离,尤其在胸段食管,甲状腺下动脉分支的口径已经很细,更需谨慎,以免影响食管血供而造成缺血坏死。

(二)胃(stomach)

1. 胃的解剖生理特点 胃形态可随内容物多少和体位变化,还可因年龄、性别、体型不同而有差别。胃大部分位于左季肋部,上端以贲门与食管在腹膜腔外相接,下端通过幽门与十二指肠在腹膜后相连。而胃本身全部为腹膜腔内膨大囊状器官,以大小网膜为其系膜与后腹壁相连。幽门远端的外面有一环状的窄沟,为胃与十二指肠分界的标志。胃分前、后两壁。胃上缘为凹缘,较短,称为胃小弯,借肝胃韧带及小网膜固定于肝门。胃下缘为凸缘,较长,为胃大弯,有大网膜与横结肠相连,活动度较大。胃分为4部分:贲门部、胃底部、胃体部和幽门部。在幽门部的大弯侧有一不太明显的浅沟称中间沟,以此沟又将幽门分为幽门窦和幽门管。新生儿的胃尚未发育完善,胃底、贲门及幽门部分界不明。新生儿贲门部发育薄弱,在形态学上到8岁时才形成。胃大部(3/4)位于左季肋部,小部分位于上腹部。胃底和贲门部位于膈穹隆的下方,位置较高,术中探查该部有时需切开肝左三角韧带,将肝左叶向下牵拉,才能充分显露。

胃的血液供应较丰富,在其大、小弯两侧各形成一个动脉弓。小弯侧动脉弓由胃左、右动脉组成。胃左动脉来自腹主动脉腹腔干,胃右动脉起于肝总动脉,其末端与肝左动脉吻合。大弯侧动脉有胃网膜左、右动脉及胃短动脉。胃网膜左动脉起自脾动脉,胃网膜右动脉来自胃十二指肠动脉,沿大弯向左走行,其末端与胃网膜左动脉吻合。胃短动脉来自脾动脉,一般约4~5支,经脾韧带至胃大弯。胃的静脉基本与同名动脉并行。在小弯侧有胃左静脉和胃右静脉,前者又称胃冠状静脉,后者在注入门静脉前与幽门前静脉汇合。在大弯侧有胃网膜左、右静脉以及胃短静脉数支。

胃的淋巴自黏膜流至黏膜下层,形成淋巴网,再穿过肌层至浆膜下。经淋巴输出管注入胃周围淋巴结,其走行方向与胃的动脉走行基本一致。胃周围淋巴结分为四组,即:①胃左、右淋巴结;②胃网膜左、右淋巴结;③幽门淋巴结;④脾淋巴结。

胃的神经属于自主神经系统。交感神经纤维来自腹腔神经节分支,作用是抑制胃的分泌和运动功能。副交感神经来自左、右迷走神经,作用是与交感神经对抗。左、右迷走神经在肺门下形成许多分支,这些分支彼此交通形成食管丛,在膈肌食管裂孔上方,食管丛的神经纤维汇成前、后迷走神经干,分别于食管的前、后方进入腹腔。前干靠近胃小弯,在肝胃韧带前层腹膜下分为肝支与胃前支。胃前支向胃壁发出3~5支前胃壁支,于幽门切迹附近延续为鸡爪型分支,分布于胃幽门部。迷走神经后干走行于腹段食管右后壁肌层的表面,于贲门稍下方发出腹腔支,沿小弯侧胃后壁走行,为胃后支,向胃后壁发出2~3个分支。

胃壁各层自外向内依次为浆膜层、肌层、黏膜下层、黏膜层。浆膜层光滑,为疏松结缔组织和单层内皮细胞组成,愈合力较强。肌层由三层平滑肌构成,外层为纵肌,中层为环肌,内层为斜肌,在幽门部增厚,构成幽门括约肌。新生儿胃肌层发育薄弱,特别是纵肌。新生儿胃黏膜下层有丰富的血管网,结缔组织较少,主要由疏松结缔组织所构成,因此,黏膜层可在肌层上面滑动,手术时易将黏膜层从肌层剥离。黏膜层在贲门区较薄,在幽门区较厚。成人胃黏膜面积约为800cm²,厚0.6cm,表面有很多小沟纵横交织,其中有许多小窝,称胃小凹,每个小凹内有 3~7 条胃腺开口在小凹底部。新生儿胃黏膜较厚,有少量皱襞,胃腺发育较差,胃小凹的数量随年龄而增加。

胃的容量有生理学和解剖学的区别。胃容量随年龄而增长,新生儿解剖学胃容量为 30~35ml,以后每月增加 25ml,1 岁末为 250~300ml,2 岁为 500ml,4 岁达 700ml。胃的生理容量通常小于解剖容量。出生时 7ml,10 天为 80ml,以后每月增加 25ml,1 岁末为 250~300ml,3 岁为 400~600ml,4 岁以后增加较慢,10~12 岁又增加较快,达 1 300~1 500ml。学龄以后随饮食习惯而增减,差别较大。

胃有贮留和搅拌食物的作用。胃分泌的胃液中含有盐酸和消化酶,与食物混合成为半流体状的食糜,经胃逐渐排入十二指肠。胃仅能吸收少量水分、盐类和葡萄糖。胃大部切除后,其容量减少,但经过半年左右,残胃又可扩大,仍能容纳常人食量。

胃黏膜是一个复杂的分泌器官,含有三种管状外分泌腺和多种内分泌细胞。在贲门腺区为黏液腺,分泌黏液。幽门腺区主要是黏液腺细胞分泌高黏度的黏液,也含胃蛋白酶原,还有释放促胃液素的 G 细胞。泌酸腺区占胃底和胃体的绝大部分,含大量泌酸腺,主要含黏液细胞、主细胞和壁细胞。黏液细胞分泌碳酸氢盐和黏液;主细胞分泌胃蛋白酶原;壁细胞分泌盐酸和内因子。在泌酸腺区和幽门腺区的黏膜内,至少含有 6 种内分泌细胞,分泌促胃液素、生长抑素、组胺等胃泌激素。

胃液是一种无色、酸性的液体,pH 为 0.9~1.5。正常成人每日分泌胃液 1.0~2.5L,儿童每日胃液分泌量与年龄有关。小儿胃液成分基本与成人相同,含盐酸、胃蛋白酶、明胶酶、脂肪酶等,但酸度及酶的活性均较成人低。小儿胃液分泌和泌酸功能在 1 岁以内与喂养性质有关,1 岁以后随年龄增长而逐渐增强。胃液有消化作用,盐酸可使食物中纤维素软化,盐酸和胃蛋白酶可将蛋白质食物分解为蛋白和蛋白胨。另外,盐酸有较强的灭菌作用,对预防消化道疾病有重要意义。胃液内含有一种造血内因子,与食物中的造血外因子(蛋白质)结合,产生一种物质,这种物质对红细胞的成熟有重要作用。胃液对铁有助吸收作用。如胃切除后,因内因子缺乏,可发生大细胞性贫血;由于胃液减少,使铁的吸收减少,可致小细胞性贫血。

胃的运动:食物入胃后,除经受胃液的化学消化外,还有由胃壁运动所进行的机械性消化。根据胃的运动功能,可经胃的中部将胃分成头区和尾区两部。头区包括胃底和胃体前 1/3 部分,其主要功能是贮存食物;尾区包括胃体后 2/3 和胃窦,该部有明显的运动,其主要功能是磨碎食物,使食物与胃液充分混合,形成食糜,并逐渐地将食糜排入十二指肠。正常小儿胃蠕动频率基本恒定,每分钟约 3 次,在不同年龄小儿间无明显差异。

胃的排空:一般在食物入胃 5min 后即有部分被排入十二指肠。不同食物的排空速度不同,这与食物的物理性状、化学组成等有关。一般稀的、流质食物比稠的、固体食物排空快;颗粒小的食物比大块食物排空快;等渗溶液比非等渗溶液排空快;糖类食物比蛋白质排空快,脂肪类食物排空最慢。新生儿对母乳的排空时间约为 3h,幼儿混合性食物从胃完全排空需 4~6h。

2. 胃解剖生理特点与手术操作的关系 在胃、十二指肠手术中,幽门前静脉可作为胃和十二指肠的分界标志。从肝门移行至胃小弯的两层腹膜为肝胃韧带;从肝门移行至十二指肠上部的两层腹膜为肝十二指肠韧带,以上两个韧带形成小网膜。在肝十二指肠韧带内有胆总管、肝动脉及门静脉等,在术中游离十二指肠或胃小弯时,特别是肝十二指肠韧带,形状如小网膜的边缘,切记勿与小网膜一并切断。因此游离胃体时需仔细辨认,以避免肝外胆道及相邻血管损伤。胃大弯侧的腹膜与横结肠相连的部分为胃结肠韧带。在胃结肠韧带后方有横结肠系膜,两者常因炎症而粘连,故在切开胃结肠韧带时,切勿损伤结肠系膜中的中结肠动脉。胃底部与脾门间的腹膜为胃脾韧带。贲门与膈接连的腹膜为胃膈韧带。这些韧带均较短,且婴儿的邻近器官均较薄弱,在行胃、脾手术时,应注意防止误伤胃、脾或膈肌。

(三)十二指肠(duodenum) 十二指肠属小肠的一部分,位于胃幽门与空肠之间,其长度新生

2

儿为 7.5~10cm，成人约 20~25cm。十二指肠上端在第一腰椎上缘的右侧与幽门相连，其下端在第 2 腰椎左侧与空肠相连，呈半环形环绕胰头。十二指肠分为四部，即上部、降部、横部及升部。上部（又称球部）为自幽门至十二指肠上曲之间的肠段，肠壁薄，周围全部被有腹膜，具有较大的活动性，易于分离。上部与胃幽门分界处的前面有幽门前静脉经过，术中常以此静脉作为胃与十二指肠分界的标志。上部的上方有肝十二指肠韧带，内有胆总管、肝固有动脉及门静脉。系胃小网膜的延续。因为降部从此进入腹膜后，于是肝十二指肠韧带与后腹膜融合，形成文氏孔（foramen Winslow）。文氏孔外（右）为大腹膜腔（又称大囊），文氏孔内为小腹膜腔（又称小囊）。小囊前壁为胃体的后壁，小囊后壁为胰腺与十二指肠横部。手术探查此处时需切开大网膜方可显露小囊内部。十二指肠上部的下方为胰头；前面接近胆囊；后方有胆总管与门静脉，故在此部手术时，应注意防止损伤上述结构。降部为沿胰头右侧下行至十二指肠下曲，被腹膜完全固定于腹后壁。胆总管末端与胰管汇合后，开口于降部中段后内侧壁，开口处呈壶腹样膨大，称 Vater 壶腹，膨大的壶腹使肠壁呈乳头状向肠腔突入，称为十二指肠乳头，在其开口周围有括约肌环绕，即 Oddi 括约肌。降部前方与肝、横结肠及其系膜毗邻，后方与右肾及下腔静脉毗邻。因此，在施行右半结肠切除术或右肾切除术时，须防止十二指肠降部的损伤。因降部被完全固定于腹后壁，探查时可剪开十二指肠降部的外侧腹膜并向左游离，将十二指肠降部及胰头一并翻向左侧，才能显露下腔静脉、降部的后壁及胆总管下段等。横部又称下部，在第 3 腰椎水平横行向左，越过右输尿管、下腔静脉、脊柱及腹主动脉，达第 3 腰椎左侧。该部肠段全部位于腹膜后，并在横结肠系膜根的下方，此部后壁的外伤在术中如不注意，往往不易发现。探查时须将横部下缘腹膜剪开，将肠壁向上翻转，方能显露其后壁。横部前方有肠系膜上动、静脉经过。有时可因肠系膜上动脉压迫十二指肠横部而引起十二指肠梗阻，称为肠系膜上动脉压迫综合征。升部最短，仅 2~3cm，自第 3 腰椎的左侧斜向左上方，至第 3 腰椎左缘，

再向前下方以锐角转弯，称十二指肠空肠曲，而后移行于空肠。十二指肠空肠曲左缘与横结肠系膜根之间有一腹膜皱襞，称为十二指肠悬韧带（Treitz 屈氏韧带）。此韧带是外科的重要标志，为空肠的起点。

十二指肠的血液供应主要来自胰十二指肠上、下动脉。胰十二指肠上动脉为胃十二指肠动脉分支；胰十二指肠下动脉为肠系膜上动脉分支。两者沿胰头与十二指肠间沟内呈弧形走行，互相吻合成动脉弓，再分布到十二指肠。十二指肠的静脉基本与同名动脉伴行。

十二指肠除接受胆汁和胰液外，其黏膜内有两种腺体，即十二指肠腺和肠腺。十二指肠腺分布在十二指肠黏膜下层，分泌碱性液，含有黏蛋白，其黏稠度高，可保护十二指肠的上皮不被胃酸侵蚀；肠腺分布在黏膜层内，其分泌液为小肠液，内含多种消化酶，如胰蛋白酶、乳糖酶、脂肪酶等，对蛋白及糖类有消化作用。呈酸性的食糜进入十二指肠后即与之中和，并进一步进行消化。食物进入十二指肠与胆汁混合后，胆汁可使食物中的脂肪乳化，有助于脂肪性食物的消化。

十二指肠黏膜也可分泌激素。如肠促胰激素可促进胰液分泌；缩胆囊素可使胆囊收缩，将胆囊内胆汁排入十二指肠；肠激酶可使胰腺分泌的胰蛋白酶激活成活性蛋白酶。

（四）空、回肠（jejunum, ileum）

1. 空、回肠的解剖生理特点　空、回肠均属小肠。上起自十二指肠悬韧带（Treitz 韧带），下与盲肠相连，止于回盲瓣。十二指肠悬韧带为空肠起始部的标志，有悬吊、固定十二指肠空肠曲的作用。

小肠是消化道最长的部分，约占全胃肠道的 4/5。新生儿小肠长度为 150~300cm，相对比儿童和成人较长，女孩肠管相对长度较男孩短，肠管相对长度与身长的比，新生儿为 8.3∶1；1 岁为 6∶1；成人为 4.3∶1。新生儿小肠与结肠的长度比为 5∶1。不同年龄小儿个体差异较大。小肠直径在 1 岁时为 1.6cm，2 岁时为 2.3cm。空肠约占全长的 2/5，主要位于左上腹部，小部分位于右上腹部。回肠约占全长的 3/5，主要位于右下腹部，小部分

位于盆腔。空、回肠之间没有明显的界线，故对空肠远端或回肠近端的定位较困难。空肠的管径稍大，肠壁稍厚，呈淡红色，肠系膜多为一级血管弓，直到空肠中段以下，开始有二级血管弓，脂肪沉积少。回肠的管径稍小，肠壁较薄，色发白，肠系膜多为二级、三级甚至四级血管弓，脂肪沉积较多。根据这些可以判定某段肠袢的大致部位。

小肠全部为腹膜腔内器官，由肠系膜连接后腹壁。系膜根从左上腹屈氏韧带斜跨脊柱前达回盲部固定于后腹壁。跨度很大以保证小肠位置的稳定。新生儿肠旋转不良者，肠系膜根跨度太小，甚至仅仅围绕肠系膜上动脉根，所以很容易发生全肠扭转，危及生命。

小肠壁由浆膜层、肌层、黏膜下层和黏膜层构成。最外层为浆膜层。肌层内环外纵。在两层肌肉间有肌间神经丛(Auerbach 神经丛)，由神经节细胞及神经纤维构成。黏膜下层由结缔组织、淋巴管和血管组成，有黏膜下神经丛(Meissner 神经丛)。黏膜层位于肠腔表面，有许多环行皱襞、绒毛和肠腺。

小肠系膜由两层腹膜组成，系膜根由第一腰椎左侧开始向下斜行，止于右侧骶髂关节前方。小肠的长度超过系膜根，而根部至肠管的距离在小肠两端最短，中间较长，使小肠系膜呈扇形折叠排列，并有较大的活动范围。

小肠的血液供应来自肠系膜上动脉。该动脉由腹主动脉发出后，纵行越过十二指肠横部进入小肠系膜根。然后向右分出结肠中动脉、结肠右动脉和回结肠动脉，向左分出 10~20 支小肠动脉支，于小肠系膜内形成吻合网或动脉弓，由动脉弓再分出细小的分支到达肠管，供给相应肠段的血液。小肠静脉与同名动脉伴行，最后汇入肠系膜上静脉，至胰腺后方与脾静脉合流成门静脉干。

空、回肠的淋巴管起源于肠绒毛中心的乳糜管。淋巴液先汇入肠系膜根部较大淋巴结，再经肠系膜上动脉和腹主动脉周围淋巴结至腹膜后乳糜池。

小肠受交感神经系统的腹腔神经丛和副交感神经系统的迷走神经支配。交感神经兴奋时，小肠蠕动减弱，血管收缩。迷走神经兴奋时肠蠕动增强，腺体分泌增加。

小肠是机体消化食物和吸收营养物质的主要部位，能推送食糜向结肠方向移动。小肠接受大量胰液和胆汁。胰液中含有无机成分和有机成分，前者主要是碳酸氢盐，后者主要是蛋白质。这些蛋白质为水解糖、脂肪和蛋白质三种主要营养素的消化酶，即胰淀粉酶、胰脂肪酶和胰蛋白酶。胆汁的成分很复杂，除水外，还有胆色素、胆盐、胆固醇、脂肪酸、卵磷脂及无机盐等。胆汁中无消化酶，胆汁对脂肪的消化和吸收有重要意义。胆汁中的胆盐、胆固醇和卵磷脂都是有效的乳化剂，使脂肪乳化后，促进分解、消化，以及脂肪代谢产物的吸收。另外，小肠本身的肠腺，分布在全部小肠的黏膜层内，其分泌液中有肠液致活酶，它能激活胰液中的胰蛋白酶原，使之变为有活性的胰蛋白酶。

小肠液呈碱性，pH 约为 7.6，渗透压与血浆相等。小肠液的分泌量变动范围很大，成人每日约 1~3L。大量的小肠液能稀释消化产物而降低渗透压，有利于吸收。小肠液在分泌后又很快地被肠绒毛重吸收。小儿的小肠液含有丰富的蔗糖酶和乳糖酶，对这两种糖的消化能力较高。小儿消化液的分泌受神经和体液双重控制，但以体液调节为主。

小肠的运动功能是靠肠壁的纵、环两层平滑肌来完成的。小肠的运动形式包括紧张性收缩、分节运动和蠕动等。小肠平滑肌的紧张性是其他运动形式有效进行的基础。紧张性收缩的增强能促进食物与消化液的搅拌和运转。小肠的分节运动是一种以环肌为主的节律性收缩和舒张运动。在食糜所在的一段肠管上，有许多环形肌同时收缩，把食糜分隔成许多节段。然后是原收缩处舒张，原舒张处收缩，如此反复进行。分节运动的作用是使食糜与消化液充分混合，便于进行化学性消化；并使食糜与肠壁密切接触，为吸收创造良好的条件。蠕动是环肌和纵肌按顺序的推进性收缩运动，将肠内容物向远端推进。小肠蠕动的推进速度很慢，每个蠕动波只能将食糜推进一段短距离(约数厘米)而后即消失。

回盲括约肌的活动：回肠突入盲肠处的黏膜折成唇状，称回盲瓣，此处有回盲括约肌，形成一高压带,长约 4cm,安静时其压力较结肠高 2.6kPa(20mmHg)。回盲括约肌和回盲瓣调节着肠内容物进入结肠的活动。回盲括约肌通常处于关闭状态。其开闭主要受内在神经丛的控制,盲肠肌间神经丛的局部反射调节括约肌的活动。对盲肠黏膜的机械刺激或对盲肠的扩张刺激均能引起括约肌压力增加,并延缓食糜通过。另外,每当一蠕动波通过回肠末端数厘米处时,此括约肌便舒张,回肠内的少量食糜经括约肌排入盲肠内。食糜进入小肠后,经过研磨、搅拌、与消化液充分混合,被分解为葡萄糖、氨基酸和脂肪酸后被小肠黏膜吸收。葡萄糖、氨基酸及 40% 脂肪酸吸收后经门静脉到达肝内,其余 60% 脂肪酸由乳糜管吸收到乳糜池及胸导管。此外,胃液、胰液和胆汁也都由小肠吸收。小肠黏膜对水的通透性很高,摄入的大量水分和电解质也在小肠内被吸收入血液循环。

肠道各部位的肠电活动规律:肠道各部位的肠电频率是恒定的,其变化规律为越接近口侧端肠电频率越快,相反越远侧越慢。肠道电压的高低与部位有明显关系,小肠电压较结肠低,肠道各部位电压有随年龄增长而增高的趋势。急性肠套叠患者复位前小肠肠电图电压明显增高,而急性阑尾炎时电压则明显低于正常儿。

2. 小肠解剖生理特点与手术操作的关系 切除小肠需考虑长度因素,如小肠的长度减少 1/3,尚能维持消化和吸收功能,减少 1/2 时为安全限度,减少 4/5 则难以维持生命。肠切除后一定要缝合系膜裂孔以保持系膜的完整性,以防发生内疝。小肠动脉的分支排列较密,特别是回肠段更稠密,但在肠壁内的吻合并不丰富。因此,在小肠切除吻合时,尤其是空肠切除吻合时,应注意血管弓的处理,保持充分的血液循环以防肠坏死、穿孔、肠瘘等。

(五)结肠(colon)

1. 结肠的解剖生理特点 结肠连接小肠和直肠。起始于回盲瓣,止于直肠。结肠分为盲肠及阑尾、升结肠、横结肠、降结肠及乙状结肠。解剖性质与小肠有两点不同:①升结肠、降结肠及直肠为腹膜外器官,固定于后腹壁;横结肠与乙状结肠为腹膜腔内器官,各有系膜连于后腹壁。②全部

结肠活动度受限制,不能像小肠一样受外力随时大幅度扩张与伸长。新生儿结肠发育薄弱,长度在 35~66cm 之间,一般为 45~55cm,成人结肠全长为 130~150cm,约为小肠的 1/4。结肠表面有三条纵行的结肠带;带间有呈囊状、凸起的结肠袋,以代偿调节容量的变化。肠壁外有大小不等的脂肪垂,多于 2 岁以后出现。平时结肠肠腔较大,肠壁较薄。

盲肠为结肠的起始部,新生儿盲肠短而宽,多呈圆锥形,长 1.5cm,宽 1.7cm,宽大于长,2~4 岁时其大小趋于平衡。7 岁时盲肠的形态与成人一样。生后盲肠很少位于右髂凹,婴儿时期,盲肠一般位置较高,甚至位于肝脏下面,距髂嵴可达 9cm。随小儿年龄增长,升结肠增长而盲肠下移,14 岁时达到成人位置。

回肠进入盲肠,其环肌突入与盲肠黏膜折叠形成回盲瓣,由上、下两个瓣组成,具有括约肌功能。小儿回盲瓣发育薄弱,故易发生结肠内容物向回肠逆行反流。

盲肠全部被腹膜覆盖,故有一定活动性,但如活动范围过大,可形成移动性盲肠,并可发生盲肠扭转,也可进入疝囊内。

阑尾通常位于在盲肠后下端。新生儿盲肠与阑尾之间的界限不明显,阑尾长 2~10cm(多数为4~5cm),直径 0.2~0.6cm,管腔较宽。1 岁时阑尾长 6cm,5 岁时 7~8cm,10 岁时 9cm,20 岁时 9~12cm。阑尾根部与盲肠的位置关系是固定的。但阑尾的位置可随盲肠位置变化有高低之别,且阑尾的尖端可指向各种方向,其中中间位占 17%~20%,侧位占 25%,上位占 13%,下位者最多,占 40%~60%,也有完全位于腹膜后的盲肠后阑尾。

升结肠是盲肠的延续,上至肝右叶下方,向左弯折成结肠肝曲,由肝曲韧带固定于后腹壁,延续连接横结肠。升结肠较短,新生儿、婴儿不到 7cm,10 岁时达 13cm。升结肠前面和两侧有腹膜覆盖,固定于后腹壁右侧,其后面以蜂窝组织与腹后壁的右肾和输尿管相隔。横结肠自结肠肝曲开始,向左在脾下极弯曲成锐角,形成结肠脾曲,向下连接降结肠。横结肠全部被腹膜所包裹,形成腹膜腔内器官,由横结肠系膜固定于后腹壁十二指肠

横部下方。横结肠是结肠中的最长部分,1岁以内小儿其长度在11.5~27cm,10岁时长达35cm。新生儿和婴儿横结肠系膜较短,活动度比年长儿较小。肠系膜的长度在新生儿期不超过2cm。随年龄增长,婴儿直立体位使横结肠因自重而下移,肠系膜逐渐延长。1岁半时长达5~8.5cm,以后逐渐下降到成人的位置。

降结肠自结肠脾曲开始,转入腹膜后,向下至左髂嵴处与乙状结肠连接。新生儿降结肠长度为3~12cm,一般约5cm,1岁末增长2倍,为13cm,10岁时达16~17cm。降结肠与升结肠一样,只前面和两侧有腹膜,其后面与左肾和输尿管相邻。

乙状结肠起自左髂嵴,离开后腹壁,至第3骶椎上缘与直肠连接。1岁以内乙状结肠长20cm,5岁时为30cm,10岁时为38cm。乙状结肠完全由腹膜包裹,并形成乙状结肠系膜,系膜呈扇状,而且较长,活动性较大。

由于小儿骨盆发育差,乙状结肠位置较高,往往位于腹腔,甚至高达肝脏前缘。随小儿发育成长,乙状结肠逐渐下降入盆腔,7岁以后可达成人位置。婴儿乙状结肠缺乏脂肪组织,脂肪垂到7岁时才出现。

结肠的血液供应来自肠系膜上动脉和肠系膜下动脉。肠系膜上动脉的分支中结肠动脉、右结肠动脉和回结肠动脉供应右半结肠。中结肠动脉由肠系膜上动脉的右侧发出,稍偏右侧进入横结肠系膜内,分为左右两支,供应横结肠。右结肠动脉供应结肠肝曲及升结肠的上2/3部分。回结肠动脉是肠系膜动脉的终末支,供应盲肠、升结肠下1/3部分、阑尾及回肠末端。肠系膜下动脉发出左结肠动脉和乙状结肠动脉,前者供应降结肠,后者供应乙状结肠。

所有结肠动脉在肠系膜内均有吻合,形成边缘动脉,并由边缘动脉分出终末动脉至肠壁,终末动脉又分长短两支,长支行于浆膜下,短支经过肌层达黏膜下层,两支很少有吻合。但乙状结肠动脉的最下支,与直肠上动脉之间无边缘动脉相交通,称为萨德克临界点(Sudeck critical point)。施行肛肠拖出手术游离结肠时,必须注意此处血运保护。

结肠的静脉属门脉系统,结肠壁内静脉丛汇集成静脉与相应的结肠动脉伴行。

结肠的淋巴均经结肠壁上的结肠上淋巴结,至边缘动脉附近的结肠旁淋巴结,再经过血管周围的中间淋巴结,注入肠系膜上、下动脉根部的淋巴结,最后注入腹主动脉周围的腹腔淋巴结。

结肠的神经由交感神经和副交感神经支配。结肠的交感神经纤维起源于腰交感神经节,其节后纤维在肠系膜上、下动脉根部分别形成肠系膜上丛和下丛,前者的神经纤维分布到右半结肠肌层和腺组织,后者分布到左半结肠。结肠的副交感神经来源于右侧迷走神经和第2、3、4骶神经的节前纤维,前者分布到右半结肠,后者分布到左半结肠。

结肠接受经过小肠消化吸收后的残渣和未被完全吸收的少量物质,经过结肠各种运动搅拌,将剩余的物质吸收。结肠尤其是右半结肠,主要吸收钠离子等电解质和水,还吸收短链脂肪酸、氨和其他细菌代谢产物。左半结肠的吸收功能明显低,主要吸收水分。在此处逐渐形成半干的粪便。

结肠内无绒毛,其黏膜内有很多杯状细胞,分泌碱性的黏液,越接近结肠远端,杯状细胞越多,黏液的分泌量也越多。分泌的黏液中含黏液蛋白,对结肠黏膜有保护作用,并有滑润粪便的作用。各种化学、机械刺激及交感、副交感神经的活动均可影响其分泌量,当情绪、粪便内容和性状改变时也可出现相应的变化。

结肠运动的基本形式有分节运动、多袋推进运动及蠕动等。

2. 结肠解剖生理特点与手术操作的关系　右半结肠切除术,注意结肠肝曲稍上方有十二指肠降部通过,避免损伤十二指肠。由于升、降结肠后面均为间位器官,故在腹膜后有血肿时,须游离结肠进行探查,以免遗漏肠管的损伤。结肠的动脉时常存在变异,手术时应注意。

(六)直肠与肛管(rectum,anal canal)

1. 直肠肛管的解剖特点　直肠为结肠的终段,上接乙状结肠。新生儿的直肠起点较高,在第4腰椎至第2骶椎间;而成人平第3骶椎。下端穿过盆底与肛管相接。直肠在新生儿长5.2~6cm,年长儿和成人一样为 12~15cm。直肠沿骶尾骨前面下行。因小儿骶尾骨几乎平直,3 岁以后骶骨弯度才逐渐形成,故年长儿和成人所具有的直肠前曲在新生儿、婴幼儿不明显,为婴幼儿易发生直肠脱垂的解剖因素。新生儿的直肠呈圆柱形,直肠壶腹部不明显,数月后逐渐形成。根据粪便充盈程度和壶腹的有无,直肠直径有很大差异,新生儿最窄区直径平均为 1.2cm,有胎粪堆积或有壶腹时可达 2.3~2.7cm,在直肠乙状结肠相接处的管腔最窄。

直肠全部为腹膜腔外器官,无系膜。直肠上 1/3 的前面及两侧面均有腹膜覆盖。中 1/3 仅在前面覆盖有腹膜,该处腹膜返折到膀胱或子宫,形成直肠膀胱陷凹或直肠子宫陷凹,腹膜返折与肛门外口的距离在新生儿为 2.9cm,成人为 7.5cm,女性较低。下 1/3 位于腹膜返折平面以下,无腹膜覆盖。直肠前面腹膜返折处,与纤维组织相连形成较厚的直肠的深筋膜鞘。直肠后方也由此直肠深筋膜鞘所包裹,在此鞘的后方有骶前筋膜,覆盖于骶骨与骶前静脉丛的前面。直肠深筋膜与骶前筋膜之间,有疏松结缔组织,中间有神经血管,共同组成两侧直肠侧韧带,下与肛提肌筋膜相连接,保证直肠的稳定位置。手术分离直肠后壁时,应在此间隙进行。腹膜返折以下的直肠前面也有一层筋膜,称为直肠生殖隔,其上端起自腹膜返折底部,向下与直肠尿道肌相连,两侧和直肠侧韧带前面相连。男性包绕直肠、前列腺和膀胱;女性则包绕直肠与阴道,中间无疏松组织,共同包裹在强韧的纤维鞘内。

张金哲于 20 世纪 90 年代初发表关于直肠纤维外膜(advantitia rectalis)的论文,提出直肠纵肌层外有一层胶原纤维膜,限制了肠壁的自由扩张与变形,排便时腹压增高不致将直肠胀粗而保持向下的推动力量,能将柱形粪便顺利排出。此层结构界限不清,很难完整与肌层剥离,因此过去解剖书上常常提到此层,均无确切描述。张金哲认为是结肠带结构的延续。盲肠结肠段为三个窄条,乙状结肠段形成前后两片,到直肠合拢为完整纵行纤维管。显微镜下结构与盲肠的结肠带相同,以纵行胶原纤维为主。

直肠末端黏膜呈纵行柱状皱褶称为肛柱,每两个肛柱之间形成一个凹陷,称为肛窦,为肛门知觉敏感器官。主要接受刺激,产生便意,引起排便反射。肛柱与肛窦交错呈锯齿状称齿状线。新生儿时期直肠柱、肛窦均不明显。

肛管起于齿状线,止于肛门外口皮肤,新生儿期约长 0.6cm,幼儿长 1.9cm。空虚时呈纵裂状,扩张时为管状。成人肛管内衬鳞状上皮及移行上皮,胎儿及婴儿为多层立方上皮。肛管中、下 1/3 交界处相当于外括约肌上缘,称为肛门白线或黏膜皮肤分界线。在肛管上皮层及肛周皮肤毛囊周围,有丰富的神经末梢,有鉴别气体、液体和固体的功能,并对痛觉敏感,受阴部神经支配。Dutgie 从功能上将肛管分为三带(部),上为耻骨直肠肌带,中为内括约肌带,下为外括约肌带。肛管的外口为肛门,其前方连于会阴正中缝,向后到尾骨尖形成一沟,沟下有肛尾韧带,将肛门固定。内括约肌是直肠环肌延续和增厚的部分,环绕肛管 3/4,上界不明显,下缘相当于肛管白线,齿状线居内括约肌的中部或中、下 1/3 交界处。该肌受自主神经支配,平时处于收缩状态,使肛管关闭,防止粪便外溢。内括约肌的神经节细胞数量明显减少,为低神经节细胞区。外括约肌围绕于肛管外,是随意肌,由三束肌环组成,即皮下部、浅部和深部。皮下部位于内括约肌的外上方,在皮下环绕肛门,本身无单独的附着点,仅在后方与外括约肌浅部相融合。外括约肌浅部为皮肤肌,在皮内下层与深部之间,后面附着于尾骨及肛尾韧带上,前面附着于会阴体及会阴浅横肌、球海绵体肌或阴道肌上,呈圆形肌环。外括约肌深部在浅部的内层,后面的肌纤维与耻骨直肠肌紧密相连,前面则交叉附着于各自对侧的坐骨结节上。外括约肌由第 2、3、4 骶神经、肛门神经及会阴神经支配。平时使肛门处于收缩状态,排便时则舒张,便后又使肛门闭合。外括约肌的浅、深部围绕直肠纵肌及内括约肌,并联合肛提肌的耻骨直肠肌,环绕于肛管直肠交界处,形成一个强有力的肌环,称为肛管直肠环。该肌环对维持肛门平时闭合有重要作用,如手术时此环被切断,将造成肛门失禁。

肛提肌是肛管外两片坚强的随意肌,位于肛门左右两侧,几乎构成全部盆腔底肌。由三部分肌肉组成,即耻骨直肠肌、耻骨尾骨肌和髂骨尾骨肌。耻骨直肠肌起自耻骨内面,向后下斜行,经前列腺与肛管上部两侧,在肛管后方互相汇合呈半环,介于内、外括约肌之间,并有肌纤维与直肠纵肌形成联合纵肌,其下部纤维与外括约肌深部上缘相连。此肌对肛门控制起很大作用,正常时将直肠向上托起,使直肠与肛管形成80°的角度,称直肠肛管前倾角。使前壁黏膜突向肠腔内,起阻止粪便直接冲击肛窦作用,排便时肌肉放松,角度才扩大。耻骨尾骨肌位于肛提肌中部,起于耻骨内面与盆膈的腱弓上,向后内行,止于骶骨下部及尾骨,该肌对各器官有固定作用。髂骨尾骨肌起于髂骨内面,向后内下行,止于骶骨下部及尾骨。故肛提肌的三部分组成U形,环绕直肠肛管交界处。由第2、3、4骶神经、肛门神经或会阴神经支配。直肠的体积受纤维隔膜限制,在骨盆内(盆腔腹膜外)造成较多空间,由疏松脂肪淋巴组织填充。近似半死腔,易于感染的扩散与血肿或脓肿的形成。

直肠、肛管的血液由直肠上、中、下动脉(或称痔上、中、下动脉)供给,另外还有一支细小的骶中动脉。

(1)直肠上动脉:为肠系膜下动脉的终支,在乙状结肠系膜根部内,下行到直肠上端,分为左右两支,沿直肠两侧穿过肌层至黏膜下层,分数小支分布于齿状线以上的直肠,并与直肠中、下动脉的分支相吻合。该动脉与乙状结肠动脉最下支间一般无吻合,致该段肠壁血运较差,称为萨德克临界点。

(2)直肠中动脉:为髂内动脉的分支,位于直肠侧韧带内,由两侧进入直肠,分布于直肠下段。此动脉大小不很恒定,在切断侧韧带时,为避免出血,应一并将其结扎。

(3)直肠下动脉:为阴部内动脉的分支,主要分布于肛提肌,肛门内、外括约肌和肛管。

(4)骶中动脉:由腹主动脉在髂动脉分叉处发出,紧靠骶骨向下,止于肛尾韧带。该动脉对直肠供应不多,但在切除骶尾部畸胎瘤时,应仔细结扎,以防出血。

直肠和肛管的静脉与动脉走行相似,彼此吻合形成两个静脉丛。直肠上静脉丛在齿状线上方的黏膜下层内,经直肠上静脉、肠系膜下静脉汇入门静脉。直肠下静脉丛在齿状线下方的肛管周围,经直肠中、下静脉分别汇入髂内静脉。在上、下两个静脉丛之间有无数吻合支,为门脉系统与下腔静脉系统交通支。

直肠肛管的淋巴以齿状线为界分上、下两组。上组包括直肠黏膜下层、肌层和浆膜下的淋巴网。诸淋巴网在直肠外相互交通成丛,其淋巴向上经直肠后淋巴结、乙状结肠系膜根部淋巴结至腹主动脉淋巴结;向两侧经肛提肌上淋巴结、闭孔淋巴结至髂内淋巴结。下组包括肛管、肛门外括约肌及肛门皮下的淋巴网,经会阴汇入腹股沟淋巴结。

肛管的神经支配,齿状线以上由自主神经支配;齿状线以下、肛管及肛门周围皮肤受脊神经支配。

直肠的交感神经来自肠系膜下神经丛,伴随直肠上、下动脉分布到直肠肌层和黏膜、肛门括约肌、膀胱和外生殖器。交感神经有抑制肠蠕动、使肛门内括约肌收缩的作用。因此,骶前神经是肛门内括约肌的运动神经。

直肠的副交感神经来自第2、3、4骶神经的前支,在腹下神经丛内与交感神经纤维相混合,伴随直肠下动脉分布到直肠、内括约肌、膀胱和外生殖器。副交感神经有增加肠蠕动、促进分泌、使肛门内括约肌松弛的作用。

齿状线以下受脊神经的阴部神经支配,该神经起自阴部神经丛,经坐骨肛管间隙分布到肛提肌、肛门外括约肌、肛管及肛门周围皮肤。因此,肛管和肛门周围皮肤的感觉异常灵敏,肛门部的刺激还会引起肛提肌和外括约肌的反射性收缩。膀胱、尿道、前列腺、阴道、子宫等器官的刺激,也同样可引起肛提肌和外括约肌的反射性收缩。

新生儿的骶骨为垂直位,髂窝不明显,腰骶部无弯曲,骨盆入口狭窄。3~4岁时骨盆开始迅速生长,在生后最初几年女孩的骨盆较男孩小,8~9岁时男女之间已无区别,性成熟期女性较男性大。

2. 直肠肛管的生理功能

(1)感觉:正常直肠对粪便的容量或压力有两个阈值,达反射阈值时肛门内括约肌弛缓,外括约肌收缩;达感觉阈值时产生便意。Gaston首先提出直肠黏膜和肌层有感受器,直肠感觉存在于直肠下 1/4。Goligher 等用气囊扩张直肠引起便意;用气囊扩张结肠则引起肠绞痛,分别称为"直肠型感觉"和"结肠型感觉"。麻醉阻断或手术切除支配神经,证明直肠型感觉受副交感神经调节,结肠型感觉受交感神经调节。近来发现拖出型直肠切除术后,当粪便充盈时,拉入盆腔的乙状结肠或降结肠仍可产生直肠型感觉,说明直肠周围组织中也存在副交感神经感受器。现已知,直肠黏膜有很多神经末梢,黏膜下丛也有一些复杂感受器,只是不像肛管中那样器官化,仅感受张力。肛管中神经丰富,有很多高度分化的神经末梢,如 Meisser 小体感受触觉,Krause 球感受冷觉,Golig-mazonni 体感受压力等,故肛管能感知多种刺激,区别和确定刺激物性状(气体、固体或液体)。

(2)运动:肌纤维收缩使肠管运动,受肌间神经丛调节。一般副交感神经增强直肠运动,交感神经抑制直肠运动,但还须依肠肌状态而定,即肠肌张力高时,两种神经兴奋都起抑制作用;肠肌张力低时,两种神经兴奋均增强运动。正常状态下似乎以抑制为主,因为切除外来神经的肠肌,对刺激异常敏感,并倾向于持续性收缩。正常肠管中有非肾上腺能抑制系统,其根据是在用药物阻断肾上腺能和胆碱能神经后,刺激肠肌则弛缓。

(3)控制排便:肠管运动从十二指肠向下呈递减性传播(梯度现象),有利于肠内容物向下推进。乙状结肠收缩频率只有邻近肠管的 50%,故平时粪便主要贮存在乙状结肠内。乙状结肠与直肠间的弯曲及直肠内 Houston 瓣,是粪便进入直肠的机械性阻力。腹压增加时肠管弯曲增加甚至闭死,造成排便时只排空直肠,迎接下一次柱形粪便在直肠内形成;直肠和乙状结肠间逆转梯度活动为生理性阻力,肛门括约肌群为控制排便的重要因素。

3. 排便感觉 直肠内容物容量达排便感受器阈值时,冲动经盆神经和腹下神经传至脊髓腰骶段初级排便中枢,再传到大脑皮质引起便意。如不能排便,大脑皮质抑制脊髓腰骶段排便中枢,使外括约肌和肛提肌紧缩,控制粪便排出,短时间内乙状结肠扩张,直肠内粪便压力降低,括约肌收缩使肛管内离开肛窦,或因直肠内容积与压力得到调整,便意消失。

4. 排便动作 当直肠内容物与肛管感受器充分接触,冲动达到排便阈值时,经盆神经和腹下神经传至脊髓的腰骶段排便中枢,向上传至大脑皮质。如能排便,盆神经的传出冲动使降结肠、乙状结肠和直肠收缩,肛门内括约肌弛缓;同时阴部神经支配的外括约肌弛缓;借助声门关闭、膈肌和腹肌收缩等增加腹压,完成排便。

综上所述,直肠的主要生理功能是排便,同时还有吸收部分水分、分泌黏液、滑润粪便等功能。正常排便是一个复杂的生理活动,受大脑控制。婴幼儿期因直肠、乙状结肠的弯曲未形成,直肠横襞不明显,故粪便进入直肠的阻力小,加之肌间神经丛发育未成熟,因而控制排便能力弱。1 岁以内小儿排便是非条件反射,通常在进食后不久,结肠及乙状结肠蠕动增快,直肠充盈后即发生排便,所以一天能排便 2~3 次。从 2 岁起,逐渐与时间(早晨)、地点(厕所、便盆)和声音等建立排便的条件反射,在训练和培育下逐渐建立正常的生理性排便动作。一般在 2~3 岁时完成。成人一天约有 4 000ml 食糜进入结肠内,水分和营养物质被吸收,最后形成 200~300g 粪便,肠内容物通过 1.2~1.5m 的结肠,到直肠需 10h 左右。在小儿,通过结肠的时间可相当短,但其波动范围很大,新生儿为 2~18h,年长儿为 24h。人工喂养儿明显延长。

(七)肝胆系统(hepatobiliary system) 肝脏是由胚胎期前肠内胚层和横膈中胚层演化而来。最早见于受孕第 22 天,在前肠部位有一小的隆起突向原始横隔。直到第 28 天时,在前肠与卵黄囊交界处之前壁侧,突出一个中空的盲袋,称肝憩室(肝芽),是将来衍化形成肝脏和胆囊的原基。肝憩室向腹侧延伸并长入原始横隔,在横膈内迅速分化为头、尾两支。头支进一步延长并生长出许多上皮索,而且其分支相连成网,网间随即出现血窦,呈海绵状。上皮索大部分分化为肝细胞板,板间即是与卵黄静脉、脐静脉相通连的肝血窦,小部分构成界板。肝憩室尾支进一步延长,最后形成胆囊及胆囊管;肝憩室的基部演化为胆总管;头支形成胆小管、肝管及肝脏。胚胎第 5 周时,被横膈中胚层包裹的胚肝迅速发育,并从原始横隔内突入腹腔。于是腹侧系膜在肝的脏面与前肠衍化的十二指肠相联系的部分,便衍化成为肝十二指肠韧带;在肝的膈面,与体壁和横膈相联系的部分,衍化成为镰状韧带及冠状韧带。包围在胚肝周围的间充质,则衍化成为肝包膜,并在肝门和肝内形成 Glisson 鞘及汇管区。由于肝细胞索的不断增殖,将原位于肝两旁的卵黄静脉中段吸收形成肝血窦,肝细胞与肝血窦相互交织构成早期肝脏结构。卵黄静脉远段衍化成门静脉的原基,而卵黄静脉近段左侧支消失,右侧支形成肝静脉和下腔静脉的肝段。胚胎早期,左、右脐静脉起于胎盘,通过脐带沿腹壁的两侧穿过原始横隔,进入静脉窦。随着肝脏的增长扩大,脐静脉的近肝段分支,进入胚肝与肝血窦相通,而且与左、右卵黄静脉连通。这种联系建立后,来自脐静脉的血液经由肝内血管回流心脏逐渐增多。随着胚体的发育,整个右脐静脉和左脐静脉的近心段逐渐萎缩消失,只有左脐静脉的远心段保留并增粗,此时胎盘的血液主要靠左脐静脉运输。到达肝脏时,该静脉一部分通过分支入肝,另一部分则沿肝内微血管合并扩大,而成为一条静脉导管流入肝静脉,最后经下腔静脉进入心脏。因此,当右脐静脉闭塞后左脐静脉就成了胎儿与母体间物质交换的主要途径。胎儿出生后,静脉导管自行闭锁,形成静脉韧带,肝外的一段则形成肝圆韧带(婴儿出生时肝圆韧带经扩张仍可通至门静脉左支)。

覆盖原始肝脏的腹膜与后腹壁及膈肌逐渐受牵拉而分离,形成肝的腹系膜,是肝脏的壁腹膜与脏腹膜的开始。随着肝脏进一步的牵拉与分离,使肝脏的腹膜与肝脏被膜被拉成多个韧带。腹系膜前部衍化成镰状韧带、左右冠状韧带的前叶及左右三角韧带的一部分;而腹系膜的后部则形成肝胃韧带、肝十二指肠韧带、左右冠状韧带后叶和左右三角韧带的一部分。这些韧带对肝脏起固定和支持作用。

小儿出生时肝脏重约 120~130g,占体重的4%。生长后肝脏的重量相对地减小,5 岁时重约650g,占体重的 3.3%,到了青年期,重约 1 200g,只占体重的 2.5%~3.0%。正常婴幼儿的肝脏往往在锁骨中线右肋缘下约 2cm 处摸到,在剑突下则更易触及。小儿胆囊被肝叶遮盖,不如成人胆囊那样突出到肋下缘,所以不易触及。

肝脏外形呈巨大、横置膈下的楔形实体器官。右侧厚而左侧薄,表面为红褐色,质地柔软而脆弱,外伤时容易发生破裂。肝脏外观可分左、右、前、后 4 个缘及膈、脏 2 个面。肝的上面向前上方隆起,并通过裸区与膈肌相连,因其与膈肌相对,故称膈面。肝的下面凸凹不平,因与腹腔脏器相邻,又称脏面。肝脏的脏面有 2 个纵沟和 1 个横沟,构成 H 形。右纵沟由胆囊窝和下腔静脉窝组成,其后上端为肝静脉进入下腔静脉处,即第二肝门所在。左纵沟由脐静脉窝和静脉韧带沟组成,该沟较窄,分前、后两部。前部为脐静脉窝,内有肝圆韧带;后部为静脉导管窝,内有静脉韧带。肝圆韧带和静脉韧带分别为胎儿时期的脐静脉和静脉导管的遗迹。横沟之右端,常见一侧沟伸向肝的右外方,称右切迹(即第一肝门)。从这些沟内容易分离出门静脉、肝动脉和肝胆管的分支,而且这些沟又是肝脏分叶的表面标志,对肝脏手术有着极其重要的意义。

肝脏的韧带是由于腹膜皱襞返折演变而成的膜状组织,大多数由双层腹膜组成,其中有的两层腹膜相贴,有的则在两层腹膜之间相隔一定的距离。于是就出现了部分肝脏纤维被膜外露,缺乏腹膜覆盖,成了肝的裸区。肝脏借助于多条韧带与膈肌、腹壁、胃十二指肠、肾脏、结肠肝曲等部位相连,从而起到固定肝脏的作用,肝叶切除时必须先将这些韧带切断,才能充分游离肝脏,以便利于手术进行。

肝脏韧带有肝圆韧带、镰状韧带、冠状韧带、三角韧带、肝胃韧带、肝十二指肠韧带及肝肾韧带。上述诸条韧带对肝脏的支持和固定起着重要作用。

肝脏本身有 3 个主裂、2 个段间裂和 1 个背裂,即正中裂、左叶间裂、右叶间裂、左段间裂、右段间裂及背裂。由于上述肝裂的存在,目前多将肝脏分为五叶六段(图 2-1)。正中裂将肝分成左、右两个半肝;左半肝又被左叶间裂分为左外叶和左内叶;右半肝又被右叶间裂分成右后叶和右前叶;背

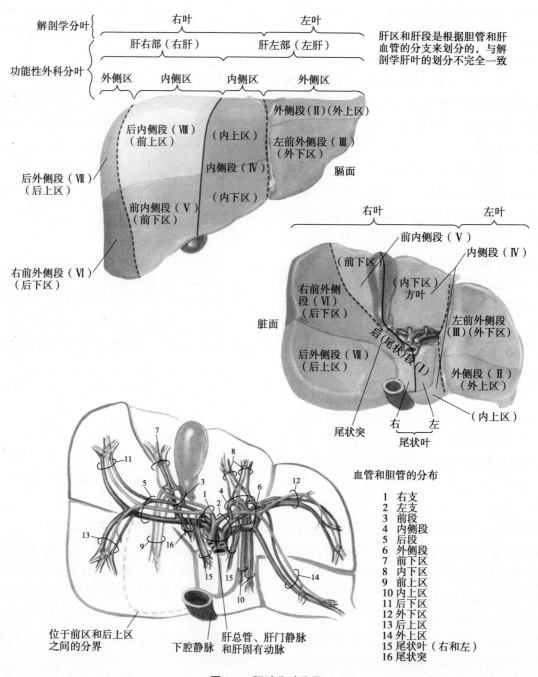

图 2-1 肝脏分叶分段

裂划出了尾状叶。此外,左外叶又被左段间裂分为上、下两段,右后叶也被右段间裂分成上、下两段;尾状叶被正中裂分为左、右两段,分别属于左、右半肝。这种肝脏的叶、段划分法,对肝脏疾病的定位诊断及手术都有重要意义。

肝脏表面有纤维性被膜,被膜的结缔组织伸入肝内把肝分为很多结构单位,叫做肝小叶。门静脉与肝动脉的分支达肝小叶之间的间隙(门管区或汇管区,portal area),并于此处分为更小的分支进入肝小叶,通达于肝血窦(hepatic sinusoid)。由此,回心静脉血流入肝小叶正中的中央静脉,由肝静脉再流入下腔静脉。

肝的血液供应来自两个系统。肝动脉来自腹腔动脉,分左右两支,经第一肝门分别进入肝脏左右两半,为供氧的主渠道。另有门脉系统,来自肠管,运送摄入的营养物质。两个系统的血经过肝脏加工处理后,均由肝静脉回收,经下腔静脉回到心脏。门脉系统收集消化道器官及脾脏回血,其他腹腔器官的静脉血均直接进入下腔静脉回归心脏。

肝脏的生理功能是多种多样的,与体内新陈代谢有着密切关系,大致可分为排泄胆汁、参与代谢、解毒、造血四个方面。

胆汁主要成分在肝内形成。胎儿于 2~3 个月时开始分泌胆汁,为胎粪的主要成分。以后随年龄增长,胆汁逐渐增加。胆汁对消化脂肪类食物起重要作用,小儿胆汁中含胆酸、胆固醇、卵磷脂及盐类较少,而水分、黏液和色素较多,并含有较多牛磺胆酸和较少的甘胆酸。在肠道牛磺胆酸比甘胆酸具有更强烈的防腐作用,可抑制肠道内细菌的生长。胆汁可促进胰液、肠液的消化作用,促进肠管的活动以加速消化,对脂溶性维生素(维生素 A、维生素 D、维生素 E、维生素 K 等)的吸收有重要作用,若无胆汁,这类维生素就不能充分地被吸收和利用。

由门静脉输送肠道所吸收的营养物质,需要在肝脏经过复杂的化学改造过程才可变成人体利用的物质。这个代谢过程大致包括以下六方面:①碳水化合物代谢:碳水化合物代谢是人体能量的主要来源。肝脏把过多的血糖转化为糖原并储存于肝内。肝脏尚可将蛋白质或脂肪合成糖原。正常成人肝糖原存储可达 150g,足够剧烈运动 3h 所需能量,轻劳动量可维持 6~8h 能量供给,而小儿期糖原存储较少,易因饥饿发生低血糖症。②蛋白质代谢:蛋白质代谢主要在肝内完成。小儿生长发育所需蛋白质较多,代谢活跃旺盛。肝脏在蛋白质代谢过程中的主要作用有合成作用、转氨作用等。③脂肪代谢:人体摄取食物中的脂肪,在消化道中经胆汁和胰腺所分泌的脂肪酶作用而分解为脂酸和甘油,由肠吸收后再合成中性脂肪酸储存于皮下等处。一部分脂酸合成磷脂和胆固醇,磷脂进入脑、肝、肾的细胞,部分胆固醇进入血,保持一定浓度。在正常情况下,人体内脂质的各种成分是恒定的,其比例由肝脏维持,故饮食内脂肪多少不影响体内各种脂质成分的恒定性。④维生素代谢:肝脏参与多种维生素代谢,其中主

要包括以下几种:维生素 A 的来源主要是胡萝卜素(又称维生素 A 原),后者经肝内胡萝卜酶的作用转化为维生素 A。人体 95% 以上的维生素 A 产生于肝内,故肝损害时,即使吸收足量的胡萝卜素,亦不能转化成维生素 A,而出现维生素 A 缺乏症。B 族维生素的分解和合成主要在肝内进行,而分解时需要维生素 B_1 作为促酶。维生素 B 缺乏时糖原形成亦受影响而减少。维生素 B_{12}、维生素 B_6 主要存于肝内,对肝细胞代谢有重要作用,可促进肝细胞的再生。肝脏对雌激素的灭活作用亦需要维生素 B_1 参与。维生素 C 主要存于肝脏,亦可促进糖原形成。维生素 C 不足时,糖原形成减少,反之,维生素 C 供给充足,肝糖原存储量亦增多,有利于肝细胞再生。肝脏制造凝血酶原必须有维生素 K 参与。肝细胞严重损害时,即使有足够维生素 K,凝血酶产量仍不足,以致有出血症状。⑤激素代谢:肝脏参与多种激素的代谢或灭活作用,主要有以下几种:雌激素、垂体激素、肾上腺皮质激素。⑥水和矿物质代谢:肝功能严重损害则水排泄受阻,易有水肿。肝是储铁的主要脏器之一,其储铁量约为全身铁总量的 15%;铜亦存于肝内,具有固定肝内铁质的作用,婴儿期造血所需的铁和铜亦常由肝内存储供给。肝细胞损害时,血清铜和铁均有增加,而患阻塞性黄疸时血清铁正常或略低,血清铜增加。

人类所摄取的食物,在消化道内经肠道细菌作用所产生的有毒物质,体内物质代谢中产生的各种生物活性物质,代谢的终末产物以及由外界进入机体的各种物质,如药物及其他毒物等,均由肝脏的生物转化作用解毒或减弱毒性排出体外,但亦有经转化后反而增加毒性的。肝细胞的生物转化作用一般是通过氧化、还原、水解、合成等反应使脂溶性较强的物质转化为水溶性较强的物质,易为细胞外液运送,便于从肾脏或胆汁排出。这种生物转化作用可导致药物灭活。肝脏生物转化作用的酶位于内质网膜上。分第一阶段的氧化和第二阶段的结合反应。有的物质只经过第一阶段即可。经过第一阶段氧化反应后的氧化型药物与葡糖醛酸结合失去活性,经胆汁或尿迅速排出。经胆汁排泄者,在肠道中由细菌的 β- 葡糖醛酸酶

水解,释放出的药物经过肠肝循环又部分被重吸收,故可延长药物的作用时间。结合反应主要由葡糖醛酸转移酶起作用,故肝病或中毒时,宜服用葡糖醛酸或葡糖醛酸酯等药物。

胆囊分为底、体、颈和管4个部分。大多数人的胆囊体部是腹膜间位,只有腹面有腹膜覆盖。在胆囊体部的背面与肝之间由结缔组织相连,结缔组织内有胆囊至肝脏的静脉和淋巴管,有时有迷走的肝管。胆囊颈的腔内有螺旋瓣的遗迹,胆囊颈向前明显突出呈袋状,即为胆囊壶。

胆囊管与胆总管相连接的方式有如下几种:平行型、角型、螺旋型等。特别是平行型有时由于结缔组织将两者紧紧相绕,手术时甚易伤及胆总管。螺旋型在手术时往往因恐伤及胆总管而遗留过长,而形成小憩室样残端。

胆囊管与肝右动脉的关系:肝右动脉多位于胆囊管的左上方,少数位于前方。有的肝右动脉与胆囊管紧密伴行,并与胆囊壶腹部相连。手术时若不认真解剖,则易误为胆囊动脉而将其结扎。胆囊的容积约35ml,压力约30cmH$_2$O,在胆道炎性梗阻时,其压力与容积均可增大,因此,在无保护的情况下进行胆囊穿刺,将有胆汁漏出污染的危险。同理,在肝脏损伤或胆道手术后,应考虑行胆总管体外引流术,以免胆囊内压力升高时,增加胆汁从损伤部位外渗,造成胆汁性腹膜炎。

左右肝管交接角为45°~180°,右侧近于垂直,左侧近于横行,两者汇于肝门处。左右肝管汇合处至胆囊管为肝总管,自此以下为胆总管,长3.4~8.7cm,以5.0~8.0cm为多见。新生儿、婴儿期肝内外胆管发育细小,胆总管长度平均为1.9cm,直径多在1cm内。胆总管依其位置可分为4段:十二指肠上段、十二指肠后段、胰内段、十二指肠壁内段。前三者壁薄、腔大、壁内几乎无平滑肌。最下段壁厚、腔窄,又谓之厚壁段。因此对前两段探查时,一般均应放置T形引流管,即使穿刺造影亦应十分慎重(炎症肥厚除外),否则将易引起胆汁外漏,若未予以附加外引流,极易导致胆汁性腹膜炎。特别是婴儿胆管很细,T形管引流反而造成严重梗阻,加重外溢。因此婴儿多用导管直接外引流,不用T形管。另外,婴儿细胆管插引流管时,

要注意胆管壁的戳孔口径(直径)不能超过管壁周径的1/3,否则可能发生横断或后遗狭窄。

十二指肠上段:门静脉在其后逐渐下行偏于其左,与肝固有动脉构成肝十二指肠韧带内的主要属件。

十二指肠后段:它位于十二指肠第一段后方,下腔静脉前方,门静脉右侧。若显露此段,应将十二指肠外侧腹膜,连同肝十二指肠韧带上的腹膜一起切开,向左加以翻转,方能将其显示良好。

胰内段:始于胰头上缘,向下可能有3种形式:穿过胰腺实质;部分为胰腺包埋;少数(15%)与胰腺仅为一些结缔组织相连。此段已与门静脉距离较远,后方为下腔静脉,在其腹面仅为一层结缔组织与之相隔。在正常情况下两者稍加分离即可分开,但在胆管下端炎性粘连或肿瘤浸润时,则难以分离。

十二指肠壁内段及胰管:此段长度10~30mm,平均15mm,与胰管共同在十二指肠第二段中部左侧斜行穿入肠壁,经过纵肌裂和环肌窗后再斜行4~5mm,与胰管汇合为法特壶腹部(ampulla Vater),出口端为乳头,统称为Oddi括约肌。起初认为,此肌系来自胚胎期的间质组织,后来发现壶腹部的浅层收缩肌与肠壁肌层相连,而推测其为肠壁肌的部分。如胆总管与胰管不在十二指肠壁内汇合,即形成胰胆管合流异常,是引起小儿肝胆疾病的主要病因。

Vater壶腹部括约肌:包括胆总管下端括约肌、Oddi括约肌、胰管括约肌三部。因此,在做Oddi括约肌切开术时要完全切开,而胆管下端括约肌亦应做相应的处理。胆管的变异甚为常见,如开口、数目的异常,先天性囊性扩张,先天性胆道闭锁等。

婴儿胰胆管末端的解剖特点:①Vater壶腹结构与成人相同,均由四部分组成,即乳头、纵皱襞、系带及环襞。乳头形态以隆起型多见,占74%。开口方向多向上方,占62.8%。婴儿胆管壁薄弱,十二指肠纵皱襞较浅,纵皱襞、系带、环襞的出现率均较成人低。②胆总管进入十二指肠角度与十二指肠壁内胆总管长度相关。角度越小,长度越长。③胚胎第8周以后,胰胆管合流部位逐渐

移行至十二指肠壁内。随年龄增长,共同管长度逐渐变短。成人共同管长度为 0.4~0.5cm,最长可达 1.8cm,胰胆管夹角为 5°~30°。婴儿共同管长度较成人略短,而胰胆管夹角较成人略大。

胆囊动脉的变异甚大,典型位置的胆囊动脉只占 75%。它起源于右肝动脉,位于胆囊三角内,于胆囊左缘分为浅、深两支,前者分布于胆囊的腹面,后者分布于胆囊的背侧面。由于胆囊动脉的变异较大,若胆囊切除术的术者经验不足,在切除胆囊时损伤该动脉后,因出血多急于钳夹止血,造成胆管损伤者时有发生。胆囊动脉有 1~3 支,大部分起于右肝动脉,尚有 15%~16% 起源于其他部位,如起源于左肝动脉(3.85%)、肝固有动脉(6.93%)、肝总动脉(0.3%)、胃十二指肠动脉(1.84%)、肠系膜上动脉(0.63%)、腹腔动脉(0.15%)。

(八)胰(pancreas) 胰腺是人体消化及内分泌器官,呈长条形,实质性,质较软,横卧于第 1~2 腰椎前方,前面被后腹膜所覆盖,固定于腹后壁,全长约 15~20cm,宽 3~4cm,厚 1.5~2.5cm,分为头、颈、体、尾四部。胰头部右侧被十二指肠弧围绕,头向后向内伸延形成一钩状突起,称为钩突。胰颈部短而窄。胰体部占胰腺大部分,体尾部界限不清,尾部逐渐变窄,与脾门紧密相邻。胰腺前面为小网膜腔(又称小囊),小囊前壁及上下两端为胃、胃结肠韧带和横结肠及其系膜。形成完整的胃后小囊,只有左侧的文氏孔与大腹膜腔(或称大囊)交通。胰腺外伤、急性胰腺炎时,出血或渗液多积聚于小网膜囊内,文氏孔肿胀、引流不畅,往往形成包裹性脓肿或胰腺假性囊肿,增大以前很难发现。

胰管卧于胰组织内,与胰腺长轴平行,主胰管(Wirsung 管)直径约 2~3mm,贯穿尾部直到头部开口于十二指肠降部内后侧。约 85% 的人,胰管与胆总管汇合形成共同通路(但二者之间有分隔),开口于十二指肠乳头(papilla Vater)。乳头内有 Oddi 括约肌。少数人分别开口于十二指肠。这种共同通路或共同开口,是胰腺疾病与胆道疾病相互关联的局部基础。此外,有时尚可见到副胰管(Santorini 管),一般较细而短,在胰头部主胰管开口的上方,单独开口于十二指肠。

胰腺的血液供应丰富。胰头部血液,由发自胃十二指肠动脉的胰十二指肠上动脉和发自肠系膜上动脉的胰十二指肠下动脉所供应。两者在胰头部相互吻合形成动脉弓。胰体尾部的血液,还由腹腔动脉发出的胰背动脉及其分支胰横动脉,以及由脾动脉发出的胰大动脉、胰尾动脉所供应。胰腺的静脉分别汇入脾静脉、肠系膜上静脉和门静脉。胰腺的淋巴也很丰富,胰头的淋巴注入胰十二指肠上、下淋巴结;胰体的淋巴向上和向下分别注入胰上淋巴结及胰下淋巴结;胰尾的淋巴汇入脾门淋巴结。以上各淋巴结最后注入腹腔淋巴结和肠系膜上淋巴结。胰腺癌切除的同时要清除其淋巴结。胰腺受交感神经和副交感神经支配,有调节分泌和血管舒缩等作用。

胰腺具有外分泌和内分泌两种功能。外分泌:胰腺外分泌胰液,由腺泡细胞和导管管壁细胞产生。胰液分泌量每日约 750~1 500ml,其主要成分是碳酸氢盐和消化酶。消化酶主要有糖类消化酶,如胰淀粉酶等;蛋白类消化酶如胰蛋白酶、糜蛋白酶、氨基肽酶和羧基肽酶、弹性蛋白酶、胶原酶、核糖核酸酶;脂肪类消化酶如胰脂肪酶、胰磷脂酶。进食时胰液分泌受神经和体液双重控制,但以体液调节为主。内分泌:胰腺内分泌来源于胰岛。胰岛是大小不等、形态不定的细胞集团,散布在腺泡之间,在胰体尾部较多。胰岛有多种细胞,其中以 B 细胞最多,产生胰岛素;A 细胞产生胰高糖素;G 细胞产生促胃液素;D 细胞产生胰血管活性肠肽;还有产生生长抑素、胰多肽、5- 羟色胺等的细胞。某种胰岛细胞发生病变时,即出现相应的内分泌失调症。

(九)脾(spleen) 脾脏是体内最大的实质性淋巴器官,正常成人脾脏的长度一般为长 12cm,宽 7~7.5cm,厚 3~4cm。成人脾重 100~200g。

脾脏是腹膜腔内实体器官,全体均由腹膜覆盖。形态不规则,但一般分为脏面、膈面两面及前、后两缘和上、下两端,膈面光滑而隆凸,面对膈肌的腹腔面,间接与膈上的左肺、左胸膜以及第 9 至第 11 肋骨遥相邻接。脏面凹陷与胃大弯毗邻,中央为脾门,是血管、淋巴管及神经汇集的部位。周围由腹膜包裹形成脾蒂。

脾脏位于左季肋部,胃底的左侧,左肾和左肾上腺的前面,结肠脾曲的上方,恰与第9至第11肋骨相对。婴儿脾脏被胃底和小肠遮盖,正常时不能触及。脾脏被腹膜包围并形成数条韧带,有脾胃韧带、脾肾韧带、脾膈韧带和脾结肠韧带。

脾脏由腹腔动脉的最大分支脾动脉供血,该动脉自右向左走行于胰腺上缘,沿途分出若干小支进入胰腺,然后走行于脾肾韧带间,接近脾门时分出胃短动脉和胃网膜左动脉,在脾门分为脾上叶、脾下叶2支主干进入脾脏者,约占84%;余16%分为脾上、中、下叶3主干。这些血管与脾脏长轴平行,每支叶动脉又分出与之垂直的5~6支小梁动脉,至脾外周成为终末小动脉。脾静脉起于脾外周血窦,与动脉相伴,在动脉之后出脾,行经胰腺背面,到胰颈部与肠系膜上静脉汇合为门静脉。脾脏的淋巴引流到脾门淋巴结。15%~40%的人有副脾,数目不定。多者5~6个,常在脾门附近,也可在胰尾、脾韧带、网膜、小肠系膜、卵巢或睾丸内(常被误诊为肿瘤)。

脾的表面有菲薄的纤维性被膜与腹膜相连,被膜的纤维组织深入脾内,形成一系列的小梁,是脾的支架。小梁之间有脾髓。脾实质分白髓和红髓两部分。白髓即淋巴细胞围绕小动脉部分,由大量T细胞和B细胞组成。红髓以网状内皮细胞为主,排列成细胞带,形成丰富的血窦。

脾脏的生理功能主要有以下4个方面:

1. 血细胞的生成作用 胎儿时期脾脏造血功能活跃,但出生后此种功能主要为骨髓所担任,脾脏仅继续制造淋巴细胞和单核细胞,但在大量失血或骨髓功能发生障碍时,脾脏仍可产生红细胞。

2. 过滤血液 脾脏为血液过滤器,每分钟约5%的血量通过脾脏,血液中的各种病原微生物到脾脏后被脾脏隔离,被大量吞噬细胞、淋巴细胞、单核细胞及各种中性粒细胞所吞噬。血液中的异常红细胞,包括衰老、不完整、畸形及死亡的红细胞,以及淋巴细胞和血小板亦被脾脏清除。

3. 储存血液 脾脏是身体最大的淋巴组织,直接和循环血液相联系,具有海绵样组织,平时储存血液,当急需时脾脏收缩输出血液,调节血液循环量,改变血液的气体交换能力。通过动物实验证明,脾脏可以储存全身血量的1/6。

4. 免疫功能 脾脏是人体最大的周围淋巴器官,具有重要的免疫功能,是接受抗原,产生特异性免疫应答的重要基地。免疫应答可分为B细胞介导的体液免疫和T细胞介导的细胞免疫。B细胞介导的免疫应答的最大效应是针对急性细菌感染,如链球菌、肺炎球菌、流感杆菌、脑膜炎双球菌感染。T细胞介导的细胞免疫是针对慢性感染,如结核、真菌及某些病毒感染。细胞免疫还针对癌细胞及移植的器官。细胞免疫与体液免疫间有密切关系,临床最早发现小儿脾切除后能发生暴发性感染,是由于体液免疫和细胞免疫功能都低下所致。脾脏能产生调理素(opsonin),与巨噬细胞结合,可增加巨噬细胞的活动能力,保护机体免受各种感染。脾脏还产生噬白细胞丙种球蛋白,覆盖在多形核细胞受体上,释放四缩氨酸类生物活性物质,刺激白细胞,增加其吞噬力。当细菌感染时,脾脏很快增加调理素的产生,以对付血液中的细菌。脾脏还可产生IgM、IgG和备解素(properdin)。

脾脏产生一种具有活性的四肽(tuftsin),能激活粒细胞、单核细胞及巨噬细胞。实验证明,四肽激活的巨噬细胞在体内或体外均能明显地杀伤肿瘤细胞。用四肽治疗患恶性肿瘤的小鼠,能延长其生命。在免疫应答过程中,淋巴因子有重要功能。淋巴因子是由激活的淋巴细胞或单核细胞所释放。该功能在脾切除后将会受影响。

五、泌尿生殖系统

(一)肾脏(kidney) 肾是腹膜后、椎旁两侧的器官。小儿肾脏相对体积较成人大,肾周围脂肪囊发育欠佳,腰腹肌肉及肋骨的框架保护作用不够完善,此外幼儿肾脏保留了胎儿期的分叶状态,因而易受损伤。

新生儿肾脏位置比成人略低,上端靠近第12胸椎,下端大部分位于髂嵴之下。右侧肾比左侧稍低,因而右侧肾脏常可触到。新生儿肾脏相对大,为分叶状,至2~4岁分叶状消失,左侧肾较右侧肾稍大,肾平均重量为12g。生后初期肾皮质发育不良,肾小管较短,发育也未成熟,其功能也差。婴儿期肾上极相当于第11、12胸椎水平,2岁以后相当于第1腰椎水平。肾下极相当于第4腰椎水平。新生儿和婴儿肾的支持组织较薄弱,因此新生儿和婴儿肾的位置不是固定的,可能随呼吸、体位和其他因素上下移动,肾移位的范围可达一个椎体。肾被三层被膜包绕,外层膜由薄的腹膜后筋膜构成,中间层脂肪囊在新生儿几乎不存在,内层肾纤维膜,直接紧贴肾实质,但极易剥离。

肾脏从腹腔脏器回转到腹膜后形成几个韧带,如肝肾韧带、肾十二指肠韧带、回肠肾韧带,具有固定肾的作用。肾门有少量脂肪组织环绕,肾门处有血管、神经、淋巴结和肾盂。

从腹侧观察首先看到肾静脉,其直径左右相等,平均为2~3mm,右肾静脉比左侧短,其长为1.2~1.4cm,左侧为1.6~1.8cm,两肾静脉在1、2腰椎水平进入下腔静脉。肾动脉从腹主动脉发出,相当于第1腰椎,少数从第2腰椎上缘发出,右肾动脉比左肾动脉长,走行于下腔静脉后。肾动脉在肾门处分为前后两支,前支供应肾血运3/4,后支供应1/4。两支之间形成一自然分界线,在此处切开肾脏出血较少。约1/3有副肾动脉进入肾下极。

肾盂由3~4个肾大盏集合而成,由肾门发出,其远端和输尿管上端呈漏斗状连接。胎儿时肾盂容量在1ml以内,1岁左右婴儿肾盂容量为1~2ml,5岁以内者肾盂容量以1ml/岁来估计。年长儿为5~7ml,成人一般在10ml左右。

肾的神经支配为肾动脉周围的肾丛,由交感神经分支构成。

新生儿肾的淋巴系统发育较好,而瓣膜装置则不如成人明显,区域淋巴结分布在肾门部,沿肾血管和腹主动脉走行。

(二)输尿管(ureter) 新生儿输尿管长5~7cm,其管腔在末端较窄,为1~1.5mm,中部较宽(3mm左右),其走行弯曲,特别是在骨盆部更明显。输尿管有3个狭窄部位,其间为2段扩张部。第1狭窄部为盂管交界部,第2狭窄是输尿管横过髂部血管处,第3狭窄是输尿管进入膀胱壁部。婴儿期输尿管多处屈曲,肌肉和弹力组织发育不全,易于扩张及尿潴留。

(三)膀胱(bladder) 膀胱本为盆腔前腹膜外器官,但婴儿常突出于盆腔之上,貌似腹腔内器官。新生儿膀胱多呈梨形,膀胱体的上部逐渐变窄与脐尿管相连,脐尿管腔大部分尚未闭合,约有1/3的新生儿脐尿管与膀胱相通。膀胱位置较高,3/4位于耻骨联合以上,顶部位于耻骨与脐之间,甚至在空虚状态膀胱仍处于高位。膀胱下部位于耻骨部,因此输尿管出口位于耻骨联合上缘水平。膀胱壁分三层,黏膜层、肌层和外膜层。黏膜层较厚,覆以移行上皮,黏膜有明显的纵行皱襞,但膀胱三角区则不明显。两侧输尿管出口与尿道内口很近,平均6~8mm,输尿管开口较高,因此膀胱三角区是膀胱后壁的一部分。

随小儿生长,膀胱增大,并逐渐下降到小骨盆腔,脐尿管闭塞形成纤维条索(脐中韧带)。脐动脉也失用闭塞,出现膀胱上窝,膀胱上窝的加深表示进入青春期。随着膀胱下降到小骨盆腔的程度,其后壁与腹膜的关系也发生改变。婴儿期腹膜覆盖膀胱后壁达前列腺上部水平,幼儿期达精囊后上部。随着小儿膀胱的下移,膀胱与内脏的关系也有改变,在男孩膀胱后壁逐渐接近直肠前壁。新生儿膀胱容量在50~80ml,以后逐渐增大容积。

(四)尿道(urethra) 尿道是泌尿道的末端部分,男孩尿道较长,分为前列腺部、尿道膜部和尿道球部及海绵体部。前列腺管和射精管开口于尿道前列腺部后壁精阜部,尿道膜部最窄,它在前列腺和尿道球部之间,尿道膜部的环肌形成较好的尿道括约肌。在尿道筋膜层与尿生殖膈之间有尿道球腺,其开口于尿道球部。尿道最长部为海绵体部。新生儿男孩尿道长5~6cm,尿道外口直径约0.5cm,尿道海绵体部发育较差;女孩尿道直接开口于外阴前庭,长2.2~2.3cm,尿道外口直径约0.6cm。

(五)尿(urine) 新生儿生后不久即开始排尿,但亦有迟至24~36h者。最初几天内每日排尿4~5次,1周后增至20~30次/d,1岁时约15~18次/d,学龄前期及学龄期6~10次/d。

小儿的排尿机制受复杂的神经支配。交感神经兴奋能抑制排尿,副交感神经兴奋能促进排尿。排尿机制的神经通路,除自膀胱的向心性神经,传达感受至脊髓中枢,再从远心性神经到达膀胱,形成反射弧以支配排尿动作外,大脑皮质为控制排尿的高级中枢。婴幼儿因大脑皮质及其下达神经通路未发育完善,故不能随意地控制排尿。控制排尿的学习,须与神经系统的发育相配合,一般小儿在1~2岁时可以学习控制排尿。如学习过早,与神经发育不相符合,过晚对小儿的生长、生活也不利。

正常新生儿最初几天尿色深及稍混浊,冷却后有褐色沉淀,为尿酸盐结晶。婴幼儿尿液清亮透明,尿液中可含有磷酸盐和尿酸盐结晶。新生儿及婴儿尿中可有微量蛋白,可称生理性蛋白尿。新鲜尿液离心后检查,正常者红细胞<3个/HP,白细胞<5个/HP。小儿的尿量及其浓度,决定于饮用的液体量。出生后第1、2天内,可完全无尿或有极少量尿。以后随吸乳的增加而增多。新生儿第1、2天尿比重为1.007~1.012,第3、4天后迅速降至1.003~1.005,婴儿期为1.006~1.012,2岁以后为1.010~1.018。

婴儿期肾尚未发育完善,故尿浓缩指数、克分子浓度、氯化物浓度均较低,重吸收功能不足。肾功能与其他系统及器官有密切的关系。肾脏疾病时,血液循环系统、淋巴系统、内分泌腺和皮肤等都受到某种程度的影响,这种变化是通过神经系统实现的。大脑皮质的冲动,可经两条路径达于肾脏,其一是神经系统径路,主要是通过改变肾血管及肾血流,调节肾小球的滤过作用;另一条路径是神经体液通路,通过调节抗利尿激素的分泌,适当地改变肾小管的重吸收过程。

（六）外生殖器（externalia） 新生儿外部生殖器官在出生时已较好地形成。发育正常的男婴,睾丸已降入阴囊。约有30%的早产儿,睾丸未下降到阴囊内,但生后80%~90%可自然下降至阴囊内。约有4%的足月正常新生儿出生时睾丸未下降到阴囊内,但到生后3个月时70%能自然下降到阴囊内,到1岁以后仍未降至阴囊内者,则很少有自然下降到阴囊者。另有一些婴幼儿的睾丸已通过腹股沟管下降到阴囊,但当提睾肌收缩时睾丸又能上升到腹股沟管内,这种不属于隐睾,是睾丸回缩的表现,不需要治疗,随着小儿的生长发育,睾丸能停留在阴囊内。

新生儿睾丸长度为10.5mm,宽为5mm,厚为5.5mm。其重量为0.2g,附属物重量为0.12g。组织学上,睾丸有间质细胞、支持细胞和生殖细胞,其中间质细胞分泌雄激素促进性发育成熟。随着小儿的生长,其睾丸也逐渐增长,但在13~14岁以前生长不快,直到青春前期特别是青春期生长较快,接近成人状态。阴毛的生长:早的12岁就有生长,大多数在13~14岁以后开始生长,且逐渐增多。

新生儿前列腺较大,其中血管扩张、结缔组织水肿,以后逐渐缩小。

阴茎结构:在生后,小儿与成人间无明显差异,只是新生儿包皮较长,阴茎头均被包皮包绕,并且包皮外口较小,属于生理性包茎,一般当小儿在3~4岁时包皮多能翻转,露出阴茎头来。

女婴大阴唇遮盖住小阴唇,但小阴唇常不明显,新生儿之阴裂常是张开的,且有分泌物。新生儿阴道平均长度约为25~35mm,子宫长约30mm,卵巢长约12~13mm。阴道及子宫黏膜充血,阴道扁平上皮细胞发育旺盛,并且有增生。新生儿卵巢内可见到各种始基卵泡,囊状卵泡发育良好,而黄体尚未形成。随着生活条件的改善和良好的营养,近年来小儿发育较早,10岁女孩可有乳腺增大,11~12岁可有月经初潮,这均属正常生理现象。

六、运动系统

（一）骨（bone） 骨的发育始于胚胎第4周,该周开始出现肢芽。体节分化成三个节,生皮节演变成皮肤,肌节成为肌肉,生骨节成为软骨和骨,肢体的严重缺陷均始于本阶段。胚胎的第5~8周,手板和手指逐渐成形,因此多指(趾)、并指(趾)畸形发于该时期。胎儿的第9~12周,从头到尾次序开始骨化,到妊娠期的第12周末,人体形状完全形成,余下的妊娠期包括胚胎的继续生长和器官功能的成熟,该发育过程一直持续到40周。从出生到2岁,是出生后生长发育最快的一个阶段,儿童期一直持续到青春期前,虽然生长发育较婴儿期慢,但时间长,生长发育大部分在这个时期完成。

骨的形成是分阶段的。首先,间充质细胞密集,形成未来骨的模型;第二阶段,即软骨化,是间质的迅速生长期;最后,软骨转化为骨,这一过程是通过膜内和软骨内骨化完成的。软骨内骨化是最常见的成骨模式。在胎儿期,初级骨化中心在长骨骨干中发育。对于长骨来说,初级骨化中心通常在出生前发育;但对于短骨,如大部分腕骨、跗骨,初级骨化中心在婴儿期发育。二级骨化中心在婴儿期和儿童早期发育,并在儿童期、青春期和成人早期时与初级骨化中心融合。骨的成熟一直持续整个儿童期和青春期。另外,编织骨在胎儿期形成。编织骨结构松散,胶原成分相对多,柔韧度大。这种柔韧度在分娩过程中起重要作用,到婴儿期编织骨逐渐被板状骨代替。在整个儿童期,骨皮质渐增厚。比如这时期,股骨骨干的直径比髓腔的直径增长快。随着年龄增长,骨干厚度增加。骨皮质增厚、板层结构增加及钙的比例加大均使成熟骨可耐受更大的张力,但柔韧度下降,这就形成了婴儿、儿童和成人的骨骼损伤类型各不相同的重要原因。

脊柱的生长发育同样是从第4周开始,生骨节的间充质细胞围绕脊索生长而变为椎体,围绕神经管生长而形成椎弓,在椎体之间脊索发育成椎间盘。第6周软骨化中心在椎间充质的两侧三个部位形成,最前的两个中心联合形成中央部。幼儿每个椎弓的中心与椎体融合,借软骨的神经中心连接部使椎管能适应脊髓的增长。神经中心连接部通常于3~6岁融合。婴儿或儿童的椎体在X线片上可见前切迹,即体节融合的部位。青春期二次化骨中心在横突和棘突尖端以及终板周围发育,到25岁时融合。先天缺陷常见于中轴部位,人群中1/3有腰椎变异,多为隐性脊柱裂。半椎畸形由椎体形成不良或分节不良所致,这些病变常并发泌尿生殖畸形,有时还并发心脏、肛门、肢体缺陷和气管食管瘘。在脊柱发育过程中,从5岁起到青春期,身高生长的2/3来源于下肢(坐骨以下),1/3源于脊柱,但青春期快速生长阶段时上述比例则相反。10岁时,胸椎周长为最后固定形状的74%,而坐高接近最后固定坐高的80%。

随着年龄增长,儿童的大运动和精细运动不断增强。在学步儿童中,因为他们还没有掌握正常行走的基本技能,下肢内旋和外旋的变化应该是正常的变异而不是病理状况,这包括所有 <2 岁的儿童和大多数 2~5 岁的儿童。生理性的 O 形腿出现在婴儿期,通常在 2 岁左右自行纠正;生理性膝外翻则在 3~4 岁才出现,之后随年龄可自行恢复。另外,新生儿和婴儿的髋关节活动度变异很大,绝大多数健康婴儿出现髋关节外旋,这与宫内的体位有关。这种情况可能会持续 18~24 个月,直到完全掌握行走的技能。儿童的足在外形上与成人相比有很大不同,不同儿童的足看上去区别很大。与年龄有关的儿童足的生理变化,如柔韧性跖骨内收、姿势性跟骨外翻以及柔韧性扁平足等,在出生时几乎普遍存在。柔韧性扁平足,只有将近 23% 维持到成人,其中大多数都没有症状,而且大多数儿童的纵弓高度在 10 岁之内会逐渐自然增加。

儿童发生骨折时,骨的塑形能力随着年龄的增加,逐渐降低。在新生儿阶段,长骨干和锁骨骨折 2~3 周即可见骨痂生长,婴幼儿期需要 3~4 周,青少年期则所需时间更长,且塑形的角度在冠状位和矢状位上均要求越来越高。

儿童骨具有造血功能,胚胎期骨髓腔内充以红髓和骨松质,随年龄增长,脂肪组织渐增多。约 12 岁时仅能在长管骨的干骺端内见到红髓,但是在肋骨、椎体和颅骨内则终生含有红骨髓,并具造血功能。骨髓由大量网状结构和松散的造血细胞组成,当人发生某种贫血性疾病时,脂肪黄骨髓又可变成红骨髓,再现造血功能。

(二) 骺板(epiphyseal plate) 儿童骨与成人骨最大的区别就是儿童有骺板。骺板又称生长板,肢体骨骼的发育最开始由间质细胞出现凝聚而产生肢芽,后不久出现软骨细胞。胚胎第 4 周有骨膜形成。肥大的软骨细胞再经成熟、钙化、骨化和动脉长入的过程,中心的大部化骨,而其两端仍保持软骨状态。最初,骨和软骨之间并无特殊结构。胚胎第 3 个月时,软骨和骨之间的软骨细胞变为柱状,进而不同骨的骨端呈现不同形状的骺板。骺板的主要特征是自胚胎早期直至骨髓成熟,其

2

结构始终不变。骺板结构可依组织学和功能特点分为静止层、增殖层和肥厚层。骺板的损伤会可能会引起不同程度的发育障碍。骺板在骨的生长具有决定性作用，到青春期末期，长骨骺板逐渐闭合、骨化，身高便停止生长。

小儿在出生后最初的两年，生长速度很快，然后逐渐减慢，4~5岁达到一个稳定的速度，约5cm/年，到8岁时出现小幅度的快速生长期。这种缓慢、恒定的生长速度一直持续到青春期，又出现大幅度的快速生长阶段，减慢直到发育停止。青春期的快速生长阶段，一般女孩开始于10岁，男孩12岁，持续4年，即在生长高峰的前后2年。

（三）关节（joint） 关节的发育从在间充质中形成一个裂隙开始，接着发生软骨化和成腔化。约在14周时完成腔化。内间充质变为滑膜，外间充质变为关节囊。正常的关节发育需要关节运动，而关节运动需要正常的神经肌肉系统。因此，关节缺陷常见于有神经肌肉疾病的婴儿，如脊髓发育不良和肌发育不良。因相邻的组织不同，关节可分为骨型连接、韧带型连接、软骨型连接和滑膜型连接4种。儿童的关节随着年龄增长不断发育，例如新生儿的髋关节脱位，当及时同心圆复位后，可以很好匹配甚至能发育出正常关节；再比如先天性马蹄内翻足，采用潘塞提复位方法，可以达到外观满意且功能基本正常。以上例证说明小儿骨与关节发育与成人有显著区别，并且这种能力随着年龄成长逐渐降低。

（四）肌肉（muscle） 体节中胚层生肌节产生成肌细胞，成肌细胞增殖分化成为躯干骨骼肌。体节中胚层产生肢芽的间充质细胞，分化形成肢体的肌肉组织。在胚胎第8周时各部位的肌肉开始出现。出生前后肌纤维数目增加，从出生至2个月快速增长，之后增长速度明显减慢直到5岁，而6~7岁时会有一个小幅度的快速生长期，近青春期时有较大幅度的快速生长期，然后到性成熟时一直保持速度下降的趋势。男性肌纤维增加约15倍，女性增加约10倍。肌纤维长度在出生后增加最快，最终使肌肉由占初生时体重的1/4增加到成人期体重的1/2。

（何大维）

第三章　小儿外科接诊学

第一节　临床意义

一、接诊学的意义

接诊学就是如何看病，或称行医（西方医学课程中称 therapeutics）。当然主要是讲如何治疗（therapy），但是首先要懂得如何作诊断（diagnosis），更重要的大前提是如何接待患者（reception）。接诊学是把医学知识与医疗技术具体实施到"患者"身上的一门学问。学习了临床医学，有了丰富的医疗知识，如何做一个受人欢迎的"医生"？一般是在学习完临床医学各专科之后、做实习医生（intern）之前，需要学习"接诊学"，这是一门岗前教育的课程。接诊工作就是医生与患者的沟通工作，从具体治病到医学的进步都靠医生与患者的沟通。患者有要求，医学和医生才有存在的价值。

患者要求提高，才能促使医学的进步。在我国，长时间以来未把接诊学列为正式系统课程。学生们只是在做临床见习生（extern 或 clerk）及实习生时，从工作中向上级医师（临床讨论）进行零散片段的学习。这种学习固然很实际，也培养了不少受人欢迎的医生。但这种"经验式的科学"总是不够系统，也无明确规范可遵循。事实上由于多年来对这门科学的忽视，所谓"上级医师"也未受过系统"接诊学"训练，以致使此门科学断代。从学生到医生只能靠工作中摸索，在处理患者工作中，逐渐学到接诊知识。先当医生后学接诊，肯定不利于患者，无可争辩。

二、小儿外科接诊学内容

小儿外科接诊学（therapeutics of pediatric surgery）包括三部分，即诊断学、治疗学与接待学。

（一）诊断学（diagnostics）　是从患者的主

诉如何分析到具体疾病。例如一个阑尾炎患者，妈妈只说孩子肚子痛。但是肚子痛的病很多，事实上很少是阑尾炎。学生在临床医学中系统学习了阑尾炎，同时也学习了很多其他临床腹痛疾病。诊断学就是教他如何在很多种腹痛疾病中确诊阑尾炎。要做什么检查、什么化验、什么造影等，怎样归纳、怎样推论的一套逻辑方法就叫诊断学。熟悉系统分析方法的医生就能一步一步分析，确诊是否为阑尾炎。既不浪费检查，也不会误诊漏诊。不懂诊断学的医生常常是想起一个可能的病，就做有关检查排除一个或肯定一个。东一榔头、西一棒子，还常常想不全。当时想不到的病，肯定会漏掉。特别是初到临床，一个简单的皮下小肿物都不知从何处入手分析诊断。越是小病，越难得到上级医生指点。于是只能靠自己实践取得经验，当然会难免有失误的经验教训。例如小儿的异位甲状腺被切除活检，女童乳核误诊为肿瘤而被切除，都造成终身遗憾。现在高科技诊断手段层出不穷，医疗费用已经超出经济增长负担的能力，不必要的检查如何避免，已成为尖锐问题。

（二）治疗学（therapeutics 或 treatment）　一个疾病诊断明确后，治疗方法在书本上都可以查到详细的描述。但面对具体患者，治疗目标是什么？当前急需解决的问题是什么？如何解决？怎样效果最好？多年来的科学行医都有丰富的经验与系统的总结，都有行之有效的规律可循，这就是治疗学。老医生凭个人经验可以处理自如，但初学者则难免考虑不周，疑虑重重。甚至毕业多年仍不能独立工作。自己无信心，上级也不放心。特别是现在小儿外科分科很细，各专业组的视野很窄，治疗计划往往局限于本专业，忽略了患者的整体。先后重点往往以本专业为中心，甚至忽略了更急迫、更严重的其他专业的疾病与创伤。小儿摔伤，股骨骨折，收入骨科病房，忙于安装牵引，结果患者死于肝破裂、失血性休克。

（三）接待学（reception）　诊断从何而来？治疗向何处去？一切都靠患者，更确切地说是依靠家长。所以说行医治病第一步是讲如何接待患者和家长。如何与患者谈话，如何问病历，如何要求患者接受检查，如何交代病情、交代手术。要求患者真正听懂、理解。这门学问就是接待学。行医的对象是"人"。人都有自尊心，都需要一定形式的礼貌。要争取合作与信任，必须友善待人。特别是外科工作，患者要受痛苦、冒风险。克氏外科学扉页上一条格言"先交朋友后做手术"（friend before surgery）是一个饱经风险的老外科医生的肺腑之言。这个朋友怎么交？他的一行小字注解"详细地讲病"，用现代的话说就是实行透明行医（open practice）。为了做好接待工作，首先要了解患者和家长的实际要求与问题，因此就要研究行医有关的人文科学与艺术，从根本上要强调医生自身的医德医技修养。

三、接诊学的共性与个性

临床各科有各科的接诊技术，各专业有各专业的接诊要求。辅助科室很少直接接触患者，但也有他们的接诊学。如放射科应该使患者知道为什么照相？照相注意什么？照完了要看什么？结果如何？这都是患者非常关心的问题。此外，放射线对孩子的危害问题，脱衣服着凉问题，检查诊室中交叉感染问题，不同年龄不同部位的具体造影技术问题。以上种种与临床有关的问题都是接诊学的内容，不能一概不管。"有问题找临床医生去问"，辅助科室一概不答。这样，首先给患者一个印象是"不屑于和你废话！"，不把患者当平等的人，对你讲也不懂。或是怕说错了，破坏互相包庇。事实上也可能真是辅助科室与临床联系不够，工作脱节。更是使家长疑虑。如果放射科真的不知道临床医生为什么要照相，照了之后想知道什么，有什么用，通过解答家长的要求，也能促进两科之间工作上的联系与进步。影像科如此，其他临床辅助科室也是如此。如：为什么抽血？查什么？有什么用？抽血有什么不良影响？何时有结果？一般可以说明什么？对现时具体患者又说明什么？

医生有医生的接诊要求，护士有护士的接诊要求，技术员有技术员的要求，甚至勤杂工都有其接诊工作的具体要求。然而他们都可能没有学习系统的接诊学课程，一般来说他们需要的接诊知识也是在医生传授和指导、要求与监督中学到

3

的。医生要作为患者与各种医务人员之间的中介。万一造成疑虑也要由医生解释弥补，承担责任。

总而言之，接诊学的任务是把医学与治疗患者联系起来。接待学是讲医生与患者的接触，是从人到人；诊断学是从患者到医学；治疗学是把疾病的治疗施之于患者，是从医到人。要做到透明行医，友谊手术。即使是当时该病诊断不清，也要使家长了解为什么不清，不清情况下又如何治疗，这样的治疗又为了什么，多大把握。善于接诊，可使患者家长信任，甘愿接受你的治疗。治疗效果不好也要争取患者家长信赖，继续追求下一步的治疗。即使是患者死亡，也会使家长感激你的努力。真正交了朋友，如果你不幸出了差错，也会得到正当的谅解。

第二节　诊断学

诊断学（diagnostics）包括信息分析方法与信息获取方法，即推断与检查两部分内容。

诊断是从患者的主诉到疾病的病理分析结果。医学生从书本上学到了很多疾病，每个病的诊断方法与诊断标准也都讲得非常明确具体。但是患者就诊时很少诉说自己要看什么病，只是诉说一个症状，叫作主诉。特别是婴儿只是哭，母亲、家属也只是猜测、推想。必须有个分析规律。按顺序分析达到准确的诊断。

要研究一个系统的分析规律，首先摆清需要分析的几个主要环节因素。引起患者注意的第一因素必须是症状（或能感到的体征）。然后是造成症状的病情（病理生理）以及负责的器官（病位），再考虑引起病理的原因（病因），最后分析到具体现实病理，才能最后决定治疗。除此之外必须注意，我们讲的诊断学是"人"的诊断学。所以在分析疾病之前，首先注意分析人的特性，即自然特性（包括年龄、性别、体质强弱）和社会背景。这是诊断时必须考虑的共同条件。

一、诊断步骤

诊断步骤有先后，要按顺序进行。一般规律是：第一步判断病情，第二步寻找病位、病性，第三步追溯病因，第四步推断病理。

（一）**病情等级**（severity of disease）**分析**（轻**重缓急**）　患者就诊，首先要注意全身情况、精神状态，判断轻重缓急。不可只顾急于检查患者。危急患者先就危急情况进行抢救，同时尽快判断造成危险的直接原因，决定抢救措施。

1. 全身情况　可分四等，危（需立即抢救）、急（需急症处理）、重（需住院）、轻（需门诊处理），需迅速辨别，及时给予相应措施。

（1）危：需即刻抢救的情况，常见以下症状：窒息、休克、抽风、谵妄、昏迷、呼吸梗阻、急性青紫等。

（2）急：需尽早处理，但不致立即威胁生命的情况，如疼痛、出血、呼吸困难、严重腹胀、尿闭、新鲜创伤、高热烦躁等症状。

（3）重：需住院检查或治疗的情况。大多数需手术的患者属于此类情况。如各种功能障碍，以及各种畸形、肿瘤等。

（4）轻：精神食欲正常，局部病变小且无严重威胁的情况，如小范围创伤、小面积烧伤、局部表面感染等。医院处理后，可以回家休养或继续服药。

2. 局部情况（也有两个方面）　也都可分为四个等级。

（1）局部病变对全身的影响：可分为威胁生命、严重痛苦、生活不便以及有无全身影响等。

（2）对局部器官本身的影响：包括局部疼痛、局部器官丧失功能、局部不便影响心理负担、及轻微感觉或无感觉（如小型良性肿瘤）等。

3. 不同的处理要求

（1）需要处理时间的要求：分别为：危（紧急处理），急（准备后尽快处理），重（择期处理），轻（任何时间或可永不处理）。

（2）处理地点的要求：分别为：危（监护室抢救），急（急诊室或就地处理），重（收病房处理），轻（门诊处理）。

（二）**病位**（location of disease）**与病性**（nature of disease）**分析**　诊断病位以前应先分析病性，即鉴别器质性病变与功能性病变。因为只有器质性病变才有明确的局限性病位。器质性病要符合

"持续性"(规律性)症状与固定性质、固定位置、固定范围的"三固定体征"。病位分析按以下三步分析：

1. 大体部位　可分为：体表、四肢、各体腔内脏。判断部位的根据如下：

(1) 主诉病史：注意先肯定明确主诉的部位与情况，否则不要盲目触动患者，除非急需抢救。

(2) 局部检查：根据主诉及初步观察，进行核对检查。必须轻柔小心，先试探，后翻动。注意避免增加患者的痛苦及损伤。

(3) 危重及神志不清或极不合作的患者要设法抢做简单的全身"一分钟"体检：包括摸头皮、看面部、旋转颈部、按压胸腹、拉手足。注意观察患者的表情或其他反应的异常。必要时翻身看背部，掀开双腿看会阴。特别是昏迷和病史不清的患者，要求尽量迅速全面检查。

2. 解剖层次或分区　为了检查便利，身体各部位分区各有所不同。

(1) 体表：多从组织分层，寻找可能的器官而定位。①皮肤层：病变随皮肤拉动而变动或移动；器官包括皮肤各层细胞、皮脂腺、汗腺、毛囊。②肌肉层：病变随肌肉活动而变动，肌肉收紧则病变固定；包括肌肉、肌腱、肌膜、滑囊。③皮下层：肌肉收紧后病变仍能自由推动，且不受皮肤制约；器官包括纤维、脂肪、血管、神经、淋巴组织及个别部位特殊器官。④骨膜层：与骨固定，不受任何软组织活动影响；包括骨、软骨、骨膜、骨髓、关节囊、滑膜。

(2) 四肢：靠关节活动，区分病位。①关节内病变：关节各方向活动受限，着力持重受限或疼痛；②韧带下病变：关节单方向被动活动受限，牵扯该韧带活动受限或疼痛；③肌腱下病变：关节单方向主动活动受限，该肌肉收缩用力受限或疼痛；④骨质内病变：关节活动不受限，骨骼受敲击振动时，病变局部有痛感传导。

(3) 颅内：病史提供线索分区，诊断靠 CT、MRI定位。①脑膜：以抽风、颈硬活动受限、偏头痛为主要表现；②脑实质：以麻痹、痉挛等局部神经功能障碍为主要表现；③脑室系统：以颅内压增高、头痛、呕吐为主要表现。

(4) 胸腔：主要靠影像正侧位片或三维检查分区。叩诊、听诊只作为初步检查线索。①纵隔(分前、中、后、上纵隔四区)：X线片正、侧位可以显示病变阴影的位置；②肺野：X线片基本上可以显示病变阴影在各个肺叶的位置；③心包：CT、MRI、超声心动等观察，可以区分心脏、大血管各部。

特别提醒小儿正常胸腺非常容易误诊为肿瘤，常需多普勒超声心动检查及胸部透视或动态录像，观察病变阴影与周围关系及呼吸时大小变化。

(5) 腹腔：分区主要靠体检，包括：腹胀、瘪、软、硬、压痛、紧张、肿物、肠型及肠鸣音的变化所见为线索。B超观察器官外形，GI(钡餐造影)等造影观察脏器内部，常为腹部的两种基本影像检查。①腹膜后：CT、IVP(肾盂造影)观察阴影与肾周围关系，器官移位、变形提示病变在腹膜后；②腹腔内：胃肠造影时，观察异常阴影与胃肠器官及周围组织的关系，与胃肠同步移动则提示病变在腹腔内；③盆腔内外：钡灌肠及直肠指诊耻骨上双合诊，可以了解盆腔器官周围异常变化(肿物、肿胀、压痛)，提示病变在盆腔的位置。

3. 器官定位　有了部位，有了层次，有了分区，根据正常的解剖学，可以列出该范围的所有器官以供筛选。根据症状体征，参考病因与发病率，可以推测出病变的器官。必要时选用适当的影像学手段及功能化验等加以核对。

(三)病因(cause of disease)分析　上述步骤确定或推论到病变所在器官后，再按以下顺序逐个寻找符合症状及主诉的具体疾病。强调按各种病因，全面的顺序分析。即使已经找到符合的疾病，也要认真全面复习分析一遍，以免发生主观臆断的误诊、漏诊。

1. 创伤　该部位器官创伤的各种变化与可能的表现，包括早期、晚期、后遗症期等表现，如：疼痛、伤口、出血、瘘管、窦道与继发感染的脓肿、后遗血肿与瘢痕的不同时期的变化、局部功能障碍与可能的异物存留(外界物质异物如金属、布类，内部异物如死骨与坏死纤维组织等)。外力创伤的原因也包括很多：如机械伤(锐、钝器伤，震伤，咬蜇伤与留存异物)；物理伤(烧伤、冻伤、电伤)；化学伤(腐蚀、烟熏、中毒);辐射伤(光电波、原子能);不良环境不适应(湿、闷、热、燥)。

2. 感染　局部感染的急性期、慢性期、愈合期的不同症状。不同感染原的不同表现包括:化脓性、结核性、其他特异性如真菌、寄生虫等的局部特征与全身反应。以及在其他病变基础上的继发感染,如创伤、肿瘤、畸形以及糖尿病等的合并感染。

3. 畸形　对照有关器官可能发生的先天性、胚胎性或后天性、器质性或功能性(包括先天性功能性异常,如痴呆、神经系统异常、耳聋、白内障等)畸形。一般病情长期稳定,应无急性症状。但新生儿致命性畸形,特别是胃肠道及泌尿道等管道畸形,常于生后即有症状。有的畸形并发症则可能随时出现急性症状。因此,均需系统地逐个复习筛查。

4. 肿瘤　局部器官或组织可能发生的实体瘤(良性瘤、恶性瘤、转移瘤与瘤样肿块)与细胞瘤或非实体瘤(白血病、淋巴瘤、骨髓瘤等)。一般表现为无痛性肿块,无大小变化或缓慢增大。但也不排除急性出血或感染突然增大及疼痛的可能性。特别是骨转移瘤常有慢性骨痛。非实体瘤则常因偶尔合并低热或隐约疼痛而被发现。先天性畸形的各种组织也同样有发生肿瘤的可能。

5. 其他某种原因引起功能紊乱　如过敏、自身免疫反应,以及个别器官或部位有特殊功能紊乱,如肾上腺功能变化出现皮质酮反应,性腺引起第二性征的变化或提前发育,以及胰腺功能异常引起低血糖小婴儿抽搐及先天性糖尿病等。

(四) 病理(pathology)分析　上述各种病因引起的病变必须都要落实到具体的病理类型与各期。否则就不可能是真正局限性器质性病变,治疗特别是外科手术则没有明确的目标。一般病理发展可分三个阶段:第一个阶段是功能、规律破坏,第二个阶段是恶性循环,第三个阶段为组织坏死或不可逆。因为治疗必须针对病理,所以病理分析是诊断治疗的关键。做不到病理分析只靠经验医学治疗也可能成功,但缺乏科学展示的根据,很难保证重复成功与教学传授。

1. 局限性器质性病变的病理分析　典型举例

如阑尾炎,开始只是局部被细菌侵入,引起免疫反应。于是局部发炎,充血、渗出、细胞浸润。此时可以争取消灭细菌而愈。此阶段为第一阶段,可以破坏正常功能(蠕动),因阑尾痉挛表现为腹痛,因发炎表现为低温、发热、白细胞增高。后来渗出增多,肠壁水肿使阑尾出口梗阻。腔内渗出分泌物不得排出,使阑尾肿胀影响血液循环。降低局部免疫能力,细菌得以进一步繁殖,发炎进一步恶化,渗出、肿胀进一步加重,形成恶性循环,称为第二阶段。此时病因已从单纯细菌变为与渗出组成联合病因(或称肿胀为第二病因)。恶性循环愈演愈烈,不能停止。最后使阑尾部分坏死,不可逆转,进入第三阶段。即使于某处穿孔减压,终止了恶性循环,但是脓液与坏死阑尾又成为新的病因,或称二期病因,造成更严重的感染性腹膜炎,又开始一个新的病理过程。因为婴儿的腹膜总面积比全身皮肤面积还大,全腹发炎,很可能以致命而告终。即便通过抗生素等多方治疗控制了感染,坏死的阑尾以及肠石仍然可以成为后遗症病灶,长期、随时、反复感染,转为复发性阑尾脓肿,或经引流后形成慢性窦道。以上各阶段的病理过程,都可能以初诊呈现在医生面前。医生的诊断必须分析到现时的病理阶段,给予针对性治疗。第一阶段的阑尾炎,现在流行的阑尾切除,是给予彻底的治疗。如果手术有禁忌,此时针对病因给予抗生素消灭细菌(称为对抗疗法),加以休息、解痉挛改善局部循环等加强人体免疫能力措施(称为顺势疗法),完全有可能治愈。第二阶段、第三阶段,阑尾本身已经成为第二病因,切除阑尾成为主要针对性治疗,并且还清除了后遗症的主要病因。由于目前临床鉴别第一阶段很难确诊,所以凡是急性阑尾炎全部行阑尾切除,同时给予抗生素。长期以来,反正治疗都是一样,于是人们也就不注意病理的分期、分型,不必自找麻烦。这是因为阑尾切除手术是比抗生素疗法更安全的特殊条件。然而对待其他多数病种,不同病理阶段则可能有差别,不容忽视。即便就是急性阑尾炎发展到转入后遗症时期,扩散的感染已被周围的肠管粘连局限控制,避免了生命的威胁。如果此时施行阑尾切除,势必要分离粘连,破坏已形成的局限,再度扩散感染。而且开始形成粘连,组织充血、水肿、脆弱,肠管非常容易损伤、出血,甚至发生迟发性穿孔。当然,以现代医学水平,即使发生感染扩散、肠瘘,也都能抢救复原。然而术前,患者腹痛已有三四天,已经自觉精神食欲开始好转。此时做了阑尾切除术,手术后至少又是三天禁食、减压、病危抢救。虽然最后患者仍然痊愈,然而增加危险、痛苦,浪费时间与费用,皆因手术决定失误引起。患者可能自责就诊太晚,而感激医生认真负责,千方百计挽救生命。事实上,术前根据患者三天以上的病史,精神食欲今天比昨天好转,体检摸到右下腹已有隐约肿硬感的浸润块,至少可以考虑再观察一天。情况继续好转,再决定是否等待脓肿吸收或需要引流。即使已上手术台,给了麻醉,如果可疑,应该在麻醉下进行直肠指诊与下腹双合诊,若摸到浸润块,宁可临时取消手术。回避这种认真考虑而发生上述误诊、误治应该视为医德问题。即使开腹后发现严重粘连,也应该只行简单引流,尽量少分离,迅速结束手术。以上只是局限性器质性病变的病理分析的典型举例作为参考。

2. 非局限性器质性病变的病理分析　例如休克,无论是失血或烧伤渗出引起的血容量不足,或是感染中毒引起的血管动力失调或渗透失控,因血液的容器失去限制造成相对血容量不足。虽然病因不同,但均可表现为血压降低,外周循环衰竭。这是第一阶段的病理,为功能规律的破坏。主要症状是脑缺氧的表现,常见为惊慌、烦躁、口渴、不同程度的谵妄(婴儿常表现为安静,对外界少反应;幼儿可表现不符合年龄的多话或与现实情况不符的安静)。脉搏快而弱,但血压不一定低。临床称为"休克前期"。循环衰竭引起各处组织缺氧,产生类组胺毒素,进一步加重血管动力失调及渗透失控。于是血量更少,血压更低,缺氧更严重,缺氧毒素更多,从而形成恶性循环。表现为精神衰弱、无语,肤色苍白,肢体不能维持体位张力而倒下。脉细微,血压低于60mmHg或不升,称为"临床休克"。逐渐导致有关器官缺氧、失功能、坏死,终致不可逆阶段。表现为无尿、喘憋、心律不齐、谵妄躁动、昏迷、肢体弛缓性瘫痪、皮肤发花,称不可逆或"晚期休克"。早期病理阶段,治疗应针对

病因(止血、输血、输液、抗感染)以及升压药缩小容器,阻止进入恶性循环。已经进入恶性循环,则不论何种原始病因,一律优先改善组织供氧(补充血容量,阿托品等治疗改善微循环)。外围循环好转的同时,再进一步处理病因的特异性损害(创伤、烧伤、局部或内脏感染、坏死灶等)。第三阶段发现肾衰竭、心力衰竭、肺水肿、脑水肿等,需各自针对性治疗。因此各阶段的病理分析诊断必须认真、及时、准确。特别是争取在休克前期避免发展为恶性循环。已经进入临床休克期,则应尽快终止继续发展,避免器官衰竭。已经发生衰竭则不能盲目输血输液,特别是已有明显心力衰竭、器官水肿者,单纯快速扩容反而有害,加速造成死亡。

二、诊断实施的灵活性

(一)典型诊断法则　上述诊断四步:
(1) 判断病情;
(2) 寻找病位;
(3) 追溯病因;
(4) 推论病理。

属于典型情况的临床诊断法则。应该运用纯熟,成为诊病时的自然反应。运用时前面还要加一条核实症状:因为典型的诊断分析是以症状为诊断起点,所以首先要核实症状。这里讲的症状是病家提供的信息,包括主诉、症状和体征。实为家长的主观认识,难免述说不清,描写含混,杂乱无章。因此病家述说之后,医生必须总结归纳,提出几点关键症状读给(最好写出)患者听。务必请他反复核实,保证医患双方理解完全一致。这一步如有偏差,以后诊断分析全不可靠。最后确定诊断以后,还要加一条选择疗法作为诊断终点。不能落实到决定疗法,说明诊断尚未到位,还需要继续分析。

(二)非典型情况临床诊断　常常遇到的非典型情况,上述法则必须灵活运用,或称阶段性诊断(各阶段起点与终点的诊断有不同要求)。

1. 危急患者　初步诊断到决定抢救条件,起点为危重症状,终点为抢救措施。例如先保证生命(插管、静脉滴注),同时边治边查,做下一步诊疗安排。

2. 需住院患者 暂时诊断到住院条件,起点为主诉症状,终点为住院条件。可以是住院后深入观察变化,或者为了试探性治疗,也可能为了进一步做复杂检查确定下一步诊断。

3. 门诊患者 诊断到肯定近期安全,并说明观察要点。起点是主诉症状,终点是可以回家。诊断可以决定现时解除症状与初步治疗的依据,决定以后随诊要求。

(三)实际临床工作中的诊断方法灵活运用

四步诊断法则适用于任何疾病,尽管多数医生平时诊断工作中常常并未意识到。潜在的规律,随时都在影响与制约。然而诊断程序的原则虽然不变,但实际工作中每人采用的具体方法却不尽相同。经验丰富的医生多用"论症排除法",而教导学生或抓不到可论之症时则常采用"系统筛选法"。

1. 论症排除法 根据症状与检查,凭个人经验先有一个印象疾病。按照教科书讲一个疾病的顺序,逐条核对患者情况,称为论症。患者症状全部符合教科书的描述,则可确定诊断。如有不合论症之处,必须有可信的解释。否则选出其他近似能解释该症状的疾病,进行鉴别诊断,比较筛选。例如拟诊急性阑尾炎,同时确定早期、晚期、男女与分型,然后列出与该型阑尾炎近似的所有可疑疾病,逐个排除,选择最符合患者症状的疾病,才能决定诊断。最后还要对照患者的症状进一步落实病理分型分期,才算确诊。

2. 系统筛选法 完全按照上述步骤系统分析法则:核实症状,判断轻重虚实,寻找病位,追溯病因,落实病理,最后决定治疗。例如突发腹痛持续 20h,右下腹压痛紧张三固定属于急性器质性病变;压痛点在麦氏点,应该是阑尾病位;发热、白细胞高符合化脓性感染;阑尾部位的感染可以诊断急性化脓性阑尾炎;20h 病史,压痛范围局限应考虑早期阑尾炎而决定手术切除阑尾。

事实上,以上两种方法常常是二者合一,相辅相成。平时使用时也是常不自觉。有经验而仔细的医生,往往是先用论症法得出诊断,再用系统分析验证。或是先用系统分析推出诊断,再用论症法核对。因为有的病按系统分析到一定步骤后,

因信息不足,无法顺序分析筛选。只好换一种方法继续分析。例如有一个少女腹痛 3 天,分析到器质性病变,病位在盆腔中,有固定不动的肿物,有压痛而无发热。追溯病因,对照创伤、感染、畸形、肿瘤的症状都不典型。步骤到此无法继续分析筛选。然而医生曾见过一例处女膜闭锁,此患者也是少女,马上想到检查阴道,发现处女膜闭锁。于是再以处女膜闭锁的诊断论症核对,完全符合。于是确定诊断为处女膜闭锁合并初潮滞留性血肿。切开处女膜引流即愈。

两种分析程序,各有优缺点。另外实际工作中,所谓罗列各项,从中筛选或排除。但工作有粗有细。认真细致,则不致漏诊。中途有漏项,常可引入歧途。遗憾的是,诊断错误多数是急于求成。懒于逐条分析核对,粗枝大叶,主观臆断。唐代名医孙思邈说:"世有愚者,读方三年,便谓天下无病可治;及治病三年,乃知天下无方可用"。学医初成,有些名气,但经验不足,最容易发生不耐心核对的错误。当引以为戒。

三、主诉与症状的分类

(一)按主诉(chief complain)的症状(symptom)来源分类 临床常见病的症状大致可以归纳为两大类,即症状与体征。症状是主观感觉异常或不适,多表现为全身性生理功能改变,如发热、疼痛、憋气、心悸、精神失常。体征是客观发现异常或不适反应,多表现为局部性或器官性功能失常或解剖形态异常,如局部压痛、肿物、畸形、活动功能失常。现代医学进步,很多原无症状,经影像学手段可以变为客观表达,患者只凭体检时的一张片子或体检报告作为主诉就医,也属于解剖异常与生理异常的客观表现。

(二)按病情的症状分类(病情一般指全身情况的轻、重、缓、急)

1. 危(critical) 需即刻抢救情况,包括:窒息、休克、抽风、谵妄、昏迷、呼吸梗阻、急性青紫等。

2. 急(urgent) 需尽早处理,但不致立即威胁生命,如疼痛、出血、呼吸困难、严重腹胀、尿闭、新鲜创伤、高热烦躁等。

3. 重(severe) 需住院检查或治疗、护理。

大多数需手术者属于此类,如各种功能障碍、发热、黄疸、青紫,以及各种畸形、肿瘤、严重营养障碍等。

4. 轻(mild)　全身表现精神食欲正常,局部病变很小且无严重威胁。如一般感冒、腹泻、小创伤、小感染等。发热不高,疼痛不重,肿物、畸形无症状。医院门诊处理后,可以回家休养。

(三)按习惯分科的症状分类　现时按治疗技术分科的医院门诊初检分类见表3-1。

(四)症状与病理的关系与"病理中心"学说(pathology-based principle)　病理中心学说认为疾病应有具体病理,治疗是克服病理,因此诊断的目的是必须明确病理,而症状则是病理的反映。诊断学就是研究从症状追溯到病理的实际分型分期。然而症状反映病理常不是特异性的,很多种病理都可以出现同一种症状。同一病理也可以导致多个症状。几个症状的不同组合常使医生推论出一个实际的病理。不足之处,常需影像、化验、活检等辅助检查明确诊断。这些辅助检查结果,也都是真实病理反映的各个片面,但是都是侧面反映,或称旁证。只有症状(包括体征)才是正面反映。因为患者是为治疗自身症状而来。因此凡是影像、化验等所谓客观科学检查结果与症状矛盾时,必须找出可信的解释,否则宁可否定辅助检查结果的临床意义。当然症状的可靠性也必须反复严格核对,必须警惕主诉与症状中有意无意的欺骗性。

(五)按病理性质的症状分类　有人对"病理中心"学说提出不同看法,认为有的"病"不一定有具体病理,或现实尚无法证实或显示病理。但是像外科等手术科室,手术的对象必须是局限性器质性病变,也就是以局部病理学为中心。症状是病理的反映,手术要按病理的需要而安排。因此症状的分类也要考虑病理性质的特征。

1. 局限性器质性病变(organic pathosis)的症状、体征特点

(1)症状必须是持续性(或规律性、阵发性),随着病理的存在而存在。体检以及器械检查、影像检查,必须有局部的阳性所见。

(2)阳性所见必须有固定的位置、固定的范围和固定的性质,称为"三固定"。

(3)所反映的病变必须与主观症状吻合。主观症状可以有阵发性变化(一般也是规律性加重),但客观所见必须是持续的。

2. 非器质性(功能性)病变(functional pathosis)的症状、体征特点

(1)各种检查均无三固定的阳性所见。

(2)但症状必须持续,影响生活、营养,甚至影响小儿生长、发育。

(3)警惕继发性、功能性病变的反射性症状。如脊髓瘤引起腹痛,而腹部查无阳性征,但脊髓则有器质性病变。

3. 三态 *(third-status pathosis)或"毛病"的症状与体征特点

(1)症状不持续,不影响生活、活动、营养。

(2)现时各种身体检查法均无阳性所见。

(3)长期坏"毛病",影响心理变化,可以发展为器质性病变(称为恶性转化)。

*注:有一类患者有症状但查不出器质性病理,现在称为三态(third status)[健康人称一态(first status),疾病患者称二态(second status)]。

(六)按病因的症状分类　有时患者就诊常以病因为主诉,如自称受伤、感染等。常见病因大致可分为下列五大类:

1. 创伤(trauma)　应有创伤史,符合创伤发展规律(血肿、机化、瘢痕、损伤后遗症)。常见症状为

表3-1　门诊初检分类

分科	特点	常见代表性主诉	初步决定目标
急症	生命迫急	神志不清、喘憋、脉乱、创伤	中毒　住院　抢救
内科	全身系统	发热、咳嗽、腹泻、黄疸、青紫	住院　如何开药
外科	局部器官	红肿、肿瘤、畸形、疼痛、失控	住院　手术
五官	特殊器官	眼、耳鼻喉、口腔范围内不适	专业门诊　住院手术

疼痛、肿胀瘀斑、出血、功能障碍。须警惕也有忽略性创伤与创伤史及发展过程不清的情况。

2. 感染（infection）　局部红、肿、热、痛。发热，血常规检查见白细胞增高；即使是慢性感染，一般也应有全身性免疫反应，包括体温、血常规变化。一般局部也多有红、肿、热、痛、压痛及功能影响。

3. 畸形（anomaly）　一般除外形（或功能异常）外，无其他症状。情况长期存在（先天畸形常生后即存在）而稳定。也要注意有显性或隐性畸形（后者只能靠影像检查或其他特殊检查发现）。

4. 肿瘤（tumor）　无诱发原因，一般只有局部肿块而无其他任何症状。肿块本身大小、形状、软硬性质长期稳定，或缓慢增大。巨大肿瘤压迫或恶性肿瘤浸润可有继发症状。

5. 其他（miscellaneous）　特殊功能变化的症状与某些特殊器官有关，包括各种过敏以及内分泌器官病变。如肾上腺及性腺疾病则可有高血压、"第二性征"等异常的表现。

四、小儿外科疾病检查方法

小儿检查方法特点是克服小儿不合作问题。尽可能争取不同年龄患者的合作。发现和利用客观观察获取必要的信息，以满足诊断的需要。

（一）体检（不合作患者）

1. 对比检查（comparative examination）　为小儿体检的基本技术。不同年龄有不同要求，这里以 3 岁左右为例。

（1）查腹：平卧于诊台，母亲在头端握住患者双手哄慰孩子。医生在一侧以温手轻摸（图 3-1）。

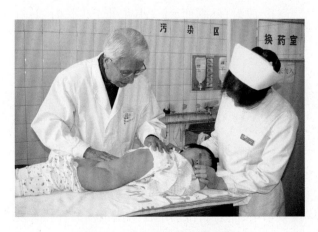

图 3-1　小婴儿查体位置示意

三步对比：首先顺序轻压全腹各部，观察反应；然后双手同时轻压腹两侧，母亲放开患者一手，观察患者抵抗哪一侧；最后医生一手压住可疑的痛点，与患者抵抗之手对持，另一手按压腹部各部，观察反应。反复三步多次，可以比出明确的压痛点。同样也可比出腹壁肌肉紧张（图 3-2，图 3-3）。

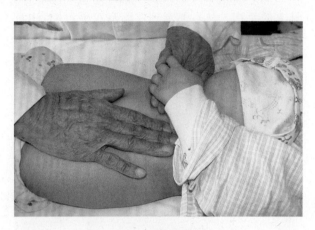

图 3-2　查压痛点

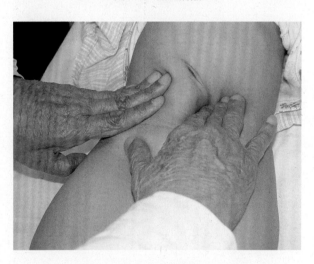

图 3-3　查腹肌紧张

三层摸腹：先轻轻浅摸腹壁，注意皮肤敏感与张力性肠型；再轻压腹壁，注意压痛紧张；第三层渐渐深压（无压痛紧张时），注意摸到腹主动脉及深部肿物。

三次摸腹：就诊时摸第一次，查血后摸第二次，处理后离开前再摸一次。三次吻合，方可确定为固定性存在的体征，可以说明为器质性病变。

（2）查肛：仰卧截石位，母亲在头端握住患者双膝哄慰孩子。肛门下垫纸巾。医生在右侧以左腋挡住患者双足，左手持纸巾，拇指示指扒开肛

3

门。右手戴手套,示指涂油按摩肛门缓缓插入(图3-4)。①注意肛门口:位置,松紧,肿痛,裂口,前哨痔,血管扩张等病变,以及肛周瘘管。②摸直肠内:粪便,黏膜,息肉,直肠周围压痛,肿物,以及括约肌、肛提肌的活动。③双合诊:使患者双腿放平。医生左手按在耻骨上,直肠内手指隔肚皮触到耻骨上的手指。从右髂窝到左髂窝双手对摸,注意肿物、肿胀与压痛。特别注意两侧对比。可以摸出阑尾肿胀及周围组织浸润;也可摸出腹股沟内环肠管嵌顿,压挤时与疝不交通(图3-5)。

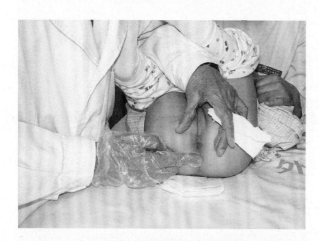

图3-4　查肛位置与准备

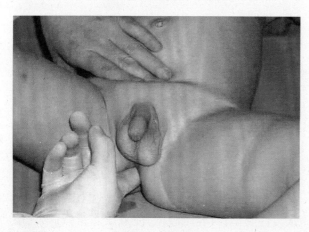

图3-5　双合诊

最后左手持纸巾护住肛门,右手示指拔出,顺便擦净肛周会阴。

(3) 查四肢关节:检查各方向活动,主动、被动,注意两侧对比患者的不同反应。①轻拉肢体、轻捏各部:注意受限部位关节。②逐个分别保护性固定某一关节,活动其他关节:反复对比后选出

可疑病变关节。③对可疑关节,注意对比不同活动的反应:对比屈伸、收展、旋转、震击及压痛点,可以找出具体病变部位。再按可能的病因分析具体病理。

2. 遥望观察　从孩子进门就要注意孩子的精神面貌、活动能力。笑容活泼常为轻病,烦躁淡漠多为重病;活动受限多为局部病变所在。

(1) 诊室观察:注意出、入诊室,上、下诊台,起、卧行动,配合检查。屈身慢行常为腹痛,自由跳下诊台多无器质性病变。进门与出门明显不同,警惕患者伪装。

(2) 隔室观察:母亲引导孩子按医嘱表演,医生门外遥望,如走路、蹲、跳、饮食、排便。

(3) 隐蔽观察:利用半透玻璃窗观察。多用于特殊检查,如尿动力试验、肛门直肠测压。只有母亲陪伴孩子,所有医护人员均在窗外指挥母亲操作。保证孩子安静,数据稳定。

3. 母亲代查　孩子拒绝检查,有些简单操作可以利用母亲代替医生检查,医生观察反应。

(1) 确定压痛:注意母亲检查反应与医生检查的区别,有时医生也可偷偷夹杂检查。

(2) 核对活动范围:母亲边哄边摸,轻轻缓缓,达到极限。

(3) 特殊部位:有的部位拒绝医生检查,特别是大女孩,或是疼痛、触痒敏感部位,由母亲或患者自己按医生的指导触摸。

(二) **辅助检查**(parameter examination)　合作与配合问题可以参考其他检查方法,另有些小儿特点必须警惕:

1. 放射(暴露面大)　小儿处于生长时期,对放射线比较敏感,骨骺受损,影响局部生长,造成迟发畸形。另外小儿身体小,即使是局部放射,受线面积比例也比成人大得多,因此要求高精度三维定位聚焦放射更为必要。如有可能,尽量以超声技术代替。

2. 造影(浓度高)　小儿需造影的器官特别之处是管径很小,因此需要造影剂浓度较高,否则显影不良。然而高浓度溶液的渗透张力较高,可迅速吸水增加容积,特别是在引流不畅的管腔有发生强度高压的危险。全身吸收大剂量造影剂也可

能引起腹泻、利尿、脱水或心力衰竭。因此选择造影剂时，必须充分了解性能与剂量，尽量选用等渗液或尽量选用非水溶性剂，如钡乳、碘油等。

3. 功能检查（合作难）　小儿很难保证安静合作，多数功能检查都需麻醉下进行。一般无痛苦检查只要求浅睡眠，可用 10% 水合氯醛口服，每岁 1ml（大年龄最多不超过 10ml）。有些需患者清醒配合的检查则必须设法争取合作，同时改进方法，简化步骤，减少痛苦，缩短时间。最好购置或设计适合小儿的专用器械。

4. 器械检查（年龄规格专用）　包括管道、窦道的探子探查，管腔、体腔的内镜检查，各种软硬镜检查等。小儿检查用器械不仅是大小不同，成人用的小号器械一般多不能用于小儿。如成人用的 14F 尿道探子与小儿 14F 尿道探子弯度及弯头长度差别很大，代用非常危险。甚至不同年龄的小儿之间也不能代用。器械检查多有一定损害，器械越细危险越大，因此对器械质量要求越高。没有合适的器械宁可不做，尽量选用非器械方法检查。或其他可代替的无创设备检查，如超声、磁共振、红外线。

（三）争取合作　对待不合作的患者必须和颜悦色，尊重人格，争取合作。即使是新生儿也同样有感情要求。只要孩子的眼神能看你，你对他久久怒目而视，他会突然大哭。何况你的非人格态度，首先伤害了母亲和在场的其他人。

1. 说服　对孩子说服，首先是建立感情，设法获取孩子的好感，靠说理是不能成功的。因此医生的外貌、态度、动作，特别是语言，必须考究且有修养。常常需要母亲与护士特别是孩子最信任的人共同说服。首都医科大学附属北京儿童医院就曾有个麻醉护士，在她手下局麻行疝手术，几乎都不需用基础麻醉。她能讲故事，问孩子各种问题，千方百计转移孩子的注意力。半个小时，很快过去，就告诉孩子手术完了，马上可以找妈妈。在香港我见过有的很小的孩子，已经到了手术室，说服不通，不肯接受手术。经过一个小时等待，最后取消了手术（超过了他计划占台时间），不能粗暴强迫手术。对手术尚且如此，其他检查更应该强调说服。把患者当成标本，是野蛮医生，为现代社会所不容。

2. 等待　患者不合作，说服不通，如非急症，可以稍等一等。常常过一会儿再说就能接受。今天说不通明天再说，有些情况甚至等说通了患者再做。医疗计划要服从患者、病情，医生的工作安排与医院制度，都应该是第二位。说服患者的理由也要以病情需要为主，不能强调患者照顾医生工作和医院制度。当然，等待的目的是要千方百计促速成，不是放任患者随心所欲，等待要有时限。

3. 伪装　20 世纪 80 年代，有的国家儿科就有玩具伪装诊疗工作方法。和孩子一起玩娃娃，给娃娃看病、做检查，也给患者自己做检查。娃娃能做，宝宝就能做。给娃娃打针，也给宝宝打针。还有一种麻醉娃娃，是在娃娃里通入氧化亚氮。孩子抱着娃娃睡觉后再送入手术室给麻醉。影像检查室装扮成儿童乐园，病室画卡通，医护穿花衣等都属于此类。

4. 隐蔽　前面所述的遥望观察诊断方法，就是利用医生的隐蔽而获得必要的诊断信息。半透玻璃窗是常用的隐蔽方法。最简单的方法如母亲抱着孩子，头扎入到怀里，医生从孩子背后偷摸。在诊台上，母亲护住孩子的头部，不使孩子看到医生。

5. 睡眠　有些检查不需主观配合，只需安静。最好是患者睡眠时检查。小婴儿检查时惊醒，急促拍拍身体多可继续睡眠。必要时也可用安眠药，特别是在门诊，急于检查，可给 10% 水合氯醛口服，或注射苯巴比妥。如 B 超、MRI 及某些功能检查，均需睡眠后检查。

6. 麻醉　为了诊断而用麻醉常被认为过分。然而某些损伤性或痛苦性检查，在麻醉下反而增加安全性。因为孩子的挣扎力很难想象，常常不顾危险，并且可以突然暴发，令人措手不及。即使说服成功保证合作的患者，可以随时突然推翻自己的承诺，不管不顾。估计有可能造成损伤的检查，宁可决定在麻醉下进行。一般以短效、快速、吸入麻醉必要时加肌松剂为常用。当然，麻醉后要观察至清醒。

五、常见病诊断分析举例

（一）分析思路举例　以外科门诊常见各类病种为例（均各有不同分析思路，一般原则仍是先分析病情、病位、病因、病理,以后再分析特殊性。门诊患者病情基本上多为"轻")。

1. 皮下肿物 可作为解剖-病因分析思路的典型示例(表3-2)。

表3-2 病因分析思路

疾病诊断	皮肤异物囊肿	甲状腺舌管囊肿	骨疣	皮下猪囊虫
各层定位	随皮肤移动	随吞咽动(肌层)	不动	自由推动
病因病理	创伤后遗	先天畸形	肿瘤	寄生虫感染

2. 肢体各部畸形 明确病情(轻)与病因(畸形)之外,还须分析畸形的特性(病位),例如先天性斜颈、畸足等分析如下:

(1) 骨性:主动、被动均不能活动。

(2) 神经性:主动不能,被动不受限。

(3) 软组织性:单方向受限(主动受限为肌肉性,被动受限为韧带性)。

(4) 习惯性:表现为畸形,主动、被动均不受限。

3. 腹部肿物 分析解剖方法有其特殊性,一般腹部检查及直肠双合诊可以定位、定性,B超为有力的核对,然后再分析病因(表3-3)。

表3-3 病因分析

诊断	肾胚瘤	胰囊肿	卵巢瘤	巨大肠石
病位腹膜内、外	腹膜后	腹膜后	腹腔内	腹腔内
腹内部位	椎旁	上腹	盆腔	腹腔
特性囊实	实性	囊性	囊实性	实性

4. 胸部阴影 解剖定位定性只能靠影像,然后分析病因,推测病理(表3-4)。

表3-4 推测病理

诊断	神母细胞瘤	淋巴结核	胸腺肥大	胸甲状腺	肺肿瘤
病位胸腔各部	后纵隔	中纵隔	前纵隔	上纵隔	肺野
病因病理	肿瘤	感染	内分泌	畸形	转移瘤

5. 慢性窦道 深浅各层可用探针探查,注药造影,结合解剖各层活动,鉴别内脏器官与管腔关系。然后分析窦道特殊原因(表3-5)。

表3-5 分析窦道

诊断	先天性腮瘘	淋巴结核	尿道瘘	骨髓炎	阑尾切口
病位	颈部肌层	皮下深层	尿道	骨骼	腹腔内
不愈合病因	先天性畸形	慢性感染	后遗瘘管	死骨	残余脓腔

6. 粪便失控 解剖-病因-病理分析别具特殊性(表3-6)。

表3-6 粪便失控

病位	肛门瘢痕	肛门狭窄	括约肌损害	会阴肌麻痹	智力障碍	稀便
功能性质	滞留	滞留	失禁	滞留	正常	正常
局部病理	失弹性	口径小	松弛无力	肛门下垂	正常	正常
病因	损伤后	先天,术后	原发,继发	脊髓病变	脑病	消化病

3

上述举例之外,各个专业病种(如骨科、泌尿、脑科、心血管等)均有本专业的特殊检查与分析思路,甚至每个医生也有自己的习惯思路。因此必须强调诊断思路与分析方法要根据个人的经验与逻辑,自己整理、归纳、编写。这样编出的规律,自己便于记忆,容易用熟。书中介绍的、别人编写的,只能作为参考,即使背熟,也难应用。

(二)"列表分析"举例　是把同类症状分类列表系统地分析至准确的诊断。这种顺序表称为诊断演绎表(diagnostic algorithm)。各类症状可以列出不同的演绎表,多是医生根据个人体会与经验自己编排、用熟,并且不断完善,从而达到提高诊断效率,避免误诊、漏诊与浪费的效果。

1. 外科疾病诊断列表方法　首先明确为局限性器质性病变。要有持续性病史及三固定性体征,才能按上述外科诊断规律分类列表。

2. 同类症状包括病种较多时,可以分级列表以求分析的规律性与系统性。通常列为三级分析。第一级分类明确病变部位,第二级分类明确该部位的器官,第三级分类明确该器官的病因、病理。也可按各类症状其他特点分类分级。

(三)举例参考

例1　小儿急性腹痛诊断演绎表

1. 器质性急腹症　腹痛持续,阳性腹征固定(位置、范围、性质)。

(1)器官炎症:局限性压痛紧张。

1)阑尾炎:压痛点在右下腹。

2)胆绞痛:压痛点在右上腹。

3)胰腺炎:压痛点在左上腹。

4)卵巢扭转:压痛点在耻骨上及直肠(指诊)。

5)肾绞痛及炎症:压痛点在脊肋角。

(2)腹膜炎:中毒症状,全腹腹肌紧张、压痛,无肠鸣音。

1)器官蔓延性:局部某点压痛突出(如阑尾穿孔右下腹压痛突出)。

2)穿孔性:有游离气腹(如消化性溃疡穿孔、肠伤寒穿孔)。

3)原发性:腹水征,穿刺有稀脓,不臭。细菌涂片为球菌,多为血源性。

4)梗阻坏死性:有肠梗阻症状及体征,X线片见小肠张力性液面,结肠无气影。

(3)肠梗阻:腹绞痛,肿物或肠型,X线片见小肠张力性液面,结肠无气影。

1)肠管外压闭:可摸到张力性肠型。多为粘连性肠梗阻,腹内或腹外嵌顿疝。

2)肠管内堵塞:可摸到腊肠形肿物。常为肠套叠(原发或继发)或肠石梗阻(蛔虫)。

2. 非急腹症(无器质病变)　间歇痛,无固定腹征。

(1)原发性肠痉挛:疼痛时间短,间歇时正常,排除继发因素。

(2)继发性肠痉挛:病史长,有其他症状,按各系统检查,逐项排除或肯定:胃肠造影,胆胰B超,胃镜标本,神经检查,血液、血管、代谢检查,免疫检查,中毒检查。

列表形式示意:

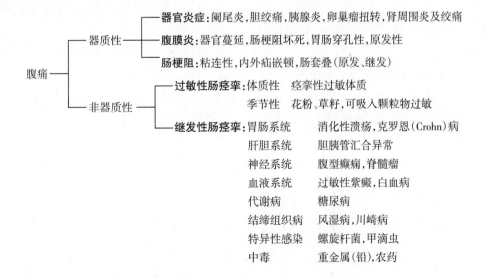

例2 巨大腹部肿块诊断演绎表

1. 全腹部膨隆巨大

(1) 气性膨胀:叩诊鼓音,X线片可见气体分布。

1) 气腹:肝浊音区消失(右上侧卧叩诊):肠穿孔。

2) 胃胀:剑突下上腹部为主:胃扩张、幽门十二指肠梗阻。

3) 结肠胀:腹部周边鼓音突出:巨结肠。

4) 小肠胀:腹中部鼓音突出:肠梗阻、肠麻痹(腹周边同样鼓音)。

(2) 液性膨胀:叩诊实音,轻微叩击,全腹有震击传导,特别是传导至剑突下及腹两侧。

1) 腹水:震击传导至全腹,特别是剑突下有传导,钡餐见小肠漂浮活动。

2) 巨大肠系膜(或大网膜)囊肿:剑突下无震击传导,钡餐见肠管压迫。

3) 巨大肾积水:震击传导偏一侧后方,IVP一侧无肾影,B超示肾积水。

(3) 实性膨胀:叩诊实音,无震击传导。CT、IVP、钡灌肠、B超可鉴别部位及性质:

1) 腹膜后器官:肾胚瘤,畸胎瘤:可见肾影变形移位。

2) 盆腔内器官:骶尾畸胎瘤、卵巢瘤:可见直肠或膀胱受压移位。

3) 腹腔内器官:巨大肝母细胞瘤,多发肠系膜淋巴瘤,增生性腹膜结核,脂肪腹(门脉高压症)。钡餐见小肠移位及粘连,B超可确定解剖情况。

2. 局部巨大肿块 触诊、叩诊定位,B超鉴定囊、实性,CT核实。

(1) 上腹部:上消化道造影,十二指肠移位、变形鉴别肝、胆、胰肿物。

1) 胆总管囊肿:十二指肠窗扩大,主要为前移。

2) 胰囊肿:十二指肠窗扩大。

3) 肝肿瘤:十二指肠不变形。

4) 巨大脾:胃受压,肿块偏左。

(2) 肾周围:触诊肿块在一侧,固定,叩诊结肠鼓音在肿块前;IVP、CT、B超确诊。

1) 肾肿瘤:患侧肾盂变形、移位。

2) 畸胎瘤:患侧肾盂移位为主,肿块内有钙化影,间或有囊性变。

3) 肾积水:IVP患侧肾不显影,B超显示囊性,触诊较软。

4) 神经母细胞瘤:肾下压外移,触诊较硬而固定。

(3) 直肠周围:直肠双合诊,钡灌肠、CT、B超(直肠探头)定位定性。

1) 骶尾畸胎瘤或其他罕见恶性肿瘤:多为实性,常有钙化。

2) 骶前脊膜膨出:囊性,常有搏动。

3) 神经性膀胱:囊性,位于耻骨后及耻骨上。插导尿管后肿块消失。

4) 处女膜闭锁:囊性,位于直肠前。外阴检查无阴道口。

(4) 腹内活动性肿块:腹部触诊及直肠双合诊触及肿块,B超、钡餐协助诊断。

1) 淋巴瘤:实性较硬,形状不规则,位于脐周,活动度不大。部分肠粘连。

2) 肠石:实性,多为长圆饼形,硬而可塑。B超或胃肠造影见肠腔内有占位性影。

3) 慢性肠套叠:实性较软,呈大腊肠形。胃肠造影见肠梗阻、肠狭窄。B超见肠套叠征。

4) 卵巢畸胎瘤或囊肿:囊性球形,双合诊感到肿块牵动子宫。

5) 增生性结核性腹膜炎肿块:不规则肿块,与肠管粘连,常为多发性病变。

6) 游走肾、游走脾:肿块光滑,具脏器特性;B超见原位脏器缺如。

列表形式示意:

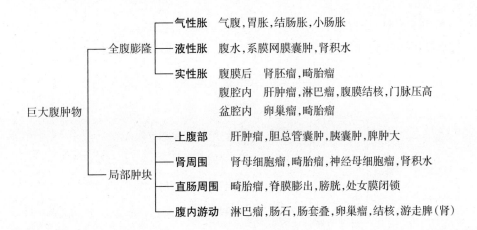

巨大腹肿物
　全腹膨隆
　　气性胀　气腹,胃胀,结肠胀,小肠胀
　　液性胀　腹水,系膜网膜囊肿,肾积水
　　实性胀　腹膜后　肾胚瘤,畸胎瘤
　　　　　　腹腔内　肝肿瘤,淋巴瘤,腹膜结核,门脉压高
　　　　　　盆腔内　卵巢瘤,畸胎瘤
　局部肿块
　　上腹部　肝肿瘤,胆总管囊肿,胰囊肿,脾肿大
　　肾周围　肾母细胞瘤,畸胎瘤,神经母细胞瘤,肾积水
　　直肠周围　畸胎瘤,脊膜膨出,膀胱,处女膜闭锁
　　腹内游动　淋巴瘤,肠石,肠套叠,卵巢瘤,结核,游走脾(肾)

例3 髋关节部疼痛诊断演绎表

1. 关节范围内

(1) 关节内原因引起髋关节痛,各方向活动均受限,不能承受持重或叩击。

1) 化脓性关节炎、结核性关节炎:局部压痛,(化脓性有红肿热),常有发热。X线片可见关节肿胀及破坏。

2) 风湿性及类风湿病:局部轻压痛,其他关节同时侵犯(如膝关节),类风湿因子、抗"O"阳性。风湿病常有发热。晚期X线可见关节变形。

3) 急性损伤,损伤性关节炎:有创伤史或强度锻炼史,前者为急性病程,后者为慢性病程,X线关节造影及关节镜可以明确损伤情况,决定治疗。

4) 股骨头坏死或称潘氏病(Perthes disease):为无菌性股骨头坏死变形,疼痛不重,X线显示典型破坏。

5) 先天性髋脱位及其他畸形:原本无疼痛,甚至从未发现畸形,但因易受损伤而以髋关节痛就诊。不可忽视而漏诊。

(2) 韧带:单方向拉动受限,局部有压痛。

1) 戾(拉)伤:有急性创伤史,影像检查多为阳性,如血肿,断裂。

2) 慢性劳损:有过度锻炼史,局部有压痛,影像检查多为阴性。

(3) 肌腱:单方向主动运动受限,局部有压痛。

1) 腱鞘炎、滑囊炎:属于慢性劳损,B超、MRI可见滑囊肿胀及周围浸润。

2) 肌肉疲劳:多为下肢其他部位疾病,致使髋关节某一组肌肉过度疲劳而疼痛。可有压痛,但无影像变化。

(4) 骨:关节轻轻缓慢活动(主动及被动)均不受限,局部压痛及骨传导震击痛明显。X线有阳性显示。

1) 股骨上端骨折:有创伤史。

2) 股骨上端骨髓炎:有发热,常常同时合并髋关节炎。

2. 关节外原因引起髋关节痛性屈曲,活动受限。但缓慢活动无障碍,不需要X线检查。

(1) 髂窝:不能伸直,托马斯征(Thomas sign)阳性。髋关节旋转叩击均无痛。腹股沟韧带上有压痛。

1) 髂窝脓肿,髂窝淋巴结炎:髂腰肌紧张压迫脓肿引起疼痛。B超可以探知淋巴结及脓肿(髋关节X线为阴性)。

2) 胸椎结核:沿髂腰肌形成流柱脓肿。结核可有长期低热,但少疼痛。穿破前可有短期疼痛而就诊。不可忽略胸椎X线片。

3) 腹膜后阑尾炎:同样刺激髂腰肌使髋关节屈曲,特别是婴幼儿,动腿则哭。腹部检查及直肠指诊均见阑尾处压痛。

(2) 脊髓:髋关节部只有主观性痛,局部无压痛或活动受限。少数有局部皮肤触痛过敏。

1) 脊髓瘤:椎管内压迫髋部供应神经,MRI可以诊断。

2) 神经根炎:可能为病毒引起,目前只能靠各种检查阴性而诊断。

(3) 睾丸:髋关节阴性,睾丸有压痛。

1) 睾丸或附件扭转。

2) 睾丸炎、附睾炎。

(4) 腹股沟:髋关节阴性,腹股沟有压痛。

1) 嵌顿疝、李斯特疝嵌顿,特别是女孩疝。

2) 淋巴结炎。

列表形式示意:

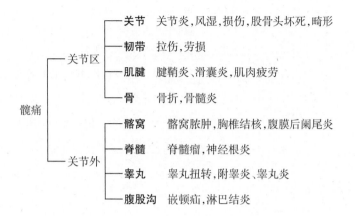

最后核对:

以上方法得出诊断后,再对照该病典型描述复查本患者症状体征的符合程度。不符合处必须有合理解释,方可最后确定诊断。

第三节　小儿外科治疗学

一、确定目标制订方案

治疗方案的设计一般是在初步诊断后也就是门诊诊断后即应完成。包括关键治疗方法、手术、用药、营养、护理,有时还要补充随时需要的进一步诊断和出院后的康复治疗。诊断尚不确定时,重点是设计诊断计划,诊断确定后再继续完成全部方案的设计。首先确定治疗的目标,希望解决什么问题,达到什么结果。然后选择什么疗法或手术。根据不同目标常见有五种方案模式。

(一) 根治方案(curative treatment) 一般是希望一次完成全部治疗,达到根治痊愈,即纠正病理、消灭症状、不留后遗症、不复发,称为一期疗法或一期手术方案。临床上绝大多数治疗方案属于此类。一期方案的特征包括:一次住院或不住院患者一次连续若干天的一个疗程门诊,只包括一次手术或一次重大损伤性治疗,以后不需因同样病或有关病再入院或手术。必须根据完整的包括病理细节的诊断、疾病的自然发展规律、患者的身体素质与家庭条件(包括社会经济条件),与患者家属共同商议后制订。

(二) 带病生活(diseased subsistence treatment) 一般针对慢性病,尚无根治方法,但症状不严重,不影响正常生活。对一些不影响生命和生活功能并且非常难纠正的畸形,可设法改善生活,长期维持。另有一类如不能切除的恶性肿瘤,用化疗、放疗等长期控制肿瘤不再生长和扩散,人们称之为"带瘤生存",也可纳入带病生活治疗模式。二者根本的区别在于前者重点是改善生活和年长后的学习、工作和社会活动;而后者重点在保存生命,等待机会争取根治。

(三) 姑息方案(palliative treatment) 专门针对目前无法根治的、同时有一定痛苦的疾病。治疗的目的是减轻痛苦,改善生活不便。具体目标包括无疼痛,生活能家庭自理,适应正常家庭生活活动与精神活动。要根据疾病的病理性质与严重程度(必须有肯定的根据)与家长商定。姑息方案也可分期进行(或分期手术)。第一步最好是先解决疼痛问题。也要意识到现代医学进步很快,应该考虑留下可以根治的后路。

(四) 应急方案(emergency intervention) 危重急症患者,只要致命病因诊断明确,即应马上就当时情况抢救。如呼吸衰竭立刻注射兴奋剂,心力衰竭注射毒毛花苷 K,喉梗阻立即插管或气管切开等。先保证患者不致立即死亡,再制订继续抢救方案。优先要应急解决明显痛苦与生命危险的问题,情况稳定后要继续进一步完成深入诊断。问题复杂时,或需先做准备治疗或手术(如气管切开,张力压迫的减张、引流、造瘘)。应急方案实施后,立即需继续制订根治方案或姑息方案。

(五)暂缓待机方案(selective intervention)
一般针对慢性患者,而暂时根治条件不成熟,暂缓一个时期。例如新生儿先天性畸形,有关器官组织尚不成熟,需达到一定年龄时手术纠正。又如严重创伤合并感染后遗窦道或畸形,需待感染控制、创伤基本愈合后,做一定的准备工作,再择期行根治、手术。有时需几次入院或几次手术,称为分期疗法或分期手术。一般医生和家长都不欢迎分期手术,并且任何疾病也是及早治愈为宜。因此选择分期法必须有充分的必要性。但是改选一期,也必须保证安全与成功,不可企图侥幸。

二、选择路线设计方法

对抗疗法(allopathy)与顺势疗法(homeopathy)并重。

治疗目标明确、方案制订后,要落实到具体治疗方法。任何一个疾病的治疗都需要对抗疗法与顺势疗法有机结合,精心设计。一般治疗计划要包括四个方面内容:

(一)消灭病灶(lesion eradicate)　病灶是病因病理的局部具体产物。病因要从创伤、感染、畸形、肿瘤等逐项分析,给予针对性措施,基本上属于对抗疗法。如感染使用抗生素,肿瘤使用化疗、放疗、手术切除,畸形要手术矫正,功能紊乱要针对性地用药或手术处理有关器官。病理变化要分析可逆与不可逆。可逆者要及时终止恶性循环,不可逆者要设法清除或补救损坏的病变。现代医学目前基本上偏向于手术切除病灶。但是手术毕竟是破坏性医学,最好设法避免。对抗疗法中人们熟悉的主要是手术与化疗。但是现在物理疗法、放射性原子能、超声波、生物疗法、基因蛋白分子疗法都已渐渐进入临床,丰富了对抗疗法的选择。

(二)解除症状(symptom relieve)　症状是病因病理造成病灶的反应,清除了病因,控制了病理,症状应该自然解除。再者,症状是患者自身抗病的自然反应,例如发热就对消灭细菌有利。因此有一个趋势就是给了抗生素就算完成治疗,不管退热。殊不知高热仍然严重的消耗患者,何况高热使患者痛苦,且患者本来就是因为高热而就

医。抗生素控制细菌后,还需要一定时间控制发热,而且不一定能控制。从患者出发,即使不能清除病因病理也要减轻患者痛苦,因此解除症状不应忽视。此外,有的外科医生,手术清除病灶后,不管患者伤口疼痛,只能批评这种医生麻木不仁。常见的症状如:发热、疼痛、腹胀、排尿困难、烦渴、厌食、失眠等,都应该按照轻重缓急予以相应的治疗。使患者身心安愉,总会对治病有利。

(三)加强免疫(immune treatment)　对抗疗法的抗生素消灭细菌,手术切除病灶伤口的顺利愈合,都需要取决于人的免疫能力。适当地增强免疫力仍属必要。最简单的如增加维生素B、维生素C肯定是安全的。根据对抗疗法后的疗效反应,必要的补充球蛋白、抗体或激素制剂,有时能起良性转折的作用。当然,现在分子医学时代,在加强免疫措施方面,肯定会有新发展。局部问题常用的热敷、理疗和局部用药都是局部增强免疫的措施,遗憾的是,近来在现代化的大医院里也常被遗忘。这与"儿童治疗力求简单化"的思潮有关。

(四)基本治疗(basic treatment)　就是指患者的休息与营养。众所周知,人人在做,似乎不需一谈。然而有些患者特别是小婴儿在医院中的休息与营养常被忽略。不得不复习一下顺势疗法中的有关全身休息和局部休息的各种措施。对一般患者,常用的安眠药、镇定药均可保证9h以上的睡眠。少量、清淡、色香味可口的半流食保护食欲与消化功能。同时用一些补充性的维生素与微量元素,对一般短期患者完全可以保持住患者的活泼精神,病愈后立刻恢复健康。疾病影响饮食超过1周时,则需注意检测和维持正氮平衡。必要时,需调整饮食,补充能量、有效氨基酸和维生素等。对禁食患者更需注意嚼口香糖、滴葡萄糖水等措施,保存经口消化活动功能。对症状严重不得休息的患者,需长期镇定或实行睡眠疗法与冬眠疗法。对昏迷患者更需注意"真正"的休息,特别是各器官、各部位的休息。与此同时,在另一方面,还要注意人生必要的"运动"。特别是受压部位不生压疮,加压给氧使肺部深呼吸不发生肺不张、肺炎。清醒的患者,需要抱出的患者,局部器官的休

息与活动则根据各部特点安排包扎与固定。以上似乎都是护理工作，但必须全面列入治疗计划，并有具体医嘱。

三、方案施行方式与条件

如何安排住院：在没有儿童医院时代的医生给小儿治病，开了药方留下医嘱，病家就自己买药、服药、休息，等待痊愈。现代医学治疗方法发展得越来越复杂，医疗用具更是越来越庞大，而且一个治疗方案，常需一组经特殊训练的医务人员合作共同完成。于是出现了现代综合儿童医院治疗体系，并且进一步又因为治疗的特点而分了内、外科等很多种专科，同时按病情的轻重、治疗的繁简又分成各种功能病房。选择住院也成了治疗方案中的重要一环。

（一）门诊治疗（out-patient treatment，OPD），不住院的条件　门诊设备：一般不设病床，有治疗室及治疗台。有门诊手术室的单位，另设麻醉苏醒观察台。全部护理工作均由陪同家长自理，一般只有值班护士负责指导担当顾问。

一般患者能在家人帮助之下正常生活与活动；服药或实行治疗中无需特殊护理协助；治疗后无痛苦性反应，也不需特殊观察、测定和记录疗效反应者。符合以上条件的小伤小病来门诊就医的患者，绝大多数属于此类。

门诊手术患者，术后生活能由家长自理，无需特殊护理，手术基本上无失败危险。术后观察至麻醉作用消失、患者清醒、伤口无剧痛，可以回家。按时复诊并随时与医院联系。

（二）一日病房（day surgery）（或称简易、陪住病房）　与正规病房不同，有病床但无护士。全部护理工作均由陪同家属自理，一般只有治疗室值班护士负责指导担当顾问。

患者具备与上述门诊治疗相同条件，但需观察一定时间才能确定者，可留住一日。也有因需早晨空腹进行检查或手术者，而交通不便无法准时到医院，或需术前某些准备者，均可于术前一日住院。也有因损伤性检查及手术后需观察一日而住院者。凡住一日病房者，均需由家属陪伴守护。

（三）普通病房（regular ward）（正规病房或常规病房）　绝大多数外科住院患者，需系统治疗或择期手术，或需复杂准备或长期连续观察，以及需要技术性护理者，均需住院。这种病房患者的治疗与病房生活全部由护士负责。根据病房条件，决定家长陪伴及参加协助护理。各医院病房都有各自的住院规则，患者和陪同人都必须遵守，以维持正常医疗秩序，保证治疗顺利进行。

（四）专业病房（specialty ward）（有特殊专业设备及专业护理准备）　由于分科太细太专，有的医院设有特殊专业病房。一般只收治属于该专业的患者，施行本专业择期手术，术后需特殊专业技术性护理。这种病房的设置情况复杂多样，各院根据本单位的条件规定管理章程与规则，无统一要求。

（五）监护病房（critical or intensive-care ward）（或称危重病房）　有各种抢救设备及专门技术人员，24h服务。危重患者需密切观察及随时抢救者，多数由其他病房临时转入。也有急重患者直接从急诊室或急救站转入。原则上均需事先通知监护病房，经监护病房负责医师同意接受方可住入。监护病房工作繁忙，设备复杂，行动多需分秒必争。家长在场可能妨碍工作，特别是普遍需要保护性隔离，所以一般不允许家属陪伴，甚至不允许探视。但是必须保持与家长的随时快速联系渠道。

（六）康复病房（rehabilitation ward）　康复病房目前在我国尚不普遍。少数医院建立了康复中心，但各自为政，差别很大。所以收入康复病房的条件与方式，这里也很难介绍。原则上，是为了治疗后期需要继续进行的功能恢复治疗。该病房须有各种康复设备及技术人员，主要任务是帮助患者恢复有关器官的功能。更重要的是训练患者及家属学会必要的康复技术及相应的理论，使他们知其然也知其所以然，以免回家后操作不当，影响疗效，甚至发生偏差与事故。

四、治疗实施的方法（如何开医嘱）

（一）住院患者医嘱（in-patient order）　对一般患者，入院问过病历后，医生就应该马上开出医嘱以便使护士开始服务。但是一般患者的常规服务，护士可在开医嘱前按自己判断施行。对危重患者,医生可先给口头临时医嘱。正规医嘱要按下列顺序考虑,以免漏项。属于常规公认的服务项目可以减免(不必写出)。其他特殊医嘱集中开在最后,以引起特殊注意。

1. 病情(condition)　包括"病危、病重、一般"等。病危要求监护并通知家属;病重要求密切定时观察,家属守护;"病情一般"对手术患者则只要求守护至麻醉清醒,属于公认常规,可以不开医嘱。病情医嘱包含的具体内容,各医院、各专业都有不同。如等级护理,只开一、二、三级即可。某种特殊护理也只开出名称即可。具体要求内容有各自病房的护理常规可查。

2. 卧位(position)(只开指定体位)　常用的指定体位,包括:平(仰)卧、俯卧、侧卧(左、右)、头高、头低、半坐、蛙式、截石及双足悬吊位等。非固定体位为自由位,不需医嘱。有的体位,特别是小儿指定体位,多需约束带固定。一般常规约束带不需医嘱,特殊约束带或特殊患者用约束带常需单开医嘱。按规定,指定体位不允许下床活动,必要时下床必须有医务人员许可并陪同监护。

3. 饮食(diet)　包括禁食禁水、流食、半流食、婴儿饭、奶方、特殊食谱等。饮食医嘱不可省略。自由饮食至少也要开"普食"。禁食禁水、流食、半流食的患者常规要记液体出入量。特殊食谱需记全部出入量,但必须另开"记录医嘱"。

4. 输液(intravenous drip,infusion)　禁食患者多有静脉输液,有的医院要求单开留置静脉输液医嘱。所有医院都要求输液内容需开详细医嘱,包括术后全天液量、电解质比例、补充营养品或肠外营养等内容。每天临时按日开输液医嘱,直至停止输液。

5. 用药(medication)　包括抗菌药、专用治疗药、营养辅助药及止痛药,开出药种、剂量及用法与途径。尽量利用静脉输液渠道,避免另外注射。必须有明确文字医嘱注明加入大瓶中摇匀、加入静脉滴注中或经皮管穿刺注入。特别是毒性药品,如 KCl,要求一定的安全浓度与注入速度,必须注明。

6. 特殊护理(special nursing-care)　包括心力衰竭护理、喘憋呼吸衰竭护理,以及各种伤口、引流管、牵引、固定、肠瘘、会阴护理等。一般常规手术后伤口护理不需开医嘱。特殊指定的生活护理也应另开医嘱。各专业病房常有各种专业性护理常规,医嘱只开出代表性名称即可。无成文规定的医嘱,则需逐项分别开出。

(二)手术医嘱与安排　一般常规手术要完成手术通知单。上传手术通知书以前,术者、助手、麻醉师、手术室及病房护士必须有联系,彼此了解全部手术安排。小型常规手术(主要指门诊手术)上台前,术者、麻醉师、看台护士必须互相通报手术步骤。一般常规手术以及小手术,术前也都要把手术安排情况通报家长(及安慰患者)以示郑重、负责,请他们放心。应该安排的内容如下:

1. 术式(operation,procedure)　按手术打击分为大手术、一般手术、小手术,按技术熟练程度分为常规手术与非常规手术。手术名称填入手术单。主要步骤要记录在手术志或病程日志上。

2. 麻醉(anesthesia)　必须事先安排选定合适的麻醉,填入手术单。一般手术都要求麻醉师术前检查患者,会见家长,讲解麻醉效果,打消家属的顾虑与恐惧。必须表示对所采用的麻醉有把握,一般问题如何解决。意外难免,毕竟是非常罕见。相信麻醉师绝不冒险。为了督促麻醉师与家长沟通,也可实行麻醉前谈话签字书制度。麻醉方法及常见问题抢救措施必须考虑周密,具体落实。门诊手术尽量以局部(或区域)麻醉加浅中枢抑制为上选,以简化术后苏醒的护理。

3. 参加手术人员(operation team)　术者、助手、麻醉师、手术护士一般要求事先确定,填入手术单,并记录在手术志中。不能临时更换。因为手术计划是经过深思熟虑或集体讨论而决定的。任何轻率的改变,都使人增加对"慎重与效果"的疑虑,无形中增加纠纷的风险。特殊复杂手术、新开展大手术,要求有关人员有一次模拟排练。

4. 手术时间(operation time)　一般要求事先固定,不能更动。最好是早晨,越早越好。因为麻醉需空腹、禁食,时间越长越影响患者情绪。接台手术以较简单的手术为宜。下午手术最好是原有胃肠减压的患者。术日的上午可用镇静剂使患者安睡。此外,手术时间的决定,还要考虑术后观察与护理的条件要求。要考虑到医、护、家属及配合科室的条件,特别是周末、假日期间的大手术。

5. 手术室(operation room) 手术室各房间条件不同,应根据手术要求选择。原则上确定后不宜改变。经排练过的大手术当然更不能改变。即使是小手术也应事先准备器械设备,临时改变难免有所遗漏。临时改变手术房间,也容易造成手术时对外联系错误。如:化验标本搞错、医生传话搞错,甚至与家长紧急联系搞错。

6. 联系家长(family communication) 无论如何,手术是风险治疗,意外永远是想不到的,随时可能发生,必须能随时与家长联系,因此必须有专人负责。事先要与家长见面,并明确联系方法,严格遵守。手术进行情况随时通报家长,手术室内有事能立刻找到家长。家长有需要时,随时也能找到指定的联系人。这都是使家长安心的重要措施,使他们耐心等待,不必到处乱找人打听。

(三)出院(discharge)与医嘱

1. 出院条件

(1)全身精神好,生活自理或家庭能照顾,能玩、能吃,不发热,无明显痛苦。无可能死亡危险的征象,常规化验及血常规基本正常。

(2)特殊专科疾病或手术后,达到专业规定的出院条件。

(3)局部伤口愈合,无感染,无裂开或出血危险。

2. 带药处方包括

(1)书写处方:姓名、年龄、药名、剂型、总量、单量、用法、次数、签字。

(2)核对药物:面对药物,询问家长对药物的理解与服用方法。

(3)外用药示范:最好由家长当面表演一次正式使用的完整过程。

3. 出院医嘱(discharge order)

(1)方式:可以口头也可书面写在门诊手册上,包括指导伤口护理及生活护理的特殊要求。

(2)伤口:何时更换或除去敷料、何时洗澡、用肥皂。伤口愈合的标准,解释日后瘢痕变化规律(变形、变色、痒痛等可能性与处理办法)。

(3)休息与生活:饮食、跑跳、工作、上学、上体育课等具体要求。必要时开诊断书及假条。

(4)出院复诊:何时随诊,如何联系,以及术后康复计划与措施。

4. 出院随诊(follow-up) 也属于门诊复诊,由门诊手术后或出院时安排,也包括患者主动要求随诊。

(1)随诊记录与登记:随诊记录应该记入原住院病历,同时记录在门诊手册(可用复写纸)。随诊登记是为了观察治疗的效果与远期发展变化,既是对患者负责到底,也完善医生的治疗经验,更重要的是临床科研最好的资料。医院有登记,病房也要有登记,为了科研还可以单立专项登记本。至少在一般病房或门诊登记本中做一标志,以便需要时查阅和与病家联系随访。

(2)计划随诊检查:随诊的检查与观察项目要在出院前计划好,包括随诊项目与日期。通知家长,并记录在病历中。第一次随诊记录中应包括完整的随诊计划,特别是对比性检查项目,要求明确或量化,以保证日后对比观察的连续性。

(3)康复指导:随诊中常常同时进行康复治疗。康复计划以及进程和效果,均应记录在案,并随时检查家长的康复操作技术,加以指导。每次复诊均应逐项检查患者,并向家长通报康复效果的评价(进步、如故、退步)。

(四)非住院治疗(门诊医嘱)

1. 门诊记录与登记(OPD record and registration) 每个患者应有门诊记录(门诊手册或门诊病历),包括主诉、诊断根据、拟诊(初步印象)、治疗计划与处方。医生个人或诊室应有每日患者登记本,记录就诊患者,包括姓名、年龄、性别、诊断(初步印象)、处理(用药、检查、住院、手术、转科、会诊、无病回家)。

2. 门诊处方(prescription) 方式与内容同出院携带处方,但是对门诊患者更有特殊要求。由于小儿剂量复杂,并且要求准确,因此剂型多种多样。然而医院药房可能临时准备不全,医生开出的剂型、剂量可能与药房发出药物不一致。为了确保无误,特别是特效药,有必要请家长取药后回诊室与医生进行核对。

3. 门诊医嘱(OPD order) 包括护理性医嘱

与治疗性医嘱。安排复诊时间、复诊医生及复诊目的。

(1) 护理:主要是全身性休息与局部性保护。不应要求家长在家中施行复杂专业性护理,更不应委托家长进行治疗性护理,绝对不允许家长进行损伤性治疗。例如小儿肛门手术后扩肛,只能在医生把肛门扩张到标准大小之后,保证不再出血,才能交给家长继续维持原大小(原号不增)的"维持性扩肛"。

(2) 治疗:必须无危险,家庭能掌握。如热敷、坐浴、维持性扩肛,以及某些家庭病房措施如简单的骨科牵引等,医生装好后由家属护理及随时调整。任何治疗,必须经负责医生确实教会家属中指定专人操作。

(3) 观察:观察项目内容必须具体明确。如全身注意精神食欲,记录与昨天的比较;局部病变大小变化与疼痛轻重发展。主要都是与昨天对比,最好要求每天记录比昨天减轻、不变或加重。

4. 治愈标准(宣布痊愈) 第一次就诊时就应该订出目标和痊愈标准。一般全身条件恢复正常生活、活动;局部恢复预期功能。无伤口、无痛苦、无影响生活的症状。达到目标后正式向患者及家长宣布痊愈,征求认可,并记录入档。痊愈后根据情况的需要也可安排愈后随诊,方法与出院随诊相同。

五、有关手术的特殊要求——"三方九点"

(一) 介绍"三方九点"(three dimension evaluation)评分参考(决定手术的价值,要与家长共同探讨)

1. 先谈疾病本身的危害 威胁生命评3点,严重痛苦、疼痛、生活困难评2点,基本正常生活但影响功能或美观评1点;尊重家长意见。

2. 详细谈手术能解决的问题与预期的效果 病家满意评3点,同意接受评2点,勉强同意评1点;要根据本院自己的实际水平,坦诚分析。

3. 最后谈不幸失败的危险率与后果 对身体无害如手术时的痛苦与术后瘢痕评3点,损害重要器官评2点,可能致残致命评1点;要讲本院的发生率(表3-7)。

表 3-7 评分参考

项目	评分		
	3点	2点	1点
疾病本身危害	威胁生命	严重痛苦	影响功能
手术预期疗效	病家满意	同意接受	勉强同意
失败危险后果	无害身体	损害器官	致残致命

总分不足5点,手术价值可疑。与家长讨论时,要求按上述先后顺序谈,先谈手术的必要性,再谈手术的效果,最后谈危险性。如果先谈危险性,家长可能因先入为主而惧怕手术。讲究谈话艺术,引导患者及家长安心接受手术。

例如:小儿阑尾炎,多数于一两天内扩散为腹膜炎。小儿腹膜的面积和全身皮肤的面积差不多,腹膜全部发炎相当于全身皮肤烫伤,对孩子生命威胁可想而知。假如孩子腹痛已经一天,今天精神食欲不如昨天,说明感染在扩散,危在旦夕。应评3点。现在阑尾手术效果很好,我院(首都医科大学附属北京儿童医院)曾统计40年,1万多例无一死亡,一般在1周内痊愈出院。家长如满意也可评3点。至于手术失败,只能是意外。但是,手术是危险的治疗。出血、感染、麻醉意外,严重的都可能致命。绝对非常罕见,但谁也不能保证100%。应该相信,医生肯承担风险,肯做手术,总是有自信的把握。不然他何必找麻烦,他很容易把患者转走,请你另找高明。因此这个手术的危险后果也可评3点。于是总分共为9点,为满分,手术该做。即使不评满分,各评2点,总分也超过5点,手术也是该做的。

另举一例新生儿唇裂,只影响美观,评1点。一般新生儿时修复很难达到3点,孩子长大后常需二期修理,多数评2点。如果麻醉安全无保证评不了3点,则难达到5点以上。手术很勉强,不如等孩子大了再做,或转给技术高的专家医院。

(二) 手术签字意义(手术同意书 operation agreement) 手术前签字是多年来国际传统手续,已被公认,有其存在的生命力。但是也有人误解,甚至形成单方面强制性的霸王字据。严重损害了医患关系。治疗计划既然要医患双方共同讨论同意,手术的确定更应双方同意。签字以示郑

重、负责,无可非议。关键是用什么思想、什么态度、什么方法进行此项工作。

1. 督促透明行医 这应该是手术签字的真正目的。必须经过医患双方共同讨论手术的决定与计划,达到互相理解,互相信赖,交了朋友。写在纸上互相签字,也是督促双方认真负责的讨论。签字的一刹那,也是迫使双方再慎重考虑一次,发现问题,仍可继续讨论修改补充。签字书不一定包括全部讨论细节内容,但签字表示互相保证"曾经进行充分讨论"。

2. 不是法律依据 手术签字不是签约,不是合同,也不经过公证,更没有法律规定。只是双方证明肯定"进行了"认真讨论,签字书上应该只求互相谅解,不谈责任,不能写"一切后果责任自负"。一旦发生事故纠纷,签字书只是病历中的一页。在法律上和病历的作用一样,只供参考。绝不能有强制性"责任自负"之意。必须警惕因为误解,而在术前使医患之间成为互相猜疑的对立面。

3. 争取同意并配合手术 为了达到使患者同意并安心配合手术的目的,请求家长签字要讲究谈话艺术,要诚恳、真实、有根据,要同情、关心、分忧,使家长有信心依靠你。即使效果不满意,也使他感到这是可能范围内最好的结果。特别是远期效果,要使他永远有希望。相信医学进步很快,来日方长,总有机会弥补解决。

(三)进手术室人员的基本条件要求 手术是一个高度统一的集体合作技术,有人将其比作现代化战争,并不为过。那么,手术室就是战场。进入战场的一切人员,都要求有非常严格的军人纪律性素质。以患者安全为首要,服从指挥员统一领导(目前多认为术者为全面手术指挥,麻醉师为生命指挥)。临时有意见可以提,但不能影响手术进行。手术期间,术者有绝对指挥权,除非有更高权威正式宣布由谁指挥。这种安排也必须事先决定(如老师带学生手术)。只有万不得已时,才能临时改变指挥权,如术者突然晕台,或特殊错误被解除指挥权。临时更换指挥员,一般都肯定影响手术效果,至少留下不良阴影。指挥员观念是参加手术或进入手术室人员必须培养的基础观念。此外,还有几项技术观念,也需经过必要的训练。

1. 无菌观念 所有进入手术室人员都要求具有无菌观念,包括自身的严格无菌行为,同时监督所有在场人员的无菌行为。这要养成自然反射,隐蔽的错误都能发现,可能的污染都能躲避。手术台上有菌无菌部位概念清楚,感觉敏锐。

2. 患者的保护观念 警惕手术台上患者可能发生的局部压痛、压伤。麻醉下长时间压迫可造成软组织、神经、血管压伤,小婴儿甚至发生骨折而未发觉。注意为固定手术体位所用的约束带压迫,手术台上不平的硬物件与台上人员的依靠在患者身上等压迫。台下人员有义务监督、提醒纠正。台上电器(如电刀)的误触开关引起意外透过(覆盖巾)性烧伤患者而未发现,冷热水或药水透过覆盖巾即使不致损伤,也易导致污染与感染。麻醉师对患者的头部器官,特别是眼睛的保护更为重要。最容易发生严重损害的情况,是因为麻醉师不在头部(如头部手术),术者和麻醉师两不管,而发生眼角膜损伤。台上台下必须随时注意提醒,但是一般要明确由麻醉师负责监督。患者送进手术室,一般都是重病或是在麻醉下,失去自我保护能力。环境的冷热、通风以及任何不利的情况发生,都需要有人负责保护。甚至发生意外事故,如爆炸、起火、地震,都要先把患者抢出。自己首先逃命至少是手术室道德修养不达标。

3. 弃物保留观念 术中台上取下、丢下、掉下的任何物件都必须保留室内,妥为分类保管。绝对不许移出室外,或随手丢入垃圾废物桶中。术后分类清点,向术者请示后处理。包括:血污纱布(算失血量),切取的异物(保留?)及标本(送病理?如何固定?)。有时一个活检标本的丢失或损坏,常常使本次手术彻底失败。此项任务应落实到台下护士。其他室内人员特别是参观手术人员,原则上不允许热心插手服务。

4. 电气或器械设备事故观念 现代化手术室都有各种复杂的电器化设备,理论上越是现代化越复杂应该越安全。然而事实上没绝对不出故障的机器。何况目前所谓高级自动化手术室,也难免使用临时需要的"不够档次"的器械。电气事故不容麻痹大意。因此要求手术室所有人员都要有基本的电器知识及爆炸知识(如电压、瓦数、绝缘,易燃、易爆药物或高压气体),都要掌握基本的预防与应急措施,熟悉手术室内各种电器切断电源,拉总闸,以及有关防火知识(警惕氧气、酒精、汽油、易燃易爆麻醉剂与电刀,甚至干燥衣帽摩擦等可能产生静电)。不但要自我保护,而且还要能指导所有进入手术室的人注意预防失误,和帮助自救与弥补。越是现代化设备仪器越不允许自己拆卸修理,必须暂停使用,照章请专家检修。必要时,患者手术暂时移至另室继续手术。手术中随手使用及操作的设备知识,治疗室、监护室现代化设备使用知识,应该由该室负责专人深入研究掌握。负责临时指导并监督使用,以及平时的负责保养检测调试和用前的数据校订。使用者上台前也应了解必要的使用方法,最好事先做试用检查。也应了解一些保养维修知识。有的设备要求术者当时校订是否合格(如电刀性能与强弱等)。在每次用前都应该重复学习仪器的使用,因为仪器性能也常有变化。一个重要的纪律就是未经负责人指导,任何人不许乱动高科技设备或仪器。固定的设备如手术台以及屋顶的无影灯,重量很大,每天拉来拉去,不知哪天突然坠落、翻倒,就会造成严重损伤,不能把责任推给建筑和工厂的工程师,手术室应该每天有人检查。

六、疗效评价建议

(一)四满意原则(four-satisfaction)

1. 医生自觉满意　治疗方案是由医生制订的,医生认为的最佳方案。至少应包括:诊断正确、治疗规范、疗效达标。更高的要求是,决定手术评分高(参考9点评分法),设计符合医疗规范,医生自己对本项技术熟练并且有兴趣甚至偏爱。

2. 患者(家长)满意　首先必须使家长充分理解方案的内容、后果与制订根据,务求医患对方案理解一致。特别要注意家长的实际要求与当时口头接受承诺表里一致。例如对于面部血管瘤,家长要求彻底切除,实际是要求术后面部完整美观。如果只理解为根治肿瘤,表面上双方讨论一致,实际上相差悬殊。

3. 社会认可　人的生活不能脱离社会,社会的反应影响人的生活质量。成人治疗效果由医患

讨论同意,方案基本可以通过。小儿的未来社会问题更为复杂。现时社会就有爷爷、奶奶、外公、外婆的批评与干预;入学后同学的议论;成人后搞对象、就业等,都需要一般社会舆论所能接受。否则都会影响患者的生活质量和以后的身心发育。特别是不能彻底根治或后遗残疾的疾病。

4. 经济合理　评价医疗效果必须包括经济核算,价格实效比(cost-efficacy)必须合理。特别现在我国儿童医疗保险制度尚不完善,一切住院费用、出院后医疗费用以及生活营养费用,都应该尽量计划在病家的实际承受能力之内。

(二)疗效评价　长期以来疗效的评价由医生同行判定。符合医学原理与操作规范,诊断符合病理,效果达到同行认可的水平,就算满意的疗效。今天在人文医学时代这显然是不够的,因此出现双重评分要求。

1. 四满意评分　提高服务质量。

(1)医生满意:治疗选择时评分高,诊疗施行均符合常规,操作技术熟练完美。

(2)患者及家长满意:对患者的身体、心理恢复,包括日常生活、工作、学习等适应能力,主客观评价均高,承认满意。

(3)社会认可:亲戚、幼儿园、学校交往与舆论,以及以后在升学、就业、结婚等方面均无歧视。

(4)经济合理:价格实效比例合乎社会认可标准,更主要是符合病家承受能力。

2. 医生自我评定　提高技术水平。

(1)科学要求:诊断准确符合病理;治疗规范,实施与计划符合;疗程顺利,无差错、无废步。时间紧凑,不弛不乱。

(2)艺术要求:局部解剖外形满意,生理功能满意。

(3)人文要求:出院后精神食欲正常,生活规律正常。与病家交上朋友(主顾)。

(4)责任要求:远期无不良并发症或后遗症。

以上项目均可按百分制自我评分,算出平均值,作为个人技术纪录,督促进步。

七、治疗一贯负责制

治病由一个医生负责到底,本是传统行医模

式。患者得到连续治疗,医生得到完整信息。随着医学的进步,医院规模的扩大与工作的复杂化,出现了现代的医生值班制。这使医院成功地完成了日益繁重的医疗任务,但是患者的治疗与医生的经验都失去了完整的连续性。为了弥补不足,提出治疗一贯负责制。这原是20世纪20年代美国约翰·霍普金斯大学的住院医师24h负责制的改良。在现在信息时代,青年医师24h住院服务已行不通,但实行一贯负责仍有可能。具体建议如下:

(一)明确负责人 现代医疗工作,均为集体合作行动,必须明确一人负责任。此人必须能长期密切接触患者,必须了解治疗方案与计划制订的始末,并且能尽量参加所有治疗步骤的实施,以便使一个复杂的、多人参加的治疗计划,统一贯彻施行到底。由他监督催促计划的按期完成。家长随时有问题和意见,有固定的人可找;医院、科室检查了解患者情况和治疗工作也有对象。按老传统,此人以病房收患者的住院医师最为适宜。

(二)负责任务 了解患者全部病史及体检,了解全部各种检查化验结果及其动态变化,参加制订治疗方案与计划并负责与家长商谈及签字,参加所有治疗操作。从接待、决策,到出院、随诊,均由此一人负责到底。具体任务是直接与患者及家长联系。代表院方,纵向联系各级有关医护,横向联系各个有关协作科室。把各方面的力量有机地融合到一个治疗过程之中。

(三)实行方法 在目前值班工作制情况下,非24h住院医师在班时当然可以实行上述任务。下班或休息以前,尽量把一切应做的工作(至少是主要工作)完成。休息有交班,只能交一些维持性常规工作。算是请接班人代劳,替你完成一些任务,责任仍由你负担。不放心的工作就不能交班,宁可加班或换班自己完成。这一点就是与现行值班制不同之处,不是谁在班谁负责。万一患者临时发生突然变化,已经由值班人处理。事后必须详细了解情况,以便自己继续处理,把责任接过来。因故或职务调动,患者转出,必须有书面交班志,向接班人详细交代。

(四)工作要求 作为患者治疗负责人,当然要把工作做好。特别是技术操作,无论任务大小,轻重缓急,都必须要求精益求精。事先都应有所准备,做到深思熟虑速战速决。这是争取家长信任,建立威信,以及医生自己迅速成长的捷径。每件工作及其效果都记入病历日志,并且向患者通报核实,彻底实行透明行医。医生自己对每个患者也应该均有连续记录与登记副本,作为他日自我考核和工作总结、科学研究的便捷资料。

八、突发事件急救知识

儿童医院对托儿所、幼儿园、小学校等小儿集中的机构发生意外伤害,受到灾害,有不可推卸的抢救责任。医院必须常备不懈,要求应急物资经常有备,急救人员必须训练有素。平时必须充实有关知识。

(一)组织指挥知识 群体伤病同时就诊,要有专人(自动或指派)出面,任指挥员,负责指挥全局。

1. 现场指挥分类处理 指挥员安排专人或小组负责患者的分类。判断病情及"一分钟检查"确定病位。按病情病位分送各急救室(组)分别进行治疗。一般可分为:抢救重伤(分秒必争);处理轻伤(包扎给药,迅速送离现场);分科分类收容一般伤员(病房治疗)。各急救室(手术室、门诊、病房)均安排专人小组负责接待、处理送来的患者。

2. 各急救室(组)内设指挥员 指定高年资医师指挥,按轻重缓急,确定抢救决策,分配实行与指导操作技术。最后核对验收工作。

(二)诊断分类技术 一分钟快速全身检查,作出病情病位诊断。包括问话,了解精神活动及疼痛部位,同时看面色与呼吸,判断轻重缓急。马上用双手插入患者头发,抚摸头皮有无伤口、变形、出血及颞动脉搏动。左右轻转头部,注意耳鼻出血及颈部活动。不脱衣服按压双侧肩窝、肋骨及腹部达耻骨,注意疼痛反应。拉双侧手及指,敲双侧膝盖,注意疼痛及衣服血迹。以上全部操作要反复训练,要求一分钟内完成,并且要求准确到位。到急救室后,有条件时作两处听诊(胸、腹),必要时做三处穿刺(腹、胸、腰)。基本上可以在半小时内全部完成。当然要取决于医师训练水平。

(三)处理转运方法 现场或急救站的另一重

要任务就是转运患者。首要要求是保护患者在运送途中安稳,尽量无振动。有先进的全身性气囊保护设备当然理想。可惜很少有救护车内有不同年龄小儿设备。较小的小儿多可由一人或两人抱起转运。一般局部伤可用各种夹板固定;全身多处创伤,特别是怀疑脊柱骨折时,可用厚垫及双重竹帘或苇帘将患者全身卷起绑紧。专人抱起,小孩子最好抱在怀里运送。大孩子可置车内软床上或悬吊于车顶并有人保护。全部运送工作包括患者各种检查、包扎、装车,动作都必须轻、稳,避免增加疼痛及损伤。总的目标是争取尽量安全迅速运送至医院急救室治疗。

第四节 接待学

一、医生职业性质

医生的职业是高科技、高风险的服务行业,要求有一个奉献的人生观和一个科学的世界观,并且还要有精益求精的医疗技术。不端正这个观点,很难做一个好医生。做一天医生,就要不断深化这个认识。由于在医疗服务中,医生与患者的根本关系是患者求医生治病,医生处于"恩赐"地位。因此,一般情况下,患者见医生总是毕恭毕敬,治好病后是千恩万谢。于是医生也常以有功自居,而忘记自己的服务地位。事实上,医生治病本是应该尽到的天职,是对社会的回报,没有恩赐,不能骄傲。在社会上,医生长期以来被视为治病救人、道德高尚的学者绅士。患者尊敬医生是自愿的,千百年来已形成文明社会的风气。然而,医生的所谓高尚神圣,客观上表现是事实,而实际主观上存在虚伪的成分。所以,医生的神圣地位是不稳定的。近年来,由于多种原因,医生的形象受到严重扭曲与损坏。医生有时不但受不到应有的尊重,反而受侮辱、遭殴打,甚至被投诉至法院。有的医生自己也因为逆反情绪,对现实的社会经济地位不满而自暴自弃,自不检点。致使现在这种扭曲至今得不到根本改善。

患者是医生服务的对象,因此对患者必须有个正确的认识。首先,患者是个"人"。"人"有个人的感情意识、人格尊严,有家庭和社会背景。教育不同,生活条件不同,人的性格是多样的。生病是痛苦的,必然影响个人情绪、生活及社会活动,因此患者有时表现出不正常的忧郁、烦躁,甚至丧失理智。而周围的人对患者同情、抚慰、迁就,也是人之常情。特别是孩子病了,常常更骄、脾气更大,全家谁也不敢惹。孩子的家长,特别是独生子女的妈妈,自己的宝贝孩子病了,非常心痛,非常着急。为了给孩子治病,忍饥受累,强压自己感情,委曲求全地求医生施恩,给孩子治病。同样客观上是事实,主观上有虚伪的成分。患者的忍耐(所谓 patient)也是有限度的,不稳定的。

在这个基础上,如果医生也能尊敬患者、同情患者的痛苦与渴望,就很容易交朋友,成为托命朋友。医患之间互相信赖,疗效必然事半功倍。遗憾的是,近年来,多种原因,使这种关系受到严重扭曲与损坏。医生有时不但受不到应有的尊重,反而受侮辱、遭殴打,甚至被投诉进法院。同时,患者也必然感到医生不可靠,担心医生不负责、施报复,自己可能失去保护,无安全感。医患彼此怀疑,互相警惕,而站在互相猜疑的对立面。这样如何能互相配合,千方百计医治疾病。虽然医患关系不好是两方面的事,是社会多方面原因造成的。由于毕竟是在"患者求医"的客观事实基础上,患者决不愿得罪医生,愿与医生交好。即使这种交好是被迫的、勉强的。如果医生也能体谅患者、尊敬患者,仍然很容易交朋友。如果医生能正确认识问题,真心、诚恳,一定能交上托命朋友。因为这是患者求之不得的。现在到医院看病,都希望找一个熟人,甚至在医院里找一个非医务员工关照。显然,不是不放心医院的医疗技术,而是希望有个友情保障。如果医生直接要和患者交朋友,患者又何乐不为。所以,医生认清自己与患者所处的地位,摆正医患关系,尊重患者及家属的愿望与人格尊严。凭着医患双方都愿早日把病治好的共同目标,尽管社会上有多少对医患关系的不利因素,双方也能结成共同抵御疾病的战友。"摆正医患关系"是医生接待工作的根本条件,需时刻深思。诚恳礼貌接诊必须要学会,而且要熟练,还要不断钻研完善。做一个人民喜爱的医生,才能使

3

医学知识充分发挥作用,完成高科技、高风险的服务任务。

二、如何做好接待工作

(一)了解就诊的要求 治病的第一步就是先与患者接触沟通。医学的接待学就是讲医生与患者的联系方法。医校毕业后如何行医?首先要学会如何与患者谈话,如何礼貌对待患者,也就是如何沟通。医生要明确是为患者服务,儿科医生更要为家长服务。不能认为家长是闲杂人员,干扰医疗工作。小儿看病,如果没有家长协助,医疗工作很难顺利进行。因此接待的目的应该是充分了解和满足家长的所有要求。不能满足的部分,必须有合理的解释。所以首先是耐心细心听取家长的要求,特别是本次就诊的具体目的,给予相应的满足。按一般的经验,患者家长要求不外下列三个方面:

1. 治愈疾病 要求知道明确的诊断、肯定的治疗与预后。解答要有根据,使家长信服。

2. 解释疑问 解答家长的一切疑问,有利于交友。包括坦诚地帮助家长选"好"医生,计划经济的就医方案,实事求是地向家长告知预期的疗效。

3. 礼貌可亲 这是接待的敲门砖:对家长要平等、尊敬,实行"透明行医",使家长充分了解医生将要为患者所做的一切,并取得家长的充分认可,争取信任与依靠,从而做到"友谊手术"。

(二)学习接待知识 接待的对象是患者和家长,所以医生必须了解患者病情与家长心理。医学技术扎实是医疗接待工作的基本功,这一条对医学生似乎不成问题。但是医学生的医术知识是多年来从书本上学来,所谈的角度、所用的名词常常与老百姓的理解不一致。例如有个小儿面颊有一个核桃大小、红色突起的血管瘤来就医,按医学诊断为血管瘤,应予手术切除。术后病理检查证实为良性血管瘤,边缘切得很彻底完整。伤口一期愈合,瘢痕不明显,医学上评价应该是满分。但是病家的人都不满意。因为术后遗留嘴歪眼斜。良性血管瘤不痛不痒、不影响健康生活,何需手术?患者来治血管瘤,目的是为了美观。所以医

生必须不断向家长学习,了解他们的真实要求、思路与逻辑。还要注意,即使是同一个病、同一个人,有时想法也不一致。手术已经谈妥,要签字时,可能还在想能否不做手术。这些知识在医学教科书中都难找到,必须重视虚心向不同的家长学习。

除此之外,医生还须学习人文科学与社会文化。因为给人治病就不能脱离社会。我有一件丢人的经历,对我教育很深。20世纪60年代,我下乡医疗。生产队一头母猪难产三天、生命垂危,请我抢救。我立刻施行剖宫产,见子宫已经坏死,迅速切除。母猪立刻恢复精神,直奔食槽。次晨生产队将母猪宰杀。我问缘故,回答是:"饲养母猪是为了生仔,切去子宫,我们不养老太太。"看来不了解社会,做兽医也不合格。

1. 了解不同人群的文化、宗教、习惯,以便在门诊见面几分钟内了解病家的社会背景与文化水平,从而达到顺利沟通,说话彼此能互相接受,避免发生误会和矛盾。

2. 熟悉有关的伦理、道德、法律,可以在医疗过程中不犯错误。对待一个患者,处理一个病,总要合情、合理、合法。好心的医生常常把合法忽略。"合情"主要指符合伦理,属于人与人的自然感情;"合理"就要服从多数人的共识和舆论,称为道德;"合法"则是强制执行国家的规定。"法"对个别人可能不合理,但必须执行。我国医疗工作"法"很少,并且订得很晚。很多医生法制观念非常淡漠,这是个危险的缺陷。另外,医生运用法律也和法院不一样。医生是先讲情,只要不违法即可;法院则是根据某条某款判决,最多是"谅情一二"。然而遗憾的是,医生看病有时却按照法院的程序模式:根据医疗常规下达医嘱,照方执行,毫无商量。这显然是受过去"生物医学"思想的"神秘行医"残余影响,与现代"人文医学""透明行医"的要求截然相悖。

3. 锻炼运用哲学、逻辑与艺术,使谈话顺理、易懂,并且使人爱听。操作动作使人能欣赏、有信心。心服口服地承认你是个好医生。医学本来是个自然科学,但是如何把医学正确施之于人,则是个哲学问题。例如关于"生命与质量"问题:有人认为"好死不如赖活着",也有人认为"痛苦活着还

不如快死"。这一对矛盾常是决定治疗的大前提。又如"新旧方法"之争,新法先进但缺乏经验,旧法落后但已使用熟练。医生工作中,每时每刻都需善为辨证解决。

医生的逻辑性代表着头脑清楚,经验丰富。医疗工作常是复杂多变,轻重缓急要求逻辑性很强,特别是分期治疗,不能偏离根本目标。长期治疗中的"既定方案"与"灵活应变"不能颠倒。

医生的艺术性表现在谈话与操作行为中。讲求艺术性是接待工作的基本方法,是直接对患者的接待表现。例如谈手术:先谈疾病的危害性,再谈手术的必要性与安全性。患者表示接受手术后再谈手术可能发生的危险性,同时保证提供的预防与补救措施。这种顺序的谈话,就比先谈手术危险性使患者爱听。这就是谈话的艺术性。又如给小儿查肛:先和孩子及妈妈商量以征得同意,叫孩子仰卧,让孩子能看到医生和妈妈的脸,使他安心。截石位,裤子从腰部拉到膝部,暴露全部会阴。下面垫上布巾,保护患者衣服及床单不被污染。医生左手持纸巾同时扶住肛门,右手(戴手套)示指涂油,先向肛门周围涂油、按摩,渐渐插入肛门检查。查毕,用左手的纸巾遮住肛门,迅速拔出手指,顺便用遮盖的纸巾擦净粪污及油污。撤除垫身布巾,顺便再擦净会阴,然后将手纸及手套丢在布巾上一起包走。最后把裤子拉回原位。动作轻、稳、快而不乱,充分展示行家里手的艺术性(图3-6),从而给病家一个好印象。

相反的例子:像给成人查肛一样,叫孩子面朝下,膝胸位。孩子不合作,很难固定体位。检查狼狈混乱,满身满床粪污。一朝给患者及家长一个笨拙、无经验的印象,很难弥补转变。

(三)接待程序　以门诊接待为例示(传统的门诊接待程序"三段六步")。

1. 第一段　问病

(1) 第一步:礼貌。患者进门,医生站起,问好! 请患者及所有陪同就座(座位不够要道歉)。落座后,自我报名及专业,问对方与患者的关系,也问一声"怎么称呼"表示礼貌,愿交朋友(近年来医生和患者多不习惯这种礼貌,我个人在我的胸前衣袋上大字书写:"外科张金哲")。患者和家长的姓名已写在病历上,医生的姓名用无声的书面介绍,也算表示愿与患者平等交往(图3-7)。

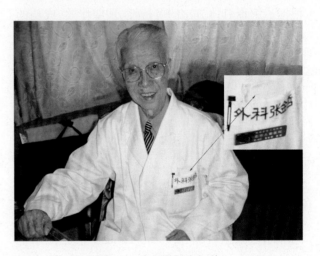

图 3-7　自制的姓名标牌

(2) 第二步:问病。安坐后,请家长讲病情与要求,要耐心听完后再提问。如果家长谈话太繁琐或离题,可以赔笑提醒"候诊患者很多,请重点扼要",或由你提问。但必须征得家长同意。

2. 第二段　检查

(1) 第三步:洗手。诊室应该有热水洗手设备。无洗手设备时至少也要摆一个来苏水(甲酚皂溶液)盆。检查一个患者洗一次手应该是门诊医师的金规戒律。但是先洗手是怕医生传染患者,后洗手是怕患者传染自己。特别是摸小孩子,最好是检查前,当着妈妈面表示专为检查洗手。手凉要热水洗手后摸孩子(或备热水袋或其他的暖手器暖手)。同样意义,小婴儿或老年家长入室立刻关

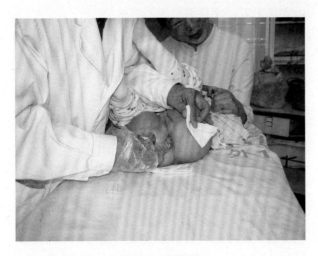

图 3-6　查肛门

3

窗、关电扇避免直吹。脱衣检查时,先盖上暂不检查的部位等,都是关心患者的表现,不可忽视。

(2) 第四步:查患者。要求内行、规范、熟练、艺术化。是医生业务水平向家长展示的第一印象,关系到医患信任与合作的成功程度。

3. 第三段 处理(是具体的治病操作)

(1) 第五步:讲诊断。不能只是宣布结论,必须讲清讲透。每一步推论都要有根据,合逻辑。尽可能给一个明确的诊断,避免含混。更重要的是说明此病的性质,对健康的影响与后果。不管预后好坏,总要设法给家长一个能接受的希望说法。

(2) 第六步:给治疗。针对具体病理讲清楚所选择的治疗的目标与方法,必须科学合理,并且有根据。解释具体方法的可行性、预期疗效、成功的把握与承担的危险。

谈话要求简明准确,必须要病家充分理解。门诊接待,事实上是患者对医生的考试,而且是口试。好的答卷只是几句话就使患者明白。否则尽管你设计的诊疗方法完全正确,如果患者领会不透,疗效必打折扣。

以上六步是医生在门诊的接待程序。不同工种有不同的接待内容与方式。医生有医生的内容,护士有护士的要求,其他人员不同场合各有不同。同是医生,在病房与在门诊也不同。但基本精神不外上述六步所述。要做到这六步,医生必须不断进行"医德修养",但也要求有合理的工作时间。

(四)门诊时间的矛盾

1. 合理的门诊时间 门诊的合理接待需要有合理的服务时间。目前国内尚无大家公认、正式公布的合理标准。一般说来,看小儿比看成人费时间,外科检查孩子比看内科费时间。小儿外科门诊一个单元按 3h 计算,每小时 5 个患者,共挂 15 个号。平均每个患者能保证 10min 的诊疗谈话时间,都能做到上述 6 步,患者很满意。高级会诊门诊或特需门诊,患者多是去过很多医院,由很多专家转来,带着很多病例数据、照片、检验报告,都必须逐项过目。患者看过很多医院,必然有很多问题需要解答。每单元挂 5 个号,平均每人

30min 安静的谈话诊疗,患者也很满意。无论如何,10min 也好,30min 也好,都需要抓紧时间,精简谈话。如果有的患者占时间太长,可以讲"后面候诊人着急,我们先谈到此,等门诊结束后,我们继续谈。"如果你已经谈透,他也就自觉地告退了。

以上虽然是我个人的经验,一般借鉴还是合理而可行的。事实上现在患者确实是太多。然而,我以为即使患者再多,最大极量,诊疗时间也不能少于 6min 一个患者。医院领导应该设法安排调整。

不同专业需要时间也不同。骨科要照片子,有的专业要等化验结果,也有时需要门诊之间的简单会诊征求一句话的意见。初诊比较费时间,复诊比较省事。预约门诊可有计划地控制时间,随机门诊则常失控。有的门诊没有独立的治疗室,如果门诊医生同时做治疗,当然就要减少门诊挂号。都可以参考上述的数据酌情调整。

2. 时间不足如何接待 限号、严格预约、劝说转诊等都是可用的办法,然而都难保证奏效。遇到挂号太多时,只能要求医生提高看病速度。千万注意! 必须保持平心静气,微笑服务,动作快而有序,态度急而不躁。千万不能发火,因为所有患者都早已怒满胸膛,沾火即爆。医生要尽力维持把门诊任务完成,不能引爆。发生纠纷争吵,既浪费时间又破坏秩序。个人受到辱骂,影响工作情绪,甚至"走神"发生失误与事故。无论发生什么骚动,什么闲言恶语,医生都要安心工作,旁若无人。因为医生是为患者服务的,患者得不到满意的服务而发怒,无论是什么原因,医生也没有理由责怪患者。这是需要耐心锻炼的。

(五)必要的设备条件 无论大小医院,门诊室都要条件齐全。这是医院书记、院长是否真正贯彻"以人为本"的表现。最好是:单人诊室(当然可以师傅带徒弟),有书桌,有医生、患者及家属的座位,有诊台,有热水洗手设备。备齐各种处方及其他各种申请单和文具用品,体检用具(包括血压计、电筒、打诊锤、皮尺、查肛手套手纸、润滑剂),看伤口换药用具(绷带、纱布块、粘膏、棉球、镊子、剪刀、盐水、酒精)。看病时临时去找用具,耽误时间,也暴露该院工作无序。现在大医院门诊多已有高级计算机装备,方便了患者及医生。但是仍然常

常临时缺少肥皂、手纸,申请单混乱不全,反映接待患者不够尽心。

三、医德修养

为了做好接诊工作,医生要具有一定的医德修养。可以归纳为三个方面:

（一）品德修养（morale cultivation） 做一个儿科医生,如果讨厌孩子,嫌他们不礼貌、不合作,淘气乱动,就不愿和他接近,那就失去耐心看病的基础。特别是独生子女,平时在家里就是"天下唯我独尊"。何况现在是病了,更是全家迁就宠爱。医生本来就是"不受孩子欢迎的人",如何友好?这就要向妈妈学习。在妈妈眼里孩子永远是最聪明、最美丽、最善良、最可爱的。孩子生病有痛苦,犯浑,妈妈总是和颜悦色想方设法给他安慰,哄他高兴,这就叫妈妈的爱。有了这个基础才能谈接诊的品德修养。

1. **"爱"** 对患者要"爱"。"爱"是千方百计、尽心尽力为患者服务的基本动力。"医生的爱"要在妈妈的爱基础上,更加科学化和自觉化。即使医生自己需要克服一些委屈,反而会觉得光荣、快乐。只要见了患者,就形成爱的自然反射,没有一点勉强和造作。这就是儿科医生医德修养的目标。

2. **"敬"** 对家长要"敬"。家长陪伴患者而来,是贵客,是帮助医生治病的、不可缺少的助手。必须尊敬,而且要给予合身份的礼貌接待。他们提供病情信息,帮助诊断。治疗安排后,他们帮助执行医嘱。有的医生认为自己的任务是为"患者"服务,不是为家长服务的,从而讨厌家长干扰、添乱。这是受过去"生物医学"观点的残余影响,必须纠正。必须有家长协助诊疗,是医生有求于家长,这样才能做朋友。问病历不是"法官问案",家长是贵客,谈话更需要客气。

3. **"谦"** 是待人对事的态度。求人家帮忙,必须耐心听人家把话说完,不能主观发号施令。家长不懂医学,报告病历及以往检查的结果未免零乱无章,不耐心听则更难听出要领。人家有要求、有建议,更应虚心考虑,不要立即回绝。因为治病的最后决定权实际上在家长,执行权也在家长。家长不通,你有什么计划也无保证。对患者

的家属都要"谦",对其他任何合作的人也都要"谦"。因为他们都是帮助你治病的,包括护士、化验员、技术员以及工友。都是和你一起工作,都希望你把患者治好。他们的意见和建议都是应该欢迎的。即使有的不合理,有的太繁琐、杂乱,也应该听听,作为参考。"谦"是需要长期不断的自我修养锻炼出来的,不能耐心听人家意见是锻炼不出来的。

4. **"诚"** 是道德的根本。一切修养都是以诚为本,如果都无诚意,什么也做不好,更坚持不长。医生绝对不能给人留下不诚实的印象。虚伪欺骗、无一句实话的人,谁肯把性命托付给他。医生有任何不诚实的表现,即使是与本次的治病完全无关的欺骗行为,都会损害威信,必须随时检点。然而,医疗工作中,规定有保密条例。也有为了照顾患者情绪的保护性医疗措施,对患者隐瞒某些病情,有时甚至公开欺骗患者。这必须使有关的人了解实情,共同保密。必要时要有保密文字记录备查。无论如何,"保密"在医疗工作中也是非常危险的行为。现代医疗程序复杂,参加医疗的工作人员也很多,做到绝对保密很难。一旦败露,后果可能更坏,很难弥补。因此,在现代信息时代,尽量能不用"保密"为好。应该正面开导家长及有关家属,使他们了解真相,有充分思想准备,正确对待一切现实。事实上,现在的医院里,已经有很多患者千方百计打听别人,希望了解自己疾病的真实情况。说明对医生的信任打了折扣。尽管患者也了解医生隐瞒是为了自己好,但对无虑地服从医嘱、配合医疗,也总要打些折扣。无疑,这是允许医生"正当地"欺骗患者的后果。永远要坚信"诚"是医生人格的根本。

（二）行为修养（behavior cultivation） 医生的品德高尚,要通过文明的行为表达给病家。

1. **"言"** 言必信是"言"的基本道德标准。答应患者与家长的事,一定要按时实现。不管什么原因失信,都必须及时解释,当面道歉。对小孩子也不能忽视。有时在医疗策略上需要暂时隐瞒,必须尽早正面解释清楚,并且必须有记录备查。有时说话幽默一点,讲几句开心话,也是必要的。但要避免欺骗性内容,并要注意原则性与科学性

3

和当时的气氛。这须有赖于平日的科学、哲学与艺术修养。

"言"的目的是要使患者懂深、懂透、还要爱听。必须会讲老百姓的话，特别是要回避医学术语。有时必须用术语时，也要同时用老百姓的话解释清楚。家长各有不同的教育背景，文化水平、宗教信仰、年龄身份、社会地位等多种因素影响语言习惯。医生看病就要学会说多种语言。要讲真正的老百姓普通话，还要懂一些方言。对孩子，要说孩子能听懂、能接受的话；对婴幼儿，还要会说儿语。目的是要使患者配合治疗，使他们有信心、有勇气。在一个自信乐观的气氛下，共同完成诊疗工作。

2. "行" 一个好医生的行动必须熟练稳重，绝不能丢三落四、磨磨蹭蹭。如果你的操作笨手笨脚，毛手毛脚，家长把宝贝孩子的命交给你，特别是手术，如何放心？ 行的实质要求在于"行必果"。为患者所做的事都要达到预期效果，效果不明显时也必须使家长了解此"行"的意义。医生的"行"主要表现在对患者高度负责。只要患者需要，医生要敢于担风险。不敢负责任，拖延不决，不会得到家长的信任。此外，日常操作的小技术也要不断钻研改进，因为小技术常反映医生的经验与水平。这常常是争取患者信任与合作的重要条件。特别是作儿科，例如抱孩子、换尿布、穿、解衣服、喂水、接小便、擦屁股等，都做得很熟练，妈妈就相信你对孩子很在行。这必须平时注意各种孩子，各种习惯，各种穿着，抓机会跟母亲学。还要动脑筋总结出规律，使之科学化、规范化，才能在临床上运用自如。至于医疗技术操作更有代表性和影响性。样样熟练利落，才显示你是行家里手。

3. "风" 风必正，指作风必须正派。医生在众人眼中是高尚的正人君子。这种印象也有助于行医的成功。一切言行都不能越出伦理道德标准之外。小儿不懂事，家长不在场，更须一丝不苟。医疗工作中任何职业性欺骗，特别是隐瞒医疗中的差错、失误、掩饰当班失职，都是医界所不齿的。一旦发生，一生难以为医。自认为不易察觉，恣意违反科学，不合逻辑，主观武断，甚至乘人之危，借机讹诈，则更是医界败类。和病家交朋友与不正

当的拉拢关系要严格区分。行医过程中交朋友，目标在争取合作配合更好地治病，不是为个人私利或寻求个人的某些方便。男医生对大女孩或年轻的女家长，必须特别注意不可超出正常关系。乘行医之便，行为越轨者并非没有。非礼勿听、非礼勿行的古训对医生尤为重要。至于索要红包、暗示收礼等明显违法行为，这里无须讲述。然而，近年来有的患者千方百计托人送礼的事不断发生，有时很难处理。患者送礼说明他对医生不信任、不放心，希望照顾。简单拒绝，他肯定失望，甚至担心医生不肯照顾，在医疗中发生误解。正确对待，就应该坚决不收礼，郑重向患者保证特殊照顾。但是具体操作却有难度，很难说通、奏效。目前一般处理常常是，把礼收下然后交公。公家处理如何？ 也是疑问。有人送钱，则可以替患者交给住院处，出院结账就退还给他；也有送食物土产的，顺手分送给全病房人员；也有送锦旗的，当然挂在病房。这固然是鼓励医患之间交朋友，活跃医患融洽气氛，但也有造成患者互相攀比送礼的弊端。真正杜绝送礼，只能靠所有的医护人员作风正派，服务热情，形成社会风气。名声在外，患者自然不必要送礼。

4. "貌" 貌必端。一般对医生都要求穿着整洁、举止端庄，而且要面目可亲，微笑服务是绝对必需的。不是指医生必须生得美丽，主要在内心平和、与人为善的表情。但是容颜外表也必须有适当的修饰，衣帽、头发必须整洁。试想一个医生头发很乱，布满头屑，脸也不洗，脖子很黑，指甲很长、很脏，白大衣到处是各种污迹。这样的医生，谁愿意让他摸自己的小孩子。如果医生能给人一个绅士、淑女、学者的高尚形象，家长甚至小孩也必然表示几分尊敬，不敢轻易撒野。白大衣、帽子、烫一烫平，穿上就给人以整洁之感。不要视为小节，这也是"尊重对方"的表现，也是注意交叉感染的问题。特别是独生子女的家长对此是非常敏感的。

（三）技术修养（technology cultivation） 医疗技术是医生最根本的服务与沟通手段。技术过硬才能治好病，病家才要和你交朋友。所以医生要不断地提高技术水平，需要一生不间断的继续

学习。主要靠下列三个方面：

　　1. 读书　要有一本固定的熟悉的参考书作为看家书，古代医者称为"肘后书"。应是一本比较全面的专业巨著，无论中文或外文，最好是能及时修订再版的。这本书是经常翻阅的，甚至重要内容的页码都很熟悉。遇到某个患者，一时看不出，不知何病，可以马上查几个可能的病，参考参考，有助分析，找出初步诊断线索。有时知病而不详或不确，也可查一查，避免出错。门诊结束后，将看过的重点病种，逐个查书，再系统复习一遍，加强理解和记忆。尽管是早已熟悉的，事实上每翻一次书，都有一些新的收获。这本书放在肘后随时查看，保持不断精益求精。看病过程中，当着患者查书，不会使患者怀疑你无学问，反而认为你认真负责。如果把你查到的内容讲给患者，则更加强患者对你的诊疗决定的信服。当然，不能浪费时间太多，耽误看病。如果是做一个外科医生，手术学和解剖学也是必备和常翻的参考书。最好养成一个习惯，每做手术前都翻一翻，对患者负责，也增加你的手术熟练和准确程度。医学进步飞快，教科书再版虽快也赶不上时代，必须常看医学杂志。至少有一两本经常连续必看的杂志，每期都不能缺读。每期都看看目录上的名词、内容，一眼就能了解时代发展情况。偶尔一个新词，及时就能捕捉，不费时间。如果几期未看，可能出现知识断带。捕捉常感生疏、费时。一般杂志都是月刊，快的也不过半月一期。到图书馆，站在新杂志书架前，用不了一个小时就能看完新到杂志全部目录和有兴趣的文摘。需要全读的文章，另外安排时间再细读。估计有用的，留下索引备查。现在图书馆都有复印、转录等电子服务，非常方便。不去图书馆，在家里上网也能满足要求。然而作为一个学者，不能失去对图书馆的熟悉。

　　2. 练功　外科医生的手术操作技术是基本功，不做外科也有不少动手的操作。医生的任何操作，都反映医生的基本功。在老百姓眼中都应该高于一般常人。在医学技术中主要表现在"稳定技术"（stable technique）与"不接触技术"（non-touching technique）的应用。所谓"稳定技术"就是说医生的手在患者身上接触，必须轻、准、稳。核心技术，在力学上就是要求：力矩短、支点与操作面固定。用写字的动作来比喻：人们写大字可以悬肘、悬腕，但是写小字就要把手腕落在纸上，保证笔尖的活动范围很小，这样就可以做到轻、准、稳。特别是为小儿操作，常常不合作而扭动。为孩子注射，医生的手必须稳稳固定在患者身上，随着孩子活动。如果针头在孩子身上乱动，岂不危险，妈妈更要担心（图3-8A、B）。

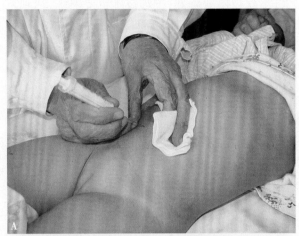
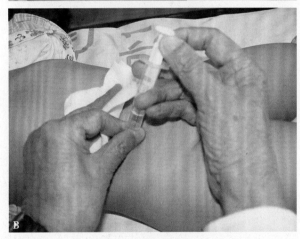

图 3-8　稳定技术
A. 注射的稳定技术；B. 刺入针头后的稳定技术

　　就连使用听诊器、手电筒、压舌板的动作，如果乱动，都会引起患者和家属的注意。

　　"不接触技术"是指医生的手不直接接触患者身体为患者操作。例如在门诊要看患者伤口：医生不刷手、不戴无菌手套。左手空手，右手有时持一个长镊子。把敷料揭开，检查并清洁伤口，然后再把敷料暂时粘好。医生的手始终不接触患者，这就是"不接触技术"。有时在特殊条件下，外科

3

医生可以不戴无菌手套完成一个完整的简单无菌手术（如表浅小瘤切除）。其实现在的腹腔镜手术完全是不接触技术。外科手术的练功当然是外科医生练功的重中之重，现代操作已从肉眼徒手技术过渡到放大镜下器械操作，又进一步向显微镜下操作发展。内镜手术发展后，屏幕下操作技术已成为新的外科基本功。要通过模拟模型不断训练，掌握纯熟，否则必被时代所抛弃。作为一个医生，治疗技术要练熟，护理技术也要熟练，达到艺术水平。不但做得到位，而且要看着不外行。当然，有条件时，尽量由护士去做，生活护理尽量由家属去做。因为患者习惯于护士和家属的护理。必要时医生露一手，就要能起到使患者增加对医生技术信服的作用。

3. 科研与交流 医学总有不尽如人意的地方。良药苦口，患者只能违心欢迎，孩子就根本反对。手术、开刀就更吓人。特别是目前还有很多病治疗不满意，或是治不好。患者痛苦，家属失望，而医生似乎已司空见惯，麻木不仁。医德高尚、勇于负责的医生对技术必须精益求精。习惯于站在患者立场上，发现问题、解决问题。改进医疗技术，就是临床科研。医学的问题有大有小、有繁有简。但是，施用于人就必须找根据、做实验、先取得可以试用的条件，经过一定数量的人使用、试用和一定时间的考验，才能得到批准使用。意义较大的，有推广价值的，则应写出论文，在杂志上发表，会议上交流。医生的进步，医学的进步，都是靠杂志与学会活动。医生的晋升，要求有论文，也是希望不要安于等待别人研究，自己只靠学习引进。临床医生忙于治病、诊疗、接待患者和家属，常无时间安心研究和思考问题。这是个科研意识修养问题，正是需要提倡、学习和培养的问题。所谓"科研意识"包括：

（1）工作不满意就想改进；

（2）要改必须找根据；

（3）医疗技术改进目标是：安全、有效、可行。

患者不满意而医生未能发现，发现问题不思改进，想改而拖着不改，都是不关心患者痛苦、不负责任的表现。有人提起科研，觉得高深、神秘，需要高级设备、大量经费，认为科研是国家科研机构的事，一般人可望而不可及。那是指集中到国家的大题目。日常工作中的小问题，国家不可能都照顾到，只能靠日常工作中提出和解决。普遍解决不了的重要问题集中提到国家研究单位，申请立项，组织专题研究组。可以得到资助、评奖、出名，这只是很少数。平时的技术改革，总结经验，都是业余时间完成。一般不需要很多经费，也不需要国家审批。只要不违法，本单位，甚至个人都可以自行解决。医生参加各种学术活动是非常重要的。同行聚会在一起，做学术交流，互相学习。你的科研结果，需要同行认可，同行之间推广，才算见效成功。同行提意见，可以帮助你的研究更加完善。交流会同时也是互相启发、互相竞赛的平台。这是目前世界上医生提高，特别是高级医生提高的主要动力。医生为了参加学术会，必须写文章，总结工作、积累病例，就要努力做些创新的工作，查书、做试验。这都不是一天两天的事，需要长时间不懈努力。到了总结写文章，常常废寝忘食，认真反复修改，很怕在大庭广众前丢人。这种干劲，只能发自内心。领导命令、奖励许愿，都难起到如此强力恒定的作用。医生的科研意识修养是主要的。单位领导有眼光，给予条件，培养这种力争上游的科研意识，也是不可忽视的。

四、医患矛盾

（一）现时医患关系

1. 医患关系的基础 共同目标是把病治好，互相依靠。本质上无矛盾。

2. 根本的矛盾 医生不能保证患者不死的矛盾，为现实医疗水平问题，从生物学自然规律看来，也是无法彻底解决。

3. 矛盾的双向性 患者不满意则促进医疗技术进步。造成纠纷，妥善处理，可以化解。处理不当，可以引爆，不可不防。

4. 矛盾的激化 医患矛盾的双方，如果都能清楚地理解矛盾的性质与产生的来源，应该是共同寻求解决办法。可以说，现实的矛盾激化，都是因为误会引起的恶性循环。特别是患者担心医生不尽心，医生担心病家不放心而吹毛求疵，互存戒心，各自暗防，越积越深，不能自拔，终致爆发。如

3

果一家说明,恶性循环立即切断,矛盾可以化解。

5. 现实的矛头指向　尽管矛盾原因很多,涉及人员很广。但是,全世界的问题、国家问题、社会问题,甚至医院制度造成的问题,患者很难找到具体代表性的对象。他们只能找到直接接触的人,心目中直接信赖的人,如医生、护士、院长助手等。这些人应有自知之明,无法推脱责任,也很难推给别人。只能主动设法从自己的角度,缓解矛盾,至少也要避免引爆。

(二)医生方面的问题　矛盾虽然是多方面的,医生只能从自身检查,尽量消除自己这方面的不良因素。不但能避免自身与患者的矛盾,还能缓解其他方面的矛盾。

1. 治疗不满意为主要矛盾之源　一般有两个方面问题:一为治疗效果,二为服务态度。疗效不满意有现实医学水平的原因,确实很难即刻得以提高改善。但是确实是医生方面无可掩饰的不足,不能责怪患者的不满意。应该检查自己未能向患者解释清楚。此外在正常的医疗工作中也难免发生差错,甚至事故。无论是否与疗效直接有关,患者可能自然联系而责怪医生。因此医生工作永远需要小心谨慎,注意小节,勿给人以粗心、混乱的印象。在实际工作中,最常见的患者不满意还是服务态度问题。医生的言行都可能不知不觉地伤害病家的自尊心和感情。常见的如:态度冷漠、粗暴,特别是言而无信、不负责任。总的根源是未摆正医生与患者的相互地位,必须时刻注意。

2. 矛盾的尖锐化与引爆　主要爆发点是言语难听或行为粗暴。常常是偶然的不注意,未想到会刺激患者。发生问题又不善于认错,放不下架子。这都需要随时警惕。特别是消息确实不好,或真是工作失误,处理方法不当,更是敏感的爆发点。

3. 矛盾爆发问题的根源　虽然引发事件多为偶然性,较难避免。但是问题的根源仍是个人平时的工作立场、观点与方法有不足之处。这反映了平时医德修养不够,当然这不是一日之功。做一辈子医生,就要一辈子不断修养与提高。

(三)目前客观情况

1. 看病贵　是当前医患矛盾的首要原因。患者对社会不满,费用贵,无保险。

医疗费用为什么贵?主要有两方面:一方面,现时世界上的社会制度,仍受传统的资本主义的垄断观念统治。资本家为了垄断,故意加大成本投资,并且加速换代,企图使竞争者无力并且也来不及仿制。资本家投资增加,自然要抬高售价,不择手段赚钱。

另一方面,他们利用了传统的道德观念,人命无价,医疗市场,大可进行讹诈。医疗费用与其他商品不同,1% 的增效 100% 的提价也有人要争取。"投入与收获的比例法规"不适用。这是全世界近年来医疗费用猛增,以致最富的国家人民都难承受的根本原因。但是在我国,一般患者并不理解,似乎也感受不到垄断资本主义的存在。人们直接感到的是:医院要"创收",药商赚钱、推销、行贿,医生拿回扣、收礼。种种公开丑行,患者看在眼里,恼在心中。

此外,在医疗事故诉讼中,法院要求医院"举证倒置"证明无罪。也使医院可以借口扩大进行不必需的现代化检查,给予不必要的监护服务。检查都要做全、备查、以防患者讹诈,以及法院保护弱者判罚的经济赔偿等,凡此种种都要从提高医疗费用中补偿,使得病家对医院不满,甚至怨恨。

2. 看病难　看病贵就是看病难的主要原因。老百姓对现行公共医院制度不满意,分级福利分配不公平。政府公务员有公费医疗,非政府员工特别是农民、家属等大多数人报销无序。现行的医院分三级不尽合理。高级医院拥挤、混乱、服务态度差。低级医院技术、设备差,无人愿去看病。名医点名挂号,更给不法"号贩子"以活动的市场。大城市各大医院交通阻塞,又无出诊。偏僻地区更是交通困难。特别是老人、新生儿及衰弱患者等在就医途中,经受风寒、劳累,更加危险。

3. 预防激化,化解矛盾　政策性医疗改革当为根本,但远水不解近渴。当前老百姓最希望的是医院多一些便民措施;医生进一步体现人民医学(为人民服务的医学),全面体贴患者。实际工作中应该提倡医护人员主动与病家交朋友,尽心尽力地早为患者治好病。病治好了,一般矛盾自消。

争取病家的信任和依靠。平时工作中如能使病家感到医生、医院确实时时为患者解决困难，即使仍未解决问题，也使他感到一些安慰。政府和医院考虑患者的困难与要求，也要靠医生的反映和呼吁。因为直接接触患者的人，主要是医生。他们有困难只能找医生。医生不理解这一点，漠不关心，常常与病家产生矛盾，而且渐渐激化。致使医生最容易成为矛盾集中发泄的对象。如果不幸发生了纠纷，正当解决办法是：当事人个人（医护）避免引爆。要低声、微笑，使在场的人一致承认对不住病家，赔礼道歉。只要不影响患者治疗，任何要求都可暂时应允。等气氛缓解后再弥补处理。问题重大时，请医务处出面。如果真有问题，也不可企图狡辩。目前解决问题的方法不外赔礼、赔钱。必须注意不能犯法，更不能引导病家犯法。

（四）对待医患矛盾的处理要求

1. 立即停止进一步激化　纠纷首先自责，患者投诉首先无争辩地接受。

2. 平心谅解病家的社会文化背景　如民族、社会、宗教、教育、职业、经济。

3. 尊重病家的人文、伦理、道德与宗教观念　不能以医院的习惯责备别人。

4. 遵循医院规章制度　但需循循善诱，以商议的口气，共同遵守。

5. 遵守医药卫生法律、条例　适当做必要的普法宣传。

6. 暂时平息爆发，向上级汇报，迅速创造条件，研究解决办法。

第五节　透明行医

一、简介

1. 定义　"透明行医（open medical practice）"等于"循证医学"加"透明医学"（open medical practice and evidence-based medicine，印度常用 OPEM）。也就是行医要步步有根据，并且要向病家公开。这是个新的现代行医模式，代替旧的行医模式（姑且称它为"神秘行医"），也就是"患者提出主诉，医生检查，然后宣布医嘱"，患者只能"忍耐"照办。为

什么要照办，全然不知，也不问，把医学神秘化。西医很坦率，干脆就称患者为"patient（忍耐）"。

2. 背景　现代是信息时代，人们要求知情。国家提出要透明政府，要透明行政，要求信息立法。在医学方面，不一定形成信息法律，但社会上早有"公开医疗"的要求。20世纪40年代，著名的Christopher外科学教科书第1版扉页就印着"先交朋友，后做手术。"，就是要求医生使患者充分了解病情后才能做手术。最近提出"人文医学时代"。几年来医学杂志、学术会议，出现了不少有关医学伦理、社会医学的文章，都涉及透明行医问题。2002年美国小儿外科杂志 Seminars 就出过一期专题讨论，同年印度第28届小儿外科年会就有社会医学、医学伦理等专题报告，并提出 OPEM 一词。可以看出，透明行医在国际上正在急速发展。我国现行的"医疗事故条例"中明文规定了"患者有知情权"，患者有权要求充分了解病情与一切医疗措施。遗憾的是目前大多数医生尚不理解，未予重视。这也是现时医疗纠纷发生的重要原因之一。目前我国医院基本上是"神秘医学"的模式。"患者投诉，医生取证，最后宣判执行"的类似法院做法。虽然也是经过各级讨论，甚至多人会诊，最后也是由主治医师一人向患者"交代一个简单决定"。"神秘医学"也有些解释：

（1）谈到疾病的危险性，怕病家难承受；

（2）医生间讨论有分歧，怕增加病家疑虑；

（3）讨论用语怕病家难懂，又浪费时间。

现时代这些理由已经不合时宜。虽然实行透明医学只是开始，初步看来，预见的评价很高：

（1）可以减少医疗纠纷：增进友谊、互相信赖、互相配合，提高疗效。

（2）提高医生行医水平：每一步诊疗措施都必须要有讲得出的理由与根据，提高并保证循证医学的实施与水平。

（3）提高全民卫生知识：病家了解所患疾病的诊疗知识，互相宣传，比医生进行科普讲座更有效。

二、循证医学

1. 浅释　现代医学基本方法主要为经验医学

与循证医学（evidence-based medicine）。在古代时，是经验医学为主，治病主要凭医生多年几代的经验，无法使患者了解、学会。随着科学的进步，科学仪器把经验直观化，使疾病的诊疗依据都能公开看得见，逐渐要求在医疗工作中每一步都有客观可供人查看和重复的证据，称为循证医学，为透明行医提供了条件。今天医院治病主要凭客观证据，有条件可使医生和患者彼此同意和互相监督。然而人的生命问题毕竟太复杂，目前科技水平还不可能了解人的健康与疾病所有问题，仍有很多问题靠经验解决。即使是同样的客观依据，由经验丰富的医生处理，会更完善、更全面。循证医学与经验医学永远相辅相成，只是循证医学必将日趋占据主导地位。

2. 循证内容

（1）诊断要有根据：包括症状、体征、化验、影像等证据，都要求客观、直接、可重复性（谁查都一样）。

（2）治疗要有目的：包括为了救命、恢复功能和改进美观心理三个等级；选用方法要有理论根据、可行性和可接受的成功率。

（3）预后要有统计或数据印象：包括一般文献统计、本院统计，对本患者的估计，近期、远期效果的推测。

（4）疗效要有评价：必须符合医学科学性，使患者满意、社会认可、费用低廉。

三、透明要求的内容

1. 了解疾病性质 包括现实疾病的病名、病理、病因、转归、治疗和预后。

2. 了解如何诊断 核对医生对自己症状的共识，介绍体检所见，解释化验、影像及病理检查结果的意义与本病的关系。

3. 了解治疗计划 商讨治疗的具体目的、预期效果、可能的失败与意外危险，和医患双方共同正确对待的态度与措施。

4. 除此之外，病家还希望知道哪家医院好？哪个医生治此病最好？本院有多大把握？要花多少钱？目前的实际情况，也许病家还不肯正面提出，并不等于没有要求，这也正是长期以来医疗不

公开的后果。

四、透明行医实施例释

首先医生根据循证医学作出诊断治疗决定，然后将循证内容使病家充分理解，争取同意与配合。一般顺序如下：

1. 剖析病理 诊断确定后讲解该病的病理。是器质性或是功能性，患病器官的解剖变化与病理生理变化。

2. 推测预后 本病近期、远期对生活、学习、工作及以后生育的影响。

3. 分析症状 本疾病与患者现时症状有何关系？用本病现时病理解释每个症状的来源、发展和对健康的影响。

4. 所做的检查 包括影像与化验的正常值、患者值、对诊断与治疗的意义。

5. 诊断根据 哪项症状、哪项检查可以从正面肯定诊断，或从反面排除某些类似的其他诊断。

6. 制订治疗计划 确定治疗目的和预期效果、方法和根据。效果总评价等都应与病家共同讨论。

7. 书面凭据 门诊手册上要记录主诉、检查、诊疗的落实结论，由医生当面向病家宣读并由医生当面签字盖章。

举例说明：突然腹痛（肠痉挛），患者以急症就医，医生查而无病，也给不出立竿见影的治疗。属于生命第三态，目前医务界对此认识尚不一致，诊断与治疗标准各异，家长疑惑重重，不实行透明行医，很难使家长信服。

病历摘要：学龄儿童常突然腹痛，有时恶心甚至呕吐，到医院后检查腹部无阳性体征，肯定排除了外科急腹症。类似的腹痛曾有多次，痛时多为1小时以内，痛后恢复正常，能吃、能跳。第一次发病以来已有数月，营养发育正常。血、尿常规正常，B超、钡餐未见异常。诊断为"腹痛待诊"。处理为：无外科情况转内科。内科检查认为是局部疾病，转回外科。

处理过程：事实上应该诊断原发性肠痉挛症。首先从主诉病史开始。

（1）耐心听取家长详细诉说，然后总结为：腹

3

痛时间不长,痛后吃、玩正常;多日闹病,营养生长未见妨害。请家长认定是否符合事实。

(2) 全面全身检查后,请家长参加腹部检查:教家长慢慢按压脐部,摸到腹主动脉跳动(同时也问孩子是否感到跳动)。然后向家长解释,"这是从前腹壁已经摸到后腹壁,因为腹主动脉位于脊柱旁。你能摸清跳动,说明腹内既无瘤块也无肿胀,有任何阻挡也摸不清跳动。即使有些压痛,孩子腹壁自然收缩抵抗,你也摸不到跳动"。同样要家长把手按压两侧肋下,医生手指从脊肋角后向前顶动,使顶动力碰到家长的手,也说明该部腹内无异常物体阻挡。足以说明腹内无肿、痛等器质病变。如果偶尔摸到痉挛肠管,呈细硬条索,务必请他等一会儿再摸到条索的消失,以证明这是痉挛,是暂时性的变化。如果是个小女孩,需要查肛。也请家长把手置于耻骨上,使她感到医生的手指在直肠的活动,说明从盆腔后摸到前腹壁,中间无病变。

(3) 根据家长顾虑的其他疾病,考虑做必要的化验、造影等。至少也要做一个 B 超,查一个血、尿常规。最后给他一个肯定的诊断"肠痉挛症"。诊断根据就是病史、腹部检查、B 超、查血。一次门诊检查不全,不能肯定诊断,可以先写个初步印象,约下次做结论。

(4) 看完病必须有文字记录,向家长宣读并签字,表示向家长承诺郑重负责。

(5) 最后更重要的是要为患者设法止痛。颠茄一类解痉药,家长可能早已用过而认为无效,因此必须解释用药方法:要强调不是待腹痛发作时靠它止痛,因为腹痛时间很短,药的作用慢,赶不上生效。解痉药是要每天 3~4 次定时服用,药的持续作用至少可以减轻疼痛,减少发作次数。并且向家长郑重预言:"几天后渐渐自然痊愈。即使仍有些痛,既不影响生活与学习,又不影响营养,也不必过分担忧。"但是,必须强调疼痛超过 2h 或夹杂其他症状如发热、呕吐、便血等,必须去看急诊。因为肠痉挛的患者仍然可以同时患任何急腹症。主要治疗方法与预后,最好也写在门诊记录上。做到完整的透明与循证。

(6) 讲解肠痉挛的病理:健康三态与过敏反应

学说。看情况,可繁可简,也可准备书面宣传材料。

有时确实不能肯定诊断,特别是不能排除继发性肠痉挛,可以先写个"印象",不要只写"待诊"。你看完病连个印象都没有,显然是无诚意。如果真是连个初步印象也没有,也要向家长许诺,待查查资料或请教有关专家,下次给你结论,明确时间和联系方式。

五、透明行医的矛盾

(一)透明与保密的矛盾 医疗事故处理条例明文规定知情权,同时也规定保密权。西医的始祖希波克拉底的誓言中就规定了医生必须为患者保密。人的健康状况要保密,个人隐私、私部、畸形要保密;意外地听到残疾与可能死亡,病家不能承受;医生讨论时的不同意见可造成误会;凡此种种似乎保密为宜。特别是抢救、手术等风险大、抢时间的高技术集体合作工作,闲人碍手碍脚,家长更增加顾忌与紧张。前不久电视报道某院手术室电视系统可以使守候的家长看到手术进行的全过程,可谓"透明手术"了。但是电视台的问讯调查,患者中 35% 赞成,35% 反对,25% 无所谓;而医生几乎都不赞成,认为电视系统是为了学生学习,对家长是恶性刺激。看来透明医学的发展是肯定的,具体问题还需不断解决,也需要用透明方法解决,就是和病家商议,问他们想知道什么。

(二)分歧意见 三态问题目前本无定论,各位医生可能意见不同。自己的观点必须明确肯定,但要声明这仅是个人判断,有根有据,可供其他医生参考。每人有每人的经验,有个人的哲学观点,有个人的特长强项,熟练的技术各有不同,所以结论必然会有出入,只能尽量请家长理解。然而为了争取家长信任,自己对自己的观点要负责,要肯定,要理直气壮毫不含糊。

(三)门诊时间矛盾 一般门诊时间很短,如何能解释清楚,就要求医生锻炼"三分钟口才"。要钻研和锻炼如何在三分钟内把肠痉挛的知识扼要讲明白,包括病因、病理、诊断根据、治疗方法以及远近期预后。这是医生职业的基本功,必须做到,肯定可以做到。也确有家长求知若渴,问题回答不完。尽量先把你要交代的,说完写全之后,向他解释"照顾一下后边的患者,你先去取药,等我看完这几个患者之后再继续谈"。对家长尊敬,态度诚恳,会得到家长谅解和信任。

为了争取家长的理解和信任,并且要节省时间,必须证据扎实,使家长易于接受。像肠痉挛一类常见病,笔者都事先印好非常扼要的说明书"小条",只有三两句话。讲述病情之后交给家长,叫他到别处看病时也请他们参考。笔者主编了一本《少儿健康快车》科普小册子,里面有肠痉挛的讲述。有的人笔者给他一页复印材料,也可以介绍他买一本看看(北京出版社,2003 年)。除了上述的体检、化验、造影外,对家长来说,这种书面材料都是有力的可循之证。

(四) 确实不知何病

1. 就症状分析估计对健康的可能影响　最坏、最好、最可能、现时、长远影响,根据当时已有的条件,做一个合逻辑、有根据的估计,向患者讲清,并且:

(1) 写一个初步印象(表示诚恳、负责);

(2) 拟一个进一步检查或观察的建议;

(3) 给一个试行治疗方案。

2. 解决当前痛苦和危险　诊断不明确的病,自然难定治疗方案。但是世界上的病肯定有很多是目前尚无诊断、无治疗的,医生必须设法缓解痛苦,消除当时的危险。如给予适当的止痛药、镇定药、消炎药及支持性药物,请患者回家休息观察,约定复诊。如果确无把握,则先收入院观察。给不出诊断也要把分析的过程讲给患者,使他懂得为什么入院,和入院后希望做些什么。

3. 自己确实无法诊断的病　根据情况建议随诊一个时期继续观察研究,也可以邀请专家或转出会诊。当然应尽可能留在本院入院,组织有关人员,继续研究诊疗方案。在透明医学原则下,所有这些措施的决定都必须有根据,并且都讲给患者。最好是请患者参加研究,并征得他同意认可。住院也好,转出也好,作为首诊医生仍应该不失联系,了解后来的发展,既对患者负责到底,也使自己增长知识。

(五) 患者及家属不能理解　有时疾病确实复杂,很难用简单的话讲清楚。也有的患者或家属理解能力太差,怎么也听不明白。首先是要求医生耐心细讲:

1. 换一个表达方式反复解释,试探是否已理解。

2. 提纲挈领,先简单交代一个肯定的结论,态度要明确和保证。同时书面记录全面的提纲,建议回家请其他家人或其他熟悉的医生参考讲解。

3. 病情不急,可以结合症状的发展与安排随诊,多次反复解释。邀请其他家属参加讨论。按照透明行医发展的原则趋势,即使患者不要求了解和透明,医生也有义务必须使患者,至少负责的家属,充分了解病情和医院及医生各项决定的根据与逻辑。不能因患者不要求而省略。

附: 新编接诊学"四四诀"(golden-four of therapeutics)

接待四亲:礼貌、静听、检查、讲述要亲切。

诊断四步:病情、病位、病因、病理四步查询。

治疗四定:目标、路线、方法、实施确定落实。

预后四良:医者、病家、社会、经济四方满意。

细则:

1. 接待四亲(要有医德及三分钟口才)　需"艺术修养"。

礼貌:问好、请坐、自我介绍、请讲述

静听:听病史、看检查记录、问现状、问要求

检查:关窗洗手,征求同意,操作轻柔熟练,事后清理现场

讲述:总结病史与检查,讲诊断与治疗及依据,讲预后,写简记并签字、宣读

2. 诊断四步(要按顺序系统分析)　需"逻辑修养"。

病情:迅速估计危、急、重(繁)、轻(简)

病位:器质、器官、功能、系统

病因:创伤、感染、畸形、肿瘤

病理:分型良、恶,分期早、晚

3. 治疗四定(要按病情病理辨证论治)　需"哲学修养"。顺序选定落实下列四项

目标:生命、痛苦、功能、心理

路线:根治、分期、应急、姑息

方法:必要、可行、危险、信心

实施:门诊、住院、急救、监护

4. 预后四良（使患者有希望能安心）　需"仁爱修养"。

医者称良：符合医学原则，疗效上等

病家称良：满足患者及家属当时要求

社会称良：社会承认健康，不受歧视

经济称良：顺利支付医疗及康复费用

此外，附加常用四项熟练的技术思路（可节省时间，不致漏项）：

1. 医嘱四条

病情：condition（危重、监护、一般各级指定护理）

卧位：position（头低、半坐、固定、自由）

饮食：nutrition（禁食、流食、无限制、指定饮食）

药物：medication（对病理、对症状、营养药、包括护理治疗）

2. 处方四药（现在市场成药多已配好，但须选择）　药效互补结合，相当于中医药"君臣佐使"。

主药：针对病因病理

辅药：加强疗效、减少反应

对症：解除症状

敷型：保证剂型色香味

3. 透明四项（决定要循证、对病家公开）

诊断：核实主诉，展示检查，诊断根据

治疗：方案根据，方法评价（量化分析）

预后：近期痛苦危险，远期后遗症（本院统计或经验）

费用：住院及手术费，出院康复费用要求

4. 研究四股（为思考复杂问题的规律。再加：摘要、图片、表格、文献写成八股文章）

目的：大前提小前提要明确，谨防转向

方法：科学性，先进性

结果：对比性，数据性

结论：逻辑性，可行性

（张金哲）

参考文献

1. 张金哲，周红. 小儿腹痛的诊断思路[J]. 世界华人消化杂志，2000，8（S：S）：76.

2. 张金哲，陈晋杰. 小儿门诊外科学[M]. 3版. 北京：人民卫生出版社，2008.

3. 张金哲. 新编接诊学[M]. 北京：科学技术文献出版社，2010.

第四章 麻 醉 学

　　小儿在各个年龄阶段都有其解剖、生理、药理等方面的特点,各个器官、系统的生长发育都有一定的规律,年龄越小,差别越显著。和年长儿相比,婴幼儿与麻醉相关的发病率和死亡率更高。另外,小儿本身有一些特有疾病,需要特殊的手术和麻醉方法。

　　小儿麻醉学是临床麻醉学高度发展的一门麻醉学内容。其范围除了临床麻醉外,还包括疼痛治疗、危重患者复苏、脏器功能的支持与保护以及与麻醉相关的术后并发症的防治。另外,小儿麻醉医生的工作范畴也延伸到手术室外,为需要镇静和麻醉的诊疗提供安全保障。

4

第一节　小儿生理解剖特点

一、呼吸系统

婴儿头大、颈短、口腔被相对大的舌体占据，影响声门的暴露。婴儿仰卧位时，下颌明显内收，正常呼吸时舌肌及其他上呼吸道肌肉与膈肌同步收缩，上呼吸道内径扩大；麻醉状态下，颏舌肌易抑制，容易发生舌后坠，肩下垫以薄枕使头后仰多可改善。提下颌时，婴儿无牙齿支持，咽部易为舌体所阻挡，遇此情况可放松下颌，略张开嘴或放入口咽通气道，即可使气道通畅。

婴儿鼻腔、声门、气管及支气管均较成人相对狭窄，声门裂高，喉的位置偏向前侧和头侧，相当于 C_3~C_4 部位，会厌长，呈 V 形，与声门呈 45°，气管插管暴露声门比较困难；上述这些解剖特点使得 5 个月以下的婴幼儿主要依赖鼻呼吸，因此鼻腔阻塞可产生呼吸困难，麻醉时应避免压迫鼻部。新生儿舌根会厌角为 39.5°，使喉部陷入角为 130°，此角越小，窥喉、气管插管困难越多。

婴幼儿喉头组织脆弱、疏松，黏膜层血管及淋巴管丰富，喉头呈漏斗状，5 岁以下的小儿，最狭窄部位在声门裂下方，环状软骨水平；新生儿气管软骨非常柔软，早产儿尤其突出，并且缺乏弹力组织，如头过度前屈可以导致窒息；此外，婴幼儿呼吸道纤毛运动功能较差，不能很好地排出分泌物；颈部肌肉较软，不能支持头部重量，气管插管后倘若固定不良，导管易脱出或扭曲、摩擦喉头造成损伤及水肿。上述原因均容易导致黏膜水肿，造成呼吸道阻塞和感染，新生儿气道黏膜附着 1mm 厚的分泌物或水肿，可减少通气量 50%。所以，在给小儿行气管插管时，如通过声门裂下方阻力较大，应更换较细导管。

下呼吸道从环状软骨至气管分叉长度，早产儿仅为 3.0~4.0cm，婴儿为 4.0~4.3cm，成熟儿为 3.5~5.0cm。气管内径在环状软骨处最细，为 4~5mm，新生儿气管直径为 3.5~4.0mm。婴儿气管分叉高，在 T_2 平面，气管分叉角为 55°~80°。新生儿气管夹角左右基本相同，气管导管如插入过深，进

入左侧或右侧支气管的机会相等。

婴幼儿肩窄、胸廓小且不稳定、腹部膨隆致使膈肌上升，纵隔在胸腔所占位置大，肋骨排列几近水平，且未与胸骨固定，所以呼吸时胸廓运动幅度很小，主要靠腹式呼吸，致使肺活量偏小。当需要增加通气时，只能靠增加呼吸频率来代偿，因此小儿呼吸频率为 20~40 次/min，年龄越小，频率越快。婴幼儿呼吸中枢发育尚未完全成熟，易出现呼吸节律不齐，尤其是新生儿最为明显。呼吸频率快，做功增加，容易引起呼吸肌疲劳，甚至导致呼吸衰竭。外科医生术中操作应尽量不加压胸腹以减少呼吸肌负担。随年龄增长，小儿开始站立行走，膈肌下降，肋骨逐渐倾斜，呼吸肌发育，胸廓形状逐渐接近成人，则出现胸腹式呼吸。腹胀的患者因膈肌活动受限，呼吸会受到影响。

6~7 岁小儿乳齿更换为恒齿，此时乳齿松动，气管插管时如喉镜用力不当，乳齿可脱落，甚至误吸入气管或支气管。新生儿扁桃体及腺样体小，4~10 岁时扁桃体及腺样体增大，扁桃体或腺样体肥大的小儿可伴有睡眠性呼吸暂停或慢性通气不足，此类小儿如术前用药过量，可引起严重通气不足。

胎儿一旦娩出，其呼吸器官必须在 1~2min 内接替胎盘功能，以保证组织的正常氧供。为此，需排出肺内液体。经阴道分娩时，产道压力达到 70cmH_2O，胎儿肺内液体 2/3 已被挤出，其余液体将在 24h 内经肺内淋巴系统吸收。剖宫产时缺少这一挤压过程，肺内液体的吸收时间被延长，因而常有短时间的呼吸功能不足。出生时，由于缺氧、CO_2 蓄积以及寒冷、钳夹脐带等刺激，第一次呼吸肺泡张开，需要较大的压力（40~80cmH_2O）。此时产生的功能性残气量（35~60ml）可以减少呼吸道开放所需压力。肺泡表面活性物质在维持功能残气量方面起着重要作用，如果早产儿肺泡表面活性物质不足，则容易发生呼吸窘迫综合征（RDS）。

虽然妊娠 16 周时终末支气管已发育完成，新生儿出生时支气管树完整，但肺泡数目少，仅为成人的 1/10，呼吸面积为成人的 1/20。大部分肺泡是生后形成的，生后最初几年肺泡数目迅速增加，约在 6 岁达成人水平，而肺功能的发育完成则需

在 15~18 岁。新生儿潮气量（V_T）小，仅 20ml，约 6~7ml/kg。以体重计算新生儿潮气量及肺容量与成人相同，但新生儿及婴儿代谢率是成人的两倍，婴儿每单位肺容量的通气需要量显著增加。婴儿气体交换的肺泡表面积储备低。

婴儿肺弹力组织发育差，弹性回缩力低，顺应性高。随年龄增长顺应性逐步下降，15~18 岁肺功能完全成熟时降至最低值，弹性回缩力则增加到最佳水平。小气道通畅的维持部分取决于肺的弹性回缩力，故婴儿小气道容易发生疾患。由于肺部血管丰富，毛细血管和淋巴组织间隙较成人宽，间质发育旺盛，使整个肺脏含气量较少，充血量较大，故易发生感染、肺不张、肺气肿。

小儿功能残气量少，肺泡通气量与功能残气量之比为 5：1，而成人为 3：2，即肺内氧储量少，使患者容易发生肺不张和低氧血症。在氧耗方面，新生儿需氧量[6~8 ml/（kg·min）]较成人[3ml/（kg·min）]高 2~3 倍，特别在 1~2 岁时最高。氧储备低而耗氧量相对高使得小儿对缺氧的耐受能力远不如成人，一旦供氧停止，将迅速出现低氧血症。围手术期呼吸系统发生危机的情况较循环系统常见，故在术中或抢救患者时应充分给氧。功能残气量少则吸入麻醉诱导及苏醒均较快。

每次呼吸时，会有一部分外界空气停留在传导性气道，不参加气体交换，即解剖无效腔，约占潮气量的 30%。其余 70% 参与肺泡的气体交换。肺部疾患时肺泡壁毛细血管床被破坏、肺血管痉挛与栓塞等造成部分肺泡内空气不能参与气体交换，这部分气体称为肺泡无效腔。气管插管可减少解剖无效腔，故在小儿全身麻醉时应选用气管插管及辅助呼吸。新生儿血红蛋白（Hb）约 180~200g/L，出生时胎儿血红蛋白（HbF）占 75%~84%，3~6 个月降至正常水平，因胎儿血红蛋白与氧亲和力强，故氧合离解曲线左移，向组织释放氧减少。

二、心血管系统

小儿心脏占比较成人心脏大，出生时左右心室壁厚度几乎相等，而随着年龄的增长，体循环血量增加，肺循环阻力自生后明显下降，左心室壁厚度逐渐超过右心室。

胎儿期左右心室流出道阻力相同，射血量亦相同。新生儿出生后，卵圆孔和动脉导管闭合，胎儿循环转变为自行循环，心血管系统出现重大变化。由于外周阻力增加，心室做功明显增加，其中尤以左心室最为明显，约增加到 2.5 倍，6 周后逐渐达到正常水平，故左心室及主动脉壁增厚。由于生后短时间内左心系统处于超负荷状态，即使正常新生儿也面临着心力衰竭的威胁，因此先天性心脏病患者在此期间麻醉手术的死亡率增高。

由于新生儿及早产儿的心肌体积较小，心肌顺应性较低，使得心脏舒张期容积和每搏输出量均较少，新生儿心输出量（心排血量）主要取决于心率，年龄越小，心率越快，如发生心动过缓，则会导致心输出量降低。新生儿及婴儿静息时的心输出量约为 180~240ml/（kg·min），按单位体重计算为成人的 2~3 倍，但若按体表面积计算则相差不大。由于新生儿的交感神经系统发育相对还不成熟，在静息时就已处于极度兴奋状态，故其心脏应激能力较差。出生 3 周左右，心肌体积迅速发育，使其适应能力有所改善。小儿心脏每搏输出量少，动脉口径较大，管壁柔软，故小儿年龄越小，动脉压越低。以年龄估算血压值：收缩压（mmHg）= 年龄 ×2+80，舒张压为收缩压的 1/3~2/3。

同呼吸频率一样，小儿心率的波动范围也较大，新生儿为 120~170 次/min，1~3 岁逐渐降为 100~120 次/min，4 岁降为 100 次/min 以下，因此在婴幼儿期应该明确区分正常心率、心动过缓及心动过速。6 个月以下的婴儿，若麻醉期间心率低于 100 次/min，则应注意有无缺氧、迷走神经反射或麻醉过深等情况，及时纠正缺氧、给予阿托品或调整麻醉深度，必要时暂停手术。各种吸入麻醉药物及静脉麻醉药物对心血管系统均有不同程度的抑制作用，易出现血压下降。患者在急诊手术或长时间手术时也容易发生心动过缓，引起血压下降、心搏骤停。婴儿心血管系统中儿茶酚胺储备低，外源性儿茶酚胺类药物对婴儿的效果差。发育不成熟的心脏对钙通道阻滞剂、挥发性麻醉剂和阿片类药物敏感，容易出现心动过缓。通常情况下,小儿对心率增快的耐受性较好。

不同新生儿出生时血容量的差异较大,宫内缺氧可引起血管收缩,故有窒息史的患者多有血容量不足。如按千克体重计算,小儿血容量比成人大,但血容量的绝对值较小,手术时稍有出血,血容量便会明显减低。如体重 3kg 的新生儿,总血容量不超过 300ml,术中失血 30ml,即相当于成人 500ml,所以术中正确估计失血量,对纠正血容量不足十分重要。出生时交感神经系统发育不成熟,而容量对动脉压的影响十分突出,因此临床上血压是反映新生儿血容量的良好指标。

如果新生儿发生低氧血症,可迅速发展并继发酸中毒、心动过缓,进一步引起心输出量降低。而出生后的缺氧状态使肺血管收缩、肺动脉压升高,当肺循环阻力高于体循环阻力时,动脉导管及卵圆孔重新开放,形成右向左分流,加重低氧血症。

三、新陈代谢和体温调节

小儿单位体重的体表面积大于成人,与体重相比,体表面积与新陈代谢及其有关参数(氧耗、二氧化碳生成、心输出量和肺泡换气)的相关性更大。单位体重下,体表面积越大能量越容易散失,早产儿尤为明显。新生儿体温调节机制发育不成熟,皮肤菲薄、脂肪储备低,主要的产热机制是褐色脂肪非肌颤性代谢产热和肝脏氧化磷酸化旁路。足月新生儿褐色脂肪占体重的 5%,而早产儿只占 1%,发育不全的婴儿和患病的新生儿脂肪储备缺乏,褐色脂肪的新陈代谢非常有限;此外,挥发性麻醉药物也可抑制褐色脂肪细胞的产热作用,因此新生儿体温调节范围较成人明显变窄。

安静状态下,腹部皮肤温度 36℃,环境温度 32~34℃,婴儿氧耗最小,而室温低、皮肤暴露消毒、体腔冲洗消毒、输入冷的液体或血制品、干燥的麻醉气体、麻醉药物对体温调节中枢的影响、麻醉后血管扩张使得散热增加,这些因素均可以使患者体温降低。低体温对静脉及吸入麻醉药物的药代动力学和药效学均有影响,可使吸入麻醉药的最小肺泡有效浓度降低,组织可溶性增加,非去

极化肌松药用量减少,作用时间延长。体温下降时麻醉加深,引起呼吸循环系统抑制,苏醒延迟。低体温还可导致心肌易激惹、肺血管阻力增高和药物疗效改变等不良后果,术后发生肺部并发症的机会增加,所以需设法预防(温毯、棉垫包绕四肢)和及时处理患者的低体温。

四、神经系统

婴幼儿脑神经系统尚未发育完善。出生后脑重量随身体的发育明显增加,出生时约为 370g,到 4~6 岁增加近 3 倍,接近成人的 1 400g;出生时神经细胞只有 1/4,1 岁时皮质及脑干发育接近完全;而脑重所占体重的比例则由出生时的 12% 逐渐降为 2%,头长与身长的比例也随年龄的增长而减小,由最初的 1/4 降为成年时的 1/8。

与中枢神经系统不同,自主神经系统发育较好,出生时支配心血管的副交感神经功能发育已经完成,而交感神经的发育则需持续到生后 4~6 个月。维持血压和心率的压力反射及延髓血管运动中枢出生时已具有功能,但尚未完全成熟,麻醉状态下易受抑制。某些药物如硫喷妥钠也易通过血 - 脑屏障而产生抑制作用。

新生儿能感知疼痛,对疼痛刺激有生理及生化的应激反应,故新生儿和成人一样,手术时需要完善的麻醉镇痛措施。

出生时脊髓末端相当于 L_3~L_4 水平,由于脊髓与脊柱发育速度不等,1 岁以后脊髓末端接近 L_1 水平。其解剖特点对于蛛网膜下腔麻醉或腰穿操作时穿刺间隙的选择具有指导意义。

五、泌尿系统

胎儿肾脏尚未发育成熟,维持机体内环境稳定的功能主要靠胎盘。出生后肾脏取代胎盘的功能,成为保持内环境稳定的主要器官。小儿年龄越小,肾脏相对越大,肾脏随小儿生长而逐渐增大。出生后肾脏功能发育迅速,生后约 6 个月基本发育正常,2 岁达到成人水平。肾脏在出生后第一年及性成熟期发育最快。

新生儿及婴儿肾脏功能发育不全,肾小球滤过率、肾血流量、肾小管的重吸收及排泄功能均尚

未成熟。新生儿出生时肾小球的数量与成人相等，但按体表面积计算，肾小球滤过率仅为成人的30%，过量的水分和溶质不能迅速有效地排出。同时，肾小管的重吸收功能较差，如摄入糖量过多或静脉输入大量葡萄糖时可出现尿糖。新生儿肾脏重吸收钠的能力低，如所输液体中不含钠，有可能引起低钠血症。同时婴儿肾脏排出磷酸盐及吸收碳酸氢盐的功能差，易发生酸中毒。较低的排泄功能要求在选择药物种类及剂量方面也要十分慎重。婴儿肾脏的浓缩及稀释功能都不完善，对液体过量或脱水的耐受性均较差。

同样，早产儿也经常会存在多种肾脏缺陷：包括肌酐清除率降低、钠离子重吸收功能降低、尿糖、碳酸氢盐重吸收（酸化尿液、代偿机体酸中毒）和稀释浓缩功能差等。这就要求临床医生在小儿围手术期进行精细的液体管理，维持水、电解质及酸碱平衡。

六、消化系统

新生儿食管下端环肌有限局性增厚，自此向食管和胃底侧呈纺锤形延续，逐渐变薄，食管下端括约肌的发育有一个成熟的过程，因此，胃食管反流的发病率较高。婴儿的胃发育不完善，胃排空时间较短，并且与食物有关，因此婴儿术前 2h 禁水，4h 禁食母乳，6h 禁食配方奶或牛奶。

肝脏对于新生儿的代谢活动具有重要意义。新生儿肝脏重量占体重 4%，而成人肝脏占体重2%，但是新生儿肝脏中酶的浓度和活性较低，与药物的结合能力较低。

七、体液平衡及代谢

小儿体液成分所占体重比例较成人大，其中尤以细胞外液比例更高，新生儿细胞外液约占体重的 45%（成人为 20%），这一特点使得小儿的液体转换率更高。小儿新陈代谢率高，氧耗量大。新生儿及婴儿对禁食及液体限制的耐受性差。体内糖原和脂肪的储备很少。新生儿肝酶系统发育不全，不能通过糖原异生作用产生葡萄糖。严重低血糖可引起呼吸暂停、抽搐及持久性脑损害，故婴儿手术禁食时间宜适当缩短，术中应在避免出

现高血糖的前提下输入适量葡萄糖液体。

八、皮肤

小儿皮肤调节温度的功能较差，体温易受外界环境温度影响，术中需注意保温。小儿皮肤的机械保护性差，容易发生接触性皮炎或药物的吸收。

（张建敏）

第二节 小儿药理特点

新生儿和婴儿体液含量（70%~75%）比成人（50%~60%）高，随着年龄的增长，脂肪和肌肉的增多，体液量逐渐降低。所以在新生儿、婴儿及年幼儿阶段，大多数血管内药物在体内的分布体积较大，单位体重下的用药量常常高于年长儿和成人。

新生儿肌肉含量少，像芬太尼和硫喷妥钠等二次分布进入肌肉的药物，在新生儿中作用时间会延长。新生儿肾小球滤过率低；肝脏血流量少，肾小管功能和肝酶系统发育不完善，药物代谢中还原、氧化不足，分解与成人相近，结合功能则需1~3 个月逐步出现；腹压上升和腹部手术会进一步降低肝脏血流。上述情况都使新生儿和小婴儿对需要经肝脏、肾脏代谢或胆汁排泄的药物的处理能力降低。新生儿对硫喷妥钠、布比卡因和许多抗生素等药物的蛋白结合力差，且血浆蛋白含量低，造成这类药物血浆游离药物的浓度升高，药效增强。考虑到这一点，与年长儿相比，新生儿及年幼儿的诱导剂量要减少。尤其布比卡因，其游离浓度升高还会增强局麻药物的全身毒性反应，特别是心脏毒性反应。新生儿出生时血 - 脑屏障尚未发育成熟，且脑血流丰富，造成许多药物在其脑内的浓度较成人高。

药物的不良反应在新生儿尤其是早产儿中较为常见，有关研究发现，至少有 30% 的新生儿会出现一种或多种急性药物不良反应，而这些药物不良反应中能够威胁患者生命安全的至少占 8%。

和其他年龄段相比，早产儿体内吸收的药量会多出 3~4 倍，这一结果主要与药物反应有关，但也与早产儿肾脏、肝脏、免疫系统等方面发育不成

熟有关。

一、药理学

大部分药物都是通过可逆性地与其受体结合来发挥药理作用的。药物与受体的结合能力主要取决于受体周围的药物浓度,而受体周围的药物浓度又与该药物的血浆浓度有关。为了与受体结合,药物分子必须主动或被动地穿过一些磷脂膜结构。主动转运消耗能量,而被动转运则无需消耗能量。当细胞膜内外形成了一定的浓度梯度或电化学梯度时,被动转运即可完成,而这种顺梯度转运药物分子的速度则由多种因素决定。脂溶性(亲脂性)的药物比疏脂性药物跨膜速度快,分子量小的药物比分子量大的药物跨膜快。只有非离子化的脂溶性药物可以大量地以被动扩散的方式通过脂质膜,而离子化分子则很难以上述方式通过。药物离子化的程度主要取决于该药物的解离常数(pKa)以及药物所在局部的 pH。pH 的改变经常会影响药物,使其非离子化的比例降低或升高。达到平衡状态时,脂质膜两侧的药物非离子化的比例相等。当某种药物由一个较小空间扩散到较大空间,或膜内药物由于高速新陈代谢被很快移走时,药物达到平衡状态的时间会延长,甚至不能达到平衡状态。

当被转移的药量与当时血浆中剩余药量比例固定时,药物的代谢符合一级动力学,浓度与时间的半对数曲线为一直线。而当药物跨膜转运的数量恒定,不受药物浓度影响时,这种代谢即为零级动力学。分子量较大的药物不能直接跨膜,而需要与载体物质结合完成异化扩散,这一过程不消耗能量。

新陈代谢或体温的变化可以改变主动转运的速率。目前,并不清楚新生儿与成人的细胞膜是否存在差异,但确实有些药物(如巴比妥类或麻醉药物)进入新生儿中枢神经系统的速度快于成人,这一现象与主动转运无关,可能是由于新生儿的血 - 脑屏障相比成人更疏松一些。

二、药代动力学

药物经静脉注射后在被血液稀释的同时也被组织摄取。药物的摄取最初发生在血液灌注好的部位(如心、脑、肝、肾),随后则发生于血液灌注较差的组织。比如,高脂溶性的硫喷妥钠可在脑内迅速达到平衡状态,引起睡眠;尽管其代谢较慢,但在给药后 10~20min 患者即可清醒,因为药物又从脑内重新分布到了其他灌注较差的组织中,使脑中的血药浓度下降。尽管硫喷妥钠的脂溶性很高,但由于脂肪中血流很少,药物的分布也相应减少。对于新生儿来说,体内脂肪及肌肉成分少,所以其中溶解的药物也较少,而中枢神经系统内的药物会在较长时间内维持较高水平,造成苏醒延迟。

最初的药物分布后会跟随一个药物消除相,在这段时间里,血浆及整个体内的药物浓度呈指数下降。在此相中药物代谢为一级动力学。如果已知最初的药物剂量和该药物的消除速率常数(Kd),我们就可以计算出任意时间点的药量。Kd 可由血浆药物浓度下降值的半对数曲线斜率得到,这个常数也用于计算药物的血浆半衰期。

三、常用麻醉药物

【吸入麻醉药物】 吸入麻醉药的吸收受吸入药物浓度(Fi)、药物分布、肺泡通气量、血气分配系数及心输出量的影响。所有上述因素均影响着潮气末药物浓度(FE)接近吸入药物浓度的速度。FE/Fi 的值可以评价吸入麻醉药物在肺泡与血液中达平衡的速度。在血液及组织中溶解较少的气体(如氧化亚氮、环丙烷、地氟烷、七氟烷)可以很快达平衡。而溶解度较大的气体(如氟烷、异氟烷、安氟烷)达平衡时间则较慢。

同年长儿和成人相比,新生儿、婴儿和年幼儿肺泡通气量高,功能残气量低,肺泡分钟通气量与功能残气量的比值大,血运丰富的器官血流量较高,使得在吸入诱导时,肺泡内挥发性麻醉药物的浓度快速上升,诱导迅速。另外,新生儿的挥发性麻醉药物的血气分配系数低于成年人,诱导时间相对缩短,增加了药物过量的潜在风险。新生儿及早产儿最小肺泡有效浓度(MAC)随年龄增长而增大,生后 1~6 个月最高,此后逐渐下降,因此,大多数卤化剂在婴儿体内的最小肺泡有效浓度要高于新生儿和成人。新生儿和婴儿血压对挥发性麻醉药物更为敏感，这可能是其代偿机制发育不完善造成的。另外，心肌发育不全也使得心肌对抑制非常敏感。

同成人相同，吸入性麻醉药物对于婴儿及儿童的呼吸系统有抑制作用，且这种抑制作用与剂量相关。1.5% 的氟烷与 70% 的氧化亚氮混合，可以使分钟通气量减少 25%，潮气量减少 35%，平均吸气流速减少 20%，而相应的呼吸频率增加 10%。在动脉血压方面，吸入性麻醉药物对新生儿的影响强于成人，但是对心率的影响不大。这一现象说明吸入麻醉药物抑制了压力感受器的反射。氟烷既不影响左心室舒张末期容积，也不改变左心室前负荷，因此该药物对心肌的影响作用来源于对心肌收缩力的抑制。对于婴儿来说，1MAC 的氟烷和 1MAC 的异氟烷均可使心输出量下降接近 25%，每搏输出量下降接近 20%，射血分数降低 25%。氧化亚氮对新生儿的心血管系统同样有抑制作用。它可以抑制初生家兔的压力感受器，也可以增加缺氧和非缺氧患者肺血管的阻力。

1. 七氟烷 七氟烷作为一种吸入麻醉药物，血气分配系数较低，诱导快速，在儿科麻醉中应用较广，特别适用于短小手术和门诊手术。在不使用氧化亚氮的情况下，七氟烷可以较好诱导小儿。8% 七氟烷吸入诱导比 5% 氟烷吸入诱导快 1min。直接用 8% 七氟烷诱导比先用 1% 七氟烷，每 2~3 次呼吸后增加浓度的诱导方法更快。对于大多数患者来说，七氟烷的刺激性也比氟烷小。

七氟烷通过二氧化碳吸收器与钠石灰作用后可产生 A 物质，该物质被认为有潜在毒性。目前认为，A 物质的产生与患者的身材、体型以及钠石灰的温度有关。至少有两篇研究证明，儿童使用七氟烷可产生较低浓度的 A 物质，而 24h 后，产生的 A 物质减少约 2/3。A 物质吸入浓度的最大值为 (5.5 ± 4.5)ppm，相应的最大呼出浓度为 (3.7 ± 2.7)ppm。在任意患者中 A 物质的最大浓度为 15ppm。麻醉期间，A 物质浓度相对恒定。在器官内氟化物的峰值浓度方面，七氟烷大于氟烷，24h 后氟化物浓度减少 2/3。无论是 A 物质还是氟化物的浓度都没有升高到能够对患者产生危险的程度，目前还没有发现上述两种物质对儿童产生肝脏或肾脏损伤的证据。琥珀胆碱诱导后使用七氟烷或异氟烷均可引起肌酸磷酸酶含量明显升高，这一发现的临床意义仍不十分清楚。

七氟烷的另一优势在于在不应用其他全麻药物的情况下，七氟烷使用后清醒迅速，而联合应用其他药物时，则应用七氟烷与应用氟烷的清醒时间相同。术后谵妄的发生率方面，七氟烷较氟烷高，这可能与七氟烷引起的更快速清醒有关。对于应用了七氟烷的患者，术后多需要使用镇静药物，因此，由于延长了术后恢复室的停留时间，应用七氟烷的患者离开恢复室的时间与应用氟烷的患者没有明显差异。

吸入性麻醉药对婴儿呼吸系统的抑制作用高于年长儿。与氟烷相比，七氟烷对呼吸的抑制更明显，在高浓度七氟烷诱导时，患者常发生呼吸暂停。二者呼吸的波形不同，氟烷的呼气峰值比七氟烷出现得更早。在七氟烷麻醉中，胸腹呼吸不协调的发生率明显降低。

2. 氟烷 氟烷使得心肌对儿茶酚胺的敏感性增加，而七氟烷发生心血管抑制、心动过缓和心律失常的概率要明显低于氟烷。使用吸入性麻醉剂进行诱导时，青春期前的儿童比成人肝功能不全的发生率低。地氟烷和七氟烷的起效时间最快，但均易在术后发生躁狂和谵语，这一点在年幼儿中更常见。儿童使用氧化亚氮对地氟烷和一定浓度的七氟烷无增效作用，但对其他药物的增强作用却存在。

【静脉麻醉药】

1. 非巴比妥类药物 近 30 年来合成了多种非巴比妥类药物，其共同特点是诱导迅速、苏醒期短，作用时间有限，对呼吸影响轻微。

(1) 丙泊酚：即 2,6- 二异丙基酚，本身不溶于水，可溶解于由大豆油、卵磷脂和丙三醇组成的溶液中，pH7.0~8.5。由于在多数情况下并不算完全意义上的全麻药物，故丙泊酚常与其他可注射的麻醉药物或吸入性药物联合使用。丙泊酚的作用最接近三室模型，第一相快速分布期，约 2~3min；第二相快速清除期，持续 34~56min；第三相，少量散布在组织中药物的清除,持续 184~480min。经过前两相后,约有 70% 的药物被清除,清除主要通过糖化及磺化作用在肝脏完成。在新生儿中,糖化作用有所减少,但可以通过磺化作用来弥补。由于年幼儿的药物弥散容积较大,因此该年龄段丙泊酚的诱导剂量更高。但同时,小儿的丙泊酚半衰期短、血浆清除率高,所以总体上,单次静脉给药后的恢复时间和成人差异不大,如果丙泊酚持续静脉泵入,小儿恢复可能会快于成人。清醒阶段丙泊酚的血浆浓度为 2.3μg/ml。诱导剂量超过 2.4mg/kg 时,约有 95% 的患者达到麻醉状态。

丙泊酚的维持剂量通常为 50~200μg/(kg·min),对于年龄小的患者,维持量可以更高。丙泊酚引起的血压下降程度与其他药物基本相同。给药后 5min,动脉血压降低约 30%,心率下降 20%。丙泊酚麻醉与吸入麻醉相比,术后 24h 的呕吐发生率明显降低,而在气管插管时间、恢复室时间及疼痛评分方面,二者没有明显差别。

(2) 氯胺酮:是一种非巴比妥类的环己胺衍生物,能使皮质与边缘系统分离,还可作用于脑干。它起效快,作用时间短,且在此类化合物中的副作用最少。与吗啡相同,氯胺酮只与阿片类的 μ 受体结合发挥作用。在肝 P-450 微粒体系统内,氯胺酮通过脱甲基和脱羟基形成两大主要代谢产物。由于新生儿的 P-450 酶系统活性较低,药物结合能力较差,氯胺酮麻醉后患者苏醒时间较长。

口服及肌内注射氯胺酮的药代动力学特点已经被阐明。肌内注射后,其生物利用度为 93%,峰浓度为 240ng/ml,出现于给药后 22min 左右。平均终末半衰期为 (155 ± 12)min,与静脉注射相同。口服给药后,(30 ± 5)min 内,氯胺酮峰浓度达到 (45 ± 10)ng/ml,平均生物利用度为 16.5%。静脉内给予氯胺酮可在 30s 左右出现意识消失,持续约 10min。给药途径不同,睡眠时间亦不同。静脉给药患者可在 131min 后清醒,而肌内注射患者清醒则需要 201min。

氯胺酮对于心血管系统的作用是剂量依赖性的。对于儿童来说,给予氯胺酮后,动脉血压的变化很小,而心率增加十分明显。除非存在血容量不足或患者产生及释放儿茶酚胺的能力受损(儿茶酚胺耗竭),一般情况下,氯胺酮很少引起低血压。虽然氯胺酮可以直接抑制心肌,但这种作用持续时间很短,且通常被儿茶酚胺及交感系统的兴奋所掩盖。对于新生儿和小婴儿来说,氯胺酮和芬太尼合用比单独使用更易导致低血压。由于心肌做功增加(心动过速),外周血管阻力增加,使得心肌耗氧量增多,因此氯胺酮相对禁用于心肌耗氧量增加的患者。

无论是成人还是儿童,2mg/kg 氯胺酮静脉注射后,呼吸频率及潮气量均明显降低,进而引起低氧血症。在给药 10min 后 $PaCO_2$ 升高,随后恢复至正常。对于婴幼儿来说,氯胺酮对于气体交换方面的副作用可能发生得更快,且更严重,因为婴幼儿的功能残气量相对少,而心输出量及耗氧量又较大,因此在肌内注射或静脉给予氯胺酮前,患者需充分吸氧。

氯胺酮最常见的副作用是术后恶心呕吐,其发生率高达 33%。噩梦及幻觉是年龄较大儿童的并发症,青春期前患者的发生率为 5%~10%。中枢神经系统的副作用表现为兴奋、人格改变及尿失禁。术前给予苯巴比妥或地西泮可避免上述情况发生。有急性呼吸道感染患者使用氯胺酮,其分泌物增多有喉痉挛发生的可能。

2. 巴比妥类药物 巴比妥类药物被广泛应用于小儿术前用药、麻醉诱导及癫痫治疗。对于绝大多数脂质膜来说,此类药物吸收快而完全。肾脏对于此种药物的清除较少。由于药物半衰期短、血浆清除率高,年龄较小患者对于巴比妥类药物的需要量较成人更大。

硫喷妥钠:是一种短效的巴比妥类药物,儿童硫喷妥钠的消除半衰期约为成人的一半[(6±3)h vs (12±6)h],但血浆中的清除速率约为两倍 [(6.6±2.2)ml/(kg·min) vs (3.1±0.5)ml/(kg·min)]。游离药物的比例约为 13%。新生儿对巴比妥类药物的代谢能力偏低,长效巴比妥部分不经代谢,直接经尿排出,故此类药物在血中存在时间较长、浓度较高。超短效巴比妥类药物,通过再分布及肝脏代谢降低其体内浓度。新生儿血中硫喷妥钠浓度下降较快。

烧伤面积超过体表面积 9% 的患者与同龄

非烧伤患者相比,麻醉诱导时所需硫喷妥钠药量多,这主要是因为烧伤患者对药物的耐受性提高。6~16 岁的烧伤患者,给予 8mg/kg 硫喷妥钠后,只有 50% 的患者对扣置面罩是没有反应的;而对于非烧伤的儿童,6mg/kg 的剂量就可使全部患者对扣置面罩无反应。尽管应用上述较大剂量,硫喷妥钠对于烧伤患者的心率及血压仍没有明显影响。Gal 等提出,生后 1min 或 5min Apgar 评分≤3 的婴儿、心肺功能低下、呼吸暂停超过 1min 而需要呼吸支持的新生儿以及 PaO_2 低于 30mmHg［吸入气氧浓度（FiO_2）1.0］的婴儿,其苯巴比妥的药代动力学与正常婴儿相比有着明显差异。消除半衰期延长,代谢产物的排泄也发生改变。低体温时,苯巴比妥代谢产物的浓度为正常体温时的一半。低体温时苯巴比妥的排泄率降低可能是由于同时给予了呋塞米。

3. 阿片类药物　和年长儿及成人相比,阿片类药物对新生儿的药效更强,这可能与阿片类药物容易进入血 - 脑屏障、新生儿代谢能力低及呼吸中枢敏感性高等因素有关。新生儿肝脏结合和肾脏代谢清除吗啡的能力低,应用需慎重。年长儿肝脏血流量高,生物转换率和消除率也相应较高,因此儿童舒芬太尼、阿芬太尼和芬太尼的清除率可能高于成人。在瑞芬太尼清除率方面,新生儿和婴儿比成人高,但半衰期相同。

（1）吗啡和哌替啶:此类麻醉药物经常用于镇痛、镇静、小儿患者的麻醉及 ICU 中机械通气儿童的镇静。有研究者报道吗啡的半衰期为 133min,而清除速率为 6.2~6.7ml/（kg·min）。当吗啡的血浆浓度低于 65ng/ml 时,患者开始出现疼痛。以 6.2~40μg/（kg·h）速度输注吗啡时,新生儿血浆内的吗啡浓度比年长儿高 3 倍。与年长儿及成人相比(2h),新生儿的吗啡消除半衰期明显延长［(13.9 ± 6.4)h］。对于有些患者,吗啡的血浆浓度在停药后仍在上升,提示存在肝肠循环。新生儿肠内大量的 β- 葡糖醛酸酶使吗啡葡糖醛酸化物发生氢解,重吸收吗啡。从肠道重吸收的吗啡以及较高的吗啡血浆浓度提示我们,在婴儿持续输入吗啡时,必须严密监护。

吗啡及哌替啶对于新生儿 CO_2 反应曲线的抑制作用强于成人,结果造成静息时 $PaCO_2$ 升高,而机体对 CO_2 升高时的反应性降低。机体对于吗啡及哌替啶的反应不同主要是由于两者在中枢神经系统具有不同的溶解度,吗啡脑内的溶解性高,药物容易积累,使得吗啡在年幼动物中的 LD_{50} 更低。年长儿中,吗啡能够抑制呼吸系统对于 CO_2 的反应性,其抑制程度与全身麻醉相同,但吗啡的这种抑制作用持续时间更长。

吗啡经常用于行机械通气婴儿的镇静,在对 5~6 岁的患者进行研究时,没有发现该药物对患者的智力、运动功能或行为有影响。

（2）芬太尼:是一种有效的合成麻醉药物,被广泛应用于儿童麻醉。当浓度较高时,芬太尼才是完全意义上的麻醉药,与氧化亚氮合用时可以抑制心率的变化并使术中动脉血压升高。芬太尼在肝脏首先经过脱烃或羟化过程代谢,只有 6% 的药物经肾脏清除。

即使给予了大剂量的芬太尼,婴儿的血浆芬太尼浓度仍低于儿童或成人。而在大约一半的婴儿体内,芬太尼会出现第二个浓度高峰。对于各个年龄段儿童,芬太尼的平均消除半衰期均超过成人。如果患者腹压升高,其肝脏的血流会受到影响,心输出量减少,则芬太尼的消除半衰期要比腹压正常的患者高 1.5~3 倍。

有关芬太尼对发绀及非发绀患者的作用也有报道。发绀型先天性心脏病患者,其芬太尼的药代动力学特点与非发绀型患者不同。婴儿的药物清除率最高,随年龄的增长,清除率逐渐降低。患有法洛四联症的新生儿对于芬太尼的清除优于年龄较大的患者。对于血氧含量正常的患者,芬太尼可以抑制肺血管阻力及肺动脉压的增加。

芬太尼对于新生儿兴奋性及抑制性压力感受器的反应性均有影响,但对静息时的血压及心率无明显作用。芬太尼还能够降低患者肺部及胸壁的顺应性,但这一作用可被肌松药阻断。在重症监护病房中经常使用芬太尼持续输注,但由于很快产生耐药而需要加大药物剂量以达到相同的镇痛或镇静效果,如果长期使用芬太尼,还会出现戒断综合征。

口服跨黏膜的枸橼酸芬太尼（OTFC）被用于

患者术前镇静,但有可能引起呼吸频率及脉搏氧饱和度降低。应用芬太尼后更易引起呕吐或瘙痒,因此术后进流食的时间有所延长。

芬太尼还可以经皮给药,达到血浆峰浓度的时间为18~66h。对于儿童来说,此种给药方式,芬太尼的分布及消除容积与成人基本相同。这一方式的主要问题是较高的呕吐发生率(85%),此外,脉搏氧饱和度降低及嗜睡也较常见。因此,通过此种方式给药的患者,应加强监护。

(3)舒芬太尼:是一种合成麻醉药物,其效能相当于芬太尼的5~10倍,既可单独应用,也可与其他药物联合使用。2~8岁的儿童,舒芬太尼的消除半衰期为(97 ± 30)min,清除率是成人的两倍,但新生儿的半衰期则比儿童或成人长。这种差别可能与细胞外液的含量不同有关。随着年龄的增长,舒芬太尼的清除率增加而半衰期缩短。新生儿对舒芬太尼相对不敏感,可能与新生儿麻醉时需要更高的血浆药物浓度有关。

舒芬太尼多用于心血管麻醉中,单独应用舒芬太尼10~20μg/kg诱导时,气管插管及切皮时患者收缩压及舒张压均明显升高,5~10μg/kg仍有心率增快,但给予20μg/kg后,心率减慢。舒芬太尼20μg/kg可延长心室充盈时间以及充盈与左心室射血时间之比,提示该药物有较弱的负性肌力作用。当给予20μg/kg舒芬太尼时,患者的血浆肾上腺素浓度较给予5~10μg/kg时更低。

行心脏手术的婴儿,诱导时给予舒芬太尼5~10μg/kg,可有轻度的心率减慢和动脉压降低,气管插管时恢复原水平。胸骨切开时动脉压轻度升高;而同样情况给予芬太尼50~75μg/kg时,开胸时收缩压升高20%。低温对于新生儿体内舒芬太尼的代谢没有明显影响。

舒芬太尼0.5μg/kg、1.0μg/kg、1.5μg/kg分别联合应用氟烷或氧化亚氮可用于整形外科手术的麻醉。上述三种剂量均可抑制气管插管时心率及血压的增加,并且可以提供良好的术后镇痛,但1.0μg/kg及1.5μg/kg组在诱导时可能引起心动过缓及低血压,术后呕吐的发生率也较高。

经鼻给予舒芬太尼1.5μg/kg、3.0μg/kg、4.5μg/kg,可用于婴儿及儿童的术前用药,使患者更易与父母分离,也可减少气管插管时呛咳的发生。但是,给予4.5μg/kg舒芬太尼时,约有25%的患者出现肺顺应性降低,术后24h内的呕吐发生率也有所增加。

经硬脊膜外给予舒芬太尼0.75μg/kg可以提供镇痛。给药后60~120min内,33%的患者出现恶心及呕吐。舒芬太尼降低了CO_2反应曲线的斜率及分钟通气量,并且程度超过了异氟烷或氧化亚氮。约120min后,CO_2反应曲线的斜率恢复至对照组水平。这一结果可能与药物在脑脊液及脊髓前血管内的扩散有关。

(4)瑞芬太尼:是一种人工合成的新型短效的阿片类药物,对μ阿片受体有强亲和力,而对σ和κ受体的亲和力较低。其化学结构为哌啶环上连接一个酯的结构,容易被血液中和组织中的非特异性酯酶所水解。若血浆胆碱酯酶受到抑制或功能不良时,它的分解不受到影响,也不干扰酯酶对其他药物的分解,如琥珀胆碱或艾司洛尔等。

瑞芬太尼血脑平衡时间短,静脉注射后起效快,单次注射的峰浓度时间为1.5min,在体内分布的变化主要表现在婴幼儿期和老年期。小儿体液总量、细胞外液量和血容量,与体重之比大于成人,药物在细胞外液中被稀释,静脉给药时分布容积较大,婴儿期的分布半衰期最长,小于2个月婴儿分布容积最大,2个月~2岁幼儿清除率最快,同时小儿皮下脂肪少,脂溶性药物的表观分布容积减少。表观分布容积的变化直接影响药物的体内分布和消除。在2~12岁的儿童中,此药的分布已近似成人。

由于瑞芬太尼在代谢方面不增加肝肾负担,因此肝肾功能发育不健全的小儿更适合使用,另外小儿中枢神经系统发育不完善,呼吸中枢对阿片类药物敏感,易引起术后苏醒延迟、呼吸抑制等并发症,瑞芬太尼由于起效快、苏醒迅速而非常适合用于儿童。

瑞芬太尼的止痛作用是剂量依赖型的,有封顶效应。对血流动力学、呼吸、中枢神经的影响也是剂量依赖型的。在临床使用时要注意呼吸、心率、血压的变化,避免低血压、心动过缓、呼吸抑制、胸壁强直的发生。

瑞芬太尼的使用范围非常广泛,在快速诱导中,静脉推注1μg/kg,丙泊酚3mg/kg或吸入七氟烷、肌松药后行气管插管。术中维持的剂量为0.25~0.5μg/(kg·min),丙泊酚6mg/(kg·h)或吸入麻醉剂,手术结束前停止使用瑞芬太尼,追加芬太尼1μg/kg或舒芬太尼0.1μg/kg,防止瑞芬太尼止痛作用的快速消失。

特别需要提出的是随着门诊手术量的增加和门诊手术麻醉技术的发展,瑞芬太尼在小儿门诊手术中的应用越来越广泛,瑞芬太尼可达到诱导过程平稳、快速起效、镇痛完善、持续输注不会产生蓄积、苏醒迅速、具有遗忘作用、不良反应小的独特的功效,这些特征符合手术麻醉的需要,可以避免使用氯胺酮引起的中枢神经系统并发症。

4. 苯二氮䓬类　此类药物具有相似的临床作用,通过γ氨基丁酸(GABA)达到神经抑制作用,包括镇静、催眠、抗焦虑、抗惊厥及顺行性遗忘。苯二氮䓬类中清除率最快的是咪达唑仑,其在新生儿体内的清除率要明显低于年长儿。

咪达唑仑是短效的苯二氮䓬类药物,用于术前用药、麻醉诱导及麻醉维持,像其他药物一样具有抗焦虑、催眠、抗惊厥的作用,其效能是地西泮的3~4倍,并且可产生顺行性遗忘。由于其水溶液的特点,肌内注射或静脉注射均不会引起较强的局部刺激,可与吗啡、哌替啶、阿托品或东莨菪碱混合。生理pH条件下,咪达唑仑脂溶性高,可以很容易地通过血-脑屏障快速起效。咪达唑仑在肝脏内主要经微粒体氧化系统快速代谢,约97%的药物与血浆蛋白结合,结合率与药量无关。

用于儿童麻醉诱导时,0.15mg/kg的咪达唑仑与0.3mg/kg的地西泮对血压的作用相同,作为术前镇静用药时,患者的心率、血压及呼吸频率无明显改变。咪达唑仑与芬太尼合用可导致严重低血压。

一项研究表明,咪达唑仑在儿童体内的代谢是剂量依赖性的,这点与其他药物不同。药物的清除率随剂量增加而增加,与患者的年龄及体重无关。平均消除半衰期为1.24~1.72h,短于成人(1.7~4.0h)。经鼻给药(1mg/kg)后,血浆浓度迅速上升到最大值(72ng/ml)。

术前镇静方面,口服咪达唑仑应用也较广泛。口服咪达唑仑0.5~0.75mg/kg后,患者心率、血压或脉搏氧饱和度无明显变化。当药量增至0.75~1.0mg/kg时,多数患者会出现视物模糊或烦躁不安。口服给药的一个主要问题是,咪达唑仑味道较苦,果汁、糖浆等均不能完全掩盖药物本身的苦味,新合成的咪达唑仑在味道方面有了很大改进,使患者更容易接受。

5. 右美托咪定　选择性α₂-肾上腺素受体激动剂,具有抗交感、镇静和镇痛作用,同时对呼吸无抑制,还具有对心、肾和脑等器官功能产生保护的特性。右美托咪定可用于围手术期麻醉合并用药,可以有效减少患者与父母分离时的紧张、焦虑情绪,可以用于围手术期镇痛,减少全麻药物的使用,鼻腔内给药比口腔给药效果更好。功能神经外科手术时应用右美托咪定便于术中唤醒,也可用于气管内插管重症患者的镇静。右美托咪定持续输注,常见的不良反应有低血压、心动过缓等。

6. 神经肌肉阻滞药

(1) 去极化神经肌肉阻滞药琥珀胆碱:与成人相同,静脉注射琥珀胆碱起效最快,婴儿的药物分布体积广,单位体重对琥珀胆碱的需要量明显高于年长儿和成人。但如果按照体表面积计算,剂量则无显著差异。常用肌松剂及其95%有效剂量(ED95)见表4-1。使用琥珀胆碱后,儿童发生心律失常、高钾血症、横纹肌溶解、肌红蛋白血症、咬肌痉挛和恶性高热的机会比成人更高。因此,儿童和青少年常规选择性手术中最好避免使用琥珀胆碱。

表 4-1　婴儿和儿童的常用肌松剂

肌松剂	婴儿 ED$_{95}$/(mg/kg)	儿童 ED$_{95}$/(mg/kg)
琥珀胆碱	0.7	0.4
阿曲库铵	0.25	0.35
顺阿曲库铵	0.05	0.06
罗库溴铵	0.25	0.4
维库溴铵	0.05	0.08
泮库溴铵	0.07	0.09

在建立血管通路前,如果小儿有饱胃、喉痉挛等情况,需要快速肌松时,可肌内注射琥珀胆

碱(4~6mg/kg),同时给予阿托品(0.02mg/kg肌内注射),预防心动过缓。

(2)非去极化神经肌肉阻滞药:有关新生儿及婴儿对于非去极化肌松药物是否比成人更敏感的问题已经争论了很多年。对于筒箭毒碱来说,新生儿确实比成人敏感,但由于新生儿较大的药物弥散面积,在单位体表面积的药量上,新生儿与成人相同。同样由于较大的弥散面积,以及较低的肾小球滤过率,新生儿清除筒箭毒碱的速度较慢。

泮库溴铵溴化物是一个双四价化合物,产生竞争性的阻滞作用。在相同的初始剂量下,效能是筒箭毒碱的5~10倍。氟烷或氧化亚氮麻醉下,0.06mg/kg的泮库溴铵,可使刺激尺神经引起的肌颤搐高度降低95%,经过(54.7±11.1)min,颤搐高度恢复,恢复时间与成人相同。婴儿所需的泮库溴铵药量少于儿童,但所有年龄组的肌松恢复时间相同。在连续几天肌松作用后,距离最后一次给药3h或更多的时间,婴儿肌力就可以成功恢复。新生儿越不成熟,从肌松中恢复就困难。这一发现也支持了婴儿外周肌肉中Ⅰ型纤维数量少的结论。

泮库溴铵可引起轻重不等的心动过速,最严重的可引起充血性心力衰竭。泮库溴铵及筒箭毒碱均可抑制心输出量的增加,而造成低血压,二者均明显增加心肌供血。这两种药物不会阻碍低血压动物模型中血流由外周向心、脑的重新分布。

阿曲库铵为四价铵,一半经Hoffmann降解和酯水解,剩下的一半其清除大致以组织为基础,但具体机制仍不十分清楚。在盐溶液中维持稳定,但在乳酸林格液中会逐渐降解至最小量(5h后剩余约6%)。这一点在阿曲库铵持续输注时应引起注意。儿童初次给药后,(3.8±0.09)min起效,与成人基本相同。阿曲库铵ED$_{50}$随年龄不同而变化,新生儿最低,其次为儿童,青少年最高。这一组数据说明,新生儿较成人对阿曲库铵更为敏感。与其他肌松药相同,阿曲库铵的ED$_{50}$也受全麻药物的影响。所有年龄组肌松恢复时间为20~30min,组间没有差异,这很有可能与其独特的代谢方式有关。在新生儿中,此药的作用效果受配制后放置时间及温度的影响。

为达到完全肌松,生后48h以内的患者比48h以上的所需药量少(300μg/kg vs 500μg/kg),而恢复时间又相对延长[(32.4±7)min vs(23.1±3)min]。体温低于36℃的新生儿,药物作用时间延长[(47.5±11.8)min]。因此如果术后要恢复新生儿自主呼吸,需保证其体温在正常水平。

阿曲库铵阻滞时间大概持续32min,肌颤搐高度由25%恢复至95%需要约10min,与泮库溴铵及维库溴铵不同,这也可能与阿曲库铵的独特代谢有关。

作为阿曲库铵的主要分解产物,N-甲基罂粟碱有潜在的致癫痫作用,但目前仍不清楚这一产物是否更易透过新生儿血-脑屏障(与成人相比),也没有婴儿使用阿曲库铵后发生癫痫的报道。新生儿不成熟的肾功能对于阿曲库铵的代谢没有太大影响,因为其药代动力学和药效学与正常肾功能及成人肾衰竭患者基本相同。

维库溴铵为单四价化合物,效能相当于泮库溴铵的10倍,且作用时间较短,适用于短小手术。初次给药后起效迅速,在应用等效的氟烷或氧化亚氮后,给药剂量0.4mg/kg,婴儿(1.5±0.6)min起效,儿童(2.4+1.4)min起效,成人(2.9±0.2)min起效。在需要快速气管插管的麻醉中尤其适用。ED$_{50}$分别为新生儿0.16mg/kg,婴儿0.19mg/kg,儿童0.15mg/kg,提示上述三个年龄组对维库溴铵的敏感性基本相同。药物作用持续时间随年龄不同而有所变化,新生儿为成人的两倍,也比儿童的作用时间延长30%,这种作用时间上的差异可能与新生儿达稳态时较大的弥散容积有关。同样也是由于这一原因,药物作用的恢复时间方面,新生儿[(20±8)min]长于儿童[(9±3)min]或成人[(13±7)min]。婴儿药物的消除半衰期长于儿童及成人,但清除方面没有差别。维库溴铵对于心率及血压没有明显影响。

人们一直在寻找一种能够替代琥珀胆碱的药物,罗库溴铵作为一种氨基甾体类的神经肌肉阻滞剂由此诞生。一些研究表明,1.0~1.2mg/kg的罗库溴铵,静脉输注60s后,可以达到与琥珀胆碱一致的诱导效果,但恢复时间约为琥珀胆碱的8倍。三角肌注射(婴儿1mg/kg,儿童1.8mg/kg)罗库溴铵,也可创造很好的气管插管条件。肌内注射后,第一次肌颤搐恢复时间,婴儿(57±13)min,儿童为(70±23)min。

有关罗库溴铵在婴儿及儿童的药代动力学均有研究。血浆消除方面,清除速率婴儿(4.2±0.4)ml/(kg·min),儿童(6.7±1.1)ml/(kg·min)。肝肾功能障碍不会明显影响此药的清除。ED_{95} 时,罗库溴铵在婴儿的效能最高[(251±73)μg/kg],儿童效能最低[(409±71)μg/kg]。

罗库溴铵平均增加心率 6 次/min,并使平均动脉压轻度降低,但在麻醉深度较浅的情况下,心率和血压可明显升高。罗库溴铵诱导的肌松容易被新斯的明逆转。

【局麻药】 局麻药物可用于新生儿、婴儿及儿童的神经传导阻滞麻醉或镇痛。

1. 利多卡因 新生儿利多卡因的肾脏清除率高于成人,这可能是因为其体内与蛋白结合的药物比成人减少了 50%。尽管清除率较高,但由于较大的药物分布容积,利多卡因在新生儿体内的半衰期仍较长。

血-脑屏障的破坏、α_1-糖蛋白血浆浓度(严重肝脏疾病)的减少都可引起利多卡因摄取增加,从而造成其血浆浓度升高。发绀型先天性心脏病的患者,其体内利多卡因的代谢会发生改变,游离利多卡因的比例与血浆内 α_1-糖蛋白的浓度相关。

对于 6 个月~3 岁的患者来说,利多卡因静脉用药的清除半衰期、分布容积(Vd)及清除率与成人相同。新生儿药物分布容积较大,利多卡因清除时间相应延长。

2. 丙胺卡因 利多卡因 25mg,丙胺卡因 25mg 配成 1g 膏剂,称为"恩纳"(EMLA)。贴敷皮肤(20~30min),可以表面麻醉,用于无痛注射。禁用于黏膜。

3. 布比卡因 由于作用时间较长,布比卡因常被应用于婴儿及儿童的骶管麻醉、硬膜外麻醉及局部麻醉。(7.25±0.75)岁的患者给予骶管麻醉后,经过(29.1±3.1)min,布比卡因达到血浆最大药物浓度[(1.25±0.09)μg/ml],清除半衰期为(277±34)min。达到稳态时的药物分布容积为(2.7±0.2)L/kg,清除率(10.0±0.7)ml/(kg·min)。

因此布比卡因在骶管内能够很快被吸收。布比卡因在新生儿体内的药物分布容积比成人高 3 倍,儿童布比卡因的终末半衰期也比成人长。

4. 罗哌卡因 是目前临床上常用的长效酰胺类局麻药,麻醉效能与布比卡因(丁哌卡因)相似,其心脏毒性低于布比卡因。0.2%~0.375% 的罗哌卡因能产生运动神经阻滞与感觉神经阻滞的分离,已广泛用于小儿神经阻滞和椎管内麻醉。

(张建敏)

第三节 小儿常用麻醉方法

一、麻醉前准备及麻醉前用药

【麻醉前访视】 是指麻醉前麻醉医生对患者全身及重要脏器生理功能作出评估,完善麻醉前各项准备,使患者体格和精神两方面均处于最佳状态,以增强患者对麻醉和手术的耐受能力,提高患者在麻醉中的安全性,避免麻醉意外或不良事件的发生,减少麻醉后的并发症。

1. 了解患者情况 既往病史、手术麻醉史、治疗用药史、过敏史、家族遗传病史、预防接种史、生长发育情况、必要化验(血常规检查、肝肾功检查、心电图、胸片、生化检查)、体格检查(张口度、牙齿活动情况、体温、呼吸系统、心血管系统等)。

2. 与外科医生沟通 了解手术方案、体位、难易程度、手术时间、危险程度、是否需特殊麻醉处理(如控制性降压、术中唤醒)。

3. 与患者家长沟通 讲解有关麻醉问题,消除患者家长紧张情绪,建立相互信任关系。

4. 病情评估分级 根据美国麻醉医师协会分级(ASA 分级),制订相应麻醉方案。

【麻醉前特殊准备】

1. 行局部阻滞麻醉患者的局部应做特殊擦洗。

2. 消化道手术患者麻醉前应留置胃管,排出胃内容物。

3. 择期手术禁食禁水时间 清饮料或水 2h;母乳 4h;配方奶、牛奶等液体乳制品,淀粉类固体食物 6h;油炸、脂肪及肉类食物 8h。

4. 择期手术患者应体温正常;急诊手术高热患者将体温降至 38.5℃以下,以防术中高热惊厥。

【麻醉前用药】 小儿麻醉前用药目的是镇静、抑制呼吸道腺体分泌、抑制异常反射、减轻疼痛。咪达唑仑 0.5mg/kg 术前 30min 口服,或右美托咪定 3~4μg/kg 术前 30min 喷鼻,有良好的镇静效果。

二、局部麻醉

【常用局麻药】 儿童常用局麻药有利多卡因、布比卡因、罗哌卡因等。

【常用局麻方法】

1. 表面麻醉 局麻药与黏膜表面接触获得局部麻醉的方法。适用于咽喉部、气管内、鼻腔内、眼部的麻醉及手术操作。缺点是麻醉效果弱,多为小儿全麻的辅助方法。小儿支气管镜检查常选用支气管表面麻醉,2%~4% 利多卡因喷雾会厌及喉头,通过一细管插入气管注入利多卡因,逐渐扩散至支气管,安全剂量 5mg/kg。

2. 局部浸润麻醉 简称局麻,是将局麻药分层注射到手术部位的组织内,阻滞神经末梢。适用于门诊小手术。

3. 区域阻滞麻醉 手术切口四周及底部注射麻醉药,阻滞手术区内的神经干及神经末梢。适用于门诊手术。

三、神经及神经丛阻滞

【臂丛阻滞麻醉】

1. 组成及走行 臂神经主要由 C_5~C_8 及 T_1 前支组成,有时 C_4 及 T_2 的小分支也参与,是支配整个手、臂运动和绝大部分手、臂感觉的混合神经。组成臂丛的各脊神经穿出椎间孔,在前、中斜角肌间形成臂神经丛,横过肩胛舌骨肌后方,集中成束,先在锁骨下动脉上方,再转至外侧,在斜角肌间隙与锁骨下动脉并列于第一肋骨面上,经锁骨中点下行至腋窝顶,转向腋下与腋动脉包在同一血管神经鞘内。

2. 操作步骤

(1) 腋路臂丛阻滞:患者仰卧,被阻滞的上肢外展90°,前臂外旋,呈行军礼状。左手在腋窝顶肱二头肌与缘肱肌间摸到腋动脉搏动后,固定好腋动脉,右手持 22# 针沿动脉旁刺入,直到出现刺破鞘膜的落空感,针伴随动脉而摆动,连接注射器,回抽无血即可缓慢注药。注药后可适当加压按揉,可使药液向上扩散增加阻滞范围。此法易于阻滞,但局麻药毒性反应较其他入路高。

(2) 肌间沟臂丛神经阻滞:仰卧位,头偏向对侧,暴露患侧颈部,胸锁乳突肌锁骨头后缘可摸到一条肌肉即为前斜角肌,前斜角肌外缘摸到一条大小相同的肌肉即中斜角肌,两肌肉间的凹陷是前、中斜角肌的肌间沟。此法易于掌握,适用于小儿,不会引起气胸,易阻滞膈神经、喉返神经、颈交感神经,可能出现霍纳综合征,但多自行恢复,不需处理。

(3) 锁骨上臂丛神经阻滞、锁骨下血管旁臂丛神经阻滞:小儿胸膜顶位置较成人高,上述两种方法易引起气胸,不宜应用于小儿。

3. 局麻药 0.25%~0.5% 布比卡因 2mg/kg 单用或复合 1% 利多卡因 5~7mg/kg,在药液中加入 1:200 000 肾上腺素,可延长作用时间。

4. 并发症 气胸、出血及血肿、霍纳综合征、喉返神经麻痹、膈神经麻痹。

【指神经阻滞】 手指根部偏背侧,穿刺针分别向指骨推进注射,至指骨两侧。适用于拔甲等指部小手术。局麻药中不加肾上腺素。

【阴茎根部神经阻滞】 阴茎根部腹侧,穿刺针分别从阴茎体正中向阴茎白膜快速穿入,回抽无血,注射药液有较大阻力,即操作正确。阴茎背神经阻滞:穿刺针垂直方向从耻骨联合下缘进针,刺向耻骨联合弓下缘与阴茎根部之间,回抽无血将局麻药注入。局麻药中不加肾上腺素。适用于包茎等门诊小手术。局麻药可用 0.5% 普鲁卡因或 1% 利多卡因 5~10ml。

【髂腹下及髂腹股沟神经阻滞】 髂前上棘内上方 1cm 处进针,向腹股沟韧带内下方,至腹外斜肌筋膜做扇形浸润。局麻药为 1% 利多卡因 5~7mg/kg,亦可用 0.5% 普鲁卡因或 0.2% 布比卡因。此神经阻滞用于小儿腹股沟斜疝的术中术后镇痛,操作简单,但由于不能预防牵拉精索或疝囊引起的疼痛,术中需辅助基础麻醉,或作为术后镇痛的一种方法。

【超声引导下的神经阻滞】 超声引导下的神经阻滞是一个蓬勃发展的技术,极大地提高了操作的准确性和成功率,减少不良反应的发生,广泛服务于临床,受益于儿童。其优势包括可直视需阻滞神经及局部解剖结构,避免血管损伤;注药时可观察局麻药的分布,及时调整穿刺针位置,避免局麻药误注血管或神经内;可提高神经阻滞精准性,减少局麻药的用量,起效时间更快,神经阻滞效果更佳。超声引导下的神经阻滞包括外周神经阻滞及躯干阻滞(特点是不需要寻找神经和神经丛,局麻药物直接注射于特定的肌间平面,在此平面内药物扩散并浸润目标神经)。目前已应用于临床的超声引导下外周神经阻滞包括臂丛神经阻滞、下肢神经阻滞,躯干阻滞包括腹横肌平面阻滞、腹直肌鞘阻滞、腰方肌阻滞、髂腹股沟神经及髂腹下神经阻滞、肋间神经阻滞、胸神经阻滞等。

四、椎管内麻醉

椎管内麻醉主要包括蛛网膜下腔阻滞麻醉(腰麻)、硬膜外阻滞麻醉、骶管阻滞麻醉。

【局麻药的药理学】 新生儿及 3 个月内的婴儿肝脏功能发育不成熟,影响药物的清除与排泄,婴幼儿体内白蛋白与药物结合低,体内缺乏降解酰胺类局麻药的酶,故酰胺类局麻药容易引起婴幼儿全身毒性反应;新生儿及 6 个月内的婴儿体内假性胆碱酯酶只有成人的一半,因此脂类局麻药的清除率降低。

局麻药的中毒反应主要是单位时间内局麻药用量过大所致,分为兴奋型和抑制型。兴奋型以中枢兴奋为主,表现为烦躁不安、激动、抽搐甚至全身痉挛;抑制型以中枢抑制为主,出现神志消失和循环系统征象。应用镇静药或全身麻醉药可提高局麻药中毒反应的阈值;加用肾上腺素减慢局麻药的吸收,也可提高局麻药的安全剂量范围。

【蛛网膜下腔阻滞麻醉】

1. 小儿解剖生理特点 新生儿脊髓和蛛网膜终止于第三腰椎,随年龄的增长,脊髓终止点逐渐上升,1 岁后上升至第一腰椎,5~6 岁时小儿脊髓位置和成人一致。新生儿脊柱几乎平直,小儿抬

头后出现颈椎前弯,坐立后形成胸椎后弯,行走致使出现腰椎前弯,5~6 岁后这些弯曲被韧带固定,故婴幼儿腰麻时麻醉平面不易控制。小儿蛛网膜下腔血管丰富,脑脊液循环快,易于麻醉药排泄,麻醉阻滞时间相比成人短。

2. 麻醉操作 腰麻可在患者清醒下操作,以便调节麻醉平面。患者侧卧位,穿刺部位选择腰 3、4 间隙,局麻完善是成功的关键,缓慢进针,避免患者扭动改变进针方向。当穿刺针穿过棘间韧带,穿破硬脊膜蛛网膜时,突破感明显,伴有脑脊液流出,继续进针少许,使穿刺针头斜面全部进入蛛网膜下腔,连接注射器回抽无血,为清亮脑脊液后注射药液。注药速度 1ml 用时 1~4s,完毕后平卧 3~5min,测麻醉平面,根据手术部位,升高或降低床头调节麻醉平面。15~20min 平面固定。快速注药每 1ml 用时 1s,平卧位麻醉平面多固定在胸 6 水平。

3. 药物及剂量 0.2% 布比卡因轻比重药液,最大用量 6ml。

学龄前儿童药量(ml)= 体重(kg)×0.15

学龄儿童药量(ml)= [体重(kg)×0.15+ 年龄(岁)×0.5]÷2

4. 麻醉平面的调节 平卧位时容量和注药速度是决定麻醉平面的主要因素。

5. 禁忌证 穿刺部位感染,脊髓脊椎疾患,重度贫血,休克患者是绝对禁忌。6 岁以下小儿,上腹部手术麻醉平面不宜调控,不宜施用腰麻。

6. 并发症

(1)血压下降:因麻醉平面上升过快过高,血管扩张所致,小儿多伴有术前输液量不足。如肋间神经被阻滞,将出现呼吸困难、恶心呕吐等症状。加快输液量,多数患者可维持正常血压;当血压下降超过基础值的 25%,需静脉推注麻黄碱 0.5mg/kg。

(2)腰背痛:因穿刺损伤韧带,术后长时间卧床腰肌劳损所致。适当理疗热敷,早日下地活动有助于缓解疼痛。

(3)头痛:小儿发生率低,可能与脑脊液外流导致颅内压减低有关。治疗措施包括增加输液量,术后平卧休息至少 6h,减少脑脊液外流。

（4）暂时性神经症状：少见，原因不明。术后出现坐骨神经损伤症状，下肢神经段性感觉障碍，或伴有运动障碍。使用营养神经药物、理疗等方法，1周内多可恢复，偶有治疗数月恢复者，无后遗症状。

（5）躁动、恶心呕吐：原因可能是麻醉平面上升过高造成肋间神经部分麻痹，呼吸困难，血压下降；手术时间过长未给予基础麻醉，术中患者不适；麻醉平面过低内脏牵拉痛；下肢感觉消失带来的不适感。对症处理，准确计算用药量，防止麻醉平面过高或过低。

【硬膜外阻滞麻醉】

1. 小儿解剖生理特点　新生儿硬脊膜外腔腔内间隙小，有疏松的脂肪组织、淋巴管和血管丛，头尾上下之间通畅，使局麻药易向两端扩散，阻滞范围广。自皮肤至硬脊膜外腔距离：新生儿0.5~1.0cm，1岁内小儿0.8~1.4cm，1~3岁1.2~2.3cm，4~6岁1.4~2.6cm，7~10岁1.8~3cm，11~14岁2.2~3.5cm。有一简易计算公式：皮肤至硬脊膜外腔的距离（mm）= 年龄（岁）×2+10。小儿硬脊膜外腔较成人狭小，血管丛丰富，置管易导致硬脊膜外腔出血，故我院小儿硬膜外阻滞麻醉多采用单次法。

2. 麻醉操作　小儿胸、腰、骶部均可进行硬膜外腔阻滞，由于腰部脊椎间隙相对宽直，易于操作，故腰部硬膜外阻滞较多应用。小儿脊柱平直，通过加快注药速度或改变针口方向，腰部硬膜外阻滞范围广泛。小儿都采用直入法穿刺，22#针头破皮，如应用硬膜外穿刺针直接穿刺，有把损伤皮肤带入硬脊膜外腔的可能，曾有报道形成异物，压迫脊髓。硬膜外穿刺针依次过皮肤、皮下组织，进入棘上、棘间韧带，拔出针芯，将抽有少量生理盐水的玻璃注射器连接硬膜外穿刺针，缓慢推进穿刺针，边进入边轻推注射器，此时注射器有较大的阻力，当针尖进入硬脊膜外腔时，阻力消失，98%有明显落空感，回抽无出血，再次推注少量生理盐水以确定穿刺针达到硬脊膜外腔。

3. 药物及剂量　利多卡因8~10mg/kg。浓度新生儿0.5%，1岁内婴幼儿0.8%~1%，1~5岁1%~1.2%，5岁以上可增至1.2%~1.5%。麻醉维持时间1h内，肌松效果良好。布比卡因麻醉效能比利多卡因强4倍，麻醉阻滞时效4~5h，用量2~2.5mg/kg，浓度：未成熟儿0.2%，新生儿0.25%，幼儿0.375%~0.5%。我院多年来应用利多卡因、布比卡因混合液单次硬膜外阻滞，取得良好的麻醉效果，麻醉阻滞时效可达5~6h。其中利多卡因浓度0.5%~1%，剂量4~6mg/kg；布比卡因浓度0.2%~0.375%，剂量2~2.5mg/kg。如果使用合剂，其配制为：

2%利多卡因5ml+0.75%布比卡因5ml（配制浓度为1%利多卡因+0.375%布比卡因），用量0.5~0.6ml/kg。适用学龄儿童及幼儿。

2%利多卡因5ml+0.75%布比卡因5ml+注射用水5ml（配制浓度为0.66%利多卡因+0.25%布比卡因），用量0.7~0.8ml/kg。适用1岁以内婴儿。

4. 并发症

（1）血压下降：一般多在用药后15~30min出现，由于腹腔内脏和下肢的血管扩张所致。处理方法是加大输液量，血压低于基础值25%时，适量静脉注入麻黄碱。麻醉前充分补足小儿需要液量是有效的预防方法。

（2）暂时性神经症状：是硬膜外阻滞麻醉后的一个少见但后果严重的并发症。表现为麻醉后出现下肢或臀部的疼痛或感觉迟钝，另外，患者还可伴有一些其他的神经症状，例如：下肢软弱，麻木，感觉异常或膀胱尿潴留而需导尿。与使用的局部麻醉药物、患者的体位、穿刺技术、局麻药中加入血管收缩药等多种因素有关。90%的患者，麻醉后一星期内完全恢复，极少数需长期恢复锻炼。营养神经的药物、理疗及积极的康复训练有助于症状恢复。

（3）腰背痛：穿刺损伤腰背部韧带是原因之一，麻醉后肌肉松弛，患者长时间卧床，肌肉韧带劳损及手术体位也易导致腰背痛。麻醉医生穿刺操作应轻柔，切忌盲目穿刺。

（4）局麻药中毒：注药过程中或注药后数分钟内，患者出现惊厥、抽搐、呼吸循环系统变化。局麻药入血或进入骨髓腔，一次使用超出局麻药的安全剂量是局麻药中毒的主要原因。治疗：维持血流动力学平衡和呼吸道通畅；必要时气管插管控制呼吸；控制惊厥，惊厥发生时一定要保护好患者，防止意外的损伤；静脉注射地西泮0.2~0.3mg/kg；

必要时使用肌松药,机械通气。预防:使用安全剂量内的局麻药;注药前回抽无血液回流,避免局麻药误入血液;局麻药中加用肾上腺素,收缩硬脊膜外腔血管,减缓局麻药吸收;小儿穿刺前辅用安定基础麻醉,提高中毒反应阈值;单次硬膜外阻滞推药先慢后快,了解毒性反应的先驱症状,如突然肌肉抽搐,呼吸变化不匀。如发生中毒反应,暂停注药,面罩给氧,更换麻醉方法。

5. 注意事项

(1) 我院采用单次硬膜外穿刺法,要求穿刺操作谨慎,在确定穿刺成功且无硬脊膜外腔出血条件下方可推注局麻药;如穿刺操作不顺利,硬脊膜外腔确定有怀疑,必须放弃硬膜外阻滞麻醉,改用其他麻醉方法。

(2) 穿刺操作宜轻柔,小儿棘上、棘间韧带无钙化,韧而不硬;幼儿椎骨骨质薄,穿刺针穿破骨质进入骨髓腔,也可产生推注少量液体无阻力,回抽无血的假象,但伴随推注液体阻力升高。预防主要依靠操作者手感,进针细腻。

【骶管阻滞麻醉】

1. 小儿解剖生理特点　小儿骶骨裂孔相对宽大,骶管阻滞操作方便,适用于下肢、会阴及下腹部手术。新生儿骶管阻滞可达 T_4~T_6 脊神经平面,可行上腹部手术。

2. 麻醉操作　患者侧卧位或上侧下趴位。中指触摸尾骨尖,拇指尖从尾骨沿中线向上摸,触到骶骨末端呈 V 或 U 形的凹陷,即为骶骨裂孔。$7^#$ 针头垂直刺入皮肤,过骶尾韧带时有阻力消失感,再稍进针达骶管前壁,放平针体与骶骨轴线一致,继续进针 1~2cm,回抽无血即可注药。另外,在骶裂孔上缘下方凹陷处,平行骶骨轴线进针,有落空感即为针头已过骶尾韧带,稍进针回抽无血即可注药。

3. 药物及剂量　1% 利多卡因 5~7mg/kg,0.2%~0.375% 布比卡因 2mg/kg 混合液,加 1~2ml 生理盐水,混合药液注射量 0.5ml/kg 可扩散至腰$_2$~腰$_3$,长时间手术加 1:200 000 肾上腺素,单次注射。

4. 并发症

(1) 穿刺出血:小儿骶管血管丛丰富,熟练的麻醉操作亦有可能刺破血管出血。

(2) 局麻药中毒:多为穿刺出血未发现,局麻药进入血液所致。

(3) 小儿蛛网膜下腔可低至 S_2,增加穿破硬脊膜的机会,导致全脊麻。

(4) 小儿骨组织柔软,尖锐的针头易误入骨髓腔,产生局麻药中毒。

5. 注意事项

(1) 髂后上棘连线相对于第二骶椎,硬脊膜囊终止于此,穿刺针的深度不得超过此连线,否则有误入蛛网膜下腔发生全脊麻的危险。

(2) 骶骨裂孔解剖变异较多,如穿刺困难应改用其他麻醉方法。20% 左右儿童合并有骶骨裂,不宜使用骶管阻滞麻醉。

(3) 出血性疾病、局部神经疾病的患者不宜应用。

五、全身麻醉

【静脉全麻】　任何一种麻醉药很难满足全身麻醉的基本要求,达到镇痛镇静良好、肌肉松弛、神经反射抑制,故临床上常多种麻醉药复合使用,取长补短,相互作用减少各自的剂量,达到麻醉的平衡。

我院曾用静脉麻醉药配方:

氯利合剂　氯胺酮 2ml(100mg)+2% 利多卡因 5ml(100mg)+ 东莨菪碱 1ml(0.3mg),共 8ml。静脉每次推注 0.05~0.1ml/kg,或 0.3~0.4ml/kg 肌内注射。术中可静脉推注丙泊酚 1~3mg/kg 加深麻醉。适用于短小手术,如疝气、鞘膜积液、换药、小外伤等,禁用于喉头、肛门等正中线的手术。

氟芬合剂　氟哌利多 2ml(5mg)+ 芬太尼 2ml(0.1mg),共 4ml。按 0.05~0.1ml/kg 静脉推注,1h 后可追加芬太尼 1µg/kg。使小儿平稳入睡,适用于各种检查。

氯安合剂　氯胺酮 2ml(100mg)+ 咪达唑仑 2ml(10mg),共 4ml。按 0.05~0.1ml/kg 静脉推注,或 0.2ml/kg 肌内注射,作为基础麻醉辅助椎管内麻醉使用。

【吸入全麻】　开放及半开放的吸入麻醉由于麻醉药浪费量大,手术室空气污染严重,临床已很少使用。目前使用紧闭式吸入麻醉。吸入麻醉有苏醒快、肌松效果良好、维持平稳、诱导时无需静脉通路的优点,适用于婴幼儿静脉通路建立前的镇静、换药、拆线、石膏固定、疝气等短小手术。现常用吸入麻醉药是七氟烷,七氟烷无刺激性气味,吸入后肺泡浓度升高快,停药后苏醒迅速,对心血管功能影响小。

1. 操作方法

(1)潮气量法诱导:本方法适合于所有年龄的小儿,尤其适用于婴幼儿和不合作的学龄前儿童,是小儿吸入麻醉诱导最常用方法。连接心电图、脉搏氧饱和度、血压等必要监测。面罩轻扣婴幼儿口鼻部,小流量吸氧,逐渐打开七氟烷挥发罐,从1%到6%加深麻醉,待小儿呼吸平稳,对托下颌刺激无反应,麻醉成功即可进行其他操作。麻醉维持可持续面罩呼吸,亦可置入喉罩通气,维持用1%~3%浓度。

(2)肺活量法诱导:适合于合作的小儿(一般大于6岁)。让小儿用力呼出肺内残余气体后,将面罩盖于小儿口鼻处并密闭之,嘱咐其用力吸气并屏气,当小儿最大限度屏气后再呼气,可能此时小儿意识已经消失。否则,令小儿再深吸气、屏气和呼气,绝大多数小儿在两次呼吸循环后意识消失。小儿意识消失后,将七氟烷的挥发罐浓度调至3%~4%,新鲜气流调整至1~2L/min。维持自主呼吸,必要时辅助呼吸。

(3)浓度递增法诱导:适于合作及危重小儿。开启七氟烷挥发罐,起始刻度为0.5%,小儿每呼吸3次后增加吸入浓度0.5%(如果希望加快速度每次可增加1%~1.5%),直至达到6%。如果在递增法诱导期间,小儿躁动明显,可立即将吸入浓度提高到6%~8%,新鲜气流量增至5~6L/min(改为潮气量法)。小儿意识消失后,立即将七氟烷的挥发罐调至3%~4%,新鲜气流调整至1~2L/min。维持自主呼吸,必要时辅助呼吸。

2. 注意事项

(1)吸入麻醉药不可开始时即用高浓度,其对呼吸道的刺激使小儿反抗麻醉医师的操作,容易发生屏气,导致喉痉挛缺氧发生。

(2)小儿易哭闹,分泌物较多,麻醉操作宜轻柔,面罩给氧顺应小儿,使其逐渐麻醉加深,以防呕吐反流发生。必要时清理口腔及呼吸道,以防舌后坠及呼吸道梗阻。

(3)哭闹小儿如诱导时快速加深麻醉,或浅麻醉时给予强烈的手术刺激,膈肌会发生不自主的阵发性收缩,影响患者通气和手术操作。出现膈肌痉挛时,减浅麻醉如停止吸入麻醉药,吸痰管刺激鼻黏膜常可有效;加深麻醉也可使呃逆消失。

(4)吸入麻醉诱导成功后,应立即建立静脉通路,辅助其他镇静镇痛药物及肌肉松弛药物完成喉罩放置或者气管插管。

(5)小儿吸入麻醉诱导早期可能出现心率加快和血压升高,一般持续时间很短。诱导期间低血压罕见,但在术前存在明显血容量不足或并存循环功能障碍的小儿可能发生,尤其是早产新生儿,必要时降低吸入浓度并使用血管活性药物。

(6)切忌高浓度吸入。诱导时在小儿入睡后立即降低七氟烷吸入浓度。如果忘记调整,高浓度七氟烷可能导致严重循环抑制,甚至心搏骤停。

【静吸复合麻醉】 静吸复合麻醉是现在小儿麻醉的主要方法,由于短时效的静脉麻醉药丙泊酚,吸入药七氟烷,肌松药罗库溴铵,镇痛药瑞芬太尼等的临床使用,使静脉麻醉与吸入麻醉相辅相成,使小儿麻醉的时间、麻醉的深度、镇痛的深浅完全被麻醉医师全程控制,减少了麻醉的不确定性,适用于所有手术。复合麻醉对麻醉医师的要求高。麻醉医师不仅要熟练使用麻醉机,了解各种使用药物的特性,而且应该了解各种手术操作,使麻醉的时间、深浅与手术操作步调一致,更重要的是,对术中意外情况的及时发现,正确地判断和处理。

六、气管插管术及气管拔管术

【气管导管的选择】

2岁以上小儿导管内径ID(mm)= 年龄 /4+4

2岁以上小儿经口导管插入的深度(至门齿)(cm)= 年龄 /2+12 或 ID×3;

2岁以上小儿经鼻导管插入的深度(至外鼻孔)(cm)= 年龄 /2+14 或 ID×3+2。

小儿个体差异大,气管插管前在计算的插管型号基础上,应再准备相差半号的气管插管各一根。

【经口气管插管术】 在麻醉护士辅助下使患者头约30°后仰,口张开,此时口、咽、喉轴线重叠。面罩轻度加压给氧,胸腹均匀起伏。下颌松弛后,麻醉医师左手持喉镜从口正中沿舌体表面推向会厌,弯喉镜置于腭垂底部,会厌与舌根交界处即舌会厌正中裂,上提喉镜即可显露声门裂。新生儿舌体大,声门位置高,宜采用直喉镜片。直喉镜片沿着右侧口角置入口腔,将舌体推向左侧,喉镜片头部插过腭垂,挑起会厌,接触声门裂上部。暴露声门后,右手持气管导管随导管弧度插入气管。小儿气道最窄处是声带,气管插管通过声门裂而过不了声带时,切不可粗暴插入,以免声带损伤。插管成功,连接麻醉机,听双肺通气情况,防止插管过深和气道阻塞。如气道漏气,气囊内注气1~2ml。确定插管成功,妥善固定好气管导管和牙垫,连接好麻醉回路。

【经鼻气管插管术】 多用于口腔内手术操作的小儿。操作前需准备气管插管钳,润滑剂。患者平卧,头后仰,气管导管外涂润滑剂,沿鼻腔缓慢下滑,如遇阻塞,旋转气管导管,调整方向,切不可粗暴用力,以免鼻腔黏膜损伤出血,必要时更换气管导管。左手持喉镜置入口腔,直视下插管。插管钳夹住气管导管前部,协助调整导管方向。

【纤维支气管镜引导下气管插管术】 患者张口困难、小颌畸形、颜面瘢痕、声门极高等困难插管时需用纤维支气管镜引导下插管。纤维支气管镜外径最小可通过5.0mm的气管导管,限制了其在婴幼儿的应用。基础和表面麻醉后,置入牙垫,纤维支气管镜套入气管导管一同置入口腔,纤维

支气管镜下寻视会厌,深入声门,气管导管沿纤维支气管镜导入气管,拔出纤维支气管镜。分泌物过多影响操作视野,需要随时清理;纤维支气管镜须置于正中位,以免误将梨状窝当作声门;小儿纤维支气管镜与气管导管间隙狭小,一旦导入气管导管后应快速拔出纤维支气管镜,以免气道阻塞,发生缺氧。

【气管插管注意点】 小儿的氧储备少,耐受缺氧的能力更差,故气管插管前面罩下纯氧通气1min,且迅速完成气管插管。插管时操作手法应轻柔,切忌导管过粗、用暴力插入导管,否则极易造成气管损伤和术后喉水肿。气管插管后一定要听诊双肺呼吸音是否清晰,尤其新生儿,以防气管插管过深,妨碍通气。

【气管拔管术】 术后患者生命体征平稳,吞咽反射恢复,呼吸均匀,潮气量充足,即可拔管。拔管前要吸净气管内及口腔分泌物,充分给氧膨肺后,抽出气囊内气体,头转向右侧拔管。吸痰管不应大于气管导管内径的1/3,气管内吸痰时间应在15s内,越小的患者吸痰时间越短,以免缺氧发生。拔管时吸痰管应置于口咽部,防止拔管刺激气道,引发呕吐,口腔分泌物流入气道。拔管后,观察患者呼吸均匀,无呼吸道梗阻症状,吸入空气5min内无缺氧发生,即为拔管成功。

七、喉罩的应用

【喉罩的选择】 在不插管的情况下喉罩通气能保持呼吸道通畅,可进行控制呼吸,广泛应用于小儿全麻手术,喉罩型号及适用范围(表4-2)。

表4-2 喉罩型号及适用范围

喉罩型号	气道导管外径/mm	最大充气量/ml	适用范围
1.0	8.6	4	<5kg 新生儿
1.5	9.7	7	5~10kg 幼儿
2.0	11.5	10	10~20kg 儿童
2.5	13.3	14	20~30kg 儿童
3.0	15.0	20	30~50kg 儿童
4.0	15.0	30	50~70kg 成人
5.0	16.7	40	70~100kg 成人
6.0	16.7	50	>100kg 成人

【喉罩的优点】 绝大多数门诊手术可在喉罩麻醉下进行,操作简单,不需要肌松药,对血流动力学影响小,对气管无机械性刺激,具有面罩和气管插管的共同优点。对声门高会厌暴露困难的小儿尤其适用。

【置入方法】

1. 直视置入 使用喉镜,直视下将喉罩顺舌正中置入喉部。

2. 盲探置入

(1) 正入法:抽尽喉罩内气体,在喉罩背侧涂少量生理盐水作为润滑剂。患者头颈部轻度后仰,左手将患者口打开,舌上提,右手持喉罩置其背尖部于硬腭前侧门齿的后部,用示指辅助喉罩沿硬腭软腭顺序进入,持续沿头颅方向压至下咽腔部位,直到感觉有特征型阻力(提示达到上食管括约肌)为止。移开示指用另一手轻压住气道导管,以防喉罩移位。向气囊内充气,置入牙垫,固定位置,保持通气。

(2) 反转法:患者体位与正入法相同,右手持喉罩顺舌正中沿舌体表面插至咽喉部,翻转喉罩,调整位置即可。

喉罩置入后,不宜做托下颌等操作,有将喉罩压向喉头可能,导致位置变化。

【麻醉诱导及维持】 儿童使用喉罩时无需使用肌松药,下颌松弛,无保护性反射下即可进行操作。术中维持可机械通气,亦可自主呼吸。患者镇痛充分,浅麻醉下喉罩仍可耐受。自主呼吸时应监测呼气末二氧化碳分压($P_{ET}CO_2$),以防二氧化碳蓄积。

【拔除喉罩】 患者保护性呛咳、吞咽反射恢复,放掉气囊内气体,吸净口腔内分泌物,可将喉罩拔除。

【适应证】

1. 无呕吐反流危险的手术,适用于不需要肌肉松弛的体表、四肢短小全麻手术。

2. 困难气道的患者,当气管插管困难而使用喉罩以后,喉罩还可导引完成气管内插管。

3. 通过喉罩可施行纤维支气管镜激光治疗声带、气管或支气管内小肿瘤手术。

4. 对颈椎不稳定的患者施行气管插管需移动头部有较大顾虑时,可使用喉罩。

5. 因气管导管会使狭窄气管内径进一步减少,因此喉罩对气管狭窄的婴幼儿具有优势。

6. 急救复苏时可置入喉罩,如操作熟练可迅速建立有效通气,及时复苏。

【禁忌证】

1. 对上消化道反流、呕吐者,喉罩无防止误吸作用,故饱胃、肠梗阻、肠麻痹等胃内容物排泄延迟、插胃管患者禁用。

2. 经喉罩不易吸出口腔气道分泌物,故呼吸道感染分泌物多的患者禁用。

3. 扁桃体Ⅱ度以上患者,插入操作较困难,且气囊不易密闭咽喉部,慎用喉罩。

4. 严重肥胖及肺顺应性低的患者,有气体入胃可能,禁用喉罩,哮喘、肺出血患者禁用。

5. 小儿腺体分泌物旺盛,长时间手术(超过2h以上)患者,因气道分泌物无法吸出,气道阻力增加,不宜应用喉罩。

6. 俯卧位、术中需变换体位患者,不宜应用喉罩。

【并发症】

1. 喉痉挛 喉罩置入和拔出时麻醉过浅,操作刺激引发。按正确的方法使用喉罩,置入时患者麻醉深度应达到下颌松弛、呛咳反射消失。如发生喉痉挛,应加深麻醉,充分供氧,清除口腔气道分泌物。

2. 呼吸道梗阻 因喉罩使用时无法吸出气道分泌物,导致气道梗阻,故喉罩不宜应用在长时间手术、呼吸道分泌物多的小儿。麻醉诱导时给予阿托品减少分泌物,麻醉维持阶段监测 $P_{ET}CO_2$,如出现呼吸道梗阻现象应更改麻醉方法。

3. 反流误吸 机械通气应用不当时,如正压通气,潮气量过大可将气体吹入胃中,导致胃内容物反流,误吸入气道。围麻醉期仔细观察,如出现胃胀、腹压增加等情况,需及时吸出胃内容物,必要时更改麻醉方法。

4. 术后咽喉疼痛、局部组织损伤 与喉罩压迫、操作不当有关。

【注意事项】

1. 不能完全按体重选择喉罩,应根据小儿的发育情况参考标准体重,选择大小合适的喉罩。

2. 维持足够的麻醉深度,尽管喉罩的刺激远小于气管导管,但麻醉过浅、吞咽、咳嗽等可能导致喉罩移位,严重时可导致喉痉挛。

3. 麻醉期间应特别注意呼吸道的阻力和通气情况,如果吸入峰压大于 15cmH₂O,就可能漏气至食管,导致胃胀气、反流和误吸,一旦发生气道压过高或者漏气严重时,要及时调整喉罩位置,必要时应立即拔出喉罩行面罩通气或者改为气管插管。

4. 气道密封性不如气管内插管,呕吐和反流发生时对气道不能起保护作用。

(辛忠)

第四节　小儿麻醉管理

一、小儿麻醉期间液体管理

要实现小儿液体的正确管理,须首先了解小儿的生理特点以及伴随其生长发育所发生的变化。不同时期的儿童液体总量、体内分布(表4-3)。

表4-3　不同年龄的体液分布(占体重的%)

体液分布	体液总量	细胞内液	细胞外液	间质液	血浆
新生儿	80	35	45	40	5
1岁	70	40	30	25	5
2~14岁	65	40	25	20	5
成人	55~65	40~45	15~20	10~15	5

液体需要量与能量消耗有关,每消耗 100 卡能量需补液 100ml。小儿每日生理液体需要量(表4-4)。

2 岁以上小儿简单算法:10kg 内小儿生理需要量是 4ml/(kg·h);10~20kg 小儿生理需要量,第一个 10kg 是 4ml/(kg·h),超过 10kg 部分是 2ml/(kg·h);20kg 以上小儿生理需要量,第一个 10kg 是 4ml/(kg·h),第二个 10kg 是 2ml/(kg·h),超过 20kg 部分是 1ml/(kg·h)。

【术前补液】　患者应在术前补足体液,纠正

表4-4　生理需要量

年龄	体重/kg	需要量/(ml/kg)
1 天	1~4	60~80
2 天	1~4	80~100
3 天~2 周	1~4	100~120
2 周~2 个月	1~4	120
2 个月~1 岁	3~10	100
1~2 岁	10~12.5	90
2~4 岁	12.5~15	80
4~8 岁	15~25	70
8~12 岁	25~40	60
12 岁以上	40 以上	50

酸碱及电解质紊乱。包括禁食水期间生理需要量、呕吐腹泻丢失量、发热丢失量(体温每升高 1℃,液体需要量增加 7%~13%)。多汗、呼吸急促、代谢亢进(如烧伤)、处于暖箱中或光照治疗中的儿童,失水量将明显增加,在计算需求量时应考虑。

【术中补液】　包括以下几部分:

1. 生理维持量　按日需要量补充。

2. 术前欠缺量　此部分为术前补液尚未输入的液体,麻醉后 1h 补充余量的 1/2,以后的 2h 每小时补充 1/4。

3. 麻醉导致的液体丢失量　主要是血管扩张导致血容量相对减少,血管内液体向组织间液渗入增加。气管插管小儿无湿化装置,吸入气体干燥,则呼吸道丢失水分较多。

4. 手术导致的液体丢失量　主要包括手术创伤导致血浆和间质液经损伤的毛细血管渗入第三间隙,开胸开腹手术内脏器官液体的蒸发及手术失血;肠管或肺脏暴露如阑尾切除术、肠切除吻合术、肺叶切除术等需补充 2~4ml/(kg·h)的液体;两个体腔的暴露如腹会阴手术、胸腹联合手术需补充 4~6ml/(kg·h)的液体。

5. 其他原因　小儿发热时,体温每升高 1℃,需增加输液量 12%;麻醉机无湿化装置时增加输液量 1~2ml/(kg·h)。

6. 小儿手术期间损失的主要是细胞外液,故应输注复方乳酸钠山梨醇液(平衡液)。新生儿由于体内糖原少,利用低,术中应给予 5% 葡萄糖液,维持机体对能量的需求。

【儿童输液注意事项】

1. 小儿输液的安全范围小,建议婴幼儿术中补液使用输液泵控制或选用带有计量的输液器。

2. 补液速度强调个体化,根据患者对补液的反应及时对补液量和速度作出调整。

3. 判断输液量是否合适 最重要的方法是持续监测心血管指标和尿量,尽可能维持血流动力学稳定,必要时可建立有创动脉压和中心静脉压监测。

4. 对胶体的使用要慎重,对于早产儿、新生儿及婴儿,5% 白蛋白仍是较好的选择。

【失血与输血】 小儿术中失血量小于全血量的 10% 时不需输血,10%~20% 时考虑输血,超过 20% 必须输血。估计血容量新生儿 80ml/kg,幼儿 75ml/kg,学龄儿童 70ml/kg。

1. 失血量的估计 不同年龄儿童失血与血容量的关系见表 4-5。

(1) 轻度失血(全血量 10% 以内):肉眼可见失血;血压下降 5%~15%;静脉充盈不甚明显;尿量减少,中心静脉压下降。

(2) 中度失血(全血量 10%~20%):可见明显失血;血压下降 10%~25%;静脉萎陷;心音减弱;身体末端发凉;血细胞比容下降;尿量明显减少,尿渗透压及尿比重增加;囟门凹陷;结膜苍白;脉搏微弱;毛细血管再充盈减慢,中心静脉压可降至零。

(3) 重度失血(全血量 20% 以上):可见大量失血;血压下降超过 20%;心音减弱;全身皮肤苍白;无尿;体温下降;脉搏细弱或摸不到。

2. 小儿允许失血量 当血细胞比容低于 0.3 或失血量超过 10% 应开始输血,维持正常的血容量。在允许的失血量内补液维持血容量,超过预期的血细胞比容标准就需要输注一定的红细胞来维持血细胞比容(表 4-6)。

(1) 最低允许血细胞比容:血细胞比容正常值:男:0.40~0.50;女:0.37~0.43;儿童(5 岁) 0.38~0.44;婴幼儿(3 个月):0.35~0.40;新生儿 0.50~0.58;最低允许血细胞比容 0.30。

(2) 小儿允许失血量:

小儿全血容量(EBV)=80ml/kg;

红细胞量(ERCM)=EBV × Hct/100;

Hct 为 30% 的红细胞量($ERCM_{30}$)=EBV × 30%;

允许红细胞丢失量(ARCL)=ERCM−$ERCM_{30}$;

小儿允许失血量(ABL)=ARCL × 3

3. 自体输血

(1) 贮存式自体输血:术前一定时间采集患者自身的血液进行保存,在手术期间使用。

(2) 急性等容性血液稀释:急性等容性血液稀释一般在麻醉后、手术主要出血步骤开始前,抽取患者一定量的自体血在室温下保存备用,同时输入胶体液或一定比例晶体液补充血容量,以减少手术出血时血液的有形成分丢失。待主要出血操

表 4-5 失血与血容量的关系

	新生儿	1 个月	6 个月	3 岁	6 岁	10 岁	14 岁
平均体重 /kg	3	4	7	14	20	32	40
10% 血容量 /ml	26	30	53	100	144	230	280
15% 血容量 /ml	39	45	80	150	216	345	420
20% 血容量 /ml	52	60	105	200	288	460	560
100% 血容量 /ml	260	300	525	1 000	1 440	2 300	2 800

表 4-6 血容量的补充方案

失血量	每失 1ml 血的输液量或血量
<1/3ABL	3~4ml 复方乳酸钠山梨醇液
1/3ABL~1ABL	3~4ml 复方乳酸钠山梨醇液或 1~2ml 复方乳酸钠山梨醇液 +0.5ml 万汶胶体液
>1ABL	1ml 全血或 0.5ml 红细胞 +0.5ml 万汶胶体液

ABL. 允许失血量

作完成后或根据术中失血及患者情况,将自体血回输给患者。

（3）回收式自体输血:血液回收是指使用血液回收装置,将患者体腔积血、手术失血及术后引流血液进行回收、抗凝、洗涤、滤过等处理,然后回输给患者。

目前以应用血液回收机失血回输最为常用。回收血液的禁忌证:血液流出血管外超过6h;怀疑流出的血液含有癌细胞;怀疑流出的血液被细菌、粪便等污染;流出的血液严重溶血。和白细胞滤器联合使用时,可适当放宽使用适应证。

4. 成分输血　把全血的 4 种成分进行分离,以提供患者需要的成分,最大限度地发挥血液各成分的作用(表 4-7)。

【监测输液量】　由于小儿的个体差异,理论输液值与实际需要量存在一定的不同,所以在麻醉过程中监测输液量极为重要。观察血容量最简单有效的方法是测心率和血压,超过2h的手术均应留置导尿管,尿量维持 1~2ml/(kg·h)。少尿说明血容量不足,但应除外低血压、肾衰竭等造成的

尿量减少。对术中有大量失血、失液或手术时间长的患者,应进行有创动脉血压监测,与尿量、心率同时监测,可及时动态反映血容量的变化。

二、小儿麻醉期间呼吸管理

【维持正常呼吸功能】　机械通气时要根据小儿的 $P_{ET}CO_2$、经皮动脉血氧饱和度(SpO_2)、气道压、肺顺应性调节潮气量、呼吸频率、吸呼时间比等参数,维持正常呼吸。自主呼吸的小儿要仔细观察呼吸频率、节律、幅度和皮肤黏膜颜色变化,及时发现异常,必要时采用面罩或导管吸氧。

【自主呼吸期间异常表现】

1. 呼吸过缓,幅度减小　多为麻醉药抑制、麻醉平面过高所致。

2. 呼吸抑制　患者通气不足,但呼吸道通畅;为麻醉药抑制引起,需加压给氧至呼吸恢复正常。

3. 呼吸道梗阻　包括舌后坠、分泌物阻塞、喉痉挛、支气管痉挛、误吸等。舌后坠是因为舌肌和下颌松弛阻塞呼吸道,导致缺氧发生,上提舌肌或放置口咽通气道即可解决问题。喉痉挛是在麻

表 4-7　常用的血液制品

类型	成分	应用指征	有效期	备注
全血	红细胞、白细胞、血浆	大量失血、急性低血容量休克	ACD 21d CPD 28d CPD+ 腺嘌呤 35d 肝素 24h	当天新鲜血可有血小板及凝血因子
浓缩红细胞	红细胞,少量血浆、白细胞及血小板碎片	大量失血	ACD 21d CPD 28d CPD+ 腺嘌呤 35d	全血离心后取其沉淀
洗涤红细胞	红细胞,无血浆、白细胞及血小板碎片	免疫缺乏患者,严重过敏性输血反应患者	24h	冲洗浓缩红细胞
冷冻红细胞			融化后 24h	冲洗浓缩红细胞加以速冻
浓缩血小板	血小板,少量白细胞及血浆	血小板减少症	6~72h	富有血小板的血浆离心后取其沉淀
新鲜冷冻血浆	血浆蛋白及除血小板外全部凝血因子	缺乏凝血因子的渗血扩充血容量	冷冻:数年 融化:2h	富有血小板的血浆离心后取其上清
血浆冷沉淀	Ⅷ因子及纤维蛋白原	纤维蛋白原缺乏及血友病	融化后 4~6h	解冻血浆离心后取其沉淀
脱Ⅷ因子血浆	单纯血浆及白蛋白	扩容及提高胶体渗透压	4℃ 35d −30℃ 12 个月	解冻血浆离心后取其上清
白蛋白	白蛋白	扩容	3~5 年	

注:ACD(A. 枸橼酸;C. 枸橼酸三钠;D. 葡萄糖)保护液;CPD(C. 枸橼酸三钠;P. 磷酸盐;D. 葡萄糖;以及枸橼酸、腺嘌呤)保护液

醉较浅时,咽喉部受外部刺激或手术牵拉腹膜、胆囊、肛门等而发生,是一种保护性反射。轻度喉痉挛仅有喉鸣,无刺激后可逐渐恢复;中度喉痉挛出现缺氧发绀,需解除刺激、加深麻醉同时面罩加压给氧;重度喉痉挛时,呼吸道完全闭塞,无法加压给氧,必须给予肌松药后控制呼吸。

【控制呼吸期间呼吸管理】

1. 机械通气方式　控制呼吸是呼吸机按预设的通气频率、通气量或通气压力、吸呼时间比供气的通气方式。

(1) 定容控制呼吸:是根据小儿潮气量预设通气量和通气频率的通气方式,通气量为控制参数。吸气开始后气体输送入肺泡,气体流速均匀,达到预设通气量,改为呼气模式,压力波形呈峰状,小儿通气量 6~10ml/kg。

(2) 定压控制呼吸:是预设气道压力和通气频率的通气方式,压力为控制参数。预先设置的时间作为吸气末信号,流速先快后慢,气道压力快速达到预置水平,并在整个吸气期间维持这一水平,吸气峰压恒定,气体分布均匀,氧合良好,但阻力低的肺泡通气过度,易使通气血流比值(V/Q 比值)失调。新生儿气管细小,气道阻力高,肺顺应性差,宜使用定压控制呼吸,防止气压伤,也减少机械通气期间气体的泄漏。吸气峰压一般维持在 12~20cmH₂O,最大不得超过 30cmH₂O。

(3) 呼气末正压通气:指呼气末期呼吸道内的压力仍高于大气压。呼气末正压通气可防止呼气末肺泡萎陷,增加功能残气量,改善肺顺应性,提高 PaO₂,减少肺内分流,但心血管和肾脏等脏器功能因气道压升高而受影响。小儿呼气末正压范围 4~10cmH₂O,以达到最好肺顺应性。

2. 机械通气参数

(1) 呼吸频率:机械通气时为使通气均匀,改善氧合,降低对血流动力学的影响,通气频率的设置较小儿自主呼吸时的频率慢。呼吸频率一般调整至 20~40 次/min。

(2) 吸入氧浓度:根据患者不同病情调节,一般主张 FiO₂0.8~1.0 时不超过 6h,FiO₂0.6~0.8 时不超过 12~24h。麻醉期间以吸入 50%~70% 氧气为宜,新生儿更不宜长时间吸入纯氧,吸入氧化亚

氮时氧浓度不宜低于 30%。

(3) 吸气呼气比:无明显肺疾患的患者设为 1:(1.5~2),肺顺应性差的患者可设为 1:1,增加吸气时间提高氧合。

(4) 通气量:小儿通气量 6~10ml/kg。

【小儿机械通气的肺保护策略】　机械通气本身是非生理性的,常规应用可能引起患者肺损伤或使原有的肺损伤加重,导致所谓的"呼吸机所致肺损伤"。经多年研究提出"肺保护性通气策略",这一方法包括:

1. 限制潮气量和气道压,即用小潮气量进行机械通气。

2. 在吸气时加用足够的压力使萎陷的肺泡复张,呼气时用适当的呼气末正压(PEEP)保持肺泡开放,即"肺开放"策略。

【单肺通气】　由于胸腔镜手术在小儿胸外科的普遍应用,单肺通气可提供更好的术野和更安全的麻醉管理。目前已有的小儿肺隔离方法分以下 4 种(表 4-8):

1. 单腔气管导管插入健侧主支气管,若导管的口径许可,可用纤维支气管镜协助定位,将更安全、可靠、快捷。此外,听诊法也可推断定位,确定最佳深度。

2. 支气管堵塞器堵塞患侧主支气管,可以通过气管导管内放置和导管外放置阻塞器,年龄小的儿童多采用后者。在纤维支气管镜的协助下,将支气管堵塞器的气囊送至患侧主支气管的合适部位,气囊充气以堵塞患侧主支气管。

3. 使用双腔支气管插管。

4. CO₂ 人工气胸单肺通气　此方法只应用于新生儿,但围手术期对血流动力学影响较大。

三、小儿麻醉期间循环管理

【高血压】

1. 原因　麻醉减浅、手术机械刺激、二氧化碳蓄积、内分泌疾病如嗜铬细胞瘤、动脉导管未闭(patent ductus arteriosus,PDA)结扎等。

2. 防治　正确分析原因对症治疗。

【低血压】

1. 麻醉因素导致的低血压　椎管内麻醉造成

表 4-8 小儿单肺通气选择

年龄 / 岁	气管内插管（ETT)/ID	支气管封堵器 /Fr	Univent 导管 /mm	双腔气管导管 /Fr
新生儿	3.0~3.5	2	—	—
0.5~1	3.5~4.0	3~5	—	—
1~2	4.0~4.5	5	—	—
2~4	4.5~5.0	5	—	—
4~6	5.0~5.5	5	—	—
6~8	5.5~6.0	6	3.5	—
8~10	6.0	6	3.5	26
10~12	6.5	6	4.5	26~28
12~14	6.5~7.0	6	4.5	32
14~16	7.0	7~10	6.0	35
16~18	7.0~8.0	7~10	7.0	35

阻滞区域内交感神经广泛阻滞，血管扩张，导致血管容积扩大，血容量相对不足，严重时心率减慢。加快输液，必要时静脉注射麻黄碱可维持血压正常。所有麻醉药对心肌都有不同程度的抑制作用，麻醉医师应对所用麻醉药全面了解，针对不同手术、不同患者、不同操作正确判断，合理应用麻醉药品。全身麻醉或椎管内麻醉时，由于交感神经阻滞，机体丧失维持血压平衡的代偿功能，体位变动易引起直立性低血压，麻醉医师应充分注意。

2. 手术因素导致的低血压 术中失血、手术操作压迫心脏或腔静脉、纵隔移位主动脉扭曲、植入异物过敏等多种因素都可导致术中低血压，麻醉医师细心的观察，正确的判断和防治是手术成败的关键。

3. 神经反射性低血压 手术操作刺激自主神经，引起神经反射，导致循环功能紊乱。麻醉前静脉注射阿托品可防治反射性低血压，暂停手术、充分供氧、局麻封闭使循环情况逐渐缓解。引发低血压的神经反射包括腹腔神经丛反射（手术牵拉腹膜、内脏时的反射，胆心反射等）、盆腔神经丛反射（直肠心脏反射、直肠喉反射、肛门心脏反射、膀胱尿潴留导致血压下降）、迷走 - 心脏反射（眼心反射、心包反射、气管插管导致迷走神经自身反射等）、压力感受器反射（体位变动时导致的低血压）。

【心律失常】 小儿心脏功能良好，代偿能力强，围手术期很少出现心律失常。麻醉药物或手术操作导致心律失常多为暂时性，不需特殊处理。但婴幼儿易出现术中低体温，心率减慢，33℃以下易出现室性期前收缩，28℃可出现心室纤颤，更低温度会造成心搏骤停。

四、小儿麻醉监测

【临床观察】 尽管围麻醉期各种仪器监测越来越完善，但临床上通过视、听、触的直接观察仍是重要的监测方法，麻醉医师通过大量的临床病例，仔细地观察，积累丰富的经验，才能及早发现异常情况。

1. 视 观察皮肤黏膜颜色，苍白多由血管收缩、心输出量下降、失血过多导致；发绀时术野血色变暗，提示有低氧血症；皮肤发花提示休克已经存在。流泪、吞咽是浅麻醉的表现。

2. 听 注意呼吸音及心音的变化。喉痉挛出现高音调吸气性喘鸣音，支气管痉挛出现哮鸣音；心音减弱低钝是低血容量的早期反应。

3. 触 通过接触患者皮肤了解体温，触诊脉搏强弱及脉率了解循环功能情况。

【循环功能监测】

1. 心率 最基本的监测项目之一，及时反映小儿生命情况。

2. 无创血压 血压袖带宽度应为小儿上臂长

度的 2/3,过宽测的血压偏低,过窄测的血压偏高。

3. 心电图(ECG) 监测每次心搏活动,监测心脏心律、传导情况及心肌供血,及时识别心律不齐、传导阻滞及心肌缺血。但心电图不能提示心脏泵功能和外周循环状态,必须结合其他监测项目才能加以判断。

4. 有创动脉血压 是一种有创监测血压方法。常为左侧桡动脉穿刺置管,连续监测动脉压,反映平均动脉压的即时变化情况。

(1) 适应证:接受复杂、重大手术,如体外循环下心脏直视手术或肝移植手术,需持续监测血压变化者;血流动力学不稳定的患者,如严重创伤、多脏器功能衰竭、休克、嗜铬细胞瘤切除、有纵隔移位的胸腔手术;术中需进行血液稀释、控制性降压的患者;无法测量无创血压者;需指导心血管活性药物使用及持续血药浓度监测的患者;需反复抽取动脉血行血气分析等检查的患者。

(2) 禁忌证:穿刺部位或附近存在感染、外伤者;凝血功能障碍或机体高凝状态者;有出血倾向或抗凝治疗期间者;合并血管疾患如脉管炎等的患者;手术操作涉及同一范围部位的患者。

(3) 方法:穿刺时患者采用仰卧位,手臂平伸外展,手掌朝上,将纱布卷放置患者腕部下方,使腕关节抬高平展,腕关节处于轻度过伸状态。穿刺时将穿刺者左手的示指、中指、环指自穿刺部位由远心端至近心端依次轻放于患者桡动脉搏动最强处,指示患者桡动脉的走行方向,示指所指部位即为穿刺的"靶点",穿刺点一般选择第二腕横纹处,三指所指线路即为进针方向,对于小婴儿,示指指肚可替代三指完成操作。动脉导管置入包括直接穿刺法、穿透法和 B 超引导下穿刺置管术。直接穿刺法:确定动脉的搏动部位和走向,选好进针点,针尖指向与血流方向相反,针体与皮肤夹角一般为 20°~30°,缓慢进针,当发现针芯有回血时,穿刺针继续向前推进 1~2mm,针芯仍有回血,略退针芯,仍见持续回血,可向前推送外套管,随后撤出针芯,此时套管尾部应向外搏动性喷血,说明穿刺置管成功。此法损伤小,但操作需经验积累,适用于细小动脉的穿刺置管。穿透法:进针点、进针方向和角度同上。当见有回血时再向前推进

2~3mm(撤出针芯无回血即可),然后撤出针芯,将套管缓慢后退,当出现喷血时停止退针,并立即将套管向前推进,送入时无阻力感且持续喷血,说明穿刺成功。

(4) 动脉压波形意义(图 4-1):

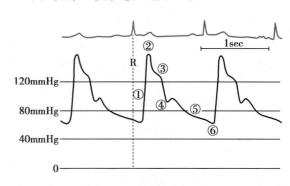

图 4-1 正常动脉压力波形
①收缩期上升支:与压力上升速率(dp/dt)相关,粗略反映心肌收缩力;②收缩期峰值;③收缩期下降支:大致反映外周阻力;④重搏切迹:主动脉瓣关闭;⑤舒张期血液流向外周血管;⑥舒张末期压力

心室收缩期左心室快速射血,血压迅速升高,形成动脉压波形的上升支、峰值和下降支的前部。位于重搏切迹后面的下降部分,直到最低点是心室舒张期的动脉压波形,跟随在 ECG 的 T 波之后。重搏切迹反映了主动脉瓣关闭。在主动脉内的血液向外周动脉流动的过程中,也可以产生第二波峰,它因测压部位不同而变化,在桡动脉压力波形中常能看到位于第一波峰后的第二波峰,而股动脉压力波通常只显示一个压力波峰。

5. 中心静脉压(CVP) 指上腔或下腔静脉即将进入右心房部位的压力。反映右心室前负荷及回心血量的排出能力,即右心功能状态。CVP 值的高低与静脉回心血量、肺血管阻力及右心功能等有关,但其并不能反映左心功能。正常中心静脉压值 5~15cmH₂O。

(1) 适应证:行较大手术、手术复杂或时间长、预计术中有体液或血液丢失;手术本身可引起血流动力学的显著改变;术中需施行血液稀释或控制性降压。术前存在严重创伤、脱水、休克、失血量较大、急性循环功能衰竭;危重患者便于术后监测;建立外周静脉通路困难或患者需要迅速补充血容量,而外周静脉通路不能满足补液需要。

（2）禁忌证：穿刺部位存在感染、凝血功能障碍患者为相对禁忌。对于患有上腔静脉综合征、近期安装过起搏器的患者，不能通过上肢静脉或颈内静脉穿刺置管测定压力，而应选择股静脉。测定中心静脉压常选用右颈内静脉、右锁骨下静脉，小婴儿也可穿刺股静脉。

（3）并发症：损伤血管、心脏，严重者可出现心脏压塞；气胸、血胸或血气胸；空气栓塞；血栓性静脉炎、感染。近年来随着超声技术的发展，超声引导下深静脉穿刺置管术可明显提高穿刺置管成功率，减少穿刺时间与次数，减少相关并发症的发生。

临床监测 CVP 主要用于评估回心血容量及右心射血功能，动态地观察 CVP 的变化，同时结合动脉血压来综合判断（表 4-9）。

【脉搏氧饱和度】 根据血红蛋白光吸收特性设计的，用于监测组织氧合功能，反映循环功能状况。

1. 测量方法 探头固定在小儿手指、足趾、耳垂等处，婴儿可固定在手掌或足底，使红外线发射和吸收装置相对。

2. 正常值 吸空气时正常学龄儿 SpO_2 95%~97%，新生儿 91%~94%。

3. 影响因素

（1）在心搏骤停时无法检测 SpO_2，波形为直线；休克、血容量降低、低体温导致四肢血流减少，SpO_2 波幅降低。

（2）血红蛋白低时，SpO_2 数值可以正常，但 SpO_2 波幅降低。

（3）探头接触手指部位不应涂抹指甲油等有色染料，否则会影响 SpO_2 数值准确性。

（4）肤色、黄疸、静脉用染料深肤色可使 PO 测量信号减弱，以致产生错误的 SpO_2 值。黄疸对通常使用的 PO 所测得的 SpO_2 无影响。静脉注射亚甲蓝、靛氰绿和酸性靛蓝等染料可引起 SpO_2 突然降低，开始变化时间为注射后 1~2 个循环时间（30~45s），注射后 30min，SpO_2 逐渐恢复至注射前水平。其中，亚甲蓝引起的降低最为明显，酸性靛蓝最轻。

（5）测量环境：环境光的闪烁频率与 PO 发光二极管的光闪烁频率相近时，可使 SpO_2 假性增高。机体受测部位的活动，特别是颤抖时，可使 SpO_2 降低甚至不能读取。

（6）胎儿血红蛋白对 SpO_2 测量无影响。

（7）血管扩张剂可使 SpO_2 轻微下降。

（8）病理性静脉搏动（如三尖瓣关闭不全）时，SpO_2 假性下降。

【呼吸功能监测】

1. 潮气量及分钟通气量 不同年龄儿童的潮气量及分钟通气量不同（表 4-10）。

2. 血气分析 对确定麻醉机的通气参数，测定酸碱平衡，纠正电解质紊乱有重要意义（表 4-11）。

【呼气末二氧化碳监测】 美国麻醉医师协会规定呼气末二氧化碳分压（$P_{ET}CO_2$）是麻醉期间基本监测项目之一，CO_2 产量、肺泡通气量、肺灌流量三者共同影响 $P_{ET}CO_2$。

1. 正常 $P_{ET}CO_2$ 波形图（图 4-2，图 4-3） 机械

表 4-9 引起 CVP 变化的原因及处理

CVP	动脉压	临床判断	可采取措施
低	低	血容量不足	充分补液
低	正常	血容量轻度不足	适当补液
高	低	心功能不全或血容量相对过多	供氧、强心、利尿，纠正酸中毒，适当控制补液或谨慎选用血管扩张药
高	正常	容量血管过度收缩肺循环阻力增高	控制补液，用血管扩张药扩张容量血管及肺血管
正常	低	心脏排血功能减低容量血管过度收缩血容量不足或已足	强心，补液试验，血容量不足时适当补液

表 4-10 不同年龄小儿的潮气量、呼吸频率和方式

年龄	潮气量 / (ml/kg)	呼吸频率 / (次 /min)	呼吸方式
早产儿	7~10	45~60	腹式
新生儿	7~10	40~60	腹式(鼻呼吸为主)
1~6 个月	7~10	30~50	腹式为主
1~6 岁	6~10	25~50	胸腹式
>7 岁	6~10	20~30	胸式

控制呼吸的 CO_2 曲线图和肺泡气平台表现规则而均齐,正常一呼吸周期 $P_{ET}CO_2$ 波形图近似矩形如图 4-2,PQR 为呼气期,RS 为吸气期。整个周期分 4 个时相:Ⅰ 时相,相对于 AB 段,位于基线零点,代表吸气终止,呼气开始,气道内为解剖无效腔气体。Ⅱ 时相,相对于 BC 段,为陡直上升段,呈 S 形,代表无效腔气体和肺泡气体混合过程。Ⅲ 时相,相对于 CD 段,呈水平线或轻度上升,为呼气平台,代表肺泡排出的混合气,其末尾最高点 R 即为监测仪器显示的 $P_{ET}CO_2$ 值。Ⅳ 时相,相对于 DA1 段,为陡直下降段,降至基线,代表呼气终止,吸气开始,新鲜气体进入气道,一个呼吸周期结束。Ⅱ、Ⅲ 时相间的夹角称 α 角,间接反映 V/Q 比值,α 角增大说明无效腔量增多。

2. 异常 $P_{ET}CO_2$ 波形图及分析

(1)基线抬高(图 4-4):表示 CO_2 再吸入。正常时 PI CO_2 接近为零,CO_2 重复吸入致使基线抬高。常见呼吸回路异常,如钠石灰耗尽、呼吸活瓣失灵,婴幼儿呼吸回路过长,无效腔增加。

(2)基线下降(图 4-5):CO_2 监测仪零点下降所

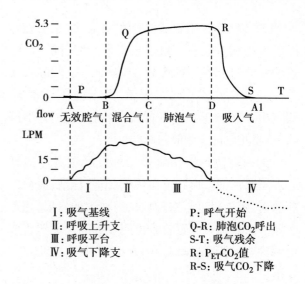

Ⅰ: 吸气基线   P: 呼气开始
Ⅱ: 呼吸上升支   Q-R: 肺泡 CO_2 呼出
Ⅲ: 呼吸平台   S-T: 吸气残余
Ⅳ: 吸气下降支   R: $P_{ET}CO_2$ 值
   R-S: 吸气 CO_2 下降

图 4-2 正常 $P_{ET}CO_2$ 波形图

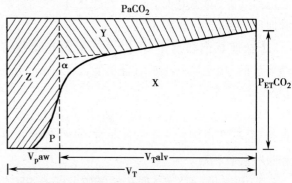

Z 解剖无效腔量;Y 肺泡无效腔量;Z+Y 生理无效腔量;X 呼气容量;$V_p$aw 无效腔气;$V_T$alv 肺泡气

图 4-3 正常 $P_{ET}CO_2$- 容量关系曲线图

致,需定期进行 CO_2 定标,以确保监测结果的准确。

(3)Ⅱ 时相呼气上升支延长,斜率增大(图 4-6)为呼出气流受阻表现。如哮喘发作、支气管痉挛、气管导管扭曲、气管或气管导管有异物不全

表 4-11 小儿血气分析的正常值

项目	新生儿	~2 岁	2 岁 ~ 成人	成人
pH	7.30~7.40	7.30~7.40	7.35~7.45	7.35~7.45
$PaCO_2$/kPa	4.0~4.7	4.0~4.7	4.7~6.0	4.7~6.0
$PaCO_2$/mmHg	30~35	30~35	35~45	35~45
SB(HCO_3)/(mmol/L)	20~22	20~22	22~24	22~27
BE /(mmol/L)	−6~2	−6~2	−4~2	± 3
PaO_2/kPa	8.0~12.0	10.6~13.3	10.6~13.3	10.6~13.3
PaO_2/mmHg	60~90	80~100	80~100	80~100
SaO_2/%	90.0~96.5	95.0~97.7	95.0~97.7	95.0~97.7

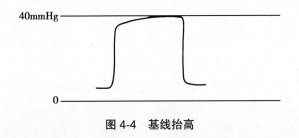

图 4-4　基线抬高

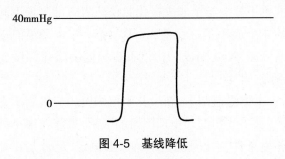

图 4-5　基线降低

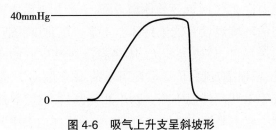

图 4-6　吸气上升支呈斜坡形

阻塞、气管插管套囊疝等。

（4）呼气平台向上斜行，α 角增大（图 4-7）提示生理无效腔量增多。

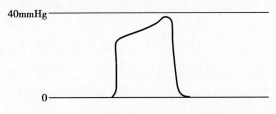

图 4-7　平台终末抬高 - 肺泡无效腔增多

（5）呼气平台升高（图 4-8）：提示呼吸回路 CO_2 增多。多见于通气不足、CO_2 产量增加（如体温升高、甲状腺危象等）、突然放松止血带、腔镜手术时

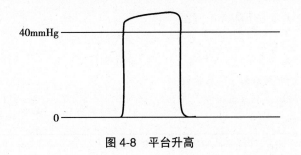

图 4-8　平台升高

CO_2 吸收、静脉输注碳酸氢钠过快。新生儿代谢量大，CO_2 产生多，呼气平台较成人高。呼吸机频率过快造成通气量低时也可形成呼气平台升高。

（6）呼气平台降低（图 4-9）：提示呼吸回路 CO_2 减少。见于通气过度。休克、低血压、低体温（CO_2 产量降低）、心排出量降低等致使肺血流量减少时，即使通气正常也表现为呼气平台降低。

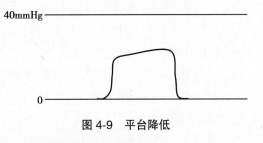

图 4-9　平台降低

3. 临床应用

（1）判断通气功能：正常 $P_{ET}CO_2$ 值为 0.33~0.6kPa。多数情况下 $P_{ET}CO_2$ 值能准确反映 $PaCO_2$ 值，帮助麻醉医师准确使用麻醉机，调节呼吸参数，避免过度通气或通气不足。

（2）及时发现各种障碍：呼吸管道脱落时曲线突然跌落至零；气管插管插入食管或脱入口腔，曲线消失或杂乱变化；气道漏气、吸呼气阀门失灵、钠石灰失效等有相应的曲线变化。

（3）反映围麻醉期患者情况：出现肺栓塞时 Pa-ETCO2 曲线突然降低；低体温、休克、低血容量、心力衰竭时 Pa-ETCO2 曲线逐渐降低；恶性高热时 Pa-ETCO2 曲线不明原因的升高达正常的 3~4 倍。

（4）注意事项：呼吸回路中水汽聚集在采样管，可使仪器失灵。回路内气体采样损失可达 100ml/min，麻醉机气体流量不可太低。婴幼儿监测受呼吸参数影响大，呼吸频率 >30 次 /min，潮气量小时，呼气不完全，$P_{ET}CO_2$ 值偏低。

【挥发性麻醉药浓度监测】 监测挥发性麻醉药浓度对指导麻醉实施，提高麻醉安全有重要意义。监测吸入气和呼出气中麻醉药浓度，可正确评估患者对麻醉药的耐受量和反应，排除个体差异性，安全有效地使用吸入麻醉药，且为麻醉医师精确了解麻醉深度、掌控患者苏醒时间提供依据。

【麻醉深度监测】 小儿对麻醉药的反应存在个体差异，监测麻醉深度为防止术中知晓，维持术中麻醉深度,掌控苏醒时间提供参考依据。

1. 临床体征 观察小儿的呼吸、循环、骨骼肌、眼部体征,是麻醉深度监测的基本方法。

(1)呼吸系统变化:浅麻醉时呼吸浅快,分钟通气量增加,出现呛咳反射。

(2)循环系统变化:麻醉变浅时血压升高,心率加快。

(3)眼部变化:适当麻醉深度时瞳孔中等偏小,麻醉过深过浅瞳孔均扩大,但浅麻醉时存在对光反射,眼球出现运动、流泪等体征。

(4)其他体征:如肠鸣音增加;吞咽呕吐反射出现;肌肉紧张,身体四肢轻微活动等。

2. 仪器监测

(1)诱发电位:通过外周神经受刺激时,冲动传导通路各级神经元的电兴奋变化反映麻醉深度。测量方法有躯体诱发电位和视觉诱发电位。

(2)脑电图(EEG):深麻醉时以 δ 波为主,波幅低、频率慢。清醒时以 θ 波为主,波幅增高、频率加快。但脑电图受许多因素影响,不能准确地反映麻醉深度变化。

(3)脑电双频指数(BIS):包括原始 EEG 信息,而且排除了许多对 EEG 信息的干扰因素,使其较准确地反映大脑皮质的抑制程度。BIS 值 0~100,数值越大越清醒。儿童术中 BIS 值 40~60,可维持较好的麻醉深度。新生儿、婴幼儿应用 BIS 时个体差异较大,清醒状态下即可呈现低 BIS 值,有时可达 30~40,故 3 岁以下小儿应用 BIS 时,应知道小儿基础 BIS 数值,对应参考比较。

【神经肌肉功能的监测】 对使用肌松药的患者应监测神经肌肉阻滞情况。通过刺激尺神经拇内收肌,观察其收缩反应,正确掌握肌松药用量;手术完毕根据 4 个成串刺激的比值,决定气管插管的拔除。不需要用药前对照值,根据 T_4 与 T_1 比值可判断神经肌肉阻滞的类型和程度。其中第 1 个颤搐高度即作为第 4 个颤搐高度的对照值,当神经肌肉功能正常时 4 个颤搐高度呈现一致,幅度也不变。给予非去极化肌松药阻滞可出现不同的 4 个成串颤搐比值,每串中第 2、3、4 个颤搐逐渐衰减,即 4 个成串比值不变幅度随阻滞深度而下降(表 4-12)。

【体温监测】 新生儿中枢体温调节机制不完善,受某些解剖和生理因素的限制,只能在很小的环境条件变化范围内维持体温恒定,足月儿在外周温度 22℃时就开始体温下降,早产儿则需要更高的环境温度才能维持体温正常。婴儿皮肤薄,通透性好,体表面积大,体热容易通过皮肤的蒸发、辐射、对流和传导散发到外界,体热散失快,造成手术期间体温下降。新生儿无颤抖产热,热能的生成主要靠非颤抖性产热。受冷后体内去甲肾上腺素生成增加,去甲肾上腺素增加棕色脂肪的代谢活动,产生热能。但去甲肾上腺素同时收缩肺和外周血管,肺血管收缩使肺动脉压升高,发生经卵圆孔或动脉导管的右向左分流,导致低氧血症;外周血管收缩使皮肤发花,体表温度下降。新生儿体温下降可造成麻醉药代谢延长,苏醒延迟,呼吸抑制,心率、血压及心输出量下降,肌肉活动减弱,严重者出现心律失常。新生儿体温下降预防措施包括提高手术室室温,维持在 26~28℃,婴儿置于电热毯上,采用红外线辐射热加温装置,吸入温暖湿润气体,加温静脉输血输液等。

表 4-12 肌松药阻滞程度

阻滞程度 %	4 个成串刺激	临床表现
25	出现衰减	VC 下降
50	显著衰减	VC 明显下降,VT 下降
75	第四个颤搐消失	VC 显著下降,VT 明显下降,吸入麻醉时肌松良好
80	第三个颤搐消失	VC 显著下降,VT 明显下降,吸入麻醉时肌松良好
90	第二个颤搐消失	静脉浅麻醉下肌松良好
95		气管插管条件良好
100	第一个颤搐消失	肌松良好

注:当 4 个成串刺激比值 >0.70 时,神经肌肉阻滞已大部恢复,患者可伸舌及抬头 5s。VC. 肺活量;VT. 潮气量

低温对新生儿麻醉影响很大,若环境温度过高更加危险。新生儿汗腺功能发育不成熟,在高温环境中,只有小量不显汗散热,容易发展成高热。呼吸道阻塞、术前有脱水、发热、感染均易引起体温升高。体温升高造成患者心率加快,氧耗增加,体液丢失。防治措施主要为物理降温,降低室温,体表应用冰袋,减少覆盖物及对症治疗。必要时冰盐水灌肠、胃内冰盐水灌注,以防体温中枢调节失控。降温同时应用适量碳酸氢钠纠正代谢性酸中毒。

1. 食管温度 探头置于食管中段,下纵隔肺静脉下部,介于心脏和降主动脉之间,反映中心循环部位的温度变化。

2. 直肠温度 测温探头位于直肠内,距肛门3~5cm,远离心脏和中枢神经系统,反映人体中心温度,但误差较大。

3. 鼻咽温度 探头位于后鼻腔,间接反映流经脑部的血流温度。

【尿量监测】 超过2h的手术均应留置导尿管,测定每小时尿量。小儿正常尿量每小时1~5ml/kg。

(辛忠)

第五节 小儿围手术期疼痛管理

长期以来,传统的观念认为:小儿患者神经系统发育未成熟,因此较成人能忍受疼痛,无需使用镇痛药。近年来动物和人体试验研究已证明,从出生开始,人体即具备对疼痛的感知,并已初步查明疼痛反应的解剖结构和防卫功能。小儿的疼痛,同样是一种强烈的不愉快的伤害性感受,既影响小儿身体的生长发育,又对其心理和精神发育有很大影响。随着疼痛治疗研究的进展,技术水平的提高,新治疗器械的应用,对小儿疼痛的治疗已比较普遍。

小儿疼痛的分型与成人类似,也分为急性疼痛、周期性疼痛和持续性疼痛。围手术期小儿疼痛主要指手术创伤引起的急性疼痛,其特性与成人比较个体差异很大,受年龄、性别、病史、情绪、智能等多种因素的影响。

围手术期小儿疼痛的管理是小儿麻醉中非常重要的一个方面。麻醉医生应给予足够的重视,以提高围手术期小儿麻醉后生理调控质量。

一、小儿疼痛的特点

【疼痛的诊断和治疗比较复杂】 首先是小儿难以合作,不易获得准确的病史和体检资料,各项诊断和治疗措施难以实施。

【疼痛的敏感性高】 年幼儿的痛阈低于年长儿,年龄越小越易感受疼痛。对成人的一般性刺激,在小儿即可成为伤害性疼痛刺激。轻触小儿面颊,即可引起面神经反射。小儿的大脑控制能力较差,皮质下常处在释放状态,会提高疼痛的敏感性。

【疼痛的反应强烈】 疼痛发生后,常伴有较强烈的生理变化,这与成人区别较大。例如呼吸加快、心搏加速、血压升高、颅内压增高、代谢加速、耗氧量增加、血浆及脑脊液中内啡肽改变等。可以看出,疼痛对小儿的危害比成人更严重。

【对疼痛的回避性强】 小儿为避免注射、吃药或住院,害怕肌内注射等镇痛操作带来的不适,默默忍受疼痛,有时故意隐瞒疼痛,不向医护人员或家长陈述疼痛,而延误治疗,也不易观察镇痛效果。有的小儿以某种姿势,回避某些动作来防止或减轻疼痛,给诊断带来困难。这种回避行为,常引起斜颈、跛行等畸形。

【小儿无法准确地描述疼痛的性质和程度】 给医生正确判断疼痛造成困难。小儿与家长分开后产生恐惧,对各种感受,包括疼痛和非疼痛感受的认识及描述混淆在一起,使医生选择止痛方法时难以决断。

【小儿的新陈代谢快】 医生和家长都担心用药可能发生的副作用,顾虑较重。相当多的医生对于阿片类药物成瘾的惧怕,也影响了医生对疼痛的管理。

【小儿的器官代偿能力较差】 各项生理指标易发生急剧的变化。新生儿和婴儿的肝脏功能尚未发育成熟,其血浆蛋白水平及蛋白结合力较低,血浆游离药物浓度较高,此时应用麻醉性镇痛药易引起呼吸抑制。3个月以内的小儿,吗啡、哌替啶和芬太尼的半衰期明显延长。

【小儿疼痛的持续时间明显短于成人】 小儿疼痛常表现为阵发性疼痛,疼痛发生后,强度迅速减弱,表现为高起点短过程。疼痛减弱以后,导致疼痛的病因仍然存在。如新生儿产伤骨折后往往数月后才被家长发现。

二、围手术期小儿疼痛管理的原则

【重视对患者的教育和心理引导】 对于 4 岁以上的儿童,在术前访视时与其建立良好的关系,对患者减轻焦虑、紧张情绪以及对疼痛的担心是有着极其重要的作用的。

【加强随访和评估】 要达到好的疼痛管理,就应及时了解手术的详细情况,根据手术式式制订合理的麻醉方案并应用恰当的疼痛评估方法。做好随访有助于了解患者生命体征的变化、镇痛副作用的发生以及患者的术后恢复情况。

【疼痛治疗宜尽早进行】 疼痛一旦形成,其治疗则更加困难。因此,早期介入疼痛的治疗十分必要。

【提倡平衡镇痛和多模式互补镇痛】 尽量减少阿片类药物的应用。阿片类药物一直是治疗中等至严重急性疼痛的首选药物,但其副作用限制了它们的临床应用。常见的副作用包括恶心、呕吐、皮肤瘙痒、便秘等,而呼吸抑制是最危险的并发症,在小儿较成人更易发生。阿片类药对静息痛有较好的疗效,但对运动痛则疗效较差,因此不利于术后的早期活动和促进恢复。考虑到阿片类药物的这些副作用和一定的临床局限性,近年来急性疼痛治疗趋向于在保证疼痛治疗效果的前提下,尽量减少阿片类药物的用量。

【个体化镇痛】 不同年龄段的患者对疼痛和镇痛药物的反应的个体差异很大,因此镇痛方法应根据不同的手术打击以及不同大小的患者的需求因人而异,不可机械地套用特定的配方。不断地观察和评估疼痛的变化以及副作用的情况是调整镇痛方案的依据。个体化镇痛的最终目的是追求最佳的镇痛效果且尽可能减少并发症。

【了解疼痛治疗的目标】 理想的疼痛治疗目标是达到疼痛的完全缓解,但临床实践中往往不能完全控制疼痛。因此医师对疼痛治疗的理解应该是,如果不能完全控制疼痛,应将疼痛控制在患者可以忍受和相对舒适的水平。

【规范疼痛治疗的记录、管理和组织】 尽管对患者的治疗提倡个体化,但治疗的记录和管理须规范。应设计合理的表格,记录患者的疼痛病史、疼痛评分、对疼痛的描述、疼痛的部位、性质、给予的处理、药物的不良反应等。特别重视疼痛和治疗的变化。

三、儿童疼痛评估的标准

处理小儿疼痛治疗中的一个重要问题是准确评估。婴幼儿受到语言能力的限制,即便儿童疼痛的主诉中也含有强烈的感情因素,这些因素使小儿的疼痛评估较成人困难。然而,充分评估小儿的疼痛是能够进行及时合理治疗的必要保证。所以强调评估应由专门受过训练并熟悉各项评估技术与指标的人员进行。小儿的疼痛评估应包括恐惧与焦虑,因此,应对小儿和家长作详细的解释,并尽可能全面地评价疼痛及患者对治疗的反应。

【婴儿】 婴儿是存在痛觉的,一些学者观察了婴儿对疼痛刺激的反应发现,婴儿受到疼痛时其哭声、面部表情、躯体活动和心率都会发生改变,而面部表情与疼痛的关系最密切。由加拿大 British Columbia 儿童医院制订的新生儿面部编码系统(NFCS),可以用于评估早产儿和新生儿疼痛,NFCS 有 10 项:①皱眉;②挤眼;③鼻唇沟加深;④张口;⑤嘴垂直伸展;⑥嘴水平伸展;⑦舌呈杯状;⑧下颌颤动;⑨嘴呈 O 形;⑩伸舌(只用于评估早产儿)。如果患者无以上各项表现为 0 分,有其中 1 项为 1 分。NFCS 的总分为 10 项之和,最低为 0 分。早产儿最高为 10 分,足月儿为 9 分(因"伸舌"只用于评估早产儿),分值愈高表示疼痛愈严重。将 NFCS 减少至 5 项(皱眉、挤眼、鼻唇沟加深、嘴水平伸展和舌呈杯状),提高了对疼痛评估的特异性,但并不改变其效度和敏感性。目前 4 岁以下小儿疼痛的评估多采用简单的行为学评估,通过测量疼痛相关的行为学表现或者对由患者父母或监护人提供的疼痛的叙述进行评估,然后计算其积分,主要的量表包括 OPS 量表(客观疼痛评分量表,objective pain scale)(表4-13),该法不需小儿参与,根据血压、哭闹程度、运动、烦躁情况及语言或形体语言进行疼痛的评估,每个指标分为3级,分别为0、1、2分。倘若各项积分之和≥6分就需要镇痛。FLACC疼痛评分法(表4-14),也叫婴

幼儿行为观察法,适用于0~3岁,目前已在我国得到汉化且疼痛评估信度、效度良好,是住院患者首推的疼痛评估工具。PPPM评分量表(术后疼痛家长评估量表)(表4-15),适用于1~12岁出院患者。CRIES量表(表4-16),适用于胎龄32~60周的新

表4-13 OPS量表

项目	0分	1分	2分
血压	<术前10%	术前10%~20%	术前20%~30%
哭闹	无	哭,但能被父母劝阻	哭,父母劝阻无效
因疼体动	安静	间断动	不停动,乱蹦乱跳
情绪	睡眠或安静	轻度不安	失去控制,歇斯底里
体位与主诉	睡眠或诉无痛	腿屈曲或诉轻度痛,不能定位	抓握阴囊或腹股沟,诉中度痛,能定位

表4-14 FLACC评分量表

项目	0分	1分	2分
脸	微笑或无特殊表情	偶尔出现痛苦表情,皱眉,不愿交流	偶尔出现痛苦表情,皱眉,不愿交流
腿	放松或保持平常的姿势	不安,紧张,维持于不舒服的姿势	踢腿或腿部拖动
活动度	安静躺着,正常体位,或轻松活动	扭动,翻来覆去,紧张	身体痉挛,成弓形,僵硬
哭闹	不哭(清醒或睡眠中)	呻吟,啜泣,偶尔诉痛	一直哭泣,尖叫,经常诉痛
可安慰性	满足,放松	偶尔抚摸拥抱和言语可以被安慰	难以被安慰

表4-15 PPPM评分量表

孩子的行为	是1分	否0分	孩子的行为	是1分	否0分
比通常更喜欢抱怨?			吃得比平时少?		
比通常更爱哭泣?			是否捂着疼痛的部位?		
玩耍少于平时?			是否害怕触碰疼痛部位?		
不喜欢做他/她平时做的事?			比通常更喜欢呻吟?		
比平时表现更焦虑?			更喜欢接近你?		
比平时安静?			是否服用平时拒绝的药物?		
比平时显得没有精神?			面部比平时看上去更红?		
是否拒绝进食?			总分		

注:如果PPPM或面部表情评分总分高于或等于6分,则应该给予镇痛药物。

表4-16 CRIES评估量表

项目	0分	1分	2分
哭泣	无	哭泣声音响亮,音调高	不易被安慰
是否需要吸氧(SpO$_2$>95%)	否	氧浓度<30%	氧浓度>30%
生命体征	心率和血压<或=术前水平	心率和血压较术前水平升高<20%	心率和血压较术前水平升高>20%
表情	无特殊	表情痛苦	表情痛苦/呻吟
睡眠困难	无	经常清醒	始终清醒

生儿、婴儿术后疼痛进行评估。

【学龄前儿童】 学龄前儿童疼痛的测量主要通过直观形象的方法。Oucher 1988 年提出了面部照片评分法(图 4-10),由 9 张照片分别代表从最愉快至最痛苦的 9 个面部表情,以此对比反映疼痛的程度。另外有一种线性面部画像模拟评分法,是用一条 10cm 长的直线连接最愉快至最痛苦的两个面部表情,由患者自己在直线上标记出疼痛强度,这种评分法更抽象,要求患者有更高的认知能力。此外,还有颜色评分法和扑克牌评分法。

【学龄儿童】 学龄儿童有较高的认知能力,可以理解一些较抽象的概念,因而线性面部画像模拟评分法、数字评分法(0~5)及 0~10cmVAS 疼痛评分法更适合此年龄段患者。学龄儿童也可以用口述描绘疼痛评分法。

【青春期】 青春期已接近成年人,其认知能力也已接近成人,测定疼痛的方法可参照成人的测定方法进行,如数字评分法、口述评分法、VAS 评分法和疼痛调查问卷等。

至于客观生理指标的测量,主要通过观察心率、血压和呼吸的变化来间接反映疼痛强度,但可靠性不强。

总之,由于疼痛同时受客观感觉和主观感受的影响,对于不能进行主观测量的小儿,宜将行为测量法和测定的生理指标结合起来评定疼痛强度。

四、围手术期急性疼痛的常用药物

【非甾体抗炎药(NSAIDs)】 此类药常用于小儿的轻、中度疼痛,可单独使用或复合阿片类药物应用减少阿片类药的用量,最常用的是对乙酰氨基酚(扑热息痛)和酮咯酸。

1. 对乙酰氨基酚(扑热息痛) 由于其具有良好的安全用药范围和没有严重的副作用而经常被用来治疗小儿疼痛,给药途径可以分为静脉、口服、直肠给药三种。口服作为最常见的给药途径,可以每 6h 给予 10~15mg/kg。无法通过口服给药的婴幼儿及无法进食的儿童可以采取直肠给药,剂量为 20~40mg/kg,体重小于 10kg 者给予 15mg/kg。2010 年静脉注射制剂获得美国食品药品监督管理局(FDA)批准,而用于成人 / 儿童的静脉制剂在欧洲广泛应用超过 20 年,推荐给药剂量为新生儿、婴儿、幼儿和体重低于 10kg 的儿童,一次静脉注射 7.5mg/kg,体重大于 10kg 的患者可给予 15mg/kg。

2. 酮咯酸 是可经胃肠外给药的非甾体抗炎药,推荐术中单次剂量 0.5~1mg/kg,最大剂量 30mg,每隔 6h 追加 0.15~0.2mg/kg,最多 10mg。短期治疗最多不超过 48h。

【阿片类镇痛药】

1. 弱阿片类药 单用非甾体抗炎药不足以止痛时,可用弱阿片类药(如可待因、曲马多)增强止痛效果。

(1)可待因:为儿科门诊最常用的口服弱阿片类止痛药,剂量为 0.5~1mg/kg,每隔 3~4h 一次。口服后 20min 产生镇痛作用,60~120min 作用最强。肌内注射并不优于口服。约 10% 可待因在肝脏代谢为吗啡发挥镇痛作用。10% 的人不能将可待因代谢为吗啡,可待因对这些人无镇痛作用。静脉给药使组胺释放,会发生过敏样反应或变态反应,哮喘与过敏体质患者禁用。

(2)曲马多:其药效约等于可待因,1 岁以下患者限制使用。市售品有 50mg 片剂,体重为 35~

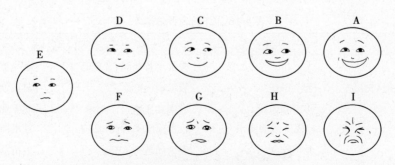

图 4-10 面部表情 9 种差别量表法

55kg 的儿童每次 1 片,每隔 4~6h 一次,体重超过 55kg 的患者每次 2 片,每隔 4~6h 一次。若出现便秘,可在用药前给患者用泻药或渗透性药物(如镁乳剂)来消除。恶心呕吐的患者口服或直肠用吩塞秦、HT₃ 受体对抗剂(如恩丹西酮)。瘙痒者可用苯海拉明、纳洛酮或换用其他阿片类药。静脉制剂常用于术后单次注射镇痛或患者自控镇痛(PCA),恶心、呕吐发生率高,必须同时使用止吐药。

2. 强阿片类镇痛药 其优点为能有效镇痛、镇静,维持血流动力学稳定,副作用可逆转。常用吗啡、芬太尼与舒芬太尼。

(1)吗啡:对机械通气的婴儿或已经做过手术的婴儿,可以间断给予吗啡 0.05~0.15mg/kg,可缓慢静脉注射给药,每隔 4~6h 追加一次。不足 4d 的足月新生儿对吗啡的清除半衰期较年长婴儿长 7 倍,其血浆吗啡浓度较年长儿高 3 倍。早产儿较足月儿对吗啡的清除慢,半衰期更长。由于这些差异,给早产新生儿及足月新生儿用吗啡时需根据药物动力学差异调整剂量。这种剂量调整对有呼吸暂停,肝衰竭或肾衰竭,神经肌肉病或脊柱裂的婴儿尤其重要。吗啡的代谢产物为 6- 葡糖苷酸吗啡(具有活性,镇痛作用超过吗啡)和 3- 葡糖苷酸吗啡(无活性,与吗啡在结合部位竞争),这些代谢产物在肾脏排泄。所以吗啡与代谢为吗啡的阿片类药(如可待因与美沙酮)对有肾衰竭的患者应谨慎合用。吗啡可引起组胺释放,对有哮喘或过敏性体质者谨慎使用。它还能引起血管扩张,使血容量过低的患者发生低血压。大剂量(如 0.1mg/kg)可引起新生儿肌阵挛与惊厥。如患者在手术后有剧痛表现,可从小剂量(如 0.05mg/kg)开始应用,避免出现明显的副作用。如果疼痛评分不满意,可经静脉加注氟哌利多 0.1mg/kg 或静脉加注芬太尼 1~2µg/kg,达到满意的镇痛效果。

(2)芬太尼:镇痛作用为吗啡的 50~100 倍,静脉注射后迅速作用于效应部位,无活性代谢产物。常用于短期痛性操作、手术后与烧伤镇痛。可一次性给药或持续静脉输入。静脉注射负荷量 1.0~2.0µg/kg,持续静脉滴注剂量 0.5~2.0µg/(kg·h)较为合适。持续静脉滴注时耐受性与依赖性迅速发生。

(3)舒芬太尼:脂溶性高,较易通过细胞膜和血 - 脑屏障。镇痛作用较芬太尼强 7~10 倍,较阿芬太尼强 20~40 倍,是目前芬太尼家族中镇痛作用最强的人工合成类阿片药。舒芬太尼目前已经广泛应用于各种外科手术的术中和术后镇痛。舒芬太尼静脉给药的剂量根据手术不同而异。0.5~1µg/kg 的诱导剂量可用于 1h 以上的手术,如果手术时间短于 1h,诱导剂量应相应减少到 0.3~0.4µg/kg。术后镇痛给予负荷剂量 0.05~0.1µg/kg,持续输注剂量 1~1.5µg/(kg·d),可维持良好的镇痛效果。

【局麻药】 较常用的局麻药有利多卡因、布比卡因和罗哌卡因。可用于局部伤口浸润、神经阻滞、骶管或硬膜外给药。持续给药时应加强对小儿的观察,防止局麻药的毒性反应。

尽管说明书中不建议 12 岁以下儿童应用罗哌卡因,但在近些年,关于罗哌卡因在儿童应用的文献屡见报道,且大量文献指出罗哌卡因在小儿区域阻滞中具有较大的安全范围。欧洲儿科麻醉学会发表的疼痛管理的阶梯计划中推荐伤口浸润、外周神经阻滞可给予 0.2% 罗哌卡因,最大剂量 1.5ml/kg(相当于 3mg/kg),基于体表标志的髂腹股沟、髂腹下神经阻滞可给予 0.2% 罗哌卡因,最大剂量 0.3~0.5ml/kg(0.6~1mg/kg),基于体表标志或超声引导下的骶管阻滞可给予 0.2% 罗哌卡因 1.0ml/kg(幽门环肌切开术可给到 1.5ml/kg),阴茎背神经阻滞 0.2% 的罗哌卡因可给予 0.1~0.2ml/kg。超声引导下的腹横肌平面阻滞(TAP),0.2% 的罗哌卡因可给予 0.2~0.5ml/kg。

【其他】 可乐定是一种镇痛辅佐药,作用于脊髓背角 α 肾上腺素能受体,增强局麻药的作用,常用于骶管或硬膜外给药。0.2% 的罗哌卡因与布比卡因的骶管阻滞后加入 2µg/kg 的可乐定能够延长镇痛时间,然而可乐定对于新生儿与小婴儿可能是不安全的。因为有病例报道,一个两个星期左右大的新生儿存在可能与骶麻内可乐定相关的危及生命的呼吸抑制。

氯胺酮是小儿门诊手术及基础麻醉的主要药物,与咪达唑仑合用,可减少患者在苏醒期所发生的异常反应,如幻觉、噩梦等,也可减少喉痉挛的危险。氯胺酮在成人阿片类治疗时已经显示出具有减低阿片类耐药性和呼吸抑制发生的作用,这些发现表明,在平衡镇痛中给予小剂量氯胺酮可能是今后儿童疼痛研究中一个非常有意义的领域。

五、围手术期急性疼痛的给药方法

小儿围手术期急性疼痛的治疗应该从术中开始,因为在疼痛发生之前即开始降低中枢神经的敏感性,就能够消除或减轻急性疼痛引起的行为改变,术后镇痛效果必然加强。围手术期疼痛治疗本来就包括术中和术后,因为术中麻醉监测和管理严密(特别是循环与呼吸的管理),如有问题处理比较及时,所以应该加强术后的疼痛治疗管理。

【表面麻醉的应用】 EMLA 局麻贴膜和芬太尼经皮敷贴剂(transdermal therapeutic system,TTS)。EMLA 严格地说不是用于围手术期镇痛治疗,只是一种有局部表面麻醉作用的贴膜,每一片 EMLA 1g 含利多卡因 25mg 和丙胺卡因 25mg,用于贴在手术中拟进行静脉穿刺的局部以避免小儿静脉穿刺的痛苦,一般提前 45min 贴敷,大约可达到 80% 无痛,20% 轻痛。TTS 原用于敷贴以减轻癌痛,TTS 每一贴剂 25μg/h 相当于口服吗啡 90mg/d,维持量因人而异(72h 更换一次),一般局部皮肤清洁后贴敷于上臂或躯干(胸部)。

【全身给药】 轻度疼痛可口服或直肠内给予非甾体抗炎药。对有静脉通路的患者也可单次静脉注射镇痛药物,尽可能不用肌内注射的方法。由于单次静脉注射维持时间短,血药浓度不平衡,推荐持续静脉输注或采用 PCA 技术。持续静脉输注能提供恒定的镇痛效果,且较少出现不良反应,优于肌内注射和单次静脉注射。在小儿大手术后,持续输注吗啡 7.5μg/kg 即可产生充分的镇痛。但

由于不同年龄组小儿对吗啡的消除半衰期不同,长时间输注仍可能造成蓄积,可引起呼吸抑制等不良反应,需要严密的观察及监护。具体的应用推荐剂量见表 4-17。

表 4-17 持续静脉输注阿片类药的推荐剂量

药物	负荷剂量 / (μg/kg)	持续输注剂量 / [μg/(kg·d)]	最大量 / (μg/d)
芬太尼	0.5~1.0	10	500
舒芬太尼	0.05~0.1	1~1.5	75

近年来,PCA 技术广泛应用于成年人的术后镇痛。成人 PCA 的安全特征是,当血浆浓度上升时,患者入睡,就会自动停止按压按钮,从而预防了用药过量。对于年龄较大的儿童采用 PCA 镇痛也是安全可行的,小儿 PCA 应用的年龄下限各医院不同,但一般在 6~8 岁。在一些医疗机构,对那些不能自己按压的小儿多由护士或经过培训的父母控制 PCA 按钮。推荐用法见表 4-18。

【外周神经阻滞】 外周神经阻滞应用广泛,操作简单,在术后相当的时间内减轻疼痛,还可以避免硬膜外阻滞的一些副作用,如:尿潴留、低血压、神经损伤等。可单独或与全身用药联合用于小儿术后镇痛。其代表性的技术如包皮环切行阴茎背神经阻滞,是一种用于阴茎手术术后镇痛的常规技术。髂腹股沟和髂腹下神经阻滞因为其安全、有效通常被应用于腹股沟区域手术,例如疝气手术。在疝气手术术后镇痛方面,髂腹股沟神经阻滞毫无疑问优于骶管阻滞;小儿开胸术后,采用肋间神经阻滞、椎旁神经阻滞以及竖脊肌阻滞等;单侧或双侧肋下的腹横肌平面阻滞应用于腹腔镜手术及开腹手术均能产生良好的镇痛作用,其效果均优于单纯全身用药。此外,唇裂手术后采用眶下神经阻滞,也是简便而有效的镇痛方法。

【切口注射】 使用于一些小手术的术后镇

表 4-18 PCIA 阿片类药推荐用法

药物	持续剂量 / [μg/(kg·h)]	按压剂量 / [μg/(kg·h)]	锁定时间 /min	最大量 / [μg/(kg·h)]
吗啡	15~20	20	10	100~150
芬太尼	0.15	0.25	20	1~2

痛,通常于手术结束时由外科医生实施。

【局部阻滞】 与成人相比,局部阻滞很少用于小儿。在 20 世纪 80—90 年代,一小部分专家开始热衷于应用儿童局部阻滞,而无相关的副作用的报道。当前,许多麻醉医生已经广泛地应用局部阻滞。

1. 骶管阻滞 小儿骶裂孔体表标志明显,穿刺成功率高。硬脊膜外间隙组织疏松,便于药液扩散。婴幼儿骶管阻滞时,上界平面很容易达到 T_4 水平,因此常用于小儿腹部以下手术的术后镇痛。常用药物为布比卡因、罗哌卡因、吗啡等,或为局麻药与阿片类药合用。首次药液的容量由患者的体重和所需阻滞节段数决定,每一节段所需局麻药(ml)=0.056×体重(kg)。若置入硬膜外导管,可间断或持续追加局麻药。骶丛阻滞成功率 96%,但在 7 岁以上小儿,由于骶裂孔缝隙变得狭小,造成穿刺困难,阻滞失败率达 14.5%,且该年龄组小儿,硬脊膜外脂肪组织为致密组织所代替,使得阻滞范围难以确定。

2. 硬膜外阻滞 小儿硬膜外阻滞具有良好的血流动力学稳定性,尤其在 6 岁以下小儿,即使是高位胸段硬膜外阻滞也不例外,发生低血压的概率较低。这是小儿镇痛有别于成人的另一特点。硬膜外阻滞可用于包括新生儿在内的各年龄组的小儿,适用于大手术、胸壁或胸部手术术后镇痛。硬膜外穿刺需由技术熟练的麻醉医师实施,避免发生穿刺并发症。

单次给药适用于较小手术或门诊手术术后镇痛。小儿硬膜外用吗啡最小剂量尚未确定。间歇给予吗啡的有效安全剂量为:3~7 岁 1mg,7~10 岁 1.5mg,10~13 岁 2mg。稀释至 5ml,单次注射。临床上根据需要,每 6~8h 给予 30~50μg/kg,按此剂量给药,避免发生呼吸抑制,尤其是避免延迟性呼吸抑制很重要。

Taylor 等首次提出小儿硬膜外吗啡持续滴注,负荷量 30μg/kg 后,以 3μg/(kg·h)滴注。芬太尼则很少单独用于小儿硬膜外镇痛,临床上多与布比卡因联合用药,但芬太尼负荷量 2μg/kg 后,继以 0.2μg/(kg·h)持续滴注,可提供与吗啡相当的镇痛效应。

硬膜外阻滞单用局麻药时,布比卡因以 0.7mg/(kg·h)滴注是安全的,新生儿滴速不应超过 0.2~0.25mg/(kg·h),不良反应的发生率很低。硬膜外持续给药时,必须严密观察患者,常规备有给氧装置,至少要具备简易人工呼吸囊和面罩。

六、围手术期急性疼痛的阶梯管理方案

在实施围手术期急性疼痛管理阶梯方案之前,首先我们第一步应该是评估某一类型手术目前的疼痛管理状况,所使用的药物以及所开的剂量是否得到执行可以作为有用的基线评估。建议在住院期间最好使用经过验证的与年龄相适应的疼痛评估工具进行标准化的疼痛评估。如果发现缺乏足够的疼痛管理,就需要采取措施来改善疼痛管理并评估结果。将疼痛视为类似心率、血压等生命体征来管理是一种有效的方法,可以将疼痛评估纳入图表、护理程序和教育计划中。

围手术期急性疼痛的阶梯管理方案包括三个水平:基础水平、中等水平及高级水平。其目标是达到并保持疼痛评分低于 4 分(在 10 分的范围内)。对于不同类型的手术,术中及术后的每个水平的管理方法不同。几种常见手术,包括腹股沟疝修补术、包皮环切术、幽门环肌切开术、阑尾切除术及四肢骨折的疼痛管理建议(表 4-19~ 表 4-23)。

七、疼痛治疗期间副作用的产生及处理

【过度镇静】 过度镇静的开始是用药过量的早期重要的临床指征,应能警醒护理人员及医师降低输注速度并更加仔细地观察患者。

【呼吸抑制】 呼吸抑制是阿片类药物应用于小儿疼痛治疗最让人担心的一个副作用,与镇痛药用量有关。阿片类药物对中枢神经作用即将过量的标志为越来越强的镇静及越来越低的呼吸深度。当观察到此类症状时,可首先减少阿片类药物应用的速度,必要时静脉注射纳洛酮进行拮抗。按标准程序给予纳洛酮(静脉或肌内注射 0.01~0.1mg/kg),始用低剂量,再用 2 倍剂量,每隔 30~60s 一次,至呼吸正常后延长用药间隔时间。

4

表 4-19　腹股沟疝修补术（年龄 >1 个月）的疼痛阶梯管理方案

疼痛水平	术中	术后
基本	直肠 NSAID 或对乙酰氨基酚 外科医生使用长效局部麻醉药进行伤口浸润麻醉	整个术后期间，足量口服 NSAID 或对乙酰氨基酚 静脉注射芬太尼或吗啡治疗麻醉后监测治疗室（PACU）期间的暴发性疼痛
中级	直肠 NSAID 或对乙酰氨基酚 根据体表标志行髂腹下 / 髂腹股沟神经阻滞或骶管阻滞	整个术后期间，足量口服 NSAID 或对乙酰氨基酚 静脉注射芬太尼或吗啡或其他合适的药物（如果有的话）治疗 PACU 期间的暴发性疼痛 静脉注射纳布啡或口服曲马多治疗病房内的严重暴发性疼痛
高级	静脉给予酮咯酸或直肠 NSAID 静脉给予负荷剂量对乙酰氨基酚 超声引导的外周神经阻滞（髂腹下 / 髂腹股沟、TAP、椎旁或骶管阻滞）	整个术后期间，足量口服 NSAID 或对乙酰氨基酚 静脉注射芬太尼或吗啡或其他合适的药物（如果有的话）治疗 PACU 期间的暴发性疼痛 静脉注射纳布啡或口服曲马多作为病房急救

表 4-20　包皮环切术的疼痛阶梯管理方案

疼痛水平	术中	术后
基本	直肠 NSAID 或对乙酰氨基酚 采用长效局部麻醉药行阴茎阻滞	整个术后期间，足量口服 NSAID 或对乙酰氨基酚 静脉注射芬太尼或吗啡治疗 PACU 期间的暴发性疼痛
中级	直肠 NSAID 或对乙酰氨基酚 根据体表标志行骶管阻滞	整个术后期间，足量口服 NSAID 或对乙酰氨基酚 静脉注射芬太尼或吗啡或其他合适的药物（如果有的话）治疗 PACU 期间的暴发性疼痛 静脉注射纳布啡或其他合适的药物（如果有的话）治疗病房内的严重暴发性疼痛
高级	静脉给予酮咯酸或直肠 NSAID 静脉给予负荷剂量对乙酰氨基酚 超声引导的阴茎阻滞或骶管阻滞	整个术后期间，足量口服 NSAID 或对乙酰氨基酚 静脉注射芬太尼或吗啡或其他合适的药物（如果有的话）治疗 PACU 期间的暴发性疼痛 静脉注射纳布啡或其他合适的药物（如果有的话）作为病房急救

表 4-21　幽门环肌切开术（开腹或腹腔镜）的疼痛阶梯管理方案

疼痛水平	术中	术后
基本	选择芬太尼或阿片类药物 直肠对乙酰氨基酚 外科医生使用长效局部麻醉药进行伤口浸润麻醉	整个术后期间，足量口服 NSAID 或对乙酰氨基酚 静脉注射芬太尼或吗啡或其他合适的药物（如果有的话）治疗 PACU 期间的暴发性疼痛
中级	静脉注射对乙酰氨基酚或直肠 NSAID 根据体表标志行骶管阻滞	整个术后期间，足量口服或直肠给予 NSAID 或对乙酰氨基酚 静脉注射芬太尼或吗啡或其他合适的药物（如果有的话）治疗 PACU 期间的暴发性疼痛
高级	静脉给予安乃近或直肠 NSAID 静脉给予负荷剂量对乙酰氨基酚 超声引导的腹直肌鞘阻滞、双侧肋下 TAP 或骶管阻滞	整个术后期间，足量口服或直肠给予 NSAID 或对乙酰氨基酚 静脉注射纳布啡或吗啡或其他合适的药物（如果有的话）治疗 PACU 期间的暴发性疼痛 静脉注射纳布啡或口服曲马多作为病房急救

表 4-22　阑尾切除术（开腹或腹腔镜）的疼痛管理阶梯方案

疼痛水平	术中	术后
基本	分次静脉注射芬太尼 直肠 NSAID 或对乙酰氨基酚 外科医生使用长效局部麻醉药进行伤口浸润麻醉	整个术后期间，足量口服 NSAID 或对乙酰氨基酚 静脉注射芬太尼或吗啡或其他合适的药物（如果有的话）治疗 PACU 期间的暴发性疼痛 静脉注射或口服曲马多或其他合适药物（用于病房急救）
中级	分次静脉注射芬太尼或阿片类药物 静脉注射 NSAID 或安乃近 根据体表标志行髂腹下 / 髂腹股沟神经阻滞	整个术后期间，静脉注射足量的 NSAID 或对乙酰氨基酚 静脉注射芬太尼或吗啡或其他合适的药物（如果有的话）治疗 PACU 期间的暴发性疼痛 整个术后期间静脉注射足量的安乃近 静脉注射或口服曲马多或其他合适药物（用于病房急救）
高级	分次静脉注射芬太尼或阿片类药物或瑞芬太尼输注 静脉给予安乃近或直肠 NSAID 超声引导外周神经阻滞：髂腹下 / 髂腹股沟、TAP、椎旁阻滞	整个术后期间，静脉注射足量的 NSAID 或对乙酰氨基酚或安乃近 静脉注射芬太尼或其他合适的药物（如果有的话）治疗 PACU 期间的暴发性疼痛 静脉注射或口服曲马多或其他合适的药物 考虑密切监测下的 PCIA

表 4-23　四肢骨折的疼痛管理阶梯方案

疼痛水平	术中	术后
基本	分次给予芬太尼或其他阿片类药物 直肠 NSAID 或对乙酰氨基酚 如果可能的话外科医生使用长效局部麻醉药进行骨折部位浸润麻醉	整个术后期间，足量口服 NSAID 或对乙酰氨基酚 静脉注射芬太尼或吗啡或其他合适的药物（如果有的话）治疗 PACU 期间的暴发性疼痛 静脉注射或口服曲马多或其他合适药物（用于病房急救）
中级	静脉注射 NSAID 或对乙酰氨基酚 根据体表标志行周围神经阻滞（例如：上肢的肌间沟、锁骨上及腋窝阻滞，下肢的股神经、内收肌管及坐骨神经阻滞），如果行双重阻滞要考虑局麻药的总量 如果外周神经阻滞禁忌，分次静脉注射芬太尼或阿片类药物	整个术后期间，口服足量的 NSAID 或对乙酰氨基酚 静脉注射芬太尼或吗啡或其他合适的药物（如果有的话）治疗 PACU 期间的暴发性疼痛 静脉注射或口服曲马多或其他合适药物（用于病房急救）
高级	静脉注射酮咯酸 静脉给予 NSAID 或对乙酰氨基酚 超声引导行周围神经阻滞（例如：上肢的肌间沟、锁骨上及腋窝阻滞，下肢的股神经、内收肌管及坐骨神经阻滞），如果行双重阻滞要考虑局麻药的总量 如果外周神经阻滞禁忌，分次静脉注射芬太尼或阿片类药物	整个术后期间，静脉注射或口服足量的 NSAID 或对乙酰氨基酚 静脉注射芬太尼或其他合适的药物（如果有的话）治疗 PACU 期间的暴发性疼痛 静脉注射或口服曲马多或其他合适的药物 如需要，可考虑患者自控的局部麻醉及静脉 PCA

【恶心呕吐】　阿片类药物刺激脑髓质的化学感受器产生恶心呕吐，常发生在较大的儿童。恶心呕吐是术后镇痛过程中最常出现的并发症，因此建议在应用 PCA 镇痛时应常规地预防性地给予抗呕吐药。抗呕吐的药物可选用异丙嗪、小量氟哌啶或新的 5- 羟色胺受体拮抗类药物如：恩丹西酮和多拉西酮。目前，最常用的抗恶心呕吐药物是恩丹西酮，应在患者出现恶心呕吐之前给予。

【瘙痒】 在硬脊膜外腔应用阿片类药物时很常见,产生的机制不清。抗组胺药物常用来拮抗,有镇静作用,婴幼儿慎用。小剂量的纳洛酮是安全有效的。

【尿潴留】 常发生在椎管内应用阿片类药物时,可酌情留置导尿管,也可用小剂量纳洛酮拮抗。

小儿围手术期疼痛管理的逐步开展,不仅可以减轻患者的痛苦,而且可以减少并发症和死亡率,促进儿童的康复。有必要指出,在小儿疼痛管理期间,应格外加强医护之间的合作,有受过充分训练的护士群体参加,是安全所需,绝非复杂的电子监护系统所能代替的。

(王芳)

第六节 小儿加速康复外科

加速康复外科(enhanced recovery after surgery,EARS)最早的倡导者和实践者是丹麦外科医师 Henrik Kehlet,20 世纪末他发现尽管外科手术很成功,但术后患者仍被疼痛、认知功能障碍、心肺系统并发症、恶心呕吐和肠梗阻等并发症所困扰。他认为这是手术应激反应引起的,因此提出了减少手术应激有利于患者术后康复的假设,随后在临床实践中也得到证实。从此开启了成人围手术期管理的新篇章,后被称为加速康复外科。加速康复外科的理念已经在成人外科领域得到普及,但在小儿外科领域的发展明显滞后。

一、加速康复外科的概念

ERAS 是在对围手术期病理生理深刻理解的基础之上产生的一个多学科交叉、多模式融合的技术。指为使患者快速康复,在围手术期采用一系列经循证医学证据证实有效的优化处理措施,以减轻患者心理和生理的创伤应激反应,从而减少并发症,缩短住院时间,降低再入院风险及死亡风险,同时降低医疗费用。其核心理念为减少患者创伤和应激。在概念上,加速康复外科(ERAS)、快通道外科(fast track surgery,FTS)以及快速康复外科(rapid recovery surgery,FRS)表述的都是同一内容。2005 年,欧洲临床营养和代谢委员会

(ESPEN)提出统一的 ERAS 方案。随后,欧美发达国家率先开始在外科领域开展研究,尤其是在结直肠外科领域取得了相当大的成功。2006 年,Wind 等提出结肠外科 ERAS 的方案,形成了指南的雏形。此方案迅速的拓展应用至普通外科几乎所有的领域,并且扩展至外科其他领域,如泌尿外科、妇科学、骨科和心胸外科等,均取得了医疗质量改善的效果。

二、加速康复外科实施的条件

ERAS 涉及麻醉学、营养学、微创外科和护理学等多个学科,是多学科协作诊疗下产生的一种新的、高效的外科模式。这是一个团队文化,不仅包括为患者提供医护服务的医务人员,例如:外科医师、麻醉医师、护理人员,同时还包括患者本人,他们也是 ERAS 治疗的一部分,要参与到 ERAS 的实施过程中,而不是被动接受治疗,并且 ERAS 的措施贯穿于术前、术中和术后整个围手术期。常见的 ERAS 元素包括缩短围手术期的禁食时间(鼓励术前 2h 进食含碳水化合物的清亮饮料)、减少有创手术操作、缩小手术切口、术中合理液体治疗(避免液量超负荷,维持等容状态)、减少阿片类镇痛药物用量、避免放置或尽早拔除引流管、术后尽早喂食、早停用肠外营养及术后每日适当活动等。一项 ERAS 方案大约由 20 多项措施构成。目前,ERAS 的国内外研究主要集中在成人外科相关领域,适用于青壮年或无严重并发症的患者,不包括儿童等特殊患者,而这一类人群往往面临更为复杂的围手术期应激,传统围手术期处理带来的应激伤害也更为严重。因此,对患者来说,优化围手术期处理措施显得更为重要和迫切,成人择期手术中已取得的成功经验不可能全部照搬应用至小儿这一特殊人群,而这一人群中如何实施 ERAS,急切需要去探索和规范。

ERAS 在儿童的实施过程中面临几个常见问题:

【不同年龄段的小儿生长发育特点不同】 婴儿、幼儿和青少年等各生长发育阶段有着不同特点,在手术治疗方面也存在差异。从生理学角度来讲,新生儿阶段免疫系统不成熟,循环系统正在

从胎儿模式向成人模式转变,体温调节系统功能低下,呼吸系统还未发育完善,这都使机体更容易受到各种手术应激因素的影响。全身各系统生长发育所需能量与伤口愈合会竞争能量及营养物质,使患者营养管理更加复杂。在制订和实施ERAS的各项措施中,需要考虑儿童不同生长发育阶段的特点。

【医疗理念的改变】 ERAS方案的实施需要多科室合作并改变传统医疗习惯。部分小儿外科医师及麻醉医师拒绝采纳ERAS方案,其常见原因包括ERAS可能会减慢手术室周转效率,儿童个体化差异不适用ERAS的术前禁食指南等。也有人认为ERAS指南在儿童群体的作用有限,因为多数儿童身体重要脏器功能无严重合并症,且儿童患者围手术期不良事件发生率较成人低。另外还有些临床医生认为他们在临床中已经采纳最新循证医学证据,已经"实施"了ERAS方案,因而不再需要小儿ERAS指南。然而,事实上许多临床实践并不是按照最优的操作指南来进行的,医疗差错和事故在小儿外科人群中出现的频率也高于应该发生的概率。加拿大一项调查显示,儿童住院相关不良事件的发生率为10%,在手术患者中发生率最高。新生儿发生手术切口处感染的概率更高,可达13.5%。感染相关并发症导致患者住院时间延长,是非感染患者住院时长的3倍。

【小儿ERAS需要家长积极参与】 多数就诊于儿童医院的患者无行为能力,家长不但要为其提供围手术期护理服务,还要为患者的治疗方案做出决策。尽管多数家长非常希望患者接受ERAS指南治疗,但ERAS指南会将术前及术后更多的看护责任由医院转移至家长及患者自身,增加家长负担。随着儿童年龄增长和心智成熟,他们自身越来越能够理解和参与到ERAS中来。因此在实施ERAS方案之前就必须要求患者及家长考虑到自身家庭看护患者的能力。

【小儿围手术期管理的研究不足】 目前小儿围手术期管理方面的研究还远远不足,很多治疗相关要点方面没有足够的文献支持或文献质量较低,这就使建立小儿ERAS指南更加困难。尽管从成人ERAS指南中能照搬过来很多内容应用

于小儿,但仍需要更高质量的专门适于儿科的证据。如果小儿ERAS指南缺乏高质量的临床证据,会导致小儿外科相关人员对指南的接受度和依从度低,从而导致没有令人信服的统一的治疗方案。在成人及儿童患者中,实施ERAS方案是能够降低不良事件发生率并改善医疗质量的,因此需加强对小儿外科专科的相关科学研究。

三、儿童加速康复外科最常应用的措施

尽管小儿外科领域关于ERAS方案的研究课题较少,但2016年Shinnick发表的综述表明,即使在较少的研究方案中仅纳入了少数ERAS内容,这些研究结果也已经显出在缩短患者住院时间并降低阿片类药物应用方面的作用了。

在制定儿童ERAS指南时,确定哪些结果对儿外科患者最重要、最适合研究,需要仔细考虑。ERAS方案中所有的建议都直接或间接影响关键的、重要的结果。大多数儿外科患者很少有并发症,当围手术期死亡率很低时,就很难以死亡率作为结局指标,反而发病率更容易监测。感染是最常见且重要的并发症。尽管当比较不同国家或数据库之间感染率时,这些数据库还没有统一的命名,但仍列出围手术期感染率。住院天数也容易获得数据,并且改善速度较快。然而,住院天数是一项综合指标的结果,受多种因素影响,包括并发症、社会因素及术后护理方式等。其他容易被忽略但有重要意义的结局指标,包括患者、医护人员满意度。另外,当接受ERAS治疗方案后,可使患者接受最合适的最好的治疗方案,并不断获得新的临床证据。

目前在儿童最常用的ERAS方案包括以下措施:

【缩短术前禁食时间,术前给予含碳水化合物的清亮液体】 越来越多专家赞同大多数情况下不需要从半夜开始对患者禁食,然而在很多医疗中心,故意或非故意延长术前禁食时间仍然司空见惯。术前长时间禁食是有害的,会增加代谢和引起分解代谢下的免疫反应,增加胰岛素抵抗,并可能减少血管内容量。在成人中,术前2~3h经口服用含碳水化合物的清液体,能改善人体因禁食导致的应激反应,包括降低胰岛素抵抗,维持糖

原储备，减少蛋白质降解，提高整体肌肉张力，并不增加并发症。这些好处对患者预后也有利，一些研究报道称可缩短住院时间并尽早恢复肠道功能。在儿童人群中，多数对术前禁食清饮的研究着重关注相关不良事件或胃排空能力。基于先前研究，特殊类型或容量的含碳水化合物的清饮料并不会增加围手术期风险（只要饮料不含蛋白质），并且患者饥饿和口渴感减少，整体舒适性增加。

【避免术前使用高渗透性液体行肠道准备】
结直肠外科医生关于术前肠道准备对降低肠道手术术后感染的作用展开新的一轮争论。两个最大的成人 meta 分析结论不一致。实际上，每个研究的侧重点是不同的，不能直接用来比较。当谈论支持或反对肠道准备的证据时，使用哪种洗肠液（等渗或高渗）、抗生素使用（静脉、口服、联合、或都不用）是争论的核心。越来越多的证据表明，至少在成人结直肠切除术，等渗洗肠液结合口服或静脉抗生素降低术后感染的风险，并不会恶化整体预后。目前在儿科暂无类似的证据，对儿外科医生调查，发现临床实施情况也差异很大。

应当避免使用高渗性肠道准备液，因为它可能会增加手术感染、造成肠壁水肿甚至发生肠瘘及吻合口裂开。尽管目前数据表明儿童术前不接受肠道准备不会增加切口感染率，但目前仍缺乏大量的高质量的儿科证据来解决儿科手术界差异较大的临床实践。

【减少阿片类药物的多模式镇痛】 优化围手术期镇痛，使用非阿片类药物（对乙酰氨基酚、非甾体抗炎药、加巴喷丁等）和局部麻醉是标准的 ERAS 方案。这些措施显著减少阿片类药物用量，从而降低了阿片类药物的副作用对整个机体恢复的影响，有利于尽早下地活动及经口进食。ERAS 方案强烈推荐局部镇痛技术，不仅能提供理想的镇痛，而且通过传入神经阻滞减缓了促炎反应和内分泌应激反应，降低胰岛素抵抗，增加肠道动力，从而加速患者整体术后康复。

【避免放置鼻胃管】 放置鼻胃管，对胃肠道减压可能有助于腹部手术的恢复。因此许多外科医生仍要求常规放置鼻胃管。患者却经常抱怨鼻胃管不舒服，并且会增加术后发热和气道并发症。

一项 2007 年的 Cochrane 综述研究了腹部手术术后经鼻胃管行胃肠减压的效果，发现不放置鼻胃管的患者术后肠道功能恢复更早，肺部并发症发生率较低。解剖学消化道瘘的发生率组间无统计学差异。该作者认为常规性鼻胃管胃肠减压不能达到放置鼻胃管时所预期的任何目的（促进胃肠功能尽早恢复、减少肺部并发症、降低吻合口瘘的发生率），除了某些特殊病例外，该操作应当被废除。大多数 ERAS 方案包含该推荐。

【尽早进食】 行胃肠吻合手术后，患者常被要求延迟经口进食、水的时间，其目的为让吻合口有充分时间愈合并降低恶心呕吐的发生率。尽管该操作普遍存在，但数据显示目前患者行择期胃肠手术后禁食没有明显的优势。一项随机对照试验的系统性回顾和荟萃分析发现，针对手术后 24h 内开始给予任意种类的肠内营养与进行禁食的择期胃肠手术比较发现，虽然早期喂养呕吐的风险增加，但减少了术后的感染风险和平均住院日。虽然没有统计学意义，但吻合口裂开、伤口感染、肺炎、腹腔内脓肿和死亡率的风险有所降低。

【维持体内等容稳态】 避免机械性肠道准备，减少术前禁食时间，术前服用碳水化合物饮料，显著减少了腹部手术患者的血管内容量不足。因此，术中液体的需求因患者而异，应根据患者和手术的具体情况进行个性化管理。监测患者术中液体状态的新技术（食管多普勒或容积率变异性指数）可以帮助指导患者是否对液体有反应。研究表明，目标导向的液体治疗管理比传统方法（血压、心率）更能改善术后结果，但并非所有报道结果都一致。在比较术中输液量时发现，限制性或液体零平衡策略与标准液体治疗方案相比，限制性措施降低了并发症。当监测设施和维持等容状态的策略持续进展，美国促进康复协会制定了一些关于成人结直肠患者的推荐措施，有专家认为同样可应用于儿童，从而避免因尿少（而不是无尿）而过度输液，在液体输注前确定是否存在临床问题以及该问题是否能够通过给予液体解决，避免因液体治疗所导致的异常血流动力学出现。同样，如果使用监测设施，发现该患者对液体治疗有反应，但不存在临床需要的症状或其他低血容量的指标,这种情况不应该去输液治疗。为了提高在这方面的知识,目前儿童的液体管理策略的研究是亟待解决的问题。

四、儿童加速康复外科指南的制定现状

目前许多小儿外科专业已制定了 ERAS 或类似 ERAS 的指南,其中很多内容是从成人及青少年 ERAS 方案中采纳过来的。这些指南大多针对某些特定手术类型。在 2017 年美国儿科学会(American Academy of Pediatrics)的一次多学科研讨会之后,Raval 等人组织了一个多中心工作组,联合全美 18 家儿科专业机构,建立了多中心小儿结直肠 ERAS 指南。小儿外科团队评估了当前已有的成人结直肠指南的所有内容,并且查阅相关文献,对其中有争议的内容进行再评定,最终认定成人 ERAS 指南的 21 项内容中的 14 项可以作为青少年结直肠手术 ERAS 指南。尽管小儿 ERAS 指南与成人 ERAS 指南有很多相似之处,但在指南实施过程中却与成人有很大不同。在小儿指南中,家长将承担更多看护责任。在小儿脊柱侧弯、泌尿系重建及其他手术的 ERAS 指南制定过程中,也同样采取了很多应用于成人 ERAS 的元素。

因为新生儿生理学特点与成人差别太大,并需要特殊的医疗及护理团队,所以新生儿 ERAS 方案的制定需要采用其他方法。Gibb 等开发了新生儿小肠切除术的 ERAS 方案。在 ERAS 指南方案中,对新生儿术前、术中及术后有利的因素均被纳入进来。虽然该指南看上去与其他指南类似,但在很多具体内容方面完全不同。新生儿 ERAS 指南包括:鼓励给患者术后尽早母乳喂养、尿钠监测、经造瘘口喂养、限制不必要的抗生素使用、优化血红蛋白浓度以及其他适用于新生儿的建议。这是第一份新生儿 ERAS 指南,打开了新生儿专业开展 ERAS 的大门。

在世界范围内,已经有部分机构参与到制定及实施小儿 ERAS 方案的行列中来。欧洲和加拿大先天性膈疝协作小组基于循证医学基础,制定了婴儿先天性膈疝的治疗指南。类似地,美国小儿外科协会也建立了儿童鸡胸畸形以及其他类型手术的相关治疗指南,英国一些医疗机构也建立了小儿外科手术规范化指南。以上所列只是世界范围内已经开展进行的部分 ERAS 案例,儿童 ERAS 的研究与开展还可以解决一些中低收入国家所具有的特殊问题。

五、儿童加速康复外科的未来方向

尽管目前已有部分儿童 ERAS 方案,但与成人 ERAS 的发展相比,儿童 ERAS 方案在数量和临床实施方面还有很大差距,主要是因为缺乏良好的针对儿童 ERAS 的前瞻性临床研究。目前现有的数据(尤其是个别 ERAS 方案内容)缺乏随机对照研究结果,然而,这些不应当延迟高质量的儿童 ERAS 研究,研究的焦点应放在以下几个方面:具有明确的纳入和排除标准;先前形成的 ERAS 方案及临床验证过程;通过有效的分组使结果不单纯依赖于管理结果数据收集;用 Clavien Dindo 分级详细上报并发症;临床相关结局评估;方案依从性以及合理的并且完善的随访等。关于排除标准,一些专家指出,在现有的研究中,将患有并发症的患者排除在外,很可能会伤害到那些能够从这些创新途径中获益最多的患者。Kehlet 长期以来一直坚持认为,不应该对 ERAS 方案制定任何排除标准,所有患者,无论年龄或并发症情况如何,都应该是 ERAS 方案管理的候选对象,病情较重的患者可能从与减轻加快康复相关的压力中获益更大。

ERAS 的实施需要改变很多医疗流程,这可能影响许多医疗人员,不仅限于麻醉医师和外科医师。任何看护行 ERAS 流程的手术患者的健康服务人员,都需要参与其中,这点在计划实施 ERAS 项目之前应考虑到。行政管理机构无法跟上 ERAS 改变、教条主义、知识欠缺以及其他困难可能会延迟新计划的实行,阻碍 ERAS 的成功实施,这些困难在未来的小儿外科管理中必须克服。

未来的进一步研究应当包括儿童对手术应激产生的复杂的免疫反应,以及这些不良的神经免疫反应对器官功能的影响。随着对这些机制理解的加深,我们可以开发新的干预手段来促进儿童术后康复。例如,外周神经阻滞可减少伤害性刺激向中枢神经系统传递,减少对机体的不良影响。

脂质体布比卡因制剂半衰期更长,已被批准应用于成人术后镇痛,但在儿童用药中仍属于超适应证用药,期待这类药物在儿童临床的应用也同样取得良好效果。

在 ERAS 效果评估方面,应用于成人的术后康复量表及残疾量表已经得到开发和验证,但很遗憾目前还没专用于评估儿童术后恢复情况的量表。期待能有专门用于评估儿童术后恢复情况及并发症情况的量表得到临床验证。

实施小儿 ERAS 是否会降低医疗费用还未得到验证。多模式镇痛等要求会增加部分医疗成本,但可被缩短住院日带来的医疗费用的减少抵消。需要较大样本量来证实 ERAS 是否会增加或降低小儿手术相关开销。

儿童 ERAS 相关研究和实施均落后于成人,但仍具有广阔的发展空间。目前儿科相关的 ERAS 高质量研究仍缺乏,需要更多研究及大样本的数据来支持和验证儿童患者也能像成人一样从 ERAS 方案中获益。儿童 ERAS 的发展还任重道远,但 ERAS 的核心理念一定是小儿外科发展的方向。

(王芳)

第七节　日间手术麻醉

日间手术(ambulatory surgery/day surgery)的概念最早由苏格兰小儿外科医生 James Nicoll 提出。20 世纪 50 年代后期我国开展了一部分日间手术,80 年代日间手术得到了进一步充分发展。在 1985—1986 年期间,首都医科大学附属北京儿童医院日间手术量占总手术量的 54.4%,达到了相当的规模,排在加拿大蒙特利尔儿童医院(78.0%)和美国 Orange County 儿童医院(64.0%)之后。1995 年国际日间手术协会(International Association of Ambulatory Surgery,IAAS)成立。随着小儿外科技术日新月异的发展特别是微创技术的运用,日间手术成为了一种较为成熟的手术管理模式,麻醉管理也进一步成熟。

日间手术可以缩短患者与家长的分离时间,降低院内感染率,提高床位周转率、缩短患者的住院等待时间、降低住院费用,具有良好的经济效益和社会效益。麻醉监测技术、麻醉方法、术后镇痛技术的发展和新型短效药物的出现为小儿日间手术的开展提供了条件。

一、日间手术概况

【日间手术的概念】　小儿日间手术是指符合在 24 h 内安排患者的住院、手术、术后观察、恢复(一般数小时)和出院的手术模式。

【日间手术开展的条件】　小儿日间手术与标准手术室配置一致,需要配备先进的手术室、麻醉恢复室,要有专业的小儿外科医生、从事小儿麻醉的麻醉医生和受过训练的护士。家长等待区域要有足够的空间,手术间要有充足的氧源、正压氧传输系统、负压吸引装置、麻醉机、急救药物、抢救设备、简易手控呼吸气囊、麻醉药物、监护设备、废气排放系统、电源及备用电源。同时需要建立术后恢复区,应常规配置抢救药物、拮抗药物、镇痛药、镇静药、止吐药以及其他常规的治疗药物。更为重要的是要根据实际情况建立适合本院开展日间手术的路径和流程,以保证日间手术患者的安全。

【日间手术的种类】　日间手术应选择手术步骤简单、打击小、出血少、术后并发症少、术式成熟、手术时间一般不超过 2h、不需要特殊术后护理的手术。日间手术基本涵盖小儿外科各个专业。但日间手术麻醉也存在术前评估时间受限、麻醉及苏醒质量要求高、术后疼痛及恶心呕吐可能得不到及时有效的处理、离院后出现并发症不能及时发现和处理等不足,这使得日间手术及麻醉的医疗风险明显加大,因此各个医疗机构要充分评估自身医疗条件量力而行,选择开展日间手术的病种,制订各个环节的标准化流程,确保医疗质量和医疗安全。

【日间手术的筛选】　日间手术患者要在外科门诊阶段完成各项化验检查及辅助检查,通过麻醉门诊评估患者是否能行日间手术麻醉或需要延迟手术麻醉,以确保围手术期安全。应该根据每位患者的具体情况,综合相关因素加以权衡。

1. 适合日间手术及麻醉的患者一般应符合以

下基本条件：

（1）ASA Ⅰ～Ⅱ级；

（2）预计术中及麻醉状态下生理功能变化小，预计手术时间不超过 2h，不会产生严重术后疼痛、出血或延迟性运动障碍风险的手术；

（3）患者监护人能接受日间手术的形式，出院后能给予较好的护理和观察。

2. 有下列情况的患者不建议行日间手术：

（1）ASA Ⅲ～Ⅳ级；

（2）受孕年龄小于 50 周；

（3）存在气道问题：如近期出现急性上呼吸道感染未愈，哮喘发作及持续状态，有困难气道者如小下颌、喉软化等，估计术后呼吸功能恢复时间长的病理性肥胖或阻塞性睡眠呼吸暂停综合征（OSAS）患者；

（4）合并严重内科系统疾病：如未控制的癫痫，喂养困难或发育障碍，未经治疗的心肌缺血或心律失常：如心动过缓 <60 次/min，室上性心动过速 >180 次/min，Ⅱ度以上房室传导阻滞等，发绀型先天性心脏病；

（5）术前化验检查异常：如 Hb<70g/L，PLT<100×10^9/L，凝血时间 PT 延长 3s，APTT 延长 8s 以上或纤维蛋白原 <2g/L，电解质紊乱等。

二、日间手术的麻醉前评估与准备

【麻醉前评估】 麻醉门诊的开设和对手术患者进行术前评估是开展日间手术的必要流程。麻醉医生与患者家属面对面沟通，有助于全面收集患者信息，进行评估及准备。对病情较复杂患者的术前评估尤为重要，以避免因准备不足导致手术延期或取消。谨慎地选择患者和细致的术前评估可以减少术后并发症，保证围手术期安全。

1. 评估内容 日间手术的麻醉评估内容与普通住院手术一样，包括病史、体格检查和辅助检查。对于日间手术的麻醉前评估，需要更加认真细致、详细询问病史，用药史尤为重要，注意识别围手术期可能增加麻醉风险的问题，包括困难气道、恶性高热家族史、食物药物过敏史、呼吸系统疾病、先天性心脏病、血液系统疾病、胃肠道反流性疾病、病理性肥胖、近期疫苗接种史等。

2. 术前检查 术前检查主要用于评估手术风险、调整手术麻醉管理策略和预测术后疗效。术前检查是指在有适应证的情况下才需要进行的实验室检查，文献报道日间手术患者的术前常规检查是不必要的，但鉴于我国国情，基本的术前检查仍是需要的。常规检查和住院患者一致，包括：血常规、肝肾功、电解质、凝血功能、胸部 X 线片、心电图，存在合并疾病的患者需行并存疾病的相关检查。血常规、胸部 X 线片建议在术前 1 周内门诊完成，其余检查结果 3 个月内可用。若患者病情发生变化，建议术前复查能反映病情变化的相关项目。手术当天要再次评估患者情况。

3. 术前宣教

（1）有关术前准备、进入手术室和术后恢复期的注意事项必须口头告知患者家长，并提供文字材料，可通过宣传画册及视频讲解帮助患者家长进一步理解注意事项的内容，提高依从性。共同做好小儿心理疏导，让患者体验面罩等麻醉器具，消除患者对手术及麻醉的恐惧。

（2）日间手术患者需禁固体食物 6~8h，配方奶 6h，母乳 4h，禁饮清饮料 2h。在英国 2019 版《成人和儿童的术前禁食：临床实践及指南》中，术前禁清饮时间已经缩短至 1h（摄入总量应≤3ml/kg），这是基于提升患者舒适度的出发点。但是由于人种、体格差异，我们目前在临床中仍按禁饮 2h 进行术前宣教和管理，防止长时间禁食禁饮导致的患者生理功能紊乱。禁食禁饮的时间及其重要性在门诊需反复与患者家长交代，以引起患者家长的高度重视，得到家长更好的理解和配合，避免不必要的纠纷。

（3）手术及麻醉相关并发症的宣教：麻醉医生在门诊与患者及监护人建立充分的信任并使其正确地了解麻醉过程及相关并发症。

【麻醉前准备】 麻醉医生术前应掌握患者病史和检查结果，再次与患者及家长确认禁食情况、近期有无新发疾病，并签署知情同意书。麻醉开始前准备好设备、物品及药品。设备、物品包括：麻醉机、供氧设备、监护仪、人工气道（口咽通气道、鼻咽通气道、喉罩、气管导管等）、喉镜、负压吸引器、吸痰管、心脏除颤仪等。药品包括：麻醉药品、紧急插管药品、心肺复苏药品及其他治疗药品。

三、日间手术常用的麻醉方法

【麻醉方法】 日间手术应根据小儿年龄大小、状态及手术的要求选择麻醉方式。日间手术麻醉要求平稳、迅速，术后快速清醒，无恶心呕吐等并发症，保证尽早离院。

1. 局部麻醉 局麻药与黏膜表面接触获得局部麻醉的方法。适用于咽喉部、气管内、鼻腔内、眼部的麻醉及手术操作。缺点是麻醉效果弱，多为小儿全麻的辅助方法。

2. 局部浸润复合全麻 适用于局部微小手术。大部分儿童的局部浸润麻醉是在全麻后操作的，给予咪达唑仑、右美托咪定、丙泊酚可产生良好的遗忘作用。

3. 骶管阻滞麻醉复合全麻骶管阻滞 可以获得满意的麻醉效果，适用于下腹部及下肢的手术。其优点在于镇痛完善，术中、术后血流动力学稳定。因骶部静脉丰富，穿刺可能误入静脉或误伤静脉，应注意局麻药浓度及用量，警惕局麻药中毒反应。

4. 神经阻滞复合全麻区域麻醉 可用于日间手术麻醉，也可用于术后镇痛。可减少全麻后恶心、呕吐等不良反应。在超声或神经刺激仪引导下进行神经阻滞，可以减少局麻药物用量及避免相关并发症的发生。

5. 气管插管或喉罩全身麻醉 全身麻醉是日间手术应用最广泛的麻醉方法，可选择气管插管或喉罩控制气道。麻醉诱导与维持应选用丙泊酚、依托咪酯、七氟烷、芬太尼、瑞芬太尼、短效肌松药等起效快、作用时间短、消除快、对心肺功能影响轻微、术后恶心呕吐发生率低的麻醉药物。对于年纪小，静脉通路建立困难的患者可以使用吸入麻醉药诱导。

【日间手术的麻醉监测】 日间手术患者麻醉监测常规包括心电图、血压和脉搏氧饱和度，全身麻醉时监测呼气末二氧化碳分压。条件允许时，可视具体情况行体温、神经肌肉功能及麻醉深度等监测，这些监测能够更精准掌握患者麻醉情况，合理控制麻醉药用量，改善患者苏醒情况，对于患者术中安全及术后恢复意义重大。

【日间手术的麻醉后管理】

1. 麻醉后恢复 患者的早期恢复通常在PACU中进行，需监测患者意识、活动、呼吸、脉搏血氧饱和度、心电图、血压等，待到Steward苏醒评分（表4-24）达到4分时，可离开PACU。

表4-24 Steward苏醒评分

清醒程度	评分
完全苏醒	2
对刺激有反应	1
对刺激无反应	0
呼吸道通畅程度	
咳嗽反射有力	2
不用支持可维持呼吸道通畅	1
呼吸道需要支持	0
肢体活动度	
肢体能做有意识的活动	2
肢体无意识的活动	1
肢体无活动	0

注：总分为6分，4分以上可以离开PACU

2. 术后镇痛 小儿日间手术创伤小，术后疼痛一般不剧烈，术前宣教时告知患者家长术后疼痛的程度及持续时间。术后镇痛应采用预防性镇痛和多模式镇痛，减少阿片类药物的使用。NSAID类药物具有镇痛抗炎作用，直肠给予布洛芬栓是一种简易、有效的方法。术后阿片类药物的使用是术后恶心呕吐（PONV）的高危因素之一，在术后镇痛时需要权衡阿片类药物的使用和恶心呕吐风险。在条件允许的情况下，推荐使用联合区域神经阻滞镇痛技术，骶管阻滞和外周神经阻滞可用于小儿日间手术镇痛。在手术部位实施局部浸润麻醉对减轻术后疼痛也有效。

3. 预防术后并发症

（1）术后恶心呕吐：PONV在所有儿科患者中发生率为13%~42%。严重的PONV可导致一系列并发症，包括伤口裂开、脱水和电解质失衡以及吸入性肺炎，延迟术后出院。术前识别PONV的高危儿童，给予预防性止吐治疗、术中给予充足的液体及缩短禁水时间（2h）可以缓解PONV的发生。

同时术中尽可能采用区域麻醉,减少阿片类药物的使用,优先应用丙泊酚全静脉麻醉,尽量减少挥发性麻醉药的使用,慎用氧化亚氮。早期下床活动是PONV的一个危险因素,因此所有日间手术患者在离院前必须充分控制术后恶心呕吐。

(2)术后烦躁:全身麻醉苏醒期躁动(EA)一直是临床麻醉中常见的现象,多发生在拔管后15min左右,即麻醉苏醒期出现的意识和行为分离的精神状态,表现为兴奋、躁动和定向障碍,并出现不适当的行为。小儿全麻术后烦躁哭闹,主要是由手术创伤所致的不适、疼痛、恐惧及麻醉苏醒不彻底引起。吸入麻醉药七氟烷躁动发生率较高。术后应常规对患者进行约束,防止坠床发生,妥善固定输液管,尽量减少吸痰等不良刺激,对清醒患者给予安抚,必要时给予镇静、镇痛药物,以减少术后出血,使患者平稳度过恢复期。超前镇痛可以减少术后因镇痛不足引起的躁动。

(3)术后低氧血症:患者麻醉恢复期间呼吸道梗阻、躁动、呛咳、恶心呕吐、误吸、呼吸暂停等均可引起低氧血症。出现低氧血症后立即托起下颌开放气道,吸痰,及时清除呼吸道分泌物,保证呼吸道通畅,必要时加压面罩给氧,同时观察胸廓起伏、口唇的颜色、脉搏血氧饱和度,评估四肢肌张力、神志清醒情况。

四、日间手术的离院标准及随访

【日间手术的离院标准】 应严格掌握日间手术及麻醉后的离院标准。一般认为日间手术患者清醒、定向力肌张力恢复、生命体征平稳1h、无异常出血和专科情况、无严重疼痛、恶心呕吐、有行为责任能力的成人陪伴、护理方可出院。小儿麻醉后离院评分标准(pediatric postanesthetic discharge scoring system,Ped-PADSS)(表4-25)包括血流动力学、意识状态、恶心呕吐、疼痛、出血,每项分为0、1、2分,总分≥9分,并且患者无声音嘶哑和呼吸困难。

患者的出院评估需由麻醉医生和手术医生共同进行,告知患者监护人术后基本护理知识、注意事项,并给患者监护人提供日间手术中心联系电话,一旦出现出血不止或顽固性PONV等并发症

表4-25 小儿麻醉后离院评分标准(Ped-PADSS)

观察项目	测试水平	评分
生命体征	血压和心率稳定在术前水平20%以内	2
	血压和心率波动在术前基础值20%~40%	1
	血压和心率波动在术前基础值>40%	0
活动水平	活动能力与术前相符	2
	活动能力较术前减弱	1
	无自主活动	0
恶心呕吐	不需治疗	2
	中度恶心呕吐,药物治疗有效	1
	重度恶心呕吐,药物治疗无效	0
疼痛	无痛或轻度疼痛,口服用药能止痛	2
	中度疼痛	1
	重度疼痛	0
外科出血	轻度:无须更换敷料	2
	中度:须更换2次敷料	1
	重度:需更换3次以上敷料	0
	合计:	

时必须联系日间手术中心。不符合出院标准的患者需要转入普通住院病房。

【术后转入普通病房】 术后转入普通病房的原因包括:手术范围扩大,发生手术或麻醉并发症需要观察,未完全达到出院标准,24h内缺乏监护人照看。

【术后随访】 出院后24h内应由本专业沟通能力强的护士常规进行术后随访,以电话随访为主,随访内容包括患者出院后日常生活状况,是否疼痛及其严重程度,是否有恶心、呕吐、视物模糊等并发症,并提供处理意见。对随访发现阳性结果的患者,应每日持续随访,直至阳性结果消失,必要时指导患者及家长返院或至当地医院处理。

(张建敏)

参考文献

1. KYLE R,JOHN E,MEGAN B. Enhanced recovery after surgery in children:Promising,evidence-based multidisciplinary care[J]. Pediatric Anesthesia,2018,28(6):482-492.

2. MARY B,KURT H,MICHAEL S,et al. Embracing change:

the era for pediatric ERAS is here［J］. Pediatric Surgery International,2019,35(6):631-634.

3. ASHLEIGH G,MEGAN C,CARALINE M,et al. Creation of an Enhanced Recovery After Surgery(ERAS) Guideline for neonatal intestinal surgery patients:a knowledge synthesis and consensus generation approach and protocol study［J］. BMJ Open,2018,8(12):e023651.

4. DE LUCA U,MANGIA G,TESORO S,et al. Guidelines on pediatric day surgery of the Italian Societies of Pediatric Surgery(SICP)and Pediatric Anesthesiology(SARNePI)［J］. Ital J Pediatr,2018,12;44(1):35.

5. MONCEL J B,NARDI N,WODEY E,et al. Evaluation of the pediatric post anesthesia discharge scoring system in an ambulatory surgery unit［J］. Paediatr Anaesth,2015,25(6):636-641.

6. LAMBERT E,CAREY S. Practice guideline recommendations on perioperative fasting:a systematic review［J］. JPEN J Parenter Enteral Nutr,2016,40(8):1158-1165.

4

第五章 手术基本技术

第一节 基础技术

一、徒手稳定技术

开放手术：要求灯光无影、视野敞亮，直视下操作。直视不足之处，术者可借助头灯补充光源，也可靠手指触摸探查术区情况。充分利用双眼双手，讲求稳定系统操作。

（一）稳定系统（stable system） 是外科医生手术的基本功。原则是以患者的手术部位为支点，缩短操作力矩，操作力量游刃有余（或刀要锋利）几倍超过阻力。操作推进速度慢，每个推进距离要短。也就是大力小用，避免阻力。举例：

1. 切开（cutting） 手落在患者手术部位支点，刀头离支点很近（力矩），从而使拉动距离不可能很长（图5-1）。

2. 剪线（cut thread，trim knot） 左手将剪刀的一页固定于线头预期剪断处（支点），右手操纵活动

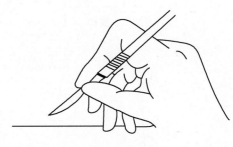

图 5-1 切开

的另一页（力矩）剪线。保证剪断点准确稳定（图5-2）。

3. 穿针（threading） 左手拇指示指持针，右手拇指示指持线的头端，两手中指互相抵住（支点），穿针活动范围受限制、移动距离很短，距离支点很近（力矩）。慢慢使针孔套过线头，继续推进挤过持线的拇示指间，用捏线的拇示指将线拉过针孔（图5-3）。

（二）徒手打结（hand knotting） 平结（square knot）、防滑结（anti-slippery）、深部结扎法（deep knotting）（图5-4）。

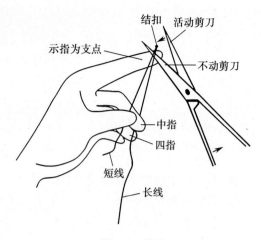

图 5-2　剪线

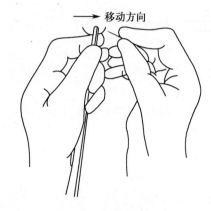

图 5-3　穿针

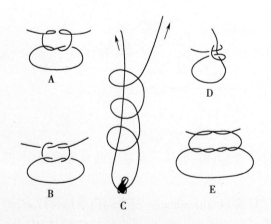

图 5-4　外科结

A. 平结；B. 十字结；C. 深部结；D. 半方结；E. 防滑结（十字结与半方结易松脱，尽量少用）

（三）缝合选线　考虑粗细、强弱、软硬、滑涩、弹性与吸收性。选针原则是针粗于线，减少组织损伤（图 5-5）。目前手术多使用针线一体化合成的成品，鲜少穿针。

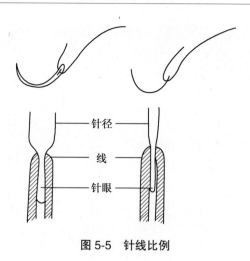

图 5-5　针线比例

二、器械操作技术

（一）双钳打结（double clamp knotting）**（图 5-6）**

（二）防钳挂线（图 5-7）　以钳打结，常有钳轴挂线的问题。把钳旋转 90°~180° 即可不挂线。此外一助可用手中器械（血管钳、吸引器、镊子等）在打结线即将进入挂线角前协助把线推向远端以防挂线。

（三）以钳开钳（图 5-8）　有时手不能触钳，可用长弯钳代手开钳。注意必须从锁扣的同侧插入。

三、显微外科技术

显微手术：仍然双眼双手操作，但是镜下操作的感觉，要求大脑定位反应完全两样。必须在不同倍数的镜下反复训练，达到手眼配合，器械操作熟练，双人配合默契。

四、镜管操作技术

镜管操作指腹腔镜、胃肠镜、膀胱镜、气管镜、耳镜等，只能用单眼单手操作，很难判断距离。一切操作需先在镜管视野下确定基点，从基点移动，靠接触基点的距离感觉，判定距离、方向和力度。每换一个操作，都把器械退回基点，再达到新的目标。这种技术一般很不习惯，应该在模型上训练单眼观察下器械操作（图 5-9）。腹腔镜在全国小儿外科已经广泛开展，初学者可使用腹腔镜练习器练习缝合、打结、剪线等，强化训练，适应屏幕腔及镜下双手双眼配合。

5

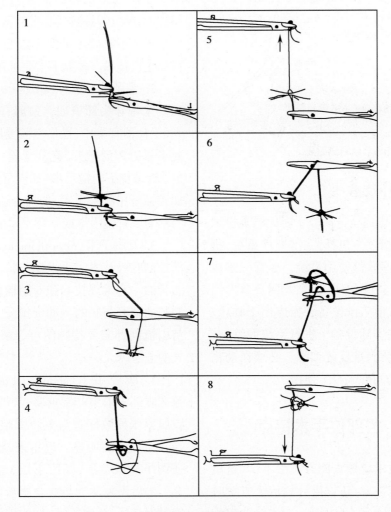

图 5-6　双钳打结

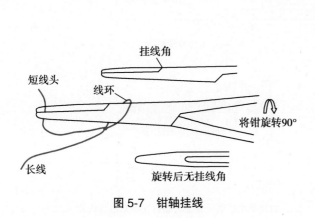

图 5-7　钳轴挂线

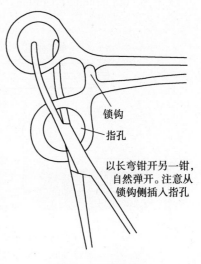

图 5-8　以钳开钳

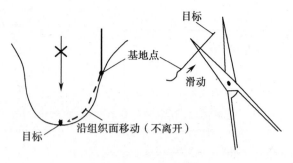

图 5-9 单眼测距离

五、屏幕操作技术

屏幕手术指手眼完全分离。手要凭感觉操纵控制柄,眼看屏幕指挥。包括:三维遥控系统,机器人操作系统,程序软件使用系统。尽管三维成像能反映距离,但与直视感觉不同,均需反复专门训练才能适应。目前三维设备开始应用于临床。此类操作只能靠在实际设备上进行系统的练习,进而动物实验,从易到难反复训练。必须在动物模型上训练成熟,方可在人身上使用。

第二节 各部位手术特点

各部位手术技术应该查阅有关手术学,这里只提醒有关的特殊注意点,以供计划治疗方案时的参考,以弥补现时外科分科太细,对本专业以外的手术特点的茫然无知。

1. 开颅手术(intracranial operation) 麻醉师不能控制头面部,颅骨需要专用开颅骨钻及线钜使用技术,脑组织暴露后要求特殊保护措施。现代颅内手术一般都要求低温无焦痂双极电刀及其他现代化止血技术。多数手术要求在显微镜下操作。

2. 头颈部手术(head and neck dissection) 麻醉要求特殊头部护理。颈部有很多重要血管、神经,生命器官集中,操作空间受限制。手术特点是要求术野广泛敞开,充分暴露。避免强力撕拉压迫。近来皮下内镜手术(如皮下用腹腔镜)的开展,如腔镜下甲状腺手术,选择合适的患者颇有前途。当然需要管镜手术或屏幕手术的技术训练。

3. 开胸手术(intra-thoracic operation) 麻醉要求控制呼吸技术。手术操作特点包括:开胸、切除肋骨的一套常规技术和专用器械。开胸后常需控制肺的膨胀与膈的运动干扰。关胸后的漏气问题与引流问题需要特殊的可靠解决。年龄越小,漏气的危险越大。

4. 腹腔手术(abdominal operation) 腹壁松弛在腹部手术中非常重要,常需要麻醉肌松技术。腹肌紧张导致探查与关腹困难,特别是创伤急症与新生儿术后明显。近年来,肠吻合技术的提高强调了显微镜下、黏膜下层、单层可吸收细线缝合。术后恢复功能与愈合质量大大提高。术中肠管过度膨胀,关腹困难时,使用肠管内套入式吸引减压与肠内探查技术,也常有需要。必要时置管造瘘短期引流,均可供考虑(图 5-10)。

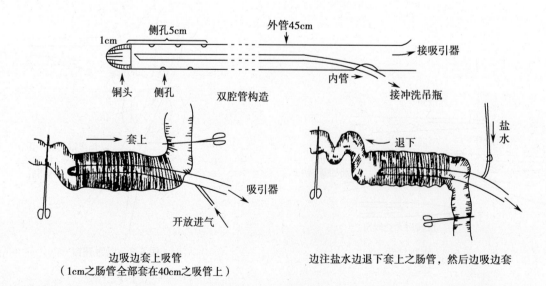

图 5-10 肠减压管

5

5. 会阴手术　特点在小儿不同年龄的截石位不同,俯卧蛙式位及其他体位的固定与维持保护,均各有其特殊性。如何安排术者与助手的位置与配合操作也与体位有关。

6. 四肢手术　重点介绍止血带与驱血带的使用。除恶性肿瘤外,因压迫恶性肿瘤可能导致肿瘤局部外溢及远处播散风险。其他良性肿瘤、外伤等如有可能,尽量采用,可以提供满意的无血手术野。止血带的使用方法和注意事项:止血带标准位置上肢为上臂的上 1/3,下肢为大腿中、下 1/3 交界处,也有人主张放置在紧靠伤口近侧,上臂中下 1/3 容易损伤桡神经。止血带的松紧以恰好压住肢体动脉血流为好。持续时间尽量短,通常 1h,最长不超过 3h。止血带的相应部位要有布料衬垫。实施方法是先用橡皮片绷带型的止血带或称驱血带,从肢端开始加压向近端缠绕,每周互压 1/3。上绕至手术范围以上,寻找适宜绑止血带处,绑好止血带(可用气囊止血带或将橡皮止血带继续在原地重复缠绕三周后固定)。再将远端互相缠压的驱血带松开除掉。手术时完全无血,但见到血管切断必须结扎。手术结束时,暂松止血带后立刻恢复绑紧,以便处理出血点。再次放松止血带,以盐水纱布覆盖压住创面以止渗血。肢体颜色从苍白转深红、又转为正常皮肤红色后,检查确认无出血则缝合伤口(图 5-11)。

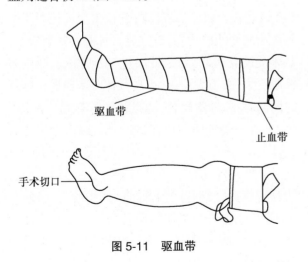

驱血带

止血带

手术切口

图 5-11　驱血带

7. 脊柱手术　注意到小儿生长的特点,多选用大 S 切口避免背中线大直瘢痕妨碍身长发育,也避免伤口裂开暴露脊髓。

第三节　手术年龄特点

小儿外科手术的特点就是体现不同年龄的特点。各年龄段都有各自的特点。学龄儿童基本上与成人接近,新生儿、小婴儿各外科专业手术都有显著的不同。一些基本问题举例说明如下。

一、麻醉

一般小儿手术都要求安睡。为了安全当然都要插管。小儿插管,首先要型号合适。不同型号的气管插管,不只粗细不同,长短也要不同,弯度也不同,甚至管壁厚薄与硬度都不同。此外还有两个在成人工作中想不到的危险:插管缩减了通道口径,阻力增加。年龄越小,相对阻力越大。插管原为保证呼吸通畅,反而增加阻力而致慢性缺氧。时间较长的手术,必须有精密灵敏的婴儿麻醉机以辅助呼吸,否则有突然猝死的可能。第二个想不到的是长时间给予纯氧,特别是新生儿、早产儿,可能致自主呼吸丧失,甚至双目失明。因此,强调 CO_2 比例合适。众所周知,小儿对麻醉剂非常敏感,特别是容易呼吸抑制。国外常用深睡眠进行较大手术,新生儿特别是早产儿,则常因呼吸抑制而一两天不能拔管。我国的基础麻醉加局麻就高了一筹。

二、手术体位与护理

小儿肢体小,胸膝位与侧卧位均难固定与护理。而俯卧蛙式位则比成人容易承受,小婴儿甚至可使双腿几乎一字分开。婴幼儿截石位可将双足与双手固定一起使肛门与会阴完全向上,手术野显露非常方便(图 5-12)。大孩子则要求合适的截石位支架。

手术台上对保温(temperature control)要求很高。新生儿任何部位手术都几乎全身暴露,何况胸腹及其内脏占比例极大,稍不注意即可发生深低温(deep hypothermia),死亡率很高。术中体温监测,使用温毯、热风机、温水袋保温,术中使用温盐水复温,均需注意温度不要过高避免烫伤。幼儿则可因手术罩单将患者全部罩严,通风不

5

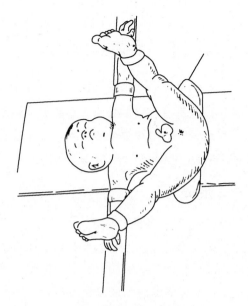

图 5-12 婴儿截石位

良,而发生热积蓄,死于术后恶性高热(malignant hyperthermia)。湿度(humidity)也很重要。腹腔或胸腔长时间暴露,手术脱水(operative dehydration)可想而知。因此小儿术中体温监测与手术室湿度调整就成为小儿手术监护的重要特点。

三、切皮与缝合

新生儿皮肤薄而松软,皮下脂肪少,浅肌膜、深肌膜都很薄而透明,不易辨认。1 个月以上的小婴儿皮下脂肪就可以非常丰满,更易因掩盖了皮下解剖层次而伤及皮下血管及其他器官。皮薄软而皮下脂肪张力高时,一般间断缝合很难达到切口对严对齐。常需在大针脚间加缝小针脚(图 5-13)。一般常规皮锯(skin clip)多不适用,甚至婴儿头皮都太软而难对齐。

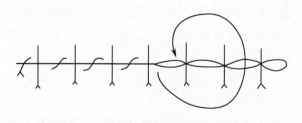

图 5-13 新生儿缝皮

四、腹腔手术

小儿腹腔小,内脏相对容积大。一般手术都要做较大切口,将小肠提出腹腔。切口选择需考虑疾病种类、性质、部位,选择最利于暴露病变的部位。过去新生儿多用正中或正中旁切口,随着术前诊断水平、技术及手术器械的进步,目前横切口应用较为普遍。纵切口便于上下延长,减少出血,腹直肌鞘缝合有力。婴幼儿多用贯穿双侧横切口。利用腰背垫高沙枕,可以扩大探查手术视野;撤沙枕后便于关腹减少张力。学龄以上患者,成人的各种切口均可利用,也是以边缘、肌肉分开切口为宜。直口横口的选择是:直口切开缝合快,出血少,适于急症探查;横口加腰枕暴露深部好,缝后愈合好,适于选择性手术。切口越大暴露越好,直视手术操作便利,但出血多、打击大,恢复慢。现在趋向于微创手术,腹腔镜手术日趋完善有取代大部开腹手术之势。当然目前也是大孩子早实现微创,而年龄越小微创技术上越困难,随着医学技术、腔镜器械的进步,新生儿微创有进一步发展。

五、胸腔手术

小儿胸腔切开(thoracotomy)大小受肋骨的限制,必须选择最长而离病变最近的肋间切开。肋间肌短小薄弱,肋骨软,肋软骨多,肋骨骨膜不易分离。用成人方法切除肋骨开胸非常困难。学龄前小儿,多是切开肋间肌直接进入胸腔。如果肋骨较硬,切口敞开不足,可在骨膜下剪断(上下)1~2 根肋骨。切口的缝合关键在于保证绝对不漏气。小儿肋间肌薄弱,贯穿缝合针眼容易漏气,特别是受肋骨运动牵拉,针眼进一步撑大。吸气时针眼更大,吸力大而急,小量气体吸入胸腔。呼气时肋间缩小,针眼闭合,胸膜腔气体滞留。下次呼吸,又有一些气体滞留,只进不出,逐渐发展为张力性气胸,危及生命。所以原则上不缝肋间肌,只是 3~4 针贯穿切口上下肋骨膜缝合,将切口两边肋骨拉拢并合绑扎严紧即可。如果肋骨太硬,并拢不严,也需骨膜下切断肋骨松解。小儿胸壁太薄,引流管周围易漏气,要注意管径与胸壁厚度的比例,最好不小于 2∶1。必要时使用负压引流。

六、泌尿手术

主要特点是尿道太小,导尿管等于人造狭窄。

青春发育期前,各年龄患者的尿道几乎与小婴儿差别不大。平时膀胱内无压力,导尿管可以引流,高压排尿则发生梗阻,尿自管外溢出。安全的尿路引流应靠耻骨上造瘘。小儿尿道扩张,比较困难而危险。最好经耻骨上造瘘,留线导向扩张。成人尿道损伤会施插管整复法,在小儿尿道较细,可能后遗尿道狭窄,需泌尿外科的专业治疗。

七、开颅手术

新生儿、小婴儿脑积水用成人开颅大钻(cranial perforator and burr)谁都觉得危险,应该用合适的环锯(trephine)和颅骨剪刀(craniotome)。一般是用环锯锯开一个圆洞,推开脑膜,用扁平颅骨剪按需要的方向剪开,代替传统常规钻孔线钜切取颅瓣方法。

八、骨科手术

骨骼是随年龄变化最明显的系统。骨科手术必须考虑到日后的生长变化。小儿骨科与年龄相关突出的特点是:骨骺的保护与生长的自然塑形。总之,破坏性手术应趋于保守。但是随年龄变化的塑形又取决于肢体活动应力的平衡,所以矫形手术必须在儿童时期完成。英文名词 orthopedics 的原意(正常行路)就说明了需要小儿矫正的特点。

第四节 各专业手术特点

一、管腔吻合

肠管、胆管、尿管、血管等吻合的现代化要求包括:

1. 对合无张力。
2. 口径匹配(直径及厚薄)。
3. 确保吻合切缘血运良好。
4. 争取显微镜下可吸收细线单层缝合,血管吻合使用不吸收的尼龙线。

二、肿瘤分离

肿瘤手术的技术要求与一般普外手术的常规操作不同,如无相应训练,术中可能增加手术危险,远期可能影响复发和转移。要求无血手术野、无压力(或牵拉)技术,一般多要求锐性分离,随时立即止血。不允许任何小出血点暂存,稍一延误,则难保持无血手术野。很难保证无压力(或牵拉)技术。

(一)探查 探查应按照未看清前先不要动肿瘤的原则。探查肿瘤时首先应注意肿瘤表面的出血趋势,是否布满张力较高的血管,或稍一触动则渗血活跃;然后注意有无完整被膜,是否有张力;肿瘤的解剖位置如何,周围组织是否被肿瘤浸润,移动性如何;最后必须认清肿瘤周围重要器官,特别是重要脏器的血管受累程度。如肿瘤血运丰富,血管远近端可分离,可于血管两端预置阻断带,大出血时予以阻断备用。

(二)肿瘤分离 结合术前、化疗前的 CT、MRI 等影像结果,做到术前基本清楚肿瘤与各个主要血管累及、肿瘤分布情况。探查后先设计分离步骤,以步步为营、随时能停止、能下手术台为原则。要求直视下锐性分离,轻轻划切无挤压,看见血管基本清楚血管来源及供血的脏器,了解血管壁被肿瘤侵犯的层次,是否可以进行骨骼化的分离,备好血管缝合线随时处理管壁的破裂出血,保证术野无血。巨大肿瘤暴露不全,考虑从最安全的无血管区、少血管区或是可以切断的血管区进行分离,轻轻钝性分离使肿瘤松动后,处理粘连部位,仍以锐性分离为原则。

(三)分离大血管及神经干 必须在充分暴露直视下分离。游离大血管要用锋利的刀刃轻轻划离血管或神经周围纤维层,划切方向要沿血管或神经的长径,边切边看纤维层自然向两侧分开。如果发现血管内膜受浸润,及看见表面光滑发白色的管壁,提示沿血管的分离随时有出血的可能。

三、植皮手术

训练均匀取皮技术(取皮机必须训练一气呵成,厚薄准确)为植皮手术的基本功。判断皮瓣血运包括术中皮缘出血情况与术后远期血运的预测,都需经验与训练。

四、骨骼手术

骨骼手术(bony operation)强调使用骨衣剥离

器必须紧贴骨面,控制推力进度,不慎滑脱,可能造成意外损伤。韧带、肌腱、软骨多需锐性分离。肌肉本身原则上不能缝合。保持并拢位置应靠缝合筋膜。断端缝合须按具体肌肉的收缩方向、力度、缝合处组织强度选择缝合方法与缝合物。

第五节　急救手术

一、人工呼吸

保持头颈口鼻位置利于通气。徒手法有:仰卧压双侧软肋法,上下拉动双臂法,俯卧压双侧季肋法,对口鼻吹气法,插管呼吸机法等,按可能情况选用,分秒必争,暂时求快就简。有条件时,同时给氧。操作同时有人查看患者反应:看皮肤颜色变化,听呼吸音及心音。基本上按正常人的呼吸频率,坚持操作直至皮肤转红。然后休息观察自然呼吸,皮肤青紫后仍无呼吸则继续人工呼吸。直至自然呼吸稳定,或不幸心搏停止诊断死亡,方可放弃人工呼吸。

二、心脏按摩

首先是分秒必争。任何犹豫也要先行按摩。一般先行胸外剑突下端力压按摩。同时检测颈动脉跳动。同时有人给氧,人工呼吸。立即注射肾上腺素。3~5min 按摩后,使用起搏器,可连续2~3次。仍继续按摩,直至心搏恢复或证实死亡。开胸按摩一般都用于手术中心搏骤停,即是在手术台上操作。小婴儿心脏很小,胸外按摩可用拇指按压。直接按摩可经剑突下入路手指按摩(图5-14)。

三、静脉切开

循环衰竭时,静脉血管痉挛空瘪,很难找见。即使找见也难插管。此类危重患者,以往经典的处理是最好选大隐静脉切开。暴露大隐静脉部位后,先暂时阻止(夹住)血液回流,抬高肢体使血管充盈,挤压血管远端使近端膨胀后夹住,形成一小段膨胀之血管,然后穿刺插管(图5-15)。股静脉

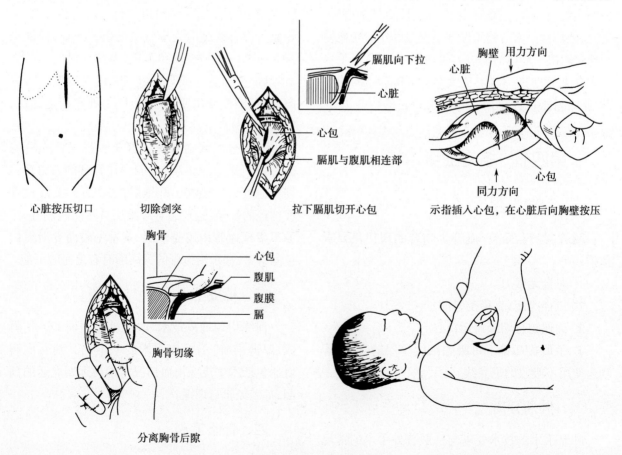

心脏按压切口　　切除剑突　　拉下膈肌切开心包　　示指插入心包,在心脏后向胸壁按压

膈肌向下拉
心脏
心包
膈肌与腹肌相连部
胸壁　用力方向
心脏
心包
同力方向

胸骨
心包
腹肌
腹膜
膈
胸骨切缘
分离胸骨后隙

图 5-14　婴儿心脏按摩

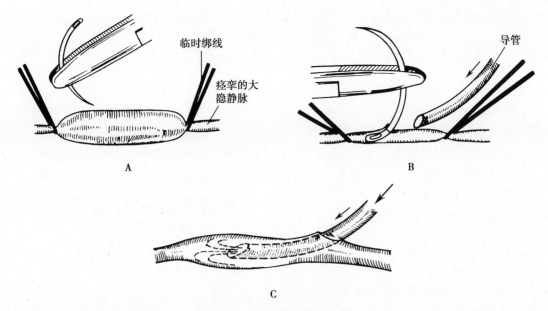

图 5-15 血管痉挛静脉切开

A.使一段静脉膨胀后用圆针刺一孔;B.用针眼一端插入穿刺孔钩起静脉,插入导管;C.边插入边注液,使痉挛之静脉扩张,再向深处插入

穿刺、插管目前应用广泛,优点是不用切开组织,简单快速,可使用套管针穿刺股静脉并将外套的软管留置股静脉内留作抢救输液之用。

四、气管插管

正规喉镜插管有时来不及,这里介绍徒手技术。徒手插管多用于小儿。用开口器阻止咬合,示指插入喉部。沿舌根摸到会厌,挑开会厌摸到声门。另一手插入一管(任何皮管),由声门处之手指将管头按入声门,继续插入 5cm(图 5-16)。

五、减张穿刺

主要用于抢救张力性气胸,可用粗针穿刺患侧。坐位患者选腋后线第 6 肋间肋骨上缘刺入。卧位选腋前线刺入。必要时接(换)闭式引流管(close drainage)。严重上部皮下气肿,用粗针刺入剑突上窝,沿胸骨后缓缓插入,接吸引器。膀胱急胀可沿耻骨上缘刺入,接吸引器。脓(血)肿胀痛

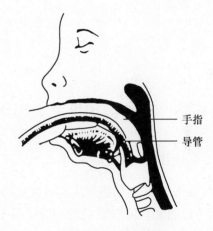

图 5-16 徒手插管

可直接穿刺,怕引起窦道者,可经附近正常组织穿刺,接吸引器。以上操作可在 B 超引导下进行,可减少出血等副损伤,定位更精准,疗效监测更确切。

(张金哲 秦红)

147

第六章　特　殊　手　术

第一节　腹腔镜和机器人手术

一、腹腔镜外科发展简述

自古以来,人们就幻想着不通过腹壁切口,借助"神手"诊断和去除腹腔内的病痛。科学技术的发展,使人们的幻想逐渐成为现实,那就是腹腔镜外科(laparoscopic surgery)。尽管在 100 多年前就有腹腔镜应用的记载,但是一直发展缓慢,现代科技的发展对腹腔镜外科的进步起了关键作用。特别是 1986 年微型固态摄像头的引进,将腹腔内术野放大,清晰地显示在荧光屏上让所有参加手术的外科医生都能看到同一手术操作过程的图像,给腹腔镜外科技术的应用带来了巨大突破性进展。

外科腹腔镜首先为妇产科医生所接受。20 世纪 70 年代,Raoul Palmer 等报告了一系列大宗的腹腔镜输卵管绝育术、卵巢附件切除术,它所显示出的安全性和住院日缩短较常规开腹手术有明显

的优越性。妇产科医生们在外科腹腔镜技术的探索之路上取得了丰富的经验,如应用电刀或激光,能进行熟练的钝性分离、锐性分离、缝合、结扎、打结、止血等基本的手术操作。这些成绩促进了普通外科腹腔镜技术的发展。1986 年法国医生 Philippe Mourret 为一位患者施行妇科电视腹腔镜手术的同时,实施了第一例腹腔镜胆囊切除术,引起了外科界的轰动,特别是让普外科医生看到了未来的应用前景;随后美国医生迅速开展了腹腔镜胆囊切除术;与此同时,世界各地的普通外科医生开始了腹腔镜胆囊切除术的报告。1987 年 HW.Schreiber 报告了首例腹腔镜阑尾切除术。腹腔镜胆囊切除术技术在 1989—1991 年有了飞跃的发展,其优越性赢得了患者和医生的广泛认同,在 20 世纪 90 年代初期,带动了外科腹腔镜技术的暴发式传播,给传统的外科造成了史无前例的冲击。目前外科腹腔镜治疗范围扩展到外科的各个领域,成为治疗常规技术。

20 世纪 90 年代中期出现了机器人腹腔镜手术系统,使术者能在稳定的手术术野显露下和舒

适的体位下进行复杂精细的操作,同时也让远程手术操作成为可能。目前在发达国家,大部分外科手术都可以用腹腔镜技术完成,成就了一大批优秀的腹腔镜外科专家。

在荀祖武医生于1991年2月完成我国大陆首例腹腔镜胆囊切除术后,目前我国的腹腔镜外科医生已能同国外同行一样完成几乎所有腹腔镜手术,腹腔镜手术设备已经普及到许多县级医院,我国的腹腔镜外科技术已在世界上占有重要地位,特别是复杂肝脏切除、胰腺切除和肾癌前列腺癌的治疗方面,居世界先进行列。腹腔镜外科是现代外科发展的一个标志。现在已经影响到普通外科的许多方面,不但变革了手术方式,而且改变了外科治疗观念。经过几代先驱们的不懈努力,越来越多曾经不可能的腹腔镜手术现在可以广泛实施。腹腔镜外科的发展,把传统的外科学带进了一个新的时代。

(一)世界小儿腹腔镜外科的发展史 随着腹腔镜技术在妇产科和成人普通外科的成功开展,小儿腹腔镜外科(pediatric laparoscopic surgery)开始起步,先驱当属美国小儿外科杂志 *Journal of Pediatric Surgery* 主编 Steven Gans。20世纪70年代,他应用腹腔镜诊断胆道闭锁和性腺发育异常,标志着小儿腹腔镜外科开始起步。1990年成人外科医生 Gotz 首次报告了经腹腔镜行小儿阑尾切除术,他详细地描述了使用三个穿刺孔技术行阑尾分离、结扎系膜和切除阑尾的手术步骤。1992年,小儿外科医生 Gilchrist and Lobe 首次报告成功行经腹腔镜阑尾切除术、疝囊高位结扎术和其他手术。1993年 Moir 首次报告了小儿胸腔镜的应用,从此小儿腹腔镜在世界各地开始兴起,在当时很多小儿外科医生的共同探索下,很快就显示出经腹腔镜能够安全地完成大多数小儿的剖腹手术。

(二)我国小儿腹腔镜外科发展简述 1981年世界小儿腔镜外科的先驱 Steven Gans 访问我国,让我们第一次了解了小儿腹腔镜技术。他赠送给首都医科大学附属北京儿童医院一台腹腔镜,包括5mm 0°镜头,金属 trocar,气腹针(vessel needle)和充气球(inflation),这是国内第一台小儿腹腔镜。同时 Gans 指导张金哲教授开展了黄疸探查等手术(图6-1)。之后小儿腹腔镜外科技术在我国开始开展应用,主要用于探查及辅助诊断方面。直到1994年,随着成人腔镜外科的发展,腹腔镜小儿胆囊切除术及小儿疝囊高位结扎术的报告,微创外科从作为辅助诊断、检查手段转变为治疗方法,微创外科开始进入了一个全新的阶段。1996年,曹琳等率先报告了13例腹腔镜阑尾切除术。此后,小儿微创外科发展迅速,随着微创手术治疗的疾病范围快速增加,大宗阑尾切除和疝囊高位结扎的手术治疗病例的报道,关于微创外科治疗这两种疾病的文献报道及病例数量迅速增加。1998年以后,一些难度较大的腹腔镜手术方式在国内逐步开展,例如腹腔镜辅助巨结肠根治术、后腹腔镜小儿半肾切除术、腹腔镜胆总管囊肿根治术、气膀胱手术等。这些手术在国内的开展使我国微创小儿外科基本跟上了国际小儿外科发展的节奏。在这些开拓性工作的带动下,我国小儿腔镜外科发展迅速,治疗疾病种类及病例数量增加迅速,一些常见疾病的大组报告成百上千,例如:崔华雷在2004年报告了2 875例阑尾切除术病例,李宇洲在2007年报告了小儿斜疝手术4 500例。作者通过统计文献数据(截至2010年5月),显示国内微创外科治疗的小儿外科病种达到76个(图6-2)、开展微创外科工作的医院达到124所、从事微创外科专业的医生人数八百多人。过去的几年中,我国的小儿微创外科水平有了飞跃发展,大大地缩短了与世界先进水平的差距,在全国形成了多个小儿微创外科中心,有些中心的微创外科手术

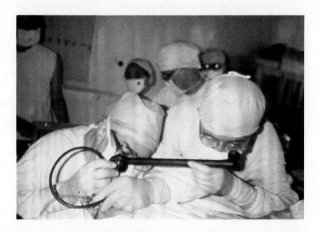

图6-1 1981年张金哲院士与 Steven Gans 同台腹腔镜手术

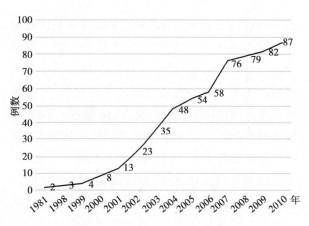

图 6-2　小儿腔镜外科手术种类增长

已经占整个手术的 70% 甚至更高,在这些中心,微创外科手术成了治疗多种外科疾病的常规方法。

早期我国小儿微创外科的发展受区域经济等条件的影响,表现出地区发展不均衡的特点,即开展微创外科的医院在地区分布上不均衡。经过 20 多年的发展,目前小儿腔镜技术已普及到全国,大多数市级以上的小儿外科中心都开展了小儿腔镜手术治疗。形成了我国小儿腔镜外科特色:开展病种较多、开展高难度手术种类多、治疗病例数量多、大宗病例报告多。另外,我国小儿微创外科在开展病种和难度方面也趋于平衡。

（李龙　刘树立）

二、基本技术

（一）小儿腹腔镜手术的特点　小儿解剖生理特点与成人有许多不同之处,因此小儿腹腔镜也有其特点。

1. 小儿腹腔小,所以操作空间小,为了最大限度地利用有限空间,必须下胃管和导尿管,缩小胃和膀胱的体积甚至术前要洗肠,排空结肠的气体。术前最好不做结肠镜检查,避免小肠积气。

2. 小儿以腹式呼吸为主,血压低,术中二氧化碳气腹压力不要超过 12mmHg,婴幼儿要在 10mmHg 以下。术中要使用肌松剂使腹壁充分松弛,增大腹腔空间。

3. 小儿腹壁薄,只要肌肉松弛满意,较低的压力（6~10mmHg）就可以使腹腔隆起。但是腹壁薄,切口处极易漏气,在做切口时不可过大,以稍小于 trocar（穿刺锥）直径为好。漏气必须要及时缝合,

否则过快的气体循环会带走患者的能量,导致低体温并发症。另外使用金属 trocar 时,由于重力作用,trocar 极易自动移位或脱落。

4. 新生儿的脐静脉尚未完全闭锁,不宜选择脐窝上缘切口,可以结扎脐动脉和脐静脉后,选择脐窝正中切开直视下置入第一个 trocar 技术。

5. 与开腹手术不同,腹腔镜镜头和操作器械至病变的部位之间需要有一定的距离,距离越大,视野包括的范围越大,治疗空间越大。新生儿腹腔小,为了便于操作,常常不选择脐为镜头置入点。多选择下腹部手术,上腹部置入 trocar;或者上腹部手术,下腹部置入 trocar 的方法。

6. 小儿腹腔不大,使用 3~5mm 的镜头和器械合适,术中最好使用同一大小的 trocar,便于镜头从各个 trocar 交替置入,显示术野的各个角度,使术者对病变处器官组织的解剖关系有一个立体的、全面的了解,克服腹腔镜二维显像的局限性。3~5mm 切口损伤更小,瘢痕不明显,皮肤甚至不用缝合。另外,3~5mm 的器械便于精细操作。

7. 和成人相比,小儿腹腔内的器官体积小、轻、柔软,可以适当地采用经腹壁缝线牵引和提拉等办法帮助显露术野,以减少一些辅助器械的插入。如缝合肝圆韧带暴露肝门;缝合食管裂孔前壁悬吊肝左外侧叶暴露食管;缝合膀胱后壁暴露直肠尿道瘘管;缝合悬吊肾盂暴露输尿管;缝合结扎悬吊阑尾根部暴露阑尾系膜等。

8. 小儿肝、脾位置偏低,膀胱偏高,而后腹壁与前腹壁之间的距离又小,插入气腹针和 trocar 时必须要加倍小心,一定要在直视下或腹腔镜监视下置入 trocar,避免意外损伤。第一个 trocar 最好采用开放式方法放置。

腹腔镜作为一种微侵袭外科技术,在小儿外科疾病的诊断和治疗中有重要的应用价值,显示出特有的优越性。由于腹腔镜仅仅通过脐窝部 3mm 或 5mm 的切口置入镜头,就可以让医生观察到整个腹腔内的情况,而对患者的打击极小,这样废除了传统"开腹探查术"的应用,在一些疾病的诊断上免除了开刀之苦,同时由于腹腔镜操作技术的提高和手术器械的改良,目前大部分小儿腹部手术可以通过腹腔镜完成,使小儿腹部疾病的

诊断和治疗向前飞跃一步。

随着小儿腹腔镜外科操作技术的成熟和提高，其优势变得越来越明显：①手术创伤小，恢复快，住院时间短；②切口小，对腹壁损伤极小，术后瘢痕不明显，切口美观，避免了切口瘢痕对患者成长过程中心理发育的影响；③由于腹腔镜的视野清晰及放大作用，让外科医生好像在放大镜下做手术一样，便于精密准确地进行分离、止血、结扎和缝合操作；④观察腹腔全面，同时处理上腹部和下腹部并存的病变；⑤显露常规开腹手术难以暴露的部位，如膀胱后区、膈下区等；⑥利于教学和留取资料。

（二）小儿腹腔镜手术的训练　腹腔镜手术是现代科技与传统腹部外科结合的产物，但是其与传统腹部外科手术有着巨大的差别。腹腔镜手术中，术者必须一边观看监视器一边在腹腔外操作器械完成腹腔内手术，是二维视觉下手-眼分离

的操作，术中只有器械传导的间接触觉。小儿腹腔小，组织细嫩柔软容易损伤，学习小儿腹腔镜手术需要有扎实的传统腹部外科基础，再经过系统的理论学习及一系列的操作训练，方能顺利掌握。小儿外科疾病以先天畸形为主，决定了小儿外科腔镜手术以重建性为其特点，所以手术中需要更多的缝合和打结技术；再有小儿体腔空间小，造成腔镜手术操作空间比成人小，需要更强化的训练。而训练箱模拟训练是小儿腔镜学习最重要的环境，至少要达到累积训练时间100h以上，做到镜下能够得心应手地熟练进行分离、打结和缝合操作。

具体的训练常分为三个阶段：训练箱训练（training box）、动物手术及临床实践。腹腔镜手术早期有单手操作和双手操作之分，外科医生均应该训练学习双手操作技术。腔镜培训内容和要求如图6-3所示。

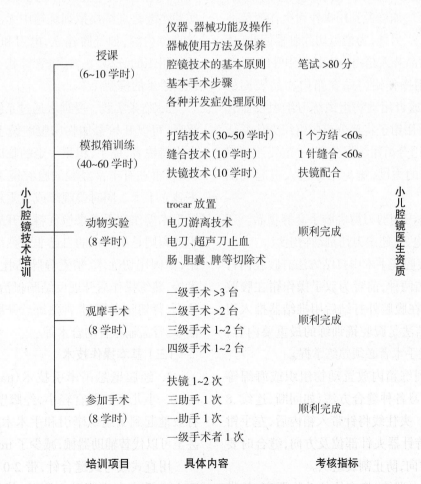

图 6-3　腔镜培训内容和要求

1. 训练箱训练 自制或专用的训练箱均可以,大小为20cm宽、30cm长和15cm厚(纸板箱可以代替),箱内放置针线和动物组织等操作物品,箱表面按照菱形法则(diamond principle)做3个洞孔,分别插入镜头和左右手操作器械。两人一组行腹腔镜训练。扶镜者将腹腔镜头插入箱中,操作者左右手导入器械,面对显示器进行分离、切割、缝合及打结等训练,扶镜者和操作者20min左右轮换一次。由于使用的是腹腔镜设备,其感觉接近于腹腔镜手术,训练箱成本低廉、无需特殊准备,是初学者最好的训练工具。有些医生的经验表明,使用相机、手机、平板电脑等摄像功能可以自制内镜模拟训练仪,在办公室或家中进行独自训练。

具体训练内容有:

(1) 钳夹:边看镜像边用操作钳夹取箱内的小物品如葡萄、塑料球等,培养二维视觉下的方向感及手对操作钳的控制,体会钳夹力量的大小以及双手的协调。此类基本操作是后续训练的基础,必须牢固地掌握。如能做到用操作钳夹住铅笔芯写字则基本过关。另外,为模拟切除脏器回收,还可做将上述小物品装入箱内小塑料袋中等练习。

(2) 分离:用操作钳将贴在箱内物品表面的粘膏逐渐取下,或者用动物组织练习组织及血管的分离。可一手用钳子将要分离的组织夹住并适度牵引、另一手用分离钳练习分离,一定要注意双手的协调、实施的力度,避免用力过大引起周围损伤。

(3) 切割:练习用剪刀剪乳胶手套等物品。还可练习用剪刀、电刀、超声刀切割动物组织。

(4) 打结:腹腔镜手术中打结方法有腹腔内打结和腹腔外打结两种,前者为双手操作钳在腹腔内打结,后者为在腹腔外打结后用推结器推入腹内。腹腔内打结法是腹腔镜训练的最重要内容,每个学习腹腔镜手术者必须熟练掌握。

(5) 缝合:训练箱内放置动物组织或海绵等物,做切口后练习各种缝合方法(如间断、连续、8字等缝合方法)。夹住线将针带入箱内后,左手钳帮助调节右手持针器夹针部位及方向,缝合时要注意掌握运针方向,防止割裂组织。

(6) 器官标本训练:将离体的动物器官,如带胆囊猪肝脏、肠管、输尿管等置于训练箱内,运用电刀(负极板置于肝脏下)等器械练习相关手术技术操作,此阶段不但要熟悉电刀、电凝、超声刀等配套器械的使用方法,还要综合运用上述钳夹、分离、切割、缝合、打结等技巧,特别是缝合和打结时要注意用力适中以防割裂组织。

训练箱训练是小儿腹腔镜最重要的基础,要达到累积训练时间100h以上,做到镜下能够得心应手地熟练进行分离、打结和缝合操作。

2. 动物手术 熟练训练箱操作后,可转入动物手术阶段。动物手术是训练箱训练与临床实践之间的桥梁,具有极其重要的意义。

实验动物的选择:由于腹腔镜手术需要腹腔有一定的操作空间,多选择猪、犬等体形较大的动物作为实验动物,尤以猪最为理想。鉴于实验用猪价格昂贵,也可采用实验用狗。另外,体形较大(5kg左右)的家兔因体重及腹腔大小接近于新生儿,可供模拟新生儿腹腔镜手术训练之用。动物实验主要是训练模拟训练箱中无法完成的手术相关训练内容,如气腹建立,电刀和超声刀等操作,活体组织的分离、止血、血管结扎、悬吊牵引技术,创新手术的模型探索。

3. 临床实践 受训者通过系统的动物手术训练后,可以开始参加临床腹腔镜手术。一般应该先当持镜者、助手,积累一定的临床腹腔镜手术经验后,再在有丰富经验的腹腔镜手术医生的指导下独立手术。同时要观摩或者重新学习各种腹腔镜手术操作和手术录像资料。开展小儿腹腔镜手术的原则是从简单的自己非常熟练的开腹手术开始,如阑尾切除术、精索静脉结扎术、幽门肌切开术等,熟练操作后开展巨结肠根治术、贲门胃底折叠术、肾切除术等,非常熟练后开展胆总管囊肿根治术、肾盂输尿管吻合术等。

(三) 基本操作技术

1. 经腹壁悬吊牵引技术(trans-abdomen retraction) 小儿腹腔器官轻小,经腹壁悬吊缝合方法有效地起到了组织牵引和手术术野暴露的作用,甚至可以代替辅助器械,减少了trocar的数目。

用直式或弯式缝合针,带2-0丝线,从术野的正上方垂直穿进腹壁入腹腔;线尾留于腹壁外。

将针穿过所要牵引的组织或器官,再将针从腹壁穿出,出针点根据需要选择。提拉线的两端达到暴露要求,固定两端缝线。手术结束后将缝线剪断拉出。

2. 腹腔内打结技术(intra-corporal knotting) 结扎是小儿现代腹腔镜外科技术的组成部分之一,常用的方法有钛夹、腹腔外和腹腔内打结等方法用于结扎血管,但是钛夹和腹腔外打结方法不利于精细的缝合或吻合后结扎,本章介绍腹腔内双钳和单钳腹腔内打结技术。

(1)双钳打结方法(two clamp knotting):取 8~10cm 针线缝合或环绕组织后,左手用弯钳夹住右侧线尾,线尾端位于弯钳的外弧侧;右手握持针器用其尖端在左手弯钳的内弧侧环绕缝线一周后,用持针器夹住左侧线尾,向相反的方向拉紧缝线后即成一单结。然后右手放松线尾,再向相反的方向环绕左手缝线一周后,抓住另一侧线尾拉紧成方结。如果持针器环绕左手缝线两周夹右侧线尾反方向拉紧后可以形成外科结。

(2)单钳打结方法(one clamp knotting):取连线缝针垂直穿腹壁入腹腔,其尾线留于腹壁外,针缝合或环绕组织后,拉过缝合部线的长度 5~8cm;然后用持针器握针尾,将其尖端环绕另一侧尾线旋转一周;放松缝针,从尾线的另一侧夹住针尖,将其牵出线圈,同时助手提拉腹壁外侧的线尾,术者在腹腔内用持针器夹住针线,助手在腹腔外分别朝相反的方向拉紧缝线后即成单结。再握针尾反方向旋转尾线一周后,提拉针尖紧缩缝线形成方结。

3. 缝合技术 缝合是现代腹腔镜技术的重要环节,尽管有缝合器产品,但是常规的针线缝合还是最简便、最灵活和最实用的方法,经过一定的训练容易掌握。

(1)针线置入方法:有穿腹壁和经 Trocar 两种途径。前者适用于大针粗线,腹腔镜监视下,用直式或弯式缝合针,带 2-0 丝线,从术野的正上方垂直穿进腹壁入腹腔,把线尾留于腹壁外。在腹腔内用持针器握针尖将其拉入腹腔。后者适用于小针细线,一般是 5-0 以下的针线,在腹壁外用持针器握住距针尾 2cm 处的缝线,从 5mm 以上直径的

trocar 导入腹腔。

(2)调节握针方向:受固定 trocar 的限制,持针器到缝合点的方向只能有一个,因此根据缝合面来选择持针方向就非常重要。首先用左手钳抓住针尖侧的 1/3 处,然后右手持针器轻轻含住针的尾侧 1/3 处,最后左手向前或向后推针的尖侧调节握针的方向,达到缝合进针的方向后,持针器扣紧缝针,准备缝合。

(3)缝合:缝合动作要准确轻巧,利用腕力来旋转持针器,使针按照缝针的弧度方向刺入组织。因为腹腔镜下显示二维图像,为了使吻合口严密,避免针距过大或者错过对应缝合组织形成吻合口漏,要在镜头靠近组织的放大视野下显示相邻一针的缝线的位置后,选择与其需要的直线距离进行缝合。如果为连续缝合,每一针都要确保拉紧缝合线。

(4)缝针取出:与针线置入方法相似,取针有穿腹壁和经 trocar 两种途径。前者是用持针器握针后,在入针眼的附近将针尖穿出腹壁,助手在腹壁外握紧针。术者在腹腔内距线结 5~10mm 剪断缝线后,助手拉出缝线。后者是在腹腔内剪断缝线后,将针掰直使其弧度增大,然后用持针器的尖端距针尾 5~10mm 握紧缝线,将针线从 trocar 中或随之一同拉出腹腔。

持针器一旦握紧缝针后,保持在视野内活动,在视野外有刺伤或撕伤周围组织可能。缝合时持针器要扣紧固定缝针,避免其转动针尖偏离缝合方向。缝针在腹腔内丢失是非常棘手的难题,寻找困难,所以在整个缝合操作过程中,缝针切不可与线和器械分离。

4. 镜下切开、分离、止血技术 切开、分离、止血是手术进行的最基本的操作,这三种操作常常联系在一起,有时切开也是分离,切开、分离的创面必须同时止血。腹腔镜下准确熟练切开、准确分离、确切止血操作是手术顺利进行的最基本要求。

由于腹腔镜手术依靠气腹维持手术空间,吸引器应用不能持续开放。一旦出血掩盖术野,吸引清除积血会直接导致气腹压力下降,术野空间变小,影响进一步止血和操作,因此腹腔镜手术下

切开、分离过程是预防性止血的过程,术中放大显示,显露分离层次中细小血管,准确电凝切开,避免较大血管意外损伤,可达到无血手术。

(1)切开方法:电刀切开:应用电钩(hook)、电钳(forceps)、电剪刀(scissors)等器械,经术者右手操作孔置入电切器械,术者左手持钳、助手右手持钳固定要切开的部位,切开时使电刀置于两固定钳中间,尖端紧贴要切开的部位,踩踏脚踏板。原则:切开时必须避开血管;保持视野清晰,并始终使切开部位位于视野中央;被切开部位要固定牢靠,以便切线准确,避免副损伤。

冷刀(cryo-scalpel)切开:有些情况下需要用冷刀(剪刀等)切开,如 UP-J 输尿管成形术中裁剪肾盂、剪开输尿管操作;胆总管囊肿术中狭窄胆管裁剪成形等。冷刀切开具有组织损伤较小、炎症反应轻、有利于减小瘢痕的优点。

术者左手以分离钳轻夹欲切开组织一侧,助手牵拉另一侧,形成垂直切开线的张力,以组织剪于两钳中间剪切,在张力作用下切口会向两侧分开。

超声刀:切开同时能够止血,止血效果良好,对于直径 3mm 左右的血管也能较好地止血,这是它的优点;但是目前超声刀刀头较大,难以完成精细切开,而且切口周缘损伤较大。

(2)分离方法:分离的目的是综合利用切开、结扎、撑开、止血等方法将组织分开。腹腔镜下分离要克服二维视野问题,准确辨清组织间隙。

(3)止血方法:电凝止血:

1)直径 0.5mm 以下的细小血管:先用电钩等电凝器械在计划切开点两侧 0.3~0.5cm 处电凝血管,然后采用凝切在切开点切开血管。

2)创面止血:首先用电钩等电凝器械轻触出血点,用点踏方式操作脚踏板,进行电灼止血,创面多点渗血的逐一点踏止血。止血时先电凝重力线上方出血点,上方出血点止血后,下面出血点显露清楚,以便止血。

结扎止血:直径 0.5mm 以上的血管,宜结扎止血,首先以分离钳分离显露目的血管,然后以分离钳尖端夹持长 6~10cm 双段线,于血管后方分离出的间隙穿过,分开两段线,于近心侧及远心侧各一

根,并使两者距离在 3mm 以上,分别打结结扎牢靠,保留侧应双重结扎。

缝扎止血:创面出血,电凝止血无效时应缝扎止血。首先根据出血情况判断出血血管走行方向,然后依照初步估计,垂直血管长径进针,出针后将头线、尾线同时提起并轻轻牵拉,使之产生一定张力,如果出血停止,说明缝扎到位,打结即可使出血停止;如仍然出血,则需垂直原进针路线再进针,形成 8 字缝合,将线头尾提拉收紧,通常都可止血。

5. 牵拉、固定

(1)牵拉固定的作用:暴露术野;为切开、缝合、止血等操作做准备。

术者左手持分离钳夹持目标组织一侧并稍用力牵拉,助手以分离钳夹持对侧,用力方向与术者相反做对抗牵拉,使术野显露充分,并形成牢靠固定,术者右手器械即可进行切开、分离、止血、缝合等操作。

(2)原则:牵拉同时有反牵拉,在适当位置达到平衡,起到暴露术野、固定组织的作用;牵拉力度适当,避免撕裂、穿孔等副损伤;要使术野稳定、清晰。

6. 标本取出(sample withdrawing)

(1)整体取出:较小的良性、非感染标本,标本长轴最大直径小于等于 trocar 孔直径。以分离钳夹标本长轴一端,在腔镜监视下,使标本以长轴通过 trocar 孔取出。

感染、有种植危险的小标本:首先经 trocar 置入大小适宜的牢固标本袋,先将标本装入袋中,分离钳经计划取出标本的 trocar 置入并钳夹封闭袋口,将 trocar 连同分离钳一起向外拔出,直至显露标本袋口,使标本袋口全部露出后去掉分离钳,用普通止血钳钳夹袋口,稍用力拉出标本。

(2)单纯分割取出:良性、非感染标本。如标本较大,最小直径仍大于 Trocar 直径,可在术中将标本切割成小块经 trocar 孔取出,如胆总管囊肿等囊肿性病变。

(3)扩大切口取出:标本体积较大。首先经 trocar 置入大小适宜的牢固标本袋,先将标本装入袋中,分离钳经计划取出标本的 trocar 置入并钳夹

封闭袋口,将 trocar 连同分离钳一起向外拔出,适当扩大 trocar 切口(2~3cm),使标本袋口完全显露于体外,去掉分离钳,用止血钳夹袋口用力提拉即可拉出标本。有时可取出大于切口直径 2 倍的标本。

(4) 装袋分割取出(inside bag reduced size withdrew):标本实性,体积巨大。首先经 trocar 置入大小适宜的牢固标本袋(sample bag),先将标本装入袋中,分离钳经计划取出标本的 trocar 置入并钳夹封闭袋口,将 trocar 连同分离钳一起向外拔出,适当扩大 trocar 切口(2~3cm),使标本袋口完全显露于体外,去掉分离钳,用多把止血钳钳夹袋口并用力向外周提拉,使其卡紧在切口,袋内标本可部分显露,以纱布手术巾保护切口,用剪刀、皮刀、止血钳切割压碎标本,分块取出,取标本时保持袋口牵拉,这样随着标本不断取出,标本袋挤压内部标本向体表移动,最终标本取干净,标本袋也被拉出。

(5) 抽吸取出(suction withdrew):血块、分泌物(如胆汁)、细小标本(泥沙样结石)等通过负压吸引器取出。

7. 术野清理　包括:标本取出、针线取出、血块及其他清除、冲洗等,术野清理得越干净,发生炎症反应、感染的机会越小。留置引流管是非常重要的环节,因为从 Trocar 切口通道导入,可能不如开放手术到术野的方向顺畅,极易打折扭曲受压,影响术后引流效果,不可掉以轻心。

(李龙　刘树立)

三、我国的发展任务

与国外同行相比,我国小儿外科医生的优势在于病例集中、以往积累的常规开腹手术的经验丰富。通过国内医疗中心强强联合的方式,有希望在最短的时间内集中大量的病例,同时加强小儿腹腔镜外科实验基础方面的研究,加强国际交流与合作,总结出说服力强的研究结果,探索出让同行们信服的经验和应用规范原则,扩大现有手术的应用范围,可望迅速带动和推广小儿腹腔镜外科在我国的全面开展,提高我国小儿外科的整体水平和国际地位。

小儿腹腔镜外科工作已经在我国迅速普及和开展,这是我国小儿外科发展的又一个里程碑。目前我们已经可以看到腔镜越来越广泛地应用于小儿外科的治疗中,并且部分手术已经达到了艺术化的程度,显示出了腔镜在小儿外科领域应用的强大优势,尚有广阔的发展空间。随着腹腔镜手术器械的不断改进和创新,腹腔镜手术术式将会不断涌现,不久的将来,大部分常规腹腔手术必将会被取代。张金哲院士指出"小儿腹腔镜外科与其他新技术一样,需要经过三个阶段:即提倡推广阶段、规范化阶段和提高发展阶段"。总体来讲,我国小儿腹腔镜工作开展已经进入提高发展阶段。未来的任务如下:

(1) 进一步加强小儿腔镜外科普及和发展:小儿腔镜外科手术技术在中心城市的小儿外科中心开展全面,已经成为常规技术,应该进一步向西部地区和市级的儿科医疗中心推广普及,使广大的儿童受益;同时将目前开展简单小手术的水平,向已经成熟复杂手术领域发展。

(2) 微创理念成为外科原则:小儿微创外科作为现代小儿外科的代表,代表了新的技术及理念,被赋予了新时期内涵——精准,它让大家认识到微创外科的精髓是精准。现代外科丰富了微创理念,精准观念被包含于微创理念之中。腔镜外科作为微创技术的代表,把微创、精准作为其原则,其内涵不断得到丰富和完善。这一理念贯彻到每个医疗过程之中,带动腔镜手术向更加微创化、精准化方向发展。

(3) 腔镜外科手术与传统开放手术互补发展:腔镜技术初期,其与开放手术的优劣曾经被争论了多年。目前,大部分小儿外科手术可应用腔镜完成,腔镜技术创伤小、恢复快、操作精准、探查全面和美容效果等显示了无可替代的优越性。同时,我们也清楚看到,目前条件下,不是所有手术都需要腔镜完成,也不是所有手术都能用腔镜完成;有时腔镜手术效果也不均优于传统手术,如 Kasai 手术多中心研究显示,远期自体肝生存率没有差异;腹腔镜手术近期恢复快、出血少,但远期退黄率并不能较传统手术降低,肝衰竭的发生率无明显改善。经过多年的争议,两者互补发展,催生出新技术(经肛门巨结肠根治术)、新观念(精准外科等理念),提升了医生素质,特别是手术能力得到了明显提高,给患者带来了更好的治疗。未来二者将取长补短、互促发展,使小儿腔镜外科进入发展新时代。

(4) 规范、良好的人才培养机制。腔镜技术已成为常规技术,成为现代小儿外科医生必备技能,需要统一标准的规范化培训。为此,2013年12月国家卫生和计划生育委员会办公厅印发《内镜诊疗技术临床应用管理暂行规定》(以下简称《规定》)和10个专业内镜诊疗技术管理规范,使小儿腔镜外科有了统一的标准规范。它通过建立完善、统一、规范的腔镜医师培训考核机制,对小儿腔镜外科医师进行统一规范的培训,促进腔镜医师专业化、职业化,保证小儿腔镜外科健康、稳步发展。未来,小儿腔镜外科在中华医学会小儿外科分会领导下,将贯彻国家卫生和计划生育委员会《规定》,建立标准培训基地,对腔镜外科医生进行规范的专业培训,培养层出不穷的小儿腔镜外科人才。

(5) 不断强化临床及基础研究能力,组织多中心合作攻关疑难疾病治疗。通过专业学组及国家卫生健康委专家委员会平台,协调全国多中心进行大样本随机前瞻性对照研究,通过多中心合作,建立全国性数据库。利用我们病例多、病种全、样本大等优点,在相对短的时间内对小儿外科重点难题、疑难疾病进行攻关,解决临床难题,改进手术、治疗技术,撰写高水平论文。通过RCT临床试验研究证明新技术合理性及有效性,不断改进、完善,使之成为金标准手术。

(6) 专科腔镜化发展,充分发挥专业学组作用,将腔镜技术融入各个专科的专业技术中,组织多中心研究,推动形成研究型、创新型专科腔镜外科发展;组织制定、完善专业规范,推动行业规范化;促进整个小儿外科专业持续发展,使专业临床、科研水平达到和保持国际领先水平;使腔镜成为专科的常规技术。

(7) 引领国际小儿外科发展。我们的小儿腔镜外科从来都充满机会。我们拥有一流的专业医生队伍,一流的手术技术,世界最庞大的患者群体,最为丰富的病例资料,加上规范的人才培养机制,强大的临床基础研究不断攻关临床及科研难题,创新发展,具有国际影响力的杂志和专业委员会,我们的小儿腔镜外科有充分的理由创造中国小儿腔镜外科模式,居于国际领先水平,引领国际小儿外科前沿。

(8) 开展机器人手术的探索和普及。机器人手术在成人外科领域已经推广应用,并且对一些疾病的疗效显示出明显优势,如前列腺切除、肾切除、肝切除等。有小儿外科医生已经开展了治疗消化道和泌尿道畸形的探索。由于暂时受一些条件的限制,目前国内儿童专科医院尚未有装备机器人的机会。但是机器人三维和清晰视野以及精细缝合操作上的优势有待于在小儿外科疾病治疗上展开探索,更进一步改善和提高治疗效果。

(李龙 刘树立)

四、机器人手术

(一)从腹腔镜手术到机器人手术:触觉反馈和无触觉反馈 机器人手术系统起源于一项在美国国立卫生研究院(NIH)赞助下、由斯坦福国际研究协会(SRI International)着手研发的旨在在战场上为士兵提供远程手术治疗的国防部高级研究计划。但机器人手术系统这一概念自提出到真正被研发出来并运用于临床,经历了漫长的岁月。

机器人第一次被用于辅助外科手术是在1985年,洛杉矶纪念医院的Kwoh等人将机器人PUMA200引入手术室来实施神经外科激光干预。1991年第一台骨科机器人RoboDoc问世,于当年7月份完成了临床试验,并在第二年辅助完成了第一例全髋关节置换术。从此全世界尤其是欧美等发达国家的众多科研机构、医院和医疗器械公司开始投入大量的人力和资金来研发医用机器人,许多各具特色的手术机器人系统相继问世,但由于各自的弊端和局限性,未能在临床上得到广泛的应用。2000年获得美国FDA批准应用于多种术式的腹腔镜辅助系统,其市场化的系统名为"达芬奇手术机器人系统"。2002年12月第二代达芬奇机器人系统诞生,并被FDA批准运用于临床。到目前为止,达芬奇机器人仍是唯一被批准用于临床的外科机器人,也是世界上应用最广泛、最成功的手术机器人系统。

而机器人手术系统最早运用于儿科手术的报道则是在 2001 年,Meininger 运用机器人对一名 10 岁女性实施尼森氏胃底折叠术,该例手术表明,机器人手术并未对术中麻醉产生不良影响。

自此以后,各种关于机器人辅助儿科手术的报道相继发表。

将机器人手术引入儿外科,意义是将微创手术扩展到传统开放手术能广泛实施的一些手术上,并覆盖到常规腔镜手术难以开展的手术上。随着机器人手术系统向着更加智能、轻巧、便携、廉价的方向发展,机器人手术系统将在未来的外科医学界占据越来越重要的席位。

(二) 机器人手术的应用、成本分析和培训

1. 机器人手术的应用　手术机器人是一种由计算机控制的,可被设定程序以帮助手术器械定位和操作的设备。手术机器人通常应用于腹腔镜手术而非开放手术。自从 20 世纪 80 年代以来,手术机器人已被研制用于解决腹腔镜手术的局限性,包括二维(two-dimensional,2D)显像、器械接合不完全及人体工程学局限。机器人辅助腹腔镜手术的目标在于,通过将原本需借由剖腹而实施的手术转变为微创手术,从而帮助外科医生改善患者治疗。机器人辅助腹腔镜手术具有微创手术的一切优点:术后疼痛轻、切口小且美观效果佳、住院时间短、恢复时间短、重返工作岗位快。

2. 机器人成本分析　机器人手术价格昂贵。在 2017 年底,购置一个达芬奇系统需花费 750 000~1 900 000 美元,具体取决于系统情况,每个与机械臂连接的器械需花费 2 200~3 200 美元。在成人有很多机器人手术经济学的研究,而恰恰缺乏儿童方面的研究。在许多研究中,Mahida JB 发表了一项与儿童相关的研究,收集了来自 47 个美国三级卫生中心的数据,通过与腹腔镜手术和开放式手术相比,对儿童机器人手术进行了全面的经济分析。他的研究分析表明,无论是普通外科还是泌尿外科,机器人花费都比腹腔镜手术和开放式手术更为昂贵,在中国更是需要全面严肃考虑的问题。

3. 机器人手术培训　一名外科医生在进入各种机器人培训中心的动物实验室进行计划培训之前,必须预约好 3 例实体机器人手术,以便能立即实施培训所学技能并强化其在动画中或在尸体实验室学到的知识。受训者还必须通过 5 个在线培训模块,以获得证明其培训经历的证书。在指导下完成患者手术达到一定数量才能独立实施手术,指导下完成的手术例数在不同机构间各异,可能将根据手术经验及技术能力而个体化确定。虽然技能掌握方面的个体差异使得特定手术例数的规定不很合理,但是许多机构都要求完成一定量的手术病例,以便外科医生能保持一个能胜任的技术水平。而且,能够实施一种盆腔手术并不必然意味着能够安全地实施另一种盆腔手术。不同机构的认证要求各不相同,许多机构正在制定外科医生通过机器人平台实施手术的认证标准,而有些机构已完成该标准的制定。

(三) 手术室布局和机器人器械介绍

1. 达芬奇机器人系统组成及手术室布局(图6-4)

【组成】　达芬奇机器人由三部分组成:外科医生控制台、床旁机械臂系统、成像系统。

(1) 外科医生控制平台:主刀医生坐在控制台中,位于手术室无菌区之外。

(2) 床旁机械臂系统:床旁机械臂系统是外科手术机器人的操作部件,其主要功能是为器械臂和摄像臂提供支撑。

(3) 成像系统:成像系统内装有外科手术机器人的核心处理器以及图像处理设备,在手术过程中位于无菌区外,可由巡回护士操作,并可放置各类辅助手术设备。外科手术机器人的内镜为高分辨率三维(3D)镜头,对手术视野具有 10 倍以上的放大倍数,能为主刀医生带来患者体腔内三维立体高清影像。

【手术室布局】　达芬奇机器人手术系统由于组成部分多,设备仪器多,需要与一体化手术室进行无缝对接,需要完成机器人系统与一体化手术室设备整合、空间整合、信息整合、图文数据传输整合,将机器人系统操作的视频信号,接入到一体化手术室的控制系统中,以实现示教、远程沟通等

6

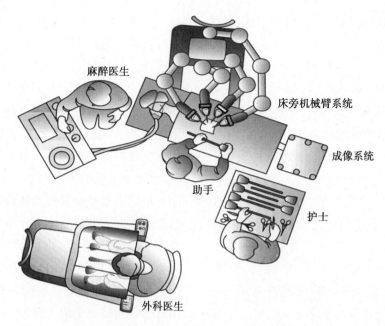

麻醉医生

床旁机械臂系统

成像系统

助手

护士

外科医生

图 6-4 达芬奇手术系统在泌尿外科手术时位置示意图

功能。

（1）机器人系统空间要求：达芬奇手术机器人系统主要适用于胸外科、腹部外科、泌尿外科和妇科手术，根据各手术外科的特点，位于无菌区内的床旁机械臂系统需要灵活改变停放位置，再加上达芬奇手术系统本身体积庞大，这就要求手术室必须有足够的活动空间，对手术室的平面尺寸也有一定的要求。

（2）移动设备位置布局：根据床头位以及医生站位来确定麻醉吊塔、外科吊塔、手术无影灯、吊臂显示器、远程转播显示器、全景摄像机等的安装位置。安装吊塔吊臂对手术室的高度有严格要求（高度≥3m），虽对于面积没有严格要求，但因设备比较多，加上达芬奇手术机器人系统自身体积比较庞大，床旁机械臂系统如果要灵活移动，最好所占面积在 50m² 以上，长宽最佳比例为 1∶1。

吊臂显示器安装点的选择应根据医生的习惯而定。一般而言，妇科、直肠手术应在手术床床尾设置显示器；胸腔镜手术应在手术床床头两侧各设置一个显示器；泌尿、胃肠、肝胆手术也需要在相应的位置设置显示器，以满足手术需求。此外，每个吊臂显示器都会有限位，旋转到一定程度时就无法推动，要注意把此位置调至较少用的方向，以便于手术。

医生控制系统一般固定于手术室内的靠墙之处，能够使主刀医生直接看到患者和助手，便于交流；床旁机械臂系统应位于无菌区内的患者切口对侧；立体成像系统台车的位置对医生控制系统和机械臂系统的依赖较小，在预留足够空间的前提下可根据实际手术位置灵活摆放，最佳位置为床旁机器手臂系统同侧下方手术床床尾，使摄像电缆能够自由移动。

（3）信号接口位置布局：达芬奇手术机器人系统的视频图像信号可以通过立体成像系统或医生控制系统传出，因此需在医生控制系统靠墙之处以及外科吊塔处布置信号接口。

2. 手术器械介绍　达芬奇机器人系统的手术器械主要包括三个方面，成像器械、通道器械以及操作器械。术者只有充分了解各个器械的作用，才能快速精准地进行手术操作。

（1）成像器械：高清晰的三维立体视频技术，为操作医生提供与开放直视效果一样的高清三维手术视野，且镜下图像可进行数字放大，超越了人眼的局限。而成像镜头在其中起到了关键的作用。用于成像的镜头具有两种规格：12mm 镜头和 8.5mm 镜头，每个规格的镜头都具备各自的 3D 校准器，在手术前完成 3D 对焦，为手术提供高清的画面；而每组镜头又包含两个规格的镜头：0° 镜头和30°镜头,以提供不同的手术视角。而荧光摄像头近年来也在消化系统手术、泌尿系统手术及多种恶性肿瘤的淋巴清扫手术中得到广泛应用。

(2) 通道器械:达芬奇机器人系统与传统腹腔镜手术系统的工作原理相似,但杠杆力矩有差异。专用的达芬奇机器人系统套管腹腔端标有"两细一粗"的标记线,插入腹壁深度较传统腹腔镜浅,这是由它们的工作原理决定的。小儿达芬奇机器人系统除了内镜摄像头通道使用的8.5mm直径的工作通道外,其余各操作通道使用其专用的8mm和5mm工作通道。而手术助手的辅助通道,可以选择5mm、3mm直径的普通腹腔镜的工作通道,配以相应直径的腹腔镜器械。

(3) 操作器械:操作器械由三部分组成:碟盘、轴杆、腕关节。

1) 抓钳类:无创镊(debakey forceps)用于抓持牵引组织,有孔双极钳(fenesteated bipolar forces)用于电凝与钝性解剖。

2) 割类:单极弯剪(monopolar curved scissors)、手术弯剪(curved scissors)用于切割与锐性解剖;电极电刀(5mm)(monopolar cautery)用于切割组织。

3) 持针器类:大针持(large needle driver)、针持(needle driver)用于持针持线,缝合操作。

(四) 传统微创手术向机器人手术的转变 从20世纪90年代后期开始,机器人手术系统就开始运用于外科手术,而最早报道将机器人应用于小儿外科手术的是 Meininger,他们用初代的达芬奇 qnefad 系统为一位10岁女童进行了 Nissen 胃底折叠术。近20年来机器人外科手术在不断进步与发展,越来越多地应用于人体各系统器官疾病的手术治疗中。相对于成人来说,机器人手术应用于小儿疾病的治疗上要发展得慢很多,这不仅与小儿自身的身体结构相关,比如可操作空间狭小、解剖特点等,也与手术麻醉管理难、护理难度大等相关。与腹腔镜手术刚进入临床的时候一样,机器人手术起初也难以让医生及患者接受,刚开始也对机器人手术产生过很多怀疑,不仅体现在手术的安全性及有效性上,也体现在机器人手术的必要性及高额的费用上,各方面都阻碍了机器人手术的发展。但是,自从机器人应用于外

科手术以来,众多学者都报道了该手术方式的安全性及可靠性,而且克服了传统微创手术的诸多缺点,比如传统微创手术的二维成像、器械运动范围受限、手部震颤、手术医师疲劳及慢性关节肌肉损伤等。随着机器人系统及外科技能的发展,机器人手术不仅可以用于成人的各种腹腔、盆腔、胸腔、腹膜后等器官手术,而且对于小儿及婴儿的泌尿系、胃肠道、胸腔的手术亦表现出极佳的安全性及有效性。这种趋势将进一步发展,机器人手术将会得到越来越多人的肯定及使用,不仅大型医学中心可以使用,普通的医院也可以逐渐开展。

机器人手术是外科手术发展中的重大突破,它代表了微创手术的新时代,从第一台机器人手术至今,其手术的安全性及有效性逐渐得到了证实,使用范围越来越广泛,不仅适用于成人手术,也适用于小儿外科手术。而对于需要精细操作的小儿外科手术,由于其操作空间狭小,机器人手术具有独特的优势。与传统腹腔镜手术相比,机器人手术具有许多优势,比如三维成像系统、铰接式器械、震颤过滤等,可以保证视野清晰、手术准确、稳定、安全,而其缺乏触觉反馈、价格昂贵、体积庞大等缺点亦非常突出。目前机器人在小儿泌尿外科当中的应用仍然具有一定的争议,缺乏多中心、大样本研究来证实其在儿童泌尿外科中的有效性和实用性。

(五) 机器人手术种类 近年来机器人手术系统凭借其在重建类手术中的独特优势,得以在小儿外科领域顺利开展。机器人手术已应用于许多小儿泌尿、胃肠、胸科、肿瘤及妇科手术;随着经验的积累、技术水平的提高,机器人手术在儿童外科手术中的应用将越来越广泛。

【儿童泌尿外科】

1. 机器人辅助腹腔镜肾盂成形术与无功能重复肾输尿管切除术 机器人肾盂成形术是最早和最常见应用于儿童泌尿外科中的机器人手术。因达芬奇机器人手术系统拥有3D、15倍放大的高清手术视野,在行肾盂成形手术时可以准确地判断肾盂最低点及输尿管外侧壁,能有效地避免术后吻合口扭转与成角;在其高清的视野下能很好地

辨认血管、组织及器官间的解剖层面,能清楚地辨认功能肾与无功能肾的分支血管,便于术中血管的游离与阻断,在重复肾切除时能清楚地辨认功能肾与无功能肾的交界,使得在完全切除无功能肾的同时最大限度地保留肾功能。达芬奇手术系统灵活的手腕及震颤过滤系统在缝合打结方面具有传统腹腔镜无可比拟的优势,现在很多医学中心已将机器人肾盂成形术作为治疗大龄儿童肾盂输尿管连接部梗阻的标准术式。已有研究表明,与传统开放手术相比,机器人肾盂成形术具有术后疼痛轻、住院时间短及肾积水缓解率高等优点。二者手术成功率无差异,但机器人肾盂成形术并发症发生率更低。在处理肾盂成形术后再次梗阻者,因达芬奇机器人手术系统三维放大的手术视野、自由活动的仿真机械手以及直观的器械运动模式,使得手术操作更加精准精细化,提高了手术技巧和速度,特别是对于术中粘连严重、长段狭窄需要行肾下盏输尿管吻合、肠或其他组织替代输尿管成形术等复杂重建性手术中,优势更明显。精细缝合切除无功能肾后的切除面能有效地避免术后尿外渗与尿漏(资源1)。

资源1
肾盂输尿管
吻合

2. 机器人辅助腹腔镜膀胱输尿管再植术(Lich-Gregior 术式) 传统腹腔镜下行 Lich-Gregior 膀胱输尿管再植术对术者游离与缝合打结技术要求较高,所以在过去几十年中其广泛应用受到一定的限制。机器人手术系统的引进使得腔内游离与缝合技术变得简单可行,大大缩短了学习曲线,使大多数拥有机器人手术系统的泌尿外科医生均能开展该术式。Lich-Gregior 膀胱输尿管再植术的关键步骤包括建立一个足够长和宽的膀胱外肌层下隧道包埋输尿管,同时确保输尿管与膀胱无扭转、成角吻合。在建立膀胱外肌层下隧道时要尽量将膀胱肌层切开至黏膜层、隧道要足够长和宽,在缝合膀胱外隧道时我们建议采用间断缝合,缝合膀胱外肌层同时可将其间断与输尿管浆肌层缝合,防止输尿管回缩扭转,机器人7个自由活动度的机器手和稳定的操作使得其比传统腹腔镜手术更具优势(资源2)。

资源2
膀胱输尿管
再植

【儿童胃肠外科】

1. 机器人腹腔镜治疗小儿先天性胆总管囊肿 2006年 WooR 等在全球首先报道了1例5岁患者的机器人腹腔镜辅助 I 型胆总管囊肿手术,此后国外陆续有少量文献相继报道。在中国,2007年湖南省儿童医院周小渔等报道声控机器手辅助小儿胆总管囊肿手术,2013年香港大学玛丽医院黄格元等报道了机器人手术系统应用于先天性胆总管囊肿的手术治疗。机器人系统独具的3D高清、10倍放大影像系统,使得囊肿壁周围组织结构显露更为清晰,分离过程更为精准,有效避免了副损伤;肝管空肠吻合时,机器人颤动滤过功能的仿真手腕机械臂具有比传统腹腔镜器械更好的灵巧性和更大的活动范围,使得吻合过程更为容易、精细。

2. 机器人辅助腹腔镜胃底折叠术 自世界上首例胃底折叠术治疗反流性食管炎以来,该术式被逐渐推广,并在经过一系列的改良后成为了治疗胃食管反流病(gastro-esophageal reflux disease,GERD)的主要手术方式。2000年以来,机器人辅助系统逐渐为人们所熟识,并开始广泛应用于各个手术领域。机器人辅助系统作为一类新兴技术,其优点在于可提供3D局部放大的视野,手部震颤过滤,应用 EndoWrist 技术多角度活动的机械臂更灵巧、准确,四臂操作更稳定,其人类工程学设计为外科医生提供了更好的手术体验。这些设计可有效地克服腹腔镜手术所带来的部分限制。21世纪初,机器人辅助行胃底折叠术(robot-assisted fundoplication,RF)治疗婴幼儿 GERD 被首次报道。机器人手术操作的视觉方向为由下至上,而不是传统开腹手术的自上而下,这样更利于组织的暴露。机器人辅助手术系统为外科医生操作提供了更大的灵巧性和准确性,可以减少腹腔内器官损伤,提高在狭窄的膈下间隙行胃底折叠的质量。机器人外科手术系统提供更清晰的解剖结构显示,在狭小空间进行精细操作,特别是在解剖食管后方及周围,游离左、右两侧膈肌脚时,可以帮助避免损伤主动脉、迷走神经,避免胃食管穿孔。

【儿童胸外科】 机器人辅助胸腔镜下肺切除术。肺切除术主要适应证是肺隔离和肺囊性腺瘤样畸形,血管处理是全胸腔镜肺叶切除操作最重要的技术,肺动、静脉尽量在血管鞘内进行游离,并尽可能"骨骼化",在很大程度上提高了手术安全性。全腔镜下肺叶切除术的关键器械是一种沿裂孔封闭肺实质的热封装置。达芬奇机器人公司有一种称为组织封闭剂的装置,但该公司目前不支持或建议将其用于儿童肺叶切除术。所以机器人辅助胸腔镜在小儿肺叶切除术中还没得到广泛应用。

【儿童妇科】 随着妇科手术学的发展,妇科大部分手术可在腹腔镜下完成,而机器人手术系统的引入,使得腹腔镜手术适应证进一步扩展。目前开展的机器人儿童妇科手术主要有:良性和恶性附件肿块(卵巢和非卵巢肿块)手术,高清的三维手术视野可以最大限度地保护正常的组织从而最大可能地保留患者的生育能力。还可以进行先天性泌尿生殖道畸形(孤立苗勒管畸形、性分化障碍、肛肠畸形)的外科治疗。

机器人辅助妇科手术在先天性畸形矫治手术中可以很好地暴露直肠膀胱和直肠外泌尿道腔隙,从而能够更好地保护盆腔重要组织、神经及脏器,从而更好地保留术后生育能力与其他生理功能。已有相关报道表明机器人辅助腹腔镜手术与传统腹腔镜具有相同的手术疗效,但并发症发生率要低于传统腹腔镜手术。机器人辅助腹腔镜手术具有更优的教学前景,能够缩短医生的学习曲线,增加手术的安全性,从而更好地推广手术的应用。

【儿童肿瘤科】 与传统的微创手术一样,机器人手术也是在应用于成人肿瘤患者后再逐渐应用于儿童肿瘤中。Cumby 等回顾了文献中关于机器人辅助腹腔镜下儿童实体肿瘤切除术的文献,发现至少 40% 的患者可以行机器人辅助腹腔镜下肿瘤切除术。肿瘤直径 1~11cm,约 2/3 的肿瘤位于腹部或盆腔。青少年前行手术治疗的小于15%,中转开放手术率约为 12.5%,主要原因是因为解剖分离困难和术中并发症(10%)。与传统手术相比,机器人具有高清 3D 手术视野与灵活的手腕,可以更精确地分离与切除肿瘤,使体内缝合更加简单,同时更加符合人体工程学,使外科医生

可以很轻松地处理传统腹腔镜下无法处理的复杂手术(资源 3)。此外,Nakib 等研究表明,与传统腹腔镜手术相比机器人辅助腹腔手术对气腹压力的要求更低。另外,机器人手术系统最大的劣势是缺乏触觉反馈,需要通过视觉和外科医生的经验来弥补。团队合作与有经验的成人机器人辅助外科肿瘤专家的指导可以缩短学习曲线。

资源 3
肾上腺肿物
切除

(六)小儿机器人手术并发症

1. 体位、操作通道相关并发症 手术体位由患者的姿势、体位垫的使用、手术床的操作、术中维持和约束装置 4 部分组成。据 FDA 披露的一项进行了 14 年随访的回顾性研究显示,4.1%(17/410)的机器人手术损伤与患者体位不合适相关。不合适的体位会增加手术操作的难度,进而使得手术相关的其他并发症发生率升高。同时,不良体位也会直接造成循环系统(有效循环血量降低、低血压、肺动脉栓塞)、呼吸系统(肺通气不足、呼吸道阻塞、误吸)、神经系统(周围神经压迫)、皮肤(压疮)等并发症。

操作通道穿刺引起的并发症包括血管损伤、脏器损伤和套管疝,主要由于患者因素、术者因素和穿刺方式等原因引起。发生操作通道穿刺并发症的主要原因包括既往肠梗阻、腹部胀气、腹膜炎及腹部手术史,即强调了明确患者既往病史的重要性。

操作通道的布局需要考虑所有手术参与者的操作范围,并充分暴露手术视野,因而需进行良好的设计。否则也会增加手术难度,尤其不利于对位置深在器官进行手术操作或需要较长操作时间的手术。切勿盲目追求微创面忽视患者安全才是手术的第一原则。由于器械更换的需要,机械臂操作通道的固定也十分关键。由于小儿机器人手术目前只能选择全身麻醉的方式,麻醉深度不够造成的患者体位移动将使未固定好的操作通道发生移位,进而产生危险。

2. 人工 CO_2 气腹相关并发症 和传统腹腔镜手术一样,机器人手术系统需要借助气体来建立和维持手术操作空间。一般选用 CO_2 作为填充气体,对于心肺功能不全的患者也可采用氦气作为

气腹。气腹的建立可以使腹腔压力升高,进而造成横膈抬高,造成肺底运动受限,肺顺应性下降,进而对机体的呼吸循环功能产生一定的影响。最常见的气腹相关并发症是高碳酸血症和低氧血症,主要与术中气腹压力过高及特殊体位相关。其次常见的气腹相关并发症则是皮下气肿,发生率约 0.3%~2.5%。引起皮下气肿的常见原因包括穿刺针穿刺失误,气体直接注入腹膜外间隙;切口过大,腹膜、筋膜切口过大;反复穿刺后套管锥偏离原穿刺部位,在腹壁上形成多个创道,CO_2 经创道进入皮下或应用扩张器使皮下组织疏松致使腹膜外造成裂孔;手术操作空间内注入的 CO_2 压力过高,手术时间过长。较少见的并发症则包括气腹引起的气胸、纵隔气肿甚至气体栓塞和气腹性心律失常。发生气胸的主要原因是气腹压过高而胸腔负压过低,或患者自身存在或术中造成的膈肌损伤等;引起气体栓塞的主要原因是气腹针误入腹腔内静脉,或组织分离时损伤较粗的静脉,使得高压气体可以从静脉壁上的裂口进入血液循环;气腹性心律失常主要可能由于建立气腹初始时 CO_2 流量过大。

3. 机器人系统相关并发症　机器人系统自 20 世纪 90 年代投入临床试用时,其缺乏触觉反馈就一直为人诟病。缺乏触觉反馈使得术者的双手无法准确判断组织的弹性、质地、有无波动等信息,并在缝合时无法感知缝合力度和缝合张力,出现缝合过紧导致组织缺血坏死或缝合过松而吻合止血不确切等并发症。这主要通过用视觉经验弥补触觉经验来解决。另外,机器人系统的操作通道之间一般不要少于 6cm,因而在年龄较低的婴儿手术中应严格按照此原则来进行操作通道布局设计,以免机械臂相互阻碍。

4. 术中操作并发症　操作并发症主要包括空腔脏器损伤和实质脏器损伤。空腔脏器损伤主要见于电灼伤消化道,损伤部位包括直肠、结肠、十二指肠,主要见于小儿泌尿外科、妇科及普通外科的手术。肠道损伤的并发症包括创面脓毒症、瘘道形成、盆腔脓肿甚至死亡,一旦发生,应在术中进行积极及时的处理。肠道损伤中最难处理的是十二指肠损伤,因为其邻近胰腺等重要器官,一般需专科医师处理。实质脏器损伤包括肾脏损伤、脾脏损伤、肝脏损伤、胰腺损伤等。肾脏损伤主要发生于肾脏周围器官如肾上腺,主要见于肾盂成形术等手术中;脾脏损伤主要发生于左肾上极,多见于左肾上腺手术的牵拉操作中;肝脏损伤主要发生于经腹腔入路的手术中;胰腺损伤发生率虽然较低,但是一旦发生则最为严重,应在相关科室医师指导下进行妥善修复,避免发生胰瘘。

（周辉霞）

第二节　肝移植

【移植外科】　属于现代外科发展进步的第三代,当前的尖端外科技术。现代外科已经从第一代切除外科（resection）,经过第二代修复外科（repair）,进入现在的第三代移植外科（replacement）,并且已经开始研究开发第四代再生外科（regeneration）。近 10 年来,在我国政府的大力支持和多个单位的不断努力下,随着血管吻合技术、器官和细胞保存技术、免疫抑制剂及移植免疫基础研究的快速发展,我国器官移植外科进入了成熟阶段。需移植与可移植的器官种类很多,难以面面俱到,因此本章节以儿童器官移植中最常见的小儿肝移植作为代表阐述。

一、概述

小儿肝脏移植（liver transplantation）在肝脏移植的发展史上占有重要地位,肝移植的许多重大进展都与儿童有关。如 1963 年美国的 Starzl 教授完成人类第一例肝移植是一位年龄 3 岁胆道闭锁的儿童。1966 年第一例存活时间超过 1 年的也是一位一岁半的肝癌患者,而 1970 年 Starzl 教授完成的一例儿童肝移植保持目前生存时间最长的记录,至今仍健在,该患者成年后目前在 Starzl 器官移植研究所（Thomas E.Starzl Transplantation Institute）工作。随着免疫抑制剂的进展、器官保存方法的改进以及对肝移植病理生理研究的逐步深入,使得肝移植从过去的禁区、高风险变成如今的标准、可预测的治疗模式。这些领域的进展也给儿童肝移植的发展带来极大推动,其他如移植术后的重症监护、抗感染治疗、原发病复发的防治等方面的进展也促进了儿童肝移植整体生存率的提高。

肝移植已经成为一种儿童终末期肝病的常规治疗手段，移植患者数量快速增加。根据美国器官资源共享网络（United Network for Organ sharing，UNOS）数据显示，1998—2013 年共 1 万 4 千余例儿童患者接受了肝移植，2007—2017 年每年约有 500~600 例患者接受肝移植。我国儿童肝移植开展较晚，经过近 20 年的缓慢发展和逐步积累，在近几年有了较大突破。随着器官捐献的普及和亲体移植的开展，目前我国已进入了快速发展的阶段。根据中国肝移植注册中心（CTLR）数据，1993—2016 年国内累计完成儿童肝移植 2 044 例，而 2017 年一年完成了 722 例（图 6-5），首次超越了美国当年总数，成为了全球内完成儿童肝移植数量最多的国家。伴随移植数量的快速增长，移植质量也是稳步提高。长期存活率逐步上升，适应证不断拓宽，各种特殊移植术式的开展都反映了我国儿童肝移植事业发展的蓬勃发展。根据美国器官资源共享网络（United Network for Organ sharing，UNOS）显示，2008—2015 年不同年龄段美国儿童肝移植术后 5 年生存率达到 78.9%~87.9%。我国多个中心报告的数据与美国基本持平，部分大中心 1 年、3 年及 5 年总体生存率均达到 90% 以上。然而，我国各地区间儿童肝移植医疗服务能力及水平差异较大，大部分儿童肝移植手术集中在上海、北京、天津几家大型综合医院的移植中心进行，导致大部分患者需要跨省就诊，增加了患者医疗和生活负担，对于危重患者增加了转运的风险。因此，仍需要我国小儿外科医生一起努力，

宣传器官捐献的观念，促进移植技术的推广，并积极推动小儿肝移植在儿童专科医院的开展，使更多的患者在各个儿童医疗区域中心就能享受到优质的移植治疗服务，建立完善便捷的随访制度，促进远期效果的进一步提高。

（一）适应证和禁忌证 理论上讲，任何威胁到患者生命的肝脏疾病均可考虑肝移植，能显著改善急性和慢性肝衰竭患者的预后。另外，对于部分累及肝脏的遗传代谢性疾病，肝移植治疗是一种可行的二线治疗方法，可有效改善患者的生活质量。

儿童肝移植适应证为上述疾病导致的严重的胆汁淤积、静脉曲张出血、难以控制的腹水、顽固性瘙痒、肝脏合成功能衰竭、肝性脑病、生活质量明显下降和生长停滞。

儿童肝移植的禁忌证主要包括（表 6-1）：

表 6-1 儿童肝移植禁忌证

绝对禁忌证
(1) 难以控制的全身性感染
(2) 肝脏恶性肿瘤合并无法彻底清除的肝外转移灶
(3) 合并严重的心、肺、脑等重要脏器质性病变
(4) 获得性免疫缺陷综合征（AIDS）
(5) 其他：C 型尼曼匹克病、严重的多器官受累的线粒体病（如 Alper 综合征、丙戊酸钠诱导的肝衰竭）等

相对禁忌证
(1) 经化疗后仍快速进展或合并静脉侵犯的肝细胞癌
(2) 广泛的门静脉系统血栓形成
(3) 药物难以控制的门脉性肺动脉高压
(4) 人类免疫缺陷病毒（HIV）携带者
(5) 经多学科干预仍无法控制的高度不依从性
(6) 噬血细胞性淋巴组织细胞增多症

注：引自《中国儿童肝移植临床诊疗指南（2015 版）》

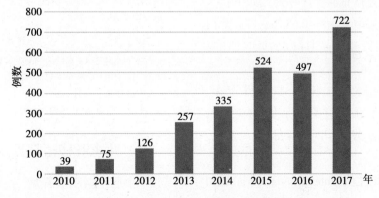

图 6-5 2010—2017 年中国大陆儿童肝移植数量（CTLR 数据）

（二）手术时机 正确选择手术时机对儿童肝移植来说是非常重要的，但也有一定的困难。一旦诊断确立，在患者疾病尚未恶化时，应当完善移植的相关检查并积极准备移植，特别是对于可能需要急诊移植的患者，应抓紧在病情稳定的时间窗内进行检查，避免错失最佳移植时机（表 6-2）。

表 6-2 肝移植前检查项目

肝移植前检查项目
（1）生长发育与营养状态指标
身高、体重、体质指数（BMI）、最大腹围、上臂围、肱三头肌皮褶厚度、神经认知发育指标等
（2）检验项目
常规项目：血型、血常规、C 反应蛋白、血肝肾功能、血电解质、空腹血糖、凝血功能、血氨、血降钙素原、尿常规、大便常规、大便隐血试验、真菌 G 试验 血清病毒学指标：抗巨细胞病毒（CMV）抗体、CMV-DNA、抗 EB 病毒抗体、EB 病毒 -DNA、乙型肝炎病毒表面抗原（HBsAg）、抗丙型肝炎病毒抗体、抗 HIV 抗体、快速血浆反应素（RPR）试验
（3）影像学检查
肝脏血管多普勒超声心电图、心脏彩超 胸片或肺部计算机断层扫描（CT） 上腹部超声或计算机断层扫描血管造影（CTA）
（4）其他
原发疾病相关的特殊检查 特殊的医疗情况相关检查

注：引自《中国儿童肝移植临床诊疗指南（2015 版）》

2002 年 2 月，美国联合器官分配网（UNOS）在 MELD 评分基础上针对年龄小于 12 岁的儿童患者，提出了儿童终末期肝病评分（PELD）用于评估每个等待肝移植患者的病情进展程度，得分越高则病情越重，排队等候的位置越靠前。计算公式如下：

PELD 得分 =0.436（年龄）–0.687$\log_e$（白蛋白 g/dl）+0.480$\log_e$（总胆红素 mg/dl）+1.857$\log_e$（INR）+0.667（发育障碍）

说明：年龄 <1 岁，得分 =1；年龄 >1 岁，得分 =0。

发育障碍：若平均值超过两倍标准差（>2SD），得分 =1；若平均值等于或小于两倍标准差（≤2SD），得分 =0。

INR：国际标准化比值（international normalized ratio）。

但是 PELD 评分仅针对全身情况进行评估，存在一定缺陷。对于不同类型疾病，其疾病发展各有特点，手术时机难以统一标准规定，总而言之，结合患者的临床表现、疾病严重程度、全身机体情况以及治疗效果，综合地判定手术时机尤为重要。根据 2015 版中国儿童移植临床诊疗指南，下面分述不同疾病的手术时机供参考。

胆道闭锁与其他胆汁淤积性肝病：①肝硬化导致肝功能失代偿；②胆道闭锁葛西术（又称 Kasai 术）后 3~6 个月仍高于 34μmol/L；③胆道闭锁葛西术后门脉高压导致难以控制的反复消化道出血或顽固性腹水等并发症；④胆道闭锁葛西术后无法控制的反复胆管炎；⑤严重的生长发育障碍，体质量与身高低于同龄、同性别儿童的第 3 百分位水平。

代谢性疾病：①预期将出现危及生命或严重影响生活质量的并发症，且经饮食与药物无法控制或得不到有效缓解；②代谢紊乱可引起严重的神经系统并发症，且无其他有效治疗手段；③经内科治疗无效的肝硬化失代偿。

急性肝衰竭：肝脏损伤单元（liver injury units，LIU）评分可用于指导儿童暴发性肝衰竭的手术时机选择（表 6-3），计算公式如下：①LIU 评分（PT）=3.584× 总胆红素峰值（mg/dl）+1.809× 凝血酶原时间峰值（s）+0.307× 血氨峰值（μmol/L）；②LIU 评分（INR）=3.507× 总胆红素峰值（mg/dl）+54.51×INR 峰值 +0.254× 血氨峰值（μmol/L）。

表 6-3 儿童急性肝衰竭的肝移植手术时机

LIU 评分（PT）	LIU 评分（INR）	推荐级别
0~43	0~210	弱
44~84	211~295	中
85~138	296~367	强
≥139	≥368	很强

注：本表适用于 18 岁以内的暴发性肝衰竭患者，LIU 评分（PT）与 LIU 评分（INR）二者可任选其一；LIU 肝脏损伤单元；PT 凝血酶原时间；INR 国际标准化比值。
引自《中国儿童肝移植临床诊疗指南（2015 版）》

二、儿童肝移植常见疾病

（一）胆汁淤积性肝病

1. 胆道闭锁 胆道闭锁是儿童肝移植最常见

适应证,在美国占全部儿童肝移植的 50%,欧洲占 74%,在我国约 80%。胆道闭锁的病因尚未完全明确,在亚洲地区胆道闭锁的发病率高于欧美,欧美国家的发病率为 0.5/10 000~0.7/10 000,日本的发病率为 1.0/10 000,我国尚没有全国性的统计数字,估算为 1/5 000~1/10 000,北京地区的统计发病率接近 1.0/10 000。根据其近端胆道梗阻的位置,胆道闭锁可分为 3 型:Ⅰ型约占 5%~10%,为胆总管下端闭锁,通常有近端扩张的囊性结构或扩张胆管;Ⅱ型闭锁发生在肝总管水平;绝大多数患者属Ⅲ型(占 85% 以上),肝门部绝大多数肝外胆道均实变,仅在肝门部有或多或少的增生的毛细胆管与肝内胆道沟通。胆道闭锁多为肝脏的独立性病变,但也有约 10%~15% 的患者同时伴有其他脏器的畸形,如多脾,内脏旋转不良或反位,十二指肠前门静脉、肝动脉血供异常和先天性心脏缺陷。

胆道闭锁患者最主要的临床表现是黄疸,一般在生后 2~3 周逐渐显露,粪便变成棕黄、淡黄、米色,逐渐成为无胆汁的陶土样灰白色,以后随着黄疸的加重,胆红素经肠黏膜渗出,大便也可呈现淡黄色。尿的颜色、皮肤和巩膜黄染随着黄疸的加重而变深。对于足月儿出生后 2 周、早产儿出生后 3 周仍有黄疸,大便颜色偏白,尿色加深的新生儿需警惕胆道闭锁。早期诊断对胆道闭锁 Kasai 手术的预后有着直接的影响。大便比色卡的普及应用可以使胆道闭锁的诊断时间明显提前,在日本,大便比色卡的应用使 Kasai 手术的平均时间提前到 59.7d。

自 1959 年 Kasai(葛西)首创肝门空肠吻合术治疗"不可治型胆道闭锁",患者的自体肝生存率明显提高。来自日本的研究显示,Kasai 术后的 5、10、15 年的自体肝生存率分别为 87.6%、76.9%、48.5%(Mureo Kasahara 等,2017),在过去 20 年里显著改善了胆道闭锁患者的预后。目前多数专家认为胆道闭锁患者应在 60 天左右行 Kasai 手术,最迟不超过 90 天,手术年龄越大,术后效果越差,超过 90 天不应作为绝对禁忌证,应根据病情及家属治疗意见个体化治疗。

胆道闭锁患者 Kasai 术后 3~6 个月总胆红素仍高于 34μmol/L,以及术后出现肝硬化肝衰竭、门静脉高压消化道出血和顽固性腹水、严重的生长发育迟缓、皮肤瘙痒、进行性肺内分流、肝肺综合征、反复发作的胆管炎等,均应进行肝移植评估。而未行 Kasai 手术的患者若出现肝硬化失代偿可直接行肝移植手术。

胆道闭锁移植总体预后良好,世界肝移植之父 Starzl 报道了世界上存活最长的胆道闭锁肝移植受者已存活 42.7 年(2012 年报道),至今依然健在。综合来说目前国际上大的肝移植中心的 5 年生存率已经达到 82%~98%。令人欣喜的是,近年来我国肝移植领域的快速发展,接受移植的胆道闭锁患者越来越多,预后亦大大改善,在上海、天津、北京三个大型移植中心的 1 年及 5 年生存率均在 90% 以上,达到国际先进水平(沈中阳等 2019、夏强等 2019)。

2. 原发性肝内胆管发育不良 肝内胆管发育不良(intrahepatic biliary hypoplasia),或称小叶间胆管缺失(paucity of intralobular bile ducts),是儿童肝内胆汁淤积症最为常见的原因。其特征性表现是小叶间胆管的消失或数目减少。可分为症状型和非症状型,症状型最常见的病因是 Alagille 综合征以及关节挛缩、肾功能不全和胆汁淤积综合征,非症状型的病因则多种多样,可能继发于染色体异常(如 17- 三体、18- 三体、21- 三体)、巨细胞病毒感染、先天性代谢缺陷、全肠外营养以及其他内分泌因素,在此不作详细论述。

Alagille 综合征,又称为动脉 - 肝发育不良(arteriohepatic dysplasia),发生率为 1∶70 000~1∶100 000,是一种累及多系统的显性遗传性疾病,与 JAG1 和 Notch 基因异常有关,约 15% 的患者有明确的家族史(Babu Lal Meena 等 2018)。临床主要表现依次为:①特征性面容(Alagille 面容),高前额、尖下巴、眼距增宽。②慢性淤胆,一般在 4~5 个月大小时开始出现严重的瘙痒。可伴有慢性的脂肪痢,引起生长停滞,也偶见维生素 E 缺乏引起的神经缺陷。③角膜后胚胎环,即位于角膜缘的纤细的白色条纹。另一眼部畸形为非特异性视网膜色素沉着移位,可能与视觉的破坏和双侧视野的变窄有关。④蝴蝶状脊椎畸形,常发生于胸腔段脊椎。⑤心脏异常,最常见的是肺动脉狭窄和法洛四联症。⑥其他包括脂血症，表现为黄色瘤或黄色瘤病，肾脏病变膜脂病，可导致肾功能不全，也偶见肝硬化基础上发生的肝癌。

本病的诊断主要依靠临床表现，需满足5点主要改变中的3点才能确诊，基因检测手段有助于协助诊断，但由于非致病突变的干扰，不能作为独立的诊断技术。尤其需注意的是，在婴儿期切忌误诊为胆道闭锁，以避免错误施行 Kasai 术导致严重持续的淤胆，并发展至肝硬化。

Alagille 综合征的预后很大程度上取决于小叶间胆管及肝内胆管发育的程度，亦取决于是否合并心血管畸形。多数患者经过规律的药物治疗可以维持较好的生活质量，仅 10%~30% 的患者需要肝移植治疗（Dalacy Jesina 等 2017）。对于出现肝硬化的患者，应在肝功能失代偿之前积极施行肝移植，以改善患者的生活质量。此外，患者合并有严重的胆汁淤积、顽固性瘙痒、生长发育障碍、严重的高胆固醇血症和骨营养不良等并发症时建议行肝移植。肝移植患者术后 1 年总体生存率约 80%，死亡原因多数是由于心脏畸形所致，并非移植相关并发症所致。因此，移植术前需要仔细评估其肝外表现，在制订个体化肝移植方案时应同时考虑到那些不危及生命的并发症，如难治性瘙痒、胆汁分流或回肠排泄引起的黄色瘤（美国小儿肝移植指南 2014）。

3. 进行性家族性肝内胆汁淤积症　进行性家族性肝内胆汁淤积症（progressive familial intrahepatic cholestasis，PFIC）约占儿童肝内胆汁淤积症的 10%~15%（Mithat Gunaydin 等 2018），是一种常染色体隐性遗传性疾病。根据其临床表现和基因型不同分为 3 型，其中 PFIC-1 型，又称为 Byler 病，是由于 18 号染色体上的 *FIC1/ATP8B1* 基因异常所致；PFIC-2 型，亦称为 Byler 综合征，是由 2 号染色体上的 *BSEP* 基因突变所致；PFIC-3 型则是由于编码 MDR3 蛋白的 *ABCB4* 基因突变所致。

PFIC-1 型起病在 3 个月内，黄疸、慢性腹泻、瘙痒伴或不伴肝大是最显著的表现，严重的瘙痒常始于第 1 年。实验室检查可出现胆汁淤积改变，但 GGT 正常。淤胆可由普通的感染促发，在病程的前几年中出现波动。长期的淤胆将导致胆

汁性肝硬化的发生，最终发展到肝衰竭和曲张静脉破裂出血。目前应用熊去氧胆酸治疗和部分胆汁外引流或胆汁结肠引流术可有效延缓肝硬化进展，但仍需长期随访，必要时需肝移植治疗。由于 PFIC-1 型病变累及多个脏器，移植术后仍可出现发育落后和腹泻，影响生存质量。此外，进展性的脂肪性肝炎也可导致移植物出现肝硬化，因此目前对于 PFIC-1 型是否进行肝移植持谨慎态度。

PFIC-2 型临床表现与 1 型相似，但疾病进展更快，可出现天冬氨酸氨基转移酶和丙氨酸转氨酶的显著升高，在早期即出现肝衰竭、胆道结石，甚至发生肝细胞癌。应用熊去氧胆酸治疗和部分胆汁引流对于轻、中度基因突变的患者有效，但对于保守治疗无效或严重的基因型突变患者，则需要肝移植治疗。理论而言，移植治疗可完全治愈 PFIC-2 型患者，总体预后良好。

PFIC-3 型罕见，文献报道的不多。与前两型的发病年龄不同，此型在婴儿至成年均有可能发病，主要表现为黄疸和瘙痒合并 GGT 升高。治疗以熊去氧胆酸为主，可有效延缓和治愈胆汁淤积，但对于少部分迅速进展和保守治疗无效的患者，最终仍需要肝移植治疗。

4. 原发性硬化性胆管炎　原发性硬化性胆管炎（primary sclerosing cholangitis，PSC）发病率约为 0.9/10 万 ~1.3/10 万，患病率约为 6/10 万 ~16.2/10 万，可发病于任何年龄，男女之比约为 2∶1，儿童患病率仅为成人的 20%。PSC 发病机制不清，是一种以特发性肝内外胆管炎症和纤维化导致多灶性胆管狭窄为特征的自身免疫性肝病。PSC 占移植手术的 2.6%。

PSC 发病隐匿，患者早期常无典型表现，病情呈进行性加重导致反复胆道梗阻和胆管炎症，并发症包括门静脉高压、脂溶性维生素缺乏症、代谢性骨病等，可伴有免疫相关的疾病，如甲状腺炎、红斑狼疮、风湿性关节炎、腹膜后纤维化等。一项长期研究发现，出现临床症状的 PSC 患者中位生存期（死亡或进行肝移植）约为 9 年，而无症状 PSC 患者约 12~18 年，最终可发展为肝硬化和肝衰竭。PSC 的诊断主要基于慢性胆汁淤积导致的肝功能指标异常，胆道造影显示肝内外胆管多灶

性狭窄,累及肝内、肝外胆管或二者均受累。肝穿刺活组织检查病理的典型特征为"洋葱皮样"纤维化,但是较少出现。

PSC 治疗目前以熊去氧胆酸为主,内镜治疗有助于缓解患者胆道梗阻及鉴别胆道恶性肿瘤,但内镜治疗的效果仍需要更多的随机对照临床试验进一步确定。超过 50% 的 PSC 患者在出现临床症状后的 10~15 年可因胆道梗阻、胆管炎、继发胆汁性肝硬化、肝胆管恶性肿瘤而需要肝移植治疗。PSC 患者肝移植指征与其他病因导致的肝硬化相似,包括反复食管胃底静脉曲张出血、肝性脑病、顽固性腹水、自发性细菌性腹膜炎和肝肾综合征等并发症经内科处理疗效不佳,终末期肝病模型(MELD)评分 >15 分或 Child-Pugh 积分 >10 分,或符合肝移植标准的合并肝癌患者。对原发性胆管炎患者肝移植术前及术后,均应用全结肠镜活检来监测炎症性肠病。肝移植后累积 1 年生存率可达 90%~97%,5 年生存率为 80%~85%,20%~25% 的患者在术后 10 年内复发。

(二)代谢性疾病 国外一项多中心研究(Mazariegos 等,2012)显示代谢性疾病约占儿童肝移植的 20%,其中一些疾病移植后的 10 年存活率更是高达 95% 以上,是除了胆道闭锁以外的第二大常见适应证。肝脏在人体新陈代谢中具有重要地位,故由某些关键性的合成或代谢步骤缺陷引起的先天性代谢疾病常与肝脏有关,主要包括两类:①代谢缺陷位于肝脏,且主要造成肝脏损害者,如 α_1-抗胰蛋白酶缺乏、氨基酸代谢病、碳水化合物代谢病、肝豆状核变性、新生儿血色病等,这些疾病直接引起肝脏的结构损害,导致肝硬化及肝衰竭。②代谢缺陷位于肝脏,但首先造成肝外脏器损害,如尿素循环障碍、Crigler-Najjar 综合征、有机酸代谢病(如甲基丙二酸血症)、遗传性脂代谢异常(家族性高胆固醇血症)、过氧化物酶体病(高草酸尿症 I 型)等,常见受累脏器为心、脑、肾等。一般来说,当第一类患者出现肝硬化,第二类患者在出现靶器官受损之前时都应考虑肝移植。对于第二类代谢性疾病,辅助性部分肝移植也可获得满意疗效。肝移植治疗代谢性疾病主要有下列三方面作用:①纠正代谢缺陷;②切除受损肝脏,避免继发恶性肿瘤的可能性;③改善肝功能。

1. **α_1-抗胰蛋白酶缺乏** α_1-抗胰蛋白酶缺乏(alpha-l-antitrypsin deficiency)是一种伴有慢性肝脏病变的常染色体隐性遗传疾病,在儿童代谢性疾病中最为常见,它以血清 α_1-抗胰蛋白酶浓度下降为特征。α_1-抗胰蛋白酶的生理功能是使蛋白水解酶失活,主要作用位点在肺,可防止弹性蛋白被粒细胞产生的溶酶体弹性酶所破坏。α_1-抗胰蛋白酶缺乏患者的淤胆常出现于出生第 1 周,多数在 6 个月后自行消失,约半数患者的淤胆为完全性,可逐渐发展至肝硬化和门脉高压,并伴有肺气肿症状,部分患者可伴有肝脏恶性肿瘤。

肝移植是目前治疗 α_1-抗胰蛋白酶缺乏引起的严重肝脏损害的唯一方法。Paradis 等将严重 α_1-抗胰蛋白酶缺乏患者的肝移植指征定为:①淤胆难以消退;②淤胆反复出现;③进行性肝功能损害,凝血因子减少。肝移植最好在出现自发性肺动静脉旁路、不可逆性肺气肿及慢性肾脏病变以前施行。理论上而言,移植后可以恢复抗胰蛋白酶的生产,通过继续口服药物治疗,可有效控制肝外损害的进展。但是,有研究表明(Carey EJ 等,2013),移植后尽管肝脏功能恢复正常,部分患者肺功能依然继续恶化,因此,对于肺功能异常的患者,移植术后仍应谨慎随访。对于伴有慢性肾脏病变者,行肝肾联合移植也是可行的。

2. **氨基酸代谢病**

(1)遗传性高酪氨酸血症:遗传性高酪氨酸血症(hereditary tyrosinemia)是一种常染色体隐性遗传性疾病,全球发病率为 1/100 000~1/120 000。本病由酪氨酸分解代谢中延胡索酰乙酰乙酸水解酶(fumaryl acetoacetate hydrolyase,FAH)的缺乏引起。推测致病作用来自酪氨酸代谢中间产物在体内的堆积,尤其是琥珀酸丙酮。患者血及尿中的琥珀酸丙酮含量增高,伴有肝、肾和神经系统受累,疾病的严重程度取决于残留酶的活性。根据酶缺陷的种类不同,分为三型:酪氨酸血症 I 型(又称肝-肾型酪氨酸血症),II 型(又称眼-皮肤型酪氨酸血症),以及 III 型。酪氨酸血症 I 型分为急性型和慢性型,均以血浆酪氨酸浓度持续升高为特征。

急性型通常见于婴儿,多在出生 1 周内发病。

由于肝功能的进行性恶化或暴发性肝衰竭,患者多于 2 岁之前死亡。慢性型可独立存在,也可由急性型转变而来。多在 1 岁以后发病,逐渐出现肝功能受损、肾小管性肾病、抗维生素 D 性佝偻病和严重的生长发育障碍。40% 的患者伴有严重的急性周围神经病变,称为神经危象,但无神经轴突病变或继发性脱髓鞘病的体征。40% 患者 2 岁前可发现肝脏恶性肿瘤。患者多在 10 岁前死亡。

酪氨酸血症 I 型的治疗原则是减少酪氨酸的摄入和有毒代谢产物的堆积,治疗并发症,恢复和维持机体正常功能。既往,低苯丙氨酸、低酪氨酸饮食和肝移植治疗是唯一治疗方案。药物"尼替西农"的上市为酪氨酸血症 I 型的治疗带来了革命性的成果,使得绝大多数患者不必进行肝移植也能长期存活,但也有一部分患者疗效不佳,特别是大于 2 岁的患者。出现以下情况仍需考虑肝移植:①高度怀疑或确诊肝细胞癌的患者;②肝衰竭患者;③饮食控制及尼替西农治疗失败。肝移植术后预后良好,文献报道总体生存率达 86%,但肝移植术后琥珀酰丙酮的排泄可持续 14 年之久(Pierik LJ 等,2005),而且术后长期应用免疫抑制剂可能增加肾损害的风险,因此移植术后仍需长期监测尿琥珀酰丙酮和肾功能情况。

(2) 枫糖尿病:枫糖尿病(maple syrupurine disease,MUSD)是常染色体隐性遗传性支链氨基酸代谢病,由于支链酮酸脱氢酶复合体(branched chain keto acid dehydrogenase complex,BCKAD)缺陷导致各种支链氨基酸的酮酸衍生物氧化脱羧作用受阻,大量支链氨基酸及其相应酮酸衍生物在体内蓄积,对脑组织产生神经毒性作用,导致严重的脑发育障碍等一系列神经系统损害。

枫糖尿病一般治疗方案为去除诱发因素(如感染、发热等)、足够能量、给予不含 BCAA(亮氨酸、异亮氨酸、缬氨酸)的必需和非必需氨基酸以及纠正水电解质紊乱。对于严重枫糖尿病或治疗效果不佳的患者,可选择肝移植治疗。移植术后总体预后良好,文献显示 5 年生存率最高达 100%,在没有严格限制蛋白饮食的条件下,术后肝功能正常,支链氨基酸也在正常水平。肝移植可能阻止脑损伤的进展,但是在肝移植后也要继续进行精

神或神经系统的治疗。

3. 碳水化合物代谢病

(1) 糖原储积症:糖原储积症(glycogen storage disease,GSD)是一组主要侵犯肝脏和横纹肌的常染色体隐性遗传或性联遗传疾病,主要由糖原分解代谢中某一种酶的缺乏引起。目前按酶缺陷的种类可将 GSD 分为 12 型,本组疾病的共同特点为糖原的异常堆积。

肝型 GSD 主要有 I 型(葡萄糖 -6 磷酸酶系统缺陷,可进一步分为 Ia 型和 Ib 型)、III 型(淀粉 -1,6- 葡萄糖苷酶缺陷)、IV 型(淀粉 -1,4→1,6- 转葡萄糖苷酶缺陷)、VI 型(肝磷酸化酶缺陷)和 IX 型(肝磷酸化酶激酶缺陷)等。此类患者临床均出现不同程度的肝大,也可伴有低血糖症、高脂血症、乳酸酸中毒等改变。以往,常通过给予特殊饮食或夜间连续管饲喂养控制症状,有些类型如 IV 型甚至无特殊疗法。近年来,儿童肝移植的发展同样为肝型 GSD 的治疗带来了希望。肝移植的适应证包括饮食治疗控制不佳、肝腺瘤无法手术治疗及反复出现中性粒细胞缺乏伴感染。I 型患者移植术后预后较好,可有效纠正肝功能异常、低血糖、生长发育迟缓以及粒细胞缺乏等问题。需要注意的是,术后仍需要长期随访,警惕肿瘤发生。对于III 型、IV 型患者也有文献报道进行移植治疗,缓解肝衰竭,但这些类型患者合并有其他系统疾病,疗效受限,而且病例报道较少,尚需进一步临床研究。

(2) 遗传性果糖不耐受症:遗传性果糖不耐受症(hereditary fructose intolerance,HFI)是由于果糖二磷酸醛缩酶 B(aldolase B,fructose-bisphosphate,ALDOB)基因突变导致的严重果糖代谢障碍的常染色体隐性遗传病。

HFI 由于果糖二磷酸醛缩酶 B 缺乏,使得 1- 磷酸果糖在肝、肾、肠道中堆积,导致肝糖原分解和糖异生受到抑制,从而导致低血糖症。HFI 多在新生儿和婴幼儿期发病,发病年龄越小、症状越重。长期慢性摄入含果糖食物可引起肝大、黄疸、出血、腹水等症状,严重者出现肝衰竭。临床诊断后停止一切含果糖、蔗糖或山梨醇成分的食物和药物,纠正低血糖和水电解质紊乱,予饮食疗法、

营养支持及保护肝肾功能治疗。对出现肝衰竭的患者,可进行肝移植治疗。有报道指 *ALDOB* 基因突变所致的 HFI 患者,尽管饮食疗法改善了临床症状,但由于疾病受累,肝脏仍会进展为肝硬化,实施肝移植治疗后患者可获得满意的治疗效果 (Quintana 等,2009)。

4. 肝豆状核变性 肝豆状核变性 (Wilson disease,WD) 是一种以铜代谢紊乱为特征的疾病,由 Wilson 在 1912 年首先系统报道。它是一种常染色体隐性遗传性疾病,基因缺陷位于 13q14-q21。新生儿发病率约 1 : 30 000,男性多于女性,约半数病例有家族史。

本病的铜代谢紊乱由铜蓝蛋白合成障碍、铜转运肝脏蛋白质障碍、胆汁排铜减少和保持铜内环境稳定的调节机制障碍引起,表现为血浆铜蓝蛋白减少和肝、肺大量铜蓄积。临床表现轻重不一,年龄越小肝脏受累越明显。由于铜对肝脏的毒性作用,半数以上患者在 20 岁前发生肝病,表现为黄疸、肝大、脾大。可为急性起病,出现急性重症肝炎,也可为慢性活动性肝炎或肝硬化,重者发展至肝衰竭。肝外表现包括神经精神症状、肾病症状及溶血。

未经治疗的 WD 预后不良,因而一旦确诊本病应进行积极治疗,治疗以去铜药物治疗为主。对于出现急性肝衰竭或对内科治疗无效的失代偿肝硬化患者,可参考 King's 预测评分系统 (表 6-4),总分 ≥11 预后不良,可进行肝移植治疗。但是,对于合并严重的神经精神疾病的患者是肝移植的禁忌证。肝移植能纠正铜代谢紊乱并恢复正常的血清铜蓝蛋白水平,有系统回顾显示,肝移植术后患者的 1 年生存率达 91.9%,5 年生存率达 88.2%,特别是对于仅有肝脏病变的患者可获得较好的生

存质量。部分患者术后神经系统症状可得到改善,但是术前已经存在严重神经系统症状的患者,移植术后生存率要低于总体水平 (Garoufalia 等,2019)。

5. 尿素循环障碍 尿素循环障碍 (urea cycle disorders) 由尿素循环中酶的缺乏引起体内由氨转化为氨基的过程受限,从而形成一系列临床病理改变。尿素循环中早期的酶缺陷,如氨中酰磷酸合成酶或鸟氨酸氨甲酰转移酶缺陷,通常在婴儿期即病情严重,由于高氨血症引起呕吐和脑病而迅速致死。症状轻者,常在进食蛋白质或感染后出现呕吐或脑病。精氨酸代琥珀酸合成酶和精氨酸代琥珀酸裂解酶缺陷也可并发高氨血症,但症状较轻,表现为慢性的智力发育迟缓。

尽管对尿素循环异常患者可进行降血氨治疗及精氨酸等综合药物治疗,其预后仍然较差。除了精氨酸血症、鸟氨酸血症及 N-乙酰谷氨酸血症有确切的内科治疗效果外,其他种类疾病大多数效果较差,需要肝移植治疗。目前对于移植指征尚不统一,多数尿素循环异常的患者都可出现永久性的神经和智力损害。早期进行肝移植,尤其对于氨甲酰磷酸合成酶或鸟氨酸氨甲酰转移酶缺陷者,有利于改善本病的预后。移植术后总体预后较好,可有效控制血氨水平且不再需要饮食限制,文献报道 5 年、10 年及 15 年生存率分别为 100%、94.1% 及 94.1%。患者肝移植术后神经系统症状得到了改善,但移植术后无法逆转术前已有的不可逆性神经系统损害。

6. Crigler-Najjar 综合征 Crigler-Najjar 综合征是由于尿苷二磷酸葡糖醛酸转移酶缺乏引起的胆红素在全身累积的疾病,分为完全型 (Ⅰ型) 和不完全型 (Ⅱ型)。Ⅰ型为常染色体隐性遗传。通

表 6-4 King's 评分系统

分数	0	1	2	3	4
胆红素 /(μmol/L)	0~100	101~150	151~200	201~300	>300
国际标准化比值 (INR)	0~1.29	1.3~1.6	1.7~1.9	2.0~2.4	>2.5
天门冬氨酸氨基转移酶 /(IU/L)	0~100	101~150	151~300	301~400	>401
白细胞计数 /(×10⁹/L)	0~6.7	6.8~8.3	8.4~10.3	10.4~15.3	>15.4
白蛋白 /(g/L)	>45	34~44	25~33	21~24	<20

常在早期快速出现严重的未结合胆红素血症，并伴有核黄疸，引起神经系统损害。也有些患者早期无神经系统症状，直到青春期或成年突然恶化。如未经治疗，本病患者迅速死亡。光疗和考来烯胺治疗的效果随年龄的增长而变差，且不便于实施。因此，全肝移植或辅助性肝移植主要用于预防和中断神经系统症状损害。移植术后，非结合胆红素可恢复正常，对于无神经系统症状的患者，术后可有效控制神经损害。Ⅱ型有常染色体显性和隐性遗传两种遗传方式。高胆红素血症不严重，很少出现神经系统并发症。本型患者对苯巴比妥治疗反应较好，预后好于Ⅰ型，一般不需要肝移植治疗。

7. 有机酸代谢病

(1) 甲基丙二酸血症：甲基丙二酸血症(methylmalonic academia,MMA)是一种常染色体隐性遗传病，主要是由于甲基丙二酰辅酶A变位酶自身缺陷或辅酶钴胺素代谢缺陷，导致甲基丙二酸、3-羟基丙酸及甲基枸橼酸等代谢物异常蓄积引起的疾病，代谢物的异常蓄积引起脑、肝、肾及心脏等多脏器损伤，在美国的发病率约1：69 000。

急性期注意补液、纠正酸中毒及水电解质紊乱，给予左旋肉碱和维生素 B_{12}。长期治疗有饮食控制和药物治疗。对于饮食治疗及药物治疗效果差的患者建议肝移植，对合并严重肾功能损伤的患者也可考虑肝肾联合移植手术。移植术后其血丙酰肉碱(C3)水平明显下降，神经系统发育有所改善，延长了患者的寿命并改善了生活质量。但是，肝移植并非根治性手段，移植后仍然需要严格控制蛋白质饮食，密切监测有毒代谢物水平和肾功能。

(2) 丙酸血症：丙酸血症(propionic academia,PA)是一种常染色体隐性遗传病，由于丙酰CoA羧化酶活性缺乏，导致体内丙酸及其代谢前产物前体异常蓄积，出现神经系统和其他系统脏器损伤症状，在美国的发病率约1：240 000。

丙氨酸血症明确诊断后需尽快治疗。内科治疗包括纠正酸中毒和水电解质紊乱，限制蛋白质摄入、配方饮食以及左旋肉碱等治疗。丙氨酸血症的内科治疗可获得较为满意的效果，但对于少

数治疗效果仍不佳的患者可考虑肝移植治疗，总体与MMA相似。肝移植治疗后，患者神经系统的症状可得到改善，对于术前合并心肌病变的患者，移植术后可促使心功能和心电图恢复正常。

8. 家族性高胆固醇血症 家族性高胆固醇血症(familial hypercholesterolemia,FH)是一种常染色体显性遗传病，其主要特征是血浆总胆固醇(TC)、低密度脂蛋白胆固醇C(LDL-C)水平升高，儿童期即可出现黄色瘤、动脉粥样硬化和心脏并发症等。FH包括纯合子及杂合子两型，纯合子型罕见、发病率约百万分之一，而杂合子型发病率约1/500。纯合子型患者10岁前即可出现症状，而杂合子型多在30岁以后出现。

内科治疗包括低脂饮食、运动调节、药物治疗和血浆置换。随着近年来新型他汀类药物的使用，FH得到有效的控制，需要移植的患者较前减少。目前肝移植适用于内科治疗无效和纯合子型患者。肝移植治疗后TC和LDL可显著下降，但是心血管疾病的长期风险尚不明确，建议术后继续服用他汀类药物治疗。对于合并缺血性心肌病的患者，有报道进行心肝联合移植可得到良好效果。

9. 高草酸尿症1型 高草酸尿症1型(hyperoxaluria type 1)是一种常染色体隐性遗传病，因丙氨酸-乙醛酸盐氨基转移酶功能缺陷，草酸盐和乙醇酸盐产生过量，出现草酸钙肾结石，从而导致反复发作的肾绞痛或无痛性血尿，逐渐发展为肾功能不全和尿毒症。该病在儿童或青少年期起病，大部分患者5岁前起病，多数患者20岁前死于肾衰竭。

该病内科治疗无确切疗效。目前不建议单纯肾移植治疗，术后不能改善草酸代谢障碍而导致移植物衰竭。目前主张对于不合并肾衰竭的患者可先行肝移植治疗，降低草酸盐负荷。而对于已经合并肾衰竭的患者，则可行肝肾联合移植。目前研究认为肝肾联合移植和序贯移植均安全有效，特别是对于年轻患者或幼儿可取得满意效果。但是移植术后草酸盐负荷可能需要数年才能完全清除，因此术后仍需监测肾功能，警惕肾功能或肾移植物的恶化。需要注意的是，肝移植时需完全切除病变肝脏，不建议患者行部分肝切除和辅助

性肝移植治疗。

10. 胆汁酸合成缺陷症 胆汁酸合成缺陷症（bile acid synthesis defect，congenital，CBAS）是一组罕见的由于胆汁酸合成过程中的酶缺陷所致的遗传性疾病，多属于常染色体隐性遗传。可在婴幼儿期引起进行性的胆汁淤积性肝病；在儿童期和成人期引起肝硬化、佝偻病及生长发育迟缓等。胆汁酸合成缺陷症 1~3 型相对常见，约占儿童胆汁淤积性疾病的 1%~2%；其他类型罕见。

胆汁酸合成缺陷症 1、2 型采用口服胆汁酸替代治疗，辅以脂溶性维生素，临床效果显著、预后好；胆汁酸合成缺陷症 3 型口服胆汁酸替代治疗无明显疗效，肝移植是唯一的选择。

11. 溶酶体酸性酯酶缺乏症 溶酶体酸性酯酶缺乏症（lysosomal acid lipase deficiency）是一种常染色体隐性遗传病，由于溶酶体酸性酯酶基因（lysosomal acid lipase gene，LAPA）突变导致溶酶体酸性酯酶缺乏，溶酶体内胆固醇酯和甘油三酯水解障碍而沉积在细胞内，从而引起一系列的临床症状。

溶酶体酸性酯酶缺乏症分为 Wolman 病（Wolman disease）和胆固醇酯沉积病（cholesteryl ester storage disease，CESD）。Wolman 病无有效治疗方案，以对症支持治疗为主，疾病早期可考虑造血干细胞移植；CESD 患者的高胆固醇血症可降脂治疗（如他汀类药物）。若出现肝硬化或肝衰竭需考虑肝移植治疗，但是部分患者效果不理想。有研究（Bernstein 等，2018）显示 18 例接受了肝移植的患者中 11 例（61%）多系统疾病复发、6 例（33%）死亡；研究表明肝移植对于出现肝硬化或肝衰竭的患者是必要的，但是肝移植不能阻止疾病本身的进展或移植肝疾病复发。2015 年 FDA 批准了酶替代疗法，可抑制多系统疾病和肝脏病变，很可能改善肝移植术后患者的预后、提高肝移植的疗效。

（三）儿童肝脏肿瘤 儿童原发性肝脏肿瘤约占腹部肿瘤的 15%，其中 2/3 为恶性。恶性肿瘤包括肝母细胞瘤、肝细胞癌、未分化胚胎性肉瘤（UES）、肝绒毛膜癌和生殖细胞肿瘤等。其中，肝母细胞瘤占 70%，肝细胞癌占 27%。

肝移植作为肝脏肿瘤的一种治疗手段已有 30 余年的历史，尤其适用于不能切除的两叶多发性肿瘤、血管受侵犯、包绕肝门及主要管道、肝脏肿瘤复发的病例。肝母细胞瘤与肝细胞癌占儿童肝移植数量的 4%。

在不同的肝脏肿瘤中肝移植具有不同的疗效和预后。肝细胞肝癌患者行肝移植的预后较差，由于明显的复发倾向，其 2 年的生存率低于 20%，因而对其应用存在分歧。胆管细胞性肝癌、血管肉瘤和来自非内分泌性肿瘤的肝转移瘤肝移植效果较差，一般不适宜进行。而纤维板层样癌、上皮样血管内皮瘤、肝母细胞瘤和来自内分泌性肿瘤的肝转移瘤在接受肝移植后有望改善预后。有症状的难以切除的良性肿瘤如血管瘤或炎性假瘤肝移植较好，一般用于无其他有效治疗方法时。一些代谢性疾病具有继发肝肿瘤的倾向，若在肝移植时偶然发现合并有肝癌，则其移植效果与那些无肿瘤者无异。其中高酪氨酸血症的肝癌发生率超过 40%，即使患者的代谢水平控制得较好，也应早期进行肝移植。

1. 肝母细胞瘤 肝母细胞瘤（hepatoblastoma，HB）是小儿最常见的恶性肿瘤之一，仅次于 Wilm 瘤和神经母细胞瘤，其发生率约 1.0/1 000 000~1.5/1 000 000，男女发病率相当，多见于 6 个月 ~4 岁，中位发病年龄为 18 个月。

HB 患者常常表现为缓慢进展的腹胀或无症状的腹部包块，偶尔会因肿瘤破裂而出现急腹症表现。90% 的患者可发现甲胎蛋白升高。在肿瘤刚被发现时，大约 1/3 到 2/3 患者是不能手术切除或伴有远处转移，但经过新辅助化疗后，85% 的肿瘤变得可以切除。化疗 + 手术切除是大部分肝母细胞瘤患者的治疗方式，可以使 70% 的患者获得痊愈。根据欧洲国家主导的儿童肝脏肿瘤协作组（SIOPEL）制定的 PRETEXT 分期系统计算，肝切除术后 3~5 年的无病生存率在 PRETEXT Ⅰ 期为 100%，在 PRETEXT Ⅱ 期为 91%~95%，在 PRETEXT Ⅲ 期为 68%~71%，在 PRETEXT Ⅳ 期为 57%~61%，即使在有远处转移的病例中也达到了 25%。

肝移植是不能切除的 HB 唯一的治疗选择，目前肝移植的指征为：①肿瘤侵犯主要静脉无法切除；②PRETEXT Ⅳ；③需要拯救性肝移植的患者（切缘阳性或肝容积不足）；④患者肿瘤转移，但转移灶能够通过化疗或切除肺转移灶清除，可行肝移植；⑤低中风险 PRETEXT Ⅲ 经过化疗后再评估仍无法切除，应考虑行肝移植。HB 最常见的转移灶是肺部，约有 20%HB 合并肺转移。但这并不是肝移植的禁忌证，在行肝移植之前，只要能够通过手术或化疗的方式清除肺部病灶即可，但术后需要化疗。手术禁忌证包括：肝外病灶经过全程化疗后仍不能消失或外科手术也不能切除的患者。

由于 HB 化疗 3 个月疗程后数周内即应进行肝移植，最好的选择为亲体肝移植，可以在特定的时间进行择期手术。肝移植术后患者 1 年、5 年生存率为 87.0% 和 77.4%。

2. 肝细胞肝癌 肝细胞肝癌（hepatocellular carcinoma，HCC）在儿童中的发生率较肝母细胞瘤低，多见于较大儿童，5 岁以上的患者约占 87%。发病率 0.7/1 000 000，远低于成人的 7.5/1 000 000～20/1 000 000。HCC 可分为两种类型，一类是在原有的基础肝病上发生，如肝硬化、慢性病毒性肝炎、某些代谢性疾病等，约占 30%；另一类则无基础肝病，约占 70%。只有 55%～65% 的 HCC 患者 AFP 升高，而且其升高的程度不如 HB 明显。对具有肝脏病变的患者，监测 AFP 水平变化具有一定的临床意义，当 AFP>100ng/ml，或 AFP 水平持续升高时，应该警惕肝肿瘤的发生。

不同于肝母细胞瘤，HCC 对化疗不敏感，手术切除仍为主要治疗方式。根治性切除手术是 HCC 的首选治疗，其切除的可能性由肿瘤的解剖位置、浸润范围和残肝的肝功能储备决定，有条件者可获得长期的治愈和有效的缓解。但 80% 的患者在诊断时即由于肿瘤巨大、多发病灶、远处转移等原因而不能手术切除。目前 HCC 的化疗效果有待于进一步提高，SIOPEL 的研究结果显示，应用加强的顺铂化疗方案并没有明显改善患者的生存率。在成人 HCC 治疗中，索拉非尼已经被证实有效，虽然在儿童应用较少，但根据目前有限的资料显示，部分 HCC 患者应用后肿瘤分期可以降级。

HCC 的低切除率和低 5 年生存率使得在过去的 20 年中儿童 HCC 肝移植的病例数量逐年上升，

且相关研究表明，HCC 肝移植 5 年生存率（85.3%）高于根治性切除（53.4%），且前者复发率较后者低。目前儿童 HCC 肝移植并无统一标准。不同于成人，大部分儿童 HCC 在明确诊断时并不符合米兰标准，因为成人的米兰标准是针对 HCC 合并肝硬化患者进行肝移植手术制定的标准，而儿童 HCC 大多数不合并肝硬化，因此不能直接套用，而临床上，超米兰标准儿童肝移植也取得了较好的效果。美国移植协会和北美儿童胃肠病肝病营养学会提出的临床实践指南指出：每个 HCC 患者是否能够移植需要个性化决定。

目前许多研究表明，肝移植预后与以下几个因素相关：PRETEXT 分期、血管和淋巴结转移、远处转移等。另外有相关研究表明，有基础疾病的 HCC 肝移植预后较原发性 HCC 好。肝移植后 HCC 的复发受以下三个因素的影响：①预先存在的微转移导致肿瘤的早期复发；②免疫抑制治疗加速了肿瘤的生长；③围手术期缺乏有效的化疗方案。

3. 代谢性疾病并发肝肿瘤 先天性代谢性疾病易并发肝脏肿瘤，比如：糖原累积症、遗传性高酪胺酸血症、Wilson 病、血红蛋白沉着病、α_1- 抗胰蛋白酶缺乏等。某些代谢性疾病的自然病程本身包含了恶性肝脏肿瘤的形成，典型的代表是高酪氨酸血症。高酪氨酸血症患者的 HCC 发生率为 14%～75%，并且随年龄的增长，发生率逐渐增加。某些代谢性疾病虽然也存在一定的肿瘤发生率，但并不需要进行预防性的肝移植，而对恶性肿瘤的监测就显得非常重要，如对 α_1- 抗胰蛋白酶缺乏的患者应定期检查甲胎蛋白、B 超等。糖原储积症 Ⅰ 型可发生肝癌，但往往出现于肝脏腺瘤之后，因此，当患者出现腺瘤后，即标志着应开始对其进行严密的监测并随时准备肝移植了。

4. 原发性血管肿瘤 儿童的良性血管肿瘤中以血管内皮瘤和海绵状血管瘤最常见。肿瘤较小者临床症状不明显。较大者可造成胃肠道、胆道的压迫症状，压迫第二肝门造成 Budd-Chiari 综合征，并有瘤体破裂出血的危险。形成动静脉瘘的巨大血管肿瘤常常导致充血性心力衰竭、血小板减少以及弥散性血管内凝血，被称为 Kasabach-Merritt 综合征（K-M 综合征）。

由于肝血管在组织形态学和组织病理学的多样性，诊断上有一定的挑战性，对肝血管瘤的标准化治疗也尚未统一。一般而言，对于无症状的良性血管肿瘤可不予治疗，手术指征包括：瘤体破裂、瘤内出血、K-M综合征以及肿瘤压迫造成胃出口梗阻或Budd-Chiari综合征。如果肿瘤的位置接近肝静脉主干，肿瘤生长可能产生压迫症状时，也可预防性手术切除。手术切除的方法可以选择肿瘤剜除或部分肝切除，当病灶累及范围较广或呈多中心生长，对生命造成一定的危险，且难以进行有效的药物治疗和手术切除时，应考虑进行肝移植。

恶性血管性肿瘤在儿童中发生较少，肝脏上皮样血管瘤（HEHE）是一种血管内皮来源的肿瘤，多见于少儿及青年，常为多中心起源，因此往往不能局部切除。它生长缓慢和转移较迟的特点使其成为肝移植的适应证。即使在有肝外转移者，移植后仍有可能获得长期生存，HEHE肝移植后5年及10年生存率为81%和77%。但是HEHE肝移植术后复发率达25%。由此针对血管通路和非VEFG血管生成通路等靶点开发新药，以期能够降低复发率、改善预后是当前的方向之一。目前肝血管肉瘤（HHS）的治疗效果仍然较差，容易复发，因此不作为肝移植的指征。

三、手术方式

经过几十年的发展，儿童肝移植手术已经成为一种成熟的外科技术，基本手术技术跟成人肝移植类似，但由于儿童解剖学结构较小，手术操作需要更加精细，为达到更好的血管吻合，也需要手术显微镜等特殊的手术器械和一些特殊的外科技术。由于提前考虑到受体的生长发育，吻合口一般用非常细的可吸收线吻合，如果使用非吸收线，则用间断缝合或者半壁间断缝合。

肝移植手术方式最初为经典原位肝移植、背驮式肝移植，之后根据实际需求又逐渐演变出减体积、劈离式、活体肝移植以及辅助肝移植等多种不同的手术方式，不仅适应了不同条件下的手术需要，同时也增加了供肝的来源，使供肝短缺的问题得到了一定程度的缓解。

（一）供体手术

1. 全肝获取　全肝获取来源于脑死亡（DBD）和心脏死亡（DCD）的捐献者。儿童和成人的整肝获取步骤一样，肝脏要和肾脏等腹腔内其他需要移植的器官一并获取。剖腹后探查肝脏等脏器，腹主动脉、门静脉插管用低温保存液进行灌洗，下腔静脉插管作为灌洗液流出道，胆囊置管冲洗胆道。游离腹腔内相应的器官和组织，离断后整块获取肝脏、脾脏、胰腺、双肾、双侧输尿管和腹主动脉及下腔静脉。

外科医生通过观察后决定供肝是否适合移植，同时还要参考实验室化验结果和供体的病史、血流动力学参数、肝脏组织学结果。偶尔还要做供肝的肝功化验。

肝脏以及其他脏器按照各自的解剖结构逐一切取下来，在修肝台上充分游离各个血管以备吻合，所有的变异血管都应保留（图6-6）。

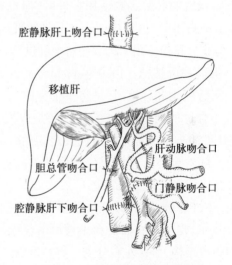

图6-6　原位肝移植解剖示意图

2. 减体积供肝获取　通过肝段解剖可以将肝脏分成肝叶或肝段，每个肝段都是一个完整的肝脏功能单位，根据移植的需要，肝脏可以被分成右半肝（Ⅴ、Ⅵ、Ⅶ、Ⅷ±Ⅰ段）、左半肝（Ⅱ、Ⅲ、Ⅳ段）、扩大的左半肝（Ⅰ、Ⅱ、Ⅲ、Ⅳ段，带肝中静脉）、左外叶（Ⅱ、Ⅲ段）、扩大的右半肝（Ⅰ、Ⅳ、Ⅴ、Ⅵ、Ⅶ、Ⅷ段）等部分，每一部分都可以单独作为肝移植的供肝，这也是减体积尸体肝移植（RLTX）、劈离式肝移植（SLTX）和活体肝移植（LRTX）的解剖学基础。

减体积尸体肝移植是首先用来解决儿童供受体体积不匹配的外科技术。最早由 Bismuth 和 Houssin（1984）以及 Broelsch（1984）率先报道，但实际上早在 1975 年 Strazl 就开始使用此技术，最初的结果并不理想，随着技术的提高和经验的积累，其效果与全肝移植不相上下。但由于减体积肝移植浪费了一部分肝组织，也没有增加供肝数量，因此，这种方式目前已经被废弃。

手术步骤：取下成人肝脏置于修肝台上，先将肝脏浸泡在低温器官保存液中，周围放置碎冰屑，修剪掉包绕在肝脏周围的组织，游离肝门结构并保留，切除肝脏组织的过程跟普通肝叶切除一样，先切开肝包膜，然后游离肝实质，将肝脏减体积至跟受体相合的大小，通常是左外叶（Ⅱ、Ⅲ段）。按照 Suprahilar 技术切肝：将包含血管和胆道的 Glisson 鞘与肝实质分离，保留肝门组织，切下来的肝组织弃掉。

减体积后的肝脏多数使用左外叶，但也有时用左半肝或右半肝，包含 Couinaud 分类的第八段。一般减体积肝移植不用于扩大的右半肝供肝。

3. 劈离式肝移植　1989 年 Pichlmary 首先报道第一例劈离式肝移植，它是将一个完整的尸肝分成大小合适的两个部分，受体一般是成人 - 儿童，1990 年，Broelsch 首先报道成人之间的劈离式肝移植。随着亲体肝移植原位劈肝技术的提高，劈离式肝移植也迅速发展起来。

（1）体外劈肝：劈离式肝移植早期，都采取体外劈肝技术，也就是在修肝台上劈肝。仔细解剖血管和胆道结构，辨认左右分支。将左肝管、左肝动脉和门静脉左支与右侧相对应的结构分离下来并保留主干。肝左、中静脉往往会合成共干，游离共干或肝左静脉与腔静脉分离。按照受体大小，肝实质主要依据门静脉裂解剖成左右两部分。对于更小的受体，常常从镰状韧带分出左外叶（Ⅱ、Ⅲ段）。尽量不要过多游离肝门以防止胆道缺血。

右半肝包括Ⅴ~Ⅷ段，所有共同结构都归属于右半肝，为防止可能出现的静脉解剖异常造成回流障碍，最初肝后下腔静脉也保留给右半肝。最近有人更偏爱将肝后下腔静脉留给左半肝，能更好地保证流出道完整，而且如果肝左叶偏小也可

以保留Ⅰ段。另一种变化是将肝后下腔静脉纵行切开做成袖片，从而更方便跟受体腔静脉做侧 - 侧吻合。

早期的劈离式肝移植效果不如减体积肝移植和全肝移植。原因包括：由于在修肝台上花费过长的时间劈肝，从而造成缺血时间也相对延长；部分Ⅳ段坏死；肝动脉血栓形成；胆道并发症。随着技术提高也减少了这些并发症，包括剪短胆道以保证良好的血供，下腔静脉成形代替过去的供受体之间的左肝静脉直接端 - 端吻合。

随着器官移植技术的发展，劈离式肝移植的效果已经和其他类型肝移植相近。美国国家器官获取和移植网络 / 移植受者科学登记中心显示，2010—2015 年，劈离式肝移植和全肝移植 1 年生存率均为 95%，两者的长期存活率无统计学差异。欧洲肝脏移植数据中心显示，2006—2014 年间，左外叶的劈离式肝移植并发症的发生率已经与全肝肝移植相近，受体 5 年存活率为 82.9%，结局良好，因此在目前移植器官短缺的现状下，左外叶的劈离式肝移植可以作为儿童肝移植的选择方式。

为了达到更好的儿童劈离式肝移植的效果，一般对供肝和受体有如下要求：供体年龄小于 50 岁，没有额外的危险因素；受体如果体重小于 6kg，或者急诊肝移植，冷缺血时间建议小于 6h；移植物 / 受体体重比（GR/WR）合适。

（2）原位劈肝：体外劈肝最主要的缺点是由于台下劈肝时间延长而造成冷缺血时间延长，从而可能引起移植肝失功。最早报道原位劈离式肝移植是 Rogiers（1995），是将活体肝移植劈肝技术应用到脑死亡而有心搏的供体上，发生胆道或血管并发症的概率较体外劈离明显减少。

儿童肝移植最常用的是左外叶，下面以左外叶获取进行描述。解剖出肝十二指肠韧带后，游离肝左动脉，解剖门静脉主干直至左右分支，横断通往Ⅰ、Ⅳ段的门静脉属支，于 Glisson 鞘外游离肝左静脉。紧靠镰状韧带右侧解剖肝实质，离断左肝管，最后钳夹肝动脉、门静脉分支和肝左静脉并横断。肝左外叶立即放入修肝台用低温器官保存液灌注。取下左外叶（Ⅱ、Ⅲ段）后，避免损伤肝右

叶及其血供,并保证血流动力学稳定。接下来的步骤与标准取肝一致,移植肝右叶也与全肝移植类似。由于整个手术过程都在供体有心搏的情况下进行,Ⅳ段灌注和肝断面止血在取肝过程中都会非常彻底,可以减少术后并发症的发生。

并不是所有的尸体供肝都能做原位劈肝,前提条件包括:血流动力学稳定、短期 ICU 停留(小于 5d)、良好的渗透压和水电解质平衡、通气良好、年龄小于 45 岁。临床实践中,所有边缘供体都要排除,包括脂肪肝或解剖异常。

与体外劈肝相比,原位劈肝的缺点是过长的劈肝过程(平均 1.5~2h),事实上手术本身要求更高的外科技术,这跟活体肝移植类似(图 6-7、图 6-8)。

4. 活体肝移植 1988 年巴西的 Raia 首先报道两例活体肝移植,但两个受体在移植后均因医学方面原因死亡。第一例成功的活体肝移植是由澳大利亚的 Strong(1990)完成,受者接受其母亲的

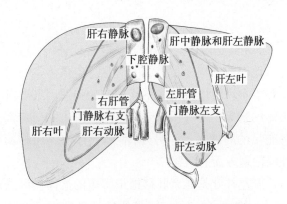

图 6-7 劈离式供体解剖图(含肝中静脉)

左半肝。芝加哥大学的 Broelsch(1991)进一步完善了手术技巧,在成功完成 20 例活体肝移植手术的基础上,证明了儿童活体肝移植的应用可行性,并制订了相关的临床规范和标准。

与劈离式肝移植相比,活体肝移植具有以下优点:由于减少创伤和缺血时间,从而能降低供肝原发性无功或恢复不良;能选择性地安排手术时

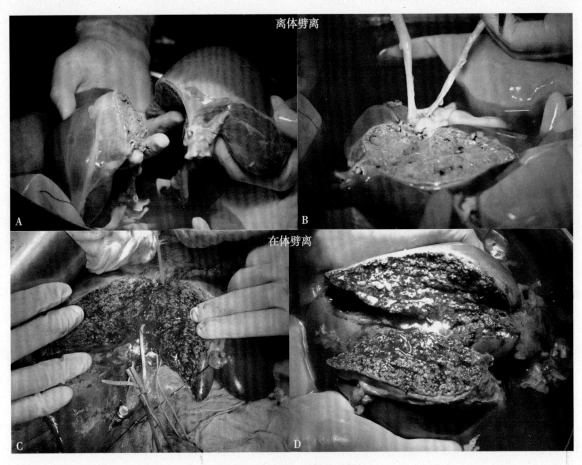

图 6-8 劈离式供体手术图片

A. 离体劈离手术图片(正面照);B. 离体劈离手术图片(侧面照);C. 在体劈离(离断前);D. 在体劈离(离断后)

间；减少受体在等待合适供体期间的并发症和死亡率。尤其是供体能亲自参与拯救自己孩子生命，这对他们的心理也是极大的满足。但供体本身存在的手术风险以及某些不能消除的强迫因素要求供体的选择上必须要严格和慎重，并让供受者都有充足的时间考虑。另外，活体肝移植还面临额外的伦理方面的问题。

肝左外叶是儿童肝移植最常用的活体供肝选择，肝体积适合，而且Ⅱ、Ⅲ段的解剖和血管结构很少出现变异，非常方便手术操作。沿镰状韧带切取左外叶具有切线范围小、出血少以及创面胆瘘发生率低等优点。而且由于切取过程中肝脏血流动力学稳定，基本上不需要输血，手术技术方面跟普通劈离式肝移植基本一样。对于体重较小需要更小供体的患者，还可以应用单段活体肝移植，可以对肝左外侧叶减体积，应用单独Ⅱ段或者Ⅲ段供肝，以满足患者移植肝重量与受体的体重比（GW/RW）的要求。而活体左右半肝移植多用在个头较大的受体（图 6-9）。

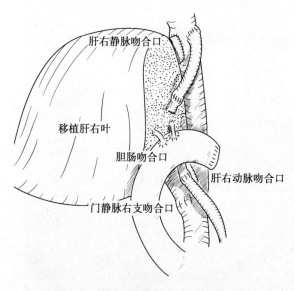

图 6-9 活体移植解剖图（肝右叶移植）

至于供受体之间肝脏大小的匹配，日本京都大学在实验和临床研究的基础上提出了最低移植肝重量的标准。他们发现移植肝重量与受体的体重比（GW/RW）<0.8% 的患者术后 5 年的生存率为 59.7%，GW/RW 在 0.8%~1.0% 时的生存率为 79.5%，GW/RW 在 1.0%~3.0% 时的生存率为 91.8%，但是当 GW/RW>5.0% 时生存率又降为 62.5%。他们提出了标准移植肝的最低重量是 GW/RW 值大于或等于 0.8%，这个重量相当于受体标准肝重量的 50%。天津市第一中心医院的研究表明 GW/RW 在 1.5%~4.0% 患者，其术后 1 年和 2 年累积存活率分别为 95.8% 和 95.8%，而 GW/RW<1.5% 或 >4.0% 的患者，其术后 1 年和 2 年的累积存活率分别为 86.3% 和 78.8%。他们提出了标准移植肝的 GW/RW 值应在 1.5%~4.0%。尽管研究发现移植肝在术后 7 天内开始增生，但是术后早期是受体对肝脏功能需要的高峰，肝功能不足会给患者造成致命的危险。

来自日本的研究显示，亲体肝移植术后 1 年、5 年、10 年、15 年和 20 年患者生存率分别为 91.6%、91.5%、87.1%、85.4% 和 84.2%。而来自中国台湾长庚纪念医院陈肇隆教授的一组 100 例活体肝移植资料显示，1 年、5 年、10 年总体生存率为 98%、98% 和 90%。在一些大的儿童肝移植中心，活体肝脏移植和劈离式肝移植技术联合应用几乎能全部消除儿童在等待肝移植期间的死亡率。

（二）受体手术

1. 受体肝切除 腹部切口：在婴幼儿取双肋下切口，而大龄儿童则采用传统的"奔驰"切口。许多儿童在肝移植术前有过其他腹部手术史，处理起来相对困难一些。仔细止血，静脉两端都必须结扎。如果以前有过葛西手术史，空肠袢要小心游离和保护，以方便后面的胆道引流。在骨骼化肝十二指肠韧带后，继续游离左右三角韧带和肝后下腔静脉。根据经典原位移植还是背驮式移植的术式要求，决定是否保留肝后下腔静脉。供、受体腔静脉口径之间的差异明显时，常需采用背驮式吻合。

由于儿童能很好地耐受短期的无肝期，因此目前很少使用体外静脉 - 静脉转流。在一些特殊病例中如门静脉严重淤血，临时的门 - 体分流能降低门静脉内的压力。

2. 肝移植步骤 经典原位肝移植：把整个供肝置入手术区内，并用碎冰保持低温状态，准备好血管袖以备吻合。特殊情况下需要准备自体或异体血管以便血管吻合时获得足够的长度。经门静脉灌注低温的蛋白水或者4℃冻血浆,以冲洗掉存在肝内的高钾保存液,防止门静脉开放后引起心搏骤停。首先吻合肝上下腔静脉(5-0或4-0 PDS线),缝合必须保证闭合严密以防开放时出血。吻合完肝下腔静脉后(6-0或5-0 PDS线),进行门静脉吻合(6-0或者7-0的可吸收 PDS 线或者不可吸收的 Prolene 线)(见图6-2)。

背驮式肝移植:首先,经典的背驮式肝移植根据供体肝上下腔静脉或者肝静脉的吻合口大小,修剪受体的第二肝门,可以将肝左、中、右静脉剪开,修整为一个大的吻合口;或者结扎受体的肝右静脉(肝左静脉),肝左、中静脉(肝右、中静脉)共干保留,整形为一个合适大小的吻合口,然后供、受体血管吻合,完成流出道建立。改良背驮式肝移植的方法是,将受体腔静脉保留,而肝静脉全部结扎,部分阻断受体下腔静脉后在其上开一侧孔,将供肝静脉近端与受体下腔静脉做端-侧吻合,供肝下腔静脉远端缝扎封闭。应注意尽量扩大供受体吻合

口的口径以防止流出道梗阻。其他的门静脉、肝动脉、胆道的吻合同原位肝移植术。如果受体门静脉很细,供体门静脉又足够长,可以把吻合口建立在脾静脉和肠系膜上静脉汇合处。动脉吻合采用可吸收的血管线(7-0或8-0 PDS线)间断缝合,动脉重建一般在开放后进行。吻合方法可以采用端-端吻合或做成 Carrel 袖片直接与腹主动脉壁吻合。采用外科显微技术缝合则效果更理想。门静脉和肝动脉吻合是否满意以及大小相匹配的肝脏是确保移植肝脏良好血流的前提。吻合完毕后,最后一步就是胆道吻合,按照受体胆道大小和以前是否经历过手术(如葛西手术)而决定患者是否采用胆肠吻合和胆总管-胆总管直接吻合(图6-10)。

3. 术中注意事项 受体原肝切除时,大多采用保留下腔静脉的背驮式肝移植。术中避免横贯钳夹下腔静脉;单独关闭肝右静脉残端;在分离肝中和肝左静脉前,部分钳夹下腔静脉侧壁、保证其血流通畅;因此不需用静脉转流。用无损伤钳处

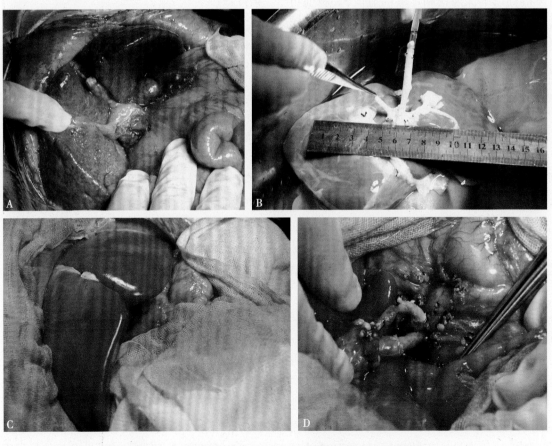

图 6-10 背驮式肝移植手术图片(胆道闭锁患者全肝移植)
A. 受体病肝切除;B. 供肝修剪;C. 供肝门静脉开放后;D. 肝动脉吻合后

理受体肝动脉,以避免任何微小的损伤、减少术后血栓形成;采用氩气电凝器控制移植肝切面的渗出,也可用双层的纤维蛋白胶覆盖肝创面。血细胞回收器和快速输液泵以备急需。

(1) 受体显微外科血管吻合技巧:①用 5-0 的 Prolene 线将供肝肝左静脉与受体肝静脉连续缝合,若血管口径不匹配可在下腔静脉做切口后再吻合。②用 6-0 的 Prolene 线端 - 端吻合门静脉(后壁连续、前壁间断缝合)。若受体的门静脉发育不良,通过一间置的髂静脉移植物,将移植肝门静脉与受体的肠系膜上静脉和脾静脉会合处作吻合。③肝动脉重建可采用移植肝的腹腔干动脉或肝总动脉(适于尸体供肝),与受体的腹腔干动脉、肝总动脉或肝下腹主动脉作吻合;或间置的供体动脉移植物与腹主动脉吻合;或直接将供肝的肝左动脉与受体的肝动脉在手术显微镜(7~10 倍)下、采用 9-0 的 Prolene 线间断缝合 13~14 针完成吻合(适于活体供肝)。每个血管吻合完毕后均用多普勒超声检查以确保通畅和足够的血流,关腹前再次检查。④胆道重建多采用 Roux-en-Y 肠襻,用 5-0 的 PDS(polydioxanone)或聚丙烯(polypropylene)线间断吻合,可放置短的 3F 聚乙烯管作内支架,或供肝胆管开口与受体肝管行端 - 端间断缝合、跨吻合口置外支架管,后期若狭窄可做 Roux-en-Y 吻合术。

(2) 单段活体肝移植:原位将供体左外侧叶减体积成单段移植肝,术中超声确定 Ⅱ 和 Ⅲ 段的切除面。在 Ⅲ 段移植时,保留 Ⅲ 段的肝静脉全长,术中应用探针辅助确定 Ⅱ 和 Ⅲ 段的肝静脉走行而进行减体积。在 Ⅲ 段移植时,在结扎该段的动脉及胆管后,将无菌亚甲蓝注入 Ⅲ 段门静脉,从而清楚显示这两段的分界线。移植肝和受体之间的门静脉、肝静脉的距离不匹配,可能引起重建的门静脉扭曲、肝静脉流出道梗阻而发生移植肝无功能。采用在十二指肠前重建门静脉,可减少此种血管并发症。

4. 多米诺肝移植 在一些少见的遗传代谢性肝脏疾病的患者,本身肝脏没有结构性的损伤,而是因为严重的代谢性疾病的进展,导致肝外的系统性疾病,需要行肝移植治疗。其肝脏本身功能良好,被切除下的肝脏作为供肝,移植给另一受者的手术。这个过程类似多米诺骨牌,因此被称为多米诺肝移植(domino 1iver transplantation,DLT)。1995 年 10 月葡萄牙报道了第 1 例成功的 DLT,目前国内外有多个移植中心开展此类手术。

于 1999 年成立于瑞典的多米诺肝脏移植注册中心,截止 2017 年 12 月 31 日,一共有 1 254 例多米诺供肝应用于 1 234 个受体移植中。多米诺肝移植的受体面临以后再次发生代谢性疾病的风险,术后代谢性疾病的复发可能需要 5 到 10 年不等。目前缺乏大量长期随访的证据,因此多米诺肝移植需要严格评估供体及受体的情况。

多米诺肝移植供者通常需满足以下条件:

(1) 存在肝外疾病;

(2) 肝脏形态及功能良好;

(3) 所罹患的先天性遗传缺陷具有相当长的发病潜伏期。

多米诺肝移植受体需要满足以下至少一个条件:

(1) 受体存在正常的全身性的酶活性,可以弥补由抑制物所带来的基因缺陷;

(2) 获得性代谢性疾病的发生要长于或者等同于受体的预期寿命;

(3) 在某些特殊情况下,仅作为暂时性的治疗,以等待一个健康的移植物。

随着手术技术的进展,多米诺肝移植的方法被用来扩大儿童供肝的来源。由于多米诺肝移植面临以后代谢性疾病复发,需要再次肝移植的风险,因此多米诺肝移植在儿童肝移植的应用受到比较大的限制。枫糖尿病(maplesyrup urine disease,MSUD)是目前儿童多米诺肝移植研究比较多的代谢性疾病。接受 MSUD 患者肝脏的受者因为肝外正常的酶活性,移植术后无支链氨基酸代谢障碍,可以获得良好的移植效果。法国单中心 2016—2018 年 12 个儿童 MSUD 多米诺肝移植,术后正常生活,中位随访时间 23 个月,无一例出现代谢性疾病复发。因此 MSUD 是比较理想的 DLT 供肝。

5. 辅助性肝移植 辅助性肝移植是保留受者部分或者全部肝脏,将供者的部分或者全部肝脏植入受者体内的一种肝移植方法。Hagihara 等于1964 年报道了世界首例人类异位辅助性肝移植。随着对肝脏解剖、生理功能、急性肝衰竭、肝脏代谢性疾病认识的加深,移植技术逐渐成熟,辅助性肝移植适应证逐渐扩大,疗效不断提高。辅助性肝移植的适应证主要为急性肝衰竭、代谢性肝脏疾病、小体积移植物的应用、高致敏肾移植等。目前儿童辅助性肝移植主要是应用在代谢性疾病。

(1) 儿童部分原位辅助性肝移植:对尿素循环障碍、Crigler-Najjar 综合征(1 型)、丙酸血症、肝豆状核变性等代谢性疾病,如果辅助以部分正常的肝脏,可以提供正常的酶及活性,弥补其本身的代谢缺陷。由于受体本身的肝脏功能正常,只需要部分供肝即可以维持正常的肝脏功能,可以减少供肝的需求。一般成人供体提供左外叶即可以满足受体酶的代谢需求,而不需要要求严格的 GR/WR。

(2) 多米诺儿童辅助性肝移植:一些代谢性肝脏疾病存在的酶或受体缺陷仅仅需要部分肝脏就可以解决问题,但由于正常供肝来源的缺乏,无法获取正常肝脏的左外叶,可以考虑多米诺辅助性肝移植。在肝移植时可以不切除病肝或者只切除部分病肝,接受另外一个不同代谢性疾病的多米诺肝脏移植(多数为部分肝脏),进行辅助肝移植。利用 2 种不同代谢性疾病之间缺乏的酶并不一样,多米诺供肝与原肝脏可以互相补充酶的缺失,发挥相应的代谢功能,避免代谢性疾病的发生。一般多米诺受者切除右半肝,保留左半肝,接受来自多米诺供体的右半肝。

(3) 双多米诺供肝交叉辅助式肝移植:如果多米诺供肝为 2 种不同的代谢性疾病,也可以利用 2 种不同代谢性疾病的之间缺乏的酶并不一样,分别提供左半肝、右半肝做肝脏移植。移植后受体内来源于不同代谢性疾病的肝脏可以相互补充各自酶的缺失,避免代谢性疾病的发生。

辅助性肝移植目前存在的主要问题是受体肝和移植肝之间的功能竞争,会引起移植物的萎缩及原发的代谢性疾病复发可能。

遗传代谢性肝脏疾病的患者较少,需要建立全国的肝脏代谢性疾病库,统一分配,才可能扩大多米诺肝移植的器官移植库,满足临床的肝移植需求。同时需要建立长期随访的数据库,监控有无代谢性疾病复发。

6. 再移植 儿童肝脏再移植(retransplantation)最常见的指征依次是排斥反应、肝动脉栓塞、疾病复发、原发性移植物无功能(primary graft nonfunction)、门静脉血栓。再移植率约为 9%~29%。

再移植后受体生存率较首次肝移植明显下降,但随着技术的进展,最近 20 年美国儿童再移植存活率较前有了明显提高,其最近 5 年儿童再移植生存率仍有 87%,和初次移植存活率无统计学的差异。

一些术前指标可以帮助预测再移植术后的存活率,出现下列情况的患者接受再移植术后预后差:①受体在接受再移植前需要机械通气;②供肝的冷缺血时间 >12h;③术前血清肌酐水平及血清总胆红素水平升高等。

7. 术后并发症

(1) 移植物无功能:大约 5%~10% 的患者会出现移植物无功能,常表现为肝移植术后数小时或数日内(一般不超过 2 周)严重的肝功能异常,多与供肝质量差、缺血再灌注损伤、冷缺血时间过长等因素有关,是肝移植术后最严重的并发症。再次肝移植是唯一的治疗选择。

(2) 肝动脉并发症:肝动脉血栓是儿童肝移植最常见的血管并发症,发生率 4%~8%(Rohit Kohli 等,2017),可能与受体年龄、吻合技术、门静脉过度灌注、排斥反应、受体低血压以及高凝状态有关,常引起缺血性胆道并发症,后者是术后移植物失功的主要原因。肝多普勒超声是肝动脉血栓的首选监测手段,若出现肝动脉血流异常,需立即行数字减影血管造影或急诊手术予以明确。对于术后 7 天内出现的动脉血栓,可尝试急诊手术取栓与吻合口切除再吻合。小儿对肝移植术后动脉栓塞的耐受性较成人强,早期出现的动脉栓塞也可以密切观察。7 天后的血栓若无合并显著的肝功能损伤可考虑行放射介入下溶栓和球囊扩张治疗。术后 30 天后出现的血栓可能无明显症状,若建立了良好的侧支循环,患者肝功能正常且一般情况稳定,可暂不予处理。对于血栓合并严重肝功能损伤的患者,再次肝移植是有效的治疗办法,但手术风险比首次移植要明显增加。

(3)门静脉并发症:主要包括门静脉血栓和门静脉狭窄,发生率约 5%~10%（Alex G. Cuenca 等 2017），特别是胆道闭锁患者中更容易发生,是肝移植术后的严重并发症,术后早期的门静脉血栓形成可导致急性肝衰竭,需急诊手术探查和拆除原吻合口重新吻合。后期的门静脉栓塞和狭窄因侧支循环的建立通常以门脉高压症状为主要表现,可考虑通过放射介入下行球囊扩张或放置支架治疗。

(4)流出道梗阻:急性流出道梗阻是移植术后严重的并发症,可导致巴德-吉（基）亚利综合征样表现和移植物内大面积血栓形成。术后早期的流出道梗阻常与流出道狭窄、扭曲成角有关,可急诊手术重建镰状韧带和圆韧带固定移植物。对于术后发现的肝静脉吻合口狭窄,可通过介入治疗扩张或置入金属支架支撑。

(5)胆道并发症:在不同类型移植中的发生率约 10%~30%。胆道吻合口瘘与肝切面胆瘘一般发生于术后早期,在部分肝移植中的发生率高于全肝移植。大多数胆瘘可通过腹腔引流或经内镜逆行胰胆管造影（endoscopic retrograde cholangio pancretography,ERCP）放置鼻胆管引流等方法治愈。对于大量胆瘘和保守治疗无效者需接受手术治疗,重建胆道吻合口或胆肠吻合口。术后早期的胆道梗阻,可能与肝动脉灌注不足和吻合口技术有关,可通过手术重建吻合口修复。晚期的胆道梗阻可先行经皮肝穿刺胆道引流和支架支撑,后续球囊扩张治疗,治疗失败者需再次移植治疗。

(6)感染:是最常见的并发症,可源自各种停留的管道,例如气管插管、中心静脉导管、动脉测压管、导尿管、腹腔引流管等,也与移植术前受体自身情况相关。移植术后常规使用抗革兰氏阳性菌和革兰氏阴性菌的广谱抗生素预防术后感染,但同时亦增加了多重耐药菌感染的风险。术后早期感染以革兰氏阴性菌最为常见,建议积极进行细菌学调查。即使是全身各个部位都有同一种细菌,也不一定可以诊断是感染,尤其是当皮肤的细菌和体腔的细菌一致时,可能是定植菌,不一定必

须使用抗生素治疗。但是在血液中发现有病原菌,就必须认真地对待,积极抗感染治疗。真菌感染也是术后感染的常见原因,特别是多次手术、再次移植以及自身免疫低下的患者中需要高度重视。

病毒感染也是术后常见情况,常见的是巨细胞病毒（cytomegalovirus,CMV）和 EB 病毒（epstein-barr virus,EBV）。虽然这些病毒感染后可能没有特异表现,但是建议移植术后常规监测。接受抗 CMV 阳性供肝而自身抗 CMV 为阴性的患者是术后 CMV 感染的高危人群;使用过高剂量的免疫抑制剂也会明显增加 CMV 感染风险。移植后预防性使用更昔洛韦与缬更昔洛韦抗病毒治疗可显著减低 CMV 感染率。而 EBV 感染可能是原发的,也可继发于其他感染。其症状多种多样,可表现为烦躁不安,也可表现为肝炎样症状,尤其是可导致移植后淋巴增殖性疾病（posttransplant lymphoproliferative disorder,PTLD）,主要治疗手段为降低免疫抑制剂用量、应用美罗华和静脉注射免疫球蛋白。

(7)排斥反应:急性排斥反应是最常见的排斥反应类型,约 60% 的患者发生过急性排斥反应（Tamir Miloh 等 2017）。大多发生在移植后 3 个月内,术后 7~14d 最为多见。术后血清转氨酶、总胆红素、碱性磷酸酶和/或 γ-谷氨酰转移酶升高伴免疫抑制剂浓度偏低常提示急性排斥反应,必要时需行肝穿刺活检予以明确。轻度急性排斥反应可增加钙调神经磷酸酶抑制剂（calcineurin inhibitor,CNI）剂量或加用麦考酚酸类药物;如加药后效果仍不理想,可考虑更换 CNI 种类。若转氨酶升高持续 1 周以上或出现明显肝功能异常,可行糖皮质激素冲击治疗。

慢性排斥反应是影响移植物长期生存的重要因素之一,发生率高达 10%,表现为缓慢进展的肝脏损伤与微胆管萎缩。急性排斥反应经历、淋巴细胞增殖疾病、CMV 感染和 EB 病毒感染均为其危险因素。其治疗与急性排斥反应相似,部分反复治疗无效者需接受再次肝移植。

移植物抗宿主病（graft-versus-host disease,GVHD）,肝移植术后 GVHD 较罕见,但致死率很高,临床表现为不明原因发热、腹泻、皮疹、白细胞

减少等。结合特征性的临床表现、皮肤组织病理学表现、嵌合体检测等有助于诊断的确立。肝移植术后 GVHD 尚无理想的治疗方法,已报道的治疗手段包括糖皮质激素、减少免疫抑制剂用量、抗淋巴细胞免疫球蛋白、白介素 -2 受体拮抗剂等。

四、预后及展望

肝移植作为治疗终末期肝病的手段,使无数患者的生命得到延续和重生。目前,肝移植技术已经进入成熟阶段,儿童肝移植整体长期存活率已经显著提高。根据美国 OPTN 和 UNOS 统计资料,1987 年 10 月至 1995 年 12 月,统计 5、10、15、20 和 25 年的患者及移植物的存活率分别为 95.5%、93.7%、89.1%、80.8%、73.1% 和 92.5%、86.7%、77.6%、68.7%、62.2%。根据日本肝移植协会(Japanese Liver Transplantation Society,JLTS)的资料,从 1989 年 11 月到 2010 年 12 月,共 2 224 例小儿亲体肝移植(其中胆道闭锁 76.2%,代谢病 8.7%),术后 1、5、10、20 年患者生存率分别为 88.3%、85.4%、82.8% 和 79.6%。近 20 年来,免疫抑制剂的研发、器官保存方法的改进、对肝移植生理病理研究的深入以及移植术后的重症监护、抗感染治疗的进展,极大地促进了儿童肝移植的发展,远期生存率在持续提高。

肝移植术后的生存率提高,使人们关注的焦点从手术后并发症,更多地转向长期服用免疫抑制剂和慢性排斥反应带来的不良影响。长期应用免疫抑制剂可以带来一些潜在并发症,如高血压、高血脂、糖尿病、肾功能不全、肥胖以及代谢综合征等,如何消除和减轻这些并发症,提高患者的远期生活质量是人们关注和研究的焦点。

1. 移植物的状态 Martinlli 报道一组术后 20 年患者中,AST、ALT、GGT 升高分别占 17%、29% 和 37%,至少 1 项升高的占 43%(35/82),这些指标提示有慢性排斥或胆道问题引起的进行性肝损害,这些患者中,20% 肝活检结果提示已经出现肝硬化表现,这些都预示患者进入成年期后再次移植的可能性增加。活体肝移植可以使移植肝的缺血时间减少,移植物的质量更有保障,可以显著降低移植后 10 年内的再次移植率,也就是说减少了最终再次肝移植的发生,但研究也发现,25% 的活体移植患者存在胆道问题,对预后仍有不良影响。

2. 慢性肾病 多种因素可以造成术后肾功能损害,包括患者原发疾病的危害(如 Alagille 综合征),术前存在的肝肾综合征,术后应用肾毒性药物如钙调神经磷酸酶抑制剂(CNI)等。Martinlli 报道,术后 20 年患者中 35% 出现肾小球滤过率降低,其中大部分为 2 级,10% 为 3~5 级,4% 为终末期肾衰竭并需要透析治疗。由于肾小球滤过率是通过血肌酐计算出来的,这种计算方法本身可能会过高估计肾功能,说明有可能更多的患者已经出现肾功能损害但并未被临床发现。这些患者的肾功能是否到成人期会进一步恶化目前还不得而知。

3. 术后代谢综合征(posttransplant metabolic syndrome,PTMS) 肝移植术后的长期药物治疗可以引起一系列代谢紊乱。符合下列 5 项指标中的 3 项即可诊断 PTMS:①BMI>30;②甘油三酯升高(≥150mg/dl);③高密度脂蛋白降低(男性 <40mg/dl,女性 <50mg/dl);④血压升高(收缩压≥130mmHg 和 / 或舒张压≥85mmHg,或者已经开始使用降压药);⑤空腹血糖升高(≥100mg/dl 或者已经开始服药治疗)。一组资料显示,肝移植术后 6 年的随访提示,40% 患者超重或肥胖,17% 达到了 PTMS 的诊断标准,而 13% 出现高血压。长期服用激素、免疫抑制剂(CNI 及西罗莫司)以及慢性肾功能不全和术后代谢综合征密切相关。令人担忧的是,PTMS 可以进展为新发糖尿病和一些心血管疾病。在目前的免疫抑制方案中,激素的应用一般限制在 6~12 个月,以减少其造成的不良危害。

4. 生长发育 移植术后会出现追赶式生长,但值得注意的是,与同龄正常孩子相比,肝移植术后患者平均身高仍然偏低,大约 1/3 的患者在术后 20 年身高不能达到预期的高度。肾功能不全是影响身高的最主要因素,而激素的应用也可能影响身高,有人认为尽早停用激素可能对身高的生长有积极的作用。

5. 术后恶性肿瘤发生 移植后新生癌或二次癌的发生率比普通人群高数倍,是使用免疫抑制剂的长期并发症。最常见的类型为 PTLD,多由于 EBV 感染引起的 B 细胞多克隆增殖所致。PTLD 在移植术后 1 年内较常见，且多见于 5 岁以内患者，其在儿童肝移植术后的发病率约为 5.5%~10%，死亡率达 12%~60%。主要治疗手段为降低免疫抑制剂用量、静脉注射免疫球蛋白和抗 CD20 单克隆抗体。皮肤肿瘤是第二常见的肿瘤类型，包括鳞状细胞癌、基底细胞癌、黑色素瘤、肛门癌以及卡波西肉瘤，大多与日晒有关，减少阳光暴露、涂防护霜和更换他克莫司为西罗莫司是有效的预防办法。多数患者需要手术治疗，预后良好。

展望未来，一些新技术和理念的出现将给肝移植带来新的革命性变化。

1. 免疫耐受　移植受者术后长期服用免疫抑制剂会带来的副作用随着肝移植术后患者的生存期延长而越来越多地显现出来，患者在术后能达到免疫耐受状态将使生活质量得到极大的提升。免疫耐受指移植术后不需使用免疫抑制剂就能维持正常肝脏功能和避免破坏性的免疫反应，是移植医生和患者都关注的热点问题。相比成人患者，肝移植患者可产生较高的撤药后自发性免疫耐受率。目前，一些新的移植后免疫耐受诱导方案正在如火如荼地研究中，这些方案包括供体造血干细胞输注、抑制性免疫细胞（如调节性 T 细胞、调节性 B 细胞、耐受性树突状细胞等）输注、新型单克隆抗体应用等，但这些研究目前还仅局限于临床试验，有待进一步临床证据验证。

2. 人工肝脏　目前人们设想借助组织工程技术再造出"人工肝脏"用于移植，并开始付诸实施，这样既可以解决肝移植的免疫耐受，又可以解决供肝短缺这两大难题。肝组织工程主要有两种构建策略：自上而下和自下而上。自上而下策略通过对全肝去细胞化，保留肝脏原有的管道结构及细胞外基质，而后通过细胞再接种实现全肝构建。自下而上策略通过多种方式，如微流控芯片、生物三维打印、类器官等技术，旨在构建具有微观结构及功能的微肝脏。前者对于微观结构的保留是目前面临的最大障碍，后者目前构建具有血管化的三维肝脏组织以供移植成为可能，但难以规模化。另外，目前的肝脏组织工程尚不能再造肝脏胆道和神经体系等。因此，人工肝脏距离临床应用还有相当大的距离。

3. 动物肝脏的应用　鉴于猪器官在大小与功能上与人类较为接近，加上其生长发育、繁殖周期短、易于基因改造的特点，可作为较理想的器官来源。猪到人的跨物种器官移植（异种移植，xenotransplantation）面临的挑战主要有两大方面：①猪基因组内携带的病毒序列可能导致移植受者感染猪内源性反转录病毒（porcine endogenous retroviruses，PERVs）；②猪异种抗原可产生比人同种抗原更为强烈的排斥反应。近年来，随着以 CRISPR 技术为代表的基因编辑技术的迅猛发展，生物学家采用该技术结合体细胞核移植已成功繁殖出了 PERV 序列失活的小猪，这一技术进步为猪作为器官供体初步扫除了障碍。此外，随着对异种移植排斥反应机制的更进一步认识，人们可应用基因编辑技术改造参与猪到人异种移植排斥反应的基因，从而繁殖出相应的基因敲除 / 转基因猪，还可以插入能调控排斥反应和凝血功能的基因，以期减轻乃至消除异种移植排斥反应。相信在不久的将来，转基因猪可作为供体来源在临床器官移植中得到广泛应用。

（温哲　梁鉴坤）

第三节　肾移植

一、概述

终末期肾脏疾病（end-stage renal disease，ESRD）是各种原因所致慢性肾衰竭的最终阶段，据美国肾脏病数据系统（USRDS）统计，截至 2016 年儿童及青少年 ESRD 患病率为 13.8/100 万人，约占所有 ESRD 患者的 1.3%。当前，肾移植手术是 ESRD 最有效的治疗手段，相较于长期血液或腹膜透析治疗者，其优势体现在可为受者提供更长的预期寿命及更好的生存质量，近年数据显示接受肾移植治疗的儿童 ESRD 者术后 5 年生存率达到 95% 以上，血液透析和腹膜透析患者 5 年生存率分别为 76% 和 81%，患者通过肾移植获得理想的生长发育条件，避免了长期透析治疗造成的营养不良和生长发育迟缓，肾移植因而已成为儿童

ESRD 的首选治疗方案。

1962 年美国科罗拉多大学实施首例儿童肾移植，一名 12 岁男性患者接受母亲供肾并获得成功，包括其在内的同期 16 例儿童肾移植受者经 20 个月以上随访，其中 3/4 受者及移植肾功能良好。近年来，随着手术技术的进步以及新型免疫抑制药物的应用，儿童肾移植的成功率较早年有了显著提升，加之"儿童优先"的器官分配原则在绝大多数发达国家的确立，保证了多数 ESRD 患者得到了有效的救治，数据显示美国 72% 的 ESRD 患者在开始肾脏替代治疗 5 年内接受了肾移植手术。然而相较于成人肾移植，儿童肾移植在供肾分配、手术时机和方式、围手术期管理、免疫抑制方案及术后并发症的防治上均存在较大差异。儿童患者在移植前后特有的生理、心理状况，以及将来的生长发育情况需要更谨慎、全面地评估。受限于儿童肾移植存在髂窝空间小、血管纤细等手术难点，术后并发症多，亲属活体肾移植及公民逝世后器官捐献工作尚未广泛普及等诸多问题，我国儿童肾移植起步较晚，据中国肾移植科学登记系统数据显示，截至 2012 年我国儿童肾移植数量尚不足 900 例。

二、儿童肾移植常见疾病

（一）适应证　儿童 ESRD 的病因学特征与成人有着显著差异，国内、外数据显示慢性肾小球肾炎及先天性泌尿系统畸形在儿童 ESRD 病因分布中占较高比例，而多发于成人的高血压、糖尿病造成的肾损害则极少见。绝大多数 ESRD 患者可合并其他遗传性疾病，并伴有多器官功能损害，如先天性心脏病、中枢神经系统疾病、骨发育畸形及消化道疾病等。

结合《中国儿童肾移植临床诊疗指南（2015版）》，儿童肾移植适应证见于但不限于以下疾病：

1. 原发性肾小球疾病　原发性肾小球疾病是近年导致儿童 ESRD 的首要病因，通常多见于年龄较大患者。儿童肾小球疾病在病理类型、临床表现及预后上都和成人有着较大差异，在不同年龄、性别的患者当中，其病理类型及预后也有所不同，结合国内外近年数据来看，国内常见病理类型包括 IgA 肾病、系膜增生性肾小球肾炎、微小病变型肾病，而国外则以局灶性节段性肾小球硬化为多见。

（1）IgA 肾病：IgA 肾病在亚洲占所有原发性肾小球疾病的 30%~35%，占我国所有肾穿刺活检者的 30%~40%，儿童 IgA 肾病占其中的 4.0%~24.6%。有研究显示，经 20 年随访，儿童期起病的 IgA 患者约有 30% 进展至 ESRD，是我国儿童 ESRD 和行肾移植的首要原因。

（2）局灶节段性肾小球硬化（focal segmental glomerulosclerosis，FSGS）：FSGS 是一组以局灶节段分布的肾小球硬化及足细胞的足突融合为特征的临床病理综合征，是儿童激素抵抗型肾病综合征和 FSGS 的主要病因之一。近年统计数据显示，FSGS 在全球及我国部分地区的儿童患病率呈逐年升高趋势，而在美国，FSGS 已成为儿童 ESRD 者接受肾移植治疗的首要病因。

2. 先天性泌尿系统畸形（congenital anomalies of the kidney and urinary tract，CAKUT）　CAKUT 是一组伴有先天性泌尿系统发育畸形并会导致儿童慢性肾功能损害的疾病，包括先天性梗阻性尿路疾病、肾发育异常及反流性肾病等。CAKUT 患者的预后与其确诊时的肾功能和尿蛋白水平密切相关，故早期确诊和及时行肾移植手术有助于提高患者的 10 年生存率，国外数据显示 CAKUT 受者及移植物术后 10 年生存情况（67.1%）显著优于非 CAKUT 受者（61.6%）。

3. 继发性肾小球疾病　在继发性肾小球疾病的病理分类中，狼疮性肾炎（lupus nephritis，LN）在国内外儿童 ESRD 中均较为多见，一旦确诊建议尽早行肾移植。

4. 其他疾病　其他儿童肾移植常见适应证包括慢性肾盂肾炎、遗传性疾病、代谢性疾病、系统性疾病、药物性肾损伤。原发性高草酸尿症、肾单位肾结核等合并有先天性肝功能异常的疾病，推荐行肝肾联合移植。

（二）禁忌证　儿童肾移植的禁忌证见于以下情况：

绝对禁忌证：①广泛播散或未治愈的肿瘤；②严重精神性疾病及难以解决的心理社会问题；

③不可逆的多器官功能衰竭而无条件行多器官联合移植；④不可逆的脑损伤等严重神经系统损害；⑤药物滥用者；⑥急性活动性肝炎者。

相对禁忌证：包括慢性肝炎病毒、人免疫缺陷病毒（HIV）感染；ABO 血型不相容或预存人类白细胞抗原（HLA）抗体；腹主动脉、髂血管及泌尿系畸形等。

值得关注的是，随着医学水平的进步，曾经部分肾移植的绝对禁忌证目前已成为相对禁忌，如 HIV 阳性受者儿童以及 ABO 血型不相容者间亲属活体肾移植近年已成功开展于国内外部分中心。

三、手术方式

（一）手术时机 尽管有研究表明 1 岁以下婴儿肾移植术后生存率低于 1 岁以上患者，但目前国内外普遍观点认为，在供肾条件合适、良好的手术及护理情况下，对于肾移植的最小年龄并无严格限制。近年国内外不乏婴幼儿（<1 岁）、低体重儿童（<10kg）肾移植成功病例，国内报道年龄最小的受者仅 6 个月。但儿童肾移植的实施需充分考虑到不同年龄段患者的生长发育及治疗依从性特征，因此建议在 1~12 岁为宜，1~5 岁为 ESRD 患者行肾移植的最佳时间窗，其预后好于成年受者。

目前认为，慢性肾功能不全 IV 期（预测肾小球滤过率 <30ml/（min·1.73m²））者即可行包括肾移植在内的肾脏替代治疗，建议对原发病诊断明确，肾功能难以逆转患者尽早登记等待，以便在有合适肾源的情况下接受"优先移植（preemptive kidney transplantation）"。

（二）供体选择和准备 儿童肾移植供体按年龄可分为成人和儿童供肾，早期观点认为低龄儿童供肾因有较高血管并发症风险而被视为"边缘供肾"，导致大量弃用，但近年国内外均有研究证实低龄低体重儿童供肾可被安全应用于儿童肾移植（图 6-11）。截至 2015 年，在中山大学附属第一医院移植中心所行 500 余例公民逝世后供体中，儿童供体占 20% 以上，其中最小年龄供体仅 28 天，大多取得了良好的预后效果。成人供肾因在体积与血管内径上同儿童受体存在匹配困难问题而难以普及应用于儿童肾移植，但部分中心通过开展父母和子女间亲属活体肾移植亦取得了良好的成效，并扩充了儿童肾移植的供肾来源。

儿童肾移植供体按供肾来源可分为公民逝世后器官捐献供肾及亲属活体供肾。公民逝世后供体评估内容包括供体年龄、原发疾病及并发症、重要脏器的影像学、相关病原学检查、治疗过程（如是否有心脏停搏及心肺复苏过程）及器官缺血时间等，儿童肾移植在此基础上，尚需要严格评估供

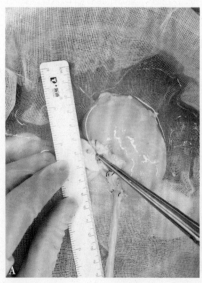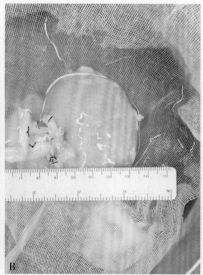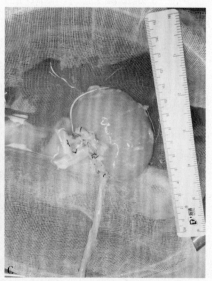

图 6-11 10 岁儿童供肾

A. 测量肾动脉直径为 0.4cm；B. 测量肾脏横径为 4.2cm；C. 测量肾脏长径为 8.1cm（照片来源自中山大学附属第一医院器官移植中心，供肾获取自广州市妇女儿童医疗中心）

受体双方的年龄、体重、体表面积、供肾体积及血管口径等。依据《中国未成年人逝世后捐献肾脏的功能维护、评估和应用指南（2016版）》，一般主张低体重 ESRD 患者接受低体重儿童逝世后捐献的肾脏。

（三）受体准备 受者的术前准备包括病史询问，全身体格检查，常规实验室、病原学及影像学检查，组织相容性及预存抗体检测等，儿童受者需在此基础上评估生长发育情况，具体包括身高、体重、头围、骨骼发育情况等，同时需在术前高度关注儿童受者的心理状况。除纠正贫血、凝血功能障碍，预防感染等常规措施外，建议儿童受者在移植前尽量全面接种疫苗。对于部分 CAKUT 疾病如反流性肾病等，是否需在移植前行原肾切除以降低术后感染风险这一观点尚存在争议，但我国指南明确建议对于严重的膀胱输尿管反流（4~5级）患者建议移植前行原肾切除。

（四）手术方式

1. 供体手术

（1）公民逝世后器官捐献供肾获取：公民逝世后器官捐献小儿供肾通常采取原位灌注将双肾、输尿管及血管整块取出。供肾的热缺血耐受时间为 60min，以 45min 内为宜，国内各中心目前普遍控制在 15min 以内。

（2）亲属活体供肾获取：儿童肾移植的活体供肾来源多为父母或亲属来源，在手术获取方式上同成人无明显差别。亲属活体供肾获取原则为依据供体术前分侧肾小球滤过功能检测结果，保留肾功能较好一侧；在双肾功能无明显差异的情况下，取血管条件好（肾动、静脉长，分支少，无动脉硬化斑块）一侧，术中需尽量游离肾动、静脉至贴近腹主动脉及下腔静脉处离断，为受体血管吻合创造条件。

2. 供肾修整 取出供肾后立即置于含碎冰的肾保存液中，用4℃肾保存液灌洗至供肾色苍白，灌洗液清亮无血块为止，修剪多余的组织。如供肾为双支及以上动脉，可行动脉端-端拼盘或端-侧吻合，需仔细检查上下极是否存在并避免结扎副肾动脉。如为公民逝世后器官捐献供肾，需取部分下腔静脉延长右肾静脉。考虑到出血等穿刺

并发症较难控制，一般儿童供肾不建议行零点穿刺活检。

3. 受体手术 因儿童受者存在髂窝空间小、血管纤细等解剖特点（图 6-12），手术入路需结合供肾大小及其血管条件以具体评估，一般建议：

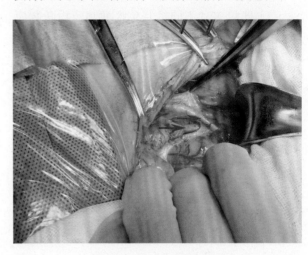

图 6-12 8 岁儿童受者术中

手术部位为右髂窝，腹膜外入路，红、蓝色箭头所指为髂动、静脉（照片来源：中山大学附属第一医院器官移植中心，手术由中山大学附属第一医院器官移植中心及广州市妇女儿童医疗中心泌尿外科共同完成）

（1）对体重大于 15kg 患者，建议腹膜外入路，保留腹膜完整性，为术后如需行过渡腹膜透析创造条件。供肾动脉与髂总或髂外动脉行端-侧吻合；供肾静脉与髂外静脉行端-侧吻合；如有必要，供肾动脉亦可与髂内动脉行端-端吻合。

（2）对体重小于 15kg 患者，可行经腹切口，将肾脏置于盲肠后。供肾动脉可与腹主动脉行端-侧吻合；供肾静脉与下腔静脉行端-侧吻合。

（3）如为体积较小的儿童供肾给低体重儿童，可采用腹膜外入路。供肾动脉瓣与髂总或髂外动脉行端-侧吻合；供肾静脉瓣与髂外静脉行端-侧吻合。

通常采用腹膜外入路，取下腹 L 形切口，暴露腹膜后血管，按肾静脉、肾动脉、输尿管顺序先后吻合。在血管吻合时建议间断缝合，以避免术后吻合口缝线断裂，并为血管及供肾留有相应的生长空间。

（五）手术前、后免疫抑制治疗

1. 围手术期免疫抑制诱导治疗方案 按千克

体重计算,于移植术前、术中使用白介素 2(IL-2)受体拮抗剂或淋巴细胞清除性抗体(如即复宁)行诱导治疗,后者推荐用于高免疫风险患者,如体内预存抗体阳性者。

2. 术后免疫抑制维持方案

(1) 建议多种不同机制免疫抑制药物联合使用,目前临床通常采用钙调神经蛋白抑制剂(CNI)+麦考酚酸类药物 + 糖皮质激素为代表的三联免疫维持方案,或在此基础上加用西罗莫司靶蛋白抑制剂等。

(2) CN I 类药物:可依据个体化选用他克莫司或环孢素。前者在免疫抑制效果和降低术后急性排斥反应的发生概率上均优于后者,其心血管不良事件及肾毒性也小于后者;但儿童受者在术后早期激素撤除阶段应用他克莫司者,其感染 BK 型多瘤病毒(BK virus,BKV)及巨细胞病毒(Cytomegalovirus,CMV)风险显著高于应用环孢素者。因此在药物选择上需充分考虑患者个体差异、排斥和感染风险,长期监测血药浓度并及时调整药物剂量。

(3) 对于低免疫风险且接受术前诱导治疗的患者,可在治疗过程中行激素撤除。

(六) 术后常见并发症 儿童肾移植术后并发症的主要病因包括慢性排斥反应(34%),血栓形成(12%),原发病复发(6%),患者依从性差(3%),感染、肿瘤及其他。

1. 出血 出血是肾移植术后早期严重并发症,多出现在术后 20 天以内,其后较为少见,原因多为感染、急性排斥、血压波动或血管并发症造成的吻合口或肾实质破裂。一经发现需立即探查止血,儿童供肾肾实质出血的止血以局部压迫为主,缝合造成的实质撕裂可能造成更为严重的出血。

2. 血管相关并发症

(1) 动、静脉血栓形成:约 2%~3% 儿童受者于术后 1 年内因血栓形成导致移植肾失功,在低龄低体重儿童中,这一比例可高达 10%,是儿童肾移植术后短期内失功最常见原因。一经证实需立即手术,若为早期切开取栓,灌注后再次吻合,如栓塞时间过长或为静脉栓塞,通常只能行移植肾切除。

(2) 移植肾动脉狭窄:多表现为超声血流阻力指数减低,可行 CT、磁共振血管造影或数字减影血管造影(DSA)以明确诊断。严重的肾动脉 - 髂外动脉吻合口狭窄(狭窄≥70%)术后 1 周内或估计肾血管及肾周粘连不明显者,首选开放手术拆除吻合口并重新吻合;若术后 1 周以上或估计肾血管及肾周粘连明显者,首选介入治疗,介入治疗失败可行外科手术干预。

3. 移植肾功能延迟恢复(delayed graft function,DGF) DGF 是因供肾获取过程中的热缺血导致的急性肾小管坏死,而表现为术后少尿或无尿期,这一时间通常可持续 1 周至 1 个月,通常伴有较高的急性排斥风险,并影响到儿童受者的移植肾长期存活。在治疗上,建议针对病因做相应处理,无尿期严格控制液体入量,以透析治疗过渡,预防心力衰竭、高钾血症等并发症的发生,同时密切监测 CNI 药物浓度以预防急性排斥的发生。

4. 急性排斥 急性排斥多可治愈,但众多研究依然认为急性排斥是引起长期移植肾功能损害的重要病因,并造成了近 1/3 的失功。近年随着新型免疫抑制剂的应用,急性排斥的发生率较往年明显下降,然而越来越多的急性排斥病例表现为起病隐匿的亚临床型排斥,而缺乏发热、少尿、移植肾区疼痛以及肌酐急性升高等典型临床表现,这往往导致更为严重的结果。

对于临床疑似急性排斥的病例,建议治疗前行移植肾穿刺活检,并依据病理明确排斥类型并指导治疗。在确诊为急性细胞性排斥者,治疗上以甲泼尼龙冲击和兔抗人胸腺细胞免疫球蛋白治疗为主;当考虑存在体液因素参与时,予 CD20 利妥昔单抗清除 B 淋巴细胞和大剂量丙种球蛋白静脉滴注。对于亚临床和临界型急性排斥反应,同样建议及时治疗。

5. 复发性肾病 各种类型的原发性肾病都可能于移植后复发,包括 IgA 肾病、FSGS、膜性肾病等,其临床表现和预后存在较大差异。早期数据显示,复发或新发性肾病是造成移植肾失功的第三大病因,次于慢性排斥和带功能死亡。

6. 感染 术后感染是严重威胁受者和移植肾生存的重要病因,并贯穿于任何时期,相对于成人,儿童受者尤需警惕 BKV、CMV、EB 病毒等造成的机会性感染。

(1) BKV 感染:BKV 长期并广泛潜伏于肾脏、泌尿道和淋巴组织中,而行器官移植造成免疫抑制时病毒可大量激活并攻击靶器官引起疾病。肾移植术后 BKV 的感染多表现为术后一年内出现的病毒尿症和病毒血症,继而发展为 BK 病毒相关性肾病,并导致了近 7% 的移植肾失功。

对术后感染人群早期行免疫抑制减量或以环孢素替代他克莫司是预防和治疗 BK 病毒相关性肾病的有效手段。中山大学附属第一医院器官移植中心曾提供了通过免疫抑制减量,明显提高 BK 病毒血症和相关性肾病者术后生存率的成功案例。近期研究和指南均建议在供、受体术前进行的 BK 病毒血清学筛查以及术后长期的血、尿 BK 病毒 DNA 监测,将有助于预测术后 BK 病毒感染的发生风险。

(2) 巨细胞病毒(cytomegalovirus,CMV):CMV 是肾移植术后侵犯肺部,导致严重呼吸道症状的常见病毒,免疫抑制状态的儿童一旦发病可能于短时间内出现呼吸衰竭。自 2010 年首部实体器官移植 CMV 管理指南明确建议术后长期口服更昔洛韦预防该病的发生以来,CMV 感染的发生已得到有效的预防,通常建议成人受者在术后 3 个月内常规口服更昔洛韦 0.5g/ 次,3 次 /d,儿童预防 CMV 感染及随访监测方案可参考成人。

7. 慢性移植肾损伤 包括慢性排斥、慢性药物损伤以及病因未明的肾小管萎缩、间质纤维化等,此类疾病多数病因未明,一直以来是导致移植肾慢性失功的首要病因,在治疗上主要以西罗莫司替代 CNI 类药物,并联合改善微循环等支持治疗。

四、儿童肾移植疗效及展望

近年,随着儿童肾移植事业的发展和进步,术后移植患者和移植物的长期存活情况不断改善,其术后 10 年存活率分别达到了 90.5% 和 60.2%,然而对于儿童及青少年患者,除此以外还需要密切考虑其生长发育及心理健康状况,在《改善全球肾脏病预后组织(KDIGO)肾移植受者临床实践指南(2009 版)》及《中国儿童肾移植临床诊疗指南

(2015 版)》中均强调了需长期监测移植患者的生长发育评估情况,对于肾移植术后持续生长发育障碍儿童,推荐外源性使用生长激素 28UI/(m²·周) [或 0.05mg/(kg·d)],对于仍有发育可能的患者,减少或避免使用皮质类固醇。

统计结果显示,身高 Z 评分为 -2.5 的 ESRD 患者多数在接受移植后得到改善,小于 4 岁儿童则可在术后呈"追赶性生长(catch-up growth)"。近年研究结果显示术后早期行皮质激素撤除以及重组人生长激素的应用,进一步改善了儿童肾移植的生长发育情况。

自 2013 年全面推行公民逝世后器官捐献工作以来,我国参照发达国家"儿童优先"的器官分配原则建立了分配标准,相应的社保、救助体系也日臻完善,保障 ESRD 患者得到及时有效的救治,并先后发布了一系列儿童肾移植相关临床诊疗指南,为儿童肾移植今后的工作指明了方向。

尽管如此,我国乃至全球儿童肾移植事业仍然面临着肾源短缺,部分原发疾病复发率高,预后不佳,患者的心理状况未被重视而导致的治疗依从性问题等,解决这些问题仍有待于从事移植相关的医务、科研以及社会工作者们的密切协作和共同努力。

(刘国昌 夏慧敏)

第四节 胎儿外科

一、概述

胎儿外科(fetal surgery)又称产前外科,用于治疗处在妊娠子宫内的胎儿发育异常,涵盖了广泛的外科技术。胎儿外科是非常复杂而且具有挑战性的学科,需要对母亲和未出生胎儿进行全面的最专业的呵护。不断发展的胎儿成像和诊断技术使我们能够更早更准确地识别胎儿疾病及其病情变化,胎儿外科则可以让我们提前干预。通过高度复杂的外科手术,我们现在能够在胎儿发育过程中治疗某些致残和危及生命的出生缺陷,使胎儿在子宫内恢复更快,预后更好,为家庭带来新的希望。如今,胎儿外科被认为是儿科医学最有

前途的领域之一,产前手术正成为越来越多出生缺陷胎儿的治疗选择。

胎儿外科的临床应用是由 Harrison 和他的同事在美国加利福尼亚大学旧金山分校(University of California at San Francisco,UCSF)于 20 世纪 70 年代末和 80 年代初开始的。1982 年,UCSF 首次对人类胎儿进行了双侧肾积水的开放胎儿手术。之后脊髓脊膜膨出(myelomeningocele,MMC)修复、骶尾部畸胎瘤(sacrococcygeal teratoma,SCT)减瘤术和先天性肺囊性腺瘤样畸形切除手术均有报道成功完成,这些开放性胎儿手术的有效性在多个中心得到验证。然而,早产风险的增加以及子宫大切口对未来生殖风险的影响仍然是开放性胎儿手术的不足之处。胎儿镜的最新进展似乎有希望解决这两个问题,但需要进一步研究证明对胎儿治疗的安全性和有效性是否等同于开放性手术。

胎儿外科技术要求很高,需要包括儿外科、产科、儿科麻醉、产科麻醉、心脏科、放射科、耳鼻喉科、新生儿科、新生儿护理、手术室护理以及其他儿外亚专科的高度配合。在胎儿外科的发展期间,逐渐认识到多学科胎儿治疗团队的重要性,并有了胎儿治疗中心的概念。在世界各地包括中国陆续建立了以胎儿外科为主的胎儿医学中心,但作为相对年轻且富有挑战的学科,适当的培训、认证和监督还有待探索。

胎儿外科手术需要严格掌握手术指征,值得强调的是几十年前提出的胎儿手术的先决条件至今仍然指导着这个领域:

1. 准确的产前诊断;

2. 明确的疾病的自然史;

3. 存在可纠正的病变,如果不治疗,会导致胎儿死亡或出生前不可逆的器官功能障碍;

4. 没有严重的相关异常;

5. 孕妇和胎儿可接受的风险效益比。

胎儿外科涵盖了广泛的内容,受篇幅限制,本章主要从胎儿手术入路方法和胎儿外科治疗的常见疾病介绍本学科。

二、手术方法(入路)

胎儿外科的目的是缓解严重的胎儿发育或功能缺陷,或优化胎儿期向新生儿期生命的过渡。目前胎儿外科的手术方法常按手术入路分为三种:①经皮入路手术(如胎儿血液取样、宫内输血、分流、球囊瓣膜成形术、射频消融术或间质激光凝固术);②胎儿镜手术(如胎盘激光血管凝固术、脐带阻断选择性减胎、气管球囊阻塞、羊膜带松解术、下尿路梗阻激光消融、脊髓脊膜膨出修补术;③胎儿开放手术(脊髓脊膜膨出修补术或切除某些肺肿块或畸胎瘤),在为特定情况提供的手术中可能存在一些重叠。产时外科(exutero intrapartum treatment,EXIT)属于广义上的开放胎儿手术范畴,详见第五节。

现将胎儿手术的三种主要手术方法的基本原则介绍如下:

(一)经皮入路(percutaneous approaches)
是超声引导下以细针穿刺进行的胎儿手术,如胎儿宫内输血、体腔羊膜腔分流术、球囊心瓣膜成形术、射频消融术或间质激光凝固术。

术中实时超声成像在经皮入路手术至关重要。在初次穿刺时,实时彩超确定子宫上的安全入口,需没有大的血管和胎盘附属物。为了减少出血、胎盘早剥和胎儿并发症的风险,应尽可能避免穿过胎盘。实时超声监测胎儿心脏功能和脐动脉血流来评估整个手术过程中胎儿的健康状况也很重要。彩超引导下经皮穿刺胎儿手术是通过母亲腹部的一个小皮肤切口进行的。切口的位置取决于胎盘的位置以及子宫内靶点。用于穿刺进入胎儿的针头直径约为 1~2mm,尽可能小,以尽量减少产妇的并发症。对于前壁胎盘,可使用弯曲器械进入靶结构。通过穿刺针引入分流管,可将胎儿腹水、胸腔积液、囊性结构或膀胱内液体通过抽吸或放置分流的方式排至羊膜腔。此外,通过穿刺针可引入球囊,射频针或激光光纤进行胎儿心脏瓣膜成形术和消融手术,如射频消融术(radiofrequency ablation,RFA)用于治疗单绒毛膜双胎妊娠的并发症,激光间质消融术用于治疗占位性疾病。

尽管经皮入路胎儿手术是所有手术介入治疗措施中创伤最小的,但是仍然无法避免胎膜早破、流产或早产的风险。不过,这种风险小于开放胎儿手术和胎儿镜这两种手术入路。

（二）胎儿镜手术（fetoscopic surgery） 胎儿镜手术通常通过一个 2.3~4.0mm（7~12Fr）鞘进行，该鞘可容纳 1.2~3mm 内镜，有或无侧方工作通道。当只使用一个入口时，在母亲腹部做一个小的皮肤切口以进入子宫。当需要多个口时，可进行多个小切口，或在插入鞘前通过较大的剖腹切口进入子宫。胎儿镜可以用其本身的锋利的金属鞘芯和鞘直接插入羊膜腔，或可以首先用 Seldinger 技术插入硅胶套管，以创建一个工作通道，再置入胎儿镜鞘和胎儿镜。此外，实时超声成像对胎儿镜安全进入子宫至关重要，同时用于监测胎儿的情况。如果羊水不够清澈，可能无法通过小直径的胎儿镜获得良好的图像，用温热的晶体溶液置换羊水可提高视觉效果。目前，胎儿镜技术在用于需要直视的情况下治疗的疾病如双胎输血综合征（twin-twin transfusion syndrome，TTTS）、后尿道瓣膜、开放性脊柱裂，羊膜束带综合征和先天性膈疝的气管球囊阻塞等。

彩超引导下经皮穿刺手术及胎儿镜手术均为微创手术。微创胎儿手术的并发症与开放胎儿手术的并发症相似，包括出血、绒毛膜羊膜分离、绒毛膜羊膜炎、胎膜早破/未足月胎膜早破、早产和胎儿死亡。胎膜早破/未足月胎膜早破是微创胎儿手术最常见的并发症，可能会产生严重的后果，包括羊水过少、绒毛膜羊膜炎和早产。然而，由于并发症评估和报告方法的不同，精确分析这些手术后胎膜早破的发生率变得困难。在 TTTS 中，胎膜早破的发生率估计约为 26%~40%。

影响微创胎儿手术并发症的因素包括使用的端口数和仪器直径。对 1 376 例 TTTS、下尿路梗阻（lower urinary tract obstruction，LUTO）和双胎反向动脉灌注序列（twin reverse arterial perfusion sequence，TRAPS）微创胎儿手术进行了系统回顾，确定了仪器的最大直径和最大端口数是医源性胎膜早破的预测因素。仪器直径越大早产发生的胎龄也越早。但到目前为止，多端口胎儿镜手术已被证明是令人失望的。在多端口胎儿镜手术修复脊髓脊膜膨出中，与开放手术相比，该技术还没有减少并发症。

尽管尚未证实胎儿手术对未来的生育能力有不利影响，但开放式胎儿手术要求此次妊娠以及未来的妊娠在临产前计划剖宫产，以防止胎儿手术子宫瘢痕处裂开的风险。这一因素确实增加了分娩并发症的风险，是胎儿手术前对孕妇咨询的一个重要方面。相比开放性手术，微创胎儿手术后可阴道分娩。尽管这些手术后的后续妊娠缺乏长期随访，但避免再次剖宫产的并发症被认为是微创手术的一个显著优势。

（三）开放胎儿手术（open fetal surgery） 现代开放胎儿手术的先驱当属 UCSF 的 Harrison 教授。主要用于脊髓脊膜腔修补或切除某些肺肿块或畸胎瘤。开放胎儿手术需要熟练的专业胎儿外科医师和围产医师、麻醉、超声、护理等人员严阵以待、各司其职，才能保证手术成功和胎儿的高存活率。开放胎儿手术指的是切开子宫来接近胎儿，而安全的切开子宫可能被认为是手术中最具挑战性的部分。子宫切口由超声定位，必须放置在离胎盘边缘很远的地方，但也必须允许方便接近胎儿。一旦选择了最佳位置，将两条缝合线穿过子宫放入计划切口位置一侧的羊膜腔，将羊膜固定在子宫壁上，然后用套管针进入子宫腔。然后通过套管针形成的开口插入带有可吸收钉的子宫切开吻合器，沿着计划的切口线闭合并发射；钉将羊膜固定在子宫壁上，从而防止羊膜分离。在这部分手术过程中可能发生的一个严重并发症是羊膜与子宫之间出血，导致绒毛膜下血肿，可能将羊膜从子宫壁剥离。及早认识到这个问题，就可以用缝合线压迫缝合出血血管。理想情况下，胎儿位于切口正下方，将操作降到最小程度，在子宫内放置一根导管输注温暖的生理盐水，以保持羊水量，防止脐带受压和胎儿低体温。在整个手术过程中，通过超声监测胎儿心率和血流，胎儿复苏的形式包括体位改变、羊膜输液量增加或母体措施等。开放胎儿手术需保证子宫无宫缩，以避免胎盘早剥，同时还要保证子宫对胎儿的良好血液供应，因此对胎儿和妊娠妇女麻醉监护要求高，详见第五节，在本节不再赘述。

2019 年发表的系统回顾文献显示，开放胎儿手术后的早产率（20.49%）高于通常人群的早产发生率,但胎儿镜手术后的早产率(2.12%)不升高。在随后的妊娠中,开放胎儿手术后子宫破裂或裂开的发生率分别为 6.89% 和 11.09%,这与古典式剖宫产后的破裂率(6.2%)和裂开率(12.5%)一致。相反,胎儿镜手术后没有子宫破裂的报告。Goodnight 等人在开放胎儿脊髓脊膜膨出修补的研究中发现子宫破裂的平均胎龄为 28 周(26.0~31.5 周)。其中两例(40%)涉及胎儿死亡。因此需要提醒患者和医生开放胎儿手术在随后的妊娠中早产子宫破裂和胎儿死亡的相对高风险。系统回顾显示许多胎儿手术的研究重点是胎儿手术的结果,并未能描述母体并发症。胎儿手术对母亲有风险,但由于报告不足和报告质量多变,胎儿治疗可能低估了这一点。为了正确量化妊娠妇女风险,应在所有胎儿手术研究中一致报告结果。

三、胎儿外科治疗疾病

（一）先天性膈疝（congenital diaphragmatic hernia，CDH） CDH 发生率大概为每 2 500~4 000 个活产儿中出现 1 例。CDH 是 Bochdalek 孔持续存在的结果,通常在妊娠 8~10 周时关闭。横膈异常开口导致整个妊娠期腹腔脏器疝入胸部,干扰肺发育过程中的分支形态形成。导致肺发育不良的原因包括气体交换表面积减少和肺血管平滑肌增生,从而导致肺动脉高压、持续胎儿循环、低氧血症、酸中毒和进一步的肺血管痉挛。这种生理现象会导致出生后患者情况迅速恶化。采用体外膜氧合、允许性高碳酸血症和延迟手术修复的新生儿治疗可提高存活率;然而,肺功能不全和需要长期通气可导致慢性肺病和显著的终生并发症。

对于 CDH 患者有一系列指标来预测严重性并选择合适的患者进行胎儿干预。迄今为止,严重程度的最佳预测指标已证实为直接或间接测量肺容量及肝疝入胸腔的程度。健侧肺面积 - 头围比(lung area-to-head circumference ratio，LHR)，标准化胎龄 o/e LHR,或通过 MRI 肺体积测量等指标常在治疗经验丰富的胎儿治疗中心用于咨询 CDH 胎儿的父母。然而,这些指标用于预测胎儿死亡率并不可靠。对这种疾病的自然史未能完全了解导致选择胎儿做干预时产生争论。

在 20 世纪 80 年代末,首次尝试通过开放式胎儿手术和膈肌修复来治疗 CDH。对于无肝疝入胸腔的胎儿来说,这是成功的,但是对于最严重的肝疝入胸腔的胎儿来说,复位肝脏会导致脐静脉扭结导致胎儿死亡,因此通过胎儿开放手术修复胎儿 CDH 的方法被放弃。胎儿镜下气管阻塞(fetal endoscopic tracheal occlusion，FETO)已显示出通过阻止肺液流出促进肺生长的一些前景,这导致支气管内压力增加和气道伸展诱导的生长。这种方法已被证明可以在动物模型改善肺的生长。然而,肺功能的分析并没有显示出因气管阻塞后的肺生长而改善的肺功能。此外,UCSF 的一项随机对照试验结果显示接受 FETO 的患者的预后没有改善。尽管如此,已经有很多中心对许多有 CDH 的胎儿进行了 FETO,并且有几项来自欧洲的非随机研究表明肝疝入胸腔和 LHR 小于 1.0 的患者的生存率在 FETO 后有提高。目前在欧洲牵头的一项多中心随机试验评估 FETO 治疗 CDH 的疗效即将在 2020 年发表结果。这些试验的结果将对 CDH 胎儿治疗的前景有关键作用。

（二）骶尾部畸胎瘤（sacrococcygeal teratoma，SCTs） 畸胎瘤是最常见的先天性肿瘤,估计发病率为每 20 000~40 000 活产儿中发生 1 例。患者以女性为主,女∶男比例为 3∶1,最常见于中线,骶尾部占 60%。teratoma 来源于希腊语 teratos,意思是“怪物”,这些肿瘤起源于 3 个生发层(外胚层、中胚层或内胚层组织),被认为是起源于亨森结的全能细胞,尾骨原条的残余。作为生殖细胞肿瘤,其自然史以子宫内快速生长为特征。

产前诊断的 SCT 的自然史与产后诊断的 SCT 不同。新生儿中出现的大多数 SCT(83%~90%)是良性的,具有良好的长期预后;产后 SCT 死亡的主要原因是因肿瘤为恶性,约有 85% 的产后诊断为 SCT 的患者存活下来。这与产前诊断的 SCT 的围生期死亡率形成对比,产前诊断的 SCT 死亡率高达 50%。胎儿 SCT 的死亡是由多种机制引起的,包括肿瘤太大导致难产、因肿瘤占位性效应和羊水过多而早产、肿瘤破裂和出血,以及在快速的生长中的肿瘤中的动静脉分流导致的高输出量心力衰竭。心功能衰竭和肿瘤内出血引起的贫血还可导致胎儿水肿。肿瘤生长的快速阶段常常先于胎盘增大和胎儿水肿，后者是胎儿即将死亡的迹象。当肿瘤的低阻力从胎盘中窃取血流时，可以观察到脐动脉舒张期血流反向。左心室和右心室舒张末期直径、胎盘厚度、下腔静脉直径、心输出量、降主动脉血流和脐静脉血流也会出现异常。随后发生的胎盘增大和胎儿水肿可导致母体镜像综合征，一旦胎儿水肿，胎儿死亡率接近 100%。

超声对肿瘤大小、生长速度和胎儿心脏功能的评估可以发现那些即将失代偿的 SCT 胎儿。由于胎儿骨盆骨的声影，超声不能确定 SCT 的最头端范围。因此，超高速胎儿 MRI 被用来描绘肿瘤的盆腔内范围。建议采用序贯产科超声和超声心动图进行密切监测，以便在必要时进行胎儿干预或早期分娩。SCT 的分期基于肿瘤的位置和内外盆腔占有的比例。分类系统由美国儿科学会外科学会建立，并将 SCT 分为 4 种类型：

Ⅰ型　完全外部，尾骨处有小肿瘤成分(45.8%)

Ⅱ型　主要为外部，盆腔内成分较小(34%)

Ⅲ型　主要是盆腔内，外部成分较小(8.6%)

Ⅳ型　完全盆腔内或骶前(9.6%)

分型与手术能否切除和产前能否发现的难易程度以及恶性肿瘤的可能性有关。Ⅰ型很容易检测，相对容易切除，恶性肿瘤发生率很低。相比之下，Ⅳ型肿瘤很难诊断，不适于胎儿切除，而且由于长时间的识别延迟，首次诊断时常常是恶性的。幸运的是，大多数肿瘤是Ⅰ型或Ⅱ型。在患有 SCT 的婴儿中，5%~25% 的婴儿有一系列相关的异常，包括肛门和阴道狭窄、脊柱裂、室间隔缺损、Currarino 三联症(肛门直肠狭窄、骶骨前缺损和骶前肿块)和气管食管瘘。

及时进行胎儿干预有可能切除体外肿瘤，有效逆转高输出性心力衰竭和即将发生的胎儿水肿。1996 年，Harrison 在 UCSF 的团队报告了第一次成功的胎儿 SCT 手术。从那时起，SCT 开放式胎儿手术已经证明切除一个大肿瘤可以逆转高输出量心力衰竭的病理生理学，一旦出现高输出量心力衰竭，早期干预为胎儿存活提供更好的希望。患有Ⅰ型或Ⅱ型 SCT 的胎儿是接受胎儿干预的适应人群。患者应至少每周接受一次超声检查，如果

担心心力衰竭的发展，应更频繁地接受检查。当然，要想成功干预，时机是至关重要的，因为一旦发生胎儿水肿，恢复的可能性就很有限。在美国费城儿童医院 SCT 胎儿减瘤术后的存活率约为 60%。

胎儿干预可导致术后子宫易激惹性和早产，并伴有相关的胎儿死亡率(50%)。妊娠 28 周后，这些并发症的风险增加，并开始超过对胎儿生存的益处。因此，通常对妊娠 28 周前且即将或已经出现早期水肿的 SCT 胎儿提供宫内减瘤术。如果没有高输出量心力衰竭的迹象，胎儿可随后进行序贯超声检查。因此，如果妊娠 28 周后出现水肿，应立即进行提前分娩、减瘤术或切除术。

人们对微创胎儿介入治疗 SCT 的疗效一直很感兴趣。有几家机构尝试对这些肿瘤进行胎儿镜双极电凝、激光消融、射频消融、栓塞治疗，但效果不佳。然而，随着消融技术的改进，能够更精确地瞄准更大的血管，有可能发展出一种成功的微创入路。

(三)脊髓脊膜膨出(myelomeningocele, MMCs)
神经管缺陷是世界上最常见的先天性结构异常。MMC 或称开放性脊柱裂，是由神经管闭合不完全和椎弓根缺损引起的。脊髓损伤起自缺陷水平的异常神经，并且由于脊髓组织暴露于腐蚀性羊水环境而加剧，这是一个二重打击学说。而且，几乎所有的 MMC 患者都与后脑的 Ⅱ型 Arnold-Chiari 畸形有关，导致脑积水需要脑室 - 腹腔(ventriculoperitoneal, VP)分流。这种损伤会导致一系列疾病，包括瘫痪、膀胱和肠道功能障碍以及发育迟缓。尽管这种缺陷不是致命的，但是基于二重打击学说和脑积水所导致的严重并发症促使对胎儿干预进行研究。

1997 年首次报道了子宫内人 MMC 修复术，取得了很好的效果，对 VP 分流的需求降低，患者运动功能改善。然而，早产、子宫破裂和胎儿或新生儿死亡的风险并不可忽略。脊髓脊膜膨出治疗研究(management of myelomeningocele study, MOMS)的管理始于 2003 年，一直纳入患者直到 2010 年，中期分析后，由于产前修复的有效性提前终止。产前修复后的患者 VP 分流发生率减少 50%，独立行走的可能性是产后修复的两倍。这是

在可接受的孕产妇并发症和早产相关并发症水平下完成的。MOMS 后续研究——MOMS Ⅱ 提供 5 至 10 岁随访的研究结果，显示产前手术有长期益处，包括改善运动性和独立功能，减少了 VP 分流和改道手术。

此后，人们开发了胎儿镜下修复 MMC 的方法，试图减少与开放性修复相关的产妇并发症，并减少早产。多个中心描述了多种技术。一般来说，胎儿镜修复并没有使早产率或胎膜早破率降低。此外，大多数报告没有提供关于患者神经系统结果或重要随访时间的严格数据。据报道，脑脊液渗漏和术后伤口修复率很高，这表明需要进一步发展闭合技术。Belfort 及其同事最近的报告显示，使用类似于开放式技术的方法，平均妊娠 38 周分娩。如果这些结果是持续的和可重复的，它们可能是产前治疗 MMC 的一个重要进展。在羊膜腔内充入二氧化碳可提高胎儿镜手术的可视化程度，但遗憾的是二氧化碳在整个过程中干扰了对胎儿心功能的连续超声监测。在羔羊模型中，二氧化碳还能引起显著的羊胎酸中毒。然而，在人类胎儿中，对二氧化碳同样的吸入反应还没有文献记载。此外，尽管孕产妇并发症明显降低，但早产发生率并未如预期下降。胎儿镜修复是有希望的，随着技术和手术工具的不断完善，可能会成为首选的方法。

MMC 的动物模型对于开发产前关闭 MMC 的技术是必不可少的，并且将允许测试胎儿修复的新策略。使用带有或不带有干细胞的可注射支架或其他组织工程策略尤其具有吸引力，因为与开放式胎儿手术相比，微创方法可以在妊娠早期提供不漏水的组织闭合。尽管这些组织支架和干细胞贴片尚未在人类中使用，但在动物模型中已经发表了有希望的结果，它们很快将有助于人类修复。

（四）梗阻性尿路疾病（obstructive uropathy）
胎儿梗阻性尿路疾病是胎儿手术治疗的第一类胎儿发育异常疾病。下尿路梗阻（lower urinary tract obstruction，LUTO）是一种常见的先天性异常，发生率在所有胎儿中高达 1%，是由下尿路间歇性或不完全阻塞引起的。相关的并发症随阻塞的程度和持续时间而变化。完全持续性梗阻不常见，但预后较差，45% 的病例会在新生儿期死亡；发病孕周越早和梗阻程度越严重，预后越差。在女性胎儿中，LUTO 最常与泄殖腔异常有关，因此不适于干预。在男性胎儿中，最常见的原因是后尿道瓣膜，导致尿道前列腺部的梗阻，妊娠 8~10 周时即出现膀胱膨胀，孕 18~20 周胎儿超声可显示肾盂扩张和肾皮质回声增强。

许多患有 LUTO 的胎儿在诊断时已有不可逆的肾损伤，而另一些胎儿尽管在胎儿发育期间持续肾积水，但仍保持较好的肾功能。因此，预测哪些 LUTO 的胎儿预后较差需要胎儿干预是具有挑战性的。羊水过少是需要考虑进行胎儿干预的指标，因为能维持一定量的羊水的胎儿可能保留有肾功能。然而，一旦诊断为羊水过少，许多受累胎儿已经有纤维囊性肾发育不良和肾皮质囊肿的影像学表现，这是预后不良的迹象。胎儿尿液的分析可作为筛查胎儿肾功能的方法。这项分析从 Glick 的标准开始，包括尿钠、氯化物、β-微球蛋白、钙、总蛋白和渗透压，其中尿钙和钠是肾功能和新生儿结局的最佳预测因子。

单次尿液分析，预测价值有局限性。在美国费城儿童医院，每隔 24h 使用 3 次胎儿尿液穿刺以便收集新鲜尿液进行分析评估胎儿宫内肾功能。这些仍保持肾功能的胎儿可能从膀胱羊膜腔分流管的放置中受益。尽管接受了膀胱羊膜腔分流，许多患者在长期随访中仍有膀胱功能障碍和一定程度的肾衰竭。胎儿膀胱镜已被选择性的用于胎儿后尿道瓣膜消融术，在一些胎儿治疗中心的研究中已显示治疗希望。

由于在每个胎儿治疗中心需要胎儿干预的患者都较少，以及对该疾病的胚胎病理生理学和患者选择的持续争论，因此对胎儿 LUTO 的治疗仍然存在争议。肾发育不良是原发性还是继发性的问题仍然没有明确的答案。如果是继发性的，肾损害是由异常的尿动力学引起的。然而，它也可能是由输尿管芽的异常胚胎学起源导致后尿道瓣膜和先天性肾发育不良。

经皮放置膀胱羊膜腔分流管治疗先天性 LUTO 的临床试验仅纳入 31 例患者后就关闭。在该研究中，分流患者与未被干预的胎儿相比，生存率有所提高；然而对长期肾功能的影响尚无定论。

目前仍需进一步了解这一先天性过程以及胎儿干预对长期预后的影响。

(五) 先天性肺病变(congenital lung lesions) 先天性肺病变的真正发病率尚不清楚。历史上,根据产前超声诊断估计发病率约为每 20 000~35 000 活产儿发生 1 例。然而,目前的估计发病率约每 2 500~8 000 活产儿发生 1 例。发病率升高的原因可能是胎儿超声技术质量的提高,以及有更多的孕妇获得产前诊断。胎儿肺部病变在产前超声上鉴别诊断包括先天性囊性腺瘤样畸形〔也称为先天性肺气道畸形(congenital pulmonary airway malformations,CPAM)〕、支气管肺隔离症(bronchopulmonary sequestrations,BPS)、支气管源性囊肿、先天性肺气肿、节段性支气管狭窄、支气管闭锁、单侧肺发育不全、CDH(特别是右侧)、纵隔肿瘤和先天性高位气道梗阻。CPAM 与 BPS 的区别在于动脉供应是肺动脉还是体循环,尽管有一些重叠。在这些病变的分类中,如同时有肺动脉和体循环动脉供应的 CPAM,称为混合性病变。

许多先天性肺部病变不需要胎儿干预。病变的大小、生长的速度和模式;大囊型还是微囊型;是否有胸腔积液是重要的预后指标。约 15% 的 CPAM 干扰胎儿宫内发育,导致纵隔受压、心力衰竭和胎儿水肿。BPS 病变可导致淋巴或静脉充血,进而导致张力性胸腔积液。CPAM 的生长通常在妊娠第 26 周左右开始达峰,然后在第 28 周开始退化。可以用 CPAM 体积比(CPAM volume ratio,CVR)来描述这种生长模式,其计算方法是将 CPAM 体积除以胎儿头围。这个比值是预测是否即将发生的水肿的最佳指标。如果 CVR 大于 1.6,则发生水肿的风险为 75%。这种方法有助于指导序贯产前随访计划和孕产妇类固醇治疗。

尽管开放胎儿手术开胸肺病变切除曾经是 CVR>1.6,并且在 32 周前发生水肿的 CPAM 胎儿的主要治疗方法,但是研究证明母体类固醇激素治疗在抑制肺病变生长和/或诱导病变退化方面是有效的。自从采用母亲类固醇疗法以来,对胎儿开放手术的需求显著下降。然而,大囊型病变对类固醇没有反应,可能需要胸腔羊膜腔分流术。伴张力性胸腔积液的 BPS 病变也应进行分流术。此外,偶尔也有无反应的微囊型 CPAM 需要手术切除。近年来广州市妇女儿童医疗中心尝试对这些肺部肿块的血管进行激光消融凝固术取得了鼓舞人心的结果,有可能发展出一种成功微创治疗胎儿肺部病变的方法。

胎儿外科可治疗的疾病涉猎甚广,受篇幅影响,不能一一介绍,另一些胎儿外科治疗的疾病详见表 6-5。

表 6-5 常见胎儿外科疾病及治疗方式

常见胎儿疾病	胎儿外科治疗方式
超声引导下经皮穿刺或胎儿镜手术	
单绒双胎疾病(TTTS、TRAP 等)	激光凝固胎盘血管,选择性脐带阻断减胎
梗阻性尿路疾病	膀胱羊膜腔分流,胎儿镜下后尿道瓣膜消融术
膈疝	暂时性球囊气道阻塞
胸腔积液	胸腔羊膜腔分流术
心脏流出道梗阻	球囊心瓣膜成形术
大囊型 CPAM	胸腔羊膜腔分流术
巨大 BPS	激光凝固供应血管
开放胎儿手术	
小囊型 CPAM	胎儿肺叶切除
SCT	减瘤术
心包畸胎瘤	减瘤术
MMC	关闭脊柱裂缺损

注:TTTS. 双胎输血综合征;TRAP. 双胎反向动脉灌注序列征;CPAM. 先天性肺气道畸形;BPS. 支气管肺隔离症;SCT. 骶尾部畸胎瘤;MMC. 脊髓脊膜膨出

6

胎儿外科发展迅速,给患者及家庭带来了令人兴奋的希望。但在考虑任何胎儿手术时,胎儿治疗中心在伦理上有义务同时考虑母体和胎儿的健康。核心组织结构和专业水平对于所有胎儿治疗和孕产妇维护都至关重要。各中心还有义务确保适当的培训、认证、基础设施、机构支持和监督到位。因此,胎儿治疗中心的建设需要深思熟虑的准备工作、基础设施的配套以及子专业的支持。当然,这些要求不应妨碍胎儿外科的创新,而应鼓励该领域在未来的发展。与此同时,应建立提供培训、监管和合作的机制和机构。多学科协作和多机构以登记注册和多中心研究的形式对于继续推进这一领域至关重要。随着该领域的成熟,制定强有力和可持续的培训计划也是胎儿外科持续发展的必要条件。胎儿外科的未来发展应遵循谨慎而又大胆的原则,努力在安全创新、技能培训以及提供治疗之间取得最合理的平衡。

(顾圆圆 夏慧敏)

第五节 产时外科

一、概述

产时外科(exuterointrapartum treatment,EXIT),既往也被称为"胎盘支持下手术"(operation on placental support,OOPS),"胎盘支持下气道开放手术"(airway management on placental support),是指一种在分娩时通过维系胎盘循环和胎儿血氧稳定,胎儿部分娩出于子宫腔外以进行相关外科操作或手术的治疗手段。现在所熟知的产时外科这一概念最早是由 Mychaliska 等人在 1997 年提出。得益于在胎儿治疗领域上的丰厚经验,Mychaliska 等人将这一产时治疗理念标准化(强调和细化了麻醉深度、子宫松弛、胎儿监测等的重要性)并率先应用在胎儿期气管夹闭后的重度膈疝的产时气道建立。而在这之前,产时治疗这一理念已经在其他疾病中开始应用。1989 年,Norris 和他的团队率先尝试在维系胎盘循环的情况下对一名早产的巨大颈前肿瘤进行气管插管和气管切开。但由于没有对子宫收缩进行抑制,胎盘循环的维持仅

持续了 10min,胎儿以死亡告终。1992 年,Langer 等人成功对气道梗阻的胎儿进行了产时气管插管并强调了胎儿仅部分娩出宫腔以及避免压迫脐带的重要性。1993 年,Schwartz 等人在产时治疗颈部肿物时对麻醉管理进行了详细阐述。1994 年,Tanaka 提出应用便携式多普勒超声监测胎儿心率。1996 年,Skarsgard 等人细化了母体的麻醉方案并且提出了 OOPS(operation on placental support)这一概念。在 1997 年 EXIT 的提出和标准化后,随着人们对产时外科这一全新的治疗方式的不断认识和产前诊断水平的不断提高,目前,EXIT 应用已经不仅仅局限于产前评估为气道梗阻的胎儿。

二、产时外科的构建和实施方法

(一)产时外科的构建 子宫外产时手术的成功实施需要有经验丰富多学科团队的支持、对子宫外产时处理生理的深刻认识、对处理过程的掌握和对潜在风险的预知与管控。

1. 多学科团队构建和人员职责 一个完备和成熟的多学科团队构建对于产时外科的实施至关重要。其人员配备至少需要 1~2 名小儿外科专家或小儿耳鼻喉科专家、1 名产科专家或母胎医学专家、1 名小儿超声诊断专家、1 名新生儿科专家、2 名麻醉医师和 2 名羊水灌注护士、2 名器械护士。产科医生将为产妇进行剖宫产手术并将胎儿部分娩出宫腔外,从而为气道的建立以及其他操作创造条件。小儿外科专家或耳鼻喉专家将协助新生儿科专家进行气管开放的管理并进行随后可能的外科手术操作。2 名羊水灌注护士通过输注泵输液管快速将温热林格溶液及时回输宫腔内维持子宫容量,从而降低子宫收缩和胎盘早剥的风险。2 名熟悉产时外科手术流程的护士可为手术提供完备的器械供应。2 名麻醉医生在术中起着重要的作用。其中一名麻醉医生调控母亲和胎儿麻醉和监测,在剖宫产至胎儿部分娩出阶段,使用高浓度的吸入麻醉剂以尽可能地抑制子宫收缩和降低子宫张力,从而避免胎儿胎盘的过早脱落。但高浓度吸入麻醉剂会使血压不平稳,会有胎盘子宫血流的降低、导致胎儿缺血缺氧的风险。同时使用肾上腺素和去氧肾上腺素来维持母体的血压。当

气道安全建立、外科操作结束时,降低吸入麻醉剂浓度,之后注射缩宫素,从而使子宫的张力和收缩力迅速恢复,降低产后大出血的风险。因而麻醉医生要清楚地掌握手术目前阶段并据此做出迅速有效的麻醉调整。另一名麻醉医生则负责保证胎儿气道和实时监测,并为相关的手术性操作提供帮助。胎儿麻醉的监护需要确保良好胎盘血氧交换和胎儿心率。

2. 产时外科实施与生理产时外科的正确实施得益于对该治疗手段的准确认识。首先需要纠正的一个错误观念便是产时外科等同于剖宫产手术。事实上,两者之间是截然不同的概念并且存在诸多区别。在麻醉方式选择上,剖宫产手术常使用椎管内麻醉;子宫外产时外科需要全身麻醉以使子宫能降低张力和收缩力达到松弛状态。在胎儿处理上,剖宫产手术不需要胎儿进行麻醉处理;子宫外产时外科不仅需要对进行操作的胎儿进行监护,还要依据手术的需求对胎儿进行麻醉。在团队组建方面,剖宫产手术更多的是依托产科医生技术;子宫外产时手术需要有多学科团队支持、互动和密切配合。在操作目的上,剖宫产手术仅需要关注增加子宫的张力、收缩力、减少子宫容量而避免产后大出血风险;而子宫外产时外科要求降低子宫张力、收缩力、维持子宫内容量以保证胎盘循环的维持,从而进行胎儿手术性操作。

(二)产时外科的实施方法

1. 按时间轴线 子宫外产时外科的实施可以分为术前、术中。

术前,所有的多学科团队成员需要集中讨论患者诊断、产时外科实施的适应证、禁忌证、手术准备、手术中可能发生的风险和应对措施、患者预后。术中潜在风险有:①妊娠妇女无法达到深度麻醉状态,子宫无法足够松弛,造成子宫-胎儿血氧交换不足;②无法处理羊水过多,超声无法确认胎盘边缘,造成子宫切开时胎盘血管损伤而出血;③无法维持足够的妊娠妇女血压,导致子宫动脉灌注不足或影响子宫胎盘血氧交换;④未能及时辨识术中脐带受压,造成胎儿心动过缓;⑤未能维持子宫腔内容量,导致胎盘早剥;⑥未能及时辨识术中胎盘早剥,造成胎儿出血、持续胎心过缓;⑦无法处理胎儿气道或完成相关操作,可能不得不立即终止产时手术,甚至胎儿死亡;⑧未能迅速恢复子宫的张力和收缩力,造成产妇产后大出血。相关的伦理问题也是术前需要考虑的。

手术时机的选择与疾病种类和母胎情况有关。在保证母胎安全的前提下,胎儿的胎肺成熟度是一个重要衡量依据。成熟的胎肺可避免安全气道建立后胎儿呼吸窘迫状况发生。手术时间一般选择在孕37~38周。对于早产的胎儿,成功建立安全气道后,可以使用促胎肺成熟的药物。手术室的空间需保证可容纳接生婴儿的团队和构建安全气道的团队人员。当团队人员进入手术室后和手术开始前,每一位成员均应该明确自己在术中扮演的角色、职责和站位(图6-13),并提前通知血库以应对可能的产后出血情况。

术中,产时外科大体分为:①静吸复合全身麻

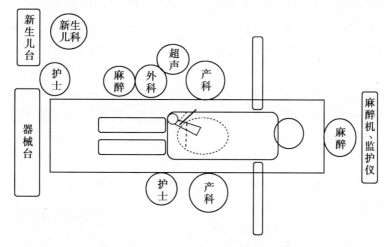

图6-13 经EXIT恢复气道通气站位图

醉诱导,使用高浓度吸入麻醉剂提供母亲和胎儿的麻醉;②产妇剖腹手术;③评估子宫松弛程度;④超声检查胎盘位置;⑤子宫切开位置距胎盘边缘需至少5cm,在子宫下段低位全层切开子宫;⑥娩出患者头部和上半身,胎儿下半身留在子宫内并且通过羊水灌注维持宫腔内压;⑦监测胎儿:连续胎儿超声心动图和胎儿脉搏血氧仪;⑧建立安全气道和/或进行手术性操作;⑨减少吸入的麻醉药物量并使用子宫收缩剂;⑩使胎盘自发地与子宫分离;⑪缝合子宫和关闭腹腔;⑫转运至新生儿监护室或另一手术室行手术治疗。

2. 按照处理对象及环节的不同,可以将产时外科分为三大环节。

(1) 母体处理:与剖宫产相似,产妇的体位应向左侧倾斜,以最大限度地减少或防止主动脉的压迫,保证子宫血供和胎盘血流量。切口的选择取决于胎盘的位置、需要暴露的程度和胎儿畸形的种类。产科医生应在超声反复仔细确认胎盘的边缘,使切口边缘与胎盘边缘距离大于5cm。低位水平切口是常用切口,但在某些疾病中也可使用垂直切口。切口的大小应足够暴露胎儿头部和上半身。母体的密切监护包括有创动脉血压、脉搏、血氧、电解质和呼气末 CO_2。

母体吸入麻醉过程分为两个不同阶段。第一个阶段是用地氟醚、异氟烷或七氟醚维持0.5MAC(最小肺泡浓度),然后在母亲手术切开前需上升维持到2~3MAC。有研究试图通过采用全静脉麻醉以避免吸入药物进入胎盘进而导致心率过缓。吸入麻醉药物只在子宫切开时使用以达到子宫松弛的作用。有时,保胎药物包括吲哚美辛、特布他林或硝酸甘油也用于子宫松弛。麻醉的第二阶段是在结扎脐带前和结束子宫外产时手术时。在这个阶段,外科医生和麻醉医生的紧密配合对避免子宫收缩乏力和母亲过度出血是至关重要的。吸入麻醉药需要降低到0.5MAC或完全停止,使子宫张力恢复正常。通常先应用缩宫素以加强宫缩,必要时,可以使用子宫按摩、应用0.25mg麦角新碱或卡前列素氨丁三醇250mg降低子宫收缩乏力风险。在EXIT手术操作过程中,维持子宫内容量对于避免子宫收缩是至关重要的,手术中需要避免

胎儿完全离开子宫并通过输注泵输液管快速向子宫内注入温热的林格液。

(2) 胎儿处理:在胎儿娩出、暴露胎儿上半身时,保留胎盘循环的状态下,立即通过脉搏、血氧饱和度、无菌超声心动图和临床观察进行胎儿生命体征监测。紧接着建立安全气道管理或进行气管插管,建立通畅气道后,再根据不同疾病设计进一步手术方案;或先处理原发疾病如行颈部囊肿穿刺后再行气管插管;若气管插管失败,则立即行气管切开,建立呼吸。解除气道阻塞的原因,恢复气道通畅,经充分氧合后,再结扎脐带,使胎儿从母体分离。

胎儿处理过程中,胎儿心率的监测是非常重要的。与足月儿不同,胎儿心输出量主要靠心率,而足月儿主要依靠心搏量。应激时,胎儿最早依靠心率以增加心输出量和重新血流分配。这保证了大脑的血液和氧供应。除了胎儿生理的特殊性,胎儿血流动力学的不稳定因素还来自于吸入麻醉剂,药物可直接抑制胎儿心肌收缩、导致血管扩张、动静脉分流改变。因而需要在EXIT过程中持续性监测胎儿,以确保胎儿有足够的氧合、保持良好状态。研究显示,正常的胎儿动脉血氧饱和度在60%~70%,动脉血氧饱和度大于40%已经足以提供胎儿机体的氧合需求。

另外,在胎儿处理过程中,麻醉作用包含了两个部分。一部分来自于母亲麻醉药物的弥散作用,另一部分是为了支持手术性操作而添加的。若患者麻醉深度不足,为了手术性操作的顺利进行,可肌内注射 $20\mu g/kg$ 的阿托品和 $10\sim20\mu g/kg$ 的芬太尼,还有肌肉松弛剂($0.2mg/kg$ 维库溴铵)以维持胎儿麻醉和术后镇痛效果。

(3) 新生儿处理:从母体上分离的新生儿,其进一步处理取决于手术的需要。若需要进一步手术,则转入另外一间备好的手术室治疗。若已行手术治疗或不需要紧急手术,则新生儿科医生将帮助新生儿的复苏及转运新生儿至新生儿科监护室(NICU)或新生儿外科监护室(SNICU)。

三、产时外科治疗的疾病

产前影像技术的发展为胎儿畸形的诊断和

评估提供了可能,而如何选择合适患者进行干预是子宫外产时治疗一个重要问题。目前,EXIT手术已经应用于先天性高位气道阻塞综合征、颈部巨大肿物、颅面发育不全综合征(hypoplastic craniofacial syndrome)、纵隔肿物、肺部肿物和畸形、先天性膈疝、先天性心脏病、腹壁缺损、连体婴儿等疾病中。归结起来,目前产时外科主要应用于产前诊断评估分娩时和分娩后可能出现严重气道梗阻、心肺功能不全的胎儿。

具体的,EXIT应用可以主要分为:

1. 经EXIT恢复气道通气(EXIT-to-airway) 经EXIT为气道梗阻/通气障碍类疾病胎儿建立安全气道是EXIT最为常用和重要的适应证。经EXIT恢复气道通气可以是独立的一个治疗操作也可以是一个过渡性的治疗操作。

(1)先天性高位气道阻塞综合征(congenital high airway obstruction syndrome,CHAOS):包括喉部瓣膜、喉闭锁、喉部囊肿、气管闭锁和狭窄,其特征为肺部和远端气道扩大、膈肌外翻、腹水乃至胎儿水肿,此类疾病非常罕见却是致死性的。经EXIT恢复其气道通气,CHAOS患者有了存活的可能。虽然CHAOS患者远期生活质量仍然需要进一步随访,但这一成果是具有划时代意义的。

(2)颈部巨大肿物:主要为畸胎瘤、淋巴管瘤、血管瘤、食管重复畸形、咽后壁肿块、颈部巨大鳃源性囊肿、甲状腺肿、神经母细胞瘤等。此类疾病患者在生后可因颈部巨大肿物压迫气道、无法通气而死亡,由于EXIT的应用,在胎儿胎盘循环下进行气管插管或气管切开建立气道通气后、断脐,再处理肿物(如切除瘤体),已大大提高了患者的存活率(图6-14、图6-15)。

(3)先天性膈疝(CDH):EXIT原是设计为了取出重症CDH胎儿气管夹或气道球囊后、支气管镜下气管插管、并应用肺表面活性物质等治疗。

(4)其他:如小颌畸形等。

2. 经EXIT肿物切除(EXIT-to-resection) 颈部巨大肿物和胸腔占位性病变的切除是EXIT的一个重要应用。部分颈部肿物胎儿若无法通过气管插管和气管切开成功建立气道,直接经EXIT手术切除肿物,或是挽救胎儿的重要措施。一般

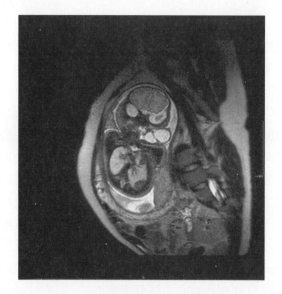

图6-14 胎儿颈部巨大淋巴管瘤MRI

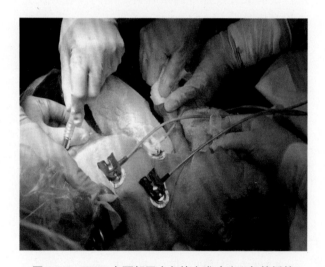

图6-15 EXIT在颈部巨大包块中成功建立气管插管

情况下,胎儿血氧交换可以通过胎盘循环维持约60min。而据国外有关文章报道,在胎盘循环的维持下,某颈部肿物胎儿切除并成功建立气道共耗时2.5h。据国内已发表文章,胎盘循环的维持时间可达70min。

胸腔占位性病变包括了肺部肿瘤和纵隔肿瘤。肺部肿瘤,如先天性肺气道畸形、隔离肺;纵隔肿瘤,如畸胎瘤、淋巴管瘤。胸腔占位性病变较大者在出生时或生后不久即出现严重呼吸困难、发绀、呼吸窘迫等,经EXIT切除肿物不仅对生后有效的机械通气大有帮助,而且还有效提高了回心血量,降低病死率。

3. 经EXIT过渡至体外膜肺(extracorporeal

membrane oxygenation，ECMO）（EXIT-to-ECMO）重度先天性膈疝（LHR<1.0合并肝脏疝入）、先天性心脏疾病（如左心发育不全、主动脉瓣闭锁、肺动静脉畸形）以及两者同时存在的危重胎儿。

4. 经EXIT腹壁畸形修补术（EXIT-to-repair）腹壁缺损中的腹裂和脐膨出是可致命的畸形，肠管外置时间越长，肠腔积气及肠管水肿就越重，增加复位难度及感染机会，甚至发生肠坏死，同时也可能因水电解质严重失衡、脱出肠管系膜嵌顿缺血等导致全身情况迅速恶化，因此巨大腹裂或脐膨出在EXIT下行一期修补或应急处理曾被认为是合适的。但是，随着对疾病的认识加深，腹裂和脐膨出的预后与是否伴发严重畸形、手术时机的选择及有无并发症等因素有关。国内外有关研究已将其排除在EXIT候选适应证中。

5. 经EXIT连体胎儿分离 连体胎的分离是EXIT的一个罕见适应证。2002年，Bouchard和他的同事们报道了将EXIT手术作为分离连体双胞胎儿的桥梁的案例。在一名怀有双胞胎儿妊娠妇女产前检查中，他们发现该组胎儿存在胸脐连体胎儿畸形现象，且其中一名胎儿只有一个心室。同时该产妇孕期存在严重羊水过多情况。应用EXIT，他们成功对双胞胎进行插管，并进行超声心动图检查，以确定对出生时立即分离至关重要的共享血管解剖结构。

EXIT在国外已开展二十余年，而近年来国内也陆续有大型医院进行数例尝试。EXIT在国内很多医院无法实施，除了技术层面的问题，无法组建多学科团队、部分患者后期治疗费用高昂也是重要的因素。国外，早期Noah等人研究已显示，与传统的剖宫产手术相比，EXIT手术伤口并发症和出血较多，而住院时长和血细胞比容并无统计学差异。就整体来看，两者短期预后基本一致。Farrell等在45名接受胎儿手术的受访者研究中显示，35人尝试再次妊娠，32人成功，31人成功分娩。尤为值得注意的是，其中两名妇女有不孕病史。从这些数据看来，胎儿干预似乎不会对产妇的长期生育能力产生不利影响。并且，无妊娠妇女因EXIT的实施而死亡。胎儿行EXIT的长期预后与胎儿原发疾病种类、是否合并畸形及气管是

否合并严重扭曲、困难插管相关。但可以肯定的是，EXIT的出现为既往认为一出生就将死亡的气道梗阻胎儿或难以建立安全气道、保证充足回心血量的胎儿带来了存活的希望。未来随着胎儿诊断和治疗的不断发展，母体与胎儿管理及子宫收缩控制的不断进步，小儿外科、产科、麻醉技术相对成熟，EXIT中的充分配合可更好保证母、胎安全及提高手术成功率。

（钟微　夏慧敏）

参考文献

1. 中华医学会器官移植学分会,中国医师协会器官移植医师分会.中国儿童肝移植临床诊疗指南(2015版)［J］.中华移植杂志(电子版),2016,10(1):2-11.

2. ALEX G C,HEUNG B K,KHASHAYAR V. Pediatric liver transplantation［J］. Seminars in Pediatric Surgery,2017, 26(4):217-223.

3. KASAHARA M,UMESHITA K,SAKAMOTO S,et al. Liver transplantation for biliary atresia:a systematic review［J］. Pediatr Surg Int,2017,33(12):1289-1295.

4. MEENA B L,KHANNA R,BIHARI C,et al. Bile duct paucity in childhood-spectrum,profile,and outcome［J］. Eur J Pediatr,2018,177(8):1261-1269.

5. JESINA D. Alagille Syndrome:An Overview［J］. Neonatal Netw,2017,36(6):343-347.

6. GUNAYDIN M,BOZKURTER CIL A T. Progressive familial intrahepatic cholestasis:diagnosis,management,and treatment［J］. Hepat Med,2018,10(10):95-104.

7. GAROUFALIA Z,PRODROMIDOU A,MACHAIRAS N,et al. Liver Transplantation for Wilson's Disease in Non-adult Patients:A Systematic Review［J］. Transplant Proc,2019, 51(2):443-445.

8. BERNSTEIN D L,LOBRITTO S,IUGA A,et al. Lysosomal acid lipase deficiency allograft recurrence and liver failure-clinical outcomes of 18 liver transplantation patients［J］. Mol Genet Metab,2018,124(1):11-19.

9. ARONSON D C,MEYERS R L. Malignant tumors of the liver in children［J］. Semin Pediatr Surg,2016,25(5):265-275.

10. SCHMID I,VON SCHWEINITZ D. Pediatric hepatocellular carcinoma:challenges and solutions［J］. J Hepatocell Carcinoma,2017,16(4):15-21.

11. BAUMANN U,ADAM R,DUVOUX C,et al. Survival of children after liver transplantation for hepatocellular carcinoma［J］. Liver Transpl,2018,24(2):246-255.

12. MILOH T,BARTON A,WHEELER J,et al. Immunosuppression in pediatric liver transplant recipients:

Unique aspects [J]. Liver Transpl, 2017, 23 (2):244-256.

13. MARTINELLI J, HABES D, MAJED L, et al. Long-term outcome of liver transplantation in childhood:A study of 20-year survivors [J]. Am J Transplant, 2018, 18 (7): 1680-1689.

14. SARAN R, ROBINSON B, ABBOTT K C, et al. US Renal Data System 2017 Annual Data Report:Epidemiology of Kidney Disease in the United States [J]. Am J Kidney Dis, 2019, 73 (3S1):A7-8.

15. STOJAN G, PETFI M. Epidemiology of systemic lupus erythematosus:an update [J]. Curr Opin Rheumatol, 2018, 30 (2):144-150.

16. 中华医学会器官移植学分会,中国医师协会器官移植医师分会. 中国未成年人逝世后捐献肾脏的功能维护、评估和应用指南[J]. 中华移植杂志(电子版),2016,10 (2):53-59.

17. KIZILBASH S J, RHEAULT M N, BANGDIWALA A, et al. Infection rates in tacrolimus versus cyclosporine-treated pediatric kidney transplant recipients on a rapid discontinuation of prednisone protocol:1-year analysis[J]. Pediatr Transplant, 2017, 21 (4):e12919.

18. WUNDERINK H F, MEIJDEN E, BROUWER B D, et al. Pretransplantation donor-recipient pair seroreactivity against BK polyomavirus predicts viremia and nephropathy after kidney transplantation [J]. Am J Transplant, 2017, 17 (1):161-172.

19. KOTTON C N, HUPRIKARS, KUMAR D. Transplant Infectious Diseases:A Review of the Scientific Registry of Transplant Recipients Published Data [J]. Am J Transplant, 2017, 17 (6):1439-1446.

6

第七章 液体疗法及营养支持

第一节 小儿外科疾病的液体疗法

人体大部分由体液组成,体液不断进行新陈代谢,以维持组织细胞各种生命活动得以正常进行。与成人相比,儿童处于生长发育期,体表面积相对大,新陈代谢旺盛,而各系统功能发育不健全,调节平衡的能力差,因此小儿的水、电解质及酸碱平衡紊乱较成人更常见和更严重,特别是患病时。

一、电解质平衡简述

(一)体液分布、组成及调节 成人体液约占体重的60%,小儿所占比率较成人多,新生儿约为80%,婴儿约70%,1岁以上小儿基本接近成人。肥胖者由于脂肪组织含水分较少,故体液所占比重较正常人小。

体液(body fluid)由细胞内液及细胞外液组成。细胞内液(intracellular fluid)约占体重的40%~50%,细胞外液(extra-cellular fluid)占20%~30%。细胞外液主要由间质液及血浆两部分组成。胃肠道分泌液、脑脊液、胸腔积液、腹水等亦属细胞外液,也可称为第三区液(third space fluid)。婴儿细胞外液较成人多。

细胞内外液的电解质组成差别较大。细胞内液阳离子以钾为主,而细胞外液阳离子则以钠为主。细胞内液中的钾离子与细胞外液中的钠离子各占该液体阳离子总量90%以上。

临床常用的毫摩尔每升(mmol/L)是表示体液中粒子浓度的常用方法,既可以表示电解质离子,也可以表示非电解质离子。当量(Eq)指液体中离子电荷所含的数目,与mmol/L不同,mEq/

L 仅能表示电解质离子,而不能表示非电解质离子。mEq/L 表示溶液中电解质离子进行化学反应的活力。例如钠为 1 价,1mol 钠是 1Eq 钠,而钙为 2 价,则 1mol 钙是 2Eq 钙。溶液渗透压大小常用毫渗量每升(mOsm/L)来表示,溶液的渗透压高低取决于溶液中粒子数目多少,而与粒子的大小无关。对单个粒子而言,1mOsm/L=1mmol/L。由于血浆渗透压主要是由氯化钠产生的,且一般临床检查只能查细胞外液(血),故临床上常根据血钠浓度来推测体液的渗透压。正常血浆渗透压为 280~320mOsm/L。由于血清钠浓度是决定血浆渗透压高低的主要因素,又因为钠离子是一价元素,故临床上用血清钠浓度变化表示渗透压变化,血清钠 135~150mmol/L 代表了正常渗透压,也就是等渗或称等渗(不能代表钙镁等二价离子)。

体液平衡的调节功能主要包括:容量与渗透压的调节及酸碱平衡调节两方面。体液容量及渗透压的调节主要依赖渴觉中枢、抗利尿激素(ADH)、心房钠尿肽及肾素 - 血管紧张素 - 醛固酮系统四方面的作用。而体液酸碱平衡则靠缓冲系统[主要为碳酸氢盐系统($NaHCO_3/H_2CO_3$)、肺(调节呼吸的深度及频率使二氧化碳分压保持正常)以及肾(调节非挥发酸或固定酸的排泄、酸化尿液)]的调节来维持。

(二)脱水 脱水(dehydration)是指体液特别是细胞外液的容量减少。当患者液体入量不足或出量过多,超过机体调节代偿能力,即可出现脱水。对脱水患者应注意脱水程度及脱水性质。

1. 脱水程度 依据失水量所占体重比率,脱水分为轻、中、重三种程度。临床常通过患者皮肤、眼窝、尿量、精神状态等表现初步评估脱水程度(表7-1)。

(1)轻度脱水:失水量小于体重的5%(50ml/kg),临床症状可不明显,仅有唇舌稍干、口渴、前囟平或稍凹陷、尿量略减。

(2)中度脱水:失水量约占体重的5%~10%(50~100ml/kg),临床主要表现为精神萎靡、明显口渴、皮肤干燥、弹性差、前囟凹陷、眼窝下陷、四肢凉、脉细弱、尿量少、尿比重增加。

(3)重度脱水:失水量大于体重的10%(>100~120ml/kg),临床除上述中度脱水症状外,还出现烦躁、嗜睡、谵妄等神经系统症状,以及血压低、脉细弱或摸不清、尿量少或无尿等循环血容量不足的表现。失水若超过体重的12%(即120ml/kg),失水量已占细胞外液的一半,若抢救不当,患者多不易存活。

2. 脱水性质 根据失水和失电解质(细胞外以钠为代表)比例不同,理论上脱水分为等渗、低渗和高渗三种类型。但是临床上小儿失水永远和电解质混合,事实上可以说都是低渗脱水。因为正常体液中(血液、细胞内外液)水和电解质比例是300mmol/L,称为等渗溶液。而正常生活代谢的水与电解质比例相当于1/5张的溶液。也就是说每日摄入补充的电解质为正常体液的1/5,因此任何由于疾病或创伤引起的体液损失,都是电解质损失多于水分损失,因此所造成的脱水均为低渗。偶尔见到的等渗或高渗脱水,除严重饥饿干渴外,多是液体治疗造成的。

(三)脱水治疗 脱水的纠治应考虑三方面的液体需求:即补充累积损失量、继续丢失量、现时生理需要量。补液时首先要判断脱水类型及脱水程度,根据不同脱水类型选用适当液体,计算补液量,控制好输液速度。观察患者病情,注意心、肺、肾功能,密切监测患者心率、血压、脉搏、毛细血管再充盈时间、皮肤弹性与尿量,再根据病情随时调整补液计划。

1. 补充累积损失

(1)补液量估计:按临床症状,轻度脱水约为

表 7-1 不同程度脱水的临床表现

失水程度	失水量 /(ml/kg)	精神状态	前囟眼窝	泪	口唇黏膜	皮肤干燥	弹性	尿量	血液循环情况
轻度	<50	稍差	稍凹	有	稍干	稍干	稍差	稍少	稍差
中度	50~100	萎靡	显凹	少	干	干	差	少	差
重度	>100	昏睡 / 昏迷	深陷	无	极干	极干	极差	极少	休克

<50ml/kg,中度脱水 50~100ml/kg,重度脱水 >100~120ml/kg。

（2）溶液的选择:轻度脱水用 1/3 张液,中度脱水用 1/2 张液,重度脱水用 2/3 张液。以上是按低渗脱水补液要求设计,虽然均用低渗液补充,但实际上与正常代谢摄入液体的张力相比(1/5 张)仍是高渗。当然如果条件允许,根据血生化数据计算,更为合理。至少每天拿到血生化数据时,可以计算核对,作为检验与调整输液方案的参考。一般常用简单公式为:

毫摩尔差(mmol)×4× 千克体重 = 所需等渗液毫升数

如果正常钠为 140mmol,患者血生化钠为 120mmol 则差值为 20mmol。若患者体重为 10kg。则 20×4×10kg=800ml 生理盐水为应补充量。

公式解释:如果脱水患者全身体液占体重的 60%,每千克体重总液量当为 600ml。每千克体重提高一个毫摩尔的钠,则需 600mmol。生理盐水含钠为 150mmol。用 150mmol 的含钠液补充,则需 4 倍的量,所以 ×4。(假定体液的比重是 1,则体重 1kg 与体液 1 000ml 等同起来;因为钠离子是 1 价,故钠离子的毫摩尔与体液中的毫渗量视为等同。)

（3）补液速度:为尽快恢复血容量及肾功能,故要求在短时间(8~10h)内补入,速度为 8~10ml/(kg·h)。高渗补液速度宜慢。

（4）急性脱水补液原则:先浓后淡,先快后慢,见尿给钾。

2. 补充继续丢失　在补充累积损失的同时,原发病仍然存在,体液可继续丢失,应按实际丢失量用类似溶液补充。

3. 补充生理需要量　患者正常生活中的代谢需要量必须充分供应。特别是不能正常进食的患者,必须随输液同时补足。

具体综合补液疗法详见下一节。

二、电解质紊乱

电解质紊乱主要影响水分在组织内量的分布,也就是脱水与水肿,特别是细胞外的钠与细胞内的钾,因为它们的含量占体内电解质总量几乎全部的优势。电解质除了起渗透作用外,其元素本身也有它的特性,特别是那些对形成渗透压无足轻重的其他元素。下面先谈一谈钠与钾的特点。

钠离子和钾离子是人体内重要的阳离子,二者对维持体液的正常晶体渗透压及酸碱平衡、保持正常神经肌肉及心肌细胞功能起到重要作用。

（一）低钠血症（hyponatremia）　血钠低于 130mmol/L 称为低钠血症。低钠一般常引起脱水,主要表现为脱水症状。但是有时脱水并不明显而症状严重,严重低钠血症可引起肌肉麻痹、脑水肿,甚至昏迷死亡,需及时诊治。

常见病因:①细胞外液容量快速减少(即严重急性低渗性脱水的早期):常见于大量胃肠液丢失,如霍乱样腹泻、呕吐、大量胃肠引流、肠梗阻;大量胸腔积液、腹水;②细胞外液容量增多:见于水中毒,如巨结肠患者使用大量低渗液(如蒸馏水、注射用水)洗肠、溺水等;③细胞外液容量基本正常:见于应激状态,如严重创伤、大手术等。

临床表现:无口渴表现,主要出现为循环系统和神经系统症状,如脉细速、直立性低血压、精神萎靡、嗜睡、食欲缺乏、头痛、视物模糊、肌张力下降、腱反射减弱或消失,严重者可出现昏迷、惊厥及脑疝表现。

治疗:①细胞外液容量减少所致低钠血症可予 3% NaCl 溶液治疗,患者每千克体重给予 3% NaCl 溶液 12ml,可提高血钠 10mmol/L。所补液量在 2~3h 内缓慢滴注,必要时数小时后重复 1 次,其间不可给予低渗液;②细胞外液容量增多所致低钠,若血钠在 120mmol/L 以上,无临床症状,则不需要特别补充钠盐,主要治疗是限制入量、利尿。水中毒时给予 3%NaCl 溶液能使血容量一时性增多,有引起心力衰竭、肺水肿的危险,故应慎用;③细胞外液容量正常的低钠血症,主要问题是排尿减少水潴留过多,因此轻症只需适当限制水的入量,严重者,在利尿的同时,以等渗或 2/3 张液补充钠盐,必要时也可用 3%NaCl 溶液。

（二）高钠血症（hypernatremia）　血钠大于 150mmol/L 称高钠血症。组织间水潴留性水肿,肺水肿,特别是颅内水肿而同时脑细胞脱水,脑损害可危及生命或留有后遗症。

临床上外科疾病所致高钠血症非常少见,偶见于输液不当,利尿剂、甘露醇应用后产生的渗透性尿崩等。

临床表现:明显口渴、尿量减少表现,严重者可出现高热、狂躁、谵妄、意识障碍、肌张力增高、腱反射亢进、颈强直,易被误认为脑膜炎。

治疗:总的治疗原则是休息、供氧,暂停输液。必须保持静脉通路时,补充液体张力不宜过低,输液速度不要过快。症状轻时经口饮水即可;较重者补液可用 1/5 张含钠液维持,加氯化钾使其浓度为 0.15%~0.3% 氯化钾(即 100ml 补充液体中,含 0.9% 氯化钠溶液 20ml,15% 氯化钾溶液 1~2ml)。若已有累积损失液量,可在 2 天内补足。

(三)低钾血症(hypokalaemia) 血钾低于 3.5mmol/L 称为低钾血症。临床上外科所致低钾血症常见于长时间禁食伴胃肠道丢失,如呕吐、腹泻、胃肠引流、肠梗阻等。

临床表现:轻度低钾血症或缓慢起病患者,症状多不明显。常见神经肌肉系统症状,如肌肉软弱无力,腱反射减弱或消失;肠蠕动缓慢、腹胀、便秘,严重者可出现麻痹性肠梗阻;排尿不净;心音低钝,心律失常,心电图 ST 段下降、T 波下降并出现 U 波。

治疗:总的治疗原则是去除病因,补充钾盐。补钾要在有尿后,以口服补钾最为安全。常用的钾制剂是氯化钾,每日 200~250mg/kg,配制成 10% 氯化钾溶液分 6 次给予,每 4h 一次。重症低钾者可经静脉补钾,补充液体中的氯化钾浓度一般不应超过 0.3%,常用含 0.15%~0.2%KCl 溶液缓慢静脉滴注,每日补钾液体滴注时间不应少于 8h,缺钾常需数日缓慢纠正。

(四)高钾血症(hyperkalemia) 高浓度钾快速注入血中引起心搏骤停,多来不及抢救,即使及时心脏按压,也罕有成功报道。因此只能强调预防。

一般生化检查血钾高于 5.5mmol/L,即称为高钾血症(应除外标本溶血所引起的高钾血症)。即应予以治疗纠正。

临床上外科所致高钾血症常见于输入大量库存血;外伤(特别是严重挤压伤)、胃肠道出血、严重

感染时,细胞损伤导致细胞内钾大量释放至细胞外液引起高钾血症。

临床表现:同低钾血症一样表现为神经肌肉系统症状,如口唇周围麻木、肌肉无力,腱反射减低或消失;心率缓慢、心音低钝、心律失常、心电图显示 T 波高尖、严重者 QRS 波增宽、P 波消失。

治疗:①因钙与钾有拮抗作用,故须补充钙剂:10% 葡萄糖酸钙 0.5ml/kg,最大不超过 10ml,缓慢静脉输注;②碱化细胞外液可使钾向细胞内转移,故可用 5% 碳酸氢钠 2~4ml/kg,稀释后缓慢静脉输注;③阳离子交换树脂口服或保留灌肠可阻止钾自肠道吸收,每克树脂可结合钾 1mmol;④葡萄糖及胰岛素可促使血钾迅速进入细胞内,10% 葡萄糖液 5ml/kg 静脉输注可使钾浓度下降 1~2mmol/L;⑤严重高钾血症可用腹膜透析、血液透析治疗。

第二节 小儿外科特点

小儿外科疾病兼有儿科和外科的双重特性,因此小儿外科液体疗法有其独特性和复杂性,既不同于成人外科又不同于小儿内科。与成人外科相比,儿童代偿能力差,如成人失血 10%,丢失血量 300ml,并不引起失血性休克,而新生儿失血 10%,丢失血量仅 30ml,即可造成休克,至少引起代偿反应,术后常见胃肠减压液为血性或咖啡渣样。手术对外科患者的创伤,又造成了小儿外科液体治疗有别于小儿内科。以纠正脱水的不同处理为例,腹泻患者不强求快速纠正脱水,而对于肠套叠或腹膜炎引起的脱水,则需尽可能在几小时内纠正,以保证患者能安全承受麻醉和手术打击。由此可见,小儿外科液体疗法应有其独特的补液程序及输液方法。

小儿外科液体疗法分为术前、术中及术后补液三个阶段,疾病状态不同导致三个阶段的侧重点不同。腹膜炎、肠梗阻等急腹症患者,术前多存在水、电解质及酸碱平衡紊乱,此时术前补液极为重要,及时纠正脱水及电解质紊乱,有利于麻醉及手术的安全进行。选择性手术患者,多术前营养状态良好,水、电解质及酸碱处于平衡状态,故术

前不需特殊补液,术中补液调节即可。消化道手术的患者,如考虑术后禁食时间较长,则需注意术后长期补液支持治疗问题。

第三节 液体需要量的评估

小儿外科患者液体需要量应从三个方面估算,即日需量、继续丢失量及失衡量(即累积损失)。

日需量(daily requirement)指每日代谢作用的基本生理需要量,主要为排尿、呼吸、出汗、皮肤蒸发等排出的水与电解质量。补充日需量应从日需水量、日需电解质量及日需能量三方面考虑。

(一)日需水量 外科患者水的日需量与患者每日平均代谢率有关,随着人体每代谢418.68kJ(100kcal)能量的产生,代谢废物随一定量的水分排出。其中形成尿66.7~86.7ml,呼吸及皮肤无形蒸发水分50ml,代谢氧化生水16.7ml,故平均每消耗418.68kJ(100kcal)能量需水100~120ml。考虑到外科手术或局部损伤后有局部水肿趋势,故小儿外科患者一般按每418.68kJ(100kcal)需100ml水计算(表7-2)。

表7-2 外科患者日需水量计算

体重范围/kg	第一个 10kg	第二个 10kg	第三个 10kg
日需水量/(ml/kg)	100	50	20

如25kg患者的日需水量是:

[100ml/(kg·d)×10kg]+[50ml/(kg·d)×10kg]+[20ml/(kg·d)×5kg]=1 600ml/d。此计算方法为粗略估算患者每日液量。当患者发热、第三间隙液体增加及胃肠道液体丢失过多时,应增加液体入量。窒息后、先天性心脏病或充血性心力衰竭、肾衰竭、中枢神经系统感染、不显性失水减少(如闭式机械通气、新生儿闭式暖箱)等,则液体供给量应适当减少。

新生儿24h内禁食可不输液,出生一个星期内代谢率很低,每日约需水50~75ml/kg。儿童术后早期由于自由水(free-water)排出减少等因素,术后第一天需水量可按半量补充,第二天按2/3补充,第三天补充全量。高热患者代谢率增加,体温每增高1℃,增加需水量12%。一般说来,安全限度是补充日需量应不超过1 600ml/(m²·d)。

(二)日需电解质量 维持水分平衡必须同时维持电解质平衡,影响水平衡的电解质很多,但短期内影响最大的渗透分子是Na^+、K^+、Cl^-三种离子。

Na^+:每418.68kJ(100kcal)需3mmol,相当于生理盐水18ml或M/6乳酸钠大约20ml。

这里必须说明:小儿每日代谢需水100ml/100kcal,而需生理盐水仅为20ml。说明正常代谢电解质只需1/5张溶液。所以外科患者除烧伤、化脓渗出液为等渗外,其他损失如腹泻、肠梗阻、呕吐、出汗等都是低渗液,但是所造成的脱水却是低渗脱水。因为损失的液体仍比1/5张要高,平均至少是1/3或1/2张。

K^+:每418.68kJ(100kcal)需2mmol,相当于0.15%氯化钾100ml或15%氯化钾1ml。(必须注意:一般速度静脉滴注时,氯化钾的浓度不能超过0.3%。静脉注射高浓度钾可引起心搏停止。)

Cl^-:每418.68kJ(100kcal)需2mmol,相当于生理盐水13ml。

这里也要说明:Na^+的日需量为3mmol,而Cl^-的日需量为2mmol。所以供给生理盐水补Na^+,则Cl^-就多了。因此有人用生理盐水与M/6乳酸钠配成2:1溶液代替生理盐水。

大手术后肾功能较差,钾不能排出,血液中钾浓度可能因滞留积累而升高。术中常输血,而库存血中钾的含量也较高。为了避免血钾过高,术后如果患者暂时无尿时,先不能给钾。应复查电解质,按血钾浓度适当补充。钾的静脉滴注按一般滴入速度,以0.15% KCl为宜。术后三天以上不能进食时,须经静脉补钾,作为组织修复之用。

长期不能经口进食的患者,可发生钙与镁缺乏。术后,尤其是大量输血的患者,常因钙不足而抽搐,较小婴儿甚至发生喉痉挛。所以长期禁食患者每日应注射10%氯化钙或葡萄糖酸钙10ml。较小婴儿两星期以上不能吃奶时,可出现持续的角弓反张,常是低镁的表现,每周应肌内注射25%硫酸镁2~4ml,每周1~2次是必要的。

(三)日需能量 日需能量即维持人体正常

的生命活动所消耗的能量。小儿每日所需能量应满足代谢及生长发育所需。日需能量计算方法较多,最简单的是按每日所需能量约等于每日所需液量。按水分需要计算后,使全部输入液均含10% 葡萄糖液,可达到最低要求。如有不足,可用25%~50% 葡萄糖液补充。输注含糖液时应注意输液速度,以防止短时间内输入糖量过多。单纯予以葡萄糖液,实际供给能量与生理所需能量相差甚远,不足的能量通过动用体内的脂肪和蛋白质补充。若长期禁食,为了达到能量的需求,防止过多地消耗体内的脂肪及蛋白质,引起负氮平衡,应予以肠外营养,适当输入氨基酸及脂肪乳,以补充营养物质和其他微量元素的需要。

(四)常用补充液体 根据儿童正常日需能量、水量、电解质的需要,目前首都医科大学附属北京儿童医院临床使用的日需维持液是按每100ml 含10% 葡萄糖80ml,0.9% 氯化钠20ml,15% 氯化钾1ml 比例配制。此维持液制剂中每升含 Na^+ 30mmol,K^+ 20mmol,Cl^- 50mmol,制剂总张力为1/3 张。此维持液基本可满足儿童每日所需。需注意的是此制剂中 Cl^- 多于日常需要量,在高氯血症时应慎用,或将其中的生理盐水改为 M/6 乳酸钠。暂时不需静脉给钾时,也可把生理盐水中混入 M/6 乳酸钠,改为 2:1 溶液,去掉高渗氯化钾,仍维持 80ml 葡萄糖及 20ml 等渗钠,总张力变成1/5 张,符合正常日需量的张力。

上段提及的临床常用每日生理维持液的配制方法,是 Holliday 及 Segar 在 1957 年基于健康儿童每日能量所需和母乳及牛奶电解质组成计算得出的,此类低渗液曾在首都医科大学附属北京儿童医院广泛使用,只为提供正常代谢的日需量。近几年,越来越多的证据显示,常规应用此类低渗维持液可引起院内获得性低钠血症。因为临床上但凡需要输液的患者,特别是外科患者,都有低渗脱水的趋势,因此 1/5 张的溶液,不足以补偿或预防低渗脱水。长期使用,可致严重低钠血症,造成患者神经系统损伤,甚至死亡。另外,危重症患者术后由于抗利尿激素等影响,导致自由水清除率下降,故术后早期大量低渗维持液的输注就容易导致低钠血症。为减少危重症患者术后低钠血症

发生,目前建议术后三天内早期维持液量为原生理需要量的 50%,反而比较安全。当然,每天按前一天血化学检查结果为参考,修正每天的输液计划更为实用。

(五)继续丢失量(continuous loosing) 继续丢失量是指因疾病导致的液体异常丢失,包括引流液量及第三间隙积存液量,如胃肠减压引流液、肠瘘的流出液、脓汁的引流液、创面渗出液、肠腔内积存液、胸腔积液、腹腔积液、组织水肿及尿崩症、大汗淋漓等。

外科患者的继续丢失水分永远携带大量电解质。血浆与脓液渗出液为等渗液,即 300mmol/L,出汗为 1/2 张液,其他也多是低渗液(不足 300mmol/L)。常见各种损失液中电解质的成分见表 7-3。

表 7-3 各种损失液电解质成分

损失液	Na^+/(mmol/L)	Cl^-/(mmol/L)	K^+/(mmol/L)
胃液	20~80	100~150	5~20
胰液	120~140	90~120	5~15
胆汁液	120~140	80~120	5~15
小肠液	100~140	90~130	5~15
回肠造瘘液	45~135	20~115	3~15

继续丢失量的补充按照等量补充的原则,即丢多少补多少。电解质的补充应依据丢失液中电解质的含量估算(表 7-4)。继续丢失液应每 4~6h 估计一次,一般不宜晚于丢失后 6h 再补充。理论上等量补充应该根据化验检查计算。然而事实上检查数据常不及时,因此常用 1/2 张溶液补充。经验显示缓和补充效果满意,快速输入高渗液有时反而不能适应。

表 7-4 各种损失液每 100ml 需补水和电解质液量表

引流液	5% 葡萄糖 /ml	生理盐水 /ml	M/6 乳酸钠 /ml	15% 氯化钾 /ml
胃液	40	60	—	0.4~1
小肠液	20	70	10	0.2~1
胆瘘液	—	67	33	0.25~1
胰瘘液	—	50	50	0.25~1
肠瘘液	20	50	30	0.2~1
胃肠减压液	25	75	—	0.25~1

（六）失衡量（imbalance）（即累积损失量） 失衡量指已经存在的水和电解质缺乏以及酸碱失衡，但是如果病情仍在发展，日需量也不能保持正常补充，则失衡量随时增加和改变。小儿外科患者需急速纠正的失衡情况，主要为脱水与酸中毒。外科患者特别是急症手术，必须保证血液循环与组织氧化（供氧）。脱水直接导致循环血量下降，酸中毒意味着供氧不足。

1. 脱水（dehydration） 小儿外科患者的脱水几乎都是低渗性脱水。低渗性脱水主要病因是肠梗阻、肠瘘、腹膜炎及烧烫伤等。主要症状有眼眶、前囟凹陷、皮肤弹力丧失。实验室检查可见血液浓缩，血钠 130mmol/L 以下，尿氯化钠降低，非蛋白氮增高。严重者出现低血压及休克现象。

补充失衡量的多寡，根据脱水程度估算（表7-5）。补充失衡量的张力，根据脱水性质估算（表7-6）。

表 7-5 小儿外科患者脱水的补液量

单位：ml/kg

	轻度脱水	中度脱水	重度脱水
婴幼儿	30~50	51~100	101~120
儿童	<30	30~60	61~90

表 7-6 小儿外科患者脱水的补液张力

	轻度脱水	中度脱水	重度脱水
补液张力	1/3 张	1/2 张	2/3 张

补充失衡量时，既要补足液量，又要补足钠量。常用生理盐水或 2：1 液（2 份生理盐水和 1 份等渗乳酸钠或碳酸氢钠液）补充，二种液体的电解质组成见表7-7。

表 7-7 纠正小儿外科患者脱水常用液体电解质组成

	Na⁺/(mmol/L)	Cl⁻/(mmol/L)	HCO₃⁻/(mmol/L)	总 mmol/L	张力
生理盐水	154	154	—	308	等渗
2：1 溶液	158	105	53	316	等渗

小儿外科急症（特别是急腹症）患者术前脱水治疗，不需将脱水全部纠正再施行手术。一般在术前补充 2~3 个治疗量，即生理盐水或 2：1 液按 20ml/kg 分 2~3 次补给，能将失衡量基本纠正，生命体征维持平稳即可进行手术。剩余的失衡量可在术中、术后继续补充。

急症补充小儿失衡量的初始可以快速静脉推入，一次量为 20ml/kg。亦可在 0.5~1h 内快速输入。必要时可重复一次。不足的液量，以后按 8~10ml/（kg·h）静脉滴注输入，总量宜在 8~12h 内补足。

2. 酸中毒（acidosis） 小儿外科的酸中毒多为呕吐、肠梗阻、肠瘘等原因导致的代谢性酸中毒。因为外科患者酸中毒都合并脱水，典型的各级酸中毒的症状很难识别。一般要靠血气分析的碳酸氢根减少而诊断，25mmol/L 为正常。大于 15mmol/L 小于 20mmol/L 为轻度基本上无症状；15mmol/L 以下为重度必须纠正。临床有症状则按重度酸中毒给予碱性液治疗，可将计划的生理盐水全部改为 M/6 乳酸钠，直到症状消失。

急性代谢性酸中毒，特别是酮中毒昏迷患者的治疗应补充碳酸氢钠，血气分析结果提示碱性磷酸根缺乏之后，可用 5% 碳酸氢钠液 5ml/kg，以 2 倍葡萄糖液稀释成 1.4% 的等渗液，先给半量，以后再根据化验结果进行调整。若血气分析结果示酸中毒，但碱性磷酸根正常，则不需补充 5% 碳酸氢钠液，以治疗原发病为主，同时监测患者血气情况。

第四节 小儿外科液体治疗方案

外科患者水、电解质平衡的全面估算，应把日需量、继续丢失量及失衡量三方面计算数值相加，作为全日的总输液量。可以把全日总需要量混在一起，按均匀的速度于白天 16h 内静脉滴注输入，保证夜间 8h 休息。然而急症患者，手术前失衡的补液，原则是先补充失衡量（可用等渗液），再补充日需量及继续丢失量（用 1/3~1/2 等渗液）。急症手术即可同时开始。

术前输液重点是纠正脱水和酸中毒，迅速补充血容量，稀释血黏度，保证循环速度，提高代偿能力与手术的耐受力。术中输液除继续补充尚未完全纠正的失衡量外，还应补充术中的继续丢失量,即滞留在创伤组织的液体和创面暴露丢失的蒸发液体量,估计约为 5~10ml/(kg·h),多用生理盐水等渗液补充。术中有出血者,应根据纱布、铺单、吸引瓶中的血量予以等量补充。术后输液则为比较正规的全面计算。要把日需量、继续丢失量及尚存失衡量三个方面计算数字相加起来,作为全日的总输液量,大约相当于 1/3 张液静脉滴注输入。

这里必须提出注意术后血液浓缩。由于血黏度增加,循环速度减慢,术后表现为外周微循环衰竭趋势。常误认为术后休克而快速输血,反而使情况更坏。此时如果查血红蛋白,则常见高于术前。这显然是严重脱水。因为即使术中全部输血,而库存血的血红蛋白很低,也不可能提高患者的血红蛋白。事实上是术中大量无形蒸发而被忽视,误认为输血可以代替等渗输液,因而造成脱水。另外也要注意另一个误区,即担心术后高钠血症,引起肺水肿,至少是增加手术区局部水肿,特别是已经发现局部某处明显水肿,而不敢再输含钠液。殊不知外科患者局部水肿并不排除全身脱水,并且也有可能就是因为局部水肿才造成全身脱水。

大量输液时,应注意调整速度。婴幼儿安全滴注速度为每小时 9ml/kg,新生儿可到 11ml/kg,儿童为 8ml/kg。心力衰竭或肺部疾患每小时不超过 6ml/kg。液体复苏时,短时间输液(指非含糖液)速度可加至每小时 20ml/kg,加压快速注入则每次以 30ml/kg 为标准,快速注入后观察 15min,方能再注射。

第五节　常见病的液体疗法

一、小儿烧烫伤的液体疗法

儿童烧烫伤后损失血浆样液体主要包括水分、蛋白质和钠离子的丢失,导致有效循环血量下降和血液浓缩,容易引起休克及全身各部器官并发症。故液体疗法(fluid treatment)是烧烫伤首要的和主要的疗法。

(一)小儿烧烫伤的补液量

1. 创面丢失量　包括创面渗出、水疱、皮下与组织间水肿。

丢失量为烧烫伤后补液的主要部分。常用的标准为 1% 的烧烫伤面积,第一个 24h 补充胶体液和晶体液共约 2ml/kg,头面部或大面积烧烫伤按 3ml/kg 计算,烧烫伤面积超过 50% 者仍按 50% 计算。烧烫伤后第二个 24h 创面丢失量约为第一个 24h 的一半。

2. 生理需要量　由于小儿烧烫伤后 1~2 天内常不能正常进食,需要补充生理需要量。完全不能进食的患者根据体重补充生理需要量,第一个 10kg 为 100ml/kg,第二个 10kg 为 50ml/kg,第三个 10kg 为 20ml/kg。伤后发热者,体温每增加 1℃,需增加生理需要量的 12%。

3. 额外丢失量　补充烧烫伤后呕吐、腹泻造成的损失量,按等量补充的原则。

(二)小儿烧烫伤的补液成分
由于烧烫伤后体液丢失的主要成分为水分、钠离子及蛋白质,补液成分包括晶体及胶体两部分。

1. 晶体液　中小面积的浅度烧烫伤可单用晶体溶液,如生理盐水、林格乳酸钠液或 2:1 溶液。大面积或深度烧烫伤多有酸中毒或血红蛋白尿,应监测患者血气,必要时补充碱性液。

2. 胶体液　胶体液包括血浆、白蛋白及血浆代用品。烧烫伤早期由于体液丢失,血液黏稠,此时输血会使血液黏稠度增大,不利于微循环的改善,故一般不主张输血。较大面积Ⅲ度烧烫伤有较多红细胞破坏时,可适量输血,但血量不得超过胶体液量的 50%。烧烫伤应先补充晶体液,后补充血浆,若早期输入大量血浆,血浆可随创口渗漏而丢失。

3. 胶体液与晶体液比例　胶体液与晶体液的基本比例为 0.5:1,严重烧烫伤则按 1:1 计算。

(三)小儿烧烫伤的补液速度
由于烧烫伤后数小时内体液丢失较多,故补液原则为先快后慢,先晶体后胶体。输液量的一半应在伤后第一个 8h 输入。另一半液量在随后 16h 输入。输液时应交替给予晶体和胶体液,慎防一段时间晶体液输入过多,造成低渗状态。小儿心肺功能较脆弱,特别是有肺部感染时,单位时间内输入液体过快可引起心力衰竭。平时输液仍需参考不同年龄的安全

7

输液速度。

（四）烧伤抢救输液的观察指标

1. 尿量　尿量是反映有效循环血量最简便有效的临床指标。学龄前儿童应达到 15ml/h 以上，婴幼儿为 10ml/h。尿比重应为 1.010~1.015。尿量少或尿比重高均提示液体量不足。

2. 心率和血压　除外发热等因素，婴幼儿心率应低于 140 次/min，学龄前儿童心率低于 130 次/min。血压应达到 12/8kPa。心率加快、血压下降表明液体量不足。

3. 神志　精神烦躁、口渴提示有效循环血量不足。

4. 血红蛋白量　血红蛋白高于 130g/L 反映血容量不足。

5. 肢端循环情况　除外温度因素，肢端凉提示循环欠佳。

6. 毛细血管再充盈时间　正常值应小于 2s，再充盈时间延长提示肢端循环差，组织灌注不良。

临床应对上述指标进行动态观察，根据结果调整补液方案。

二、严重创伤的液体疗法

儿童严重创伤多是由于成人照顾不周所致的意外伤害，如高处坠落、机动车撞伤及爆炸伤等，少见的是灾害伤，如火灾、地震、战争等。儿童创伤后的全身反应主要是创伤应激反应，包括免疫反应、血流量再分布、休克、菌群失衡及多器官衰竭。其中创伤的打击及失血或大量渗出，引起创伤性休克或失血性休克。儿童严重创伤导致的休克特点是：发生率高、进展迅速、程度严重、但复苏成功率也高。因此，儿童创伤后抢救休克需刻不容缓，早期、快速、足量的液体复苏是预防及治疗休克的关键。

（一）输液通路　小儿输液多选用周围静脉通路，一般至少应开放两条静脉通道，下肢及腹部创伤输液，宜开放上腔静脉通路。外周静脉穿刺困难者，可选用深静脉通路，多经股静脉穿刺留置套管。危急时亦可采用骨髓腔注液。

（二）输液类型　小儿液体复苏的首选液体以等渗晶体液为佳，推荐选用等渗生理盐水扩充血

容量。实质性脏器损伤引起的失血性休克，当患者有明显的失血征象时，应毫不犹豫地输血。

（三）输液量　小儿严重创伤的液体复苏，作为术前准备时，应快速输入一个治疗量。每个治疗量为 20ml/kg。首批液量应在 30min 内输入，每个治疗量输毕后应进行再评估。一般以输入 3 个治疗量为血流动力学稳定性的参数，给予 3 个治疗量后，如休克缓解，及时手术，继续输入生理维持量。如不能使血压稳定，即应在继续抢救的同时迅速施行手术。

如果输液是为了观察小儿内出血是否可以自然停止（如肝脾破裂），血流动力学指标是否稳定，一般也是常以液体复苏量 60ml/kg 作为手术探查的启动值。

目前一些研究表明，严重出血性创伤时，早期大量液体复苏可增加死亡率。故而提出限制性液体复苏（60ml/kg），边抢救边积极手术止血治疗。

（四）输液速度　一般指快速输液是以每小时 20ml/kg 速度输入。抢救时加压快速输液则每小时以 30ml/kg 为标准。休克缓解，应减慢输液速度，以免引发心力衰竭和肺水肿。婴幼儿安全滴注速度为 9ml/（kg·h），儿童为 8ml/（kg·h）。

三、肠梗阻的液体疗法

肠梗阻一般是指机械性肠梗阻，常需外科治疗。小儿急性肠梗阻时出现的液体代谢紊乱，主要是由于大量呕吐、肠腔内液体滞留、胃肠道吸收功能障碍及肠黏膜通透性改变，导致循环血量不足，大量液体积存在肠腔内，第三间隙液体的丢失，最终出现水及电解质紊乱与酸碱失衡。高位小肠梗阻，失衡的特征是失水、低钾血症、低钠血症、低氯血症及代谢性碱中毒，以先天性肥厚性幽门狭窄为代表；低位小肠梗阻，失衡的特征是失水、低钠血症、低钾血症及代谢性酸中毒，以肠套叠为代表。

肠梗阻的治疗方法是根据梗阻的原因、性质、部位、全身情况和病情的严重程度而定的，首要的治疗是纠正梗阻带来的水、电解质失衡与酸碱平衡紊乱，改善患者的全身情况。

脱水的液体疗法：机械性肠梗阻多引起低渗

性脱水,依据脱水的性质、脱水的程度、酸碱紊乱的不同,选择不同的液体疗法方案。

脱水的补液量是根据脱水程度估计。轻度脱水补 50~80ml/kg;中度脱水补 80~100ml/kg;重度脱水补 100~120ml/kg。婴儿按此量补给,学龄前儿童按此量的 3/4 量补给;学龄儿童按此量的 2/3 补给。

脱水的液体选择是根据肠梗阻的部位及酸碱紊乱的程度而定的,幽门以上的梗阻,以丢失胃液为主,应选择补充生理盐水。幽门远端的梗阻,以丢失肠液为主,宜首选 1/2 张含钾液。若酸中毒可给予适量的碱性液如 5% 碳酸氢钠,先按半量 2.5ml/kg 给予,以 2 倍葡萄糖液稀释成 1.4% 的等渗液,以后再根据血气结果进行调整。

脱水的补液步骤:肠梗阻多需手术治疗,肠梗阻的脱水不需将脱水全部纠正再施行手术,一般在术前补充 2~3 个治疗量,即 2:1 液或生理盐水按 20ml/kg 分 2~3 次补给,将脱水基本纠正,生命体征维持平稳即可,剩余的失衡量可在术中、术后继续补充。

胃肠液丢失的液体疗法

胃肠减压是治疗肠梗阻采取的主要措施之一,持续的负压吸引,可抽出胃肠道积存的液体、气体,降低肠腔张力,减轻肠壁水肿,减轻腹压,改善肠壁血液循环,缓解肠梗阻。有效的胃肠减压对不全性肠梗阻可达到解除梗阻的目的,对于胃肠道手术后的患者也是一种促进胃肠道恢复的治疗手段。儿童肠梗阻时胃肠减压引出量不等,少则数十毫升,多达近千毫升,大量的继续丢失量也可继发脱水及电解质紊乱,因此胃肠减压丢失液的补充是不可忽视的。

胃肠减压液中以 Na^+ 和 Cl^- 为主,选择生理盐水作为补液的主体,胃肠减压液 100ml 的配制是:5% 或 10% 葡萄糖 25ml,0.9% 氯化钠 75ml,15% 氯化钾 0.25ml。按此比例配制成 3:1 液,即 3 份 0.9% NaCl(75ml)与 1 份 5% 或 10% 葡萄糖(25ml)之比。3:1 液已作为小儿胃肠减压补充的液体制剂。

胃肠减压液体的补充量遵循等量补充的原则,每日测量减压液的数量,予以等量补充,若胃

肠减压液量过多,则酌情减量。

四、小儿消化道大出血的液体疗法

消化道大出血是指突发呕血、便血,24h 内出血量占全身血量的 15%~25%、血红蛋白急剧下降到 9g/L 以下、血细胞比容低于 30%。消化道大出血是小儿常见的外科急症,常见的疾病为消化性溃疡、应激性溃疡、门静脉高压症引起的上消化道出血,梅克尔憩室、肠重复畸形引起的下消化道出血。

小儿外科疾病所致的消化道大出血,多表现为休克症状,消化道出血的治疗原则为急则治标,缓则治本,刻不容缓地实施休克复苏,尽可能以非手术方法控制出血。等量快速输液、输血为抢救大出血的首要措施,先估计失血量,第一步按 30ml/kg 半小时内快速静脉推入,输毕后血压不升或不能维持稳定 2h,则立刻再按 30ml/kg 重复推入此量。首批输液选择等渗晶体液如生理盐水,以后交替给予血液及晶体液各半,输血最好选择新鲜血或浓缩红细胞,按 10~15ml/kg 输入。一般输液输血 2~3 个治疗量(30ml/kg)后多可纠正休克,稳定血压。如仍无反应则应立即决定边补液边手术止血。

消化道大量出血有时较难衡量继续出血的速度、肠腔内存血情况及休克引起的心脏变化等。了解血容量是否已经恢复,是否仍需继续输液,可借助中心静脉压的测定。同时根据周围循环情况使用血管活性药物,根据心脏功能使用强心药物。皮肤血管收缩征象消失,脉搏及血压恢复正常,血细胞比容达到并维持 30% 以上,足够尿量排出可作为输血输液恰当指标。

五、腹膜炎的液体疗法

小儿腹膜炎多为感染性疾病蔓延至全腹膜,如阑尾穿孔引起弥漫性腹膜炎。少数继发于肠坏死或肠穿孔,如肠套叠坏死、穿孔后感染。罕见的为原发性腹膜炎。小儿腹膜面积较大,腹膜的总面积相当于全身皮肤面积,试想小儿发生弥漫性腹膜炎时,相当于全身皮肤烫伤,其后果严重,小儿腹膜炎可迅速产生比成人严重得多的感染性休

克及周围循环衰竭。

腹膜炎的液体疗法关键是失衡量的补充,以迅速纠正感染中毒性休克,液体首选生理盐水,按 20ml/kg 为 1 个治疗量,手术前予以 2~3 个治疗量后,进行手术干预,去除病因。腹膜炎失衡量的补充应考虑"第三间隙"失液量的估算,临床上对腹腔内及其周围组织间隙内液体的丧失量往往估计不足,导致休克及脱水难以纠正。第三间隙积存量要根据临床经验估算,Filston 等人提出估计腹腔内第三间隙液的方案,即腹部每 1/4 象限的感染,需额外补充儿童日需量的 1/4 量。例如局限于右下腹炎症的阑尾炎患者,体重 20kg,计算生理需要量为 1 500ml,第三间隙液的补充量则为 375ml。而对于全腹呈现腹膜刺激征的同一患者,炎症弥漫到整个腹腔,第三间隙液的补充量则为 1 500ml。

急性腹膜炎的足量补液指标是:

(1) 尿量达 2~3ml/(kg·h)。

(2) 心率稳定在各年龄组应有的速率。

(3) 患者安静、神志清楚。

(4) 四肢温暖。

此四项指标表示心、脑、肾、周围循环功能正常。

第六节　营养需求及营养状态评估

营养的重要性早已为人们所熟知,然而在 20 世纪 60 年代"静脉高营养(total parenteral nutrition,TPN)"引入临床之前,对于胃肠道障碍患者,由于缺乏有效的补充营养的手段,住院患者营养不良的发病率高达 25%~60%。外科营养不良患者易患感染、伤口不愈、瘘管形成等并发症。1968 年,Dudrick 及同事首次报道应用中心静脉导管,将复合糖和氨基酸的溶液输注给一个短肠综合征患者,获得了良好效果,自此 TPN 在成人及儿科患者广泛应用,外科营养出现一个转折点。TPN 的出现,为无法摄食患者提供了代谢所需要的营养素,有助于促进康复,改善预后,减少死亡。目前营养支持已成为外科治疗一个有效辅助手段或

主要治疗方法之一。

一、营养需求

儿童对营养需要量及营养物质种类的要求远较成人多,原因如下:

1. 儿童的体表面积(BSA)比成人相对要大,而体表面积与能量丧失相关;

2. 儿童营养储备方面较成人少,理论上讲成人禁食可达数月,足月儿能无营养摄入存活 1 个月,而 1kg 早产儿能量储备据估计仅够维持 4d;

3. 儿童能量需要除维持日常生理代谢外,还需满足生长发育;

4. 儿童脏器功能尚不完善,成人可在体内自身合成的一些物质,对于儿童来说则必须由体外提供,所以儿童所需营养物质种类亦多于成人。

(一)液体需求量(fluid volume requirement) 儿童的液体需要量因个体而异,需根据不同的年龄、疾病、临床条件调整。详见上节液体疗法。

(二)能量需求(energy requirement) 婴儿和儿童每日所需能量有其特殊性,除满足基础代谢、食物的特殊动力作用、动作和活动、排泄消耗四方面的能量需要外,还需供给生长发育所需能量。小儿的能量需要主要依据年龄、体重、及生长发育速度来估计,不同年龄及生理状态对能量需求是不同的。正常小儿的能量每日每千克体重需求随年龄增长而减少,活跃的生长期和剧烈的生理活动增加能量需要。

儿童日需能量可通过公式计算得到。10 岁以上年长儿的能量消耗常用 Harris-Benedict 公式计算,而小儿及新生儿则应用改良 Harris-Benedict 公式。此公式是依据体重、身高、年龄来评估日需能量,计算结果即是维持目前体重所需每日能量。但对于术后患者,此公式并不适用。术后患者能量需求主要参考标准量表或非直接能量测定(indirect calorimetry)。量表通常不仅包括依据年龄、身高、体重计算的基础能量消耗,而且考虑到术后应激、创伤、发热及感染等造成的额外能量消耗。

精确了解患者能量消耗的方法是实际测量能量消耗,目前最准确的测量方法是间接能量测定。

此方法测定了二氧化碳产物和氧的消耗,理论依据是肺吸收的氧量与代谢过程中消耗的氧量大致相同,即便患者肺功能不全。在人体代谢过程中,营养物质转变为能量时将消耗氧气,每消耗1L氧相当于转化成5kcal能量。此方法计算结果较实际代谢率略高。目前,一种水封密闭循环装置已在临床应用,通过此装置可以在新生儿呼吸时进行间接能量测定。

一些针对小儿腹部、心脏手术术后的研究表明,与成人比较,儿童术后静息能量消耗(resting energy expenditure,REE)并未增加,甚至较正常儿童下降。这些研究提示我们,按量表给予的能量,对于这些术后患者而言是过多的。过量给予可造成患者液体潴留、呼吸商增加,因此,对术后早期的危重患者,应适当限制能量。

临床工作中,为方便应用,常参考日需能量表(表7-8)或应用一些简单方法计算日需能量,如1岁以内婴儿用460.2kJ(110kcal)/(kg·d)计算,以后每3岁减去41.8kJ(10kcal)/(kg·d),至15岁时为251kJ(60kcal)/(kg·d)左右,成人为104.6~125.5kJ(25~30kcal)/(kg·d)。在儿童,一般每日蛋白质、碳水化合物、脂肪所提供能量分别为15%、50%和35%。

表7-8　小儿日需能量及蛋白质

年龄/岁	能量/(kcal/kg)	蛋白质/(g/kg)
0~1	90~120	2.0~3.5
1~7	75~90	2.0~2.5
7~12	60~75	2.0
12~18	30~60	1.5
>18	25~30	1.0

(三)碳水化合物(carbohydrate requirement) 碳水化合物的主要生理功能是供给能量,神经组织的重要成分,保护肝脏及维持解毒功能,抵抗产生过多酮体,防止酸中毒。儿童对碳水化合物的需要量比成人相对多,1岁以内婴儿约需每日12g/kg体重,2岁后约每日10g/kg体重。一般每日碳水化合物所供能量占总能量的50%左右。机体可利用的碳水化合物包括葡萄糖、蔗糖、果糖、甘油、山梨醇等,葡萄糖为既经济,又易被人体利用和监测

的一种常用碳水化合物。

(四)脂肪(fat requirement) 脂肪是一种重要的非蛋白热源(9kcal/g),在人体的生理功能主要为供给能量、构成人体组织成分、促进脂溶性维生素的吸收、维持体温、保护体内脏器等。根据碳链长度不同,脂肪酸分为短链(2~4个碳原子)脂肪酸、中链(6~12个碳原子)脂肪酸和长链(>12个碳原子)脂肪酸。短链脂肪酸多为有机溶剂,在此不作为能量物质进行讨论。脂肪酸在线粒体内代谢,长链脂肪酸的代谢需肉毒碱参与,中链脂肪酸的代谢则不需要肉毒碱参与。长链脂肪酸又根据其碳链是否处于饱和状态分为饱和脂肪酸和不饱和脂肪酸。由于人体自身不能合成或只能合成很少量长链不饱和脂肪酸,如亚油酸、亚麻酸等,故通常称之为必需脂肪酸。2%~4%食物能量应来自必需脂肪酸。必需脂肪酸的功效不在于提供能量,而是参与体内膜系统的建立并维持膜的正常功能。新生儿易出现亚麻酸缺乏。新生儿静脉营养(parenteral nutrition,PN)中3d不提供脂肪就可以导致脂肪酸缺乏。在婴儿,当亚麻酸摄入少于1%食物能量就会产生脂肪酸缺乏。脂肪酸缺乏可表现为鳞状皮肤、头发脱落、腹泻和伤口愈合不良。疾病状态时,因体内肉毒碱消耗增加,故易导致长链脂肪酸利用障碍。而中链脂肪酸由于代谢不需要肉毒碱,故机体利用率较高。但中链脂肪酸不能提供必需脂肪酸,所以临床推荐采用长链和中链脂肪酸的混合脂肪作为营养物质。脂肪所供的能量一般占每日总能量的35%。婴幼儿脂肪需要量为4g/(kg·d);3~4岁降至3~3.5g/(kg·d);6岁以上为2~2.5g/(kg·d);成人为2g/(kg·d)。

(五)蛋白质(protein requirement) 蛋白质是构成人体组织、细胞和体液的主要成分,也是组成体内酶、激素、抗体的重要物质,是生命的基础。蛋白质的主要功能是增添新组织及修补旧组织,供机体生长发育之用。

氨基酸是人体合成蛋白质的主要原料。已知组成人体蛋白质的氨基酸约20余种,根据来源分为必需氨基酸和非必需氨基酸。必需氨基酸指人体内不能自行合成,必须从外界获取的氨基酸。非必需氨基酸指人体内可缓慢从其他物质转换生

成的氨基酸。当转换合成速度较慢或机体处于某种病理状态时,有些非必需氨基酸必须通过外界提供才能维持机体代谢需要。医学上习惯称其为半必需氨基酸。儿童期除成人所需的 8 种必需氨基酸(亮氨酸、异亮氨酸、缬氨酸、蛋氨酸、色氨酸、赖氨酸、苯丙氨酸、苏氨酸)外,组氨酸也需由外界供给,列为小儿必需氨基酸。对于早产儿及新生儿来说,酪氨酸、精氨酸、半胱氨酸和牛磺酸也认为是必需氨基酸。半必需氨基酸包括丙氨酸、胱氨酸、脯氨酸、谷氨酸、天门冬氨酸、丝氨酸、鸟氨酸和甘氨酸。牛磺酸对儿童神经元及视网膜发育是必需的。

蛋白质作为提供能量的主要来源(4kcal/g),所供的能量约占每日总能量的 15%。儿童处于生长发育旺盛时期,年龄越小,生长越快。快速生长必须供给大量的蛋白质来构造人体组织器官。按照每千克体重的需要量来说,儿童蛋白质的需要量是成人的 3~4 倍(表 7-9)。对于患者,特别是危重患者,为提高蛋白质参与组织修复及生长发育的效应,氮与非蛋白能量的比值最好达到 1:150~200(1g 氮 =6.25g 氨基酸)。

(六)维生素(vitamin requirement) 维生素是维持机体细胞正常代谢的必需物质。与儿童营养密切相关的维生素有 13 种,分为脂溶性维生素和水溶性维生素。脂溶性维生素包括维生素 A、维生素 D、维生素 E、维生素 K;水溶性维生素包括维生素 B_1、维生素 B_2、维生素 B_6、维生素 B_{12}、维生素 C、泛酸、叶酸、生物素、烟酸等。人体不能合成维生素,必须从膳食中少量摄取。年龄不同,对维生素的需要量不同,临床上一般应用维生素混合制剂。

1. 维生素 A 主要贮存在肝脏,对眼的视觉功能、眼部细胞分化和细胞完整性至关重要。维生素 A 缺乏可导致眼干燥症及夜盲症。维生素 A 缺乏也与骨生长不良、非特异性皮肤病以及免疫功能受损相关。已有研究表明,维生素 A 水平低的婴儿易罹患长期的肺部疾病。动物实验表明,维生素 A 缺乏会使胎儿眼组织发育异常。脂肪吸收不良相关疾病患者,例如囊性纤维化(cystic fibrosis,CF)和其他原因所致胰腺功能不全、乳糜泻、原发性胆汁性胆管炎等胆汁淤积性肝病、小肠克罗恩病、短肠综合征以及过度饮食限制的儿童,应给予额外的维生素 A 补充。维生素 A 可通过植物性食物、动物性食物及膳食补充剂获取。植物性食物含有的是维生素 A 原,需要在体内代谢为活性维生素 A,因此过量摄入植物性维生素 A 基本不可能引起中毒。动物性食物及膳食补充剂含有的是已形成的维生素 A,摄入过量可发生中毒。有报道,在大量进食鸡肝≥1 个月的婴儿中,可观察到维生素 A 中毒表现。妊娠早期维生素 A 摄入过量,可导致自然流产和胎儿畸形(包括小头畸形和心脏畸形)。

2. 维生素 D 维生素 D 及其代谢产物,与骨代谢和钙稳态相关。只有很少的食物天然含有维生素 D,因此皮肤合成是这种维生素的主要天然来源。日照量异常低同时缺乏维生素 D 强化食物,脂肪吸收不良相关性疾病(如乳糜泻、克罗恩病、胰功能不全、囊性纤维化、短肠综合征和胆汁淤积性肝病),肝脏或肾脏中维生素 D 羟基化受损,均可引起维生素 D 缺乏。严重维生素 D 缺乏可导致儿童佝偻病,不过目前已十分少见。维生素 D 中毒一般发生在不当使用维生素 D 制剂以后。急性中毒的症状是由高钙血症引起,包括意识模糊、多尿、烦渴、厌食、呕吐和肌无力。长期中毒可引起骨质脱矿和疼痛。高钙血症在儿童中可引起脑损伤。

3. 维生素 E 具有明显的抗氧化效应,可保护细胞膜免受氧化和破坏。维生素 E 分为水溶性和脂溶性两种。有研究表明,维生素 E 可阻止胆道闭锁患者的神经病变,以及囊性纤维化儿童的肌无力。对于支气管肺发育不良的新生儿,由于维生素 E 的抗氧化作用,其可降低患者的肺损伤。维生素 E 缺乏可引起溶血、神经肌肉疾病、共济失调和周围神经病变。由于人类饮食中富含维生素 E,故其缺乏少见,除非患有胆汁淤积性肝病、胰腺功能不全或其他引起大量脂肪吸收不良或蛋白质能量营养不良的疾病。早产儿维生素 E 缺乏可导致溶血性贫血。对于早产儿,标准剂量的维生素 E 治疗可略微增加血红蛋白浓度并降低脑室周围出血的发生率,但高剂量补充会增加脓毒症的风险。

一些研究表明,维生素 E 对预防早产儿视网膜病变有益,但总的来说,证据尚无定论。

4. 维生素 K　在凝血途径中起重要作用。新生儿维生素 K 缺乏较常见,因此在婴儿出生时常规给予维生素 K 预防治疗。健康儿童的维生素 K 缺乏较为罕见。任何可引起脂质吸收不良的疾病都可能引起维生素 K 缺乏,如胆道闭锁、囊性纤维化、家族性肝内胆汁淤积和其他与胆汁淤积相关的遗传性疾病、短肠综合征或炎性肠病、肝衰竭等。

(七)电解质(electrolyte requirement)　人体内的电解质含量虽然很少,但却是机体多种生物化学和生理过程所必需的物质。一般将机体内主要的电解质称为宏量元素,包括钠、氯、钾、钙、磷、镁、磷酸根、碳酸氢根、醋酸根等。肠外营养时需维持体内电解质的平衡,关系最密切的电解质是钠、氯、钾。小儿每日所需电解质的推荐量为:钠 2~4mmol/(kg·d),钾 2~3mmol/(kg·d),氯 2~3mmol/(kg·d),钙 0.5~2mmol/(kg·d)。(这里假定正常代谢能量为 100kcal/kg)。

(八)微量元素(trace element requirement)　维持人体健康所需的量较少的矿物质被称为微量矿物质或微量元素。同电解质一样,人体的微量元素含量很少(占体重构成不到 0.01%),它们常作为金属酶起作用。人体微量元素包括铁、碘、铜、锌、钴、钼、硒、锰、镍、锡、硅、氟、钒等,约 20 余种,临床上一般应用微量元素混合制剂。

锌是体内 70 多种重要酶系统(如碱性磷酸酶)的固有金属成分或激活辅因子。锌参与调节核蛋白及多种炎症细胞活动,在生长、组织修复及创伤愈合、碳水化合物耐受和睾丸激素类的合成中都起到一定作用。锌在维持正常免疫系统功能中扮演重要角色。严重锌缺乏可引起的症状包括:生长障碍、原发性性腺功能减退症、皮肤病、味觉和嗅觉受损、免疫力和抗感染能力受损。

铜是对金属酶功能很重要的微量元素。使用配方奶但未补充铜的早产儿、患有慢性腹泻或其他吸收不良疾病、长期接受腹膜或血液透析、过量补锌,均可导致铜缺乏。铜缺乏可表现为小细胞低色素性贫血和粒细胞减少,在儿童可出现生长迟缓、骨骼脱钙。

二、营养状态评估及营养不良

不同外科疾病对小儿营养状态影响程度不一致,且小儿在患病前营养情况也不尽相同。因此,在确定是否给予及如何进行营养支持之前,应先对小儿营养状态作全面评估。在治疗过程中,又可通过再次评测,了解患者营养状态,以获得最佳营养支持及治疗效果。

营养不良(malnutrition)是严重的病理状态,多因营养物质摄入不足或不均衡所致。临床上分为单纯消瘦型、急性内脏蛋白消耗型及混合型。急性危重患者多为急性内脏蛋白消耗型,是由于严重感染、创伤等应激状态导致内脏蛋白质迅速下降所致。营养不良可导致患者免疫力下降、伤口愈合延迟、并发症率及死亡率增加。因此,正确评判小儿营养状态对外科医生而言很重要。虽然严重营养不良多能被认识并得到及时诊断和治疗,但轻度甚至中度营养不良患者常常易被忽视。

营养评估　简单了解小儿营养状况是否处于正常范围,可应用标准生长发育曲线表来判断,此方法只需测定小儿身高、体重、头围即可,简便易行。但无法精确了解小儿当前营养情况,特别是急性期患者早期营养不良时身高体重均不受影响。目前临床上常用的小儿营养状况测定内容包括体格测定及实验室检查两大方面。

1. 体格测定　准确的体格检查可以较好地反映小儿营养状态,常用指标有身长、体重、头围、上臂肌围、三头肌皮褶厚度。上臂肌围是反映机体肌肉体积的良好指标;三头肌皮褶厚度则反映了皮下脂肪情况。虽然上述两项指标较好地反映了患者能量及蛋白质的储备情况,但也有一定的局限性。首先,可重复性差,不同测量者检查同一患者可得到不同结果;其次,患者不同液体状态对测量结果有影响。急性营养不良很少影响身长,更多是体重改变,及减少体重身长指数;慢性营养不良会导致身长和体重的落后。值得注意的是,没有任何一项测量指标可以独立反映患者营养状态。

除上述常用指标外,骨龄及牙齿检查对反映患者营养状况也有一定帮助。长期营养不良可导致骨骼发育延迟。

由于小儿处于生长发育阶段,不同年龄小儿的测量数据不同,临床很难通过体格测量方法准确评判小儿营养状况,故多需结合实验室检查进行综合评定。

2. 实验室检查 血中一些营养素及其代谢产物可以反映机体营养状态,通过检测血液内一些蛋白质的量,可以了解小儿营养状态。常作为检测指标的蛋白质有白蛋白、转铁蛋白、前白蛋白及视黄醇结合蛋白。

白蛋白是临床常用的评估营养状态的指标。白蛋白半衰期长(14~20天),营养治疗后,可能需要长达3周才能恢复到正常。白蛋白水平受多种因素影响,如肝脏合成功能障碍、血浆内分布异常、血液内蛋白质丢失等,因此,对于引起蛋白质大量从血液循环中丢失的疾病,如腹水、蛋白丢失性肠病、肾性失蛋白、肝脏疾病、大面积烧伤和广泛炎症,血清白蛋白并不是一种良好的营养标志物。虽然通过白蛋白不能准确判断小儿营养状态,但血清白蛋白浓度与患者并发症发病率和死亡率呈负相关,即低蛋白血症患者死亡率及并发症率均高。

转铁蛋白、前白蛋白及视黄醇结合蛋白均具有半衰期短、体内储备量小的特点,是反映营养状态较好的指标。转铁蛋白是一种肝脏合成的糖蛋白,半衰期为8.8天。缺铁性贫血患者转铁蛋白水平异常,故不能准确反映营养状态,此外,肝衰竭、使用大剂量抗生素治疗、大量液体置换的外科患者,转铁蛋白水平也常受到影响而不能准确反映营养状态。前白蛋白是甲状腺素转运蛋白,半衰期为2天。此蛋白由大量色氨酸组成,因此它比白蛋白和转铁蛋白能更好地反映内脏蛋白的情况。但在感染时,因血管渗透性增加和肝脏蛋白质合成的优先顺序重调,其浓度会下降。因此,对于存在炎症过程的患者,前白蛋白水平不能准确反映营养状况。视黄醇结合蛋白是反映营养状态的有效指标,半衰期极短,仅12h,而且生物池小。由于此蛋白通过尿液排泄,故肾衰竭患者此蛋白准确性下降。前白蛋白和视黄醇结合蛋白均是静脉营养和肠内营养治疗时的监测指标。

三、营养支持的目的

与成人不同,小儿除了疾病本身或创伤代谢需要外,尚需能量维持生长发育,且小儿体内能量储备少,各器官发育不成熟,故对营养缺乏的耐受性差,一旦出现营养不良,会使机体抵抗力、修复力受到显著的破坏,使并发症及死亡率明显增加。外科患者营养支持(nutrition support)目的即适时补充缺乏的营养物质,逆转因急性蛋白质能量营养不良所致的机体变化,提高原发病治疗效果,改善预后。

营养支持途径依据患者胃肠道功能而定,主要分为肠外营养及肠内营养两大部分。

第七节 肠外营养

肠外营养(parenteral nutrition,PN)系指通过静脉途径提供人体所必需的营养素的方法,为不能经胃肠道摄取营养素的患者提供营养支持。目的是使患者在无法正常进食的情况下仍可维持每日能量消耗、细胞代谢和生长发育所需,治疗疾病所致的营养不良,提高原发病治疗效果并利于改善预后。肠外营养分为完全肠外营养和部分肠外营养。

一、适应证

肠外营养指征是不能经口或肠内喂养或不能满足营养需要时作为营养的补充,例如:胃肠道梗阻、胃肠道吸收功能障碍、重症胰腺炎、高分解代谢状态、严重营养不良、大手术及创伤的围手术期。

1. 患者营养状况良好,预计7天不能经胃肠道进食(新生儿则为1~3天)。

2. 患者营养状态差,并伴有下述情况 ①预计4天或以上不能经胃肠道进食;②预计至少一周内每日经胃肠道摄入提供的能量不足人体需要的40%;③预计3~5天内每日经胃肠道摄入提供的能量不足人体需要的 80%。

3. 患者处于应激或高代谢状态(如大面积烧伤、多脏器衰竭)。

肠外营养只有在患者血流动力学稳定且能够耐受必需液体输入时才能使用。对存在电解质紊乱、肾或肝损害、代谢性酸或碱中毒的患者,应用肠外营养需谨慎。近期有研究表明,对于 ICU 患者,晚些应用 PN(入院一周内)优于早期应用 PN(入院后 24h 内)。

二、营养需要量

详见本章第六节。

三、肠外营养输注途径

肠外营养输注途径的选择由患者的血管穿刺史、静脉解剖条件、凝血状态、预期使用肠外营养的时间、护理的环境及原发病的性质等多因素决定。肠外营养的输注途径有外周静脉(peripheral line)和中心静脉(central line)。

(一)外周静脉

适应证:①短期肠外营养支持,营养时间 <2 周;②轻度急性蛋白质能量营养不良患者的围手术期;③暂时不能确定禁食时间;④使用中心静脉导管前后;⑤中心静脉置管禁忌或不可行者;⑥导管感染或有脓毒血症者;⑦糖利用障碍者。

优缺点:优点是技术操作简单、易行,不需要特殊器械;便于护理,并发症少,全身继发感染危险小。缺点是输注糖的最高浓度为 12.5%,最大渗透压为 900mOsm/L,故限制了营养素的输入量;且维持时间短,需反复穿刺,易发生静脉炎,不宜长期使用。

穿刺部位:婴儿通常选择头皮,儿童常用手和足背静脉,置入套管针或头皮针。与头皮针相比,静脉套管针可延长周围静脉使用时间。

(二)中心静脉

适应证:长期营养支持的患者,肠外营养超过 2 周。

优缺点:优点是可输入高浓度的葡萄糖(>12.5%),单位时间内可提供较高的能量和较大量的液体;置管后可供长期输液用,免遭反复静脉穿

刺带来的痛苦。缺点是穿刺技术要求高,易引起严重的机械性损伤、有全身感染和血栓的危险,且所需导管费用高。

中心静脉导管类型包括:经皮非隧道式(适用于 1~2 周短期 PN)、隧道式带涤纶套的(需手术放置,适用于长期 PN,包括家庭 PN)、经周围静脉进入中心静脉置管(peripherally inserted central catheter,PICC)、输液港(需手术放置,仅用于长期 PN)。

PICC 具有置管失败率低、严重机械性损伤发生率低、保留时间长、组织相容性好、舒适等优点,是一种较理想的长期开放静脉通路的方法,特别适合新生儿使用。其适用于中短期静脉营养支持,经特殊护理,可用于家庭 PN。

四、肠外营养实施方法

(一)肠外营养液的组成 肠外营养配方组成包括大营养素(葡萄糖、脂肪乳、氨基酸)、微量营养素(复合维生素、矿物质)、电解质和液体。

1. 葡萄糖(glucose) 葡萄糖是肠外营养液中最主要的非蛋白能量来源,与其他营养素及绝大多数药物无配伍禁忌。对于大多数儿童的肠外营养液,葡萄糖可提供总能量的 50%~60%。临床所用的葡萄糖制剂浓度有 5%、10%、25% 及 50%,可根据静脉营养液体总量及所需葡萄糖总量选定。配制时应考虑葡萄糖浓度与输注血管承受能力间的关系。外周静脉葡萄糖浓度应 <12.5%,中心静脉所承受的浓度可达 25%~30%。除考虑血管本身对葡萄糖的耐受程度外,最重要的是要考虑患者对葡萄糖的耐受能力。

在未使用外源性胰岛素时,葡萄糖的输注速率可由每分钟 3~5mg/kg 开始(新生儿可为 4~8mg/kg),逐渐增至每分钟 6~8mg/kg,使用小剂量外源性胰岛素时葡萄糖输注速率可达每分钟 9mg/kg。

2. 脂肪乳剂(lipid emulsion or fat emulsion) 脂肪乳剂是能量和必需脂肪酸的来源。它具有能量密度高(10% 浓度的提供 1.1kcal/ml,20% 的 2.0kcal/ml,30% 的 3.0kcal/ml)、中性等渗(pH 5.5~8)、富含必需脂肪酸、可经外周静脉输入等优点。脂肪乳剂常常提供总能量的 20%~50%。临床上常用的脂肪乳剂制剂有长链、中/长链脂肪乳剂,

浓度分为 10%、20%、30%，推荐使用 20% 中长链混合型脂肪乳剂。

脂肪乳剂输注剂量从 1.0g/(kg·d) 开始，以 1.0g/(kg·d) 的速度增加，最大剂量可达 3.0g/(kg·d)，年长儿(>10 岁)，最大剂量为 2.0g/(kg·d)。

目前大多数应用的脂肪乳剂是以大豆为基质的，较多证据表明其可引起 PN 相关性肝病(也称肠功能衰竭相关性肝病)，特别是在接受 TPN 的婴儿中。新型鱼油基质的脂肪乳剂可减少 PN 相关性肝病的发生，但有发生必需脂肪酸缺乏的风险。目前研发的混合油脂肪乳，包含大豆油、中链甘油三酯、橄榄油和鱼油，初步研究表明其可推迟 PN 相关性肝病的发生。

3. 氨基酸(amino acid)　氨基酸制剂是肠外营养时氮的来源。氨基酸提供总能量的 10%~15%。临床上常用的氨基酸制剂是平衡型氨基酸溶液。由于小儿处于生长发育阶段，氨基酸代谢除了维持体内蛋白质代谢平衡外，还需满足生长和器官发育需要，故小儿对蛋白质的需要量比成人多。又由于小儿体内酶系统不完善，不能合成或不能合成足量的非必需氨基酸，因此需要更多的氨基酸品种。标准成人型氨基酸配方的成分及比例不适合儿童的需要，因此，应选用小儿专用氨基酸制剂，尤其对 2 岁以下的小儿。目前，市售小儿氨基酸注射液的平均浓度为 5%~7%，含氨基酸 18~20 种不等。均为 L- 结晶注射液，不含电解质和葡萄糖，以盐酸盐为主。渗透压 520~620mmol/L，pH 5.5~7.0。

氨基酸输入剂量从 1.0g/(kg·d) 开始[<1 岁可从 2.0g/(kg·d) 开始]，以 1g/(kg·d) 的速度逐渐增加，最大剂量为 3.0g/(kg·d)，年长儿(>10 岁)，最大剂量为 2.0g/(kg·d)。

4. 维生素　维生素制剂分为水溶性和脂溶性两大类。完全肠外营养时需补充 13 种维生素，包括 4 种脂溶性维生素(维生素 A、维生素 D、维生素 E、维生素 K)和 9 种水溶性维生素(维生素 B_1、维生素 B_2、维生素 B_6、维生素 B_{12}、维生素 C、烟酸、叶酸、泛酸和生物素)。目前国内生产的儿童专用维生素制剂中，维生素含量均可满足儿童每日的需要量。

5. 微量元素　一般均为由市场提供的混合剂型，按生理需要量供给。标准儿科微量矿物质配方包括锌、铜、锰和铬，有的配方加入硒。不同临床情况下患者的微量元素状态不同，如严重胆汁淤积时，铜和锰分泌降低，因为两者需要通过胆汁分泌；高浓度锰导致神经毒性在胆汁淤积患者中亦有报道。因此应定期检测血微量元素浓度，避免其缺乏或过量。

6. 电解质　由常用液体 0.9% NaCl、3% NaCl 提供钠离子；10% 或 15% KCl 提供钾离子；氯离子随钠离子、钾离子得到补充；10% 葡萄糖酸钙和 25% 或 50% $MgSO_4$ 分别提供钙和镁离子；甘油磷酸钠是补充磷的静脉制剂。但具体输入量与浓度必须严格按照液体治疗原则计算配制。

7. 液体　PN 液体量是按每日液体需量给予(详见第三节液体需要量的评估)，并对液体丢失量的增加或减少予以调整。PN 不能作为急性水和电解质丢失的治疗。

(二)营养液的输注方法

1. 双瓶输注法(double bottle infusion)　一瓶包括氨基酸、葡萄糖、电解质、微量元素、水溶性维生素；一瓶包括脂肪乳剂及脂溶性维生素，在近静脉导管处利用 Y 形接头连接起来，再与静脉导管相连一起输注。此方法缺点较多，目前只在必要时才在临床使用。

2. 全合 - 混合袋输注法(all-in-one infusion)　为保证营养液在 24h 内均匀输入，控制输液速度，目前临床上多采用将患者全日所需的各种肠外营养物质在无菌条件下混合在一个营养袋中共同输注的方法。此方式的优点是：①减少营养液污染机会；②氨基酸与非蛋白热源同时输入，可提高氮的利用，有利于蛋白质合成；③减少并发症的发生，如高血糖及肝损害等；④简化护士操作，便于护理。

(三)营养液的实施原则　儿童肠外营养液的实施应依据循序渐进、由少到多、由淡到浓、由慢到快的原则。氨基酸、脂肪乳剂、葡萄糖溶液需混合或共同输注，采用持续输注方法，用输液泵在 24h 内匀速输入。首次使用肠外营养的患者，最初 15~20min 应慢速试验输入，以观察患者是否对脂肪乳剂过敏。10% 及 20% 脂肪乳剂的试验速率分别为 0.1ml/(kg·min) 及 0.05ml/(kg·min)。小儿最大承受速率为 1ml/(kg·min)。随着输注成分及浓度逐渐增加，一般 7~10d 即可获得足够氮源及能量。非蛋白能量中糖与脂肪的比例为 (60~70)：(30~40)，氨基酸的氮量(g)与非蛋白能量(kcal)之比最好为 1：(150~200)。

(四)配制营养液的注意事项

1. 应在清洁无菌的环境中配制营养液，一般使用洁净台操作。洁净台应远离污染源；操作者在工作前需严格清洗双手，戴无菌手套；操作过程要迅速。

2. 由于高渗液体可破坏脂肪乳剂的完整性，故高渗液体，如电解质、微量元素等应先与氨基酸或葡萄糖溶液混合，再加入脂肪乳剂。

3. 配制完成后应立即使用，主张现用现配。营养液从配制到使用完毕应不超过 24h。如无法立即使用，则封闭保存于 4℃ 冰箱内。目前临床上已有最长保存 72h 的营养袋。

五、肠外营养监测

儿童肠外营养实施过程中，需定期对患者进行监测，了解患者营养及代谢情况，有利于及早发现和处理潜在问题。由于受抽血量及经济所限，临床上较难为患者频繁进行多项监测。具体监测

方案可参考表 7-9。

六、肠外营养的护理

1. 严格控制输液速度，并每两小时记录实际输入量。

2. 未到规定时间液体已输入完毕，在查找原因的同时，应按原配方、原输入速度继续输注。若达到规定时间液体尚未输完，切不可在短时间内加快输入速度。为避免使用输液泵等因素引起的液量不足，每天配制静脉营养液可按 26h 计算总液量，保证在更换营养液时有多余液量可供调节。

3. 严格记录出入量，因出入量是最简单、最客观、最直接反映机体代谢状况的指标。

4. 加强静脉导管的护理。在小儿应注意固定牢靠和避免污染。每日查看导管周围情况，有无红肿、渗出等。

5. 禁忌经中心静脉导管取血或监测压力，以免增加污染机会和促进血栓形成。

6. 为保持营养液的稳定，营养液中不应加入药物。所需药物可经另外静脉通道给予，或在近血管处通过三通注入。

七、肠外营养并发症

1. 机械性并发症　主要发生在放置中心静

表 7-9　肠外营养监测方案

监测项目	频率(次/周)
临床监测	
体重/身高/头围/皮褶厚度	2
临床症状(伤口愈合、感染的控制等)	2
实验室监测	
电解质(钾、钠、氯)	2~3
血糖	2~3
血常规(WBC、RBC、Hb、Plt)	2
尿常规(尿糖、pH、比重、渗透压)	2
肾功能(尿素氮、肌酐)	2
血脂(甘油三酯、胆固醇、β 脂蛋白)	1~2
肝功能(谷丙转氨酶、谷草转氨酶；总胆红素、未结合胆红素、结合胆红素)	1
总蛋白(白蛋白、球蛋白)	1

脉导管时,包括气胸、血管损伤、导管移位和断裂。预防这些情况的发生主要是进行中心静脉置管时应由技术较熟练的专人操作。

2. 感染性并发症　主要发生在应用中心静脉肠外营养期间,多因导管感染引起菌血症或脓毒败血症。与并发症有关的因素包括长期插管、多种目的使用导管、管道针孔的护理操作和长期 PN 治疗。被证实可预防导管相关感染的措施包括:无菌环境中配制营养液、导管穿刺处应用表面抗菌剂、选用抗微生物外套的导管以及规则的管道冲洗。对于长期应用 PN 的肠衰竭患者(intestinal failure,IF),一些医疗中心应用 70% 乙醇封管来减少导管相关性血流(bloodstream)感染,但此方法可导致血栓发生的风险增加,且缩短导管使用寿命,故目前尚未明确推荐使用。进行 PN 的患者,出现任何感染征象,如发热、白细胞增高、突然的葡萄糖不耐受等,均应考虑导管相关性感染。导管相关性感染一旦发生,需应用广谱抗生素,对于非永久性聚氯乙烯管需立刻移除,而大多数硅胶导管(80%)在静脉应用抗生素后能清除感染,无需拔管,但如果考虑是真菌感染,则需拔出导管。穿刺部位皮肤的局部感染亦较常见,多表现局部轻度红肿、糜烂,但有时外观可无明显异常,仅有少许渗出物,均应及时进行培养和消毒处理,以防病原菌沿导管外壁侵入。

在经外周静脉进行肠外营养时应注意外周静脉并发症。由于液体外渗,外周静脉穿刺部位可出现水肿和发生静脉炎。

3. 血栓形成及栓塞(embolism and thrombosis)中心静脉血栓形成为严重并发症,但较少见。血栓形成与导管感染有密切联系。长期静脉营养患者除血栓外,还有可能由于脂肪或钙沉积导致导管阻塞。营养支持时,若静脉回流区域突然水肿或导管突然阻塞,应疑有血栓形成。此时不可强力冲洗导管,以防栓子脱落,引起严重后果。溶栓治疗可清除导管凝血块,避免重新置管,治疗需要重复至少两次以确保栓子去除。

4. 代谢性并发症　代谢性并发症主要包括糖代谢异常、氨基酸代谢异常、脂肪代谢异常、水及电解质代谢异常、肝脏和胆道并发症等,在儿童常

见的代谢性并发症有以下几种:

(1)与葡萄糖代谢有关的并发症:

1)高血糖症(hyperglycemia):快速输注高浓度葡萄糖,可引起渗透性利尿、脱水,出现高血糖,严重可导致高渗非酮性昏迷。临床表现为头晕、嗜睡、烦躁及其他神经症状,进一步表现为定向力丧失、昏睡、昏迷及抽搐等。预防的方法是输入的葡萄糖要适量,逐渐增加葡萄糖浓度,注意匀速输注,密切监测血糖和尿糖。轻至中度高血糖时,血糖无进行性增高,一般不需特殊处理,仅调节输液速度即可;血糖明显增高,大于 16.5mmol/L(300mg/dl),或反复测定在 11.1~16.5mmol/L(200~300mg/dl),可加用外源性胰岛素 0.1IU/kg 皮下注射。一旦发生高渗非酮性昏迷,应立即将所输营养液改为低渗含钠液,如 0.45% 盐水,同时输注胰岛素 10~20IU/h,并纠正代谢性酸中毒。

败血症、手术、糖尿病、早产儿、新生儿及患有肾脏、中枢神经系统疾病的患者肠外营养初期亦容易出现葡萄糖不耐受,发生高血糖,故初期给予葡萄糖浓度不要过高,均匀输入,同时密切监测血糖及尿糖。

2)低血糖症(hypoglycemia):一般发生在静脉营养结束时,特别是婴幼儿,常见原因为营养液输入突然中断、营养液输注速度减慢或营养液中加用胰岛素过量。考虑与长期输入高浓度葡萄糖所致的适应性胰岛素分泌增加有关。临床表现为头痛、出汗、烦渴、感觉异常、定向力障碍,甚至抽搐、昏迷、死亡。预防方法是:在一天中一段时间接受 PN 的患者,在结束前 1~2h 减慢输注速率;停用肠外营养前 2~3d,逐步减量,可用 5%~10% 葡萄糖补充。若血糖 <2.5mmol/L 可用 25%~50% 葡萄糖液每次 1~2ml/kg 静脉注射,直至症状消失。

3)二氧化碳潴留(CO_2 accumulation):单位时间内输注过多葡萄糖可使机体耗氧及二氧化碳生成增加。所以对患有慢性阻塞性肺部疾病及二氧化碳潴留的患者应适当减少葡萄糖用量。

(2)与脂肪代谢有关的并发症

1)急性反应:一般发生在首次输注脂肪乳剂时,临床表现为发冷、发热、头痛、恶心、喘息、呼吸困难、心悸及血栓性静脉炎。因此在首次输注脂

肪乳剂时，最初 15~30min 应减慢速度，观察有无不良反应。反应严重者要立即停用。

2）高脂血症（hyper-lipo-emia）：脂肪乳剂输入过量或输注速度过快超过脂蛋白酯酶代谢甘油三酯的能力时，可导致高甘油三酯血症（血清总甘油三酯 >2.3mmol/L）。临床表现为头痛、呕吐、呼吸困难、面孔潮红、出汗等。血液方面表现为血小板减少、红细胞增多和溶血。严重高脂血症可出现肺毛细血管及巨噬细胞内脂肪累积，称脂肪超负荷综合征（fat overloading syndrome）。表现为发热、黄疸、肝脾大、胃肠出血、弥漫性肺浸润、局部抽搐及休克。为防止高脂血症的发生，主张小儿应用脂肪乳剂剂量应在 1.0~3.0g/（kg·d）。采用 24h 均匀输注，同时严密监测血脂浓度。高葡萄糖输注亦可导致高脂血症发生，这是由于过量的糖类摄入增强了肝脏和脂肪组织的脂类合成。

（3）肝功能损害及胆汁淤积（parenteral nutrition associated cholestasis，PNAC）：儿童特别是新生儿在实施肠外营养期间可能会发生肝脏酶谱和结合胆红素升高现象。临床出现不能解释的黄疸、肝大及肝功能损害，有时合并胆囊炎和胆石症。引起胆红素增高的原因很多，目前尚不十分确切，可能与甘油三酯转化为游离脂肪及甘油过程中，所产生的游离脂肪酸可从结合胆红素中置换出非结合胆红素有关。因此生后一周总胆红素 <136.8μmol/L（8mg/dl）[早产儿 <85.5μmol/L（5mg/dl）]的患者方可使用脂肪乳剂。

PNAC 为长期静脉营养并发症，多发生在完全肠外营养 3 周以后。PNAC 可导致肝内胆汁淤积、肝纤维化、胆道硬化、肝硬化及门脉高压等，虽然早期阶段 PNAC 所致肝损害是可逆性的，但最终会引起不可逆性肝衰竭。PNAC 患者死亡率明显增加。PN 在新生儿应用 4 年后，胆汁淤积与 PN 的关联开始被医生所认识。随着对 PNAC 的深入了解，近二十年来 PNAC 的发病率明显降低，但仍有约 40%~60% 长期 PN 患者出现胆汁淤积所致肝病。低出生体重儿、早产儿、脓毒症及长期静脉营养患者（如短肠综合征）最容易出现 PNAC。目前认为 PNAC 的发生原因是多因素的，主要因素包括营养制剂本身、反复感染、肠道菌群移位及缺

乏胃肠道刺激；其他可能促发 PNAC 的因素还包括用于输注 PN 的导管的化学成分、微量元素的毒性（如铜和锰）以及铝中毒。越来越多的证据表明，PN 溶液的成分，特别是脂肪乳，与 PNAC 发病有关。针对婴儿的初步研究证实，用鱼油脂肪乳替代大豆脂肪乳后，PNAC 得到了逆转。PN 中碳水化合物过量也可能促成 PNAC 的发生。因此，对于长期 PN，要确保患者未从碳水化合物或脂肪中接受过多的能量。

一旦出现肝功能异常和/或胆汁淤积，需及时调整肠外营养方案或停止肠外营养。

（4）与氨基酸代谢有关的并发症：

1）高氨血症（hyper-ammonemia）：肠外营养患者出现的高氨血症多与给予的氨基酸制剂不当，或输注过多过快有关。渗透性利尿可使其加重。若营养液配制时非蛋白能量缺乏，部分氨基酸分解也可致血氨增高。血氨 >117.4μmol/L 称高氨血症。均匀输注婴儿配方氨基酸溶液或每日供给精氨酸 1mmol/kg 可预防高氨血症的发生。

2）高氯性代谢性酸中毒（hyperchloric acidosis）：高氯性代谢性酸中毒的发生多与市售结晶氨基酸溶液大部分为盐酸结晶体，氯含量过多，以及营养液中添加的电解质也多为氯化物有关。

（5）矿物质缺乏或过量：以钠、钾、氯的失衡较常见，注意监测血中电解质浓度多可避免。短肠综合征及回肠瘘患者，尿电解质的监测有利于发现钠缺乏及继发性醛固酮增多症。低镁血症见于供给不足，高镁血症常见于肾功能不全时。低磷血症则见于未成熟儿。肾功能不全的患者易发生锌及铬中毒。胆道阻塞患者可发生铜或锰中毒，锰过多也是引起 PN 相关肝病的因素之一。长期 PN 所致的代谢性骨病目前认为与铝中毒有关。

（6）维生素过量与不足：长期 TPN 应定期查血监测。

（7）微量元素缺乏或过量：长期使用 TPN 时需定期监测微量元素。

八、胃肠外营养的终止（termination of parenteral nutrition）

恢复胃肠喂养时，可先经口、胃管或肠管给

予等渗葡萄糖液,由每次 1~2ml/kg 开始,每日 3 次。逐渐增至每日 8 次。当患者在 24h 内耐受量达 20~30ml/kg 时,可把喂养液改为 2 : 1 稀释奶,若仍能耐受,继用 1 : 1 稀释奶,逐渐过渡到全奶。增加胃肠内喂养量及改变喂养液性质时,需逐渐减少胃肠外营养液量。当经肠喂养量 >50ml/(kg·d) 时,即可停用胃肠外营养。

第八节 肠内营养

肠内营养(enteral nutrition,EN)是指经口或管饲的方法通过肠道提供代谢所需能量及营养基质的方法。虽然完全肠外营养可以改善无法进食的危重患者营养状况,但长期完全肠外营养可导致肠黏膜萎缩、肠内菌群移位等,严重可引起败血症,因此,如果患者胃肠功能存在,则可以通过肠道给予营养支持。目前大量研究已证实,管饲给予适当的营养制剂可维持或改善患者的营养状态,利于患者的治疗与康复。与静脉营养相比,肠内营养有下列优点:①促进肠蠕动;②维护肠黏膜屏障功能;③减少肠道菌群移位;④促进消化液、胃肠激素及免疫蛋白的释放;⑤营养物质经门静脉系统吸收,有利于内脏(特别是肝脏)蛋白质的合成和代谢调节;⑥并发症少,价格低廉,可长期使用。20 世纪 80 年代后,肠内营养越来越受重视,目前临床应用的各种营养制剂均有专为儿童设计的品种。

一、适应证

肠内营养支持的基本原则为:当肠道具备一定吸收各类营养素的功能时即开始肠内营养。患者恢复食欲,并有摄食功能时,永远是以经口进食为上策。

管饲肠内营养的适应证如下:

(一)经口摄食不足

1. 因疾病导致代谢需要量增加 如烧伤、败血症、创伤、先天性心脏病、支气管肺发育不良。

2. 因疾病导致食欲缺乏 如患有癌症化疗反应、囊性纤维病、慢性肝病、慢性肾病、炎症性肠病等疾病时,常不能正常摄取或不愿摄取食物。

3. 吸收障碍 见于慢性腹泻、短肠综合征、炎

症性肠病、糖原累积症、胃食管反流、假性肠梗阻、胰腺炎、酸中毒等情况。

4. 心理障碍 患有神经性厌食及非器质性消瘦时,常拒绝经口摄食而导致入量不足。

(二)经口摄食不能

1. 中枢神经性障碍 昏迷、急性感染性多发性神经根炎、严重精神发育迟缓、大脑性瘫痪、颅脑创伤等情况下,患者知觉丧失以及吞咽反射丧失。

2. 面部、口腔及食管创伤、肿瘤及先天性异常 如食管闭锁及气管食管瘘、严重腭裂等。

3. 早产儿 孕龄 <34 周的早产儿。

二、营养需要量

详见小儿营养需求一节。

三、肠内营养输注途径

肠内营养有经口、经鼻饲管、经造瘘管三种主要途径(图 7-1)。输注途径的选择取决于疾病状况、胃肠道功能、喂养持续时间、吸入的危险性及外科手术的需要。鼻胃管或口胃管适用于短期(如,<3 个月)需要肠内喂养的患者,或用作一种临时措施,以便在实施造瘘进行长期肠内喂养之前,先行喂养并评估患者对肠内喂养的耐受程度。

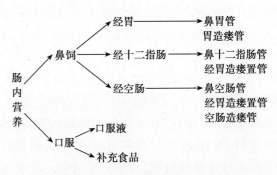

图 7-1 肠内营养输注途径

（一）经鼻饲管途径 鼻饲管途径按管端位置分为鼻胃管、鼻十二指肠管和鼻空肠管。此途径适合于短期肠内喂养。鼻饲管的优点是容易放置、不需外科手术、费用低。缺点是鼻咽部刺激、鼻窦炎、中耳炎、反流、吸入性肺炎、管易脱出。鼻胃置管是儿童管饲营养首选的方法,鼻十二指肠管及鼻空肠管均为通过幽门的喂养途径。儿童放置通

过幽门喂养管的方法包括：

1. 床旁徒手放置　此方法需选用带重力头的喂养管，患者需有一定的胃肠蠕动功能。此方法优点是操作简单易行，缺点是失败率高，需多次 X 线片定位；

2. 放射监视下放置喂养管　此方法患者接受放射线量大（可在 B 超引导下置管），且成功率低；

3. 内镜引导下置入　此方法成功率高，术后即可开始喂养，缺点是多需麻醉下完成。

4. 螺旋胃管　此种胃管为特殊设计，可通过胃蠕动将导管逐渐送入空肠。优点是操作简单，无创，缺点是不适用于低年龄患者。

（二）经口胃管途径　早产儿和小婴儿更易耐受经口胃管喂养，一方面由于经鼻管喂养阻塞了鼻通气道，另一方面 5F 的喂养管难以得到。此外，此途径适用于后鼻孔闭锁或颅底骨折不能经口喂养的患者。

（三）经造瘘管途径

1. 胃造瘘术　经胃造瘘管喂养是长期肠内营养最普遍采用的方法。它可避免鼻咽部刺激，且胃造瘘管直径大，管腔阻塞的发生率低。胃造瘘管放置技术包括剖腹胃造瘘术、经皮内镜引导下胃造瘘术、腹腔镜胃造瘘术。

2. 空肠造瘘术　此途径发生反流和误吸的危险低，且肠道喂养与胃肠减压可同时进行，手术方式包括剖腹空肠造瘘术、经皮内镜胃空肠造瘘术。

四、肠内营养实施方法

（一）肠内营养配方　小儿肠内营养配方选择需考虑的因素有：患者的年龄、营养的需要、液量的需要、活动程度、消化道功能、输注途径、渗透压、肾溶质负荷、膳食的耐受力、过敏反应以及价格等。小儿肠内营养制剂分为整蛋白制剂、短肽制剂及氨基酸制剂，根据不同年龄又分为早产儿配方、婴儿配方、儿童配方等类型。

（二）肠内营养输注方式　小儿肠内营养方式有间歇性喂养和持续性喂养两种。

1. 间歇性喂养　是指一天内喂养几次（一般 5~8 次），每次持续 15~45min。间歇性喂养类似于经口喂养，可产生自然饥饿 - 饱胀效果，且患者在间歇期内还可活动。间歇性喂养又分为间歇滴注法及推注法两种。间歇滴注法是将配制好的营养液放置于营养袋中，再通过营养泵或重力作用经喂养管缓慢滴入胃肠道内；推注法是将营养液经喂养管缓慢推注入胃肠道，推注速度应小于 30ml/min。间歇性喂养可出现类似于食团的并发症如：腹泻、痛性痉挛、倾倒综合征、胃排空延迟和误吸。

2. 持续性喂养　是 12~24h 内连续经营养泵滴注营养液。此种喂养方式患者容易耐受，并且更利于营养的吸收及能量的有效利用。临床上早期营养功能不良时，多主张采用此方式进行肠内营养支持。

经鼻胃管或经胃造瘘喂养可选择间歇性喂养或持续性喂养。经鼻肠管和经空肠造瘘管喂养方式最好选择持续性喂养。

目前临床主张在肠内营养的起始阶段采用缓慢的持续性喂养，逐渐过渡到间歇性喂养。也可采用持续性喂养和间歇性喂养交替的形式，如白天进行间歇性喂养，夜间进行持续性喂养。

小儿肠内喂养宜采用分步喂养方式，即不同年龄组在几小时或几天内逐渐增加营养配方的浓度、剂量和输注速度，最终达到肠内营养要求。肠内营养初期可先输注少量糖水，速度为 5~10ml/h，开始速度在 1~2ml/（kg·h），根据喂养的耐受情况，输液速度可以每 6~8h 增加 1~2ml/（kg·h），直到符合目标液体量。开始少量等渗糖水经口或造瘘管给予，量为每 2h 10~15ml，在以后 12~24h 内，逐步增加，每次增加 2~5ml，直到婴儿能耐受每 3h 30~45ml。然后给予对半稀释的配方奶，在接着 12~24h 中，每 3h 给予 30~45ml，当新生儿能耐受这些后，即可用不稀释配方奶等量给予。

五、肠内营养监测

（一）胃肠道耐受性的监测

1. 胃内喂养时，患者不耐受的表现为上腹胀痛、恶心、呕吐、腹泻。重要及客观的观察胃耐受性的方法是定时测定胃残液量，其量不应大于前 1h 输注量的 2 倍，若残留量过多，说明胃的耐受性较差，宜停止输注数小时或减低浓度或速率。

2. 空肠内喂养时，患者不耐受的表现为腹胀、腹痛、恶心、呕吐、腹泻。

（二）代谢方面的监测　包括每日液体进出量、能量，相关的实验室检查，监测项目与胃肠外营养基本相同。

（三）营养方面的监测　肠内营养期间应对患者的营养状况进行评估，包括人体测量、内脏蛋白测定、氮平衡测定等。

六、肠内营养并发症

虽然肠内营养较肠外营养安全，但使用、监测不当仍可出现并发症。并发症分为机械性、胃肠道性、代谢性三大类。

（一）机械性并发症

1. 鼻咽及食管损伤　由于长期放置喂养管造成黏膜糜烂和坏死。选用质地柔软、儿科专用的喂养管可减轻黏膜损伤。

2. 喂养管堵塞　原因多为喂养管内径小，营养液浓度过高、黏稠，或通过喂养管输注药物所致。故肠内营养输注完毕后应及时冲洗管道，且不提倡通过喂养管给药。

3. 喂养管移位　十二指肠管有时推入胃内。

4. 喂养管拔出困难　长期使用喂养管，导致喂养管嵌入胃肠黏膜中，不易拔出。有时胃管在胃内的部分太长，或原为十二指肠插管自然退入胃中，因胃的蠕动使多余的长管自身打结，难以拔出。

5. 造瘘并发症　造口出血、造口周围皮肤糜烂及感染、腹腔感染、肠梗阻、喂养管脱出等。

（二）胃肠道并发症　胃肠道并发症是儿童肠内营养最常见的并发症，包括恶心、呕吐、腹痛、腹泻、腹胀、肠梗阻、便秘、倾倒综合征等。恶心和呕吐可由多种原因引起，如：原发病加重、导管刺激、胃排空延迟及药物刺激、喂养速度过快、营养液量过多等。呕吐最严重的后果是营养液的误吸。吸入性肺炎是婴幼儿常见的并发症，严重可导致生命危险。所以，保持小儿身体上部抬高30℃，经常检查胃内残余量并及时调整输注速度，应用持续性滴注或将喂养管头端插过幽门的方式是预防呕吐误吸的方法。肠道感染或黏膜萎缩、营养液高渗等可造成肠道消化吸收功能不良，从而引起腹泻。肠内营养初期滴速过快、营养液污染、营养液温度过低等原因也可导致腹泻发生。

（三）营养液的高渗问题　由于患者需要能量及各种营养成分很高，配成液体形式，渗透压常常较高。高渗溶液在肠内可起到强烈泻剂作用，因此配方的浓度要从低浓度开始逐渐使患者适应（可从1/4或1/8浓度的配方开始）。慢慢提高，达到需要的能量。如果患者消化功能较好，配方中可以减少可溶性成分，避免高渗腹泻。不足的电解质可由静脉补充。每日检查粪便排出物的量与成分，密切监测营养平衡。

（四）代谢性并发症　代谢性并发症主要是水、电解质及酸碱平衡紊乱、高渗透压、糖代谢异常（高血糖或低血糖）、微量元素（钙镁磷）代谢紊乱、维生素及脂肪酸的缺乏等。定时进行血生化监测，及时调整常为必要。

（刘婷婷）

第八章　常用治疗技术

第一节　处理创口

更换敷料(药),伤口拆线、渗血、裂开,创口填塞,肉芽面处理等常用日常治疗,各院各有常规,各人也各有习惯。不能强求一致。这里介绍的方法,仅供参考。主要希望体现基本原则。

一、更换敷料

敷料分外敷料与内敷料。内敷料一般为无菌纱布(有时加一些药品)紧贴伤口,主要保护伤口无菌;外敷料较厚,包括粘膏及绷带,为了保护内敷料,避免移位、污染、协助吸收部分分泌物。

无菌缝合伤口:原则上不需更换敷料,直至按时拆线。不放心时应于第2天查看有无渗血、渗出、红肿,同时清除残余血痂,减少细菌繁殖土壤,更换内敷料。如无问题等待拆线。

二、伤口拆线观察

(一)拆线(remove suture)　一般皮肤缝合伤口七天拆线。早拆线为了缝线反应小、瘢痕小,多在3~5天或更早,根据皮下缝合与皮肤对合张力情况而定。晚拆线多因伤口愈合不良,或皮肤对合张力太高,多在8~9天拆线。留置张力缝合线一般要求两周拆线。愈合伤口拆线,应在消毒后紧贴缝线的一端剪开拔出,避免皮肤外的缝线再进入皮内。针眼感染或小部分切口下感染,只拆除局部缝线,以后每天换敷料查看。

223

（二）**伤口渗血**（wound oozing）　要区别皮缘渗血或是皮下血肿。轻轻按压伤口，有血涌出则为皮下血肿。须尽量挤净血块，局部加压包扎。次日仍有血肿则应拆开彻底清除血肿，再缝合。不可企图侥幸。

（三）**伤口裂开**（wound disruption）　无菌伤口皮肤裂开应该立即缝合或用黏胶物对合。皮肤未裂而皮下裂开多表现为伤口渗血或渗水，必须按摸切口，如变软或凹入则应拆开再缝。但是千万注意！必须在手术室麻醉下拆开缝合。特别是腹部伤口，稍加外力则可突然内脏外溢。如果发现时已经内脏外溢，不可企图送回腹腔，应用盐水布垫保护立即送手术室，正规麻醉下，按无菌手术操作。

三、开放伤口填塞

多为感染伤口，有脓液排出。如果引流通畅，伤口无痛，全身无症状。只做创口外清洁护理，尽量不换填塞物，避免引起疼痛出血与损伤。待翻动填塞物不引起出血及疼痛时，再更换填塞物。以后常换直到愈合。如果是出血填塞则应保持无菌不动。如无继续渗出（原渗出已干），则3天以后再打开外敷料，暴露内敷料及填塞。首先用大量盐水（硬血痂多时用过氧化氢）湿透内敷料及填塞物。试探松动填塞物，如引起出血则停止松动，吸干积水换外敷料包扎。次日再试。一般3天内可以取出填塞物，再根据情况处理。如果已有感染化脓，则脓液使填塞物分离，容易取出更换。以后按感染填塞处理。

四、肉芽面处理

健康肉芽面为平坦、细腻、无脓无血的无痛创面。有少量分泌物，可使内敷料便于取下更换。肉芽面高出皮肤为肿胀，苍白为水肿，暗红为感染。均需用药物处理。小面积可以愈合，大面积常需植皮。平时处理原则是保护不受损伤、不发生继发感染、适当压迫防止水肿。每天更换内外敷料，一般避免药物刺激，最好不用药。分泌物多

时用盐水纱布，易出血时用油纱。

第二节　石膏固定

石膏固定（P.P.* cast immobilization）属于可随人体移动的固定保护方法。

一、材料

一般指传统的水石膏（plaster, gypsum）（硫酸钙结晶），以专用石膏纱（lanolin）为衬。这种材料久经考验，沿用至今。近年来又有高分子塑板（plastic plate）、纸（布）胶型等用于临床，各有其使用指征与优缺点。

二、形式

可以按肢体形状做成管型固定，也可做成半管型或一侧夹板固定。高分子板与纸型等多制成夹板使用。常用形式有四肢管型、单双髋人字、肩人字蛙式石膏、石膏床等。夹板有长、短腿，长、短臂，手、指等。

三、做法

要事先准备好石膏卷或石膏带，用时用温水加盐（促快凝）泡透（气泡出净）。立刻敷于肢体，轻轻置放，不加压力或拉力。够厚之后，用手掌按摩使石膏与人体自然形状完全弥合。等待石膏结晶、凝固、硬化、干燥。

四、注意点

石膏（含布）必须强调处处与皮肤弥合，不许留有手指压痕或纱布及脱丝的勒痕。为了缓解坚硬的石膏对皮肤的直接摩擦，一般使用垫衬。常用为管型袜料，其外在骨骼突出部加点棉花。然而必须注意垫衬越多固定效果越差。好石膏作品出于轻柔按摩，而不在多用垫衬。石膏干后患者觉痛，必须全部劈开检查修理。修整垫衬合适后再重新用石膏卷绑紧。

五、两半石膏床

患者需长期保持原位不动,为了避免压疮,便于搬动、翻身、护理,必须固定于全身性石膏大管型中。为了护理须制成可拆可合的前后两半,称为两半石膏床,或鸳鸯石膏床(coupled plaster bed)。做法如下:

(一)前半做法　口罩全麻,仰卧,向身体前面盖大块纱布,骨凸处铺垫软物,全身前面从头至足铺石膏带,留出面部口罩孔,最外层封以石膏卷,使成完整的全身半片石膏床盖。凝固后取下,烤干备用。

(二)后半做法　仰卧不需麻醉,扣上备用的前半石膏床盖。掀起床单裹卷患者及石膏床盖,翻身俯卧于石膏床盖中。掀去床单暴露患者背面。向身体背面盖大块纱布,骨凸处铺垫软物,全身背面从头至足铺石膏带,留出臀部排便孔,最外层封以石膏卷,使成完整的全身半片石膏床底。凝固后取下,烤干备用。

(三)合拢使用　石膏床盖与石膏床底两半均干透、铺垫、修整后,随时装卸使用。平时仰卧于后半石膏床底内,翻身休息或搬运时两半合拢,临时绑紧成为大管型。

(四)常用形式　可以做成全身床、无头床、肩髋半床(大孩子)或蛙式半床(婴儿会阴护理)。

六、两半石膏管型

肢体管型石膏内有时需要护理或检查而需劈开管型,患者越小劈开越难且易损伤患者或损坏石膏。因此需要制成两半石膏管型(bivalve cast)。方法如下:

1. 肢体前后面各置一层塑料薄膜,在肢体两侧并拢。两侧并拢缝隙间各留置一条小绳贴近皮肤,绳的两端留在薄膜外。

2. 必要铺垫后,石膏带在肢体前后铺匀,各不超过塑料膜界限。石膏卷合成完整管型后拉直留置的小绳,等待石膏凝固。

3. 石膏凝固后(最好等待干透后),沿拉紧的小绳,用石膏刀切开合拢的石膏卷,自然成为完整的前后两片。切缘用石膏修整。

4. 平时两片扣拢用粘膏绑紧为管型,临时拆开进行操作后尽快合拢绑紧。

七、小儿石膏护理

1. 常见问题　防尿、防压、防折、防虫、防异物(有时患者自己置入止痒)。

2. 预防方法　石膏外涂防水漆、石膏外加用小夹板约束保护、弹性绷带封闭管型开口。

第三节　牵引技术

一、基本技术

一般用为医院病床上的人体固定方法。也可以做成家庭病床牵引设置;或做成移动式牵引架,像石膏固定一样随意移动。牵引技术包括两部分,即患者准备牵引点,与医院准备牵引架。

(一)患者牵引点准备　常用有两种方法,一为骨牵引,即用钢针或钢钉穿过骨骼,两端露出,作为牵引器的连接点。另一为皮牵引,即用胶布粘固于皮肤表面,以胶布作为牵引器的连接点。首先需选择牵引点,一般皮牵引多选肢体最远端,如踝部。骨牵引则股骨骨折选股骨下髁,胫腓骨骨折选胫骨下髁。骨牵引穿针或钉须按无菌手术操作。皮牵引需首先清洁小腿,从膝上到踝下,剃毛,涂苯甲酸酊。干后,用两条宽胶布粘于小腿两侧,从膝上到踝下必须粘实。踝下长出一段以备连接牵引器。

(二)牵引架(traction frame)　医院内应有牵引架设备。病床固定牵引架有帐篷式及床边式。根据需要可以做成各种牵引架。也应准备移动式牵引架。也有的医院备有家庭用牵引架。可以租用。

二、常用方法

下面介绍五种不同方法:

(一)床边牵引(bed-side traction)　床边架一滑车,患肢的牵引绳跨过滑车垂一重物为牵引力,反牵引力靠患者的体重与病床的摩擦阻力,由床脚抬高的角度调整。牵引重力相当于肢体肌肉的平时张力。每日观察患者在床上的位置,患者下移,则应抬高床脚。患者上移,则降低床脚。多用于小儿股骨骨折(图8-1)。

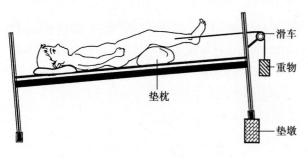

图8-1　床边牵引

（二）多马牵引（Thomas traction）　与床边牵引相同,但反牵引靠多马夹(图8-2),多用于大儿童股骨牵引。

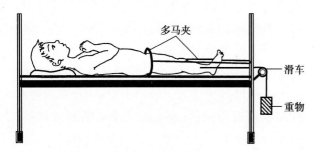

图8-2　多马式牵引

（三）悬吊牵引（bryant traction）　只用于小龄儿,新生儿、小婴儿常用固定悬吊法,即将患者双脚悬吊于高架,使臀部离开床面,能容一指。以患者的重力为牵引力(图8-3)。

另一种为平衡式悬吊牵引（balanced bryant traction）,即将患者双脚悬吊于高架,通过滑车,坠

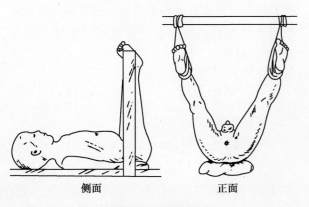

侧面　　　　　　正面

图8-3　悬吊牵引

一重物。使臀部离开床面,能容一指。以此重物为牵引力。以患者的重力为反牵引力(图8-4)。

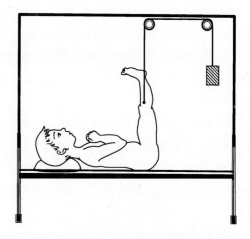

图8-4　平衡悬吊牵引

随时观察臀部离开床面的距离,是否保持能容一指。平衡牵引便于会阴护理时保持牵引,而固定悬吊多用于会阴护理而无骨折的婴儿。

（四）罗素牵引（Russell traction）　利用滑车原理设计的平衡牵引装置(图8-5)。

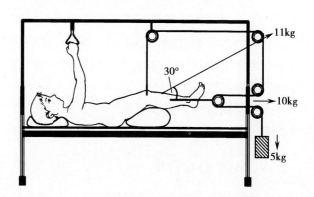

图8-5　罗素牵引

多用于股骨干骨折。床上护理、大小便时患者可以活动而不改变牵引作用。靠滑车的原理与数学的钩股弦原理,5kg的牵引重力,对股骨可产生10kg多的牵引力,并保持30°的屈曲角度。反牵引靠患者自身体重与臀部垫枕的摩擦阻力。

（五）伊氏架牵引（Elizarov ring traction）　为可移动式局部骨牵引。用两个伊氏架将骨折的远近段预置的骨牵引针用螺旋推进杠连接在一起,使骨折两段位置固定,每天调整螺旋推进杠控制牵引力,使骨折处新生骨延长或缩短,而起到矫正畸形作用(图8-6)。

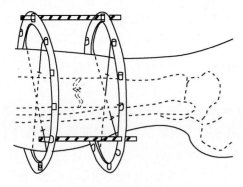

图 8-6 伊氏架牵引

伊氏架为环形或半环形，可用多个同时连续牵引矫正畸形。此外尚有各种类似的非环形架局部骨针固定牵引，此处不一一介绍。

第四节 洗肠

一、方法

洗肠（enema）应该是护理工作，但护士是执行医嘱，医生必须了解全部技术。

（一）一次通便（stat enema） 肛门及结肠正常，全身无危重情况，2% 肥皂水一次缓缓注入直肠，胀满感为止，拔管，护理下自行如厕。必须注意注入液体全部排出。

（二）清洁洗肠（cleansing enema） 多为结肠肛门手术前准备。一般用温盐水。灌入一定容量后，经肛管自然流出，然后再灌入、再流出。反复几次，直至流出清水。注意等量排出。最后手术前再插肛管，按摩腹部使残余水全部排空。

（三）保留灌肠（retention enema） 常用于小儿口服注射困难者，如麻醉剂、退烧药，有时可补充水分、电解质、5% 葡萄糖。液体温度稍高于直肠温度，缓解直肠收缩便于保留吸收。低压缓慢注入，避免刺激直肠。

（四）治疗性灌肠（therapeutic enema） 一般用于高热降温，需灌冷水。妇女盆腔炎需用热敷温度。方法参考清洁洗肠。肠套叠灌肠治疗有三种方法：放射线下气灌肠、钡灌肠及 B 超下温盐水灌肠。均属于高技术治疗工作，需严格按有关常规操作。灌肠造影也各有专用常规，总的要求是低压缓慢注入。有的药品还要注意局部刺激与高渗引起急性脱水腹泻（表 8-1）。

二、洗肠禁忌

（一）不能耐压 如手术缝合未愈、溃疡性肠炎、急性阑尾炎及其他待诊急腹症。压力性灌肠可能造成穿孔。

（二）肛门感染及狭窄 肛门及周围急性感染、肿胀、肛裂以及急性慢性肛门狭窄均使插管困难，或引起事后感染暴发。

三、常见困难问题

（一）插肛管困难 首先排除肛门疼痛与狭窄，特别是婴儿巨结肠。必须洗肠者，应在适当的麻醉或镇定下，先用手指或扩张器探明插管可能遇到的困难情况。选大小合适的肛管，缓缓捻转性插入，以免管头遇阻反折盘结。特别是婴儿巨结肠痉挛段很长时，捻转也难前进，常需注水使管头造成空间，边注水、边插入（图 8-7）。

（二）注入液不能排出 不能自排者可经肛管流出或吸出。但是有时有小粪块堵管，则需随时注入小量水将粪块冲出。吸引器有时将肠壁吸住而堵管，常需边吸边注水。有时反复冲吸仍难排出，则需再插入一管（可稍细）。两管一注一吸，或两管原地捻转，同时按摩腹部帮助排挤，水从两管之间流出。

表 8-1 治疗性灌肠类型

目的	洗肠用药	温度	压力水柱	液量（成人）
一次通便	2% 肥皂水	低温促排	40~80cm	1 000~2 000ml
清洁肠管	盐水	肛温保温	40~80cm	1 000ml 循环
保留灌肠	给药、补液	40℃以上保留	40cm 以下	缓慢滴入
肠套叠	盐水、钡糊	高于肛温	80~120cm	维持压力

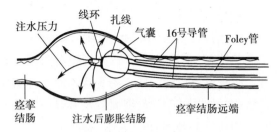

图 8-7 长段巨结肠洗肠
Foley 管插入并带入两条导管留置

（三）患者不能憋住 大致分为两类。一类是括约肌问题，指边灌边流，水不能存入结肠，起不到洗肠作用。这可能是括约肌松弛，也可能是肛门皮肤瘢痕失弹性。换一只大号水囊导管即可堵住肛门漏水问题。另一类是直肠本身问题，指肠腔容积小，过度膨胀引起疼痛而不能耐受。其中有一种是肠壁病变引起痉挛（如溃疡性结肠炎），则必须提高警惕，及时减压，停止洗肠。

四、并发症

（一）结肠穿孔（colon perforation） 是最严重的并发症，也有两类。一类是插肛管时穿破直肠，灌水直接灌入腹腔。灌肥皂水可能引起腹痛，灌盐水则毫无反应。但发现拔管排便，滴水不出。再插管如果插入直肠则无水排出，如进入腹腔则排出部分清水而无粪渣。直肠穿孔多见于小儿肠壁薄，或肠内有溃疡病变。穿孔位置多在肛门直肠前倾角处或在直肠乙状结肠折角处，因管硬用力过猛而穿破。多在开始插管之时，尚未注意到缓慢捻转轻插技术，已经插入腹腔。此处因距肛门口太近，发现穿孔后，因括约肌的收缩，如果想不到此处的特殊性，很难想到穿孔。

另一类是灌肠压力引起穿孔。液体灌肠穿孔一般症状不明显。如果注意到压力变化（如肠套叠灌肠），可以发现肠内压力突然降低。如果是气灌肠则可发生肠爆炸，突然休克、窒息。抢救不及时可能发生严重后果。这就是 20 世纪初 Mikulitz 气灌肠治疗肠套叠在欧洲废止的原因，直到 20 世纪 50 年代上海佘亚雄才再使它普及应用。液体灌肠只需控制腹膜炎问题，但钡灌肠穿孔则在 X 线片上残余钡影，使人担心粘连性肠梗阻的威胁。

（二）水中毒（water intoxication）（电解质紊乱） 大量液体灌肠，因电解质张力问题可以引起各种失衡。高渗洗肠引起脱水，低渗洗肠引起水中毒低渗水肿，钠吸收过多引起高钠低钾、肠麻痹，钙低引起痉挛抽搐，甚至碱中毒、脑水肿，昏迷、呼吸停止。灌肠液体出入不平衡，当然要想到电解质紊乱。清洁洗肠时反复冲洗忽略出入平衡，更容易引起电解质紊乱。因此清洁洗肠，特别是小儿，应随时警惕症状，核对血生化检查。

第五节 管道器官扩张治疗

一、指征与禁忌

（一）指征 用于食管、尿道、肛门、直肠及各种造瘘口的瘢痕性狭窄治疗与预防。狭窄可有环型与管型之分，扩张治疗只限于环型及短管型。长管型及扩张失败的狭窄均应改用手术治疗（切除或短路手术）。治疗性扩张（需逐渐增号）必须由医生操作，长期维持性（无痛性）扩张可以教导患者或家属自己操作。按扩张目的分类除扩大通道之外可分：治疗性、维持性、探查性、刺激按摩锻炼性。

（二）禁忌 长管型狭窄，活动性炎症，伤面未愈合，周围瘢痕不均匀（已有严重偏心孔趋势），痛性扩张（特别是扩后痛苦），万一穿破后有严重危险（如粘连的大血管破裂），特别是食管扩张需多考虑。

二、扩张技术与器械

（一）金属探条扩张（sounding） 探条要求不锈钢表面高度精磨，光滑不粘污物，不产生阻力，型号准确均匀。因为增加一分阻力就多一分危险，不可轻视。适用于肛门或尿道环形狭窄的治疗性扩张。靠逐渐增号使狭窄在不损伤条件下扩张。

（二）可屈性探条扩张（malleable dilator） 为韧性塑料制造，表面光洁度与均匀度要求很高。因有一定的可屈性，常用于复杂或短段狭窄如食管扩张或肛门直肠扩张。可屈性探条比金属探条阻力大，扩张力度与方向的控制性较差，比较容易造成盲道假道。虽然扩张力度不如金属强，但危险性倒比较大。

（三）韧性塑料囊扩张（plastic balloon dilatation） 用一条细导管将囊带入需扩张的位置，注气（水）囊扩张法避免了因换号多次插入的痛苦，也避免了探条插入的阻力造成的危险。以注气（水）量在一定的范围内来控制扩张囊径的大小。扩张作用与可屈性探条相似，但控制增号不够精密，容易发生偏心扩张穿孔危险（图8-8）。

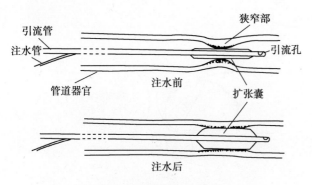

图 8-8　韧性塑料囊扩张情况

（四）弹性橡胶囊扩张（latex balloon dilatation） 与韧性塑料囊有所不同。塑料囊在高张力下可保持其膨胀之均匀，柱形保持受压不变形。而弹性橡胶囊则受狭窄组织的硬度压迫而变形。常在狭窄环处呈哑铃形，从而对狭窄的扩张力较缓和。加高压只能使狭窄环上下较正常管道扩张而狭窄环扩张较少。因此扩张效果较慢，但不易发生偏心性扩张事故。操作时痛苦小、危险小，最适用于患者自己在家中作维持性扩张（图8-9）。

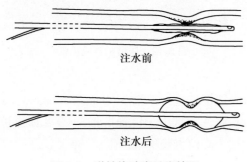

图 8-9　弹性橡胶囊扩张情况

囊状扩张器主要的优点是注水前能通过较小的造瘘口（如胃造瘘），拉到狭窄处再注水增号加大外径；同时加号时不需换扩张器，不需另插，减少打击。

（五）留线引导扩张（retention line guided dilatation） 对复杂、扭曲、多发的管道狭窄，经管道开口探入，困难而危险。常需在管道的另一端造瘘。管道内留置两条线，两线两端各从管道两口（自然口与造瘘口）引出，首尾相互结扎成环，长期保留。需扩张时，先用其中的一条线连接扩张探子，往返拉动扩张。可使用的带动探子多用枣核样韧塑料探子，也可连带韧塑长探子或金属长探子，插入扩张时，以留线拉紧作为引导，以免发生假道。此法比较常用于食管扩张（另口为胃造瘘）与小儿尿道扩张（另口为耻骨上膀胱造瘘）。下面举婴儿尿道扩张为例。

小婴儿尿道狭窄，扩张非常困难。最好在做耻骨上膀胱造瘘时，同时在尿道中留置两条线。两线两端各从尿道口及耻上口引出，各自首尾相互结扎成环，长期保留。将来不需膀胱造瘘时，拔管任其瘘口愈合。导线（很细的丝线）留在耻骨上切口也不漏尿，也无分泌物。需扩张时，先用其中的一条线的尿道口端绑接可屈性扩张探条，拉动该线的耻上口端作为引导。另一条保留线原位不动，万一做牵引的线折断，仍可用此线带过一条双线备用。扩张时将连接导线的探条（探条须有孔穿线）自尿道口插入。插过狭窄后，原路自尿道拔出，再换增号探条，如法逐号更换插入扩张。牵引的导线最好临时带过一条细尼龙钓鱼线（又牢固又光滑），连接探条，拉紧作为引导。耻骨上管拔除后的瘘口愈合，长期留置细丝线或细尼龙线仍能拉动而不漏尿，也无痛苦（图8-10）。

三、小儿扩张操作特点

（一）稳定技术（stable system） 包括选择骨性支点，缩短力矩，限制进度。举例如下：

1. 肛门扩张　截石位，坐骨为支点，力矩（手距肛门）5cm，插入移动范围（每次进入）2cm（图8-11）。如果手持探子另端，则手距肛门太远，支点也难落实。孩子扭动，操作者手不稳，则可能发生危险。特别是家庭维持扩肛时。

2. 尿道扩张　尿道扩张有时需用镊子夹住导管或探条。仰卧位，耻骨为支点，力矩（镊子距尿道口）2cm，移动范围 2cm（图8-12）。

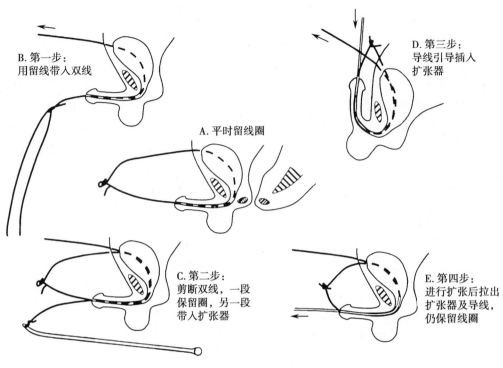

B. 第一步：
用留线带入双线

A. 平时留线圈

D. 第三步：
导线引导插入
扩张器

C. 第二步：
剪断双线，一段
保留圈，另一段
带入扩张器

E. 第四步：
进行扩张后拉出
扩张器及导线，
仍保留线圈

图 8-10 尿道探条插入阴茎尿道口

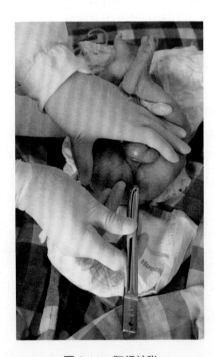

图 8-11 肛门扩张

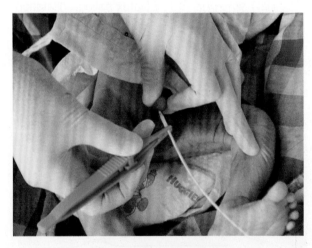

图 8-12 尿道插管或扩张

3. 食管扩张 仰卧仰头固定于治疗台上，上颌骨为支点，力矩(手距开口器)5cm，移动范围2cm(图8-13)。

（二）扩张途径(route of dilatation) 可经外口直接扩张(direct dilatation)，或称插入扩张法。

也可经造瘘口逆行扩张(retrograde dilatation)，或称牵拉扩张法。常用于食管扩张，小婴儿尿道扩张。偶尔用于高位直肠狭窄扩张。

（三）增号技术(caliber increasing) 扩张增号属于治疗性扩张(treatment dilatation)要由医生或指定护士操作，不允许家长操作。家长只能做维持性扩张(maintenance dilatation)，不允许增号。

1. 增号计量 硬探子按不同粗细(外径)排

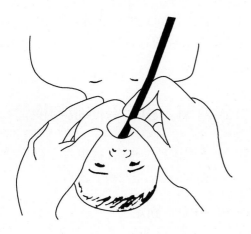

图 8-13 食管扩张

号,每号一根。每 1mm 分 3f(french),多用于尿道探子。另一种排号法为每 1mm 为 1 号 H(hager),多用于子宫颈及肛门探子。囊性扩张器以囊内注水量代表外径增加。韧塑料囊有不同大小型号,橡胶囊主要靠水量决定。注水量与外径增加关系必须事先临时测定。

2. 增号操作 硬性探子扩张,首先要有稳定的技术,避免扩张意外导致的损伤出血;从毫无阻力的探子开始,逐号增加,不能跳号;每探过一次,必须用白布或纸擦净探子检查血迹,见血则停止加号。囊性扩张只能按计划增加一号,达标后停留三五分钟即停止扩张。拔出扩张囊检查血迹,无血则下次扩张再加一号。

3. 停止与终止 维持性扩张:愈合后 6 个月为瘢痕增生静止期,无血扩张应坚持 6 个月预防狭窄。治疗性扩张:参照 Elizarov 每天 1/4mm 为安全延长,相当于见血后每天平均增加 1f 号,可以估算达标需要日数(增加 f 号过程中无血则可多加,见血即停,次日无血再加)。训练性扩张:定时扩张至少 6 个月养成习惯。终止扩张条件治疗达标,维持 6~12 个月。随诊探查保持 6 个月以后每月原号扩张试探。

中止扩张条件:穿孔,出血,偏心失控,假道形成,感染,一周以上不能增号,不合作、麻醉有困难。中止休息,出血伤口愈合后继续扩张。不能恢复,不愈合,停止扩张。如果停扩后仍需治疗,可按:狭窄周围可分离则改行切除吻合,周围瘢痕不可分则长期造瘘、改道或旷置。

四、扩张作用的两种模式

(一)中心性扩张(centric dilatation) 在瘢痕弹性耐受范围内,逐渐撑大。通道始终保持在瘢痕环的中心。是理想的扩张,但受瘢痕耐受能力限制。见效慢,有时达不到理想大小(图 8-14)。操作技术:从毫无阻力的小号探条先探明路线,再逐号扩张(最好是 f 号,3f=1mm),不可跳号。这种增号扩张称为治疗性扩张。每号探条要轻轻插入(有引导线牵拉时也是靠轻轻插入,不能用力牵拉),停留至少半分钟。拔出时,用白纱布擦拭,见血则停止增号。休息 2 天或 3 天再扩张。每次开始扩张时,永远仍从最小号开始到见血为止。如连续试行扩张 1 周后仍不能增号,则休息 1 周再扩张。连续 3 周因出血不能增号则应视为失败。可以放弃扩张改行手术。扩张成功,达到计划大小后,不再增号但仍持续按时扩张,避免瘢痕收缩而再度狭窄,称为维持性扩张。每次维持性扩张仍从最小号开始,逐号扩张。达到的最大号标准,最好比医院治疗性扩张记录小一号,以避免损伤。可以在家由家属施行,但必须在医生指导下训练并监督。

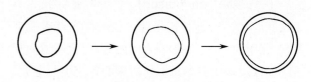

图 8-14 中心性扩张

(二)偏心性扩张(acentric dilatation) 使瘢痕破裂,逐渐断开,保持口径扩大并且不致穿破,等待上皮愈合,形成新的通道。遗憾的是此通道偏离了瘢痕环的中心。此法见效快。限用于瘢痕周围组织弹性较好,并且粘连紧密,有抗感染及局限愈合能力。临床上能用于肛门狭窄,不能用于直肠狭窄。食管狭窄最为危险(图 8-15)。

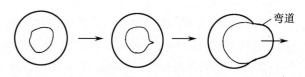

图 8-15 偏心性扩张

操作技术:必须了解狭窄周围组织情况后,直视下在选择的部位做表浅切开狭窄瘢痕,强行增号撑裂瘢痕达到估计安全的口径。如出血则停止扩张,盐水纱条填塞止血。次日再扩张,每次仍从最小号开始,逐号增加到见血为止。每扩张后要注意发热、局部肿痛。达到计划的大小以后,转为维持性扩张。连续三次无出血方可由家长继续维持扩张。

(三)扩张转偏失控 本为中心性扩张,偶然某处撕破,于是形成狭窄环的弱点。此时再若增号,则不可能维持狭窄瘢痕的均匀扩张,而只能使撕裂处进一步裂深。直至瘢痕组织全部断裂,甚至管道穿孔。肛门狭窄瘢痕在括约肌及盆底肌范围之内,有肌肉的弹性保护,一般可以收到偏心性扩张结果。如果是直肠狭窄、尿道狭窄或食管狭窄,则将破入骶前或纵隔疏松组织。感染物外溢或尿外渗,引起严重甚至致命的感染。成为扩张疗法最严重的事故。必须提高警惕,早期发现转偏的趋势,加以避免,及时抢救。要牢记,家属在家扩张发生穿孔,医生也有不可推卸的责任。

五、并发症的处理

(一)穿孔(perforation) 食管扩张穿孔入纵隔、胸腔、气管,直肠扩张穿入盆腔都很严重。多因扩张时阻力过大,掌握方向困难,形成假道而穿孔;或留线扩张时牵拉损伤后偏心扩张引起穿孔。发现后立即停止扩张,进行抢救。常需有关器官造瘘,以保安全。食管穿孔应立即禁食,胃造瘘,必要时行颈部食管切断造瘘;直肠穿孔行乙状结肠切断造瘘。不可企图侥幸。肛门偏裂、前尿道扩张破裂,较表浅、易发现,及时引流危险不大,暂停扩张即可愈合。

(二)出血(hemorrhage) 扩张见血立即停止。渗血可待自停,大出血须填塞,必要时手术止血。食管破入大血管,需立即开胸抢救,常因不及时而致死亡。

(三)假道(false passage) 扩张后感染发热应注意假道的可能。一旦发现或怀疑假道,暂时停止扩张。明确诊断后,控制感染,酌情改行留线扩张。

(四)窦道(sinus) 感染引流后伤口不愈合,多因异物停留或假性憩室形成。常需手术探查处理。

第六节 引流管防脱与换管

引流管引流种类很多,这里只介绍一般皮管长期引流法的安全固定与换管技术。

一、引流管固定

引流管固定防脱非常重要。在患者活动、睡眠时,特别是小儿,引流管随时可能不慎脱出,必须预防。首先是管的固定。引流口周围常沾湿,一般粘膏胶布常常沾湿而脱开。可以事先在干燥的引流管外粘一节(约 1cm 长)粘膏胶布,位置相当于插入后外露部分(紧靠瘘口处)。在粘膏布上缝扎长粗线备用。此处粘膏胶布因为在干燥时已经紧密粘牢,并且缝扎时又用线扎紧,即使沾湿也不会脱开。如此处理不但防脱,也避免了引流管滑出滑入。关于患者方面,要在瘘口周围(可以稍远处)选一块不湿的皮肤处,贴牢(完全贴严)两条宽胶布。插管后将管周缝线拉紧缝于胶布上。这样,插管活动范围不可能超出缝线允许的范围。为了双重保险,最好同时将管直接缝在瘘口皮肤上。瘘管范围连同插管及敷料,全部广泛包扎绑牢,以防不慎抓脱(图 8-16)。

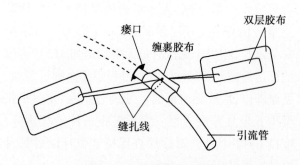

图 8-16 引流管绑扎固定

二、换管

一般换管时间为两周。引流管的置入方法有两种。一种是直接引流,胃瘘肠瘘及脓腔的直接插管引流;另一种是间接引流,如胆管引流、远处脓腔引流,皮肤与引流腔之间经过一个长隧道。直接引流换管容易,间接引流换管较难且危险。

(一)直接引流的换管　管道直而短。换管时要先做瘘口区周围的清洁、消毒,以及新管用品一切都准备好。最后拔管,立刻将新管插入。稍许等待,则可能因瘘管口收缩,导致插入困难。插入深度需事先做好记号。插入时应无阻力,稍遇阻力,则须轻轻旋转插入。不可勉强插入,已插入部分暂时固定,待造影后再继续插入。

(二)间接引流的换管　管道长而弯曲。拔管前必须先向管内插入导丝,留住导丝不动,将原引流管拔除。注意导丝长度至少超过引流管的两倍。如果原引流管太长,可以剪短,短于导丝长度的一半。新管也必须同样剪短备用。新管套在导丝外,沿导丝插入瘘口,直抵预定深度,先固定新管,再退出导丝。新管嫌短时,可以用接管延长(图8-17)。

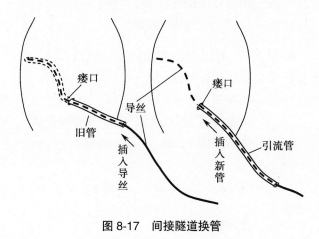

图 8-17　间接隧道换管

第七节　强化休息

顺势疗法本来是以人体的自然能力克服疾病,达到复原,基本上靠休息、营养、调动抗体,控制发炎、消灭病原、恢复健康。但是严重疾病,单靠身体自然抗病能力往往不能奏效,而需现代化各种对抗疗法配合。然而有些重病仍然难以控制,如败血症、多器官衰竭、中毒性休克(DIC)、华佛综合征、急性呼吸窘迫综合征(ARDS)等,常需加强顺势疗法。早期针对病原使用抗体血清、激素制剂。局部按需要可用热敷、理疗以及保护性固定。晚期常需加强睡眠一类疗法。就常用者分别介绍如下。

一、睡眠疗法(sleeping treatment)

1. 方法　源于前苏联方法,用苯巴比妥口服或静脉滴注时入壶,使患者睡眠。睡眠的深度达到闭眼不动,但以能叫醒吃喝为准。实际上是维持连续睡眠状态,与自然睡眠互相连接互补,随时增减用药。一般因为药物积累作用,用药量递减。根据治疗需要,可以安排睡眠时深时浅,以及每日定时稍醒活动。一般疗程不超过1周。

2. 指征与禁忌　用于较大患者,大手术后休息常规(不超过3天),疼痛或其他原因不能安睡,治疗方法上要求安静。较小年龄需定时鼓励深呼吸或哭闹,以防肺不张。新生儿一般禁用或同时加压给氧。无专人护理条件者禁用。

二、冬眠疗法(hibernation)

1. 方法　氯丙嗪、异丙嗪、可待因各按常量联合注射,诱导睡眠。以后每4h重复半量,维持睡眠,达到安睡但可暂时唤醒的深度。有镇定、止痛及脱敏作用,比苯巴比妥单一睡眠作用强,更有利于克服疾病过度免疫反应。在冬眠疗法与睡眠疗法进行中,如果患者在监护室正在进行必要的抢救措施,均需同时进行。

2. 指征与禁忌　一般用于较大儿童败血症、休克烦躁、高热配合降温。在低温35~36℃下,连续使用2~3天后复温。幼儿可待因用量酌减。小婴儿可免除可待因。

三、阿托品疗法(atropine therapy)

1. 方法　原始方法使用阿托品静脉注射,每半小时重复半量,直至皮肤红暖。改进微循环,充分发挥抗体作用。因为阿托品有积累中毒的危险,我国发现山莨菪碱代替阿托品更为有效,现在所谓阿托品疗法实为山莨菪碱疗法。

2. 指征与禁忌　理论上改善微循环,对一切炎症治疗都有利,包括早期感染、阑尾炎、胰腺炎等。但是,临床上一般用于微循环衰竭患者,表现为皮肤苍白冰冷,有时发花,血压降低脉搏细弱。皮肤红热、高热、心动过速者禁用。

(张金哲)

第九章 护理技术

第一节 小儿手术前的护理

手术是治疗外科疾病的一种重要手段。然而,手术创伤、麻醉等在治疗疾病的同时也会给患者及家长带来巨大的躯体痛苦和心理刺激,甚至产生一系列并发症、后遗症,引起人体生理功能的紊乱,从而削弱患者的机体防御能力和对手术的耐受力,直接影响手术预后。因此,围手术期护理尤为重要。其包括手术前、手术中及手术后护理。手术前护理,就是通过进行护理评估、找出护理问题、制订护理目标、实施护理措施等一系列护理程序,尽可能使患者处于最佳状态下接受手术,预防并发症,保证手术顺利进行和术后迅速恢复。

一、心理护理

手术无论大小,都会给患者及家长带来不同程度的恐惧、焦虑、紧张等情绪变化和心理刺激。善于观察并根据情况与他们进行有针对性的沟通,取得其信赖至关重要。患者家长的情绪变化和心理状态,会给患者造成影响,带来暗示,从而可能产生错误的感受,掩盖疾病。因此,护理工作不只针对孩子,同时要关注患者家长,注意他们所阐述的问题和心理变化,以帮助他们正确地应对手术。

入院后,首先向患者家长做好自我介绍,及早消除其因环境改变而产生的紧张情绪。介绍入院须知、病室设施、规章制度,帮助其尽快熟悉适应住院环境。提前有计划地告知患者及家长相关检查、疾病相关知识、围手术期的护理方法及注意事项,使其参与其中,减少疾病可能产生的相关并发症,消除患者及家长因对疾病不了解而产生的焦虑、无助情绪。交流时要选择通俗易懂的语言,便于患者及家长接受掌握。必要时,可介绍患有相似疾病而治疗获得成功者,用榜样的力量鼓励患者,使之能更好地配合检查和治疗。

在临床护理服务中,只注重完成操作,忽略患者及家长的心理需求,容易造成他们对护理行为的不理解。所以护士在为患者做护理操作前,一定要做好沟通和告知,进行必要的解释,告知他们操作的目的、意义和配合方法,才能够让他们愉快地接受和配合护士的操作。

二、饮食管理

手术前的饮食护理对患者术后恢复起着至关重要的作用。在饮食上给予患者高蛋白、高能量、富含维生素、低脂肪、易消化及无刺激性的食物,尽可能保证患者少量多餐,避免贫血及低蛋白血症的发生。此外需严密观察和记录患者的进食状况。对于食欲欠佳、入量不足的患者,应及时告知医生进行相应的补液治疗。针对特殊手术的患者,例如肠道手术患者,术前应给患者选择营养丰富、易消化吸收的少渣或无渣饮食,忌进食水果及粗纤维等食物,以免影响肠道准备的效果。

小儿外科手术大多采用全身麻醉,手术前需要禁食禁饮,是为了防止胃内容物反流误吸。胃和食管之间有个连接口,称为贲门,全身麻醉下,贲门是关闭不起来的。当人躺平后,如果胃里有食物就会反流。而同时,全麻的患者在药物的作用下咽喉反射、呛咳反射也都会消失。这就意味着,人在清醒的时候,如果被食水呛到能做出咳嗽动作,保护水和食物不能进入肺部,而全麻的患者却无法做到,胃反流的食物以及胃液非常容易进入肺部,引起误吸。对于年龄小于 6 个月的婴儿,应禁食母乳或配方奶 4h;大于 6 个月婴儿禁食母乳或配方奶 6h;儿童禁食固体食物(包括面包、果汁等)8h。由于清液可以很快从胃里排空,并且禁饮超过 2h 后,胃内 pH 和胃容积与禁饮时间无关,故所有年龄段的患者禁饮水时间均应为 2~3h。在术前一定要向家长宣教术前禁食、禁水的重要性,

取得患者及家长的配合。选择理想的禁食时间非常重要,年龄越小,越要重视。禁食时间过长,患者可发生低血糖或脱水热。特别是在夏天,可以在禁食前给患者喂食少许温开水。对于年幼儿、择期接台手术患者以及手术时间较长或禁食 10~15h 后,则应注意维持血糖的稳定,遵医嘱给予开放静脉通路补液治疗。对于急诊患者,由于疼痛、恐惧或休克等,其胃排空速度明显减慢,视具体情况禁食,均应以饱胃对待,有可能发生反流。在为患者进行术前准备时,应遵医嘱行胃肠道准备等。

对于特殊疾病,例如内脏或胃肠手术的患者,禁食禁水更为必要,它可以消除麻醉过程中患者可能出现的反流、窒息和术后恶心、呕吐等不适的情况。此外,在术前胃肠道准备方面,要做好交接班工作,在床头放置禁食标志,协助患者及家长整理好床头桌,避免误食等情况的发生。

三、手术区皮肤准备

手术区皮肤准备(preoperative preparation of skin)是外科护理的常规之一,目的是去除手术区域皮肤的毛发和污垢,减少细菌的污染,预防切口感染。手术前一日给患者洗澡、洗头、剪指甲。如手术区域皮肤有皮疹或感染应立即报告医生考虑处理意见。身体虚弱或有创伤等患者可行床上擦浴。注意调节室温,避免受凉。

(一)皮肤准备范围

1. 颅脑手术　整个头部、颈部、耳郭及肩胛上 1/3。

2. 颈部手术　整个颈部、前侧至两乳头连线,后侧至肩胛上 1/3,并剃除枕后毛发。

3. 胸部后外侧切口　上至锁骨上及肩上,下至肋缘下,前后胸都超过中线 5cm 以上。

4. 腹部手术　上起乳头水平,下至大腿上 1/3,两侧至腋后线,包括脐部清洁,已发育的男女患者剃除阴毛。上腹部手术:上自乳头水平,下至耻骨联合,两侧至腋后线。下腹部手术:上自剑突,下至大腿上 1/3 前内侧及会阴部,两侧至腋后线,剃除阴毛。

5. 肾区手术　上起乳头水平,下至大腿上 1/3,两侧均过腋后线,已发育的男女患者剃除

阴毛。

6. 腹股沟手术　上起脐部水平,下至大腿上1/3内侧,两侧到腋后线,包括会阴部及脐部清理。

7. 会阴部及肛门手术　自髂前上棘连线至大腿上1/3前、内、后侧,包括会阴部、臀部、腹股沟部。

8. 四肢手术　以切口为中心上下方20cm以上。婴儿一般多为整个肢体备皮,同时修剪指甲,去除甲垢,剃除汗毛。

（二）特殊部位的皮肤准备要求

1. 颅脑手术　术前1日剃除头发,包括颈部、耳郭及肩胛上1/3,剃头动作轻柔,避免破溃,应避免逆向剃头,以免引起急性毛囊炎,增加手术感染风险。

2. 骨、关节、肌腱手术　术前1日清洁手术区域皮肤,清除甲垢、剃毛,注意避免划破皮肤。术晨再次75%酒精检查皮肤清洁。新生儿注意清理皮肤残留胎脂,减少酒精使用,以免引起皮肤过敏或损伤。

3. 整形手术　范围由手术医师决定,准备较广泛的手术野(包括植皮区与供皮区),注意供皮区必须无感染或皮疹。

四、其他常规准备

1. 生命体征　手术当日晨,测量并记录生命体征,术前测肛温1次。若出现发热或其他变化,应及时报告主管医生。

2. 皮肤准备　用75%酒精纱布检查手术野皮肤是否清洁,有无疖肿、破损或感染。

3. 管路准备　胃肠道手术及上腹部大手术应插入鼻胃管,防止术中呕吐误吸。

4. 肠道准备　结肠、直肠等手术,术前行清洁灌肠,其他手术可遵医嘱术前1日晚给予开塞露或灌肠,协助患者排便1次,以减少肠道内粪便,预防术后便秘腹胀。

5. 静脉通路准备　选用静脉套管针,根据手术选择不同的留置针穿刺部位,便于术中麻醉和抢救使用。术前0.5h给予抗生素,避免因给药过早,而不能充分发挥抗生素的预防术中污染感染作用。

五、健康教育和指导

大多数患者及家长缺乏医学知识,特别是缺乏有关麻醉和手术前准备的知识。向患者及家长简单介绍疾病和手术的有关知识,如术前准备、术前用药、麻醉及术后恢复的相关知识。如指导患者进行深呼吸锻炼、床上排便练习以及床上活动等,以减少并发症的发生,促进机体尽快恢复。对接受胸科手术患者,指导他们进行深呼吸练习,特别是用力呼气以增加呼吸肌的运动功能。脊柱侧凸心肺功能差的患者,术前数天应开始练习平静深呼吸,还要帮助他们养成在床上排尿、排便的习惯。腹部手术患者应注意练习胸式呼吸,还应练习咳嗽动作。在可能的情况下,向患者家长详细介绍病情和注意事项,取得他们的理解和配合。

患者刚入院时,对环境不熟悉,向患者及家长介绍他的主管医师、责任护士、病室环境,减轻他们的焦虑。对各种治疗、检查不了解,护士应提供帮助和耐心解释。对患者及家长,每次告知的内容不可过多,重点内容要反复讲述、解释,帮助他们理解并牢记。为了避免术后交叉感染,限制探视陪护人员,请家长选择患者信赖的家属照看患者。

第二节　小儿手术中的护理

随着医学科学的飞速发展,小儿手术诊疗技术的日臻完善,对小儿手术配合的护理技术和专业素质提出了越来越高的要求。患者术中护理的最终目标是保障手术患者安全,同时为患者提供高水平的医疗护理服务。手术室护理人员需要熟练掌握各种手术护理配合、仪器设备及各种物品的安全使用方法,保证手术患者围手术期安全,使每位患者得到满意的手术治疗和护理。

一、手术患者安全护理

1. 核对　手术患者需佩戴标有患者身份识别信息的标志,凡有上下、左右等手术部位区别的手术,手术医生应于术前在病房做好患者手术部位的体表标志。患者按照交接流程进入手术室,再由具有执业资质的手术医生、麻醉医生和手术室护士三方,分别在麻醉实施前、手术开始前和患者离开手术室前,共同对患者身份和手术部位等内容进行核查,确保患者手术安全。

2. 术中用药、输血的核查 医生下达医嘱后,手术室护士与麻醉医生共同核对,双方确认无误后护士方可执行,并做好相应记录。

二、手术患者术中体温护理

新生儿和婴幼儿体表面积较大,散热快,体温中枢调节不完善,容易受环境温度影响。低体温是手术过程中一种常见的并发症,尤其是婴幼儿。手术室护士应采取有效的护理措施,维持术中患者的正常体温,预防低体温的发生。手术期常规监测体温:常用的体温监测方法有鼻温、食管温监测法和肛温监测法。将体温监测结果与风险因素的评估相结合,有助于采取有效的措施预防和处理低体温。手术过程中设定适宜的环境温度,维持 22~25℃,新生儿手术应调高室温至 25~27℃。注意覆盖裸露皮肤,减少皮肤暴露,婴幼儿特别注重头部的保暖,可用治疗巾或保暖帽,盖于患者头部。手术期亦可使用加温设备和保暖装置保暖,如将术中使用棉被放入温箱中进行预保温;使用循环水毯,将循环水毯的温度设定于 37~38℃之间,铺于患者身下,有效地将能量通过热传导传递给患者,维持正常体温。术中保暖应关注患者皮肤和手术过程中无菌要求,循证医学已经证明热空气动力加温保暖装置能在安全有效的情况下,预防术中低体温,对新生儿婴幼儿均有效果。

三、手术患者术中体位护理

术中体位的正确安置,能在充分暴露手术野的同时,保证手术患者维持正常的呼吸循环功能,有效地缩短手术时间,并防止和减轻各种相关并发症的发生,是手术成功的基本保障之一。体位的安置应由手术医生、麻醉医生、巡回护士共同完成。操作时保护患者隐私、保持人体正常的生理弯曲及生理轴线,维持各肢体、关节的生理功能位,防止过度牵拉、扭曲及血管神经损伤;保持患者呼吸通畅、循环稳定;注意分散压力,防止局部长时间受压;保护患者皮肤完整性;正确约束患

者,松紧度适宜(以能容纳 1~2 指为宜);维持体位稳定,防止术中移位、坠床。根据患者年龄和实施手术准备合适的手术体位用物。对于自制的体位垫,使用前应检查是否有皱褶及异物,防止对患者皮肤造成损伤。确保各类管路安全放置,摆放体位避免患者身体任何部位直接接触手术床金属部分,以免发生灼伤。患者全麻后应对眼睛实施保护措施,避免术中角膜干燥及损伤,应注意:①易发生压力性损伤高风险的患者,对卧位受力部位及骨隆突处进行有效防护。必要时使用预防压力性损伤的敷料等多方面保护皮肤安全。②加强术中体位观察和护理,手术结束后严密观察体位受压部位的皮肤、神经、肢体供血等情况,在压力性损伤风险评估单和护理记录单上记录,和病房护士做好交班。

四、小儿术后麻醉复苏期安全交接

小儿术后麻醉复苏是由麻醉医生及麻醉护士对手术后患者进行严密观察、监测、记录,直至完全清醒,生命体征恢复稳定的过程。

1. 生命体征 密切观察病情,防止躁动导致各种管路脱出,注意保持呼吸道通畅,防止误吸,全程注意患者保暖等。

2. 交接 患者完全清醒后由恢复室转出送回病房或 ICU 病房,完成患者交接。交接内容包括患者的麻醉方法、手术方式、特殊用药、手术时间、术中失血量、输液输血量、尿量、管路是否通畅、皮肤是否完整以及患者病历及影像资料等。

第三节 小儿手术后的护理

术后护理指患者手术结束返回病室直到出院这一阶段的护理。术后系统而有针对性的护理对于患者手术预后至关重要。患者手术后可能会出现各种问题,甚至发生严重并发症,因此患者手术后须严密监测生命体征,确保患者各项指标稳定。有些情况下,手术后的患者鉴于手术、麻醉及病情等诸多因素,需要直接送往重症监护室进行严密监测和治疗,待患者病情稳定后再转回普通病室继续治疗直至康复。

病房护士在接到手术后回室患者时,需要向麻醉医生或术者了解患者的病情及术后注意事项,如:所行手术的种类,麻醉方法,术中补液、输血、离手术室时意识及呼吸,以及有无特殊情况的发生,有可能出现的问题及并发症等,并将患者病历及手术记录等整理入册。

一、生命体征的监测与记录

手术创伤及麻醉对患者的呼吸、循环功能影响较大,患者易发生呼吸、循环功能不稳定。因此,术后定时监测患者的生命体征至关重要。全麻、大手术或心血管疾病等患者,术后每15~30min测量1次,病情稳定后改为1~2h监测1次;中、小手术术后,每1~2h测量1次,病情稳定后每4~6h测量1次,每次测量后及时录入信息系统,确保记录的准确性、时效性。

(一)血流动力学监测 血流动力学监测能够反映心脏、血管、血流、组织的氧供与氧消耗等方面的功能指标,为患者手术后的观察和治疗提供数字依据。包括无创监测,如:心律、心率(HR)、血压(NIBP)、血氧饱和度(SpO_2)等;有创监测,如:动脉血压(IBP)、中心静脉压(CVP)等。

1. 心率 小儿心率与年龄成反比,随年龄增长而减慢,小儿不同年龄正常心率标准范围:出生~12月龄,100~150次/min;1~4岁,80~130次/min;5~9岁,70~110次/min;10~17岁,60~100次/min。术后早期心率在正常数值上增加10~20次/min为宜。

2. 心律 术后发热、麻醉清醒后躁动、疼痛、缺氧等情况可能引起心律不齐(心动过速、心动过缓)或心律失常(期前收缩、房室传导阻滞、室性心动过速等)。

3. 血压 常规应用无创动脉血压(NIBP)监测,对血流动力学稳定的患者提供生理参数;对血流动力学不稳定的危重症患者,NIBP存在一定的限制,需要使用有创动脉血压(IBP)检测,动态地、准确地反映实际血压水平。当监测到血压突然下降20mmHg,或每次测量血压数值都逐次降低5~10mmHg时要立刻报告医生进行处理。

4. 中心静脉压 CVP临床上指在右心房处的上、下腔静脉内测得的静脉血压,可持续反映右心房压力,代表右心室前负荷,是临床观察血流动力学的主要指标之一,如休克、大型手术、血管活性药物治疗期间。密切监测患者血压的变化,评估患者循环状态,可为临床治疗、护理提供依据。正常中心静脉压为5~12cmH_2O,<5cmH_2O提示血容量不足或心充盈欠佳;>15cmH_2O提示可能右心功能不全。

5. 注意事项 ①心电监护前应清洁局部皮肤,监护仪的电极片应正确、牢固粘贴,避开手术切口位置,电极导线不要压在患者身下并留出足够长度,以免翻身时拉脱电极,影响监测;②无创血压测量时,袖带的宽度为患者上臂的2/3,袖带过宽,所测数值偏低,反之偏高;③有创血压监测时,将传感器置于腋中线第四肋间(右心房同一水平)平齐的位置,调整测压零点后开始持续监测。动态观察患者血压、压力波形并准确记录,操作过程中,严格执行无菌操作技术,防止感染,常规每班调定零点,对监测数据、波形有异议时随时调零;避免测压管路导管受压或扭曲,保持管路连接紧密、通畅。严防气体进入动脉,预防发生气体栓塞。经测压管抽取动脉血后,采用1:1 000肝素稀释液进行快速冲洗,保持加压袋压力在300mmHg;观察并记录动脉置管远端肢体血运及皮温情况,对于使用保护性约束的患者,约束应松紧合适,避开穿刺部位,定时观察约束部位皮肤与血运情况。拔出测压导管时,检查导管的完整性。按压时间取决于导管或导管鞘的直径,直径越大,需要按压的时间越长。凝血病患者的按压时间应延长50%~100%,在没有出血迹象后,应继续按压至少5min,桡动脉:按压5min,股动脉:按压10min。止血后穿刺点用无菌敷贴覆盖。

(二)呼吸功能监测(respiratory record) 呼吸监测,应观察患者的呼吸频率、节律、幅度及方式(胸或腹式)。术后遵医嘱给予鼻导管或鼻塞吸氧,氧流量为4~6L/min。护士熟悉呼吸生理学、肺功能,运用呼吸力学、血气等监测手段,指导患者术后治疗以及呼吸机的使用尤显重要。

1. 呼吸频率 敏感但非特异性指标,减慢表明中枢抑制,增快可能是由多种肺内或肺外疾病引起,>30 次/min 常是呼吸肌失代偿先兆。呼吸急促,提示高热;呼吸浅促,提示肺间质渗出;三凹征,提示呼吸困难,肺通气换气功能障碍;呼吸慢、深大,提示膈神经损伤。

2. 呼吸方式 呼吸衰竭者,频率加快,胸腹部运动不同步,潮气量下降。胸腹运动不协调和矛盾,常提示呼吸肌疲劳。呼吸变化还可受胸腹带包扎松紧影响,呼吸不畅时可调整胸腹带松紧度。

3. 呼吸音 呼吸音是正常呼吸时,气流通过呼吸道和肺泡,产生湍流引起振动,发出声响,通过肺组织及胸壁传至体表的声音。呼吸音异常时,需要护士及时发现并处理。如:痰鸣音,提示大气道内有分泌物;湿啰音,提示可能存在左心力衰竭;哮鸣音,提示喉头水肿、气道狭窄;干鸣音,提示小气道痉挛、气道高反应;喘鸣音,提示哮喘。

4. 血氧饱和度 SpO$_2$ 监测能区分呼吸和循环指标,搏动代表灌注,SpO$_2$ 数值代表氧合,需维持在 96%~100%,若无数值的输出,多因灌注不足。年长儿可选用钳夹式或手指缠绕式,新生儿或小婴儿采用足部缠绕式。

5. 注意事项 ①对于各种大手术、麻醉深或时间长的手术,保持呼吸道的通畅,随时巡视、观察患者的呼吸频率、缺氧体征(鼻翼扇动、三凹征、发绀)等;②遵医嘱给予吸氧,对于新生儿特别是早产儿,必须注意给氧的浓度和流量,长时间高浓度的纯氧吸入,可造成晶状体后纤维组织形成;③呼吸道分泌物过多会引起呼吸道不畅,及时吸痰清理呼吸道。操作时,防止呕吐误吸。操作前向家长解释,做好告知和注意事项,取得家长的理解和配合。

(三)体温监测(temperature record) 体温是反映机体生命状态的重要指标,保持正常体温对人体生命活动和新陈代谢具有至关重要的作用。由于手术过程中机器转流、血流降温与复温、全麻致体温调节中枢功能紊乱等原因,极易发生体温不升、发热、反跳性高热等体温异常变化。体温过高或过低均会影响能量代谢,导致人体功能损害。监测体温可及时发现问题。

1. 正常体温 正常人的体表温度一般保持在 36~37℃,体温低于 36℃视为低体温;体温在 36.1~37.4℃为正常体温;体温 37.5~38℃,为低热;体温 38.1~38.9℃为中度发热;体温 39~41℃为高热;体温 >41℃,为超高热。

2. 体温过低的护理 体温在 35.5℃以下称体温过低,常发生于早产儿及全身营养衰竭的危重患者。前者由于体温调节中枢尚未发育成熟,对外界温度变化不能自行调节;后者则因末梢循环不良,特别是在低温环境中,如保暖措施不当,极易导致体温不升。低体温会导致相应的并发症,如苏醒延迟、术后寒战、降低组织氧供、影响凝血功能、抑制免疫功能、增加伤口感染率以及影响预后等。因此对于早产儿及危重患者,应充分做好保暖措施。当发生体温过低时,除及时报告医生外,应提高室温(24~26℃为宜),采取相应的措施,如加盖被、足部放热水袋等,但是放置热水袋时应注意防止烫伤,同时密切观察生命体征的变化。

3. 体温过高的护理 术后由于机体对手术后组织损伤分解产物、渗血渗液的吸收,患者的体温可略升高,一般在 38℃左右。多于术后 2~3 天逐渐恢复正常,属于正常反应,临床上称为外科热(吸收热),不需要特殊处理。若体温升高幅度过大,时间超过 3 天,或恢复后又再次升高,应注意监测,并及时报告主管医师,遵医嘱采取降温措施。降温方法有药物降温和物理降温,物理降温方法有:使用冰袋或冰帽、冷敷、乙醇擦浴、温水擦浴、冰盐水灌肠、降温毯等措施,30min 后再次测量体温,结果记录于体温单和护理记录单上。药物降温时(应用激素、解热镇痛药、冬眠合剂等)注意观察用药效果及不良反应。

4. 注意事项 ①休克衰竭患者,外周循环不佳,局部热水袋的能量不易被血液传导至全身,即使水温不高的热水袋也可以造成局部烫伤,需要特别注意。②婴儿暖箱的使用,使患者能够在机体自身热能低消耗的情况下保持正常体温,更有利于新生儿、特别是早产儿术后的恢复。但需注意婴儿之间存在个体差异,应用过程中,密切监测体温及箱温,如发现异常应及时排除影响因素。③为患者进行降温时,需要密切观察发热规律、特点及伴随症状,患者大量出汗或退热时,注意有无虚脱现象。④患者手术后必须密切观察和准确监护，及时发现问题，并能够正确地分析判断病情发展趋势，及时为医师提供准确的诊疗资料和信息。护士按医嘱要求记录患者生命体征的同时，还要观察、记录有关疾病的特殊护理。如开颅手术后还应特别注意观察患者的神志及瞳孔，若术后长时间不醒或醒后又嗜睡、昏迷，或出现瞳孔不等大、不等圆，就要及时报告医生处理；体外循环心脏直视手术后的患者，需要观察尿量、出血量、动脉血气、球结膜等情况，发现问题及时汇报。

二、体位护理

1. 全麻术后卧位要求

（1）麻醉未清醒前：采取去枕平卧，头偏向一侧，防止口腔分泌物或呕吐物误吸。患者应平卧4~6h，麻醉清醒期容易出现躁动、哭闹等，一定要给予适当的约束，确保患者的安全。全麻完全清醒后，患者意识清醒，生命体征平稳，无恶心呕吐，宜早期采取各种舒适体位。

（2）麻醉完全清醒后：麻醉作用完全消失即鼓励患者在床上活动，包括深呼吸、活动四肢及翻身；颅脑手术后，可取15°~30°头高足低斜坡卧位；搬动患者过程中防止振动其头部；颈、胸部手术后多取高半坐卧位，以利于血液循环，增加肺通气量；腹部手术后多取低半坐卧位或斜坡卧位，以利于引流，并降低腹壁张力，减轻疼痛。视手术情况，术后1~2天可试行离床活动。会走路的孩子，先下床站立，稍作走动。以后根据患者的情况、能力，逐渐增加活动范围和时间。在患者活动时，护士应注意随时观察患者的情况，不可随意离开，以确保安全，活动时注意保暖。原则上术后患者应早期床上活动，术后活动可增加肺活量，有利于肺的扩张和分泌物的排出，预防肺部并发症；同时可促进胃肠道蠕动，防止腹胀及肠粘连。

2. 根据术式、疾病性质等给予相应卧位

（1）平卧的患者：要随时协助其勤翻身、变换体位、拍击胸背等，使呼吸道分泌物容易引流排出。呼吸道有分泌物不易排出时，可遵医嘱雾化吸入，每日2次，20min/次。雾化吸入后可鼓励并协助患者咳嗽、吸痰等。需注意雾化液的无

菌和雾化器的消毒，否则可能增加呼吸道深部感染的机会。由于治疗时水雾的刺激，发生咳喘的机会较多，雾量不宜过大，不宜长时间应用，每次15~20min即可。为了有效地引流黏痰，可遵医嘱给予化痰剂多次雾化吸入治疗。湿化吸入必须与翻身、拍背、鼓励咳嗽密切配合，才能充分发挥作用。重症患者活动少，尤应注意诱发深呼吸，通常3~4h即应进行一次，必要时给予吸痰。

（2）特殊体位要求：当患者须采用特殊体位时，要避免长时间压迫某一点，特别是有骨突部位及有重要神经血管的部位。对于骨突的部位，要垫放海绵垫或其他软垫，需要持续牵引的患者要注意牵引和反牵引部位的保护。如为整形植皮手术患者要求制动，保持卧床休息7~10天，避免过早下地或抱起，以免牵拉手术部位。部分手术患者年龄小，不能合作，常常需要应用保护性约束适当地约束他们的手、脚。使用前一定要向患者及家长告知使用的目的、方法及注意事项，使用过程中注意松紧适度，并随时观察约束部位皮肤的颜色、温度、血液循环情况，同时必须保证肢体处于功能位置，确保患者的安全与舒适。

三、常用引流管的护理

（一）腹腔引流管护理（abdominal drainage tube）腹腔引流是外科腹部手术常用、重要的技术之一。腹部手术后，患者常留置腹腔引流管，便于将体内渗血及积液有效排出。

1. 保持引流管通畅　引流管应妥善固定，随时观察固定敷料，如潮湿、松动应立即给予更换。保持引流管通畅及有效性，定时挤压，避免牵拉、扭曲、受压、打折及堵塞。

2. 观察并准确记录引流液的量、颜色和性质　判断是否存在腹腔渗血的情况，或判断其是否存在腹水、感染、出血等，为其并发症的合理干预提供依据。且密切观察腹壁引流管切口处，如有渗血、渗液、脓性分泌物以及皮肤红肿等，应立即通知医生，给予相应处理。

3. 腹腔引流袋更换　应每日更换，更换时严格执行无菌操作，防止腹腔感染的发生。

（二）心包、纵隔引流管护理（pericardial mediastinal drainage tube）体外循环术后放置心包纵隔引流管对术后并发大出血及急性心脏压塞都有非常重要的临床意义。

1. 妥善固定 将心包纵隔引流管桥型固定于腹部皮肤，并做好标志，引流管长度要适宜，以不影响患者翻身为宜，防止引流管脱开、受压、折曲，球形引流瓶置于患者侧面。全麻未醒或躁动患者适当给予使用双手约束带，清醒患者做好解释及床边看护工作。

2. 正确挤压心包纵隔引流管 负压引流瓶鼓起后排出气体，使引流瓶保持负压状态。必要时用左手捏紧引流管近皮肤处，然后用右手顺着引流管向下挤捏引流管使管腔变扁变窄，产生负压，然后先松开左手，再松开右手，借管腔产生的负压吸出心包纵隔腔内的积血，如此反复进行，每隔15~30min 挤捏 1 次。

3. 保持心包纵隔引流管通畅 导致引流管不畅的原因主要有血块堵塞、引流管扭曲、引流管放置不当、胸壁切口偏小、包扎伤口时引流管受挤压、引流管近端侧孔露在外面等，针对不同的原因给予及时的处理。如发现引流管被较多的血块堵塞，应立即报告医生处理，防止因心包内积血引起心脏压塞症状。

4. 观察引流量及性状 术后每小时记录引流液量，术后回室初 6h 内，尤其是 1~2h 内引流量较多，随后逐步稳定在 5~10ml/h。若每小时出血量≥总血容量的 5%，持续 3~4h，即认为有异常出血。若每小时出血量≥总血容量的 10%，连续 2~3h 无减少趋势，颜色鲜红，引流管被较多血块堵塞，血压有逐渐下降的趋势，虽经输血、使用止血药，仍未见好转时，即可诊断胸腔内有活动性出血的可能，应予开胸止血（表 9-1）。

表 9-1　不同体重小儿血容量的判断

体重 /kg	血容量 /（ml/kg）
<10	85
10~20	80
20~30	75
30~40	70
>40	65

5. 拔管指征 术后 72h 引流量 <0.5ml/kg 可拔管，注意观察伤口愈合情况，如有红、肿、痛、流液等情况，立即通知医生，酌情处理。

（三）胃肠减压管护理

见本章第四节外科常用护理操作方法中的胃肠减压技术。

（四）胸前闭式引流管护理

见本章第五节专业性特殊护理中的胸腔闭式引流护理。

（五）导尿管护理

见本章第五节专业性特殊护理中的留置导尿护理。

四、并发症的观察及护理

对于术后各种并发症应严密观察病情，及时发现患者有无其他器官、系统的异常表现。持续监测患者血压、脉搏、呼吸、体温、大小便次数、量及性状，观察呕吐物的性状，为输液方案和治疗提供可靠依据。观察全身有无中毒症状，有无发热、精神萎靡、嗜睡、烦躁等，观察有无电解质和酸碱平衡紊乱症状，有无脱水、低钾血症表现。维持有效的静脉通路，合理安排和调整输液顺序及速度。病情变化及时通知医生，随时备好抢救药品及物品。

（一）出血 对所有手术后患者，尤其是大手术后，都应密切观察，警惕发生大出血。手术后早期，患者出现烦躁不安等低血容量性休克表现，首先观察伤口敷料是否被鲜血渗透或引流管中不断有新鲜血性液流出，及时报告医生处理。护理的关键是通过严密细致的观察及早发现前期症状，及时救治。护士应随时评估患者的意识状态，监测血压、脉搏、呼吸、体温；观察患者的颜面、口唇颜色及末梢循环情况（温湿度的变化及指趾甲床充盈情况）；观察记录尿量变化。对于口腔内及咽喉部手术的患者，术后应密切观察患者有无频繁吞咽动作，如出现频繁吞咽，通常提示患者有伤口出血的可能，护士应立即通知医生查看患者伤口情况，必要时给予对症处理；对于先天性梨状窝瘘等颈部内瘘口烧灼术术后的患者，护士应注意观察患者有无呕吐或者排便异常的情况，如患者呕吐血性分泌物或者排黑便,一般提示患者的伤口有可能发生了出血;对于颈部肿瘤切除手术后的患者,护士应密切观察患者颈部有无突发肿胀及或呼吸困难等情况发生,出现此现象提示患者颈部伤口可能出现了内出血,护士应立即通知医生予以紧急处理,否则将会危急患者生命。

(二)切口感染 清洁手术切口感染非常少见。术后伤口敷料覆盖,局部症状隐蔽,因此早期常被忽视,不能及早发现及时处理,而致化脓裂开,甚至发生全身性感染,成为外科手术不该发生的并发症。

腹部手术后切口感染有腹壁裂开内脏外溢的危险。早期发现、早期治疗更为重要。护士应密切观察患者精神状况、体温变化,术后 3~4 天为伤口感染的好发期,常需检查伤口的愈合情况,注意敷料有无渗出,病情变化必须及时告知医生做进一步检查和处理。伤口外观愈合良好,如果在术后 1 周左右患者自述伤口疼痛,体温再度升高或持续不降,就要注意切口的深层有无感染。

(三)伤口裂开 伤口裂开多发生在腹部及邻近关节部位、营养不良的患者。常发生于术后 1 周左右或拆除皮肤缝线后 24h 内。护理过程中注意动作轻柔,尽量避免患者哭闹、躁动,使患者保持安静。积极改善患者营养状况,提高组织愈合能力。如有伤口裂开倾向,可以使用局部加压固定,避免增加腹压的动作,保护伤口。对于腹部手术后,腹胀严重的患者,应保持胃肠减压通畅,必要时可行肛管排气或保留肛管。手术切口位于肢体关节部位者,拆线后避免大幅度动作。一旦发现腹部伤口裂开肠管脱出,切勿将其直接回纳至腹腔,以免引起腹腔感染,用无菌生理盐水纱布覆盖切口,用腹带轻轻包扎,与医生联系,立即送往手术室重新缝合。

五、日常护理

(一)口腔护理 术后禁食、禁水期间,因减少了口腔活动、唾液的吞咽和排出等物理及化学刺激,易造成口唇干燥不适甚至口腔感染。因此禁食、禁水期间应加强口腔护理,用无菌生理盐水

棉球擦拭牙齿、舌各面及口腔黏膜,每日 2 次。口腔护理过程中注意棉球不宜过湿,严防患者误吸。新生儿、婴幼儿及不合作者,可用湿棉棒清洁口腔。观察有无口腔溃疡和鹅口疮,并及时用药,口唇涂油保护。

(二)基础护理 患者病情平稳后,根据疾病要求应采取功能位或舒适体位,并协助患者定期翻身。发热患者应及时更换潮湿的衣裤及床上用品。病情危重、营养不良或极度消瘦患者,可用防压力性损伤垫预防压疮,在骨突出处给予皮肤保护膜、透明敷料、水胶体或泡沫敷料保护。需侧卧患者可给予泡沫敷料保护,防止压力性损伤。做到六洁(口腔、头发、手足、皮肤、会阴及床单位)及安全护理措施到位。

(三)饮食管理 手术后开始进食、水的时间与麻醉方式、手术方式、手术范围及是否涉及胃肠道有关。术后早期禁食禁水,待肠道功能恢复、肛门排气后开始试饮水,未出现恶心、呕吐等不适时,逐渐给予流食、半流、普食。大手术患者可在术后 2~3 天内禁食,待胃肠道功能恢复后,逐步过渡到正常饮食,少食多餐,循序渐进。早期开始进食时应避免食用牛奶、豆类等胀气食物。

对于危重症、不能经口进食的患者,可以采取肠内营养和肠外营养支持的方法。肠内营养液要现用现配,输注速度由慢到快,营养液浓度由低到高,逐渐适应。滴入时可适当加温,一般保持 38~40℃为宜,避免温度过低刺激胃肠道而引起腹泻。滴入前要观察有无腹胀及胃内潴留,以免引起食物反流,导致吸入性肺炎。肠内营养时应该采取半坐卧位、侧卧位或床头抬高 30°,以防止反流。每次喂养前后用少量温开水冲洗喂养管。用鼻胃管的患者,要注意保持另一侧鼻孔的通畅,及时去除鼻腔中的结痂及分泌物,同时做好口腔护理,保持口腔清洁,防止口腔感染。

不能正常进食的患者,我们通常采取补液治疗。根据用药目的、药物性质和周期选择合适的静脉输注途径。使用留置针穿刺时,一般遵循从远心端到近心端的原则。留置外周短静脉导管期间,要用密闭的透明敷料固定穿刺点,并记录穿刺日期、时间及操作人。每次输液前后,常规消毒无

菌接头,抽取 3~5ml 生理盐水脉冲式推注法封管。输液过程中勤巡视,观察穿刺部位有无红斑、发热、肿胀、硬结、化脓或沿静脉走向可触及的索状硬条或串珠状硬结,询问患者有无不适,如果发现异常应及时拔除导管。如果输注刺激性较强的药物或液体,应进行中心静脉置管。

(四)大小便护理 婴幼儿大小便不能自理,会阴皮肤娇嫩,清理不及时容易发生糜烂,特别是新生儿,可能发生大面积臀红。患者大便后清理不净、小便后包皮下残留,均可造成污裤、臭味,甚至会阴皮肤红肿发炎。护理原则是,保持清洁、干燥、通风透气、勤洗勤换。应每天检查患者内裤,协助清洗、更换。婴幼儿尿不湿种类繁多,使用尿裤的患者,应勤更换,选择吸水性好、无反渗漏、透气性好的材质,减少局部刺激与不适,预防尿布疹,特别是会阴有伤口,通风透气对愈合非常重要,这点也必须使家长理解和重视。下面介绍两个常见的特殊情况:

1. 肠造口护理(care of enterostomy) 肠造口术是小儿外科常用的暂时性治疗,主要用于解除肠道梗阻,挽救患者生命,为下一步治疗做好准备。但也有终身造口的患者。由于患者年龄小、不配合且皮肤娇嫩等特点,如果护理不当,可造成造口周围皮炎,延迟关闭造口。早期护理非常重要,根据造口部位为患者摆放舒适体位。行造口手术第二天可开放造口,用生理盐水棉球清洁造口周围皮肤,用造口护肤粉及保护膜隔离粪便,造口袋收集造口排出的粪便,保持造口周围皮肤清洁、干燥,防止发生造口周围皮炎。一旦发生造口周围皮炎,可根据造口周围皮炎的程度,使用造口护肤粉、保护膜、氧化锌等进行对症治疗。随时观察造口肠黏膜是否红润、有光泽。如发现肠管颜色发暗、血运不佳,应及时告知医生。指导和教会家长更换造口袋技巧及观察造口周围皮肤情况,做好延续性护理。

肠造口患者的术后护理和康复治疗,伤口造口专科护士的出现使造口术后患者的护理更专业化,对造口护理的发展起着很大的作用。造口护理不是单纯的为患者解除排便困难,而是要从患者生理、心理及家庭方面达到正常生活状态。造口袋的普遍应用,为造口患者及家庭提高了生活质量,也为我们的护理工作提供了方便。造口袋分为一件式、两件式、特殊场合使用的密口袋,及相应的附件产品,如护肤粉、保护膜联合使用,适用于造口周围皮肤的保护,预防和治疗造口周围皮炎;防漏膏、防漏条防止造口袋渗漏所引发的造口周围皮炎;黏胶玻璃喷剂在去除造口袋时使用,因为患者皮肤娇嫩,起到预防皮肤撕脱伤的作用。

2. 大小便失禁护理(care of incontinence) 会阴肛门手术后暂时失禁,或手术失败后遗失禁,都给日常护理造成困难。护理要求也是保持会阴清洁、干燥、通风透气。早期过敏糜烂阶段最好是保持仰卧蛙式位,随时用盐水棉球清理后,使用鞣酸软膏涂抹肛周皮肤保护。定时给予半导体激光照射促进伤口愈合。终生大小便失禁者为避免失禁性皮炎和臭气,可以使用造口护肤粉及皮肤保护膜预防失禁性皮炎的发生。

六、康复教育

护士与患者及家长沟通,要注意对手术效果的了解,重点内容应放在术后的注意事项上,如:翻身、咳嗽、生活护理以及后期康复等。对出现的不适,如:疼痛、活动受限和心理反应等,也应该给予尽可能的帮助和理解。特殊患者护理要求和注意事项,如神经性膀胱患者术后需要长期间歇导尿,在院期间我们就要协助医生教会并训练家长及患者做间歇清洁导尿,每天导尿 4~6 次,直到他们学会操作。

患者经过一段时间的住院治疗,一般都可康复出院。此时患者及患者家长最关心的是出院后的注意事项,如:出院后要休息多长时间,饮食上要注意什么,还需要继续服用什么药物等。因此向患者及家长交代出院后的注意事项和出院指导尤为重要,其内容包括:活动与休息的安排,锻炼的方法,继续用药的用量、服用方法、药物副作用,复诊时间、方法等。此外,对出院后的患者要做好回访工作,保持与患者及家长联系,定期电话及上门随访、网络交流,督促并检查患者的术后恢复情况,根据情况及时给予指导。

第四节 外科常用护理操作方法

一、卧位摆置技术

外科卧位的选择要考虑患者的全身状况、疾病性质及伤口位置等特点。儿童对动作的自控力差,有时不能保证卧位要求,需要进行皮肤评估,适当给予保护性约束以维持所需体位。

【目的】

1. 增加患者的舒适度。

2. 预防术后并发症,减轻症状。

3. 利于治疗与护理操作。

【常见卧位】

1. 去枕平卧位(lie flat without pillow) 适用于昏迷、全身麻醉未清醒、椎管内麻醉或腰穿后的患者。

(1)目的:避免呕吐物误吸引起的窒息,预防颅内压降低引起的头痛。

(2)摆置方法:去枕仰卧,头偏向一侧,两臂放于身体两侧,两腿伸直,自然放平,将枕横立于床头。

2. 屈膝仰卧位(supine with bending knee) 适用于胸腹部检查或行导尿术、会阴冲洗的患者。

(1)目的:使腹部肌肉放松,便于检查或暴露操作部位。

(2)摆置方法:患者仰卧,头下垫枕,两臂放于身体两侧,两膝屈起并稍向外分开。

3. 侧卧位(recumbent position,lie on side) 适用于灌肠、肛门检查、配合胃镜、肠镜检查、预防压力性损伤、臀部肌内注射及需健侧或患侧卧位的患者。

(1)目的:暴露检查及操作部位,避免压迫伤口,术后变换体位,预防压力性损伤。

(2)摆置方法:患者侧卧,臀部稍后移,两臂屈肘,一手放在枕旁,一手放在胸前,下腿稍伸直,上腿弯曲。必要时在两膝之间、胸腹部、后背部放置软枕,以扩大支撑面,增加稳定性,使患者感到舒适与安全。

4. 俯卧位(prone position) 适用于腰背部检查、脊柱手术后或背、臀部有伤口,不能平卧或侧卧的患者。

(1)目的:暴露检查部位,避免压迫伤口。

(2)摆置方法:患者俯卧,两臂屈肘放于头的两侧,两腿伸直;胸下、髋部及踝部各放一软枕,头偏向一侧。

5. 半坐卧位(semi-Fowler's position) 适用于胸腔疾病、胸部创伤或心肺疾病引起呼吸困难的患者;面部及颈部手术后;腹腔、盆腔手术后或有炎症的患者。

(1)目的:借助重力作用使膈肌下降,胸腔容积增大,减轻腹腔内脏器对心肺的压力,增加肺活量,减轻肺淤血和心脏负担,有利于气体交换,使呼吸困难得到改善;减少面部及颈部手术后局部出血;可使腹腔渗出液流入盆腔,促使感染局限,便于引流;同时可松弛腹肌,减轻腹部切口缝合处的张力,缓解疼痛,增进患者舒适感,有利于切口愈合。

(2)摆置方法:患者仰卧,摇起床头支架使其上半身抬高,与床呈 30°~50°,再摇起膝下支架,以防患者下滑。必要时,床尾置一软枕,垫于患者足底,增进患者舒适感,防止足底触及床尾栏杆。

6. 端坐位(Fowler's position) 适用于左心心力衰竭、心包积液、支气管哮喘发作的患者。

(1)目的:缓解呼吸困难。

(2)摆置方法:扶患者坐起,摇起床头或抬高床头支架。患者身体稍向前倾,床上放一跨床小桌,桌上放软枕,患者可伏桌休息。及时拉满床挡,以保证患者安全。

7. 头低足高位(Trendelenburg's position) 适用于肺部脓肿的体位引流,下肢骨折及髋关节脱位牵引的患者。

(1)目的:利于肺部分泌物引流;利于十二指肠引流;跟骨或胫骨结节牵引时,利用人体重力作为反牵引力,防止下滑。

(2)摆置方法:患者仰卧,头偏向一侧,枕横立于床头,以防碰伤头部。床尾用支托物垫高15~30cm。此卧位易使患者感到不适,不可长时间使用,颅内高压患者禁用。

8. 头高足低位(head-high supine) 适用于颅

脑手术后,颈椎骨折患者做颅骨牵引。

(1) 目的:降低颅内压,预防脑水肿;做牵引时用作反牵引力。

(2) 摆置方法:患者仰卧,床头用支托物垫高15~30cm 或根据病情而定,床尾横立一枕,以防足部触及床尾栏杆。

(3) 牵引卧位要求:详见骨科牵引护理。

【护理】

1. 卧位摆置前应告知患者及陪护家长,取得理解与配合。注意保暖、减少暴露,保护患者隐私。

2. 保持患者床单位及衣物清洁干燥,无潮湿残渣。持续受压部位给予预防性保护,加强护理,避免压力性损伤。

3. 符合人体力学要求,保证患者的肢体关节处于功能位。

4. 保护性约束松紧适宜,严密观察约束部位的皮肤颜色。

5. 变换卧位要注意保护伤口及各种管路,避免拖拉患者。

二、外科备皮技术

备皮技术是指在手术区域的相应部位剃除毛发并进行体表清洁的术前准备技术,用以降低或避免手术后切口感染发生。

【护理评估】

1. 患者年龄、性别、手术方式及手术部位、备皮范围。

2. 患者自理能力和配合程度、手术区域皮肤情况。

3. 评估患者及家长对备皮的耐受力和接受程度,了解患者及家长的心理状况。

【操作前准备】

1. 用物准备 一次性治疗巾、一次性手套、棉签、液状石蜡、备皮刀、手电筒、弯盘、手消毒液、75% 酒精、肥皂液。

2. 告知患者及家长 备皮的目的、方法、配合方法等。

3. 环境准备 调节病室(备皮室)温度在 22~24℃,酌情关闭门窗,注意屏风遮挡,保护患者隐私。

4. 护士准备 衣帽整洁,修剪指甲,洗手戴口罩。

【操作方法与步骤】

1. 核对患者,做好解释工作,备皮前嘱患者大、小便。

2. 将患者接到治疗室,做好遮挡,床上铺好一次性中单,注意保暖。

3. 检查备皮区域皮肤情况,充分暴露备皮部位。

4. 用蘸取肥皂液的温湿毛巾反复擦拭备皮区域,同时用备皮刀剃毛。操作者左手持纱布绷紧皮肤,右手持备皮刀顺着毛发生长方向剃除毛发,备皮刀与皮肤角度应小于 30°,动作轻柔,切勿剃破皮肤。

5. 腹部手术者需用棉签蘸取液状石蜡清除脐部污垢和油脂。

6. 用白色方纱蘸取 75% 酒精擦拭备皮范围,从上到下,边擦拭边观察纱布颜色,检查皮肤清洁程度。

7. 用温、湿毛巾再次擦拭备皮区域,以减少酒精对患者局部皮肤的刺激。

8. 为患者更换清洁衣裤,将患者送回病室。操作中要随时了解患者的感受,及时给予安抚、照顾。

9. 整理用物,记录。开窗通风。

【护理要点】

1. 择期手术,皮肤准备一般在手术前 1 日进行。急诊手术当日立即备皮。

2. 手术区域若毛发细小,可不必剃毛;若毛发影响手术操作,手术前应予剃除。手术区皮肤准备范围包括切口周围至少 15cm 的区域。

3. 备皮刀为一次性使用,剃毛时,要绷紧皮肤,以免剃破皮肤;不能逆行剃除毛发,以免损伤毛囊;于手术当日进行剃除,以免误伤后感染。

4. 备皮区域的皮肤有炎症、皮疹或皮肤破损等,应及时报告主管医师。

5. 注意患者保暖,特别是冬季。婴幼儿可适当提高水温 45~46℃。

6. 新生儿及婴幼儿一般不剃毛,需做细致清洁处理。

7. 对急腹症及创伤等患者,备皮时动作要轻,避免加剧患者的疼痛感。

8. 如备皮区存在陈旧性瘢痕,应细致清除瘢痕凹陷处污垢。

9. 手术部位有伤口或结痂要避开。

【备皮新理念】

1. 备皮时间 缩短备皮与手术时间间隔,有助于预防术后伤口感染。建议备皮在手术当日进行。

2. 毛发剃除 目前有一些观点认为,剃毛并反复多次消毒,无菌巾包裹对手术区皮肤细菌量减少效果并不比单纯清洁皮肤好,其皮肤含菌量反而更高,术后切口感染的风险更大。还有研究表明,目前的术前术野剃毛并不能降低术后切口感染率。剃毛可造成肉眼看不见的表皮组织损伤,成为细菌进入体内的门户,导致术后切口感染。但这也要根据皮肤局部情况而定,粗厚、污浊皮肤,皮肤毛发密集藏污,则应剃除,光滑娇嫩皮肤,不必剃毛。皮肤误伤,一般6h之内,尚无感染反应,手术中清理即可。时间长了,已有感染者则可成为术后的感染病灶。

三、胃肠减压技术

胃肠减压术(gastro-intestinal decompression)是腹部外科的常见治疗措施,胃管通常是用以解除或防止因手术、麻醉、腹部疾病引起的胃肠胀气,保证胃肠休息,尤其是对腹部疾病的治疗具有重要意义。胃肠减压术是利用负压吸引和虹吸原理,通过胃管把积聚在胃肠道内的气体及液体吸出。胃肠减压器种类繁多,但其装置结构均由胃管、负压和液体收集瓶组成。一次性负压吸引袋的使用,避免了中心负压吸引过大、过小等不稳定因素造成的胃黏膜出血现象。

【目的】 经鼻腔或口腔将导管置入胃内(或肠道内)将胃内气体或内容物吸出,降低胃肠道内压力,减轻腹胀,从而改善胃肠壁血液供应,有利于炎症局限,促进胃肠蠕动功能恢复。还可抽吸胃液留取标本。

【操作前准备】

1. 评估 患者病情、年龄、意识状态、合作程度、放置胃管目的、鼻腔或口腔状况、心理反应、凝血功能、有无食管梗阻及上消化道出血等病史。

2. 解释 告知患者及家长放置胃管的目的、方法、如何配合以及注意事项。

3. 操作前 护士核对医嘱、洗手、戴口罩。

4. 用物准备 根据患者年龄选择合适型号的胃管、胃肠减压装置、(一次性)弯盘、20ml注射器、液状石蜡、生理盐水、棉签、纱布、胶带、治疗巾、听诊器、无菌手套等。

【操作方法与步骤】

1. 携用物至患者床旁,核对患者信息。

2. 安装、检查胃肠减压装置是否通畅、有无漏气等。

3. 再次向患者解释操作的目的与配合方法,取得理解和合作。

4. 放置胃管方法

(1) 协助患者取合适的体位,能配合者取半坐卧位或坐位,无法坐起者取右侧卧位,昏迷者取去枕平卧位、头向后仰,年幼儿或不合作者需适当约束。将治疗巾垫于患者颌下,棉签清洁鼻腔。

(2) 打开胃管、注射器包装将其放入弯盘内备用。

(3) 戴手套,测量需插管长度并标记(即:患者前额发际到胸骨剑突处的长度或从鼻尖经耳垂至胸骨剑突处长度),液状石蜡棉润滑胃管前端并检查胃管是否通畅(新生儿用温水润滑)。一手持纱布托住胃管,一手胃管前段沿一侧鼻孔缓缓插入(注意要沿鼻腔底向后插,不要向上插),到会厌部时,对能合作的患者嘱其做吞咽动作,昏迷等不能配合者将头托起,使下颌靠近胸骨柄,同时将胃管送至所需长度。插管过程中若患者出现恶心等不适时,应暂停插管,嘱其做深呼吸或休息片刻,再继续插入。

(4) 抽出胃液,确定胃管插至胃内,妥善固定于患者鼻翼、面颊部、肩部。

(5) 连接一次性胃肠减压装置(如连接中心负压吸引装置,调整压力 -7~-5kPa)。固定好引流管标志,位于胃管接头三横指处,并注明插管时间、置入长度、置管人姓名。

(6) 安抚患者,整理用物、洗手、记录。

【护理要点】

1. 操作前需向患者解释胃肠减压的目的及配合方法,以取得理解和合作。

2. 判断胃管是否在胃内方法 ①用注射器抽吸出胃液;②用注射器快速从胃管注入10ml空气,置听诊器于胃部,能听到气过水声;③将胃管开口端置于盛水碗内应无气体逸出,如有大量气体逸出,表明误入气管。

3. 胃肠减压管应妥善固定,避免移位或脱出;保持胃肠减压持续通畅,防止内容物阻塞,每2h通管一次。用温开水冲洗胃管,每次约5~10ml。如有阻塞应随时冲洗疏通,必要时换管。

4. 观察并记录引流液的量和性质。如有鲜红色液体吸出,应停止胃肠减压,及时报告医生。引流瓶(袋)及引流管应每日更换1次。观察全身情况,注意有无水电解质失衡征象,遵医嘱静脉补液。

5. 负压装置的吸引力不宜过大,否则胃管头部吸住胃黏膜,可造成堵管或胃内出血。

6. 妥善固定胃管,防止胃管脱出、移位或意外拔管,如出现鼻黏膜压迫征象及固定敷料卷边现象,应随时更换固定敷料,必要时更换胃管侧别。

7. 胃肠减压期间禁食、禁饮,停用口服药,如需从胃管内注药时,应夹管并暂停减压1h。

8. 每日行口腔护理,增加患者舒适感。

9. 做好健康宣教,留置胃管期间胃管在咽部会有轻度的异物感和不适,告知患者不得随意拔出胃管及可能导致的后果,做好患者的安抚工作,取得家长的配合。

10. 拔管操作

(1) 核对医嘱,洗手,准备用物;核对患者信息,自我介绍,解释操作目的、方法、过程及注意事项取得患者及家长配合。

(2) 方法:协助患者取坐位,先将胃管与吸引装置分离,捏紧胃管,撤除固定胶带。拔管时,先缓慢往外拉出。当胃管头端接近咽喉部时,迅速拔出胃管,以防止患者呕吐误吸。清洁患者鼻腔、面部、擦去胶布痕迹,协助患者取舒适卧位。

(3) 整理用物,洗手,记录。

(4) 继续观察患者生命体征及腹部情况,是否有恶心、呕吐、腹胀等。

四、鼻饲技术

肠内营养是经胃肠道用口服或管饲(nasal feeding)来提供代谢需要的营养基质及其他各种营养素的营养支持方式。在实施方法上,胃或空肠造口管饲术的应用,使患者避免了鼻咽部和呼吸道的不适及并发症的发生。在内镜引导下经皮穿刺胃造口术以及在腹腔镜下空肠造口术等,使肠内营养支持方法越来越成熟、便捷。而要素饮食的出现是肠内营养学的一个重要的里程碑。如今肠内营养制剂的不断发展、更新,营养成分齐全,口感非常好,使患者易于直接经口接受。因此,采用鼻饲喂养较20世纪大量减少,但仍不失为儿科重要喂养技术之一。

【目的】 对有口腔或食管疾患吞咽困难,或口腔手术后须保持口腔内清洁无渣,或昏迷患者,以及吸吮、吞咽能力低下的早产儿、各种疾病不能进食的新生儿。常需由鼻饲喂养供给水分、营养和药物。

【操作前准备】

1. 评估患者 病情、年龄、合作程度、口腔、鼻腔的情况,心理反应。

2. 告知患者及家长 鼻饲的内容、目的、方法、配合方法等。

3. 操作护士 洗手,戴口罩。

4. 用物准备 一次性弯盘、鼻饲管、一次性治疗巾、无菌手套、手电筒、无菌液状石蜡、棉签、镊子、小方纱、胶布条、听诊器、水杯、温开水少许、2ml注射器、20ml注射器,鼻饲液。

【操作方法及步骤】

1. 操作前查对,确认患者。

2. 检查鼻饲管,确保通畅。

3. 核对并安抚患者,指导配合操作的方法。

4. 昏迷患者取去枕平卧位,头向后仰,能配合的较大患者取半卧位或坐位,无法配合坐起的取右侧卧位。一手拿手电筒另一手遮住患者眼睛观察鼻腔有无鼻中隔偏曲、鼻息肉、破损等情况,选择通畅一侧,用棉签蘸温水清洁、湿润鼻腔。

5. 将一次性治疗巾围于患者的颌下,弯盘放于便于取用处。戴无菌手套,取出鼻饲管,测量插管深度(自鼻尖至耳垂再至剑突的长度),并做标记,将少许无菌液状石蜡倒在纱布上,润滑鼻饲管前端。

6. 左手持纱布托住鼻饲管,右手持镊子夹住其前端,沿选定好的一侧鼻孔缓慢插入,插管过程中注意观察患者面色、呼吸、有无发绀。较大能配合患者边插边嘱咐患者做吞咽动作,插至预定长度。如插管过程中发生呛咳、呼吸困难、发绀等情况,表示误入气管应立即拔出,休息片刻后更换鼻饲管从另一个鼻孔重新插入。昏迷患者或不能配合的患者,将患者头托起,使下颌靠近胸骨柄,缓慢插入至预定长度。

7. 取 2ml 注射器抽取胃液,确定鼻饲管在胃内。用胶布固定鼻饲管于鼻翼,采用"高举平台法"将鼻饲管贴于面颊部,并做好标志,注明插管日期、时间,并签名。

8. 将准备好的流食、药物缓慢推注,最后注入少量温开水冲管,以保持管内清洁通畅。

9. 将鼻饲管末端盖好,固定于面颊部。

10. 整理用物,垃圾分类,记录。

11. 鼻饲用注射器或营养袋每日更换一次。

【护理要点】

1. 必须按照产品提供的冲调方法严格进行操作,既不可过稀、也不可过稠,以保持其固有的渗透压平衡。

2. 营养液配制过程及所用器具必须保证清洁无菌,有条件时尽量使用一次性物品。

3. 营养液必须现用现配,鼻饲前应证实胃管在胃内并通畅,可抽吸胃液,并观察潴留情况。

4. 营养液长时间滴入时,一般保持在 38~40℃为宜。可以在滴注管的近体端采取加温措施,使进入体内的液体是温暖的,减少对食管和胃的刺激,尤其在冬季,避免刺激胃肠道而引起腹泻。

5. 根据患者的年龄大小、喂养时间的长短及营养液的黏稠度,选择鼻饲管的直径。新生儿和小儿一般选择直径较小的鼻饲管,黏稠度大的营养液选用直径大的鼻饲管,如果用重力进行滴注,宜用直径大的鼻饲管。

6. 输注方式 最好采取持续滴注的方法,有利于其中营养成分的吸收和利用,减少胃肠道不耐受的情况发生。

7. 鼻饲营养的输注方式有 3 种 ①一次性输注(stat pushing):是指每日数次,每次定时用注射器推注的方法。由于该方法不良反应多,现已少用。②间歇重力滴注(intermittent dripping):指在 1h 左右的时间内,将配制好的营养液借重力作用缓缓滴入的方法。该方法餐次类似正常膳食,多数患者可以耐受。少数患者可能发生腹胀、恶心等。③持续滴注(continuous dripping):是指营养液在输液泵的控制下连续输注 1~24h 的喂养方法。其优点为营养素吸收好,胃肠道不良反应少。输注速度由慢到快,营养液浓度由低到高,逐渐适应。

8. 灌食之前要以空针抽吸胃内容物,若反抽量大于前一次灌食量的 1/2 时,应延迟灌食或报告医师处理。

9. 灌食过程中若患者感到腹胀、恶心、呕吐、腹部绞痛时应减慢速度或停止灌食并告知医师。

第五节　专业性特殊护理

一、骨科牵引护理

牵引是应用牵引力和反牵引力的原理,对抗软组织的紧张和回缩,使骨折或脱位得以整复,预防和矫正畸形,减轻肿胀。小儿骨科常用皮牵引及骨牵引。

(一)股骨髁上牵引(supracondylar traction of femur)

【适应证】 用于年长儿的股骨干骨折治疗,及髋脱位、脊柱侧凸术前治疗。

【护理要点】

1. 克氏针护理 观察克氏针针孔是否有血性或脓性渗出,使用 75% 酒精或醋酸氯己定碘消毒液清洁克氏针针孔,每日 3 次,直至拔除克氏针,以防止针道感染。

2. 施用牵引第一天,每小时观察患肢血液循环、足背动脉搏动、温度、感觉、活动情况 1 次,如患肢末梢出现苍白、青紫、皮温较健侧低,均为血液循环障碍表现,应及时给予处理;肢体感觉麻木,活动障碍提示有神经损伤,应暂停牵引查明原因及时处理。施用牵引第二天,每2~4h观察1次。

3. 每天随时检查牵引装置是否正常,由于儿童生性好动,牵引后要检查牵引架有无倾斜,克氏针有无滑动,牵引重锤是否悬空,牵引绳有无被压,滑轮是否灵活等情况,随时检查牵引绳的各部张力,发现异常应及时纠正。

4. 移动患者时需一人拉住牵引绳同时取下重锤,另一人协助患者移动。若为骨折复位牵引,不可随便增减牵引重量与移动牵引方向,两周内更不可突然抬高重锤取消牵引,以免骨折移位。如为辅助性牵拉治疗,牵引重量应按患者感觉承受的程度逐渐增加。床边显著标志"勿碰撞牵引装置",以免无意中引起患者伤部疼痛。

5. 注意皮肤护理,保持床单清洁干燥,定时按摩受压部位。也可每日3次为易受压部位皮肤涂抹赛肤润,使其形成一层保护膜,不易产生摩擦伤。对消瘦、背部畸形患者可使用海绵镂空卧位床垫;可用小毛巾等物将跟腱部位垫起,防止足跟受压。易受压部位及骨隆突处可使用保护性敷料。

6. 指导患者进行功能锻炼,如肌肉的等长收缩,指导家长为患者四肢肌肉进行按摩,防止肌肉萎缩和下肢关节僵硬功能受损。

7. 指导患者进行呼吸功能锻炼,每日3次进行吹气球训练,每次10~15min。或进行深呼吸、有效咳嗽、拍背等防止坠积性肺炎发生。

8. 饮食护理 食用蛋白质、维生素、纤维素等丰富易消化的食物,保证营养。

9. 一般牵引不超过4周,拔除克氏针后,对伤口进行常规换药。

10. 牵引重量与床尾抬高的角度要合适,患者在床上既不上窜也不下移,防止头顶或双脚抵住床栏。

(二)枕颌吊带牵引(occipo-mandibular belt traction)

【适应证】 用于颈椎半脱位和脊柱侧凸手术前脊柱牵引。

【护理要点】

1. 牵引绳方向应与颈椎纵轴在一直线上,注意使吊带分开,不要对耳郭产生压迫。吊带颌部环要以下颌骨及枕骨为着力点,不可压迫颈动脉及呼吸道,以免影响脑血供及呼吸通畅。

2. 检查牵引装置是否正常,牵引架有无倾斜,牵引重锤是否悬空,牵引绳有无被压,滑轮是否灵活等情况,发现异常应及时纠正。

3. 注意保持下颌部皮肤清洁干燥,进食时应暂停牵引,进食后按摩受压部位,局部可以涂抹赛肤润进行保护。

4. 单独使用枕颌吊带牵引时需抬高床头,靠身体的角度为反牵引。

5. 牵引参考重量一般为3~5kg。

(三)双下肢悬吊皮牵引(Bryant traction)

【适应证】 多用于婴幼儿的股骨干骨折复位。

【护理要点】

1. 定时检查牵引装置是否正常,维持正确的牵引效果,将患者的双下肢以垂直方向向上牵引,双下肢对称外展35°~45°,两腿间距应大于两肩的距离。

2. 臀部抬高,尾骨离床面的高度为1~3cm,能自由推移活动。

3. 检查患者皮肤牵引带的松紧度,过松影响牵引效果,过紧影响血液循环。

4. 注意观察双下肢的牵引力是否平衡,牵引装置是否滑脱,牵引绳是否扭曲或断裂,牵引处胶布、绷带有无松散脱落,维持有效牵引。

5. 观察足趾末梢血运 牵引第1天,每小时观察趾端皮肤色泽、温度,毛细血管反应及感觉情况;观察双足背伸、跖屈功能,按摩腓骨小头处皮肤,防止腓总神经损伤。如发现双足皮肤苍白或发紫,明显肿胀,不能活动,触及发凉或足背动脉搏动减弱,应立即处理。牵引第2天,每2h观察1次,以后每4h观察1次并记录。

6. 指导患者进行肌肉等长收缩运动、关节活动,或指导家长为患者四肢肌肉进行按摩,促进血液循环,防止肌肉萎缩和关节僵硬。如患者烦躁异常、哭闹,应立即检查患肢情况,有时下肢牵引带或绷带胶布卡在膝或踝关节处,也容易引起肢体血液循环障碍或腓总神经受损。

7. 皮肤护理 尤其是会阴部护理,经常检查更换尿布,保持皮肤和床单清洁干燥,防止臀红和皮疹。

8. 注意保暖,要将棉被盖在牵引架和躯干上,不要直接盖在患者的腿部。

(四)头颅环牵引(Halo traction)与移动式(mobile)头颅环重力牵引

【适应证】 颈椎骨折或脱位,严重脊柱侧凸或后凸畸形的手术前牵引。

【护理要点】

1. 针孔护理 使用75%酒精或醋酸氯己定碘消毒液清洁针孔,每日3次,直至拔除螺钉,以防止针孔感染。

2. 检查牵引装置是否正常,牵引绳是否在滑轮内,牵引力应与脊柱保持一条直线。

3. 牵引初期每2h检查1次,包括:Halo环是否压迫耳郭,眼睛闭合是否正常,螺钉处痛感是否强烈,如持续疼痛,常见螺钉滑脱,应立即告知医生。以后每天检查1~2次,并记录。

4. 观察四肢指/趾有无麻木感,四肢感觉与活动有无障碍,面部表情是否正常。

5. 检查螺钉是否牢固,针孔有无渗出,出现螺钉松动、移位或针孔有大量渗液时要及时处置。

6. 日间患者可以在牵引的同时自由活动,告知患者活动不要过于猛烈,以免使牵引重锤大幅度摆动,碰伤患者。

7. 夜间睡眠时要持续牵引,可将牵引架调整至卧位,患者平卧牵引,维持牵引效果。

二、石膏护理

生石膏加热至107~130℃失去3/4结晶水即为熟石膏。熟石膏接触水可重新结晶硬化。利用这一特性制造骨科患者所需要的石膏模型、保护、固定肢体,治疗骨科疾病。石膏绷带从浸湿到定型需要10~20min,此期间需要保持患者绝对不动,以保证石膏硬化,避免变形或折断。代石膏人工合成材料因轻便结实受到患者和家长的喜爱,其观察护理与传统石膏一致。

【石膏固定的目的】

1. 维持固定保持患肢的指定体位 用于骨折固定,关节脱位、关节扭伤的固定,肢体软组织创伤的固定,周围神经、血管、肌腱断裂或损伤手术修复后的固定。

2. 矫正畸形 用于畸形的预防、畸形矫正手术后的固定。

3. 保护患肢 减轻或消除患肢负重,有利于炎症的治疗。用于骨、关节、急慢性炎症,软组织的急性炎症。

【石膏应用的禁忌证】

1. 全身情况差,如心、肺、肾功能不全或患有进行性腹水等。

2. 患者伤口疑有厌氧菌感染。

3. 年龄过小或体力衰弱者禁做巨大型石膏。

【石膏的保护】

(一)未干石膏的保护

1. 石膏未干前,不可轻易移动,以免折断石膏或使石膏变形影响固定效果。若不可避免移动时,应该注意搬动或扶持时用力要均匀。两人搬动时动作要协调一致,不能扭曲。扶持时要用手掌平托,不要用手指抓捏而使石膏向内凹陷形成压迫点。

2. 肢体放置石膏型内要保证各部位受力均匀,石膏下垫卧位枕,骨隆突处尽量悬空,避免石膏变形和压迫骨隆突部位。

3. 夏天石膏不必覆盖,冬天可使用支被架为患者保温,等待自然干燥。24h后稳定定型,完全干燥约需2~3天。也可使用烤灯、电吹风机等促使石膏干燥。注意使用加热处理时,必须由专人守护。

(二)已干石膏的保护

1. 防止折断 搬运和翻身时仍需平托平放;如被水浸湿要立即擦干,以免石膏软化变形或折断。

2. 防止石膏被大小便污染。

【石膏的剪开、开窗、修补与拆除】

1. 石膏的剪开法 石膏固定后如发现因石膏挤压而导致血液循环障碍时,应及时将石膏纵行全层剖开以松解,必要时立即拆除石膏。

2. 石膏开窗法 为了检查伤口、拆除缝线、伤口换药或解除骨隆突处的压迫,可将石膏管型部分切除或开窗。

3. 石膏的修补一般在关节部位进行,因为关节部位的石膏容易折断。已折断的石膏不可能重新连接而失去固定意义,为使其恢复原有固定作用,通过局部加固,使石膏重新承担对该部位的固定作用。

4. 石膏拆除 用石膏剪由石膏型的近心端剪开到达关节部位,由于关节部角度限制,改用石膏刀切割,为方便切割,可在预定切割线上滴少量水将石膏湿润,再用钩形石膏刀切割。

【护理要点】

1. 石膏固定患者的卧位

(1) 石膏固定的患者应在石膏下放置卧位枕,骨隆突部位尽量悬空,避免受压。

(2) 四肢石膏固定患肢应略高于心脏。

(3) 避免肢体旋转扭曲,保持舒适的体位。

(4) 翻身时要两人同时将患者平托起,单侧石膏固定翻身时患侧应在上方。注意保持固定位置不变,防止石膏变形断裂。翻身应在石膏固定后4~6h 进行,以后每 2~4h 翻身一次。

2. 石膏固定患者的观察

(1) 过紧的石膏持续压迫和肿胀的组织内压增高,均可造成软组织或肌肉坏死,诱发缺血性痉挛,或骨筋膜室综合征,持续 6h 将造成不可逆的损伤。因此,需要进行严密观察,及时发现肢端缺血的改变,行石膏开窗或拆除术,给予有效的减压处理。肢体石膏第一天,每小时观察记录一次。观察患肢末梢血液循环的方法:是否红润、温暖、感觉灵敏、活动自如,如指、趾端苍白、青紫、麻木、活动无力、肢体肿胀严重,则疑有血液循环障碍或压迫神经。胸部石膏如有呼吸障碍应及时报告医生给予处理。如术后患者行石膏外固定,麻醉恢复后鼓励患者活动手指,观察有无神经的损伤,主要活动包括手指的屈伸活动、并指分指及对指。

(2) 石膏过松则不能起到固定效果,尤其在肿胀明显消退后可以造成石膏的松脱,观察手指及足趾的位置,手指及足趾有无回缩,可以画线标记(尤其是低龄患者极易出现回缩现象)。出现松脱现象要及时通知医生给予更换石膏。

(3) 开放性骨折或矫形手术切开复位内固定后行石膏固定,必须观察伤口渗血情况。将在石膏表面观察到的血迹用笔画出标记,并记录时间,根据血迹的范围确定出血量和是否继续出血。如短时间内血迹扩大说明出血量大,有些石膏内渗血因体位的关系没有渗透到石膏表面所以应注意石膏低处是否有渗血。髋人字石膏背部因不能翻身要用手摸观察,如短时间内血迹扩大说明出血量大。同时观察血压的变化、精神变化和不良症状,及时报告医生给予必要处理。

3. 预防压力性损伤

(1) 石膏边缘处的皮肤均应防止受压,应对卡压患者皮肤的石膏边缘进行修整,髋人字石膏可在胸部或背部沿石膏边缘向内放置柔软的小毛巾使患者在仰卧和俯卧时都舒适。

(2) 对暴露在石膏外的骨隆突处肢体应尽量悬空。

(3) 如患者石膏内出现持续疼痛,婴幼儿出现持续哭闹,应警惕石膏内有压迫点。同时指、趾端肿胀加重,指、趾端皮肤颜色发绀,则提示石膏过紧,应及时报告医生给予处理。

4. 石膏固定后常出现的问题

(1) 疼痛:石膏固定过紧会产生疼痛。当年长儿自述疼痛,小婴儿持续哭闹时要分析原因。因石膏边缘摩擦疼痛,可用纱布垫入;石膏内某处固定压迫痛,变换体位抬高患肢后仍不缓解;肢体高度肿胀,疼痛加重,抬高患肢后仍不缓解,应通知医生给予处理。如经观察没有上述情况,听音乐、讲故事、玩游戏等可以分散患者注意力,减轻疼痛。也可适当给予镇痛剂。

(2) 肿胀:肿胀因组织损伤后的反应性水肿及静脉回流受阻引起。抬高患肢至高于心脏水平;从患肢未固定的近端向上按摩;鼓励患者进行肌肉的静态收缩放松运动;活动固定范围以外的关节。以上方法都有利于静脉、淋巴回流,减轻水肿。

(3) 瘙痒:石膏下瘙痒,患者不能安睡休息,必须检查处理报告医生。瘙痒常为疼痛前驱,多为异物或局部压迫的早期症状,需按疼痛处理。排除疼痛原因外,应考虑过敏反应:注意全身其他部位有无瘙痒,找出局部瘙痒位置(患者能明确指出),轻轻叩击痒处石膏可得到一定的缓解。

(4) 健康宣教:教会家长为患者翻身摆放正

确的卧位,使患者舒适;注意不要让大小便污染石膏,还要防止水及食物洒在石膏上,防止石膏软化变形;教育患者不要将细小的物品塞进石膏型内,以免留在石膏内不易取出而产生皮肤的压迫性溃疡。屋内注意防虫,避免小昆虫爬入石膏型内。石膏固定患者行动不便,家长离开时要拉起床档,防止患者坠床。根据疾病告诉家长复查和拆石膏的时间。

(5)功能锻炼:石膏固定术后患肢处于完全松弛状态,影响肌力和关节活动,甚至出现肌肉萎缩、关节僵直及深静脉血栓形成,功能锻炼应贯彻在骨折复位后的整个治疗过程,不同阶段辅以不同的锻炼方法。①石膏固定后第1~2周为骨折不稳定期,只可进行患肢肌肉的舒缩锻炼,增加全身肌肉力量,防止失用性肌萎缩。上肢骨折可做握拳、释拳和提肩活动。下肢骨折可做股四头肌的舒缩,踝关节背伸和跖屈,足趾活动。②第3周后,随着骨折的愈合可加大功能锻炼强度,做患肢关节的伸屈。如:伸展髋、膝、踝关节;双手撑床,抬臀等活动。以上运动根据患者情况定时、定量逐步加强。第一次动作必须由护士和患者一起完成,调动患者的积极性,患者重复动作时要检查方法是否正确,正确的锻炼方法会对骨折端产生机械性刺激,利于骨痂生长。

三、胸腔闭式引流护理

【目的】

1. 便于将胸腔内的气体、液体和分泌物引出,避免因胸膜腔内滞留物过多,引起肺扩张不全。

2. 维持胸腔之正常负压,促使肺复张,避免纵隔移位,预防术后肺不张等并发症。

3. 便于观察引流物的量、颜色和性质,了解病情进展。

【护理要点】

1. 观察术后患者面色、呼吸、心率、血压及血氧饱和度情况,若生命体征平稳,(除小婴儿外)应尽量取半坐卧位以利于引流。

2. 保持管道密闭 引流管周围用凡士林纱布包盖严密,引流瓶内长管口在无菌生理盐水下2~3cm并直立,随时检查引流装置各连接处是否密封、牢固,防止发生漏气与滑脱。

3. 妥善固定 保持引流管长度适宜,便于翻身、活动。防止受压、扭曲、打折、牵拉导致的非计划性拔管或引流不畅。

4. 保持引流通畅 引流瓶应位于胸部平面60cm以下,不可倒转。每30~60min自上而下向引流瓶方向挤压引流管,并观察胸腔闭式引流瓶内长管水柱波动,吸气时应上升,呼气时应下降,上下波动约为4cm。如果呼吸、咳嗽时水柱没有波动,则提示有引流管堵塞的可能。应立即查找原因,系统检查引流瓶及管道各部,并及时报告医生给予相应处理。

5. 严格无菌操作,预防感染 每日更换引流瓶一次,须严格执行无菌技术操作规程。更换时先以双止血钳夹闭近胸腔处引流管,再进行更换。注意必须夹紧引流管,以免空气进入及液体逆流入胸腔。保持胸壁引流口处敷料清洁干燥,一旦渗湿,及时更换。

6. 鼓励患者定时做深呼吸、咳嗽,并协助患者翻身或被动运动以利于引流及肺复张。

7. 观察记录 观察并记录引流液颜色、性质和量,并准确记录。

8. 拔管 患侧呼吸音恢复,呼吸困难改善,引流管内无引流液流出,无气泡溢出;胸片示积液、积气消失或已不多时,即可拔除引流管。拔管时需嘱患者屏气,拔管后立即用无菌凡士林纱布和无菌纱布覆盖于引流管切口处,加压包扎,防止空气吸入胸膜腔。拔管后24h内,注意观察患者有无胸闷、呼吸困难、切口漏气、皮下气肿、渗液等,发现异常应及时通知医生处理。

四、留置导尿护理

【目的】

1. 会阴及盆腔手术前准备。

2. 昏迷、尿失禁、会阴部损伤时,保持会阴部干燥。

3. 泌尿系统疾患者,支撑尿道,膀胱功能的恢复及切口的愈合。

4. 抢救休克或危重患者,严格记录尿量、比重,以观察肾功能。

5. 膀胱灌注治疗。

【护理要点】

1. 保持导尿管及连接管的通畅,防止扭曲、打折、受压,防止尿液逆流而引起感染。

2. 引流瓶(或袋)必须低于患者体位(随身携带时要低于髋部),贮尿瓶(或袋)内的尿液应及时倾倒或放出。

3. 导尿管要两处固定,保证患者活动时导尿管与尿道的关系位置不变或不受影响。连接管必须留出足够的长度,以防止患者翻身时不慎将导尿管强行拉出。

4. 常规更换引流管及引流瓶,推荐依据临床指征进行更换,例如发生感染、梗阻或密闭引流装置开放。

5. 经常注意尿液颜色及透明度,它们通常与尿量、饮食及用药等有关。如发现异常,应及时报告主管医生处理。

6. 更换引流瓶(或袋)时,必须严格遵守无菌技术原则。

7. 长期留置导尿管者,每日需用生理盐水棉球消毒尿道口,清除尿道口分泌物。留置导尿管期间,应鼓励患者多饮水,以达到内冲洗的目的,并协助更换卧位。发现尿液浑浊、沉淀、有结晶时应做膀胱冲洗,每周做尿常规检查一次。

8. 患者离床活动时,导尿管及尿袋应妥善固定。搬运患者时夹闭引流管,以防止尿液逆流。

9. 患者沐浴或擦身时应当注意对导尿管的保护,不可将导尿管浸入水中。

10. 采用间歇性夹管方式训练膀胱反射功能,即夹闭导尿管,每1~2h开放一次,使膀胱定时充盈和排空,促进膀胱功能的恢复。

11. 拔导尿管时,如果原来插入气囊导尿管,必须注意将气囊内液体或气体放尽,确认气囊放瘪后再拔。拔出导尿管时动作务必缓慢轻柔,切忌粗暴,以免损伤尿道黏膜。拔出导尿管后,确认其完整性。

五、巨结肠洗肠法

【目的】

1. 帮助患者排便、排气,解除梗阻,减轻腹胀。

2. 清除结肠内积存大便,缩小扩张段,增进食欲,改善营养状况。

3. 缓解肠管张力,改善血液循环,促进肠壁炎症恢复,使肠管缩瘪,为手术做好准备。

【操作前准备】

1. 评估患者 病情、年龄、大便积存情况、意识状态、合作程度、腹胀程度、肛门周围皮肤黏膜状况、自行排便情况。

2. 告知患者及家长 洗肠的目的、方法、配合方法和洗肠时的感受,并让患者先排尿。

3. 操作前护士要求 洗手,戴口罩。

4. 用物准备 准备无菌生理盐水,加温至39~41℃。根据患者年龄选择合适型号的肛管(Foley气囊尿管)、灌肠器、(一次性)弯盘1个、量杯、液状石蜡、小方纱数块、一次性看护垫2块、一次性手套、扁便盆1个、水温计等。

5. 环境 尽量遮挡,保护患者隐私。

【操作方法与步骤】

1. 核对 向患者及家长解释操作的目的、步骤及注意事项,以及可能出现的不适,取得患者及家长的理解与配合,确保操作的顺利进行。

2. 肠道护理 协助患者到洗肠室,仰卧位。双膝屈曲,脱裤或解开尿裤,臀下垫一次性看护垫,扁便盆也置于臀下。

3. 戴手套 倒少许液状石蜡于一次性弯盘中,取小方纱蘸取液状石蜡后分别润滑肛管前段及肛门周围皮肤。

4. 操作中 操作者左手分开肛门处皮肤,右手持肛管缓缓插入肛门,边注水润滑边置肛管。插管过程中若患者出现不适及阻力时,应暂停插管,嘱其做深呼吸或张口哈气,休息片刻再行操作。如为先天性巨结肠患者,肛管需插过狭窄段(通过时可见爆破样排气、排便)至扩张段结肠内。患者大便干燥时可注入液状石蜡20~30ml保留灌肠。

5. 洗肠 注入温生理盐水洗肠,根据患者年龄,每次20~50ml,注意保持出入量相等或出量稍多。注入生理盐水后轻柔按摩腹部,帮助粪便及灌肠液排出,反复数次,直至腹胀减轻。

6. 操作后 整理用物、洗手、记录患者洗肠过程的一般状况及灌肠液的量。

【护理要点】

1. 每天的灌、洗肠液总量根据患者体重计算，50~100ml/kg。手术前一日晚和术日晨，可根据患者肠道清洁程度适当增加洗肠液的量。

2. 如患者有肠石时，可予洗肠后注入液状石蜡20~30ml保留灌肠，同时口服香油或液状石蜡软化肠石。

3. 洗肠过程中如注水不畅或排出受阻时，可协助更换体位、适当调整或移动肛管。排除有无食物残渣、粪块阻塞或肛管折叠。

4. 灌、洗过程中，要注意观察患者的精神状态、面色等，发现异常应立即停止洗肠，并通知医生。

5. 注意观察洗肠液的量、颜色，粪便的性质、气味，如有血性液排出时，应立即停止操作，并严密监测患者的生命体征变化。

6. 按揉腹部时动作要轻柔，洗肠注水过程中严禁按揉腹部。对于新生儿及巨结肠合并肠炎患者更为注意。

7. 腹胀严重者，可在洗肠后留置肛管，利于粪便和气体排出。

8. 洗肠期间严格控制饮食，应摄入少渣或无渣饮食。如：蔬菜、水果可榨汁过滤后饮用，禁食粗粮。预防残渣堵管引起反复置管，增加患者不适。

第六节　小儿外科疼痛护理

疼痛是一种包括感觉和情感的主观感受，一般认为是个体经受或叙述有严重不适或不舒服的感觉。儿童由于所处的年龄阶段不同，其对疼痛的耐受和表达有着较大的差异。较小的儿童不会诉说疼痛，常表现为抽泣、哭闹、呻吟、食欲下降、不愿独处、无法安抚等，并且常易受激惹，有时表现为坐立不安、表情痛苦、紧张姿态等。即使较大的儿童往往也不能确切地表达疼痛的轻重。解除儿童疼痛是医疗护理工作的一个重要方面。2006年国际疼痛研究学会将10月17日定为国际儿童镇痛日，主题为控制儿童的疼痛。

一、疼痛的评估

（一）疼痛处理原则　处理原则按照步骤的英文单词首字母排列依次为ABCDE：

A：询问及评估（ask and assess）：询问患者及家长，进行疼痛的系统化评估。

B：相信（believe）：相信家长及患者对疾病的陈述及对治疗的反应。

C：选择（choose）：选择合适的疼痛控制方法。

D：给予（deliver）：及时给予减轻疼痛的方法。

E：鼓舞及促进（empower and enable）：鼓舞患者及家长的意志，使他们在治疗中有最大的自主权。

（二）疼痛的分类　根据疼痛时间规律，可以判断疼痛是否为慢性或是急性、间断性或是持续性疼痛。急性疼痛，持续时间短，常规镇痛是可以控制的；慢性疼痛临床上很难控制，时间一般约持续1~3个月。

（三）常用疼痛评估表

1. 新生儿面部编码系统（neonatal facial coding system，NFCS）　包含10项新生儿的表现，分别是：皱眉，双目紧闭，鼻唇沟加深，双唇张开，纵向咧嘴，横向咧嘴，舌双侧向内卷起，面颊颤动，缩唇（唇周肌肉紧张），伸舌（指早产儿，在足月儿中为"无痛"的体现）。1分为有，0分为无，得分越高表示疼痛程度越重。它主要用于评估早产儿和新生儿疼痛。

2. Wong-Baker面部表情量表　该方法采用6种面部表情，用从微笑到哭泣的不同表情来描述疼痛。首先向患者解释每种表情代表的意义。0：非常愉快，没有疼痛；2：有一点疼痛；4：轻微疼痛；6：疼痛较明显；8：疼痛较严重；10：剧烈疼痛。越靠左的表情疼痛越轻，越靠右的表情疼痛越严重。然后让患者指出哪种表情最能代表疼痛的程度。

二、疼痛的治疗及护理

（一）药物的治疗方案　用于治疗外科疼痛，如切口疼痛、烧伤疼痛、晚期癌痛等的药物制剂一般包括阿片类镇痛药、非阿片类镇痛药、抗焦虑药和麻醉药。使用药物的类型是由患者疼痛性质、疼痛严重程度、预期疼痛时间以及静脉通路决定的。

1. 阿片类镇痛药 阿片类药物——芬太尼、氢吗啡酮、氢可酮等作为儿童外科止痛的常用药物,常用的给药途径是经静脉非自控镇痛(止疼泵)。临床中,年龄≥6个月患者可使用非自控止疼泵镇痛。药物剂量常为舒芬太尼2~2.5μg/kg+氟哌利多5mg+0.9%生理盐水,共100ml,2ml/h。泵入持续时间为48h。在使用过程中,护理人员应确保静脉通路的通畅,定时评估止疼泵余量。针对阿片类药物在使用过程中出现的不良反应——瘙痒、胃肠道不适等症状,护理人员应定时评估患者的病情变化。皮肤瘙痒及恶心、呕吐等胃肠道不适症状多出现于手术后镇痛前期。对于创骨术后及胸壁畸形微创漏斗胸矫正术(NUSS矫正术)后出现皮肤瘙痒、皮疹、红疹的患者,需要排除是否由内固定物导致后再给予抗过敏药物。如手术后6h内患者出现恶心、呕吐的等胃肠道不适症状,需判断患者意识状态、生命体征、口鼻腔情况,确定患者恶心呕吐原因后再给予止吐药物。自控式止疼泵允许儿童在需要时给予小剂量间歇剂量的镇痛药。6岁以下儿童应用时需要监测过度镇静和呼吸抑制的风险。

2. 非阿片类镇痛药物 非阿片类药物如右美托咪定和氯胺酮,可提供短期有效的镇痛和镇静作用,可用于烧伤儿童清创换药时。右美托咪定可以为烧伤儿童提供镇静、抗焦虑和镇痛作用,其呼吸抑制水平低于其他镇静剂。联合止疼泵使用时可能会提高疗效。护理人员给药前需评估患者其他镇痛药物使用情况。氯胺酮在烧伤患者中具有长期使用历史,它对烧伤儿童是一种有效且安全的镇痛药,特别是对于程序性伤口护理疼痛。使用时护理人员应评估患者的意识状况、生命体征、心功能、循环情况。对乙酰氨基酚和非甾体抗炎药(NSAIDs),可提供轻度镇痛。口服NSAID和对乙酰氨基酚在剂量-反应关系中会表现出天花板效应,因此不适合作为控制中重度疼痛的单一用药,例如重度烧伤儿童。针对创骨术后、胸壁畸形NUSS术后中、重度疼痛的患者,可以使用对乙

酰氨基酚或非甾体抗炎药补充阿片类药物使用。对乙酰氨基酚可通过口服、直肠、静脉给药。24h不可超过5次剂量。布洛芬是儿童中常用的非甾体抗炎药物。用于减轻疼痛的口服布洛芬的剂量为每6~8h 4~10mg/kg[最大日剂量40mg/(kg·d)]。护理人员在给予联合用药之前需正确评估患者疼痛情况。单独用药时建议在晨起及入睡前给药,可以确保患者白天正常进行术后康复运动,避免夜晚由于疼痛导致的睡眠形态紊乱。

3. 抗焦虑药 焦虑是烧伤后的常见现象,尤其对于年长的烧伤儿童,焦虑会加重急性疼痛。应用抗焦虑药物联合阿片类药物可以减轻烧伤伤口护理过程中患者的疼痛。常用的药物为苯二氮䓬类药物。在使用过程中护理人员需监测患者的意识状态及生命体征。

4. 麻醉剂 可以使用麻醉剂(例如全身麻醉、周围神经阻滞、椎管内麻醉)来控制疼痛。目前周围神经阻滞、椎管内麻醉等方法在胸壁畸形NUSS矫正术后的疼痛控制中效果良好。椎管内麻醉使用时,护理人员做好椎管内留置管路的护理。妥善固定,做好留置针管路处的皮肤护理,避免由于管路感染导致的脑膜炎、硬脊膜外脓肿形成。

(二)非药物治疗方案 针对新生儿或低龄儿童的疼痛管理,可以采用非药物的方法进行镇痛。有研究表明蔗糖、母亲声音、安抚行为可以缓解新生儿及低龄儿操作性疼痛。在对年长儿童的外科手术后疼痛控制上,可通过与药物治疗相结合的方法进行镇痛。常用的非药物镇痛方法有认知干预、行为干预及物理干预。

1. 认知干预 认知干预主要是通过分散患者注意力或使患者远离疼痛。临床中常用的认知干预方法为分心、图像干预、催眠镇痛等。针对年龄较小的患者,可以采用讲故事、放音乐、母亲安抚等方法来减轻护理操作或伤口换药过程中带来的疼痛。针对年长儿童,可以与其进行愉快的对话、一起玩一个引人入胜的视频游戏或引导患者想象其"喜欢""最舒服""最想去""舒适""安全"的地方来缓解患者的紧张焦虑情绪、疼痛强度。也可用于癌痛的缓解。

2. 行为干预 行为干预通常通过行为纠正、

生物反馈、信息告知、瑜伽等方法进行。当一个人变得焦虑或经历疼痛时,由于胸壁肌肉张力增加,呼吸会变得浅而不规则。这种浅呼吸,称为胸腔呼吸,导致肌肉紧张和随后的疼痛加剧,胸壁畸形NUSS矫正术后患者尤为明显。可以为其提供一些放松技巧,例如手放在肚子上进行深呼吸练习、肌肉间歇拉紧(10s)、放松(20s)练习等方法缓解其疼痛感受。同时向患者及时、有针对性地提供治疗护理信息,可以帮助患者树立正确的疼痛预期,增加护患之间信任值,有效地缓解患者的焦虑情绪。

3. 物理干预 物理干预通常通过针灸、理疗、按摩、热刺激等方法进行镇痛。对于术后被动体位导致的痉挛疼、肌肉酸疼等局部疼痛,可以通过按摩及热敷的方法改善。针对癌痛的患者,可以通过物理干预以及药物治疗联合管理来缓解疼痛。

三、张金哲院士"八字诀"在小儿外科护理中的应用

我国儿外科的奠基人之一张金哲院士,作为儿外科的泰斗,始终关心小儿外科医疗和护理的发展。张院士根据几十年的临床实践经验,在2018年护士节亲笔为小儿外科护理题写"八字诀",即"多哄少碰、多讲少替",对新时代的护理工作提出了更高的要求。

张金哲院士的八字诀作为一种新型的儿科护理宗旨,旨在引导儿科护理工作者更加强化人文护理意识,以及帮助患者的主要照护者学会正确的护理方法,能够在医护人员的辅助下为患者施以更专业的护理照护。

(一)多哄少碰

1. 多哄 指在护理工作中增加"哄"的环节及方法,多说、多亲近患者,减少患者的陌生感、恐惧感。

在入院时,责任护士向患者父母了解患者的性格特点、习惯爱好、家庭生活方式等,帮助患者尽快地适应病房环境;使用温和的表情、声调、语言,耐心地接待住院患者,使患者感到亲切、温暖,从而消除其紧张、恐惧心理,以便帮助其快速完成

必要的检查。入院后,责任护士巡视病房时可根据患者的不同心理变化进行心理护理。为了尽快消除其陌生感,对于年龄较大的患者,要与他们进行情感上沟通,谈些他们感兴趣的话题;对于年龄较小的患者,可以通过为患者讲故事,陪伴其做游戏、看动画片等方式建立信任关系,也可通过介绍同病房的小朋友相互认识、鼓励小伙伴们为对方加油打气等方式来增加患者对医疗环境的好感;在病房环境的布置方面,可以通过放置毛绒玩具、绘画工具、图书等物品打造舒适安静、温馨快乐的病房环境,以便进一步缓解患者的恐惧心理,实现对患者的人文关怀和亲情护理,使护士的形象更加友善和亲切。此外,通过张贴卡通画、放置玩具的方式把操作室布置成温馨、快乐的环境;在为患者进行治疗时,鼓励患者的主要照护者参与其中,并帮助其学习比较容易掌握的内容,增加照护者的获得感;在治疗过程中,对患者不断地进行表扬和鼓励,对于配合操作的患者给予棒棒糖、彩色贴纸等作为奖励。在进行必要的有创治疗时,通过听音乐、看动画片等方法转移较小患者的注意力;对年龄较大的患者,多给予沟通和鼓励以取得患者的配合;最大限度地缓解患者的排斥情绪,尽量减轻患者的痛苦以及恐惧心理。

2. 少碰 指通过提高护理技能,最大限度上减少刺激性、伤害性的碰触性治疗给患者带来的痛苦,提倡无痛、无恐护理。

一方面采用技术讲座、定期培训的方法多方位提高护士的操作技术,通过每月一次的技术考核来提高临床一线护士的护理技能。每月技术考核后,组织整个外科不同专业之间相互学习交流,然后就考核结果及考核中发现的问题进行总结,提出整改措施。另一方面,在给患者进行护理操作时,注意动作准确、轻柔;对患者进行有创操作如留置针穿刺、抽血前,先对患者的自身状况进行充分评估,评估后根据护士的实际能力进行操作。特别是对于穿刺困难的患者,在进行充分评估后,应由经验丰富、技术娴熟的护士来操作。最后让患者照护者参与到护理患者的整个过程中,这样不仅可以避免患者因害怕引起的哭闹和不合作,减轻患者的激惹以及降低患者的痛苦和

恐惧感;而且可以增加患者照护者的参与感,提高其配合度,减轻因孩子生病给患者照护者带来的焦虑。

(二)多讲少替

1. 多讲 通过丰富的宣教形式及方法,加强健康宣教,提高健康宣教的意识;采用已有的宣教平台增加患者照护者对相关护理知识的感性认识。

首先,对新入院的患者及照护者进行健康宣教,有利于患者照护者对疾病和相关护理知识的了解。科内可定期对健康教育中遇到的问题进行讨论、总结,不断完善健康教育的工作方式、方法。

其次,在患者住院期间,每日利用中午患者午睡的时间对其照护者开展相关护理知识讲座。每次活动时间 30min,召集患有不同疾病的患者照护者参加。利用科室现有资源:展板、宣传页等,将介绍疾病知识、护理知识要点的图片,印刷或粘贴在上面以便患者照护者随时阅读;同时请每个专业年资较高、护理操作规范的护士配合拍摄、录制基本护理操作流程的图片和视频,通过病房内的投影屏幕将制作好的图片及视频每日下午定时进行循环放映。

此外,利用本专业的微信公众平台,将制作和拍摄好的疾病相关知识、相关护理知识要点和基本护理操作的图片和视频等定期推送给患者照护者。通过视频或者讲座的方式给患者照护者演示有关患者手术前后的护理操作,比如:造瘘袋的更换方法、空肠喂养、肛周护理的工作步骤等;根据不同的疾病将患者术后主要的观察要点和护理重点及基本护理操作步骤总结印刷成宣传页,分发给相关的患者家长。使患者的照护者对患者了解所患疾病的知识,同时增加对护理知识的了解,以便其更快地掌握基本护理操作。

2. 少替 指在患者住院期间,护士不要替代患者照护者完成患者的全部护理工作,部分简单的护理操作可以在护士的指导下逐渐由患者照护者替代完成。可以在患者住院初期对患者的主要照护者进行基础护理操作培训,比如如何为患者测量体温、脉搏,动态观察患者病情等。对于一些简单的体位训练、雾化吸入等操作,护士可以"放

手不放眼"地指导照护者尝试进行操作;对于一些复杂操作,可先由护士做操作示范,总结要领,运用模具让照护者熟悉操作过程,降低家长的紧张情绪。可以采用一对一的方式,教会照护者正确使用约束带,以及术后早期下床活动时如何减轻伤口疼痛;在护理操作训练过程中,护士时刻对患者照护者的操作技术进行评价和指导。在患者出院前,根据操作评分表对照护者的操作进行打分考试,考核成绩合格的家长可以对患者进行相应操作,如造口袋的更换、肛周护理、空肠喂养、洗肠等。照护者在实践中逐渐积累了护理经验,使得护理技能得到提高,为实现家庭参与式护理以及出院后的延续护理奠定基础。

张金哲院士"八字诀"的提出,使患者、患者照护者和护理人员之间的关系更加紧密;让患者照护者在全程参与护理患者的过程中学会了基本护理方法,为实现延续性护理奠定基础。

(张琳琪 张凤云 曲斌 张泊宁)

参考文献

1. 张琳琪,王天有.实用儿科护理学[M].北京:人民卫生出版社,2018.
2. 吴欣娟,张晓静.实用临床护理操作手册[M].北京:中国协和医科大学出版社,2018.
3. 李敏,陶魏巍.图解实用外科临床护理[M].北京:化学工业出版社,2017.
4. 任红,曹辉,丁燕,等.颅脑全麻术后头高卧位的护理探讨[J].实用临床护理学电子杂志,2017,2(37):57-58.
5. 李小寒,尚少梅.基础护理学[M].北京:人民卫生出版社,2018.
6. 李乐之,路潜.外科护理学[M].北京:人民卫生出版社,2019.
7. 贾彦霞,刘丽荣.普外科患者不同备皮方法对术后感染的营养研究[J].中华医院感染学杂志,2015,25(16):3771.
8. 陈秀云,于梅.骨科护士专科技能操作与考评[M].北京:科学出版社,2016.
9. 高小雁,董秀丽.积水潭小儿骨科护理[M].北京:北京大学医学出版社,2014.
10. 高红梅,张琳琪.实用专科护士丛书儿科分册[M].长沙:湖南科学技术出版社,2014.
11. 黄菊艳,齐晓霞.临床护理常规[M].北京:中国医药

科技出版社,2016.

12. PARRY I,PAINTING L,BAGLEY A,et al. A Pilot Prospective Randomized Control Trial Comparing Exercises Using Videogame Therapy to Standard Physical Therapy:6 Months Follow-Up [J]. J Burn Care Res,2015,36:534.

13. NILSSON A,KALMAN S,SONESSON L K,et al. Difficulties in controlling mobilization pain using a standardized patient-controlled analgesia protocol in burns [J]. J Burn Care Res,2011,32:166.

14. LIN H,FARAKLAS I,SAMPSON C,et al. Use of dexmedetomidine for sedation in critically ill mechanically ventilated pediatric burn patients [J]. J Burn Care Res, 2011,32:98.

第十章　医学伦理学

第一节　定义与范畴

一、伦理学的定义

什么叫伦理学？伦理学就是人类共同生活自然形成的人际关系。发展过程是因为集体生活需要有个共同规律，根据人际间的生活习惯与血缘感情自然形成的共识，就是"伦理"。家庭关系如夫妻、父（母）子、兄弟（姐妹），社会关系如君臣（领导）、师生、朋友。社会团体逐渐扩大，共同生活人群之间习惯不尽相同，求同存异，为了社团合作，大家公认一些规律，于是形成"道德"。社团一再扩大成为国家，领导者（国家管理集团）硬性规定共同遵守的规律，就是"法律"。有悖伦理，良心有愧；不合道德，舆论谴责；触犯法律，强制制裁。但是，无论哪一级的人际关系，也都是以伦理为基础，这就是中国的儒家思想的伦理学。

二、医学伦理学的定义

人类生活复杂，分工很细，各行各业都有一定的共同人际关系"行规"。医药卫生工作者的主要人际关系就是"医患关系"。自然关系基础就是"人道主义"，各个群体的共同道德就是"医德"，国内统一必须遵守的法律就是"医师法"。

医学伦理学的概念最早由英国的 Thomas Percival 在 1803 年提出，但他并没有给医学伦理学真正定义，他认为医学伦理学是使无论是官方正式的行为，还是医学领域之间相互的交往，都受文雅和正直原则所指导。此观点在 19 世纪被广泛接受。在 20 世纪初，美国 Chauncey Leake 教授提出不同观点，他认为真正的医学伦理学是基于伦理学理论并用之来处理医患之间、医生与社会之间的关系。目前我国对医学伦理学的定义为：运用一般伦理学的道德原则，来解决医疗卫生实践和医学发展过程中的医学道德问题和医学道德现象的学科，它既是伦理学的分支，又是医学的重要组成部分。

三、小儿外科伦理学特点

医患关系的具体对象是医生与患者。小儿作为"患者"的一方必须是代理人(母亲、抚养人、监护人),但是代理人是否真能代表本人,就成了儿科伦理学的特点问题。医患共同的工作目标是保证生命、功能和纠正身体异常。特别是后者在小儿内科则不明显,而成为小儿外科的工作特点。也就是小儿外科医生与患者及其代理人之间的人际关系焦点。环绕这个问题的研究就是小儿外科伦理学的范畴。

第二节　医学伦理学发展史

一、古代医学伦理学

伦理学(ethics)是一门古老科学。同医学一样,伦理学伴随着人类历史的发展而发展。人类文明不仅产生了伟大的医学,也创造了相关的职业道德规范体系。医学伦理即随着医学职业进程产生与发展起来的职业道德规范体系。医学与伦理学的关系早在公元前500年希波克拉底时代就存在了。《汉谟拉比法典》概括了医生对患者以及社会的责任。伦理学的核心——著名的希波克拉底誓言(Hippocrates oath)是当时医生的行为准则,且至今仍被某些医学院校作为教育医生行为规范和责任的指导。虽然环境及科学不断发展,但其3个核心原则:自主权(sovereignty)、有益(beneficial)、无害(harmless)是指导医生行为永恒不变的真理。

古代医学伦理学主要是指奴隶制(slave society)和封建制时期(feudalism society)的医学伦理;这一时期医学伦理主要体现在医业(medical profession)、患者(patient)、医生自己(him-self)及同仁(colleagues)四个范畴。

1. 中国古代医学伦理的发展　中国古代最早的医学伦理见于原始社会的"神农尝百草"。当时的人们由于自然知识匮乏,药、毒、食不分,常常出现食物中毒现象。传说神农氏遂亲尝百草,冒着生命危险,以自己身体为实验对象,逐步认识药性,在实践中摸索治疗疾病的方法。其行为体现

了中国古代"奉献"的医德思想的萌芽。

中国现存最早的医学理论著作《黄帝内经》正式阐述了医德思想,并把尊重患者的生命作为医德的基本原则。书中提到只有品德高尚、热爱医学事业的人,才能做医生。中国古代医学伦理在隋唐时期逐渐系统化,形成了一个比较完整的体系。其中贡献最显著的首推孙思邈,其巨著《千金要方》《千金翼方》是中国医学史上最早全面地、系统地论述医德思想的专著。唐代孙思邈在他的"大医精诚"文中提出的医德理论被后世的医家不断补充、发展,逐渐趋于完善。一批具有医师道德规范性质的医德文献陆续问世,成为中国古代医德思想走向成熟的重要标志。代表作有宋代张杲的《医说》,明代陈实功的《外科正宗》及清代喻昌的《医门法律》。中国古代医学道德基本内容是:"忠于医业、仁爱救人;博施济众、一心赴救;精勤不倦,深究医术;宽和端庄,不贪财色;尊重同道、谦和不矜。"

2. 国外古代医学伦理的发展　西方医学大约形成于公元前6世纪—公元前4世纪。古希腊医学的奠基人希波克拉底不但创立了医学体系,而且确立了系统的医学伦理观念,其著名的《希波克拉底誓言》对医患之间及同行之间的行为准则做了详细、具体的说明。因此,他也被称为医学伦理学的奠基人。古印度医学亦十分重视医学道德,其外科学鼻祖妙闻对医德规范有过详尽论述。12世纪末,阿拉伯医学伦理代表人物迈蒙尼提斯(Maimonides)的"祷文"则是医德史上的重要文献之一,可与《希波克拉底誓言》相媲美。国外古代医学道德的基本内容为"救死扶伤、尽职尽责;平等待人、尊重患者、慎言守秘;举止庄重、语言和蔼;尊重同仁、团结协作。"

二、近代医学伦理学

随着西医传入中国,中西文化的交融形成了中国近代医德行为规范。1926年中华医学会制定的《医学伦理学法典》,反映了当时中国所特有的医学伦理观,即医生的职责应是"人道主义,而非谋取利益。"

在国外,医学伦理学(medical ethics)在近代成

为一门独立的学科。受人道主义（humanitarianism）思潮的影响，近代西方伦理学更重视人道主义精神，它突破了古代医学道德规范范畴，首次确立患者权利，并为医院、医务界及国家行为提出了规范准则。在美国，1914年第一次出现了知情同意书（understanding approval，grateful agreement），这就是"Scloendorff宣言"。它指出：每一个"意识正常的成人"对自己的身体应做什么拥有决定权（decision-making power），任何一个外科医生未经授权即做手术，如果患者受到伤害，则视为谋杀。此宣言打破了以往医患关系中医生占主导地位的格局，给予患者充分的自主权。但当时医生始终不能接受此宣言，直到20世纪60年代，随着人文医学时代的开始，此宣言才受到广泛的重视。

随着现代医学技术的快速发展，现代生物医学伦理学逐渐产生并迅速发展起来。在此时期诞生了系列国际性的医学伦理规范，将医德规范以条例、宣言等形式肯定下来，作为约束医疗行为和医德评价的标准；医学伦理学受到重视，一些国家相继成立医学伦理学组织和研究机构，医学伦理学教育逐渐系统化。

1946年制定的《纽伦堡法典》首次规定了关于人体试验的基本原则。1964年世界医学联盟发表的《赫尔辛基宣言》，进一步要求所有医学研究要取得知情同意书。1966年，哈佛大学教授揭发22项已发表的研究违反了道德准则，包括缺乏知情同意书。此揭发促使了研究监督机构的建立。

20世纪70年代，大量讨论医学伦理问题的文章及书籍涌现，目前医学伦理学已成为医学院学生的课程（curriculum），甚至是必修课程（required course），并且是执业医师考试中必考科目。在美国，对伦理问题是否关注，已成为医院等级考核标准之一。大部分医院设有由内科医生、外科医生、护士长、部门领导以及社会工作者组成的伦理委员会，有的还包括神职人员。在我国，20世纪末，医学伦理学重新受到重视。1981年卫生部颁布了《医院工作人员守则和医德规范》。1988年成立的"全国医学伦理学学会"标志着中国医学伦理学的理论队伍形成并走向正规。1999年实施的《执业医师法》及2002年颁布的《医疗事故处理条例》

标志着我国的医疗工作进入了法制时代，是我国医疗事业的一大进步。

近20年来，器官移植、克隆器官、机器人、可视内镜、胎儿外科、基因工程及新的生育繁殖技术的不断涌现，使医学伦理学面对许多新的、前所未有的问题。

小儿外科的发展伴随着现代医学伦理学的发展。1941年，小儿外科的名词被第一次提出。Ladd指出，如果一名外科医生未受到如何诊治婴儿及儿童的培训，而仅仅会做手术是错误的。1953年，随着Gross《小儿及婴儿外科》一书的出版，小儿外科正式与普通外科分开。小儿外科技术的迅速发展，不断引发新的、更复杂的伦理学问题随之出现。

三、生物伦理学的时代冲击

生物伦理学（bio-ethics）仅仅是近40年才形成独立的学科，仍然是在生物医学基础上的产物。随着医学模式向着人文医学转变，所谓现代生物伦理学已经不是现代了。人文医学与生物医学的不同在于尊重患者的人格问题。在儿科，要突出强调尊重"患者"的人格个性。事实上，目前全世界没有一个孩子不怕医生，这就是近代医患关系的极大失败。在我国以前妈妈哄孩子常说"马猴来了，别哭！"而现在竟有妈妈说"别哭！医生来了。"中医儿科从宋代钱乙算起也有千年，医生代替马猴只是西医传入之后的事。西方现代生物伦理学是客观地寻找如何评价医学上的新技术以及此技术对患者的影响；人文医学则更侧重于主观的人权以及人的自主性。这种强调自主权以及个人决定权反映了社会公共道德观念的转变。现在仍有很多医生忽视小儿的人格与自尊，小儿的自主权完全由成人来代替行使。这就是现代生物伦理基本原则与现代小儿外科的根本不适应性。

第三节　现代生物伦理学基本原则与现代小儿外科的不适应性

一、小儿外科中生物伦理与文化的冲突

不同的文化之间对于价值观念，生命的意义，

个人经历、经验会有某些不同之处。我国以儒家思想文化为主导。世界之大，难免有不同文化的碰撞。由于小儿外科手术可能会影响患者的一生，因此一定要与患者及其家庭进行充分的信息交流，确保他们做出代表患者"最佳利益"的选择。文化背景不同时，如何进行评价很困难。当医生仅仅应用主流文化典型价值观念、文化模式评价时，对那些非主流文化的人们就会产生偏见，医生也会质疑父母对患者治疗所做的决定而摒弃家长的意见，则患者的自主权就无从表达，损害患者的结果就可能发生。如何决定患者最佳利益？遵循专业标准？仅仅局限在患者的生理健康是不够的。无论年龄，患者的利益都应从生理、心理、社会、精神以及其他方面综合评价。医生给患者的治疗选择不应仅仅是符合主流文化的专业标准，适当地调整一些专业标准以适应其他文化价值体系也许可以更好地代表患者的利益。

二、现代生物伦理与临床道德冲突

临床环境中发生道德冲突是不可避免的，特别是有的问题本不确定、模棱两可时，冲突最可能发生。小儿外科历史较短，许多疾病缺乏"绝对公认"的治疗方案，更容易引起道德冲突。冲突可发生在持不同治疗观念的医生之间，医生与护士、社会工作者、政策制定部门之间，医生与患者家庭之间，甚至患者家庭成员之间。例如"生死观"的问题，患者痛苦难当时就想"这样活着不如速死"，痛苦减轻时就想"好死不如赖活着"，本人都会常有变化。在目前，教育和经历的不同可能是冲突产生的根源，宗教也会影响医生和患者家庭的观念。不同观念总是存在的。为避免不同点升级为冲突，在真诚和相互尊重的基础上，早期及足够的沟通是避免冲突的第一步（通常也是唯一需要的）。沟通与信任可以避免不同意见上升至冲突。医生应设法使家长从医生的临床判断及道德智慧中得到有益帮助，而不仅仅是医生的专业技术。

当冲突产生时，也许伦理道德顾问（我国医院医务处中尚不普遍）会被要求加入解决问题。伦理专家的观念也许有助于澄清沟通中的问题或提供不同观点，但最重要的是，伦理专家应为医

生、护士、家长以及所有有关患者治疗的人员提供一个开放的、无限制的讨论论坛，帮助达成一致意见。

如果努力达成一致意见失败，应考虑负责转院或转诊。我们应该记住自己的脆弱与不可靠性。尊重别人的意见，寻找一个最佳的解决方法。

三、现代生物伦理与小儿外科研究

医疗及外科的进展依赖于新的治疗方法和技术的产生。为了保护患者免受不成熟或有缺陷的治疗方法和技术的影响，这些新方法和技术在常规应用于临床前要先进行试验，以证明它们是有益和无害的。有些外科医生认为由于每个人个体及疾病表现的不同，每个手术都会有些许技术改变，这种改变削弱了建立充足一致性以达到有意义的归纳总结的可能性。然而，同其他治疗一样，有充足统计数据的外科手术对照试验，也能够进行系统评价。毕竟，任何个体对药物反应也不一样。

目前认为最科学而有力的临床研究是前瞻性随机双盲对照研究（prospective double blind study）。然而在应用它们评价手术效果时有一些特殊的障碍，特别是小儿外科领域。第一，安慰剂或"假"手术引起的争议，一些人认为这是伦理上的不公正。虽然一些成人志愿者在充分了解情况后能够承担手术及麻醉的风险，但目前还没发现在儿童应用假手术的试验。可能因为父母或患者监护人缺乏法律道德赋予的权利，允许儿童进入那些承担危险又可能不能带来益处的试验。第二，前瞻性随机双盲对照研究最好是研究者与被研究者均不了解试验情况。一旦不能使外科医生不知情，试验结果的客观性就很难保证。所以目前人们更愿意设计单盲试验（single blind）来比较不同的手术方式。第三，由于儿童各种疾病手术人数较成人明显少，一些试验很难找到足够的试验对象，从而影响试验结果的准确性。

前瞻性随机双盲对照研究（prospective random double blind comparison study）目前在小儿外科试验领域应用非常少。Hardin 回顾"核心小儿外科杂志"9 300 余篇文章中仅 0.3% 应用了前瞻性随

机双盲对照研究。虽然近30年来，儿外科领域前瞻性随机双盲对照研究文章有所增加，但多是有关药物抗感染或化疗方面的研究。毫无疑问，现代小儿外科操作和设备的改革会走得更快。然而，没有好的临床试验设计就无法评价新治疗的效果，也缺乏足够的资料支持新治疗是有益的。小儿外科医生，同其他医生一样，有科学及伦理的责任去正式评价治疗。好的研究不仅使患者免受危险的、未经证实的治疗，而且它也能增强和保持医疗和外科知识的真实性。

第四节 现代生物伦理与小儿外科疾病

一、产前诊断与胎儿外科

近10年来，医学影像学技术的发展使产前检查胎儿异常成为常规。胎儿手术、基因技术等的出现既是人类技术发展的财富，也可看作是打开了一个经济、社会以及伦理的"潘多拉盒子（Pandora box）"。

妊娠期应用B超的增加，使那些在胎儿期即可诊断的严重畸形发病数量明显增加。面对畸形胎儿，家长有4种选择：

1. 终止妊娠 如双侧肾发育不良，胎儿出生后无法生存。

2. 胎儿外科治疗 如后尿道瓣膜、梅干腹综合征、先天性膈疝、肺发育不良等。

3. 早期剖宫产手术 如肾盂输尿管交接部梗阻合并肾皮质进行性变薄。

4. 出生后早期治疗 如肠闭锁。近20年来，胎儿外科修补解剖异常已在少数中心进行，且胎儿手术的伦理框架也逐渐发展。考虑进行胎儿手术的先决条件包括：①准确的妊娠期诊断；②胎儿没有其他异常（单独的某项缺陷）；③畸形的自然发展过程已比较明确；④畸形可导致胎儿死亡或出生前不可避免引起器官功能障碍；⑤修补技术已成熟。

1987年的国际胎儿医疗大会制定了胎儿外科涉及的伦理学问题处理原则，概括如下：

1. 多数缺陷可在出生后治疗；

2. 接受手术治疗的胎儿一定要最大化受益；

3. 严格遵循胎儿外科患者遴选原则；

4. 最小介入原则 胎儿外科手术要在保证母亲安全的前提下，选取最恰当、合理的措施，以达到最佳治疗效果。

胎儿手术一定要有合适的知情同意过程。首先，由于媒体、网络的不恰当的宣传，使畸形胎儿父母对胎儿外科的治疗有过度的期望。因此，在知情同意信息交流过程中，最基本的任务是提供正确的、非诱导性信息，并且判断和纠正父母以前存在的错误信息。当对于胎儿治疗的效果不确定时，一定要对父母说清楚。其次，由于社会常鼓励母亲为她们的胎儿做任何可以做的事情，拒绝胎儿治疗可能会引起母亲的内疚感或家庭成员或配偶的责备。这种影响可能会迫使母亲接受胎儿手术，对治疗抱有虚幻的希望。所以在术前一定要告知目前胎儿手术对母亲的长期影响还不明确，母亲的自主权要受到充分的尊重。

目前应用胎儿外科的基本原则是对致命性畸形的修补以挽救患者生命。然而最近，在部分国家，胎儿外科的应用已扩展到降低一些非致命性畸形的发生率上，这种应用是否合适引发了新的伦理争议。

二、多发畸形新生儿的处治

如何处理多发畸形儿是儿外科医生常遇到的问题。随着新生儿领域知识与技术的快速发展，使新生儿手术期的治疗及护理水平不断提高，畸形新生儿的死亡率不断下降，这就使我们面对新的伦理问题。对于多发畸形儿而言，问题已经不是我们能为患者治疗什么，而是我们应不应该治疗，什么样的患者可以选择放弃治疗；患者今后的生活质量是否可以作为判定继续治疗、放弃治疗（指开始即不治疗）或放弃继续治疗（指放弃生命支持治疗，如呼吸机等）的决定因素等问题应运而生，有待研究解决。

多发畸形儿的治疗处理，小儿外科医生可考虑下述4点：完全治愈；存活但留有可接受的残疾；存活但伴有不可接受的残疾；以及任其死亡。患

者残疾状况是否为可接受,主要取决于脑功能情况、社会经济状况以及家长态度。总体来说,多发畸形儿处理可分为下列几种情况:

1. 患者畸形是致命但可治疗的(如食管闭锁合并肛门闭锁)。患者是否医治取决于疾病分期及经济状况,必须和患者家长充分讨论。

2. 所有畸形均是可治愈的,但有一个畸形是可以致命的(如肛门闭锁合并尿道下裂)。处理原则是先治疗可致命的畸形,其他畸形以后再逐步处理。

3. 一个畸形是致命但可治愈的,其他畸形会留下残疾(如肛门闭锁合并神经管缺陷)。治疗可以治愈的,帮助家长面对处理永久残疾。

4. 一个畸形是致命但可治愈的,其他畸形可导致严重残疾且无法治疗(如十二指肠闭锁合并21-三体)。

5. 所有畸形均无法治愈(如神经管缺陷合并严重心脏畸形)。应向家长详细解释说明永久残疾给患者带来的影响,所以可能的选择都应向家长指出。如果家长主动提出要求,甚至可同家长讨论安乐死(painless death,euthanasia)的问题(但需注意法律程序)。

上述处理原则均为国外观点,并不完全适合我国国情。由于我国医学伦理研究的相对滞后,对多发畸形儿的处理目前尚无统一标准。小儿外科医生可参照上述标准,结合我国国情,并与患者家长充分沟通讨论后作出适当参考意见,供家长最终选择决定患者的治疗。

三、危重症患者的放弃治疗

随着医学技术的飞速发展,越来越多的危重儿抢救成功,然而部分幸存的患者留有严重残疾,生活质量低下,为患者及其家庭带来巨大痛苦和经济负担。恰当地选择放弃治疗,不但可以减少患者及家人的痛苦,而且可以节省有限的医疗资源。然而对何种患者应放弃治疗目前尚无统一标准,但普遍接受的观点是:患者经治疗生存后的生活质量是评判是否治疗的重要指标。是否为有质量的生活应考虑以下几点:

1. 患者今后生活负担与生活乐趣相比,生活负担包括身体和心理,以及家人照顾患者的负担。

2. 患者是否有能力与其周围环境相互影响,即患者将来能否表达思想和理解他人表达的思想。

3. 患者今后能否独立生活或依靠他人生活。

4. 患者今后是否继续需要医疗照顾。

5. 患者治疗后的生命有多长,那些生存时负担大而且生命周期短的患者可考虑放弃治疗。

我们应审慎对待放弃治疗的选择。当患者治疗后的临床表现显示进一步治疗对患者而言毫无意义;或虽经治疗患者可存活,但可能留有严重的身体和智力的残疾,严重影响患者生存质量时,我们可向家长提议放弃治疗,将患者目前及今后可能遇到的问题真实客观地向家长讲述。充分考虑家长自主权、价值观及患者最佳利益,与家长及时不断地沟通,最终与家长达成是否放弃治疗的共识。

四、两性畸形的治疗

两性畸形(hermaphroditism,bisexuality)的伦理问题是复杂的问题,包括医学、社会以及其他情感因素。不同的两性畸形情况有不同治疗方式。

1. 女性假两性畸形　适当治疗后可以达到正常女性的生理功能,亦有生育的可能。

2. 男性假两性畸形　包括完全雄性激素不敏感和部分雄性激素不敏感。

(1) 完全雄性激素不敏感:此类患者最适合的治疗是在乳房发育后切除性腺,并进行阴道成形。阴道成形可使患者具有性生活能力,但不能生育也无月经。患者及家长很难接受这种情况,所以需要一个包括妇科及心理医生的多学科治疗小组与家长共同交流。

(2) 部分雄性激素不敏感:决定此类患者治疗为男性或女性主要依赖于患者阴茎大小以及对睾酮治疗的反应。如果对睾酮治疗反应好并且阴茎不小,则可按男性抚养长大。但此类患者最好转换为女性,矫形手术可在婴儿期进行,但按封建传统观念,父母很难接受转换成女性的决定。

3. 真两性畸形　此类患者的治疗主要取决于外生殖器的自然发育,如果为男性(很罕见),则治疗为男性,反之亦然。

目前对于两性畸形的治疗选择主要基于目前

的手术治疗技术。也许随着技术的发展，那些现在被迫转为女性的两性畸形可以按照他们自己的意愿治疗。

五、"绝症"患者的手术选择

每年都有一些"绝症（hopeless case）"患者需考虑手术治疗。对一个"绝症"患者进行手术治疗，不论家长还是医护人员在感情上都很难接受。而且目前对"绝症"患者手术并无确切、科学、合适的治疗规范。因此，此类手术要面对更多的道德和伦理问题。

对于此类患者，手术医生应考虑以下几点：

1. 手术指征。
2. 疾病预后。
3. 手术得到的益处是否大于危险。
4. 麻醉危险。
5. 哪种情况下不进行复苏抢救。

"绝症"本身的自然病程，也即患者寿命的长短，是决定外科手术的指征之一。

对"绝症"患者手术分三类：

1. 治标手术 其目的是减轻患者临终前的痛苦而不是延长生命。在合适情况下应用此类手术无伦理争议。

2. 选择性手术 对此类手术许多专家有不同观点。判断是否手术，可应用危险 - 利益（risk-benefits）来进行分析。"绝症"本身的预后及自然进程在决定是否手术中起到重要的作用。例如对一个肌肉进行性萎缩患者进行的无争议手术，可能在一个唐氏综合征患者应用就会遭到强烈反对。对于预后不明确疾病患者，如癌症或艾滋病患者，进行选择手术可以积极一些，因为手术也许可以改善预后。

3. 前两种性质兼有的手术。

对于"绝症"患者的治疗，患者身心的舒适是一切中最重要的。一个包括心理医生、精神医生、社会工作者、神职人员以及其他医护人员的治疗小组对此类患者的治疗决定最有利。

六、器官移植

随着器官移植（organ transplantation）手术技术的成熟及抗排斥药物的发展，肝、肾、心脏、心肺、肠、肝肠联合移植手术在发达的国家已广泛开展，一些患者因此重获新生。但一系列伦理道德问题亦随之产生，例如活体肝移植等。

活体肝移植在临床的成功应用，为一些先天肝脏疾病患者带来生存的希望。由于儿童脑死亡后捐赠器官少见，且儿童所需器官体积较小，故不同于成人大量使用尸肝作移植。儿童多进行活体肝移植，由其父母或亲属提供移植器官。由于活体肝移植的捐献者是冒着一定健康受损甚至生命危险的情况下提供器官，因而供体的知情权及自愿原则就更为重要。医生应向捐赠者详细说明手术可能带来的风险及并发症与目前预防与补救的水平，以及受者可能得到的受益、风险及未来的健康和经济负担。器官移植手术应在完全符合手术适应证，严格评估风险和受益，本着供者自愿原则，签署供者知情同意书后才可进行。

第五节 我国小儿外科
伦理学的展望

一、国内现状

我国幅员广大、人口众多，并且经济、文化、教育很不平衡。小儿外科发展较晚，不少边远地区对小儿外科很不了解，甚至不知小儿"疝也能手术"。更有一些旧社会遗留的迷信残余，认为畸形儿是不祥之物，至少是家庭耻辱，受到社会的歧视。对升学、择业、结婚都有影响，因此特别强调保密，不敢明目张胆就医，不愿医生随诊。此外，我国小儿看病尚需个人一定的付费，在医疗费用日趋昂贵的情况下，经济问题不能不考虑在医疗计划之内。这也是人文医学的内容。我国孩子在家庭地位很高，有病往往要牵动三个家庭。种种矛盾难于解决，伦理道德很难形成统一，法制更难完善。医疗工作直接为人民服务，人际关系无法回避。因此小儿外科工作者，急需专门研究有关专业的伦理学，以求使先进的医疗技术更好地服务于人民。

二、课程设置

为了完善医疗工作,医学教育中应把医学伦理学列为正式课程。鉴于现在医学生课程太重,可以考虑把伦理学、医德教育、接诊学合并为一个课程,作为医学后期课、或实习岗前课。应定为必修课,设专科教研组。一个高级医生的素质培养要求:诊断的"科学性",决策的"哲学性"和计划的"逻辑性"。这些基础知识与素养,都应列为医学预备课,提前讲授,以后在工作中也不断充实。

据说,目前医学院有医学伦理学课程,多为选修课,但执业医师考试有关于医学伦理学的内容。

(刘婷婷)

第十一章 创伤总论与创伤外科

第一节 小儿外伤发病率

小儿外伤具有明显的季节性、地区性、年龄性差异的特征,由于中国地域广阔、儿童众多,小儿外伤的统计非常困难,目前为止尚无儿童外伤较为准确的统计数据,小儿外伤发生率尚无准确数据。近年来,儿童意外伤害日益受到重视,儿童意外伤害的研究已在大城市逐渐展开,大城市中儿童意外伤害的一些数据已统计出来。小儿外伤在小儿意外伤害中占绝大部分,儿童意外伤害的数据可以间接反应儿童外伤的情况。

所谓"儿童意外伤害"(children accidents),是指突发事件、意外事故对儿童健康和生命造成的损害,它包括窒息、溺水、外伤、中毒、烧伤、烫伤、动物咬伤、虐待等。对中国众多的独生子女家庭来说,极易致伤、致残甚至致死的意外事故,给孩子生理和心理、家庭乃至社会造成的严重损害,往往永远无法愈合。因此,儿童意外伤害,已成为当今最严重的社会、经济、医疗和公共卫生问题之一。

意外伤害是我国0~14岁儿童的首要死因。2000—2005年,我国0~14岁儿童因意外伤害所导致的平均死亡率为20.1/10万人。我国平均每年近5万名儿童,平均每天近150名儿童因意外伤害而失去生命。不仅如此,意外伤害所致的死亡数只是伤害的冰山一角,因为在每一位死者的背后,还有着上百名儿童因意外伤害而导致终身残疾。据介绍,我国14岁及以下儿童意外伤害,如果按照发生频率高低排序的话,主要原因依次是,跌落/跌倒、碰撞/挤压伤、扭伤、割伤、交通事故、烧/烫伤、昆虫/动物咬伤和中毒。一项最新的抽样调查表明,意外伤害已成为世界各国0~14岁儿童的第一"杀手",中国儿童死亡原因中26.1%为意外伤害,而且这个数字还在以每年7%~10%的速度上升,给独生子女占相当比例的中国父母带来极大忧虑。

对北京市、上海市、广州市三座城市儿童意外伤害状况和家长认知水平的调查结果显示,意外伤害是0~14岁儿童的首位死亡原因。每3个死亡的儿童中就有一个是意外伤害所致。三座城市中每6个儿童中就有一位发生过意外伤害,总发生率为16.5%。其中1~4岁儿童发生率最高,5个儿童中就有一个发生了意外伤害(发生率为21.1%)。

调查还显示,儿童意外伤害,具有明显的季节性、地区性、年龄性差异的特征。南方儿童意外伤害的前三位死因是溺水、窒息和车祸,而北方儿童更多的死于窒息、中毒和车祸。城市儿童的首位意外死因是车祸,农村则为溺水。1岁以内婴儿多因窒息死亡,1~4岁儿童常死于溺水,5~14岁儿童则以车祸为主要死因。

儿童意外伤害发生率最高的事件是跌落,3个儿童中就有1个(发生率为34.6%);其次是碰伤、挤压伤、扭伤、刺伤、交通事故和烧伤、烫伤;第三位是中毒。

儿童意外伤害最常发生的地点,依次为:在家中,发生率为43.2%;幼儿园,发生率为22.8%;其余是发生在街道和公路上。受伤的儿童有近一半是在娱乐活动时,其次是体育活动时。

(王强)

第二节 小儿创伤原因

小儿创伤可以说全部是成人照顾不周(neglectfulness)的意外损伤。尽管每家孩子不多,总有疏忽之处。妈妈最关心孩子,也有时经验不足,一时大意致使孩子失去保护。照管孩子的人多了,也可能漏洞更多,更易受到意外损害。调查统计各年龄小儿创伤病因,目的是为了把预防孩子损伤的知识告诉家长,做些科普工作。通过新闻媒介与书刊、影视广泛宣传,通过儿童工作者的培训班,特别是向受伤孩子的妈妈详细深入地讲述有关孩子受伤的知识。她们很愿意现身说法,介绍经验与体会,是最有利的科普宣传者。这当然是医生、护士责无旁贷的任务。遗憾的是目前特别是大医院,对此项任务严重忽视,医生、护士本人对此也知之甚少。在21世纪,创伤被称为现代化发达社会疾病,是儿童第一杀手。医务界除了研究诊断治疗之外,必须要求把科普工作规定为每个医生、护士的基本任务。孩子受伤,妈妈有责任,医生也有责任,医疗卫生管理机构更有责任。

各年龄段小儿常见的生活意外创伤原因分述如下:

一、新生儿产房窒息

产房窒息(neonatal asphyxia)指生后为窒息状态,婴儿不哭、不动、肤色青紫。一般是无呼吸,有时也无心跳或心跳甚微。最常见的原因是分娩后口腔内有异物堵塞呼吸。助产时发现婴儿生后不哭,应用手指探口腔咽喉,诱发呛咳哭闹,清除异物。如果仍无哭声,并且肤色变紫,则立刻对婴儿口对口吹气或口罩加压给氧强吹一二次,如能使肤色转红则继续抢救。如毫无变色也无呼吸则多不能救,经心电图确定宣布死婴。常见产房窒息原因可分三类。

1. 产伤颅内出血或宫内心力衰竭窒息。

2. 分娩时口腔呼吸道堵塞,如黏液、血块。

3. 先天性畸形,如喉梗阻、膈疝肺发育不全、成骨不全多发肋骨骨折等。

二、新生儿产伤

1. 头位胎儿分娩时胎儿头卡入产道时间太长引起头皮血肿或水肿。

2. 产程太快或太慢都可能发生颅内出血,甚至发生肝破裂腹内出血。

3. 难产时助产可能发生肱骨、股骨、锁骨骨折,以及臂丛损伤上肢麻痹,星状节损伤眼睑下垂,胸锁乳突肌损伤。

三、摇篮儿产褥伤

我国产妇习惯于把孩子及小床(摇篮)摆在身边,产妇尽量不下床。产妇初次哺育孩子,不善于安排休息,过于疲劳,可能发生损伤孩子的意外。常见情况如下:

1. 压伤(compression injury)　孩子与母亲同卧一床,母亲突然起床,用手支撑,偶然压住孩子肢体,很容易造成骨折。最严重的是母亲在床上喂奶时睡着,用乳房或身体将婴儿堵死。

2. 烫伤(burn)　母亲在床上喝茶、喝汤。怀中婴儿突然活动,热水烫伤孩子。新生儿皮肤薄,50℃就有可能烫出水疱。特别是多烫伤头面部,护理比较困难。小床旁放置热水瓶也是危险物。床边放火炉,特别是利用火炉烘烤床栏上晾的尿布,都有可能发生小床起火灼伤婴儿,夜间或房间内一时无人则更为危险。

3. 缠绕指(thread strangulation of finger)　也是一种形式的压伤,多因为怕婴儿手指甲抓伤自己,给孩子戴一个布袋手套,一条细丝缠绕住手指末节,则可发生坏死。早期出现紫疱,晚期则干枯黑死。

四、怀抱儿(6个月以上)常见损伤

1. 怀抱碰伤(embracing contusion)　多见于直立位怀抱婴儿,突然上身闪动,偶然不慎,婴儿头碰在衣柜角上。一般碰伤不重,血肿也不大。但受伤情节常被忽视或有意隐瞒,而致诊断迷惑。

2. 高处坠落(embracing fall)　老人或大孩子抱小孩,小孩突然闪动,抱者失手坠地。更严重者是在阳台上或开窗观景时失手坠落楼下。

3. 坠床(cradle fall)　此年龄婴儿应睡栏杆小床,否则有可能因翻身或睡醒爬起而坠床。有时妈妈以为婴儿小,不会爬、不会翻身而不注意。事实上连1个月的婴儿也可因四肢蹬踩移动而坠床。1m以上高度坠于水泥地上可以发生骨折甚至颅脑损伤。

五、学步儿(1岁以上)常见伤

一岁以上小儿开始学走路,到处跑,好奇而又不知轻重,照顾不到则发生意外。

1. 走路跌碰(toddler fall)　此年龄阶段因为孩子软组织弹性好,身体小,虽容易跌倒,一般受伤是不重的。但须回避地面上锐利棱角障碍物。

2. 火炉水壶烫伤(hot water burn)　学步儿最容易发生严重烫伤,最常见有以下四种情况:

(1) 跌入热水盆:小儿洗澡,地上放盆,有人习惯先放开水,再去取冷水调节水温,短暂的离去,孩子此时跌入开水盆中可发生大面积严重烫伤,常可致命。也有人家吃饭把汤盆放在地上,孩子在桌边玩耍跌入盆中烫伤臀部会阴。

(2) 拉翻热水瓶:小儿牵拉桌布,可将热水壶或热水杯拉倒浇在头胸部。

(3) 饮水机烫伤:家用饮水机多有加热功能,可直接放出热水,小儿操作不当放出热水可烫伤小儿。

(4) 淋浴器烫伤:家用淋浴器可放出热水,小儿操作不当放出热水可烫伤小儿。

3. 异物问题(foreign body retention)　此年龄

常有异物引起的意外事故如下：

（1）皮下折针：婴幼儿注射往往因未防备小儿突然躁动以致折针。当前虽然针的质量已大有改进，但仍应注意注射前仔细查看及试验耐弯性。

（2）气管内异物：多为吃西瓜与吃花生米时，孩子突然哭闹（如正吃时打孩子），以致吞入西瓜籽或花生仁。完整的花生仁是椭圆球形堵住气管，死亡率很高，所以此年龄段小儿应禁止吃此类食物。

（3）此年龄段小儿喜将玩物含入口中，小玩物可以吞下，大玩物也可部分脱落吞下。如能顺利咽入胃中，多能自然排出。卡于食管则疼痛难忍，甚至有生命危险。

此外，小昆虫进入小儿鼻孔、耳孔等孔道引起疼痛哭闹。

六、幼儿（幼儿园年龄3~6岁）常见伤

此年龄段开始能独立活动，喜动而无知。所以很需要有人看护。一般说来幼儿园集体幼儿发生意外较少，家庭经济力差不能有专人看护则发生意外较多。一般跌撞，多无严重后果。但自楼上、高窗户跌下则常难估计。

1. 跌伤（kinder-garden fall）　两种情况较常见：

（1）跌裂伤：跑步倒后头面部着地，可致眉弓外角裂伤。

（2）擦伤：多在膝前及肘后，此处屈伸频繁渗出较多。

2. 家用器械及电器伤（house appliance injury）要注意避免使幼儿接触锐器（剪、刀）及家用电机（洗衣机、电扇、插销）以及煤气、火柴、打火机等。这些损伤常很严重，如电插销及煤气开关等可以造成致命伤甚至造成大灾害，不可忽视。

3. 动物伤害（animal injury, pet biting）　狗、猫咬伤、抓伤，除局部损伤外，还有传染病问题，如狂犬病、猫抓病、兔咬伤病等。特别是狂犬病为致命病，受伤后必须注射狂犬疫苗以预防，目前尚无有效疗法。

虫咬蝎蜇局部疼痛红肿。有的烈性毒虫也可致命。

4. 肘关节拉伤（straining of elbow）　这是婴幼儿很常见的外伤，多由两种情况引起，一为大人牵拉小儿一臂行走突然跌倒被大人拉起，而将肘关节拉伤。另一种情况为小儿穿衣，大人自袖口牵拉小儿手臂而拉伤肘部。一般拉伤不重只将桡骨拉成半脱位，而将一侧关节囊部分卡入关节间。患者因剧痛而哭闹，患肢不敢动。

七、学龄儿童（包括小学生及中学生）常见伤

1. 运动伤（athletics injury）　中小学生参加体育运动，有指导有纪律的运动不会造成损伤，个体或结伴几个孩子自由运动要注意教育与管理。特别是游泳、溜冰、登山季节，必须提前教育。常见损伤为四肢擦伤、撕伤、挫伤、扭伤与骨折、脱位等。

2. 实验室意外（laboratory accident）　理化实验都有损害性意外的可能，教师有责任教育学生预防意外。常见有：

（1）酒精灯烧伤：不灭火而加酒精，常引起爆炸。酒精及火焰喷在脸上、身上引起严重烧伤。汽油或其他易燃爆炸品如丙酮、乙醚、油漆染料及石油类清洁液与酒精一样，都怕明火，甚至很远的明火，必须教育学生严格遵守。吸烟必须严惩。

（2）化学烧伤：常见的是向浓硫酸中加水制造稀硫酸，引起爆炸喷出浓硫酸喷到脸上、手上造成化学烧伤。教师应该每次重复教育将浓硫酸加入水中配制。

3. 家务劳动意外（housework accident）　孩子大了要帮家中做一些家务，必须常对孩子进行教育，讲正确做法与如何避免意外事故的发生。学龄儿重点在教育，使孩子熟悉避免意外保护自己。常见意外有：

（1）擦窗坠楼：多因不带安全带，穿拖鞋登高，注意力不集中。年终大搞清洁，有时衣服太笨，被挂住或压住。也必须先检查一下扶拉物、梯、凳等是否牢固有力，特别是窗子本身是否可能被拉脱。冬天戴手套工作也易出意外。

（2）交通意外：孩子为家里买东西，走在马路上突然家长呼叫，急促跑回可能被车撞伤。孩子

骑车,更不能突然呼唤,因为孩子对长辈命令有习惯性的迅速反应,而对马路上的交通反应尚未成熟。因此一方面教育孩子以马路安全为第一,同时也宣传家长亲朋不可呼唤马路上穿梭的孩子,遇见时先嘱咐"慢行,注意车"。

八、野外创伤

大孩子常有组织旅游,但到野外之后,多有自由活动,甚至有过分的嬉闹。跌伤碰伤在所难免。严重者可以发生坠崖溺水。因此孩子旅游必须组织严密,不能允许个人单独活动。教育互助、互救、互相监督。个体野游必须有成人负责。

九、车祸

当前发达社会主要创伤原因就是车祸(traffic accident)。世界上大城市几乎每天都有人死于车祸。伤者、残者更是不计其数。发达国家统计车祸为小儿第一杀手。车祸主要原因是不遵守交通规则。城市多因孩子不懂交通规则,缺乏教育。乡村交通规则管理不严,特别是特种车辆、拖拉机等交通规则不完善。当然孩子更是缺乏教育,又无成人保护。从急诊室记录看孩子车祸明显增加。已经预示了21世纪小儿创伤的严重地位。

机动车车祸基本原因是忽视交通规则,当前常见车祸发生的具体原因有:

1. 孩子放学马路上跑跳嬉闹。
2. 孩子骑自行车上马路不熟练。
3. 幼儿过马路无人照看或临时脱手。
4. 乡村儿童在车道、公路附近玩耍。
5. 司机失职、车辆失灵、交通管理检查不负责任。
6. 孩子开车绝对违法,但仍时有发生,车主责无旁贷。
7. 车祸造成创伤的方式有直接撞伤,碾压伤,牵拉摔伤,挤压伤等。小儿坐车内也同样有车祸伤,如撞伤、玻璃割伤、方向盘伤、安全带伤等。其中不少是致命伤。

十、电动及脚踏(自行)车伤

我国是自行车王国,孩子骑车、骑车带孩子都

是意外创伤的主要原因。

1. 孩子技术不高,经验不足,可以自己跌倒,可以撞高速车。
2. 车子零件失灵或绞住衣裤,使车子失控。
3. 带小孩子可以发生车把夹手或车链条绞脚事故。
4. 带大孩子可以发生颠簸跌下、摔伤、撞伤。
5. 其他小孩车如小三轮、小孩手推车等都可能因孩子乱动而跌下,特别是因事暂时离开小车而把车与孩子放在路旁,翻车后被其他车撞伤。
6. 近年来电动自行车数量激增,小儿乘坐电动自行车或者被电动自行车撞伤越来越多。电动自行车车速快损伤往往更严重。

十一、虐待伤与暴力伤

国外文献医书记载很多,我国讲述很少。近年来医院里新闻报道中已有增多的趋势。无知父母望子成龙,以暴力进行教育。继父、继母、保姆也有虐待的报道。拐卖儿童、强奸、绑架、打伤、杀害等重大犯罪也时有报道。伤情有时难以想象。例如一个小女孩被犯罪分子用锯把会阴、肛门、阴道、尿道、膀胱全部割开。

十二、自杀

学习压力太大,父母要求过高,可以迫使孩子自杀(suicide)。也有因坏同伙威胁不能自拔而自杀。单亲孩子自杀报道也时有所闻。送医院的以跳楼未死的为主。

十三、医疗损伤

医疗事故与并发症造成的损伤如:注射折针,臀肌注射坐骨神经损伤,多次注射臀肌挛缩,各种体位固定引起压伤,休克衰弱时热水袋烫伤及注射外渗后皮肤坏死,以及各种助产损伤。

十四、灾害

火灾、地震、战火、爆炸、交通灾难(disaster),只要有孩子,必然是最易受害者。并且不同年龄创伤各有不同特点。

十五、贫困社会家庭创伤

我国过去因贫困以致家庭对孩子照顾不周而发生的某些创伤现在城市居民中已很少见,但在有些人群中仍可见到。个别偏僻落后村落及城市无组织的打工群体的孩子,无人照看,仍有一些特殊创伤。常见如下:

1. 严重车祸以此类患者为主。多为大型车,司机座位高,很难看到车下突然出现的孩子。公路上、村路上、田野里、工地上都可能出现无人照管的孩子。有的大铲车把孩子连同作物一起铲起。妈妈捡垃圾,孩子在垃圾堆上玩耍被垃圾车撞伤。

2. 妈妈在田场工作,孩子在场上铡刀附近玩,铡刀突然落下,造成断手、断指。我国小儿断指再植技术高超,也说明对此类患者的高度重视与丰富经验。

3. 小婴儿在田里睡觉被猪咬伤会阴及生殖器,新生儿在家里睡觉被老鼠咬伤耳、鼻、口、指、趾。

4. 有的农村家有一种"灶连炕",大锅做饭同时取暖。婴儿可以翻入未盖好的锅中烫伤。

5. 留守儿童经常由老人照顾甚至无人照顾,自杀、意外死亡、性侵害发生率高。

以上所谈种种只是一些在医院急诊室中常见的病种,不同地区、不同条件、不同生活习惯,各有其特点,并且因生活水平的变化而随时改变。21世纪是高速度时代,医务工作者有责任把工作做在前面。

十六、违法童工机械创伤

1. 轧面机、洗衣机伤　上肢或手被机械卷入齿轮或滚带中造成严重复合碾挫伤,多后遗严重残疾。特别是家庭饭店或私营小饭铺仍有违法行为。

2. 割草机伤　多伤及足与踝。此种童工很少但常有儿童协助家长工作而受伤。

十七、非法鞭炮伤

1. 超法定爆炸力鞭炮炸伤　有的城市禁放花炮家长驱车带孩子去郊区尽情放大炮。有的鞭炮与雷管相似,可以造成头面暴露各部火器伤,包括手眼等器官严重损伤。此类鞭炮往往质量差,会出现哑炮,有的孩子会去捡拾,抱到怀里后发生爆炸造成严重伤害甚至死亡。

2. 大孩子手持炮仗燃放炸伤手。

3. 小孩子看燃放花炮而炸伤眼。

(王强　张金哲)

第三节　致伤因素及预防

一、致伤因素

大致可归纳为 5 大类:不同年龄阶段又各有其特点。世界上致伤物质不计其数,而且地区差异、时期差异、民族习惯差异,经济条件与教育条件不同,具体的致伤因素很难列举。这里也只是举例说明,对预防创伤做一参考。

(一) 机械性致伤因素　包括轻重器械、机器、武器、爆炸及灾害等。

1. 轻器械　指小型器械,一般只造成局部创伤。又分锐器、钝器两种。

(1) 锐器:常见为刀、剪、钉、锥、钩、镰、锨、镐、斧、锯等。新生儿很少有机会接触锐器。怀抱儿则常因母亲或保姆习惯把缝针插在衣襟上抱孩子,使针扎入体内,甚至刺入腹腔或胸腔。当时孩子哭闹可能未发现针刺,很久之后偶然 X 线拍片发现缝针。虽无症状,但是心理负担很重。当时哭闹如能及时发现针刺,可以即刻拔除。但因孩子挣扎,也可能折断或进一步深入,需到医院手术取出。怀抱儿特别是背在身后,可以顺手抓住日常生活用刀剪而可能受伤,不可不慎。学步儿更需把日用刀剪收好,不使孩子抓到。也要把室内地面妥善布置,以防孩子跌倒在锐器上。幼儿可以在各房间内自由活动,厨房刀具、书房裁纸刀剪也包括日常生活用的水果刀及裁衣剪缝针等都要管理有序,教育孩子不许去碰。学龄前后儿童活动范围较大,对上述锐器应有些认识。小儿玩家庭缝纫机可被机针钉住手指。家长不熟悉处理这种针的特性,转动机器希望针能自动拔出,常常又连扎数针而使创伤复杂化。最可靠的方法是用小克丝钳将针咬断,再拔出。小儿玩有倒刺的鱼钩刺入手指,必须急送医院,在麻醉下将钩穿透手指对侧皮肤,使倒刺露出,再用克丝钳剪断后拔出。大孩子有时参加家庭劳动,也有时喜欢玩一些工具包括木工,农具等器械。不能像对幼儿一样只靠限制、回避,必须教育孩子正确使用这些工具,并传授避免事故的知识与经验。首先要教给孩子严肃对待工具,不能当做玩具或打闹用具。这种错误思想与习惯是此类工具造成小儿创伤的主要根源。现在市场也有不少玩具含有锐器的成分,特别是武器玩具。也要靠家长识别,按不同年龄正确对待与教育。

(2) 钝器:轻型致伤钝器对孩子来说主要是门窗、抽屉的开关与缝隙把手指挤伤。汽车车门挤压常造成严重创伤。幼儿还有一种特殊的挤压伤是裤子的拉链把阴茎包皮卡住,处理不当造成复杂撕裂伤。小儿最好不穿拉锁裤,不管是金属拉锁或是塑料拉锁后果都是一样。以上都是幼儿与小学生常见问题。怀抱儿则是头碰门、窗、桌、柜等棱角,造成头皮血肿甚至颅骨凹陷骨折。也有当时未能发现碰伤,以后发现问题而忘记曾经受伤。大孩子小型钝器伤,如锤、钳、棍、棒以及玩具武器,也有个别体罚、虐待,也多用小型钝器打骂孩子。孩子的斗殴也多用钝器,多以棍棒为主。学童体育活动器械致伤也属此类。现在很多社区安装有免费运动器械,儿童经常因为使用不当或者器械损坏后未及时修理造成伤害。

2. 重机械

(1) 动力伤:致伤物有较大的质量同时有较大速度。机械力学上称为冲力(momentum)。常见有车撞伤、高处摔伤、高处重物砸伤、婴儿坠床。特别是医院里高床(1m 以上)婴儿坠落于水泥地,可以发生颅内损伤而致命,各处骨折也很常见。稍大的孩子各种车祸撞伤都可发生。车的重量大速度高致伤力就大,伤势就更严重。如果说小型器械伤只是局部受力处致伤,多为简单伤,则重型动力伤多为复杂伤。除局部受力点外,因同时发生跌倒摔伤其他部位常有多处复杂伤。大孩子的车祸及高处坠落为主要因素,互相打闹被推倒撞墙或其他固定硬物上也发生动力性伤。儿童游乐场、

水上世界、滑冰场如秋千、过山车、快速滑道等都属此类,必须严格管理。

对幼儿来说滑梯、压板、荡船等也能发生严重复杂伤。

(2) 静力压伤:包括重物压伤,人群踩伤,暴力掐伤、勒伤、安全带伤等。除摇篮儿被母亲哺乳压住口鼻之外,大都是灾害或暴力虐待伤。当然,各年龄小儿都可发生,年龄越小致死、致残率越高。

(3) 机器伤

1) 大型高速转动机器的齿轮、皮带、转轮等不停转动。幼儿不知回避,手足卷入可以发生大面积皮肤撕脱伤、碾挫伤。无保护罩的电扇,可以造成严重割裂伤。幼儿自行车辐条碾伤足踝也属此类。

2) 电动玩具或发条玩具也可致伤。年龄智力不足时,应避免此类强力电动玩具。

3) 大机器伤多为非法童工或家人带孩子在车间嬉耍不慎所致。最常见的为压面机伤和洗衣机伤(多发生于私营小饭铺)。多为手臂大面积撕脱伤,并多致残严重。机器卡住手足有时不能拉出,必须慎重,常需拆开机器,甚至连孩子与机器一同送往医院,麻醉下处理。

3. 家用电器现在品种繁多,特别是厨房用具和缝纫用具可伤害儿童。电锤、电钻、电锯等家用工具都是孩子有兴趣之物,管理无序都易发生意外。

4. 武器伤 可以分为三种。

(1) 玩具武器:木制刀枪、塑料刀枪,幼儿玩耍可以刺伤眼睛或打成头皮小裂伤或血肿。

(2) 仿真武器:具有一定的致伤力,主要为学龄儿童所好。有时手枪塑料子弹能打破头皮、眼睛,弹簧力量超出孩子控制能力则能夹伤手指。仿真刀剑更能造成小裂伤或血肿。有的炸炮不安全,引起炸伤或烧伤,如运动场的信号枪的炸炮纸,不慎碰炸引爆烧伤手脸,一般虽然不太严重但也常有几天的肿痛。

(3) 真武器:孩子玩军用手枪、手榴弹、刺刀、匕首是不许可也不合法的。但有的家庭纵容孩子,不加管理,则可发生严重事故。国外中、小学校都有此类事故的报道。家里的气枪、猎枪被孩子胡

11

乱射击,后果都不堪设想。发生此类事故家长有不可推卸的责任,有武器的家长必须严格管理教育,法律必须严肃制裁。

5. 爆炸物　最常见的是鞭炮、花炮。不同年龄喜好不同品种花炮。但儿童好奇、好胜心理,不断升级冒险,因而发生事故。常见为炸伤眼睛和/或双手。爆炸力强的可致全盲、双手完全残疾,至少活动不灵活,终身为害。

有的家中因工作关系存放炸药、雷管,被孩子发现偷玩而引爆致伤,后果难料。

战后地区有时遗留地雷、子弹等,孩子捡来拆玩而爆炸事故屡有报道。我国至今还有发现日本侵华时期的未爆炸弹,有必要时都应及时进行教育。

6. 灾害伤　灾害伤致伤因素很复杂,但一般仍以机械伤为主。如火灾、地震、泥石流、战争轰炸,都以房屋倒塌为主要伤人因素。孩子逃躲能力很差,是容易受害的弱者,一般都必须有成人救护脱险。但在有成人保护下,现场上常见成人已死而小孩得以保护完整无伤在死者怀中,足以说明中国人天性对孩子的爱。救灾者清理现场时,必须注意搜索成人怀中小儿是否仍然活着,是否受伤,以免遗失。

翻车、撞车、飞机坠落等大型交通事故也有同样情况,孩子侥幸生存者屡有报道。必须注意检查孩子。

(二)物理致伤因素　包括热、冷、电、光波、震波、放射线等。

1. 热(高温)　高温致伤因素包括开水、明火、热物。

(1) 开水:是小儿烫伤的主要致伤因素。热水烫伤需要三个方面条件。一是温度,二是时间,三是皮肤耐力。所谓开水,最高温度也不过90℃,热油则多超过100℃,所以烫伤更重。但一般70℃即可发生烫伤,而新生儿或休克患者50℃即可烫伤。热源与皮肤接触的时间越长,烫伤越重越深。1/25秒以下的接触,一般90℃的水杯开水可不发生烫伤。新生儿温水袋如能保持40℃一小时以上常可发生Ⅱ度烫伤起水疱。新生儿皮肤薄,耐热能力较差,温度不高时间稍长则可发生烫伤。热水与热粥同样不过90℃,但热水自然降温较快就比热粥烫伤为轻。因热粥散热降温较慢,与皮肤接触时间较长。患者局部血液循环状况也有关,足部冰冷时血管收缩,循环较差,温度不高的热水袋即可烫伤。因皮肤受热血流不能及时将热量带走,热量积蓄,于是发生烫伤。新生儿硬肿症及休克患者足下放温水袋而发生烫伤多因循环不好。因此循环不好时不能把热水袋直接与皮肤接触,必须用厚绒布包好放入棉被中。当然,复温方法最好是温箱辐射,同时输液改善循环,避免局部加温。大孩子循环不良时,也同样可以发生局部低温烫伤。冻伤复温必须从冷水逐渐加温。

(2) 明火:明火温度一般是600℃以上,即使接触时间很短也会灼伤,并且不可能靠血液循环使局部降温。因此常造成深度灼伤,甚至皮肤以下各层组织也完全烧焦炭化。小儿接触明火最常见于使用或玩弄火柴。火柴只一划,时间非常短促即可发生Ⅱ度灼伤手指起水疱。最严重的是小儿划火柴即刻引燃全盒火柴,尽管马上抛掉火柴盒,手掌及全部手指即已完全灼伤至少Ⅱ度间杂Ⅲ度,后遗瘢痕挛缩。所以,学龄以下儿童尽量避免自己划火柴,大孩子也必须懂得划火柴时必须将火柴盒关好关严。盒内的火柴必须摆放一致,火柴头都在一端,划火时必须从火柴盒的火柴头一端,向火柴尾端方向划动,使火柴起火燃烧时明火远离火柴盒的头端,以免引起全盒火柴爆炸性燃烧。看来是小事一桩,但很多小儿因此遗留残疾。成人也有类似情况发生但因手皮较厚残疾较少。幼儿玩蜡烛、纸灯,常为春节传统习惯。跌倒、碰撞,导致烧着衣服、围巾,灼伤手、脸。冬季小儿跑进房内火炉前烤火取暖,围巾被火炉烤燃而烧伤脸手,遗留瘢痕。

一次性打火机使用非常普遍,尤其是家里有吸烟成年人的家庭一次性打火机更是随处可见,由于儿童不会正确使用导致烧伤屡见不鲜。煤炉有明火及热灰,煤气炉有燃具漏气爆炸,电炉常有热而不红之时,使小儿不能辨认,都是灼伤的隐患。必须对孩子教育,因为不可能保证孩子不进厨房。

对易燃物的认识也非常重要。汽油、酒精、涂料(丙酮、油漆等)附近禁止明火的教育对孩子更为重要,小孩吸烟本来就必须禁止,即使如此也必须使孩子懂得吸烟与易燃物的严重性。因为成人不守规则吸烟起火同时烧及儿童。学龄儿童常发生的事故是酒精炉不灭火而加酒精,汽油炉不灭火而加汽油,都会使油瓶内起火而喷出,燃烧衣服头发,一时脱不下衣服而致严重烧伤。对这种燃烧事故的灭火也需教育,应立刻大量冷水猛浇全身,或用棉被或毯子沾水覆盖孩子,盖严数分钟(时间太长要发生窒息)可以灭火降温。慌忙帮孩子脱衣服是错误做法,反而使火更旺。

(3)热物:无明火的热物,可以温度很高而看不出,特别是孩子更缺乏这方面知识与经验。退红的铁块与退红的玻璃仍可达到600℃以上的温度,孩子去摸一下立刻放开,即把手指皮肤灼焦。现代家用封闭式电炉,比较安全,也无明火,但孩子无知则以为不热而被灼伤。幼儿以下预防烫伤主要靠保护与回避,对学龄儿童则要尽早教育、示范,使他们真正懂得防火操作及简单原理。怀抱儿手抓住白炽灯泡(家用普通45W以下灯泡)即可发生烫伤,也须注意。

2. 冷(低温)　包括气温过低,与局部致冷。所发生的冻伤可分四种:一般局部低温致伤有两种,一为冻伤,二为冻疮;全身低温损害也有两种,一为冻僵,二为硬肿症。

(1)冷冻环境全身致冷:寒冷地区小婴儿护理不周可以发生各种冻伤。新生儿处于低温环境时间过长则体温不升,不足35℃,甚至达到32℃。患者反应迟钝,几个小时后则发现皮下脂肪凝固,四肢僵硬、冰冷。以后并发出血性肺炎很快死亡,称为新生儿硬肿症。及时发现并及时有效复温是可以防止硬肿症的发生。大孩子在寒冷中时间太长发生体温下降至35℃以下则表现困倦、睡眠而昏迷死亡。因为小儿体积较小,蓄存热量有限,很容易在低温中散热,发生所谓"冻僵"。年龄越小,越易冻僵。新生儿、小婴儿保暖要求,常出乎意料之外。特别是家里洗澡,医院中手术治疗,室温过低,时间稍长都可能发生低温意外。

(2)局部致冷:冻伤是因在寒冷中局部暴露时间过长,小婴儿多见于手足。寒冷环境中,婴儿包不严,使手足露出包外而未发现。几小时后发生不同程度的坏死、水疱、脱皮、溃烂称为冻伤,为急性病变。大孩子耳、鼻、手、足等长期暴露寒冷之中,虽不致发生坏死但引起免疫反应而发炎,红、肿、痛、痒、糜烂等慢性变化称为冻疮。寒冬小学生手放在桌面上写字,时间长了,很易发生冻疮。预防方法首先是保暖,戴耳罩、手套、棉鞋,更须教育孩子冷时经常活动,变换体位可防冻疮、冻伤。

3. 电　电的致伤因素主要是根据电的能量,可以用通过人体的电流与人体电阻来代表。同样的电压小孩子体积小电阻也小,通过的电流就多,伤害也就严重。如果说人体的导电率基本上差不多,则电压就成了决定电流通过量的重要条件。所以说电伤的因素强度主要在电压。人体能遇到的电压,基本上可分为三种:一为高压电,多半是高架输电线,多为裸线,没有外包绝缘保护层;二为家用电(110V或220V);三为低压电,一般为36V以下,电池的电压多为6V或3V。

(1)高压线:高压线多架在郊区或城区高处,一般有高压标志。一般的绝缘工具不能阻隔高压电流,距离1m以内即有火花电击的可能。有高压线的地方必须教育孩子认识高压标志,更要使孩子了解高压线的危险性。孩子放风筝有时不知躲避高压线而被电击伤或击死。特别是风筝挂在高压线上企图取下来,无论用什么工具都非常危险。

(2)家用电源:我国都是220V,有的国家为110V,工厂车间也用380V。虽然称为安全电压但也足以造成电击死或电灼伤。所谓安全,只是指一般绝缘物可以阻挡电流通过,如干燥的木棒、橡皮,非导电塑料、玻璃等。干燥的厚棉布毛毯虽也绝缘但本身易燃有起火的可能。家用电源对两三岁孩子危险最大。圆孔插销座正好适合学步儿的手指可以插入。轻者发生手臂深灼伤,重则击死。事故发生仅在半秒之内,来不及阻止。幼儿好奇也有时用金属棒捅入插销孔,可以伤人甚至起火。床头或书桌等的移动电开关,被孩子拉断或不慎压断,造成电伤。各种临时移动插销板对孩子都是危险物。因此有孩子的家庭必须经常普及用电知识。婴儿床使用电热毯必须有安全装置并且每次用前都要检查是否漏电。

（3）低压电源：低压电源对人体应该无损，但是大功率电器也可造成烫伤。如应急电池灯（12V汽车灯）灯泡很热可以使小儿烫伤，电热毯的蓄热作用，虽然达到一定温度自动断电，但由于电热毯内的蓄热作用，温度仍可维持升高，使婴儿发生高热，甚至对循环不良的局部灼伤。所以低压电器不是绝对安全，特别是低压电源从220V电源变压而来，电器本身为低压，但变压器前仍为家用电源。家庭生活电气化、自动化、高速度是人类进步的享受，如果科学知识普及不够必然造成很多不幸，家长科盲祸及子孙。

（4）雷击：农田、郊外、森林公园在夏季雷雨天气可发生雷击。孩子放学遇雨，广大平坦农田，难得一棵树下或一间茅屋下避雨。大平原上一个小的高物是地下放电的尖端，而与天空乌云发生雷击，避雨的孩子可以全部被击毙。农村学校教育应有此课程，同时很多迷信说法也应批判。

4. 放射 原子弹的杀伤性能人尽知之，但有些放射设施并不是人人重视。日本电视剧《血疑》中的幸子姑娘就是因为医院的核设备泄漏，之后发生白血病死亡。报纸上也常有大型核电站泄漏事故报道。然而像医院放射设备或其他小的工业企业单位放射保护不严，常不被重视或不被发现。放射伤一般有两大类，一为急性灼伤，二为慢性病变使细胞生长发育变化而癌变。一般变化反应很慢。即使是急性灼伤也不像热伤、电伤那样马上损害，而是慢性炎性变化、溃疡、坏死。发生病变时常常早已忘掉曾经受过放射损害。

小儿是生长期间的人，各种组织都属于幼稚生长细胞，对放射都很敏感。因此从妊娠妇女开始各年龄小儿都应格外注意回避放射损伤。这主要是放射物管理人员的责任，但普及教育人人都懂得放射的性能与回避，也非常重要。普及知识要有两方面：首先是教育如何接受必要的放射保证安全，如到医院照透视、做放疗及核素诊疗等。另一方面是教育回避不必要的放射与放射危险区的标准与躲避和检测超量放射的知识。大型放射设备附近地区更应该普及教育及定时检查。

5. 光波、声波、震波 都属于高能物理性损伤因素。

（1）日照伤：热天阳光下除可以发生中暑外，最常见的是日照伤。长时间暴露在阳光下，皮肤变黑是正常自我保护作用。但过度暴光，自己皮肤色素保护不足，则发生灼伤。皮肤红肿，甚至表皮糜烂脱落、渗出，称为日照伤。小儿皮肤薄，色素少，最易受伤。夏季游泳日照时间太长，极易受伤。有的家长误解小儿"日光浴"可以防止缺钙，把婴儿放在阳光下长时间暴晒。每每发生严重日照伤。日照伤是紫外线光波伤害，不像热灼伤立刻出现症状，要数小时后或一天后才出现明显病变。因此家长很难掌握日照的适宜时间。一个最有效可行的方法是家长与婴儿同时暴晒。如果家长感到晒热，则婴儿更难承受，应立刻停止暴晒。另外婴儿接受户外紫外线并不必要日晒，户外阴凉处同样可接受紫外线。大孩子游泳更要防日照伤。特别是初次游泳不能日晒太长，以后逐渐延长日晒时间，皮肤变黑，则接受日晒能力增强，不致再发生日照伤。

（2）声波伤：主要是爆炸声、发炮声伤及耳膜，以致耳聋。在小儿很少发生。但是婴儿耳膜薄，并且耳咽管细而易堵。如有过大噪声可以造成耳聋而不能发现，从而失掉及时治疗的机会。至发现孩子聋哑则为时已晚。小儿必须进入噪声区时，如长时间放鞭炮，最好学会暂时堵住耳朵。

（3）震波伤：主要是巨大爆炸引起强烈空气振动，气流冲入气管与肺。造成肺泡及微气管破裂，肺内出血、水肿及气胸，纵隔气肿等。当时可无症状，迟发性呼吸困难，以后继发肺炎以致死亡。小儿离爆炸物太近则易发生震伤。原子弹爆炸大部分急性死亡是死于震伤，小儿是最脆弱的受害者。

小儿常见的震伤有两种，一为巨大爆炸的空气震伤，多见于开山修路爆破，小儿未注意回避。二为小儿在河里游泳玩水，有人炸鱼。水的传导振荡比空气传导又远又强，并且常听不到爆炸声。伤后渐渐发生呼吸困难，纵隔气肿甚至面部广泛出血点。个别孩子可因此而溺水。这些问题虽然罕见，但工作管理单位必须想到孩子会发生意外的可能。

（三）化学性致伤因素 包括中毒与灼伤物质，可以是气体、液体或固体形式的化学物质。具体致伤物常见以下几种：

1. 强酸强碱　最常见的是幼儿以为瓶内的来苏水或烧碱(家用清洁剂及装修粉刷调料)是糖浆或蜂蜜,偷食饮用,造成食管灼伤。一般后果严重,重者致命,轻者后遗食管狭窄。需长期治疗,不能正常生活,非常痛苦。此类烈性化学品必须有明显标志,使用幼儿打不开够不到的容器为妥。强酸强碱接触皮肤也要发生严重灼伤,脱皮、糜烂、渗出,并且结疤严重。

2. 家用清凉液及化妆品　这类化学品本来应该是安全的。有的是含乙醇或低浓度酚(0.5%苯酚),有止痒作用,对小儿皮肤无害。但对睑结膜及口腔、阴部黏膜均有刺激性,小儿很难耐受而哭闹。爽身粉、痱子粉薄荷含量稍高时清凉效果好,但小儿眼及黏膜均可感到刺激疼痛,特别是已有痱毒或糜烂、发红者都应回避。婴儿爽身粉就是专为小婴儿专用的减量薄荷痱子粉。家用肥皂或香皂对孩子眼睛黏膜等处都有刺激,虽不致发生损伤,但也引起哭闹或充血。

3. 农药、杀虫剂　家用灭鼠药、灭蟑螂药等有的含有剧毒。虽然法律禁用,但市上仍可见到。农家农药在家中收藏不慎都是小儿中毒的因素。有的可以产生全身性中毒,也有的为皮肤腐蚀性。中毒后可以发生昏迷、精神不正常、喘息、腹痛,也可以发生皮肤红肿、糜烂等急性或慢性反应。家用染料、涂料也有时为剧毒性,都可能成为孩子的玩物而致中毒或灼伤。

4. 室内装修物质　近年来我国经济发展迅速,人民生活奔小康,城乡建房装修很普遍。不少涂料、胶合剂等含甲醛及苯等挥发性毒性物质。首先是对眼睛与呼吸道的刺激可以引起急性发炎或慢性发炎过敏。小儿均难耐受,并且有致癌可能,引起小儿白血病。所以装修应禁用有害物质。一般装修后要通风一个时期,待毒物检测合格再进住。至少也必须毫无刺激感觉后才允许小儿进住。

5. 重金属中毒　小儿玩具用料有时含有重金属,如铅、汞之类白色、红色塑料,也有的塑料含苯、氰等毒物。从小婴儿开始各年龄段都有各自的玩具因素,造成的损害多为慢性情况,但有时也发生急性反应如腹痛、气喘、抽风、肢体僵硬等症状而就诊。并且常因想不到中毒问题而误诊误治。发达国家对小儿玩具管理很严,重金属含量有绝对的控制。家长应该从小婴儿时期就教育孩子,不许孩子将任何物品放入口内吸吮玩耍。

(四) 生物性致伤因素　主要包括动物咬伤、毒虫蜇伤及植物刺伤。

1. 动物抓、咬　又分家庭宠物、家畜、野物伤。

(1) 宠物:家中养狗、猫平时驯服也善解人意,但孩子有时不知轻重,而动物毕竟是动物,难免暴怒咬伤或嬉逗过分而抓伤孩子,动物在发情期哺乳期也容易伤人。无论家养或外来猫狗都有传染病的可能,除造成局部创伤需治疗外还须预防狂犬病、猫抓病以及破伤风等。因此建议有孩子家庭不必养宠物,孩子比宠物更可爱。至少必须对宠物严加管理,对孩子加强教育。特别是大孩子养宠物,不懂动物特性更为危险。

(2) 家畜家禽:常见的损害来自猪、鸡、鹅、兔等。

农村孩子田野中排便,有时猪来吃大便顺便将小便(阴茎阴囊)咬掉。损伤加感染,相当严重。孩子逗小鸡被大鸡咬伤手脸特别是眼睛。鹅的伤害则更严重,可将婴幼儿咬成多处重伤。家兔也是小儿有兴趣的动物,然而兔的牙齿非常尖锐,非常容易伤得较深,并且传染病的危害也很大。家畜伤多发生于对小儿照顾不周的家庭,和经济条件与文化条件有关。只能靠加强科普教育来减少此类创伤。

(3) 野物:包括鼠、毒蛇及其他野兽、猛禽。

此类损伤见于农村贫困地区。新生儿睡眠中可被鼠咬伤,特别是新生儿吐奶之后引来老鼠觅食。农村多年茅屋常有蛇洞,田野里也有蛇出入,孩子不懂躲避常被咬伤。毒蛇咬伤甚至有生命危险,孩子体积小中毒更深更快。有蛇的地区必须加强保护,对大孩子要尽早加强教育,使孩子了解蛇性及识别毒蛇与急救方法。

除非特别边远地区,野兽猛禽很难遇到。但是孩子去动物园,非法嬉逗野兽,也屡有咬伤、抓伤的病例。主要是家长管理与教育。现在一个孩子家庭常常对孩子纵容无度,意想不到的创伤也是娇惯的后果。

2. 毒虫蜇咬

（1）剧毒虫伤：蜈蚣、蜘蛛咬伤，毒液在牙齿，咬伤后毒液引起发炎肿胀剧痛。蝎子以尾钩蜇人，尾钩刺入皮肤注入毒液。黄蜂、蜜蜂尾端有刺，可以刺入皮肤注入毒液。蜜蜂常常蜇人后尾刺留在人的皮肤内，蝎子也有时有尾钩留在皮肤内引起异物性痛。这类毒虫种类很多，毒性各异。一般南方毒虫较多也较大。一般说虫体越大，毒性越强。南方大蝎子、大蜈蚣、大蜘蛛、大黄蜂都是可怕毒虫。被蜇后不仅局部红肿、剧痛，并可有头晕、气喘、抽风、腹痛、呕吐以致昏迷。孩子越小全身症状越重，甚至很快死亡。一般单个毒虫蜇伤不致有生命问题，但是小孩捅马蜂窝（即黄蜂）则被群蜂蜇伤，危险很大。特别是大孩子带着小孩子去捅马蜂窝，大孩子逃跑，小孩严重蜇伤中毒。北方毒虫虽少，但仍有发现，特别是老旧房屋，砖木结构中阴暗不能清扫之处，都可能有蝎子、蜈蚣寄居。北京的老房中也有过小婴儿连脚裤内有一只蝎子的报道。婴儿剧烈哭闹多时家人毫无发现，送到医院时已经垂危。公园里甚至房间内偶尔飞来黄蜂也是常事，小儿不知危险，有时用手捕捉而被蜇伤。毒虫的毒液成分各有不同，一般以蚁酸为主。有人用弱碱如氨水洗伤处以求中和，但实际作用不大。严重剧痛用些局部麻醉药比较可靠，最方便是用丙胺卡因与利多卡因合剂局部帖敷。但也需一刻钟至半小时才能无痛。止痛后再将毒刺或毒钩拔出，敷消炎药。严重中毒者要全身静脉用药解救。

（2）毛虫蜇伤：某些树上有毒性毛虫，小儿不慎被蜇。或是因小虫颜色美丽，小儿捉来玩耍而被蜇伤。由于此种蜇伤毒性较轻，当时并无剧痛，而数分钟或十数分钟后方觉痒痛，越抓越痛，甚至红肿。因毛虫有毒性细毛刺刺入皮肤，数量很多，肉眼看不到，只能用黏膏逐次帖敷掀开，逐渐将毛刺全部黏出才能痊愈。剩余部分，一般一、二日内自行脱出，不留后遗症。

（3）植物毒刺：玫瑰花有刺，人所共知。孩子掐花被刺是意料之中。皂角树有大刺长约10cm以上，小孩爬树可能刺成重伤。南方热带植物有毒有刺者种类繁多。仙人掌类植物很多已移植到北方家中，几乎都有刺，偶也有毒，均需保护孩子、教育孩子有所防范。植物虽不主动伤人，但孩子则常自取其祸。

（五）生理性致伤因素 主要包括窒息、溺水、暴饮暴食、疲劳过度。

1. 窒息 可有两种因素，一为机械因素，二为化学因素。

（1）机械因素：指呼吸梗阻发生窒息。人们熟悉的为上吊、勒死，儿童很少发生。当然，暴力、虐待、自杀也不能排除。婴儿特殊的窒息是分娩时窒息。如产程太长、宫内心力衰竭、脐带绕颈、臀位头不能及时娩出或发生后咽喉血块异物等堵塞呼吸道等。这些因素很难预防，但发现有问题及时助产或剖腹，可以挽救婴儿。摇篮中婴儿窒息多为体位窒息。西方人习惯使婴儿俯卧睡眠，中国人习惯使婴儿仰卧睡眠。新中国成立初期强调学习前苏联，提倡俯卧睡眠，曾发生过窒息事故。因为西方婴儿襁褓头部较松，上肢外露，婴儿呼吸不便时，头颈可以移动。而我国家庭襁褓包裹较严，婴儿很难活动，睡眠后某一姿势堵塞呼吸，婴儿无力自己解脱而发生窒息。中国老习惯母子同被窝睡眠随时喂奶。母亲睡熟，可能用乳房将婴儿堵死。幼儿以塑料袋为玩具，套在头部透过塑料看人为乐。呼吸困难时，很难及时摘下而发生窒息。所以有的塑料袋上钻几个圆孔，或有标志警告家长不许小儿玩塑料袋。总之小儿窒息为严重损伤，多能致死，或遗留严重脑性后遗残疾，大多数脑瘫来源于婴儿窒息。

（2）化学因素：指毒气引起窒息或吸入氧成分不足而窒息。家庭生活中最常见煤气中毒。旧式取暖火炉如果通风不畅，或现代厨房煤气泄漏，都可发生一氧化碳中毒。多是全家中毒而婴儿最不能耐受。由孩子管理煤气或玩煤气，有时漏气而不能发觉，特别是大人不在家则可发生意外。其他化学毒气如苯、醛等虽无急性损伤，但可造成慢性损害，甚至致癌。一般厨房里炒辣椒，有煤烟，都可使孩子呛咳、流泪、呼吸困难。室内燃香或吸烟的烟直接进入眼睛鼻腔也会引起小儿不能耐受的刺激，至少引起咳嗽、流泪、哭闹。损害虽是暂时性,但对孩子也必须保护。

(3) 溺水:江河湖海中以及游泳池都是溺水的条件。对成人对孩子都是一样。但是孩子游泳玩水而水性不熟,发生事故的机会更多。此外有些小儿溺水的特殊条件,成人不可想象。都认为小婴儿、新生儿不会爬动,不会翻身。母亲趁孩子睡觉,外出工作,时间不长,回来时孩子坠入床下的洗脚盆中已经淹死。也有幼儿在炕上玩耍跌入炕连灶的大锅中或小水缸中淹死的事故。最常见的溺水危险是几个儿童结伴去野外游泳玩水,河里坑里深浅不定,水草丛生,水底也有各种垃圾杂物如铁片、碎瓶等可以刺伤足部,缠住足部,造成受伤或溺水。夏天对儿童游泳的教育,无论城乡,都不可忽视。另外一种特殊的溺水形式是新生儿喂奶后,呕吐吸入。如果量大,反射性喉痉挛不得缓解,也和溺水一样发生窒息。不能及时发现也可致命。

2. 暴饮暴食

(1) 饮食超过最大胃容量:使胃扩张到一定的程度而影响胃壁血液循环及收缩能力。大量食物停滞而发酵,迅速产生大量气体,使胃猛烈扩张。可以引起中毒性休克称为急性胃扩张。过年过节时儿童饮食无节制,可以发生程度不等的胃扩张症。1959年我国度荒时期,医院常见严重的小儿急性胃扩张,有的发生胃爆裂,死亡率很高。也有饱食后受伤、休克,或食后剧烈运动,因应激反应,胃肠停止活动减少血液供应。也可发生急性胃扩张。饱食后急症入院的创伤急救患者,洗胃、禁食、减压常为必要。儿童逞能大量快速饮用可乐、啤酒等含气饮料,也可发生同样的胃扩张。但是因为此时胃内容物主要是气体与液体,插管减压的效果比暴食好些。

(2) 食管堵塞及压迫气管:也是小儿容易发生的暴食事故。大量固体食物快速下咽困难,暂时堵在食管入口,一时不能咽下。从而压迫气管,引起咽喉反射喉痉挛,使孩子窒息。俗称"噎死"。越小孩子发生率越高,死亡率也越高。初加辅食的婴儿也可发生食管堵塞事故。家里急救多采取拍背、饮水的办法治愈。不成功则应急送医院,同时可以试用手指插入咽喉或用肛管捅入食管将堵物捅下,使堵塞物离开气管位置。预防为主,教育并管理孩子吃东西要讲礼貌,不可野蛮猛吞。一口食物咽下,再咽下第二口。太干的食物适时少量饮水,以防噎住。

(3) 胃食管反流:新生儿、小婴儿有时有胃食管反流。新生儿喂奶后溢奶很常见,不足为怪。如果有的孩子有胃食管反流症,则反流频繁,量也大。纳入不足患者饥饿,食量猛增,则反流量更大。可以发生窒息、气管炎、肺炎。虽不发生胃扩张,也属于暴饮暴食损害一类。

3. 疲劳过度 小儿似乎不应该有疲劳过度致死致伤,然而也不可不想到非法童工与犯罪虐待的可能。一般小儿的疲劳也有其特殊情况如下:

(1) 过度困倦:幼儿以下年龄常因对某些事物发生兴趣而拒绝睡觉,或家长有些安排妨碍孩子睡觉。在极度困倦的情况下,孩子可以突然不支而深睡。医院里偶见送来的昏迷小儿。据称在路上曾跌倒,特别是从楼梯上滚下,甚至头面部还有创伤。孩子完全失知觉,喊叫、刺激都无反应,似乎是深昏迷。头部CT也无异常,呼吸、脉搏、血压、肠鸣音均正常。过一两小时孩子突然清醒,一切反应正常。这是幼儿年龄段孩子过度困倦的反应。事实上家长勉强孩子走路、上楼时,孩子已睡着而跌倒。过度困倦的睡眠,任何喊叫、摇动也不能叫醒。多数患者醒后也无损害,但困倦中跌伤也不得不防。

(2) 下肢过劳:幼儿活动量很大,如果下肢有残余的胎儿胎位性双胫骨内弯、膝外翻、膝韧带松弛,要维持膝关节的稳定,则膝关节上下的肌肉不休息的维持张力,容易过度疲劳。例如孩子到公园内,非常高兴,上下跑跳。不久则发现孩子容易跌倒,尽管受伤不重,但晚上哭叫腿痛。第二天睡醒后,一切正常,是典型的下肢疲劳痛,有人称为生长性痛。但是疲劳过度,膝关节完全失去肌肉张力的保护,则可以因突然拉扭而使关节损伤。出现关节肿胀、压痛,则成为损伤性膝关节炎。孩子的锻炼是必要的,但适当节制也是必要的。

(3) 训练失度:有的孩子参加体操队、舞蹈队、戏校等有一定的训练项目,并要达到一定的指标。科学的训练方法一般是安全的,但也有时掌握不严而造成急性、慢性损伤。造成损伤的原因基本上都是因为过度疲劳而失控。事实上因此受伤或致病(关节炎)而送医院也屡有发生。锻炼当然会疲劳,一般疲劳经过休息立刻恢复正常。如果不能按时完全恢复,特别是某处出现肿胀压痛,则是疲劳过度,宁可多休息一些时间,暂时停止锻炼。如果发生急性创伤或慢性损伤性关节炎,必须彻底痊愈后再继续锻炼。

(六)心理性致病因素 包括急性惊吓与慢性压抑。

1. 急性惊吓 小儿惊吓因素主要是疼痛,巨声,黑暗。初生儿即可对此三项反应敏锐。任何创伤都附带这些惊吓因素,因此可以说任何创伤同时都有心理创伤。常见心理创伤反应形式如下:

(1)昏睡反应:孩子创伤后最常见的惊吓反应是昏睡。伤后睡一个时间,醒后一切正常。固然创伤的处理使孩子有一定的疲劳,但伤后睡眠主要因为不同程度的惊吓,而且年龄越小反应越明显。患者常在睡梦中突然惊起哭闹,再继续睡眠。可以几小时或十几小时一直昏睡但又频繁惊醒,但最后多能清醒,很快恢复正常。两小时以上不能叫醒正确应答反应,需要注意排除真正脑创伤。

(2)癔症反应:不少孩子创伤后产生恐惧心理。特别是每天换药,尚未碰伤处,已大哭不已,严重痛苦。是否真有剧痛,但对孩子来说从生理到心理都是剧痛反应。孩子普遍怕打针,一般都是最轻的癔症反应。真正打针刺痛远没有惊吓的痛苦严重。这种心理反应,一般也不承认为病态。但是就这种轻型癔症反应也有可能发展严重而危害健康。如学龄儿前臂伤,并无骨关节神经肌肉等器质性损害。但患者惧怕疼痛不敢动,永远保持肘屈曲位。长时间保持一个体位,自然有关肌肉过度疲劳而疼痛。使病情表现恶化,则患者更不敢动,时间再长,肌肉萎缩,关节活动失灵。动则疼痛,而更不敢动。形成恶性循环,造成癔症性残疾,很久后惊吓印象逐渐消失才能渐渐恢复。癔症的形成除小儿自身惊吓之外,家长特别是母亲影响很大。孩子哭,不听话,母亲常以"别哭!再哭就找大夫打针!"来威吓孩子。"大夫和打针"就成了孩子打针后长期癔症反应的重要因素。小

学生间也有互相影响的癔症因素。某小学校防疫注射后,有的孩子第二天自觉头晕、心跳。类似接种后反应,但也查不出任何客观异常。第三天更多孩子头晕、心跳,第四天又有更多类似反应。多日观察,客观上查不出异常,主观上症状都一样。诊为癔症,向孩子及家长说明,停止一切用药。患者完全恢复。其实真正的病因就是一针刺痛,当然对孩子皮肉是一个轻微创伤。但心理创伤扩大化成为癔症互相感染。根本原因是目前医务工作者对儿童心理创伤认识不够,完全忽视对孩子应该保证无痛无惊。现代先进的儿童医院,有的教孩子给玩具娃娃打针,使孩子把打针视为游戏。有的痛苦操作在麻醉下做处理,而把吸入麻醉剂放在玩具娃娃内,患者抱着娃娃睡觉而达到初步的基础麻醉,使孩子没有医疗处理的恐惧。为了使妈妈也相信无痛注射,把局部麻醉黏膏(含丙胺卡因与利多卡因)同时贴在母亲和孩子注射部位,20分钟后用针刺试验母亲至完全无知觉,再给孩子打针。使母亲确信孩子打针时无痛,孩子看见母亲无痛可以缓解恐惧心理。即使几针重复母子也能坦然(局部麻醉必须做到完全无痛)。

2. 慢性压抑 多为创伤后遗症,患者常见如下:

(1)肢体残缺:包括瘢痕畸形,形体残缺,自觉与别人不一样,而引起自卑感,渐渐发展为压抑心态。小儿发生压抑,完全是环境影响。成人不重视小儿心理,任意取笑损伤小儿自尊心。如果周围人都不以为怪,并且多是鼓励努力设法复原,则可避免自卑损伤。科普教育要使人人懂得孩子的心理保护。甚至很小的摇篮婴儿,成人对他表情冷漠凶恶他也会突然大哭。幼儿以上的惊吓则更能影响终身。

(2)女孩性损害:不论年龄大小发育与否,目前社会意识对女孩性保密(或神秘)还是非常严重。因此甚至很小时有过性损害,终生都不能摆脱心理阴影。因此处理此类创伤时,甚至小婴儿也要注意绝对保密。从解剖上保密,尽量修复完美正常;从心理上加强保护保密。最好是在绝对保密的基础(无论是谁也不再提起此次伤害)完全使患者不知或忘记曾经创伤。即使有些瘢痕畸形,因

为阴部并不是暴露部位,正常标准也难比较。发育后也不会引起怀疑。

以上所述各种创伤因素无非是当前一些常见例示。随着时代的变化,创伤因素也不断发展变化。总的说来,因为小儿自我保护能力差,所以有很多在成人不成问题的致伤因素在小儿则很严重。并且不为成人所想到、所熟悉、所重视。因此关于创伤因素的科普工作要不断进行,不断更新,定期反复宣传。

二、预防

(一) 新生儿

主要是窒息与产伤。

1. 窒息 系统的产前检查,及时了解胎儿的情况,及时正确助产与必要的剖宫产,多已成为常规。

2. 产伤 主要靠提高助产技术,特别是器械助产。基本原则是产前了解情况,有所准备。提前主动助产优于被动助产。母子生命第一,重于产伤。

窒息与产伤的预防,有时限于设备条件。现代化产科条件应该逐步全面争取。困难条件,贫困山区,尽量做到并且宣传现代化助产。对预防窒息产伤及其后遗症必须采取的措施要不断宣传。新中国成立前,我国产科学家杨崇瑞博士只提倡了一个"接生前洗手,剪脐带前烧剪刀"就避免了成千上万产妇婴儿死亡。受到联合国的推广和奖励。

(二) 摇篮儿

1. 喂奶反流的窒息与睡眠堵塞呼吸。

2. 保暖不严部分暴露的冻伤与保温用热水袋的烫伤(主要是寒冷环境下小婴儿)。

3. 鼠类毒虫咬伤(贫困落后地区)。

摇篮儿一时也不能离开专人护理。新中国成立前妈妈坐月子,现代妇女的产假及哺乳期休假,都是针对此时期的需要。母亲无育儿条件时托儿所也可补救。任何人照护摇篮儿都必须做到随时有人管,频繁照看。

(三) 怀抱儿

1. 失手碰伤、摔伤(特别是老人及大孩子抱小孩)。

2. 睡小床者的坠床(特别是栏杆高床,而一时未关栏杆)。

3. 抱到农田、工地,背着孩子外出。一时照顾不到,受到环境障碍物、工具或家畜伤害。

怀抱儿最好也有专人照护,工作妇女应该有托儿所、寄儿站,至少必须有可托之人。老人、孩子承担必须加强教导。首先使他们有责任感,并且熟悉常易发生的事故与救急办法。保证和母亲联系的快速通道。

(四) 学步儿

到处跑,什么都抓。地上的热壶、火炉、锐器,多棱角不稳定器物都应清除。孩子看得见,够得着的地方也不摆放能伤及孩子的器物。

楼梯、门窗、阳台上不能有登高小凳。楼窗前摆桌子则不能开窗或严格不允许孩子爬上桌去,以免跌下阳台或楼窗。

学步儿最需专人照看。但照护学步儿,劳动力要求更高。孩子一时不停地活动,成人体力精力都须充沛,找保姆要注意选择。当然是托儿所集体管理更为理想。因为有人训练,环境安全。

(五) 幼儿

1. 能自由跑跳,摔碰机会多。

2. 能用工具,各种机械伤都可发生。

幼儿预防创伤要防护与教育相结合,最好是幼儿园管理教育。日托回家也应继续幼儿园教育。有时或某地无集体幼儿机构,则只能靠母亲目不转睛的照管。必须教育并要求孩子不离开母亲周围。母亲要工作,无法做到不离开孩子,更需强调以教育为主。教育孩子早日熟识危险环境,危险工具,特别是与大孩子玩耍更要注意。

(六) 学龄儿

1. 车祸为主要创伤因素。自己学骑自行车创伤机会更多。

2. 夏季游泳溺水,冬季溜冰坠入冰洞非常危险。

3. 运动场上无管理下的活动,应该禁止。

4. 家务劳动特别是擦窗玻璃坠楼。必须有可靠安全带。

5. 滑板伤近年来有增多趋势,玩滑板时要做好全身防护,尤其是头、肘关节、膝关节。

学龄儿预防创伤完全靠提早教育,反复教育。必须使学生懂得创伤的危险后果与回避的办法,以及救治的知识。教育孩子懂得无组织、无纪律的活动危险性最大,必须严格遵守交通规则及一切运动场规则、游乐场规则。外出旅游时,老师的叮嘱,要严格遵守。家长必须配合教育,并且以身作则。批判某些孩子及成人企图侥幸不守规则的行为。

（王强　张金哲）

第四节　小儿创伤分类

一、小儿创伤分类方法

（一）按伤口是否开放分类

【开放伤】　有伤口与外界相通,如开放性骨折、开放性气胸。

【闭合伤】　受伤部位没有伤口与外界相通,如闭合性骨折、腹部闭合伤。

（二）按受伤部位分类　颅脑创伤、胸部创伤、腹部创伤、四肢创伤、脊柱创伤等。

（三）按致伤因素分类

【机械性致伤因素】　包括轻重器械、机器、武器、爆炸及灾害等。

【物理致伤因素】　包括热、冷、电、光波、震波、放射线等。

【化学性致伤因素】　包括中毒与灼伤物质,可以是气体、液体或固体形式的化学物质。

【生物性致伤因素】　主要包括动物咬伤、毒虫蜇伤及植物刺伤。

【生理性致伤因素】　主要包括窒息、溺水、暴饮暴食、疲劳过度。

【心理性致病因素】　包括急性惊吓与慢性压抑。

（四）按受伤器官的多少　分单发伤、多发伤:同一致伤因素,使两个或两个以上解剖部位或脏器受到严重创伤,其中之一是致命的或合并休克。

【复合伤】　两种以上不同性质的致伤因素同时或相继作用于人体所造成的损伤称为复合伤。

（五）按创伤严重程度分类

【危重伤】　创伤严重,有生命危险,需紧急手术救命或治疗。

【重伤】　生命体征稳定,伤后 12 小时内手术急救。

【轻伤】　伤员意识清楚,无生命危险,现场不需要特殊处理,手术可伤后 12 小时处理。

附:小儿创伤评分系统(PTS)

在美国占小儿死亡原因第一位的是创伤,前述的评分系统不适用于小儿。Tepas 应用 6 个变量创立了 PTS(表 11-1)。取每一变量轻微或无损伤者记 +2 分,重大或危及生命的损伤记 –1 分,在两者之间记 +1 分。总分为 +12 分 ~–6 分,评分越低者损伤越严重。

二、创伤病理分类

从病理上小儿创伤可以分为简单创伤与复杂创伤两大类。

1. 简单创伤　指创伤因素直接造成的损伤如刀割伤、枪伤,压迫四肢骨折。局部创伤涉及的器官组织可以范围很小,也可以范围很大。枪伤可

表 11-1　Tepas 应用 6 个变量创立了 PTS

组成	+2	+1	–1
体重 /kg	≥20	10~20	<10
气道	正常	能维持	不能维持
收缩压 /mmHg	≤90	90~50	<50
中枢神经系统	清醒	迟钝或失去知觉	昏迷
开放性伤口	无	小	大或穿透性
骨骼	无	闭合性骨折	开放或多发骨折

以穿透几个内脏器官,但都可以看到或想到创伤因素能直接达到的范围。简单创伤按直接创伤的局部进行诊断及处理即可。严重创伤可以有并发症,但非创伤。

2. 复杂创伤　指致伤因素直接造成损伤以外,还有因摔、撞、震、挤等造成其他器官或组织损伤。如高处摔伤、车祸撞伤,除局部血肿、骨折外,常有颅内损伤,及肝脾破裂等多发伤。也有的轻伤,甚至只是门窗挤压了手指,因疼痛而跌倒,则有可能同时发生颅脑损伤而不被注意。复杂创伤必须全身系统检查以免漏诊。

简单创伤又称单纯伤、局部伤、直接伤等。复杂创伤又称多发伤、全身伤、间接伤等,名称很多也很混乱。

简单创伤又分开放伤与闭合伤。

(一)开放伤　直接皮肤损坏出血,向皮外渗出之伤口。常见形式又有:切割伤、撕裂伤、刺伤、擦伤、穿透伤、火器伤等。

(1)切割伤:使用刀、剪一类锐器切开皮肤以致出血。可深可浅,但伤口整齐,周围组织无损害。一般切伤皮肤未切透,未暴露皮下组织,则愈合较易,瘢痕不明显。但小儿皮肤薄,比较容易切透。小婴儿(几个月至两三岁)皮下脂肪丰满,并呈颗粒状。一旦切透皮肤,脂肪必然翻出,并且常有脂肪颗粒脱落,皮缘对合甚至缝合也难对整齐。小儿皮肤薄,脂肪张力高,因此有时钝器打击伤也可能发生切裂伤口。四岁以下小儿跌倒可以发生下颌小裂口或眉弓小裂口,裂口形态与切伤一样整齐,只是镜下有少量压损坏死细胞。病理基本上与切伤相同,治疗要求也一致,都要求止血、对合、避免瘢痕。缝合前切缘应作修剪。

大孩子用刀削铅笔,常常割破手指。因手指血供丰富,常以出血为主,但皮肤较硬,皮下脂肪较紧不易翻出,一般只加压包扎即可止血、对合,不需要缝合。

(2)撕裂伤:系指破缘不整齐之破裂伤。皮肤及皮下组织破损之外,常有坏死组织脱落。因此也容易感染。除受伤局部解剖破坏之外,周围炎性反应也较严重。包括渗出水肿、细胞浸润、血管充血或栓塞等。损伤范围与致伤力大小有关。

可以只限于皮肤小伤,如小儿常见的小型局部划破伤,但也可以涉及深层组织及深部器官的大撕裂伤。

(3)刺伤:指伤口小而深的锐器伤,如针刺、刀刺,也可是竹木刺,或玻璃尖刺伤。刺伤的局部病理与切伤相同,局部损伤范围更小。但口小而深,则可因引流不畅而易感染,特别是厌氧菌如破伤风感染。此外刺伤常有异物滞留,如竹木屑及玻璃渣等,更加重感染的危险性。小儿以竹木刺刺伤多见,但深刺伤比较少见。病理多为局部皮肤及皮下损害。但是胸壁、腹壁、肠壁均较薄,常常浅刺伤也能伤及内脏。

(4)擦伤:指表皮片状破伤,可以渗血或只有淋巴液渗出。病理包括表皮细胞脱落坏死,真皮质也部分受损。以细胞浸润、水肿、渗出、充血为主。皮下结缔组织反应大小与擦伤发生时同时的撞击伤有关。因为皮肤生发层未受损伤,所以愈合很快,并且瘢痕不显。然而皮肤神经末梢密集,因此伤后疼痛较重。特别是小儿好发的擦伤部位除面颊以外,以肘及膝凸面为多见。伤后渗出淋巴液,干燥、凝固后结痂。关节活动使痂裂开,增加疼痛及渗出,并且痂下继发感染,以致日久不能愈合。另外擦伤可使地面砂尘颗粒嵌入皮肤内,形成"刺花"。有色颗粒如煤渣则有很多黑点留在皮肤内,很难清除有碍美观。

(5)穿透伤:尖而长的锐器伤如刺刀、匕首、长矛、弓箭。皮肤伤口很小,皮下损伤也不过简单小割伤,但可能伤及血管神经与内脏,病理比较复杂。皮肤伤口出血可以很多当然说明有血管破裂,但出血很少,也不能排除有大量内出血,特别是穿入胸腔、腹腔,内出血流入腔内,而伤口出血反而不多。凡是破伤必有出血,疼痛与功能障碍,伤及不同器官自然各有各器官的病理。如伤及呼吸器官必有呼吸障碍,腹部当有蠕动障碍,伤及泌尿器官则有排尿障碍,并且各器官也必有各器官的特殊出血压迫引起的继发病理。如胸腔内出血压迫肺,心包出血压迫心,肾包膜内高压使肾不泌尿,颅内出血有颅压增高的病理变化。

这类穿透伤极少发生于较小的小儿,但大孩子打闹可以发生各种意想不到的穿透伤。很小的孩子偶有不慎跌在长尖器物之上也可发生各部位穿透伤。

（6）火器伤：是穿透伤加烧伤及震伤的病理变化。指枪伤、炸伤等战争伤害。小儿除非法玩枪之外不应有火器伤。小儿枪伤可能发生的病理变化与成人无区别，子弹通道周围组织有高速冲激的压伤与灼伤，由于体积比例的关系，孩子越小损伤范围相对越大。并且如果子弹穿过身体穿伤肠管等管道，穿孔必须成双。如果肠管有三个穿孔，必须腹内有子弹或弹片停留。枪伤如不伤及内脏则枪伤伤口本身损害不严重，多容易自然愈合。因高速炙热灭菌，一般伤口也不感染。炸伤包括鞭炮伤，小儿则比较多见。病理是撕裂伤与烧伤的合并。但常合并异物停留，可有火药、纸屑、布、棉、砂石等，则易继发感染，特别是厌氧菌如破伤风感染。

（二）闭合伤　皮肤未破，无可见的出血或渗出。常见形成有皮下血肿，皮下出血，碾挫伤，挤压伤，碰撞伤，牵拉伤，振荡伤，烧伤，冻伤等。

（1）皮下血肿：指皮下血管破裂血液聚集在皮下而受到局限，使该处肿胀、凸出形成肿物。在小儿常见为头皮血肿。因头皮的特点在各年龄变化很大，血肿的形成也不同。新生儿头皮薄而软富弹性，皮下组织很少，非常疏松，皮肤可以捏起自由滑动，因此皮下血管也不易破裂，出血极易扩散，成为广泛的皮下出血，不易形成高起的血肿。因受骨缝的限制可以形成巨大局限血肿，即典型的新生儿产伤头皮血肿。随着年龄增长头皮逐渐变厚变硬。头皮下组织比较紧密，骨膜与帽状腱膜牢固，与颅骨粘连而固定，不易损伤。因此多为皮下出血，不易自由扩散，从而形成局限血肿。高出皮肤而成为有张力的瘤状凸起。因张力高而有疼痛及压痛。待高张力压住血管，出血停止，则血肿不再增大，疼痛消失，只余压痛。因血肿稳定、坚硬、无痛，较小的怀抱儿或学步儿常忘记撞伤历史而误为肿瘤。头皮血肿一般一两周内无变化，不久突然迅速吸收。事实上出血停止后，血肿内每时均有渗出，同时也有吸收，渗出多时则血肿增大而张力增高，从而阻止渗出。一旦渗出少于吸收则血肿很快缩小而消失。血肿内淤血的凝固与

机化从血肿的边缘根部开始。血肿吸收过程中可以出现顶部软化，根部有一硬边。触诊有如血肿下一锐利之骨性硬边常被误认为颅骨骨折缺损。其病理结构实为机化之凝血块形成的纤维性残体。事实上此硬边位于皮下，不在骨膜下，所以能清楚的摸到锐利硬边。凝血块吸收后或可遗留一小硬结为残余纤维组织，一两个月后全部消失（颅骨骨折在帽状腱膜以下，真有骨折也只有凹陷而无硬锐边缘）。此种血肿多于一两周内吸收，一般不留痕迹。大儿童头皮下血肿情况又有不同，学龄以上儿童头皮变厚硬而较脆，受打击后比较易发生头皮裂伤，不易发生血肿。即使发生血肿也比较小而低，吸收较快。总的说来，小儿头皮血肿病理表现多种多样，但病理转归始终一致。都是皮下血管破裂出血，受头皮压迫自然凝血止住，以后因血块的刺激引起渗出及周围纤维化而局限，形成血肿。在纤维局限范围内，血块刺激渗出与随时吸收平衡后，很快全部吸收而血肿消失。一般很少感染，皮肤不留痕迹。临床上不同年龄的不同形式血肿只是各年龄局部解剖特点的表现。

（2）皮下淤血：一般皮下出血，不像头皮能很快局限而形成血肿，多表现为扩散性淤血，皮肤表面表现发红或发青。出血不多但面积较大，肿胀不明显，更不形成高出皮面之肿瘤样物。皮下组织受伤后，一般引起充血与渗出，皮肤表面发红，皮下发青及周围组织水肿。因为小儿特别是学龄前小儿皮下脂肪层厚而富弹性，保护血管不受损伤，所以出血很少见。皮下出血多继发于深部组织如肌腱、韧带、骨等受伤出血，聚于皮下。因位置较深，皮肤只能表现发青。出血多时也只见该部位弥漫性肿胀，皮肤颜色只反映出血扩散的最浅层，越浅越靠近皮肤，青色越明显。而皮肤本身受伤只有皮肤反应性炎性充血，毛细血管扩张，而深紫红色则为皮肤内出血。局部肿胀程度只反映深肌膜外，出血聚集的量。而深肌膜内积血则肿胀不明显，但局部胀痛并且功能出现障碍。如为四肢则可发展为骨筋膜室综合征。血管受压而肢体远端循环不良，动脉搏动消失；神经受压则远端麻木；如此高压同时必然也有剧痛，其严重性可能与皮肤表现程度不符。压力平衡出血停止后，症

状逐渐缓解而消失。皮下淤血开始吸收与机化,皮下发青逐渐褪色而表现为咖啡色渐渐变黄而消失,是因为血红蛋白分解后,成为血黄蛋白,最后完全吸收。

(3) 骨筋膜室综合征:是肢体肌鞘间隙出血。因受肌鞘的限制,产生高压,压迫血管神经继发缺血性肌肉坏死纤维化。常见于小儿前臂及小腿。日后神经血管恢复供应,肌肉不能再生而遗严重残疾。而学龄后儿童特别是肱骨髁上骨折与小腿双骨折。如果压迫时间过长,则有可能后遗不同程度的残疾。严重者后遗手(足)爪形挛缩僵直,轻者行路略显不正常。年龄越小鞘膜越薄,受伤时易撕破,因而发生骨筋膜室综合征者较少。但是另一方面年龄越小,发生肌腔隙综合征症状越不明显,致使骨折预后步态不良,查不出原因。因为小儿皮下脂肪太厚,肌束太小,一般因肌鞘内高压引起的进行性剧烈疼痛表现不明显,周围水肿也不明显,甚至 MRI 也难显示压力增高。此外与积血高压类似的病理可见于小儿骨折后石膏固定太紧,肿胀后(不一定是出血)压迫血管神经,造成肌肉缺血坏死而纤维化。幼儿以下年龄下肢常用悬吊牵引(Bryant traction)使患者双足高悬。对动脉血供给增加了阻力,并且双下肢在环形捆绑下牵拉,越拉越紧,致使双小腿血运长期不足而发生缺血性改变。虽非肌腔隙积血所致,但产生的病理变化相同。近年来北京儿童医院婴幼儿股骨骨折多采用支具固定未再出现骨筋膜室综合征病例。凡是有骨折,固定后反而发生进行性剧痛者(固定应该止痛),都应想到骨筋膜室综合征的可能。更随时观察肢体远端,手指、足趾的活动能力与颜色。

(4) 碾挫伤:由于双向旋转性压力致伤。可分为小型碾搓与大型碾搓。小型辗搓指手指足趾受旋转外力压伤,一般是皮肤脱离皮下组织与肌腱、骨、关节分离,但后者常无损伤。一般病理只有皮内及皮下出血,严重者可以合并皮肤压裂伤及骨折或肌腱韧带撕裂。指、趾末节则可伤及指甲而发生甲下出血及指甲掀脱。小儿常见于手足误碰机器转轮或皮带而致碾伤。因小儿手足循环较好,一般任何损伤多能自然愈合。但因损伤严重性不同常遗留不同程度的瘢痕,特别是指甲变形,或关节受限。很少发生指端坏死或感染。但从实际生活的需要,手指应注意保护长度不损失,而足趾则应消除穿鞋行路疼痛。

大型碾搓伤指四肢,或偶尔躯干背大面积皮肤与皮下各层分离。也可以合并皮肤损伤及肌肉、骨、关节损伤。由于大面积皮肤分离,常影响皮肤血运造成大片皮肤坏死。皮下脂肪压伤后也容易坏死液化,使皮肤与深层组织之间形成巨大坏死腔,而有大量毒素吸收引起中毒性休克。大量坏死组织与氧气隔绝适于厌氧菌的繁殖,更加重中毒休克的因素。皮肤坏死后糜烂脱落,深层坏死逐渐排除。一般自然脱落时间很长,必须完全脱落后才有完整的肉芽组织覆盖。表皮须从周围有生机的皮肤延伸生长上皮细胞覆盖肉芽组织,结疤愈合。如果肉芽面积太大,由于血液供应不足,生长覆盖非常困难,并且常常愈合复烂。因此临床上必须切除一切无生机组织及时植皮。大面积碾挫伤有时合并皮肤破伤,呈大面积皮肤撕脱伤。但是一般不出血,也说明因血管破坏栓塞而失去生机。

(5) 挤压伤:无旋转作用的直接压力致伤,力从一方来称为压伤,力从两方向对面来称为挤伤。病理相同。一般皮肤皮下损害并不严重,主要为打击性炎性反应包括充血,渗出细胞浸润及小量出血。但严重积压伤可以有神经血管损伤断裂,皮下大出血,及各种内脏压伤,四肢常合并骨关节伤,头部可有骨折及颅内出血,胸部可有肋骨骨折及血气胸,心脏破裂,纵隔气肿以及窒息,腹部则多见肝脾破裂,骨盆骨折则常合并尿道断裂。挤压伤也有大小型之分,小儿常见被门窗抽屉挤压手指,则属于小型挤压伤。但因小儿手指很小,耐受压力很差,日常生活中的挤压对小儿即可致残,引起末端手指结疤僵直。大型挤压伤对小儿也比成人严重,并且压伤内脏后常无即刻急性症状,而造成误诊。

(6) 碰撞伤:压力加上速度产生撞伤。大型伤称为撞伤,小型伤称为碰伤。也有人称速度在压力一方为撞伤,速度在受伤者一方为碰伤。碰撞伤的病理改变与挤压伤基本相似,只是皮肤皮下损害比较明显,甚至除皮下出血外还常有表浅破伤。高速度压力因为时间短促产生的病理多出现组织断裂。另外小儿的特殊头面部"损伤性窒息出血点",也是因为受伤时小儿憋气,胸内压力突然猛增,使上腔静脉血返压至头面部,使外围微小血管破裂出血,表现为弥散性皮内出血点。多是青紫色窒息静脉出血点,同时有眼结膜出血,也是青紫色。撞伤引起的内脏裂伤也比同等的挤压伤为多见。但是另一方面小儿年龄越小,皮下脂肪越多,相对各器官的质量越小。因此大冲量高速度压力,被厚层脂肪缓冲减速,接近于一般低速挤压伤。但持续受压时间又比挤压伤短促,所以造成的伤害反而较轻。幼儿以下小儿从高楼跌下,就有毫无重伤的奇迹。这一般是背臀下肢等平均落地,只能说是万幸。必须牢记,婴儿坠床最为多见,不少造成颅骨骨折、颅内出血、肝脾破裂、或四肢骨折。高处摔伤与车祸撞伤为小儿最常见也最为严重得多部位复杂创伤。生活中小碰伤除头皮血肿及幼儿轻度颅骨凹陷骨折外均无重要病理变化,也很少有合并颅内或其他器官损伤。

(7) 牵拉伤:指四肢关节受牵拉,使肌腱韧带撕裂。又分戾伤与扭伤:单方向牵拉为戾伤,旋转力牵拉为扭伤。小儿多见于踝部。同时合并出血,则表现为肿胀、青、红。有时合并关节囊损伤则常有骨折或骺损伤,甚至有错位,则为复杂牵拉伤。小儿一般单纯牵拉伤除非完全撕断多无后遗病理。复杂牵拉伤则根据损伤的器官而有不同,有可能后遗慢性损伤性关节炎或轻度畸形。但年龄越小,自塑能力越强,预后越好。一般儿童玩球挫伤手指或高处跳下挫伤踝部均属轻度碰撞伤,无组织撕裂,无出血,只有一般打击伤炎性反应,以水肿为主,无实质性破坏,一两星期自然痊愈。个别严重者也有时合并皮下神经血管挫伤。

(8) 震荡伤:或称震动伤。指非直接力伤而为传导性伤。可因传导媒介不同分为三种:即固体传导如脑震荡,液体传导如水下震荡及气体传导如爆炸震伤。小儿组织器官弹性较大,震伤发生较少,也较轻。病理多为受震组织或器官充血,弥漫性毛细血管出血,及以后的渗出水肿等反应变化。不同器官可因此而继发各种功能障碍:如脑震荡可以呕吐、昏迷,肺震伤则有呼吸困难,水下震伤可见肝脾破裂。但震荡伤在小儿非常罕见。战争时期文献报道较多,也有过水雷爆炸后落水儿童发生"伤性窒息性头面部青紫点"的报道。

(9) 烧伤:烧伤的病理主要是高温引起蛋白凝固,细胞组织坏死破坏。小儿的特点是皮肤角化层薄弱隔热效能不良。因此损伤较重,年龄越小,破坏越严重。高温损伤反应包括充血、渗出、浸润、坏死,变化与致伤温度及增温的速度有关。一般90℃以下烫伤发展较慢,则先发红充血,后水肿,表皮下形成水疱,继而坏死脱落,暴露皮肤深层而持续渗水。如果高温下受伤变化速度快,则局部皮肤即刻坏死,毛细血管完全栓塞,皮肤发白,无水疱。烫伤周围组织有相应的炎症反应,出现水肿。一般在某处严重烫伤的同时,周围皮肤也有程度较轻的烫伤而出现水疱及发红。如果周围皮肤非直接受烫伤则无发红或水疱。超高温如电刀或烧红的铁块或玻璃等接触皮肤,则引起高温高速变化直接使皮肤炭化,周围无炎症反应。不肿、不红、无渗出,只是晚期修复时出现细胞浸润。

烧伤病理上皮肤的伤可分为三度,Ⅰ度为充血水肿,Ⅱ度为皮内渗出表皮水疱,Ⅲ度为皮肤全层坏死。皮肤以下的损伤也按此变化分Ⅲ度。但临床上统归为一类,有的统称为Ⅲ度烧伤,也有的称为Ⅳ度烧伤。因内部病理在临床上很难判断。

(10) 电灼伤与灼伤:两者的病理基本相同,主要是损伤速度的差异。因致伤强度与时间长短不同,损害的范围或深度也有不同。

(11) 冻伤:是因低温使细胞代谢减低甚至到停止。低温使血管痉挛,血流不畅,热量不能经血流传导,从而对局部失去温度调节作用。如果温度低于零下,则细胞内外水分可能凝固,甚致使细胞失去生命。一旦温度回升,部分细胞恢复代谢,乏氧产物则引起局部组织发炎反应,出现系列变化与烧伤引起的炎症反应基本相同。从充血、发红、到出疱、渗出,最后则完全坏死。一般冻伤病理常不限于皮肤。特别是小儿手指、足趾,甚至手、足、常伤及骨,最后全部坏死变黑而自然截肢。主要原因是因长时间血流停滞,血管栓塞,即使复温也不能恢复循环,以致深层坏死,称为冻伤。多见于严寒下怀抱儿手足因忽略而长时间暴露。也见于大儿童长时间站在雪中不动，而冻伤双足。内蒙古"草原英雄小姐妹"就是典型事例。冻伤的病理也可按烧伤分为Ⅰ、Ⅱ、Ⅲ度。深过皮肤者也可称为Ⅳ度。低温冻伤的速度比高温烧伤病理变化慢。如果时间不长，组织尚未达到坏死即因保温及运动促进循环，使局部复温。于是病理停留在发炎阶段而得恢复。但是，反复因低温发炎则发展为慢性发炎。肿不消、麻木、时有痒痛，称为冻疮。多发生于学龄儿童手足耳鼻在寒冬长期保暖不足。由于手足劳动可以在冻疮基础上发生擦伤，则出现糜烂、渗出，但很少出血。要待局部血液循环完全恢复正常，才可能炎症吸收，溃疡愈合，常需数星期或几个月。但仍可遗留血管栓塞后遗症，下一个寒冬仍在原处又发生冻疮。医疗用的冷冻治疗机是超低温，致伤速度快。因此直接发生坏死、结痂，脱落后仍有几天炎症反应。

（王强　张金哲）

第五节　小儿创伤后病理生理变化

创伤虽然是局部组织损害，但对全身也有影响，创伤部位周围也有一定的变化，这是与尸体损伤不同之处。下面就局部变化与全身变化两方面做一些讨论。

一、局部病理变化

包括两部分：即时或直接损伤反应与伤后反应。

（一）直接损伤反应　因致伤因素直接造成的组织破坏，包括器官破裂与部分坏死（失生命力）。不同器官有不同的病理生理变化。最常见为血管破裂与软组织细胞失生命力，伤及内脏则按器官功能不同各有不同变化。

（二）软组织破坏与修复

1. 皮肤裂伤　外力使皮肤组织连续性断开，伤缘分离。首先是毛细血管及淋巴管破裂，有渗血及淋巴渗出。血浆及淋巴液内纤维蛋白原被激活而产生纤维蛋白，使血液及淋巴液凝固。血液

中的血小板凝集与纤维蛋白沉积成为凝血块，从而止血并黏于伤面上，保护创面组织使之与外界隔离。同时有肉芽组织生长及纤维增生填补损伤部位组织缺损。如果皮肤伤缘距离很近或已由人工对合，则可由纤维蛋白沉积直接黏合，或由极薄层肉芽填充黏合，使皮肤恢复连续性，即所谓一期愈合。组织学观察即使是非常完整精密的一期愈合，伤缘之间仍有一层瘢痕组织，并且继续进行瘢痕组织的后期变化，包括纤维组织形成期、增生期、萎缩期、同化期。只是一期愈合的线状瘢痕较小，变化过程较快，并且萎缩、同化比较彻底。变化的快慢与变化的幅度则与伤口对合技术及使用的缝线异物反应有关。皮肤部位（面部较好），特别是小儿年龄越小同化塑形能力越强，所以小儿一期愈合结疤，成长后基本上不留痕迹。

如果皮肤伤缘距离较远，则坏死组织脱落后，创面由肉芽组织覆盖，形成肉芽创面。健康的肉芽面保护了血管与神经末梢，创面一般不渗血，无痛，但有渗出及纤维蛋白沉积。轻微碰伤则易出血。一般情况下肉芽面有细菌生长，但无化脓性感染变化，创面周围也不红肿。肉芽周边皮缘的上皮细胞逐渐生长，从四周向创面中央逐渐由上皮覆盖。新生长的上皮无皮肤结构只是角化鳞状上皮，而肉芽组织转化为纤维组织，即瘢痕组织。待肉芽面全部为上皮覆盖以后，则形成瘢痕。这种愈合过程称为二期愈合。瘢痕明显，并且以后瘢痕的继续变化各期也明显。一般说愈合后前2个月为纤维组织形成期，2个月后为增生期，以胶原纤维组织为主，瘢痕迅速增宽增厚，凸出皮面，上皮撑开变薄发亮，血管与神经随着增多，时有痒痛。个别患者抓破后有淋巴渗出，反复愈而复溃。约至6个月增生停止，上皮覆盖牢固。颜色从暗红逐渐变为淡咖啡色。约1年后开始萎缩，瘢痕逐渐与皮肤面持平，但宽度不减，色素仍较重。一般需数年才渐平坦或稍凹，颜色稍淡。个别患者为瘢痕体质，在增长期可能发生过度增长，纤维组织形成不规则瘤状肿物，称为"瘢痕疙瘩"。因巨大纤维块内血液循环不良，常常中心顶部坏死溃烂，反复不愈。约至成人时有致癌的危险。小儿尚未见癌变报道。小儿纤维增生性瘢痕，随年龄

11

的增长,纤维退化而使瘢痕收缩变小变薄,而与患者身体的逐渐长大,使瘢痕相对更显缩小。巨大瘢痕逐渐缩为不重要的地位,对美观或功能障碍有所好转,或可便于手术切除修整。但是如为环形瘢痕,如肛门口、尿道、或眼、耳、口、鼻孔等,则随瘢痕收缩出现狭窄。

2. 表皮损伤 如皮肤擦伤或浅Ⅱ度以下烧伤。未伤及皮肤生发层,则皮肤可以再生而愈合。伤后创面渗出,渗血或渗出淋巴液。纤维蛋白沉积而凝固在创面上结痂。痂下上皮细胞生长,覆盖创面。上皮生长牢固后与痂皮分离使痂皮脱痂,创面已由完整的上皮覆盖,破坏的末梢神经血管均已愈合,无渗出,无痒痛。如果创伤仅限于表皮,皮肤附件器官如毛囊皮脂腺逐渐恢复生长。愈合后皮肤在组织学上完全正常,只是一个时期内色素沉积多少有差异,从而使创伤愈合处表现为发白或发暗的痕迹。严重者需一两年后才逐渐不显。如果创伤较深,部分超过皮肤生发层,愈合后皮肤可能遗留部分不正常处。多为萎缩性变,或间杂增生,多有色素变化常不能恢复正常。虽非纤维性瘢痕,但也遗留永久性痕迹。

3. 其他软组织损伤变化 与皮肤损伤过程相同。首先是组织连续性破坏,受力部细胞坏死,局部血管神经破损、出血、疼痛。如果伤后伤缘对合好,则可一期愈合,基本上恢复相同细胞的连续性。如果伤缘间留有一定的距离,则由纤维性瘢痕组织填充,为二期愈合。日后瘢痕收缩,患者生长,瘢痕组织越来越不重要,对生理功能无妨碍。但是不同器官与不同程度的损伤也有不同的功能障碍。如肌肉瘢痕过多影响收缩能力,肌腱瘢痕组织强度不足容易再度损伤。由于孩子喜动而不知控制用力轻重,再度损伤时有发生。反复损伤则形成慢性损伤性炎症。局部长期存在炎症反应,包括细胞浸润、水肿、纤维增生等病理变化。鉴于小儿活动特点,四肢损伤(包括骨关节伤)宁可延长固定时间。石膏、夹板或绷带悬吊,至少作为保护患者肢体的标志。使患者自己有保护意识,也使其他小朋友注意不去伤害。延长固定时间对小儿一般不会增加关节僵直的危险。

4. 血管破裂与假性动脉瘤 一般创伤都有血

管破裂。多数为末梢血管或毛细血管破裂出血或渗血。如果是较大血管破裂,则出血速度快而量大,迅速出现明显血肿。如直通皮肤破口,则血流如注。一般静脉多在浅层易受损伤出血,因静脉压力不高,出血后的凝血作用与血块的形成,及一定的外界压力,容易使血管破口封闭而止血。但是,如果为动脉出血,因为血压较高,一般凝血块很难封闭出血口。常常必须有一定的外界压力,并且要压迫一定的时间,才能使凝血封闭破口牢固。小的动脉断裂,断端各自回缩,破口缩小,凝血块容易封闭破口而止血。小儿的动脉比较细小而富有弹性,因此不容易断裂,并且如果断裂则断端容易回缩而止血。然而如果破裂不是断开而只是侧壁撕裂(当然撕裂的动脉也比较大),则比较容易发生假性动脉瘤。因为此种动脉侧壁小破口出血虽然可以因压迫使血块封闭破口而止血,但因为动脉压力高,血流急,高速、高压的血流冲刷,使破口处的封闭向外扩张成为憩室。不断冲刷不断扩大,最后形成搏动性大憩室即所谓假性动脉瘤。不同于真性动脉瘤,其瘤壁并非完整之动脉壁各层结构。既不耐压又缺乏弹性,所以扩大到一定大小时则再度胀破而出血。出血量很大,很急,并且为鲜红动脉血。如果原有动脉破口很小,则憩室内大量积血喷出后,出血量立刻减少。经加压后又可以凝血封闭,甚至皮肤伤口也得以愈合。但因高压高速血流冲刷,不久又形成假性动脉瘤。到一定容积及高压后,再度冲破皮肤伤口或瘢痕而发生大出血。如此反复发作,使假性憩室越来越大,很难愈合。一般多发生于幼儿及儿童的四肢,特别是手足较深的破伤。假性动脉瘤破裂的周期多为一周左右,周期比较规律。此种假性动脉瘤除见于创伤之外,也可发生于动脉周围感染或恶性瘤的淋巴结,病变腐蚀了动脉壁。又如咽后壁脓肿的切开,伤及小动脉,当时填塞止血。一周后则可发生后咽壁伤口周期性大出血。肝脓肿或肝内肿瘤也可引起周期性胆道大出血。小儿比较容易发生假性动脉瘤,可能因为血管弹性比成人好,无血管硬化,但耐压性能不如成人,也算是小儿血管损伤的特点之一。

(三)创伤后周围组织反应 局部伤后除伤处

破坏之外,周围组织虽未直接受伤但也有一定范围的炎症反应。从病理生理角度认识,也属于周围组织对创伤损害的抵御反应,也可称为免疫反应。这种反应与创伤程度有关,与不同组织有关,与局部免疫能力有关,特别是与年龄不同有关。

1. 创伤周围组织病理生理变化　为抵御创伤引起的损害及协助提供修复的条件,创伤周围组织有一系列的病理生理变化,包括局部充血、渗出、细胞浸润与纤维增生,称为创伤性炎性反应。因为创伤必有出血,所以同时有血管及血液的变化,包括血管痉挛收缩,血小板的聚集,凝血酶原的激活及纤维蛋白的形成与成纤维细胞的生成等,称为凝血修复反应。于是伤后局部伤口外周围组织都有肿胀、发红、发硬等反应。依创伤的轻重,肿胀的范围有大有小。创伤性炎性反应与感染不同之处主要在极少发生细胞坏死及液化。此种炎性反应的充血、细胞浸润可以为伤处提供修复及抵御感染的需要。纤维蛋白沉积与纤维化可以阻止创伤病理的扩大蔓延,例如头皮血肿扩大的限制。又如大出血后大量凝血块形成则全身血象检查可见血小板变化等。这些变化基本上与成人一样,但年龄特点也很明显,特别是小婴儿。

2. 伤后炎性反应的年龄特点　前面谈到创伤性炎性反应的过程包括充血、渗出、浸润、增生,但这只是伤部周围的组织学反应。一般从临床外观上表现并不明显。创伤周围反应对伤口污染与感染的预防与抵御有重要作用,而创伤过程中总难免有污染或感染。所以任何伤口包括手术切口,总能看到伤部周围有 1~2cm 的红肿带,但一般不痛、不硬。超过此范围常反映伤口感染。除感染外,伤部周围肿胀发红,还必须与皮下淤血鉴别。只有单纯的水肿,并且不超过 1~2cm 范围,才是真正的创伤炎性反应。这是典型反应,是为正常反应或称"正应性反应"。小儿因为免疫系统发育不完善,炎性反应常达不到上述正应性反应。表现反应或高或低,称为变应性反应。变应性反应又有强应性,弱应性与无能性反应(或称无应性反应)之分。1 岁左右婴儿炎症反应常超过正常反应。水肿严重并且范围广大,浸润较多,称为强应性反应;而新生儿反应常表现不明显,只有红而无

肿,则称为弱应性反应;特别在弱小婴儿有时毫无炎性反应,创伤后组织不但无恢复生机的趋势,反而迅速坏死,坏死组织界线明显,不断扩大,称为无能性反应。一般创伤因为正应性反应范围很窄,常被忽略,只有感染存在或有感染趋势时,才能察觉。但在小儿烫伤中则表现比较明显。最明显的是一两岁小儿头部烫伤,伤势不重,坏死也不深,即使总面积占头部不足 1/3,而全部头面肿大如球;眼部周围虽无烫伤,而眼皮肿胀难于睁眼;并且伤后前 3 天内日趋严重,这是典型强应性反应。因为皮下是颅骨无压缩性,所以水肿完全表现于外。身体其他部也是强应性反应但大部分水肿可向深部扩展,所以外表肿胀无头部明显。这种反应如在临床上被忽略则可造成严重脱水而估计不足。试想小儿头部面积如果为体表的 18%,而一、二岁体表面积为 0.55m²,则头面约为 0.01m²,也即 100cm²,如果肿出 1cm(厚)则为 100ml,外部渗出至少也应有 100ml,合计 200ml。如果 1~2 岁婴儿血量为 1 000ml,渗出 200ml 血浆,说明血量则已损失 1/5,再加上血浓缩也是 1/5,则更增加循环衰竭的因素,即可发生休克。当然,头部水肿如果出现 1cm 厚度肯定能引人注意,但身体其他部位水肿则很难估计,而被忽略。临床上常常是取静脉血时穿刺困难,抽出的血色黑并且很黏稠,才想到严重脱水,对生命危险性很大。另一种情况,例如新生儿体温不升,因放置热水袋而烫伤。开始可能出现水疱,很快发生黑色坏死,并且坏死范围可能扩大,但毫无肿胀,是为典型弱应性反应。更有甚者,烫伤后只是发白,为白色坏死。很快干燥变黑,为黑色干性坏死,界线清楚,也可能逐渐扩大,是为无能性反应。如果全身情况好,局部坏死脱落而愈,如果全身情况不好,则在此基础上可发生感染而危及生命。一般说来,四五岁以上幼儿炎性反应渐趋于正应性,但在某些疾病或营养不良时仍可能有变应性反应出现。小儿炎性反应虽然与年龄关系密切,但随创伤与感染的需要可以迅速建立正应性反应。一般伤后 1 周内特别是前 3 天为变应性反应,而两周后免疫系统迅速建立,多能转为正应性反应。原来严重肿胀消退,坏死停止扩大,肉芽生长,坏死或痂皮逐渐脱落。并且近

期再度受伤或感染时则多表现为正应性反应。说明免疫系统已经发育正常。这种免疫反应变化不但创伤感染时表现如此，其他各种对身体的伤害的反应如肠瘘的腐蚀性等，也都有类似的发展过程与年龄变化特点。

二、全身性病理生理变化

任何局部问题都会有全身反应，但轻微创伤引起的全身反应也很轻微，临床上很难察觉，所以只说严重创伤引起全身反应。甚至有人划分重伤与轻伤以临床上有无全身反应为标准。引起明显全身反应者为重伤，可以开假条卧床休息；无全身反应者为轻伤，只需按局部条件休息。

（一）应激反应与年龄关系及打击关系 全身反应主要是创伤打击的应激反应。反应能力与表现与年龄关系很密切，可惜目前尚缺乏这类的统计数据。下面以英国 Anand 对新生儿手术应激反应数据为例作一参考（手术也是创伤的一种）（表11-2）。

我们可以把手术比为创伤，手术部位可以看作创伤部位，手术时间可以作为受伤到处理时间，手术级别作为创伤级别的参考，平均死亡率反映了打击与应激反应程度与结果。这样对比固然不很确切，但可以作为参考，用以估计创伤对全身影响的严重性。

（二）小儿全身应激反应病理生理变化内容

全身应激反应的主要内容包括：免疫反应、血流再分布、休克、菌群失衡与多器官衰竭。

1. 全身性免疫反应 包括发热，血象变化（白细胞增高），凝血因子变化。严重创伤后，未必同时有感染，患者一般反应均有低温发热及白细胞增高。但是小婴儿、新生儿可表现为体温不升，而1岁左右大婴儿则常出现高热。这与上述的强应性、弱应性局部免疫反应相关。本来发热反应就是对创伤的应激作用，有利于保护患者抵御创伤损害。但变应性反应相当于强烈过敏或变态反应时，则有可能加重损害因素，而需适当控制。白细胞增多也是保证局部免疫的需要，同时可间接作为创伤严重性的指标之一。血红蛋白高低与血小板变化及凝血因子增减反映出血的多少、快慢与应激能力的强弱。大出血的早期，白细胞增加，而血红蛋白并不下降。至少约6小时以后，血液被稀释（为了补充血管内循环血量，组织间水分吸入血管内），血红蛋白才开始下降。估计创伤后应有大出血，而血红蛋白不低，反而说明血流代偿不足。很可能因血量不足及血浓缩，有导致循环衰竭、休克的危险。同时肯定有潜在性脱水的存在。可以想到任何严重创伤，脱水的发生是必然的现象。局部水肿失水，出血失水，血管内血量不足使血压降低，及血浓缩、血黏度增加，导致循环不足，于是引起代偿性血量再分布（或称再分配）。

2. 血流量再分布 全身性血流量不足（包括

表 11-2 Anand 对新生儿手术应激反应数据

打击评分	0	1	2	3	4	5
出血 /%	<10	10	15	>15	—	—
手术部位	表浅	腹、颅	胸	—	—	—
皮肤肌肉	—	小	中	大	—	—
内脏	—	小探查	中探查	小切除	切除	—
手术时间 /min	—	30	90	180	300	>300
体温降低 /℃	—	1.5~3	>3	<32	—	—
感染	—	局部	—	全身	—	—
早产 / 周	—	34~30	—	<30	—	—
心脏停跳 /min	—	—	<40	—	>40	—
等级总分	—	<10	20	>30	—	—
手术级别	—	小	—	中	大	—
平均手术死亡率	—	0%	—	17%	—	30%

血容量与血流速度降低),各器官供氧不足。应激反应就选择重点生命器官优先供应。全身器官大致分为四等,最重要而需一级保护的为脑与心脏;第二等为肝、肾、肺等内脏;第三等为肌肉皮肤等外围器官;第四等为胃肠道与脾,而脾是调节血量器官,血量不足时首先是脾收缩。再如血量不足,则是减少胃肠道的供血,消化活动停顿。如果仍然血流量不足,则减少外围皮肤肌肉供血,于是面色苍白,四肢无力,肌肉不能维持本身的张力而倒下。第三步供血仍不改善则减少内脏供血,临床上可以看到停止泌尿。肝、肺变化比较隐蔽,但同样会减少供血,以求维持心脏与脑的供血。然而代偿只是暂时作用,长期缺氧则器官受损,长期供血不足血流缓慢,则出现血管的凝血。首当其冲的是胃肠道,可能缺血时间最长,以致末梢血管及毛细血管部分栓塞,引起黏膜坏死,出血,甚至发生应激性溃疡。小儿代偿性胃肠缺血多表现为腹胀、肠麻痹,而胃肠减压液为血性或咖啡样,则代表应激性出血或溃疡。如果在第一步、第二步代偿期之内循环恢复,则临床上除暂时腹胀与咖啡样胃液外,无其他改变而迅速复原。如发展到第三步,肾脏停止分泌则出现休克以至多器官衰竭。由于长时间胃肠道停止活动肠内细菌开始转移。某些细菌过分繁殖,引起菌群失调,加重中毒性休克与多器官衰竭。

3. 肠道菌群失衡　肠道长时间缺血,肠蠕动及消化功能停顿,因血运不足血中免疫体对肠内细菌也失去作用,致使某些细菌失控而过量繁殖,产生致病毒素。不同年龄有不同免疫反应。弱应性反应则发生败血症,血液内细菌繁殖。或发生脓毒败血症各器官内多发性脓肿,同时血液内有细菌繁殖。强应性反应患者则发高热,白细胞增高,但血培养为阴性,血液内无细菌繁殖。虽无多器官脓肿,但加重中毒性休克,脱水与恶性高热。最近研究,人类的免疫特性与基因突变有关。同样的创伤有人反应严重,有人反应轻微,有人容易发生多器官衰竭,有人耐力很强。这种个别现象在小儿并不罕见。特别是肠道菌群转移与失衡问题上,常有意想不到的变化,也支持了基因突变的理论。

另外一种类似肠道菌群失衡的情况是酵母菌或霉菌的发酵产气作用(也不排除某些产气细菌)。由于饱食后受伤,如果发生供血不足,血流再分布,胃肠缺血,停止活动。食物停滞在胃内(或肠内)发酵,胃膨胀而引起呕吐。如果及时吐出则得到缓解,如果未能及时排出,则迅速产生的大量气体引起急性胃扩张。胃壁撑薄,血管拉细,进一步加重胃壁缺血,以致胃壁部分坏死,甚至穿孔。发酵产生的毒素为进一步加重中毒性休克因素。这种情况在学龄儿童比较常见,儿童常常于饮食后嬉戏受伤,特别是车祸或高处摔伤。此种病理生理变化在非创伤情况下也能见到,见于饮食后剧烈活动。患者突然腹痛、腹胀呈休克趋势。出汗、脉搏微弱、恶心、呕吐,吐出大量酒糟样食物,则情况立刻好转。虽然不是创伤引起,但也是剧烈活动四肢急需大量供血使胃肠道供血暂停,引起胃内容发酵的后果。如果当时不能吐出,也可能发展为急性胃扩张而危及生命。

目前有关菌群转移与失衡问题研究很多,但尚未能充分了解。临床上伤后洗胃,常规减压,使用抗生素对严重创伤的治疗很有必要,但仍存在一定的盲目性。

4. 中毒性休克与多器官衰竭　这是创伤后应激反应代偿失败的后果。有人或称之为终末期反应。创伤后血液再分布,实际上是循环不足的补救措施。实际上已经就是休克的代偿期。情况继续恶化,从代偿过渡到失代偿,则成为外围循环衰竭,也就是临床休克期。创伤本身的打击与失血或大量渗出,本来就可以引起创伤性休克或失血性休克。休克引起的组织细胞乏氧性代偿毒素又转过来加重中毒性休克。再加上肠道菌群转移与失衡的感染与毒素产生,最后形成恶性循环的中毒性休克。休克造成各器官缺血,丧失活力,不能抵御细菌毒素与感染。尽管患者尚未死亡,各器官已失活力,普遍感染,称为多器官衰竭。很难打破恶性循环而挽救生命,故又称为终末期反应。下面分别讨论各器官衰竭变化:

(1) 胃肠衰竭:第一组衰竭器官是胃肠。首先是蠕动停止,发生肠麻痹,动力性肠梗阻。患者不断吞咽液体及气体(唾液内含气泡),肠内逐渐膨胀,如果再有内容物发酵产气,则迅速发生腹胀。

年龄越小腹胀越明显。严重创伤终末期小儿,腹胀成为必然的病变,并且是突出的病变。为了挽救生命常需多处肠造瘘减压。但不少人认为终末期挽救价值不大而放弃抢救性肠造瘘机会。肠麻痹膨胀后,肠壁血管内栓塞出血,坏死,产生乏氧毒素。同时肠内菌群失控也产生大量毒素,加重患者中毒性休克与衰竭。

(2)肾衰竭:肾小球的滤过作用取决于肾小球前后动脉压力差。一般球后压力为 70mmHg,而小儿年龄越小球后压越低,婴儿约为 50mmHg。球前压即动脉收缩期压,也是年龄越小越低,可达 80mmHg(正常成人为 120mmHg)。压力差约为 30~50mmHg。如果休克期收缩压降至球后压水平,压力差低于 10mmHg,则滤过很少,甚至不能泌尿,为肾衰无尿期。肾小球过滤后大量水分与电解质被泌出,依靠肾小管再选择性吸收回血流中,以维持水电解质平衡。如果血压过低或供血不足,肾小管细胞失去活力而丧失回收功能,则出现尿崩,大量排尿并且浓度很低,为肾衰的多尿期。大量排出水和电解质则引起脱水及低渗。小儿长期动脉压低而无尿,一旦动脉压回升,肾小球立即开始工作,而肾小管功能尚不能恢复。极易发生脱水而被忽略,年龄越小越是危险。婴幼儿烫伤休克,尽管临床上尚无休克症状,或仍处于休克代偿阶段,但血压已降至球后压水平而出现无尿。输液后血压升高,则出现多尿症,患者尿量比液体入量高(因水肿也被吸收而排出)。但尿比重非常低而接近 1.000。肾小管的恢复常需数日到一周,此时必须及时补充丢失量,并需适当限制水的入量,以免大量水被排出而带走一定量的电解质。如果缺血缺氧严重并且时间过长,则不但肾小管丧失功能,肾小球也丧失功能,即使血压回升,肾小球也不能泌尿。患者始终处于无尿期,成为肾衰竭。以后则逐渐出现尿毒症,而需人工肾透析,以等待肾功能恢复。除非大部分肾细胞已坏死,否则肾功能终能恢复。只是时间长,一般要一、两周。小儿越小恢复的可能性越大。

(3)肺衰竭:主要表现为缺血性肺水肿。使肺上皮细胞与毛细血管间距增大,被渗出的水隔开,影响气体交换。肺水肿使肺泡总面积减小,肺活量降低。并且水肿也降低肺顺应性,致使肺功能不全,加重缺氧。年龄越小肺活量越小,肺水肿的影响也越大。并且小儿更容易发生肺炎。此时需正压给氧。一是供氧,二是使肺泡扩张以增大气体交换面积,有利于促使肺内分泌物的排出,预防肺炎。

(4)肝衰竭:肝衰竭在临床上比较隐蔽,症状不明显,但病理生理变化非常严重。首先,因为胃肠缺血门脉系统供血不足,肝功能与代谢都有变化。肠道细菌移位,肝胆道系统首当其冲。肠回血毒素增加而肝的解毒功能下降。肝动脉供血不足又增加了肝细胞的缺血,进一步降低肝功能。随着各器官的乏氧毒素增加,都有待肝脏解毒。于是造成肝功能衰竭,临床上出现肝性脑病而需人工肝透析。

(5)心脑衰竭:休克失代偿,最后心脑也因供血供氧不足而发生 CO_2 血症、酸中毒使细胞死亡。心跳快而无力,最后心跳过缓,心脏扩大。在本来休克外围循环衰竭基础上又加上了心力衰竭。脑缺血开始在小儿主要表现为思睡困倦,此时仍为休克代偿期变化。失代偿后脑缺氧首先是大脑皮质外层失功能,皮质下层失控(失抑制)而出现烦躁、多话、谵妄。小婴儿则多出现抽风(癫痫或抽搐),再进一步变化则出现昏迷而死亡。如果发现患者多话多动,即时补液抢救休克,此时多可避免中枢衰竭。误认为患者因疼痛躁动而给予镇静剂,则可立即诱发昏迷而导致死亡。

以上各器官衰竭只是供血不足的后果。临床上因肠道细菌转移,则任何器官都有可能很快继发感染。于是各器官化脓性病灶与菌血症共同形成脓毒败血症,很难救治。因此必须在病理生理发展的初期强调早期积极治疗以预防多器官衰竭的发生。

(王强 张金哲)

第六节 小儿创伤诊断

对创伤需要确定其部位、性质、程度、全身性改变以及并发症,方能施行正确的治疗。为此应详细了解创伤史和有关的既往史,进行比较全面的体格检查和必要的辅助检查。

一、病史询问

1. 致伤原因、作用部位、人体姿势等　受伤当时的情况如从高处直立位坠落、着地后呈前屈姿势，除了可能发生四肢创伤，常可能发生脊柱骨折。又如老年人不慎跌倒臀部着地，可能发生股骨颈骨折。

2. 伤后出现的症状及演变过程　例如，颅脑伤后当即不省人事，十余分钟后清醒，感觉头痛和恶心，后来又陷入昏迷，应考虑为硬膜外血肿形成。

3. 经过何种处理和处理时间　例如使用肢体止血带者，需计算使用时间。

4. 既往健康状况注意与诊治损伤相关的病史　如对原有高血压病的伤员，应根据原有水平估计伤后血压的改变。又如伤员原有糖尿病、肝硬化、慢性尿毒症或长期使用肾上腺皮质激素等，伤口易发生感染或愈合延迟。

二、体格检查

1. 首先观察呼吸、脉搏、血压、体温等全身体征，以及意识状态、面容、体位姿势等。尤应注意有无窒息、休克等症状。

2. 根据病史或某处突出的体征，详细检查局部。各部位的理学检查各有一定的要求，例如：头部伤需观察头皮、颅骨、瞳孔、耳疲乏、鼻腔、反射、肢体运动和肌张力等；腹部伤需观察触痛、腹肌紧张、反跳痛、移动性浊音、肝浊音区、肠鸣音等；四肢伤需观察肿胀、畸形或异常活动、骨擦音或骨导音、肢端脉搏等。

3. 对于开放性损伤，必须仔细观察伤口或创面，注意其形状、出血、污染、渗出物、创道位置等。

三、辅助检查

有一定的诊断意义，然而应当选择必需的项目，以免增加伤员的痛苦和浪费时间、人力和物资。

1. 化验血常规和血细胞比容，可提示贫血、血浓缩或感染等。尿常规可提示泌尿系损伤、糖尿病、血电解质和二氧化碳结合力（或血 pH）可提示体液紊乱。血尿素氮、肌酐可提示氮质血症。血

清胆红素、转氨酶等可提示肝功能降低等。

2. 穿刺和导管检查胸腔穿刺可证实血胸和气胸。腹腔穿刺或置管灌流，可证实内脏破裂、出血。导尿管插入或灌注试验，可辅助诊断尿道或膀胱的损伤；留置导尿管可计算每小时尿量。测中心静脉压可辅助血容量或心功能。心包穿刺可证实心包积血。

3. 影像学检查　X 线片或透视可证实骨折、气胸、肺病变、气腹等。选择性血管造影可帮助确定血管损伤或某些隐蔽器官损伤。CT、螺旋 CT、增强 CT、MRI 可以辅助诊断颅脑损伤和某些腹部实质器官、腹膜后的损伤。超声波检查可发现胸、腹腔的积血和肝、脾的包膜内破裂等。腹腔镜可检查腹腔内损伤情况。胸腔镜可检查胸腔内损伤情况。关节镜检查、关节造影可检查关节内损伤情况。

对严重创伤，尤其是并发休克的患者，可用各种电子仪器、动脉导管、Swan-Ganz 导管、血气分析和其他化验，监测心、肺、脑、肾等重要器官的功能，利于及时采取治疗措施，以降低死亡率。

检查创伤的注意事项：①发现危重情况如窒息、大出血等，必须立即抢救，不应单纯为了检查而耽误抢救时机；②检查步骤应尽量简捷，询问病史和体格检查可以同时进行，检查动作必须谨慎轻巧，切勿在检查中加重损伤；③重视症状明显的部位，同时应仔细寻找比较隐蔽的损伤，例如：左下胸部伤有肋骨骨折和脾破裂，肋骨骨折疼痛显著，脾破裂早期症状可能被掩盖，但其后果更为严重；④接收多个患者时，不可忽视不出声的患者。因为有窒息、深度休克或昏迷等的患者已不呼唤呻吟；⑤一时难以诊断清楚的损伤，应在对症处理过程中密切观察，争取及早诊断。

（王强　张金哲）

第七节　小儿创伤治疗

一、基本原则

1. 目的　保障生命，预防残疾。

2. 战略 早期治疗,分秒必争,缩短处理时间,降低患者痛苦。

3. 战术 迅速诊断,边查边治,每一操作要深思熟虑,速战速决。

【基本急救处理技术】

1. 迅速诊断,边查边治 四级诊断处理方法。

2. 现场诊断 一分钟诊断或分类诊断。

3. 1分钟之内,观察气色,摸脉搏,双手插入发内,摸头皮,轻转头看眼耳,双手按压双肩,按胸部,按腹部,拉双手,仰卧屈膝,敲双膝,摸后背、会阴。

4. 观察气色 ①意识——正常,不正常(不说话或多话),昏迷,抽搐;②面色——正常(压唇反射正常),苍白(压唇不变色),青紫;③生命标志——呼吸平稳?脉搏强弱?眼反射?

5. 查头部 插入发内摸头皮有无裂口,肿物,手指是否沾血,颈部活动是否自由,眼反射结膜充血,耳内有血?咽有血?

6. 查胸腹 按季肋,按胸骨,按后腹部,是否有压痛或出血。

7. 查上肢 按双肩,拉双手轻摇动,可发现任何局部疼痛或异常。

8. 查下肢 患者仰卧屈膝90°,双拳敲击双膝,震力传至髋足。

9. 查脊柱及会阴 隔衣襟轻按腰部,轻抓生殖器。

如果经过训练完全可以在一分钟内完成全部检查,可以得出初步创伤分类诊断。

二、伤情分类

可分为四级:

1. 一级抢救伤 就地(现场)抢救,边运送边抢救。

包括:神志昏迷,或抽搐,面色青紫,呼吸不畅,脉搏微弱,眼反射异常。抢救时重点在ABC保障呼吸道畅通,必要时插管,辅助呼吸,有条件时给氧(急救车中)及静脉输液保障循环,搬动运送必须避免振动。小儿怀疑脊柱骨折或多发骨折时,可以就地将小儿仰卧卷入竹席中扎紧再搬动,避免增加损伤。

2. 二级危重伤 急诊室内救治或急救车内。

包括:精神烦躁,严重痛苦,面色苍白,脉搏快,局部大出血。诊断在一分钟初诊基础上,加上伤痛处的视诊及触诊,胸腹部的听诊,呼吸音与蠕动音不正常,必须注意检查分析,一分钟检查中发现任何可疑部位必须进一步检查证实或排除损伤。根据急诊室或急救车的条件,查血,X线,甚至CT、B超等都可以按需要进行,以求明确伤情。治疗在ABC之外,主要是止痛、制动与抗菌、输液,送至病房进行必要的手术。

3. 三级一般重伤 病房内治疗。

包括:全身情况良好,局部痛苦严重,出血多,不能行动等。在止痛与带性制动措施下,进行专科检查,如CT、MRI、B超,做根治手术计划,逐步进行手术。

4. 四级轻伤 门诊处理。

包括:全身情况正常,局部伤痛不严重,能自由行动或正常的家庭生活护理,主要需局部处理,制动,保护包扎,止痛抗菌,回家,按时复诊。

三、战略要求

深思熟虑,速战速决。

四、明确目的

为伤痛患者做任何操作,必须明确目的。因为任何触动都可能对患者增加痛苦甚至损害,即使是撩开衣服看一眼,如果操作粗暴也会增加患者,特别是家长的精神刺激。"目的"必须对患者有利,并且是必需的,至少明确三点:为什么要做?能否做成功?下一步怎么办?

五、制订计划

既要达到目的又要避免疼痛,保证安全。要从实际出发,想一遍操作过程,必要时最好先试做一遍,一切器械用具及思想工作家长工作都要真实,这样能保证操作顺利,节省时间,也给家长及患者较好的印象。

六、操作要求

手法、表情都要轻柔、保护,避免任何失误、无效果的动作、重复的动作。操作前的准备尽量不在患者面前,操作完一切干净整齐舒适。

任何操作尽量在止痛措施下进行,使患者及家长能感到用了止痛措施。

七、常用创伤止痛措施

1. 制动　保持孩子不动或伤部不动是最主要的止痛办法。可用包扎、夹板、牵引及垫物等帮助暂时固定。长时间比较稳定固定是石膏固定或特别充气衣裤固定。非骨关节伤也用固定止痛。

2. 局部用止痛药　伤处创面可用 0.5% 普鲁卡因或湿敷,中药薄荷及活血化瘀药,云南白药等也有局部止痛作用。

3. 区域麻醉　严重疼痛可以用普鲁卡因区域封闭麻醉,可用 1%~2% 普鲁卡因作神经阻滞,也可用 0.25% 普鲁卡因作广泛局部浸润,为了治疗操作或初检,可用一次性阻滞,长期止痛可用连续性低浓度阻滞。

4. 吗啡类止痛剂　婴儿呼吸抑制,须慎重选择。一般疼痛可用安眠镇静剂,如苯巴比妥。帮助安静睡眠即可。

5. 点滴睡眠疗法,冬眠疗法,氯丙嗪与哌替啶分次注射,对严重疼痛患者不但可以止痛,安静,并且对愈合有利。只是增加护理困难,增加发生护理性的并发症,如肺炎、压疮以及营养代谢平衡问题。

（王强　张金哲）

第八节　多发性创伤

一、定义

同一致伤因素,使两个或两个以上解剖部位或脏器受到严重创伤,其中之一是致命的或合并休克。特点:应激重、伤情重、变化快、难处理、范围广、低氧血症、休克多、易误漏诊、致死率高。

多处伤指同一脏器或部位有两处以上的损伤。诊断多发性创伤具备以下两条以上:

(1) 颅脑外伤:颅骨骨折、颅内血肿、脑挫伤或裂伤、颌面部骨折。

(2) 颈部损伤:大血管损伤或颈椎损伤。

(3) 胸部损伤:多发肋骨骨折、血气胸、心肺、气管、纵隔、横膈和大血管损伤。

(4) 腹部损伤:腹腔内脏损伤、出血、后腹膜血肿。

(5) 脊柱骨折伴有神经损伤。

(6) 骨盆骨折伴有休克。

(7) 上肢长骨干、肩胛骨骨折。

(8) 下肢长骨干骨折。

(9) 四肢广泛撕脱伤。

(10) 泌尿生殖损伤:肾、膀胱、尿道、子宫、阴道破裂。

二、五步检诊程序

1. 一问　问外伤史、外力方向、受伤部位、伤后表现和初期处理,问目击者或陪送。

2. 二看　看面色、呼吸、结膜、瞳孔、伤部情况。

3. 三测　测血压。

4. 四摸　摸脉搏、皮肤温度、气管位置、腹部压痛及反跳痛、四肢有无异常活动。

5. 五穿刺　诊断性三腔(胸腹颅腔)穿刺。

三、多发伤的急救

1. 迅速、准确、有效。

2. VIPCO 程序

(1) V(ventilation)保持呼吸道通畅、通气和给氧。

(2) I(infusion)输血、输液扩容抗休克。

(3) P(pulsation)监护心搏,维护心泵及心肺复苏。

(4) C(control)控制出血。

(5) O(operation)开刀手术。

【急诊室救护】

1. 抗休克、控制出血、处理胸部、颅脑、腹腔内脏、呼吸道伤及骨折。

一个中心以纠正组织氧供,改善微循环灌注为中心。简单判定休克:血压脉率差 = 收缩压 − 脉率,正常 30~50;0 为休克临界点,负数为休克。0~−30 为轻度休克,−30~−50 为中度休克,<−50 为重度休克。抗休克几个问题:认识不清、补液速度

不够、补液成分欠妥、补碱不宜过量。

两个重点原发伤的早期手术处理:原则救命第一、保肢第二、维护功能第三。充分合理的氧供。

三个环节各脏器功能监测。营养支持。防感染。

2. 多发伤急救护理措施　一给氧、二通道、三配血、四置管、五皮试、六包扎。

保持呼吸道通畅,充分给氧:头面部伤、胸部伤患者,常出现呼吸道阻塞,应保持呼吸道通畅,必要气管插管或气管切开,中等流量吸氧或呼吸机辅助呼吸。

建立有效的静脉通道,快速扩容:立即建立两条以上的静脉通道,穿刺困难者应进行静脉切开或深静脉置管。首选平衡盐液 1 000~2 000ml,40~60ml/min。

3. 配血　立即抽血配血,尽快补充全血。

4. 置管　置胃管、尿管,记录每小时尿量;血气胸者及时进行胸膜腔闭式引流,并观察有无进行性血胸。

5. 皮试　青霉素、普鲁卡因、TAT 皮试。

6. 包扎　开放性骨折及出血伤口均采用加压包扎。

四、复合伤

两种以上不同性质的致伤因素同时或相继作用于人体所造成的损伤称为复合伤。

特点:常以一伤为主;伤情可被掩盖;多有复合效应。

评估病情:包括呼吸、血压、脉搏、四肢温度、伤口出血、四肢活动情况等。

多发伤患者较普通患者复杂,有其特殊性。掌握多发伤的正确治疗顺序、各器官系统损伤的治疗原则,对多发伤患者得到及时有效的救治非常重要。所有损伤都应该尽快得到治疗,但是由于不同组织器官损伤后,治疗时机不同结果有很大差异,所以对于多器官损伤的患者正确选择治疗顺序非常重要。

危重患者强调最初处理的"ABC"方案。A. 控制气道(airway control);B. 呼吸支持(breathing support);C. 循环支持(circulation support)。多发患者的治疗原则首先是救命,其次是尽可能减少并发症发生,最后是注意美观。根据这一原则我们临床上对儿童多发伤的治疗顺序为:保证呼吸道通畅→大出血→血气胸→颅脑伤→消化道穿孔→开放骨折→泌尿系损伤→软组织损伤→闭合骨折。由于大出血、血气胸、颅脑损伤会导致快速死亡,需首先处理;消化道穿孔内容物流出易导致腹膜炎出现严重并发症、开放骨折易感染导致骨不连接需急诊手术治疗;其他损伤可按亚急诊治疗。危重患者容易漏诊,仔细询问病史、受伤经过、认真行全身查体非常重要。救治危重患者低级别的要求是救命、封闭伤口;高一级的要求是顾及功能、美观;急诊处理时要为后期专家的治疗创造条件(比如尿道断裂可仅做一膀胱造瘘,不要破坏会阴部结构,降低后期治疗难度)。

颅脑损伤经头颅 CT、X 线片、MRI 多可明确诊断。颅骨单纯的线状骨折不需要处理,可自行愈合,但要密切观察,对症处理。颅骨凹陷骨折的范围和深度较小时不需处理,骨折深度大于 5mm,范围大于 25mm 时骨折块易压迫脑组织导致脑组织坏死,需要手术撬拨复位。儿童颅底骨折不需要处理,应密切观察病情变化,处理其并发症。脑脊液漏通常可自行停止。注意切勿堵塞漏口以免发生逆行颅内感染。

大部分硬膜外血肿可自行吸收,可有一部分增大,出现颅内压增高症状,静脉滴注 20% 甘露醇(每次 1~2g/kg)及激素脱水无效需手术清除血肿。硬膜下血肿临床多有原发意识障碍,可有烦躁、头痛、呕吐等高颅压的表现,病情发展可致脑疝。影像学检查发现有手术指征的血肿应手术清除,手术指征的决定应具体患者具体分析。脑内血肿的处理与成人一样。如果血肿量少,可用脱水等保守治疗,大部分可自行吸收,如有生命危险的血肿应手术治疗。脑室内出血如为单纯脑室内出血,量少可保守治疗,出血可自行吸收。量多出现高颅压症状可行钻孔,侧脑室穿刺,持续外引流。

腹部损伤的患者多采取保守治疗痊愈。需要手术的患者如未及时手术可产生严重后果,所以确定合适的手术指征非常重要。B 型超声、X 线、增强 CT 及 MRI 检查为判断儿童腹部损伤的主要方法。脾损伤患者治疗时是采用保守疗法还是手术,有时判断起来十分困难,根据我们的经验及文献报道我们认为如果输液后[输液顺序①晶体:2∶1液或生理盐水(2∶1液组成:70ml生理盐水+20ml注射用水+5%碳酸氢钠10ml)20ml/kg推注2次;②胶体(万汶,羟乙基淀粉注射液)20ml/kg推注2次;③血浆全血20ml/kg推注2次,输血总量超过40ml/kg,血压仍不能维持在正常范围时应手术探查。我们有2例代谢病患者(术前已确诊)脾外伤后均行脾切除,其他情况要尽可能保留脾脏。儿童肝脏挫伤给予保守治疗多数可获成功,但较脾损伤而言危险性更大。转氨酶的高低对肝损伤的诊断是一个可靠的指标,转氨酶的高低与肝损伤程度成正比。本组患者肝损伤后几小时血清谷草转氨酶(AST)和血清谷丙转氨酶(ALT)即开始升高。肝损伤保守过程主要注意胆道系统损伤的遗漏,尤其儿童先天性畸形外伤后易出现破溃。本组有2例先天性胆总管囊肿破溃,均予造瘘。对于形成假性胰腺囊肿的患者早期穿刺(持续)引流部分患者囊肿可以吸收。伤后6例患者形成假性胰腺囊肿仅2例需手术治疗。如果假性胰腺囊肿未引起任何症状,或伴有轻度血清淀粉酶升高,应继续观察。至少50%的外伤后假性胰腺囊肿可自行消失。血清淀粉酶在诊断胰腺损伤中的重要性。本组患者中所有证实有胰腺损伤的患者血清淀粉酶均明显增高(>10倍正常值)。由于胰腺损伤往往在3天后血清淀粉酶逐渐升高,故应连续多次检查血清淀粉酶。胃肠道损伤有时采取保守治疗是很成功的。如果怀疑十二指肠壁内血肿(如果患者腹胀,一般情况良好,但胃肠减压较多时,应怀疑此病)并经造影确诊,予以TPN和胃肠减压治疗大多可成功。对腹部创伤确定有无胃肠道穿孔是至关重要的。X线检查、CT、B型超声及体温升高,以及实验室检查证明均不是可靠的诊断方法。X线或CT检查发现气腹可明确诊断为消化道穿孔。外伤后出现腹膜炎表现应高度怀疑消化道穿孔,此类患者诊断困难,经常误诊,要注意动态观察。早期体温升高(一般消化道穿孔体温会在伤后6~8小时内升至39℃以上)和白细胞增加对诊断有重要意义。伤后数天才出现的高热往往

为腹腔渗血回吸收而发热,应注意区分。肾脏损伤保守治疗是非常有效的,对肾蒂损伤我们认为要尽早手术,以免肾丢失。肾脏本身有病变合并外伤者主张早期手术(如肾积水)早期静脉肾盂造影、增强CT、肾动脉造影检查,定期B型超声复查,动态观察损伤肾脏情况是非常重要的。输尿管损伤早期诊断困难易误诊。实际确诊并不难,主要是未考虑到此病。等尿瘤形成后,患者已失去最佳手术时机。对怀疑此类损伤的患者(有肾区损伤病史,B型超声证实肾周有积液的患者)要尽早行逆行输尿管造影确诊,尽早手术吻合,以免增加手术难度。膀胱损伤相对易于诊断,治疗效果好。尿道损伤行膀胱尿道造影可明确诊断,导尿管插至尿道外口附近(切忌反复试插导尿管将部分尿道断裂撕扯成完全性尿道断裂),无菌条件下注入静脉造影剂,拍片观察有无造影剂外溢、造影剂能否进入膀胱。尿道断裂有两种处理方案:单纯行耻骨上膀胱造瘘、经耻骨上与会阴入路的尿道端-端吻合。单纯膀胱造瘘的优点有手术简单、迅速,以便有时间处理其他损伤;如为部分尿道断裂,可避免再次手术,如需再次手术,患者情况已经好转;可避免因尿道内插导尿管,使不完全性尿道断裂被扯成完全性尿道断裂;不暴露耻骨后血肿,继发感染机会少,血肿日后可逐渐被吸收;术后发生阳痿、尿失禁机会少。但如系完全性后尿道断裂做单纯膀胱造瘘,两尿道断端间形成瘢痕、日后不可避免的发生尿道狭窄和/或闭锁。如狭窄或因闭锁段长尤以合并尿道直肠瘘和/或尿道会阴瘘,治疗困难。因此如患者情况稳定,医师经验丰富、造影检查诊为完全性后尿道断裂或及膀胱向上移位,宜行经耻骨上及会阴修复尿道。

单根肋骨骨折采用保守治疗多能治愈。多根、多处肋骨骨折(连枷胸)患者需要及时固定胸壁(婴幼儿可行叠瓦状黏膏固定,大龄儿童切开复位可吸收肋骨钉固定)。拍片显示气胸超过30%时首先行套管针穿刺(最大号套管针接三通),抽出气体,拍片观察效果,4小时左右可再次拍片,如气胸仍超过30%须再次重复上述穿刺,反复三次无效或是开放性胸部外伤则需要行胸腔闭式引流。胸内活动性出血患者表现为胸腔闭式引流血液

增多,或连续观察 3 小时无明显减少,颜色鲜红,血压下降,脉搏加快,补液、输血等抗休克不见好转,或暂时好转又恶化者,说明出血较快,需及时剖胸或胸腔镜止血。注意气管断裂容易误诊,如怀疑气管断裂(患者出现顽固性肺不张)可行气管镜或造影检查明确诊断,早期手术吻合断裂气管。

儿童多发伤合并骨折时,骨折的治疗与普通骨折是有区别的:病情稳定的患者骨折可按普通骨折治疗,病情不稳定时闭合骨折可等患者病情稳定后再治疗(一般不要超过 7 天;骶髂关节脱位型骨盆骨折因骶前静脉丛损伤,出血严重,往往需手术复位固定,减少出血);开放骨折可先闭合伤口将开放骨折变成闭合骨折再按闭合骨折处理。硬骨损伤选用 X 线片、CT、螺旋 CT 可明确诊断;软骨损伤 MRI 检查可明确诊断。儿童骨折愈合速度快,骨痂形成早,所以病情稳定后尽可能早(伤后 7 天内)行骨折复位固定,以免骨痂形成导致复位困难。开放骨折因易发生感染导致骨不连接应急诊手术,病情危重不能耐受手术时可先进行清创缝合闭合伤口,病情稳定后二期手术,一般应在伤后 7 天内手术,特殊病例可适当延长。为了减少手术打击,骨折多选用微创手术(手术时间短、打击小):石膏固定、支具固定、克氏针固定、外固定架等。长骨开放性骨折、粉碎性骨折、斜行不稳定性骨折、骨盆不稳定性骨折(Torode-Zieg Ⅳ 型)均建议选用单臂外固定架手术。Scalea、Boswell 与 Scott 等学者认为外固定架是多发伤患者可以选择的能达到临时牢固稳定的替代方法之一,具有快速、可以忽略的血液丢失,并且骨科并发症最少。为便于护理,使骨折断端稳定,减少疼痛、出血,可适当放宽手术指征。对昏迷患者应仔细检查,可疑骨折时应及时拍片检查,以免漏诊。

(王强 张金哲)

第九节 慢性创伤

一、疾病概述

儿童慢性损伤在临床上远较急性损伤少见。慢性损伤是可以预防的,应预防其发生和复发,并防治结合,以增加疗效。单治不防,症状往往复发,反复发作者,治疗甚为困难。本病是慢性损伤性炎症所致,故限制致伤动作、纠正不良姿势、增强肌力、维持关节的不负重活动和定时改变姿势使应力分散是治疗的关键。对某些非手术治疗无效的慢性损伤,如狭窄性腱鞘炎、神经卡压综合征及腱鞘囊肿等可行手术治疗。

二、症状体征

慢性损伤虽可发生在多种组织及器官,但临床表现却常有以下共性:①躯干或肢体某部位长期疼痛,但无明显外伤史;②特定部位有一压痛点或包块,常伴有某种特殊的体征;③局部炎症不明显;④近期有与疼痛部位相关的过度活动史;⑤部分患者有可能产生慢性损伤的职业、工种史。

三、病因

骨、关节、肌、肌腱、韧带、筋膜、滑囊及其相关的血管、神经因慢性损伤引起。人体对长期、反复、持续的姿势或职业动作在局部产生的应力是以组织的肥大、增生为代偿,超越代偿能力即形成轻微损伤,累积、迁延而成慢性损伤。当人体有慢性疾病或退行性变时,可降低对应力的适应能力;局部有畸形时,可增加局部应力;在工作中注意力不集中、技术不熟练、姿势不准确或疲劳等,均可使应力集中,这些都是慢性损伤的病因。

四、病理生理

1. 软组织慢性损伤 包括肌、肌腱、腱鞘、韧带和滑囊的慢性损伤。

2. 骨的慢性损伤 主要指在骨结构较纤细及易产生应力集中部位的疲劳骨折。

3. 软骨的慢性损伤 包括关节软骨及骨骺软骨的慢性损伤。

4. 周围神经卡压伤 神经本属软组织结构,因其功能特殊,损害表现及后果与其他软组织损伤不同,故单列为一类。

五、治疗方案

1. 本病是慢性损伤性炎症所致,故限制致伤动作、纠正不良姿势、增强肌力、维持关节的不负重活动和定时改变姿势使应力分散是治疗的关键。

2. 理疗、按摩等方法可改善局部血液循环,减少粘连,有助于改善症状。局部涂搽外用非甾体抗炎药或中药制剂后再以电吹风加热也可收到较好的近期效果。

3. 局部注射肾上腺皮质激素(醋酸泼尼松龙、甲泼尼龙等)有助于抑制损伤性炎症,减少粘连,是临床上最常用的行之有效的方法。国内使用这一疗法已40余年,绝大多数患者由此而解除痛苦。但据作者统计,已有注射后出现难以治疗的继发感染;药物注入动脉引起血管痉挛、栓塞而坏死;注入神经鞘内继发神经炎;反复腱鞘内注射引起肌腱自发性断裂;伤及胸膜出现气胸及误注入骶管引起一过性下肢瘫痪等严重并发症。故使用时必须注意:

(1) 诊断明确,一定是慢性损伤性炎症,而非细菌性炎症或肿瘤。

(2) 严格无菌技术。

(3) 注射部位准确无误。

(4) 按规定剂量及方法进行(通常视部位不同一次可用皮质激素加2%利多卡因,7~10天1次,3~4次为1疗程。间隔2~4周后可重复1个疗程)。

(5) 注射后短期内局部出现肿胀甚或红热者,除应严密观察,给予广谱抗生素、热敷等处理外,无论是否完成疗程均应停止再次局部注射皮质激素。

4. 非甾体抗炎药　目前用于临床的非甾体抗炎药物不下40余种,长期使用均有不同程度的副作用,其中以胃肠道黏膜损害最多见,其次为肾、肝损害。使用时应考虑以下几点:

(1) 必要时短期用药。

(2) 病灶局限且较表浅者使用涂搽剂。

(3) 为减少对胃肠道损害宜首选环氧合酶2抑制剂、前体药物及各种缓释剂、肠溶片、栓剂等。

(4) 对肾脏功能欠佳者可选用短半衰期药物、对肾血流量影响较小的药物,如硫茚酸及丙酸类。

(5) 为减少对肝功能的影响可选用结构简单、不含氮的药物,避免使用吲哚美辛和阿司匹林。

(6) 不应将两种非甾体抗炎剂同时使用,因为这样疗效并不增加,而副作用却倍增。

5. 手术治疗　对某些非手术治疗无效的慢性损伤,如狭窄性腱鞘炎、神经卡压综合征及腱鞘囊肿等可行手术治疗。预防多数慢性损伤均有可能预防其发生。当慢性损伤症状首次发生后,在积极治疗的同时,应提醒患者重视损伤局部的短期制动,以巩固疗效,减少复发。

【疾病预防】

1. 预防　多数慢性损伤均有可能预防其发生。对运动员、戏剧、杂技演员进行科学训练;长期固定姿势者,定时改变姿势等均有助于分散应力、改善血液循环,以减少局部累积性损伤。

2. 当慢性损伤症状首次发生后,在积极治疗的同时,应提醒患者重视损伤局部的短期制动,以巩固疗效,减少复发。

(王强)

第十节　康复

一、小儿康复特点

1. 康复的目标　创伤疾病之后难免留下一些不良后果。如果没有器质性严重损害,一般预后自然遗忘,身心完全复原。但有些伤病,特别是留下可见性伤残,影响正常的生活活动,则需康复治疗。小儿康复的目的是要能适应现时的生活环境,如和小朋友们嬉闹;远期无后遗缺陷,影响升学、就业、结婚。总之要保证一生身心正常生长发育。

2. 小儿康复的自塑性　小儿自塑能力很强,一般伤残,都能随着年龄增长而恢复正常活动。一般都是力图向周围环境学习,特别是自然学习同龄儿活动。然而医生和家长必须注意预防学习偏差,养成坏毛病(不良习惯),或因学习困难而产生自卑。及时的纠正与鼓励,为小儿康复主要任务。

3. 社会环境的年龄特点　所谓社会环境,含义与成人不同。婴儿时期所谓适应环境,实际是妈妈的社会环境。妈妈觉得孩子不正常就不敢抱出去,要求治疗。托幼年龄则是妈妈和周围同龄儿的环境;学龄以后则以学校同学小朋友为主,家庭成员的环境也不容忽视。成年之后才真正进入社会环境。因此不同年龄要考虑该年龄特点,同时也要想到成年以后的前途。

4. 康复训练的年龄特点　当前康复医学发展迅速,各种康复仪器提供了理想的性能,使不少严重残儿得到恢复,特别是脑神经损害的患者,多需各种被动训练帮助。但是对多数伤残患者仍以自塑为主。给患者创造有利条件,特别是小朋友的条件,引导患者向正常方面自塑。为了避免给孩子造成残疾的心理影响,尽量避免使用被动仪器。必要时适当使用,必须按不同年龄选择符合身心发育条件的被动训练。

二、一般康复原则

1. 医学康复　是指尽可能去除由疾病或外伤所引起的身心或心灵的伤害,不论在身体上还是在精神上都能最大限度地使患者发挥个人的能力,使其恢复作为社会一员的正常生活。

为了能够使患者回归社会,康复不只包括医学方面的康复,而且还包括心理的、社会的、经济的、职业的、教育的等多方面的康复。

2. 疾病与残障的关系　当患者因病到医疗机构就诊时,不论是谁都渴望着能够恢复到原来的身体状态。尽管疾病的治疗方法有多种,但也不是所有人都能完全恢复到得病前的状态。如果为了进行治疗而切断手脚,那么手脚就不会重新长出来。

脑或脊髓的神经细胞因疾病而遭到破坏,而这些细胞也不会分裂、增加的。其他的脏器也是一样,即使通过治疗疾病而使脏器的功能得到恢复,但是也会残留一些从外表上看不到的伤痕。在这种状态下,脏器的储备能力就降低了。

如上所述,疾病的治疗方法有多种,而患病后令我们感到最不方便的是无法进行正常的日常生活。这样,使患者能够恢复原来的生活就成为治疗的最终目的。

在康复治疗时,对由疾病所产生的问题要进行分析,从三个等级进行整理,采取相应的对策,这就称为“残障的三级构造”。

3. 什么病是康复治疗的对象　在只进行个体治疗而无法解决出院后所面临的回归社会时所遇到的各种问题的情况下,就需要采取康复治疗。康复治疗的对象包括许多种疾病,大体可分为身体性残障和精神性残障。

产生身体性残障的疾病主要包括出现单侧麻痹或吞咽障碍的脑血管障碍(脑卒中)、头部外伤、脑肿瘤等;出现双侧麻痹或四肢麻痹的脊髓外伤、肿瘤等;骨关节障碍中的慢性风湿性关节炎、变形性脊椎病、变形性关节病、骨折、肩周炎、腰痛症等;外伤或血管障碍导致四肢切断;神经系统难治性疾病包括帕金森病、脊髓小脑变性病、肌萎缩性侧索硬化症、吉兰-巴雷综合征等各种发多性神经炎;儿童的疾病包括脑瘫、脊椎裂、肌营养不良症、唐氏综合征等。

精神性残障中,不只是精神分裂症或躁狂抑郁症等精神疾病或者癫痫,而且由脑血管损伤或头部外伤产生的失语症或记忆障碍等也成为康复治疗的对象。此外,作为老龄化社会的严重疾病的阿尔茨海默病等可引起痴呆的疾病也被列入康复治疗的范围。

4. 康复治疗怎样进行　与康复治疗有关的专家;在康复治疗中,不只需要担任疾病诊断和治疗管理的医生和护士,而且为了克服残障还需要各种各样的专家的合作。由治疗小组共同参与治疗(team approach)是康复治疗的特点。

小组成员包括理学疗法师、作业疗法师、语言疗法师、临床心理师、假肢装置师、社会工作者、职业咨询员等。每个成员都从专业角度对患者的残障进行评价,分担治疗任务。

5. 康复治疗技术常用的方法　物理治疗(PT)、作业治疗(OT)、言语治疗(ST)、心理辅导与治疗、文体治疗、中国传统治疗、康复工程、康复护理、社会服务。

6. 从何时开始康复治疗　当可以预测到疾病发作会对患者回归社会有阻碍时就应开始康复治疗。康复治疗延误则可导致被称作失用综合征的继发性残障。因而在发病的同时,也就是入院当天就应该开始康复治疗。

7. 康复治疗延误而产生的病症在疾病的治疗

当中有时卧床休息是首要的。但是,如果既不翻身也不活动手脚则会引起肌肉松弛、关节僵硬、骨质变脆。这样由卧床休息时间过长而引起的残障就称作失用综合征。

即使是在昏睡状态这种完全麻痹的状态时,也允许帮助患者活动手脚、不时改变睡眠的姿势,这在治疗或预防失用综合征上也是必要的。这就是康复治疗的开始。

在家庭护理的情况下,进行康复治疗也是防止患者瘫痪在床的极为重要的措施。

(王强　张金哲)

11

第十二章　感　染　总　论

第一节　免疫特点

炎症（inflammation）是具有血管系统的活体组织对损伤因子所发生的防御反应。炎症损伤因子可以是内源性的，也可以是外源性的，包括物理性、化学性、生物性及坏死组织等多种形式。生物性病原体（主要是细菌）侵入宿主后，与宿主防御功能相互作用引起不同程度炎症的病理过程，称为（细菌）感染（bacterial infection）。感染根据其病程可分为急性感染（acute infection）和慢性感染（chronic infection）；根据其受累范围可分为局部感染和全身感染。急性炎症持续时间短，一般不超过一个月。慢性炎症持续时间长，一般数周或数月，可发生在急性炎症之后，也可潜隐地逐渐发生。局部感染（local infection）是指病原菌侵入机体后，在一定部位定居下来，生长繁殖，产生毒性产物，不断侵害机体，机体的免疫功能将入侵的病原菌限制于局部，阻止病原菌的蔓延扩散，所引起的局部症状。全身感染（systemic infection）是指病原菌侵入机体后，在机体与病原菌相互作用的过程中，机体的免疫功能不能将病原菌限于局部，以致病原菌及其毒素向周围扩散，经淋巴道或直接侵入血流，所引起的全身症状。在全身感染过程中可能出现菌血症（bacteremia）、毒血症（toxemia）、败血症（septicemia）及脓毒血症（pyosepticemia）。

免疫（immunity）是机体的生理保护性机制，其本质为识别自身，排除异己。感染免疫是宿主免疫系统识别和清除生物性病原体的一系列生理性防御机制。人体有一个完善的免疫系统，包括免疫器官、免疫细胞和免疫因子，分为非特异的天然免疫和特异的获得性免疫两大类。天然免疫（natural, congenital immune）是先天获得，出生后就有，是机体在种系发育和进化过程中形成的免疫功能，其作用范围广，不针对特定抗原。获得性免疫（acquired immune）又称特异性免疫（specific immune），是通过与抗原物质接触后所产生的一系列防御功能，具有特异性、多样性和记忆性等特点。天然免疫和获得性免疫分别在不同的感染和感染的不同阶段发挥着独自和协同作用，共同构成复杂的免疫防御功能。

人体天然免疫系统主要由皮肤、黏膜、淋巴结、单核细胞、巨噬细胞、中性粒细胞、血-脑屏障、胎盘屏障、组织液、尿、汗及补体等物质组成，分别在天然免疫中起到屏障、滤过、吞噬、递呈抗原及杀灭细菌的作用。小儿皮肤黏膜薄，基底层发育不良，皮脂腺未发育完善，容易破损；皮脂酸分泌量少，机械屏障作用及自净能力弱，易发生皮肤感染；淋巴结发育不完善，导致细菌容易扩散；单核及巨噬细胞 HLA-DR 的表达差，抗原递

呈能力低；中性粒细胞虽在孕 34 周发育成熟，但其胞膜的弹性较差，不易形成伪足；白细胞移动性弱，趋化性差，进行细胞吞噬的力量弱，破坏异物消化作用减低，不能使感染局限化；无鼻毛，呼吸道黏膜纤毛发育和运动差；黏液腺分泌不足，胃液分泌较少，杀菌能力弱，肠黏膜通透性高，病原微生物易进入血液；胎盘具有屏障作用，但母血中的化学物质、蛋白质、微生物及细菌可能通过胎盘到达胎儿体内起抗原作用；新生儿血-脑屏障发育不完善，较易发生脑脊膜炎，感染时脑脊液可正常，但涂片或培养有时可找到细菌；新生儿缺乏补体，调理素的功能也差，吞噬细胞的活性减低；新生儿由于缺乏致敏的 T 淋巴细胞，加之皮肤炎症反应较年长儿低，故皮肤迟发型变态反应特别低。

获得性免疫包括细胞免疫和体液免疫，分别由 T 淋巴细胞和 B 淋巴细胞介导。在不同细菌所引起的感染中，二者在获得性免疫中的作用不同。细胞免疫是感染早期最重要的防御机制；体液免疫是参与感染后期的防御机制。

小儿细胞免疫（cellular immunity）主要由 T 细胞介导，具有抗胞内寄生菌、真菌、病毒感染、免疫监视及皮肤迟发性超敏反应的功能。T 细胞来自骨髓的淋巴干细胞，在胸腺中发育成熟。小儿胸腺在出生时与体重之比值是一生中最大的，到青春期后胸腺开始萎缩。T 细胞在胎龄 13 周起出现对同种异型移植物的排斥反应及对有丝分裂原的增殖反应，但胎儿期细胞免疫不成熟，易宫内感染。孕 40 周时 T 细胞具备了对各种抗原的特异性细胞免疫应答。新生儿活化的 T 细胞表达 CD25（活化标志）比成人弱，辅助 B 细胞产生免疫球蛋白的能力受限；活化吞噬细胞和产生 CTL 的能力下降；CD40 配体在活化的 T 细胞上表达低下，影响 B 细胞免疫球蛋白的同种型转换；产生细胞因子能力低于成人（缺乏抗原刺激所致）。新生儿期 NK 细胞的表面标记 CD56 于出生时几乎不表达，ADCC 功能仅为成人的 50%，IFN-γ 量为成人的 1/8~1/10，IL-4 量为成人的 1/3，T 细胞应答呈 Th2 偏移。NK 于生后 5 个月时达成人水平，ADCC 功能于 1 岁时达成人水平，IL-4 和 IFN-γ 约

在 3 岁时达成人水平。

小儿体液免疫（humoral immunity）主要由 B 细胞介导，具有清除细胞外病原菌及其产生的毒素等抗原物质的功能。B 细胞比 T 细胞发育较迟，骨髓和淋巴结是 B 细胞发育成熟的场所。颈和肠系膜淋巴结发育最早（胚胎 10 周），足月新生儿能扪及腹股沟浅表淋巴结，2 岁后扁桃体增大，后稍缩小，6~7 岁又增大，12~13 岁淋巴结发育达顶点。胎儿 B 细胞对抗原刺激即可产生相应的 IgM 类抗体，而有效的 IgG 类抗体应答需在胎儿 3 个月才出现。足月新生儿外周血 B 细胞量略高于成人。

目前已知的免疫抗体包括 IgG、IgM、IgD、IgE 和 IgA 五种。其中 IgG 含量最多，于胚胎 12 周开始合成，8~10 岁达成人水平。IgG 是目前已知的唯一可以通过胎盘的抗体，母亲 IgG 抗体进入胎儿循环的量于孕期 32 周开始明显增加，出生时脐血 IgG 水平甚至可高于母亲 IgG 水平 10%（早产儿、小于胎龄儿 IgG 水平低于母亲），生后 3 个月开始明显衰减，生后 6 个月降至最低点，是 6 个月以内婴幼儿主要抗感染机制。小儿自身合成 IgG 的能力于生后 3 个月才开始增加，故 3~6 月龄婴儿血清 IgG 水平降至最低点，是生理性低丙球血症期。IgG 具有四个亚类，IgG1（70%），5 岁达成人水平，针对细菌和病毒的蛋白质；IgG2（20%），14 岁达成人水平，抗多糖抗原（如肺炎球菌的荚膜）；IgG3（6%），10 岁达成人水平；IgG4（4%），14 岁达成人水平，与过敏症有关。IgM 胚胎 12 周开始合成，6~8 岁达成人水平。母亲的 IgM 不能通过胎盘，虽然胚胎 12 周时已能合成 IgM，但因缺乏抗原刺激，胎儿自身合成的 IgM 量极少，出生时脐血 IgM 水平很低，若发现脐血 IgM 水平升高，提示胎儿有宫内感染。IgA 不能通过胎盘，包括血清型和分泌型两种类型，血清型 IgA 生后开始合成，12 岁达成人水平，出生时脐血 IgA 水平很低，若脐血 IgA 水平升高也提示宫内感染；分泌型 IgA 生后开始合成，也可从母乳中获取，2~4 岁达成人水平，不易被水解蛋白酶分解，是呼吸道、肠道、泌尿道黏膜局部抗感染的重要因素。新生儿、婴幼儿期分泌型 IgA 低下是易患呼吸道、消化道、尿路感染的原因。

IgD 和 IgE 均难以通过胎盘，新生儿血清中含量极少。IgD 生后开始合成，5 岁时达成人的 20%，其生物学功能尚不清楚；IgE 生后开始合成，也可从母乳中获取，7 岁达成人水平，参与Ⅳ型变态反应，与过敏性疾病有关。

在小儿发生局部急性感染时，天然免疫、细胞免疫和体液免疫被诱导。在感染的局部组织，尤其是感染中心，会出现微循环障碍、间质细胞间的相互作用、中性粒及巨噬细胞的浸润及相关特异性抗体滴度的增加。化脓性脑膜炎患者的脑脊液中可以见到 IgG 轻链、IgG 的 λ 链和 κ 链等寡克隆带。尿道上皮可以产生针对 O 抗原及 K 抗原的分泌型 IgA 和 IgG 抗体，阻止大肠埃希菌与黏膜上皮细胞的黏附。

目前研究表明，局部急性炎症免疫反应的关键步骤是抗原信号在局部淋巴结向 T 淋巴细胞的传递。在休眠状态下，这一功能是由专门的树突状细胞完成。但是这些树突细胞在外周组织的循环非常慢，而来自高致病区的抗原信号要求立即动员最大限度的宿主防御反应维持内环境稳定。局部急性炎症免疫应答区迅速扩增，针对特定抗原的免疫监视是黏膜表面的天然免疫功能，也是提醒免疫系统对入侵的抗原做好准备的早期警报系统。

第二节　病理

炎症的基本病理变化为局部组织的变质（alteration）、渗出（exudation）和增生（proliferation）。变质是指局部组织的变性和坏死，是炎症的损伤过程，是细胞或细胞间质受损后因代谢发生障碍所致的某些可逆性形态学变化。表现为细胞浆内或细胞间质内有各种异常物质或是异常增多正常物质的蓄积，常伴有功能下降。包括细胞水肿、脂肪变、玻璃样变（又称透明变性）、淀粉样变、黏液样变性、病理性色素沉着（如含铁血黄素、脂褐素及黑色素）和病理性钙化。坏死是活体内范围不等的局部细胞死亡，死亡细胞的膜质（细胞膜、细胞器膜等）崩解、结构自溶（坏死细胞被自身的溶酶体酶消化），分为凝固性坏死、液化性坏死和纤维素性坏死三个基本类型。干酪性坏死和坏疽属于凝固性坏死的特殊形式。化脓、脂肪坏死和由细胞水肿发展而来的溶解性坏死都属于液化性坏死。渗出是感染局部组织血管内的液体和细胞成分通过血管壁进入组织间质、体腔、黏膜表面的过程，为炎症最具特征性变化。炎性增生包括实质细胞和间质细胞的增生，具有限制炎症扩散和修复作用。

根据炎症的病理变化可概括地分为变质性炎症（alterative inflammation）、渗出性炎症（exudative inflammation）和增生性炎症（proliferative inflammation）三大类。变质性炎症以变质性病理变化为主，渗出及增生改变轻微，常常引起实质性器官的功能障碍。渗出性炎症的病理改变主要以浆液、纤维蛋白原和中性粒细胞渗出为主，并可根据渗出物的主要成分进一步分为浆液性炎（serous inflammation）、纤维素性炎（fibrinous inflammation）、化脓性炎（suppurative inflammation）及出血性炎（hemorrhagic inflammation）。浆液性炎以浆液渗出为其特征，浆液渗出物以血浆成分为主，可在表皮内和表皮下形成水疱。化脓性炎以中性粒细胞渗出为主，并有不同程度的组织坏死和脓液形成，包括表面化脓和积脓、蜂窝织炎和脓肿。纤维素性炎是以纤维蛋白原渗出为主，继而形成纤维素。病灶内的血管损伤严重，渗出物中含有大量红细胞的炎症称为出血性炎。增生性炎症以增生变化为主，包括非特异性增生性炎和特异性增生性炎（即肉芽肿性炎）两大类。变质性炎症和渗出性炎症主要表现为急性感染，增生性炎症主要表现为慢性病变。

红、肿、热、痛和功能障碍是急性感染典型的局部表现。病原菌侵入人体后，立即受到人类天然免疫系统中补体和吞噬细胞的杀伤和吞噬。病原体被吞噬的同时，吞噬细胞释放各种生物活性物质如细胞因子，导致血管扩张、血流加速，炎症局部组织充血，出现红、热症状。后出现血管扩张、血管通透性增高和血流缓慢，血流速度减慢，血管通透性增高，白细胞离开血管中心的轴流，到达血管的边缘部，并贴附在内皮细胞上。白细胞在细胞间黏附分子 1、血管黏附分子 1、P-选择蛋白、E-选择蛋白、整合蛋白 LFA-1 等作用下与血管内皮细胞相互黏着，并在内皮细胞连接处伸出伪足，同时分泌胶原酶，降解血管基底膜，并以阿米巴运动的方式从血管内皮细胞缝隙中游出（即白细胞渗出），感染组织出现肿胀。游出的白细胞在外源性化学趋化因子细菌产物及内源性趋化因子如补体成分 C5a、白细胞三烯（主要是 LTB4）、细胞因子（特别是 IL-8）等作用下向炎症灶局部移动，造成白细胞浸润，发挥吞噬和免疫作用，引起组织疼痛。基于炎症的部位、组织肿胀和疼痛的严重程度还将引起相应部位的组织和器官发生不同程度的功能障碍。

小儿局部急性感染的基本病理表现与致病菌的种类、受累组织或器官的部位及特性存在密切关系。

金黄色葡萄球菌具有层连蛋白的受体，能产生大量毒素及血浆凝固酶。大量毒素可使感染局部组织发生坏死，大量中性粒细胞浸润，坏死组织液化后形成含有脓液的空腔；血浆凝固酶能使渗出的纤维蛋白原转变成纤维素，使炎症局限；而层连蛋白与金黄色葡萄球菌表面的相应受体结合后，可使金黄色葡萄球菌容易附着并通过血管壁进入血液，造成脓肿扩散。所以金黄色葡萄球菌主要在皮下和内脏引起局限性化脓性炎，其主要病理改变为组织发生溶解坏死，形成充满脓液的腔，但化脓性炎若不能被局限，可发生迁徙性脓肿。链球菌能够分泌透明质酸酶和链激酶，透明质酸可以降解结缔组织中的透明质酸，链激酶能溶解纤维素，使细菌易于通过组织间隙和淋巴管扩散，导致大量中性粒细胞或脓细胞（脓液中变性或坏死的中性粒细胞）浸润，引起疏松的结缔组织发生弥漫性化脓性炎症。故而溶血性链球菌主要在皮肤、肌肉及阑尾等疏松的结缔组织内引起蜂窝织炎。结核分枝杆菌感染引起的脓肿（即寒性脓肿），其周围皮肤无化脓菌感染引起脓肿的红、肿、热、痛等急性炎症的表现（只有合并混合感染时才有红、肿、热、痛的炎症反应）。

化脓性炎发生在黏膜和浆膜表面，其渗出的脓液可沿相应的管道（如尿道、支气管等）排出体外，称为表面化脓。化脓性炎发生在浆膜表面，

12

其渗出的脓液积存在相应的浆膜腔内（如胆囊和输卵管等）不能排出体外，称为积脓。脑组织发生 EB 病毒性感染时，所有轴突的髓鞘表现为大量 $CD8^+$ T 细胞的浸润及 HLA-DR 和（或）CD45RO 的表达，单核细胞及巨噬细胞之间可见细胞凋亡及核破裂片段，脑组织水肿是其第二位致死性病理改变。阑尾组织发生化脓性或局限性炎症时，阑尾组织中可见大量发 T 淋巴细胞及浆细胞的浸润，IL-2 受体表达增高、IgG 及 IgA 的浓度增加，且单核细胞和 NK 细胞仅出现在化脓性阑尾炎的阑尾组织中。阑尾组织发生坏疽性炎症时，在首发症状出现 12.5 小时后，细胞黏附分子的表达与 IL-10 和 IFN-γ 之间存在紧密的平衡关系，其中 IFN-γ 对于坏疽性阑尾炎的形成起主要作用。

局部急性感染的结局与其发生的部位、损伤程度、基本病理变化、机体状态及致病菌的毒力密切相关。浆液性炎症一般较轻，易于消退，但发生在喉头及心包部位的浆液性渗出也可导致严重后果。发生在呼吸道黏膜或心包浆膜层的纤维素炎可形成黏膜的假膜（如白喉）或浆膜的纤维素性粘连（如绒毛心）。小范围坏死组织溶解后，可经由淋巴管、血管被完全吸收或被巨噬细胞吞噬清除。较大范围坏死液化后，坏死物可由相应管道排出形成空洞；若坏死物不能完全溶解吸收或分离排出，可由新生的肉芽组织吸收、取代坏死物并填补组织缺损或包裹，以后肉芽组织转化成以胶原纤维为主的瘢痕组织或为增生的纤维组织包裹。

大多数急性炎症能够痊愈，少数迁延为慢性炎症，极少数在机体抵抗力低下，或病原微生物毒力强、数量多的情况下，病原微生物可不断繁殖，并沿着组织间隙或脉管系统向周围和全身组织和器官扩散，甚至出现全身炎症反应。在全身炎症反应时，单核 - 吞噬细胞系统激活，炎症介质如 TNFα、IL-1、IL-6、IL-8、C5a、血小板激活因子等大量释放，并进入血液循环，直接损伤内皮细胞，导致血管通透性升高和血栓形成，微循环灌注减少，组织缺氧缺血。当线粒体内氧分压下降，各种酶系统受抑制，从而抑制葡萄糖、脂肪及酮体进入三羧酸循环，氧化磷酸化功能停止，细胞功能发生

障碍。器官微循环障碍限制了机体细胞摄取氧的功能，引起乳酸堆积，组织摄氧减少和血乳酸水平升高将促进器官功能障碍的发生发展。机体针对全身炎症反应又可出现代偿性抗炎反应，全身炎症反应和代偿性抗炎反应都是机体炎症反应失控的表现。当循环中出现大量失控的炎症介质时，它们彼此之间构成了一个具有交叉作用、相互影响的复杂网络，如彼此间的作用相互加强，则最终形成对机体更强的免疫失衡——混合型拮抗反应综合征。若在严重感染后，短时间内出现两个或两个以上系统、器官衰竭则称为多器官衰竭或称相继发生的多系统衰竭。全身炎症反应、代偿性抗炎反应及混合型拮抗反应是多器官衰竭的发病基础。

第三节　分类与名称

感染是致病微生物引起发炎病理的临床表现。病种很多，分类和名称很乱。这里试图整理一个系统，以便后文讨论时，避免出现混淆与矛盾。

一、按病因分类

感染一词本身属于病因，所以应该按病因分类命名。一般分为：

1. 细菌类感染（bacterial infection）　又按各种细菌命名，如化脓感染，厌氧菌、产气菌、结核分枝杆菌、螺旋菌等感染。化脓感染又再细分为金黄色葡萄球菌感染、大肠菌感染、绿脓菌感染等。可统称为化脓感染（pyogenic infection）。非化脓感染（non-pyogenic infection），各有各自表现，如结核分枝杆菌、梅毒螺旋体等，统称为特异性感染（specific infection）。也有人称化脓性感染为非特异感染（non-specific infection）。

2. 霉菌类感染（fungus infection）　如真菌感染、假丝酵母菌感染、酵母菌感染等。

3. 寄生虫感染（parasitic infection）　如蛔虫、蛲虫、豚囊虫、包囊虫等并发症。

二、按病理分类

感染的病理是炎症反应。但引起炎症反应原

因并不只是感染。有感染性发炎,也有创伤性发炎和自身免疫性发炎。不可混淆。感染性炎症常见分类有:增生性、化脓性、坏死性、原发性、继发性、感染性、损伤性。

(一)免疫反应不同

1. 化脓性感染(属正应性反应) 各种化脓菌感染的统称,有中心液化及周围纤维壁。

2. 坏死性感染(属弱应性反应) 如皮下坏疽、糖尿病皮肤坏死、走马疳等类似感染的总称。

3. 增生性感染(属强应性反应) 如蜂窝织炎,以增生为主的感染的总称。

(二)病理的复杂性 原发性感染指单纯的感染病理。继发性感染指在其他病理组织上的感染病理。

三、按临床表现分类

1. 按病情分类 急性感染有红肿热痛、发热。化脓性感染都为急性;慢性感染无红热高热;暴发性感染为特急性感染,高热或中毒性休克为特点。

2. 按病位分类 全身(或系统)感染,发热不适但无明确不适部位而就诊。局部感染指同时身体某部有红肿热痛。

3. 按分科分类 这是目前一般医院的习惯分类。除五官科按明确的部位外,一般习惯把局部感染划为外科性感染,把全身或生理系统感染划为内科性感染。

四、现时分类情况

一般老百姓看病按临床分类;医院挂号按分科分类;医生治病按病因病理分类;外科手术按病位病理分类。各取所需,名词各有所好,必须警惕混淆误导。

第四节 病因(临床病因)

感染的构成是感染病原菌与人体免疫的相互对抗作用。然而,病原菌和免疫都是客观已经存在,甚至是长期存在。但是并不发生感染。众所周知,肠道细菌、呼吸道细菌都是多种多样。平

时互相相安无事。一旦着凉或饮食不当,就可能发生肺炎或腹泻。说明临床感染须有诱发因素:就是体质因素与环境因素。总的说来,外科疾病以局部器质性病变为主。临床病因不外:创伤、感染、畸形、肿瘤形成的因素。其中以感染最为典型。感染的发生可以说病原菌与免疫为致病根据,体质与环境为发病因素。下面分别讨论。

一般感染,特别是外科局部感染,病原菌总要有个入路。最容易理解的是创伤破坏了体表皮肤黏膜的保护,引起局部感染,甚至扩散到全身。因此创伤(特别是破伤)是外科感染的主要临床病因。然而更多的感染并无破伤,甚至找不到明显的病原菌入路,同时日常也有不少破伤,并不发生感染。因此必须承认破伤入路之外,必然另有临床病因。

中医谈病称内因外因:内因指人的情绪严重变化称"七情",即喜、怒、忧、思、惊、恐、悲。外因指环境超常变化称"六淫",即风、寒、暑、湿、燥、火,(风包括:微生物、花粉等可吸入颗粒物)。事实上外因就是环境的突变,内因就是此时此刻人的体质,特别是易感体质(susceptibility or vulnerability)(或称过敏体质)。临时有了这两方面的因素矛盾,或称人生为对环境的不适应,才有感染的发生。所谓易感体质,不但表现于个体不同类型的全身性易感,并且还有局部的特异性易感。所以临床上小儿着凉易发生肺炎;跌碰易发生骨髓炎,而且好发生在胫骨上端。这可能是先天的特性,现在也只能寄托于基因特点。

综上所述,似乎易感体质只能听其自然,医生只能用抗生素杀菌。现在确有人持此观点。中医治疗感染靠扶正祛邪。看来这个"正"是可以扶的。首先要研究易感体质变化的规律。有人提出 TAT 模式(Tetanus Anti-Toxin Modal)学说:易感体质的变化与注射破伤风抗血清的反应一样。注射第一针没有反应;两周后再注射第二针就发生强烈反应甚至死亡;以后小量多次接受注射,不再反应。称为脱敏措施。说明已经适应,不再易感。临床外科的肠造瘘反应变化就是很好的例证。刚造瘘的最初 3 天内,肠瘘周围皮肤无糜烂;1 周左右糜烂非常广泛,任何护理也很难控制;2 周以后一

般护理,逐渐愈合,1个月后基本愈合。也说明反复小剂量的刺激可以促使机体适应,控制了感染。肠瘘患者不但局部反应如此,全身反应也有同样表现。1周后食欲缺乏、发热、口腔溃疡,食后漏出物很快很稀,即使是结肠造瘘也漏水样便。两周后全身情况复原,漏出物变稠,至少形成糊状便。也符合 TAT 模式规律。在此学说影响下,观察不同年龄小儿的免疫发展,也发现同样变异性反应规律。发现新生儿皮下坏疽为弱应性反应,婴儿颌下蜂窝织炎为强应性反应,而幼儿痱毒疖肿为正应性反应。随着年龄增大适应能力从弱反应到过强反应,再到一般正常发炎反应。从而提出婴儿感染"变应性反应"假说(hypothesis of hetero-ergic reaction)。

小儿的免疫功能是逐渐形成完善的,新生儿有效部分免疫能力是从母体传来,如麻疹免疫等,但也多于几个月内逐渐消失。局部免疫基本上都是生后形成。一般形成的模式是先"对细菌无反应"。正如小儿第一次接受破伤风抗血清(TAT)注射基本无反应。表现为出生后无化脓感染反应,不红、不肿、不化脓。几天以后才逐渐有反应。但也不是典型的炎症反应。一般只有渗出及小量浸润于白细胞增生,没有纤维蛋白沉积及纤维增生。也就是说"破坏多、修复少"。称之为弱应性反应(hypo-ergic reaction)。新生儿在此情况下的化脓感染常见为"皮下坏疽"。一般到半岁以后小儿才能发生淋巴结炎等典型化脓感染,然而常见浸润过多,红、肿、硬范围很大,远超过一般淋巴结本身发炎的范围,称之为淋巴结性"蜂窝织炎",为强应性反应(hyper-ergic reaction)。而一般再大些的孩子淋巴结炎只是淋巴结肿大、疼痛,有压痛,皮肤稍红、稍热,范围一般不超过淋巴结本身肿大的一倍。即使到了晚期皮肤红暗、中心软化也不再向远方扩大。最后可能破溃出脓,以后红肿逐渐消退,伤口愈合,淋巴结的肿大渐渐消失。这样的病理过程称之为正应性反应(normo-ergic reaction)。也就是说开始表现为弱应性,以后强应性,最后才达到正应性反应。发展完善的正应性反应能抵抗较小量的细菌,提前消灭细菌,使孩子不发生化脓病变。所以到学龄后基本不常发生化脓性感染。

掌握发展规律,可以改变易感体质。小儿系列防疫接种,就是小剂量脱敏措施。遗憾的是目前常见化脓性感染尚无满意疫苗,只能在治疗中培养脱敏体质(desensitization)。

至于外因问题,也就是环境问题,从根本上很难改变。对小儿当然要尽量保护。例如过去小儿最常见的外科感染,包括:生活中照顾不周的跌碰损伤、热水烫伤、车祸、坠落等日常小伤后处理不当引起感染,以及着凉受热不良卫生条件引起的新生儿皮下坏疽、夏季的痱毒疖肿、长年不愈的脓皮病等,都已随着生活水平的改善和卫生知识的提高以及抗菌药物的进步而成为罕见病。在另一方面,根本的态度,应该是保护协助小儿早日适应各种不良环境。过分的回避性保护不一定正确。农村山区小儿抗感染能力比城市大楼里养的小儿更高,就是一个事实。

第五节　病原学

引起小儿发生局部急性感染的生物性病原体一般可分为微生物(microbe)和寄生虫(parasite)两大类。根据大小、结构和组成等不同,微生物又分为病毒(virus)、细菌(bacteria)和真菌(fungus)三大类,寄生虫主要分为原虫(plasmodium)和蠕虫(worm)。病毒是非细胞型微生物,没有典型的细胞结构,无产生能量的酶系统,必须在活细胞内生长繁殖。只有 RNA 分子、无蛋白质成分的亚病毒和只有蛋白质、没有核酸的 proin(朊病毒)均归属于病毒。细菌为原核细胞型微生物,原始核呈环状裸 DNA 团块结构,细胞器不完善。根据致病菌与宿主细胞的相互关系,可分为胞外菌和胞内菌。胞外菌寄居在宿主细胞外的组织间隙和血液、淋巴液、组织液等体液中进行生长、繁殖,产生毒性物质,损害宿主组织和细胞。胞内菌包括兼性胞内菌和专性胞内菌,兼性胞内菌在宿主体内主要寄居在细胞内生长繁殖,在宿主体外,亦可在无细胞的适宜环境中生存和繁殖;专性胞内菌无论在宿主体内或体外,只能在细胞内生存和繁殖。对人致病的细菌主要为胞外菌。广义的细菌包括细菌、支原体(mycoplasma)、衣原体(chlamydia)、立克次体(rickettsia)、螺旋体(spirochete)和放线菌(actinomyces)等。真菌(fungus,mycete)为真核细胞型微生物,有典型的细胞核和完整的细胞器,可分为单细胞真菌和多细胞真菌两类,后者又称为霉菌。原虫为单细胞真核动物,蠕虫为多细胞无脊椎动物。与医学有关的原虫包括锥虫、内阿米巴、疟原虫和弓形虫,与医学有关的蠕虫包括吸虫(trematoda,fluke)、蛔虫(ascaris,round worm)、绦虫(taenia,tape worm)和线虫(filaria,nematode)等。

不同生物病原体的致病性与小儿的年龄密切相关,如先天性巨细胞病毒及梅毒螺旋体感染,B族溶血性链球菌、大肠埃希菌及金黄色葡萄球菌感染是新生儿期常见的疾病。2岁以下的小儿发生肺部感染以金黄色葡萄球菌、沙眼衣原体(尤其是1~3个月小儿)、巨细胞病毒、合胞病毒及腺病毒常见,葡萄球菌肺炎易引起肺脓肿、肺大疱和脓胸。年长儿肺炎感染以肺炎衣原体、肺炎支原体、肺炎克雷伯菌、肺炎球菌多见。2岁以下小儿的肠道感染以大肠埃希菌及轮状病毒感染为主,年长儿则以肠道杆菌为主,很少患病毒性肠炎。反复肠道感染可诱发肠梗阻和肠套叠。2个月以下小婴儿的化脓性脑膜炎以大肠埃希菌和金黄色葡萄球菌为主,年长儿的化脓性脑膜炎以脑膜炎球菌、肺炎球菌和流感嗜血杆菌为主,严重中枢神经系统细菌感染时往往伴有败血症,并可引起脑脓肿、硬脑膜下积脓。

季节变化影响小儿发生局部急性感染的种类。一些生物病原体如大肠致贺氏杆菌、疟原虫、轮状病及乙脑病毒等易在夏季致病;合胞病毒、腺病毒、肺炎球菌等易在冬季致病;麻疹病毒、疱疹病毒、A族链球菌等易在春季致病。

小儿的基础免疫功能状态与病原体的致病性有关。免疫功能正常的新生儿在生后24小时内注射卡介苗后,会在生后逐渐产生抵抗结核分枝杆菌的特异性免疫反应应答;免疫功能异常的新生儿如果在出生后24小时内接种卡介苗则会发生局部感染、卡介苗播散性淋巴结结核。免疫功能正常的2个月以下小婴儿化脓性脑膜炎的致病菌以大肠埃希菌和金黄色葡萄球菌为主;免疫功能异常的2个月以下小婴儿化脓性脑膜炎的致病

菌以变形杆菌、铜绿假单胞菌或产气杆菌等为主。在器官移植术后、气管插管、大量应用抗生素、免疫抑制剂及糖皮质激素治疗的小儿中,真菌、铜绿假单胞菌、大肠埃希菌、鲍曼不动杆菌等条件致病微生物的感染最为常见,尤其是一些少见的对抗真菌药物不敏感的病原性真菌,如接合菌、毛孢子菌、镰刀菌、赛多孢子菌等引起的感染逐渐增多。这些大多是医院内感染,而非社区感染。存在原发性免疫功能缺陷和继发性免疫功能缺陷的患者均可发生反复呼吸道感染(包括上呼吸道和下呼吸道)和胃肠道感染,甚至皮肤感染(脓肿、肉芽肿等)和全身感染(败血症、脓毒血症、脑膜炎等)。但原发性免疫功能缺陷患者的病情重,通常不能自行好转,一旦发生感染应及时治疗,有时需用抗感染药物的预防性治疗,而继发性免疫功能缺陷患者的一般症状较轻,通过治疗原发病可使病情得到痊愈。

小儿发生局部急性感染的部位与病原体的种类有关。如小儿上呼吸道感染90%是由以鼻病毒、合胞病毒、流感病毒、副流感病毒及腺病毒引起,溶血性链球菌、肺炎球菌和流感嗜血杆菌是其常见的致病菌。幽门杆菌是胃炎及胃溃疡的首位致病菌。轮状病毒和肠道杆菌是小儿肠道感染的常见病原体。金黄色葡萄球菌和链球菌是皮肤感染的致病菌。巨细胞病毒可引起肺部及肝脏感染。

化脓菌(如金黄色葡萄球菌包括MRSA、链球菌、脑膜炎双球菌、铜绿假单胞菌等)、大肠埃希菌、结核分枝杆菌和梅毒螺旋体是导致儿童发生感染的常见致病菌,现将其生物学特性详述如下:

金黄色葡萄球菌是最常见的化脓性感染的致病菌之一,能够分泌至少20多种细胞外蛋白,包括酯酶、DNA酶、蛋白酶和凝固酶等酶类及溶血素、溶白细胞素、剥脱毒素、肠毒素及TSST-1等毒素,引起侵入性及毒素性等多种疾病。其中葡萄球菌肠毒素、TSST-1、剥脱毒素、葡萄球菌溶血素、蛋白A、杀白细胞素和凝固酶是金黄色葡萄球菌主要的致病因子。金黄色葡萄球菌肠毒素包括A、B、C1、C2、C3、D和E共7个血清型、肠毒素F或称毒素休克综合征毒素(TSST-1)。食入A~E型肠

毒素污染的食物，多引起呕吐、腹泻及肠痉挛等食物中毒表现。TSST-1 可造成多种器官和系统的损伤。剥脱毒素或称表皮溶解素，是一种主要由噬菌体 II 组金黄色葡萄球菌所产生的外毒素，可引起人类产生皮肤剥脱现象。金黄色葡萄球菌可产生 α、β、γ 和 δ 毒素 4 种溶血素，可导致红细胞裂解，发生溶血，α、β 和 δ3 毒素还是膜损伤毒素，能激活 T 细胞及其他细胞，裂解其他细胞、产生细胞毒。杀白细胞素是葡萄球菌产生的一种不耐热蛋白质，能杀灭大量的中性粒细胞和巨噬细胞，形成脓栓，导致中毒性炎症反应和组织坏死病变，并可破坏机体的免疫防疫机制。蛋白 A 是多数金黄色葡萄球菌表面蛋白，A 蛋白可与人 IgG1、2、4 亚类，IgM 和 IgA2 结合，但与 IgG3 亚型无反应。A 蛋白也是一种抗原，可与特异性抗体 Fab 片段反应。金黄色葡萄球菌凝固酶可与血浆中凝固酶反应因子（CRF）反应，形成凝血酶样物质，导致血浆凝集。金黄色葡萄球菌凝固酶分为分泌至菌体外的有力凝固酶和结合于菌体表面并不释放的结合凝固酶或称凝聚因子，是鉴定金黄色葡萄球菌的重要标志。

耐甲氧西林金黄色葡萄球菌（MRSA）是医院内感染的重要病原之一，具有不均一性、生长条件特殊、产 β- 内酰胺酶、生长缓慢、不易用噬菌体分型及具有与金黄色葡萄球菌相似致病力的特征。MRSA 除对 β- 内酰胺类抗生素耐药外，还对临床应用的绝大多数抗生素耐药，而且多发生于免疫缺陷者、老弱患者及烧伤、大手术后患者，极易导致感染暴发，治疗困难，病死率高。临床分为社区耐甲氧西林金黄色葡萄球菌（CA-MRSA）和医院耐甲氧西林金黄色葡萄球菌（HA-MRSA）。通常的皮肤和局部感染为 CA-MRSA，ICU 等病房内发生的为 HA-MRSA。当 MRSA 对万古霉素不敏感，即中介（VISA）和耐药（VRSA）时，治疗非常困难，是对人类的重大威胁。VISA 和 VRSA 先后在日本、美国和多个地区发现，国内迟早将发生，应该引起足够重视。

凝固酶阴性葡萄球菌（CNS）通常是条件致病原菌，广泛存在于环境中及人类皮肤上，在机体抵抗力下降时可致局部及全身感染。其中表皮葡萄球菌是最常见的一种。细胞外粘质是 CNS 产生的一种菌体外多糖，含有大量中性糖醛酸和氨基酸等成分，其中半乳糖为最主要的糖类。另有少量的核糖和甘露糖、葡萄糖、糖醛酸、甘油磷酸盐和蛋白质，是 CNS 致病的主要物质。细胞外粘质可以使细菌黏附于细胞上，相互粘连，保护细菌，防止组织中性粒细胞对细菌的趋化和吞噬，并能减弱抗生素的渗入。

链球菌根据溶血能力分为甲型溶血性链球菌、乙型溶血性链球菌和丙型链球菌三类；根据细胞壁 C 抗原（即多糖抗原）的不同分为 A-H、K-T 等 18 个群；根据对氧需要与否分为需氧性、兼性厌氧性、厌氧性和微氧性。其中常见的致病链球菌包括 A 群链球菌（GAS）、B 群链球菌（GBS）、变形链球菌及肺炎球菌。

A 群链球菌或称酿脓链球菌（GAS），是链球菌中致病力最强的细菌，广泛存在自然界中，人类是其主要生物学宿主，可引起人类发生非侵袭性、侵袭性和感染后迟发性免疫性等多种疾病。A 群链球菌可通过其细胞壁成分脂磷壁酸（LTA）蛋白抗原 M 蛋白和 F 蛋白黏附于人的上皮细胞，仅能借助其表面结构和人多种蛋白（如免疫球蛋白、黏附素纤维蛋白 / 纤维蛋白原（Fn/Fgn）及白蛋白等）发生反应，还能够产生 30 余种外分泌蛋白，如链球菌超抗原（superantigen）、溶细胞素、蛋白酶、DNase 和各种各样的水解酶等在其致病性上发挥作用。可引起脓疱疮等皮肤感染，严重者可致败血症和中毒性休克。同时可引起急性坏死性筋膜炎（acute necrotizing fasciitis）和急性坏死性肌炎（acute necrotizing myositis），俗称"食肉菌感染"，造成患者肢体坏死、脱落，病情严重，病死率高达 20%~50%。

B 群链球菌或称无乳链球菌（GBS），是上呼吸道及女性生殖泌尿道菌群之一，也是新生儿肺炎、败血症和脑膜炎的主要病原菌，可引起新生儿脐炎。但对成人侵袭力较弱，主要引起肾盂肾炎、肺炎和子宫内膜炎。B 群链球菌的致病机制尚未明确，目前仅知道疏水性表面蛋白在 B 群链球菌黏附于宿主肺的上皮细胞时起到重要作用，其细胞壁成分 LTA 和荚膜多糖与 B 群链球菌黏附无关。

其荚膜多糖能抵抗中性粒细胞的吞噬,β溶血素、蛋白酶等也可导致内皮细胞的损伤。

肺炎球菌有90多个血清型,仅少数菌型对人致病。肺炎球菌的主要毒力因子包括荚膜、溶血素、神经氨酸酶等。荚膜多糖抗原使肺炎球菌具有抗吞噬的作用。溶血素具有抑制多形核白细胞杀菌活性、淋巴细胞增殖及产生淋巴因子、IgA、IgG和IgM、裂解红细胞、激活补体杀伤途径等生物学活性。神经氨酸酶能够从黏蛋白、糖蛋白神经节苷脂中将N-乙酰神经氨酸酶切出来,降低黏液的黏稠度,具有便于肺炎球菌的黏附,增强肺炎球菌在深部组织的侵入等功能。但肺炎球菌如何与宿主不同部位靶细胞表面发生黏附机制尚未清楚。肺炎球菌主要引起肺炎、脑膜炎和败血症,也可引起急性中耳炎、鼻窦炎、脓胸、关节炎和局部脓肿。

脑膜炎双球菌又称脑膜炎奈瑟菌,分为A、B、C、Y、W135等群,A、C群是我国流行性脑脊髓膜炎和败血症的主要致病菌。少见引起其他部位感染。

肠杆菌科主要包括沙门菌属、志贺菌属、耶尔森菌属及埃希菌属等常见的致病菌。耐热的菌体(O)抗原、不耐热的鞭毛(H)和包被(K)抗原是沙门菌属、志贺菌属、大肠埃希菌某些致泻群及耶尔森菌属某些种诊断和血清学分型的依据。肠杆菌科的成员是社区和医院内感染的重要病原,大多数种任何时候都可侵袭人类致病。除了沙门菌属、志贺菌属、耶尔森菌属及埃希菌属外,肠科杆菌到其他成员,包括克雷伯菌属、肠杆菌属、枸橼酸杆菌属和变形杆菌属等通常在免疫损伤的宿主中引起机会性感染,近年来已成为医源性感染的重要病因。这些机会菌常对多种药物抵抗,可产生严重后果。如克雷伯杆菌可导致肺炎、肺脓肿、败血症、脑膜炎、肠道和胆道感染、软组织感染和尿道感染。除原发性大叶性肺炎和尿路感染外,其他大多都是医院获得,曾在新生儿病房、泌尿科病房及重症监护病房暴发流行。大肠埃希菌是埃希菌属的代表种,根据其毒力基因、致病性、致病机制、临床表现及流行病学特征分为5类,即肠致病性大肠埃希菌、肠产毒素性大肠埃希菌、肠侵袭性大肠埃希菌、肠出血性大肠埃希菌及肠集聚性大肠埃希菌。

铜绿假单胞菌又称铜绿假单胞菌,是人体正常菌群之一,可在人和畜的肠道内繁殖,常因长期大量使用抗生素、大面积烧伤、机体免疫功能低下,引起皮肤黏膜感染、肺炎、脑膜炎、败血症,也是医院感染的重要病原菌之一。铜绿假单胞菌的致病性是通过其菌毛黏附宿主细胞,并在鞭毛和黏液质的作用下在宿主组织中定居,然后产生大量胞外酶和毒素,引起急性和慢性感染。如外毒素A能引起组织坏死;胞外酶S是致人类肺损伤的重要因子;磷脂酶C溶血素能破坏肺的表面活性,引起肺不张和坏死;蛋白酶可引起皮肤出血病灶;弹性蛋白酶不仅与机体眼角膜感染有关,还能在肺部感染中增强外毒素A的毒性及降解免疫球蛋白、补体、凝血因子和α-蛋白酶的作用,保护细菌在血液中存活;杀白细胞素或细胞毒素对大多数真核细胞具有毒性作用。

第六节 症状

外科感染应该是局部器官感染,但是局部感染除了局部症状外也都有全身症状。当然,局部感染也可能发展为脓毒症、败血症以及多器官衰竭。各部位的感染各有其特异性症状,包括感染器官的解剖特点、功能特点以及病原菌的引起中毒特点。这里只讲一般共同性的表现。

症状是病理的反映。感染的局部病理是发炎,包括充血、渗出、浸润、坏死、增生。临床上局部反应是红、肿、热、痛;全身反应为发热、食欲缺乏、精神不佳。感染的病理分急性与慢性。急性感染病理以渗出坏死为主,局部肿胀快,症状急,痛重;毒素产生多,全身症状明显。慢性感染以增生为主,局部变化慢,痛轻;毒素吸收少,全身症状轻微。

不同年龄小儿从免疫能力到智力表达差别都很大。对急性外科感染,幼儿年龄以下多不能及时准确表达局部症状。而以精神烦躁,食欲不佳,甚至拒食为首显症状。试表才发现体温高。细心的母亲常发现局部某处怕压怕碰,给医生提供诊断线索。否则只能靠医生做全身系统检查而发现感染病灶。新生儿则另有不同表现。以嗜睡及多哭闹为主,甚至发热都难发现。平时婴儿睡不稳或哭闹,妈妈习惯拍拍睡觉,或抱起摇摇哄睡。身体某处发炎,则可能越拍越哭,越摇越闹。慢性感染症状本来不明显,则更难发现症状而漏诊。常常是偶然妈妈注意到患者某处活动异常、或形态异常而就医。但是小儿慢性感染可能表现为急性症状而导致误诊。当然慢性感染的急性发作在小儿也较多见。因此小儿突然精神不佳、食欲缺乏而就诊,若有发热则应考虑感染。必须全身查找病灶。至少要做一个"一分钟体检(one minute physical examination,1-min PE)"包括摸头皮、左右看耳喉,按压胸壁腹壁,拉摇四肢,抚摸前后身皮肤。有任何可疑,再做局部检查。常常一个皮肤小疖肿,因无典型症状,高热多日而误诊。慢性感染本来症状就不明显,小儿表达迟钝,更难发现病灶。发现贫血、营养不良、发育落后。常常已是晚期症状。而且常与肿瘤、畸形、自身免疫等情况混淆。因此临床上小儿慢性感染,多是偶然发现。或疑诊其他疾病,最后证明为慢性感染。特别是结核分枝杆菌、梅毒、霉菌、寄生虫等感染,均需提高警惕。此外常有一些并发症状如:口周疱疹、舌下溃疡、小儿口疮、口臭、便秘、腹胀、眼屎多等中医所谓"上火"症状,都是非常普遍存在于感染病程中,都应该注意和参考。

第七节　诊断

一、细菌感染的诊断标准

诊断小儿是否存在细菌感染时,应注意是否具有细菌感染的病史(如潜伏期内存在免疫力下降、劳累、感染病原体接触史或外伤史等)及临床表现(如红、肿、热、痛和功能障碍或受累部位的特异性表现),同时还应具备病原学的实验室检查结果。常见的细菌实验室检测指标有:

1. 血常规　细菌感染时白细胞总数增高,分类以中性粒细胞为主,感染严重者中性粒细胞内可见中毒颗粒,核左移,甚至呈类白血病反应,是临床最常用的检测细菌感染的指标。在临床应用中,白细胞总数的升高应注意与贫血、EB病毒感染及白血病相鉴别:贫血患者的血象可以增高,但以淋巴细胞增高为主,同时伴随网织红细胞的增高及血清铁、血清铁蛋白的结合力、转铁蛋白、维生素 B_{12}、叶酸等的改变;EB感染所致的白细胞总数增高也以淋巴细胞增高为主,外周血象可见异形淋巴细胞增高;白血病所致的血象要较细菌感染时的白细胞总数高得多,而且外周血象和骨髓象可见幼稚白血病细胞。

2. 鲎实验(内毒素检测)和血沉　鲎实验是目前检测内毒素最敏感的方法之一,可测出0.01~1ng/ml的微量内毒素。临床上用于革兰氏阴性菌感染引起的内毒素血症的早期诊断,是一种快速、简便和高度灵敏的方法。通常细菌感染时血沉加快。

3. 急性应激反应蛋白或急性时相蛋白,包括C反应蛋白(CRP)和降钙素原(PCT)。CRP在感染8~12小时开始增高,其后每8小时倍增,30~50小时达高峰,其分泌受机体免疫状态影响,当患者免疫功能抑制时CRP不升高。CRP与其他炎症因子一样,没有特异性,在败血症进一步发展时,CRP不会进一步升高。细菌、真菌或寄生虫感染后4小时PCT增高,8~24小时达高峰,半衰期为25~30小时,且不受机体免疫状态影响,并与SIRS及败血症的严重程度呈正相关,尤其PCT峰值的意义更重要;局部感染时PCT不增高。需除外甲状腺瘤或创伤和2型糖尿病。降钙素原检测还可观察病情进展。

4. 细菌培养　感染部位的细菌培养是黄金指标,并可作抗生素耐药以指导治疗。如咽拭子、脓液、痰液、尿液、无菌体液、粪便、组织或血液等标本。

5. 抗原抗体检测　可以从体液(如血、胸腔积液等)找到细菌成分(抗原)或血中测出相应抗体增高来作出诊断。

6. 凝固酶　是实验室鉴定金黄色葡萄球菌毒力的最常用的方法。

7. 分子生物学方法　特异细菌基因的分子生物学检测也已经应用到研究中,但临床中尚未广泛开展。

（1）PCR：与传统的细菌培养相比，使用分子方法检测外科感染的病原体可能具有优势，因为更快速一些，可以直接从临床样品中鉴定和定量病原体，包括传统 PCR 和实时 PCR 等。

（2）宏基因组二代测序技术（metagenomic next-generation sequencing，mNGS），是相对于第一代 DNA 测序技术而言的新型测序手段。特点是可以不依赖于传统的微生物培养，直接对临床样本进行高通量测序，敏感性高，获得病原体的核酸序列信息后再通过生物信息学的方法对得到的序列与数据库进行比对分析，根据比对到的序列信息来判读样本包含的病原微生物种类，客观地检测样本中的多种病原微生物（包括病毒、细菌、真菌、寄生虫），依靠其无偏倚、随机的特性不仅可以检测已知病原体的基因组，更可以从头组装未知微生物的基因组，后者对新发病原体感染鉴定发挥重要作用。

二、结核分枝杆菌感染的诊断标准

在诊断小儿结核病时应高度重视病史中的结核病接触史，注意小儿是否存在肯定的开放性结核病接触史、卡介苗接种史、急性传染病史（如麻疹、百日咳等）、结核过敏表现及长期低热、轻咳、盗汗、乏力、食欲减退及消瘦等结核中毒症状。小儿初感染结核分枝杆菌时，往往不像成人那样有低热、盗汗、乏力、咳嗽、咯血等症状，大部分小儿无症状，少数患者可表现为反复呼吸道感染的症状，如咳嗽、发热、喘息、不明原因的体质量不增或下降等，年龄越小的患者，临床症状越明显，但这些临床症状均无特异性，其他很多疾病均可有类似表现，应注意鉴别。结核确切的诊断有赖于感染者分泌液、体液或组织标本结核分枝杆菌的培养以及疾病的临床表现。

【结核潜伏感染和结核病的实验室检查】

1. 结核菌素皮肤试验（tuberculin skin test，TST）

（1）结果判定：①1 硬结平均直径 <5mm 或无反应者为阴性；②硬结平均直径 ≥5mm 为阳性：硬结平均直径 ≥5mm，<10mm 为一般阳性；硬结平均直径 ≥10mm，<15mm 为中度阳性；硬结平均直径 ≥15mm 或局部出现双圈、水疱、坏死及淋巴管炎者为强阳性。

（2）结果的临床意义

1）阳性结果：提示接种卡介苗后；年长儿无明显临床症状，仅呈现一般阳性反应，表示曾经感染过结核分枝杆菌；婴幼儿尤其是未接种过卡介苗者，阳性反应多表示体内有新的结核病病灶（年龄越小，活动性结核病可能性越大）；由阴性反应转为阳性反应，或反应强度由原来小于 10mm 增至大于 10mm，且增幅超过 6mm 时，提示有新近结核分枝杆菌感染。

2）阴性结果：提示未受到结核分枝杆菌感染；虽已感染结核分枝杆菌，但机体迟发性变态反应尚未建立（4~8 周内）；由于机体免疫功能低下或受抑制（如为重度结核病、体质极度虚弱、急性传染病、正在使用糖皮质激素或其他免疫制剂、患者存在原发或继发免疫缺陷病），结核菌素试验呈假阴性；技术误差或结核菌素失效。

2. γ- 干扰素释放试验（interferon-g release assay，IGRAs）

（1）实验原理：通过检测全血或外周血单个核细胞在结核分枝杆菌特异性早期分泌抗原 -6（early secreted antigen target 6kD，ESAT-6）和培养滤液蛋白 -10（culture filtrate antigen 10kD，CFP-10）等抗原刺激下产生的 IFN-γ 水平，从而间接判断受试者是否感染结核分枝杆菌。ESAT-6 和 CFP-10 不存在于卡介苗株中，可以区分结核分枝杆菌感染还是卡介苗接种反应。由于 ESAT-6 和 CFP-10 在堪萨斯分枝杆菌、海分枝杆菌和苏尔加分枝杆菌外的其他非结核分枝杆菌中也不存在，可以区分结核分枝杆菌感染还是绝大多数的非结核分枝杆菌感染。

（2）结果的临床意义

1）阳性结果判断为结核潜伏感染。我国卡介苗接种率高，且近年来非结核分枝杆菌分离率逐渐升高。γ- 干扰素释放试验阳性可以考虑除外卡介苗接种反应和大多数非结核分枝杆菌感染。但仍需结合临床除外堪萨斯分枝杆菌、海分枝杆菌和苏尔加分枝杆菌感染的可能。

2）阴性结果不支持结核潜伏感染。但在重症疾病、免疫缺陷、接受免疫抑制剂治疗、肥胖、糖尿病等情况下可出现假阴性结果。

3. 直接涂片镜检　标本直接涂片或集菌后涂片,用抗酸染色。若找到抗酸阳性菌,即可初步诊断。萋 - 尼氏染色抗酸杆菌阴性(–):连续观察300个不同视野,未发现抗酸杆菌;萋 - 尼氏染色抗酸杆菌阳性(+):抗酸杆菌菌数1~8条/300视野;萋 - 尼氏染色抗酸杆菌阳性(1+):3~9条/100视野,连续观察300个视野;萋 - 尼氏染色抗酸杆菌阳性(2+):1~9条/10视野,连续观察100个视野;萋-尼氏染色抗酸杆菌阳性(3+):1~9条/1视野;萋-尼氏染色抗酸杆菌阳性(4+):≥10条/1视野。

4. 分离培养　培养法比镜检法更为敏感,能检出标本中的10~100个活菌,但实验结果须在数周,甚至1个月以后方可获得。有关药物敏感实验的结果尚再需2~3周时间才能得到。目前,结核分枝杆菌快速培养方法,如BACTEC、分枝杆菌生长指示剂试管(MGIT)等方法也开始应用于结核病的诊断。

5. 结核分枝杆菌分子诊断方法　DNA探针、聚合酶链式反应(PCR)及线条DNA探针杂交试验等分子诊断为快速诊断结核菌感染及诊断多耐药结核病提供了新方法。WHO推荐将GeneXpert MTB/RIF试验用于儿童结核病的诊断:包括对疑似儿童结核病、耐多药结核病患者,以及疑似结核性脑膜炎儿童的脑脊液检测时,GeneXpert MTB/RIF可先于抗酸染色法或细菌培养法作为初筛方法;对疑似肺外结核病患者的非呼吸道标本进行检测时,GeneXpert MTB/RIF可以作为抗酸染色、细菌培养和(或)组织病理学等常规诊断方法的替代或补充。

6. 影像学检查　是小儿结核诊断的重要手段,胸部X线检查有利于发现肺部和纵隔的淋巴结病变及粟粒样改变。胸部CT可看清肺门、纵隔的病变,如胸部X线片显示不清楚的改变。脑CT对发现中枢神经系统的病变,如结核性脑膜炎和结核瘤有很大帮助。

7. 卡介菌引起的分枝杆菌感染　有卡介菌接种史,局部皮肤及相应淋巴结改变有助于诊断。

三、梅毒螺旋体感染的诊断标准

梅毒诊断必须根据病史、临床症状、体检及实验室检查等进行综合分析,在询问病史时应注意有无不洁性交史、现病史、婚姻史、妊娠史、生育史及治疗史等,对胎传梅毒应了解生母梅毒病史,体检时应注意全身皮肤、黏膜、骨骼、口腔、外阴、肛门及表浅淋巴结等部位是否存在早期和晚期梅毒的皮肤损害特点(如阴部溃烂、皮肤红斑、丘疹、湿疣),必要时进行眼、骨骼系统、心脏血管系统、神经系统及其他系统检查和妇科检查等。

【常见的梅毒螺旋体实验室检查方法】

1. 梅毒螺旋体镜检方法

(1) 暗视野显微镜检查:在皮损处,用玻片刮取组织渗出液或淋巴结穿刺液,见有活动的梅毒螺旋体。

(2) 免疫荧光染色:在荧光显微镜下可见绿色的梅毒螺旋体。

(3) 活体组织检查梅毒螺旋体,如用银染色法(Warthin-starry)法或(Levoaditis法)或荧光抗体染色,可查见梅毒螺旋体,呈黑褐色,有螺旋结构,位于真皮毛细血管周围。银染色的阳性结果需谨慎解释,因为类似梅毒螺旋体的其他物质易混淆。而特异性荧光检查则更为可靠。

标本采集:主要采自下疳的渗出液,用无菌盐水棉球擦净病变部位,用钝刀刮破病损处表面组织,再用棉球擦干挤压周围组织使组织液渗出。用毛细管吸取,立即送检。如取自皮疹、淋巴结或组织穿刺液等也可用于检查,但阳性率较低。

2. 非螺旋体抗原试验　包括甲苯胺红不加热血清实验(TRUST)、快速血浆反应素试验(rapid plasma reagent test, RPR)和性病研究实验室试验(venereal disease research laboratory test, VDRL),主要用于梅毒的筛选和定量试验,观察疗效、复发及再感染。本试验阴性可以除外梅毒螺旋体感染,阳性不能确诊为梅毒,需行TPPA、TPHA或FTA-ABS-DS试验进一步诊断。

3. 螺旋体抗原试验

(1) 荧光密螺旋体抗体吸收试验(FTA-ABS-DS):为间接荧光抗体法,其敏感性及特异性均高,常用于梅毒的早期诊断。

(2) 梅毒螺旋体制运试验(TPI):用来检测血清中是否存在抑制螺旋体活动的特异性抗体。用活梅毒螺旋体(Nichol 株)加患者新鲜血清,35℃培养 16 小时,同法作正常血清对照,然后用暗视野显微镜观察活动的螺旋体数目,如试验标本活动的螺旋体数目小于或等于对照血清标本内的40%,即为阳性。

(3) 梅毒螺旋体血球凝集试验(treponema pallidum gemagglutination assay,TPHA):主要用于筛检阳性标本的确诊,敏感性和特异性均高,操作简便,但对一期梅毒不如 FTA-ABS 试验敏感。

(4) 梅毒螺旋体明胶颗粒凝集试验(treponema pallidum particle agglutination,TPPA):与 TPHA 一样,主要用于筛检阳性标本的确诊。

(5) 酶联免疫吸附试验(ELISA):是将梅毒特异性抗原包被在微孔板上测定梅毒感染的特异性抗体,其特异性和敏感性很强,更适合于血液标本的筛查,可检出早期梅毒和隐性梅毒。

(6) 基因诊断技术检测梅毒螺旋体:PCR 检测梅毒螺旋体 DNA,特异性很强,敏感性很高,是目前诊断梅毒螺旋体的先进方法。

(7) 脑脊液检查:用于诊断神经性梅毒,包括细胞计数、蛋白量、VDRL 试验及 PCR 检测等。为除外无症状神经梅毒,所有梅毒患者凡病期超过一年者均应作脑脊液检查。所有早期胎传梅毒婴儿也应检查脑脊液以除外中枢神经系统受累的可能。

四、真菌感染的诊断标准

确诊标准:具有真菌感染的易感因素;具有真菌感染的临床表现或影像学表现(肺部影像学特征性表现主要包括曲霉菌球、结节、空洞、晕轮征、半月征;次要特征包括炎症的其他表现);痰或鼻腔分泌物培养、肺组织活检证实有真菌感染。

临床诊断标准:具有真菌感染的易感因素;具有真菌感染的主要临床表现或影像学表现。

拟诊标准:具有真菌感染的易感因素;具有真菌感染的临床表现,持续发热经广谱抗生素治疗无效。

常见的真菌实验室检测指标:

1. 不染色的直接检查法　直接镜检观察是否有菌丝、孢子或菌体,该方法只能初步确定部分深部真菌感染的菌种,不能对大多数的深部真菌感染进行菌种确定。

2. 染色的标本检查法　大多数深部感染的真菌形态特殊、菌体较小,必须染色后才能更清楚地观察到其形态和结构。

3. GM(半乳甘露聚糖)　快速诊断真菌感染的指标。

4. (1,3)-BDG(β-1,3-D-葡聚糖)　可用于曲霉菌侵袭性感染的诊断。

5. Cand-Tec 抗原　早期诊断深部念珠菌病快速、有效的方法,可用于决定进行抗真菌治疗的时间。

6. 墨汁染色　仅用于隐球菌的鉴定。

五、寄生虫病的诊断标准

诊断寄生虫感染须具备具有流行病学史、各种寄生虫病的临床表现及相应的实验室和病原学检查,但寄生虫病确诊的主要依据是在患者的标本中找到虫体、虫卵或包囊,免疫学检测方法对感染虫体较少或幼虫移行症具有重要诊断价值。常见的实验室和病原学检查方法如下:

1. 血常规　大多数患者末梢血液嗜酸性粒细胞数增多,尤其是急性期更为明显。

2. 末梢血涂片　查寄生虫的原虫或微丝蚴,如班氏丝虫和马来丝虫的微丝蚴在晚间出现在末梢血里,所以必须在深夜进行检查。

3. 粪便涂片　镜检查肠道寄生虫的虫卵、虫体或包囊。

4. 培养法　在一些寄生虫病的早期,在患者血液、体液或淋巴结穿刺物中虫体数量较少而不易查出时,可以将标本进行培养。

5. 动物接种　可将患者血液、体液或淋巴结穿刺物接种动物取得阳性结果。

6. 免疫学检查　包括皮内试验、检测患者血清或其他体液中的抗体;检测患者血清或体液中循环抗原(CAg)等。

7. 分子生物学检测方法　常用的是聚合酶链反应(PCR),用以检测患者体内的虫体 DNA 片段。

8. 影像学检查　应用 B 超、CT 及 MRI 可对囊虫、弓形虫及阿米巴原虫感染进行诊断及定位。

第八节 治疗

一、治疗的目的

1. 纠正病理　消灭病因,修复病理损害。
2. 解除症状　止痛、退烧,降低肿胀压力。

二、治疗的路线

1. 对抗疗法(allopathy)　消灭病因,缓解症状。靠外力药物或手术,包括抗生素抗菌、解热镇痛药对症治疗,手术切开引流排脓减压。

2. 顺势疗法(homeopathy)　保持体力,加强免疫。靠自身休息与营养,包括睡眠休息以协助自身免疫能力消灭病菌;营养摄入保持生长能力以协助修复病理的损害。局部固定休息与局部增进血液循环,加强局部免疫与修复。

3. 综合疗法(combination therapy)　为对抗疗法与顺势疗法合理配合。二者必须相辅相成,不能偏废。中医治疗感染的经验,强调"扶正祛邪",三分治、七分养。已经千年实践考验,广为流传。包括:卧床静养、包扎固定,配合全身及局部用药(用药处方也讲君、臣、佐、使,互相配合)清热解毒、活血化瘀、软坚消瘰、化腐生肌等,积累了丰富经验。20世纪后期,随着现代医学科学的发展,抗菌药物进步神速,效果显著,立竿见影。吸引了医者患者的高度兴趣。20世纪末,在我国,几乎废除了综合疗法,简化为抗生素单一治疗。将休息营养交由家属自理。小儿感染,抗生素点滴成为医院常规治疗。不需手术者,多数在门诊点滴后回家。近来国内外对单一抗菌疗法,都已感到不足,纷纷研究顺势疗法。我国的中医有丰富的经验,正应该努力发掘,为世界做出更大贡献。

三、治疗的方法

常用方法有下列五个方面。重点是:休息、抗菌、引流。

1. 药物治疗(medication)　抗菌(包括全身及局部细菌、病毒、寄生虫等杀灭药,抑制药),退烧止痛(包括解热镇痛、吲哚美辛、吗啡类以及局部清凉药),消肿(脱水药、活血化瘀及局部高张湿敷等),镇定(安眠药保证休息),补养(包括提供热量及维生素 B、维生素 C),免疫(包括疫苗、抗血清、干扰素、全身局部使用激素等)。

2. 物理治疗(physiotherapy)　单纯(湿干)热敷,各种电疗透热,磁疗,振荡治疗,电子生物反馈及外用药物刺激(膏药、鱼石脂膏等),特殊刺激疗法(针灸、按摩、拔火罐等穴位治疗)。

3. 休息疗法(rest)　全身休息(睡眠疗法,冬眠疗法),局部休息固定(包扎、石膏、牵引)。

4. 营养疗法(nutrition)　调整食谱(增进食欲,保证热量,补充蛋白,平衡微量元素)改善局部血液循环(多靠理疗协助)。

5. 手术疗法(surgery)　切开引流、扩创(脓肿),切除病灶(阑尾炎),取异物、死骨(骨髓炎),活检(鉴别肿瘤),修复成形(晚期修复)。

第九节 抗感染用药

抗感染药物包括抗细菌、抗真菌、抗病毒、抗结核和抗寄生虫药物。抗细菌的药物通常称为抗生素,是指由细菌、霉菌或其他微生物在繁殖过程中产生的,能够杀灭或抑制其他微生物的一类物质及其衍生物。根据功效作用,抗生素分为繁殖期杀菌剂、静止期杀菌剂、速效抑菌剂和慢效抑菌剂;按其化学结构可分为青霉素类、头孢菌素类、碳青霉烯类、氨基糖苷类、大环内酯类、四环素类、喹诺酮类、氯霉素、林可霉素、硝基咪唑类、磺胺类等。繁殖期杀菌剂代表药为头孢菌素类、β-内酰胺类、万古霉素类及去甲万古霉素类,可与细菌外膜上的青霉素结合蛋白结合,细胞壁合成受阻,最后细菌破裂死亡。对已形成的细胞壁无影响,所以对繁殖期细菌作用较静止期强。静止期杀菌剂包括氨基糖苷类及多黏菌素类,主要作用于细菌体内的核糖体,阻碍细菌蛋白质的合成,并破坏细菌细胞膜的完整性,对静止期细菌杀菌力强。速效抑菌剂包括四环素类、氯霉素类、大环内酯类,能阻止细菌转运核糖核酸与核糖体的结合,阻断细菌蛋白质合成而抑制细菌繁殖。慢效抑菌剂包括磺胺类抗生素,通过影响细菌的核酸形成而抑制细菌生长繁殖。

抗生素是治疗细菌感染的有效手段。其最基本的使用原则是尽量避免局部应用抗生素；能口服不肌注，能肌注不静点；在使用抗生素之前还应该考虑患者是否存在明确的细菌感染，如何给药及给药剂量、疗程；并需给药前进行细菌培养和药物敏感试验。对于确实存在细菌感染的患者，应尽早合理使用抗生素。在选用抗生素的时候，应该考虑致病微生物属于哪一类，其对抗生素的耐药情况如何，选择药物的药代动力学（PK）、药效动力学（PD）及有哪些药物不良反应（ADR）。

传统上在培养结果未获取之前，可根据抗生素的抗菌谱、PK 参数、疾病的表现、患者的病情、体质、肝肾功能等选择在感染组织中具有较高浓度的抗生素进行经验性治疗。标准的经验性治疗策略是抗菌药物杀死或抑制敏感细菌，宿主防御系统清除变异菌。此方案治疗剂量低、毒副作用小、容易耐受，也常常能控制感染。但抗菌药物长期不合理使用将不可避免地导致变异菌优势生长，极有可能诱导产生含有不同水平耐药的多重耐药菌。

根据药敏试验选择敏感的抗菌药物，仅仅是正确使用抗菌药物的第一步，随着抗菌药耐药愈加严重，药效学（PD）参数也越来越重要，用来决定防止耐药的给药方案。根据 PK/PD 理论制定正确的给药方案是充分发挥药物的作用，减少耐药性产生，达到最佳的临床治疗效果的关键。临床医师在要重视抗菌药物的最低抑菌浓度（MIC）、最大血浆药物浓度（C_{max}）、半衰期（$T_{1/2}$）、血浆药物浓度 - 时间曲线下面积（AUC）等药代动力学参数及药效学指标的同时，还应综合考虑菌株发生耐药变异的规律、防变异浓度（mutant prevention concentration，MPC）和耐药突变选择窗（mutant selection window，MSW）。对药物种类的选择和剂量控制的效果可以用药物在血清或组织中的浓度超过 MPC 的时间来衡量。对于浓度依赖性抗生素，在考虑不良反应的前提下，可单次给药，以增加血药浓度，提高抗菌疗效；对于时间依赖性抗生素，应根据抗生素的半衰期，决定给药次数，以保证血药浓度的稳定，抗菌疗效的发挥。对不能使相关

的组织或血清药物浓度超过 MPC 的药物可以通过联合用药，关闭或尽量缩小变异选择窗，防止耐药突变菌株的选择及优势生长。

抗生素联用是为了提高疗效，降低毒性，延缓或减少耐药性的产生。不合理联合用药不仅不增加疗效，反而可能降低疗效，增加不良反应或细菌耐药性。因此，联合用药时应注意同类药联合应用或重复用药会增加药物不良反应；繁殖期杀菌剂和速效抑菌剂联用，可因速效抑菌剂迅速抑制细菌生长而使其处于静止状态，减弱繁殖期杀菌剂的杀菌作用，出现疗效的拮抗作用；繁殖期和静止期杀菌剂联用可因繁殖期杀菌剂破坏了细菌的细胞壁，利于静止期杀菌剂进入细菌胞内的靶位而获得协同作用；两种抗生素作用机制相同，但作用于细菌代谢的不同环节，可使细菌的代谢受到序贯的双重阻断，这种联合用药可使抗菌活性增强很多倍，同时增宽抗菌谱；不同作用部位的药物联用可关闭突变选择窗。但当两种药物的药代动力图不完全重叠、血浆 / 组织药物浓度波动、细菌 MIC 提高及一种突变而同时对两种药物耐药的交叉耐药时，可出现两药联合应用治疗失败的现象。只有当两种药物的代谢动力完全同步、曲线完全叠加时，突变选择窗才能始终处于关闭状态。所以，当两种不同作用机制的药物有类似的药代动力学时，通过剂量和处方管理措施使两种药物在治疗过程中一直保持在各自的 MIC 之上可达到理想的治疗效果。但双重突变的概念不能用于由 β-内酰胺酶和 β- 内酰胺酶抑制剂相结合的单药。这种处方组合，两者任意一种耐药突变都导致耐药。

由于小儿特殊的生理发育特点，一些药物小儿不宜或应谨慎使用。小儿不宜使用的抗生素包括氨基糖苷类、氯霉素（早产儿和新生儿）、四环素类（8 岁以下儿童）及喹诺酮类（12 岁以下儿童）。小儿需慎用的抗生素包括氯霉素、磺胺类药物（早产儿和新生儿）、喹诺酮类（12~18 岁儿童）及第一代头孢菌素。

局部处理是治疗外科感染的重要环节。早期应使局部制动、热敷或外用如意金黄散，水调散、理疗等以促进局部炎症的吸收和消散，减轻疼痛、减少毒素吸收，促进病变局限化。在感染的浸润

12

期,不推荐局部涂抹抗生素软膏。已经形成脓肿的,应在脓肿波动最明显处尽早切开、充分引流术。若为结核性感染,应采用抽脓后注射抗结核药物;伴发继发感染时,可按脓肿性感染处理,切开引流、去除干酪样物质。肉芽不长的晚期伤口,可用生肌散;肉芽过长的可剪去过长肉芽或用高渗盐水湿敷;引流不畅时应扩创引流。头面部切口不宜过长(0.5cm),切开后任选暴露疗法或包扎疗法,以后每日换药。

虽然大量研究表明,应该减少抗生素预防用药,但具备细菌高危因素者仍应合理使用抗生素进行预防性治疗。小儿预防性应用抗生素指征包括具有感染高危因素的手术病儿,如全身防御功能缺陷或低下;有慢性炎症或长期住院,局部组织缺血坏死、积血积液以及长时间手术,术中广泛使用电凝者,均应使用抗生素预防细菌生长繁殖;各种侵入性操作包括多处血管内插管、辅助呼吸、神经和心血管手术、脏器移植、各种假体、人造物置入手术;可能被污染的手术切口和开放性创伤以及严重开放性骨折、颅底骨折、空腔脏器破裂、大面积烧伤等均为预防用药绝对适应证;脾切除手术病例,尤其婴幼儿时期患者;择期结肠手术肠道准备。小儿预防性应用抗生素的方法:术前0.5~1小时静脉用药一次,手术超过4小时再给药一次,术中达到较高组织和血药浓度,一旦细菌入侵能得到有效控制。预防用药时间:无菌手术、污染轻的手术,术后可考虑续用1~2天,污染重、下消化道手术考虑用3~5天,感染手术5~7天,这样可明显减少术后感染发生率和降低感染的严重程度。

抗生素在小儿一些疾病中的使用方法较以前有所改进,如小儿急性坏死性筋膜炎时,以往常规治疗的方法包括液体复苏及清除坏死组织,有时辅以高压氧及免疫球蛋白支持治疗。目前可通过液体复苏、止痛、抗生素及时合理应用和大量聚维酮碘外敷处理后,在发病后24~72小时,坏疽性皮肤与周围健康皮肤分离后可在病房每天用镊子清除坏死的皮肤和筋膜,并用大量蒸馏水清洗伤口及大量聚维酮碘外敷,直到所有坏死组织被清除。一旦伤口出现新鲜的肉芽组织,外敷换药即改为

间歇性的,直到伤口达到二期愈合。

第十节　感染外科治疗

一、切开引流

目标为减压(可以减少疼痛、缓解发热、预防扩散)。

(一)指征与禁忌　切开引流指简单的切开皮肤及有关组织。有两个作用:即减张与排脓,临床上用以治疗脓肿排脓和肿胀减张。

1. 脓肿排脓　感染形成局限性脓肿,脓液增多,张力增高,引起三个后果:

(1)引起疼痛:急性压迫及牵扯局部痛觉敏感组织(主要是皮肤、肌膜、腹膜、胸膜、脑膜以及各器官的包膜)引起疼痛。疼痛程度与张力高低有关。因此切开排脓,降低压力,可以减少疼痛。例如指端感染与甲下积脓,剧烈疼痛。拔甲引流,立即可以入睡。

(2)引起扩散:脓肿虽然是因为局限而张力增高,但局限能力也有一定限度。超过限度仍然可以向周围扩散。即使已经形成局限性脓肿,高张力下,也可破裂扩散。压入循环系统,可有引起脓毒败血症的危险。

(3)引起中毒:循环血液与供应组织之间的体液交换(吸收与外渗)平衡是靠渗透压控制。但渗透压也受机械压的影响。发炎的反应,应该是血管内向外渗出为主。但血管外压力太高,则增加毒素向血管内的吸收(透入)。于是中毒症状加重,加重高热、精神不佳、食欲缺乏等重病反应。

切开可以减压、排脓,是毒素向体外引流的渠道,对上述三项问题都有利。

2. 肿胀减张　局部严重肿胀,压迫邻近器官,造成损害,即使无脓可排,也应减压。特别是某些器官的环形压迫,如四肢肿胀,压迫血管。特别是静脉受压引起淤血,更加重水肿,使压力更高。以致影响血液供应与氧交换,导致肢体远端坏死。因此,即使无脓也应切开,松解皮肤。必要时松解肌膜(如骨折后肌鞘血肿高张症状群),避免日后发生肌肉坏死性挛缩。

（二）特殊情况　切开引流是治疗局部化脓性感染的基本手术。切开引流的目的是"减压"。解决脓液在高压下的胀痛、高压促使毒素吸收、与高压致脓肿皮下破裂扩散危险。没有高压，则无切开的必要。而且切开皮肤，破坏保护屏障，反而有害。完好局限的脓肿，如果能保持无张力，很柔软、或已开始柔软，表皮已有皱纹，此时患者基本上无痛（仍有压痛）、无高热、精神食欲好，则应耐心等待自然吸收愈合。虽然有时需要几个星期，一般还是值得。特别是眼皮脓肿，皮肤很松，容易肿得很大，但张力不高。即使一个月不愈，只要很软、不痛，必须保护不破，将来自然吸收而无瘢痕，远比切开优越。有人主张穿刺抽脓，希望早日吸收。常常事与愿违。因为吸收与渗出取决于自然压力平衡。快速减压可能刺激快速渗出。穿刺一次作为试探，抽脓后又积脓，则不要再抽。因为小儿抽脓对身心的损害相当一次手术，一般说来小儿穿刺是得不偿失。

以上原则主要适应于"正应性"反应的局限性脓肿。非正应性炎性反应另有其特点：

1. 新生儿"弱应性"反应（hypoergic reaction）没有局限能力，不可能形成高压。例如在新生儿骶尾部皮下坏疽（phlegmona neonatorum），由于缺乏局限能力，低压同样引起迅速扩散。必须提前切开，给渗出物提供向体外引流的出路。临床上只要有皮下漂浮感即应切开，使任何小量渗出及时排出，避免扩散。其实这也是减张引流的原则，只是不需压力很高。

2. 小婴儿颈淋巴结蜂窝织炎属于强应性反应（hyper-ergic reaction）　表现为局部广泛红肿热硬，无中心软化，积脓不多。穿刺很难抽出，切开则只见流血不见出脓，当然也无切开引流指征。然而张力高而影响邻近器官功能，也需减张切开。特别是口底蜂窝织炎，压迫舌根引起呼吸困难，必须及时切开引流，特别是要切开口底肌膜，缓解舌下压力。

二、晚期感染扩创

脓肿切开伤口一般 1~2 周内多能愈合。少数特殊伤口可能愈合迟缓。烧伤创伤则可能遗留慢性伤口、肉芽面、或窦道长期不愈或愈而复发。因此需要诊断探查、二期缝合、或植皮。两周以上不愈合，有必要行晚期扩创。伤口不愈合的常见原因：脓腔不能闭合，窦道形成，肉芽面太大。

三、切除病灶（阑尾炎）

感染病灶切除手术只限于慢性局限性感染，如各部位结核病灶清除。近年来抗结核药物发达，很多结核病灶也不再需要切除。严格需要清除的目前只有寄生虫病如肝包虫、肺包虫、皮下脑内豚囊虫等。急性感染，切除病灶应为禁忌。回忆 20 世纪 40—50 年代，抗菌药物初显威力。当时在抗生素保证之下，颈部腰部巨大痈肿一期切除植皮。曾经盛行一时。最后逐渐废除。当前仅存的急性病灶切除手术只有急性阑尾炎了。事实说明切除急性病灶是可行的，只是无必要冒险。

四、取异物、死骨（骨髓炎）

异物死骨妨碍伤口愈合，当然要去除。伤口愈合以后或根本无伤口，是否取出，则需慎重考虑。必须按三个方面分析对比：不取出的危害性（生命、痛苦、心理）；取出的保证（痊愈、有后遗症、无显效）；可能的危险性（手术痛苦、致残、致命）。对比感染后再考虑取出与无感染时预防性切除的利与弊。对比的条件必须根据医院具体条件与医生技术具体条件，和患者各方面具体要求，当面分析决定。不能根据教科书或文献经验决定。

五、活检

活检（biopsy）手术只用于慢性感染，检查病因，特别是鉴别恶性肿瘤。小的病灶如淋巴结一般是切除活检。大的病灶需部分切除缝合。必须对出血与扩散有所准备。切取的当时必须先穿刺试探出血与张力，然后再切开缝合。术后抗菌抗癌化疗必须跟上。

六、修复成形（晚期修复）

包括各种瘢痕成形手术，器官再造手术，以及各种器官配合康复手术。目的是做到感染治疗的有始有终。

第十一节 小儿常见局部急性感染

一、婴儿皮下坏疽

【定义及分类】 婴儿皮下坏疽(phlegmona neonatorum)也称新生儿皮下坏疽,是新生儿时期的皮下化脓感染,也称新生儿蜂窝织炎。是弱应性反应的典型。

【病因】 原始细菌大多数是由 β-溶血性链球菌和金黄色葡萄球菌引起的,多为产房内传染。

【病理】 因新生儿多仰卧,背部受压,哭闹时骶部常移动摩擦,又因皮肤屏障不完善,以致细菌侵入皮下。由于新生儿皮肤皮下局部免疫能力差,细菌引起组织破坏,细胞坏死,但不能引起浸润、增生等一般常见的炎症反应。因此组织液化多,红肿及细胞浸润少,控制细菌能力差,局限能力更差。渗出液在皮下迅速扩展,大量繁殖之细菌随之向周围扩散。很快蔓延至背部全部皮下。中心部皮肤因循环不良而发暗以致坏死。但一般不待形成化脓及局限而高出皮面之脓肿,则患者已经死亡。毒素的吸收可使患者发热、毒血症,以致休克。

【症状和体征】 由于新生儿皮下坏疽的病理是属于弱应性反应,所以临床上不表现一般皮下发炎的红、肿、热、痛以及肿物波动感。典型症状为生后 2~3 天某次换尿布发现腰背部有小片稍红处。界限不明显。再一次换尿布则红一大片,约 10cm 直径范围,并且中心部发暗、摸之皮肤稍厚而有漂浮感。即可诊断为典型皮下坏疽。全身情况有精神不佳,哭闹无常,拒食、发热、白细胞增高等。始终不形成脓肿,红肿部也不高出皮面。穿刺无脓,只有血性渗液,量不大,培养多为金黄色葡萄球菌。

【诊断】 一般依靠临床表现,特别是红肿中心发暗而有皮肤漂浮感,即可明确诊断。

另外也有些不同的病种须与之鉴别:①尿布疹(或称臀红):为皮肤表面病变,红而不肿,但常有渗出;②先天性脊柱裂脊髓外翻:为一严重先天性畸形。同时有下肢瘫痪大小便失禁也能诊断为脊柱裂;③血管瘤与葡萄酒斑:为先天性血管畸形对生理健康无影响;④新生儿硬肿症:寒冷引起新生儿背部及双下肢皮肤硬肿。

【辅助诊断】

1. 外周血象 白细胞计数多升高,中性粒细胞增高。

2. 细菌学检查 ①涂片检查病灶渗出物中细菌;②病灶渗出物细菌培养;③细菌药敏试验。

【治疗】 感染治疗当然以抗生素为主,特别注意使用对耐药金黄色葡萄球菌有效的抗生素,支持治疗及加强免疫。但因病情很急,为了停止扩散,早期切开引流是非常必要的。只要稍有漂浮感之处即可切开。

二、颌下蜂窝织炎

【定义及分类】 颌下蜂窝织炎(submaxillary cellulitis)多发生于一周岁以内婴儿,一侧颌下广泛红、肿、硬,全身反应包括发热中毒症状很严重,为强应性反应的典型。

【病因】 病从口入,一般是金黄色葡萄球菌自口腔侵入颌下淋巴结,但此年龄段婴儿免疫能力尚不稳定,炎性反应进一步扩大至周围结缔组织。

【病理】 婴儿免疫有时表现为强应性反应。感染后炎性反应包括充血、渗出浸润表现突出,迅速扩散广泛。中间出现多处灶性坏死,很少融合成为典型的脓肿。由于炎症发展范围大,全身反应也很明显,包括发热、呼吸困难、白细胞升高。严重者可以发生中毒性休克及中毒性脑病而抽风昏迷。但甚少发生败血症,血培养为阴性。

【症状和体征】 发病年龄主要为四个月以上四岁以下的婴幼儿。年龄越小反应越严重。开始为突然发现一侧颌下红肿,同时发热疼痛。次日范围扩大,局部红、肿、热、痛俱全。中心部常为原淋巴结部位,压痛最突出。但整片红肿无软化波动部位。红肿部一般较硬,压之有白斑压迹反应。第三四日仍有扩大,界限不清。开始为一侧颌下红肿,逐渐侵犯颈前颏下及颈侧,甚至发展至对侧颈部及颌下。三四天后停止扩散,但仍无中心软

12

化。一周后发热及中毒症状开始好转。两周后逐渐吸收,红肿渐消,压痛消失。临床上可以认为痊愈。但1个月以后可能摸到皮下有残余肥厚及肿大淋巴结。个别患者颌下红肿部有小部分中心软化,甚至破溃出脓。但周围广泛红肿硬不因中心出脓而消失。

【诊断】 颌下红肿、硬,发热,精神不好,食欲不良,可以诊断颌下蜂窝织炎。鉴别诊断包括扁桃体周围脓肿,咽后脓肿,会厌炎,血管性水肿,颌下血肿和白喉。

【辅助诊断】

1. 外周血象 白细胞计数升高。

2. 细菌培养 可由脓肿直接抽取脓液进行细菌培养,阳性结果有助于诊断。

【治疗】 因为本症属于强应性反应,无积脓,引流当然不需要。主要治疗是抗生素及支持疗法。如有呼吸困难则需给氧及激素治疗。引流无益甚至有害。热敷、理疗常为有益。中药如意金黄散等活血化瘀药的外敷也是比较方便的局部治疗。呼吸困难患者必须鉴别是喉梗阻性或是中毒症状。临床上颌下蜂窝织炎很少需气管切开。

【预后】 年龄越小死亡率越高,6个月以下死亡率可达10%,2岁以上则很少死亡。

三、急性颌下淋巴结炎

【定义及分类】 急性颌下淋巴结炎(acute submandibular lymphadenitis)是最常见的小儿急性感染,多见于学龄前后儿童,为典型的化脓性感染,为正应性反应。与成人感染病理基本相同。

【病因】 以金黄色葡萄球菌为主,也是病从口入,侵入颌下淋巴结。

【病理】 化脓菌侵入淋巴结引起典型炎性反应,包括充血、渗出、细胞浸润以及坏死、液化。因为淋巴结内肿胀,淋巴结被膜受牵扯而引起疼痛。炎性反应可扩散至周围组织引起周围皮肤红肿。正应性炎性反应是以破坏与局限修复平衡发展为特点。因此红肿范围不大,而以淋巴结肿大为突出病变。晚期液化增多脓肿形成则局部出现波动征。如果治疗及时免疫能力正常,多数患者炎症自行消退,脓肿自然吸收。如果免疫能力不足,积

液太多,也可能穿破淋巴结被膜成为皮下脓肿。如仍不能自然控制而吸收则也可能穿破皮肤自然引流出脓。由于淋巴脓肿与皮下脓肿合成的哑铃脓肿愈合较慢,炎症反应的消退有待淋巴结内外两个脓肿的吸收,至少约1个月。本病初起时一般同时有全身症状包括发热、白细胞增高,但是少发现严重中毒或休克。个别病例扩散较广,或可发生败血症。

【症状和体征】 一侧颌下疼痛,扪诊发现一橄榄样至鸽卵样肿物,有压痛,继而发现局部皮肤发红、发热。发病初期疼痛发热而影响患者精神食欲。3天后病情稳定则全身情况好转,精神食欲恢复,尽管局部红肿严重,发热不退,但患者基本吃、玩如常。

【诊断和鉴别诊断】 颌下摸到肿大有压痛的淋巴结则可诊断。但须注意扁桃体炎、咽炎、牙槽炎等引起之继发淋巴结炎,虽然也是淋巴结炎但必须同时治疗原发病灶,同时也要与下列疾病鉴别:

1. 颈深部淋巴结炎 位置比颌下淋巴结炎低而深,在胸锁乳突肌前(后)缘及锁骨上窝部有肿大压痛之淋巴结。症状与颌下淋巴结炎相同但必须注意纵隔以鉴别胸部感染或全身性感染如猩红热等。

2. 淋巴结结核继发感染 原有淋巴结肿大突然增大,红、肿、热、痛,但症状不重,比较轻。按一般治疗无效,破溃后长期不愈。因为有些急性化脓性淋巴结炎由于抗生素的作用及细菌的变性,病程可以缓慢,持续几周红肿而无进一步的变化。则可能与结核感染混淆。穿刺培养有时可能发现干酪样物质,一般培养阴性,结核培养阳性等而诊断结核。穿刺减压避免切开也可以避免窦道的形成。

3. 恶性肿瘤 如霍奇金病、恶性淋巴结瘤、白血病等有时均可表现为突然淋巴结增大,发热、疼痛。所以临床上如果治疗1周后发现不符合急性淋巴结炎的发展规律,则应穿刺活检以免耽误恶性肿瘤的治疗。

4. 急性腮腺炎 一般为病毒性流行腮腺炎,多为两侧,不化脓。起病初期也是先有一侧颌下

及耳后肿胀、疼痛、发热,很难与初期颌下淋巴结炎鉴别。注意是否有腮腺炎流行情况,可以提供诊断线索。但是散发流行性腮腺炎则易误诊。耳前特别是耳后丰满,可以与颌下淋巴结炎鉴别。

【治疗】 一般外科原则,化脓感染局限积脓、肿物有波动则应切开引流。同时给予抗菌药物治疗。但在小儿最好是避免切开。因为切开后增加了患者痛苦与家长护理的麻烦。

急性化脓性淋巴结炎治疗以抗菌药物为主,同时注意适当休息,多饮水。局部可以热敷或理疗,外敷如意金黄散、鱼石脂软膏均可视为辅助治疗。

切开技术 较小的幼儿常见张力高的颌下脓肿,疼痛发热,仍以切开为宜,但要注意技术。首先注射局麻药,顺便穿刺试验抽脓。排除血肿(深部淋巴结炎可并发假性动脉瘤),探测积脓的深浅,保证一刀到位。出脓后立即填塞,敷料压住,清理周围脓血,加厚敷料包扎(图12-1~图12-4)。

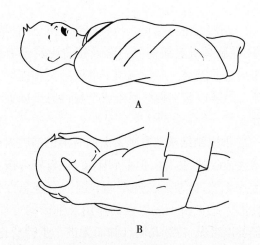

A

B

图 12-1 固定
A. 被单卷裹患儿并暴露头颈部;B. 双手固定患儿头部

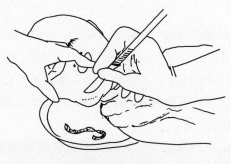

图 12-2 切开

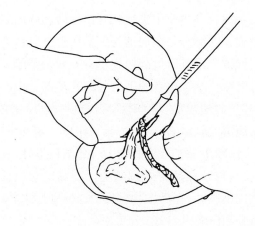

图 12-3 填塞

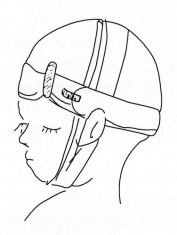

图 12-4 包扎

【预后及预防】 急性化脓性淋巴结炎不应该有死亡。90% 以上可以不切开而自然吸收。一般很少复发或再发。复发病儿应注意慢性扁桃体炎及龋齿等隐藏感染灶。

四、婴儿肛瘘

【定义及分类】 婴儿肛瘘(infantile anal fistula)发病多在新生儿时期肛周炎,很快形成肛旁脓肿(peri-anal abscess)。

【病因】 首先是感染因素引起新生儿或小婴儿肛瘘。因为新生儿或小婴儿皮肤娇嫩,抵抗力低,特别是肛门周围的皮肤,经常受粪便的污染,肛门括约肌松弛,造成直肠、肛门黏膜外翻,更易受损。肛门局部感染或全身败血症经血液循环感染,形成肛旁脓肿。

【病理】 感染通过裂缝或其他伤口穿透肛管壁。在肛管内括约肌之上方,经常承受直肠排便排气的压力,使脓肿从肛周皮肤破溃,形成肛瘘。肛周破溃出脓后常很快愈合,但不久又复发红肿,破溃,反复发作。

【症状和体征】　婴儿肛瘘通常最初被诊断为肛周脓肿,随后的探查发现瘘管。虽然单个瘘管最常见,但患者可能有多个瘘管。婴儿肛瘘主要出现在男孩中。对 52 名婴儿肛瘘儿童的回顾性研究发现男性:女性比例为 4.1 : 1.11。主要表现为波动性炎症性肛周肿胀或结节。肿胀,疼痛和发热被认为是与婴儿肛瘘相关的标志性症状。

【诊断】　尽管婴儿肛瘘是最常见的特发性疾病,但年龄较大的儿童或有其他症状的肛瘘可能偶尔会与其他疾病相关,包括炎性肠病(IBD),免疫抑制、免疫缺陷或原发性肛肠疾病。

1. 肛窦钩检查;
2. 探针检查;
3. 亚甲蓝标记检查;
4. 电子肛门镜检查。

【治疗】　由于婴儿肛瘘通常最初被诊断为肛周脓肿,因此这些病变通常进行切开和引流。婴儿肛瘘的标准治疗方法是瘘管切开术或瘘管切除术。保守治疗仅限于肛周卫生,坐浴,大便软化剂和口服抗生素。

五、小儿痱毒疖肿

【定义及分类】　小儿痱毒疖肿(prickly heat furunculosis)多发生于 1 岁以后 2 岁以前,痱子(miliaria)是一种常见的皮肤病,由外分泌汗腺和导管阻塞引起,导致外分泌汗液回流到真皮或表皮。根据导管的阻塞深度进行分类,痱子主要有 3 种类型:结晶型,红宝石型和深褐色型。

【病因】　夏季出汗季节。由于出汗蒸发慢,汗液浸泡使皮肤发炎水肿,汗腺及毛囊口被堵塞,一般汗腺堵塞形成小丘疹,不红而痒称为痱子。虽然此时患者对化脓性感染已有正应性反应,但免疫力尚不能达到防止发病,因而发生多数小脓肿。

【病理】　痱子的主要原因是外分泌汗管阻塞。这可能是由于皮肤碎片或细菌如表皮葡萄球菌(staphylococcus epidermidis)形成的生物膜。

【症状和体征】　引起周围皮肤红、肿、痒、痛则称为痱毒。在痱毒基础之上发生小脓肿,越长越多此起彼落则为痱毒疖肿,多发生于头部及面颊部。一般脓肿为 1cm 直径,但可以从黄豆至核桃大小,一周内自行软化吸收。个别因张力稍大且皮肤很薄而自行破溃。破后一周内愈合。

【诊断】　大婴儿 1~2 岁年龄,卫生条件不好,夏季(少数可反复延至冬季),在痱子的基础上,头颈部多发小脓肿。一般疼痛不严重,只有压痛,诊断当无问题。全身情况良好。但也有个别患者因治疗、护理不当,发展为败血症。因此对此症应予积极治疗。

【治疗】　治疗主要在于加强一般卫生,每日多洗澡,室内通风,降温,多饮水,出汗时用温热毛巾拭干。只此即可于几天内使痱毒疖肿全部愈合。情况严重有发热、精神烦躁者,应给抗菌药物。中毒症状明显者应输液及其他辅助治疗。局部处理可用硼酸水洗浴,喷涂痱毒粉(即普通痱子粉中适当加量薄荷或冰片,同时加入 10% 的磺胺粉或其他抗菌药),随时洗澡后再喷涂。脓肿不必处理,只是有张力皮薄而红者(疼痛)可以用尖刀刺破出脓,不填塞,不包扎。或只在做切口时暂时包扎止血,两个小时后除去敷料暴露。或涂些痱毒粉可止小渗血。仍按时洗澡。伤口一周内均可痊愈,很少积脓再发。大脓肿也只作小切口,因为痱毒疖肿多在头部,切口结疤必留下斑秃。

六、化脓性关节炎

【定义及分类】　化脓性关节炎(Septic arthritis)指由细菌,分枝杆菌或真菌引起的关节感染。可导致严重的急性和慢性残疾。

【病因】　急性化脓性关节炎的总发病率估计为 4-10 例/10 万名儿童/年。最常见的关节是下肢:膝盖,髋部和脚踝占病例的 80%。金黄色葡萄球菌是最可能导致急性细菌性关节炎的病原菌。研究发现社区相关的甲氧西林耐药金黄色葡萄球菌(CA-MRSA)在化脓性关节炎病例中的患病率不断增加。CA-MRSA 菌株含有编码细胞毒素(Panton-Valentine leukocidin,PVL)的基因。PVL 阳性 CA-

MRSA 菌株与复杂感染相关,感染性休克率较高,住院时间较长,手术干预次数较多,抗生素治疗时间较长。另外,在小于 4 岁的人群中流行率增加的一种病原菌是 Kingella kingae。K. kingae 是一种口腔革兰氏阴性细菌。在新生儿中,金黄色葡萄球菌仍然是常见的病原菌,但 B 族链球菌和革兰氏阴性杆菌也可分离出来。

【病理】 细菌经血管到达干骺端血管,感染相邻干骺端,或通过创伤或手术直接接种而被感染。炎症反应导致局部细胞因子浓度增高,进一步增加宿主基质金属蛋白酶和其他胶原降解酶的释放。细菌毒素和溶酶体酶的直接释放更进一步损害关节表面。

【症状和体征】 最常见的表现是急性单关节炎。临床表现为所累及的关节功能障碍,发热,不适和疼痛。患者可能有先前轻度创伤,并发感染或疾病史。

【诊断】 实验室检查:包括全血细胞计数、C 反应蛋白(CRP)、血沉(ESR)、降钙素原(PCT);血和关节滑液细菌培养,鉴定滑液中的微生物是标准诊断;进一步检查用 MRI 成像和超声。

【治疗】 急性化脓性关节炎诊断的最重要评估是关节穿刺术抽吸的滑液。一旦收集血培养和滑液样本后,就应该在疑似病例中开始经验性抗生素治疗。

化脓性关节炎的推荐治疗方法是通过开放式关节切开术,灌洗和清创术对关节进行紧急减压。及时手术干预对于髋部的化脓性关节炎特别有效。

新生儿髋关节炎切忌切开引流。即使晚期已形成皮下脓肿也不可切开。切开后常发生股骨头脱出坏死,后遗严重残疾。坚持固定至少 4 周,直至无脓不肿。除牵引后 1 天活动髋关节无疼,并且不再肿或发热则为痊愈。预后与治疗早晚有关。在关节破坏及脱位前正确固定多无后遗残疾,若关节破坏严重,将影响功能及髋关节发育,以致两下肢不等长。

关节镜灌洗和膝关节脓毒性关节炎的清创已成为成人人群公认的做法,最近儿科人群中使用关节镜治疗化脓性关节炎正在获得支持。

七、小儿骨髓炎

【定义及分类】 小儿骨髓炎(osteomyelitis)是与炎症和骨质破坏相关的骨骼细菌感染,在发达国家中发病率约每年 8 例 /10 万。骨髓炎可分为急性(症状持续时间 <2 周),亚急性(症状持续时间 2 周 ~3 个月)和慢性(长期持续感染,持续数月至数年)。

【病因】 骨髓炎可以由穿透性创伤直接引起,也可以是感染部位传播而来,但儿童最常见的感染机制是在菌血症发作期间通过血液传播,也称急性血源性骨髓炎(Acute Hematogenous Osteomyelitis,AHO)。骨髓炎的细菌谱随年龄而变化。最常见与 AHO 相关的病原体 80% 是金黄色葡萄球菌,其次是 A 组链球菌(GAS)。在新生儿中金黄色葡萄球菌、B 组链球菌(GBS)和革兰氏阴性肠杆菌是常见的病原体。

【病理】 急性血源性骨髓炎(AHO)在 5 岁以下的儿童中尤为常见,并且通常会影响干骺端,因为生长骨骼的血流丰富但缓慢。男孩患病的可能性是女孩的两倍。

【症状和体征】 2012 年系统评价中报告的儿科 AHO 最常见的临床特征如下:疼痛(81%),局部体征 / 症状(70%),发热(62%),活动范围缩小(50%)。其他表现包括不明原因的发热和脊椎骨髓炎患者的背痛。

【诊断】 AHO 的诊断是通过病史,体格检查,实验室检查,成像以及从骨骼,关节或血液中分离微生物来确诊的。

1. 炎症的非特异性标志物 CRP、红细胞沉降率(ESR)、降钙素原。

2. 致病微生物培养 在使用抗生素之前,获得血培养和骨活检 / 关节液样本是至关重要的。

3. PCR 检测 包括广谱多重 PCR、RT-PCR,可以快速诊断致病微生物。

4. 成像技术 ①X 线片可以排除骨折和恶性肿瘤;②超声波检测关节积液非常敏感;③锝放射性核素(^{99m}Tc)骨显像是一种敏感的测试,可用于初步定位不明确的长骨感染部位或检测多灶性疾病;④磁共振成像(MRI)。

【治疗】

1. 抗生素治疗　单独使用适当的抗生素治疗而不需要外科手术干预可能足以应对 90% 的 AHO 患者。

2. 手术治疗　在某些由 CA-MRSA 引起的复杂 AHO 患者中，可能需要进行手术切口和引流。

3. 保护性固定。

八、婴儿骨皮质增生

【定义及分类】　婴儿骨皮质增生（infantile cortico-hyperplasia），又称 Caffey 病，系长骨或肩胛骨及其他较大之骨皮质硬化增大，原因不明，肯定不是化脓性感染。

【病因】　Caffey 病被认为是常染色体显性遗传。一些被诊断患有 Caffey 病的人的父母在童年时患有 Caffey 病。

【病理】　大量骨膜下新骨形成（通常涉及长骨的骨干，以及肋骨，下颌骨，肩胛骨和锁骨）。

【症状和体征】　临床表现与急性化脓性骨髓炎非常相似。患者多为几个月婴儿，突然发现某肢体或后背某侧红、肿、热、痛；全身发热，白细胞增高，局部有压痛，运动受限。X 线片见骨皮质亮度增加，常误认为新生骨及骨膜反应性增生，因而误诊为骨髓炎。但继续观察始终无骨破坏或积脓。症状很快减轻多于 2~4 周内自然痊愈。

【诊断】

1. 分子遗传学检测　COL1A1 中存在 c.3040C>T 杂合致病变异体。

2. 外周血检查　白细胞计数增高，血红蛋白量和红细胞计数降低。

3. 血生化检查　血沉增快、疾病极期时血清碱性磷酸酶可升高。

4. 影像学检查　X 线表现先为轻度骨皮质增厚，以后逐渐出现明显的骨膜下新骨形成。在增厚肿胀的软组织下方，骨皮质外侧开始出现骨膜增生影，继之层状增厚，最后与骨皮质相融合而致骨皮质增厚，致密硬化。病变侵犯管状骨时，仅在骨干周围见到层层增厚的骨膜下新生骨影，有时如管套状包围骨干，边缘可以不规则呈波浪状，但不累及骨骺和干骺端。由于新生骨质增生硬化，

骨髓腔可以变窄或消失。后期的骨皮质逐渐吸收，骨髓腔扩大及骨干膨大后逐渐重塑恢复。

【治疗】　无特效治疗。临床上未见严重后果或并发症。有人为了减轻痛苦缩短疗程，可以用一些激素同时加用保护性抗生素。主要为保护性休息、止痛及对症治疗（如 Aspirin 等药物）。急性症状几天后消失，但 X 线片显示骨变化可持续数周。

九、髂窝脓肿

【定义及分类】　髂窝脓肿（inguinal abscess）多见于学龄前儿童，系髂窝淋巴结化脓性感染。感染途径通常不十分清楚。

【病因】　部分因金黄色葡萄球菌、链球菌和大肠埃希菌通过血行感染或淋巴感染而引起髂窝脓肿。

【病理】　髂窝淋巴结炎。

【症状和体征】　多发生于下肢扭伤、撞伤之后，当时疼痛不明显，次日某大腿不能伸直，疼痛、发热，常误诊为髋关节炎。检查髋关节不能伸直，被动伸直加重疼痛。但该关节的其他方向活动受限则不明显，屈膝向上撞击无振动痛。因此可以排除髋关节炎。也有少数患者除被迫屈股外也不敢直腰，伸直则下肢痛。如为右侧，则检查可见右下腹有轻压痛，而误诊为阑尾炎（右侧患者）。但平卧床上不能伸腿，屈腿检查则右下腹压痛消失，并可见压痛点近腹股沟，可以排除阑尾炎。髂窝脓肿诊断靠髂腰肌牵扯痛，髋屈位，腹股沟韧带上有肿物及压痛。

【诊断】

1. 血常规　白细胞计数升高、中性粒细胞比例升高。

2. 髂窝穿刺　吸出脓液，细菌培养阳性可以确诊。

3. 影像学检查　B 超、CT 可见髂窝脓肿。

【治疗】　治疗以抗生素为主。积脓有张力则可穿刺减压或切开引流，可以立刻解除疼痛。无张力则不可切开，强调自由卧床休息，但不可牵引。尽管大腿屈曲畸形严重，四周后基本上可自然恢复正常。牵引必然增加疼痛，并有使感染扩

散的危险。髂窝脓肿缘由髂窝淋巴结炎引起,淋巴结炎可以不形成周围脓肿,或因强应性反应发展为蜂窝织炎,则发热疼痛严重而无积脓。所以穿刺无脓或无张力则不可切开,以抗菌治疗为主。本症很少败血症死亡,不留任何后遗症。

十、急性脓气胸

【定义及分类】 小儿肺炎特别是婴儿葡萄球菌肺炎常合并急性脓气胸(acute pyo-pneumothorax)。有时肺炎尚未确诊婴儿以急性脓气胸就诊。

【病因】 由于肺部感染、邻近组织化脓性病灶、胸部手术、胸部创伤、败血症或脓毒血症等因素导致脓性渗出液积聚于胸膜腔内,并伴有气管、食管瘘,则脓腔内可有气体,出现液平面。

【病理】 脓气胸通常会伴有胸腔积液,这个胸腔积液通常是脓性的,有大量的中性粒细胞,而且比较黏稠。

【症状和体征】 婴儿表现为高热、呼吸困难。食欲缺乏、胸部隐痛,气促、咳嗽、伴支气管胸膜瘘者咳大量脓痰;

【诊断】 X线胸片见一侧肺萎陷,胸腔有气液面,诊断即可明确。

【治疗】 治疗除抗菌之外需立即引流。一般用闭式胸腔引流(水面下或负压囊)。早期负压引流可使肺扩张,脓腔闭合,一般1周内可以愈合。但必须注意引流的指征。如果肺压缩严重(50%以上)特别是纵隔向对侧偏移,则应立即引流。否则只宜穿刺抽脓减压。如有好转而不再加重,则不必引流。必要时次日再重复抽脓。如果压缩不多(30%以下)穿刺抽脓后呼吸也不好转,继续观察X线片压缩也不加重,则引流当为禁忌。因此种患者呼吸困难并非压迫引起。多为突然刺激引起的胸膜反应叫做"胸膜肺休克",镇定后自然稳定。引流反而加重刺激,造成婴儿躁动,反而加剧肺泡损伤加重漏气与肺压缩。胸腔引流后呼吸稳定,一周后引流不多(不超过20~50ml/d)则可拔管。不需等待肺全部张开,X线片胸腔内无积液即可。拔管后可以长时间存在气胸及小量积液不消失,只要无症状,迟早必然恢复正常,极少需再手术。

十一、坏死性筋膜炎

【定义及分类】 坏死性筋膜炎(Necrotizing fasciitis,NF)是一种快速发展的软组织感染,历史上与战争时期的穿透性创伤有关。尽管坏死性筋膜炎在成人中通常是致命的,但其在儿童中死亡率似乎较低。

【病因】 儿科教科书在1973年之前没有提到坏死性筋膜炎。肿胀,疼痛,红斑和全身炎症反应综合征的组合可能表明坏死性筋膜炎的早期阶段。儿童坏死性筋膜炎的发病率和病死率远低于成人,每年发病率8/1 000万儿童,病死率从0~14.3%不等。A组链球菌占44.8%,其次是革兰氏阴性杆菌占29.8%,而多种微生物混合感染占17.3%。尽管坏死性筋膜炎的发病机制仍有待推测,但其快速和破坏性的临床过程被认为是由于多细菌共生。

【病理】 坏死性筋膜炎是一种快速进展的感染性疾病,主要涉及筋膜和皮下软组织组织感染。这是一种罕见但危及生命的感染。它可以影响身体的所有部位,下肢是最常见的感染部位。

【症状和体征】 感染早期出现局部红斑和肿胀、发热、疼痛/压痛、心动过速、呼吸急促、休克、皮肤大疱性病变等。感染主要涉及部位下肢、躯干、上肢等。随后畏寒、高热、厌食、脱水、意识障碍、低血压、贫血、黄疸等严重的全身性中毒症状。若未及时救治,可出现弥散性血管内凝血和中毒性休克等。局部体征与全身症状的轻重不相称是本病的主要特征。

【诊断】

1. 磁共振成像(MRI)是检测软组织感染的首选技术。

2. 建议进行经皮穿刺抽吸,然后进行快速革兰氏染色和培养,以便在软组织感染中快速进行细菌学诊断。

3. 聚合酶链反应(PCR)检测有可能缩短鉴定致病微生物的时间,并增强对更苛刻生物的鉴定。

【治疗】 高度可变的临床表现使得诊断具有挑战性,这常常导致误诊和延迟治疗。在外科清创术之前进行充分的抗生素给药和支持性治疗对于坏死性筋膜炎的存活至关重要。另外,有报道在链球菌中毒性休克综合征的治疗中成功使用静脉内免疫球蛋白。使用辅助治疗,如高压氧治疗坏死性筋膜炎感染,仍然受到很多关注。

第十二节 结核性感染

结核感染是全身性慢性感染,基本上属于内科范畴。局部性结核病灶也可以累及全身各个器官,各种组织。除了原发性角膜结核、肌肉结核尚罕见外,各部位结核都有报道。下面就一些外科常见的结核病灶进行介绍。

一、淋巴结核

淋巴结核(adeno-tuberculosis)包括卡介苗反应、颈淋巴结核、纵隔淋巴结核、心包结核。

1. 卡介苗反应 新生儿为了预防结核感染而接种卡介苗。少数新生儿接种一周后发现接种侧腋下淋巴结肿大。开始很小如豆,几周后增至3cm直径,或更大;皮肤渐渐发红,肿物中心软化;不发热、无痛。如果保护患部不受损伤,一般6个月可逐渐回缩吸收而痊愈,不留任何痕迹。个别患者不幸穿破出脓,或经手术切开,则容易形成慢性窦道,约6个月也可愈合。发病期间使用抗结核药与否对病程长短无显著影响。针对卡介苗反应引起的腋下淋巴结肿大重要的防治方法在于接种后保护接种处无菌、清洁、干燥,避免损伤,如发生脓肿后更要保持其清洁干燥不受损伤。出现破溃者每天随时更换敷料,保持清洁干燥。另有少数患者可引起同侧颈淋巴结肿大,个别有颈腋淋巴结同时增大甚至对侧也可累及。卡介苗反应较为少见,因目前尚缺乏大样本诊治的经验,建议可给予抗结核药及抗生素治疗。

2. 颈淋巴结核 多见于学龄以上患者,颈一侧或两侧淋巴结增大,特别是深层淋巴结增大。无痛,能活动。常是同时几个淋巴结均增大,且直径超过1cm,同时厚度与硬度增加。逐渐邻近几个淋巴结互相粘连,其中某个淋巴结增大显著、中心软化,最后高出皮肤表面,皮肤发红,有波动感,但始终不痛不热,称为"冷脓肿"。此现象可

维持几周或几个月无变化,最后一旦破溃或切开则形成慢性脓窦,经久不愈,随后其他淋巴结也逐个化脓溃破。随着近几十年来,我国开展了卡介苗的计划接种,以及抗结核药的使用,患者早期及时得到控制,穿破的窦道也均经药物治疗而痊愈。

3. 心包结核 心包结核如果治疗不及时,常可遗留窄缩性心包炎,束缚心脏搏动,影响静脉回流。进而致使肝淤血增大,腹水增加使腹部胀大。患者生长发育落后,严重营养不良,四肢干瘦,腹部膨隆。若此时结核感染已经控制,只需外科施行心包切除术,松解心脏。预后良好。目前心包结核发病率也较低。

二、骨结核

1. 活动期的治疗 20世纪60年代以前,儿童骨关节结核骨结核(osteo-tuberculosis)的治疗曾经盛行一时,主要方式是病灶切除与关节固定。抗结核工作进步之后,抗结核感染基本上靠抗结核药物,而外科工作集中于保护性固定。小儿骨关节结核主要可分为两种类型:一种类型是以骨结核为主,表现为骨质疏松和破坏、积脓(干酪样)、骨膜肿胀、坏死而无新骨增生。因此患者容易骨折,并且患部难愈合。骨结核好发部位为手足骨及脊柱椎体。因临床症状不明显,就诊时常已有指(趾)掌(跖)骨骨折畸形或椎体楔形压缩骨折。此时治疗仍然是抗结核药物为主,但局部固定同样重要。常用办法为石膏外固定。第二种类型以关节结核为主,好发部位受持重的影响,顺序依次是髋、膝、踝、肩、肘、腕。首要的处理方式为抗结核药物治疗。但是关节结核也多侵犯滑膜外组织,导致邻近组织破坏。因此保护性固定也常作为必须手段。抗结核药物治疗的同时,注意营养与休息,特别是患部的局部休息。

2. 后遗畸形的治疗 晚期骨关节结核治愈后往往留下后遗畸形。针对后遗症的治疗,首先的条件必须是结核的愈合牢靠。任何损伤性的治疗,应该考虑同时加用抗结核药物。选择手术纠正时,要按手术目的、手术效果、手术危险三方面分析评价。要把结核复发考虑在危险因素之内。

三、寒性脓肿

结核脓肿为寒性脓肿(cold abscess),没有症状,抗结核治疗下多能自然吸收,但病程往往很长。有的部位就出现流注脓肿(dependent draining abscess)。常见有:

1. 后纵隔淋巴结脓肿沿肋间束流向胸壁前侧方,形成寒性脓肿,溃破成结核窦道。有时发现肋骨有破坏,多系继发病灶。原发肋骨结核在小儿十分罕见。

2. 另一种常见流注脓肿是胸椎结核,沿髂腰肌鞘流向腹股沟,形成寒性脓肿,溃破为结核窦道。该种情况往往会被误诊,尤其是在试图手术切除窦道时。正确外科治疗的同时必须坚持抗结核治疗。必要的探查手术必须严格遵循指征,仔细定位。

四、腹部结核

1. 腹膜结核(peritoneal tuberculosis) 事实上腹膜结核多是肠结核或淋巴结核的继发感染。一般活动期、腹水期都是依靠内科治疗。只有晚期增生期或后遗合并粘连性肠梗阻才转外科。但是结核性腹膜粘连多是全腹广泛粘连,即使有些不适症状,也很难形成肠梗阻。因此转外科也不需手术。由于肠管广泛粘连,不可能发生内疝扭绞。一般也只用禁食减压治疗,不需手术。只有晚期肠梗阻,肠管长期膨胀,影响血液循环,出现中毒或可疑坏死症状才需手术。典型腹膜结核,不但全部肠管紧密粘连,并且与腹壁也完全紧密粘连,切开腹壁无法进入腹腔,稍有不慎则直接进入肠腔。因此结核性腹膜粘连性肠梗阻早期,多数为不全梗阻时期。钡灌肠见结肠内大量充气。应立即插胃管减压禁食,同时注入钡糊做钡餐观察,每6小时检查一次。注意钡剂蠕动进度,肠管间互相活动度,与腹壁之间活动度。如果钡剂蠕动停滞不前,则需要评估:肠管是否憋粗;停滞肠管估计高度;停滞肠管在腹壁的位置。12小时钡剂在肠管内不前进,则应手术探查。切口应在停滞肠管位置,直接分离向梗阻的肠管,尽量避免不必要的分离。找到明确肠管粗细交界处的梗阻点,酌情

处理。

2. 增生性肠结核(hyperplastic intestinal tuberculosis) 一般小儿肠结核以溃疡性病变为主,除极少数合并肠穿孔外,多在内科治疗。儿童常见的肠穿孔的主要感染原因是结核与伤寒,前者局部病变为横形(溃疡),后者为纵形(Peyer patches淋巴集结)。外科常见者尚有增生性结核,常以肠梗阻就诊,易与肿瘤相混。增生性肠结核常见于回盲部,表现为肠壁肥厚僵硬,肠腔狭窄,可造成慢性梗阻。近端肠管扩张滞留,远端结肠相对萎缩细小。周围肠管常有粘连。是否手术治疗取决于肠梗阻的程度。如果其症状影响正常生活,肠道功能受损影响营养状态,则需进行手术。手术方式多选一期切除吻合手术。标本送病理检查,以排除肿瘤(近来小儿结肠癌屡有报道)。另一个比较少见的好发部位为十二指肠,病变以绒毛型乳头样增生为特点。临床上以胃胀,偶尔呕吐及柏油便为特点。钡餐检查结果与肿瘤难以区分。除非肠梗阻情况严重,一般也是抗结核治疗为主。

五、泌尿生殖结核

泌尿生殖结核(urogenital tuberculosis)包括肾盂、膀胱、输卵管、附睾输精管结核等,过去都常需手术治疗,多以病灶清除为主。现在大部分病例都已摆脱了外科手术。

第十三节 寄生虫外科并发症

一、蛔虫

蛔虫(ascaris)过去曾为儿童最常见的肠道寄生虫,现在随着社会经济好转,人民生活卫生条件提高,蛔虫一类的寄生虫已很少见。大城市医院门诊化验室几乎找不到一个蛔虫卵做教材。然而中国是个大国,落后村镇边远山区,仍有不少蛔虫外科并发症,如蛔虫肠梗阻、胆道蛔虫、蛔虫阑尾炎与蛔虫腹膜炎等。

（一）蛔虫团肠梗阻（ascaris intestinal obstruction）

【定义】 蛔虫集结成团,堵塞肠管,造成肠

梗阻。

【病因】 为蛔虫感染,诱因可能为临时对蛔虫寄生条件不利,引起蛔虫骚动。

【病理】 蛔虫集结成团,同时引起肠管痉挛,压紧虫团使其水泄不通。虫的数量可达几十条或百条,但有时十条以下也可发生完全性肠梗阻。实际上主要具体病理为肠痉挛。引起剧烈腹痛,引起肠梗阻。痉挛放松则肠梗阻解除。但是被压迫的蛔虫又会刺激肠痉挛,成为恶性循环。长期压迫蛔虫引起肠壁缺血坏死,穿孔,蛔虫钻出,发展为腹膜炎。

【症状】 肠痉挛的症状为腹绞痛,时轻时重、时发时停。肠梗阻则发展为持续性阵发性腹痛,不能停止。随后并发呕吐、腹胀、肠鸣而不能排气。发展为肠缺血则出现中毒症状、发热、精神不佳、腹部有压痛紧张肿物肠型。发展为腹膜炎则腹胀、肠鸣音消失,明显脱水,甚至休克。

【诊断】 患者卫生条件不佳,有排虫史,大便常规有虫卵。腹检有肿物、肠型,有时肿物表面能摸出蛔虫集结形状。B超能协助确诊蛔虫团的集结。钡灌肠见结肠空瘪小常有张力高之巨大气液面,可诊断完全性肠梗阻。否则结肠充气为不完全肠梗阻。腹腔内特别是肝上区发现虫影则为穿孔。一般蛔虫团梗阻穿孔不可能看到气腹。

【治疗】 原则上主要是驱虫、解痉。不全肠梗应用非手术疗法,包括禁食减压,足量驱虫剂(如阿苯达唑、枸橼酸哌嗪)、氧气驱虫(通过胃管缓缓注入耐受量,直至全腹胀气)。随时观察结肠充气情况,6小时结肠不充气,则应考虑手术。任何症状反应肠缺血(中毒症状与压痛紧张),都应立即手术。手术方法应将蛔虫团的肠管提出腹外,做无菌保护,在梗阻远端肠壁血运正常处,置牵引线,顺肠管方向切1~2cm小切口,伸入长环钳取虫立即置酒精盆中。尽量取净,但不强求。向肠内注入口服量驱虫剂,关肠、关腹。如已穿孔则按蛔虫腹膜炎处理。

【预防】 蛔虫卵必须在土壤中孵化1周后,成为卵内幼虫后才能在人肠内孵化为成虫。因此感染源多来自农家肥蔬菜,生吃不洗,也无洗手习惯。改善生活卫生条件,完全可以消灭蛔虫感染。

事实上大城市蛔虫已经绝迹。然而经济落后地区,儿童感染率仍然很高。过去行之有效的定期口服驱虫剂糖果,仍不失为可行之策。

(二)胆道蛔虫(biliary ascariasis)

【定义】 蛔虫钻入胆道引起胆道痉挛(Oddi括约肌痉挛)性剧烈腹痛。

【病因】 肠管下段食物不足,蛔虫向上游动,误入胆道。常见于生病、饥饿、驱虫不当。蛔虫数量不一定多,一条蛔虫也可进入胆道。

【病理】 小儿胆道小,蛔虫相对大。多数情况是半条蛔虫进入胆道,半条在外。由于蛔虫只能前进不能后退,尽力钻进,或在胆道内调头企图钻出,造成剧烈痉挛与腹痛。多数患者在长时间痉挛之后,有一个间歇放松,蛔虫脱出,疼痛停止而痊愈。少数形成恶性循环,直至压迫性胆管坏死,甚至穿孔。一般蛔虫较少,只有一条蛔虫进入胆道。如果蛔虫很多,蛔虫可以进入肝管及肝内二级胆管。曾有几十条蛔虫进入肝内的报道。

【症状】 突然发生非常剧烈的腹绞痛为其特征。较小的患者可能发生休克甚至昏迷状态。发作间歇时上腹部剑突偏右有明确压痛紧张。患者多有吐虫史,大便有虫卵。病史稍长时可有发热,精神不佳。腹部压痛扩大。有时有黄疸。

【诊断】 剧烈腹痛加蛔虫史及上腹压痛可以诊断。B超可见胆道内有蛔虫而确诊。

【治疗】 禁食减压,镇定解痉多可治愈。同时通过胃管注入氧气或驱虫剂,将蛔虫驱向下腹,以防再进入。压痛紧张有扩大趋势,特别是有中毒症状及黄疸者,应急症手术取虫。最好通过十二指肠镜取虫。必要时开腹切开胃窦,插入长环钳取虫。如果B超显示多条蛔虫或蛔虫入肝,则需切开胆道取虫。肝内蛔虫须在手术中B超或台上造影指导下,彻底取净蛔虫。然后大量盐水冲洗肝内外胆道,减少虫卵残留日后结石的机会。术后通过胆囊造口行胆道引流1周。胆道坏死者,可酌情行切除吻合手术。

(三)蛔虫阑尾炎与腹膜炎(ascaris appendicitis and peritonitis)

【定义】 蛔虫进入阑尾引起痉挛性腹痛而未引起炎症称为阑尾蛔虫症,引起炎症称为蛔虫性阑尾炎。化脓性阑尾炎同时有蛔虫钻入,称为阑尾炎合并蛔虫。同样规律蛔虫进入腹腔,称为蛔虫性腹膜炎。化脓性腹膜炎同时有蛔虫进入称为化脓性腹膜炎合并蛔虫。

【病因】 诱因不明,多为偶然性蛔虫钻入阑尾。在蛔虫感染中发病率并不很高。

【病理】 蛔虫钻入阑尾,也与钻入胆道相似,不能退出,更难调头。强力长时间压迫,可使阑尾尖端坏死,顶破后蛔虫钻出。一条蛔虫钻出可引起多条蛔虫陆续钻出,成为蛔虫性腹膜炎。阑尾尖端急性压迫性坏死穿孔,周围极少炎性反应,穿孔圆、小而光滑。大量蛔虫进入腹腔,炎性反应极微,只有小量渗出及纤维蛋白沉积。晚期肠内容物进入而继发感染,才有化脓反应。阑尾炎合并蛔虫,则病理与阑尾炎腹膜炎相同。

【症状】 突然发生腹绞痛,呕吐,右下腹有压痛紧张。数小时后剧痛突然消失,以后渐渐腹胀、发热、拒食、懒动,则已从阑尾蛔虫发展为蛔虫性腹膜炎。

【诊断】 蛔虫史加腹绞痛与右下腹压痛紧张,可以诊断,B超可协助确诊。

【治疗】 怀疑阑尾蛔虫特别是经B超确诊阑尾蛔虫必须尽早手术。避免蛔虫钻出。术中发现阑尾内有蛔虫,可以连同蛔虫切断后直接内翻荷包缝合,使一半虫体翻入盲肠,待自然排出。也可术中使蛔虫拉入盲肠,再行阑尾切除。如果发现蛔虫进入腹腔,或发现阑尾穿孔而无蛔虫。则必须在B超引导下清除蛔虫,不可企图侥幸。彻底清除蛔虫一周内痊愈,否则必然后遗腹腔脓肿。

二、蛲虫

蛲虫(oxyuriasis)的特点是虫体小(不足1cm)、寿命短(1个月)、午夜到肛门外产卵、就地孵化为卵内蚴。入口后在肠内直接孵化为成虫而发生外科并发症。

(一)肛门炎(proctitis) 为小儿常见的并发症,多见于幼儿。由于蛲虫产卵遗留于肛门皮肤皱襞内,刺激皮肤发炎,引起瘙痒,使患者手抓(特别是穿开裆裤患者),带卵入口,繁殖新的一代。周而复始繁殖很快。主要症状为肛门瘙痒,甚至抓伤、糜烂。患者不能安睡,影响健康生长。女孩可引起阴道炎及尿道炎,症状更为严重。诊断靠肛门炎症状加蛲虫病史(常与蛔虫并存)或粪便中见到活动的蛲虫。大便常规很难见到蛲虫卵。用透明胶纸从肛门皮皱取样,可能见到蛲虫卵。细心的母亲可能在午夜见到患者肛门口外有蛲虫出入活动。治疗主要靠肛门外灭虫卵,洗手讲卫生,杜绝再感染,等待1个月后老虫死绝而愈。具体办法包括:穿整裆裤(特别是睡眠时);勤洗手,大孩靠教育,小孩可用黄连水涂手指(入口则苦);每晚坐浴后肛周涂抹一层油膏,常用2%白降汞膏与20%氧化锌膏杀虫拔干,次晨将油膏擦掉。同时口服枸橼酸哌嗪连同蛔虫同治。患者的内衣被单要彻底煮洗,消灭虫卵。

(二)阑尾炎 蛲虫体小,一般不引起阑尾炎。但可能引起阑尾痉挛,产生阑尾炎的症状与体征,难与早期阑尾炎鉴别而行手术。从临床实际出发,这种误诊在医学上应属合理。因为按现在医学水平,正常阑尾切除比冒险观察阑尾炎的发展,二者难说谁个更为合算。B超虽可排除典型阑尾炎,但临床上阑尾炎症状持续,仍以探查为准。高水平的腹腔镜技术探查腹腔,切除阑尾,仍为上策。如果患者不适于手术,则可在解痉治疗下,密切观察炎症指标,包括发热、白细胞升高、局部压痛紧张加重等,随时手术。如果已经超过24小时而无变化,则可用驱虫剂泻药等继续内科治疗。

三、包囊虫

我国包囊虫(echinococcus,hydatid disease)好发地区主要为西北牧区,然而散发患者各地都有报道。主要病原虫为细粒棘球绦虫蚴(犬绦虫),少数为泡状棘球绦虫蚴(6钩蚴)。人与牧羊犬接触。虫卵入口后,经门脉入肝,发生肝包虫囊肿。越过门脉系统进入肺,则发生肺包虫。

(一)肝包虫(hydatid cyst of liver) 一般情况下患者毫无症状。直至囊肿增大至10cm直径后(常见肿物约为5~25cm直径圆球形)才有腹痛,一般不规则,也不严重。直至家长发现上腹部肿物,始来就诊。多数为单发,少数多发。甚至穿破后移植腹腔多发囊肿。患者发热消瘦。有时穿破引起过敏休克死亡。诊断靠与羊和犬的接触史,肝区摸到肿物。B超确诊为肝囊肿。寄生虫皮试(Casini试验及酶联免疫吸附试验)阳性,可以确诊。但须与正常人皮试对照以防假阳性。治疗原则为内囊完整摘除,避免破裂污染腹腔,发生移植及过敏。方法是:充分暴露肿物,周围用盐水纱垫保护,穿刺吸空内囊,使其瘪陷与外囊壁脱离。切开肝脏小口约2cm,用无损伤钳小心提出内囊。20%盐水(过去用4%甲醛溶液,现已废)冲洗肝内囊腔,然后再用等张盐水洗净。填塞止血棉止血、内翻缝合肝切口以减小无效腔。必要时腔内置引流3~4天后拔出。个别边缘囊肿可连同肝脏楔形切除。如果已经发现腹腔移植子囊则尽量摘除,用20%盐水冲洗后大量等张盐水冲洗。术后常规口服阿苯达唑。术后B超随诊常发现囊肿复发,必须与临床症状核对,因为残留外囊可能经久不消。

(二)肺包虫(hydatid cyst of lung) 肺包虫一般也无症状,多为医院透视偶然发现。结合羊犬接触史,可以诊断。寄生虫皮试可以确诊。治疗也与肝包虫的原则一样,内囊摘除,20%盐水冲洗。然而合并继发感染,发展为肺脓肿、胸膜气管瘘、脓胸者则按胸科疾病处理,同时服用阿苯达唑。

四、猪囊虫

猪囊虫(Cysticercus cellulosae)系猪囊尾蚴病,把人当成猪绦虫的中间宿主。

(一)皮下囊虫(subcutaneous cysticercosis) 皮下及肌肉内发生,多发性豆状小囊肿,无症状,基本上长期无变化。有时自然消失(因找不到最后宿主而死亡)。少数有轻微压痛或妨碍肌肉活动。因此也多不需治疗。

(二)脑囊虫(cerebral cysticercosis) 可发生在脑组织任何部位。在安静部位哑区可以无症状,靠近脑表层则常以阵发性癫痫为主诉,靠近不同部位压迫或刺激该部出现该部功能紊乱。引起炎性反应则出现颅压增高。最危险是侵犯血管发生脑意外,猝死。CT可以明确病位诊断,寄生虫皮试及相似病变活检可以确诊。至于是否应该手术切除,则须看具体病位与危险性。一般应

急可行颞下减压,等待自愈。同时给予灭虫剂如阿苯达唑(albendazole)或甲苯达唑(mebendazole)100~200mg。预防同其他肠寄生虫一样,包括:管理农家肥,食品卫生管理,培养患者洗手、不吃生冷不洁食物等系列生活卫生习惯。

(张金哲　杨永弘)

参考文献

1. 杨锡强,易著文,沈晓明,等.儿科学[M].6版.北京:人民卫生出版社,2004.
2. 金惠铭.病理生理学[M].6版.北京:人民卫生出版社,2006.
3. TAKEI H,ELDIN K W,ADESINA A M,et al. Fatal Epstein-Barr virus meningitis:an autopsy report[J]. Clin Neuropathol,2006,25(3):115-122.
4. HACHIM M Y,AHMED A H. The role of the cytokines and cell-adhesion molecules on the immunopathology of acute appendicitis[J]. Saudi Med J,2006,27(12):1815-1821.
5. 周长林,查永喜,徐旭东,等.微生物学[M].北京:中国医药科技出版社,2004.
6. CUENCA-ESTRELLA M,GOMEZ-LOPEZ A,MELLADO E,et al. Head-to-head comparison of the activities of currently available antifungal agents against 3 378 Spanish clinical isolates of yeasts and filamentous fungi[J]. Antimicrob Agents Chemother,2006,50(3):917-921.
7. 管远志,王艾琳,李坚,等.医学微生物学实验技术[M].北京:化学工业出版社,2006.
8. FEIGIN R D,CHERRY J D,DEMMLER G J,et al. Textbook of Pediatric Infectious Diseases[M].5th ed. Philadelphia:Saunders Elsevier,2004.
9. 齐鸿燕,赵长安.A族链球菌与急性坏死性筋膜炎[J].临床儿科杂志,2006,24(6):452-454.
10. MATOBA N,YU Y,MESTAN K,et al.Differential patterns of 27 cord blood immune biomarkers across gestational age[J]. Pediatrics,2009,123(5):1320-1328.
11. MOLLOY E J. Triggering Receptor Expressed on Myeloid Cells(TREM)family and the application of its antagonists[J]. Recent Pat Antiinfect Drug Discov,2009,4(1):51-56.
12. SCHULTZ M J,DETERMANN R M. PCT and sTREM-1:the markers of infection in critically ill patients?[J]. Med Sci Monit,2008,14(12):241-247.
13. 施毅.肺部真菌感染的诊治进展[J].中国实用内科杂志,2007,27(1):8-11.
14. 韦嘉.我国寄生虫疾病的新特点和新变化[J].中国实

用内科杂志,2007,27(17):1354-1355.

15. FIRSOV A A,SMIRNOVA M V,STRUKOVA E N, et al.Enrichment of resistant Staphylococcus aureus at ciprofloxacin concentrations simulated within the mutant selection window:bolus versus continuous infusion. Int J Antimicrob Agents [J]. 2008,32(6):488-493.

16. RUEBNER R,KEREN R,COFFIN S,et al.Complications of central venous catheters used for the treatment of acute hematogenous osteomyelitis.Pediatrics [J]. 2006,117(4): 1210-1215.

17. WAKHLU A,CHAUDHARY A,TANDON R K,et al. Conservative management of necrotizing fascitis in children [J]. J Pediatr Surg,2006,41(6):1144-1148.

18. THAKOLKARAN N,SHETTY A K. Acute Hematogenous Osteomyelitis in Children [J]. Ochsner J,2019,19(2): 116-122.

19. SCHRÖDER A,GERIN A,FIRTH G B,et al. A systematic review of necrotising fasciitis in children from its first description in 1930 to 2018 [J]. BMC Infect Dis,2019, 19(1):317-329.

12

第十三章 肿瘤总论

第一节　儿童肿瘤特点

在全球医学领域,肿瘤已成为 21 世纪最主要的热点之一,以分子生物学为基础的精准医学已经成为医学的最新属性。所谓 5P 医学,就是指预防医学(preventive medicine)、预测医学(predictive medicine)、个体医学(personalized medicine)、参与医学(participatory medicine)、精准医学(precision medicine)。

在儿科领域,随着我国经济发展、科学进步、医疗卫生条件的改善,营养不良性疾病及感染性疾病发病率显著下降,先天性畸形及发育不良性疾病诊断治疗日臻完善。目前,儿童肿瘤已成为城市及发达地区主要疾病死亡原因。我国第三次全国死亡原因调查显示,恶性肿瘤已经成为 5 岁以上儿童的第二位死亡原因,仅次于各种中毒和损伤。因此儿科肿瘤学已经成为儿科领域一个重要的突破方向。

当然,儿童肿瘤与成人有较大差别,主要表现在肿瘤形成原因、肿瘤流行病学、病理学、分子生物学特点、肿瘤耐药的差异,以及临床表现、诊断、治疗和预后等方面的不同。了解这些差别和特点有助于对儿童肿瘤做出早期诊断、早期治疗,从而提高治愈率。

一、儿童肿瘤流行病学特点

儿童肿瘤流行病学特点(epidemiology of children tumor)主要从宏观层面研究发病规律及特点,主要涉及儿童肿瘤的发病率,发病的国别、地区、种族差异以及肿瘤发病年龄特点,危险因素,预后规律等。

儿童及青少年肿瘤发病率低,远不及成人肿瘤发病率,仅占各年龄组疾病很小部分,儿童肿瘤发病特点还表现在肿瘤原发部位、性质与病理与成人很大不同。白血病占儿童肿瘤的 1/3 左右。此外,其他儿童恶性实体瘤中发病率最高的是中枢神经系统肿瘤、淋巴瘤,其次是神经母细胞瘤及肾母细胞瘤等。儿童肿瘤多来源于胚胎细胞,而成人肿瘤多来源于体细胞。与成人肿瘤多发生于器官不同,儿童肿瘤除来自器官外,多数累及软组织,例如,造血系统、淋巴系统、中枢神经系统及肌肉骨骼系统。

根据美国监测流行病学和最终结果(Surveillance Epidemiology and End results,SEER)提供资料:2012—2016 年 0~14 岁儿童恶性肿瘤中,白血病占 32.1%,中枢神经系统肿瘤占 26.8%,神经母细胞瘤占 6.6%,肾母细胞瘤分别占 5.1%(表 13-1)。

北京市 2000—2009 年 0~14 岁儿童恶性肿瘤年龄标准化比率(ASR)为 113.3/100 万;上海

表 13-1　2012—2016 年美国儿童肿瘤发病率前六位

ICCC 分组及各亚组 所有 ICCC 分组	0~14 岁	小于 1 岁	1~4 岁	5~9 岁	10~14 岁
不包括第三组良性脑 /CNS 肿瘤	168.1	250.9	218	131.3	153.5
包括第三组良性脑 / 中枢神经系统肿瘤	184.1	262.4	227.8	145.7	174.4
Ⅰ　白血病(包括骨髓增生异常综合征)	54.1	52.6	91.4	44.6	35.4
Ⅱ　淋巴瘤和网状内皮肿瘤	17.4	2.3	9.2	16	27.9
Ⅲ　中枢神经系统和杂项颅内和脊柱内肿瘤	49.5	43.5	52.2	49.4	48.6
Ⅳ　神经母细胞瘤和其他周围神经细胞瘤	11.1	55.1	21.8	4.5	1.4
Ⅴ　视网膜母细胞瘤	4.4	33.4	8.2	0.5	—
Ⅵ　肾肿瘤	8.7	17.5	19	6.2	1.7

2012—2016 年,所有种族,男性和女性,按儿童癌症国际分类(ICCC)组和亚组以及诊断年龄(包括骨髓增生异常综合征和 Ⅲ 类良性脑 /CNS 肿瘤)分类的按年龄和特定年龄划分的 SEER 癌症发生率(1/100 万)

译自:Howlader N,Noone AM,Krapcho M,et al. SEER Cancer Statistics Review,1975—2016,National Cancer Institute. Bethesda,MD,https://seer.cancer.gov/csr/1975—2016/,based on November 2018 SEER data submission,posted to the SEER web site,April 2019.

市 2009—2011 年 0~14 岁儿童 ASR 为 129.6/100
万;杭州市 2009—2011 年 0~14 岁儿童 ASR 为
183.5/100 万;广州市城区 2004—2010 年 0~14 岁
ASR 为 224.5/100 万;中国香港地区 2008—2012
年 0~14 岁儿童 ASR 为 159.1/100 万;与国外的儿
童肿瘤资料进行比较,英国 2009—2011 年 0~14
岁儿童 ASR44.8/100 万;美国 2007—2011 年儿童
恶性肿瘤调整发病率 172.8/100 万。其中 2009—
2011 年上海市共有 460 例新诊断儿童恶性肿瘤
病例,占全部恶性肿瘤的 0.3%。年均发病率为
129.0/100 万(表 13-2)。

近年来,儿童肿瘤由于诊断方法改进,早期诊
断率明显提高,综合治疗得到很大改观,5 年生存
率明显提高。目前,15 岁以下美国儿童肿瘤 5 年
生存率达到 70% 或更高(表 13-3),仅少数儿童肿
瘤 5 年成活率在 60%~70%,整体治疗已有明显进
步。据统计在 20 世纪 80 年代以前我国小儿肿瘤

治疗手段几乎仅靠手术治疗,5 年生存率很低仅有
20% 左右,近年来我国儿童肿瘤诊治水平快速提
高,5 年生存率已显著延长。据统计,上海市恶性
上皮肿瘤、肾母细胞瘤、生殖细胞恶性肿瘤以及视
网膜母细胞瘤等 5 年生存率已达到或高于 70%(表
13-4),但就全国而言,从整体病情分析,儿童肿瘤
5 年存活率还有待明显提高。

发病率地区之间的差别不显著,北美地区美
国 0~14 岁儿童肿瘤发病率为 184.1/100 万,加拿
大为 149.2/100 万,差别不显著。在欧洲,发病率
最高的是丹麦,为 158.7/100 万,最低的是英国约
为 122.1/100 万,欧洲及亚洲国家发病率介于两者
之间。不同种族的发病率统计资料较少。美国资
料显示,美国黑人儿童肿瘤发病率为 117.9/100 万,
明显低于美国白人,美国黑人比白人肿瘤发病率
低 1 倍以上的肿瘤有恶性黑色素瘤、尤因肉瘤及
甲状腺癌等。

表 13-2　2009—2011 年上海市儿童肿瘤发病率

类别	发病例数	百分比 /%	发病率 /(1/100 万)	ASR/(1/100 万)
性别				
男	258	56.1	141.4	142.1
女	202	43.9	116.1	116.4
年龄组 / 岁				
0~	219	47.6	165.1	—
5~	111	24.1	101.2	—
10~	130	28.3	113.9	—
肿瘤类型				
白血病	165	35.9	46.3	47.0
淋巴瘤	45	9.8	12.6	12.6
CNS 肿瘤	91	19.8	25.5	25.6
神经母细胞瘤	35	7.6	9.8	10.1
视网膜母细胞瘤	11	2.4	3.1	3.2
肾脏恶性肿瘤	19	4.1	5.3	5.5
肝脏恶性肿瘤	8	1.7	2.2	2.2
恶性骨肿瘤	21	4.6	5.9	5.5
软组织肉瘤	25	5.4	7.0	6.9
生殖细胞恶性肿瘤	23	5.0	3.1	6.2
恶性上皮肿瘤	11	2.4	6.5	2.9
其他和未特指类型	6	1.3	1.7	1.8
合计	460	100.0	129.0	129.6

注:鲍萍萍,吴春晓,顾凯,等 . 上海市儿童恶性肿瘤发病情况和时间趋势分析[J]. 中华流行病学杂志,2016,37(1):106-110.

表 13-3 2009—2015 年美国儿童肿瘤 5 年生存率

单位:%

根据国际儿童癌症分类(ICCC)选定的组和亚组以及性别和年龄(不包括良性脑和骨髓增生异常综合征)									
ICCC 分组及亚组	0~19 岁			不同年龄组					
	总计	男性	女性	<1 岁	1~4 岁	5~9 岁	10~14 岁	15~19 岁	0~14 岁
所有 ICCC 分组	84.1	83.0	85.3	77.7	85.8	83.6	83.0	85.0	83.7
I 白血病	84.1	83.7	84.7	60.1	91.3	90.2	78.6	72.8	86.5
I(a)淋巴白血病	88.5	87.8	89.4	55.9	94.4	92.7	83.5	74.1	90.7
I(b)急性髓细胞性白血病	66.0	65.4	66.7	63.9	70.7	70.6	58.3	66.3	65.9
II 淋巴瘤和网状内皮	93.5	93.7	93.1	—	88.2	95.3	93.7	93.5	93.5
II(a)霍奇金病	97.3	97.3	97.1	—	94.9	99.4	98.2	96.7	98.4
II(b,c,e)非霍奇金淋巴瘤	89.8	90.9	87.6	—	86.9	93.7	89.9	88.3	90.8
III 中枢神经系统原发和继发肿瘤	74.1	73.2	75.1	58.9	75.4	70.0	79.1	76.8	73.5
III(a)室间隔膜瘤和脉络丛神经瘤	81.8	81.2	82.3	80.7	79.2	79.7	81.6	90.5	80.0
III(b)星状细胞瘤	81.2	80.0	82.5	81.5	90.4	77.3	81.7	75.4	82.8
III(c)颅内和脊柱内胚胎肿瘤	64.9	63.0	67.8	26.1	58.0	77.8	76.4	67.5	64.6
III(d)其他神经胶质瘤	59.8	63.4	56.1	—	53.3	41.3	72.3	83.8	53.9
IV 神经母细胞瘤和其他周围神经细胞肿瘤	80.6	79.0	82.3	90.5	76.2	78.7	91.6	56.8	81.4
IV(a)神经母细胞瘤和神经节神经母细胞瘤	80.5	78.8	82.4	90.5	76.1	78.0	92.2	—	81.2
V 视网膜母细胞瘤	95.7	95.5	95.9	96.9	95.0	—	—	—	95.7
VI 肾肿瘤	90.7	87.4	93.7	87.6	93.7	90.2	91.7	75.0	92.1
VI(a)肾母细胞瘤和其他非上皮性肾肿瘤	92.4	90.5	94.0	87.5	93.8	91.5	96.6	—	92.6
VII 肝肿瘤	75.3	74.0	77.4	87.3	79.6	68.4	64.1	44.0	79.0
VII(a)肝母细胞瘤	82.2	80.2	85.6	87.1	79.4	—	—	—	82.5
VIII 恶性骨肿瘤	71.1	70.3	72.3	—	79.2	74.5	72.0	68.0	73.2
VIII(a)骨肉瘤	68.0	65.5	71.2	—	—	71.7	67.6	66.6	69.0
VIII(c)尤因肉瘤和骨相关肉瘤	69.9	71.6	67.7	—	91.5	74.9	74.1	57.5	76.3
IX 软组织和其他骨外肉瘤	73.2	70.5	76.3	66.8	78.0	78.8	74.4	68.6	75.7
IX(a)横纹肌肉瘤	65.3	65.6	65.1	71.5	73.7	79.4	55.8	44.9	70.5
X 性腺生殖细胞和滋养细胞肿瘤	92.2	92.9	90.9	83.2	90.3	99.2	91.1	93.0	90.5
X(a)颅内和脊柱内生殖细胞肿瘤	91.2	91.2	91.1	—	—	100.0	90.0	92.5	90.3
X(c)恶性性腺生殖细胞肿瘤	96.4	96.3	96.6	95.4	100.0	100.0	97.1	96.0	98.0
XI 其他恶性上皮瘤和黑色素瘤	93.3	89.9	94.8	—	90.0	92.7	92.9	93.6	92.6
XI(b)甲状腺癌	99.5	99.7	99.4	—	—	100.0	99.7	99.4	99.8
XI(d)恶性黑色素瘤	94.4	92.9	95.5	—	88.1	95.4	95.5	94.5	94.7

译自:Howlader N,Noone AM,Krapcho M,et.al. SEER Cancer Statistics Review,1975—2016,National Cancer Institute. Bethesda,MD. https://seer.cancer.gov/csr/1975—2016/,based on November 2018 SEER data submission,posted to the SEER web site,April 2019.

表 13-4　2002—2005 年上海市儿童恶性肿瘤生存率

肿瘤类型	例数	1 年生存率 /%	3 年生存率 /%	5 年生存率 /%
白血病	209	77.4	58.4	51.0
淋巴细胞性	136	85.2	70.1	60.7
急性非淋巴细胞白血病	54	70.4	44.3	41.9
淋巴瘤	51	72.6	44.3	41.9
中枢神经系统肿瘤	51	72.6	60.8	53.0
交感神经系统恶性肿瘤	122	57.0	42.8	37.9
神经母细胞瘤	38	84.2	63.2	54.3
视网膜母细胞瘤	13	69.2	62.8	53.2
肾脏恶性肿瘤	15	100.0	93.3	78.4
肾母细胞瘤	12	100.0	100.0	81.8
肝母细胞瘤	4	—	—	—
恶性骨肿瘤	37	86.1	57.2	53.8
软组织肉瘤	36	72.2	52.6	49.4
生殖细胞恶性肿瘤	37	91.9	78.4	78.4
癌和其他恶性上皮肿瘤	36	97.2	97.2	89.9
其他和未特指类型	5	—	—	—
总计	606	74.8	59.2	53.3

儿童肿瘤的发病年龄与肿瘤的性质密切相关,0~3 岁发病率最高,以白血病、中枢神经系统肿瘤及神经母细胞瘤最常见。其次为肾母细胞瘤、肝母细胞瘤及软组织肉瘤等。4~14 岁发病率较低,在此年龄段具有一定遗传背景的先天因素引起的肿瘤逐渐减少,与环境因素及生活习惯相关的成人常见肿瘤也较罕见,15~18 岁年龄段肿瘤发病率逐渐上升,主要肿瘤类型有淋巴瘤、软组织肉瘤、骨肉瘤、甲状腺癌及睾丸和卵巢肿瘤等。

二、儿童肿瘤发生与环境因素

成人肿瘤的形成主要与环境因素有关,儿童肿瘤更多显示与胚胎发育过程中的染色体和基因变化相关。然而,在环境污染逐渐加重的过程中,儿童肿瘤形成的环境因素也需要引起更多关注。

（一）化学因素　90% 化学致癌物质必须经过代谢活化或生物转化后才能起到致癌作用。化学致癌物质主要通过 3 种途径发挥致癌作用。

1. 在 DNA 修复过程中,化学致癌物质作用于细胞,其中一部分细胞变异并逃脱免疫系统监控而形成肿瘤细胞。

2. 在致癌物质作用下激活相应蛋白激酶促使癌细胞增生。

3. 在致癌物质作用下,完全逃脱了免疫系统监控,使肿瘤细胞发生转移。

已经明确的化学致癌物质上千种,因此给肿瘤的预防带来极大困难。儿童肿瘤相关致癌物质也十分广泛,例如二噁英可引起儿童甲状腺癌、白血病及霍奇金病等。杀虫剂引起横纹肌肉瘤概率较高,雌激素环境除引起尿道下裂、隐睾等先天畸形外还使肿瘤发病率大大增加。双酚促进白血病、淋巴瘤、神经母细胞瘤的发生。其他化学物质如亚硝胺、环氧化物、内酯、氮芥、联苯胺、煤焦油、黄曲霉素、环磷酰胺等也是引起儿童肿瘤的主要化学致癌剂。儿童肿瘤发生另一特点是父母亲接触工作环境致癌物质更多更广泛也可引起下一代肿瘤发生率增高,母亲在妊娠期间过度使用抗惊厥药物、乙醇、染发剂、利尿剂、性激素、油漆、有机溶剂、氟利昂等均可使下一代肿瘤发生率增加。

（二）物理因素　主要包括电离辐射和非电离辐射。

1. 电离辐射　包括 X 射线、γ 射线、金属镭等射线,电离辐射可直接穿透组织细胞,并使大量能量储备损害 DNA。其特点是电离辐射可同时损伤机体多种器官、组织和细胞。第二次世界大战期间原子弹爆炸后的日本广岛、长崎,美国内华达核试验场以及发生核电站事故的前苏联切尔诺贝利,这些地区儿童白血病、甲状腺肿瘤发病率成倍,甚至十几倍增加,父母亲接受电离辐射者的下一代儿童肿瘤发生率明显增加。

2. 非电离辐射 非电离辐射包括射频辐射、红外线辐射、紫外线辐射及激光辐射。有可能引起皮肤的恶性病变,或成年后易于发生肿瘤。非电离辐射是否引起儿童肿瘤发生尚存在争论。

（三）生物因素 生物致癌因素主要包括肿瘤病毒。因病毒感染而形成的相关肿瘤有伯基特淋巴瘤(Burkitt lymphoma)、鼻咽癌、淋巴上皮瘤以及霍奇金病等。儿童期肝炎,其病毒可长期存活于肝脏内,甚至几十年后发生肝细胞癌。

三、儿童肿瘤分子生物学特点

与成人肿瘤比较,儿童肿瘤的发生与某些基因表达异常及染色体缺失异位关系密切。大约一半的儿童肿瘤初发年龄在 3 岁以内,也有不少是在出生前即被发现,这些肿瘤的发生更具有基因异常及染色体突变特点。在基因水平常见的致病因素有原癌基因过度表达、抑癌基因缺乏以及肿瘤发生的相关基因的过度表达,从而对儿童肿瘤

的发生、发展、转归及预后起重要作用。即使发生在学龄期及年长儿童肿瘤也有较大部分表现出上述特点。

人类基因组阅读框架完成之后,功能基因组学的深入研究为肿瘤形成的遗传学基础提供了大量信息和证据。分子遗传学研究技术涉及染色体分析、原位杂交技术(FISH)、反转录聚合酶链反应(RT-PCR)、实时 PCR 定量分析(Real Time PCR)、染色体杂合性缺失分析(LOH)、比较基因组杂交(CGH)以及基因芯片、全基因组测序(WGS)、全基因组关联分析(GWAS)等方法。

（一）与儿童肿瘤发生发展相关的基因和分子标志物 主要分为原癌基因和抑癌基因两类。原癌基因是一大类与细胞分裂有关的基因群,在致癌物质的作用下,原癌基因被激活成为癌基因,刺激细胞使正常的细胞生长分化偏离正常模式向恶性细胞转化。抑癌基因是一大类可以抑制细胞生长,或潜在抑制细胞生长的基因群。与儿童肿瘤相关的原癌基因主要包括三大类:①生长因子及其受体;②蛋白激酶;③G 蛋白。与儿童肿瘤相关的原癌基因有血小板源性生长因子(PDGF)、神经生长因子(NGF)与 *trk* 基因、上皮生长因子(EGF)与 *erbB* 基因、成纤维细胞生长因子(FGF)、集落刺激因子与 *fms* 基因以及 *ras* 基因、*mas* 基因等。与儿童肿瘤相关的抑癌基因有 *NF-1* 基因、*RB* 基因、*P53* 基因、*WT1* 基因和 *FAP* 基因等(表 13-5)。

表 13-5 肿瘤相关基因

基因名称	肿瘤	定位	功能
RB	视网膜母细胞瘤、骨肉瘤	13q14	细胞周期阻滞
P53	与多数肿瘤发生有关	17p13.3	DNA 损伤,细胞周期阻滞及凋亡
WT1	肾脏肿瘤	11p13.3	核转录因子
NF1	神经母细胞瘤、脑膜瘤	17q11.2	GTP 激活蛋白
NF2	神经鞘瘤、脑膜瘤	22q	细胞骨架的再器官化
VHL	肾脏肿瘤	3p25	构成细胞基本结构
APC	结肠癌	5q21	细胞黏附和信号转导
BRCA1	乳腺与卵巢	17q21	DNA 损害引起细胞变化,调控转录
BRCA2	乳腺癌、胰腺癌	13q12.3	DNA 修复
P161NK4	黑色素瘤	9p21	细胞周期阻滞
P19ARF	黑色素瘤	9p21p	细胞周期阻滞,调节 P53 蛋白水平
PTEN	错构瘤、乳腺肿瘤、甲状腺肿瘤	10q23	细胞迁徙

（二）儿童肿瘤相关综合征 儿童肿瘤的发生发展一般有较明确的分子生物学基础，多与胚胎组织形成和分化相关。因此，儿童肿瘤的基因、蛋白质及染色体异常往往与先天畸形的发生机制的具有一定的同源性，临床上常见到一些儿童肿瘤伴发较为固定的综合征（表 13-6）。

四、儿童肿瘤耐药特点

肿瘤耐药（tumor drug resistance）现主要有三个特点：①肿瘤细胞耐药是普遍现象；②导致肿瘤耐药主要原因是耐药基因过度表达，耐药基因表达 P- 糖蛋白（P-glycoprotein，P-gp）增加，P-gp 位于肿瘤细胞膜，在 ATP 提供能量基础上将进入肿瘤细胞内的化疗药物泵出细胞外，使细胞内化疗药物浓度降低，临床上表现为耐药；③耐药基因是个大家族，如 MDR1、MRP、LRP、GST-π、Topo-II 基因等，耐药机制复杂，临床化疗中应体现个体化治疗。

（一）肿瘤耐药机制 肿瘤耐药是一多因素、多层次、多基因参与的复杂过程。肿瘤耐药性可分为原药耐药（primary drug resistance，PDR）和多药耐药（multidrug resistance，MDR）。PDR 只对诱导药物产生耐药，对其他药物不产生交叉耐药；MDR 则是由一种药物诱发耐药，而同时对其他多种结构和作用机制完全不同的抗癌药物产生交叉耐药。MDR 可表现为肿瘤细胞对抗癌药物的天然不敏感，即内源性耐药（intrinsic drug resistance），也可在化疗过程中由抗癌药物诱导或其他因素激活而产生，即获得性耐药（acquired drug resistance）。肿瘤多药耐药机制十分复杂，是临床化疗中经常发生的问题。目前认为主要与多种耐药基因及相关蛋白表达有关。

多药耐药基因是一个包括数十种基因的大家族，研究比较深入的有 MDR1、MRP、LRP、GST-π、Topo-II、BCRP 等，它们在肿瘤耐药机制中单独发挥作用或协同作用，其中 MDR1 被认为是介导肿瘤多药耐药的最主要机制。

1. MDR 基因 1976 年，Juliano 等最先在耐药的中国仓鼠卵巢细胞中发现 MDR1 基因。MDR1 基因定位于 7 号染色体（7q21.1），编码一种跨膜

表 13-6 儿童肿瘤相关综合征

综合征名称	病因	相关肿瘤	主要临床表现
Beckwith-Wiedemann 综合征	11 短臂	肾母细胞瘤、神经母细胞瘤	半身肥大、巨舌、脐膨出、内脏大、隐睾、低血糖
WAGR 综合征	11p 缺失	肝母细胞瘤、横纹肌肉瘤	虹膜缺失、生殖泌尿系畸形
Li-Fraumeni 综合征	17 短臂	乳腺肿瘤、脑肿瘤、肉瘤	智力发育迟缓
Bannayan-Riley-Ruvalcaba 综合征	常染色体遗传白血病	肾上腺肿瘤	巨头、脂肪瘤、血管瘤、错构瘤样息肉
Denys-Drash 综合征	WT1 多发性突变	肾母细胞瘤、性腺母细胞瘤	假两性畸形、肾小球硬化综合征
Gorlin 综合征	9 号染色体长臂	鳞状细胞癌、纤维肉瘤、脑膜瘤、颅咽管瘤	额鼻部畸形、唇裂、腭裂
Maffucci 综合征	PTCH 基因突变	软骨肉瘤、畸胎瘤、血管瘤、卵巢颗粒细胞癌	老年性骨折、骨软骨瘤病
罗 - 汤综合征	常染色体隐性遗传	骨肉瘤	身材矮小、性腺功能低、马鞍鼻、先天性骨缺损
Sotos 综合征	常染色体显性遗传	肝母细胞瘤、肾母细胞瘤	脂质过度增生、肢端肥大、智力发育障碍
I 型神经纤维瘤病	17 号染色体长臂	脑肿瘤、神经纤维瘤、横纹肌肉瘤	多发性皮肤纤维病、牛奶咖啡斑、腋窝 / 腹股沟雀斑、Lisch 结节、神经纤维瘤
II 型神经纤维瘤病	NF1 突变，22q，NF2 突变	脊膜脑膜瘤、间质星形细胞瘤	听神经鞘病 神经系统病变、眼内病变、皮肤病变

13

转运蛋白 P-gp，分子量 170kD，属于 ABC（ATP binding cassette）超家族成员，是一种能量依赖性药物排除泵。*P-gp* 主要位于细胞膜。当药物进入细胞后，*P-gp* 结合药物分子，同时其 ATP 位点结合 ATP 后释放能量，使药物转运到胞外，也可直接从胞膜排出药物，使胞内药物浓度始终维持在低水平，导致肿瘤细胞耐药。由此可认为肿瘤细胞 *P-gp* 表达量增加是肿瘤细胞受到抗肿瘤药物攻击时的一种保护性防御机制。*P-gp* 可介导植物碱类、多柔比星、长春新碱、放线菌素 D、依托泊苷、紫杉醇、紫杉醇帝等抗癌药物的耐药。研究证明，*P-gp* 是多药耐药机制的标志，由它介导的耐药称为经典的耐药途径。

2. *MRP* 基因 多药耐药相关蛋白（multidrug resistance-associated protein，*MRP*）基因亦属于 ABC 跨膜蛋白超家族，包括 *MRP1~MRP9*。*MRP1* 基因定位于 16 号染色体（16p13.1），分子量 190kD。*MRP1* 能识别和转运与谷胱甘肽（glutathione，GSH）耦合的底物，细胞毒药物可与 GSH-S- 耦合物相结合形成能被 MRP1 转运的三重复合物，导致细胞内药物积聚的减低或分布改变。*MRP* 主要介导长春碱类、依托泊苷、多柔比星、依托泊苷等能与 GSH 共轭结合的药物，是经典耐药途径的补充。

3. *LRP* 基因 肺耐药相关蛋白（lung resistance-related protein，*LRP*）基因定位于 16 号染色体（16p13.1-16p11.2），分子量 104kD。*LRP* 不属于 ABC 家族成员，是一种位于细胞质和核膜上的穹隆体主蛋白（major vault protein，MVP），可以使较多以细胞核为靶点的药物不能通过核孔进入细胞核，有些药物即使进入了核内也会很快被转运到胞质中，并将进入胞质的药物转运到运输囊泡中，以胞吐的方式排出体外，从而影响药物的胞内转运与分布。*LRP* 主要介导多柔比星、铂类、柔红霉素、米托蒽醌、烷化剂等的耐药。

4. 谷胱甘肽转移酶（GSH transference，*GST*）是一组具有多种生理功能的蛋白质超基因家族，在多种解毒过程中均可以酶和结合蛋白两种形式发挥作用。*GST-π* 基因定位于 11 号染色体（11q13），分子量 24kD。*GST-π* 不仅可催化亲电物质与 GSH 结合，本身可和亲脂性细胞毒药物结合，增加

其水溶性促进代谢，最终将毒性物质从尿液中排出或降解为无毒性的醇类物质，从而降低抗肿瘤药物的细胞毒作用；*GST-π* 催化药物与 GSH 的结合，细胞内 GST 水平升高或活性增强可大大增加细胞对药物的解毒功能。*GST-π* 主要介导对顺铂、氮芥类、烷化剂、蒽环类等的耐药。

5. 拓扑异构酶 II（*Topo II*）是真核细胞和原核细胞中能催化 DNA 超螺旋结构局部构型改变的基本核酶，分为 I、II 类，其中 *Topo-II* 与细胞耐药关系密切。*Topo-II* 有两种同工酶 *Topo-IIα* 和 *Topo-IIα*，*Topo-IIα* 基因定位于 17 号染色体（17q21-22），分子量 170kD。*Topo-II* 所介导的耐药和细胞内药物靶酶活性改变或 DNA 修复机制有关，被称为非典型多药耐药（atypical MDR，at-MDR）。以 *Topo-II* 为靶点的药物主要为蒽环类、鬼臼霉素、ADM 等。

此外，肿瘤多药耐药还与蛋白激酶 C（PKC）活性增强，细胞凋亡相关基因，DNA 甲基化，ABC 药物的组织分布及肿瘤细胞生活的内在环境如温度、局部氧浓度、细胞基质与营养条件、胞内 pH 值升高及神经酰胺含量减少等多种因素有关。

（二）儿童肿瘤耐药临床特点 七种成人实体恶性肿瘤中，淋巴瘤五种耐药基因表达呈现低表达。五种耐药基因高表达前三位分别是：①*P-gp*：肝癌、卵巢癌、乳腺癌；②*MRP*：肺癌、胃癌、肝癌；③*LRP*：肝癌、乳腺癌、肺癌；④*GST-π*：肺癌、卵巢癌、乳腺癌；⑤*Topo-II*：卵巢癌、肺癌、肝癌。

综上所述，在成人肿瘤耐药度最高的是肝癌（表 13-7）。

1. 儿童实体瘤耐药基因表达较高的肿瘤特点如下（表 13-8）：①*P-gp*：肝母细胞瘤、肾母细胞瘤、卵黄囊瘤；②*MRP*：肝母细胞瘤、神经母细胞瘤、肾母细胞瘤；③*LRP*：肝母细胞瘤、肾母细胞瘤、卵黄囊瘤；④*GST-π*：肝母细胞瘤、肾母细胞瘤、卵黄囊瘤；⑤*Topo-II*：神经母细胞瘤、卵黄囊瘤、淋巴瘤。综合分析，肝母细胞瘤表达最高，卵黄囊瘤及肾母细胞瘤次之。

2. 成人肿瘤耐药普遍高于儿童肿瘤；儿童实体瘤耐药高于血液肿瘤；成人及儿童肝脏肿瘤耐药高于其他肿瘤。

表 13-7　成人实体恶性肿瘤五种耐药基因表达特点

病种	例数	耐药基因表达 /%				
		P-gp	MRP	LRP	GST-π	Topo-II
胃癌	53	46.47	71.76	37.34	73.51	37.73
结直肠癌	54	66.34	37.47	47.66	73.96	20.54
肝癌	20	88.52	71.32	70.23	51.27	53.98
肺癌	20	47.47	74.64	56.03	95.28	51.49
乳腺癌	20	70.42	66	62.75	75.96	40.09
卵巢癌	20	74.67	67.11	40.52	78.33	58.99
淋巴瘤	10	33.6	4.7	4.5	17.8	15.6

表 13-8　儿童实体恶性肿瘤五种耐药基因表达特点

病种	例数	耐药基因表达 /%				
		P-gp	MRP	LRP	GST-π	Topo-II
肾母细胞瘤	38	52	40	27.0	57.0	17
睾丸肿瘤	12	8.13	—	—	—	—
淋巴瘤	48	12.93	12.4	7.3	27.3	19.4
肝母细胞瘤	20	69.23	56.42	32.02	68.31	—
横纹肌肉瘤	3	53	20	14	47	2
神经母细胞瘤	14	32.1	50	9	32	57
卵黄囊瘤	57	43	38	20	45	36

五、儿童肿瘤临床特点

（一）儿童肿瘤与成人肿瘤的不同特点　虽然都是恶性肿瘤，但儿童的恶性肿瘤与成人的恶性肿瘤有比较明显的不同，主要见于以下几个方面，见表 13-9。

1. 肿瘤发生的病因学不同　成人肿瘤往往是长期的环境因素作用下，与外界接触的上皮组织细胞发生癌变，形成肿瘤。所以成人肿瘤 80% 以上是各种上皮癌（carcinamo），如肺癌、食管癌、胃癌等。儿童肿瘤则是胚胎组织细胞分化与形成过程中基因调控异常引起，多来自胚胎细胞。所以儿童肿瘤主要是胚胎性肿瘤，命名为各种母细胞瘤（blastoma），例如神经母细胞瘤

表 13-9　儿童肿瘤与成人肿瘤特点比较

	小儿肿瘤	成人肿瘤
原发部位	侵袭组织,造血系统、淋巴系统、中枢神经系统、肌肉骨骼系统	侵袭脏器,肺、肝、胃肠、前列腺、子宫、乳房等
病理	原发肉瘤（非上皮性）	87% 为癌症（上皮性）
诊断时病期	较多远方转移	主要是局部或区域病变
筛选试验	VMA（神经母细胞瘤）、AFP（肝母细胞瘤,恶性畸胎瘤）、HCG（伴性早熟的卵巢颗粒细胞瘤,含滋养组织的畸胎瘤）	乳房钼靶摄影、大便隐血、结肠镜检、阴道脱落细胞涂片检查等
早期发现	大多数偶然发现	随教育、筛查而得到改善
治疗效应	对化疗非常敏感	对化疗不太敏感
预后	大多良好,5 年生存率 >70%	总体上较差
预防	没有明确预防方法	较多肿瘤可以预防

（neuroblastoma）、肾母细胞瘤（nephroblastoma）、肝母细胞瘤（hepatoblastoma）等。

2. 肿瘤发病的年龄特点不同　成人肿瘤由于是长期环境因素作用的结果，所以发病晚、以老年人为多，发病年龄一般偏大。虽然现在有年轻化的趋势，但成人肿瘤仍然表现为以中老年为主的年龄特点。儿童肿瘤由于是起源于胚胎时期，所以儿童肿瘤发病早、以婴幼儿为多，而且随着产前检查技术和经验的增多，还发现了越来越多的出生前即已经发生的先天性肿瘤。

3. 肿瘤来源的组织学不同　这是肿瘤发生机制所造成，如前所述，成人肿瘤多是上皮性癌，以脏器肿瘤为主，如肺癌、肝癌、乳腺癌、胃癌等。而儿童肿瘤多是胚胎性肿瘤，主要发生在淋巴及造血系统、中枢神经系统以及肌肉骨骼等间叶组织，如腹膜后肿瘤和软组织肉瘤（如横纹肌肉瘤等）。组织学上，不但有幼稚胚胎细胞的特点，还有向不同组织分化的特征。

4. 临床表现不同　儿童肿瘤早期器官损害不明显，而以不典型临床症状为主。由于儿童肿瘤病因不明确，临床少有特定前期症状及体征。主要症状包括不规则疼痛占 30%，不典型发热占28%，局部肿块占 24%，其他症状为贫血、乏力、食欲减退、感染、呕吐等不典型症状，给早期诊断带来困难，据上海资料统计，儿童实体瘤从出现症状到第一次就诊平均 6~8 天，从首次就诊到确诊时间为 33 天。由于就诊时间晚，明确诊断也较困难，因此，确诊时属中晚期病例较多。例如神经母细胞瘤Ⅰ期、Ⅱ期病例仅占 20%，Ⅲ 期病例 20%，Ⅳ期病例 40%，由于检查资料不完整，20% 病例未明确分期。淋巴瘤的情况相似，明确诊断时Ⅰ期病例仅 3%，Ⅱ期 18%，Ⅲ期 26%，未能明确分期病例高达 34%。早期中期诊断率低，因而给治疗带来困难，治愈率及 5 年生存率较低。

5. 肿瘤生物学行为和病程不同　儿童肿瘤细胞分化更差、恶性度高，进展快、转移早，因多起源于间叶组织，所以血行转移为主。成人癌肿细胞分化程度更高、恶性度较低，进展慢、转移晚，因起源于脏器，往往以淋巴转移为多。当然，成人肿瘤也出现了年轻化的趋势，值得关注。

6. 治疗及预后不同　儿童肿瘤往往对化疗更敏感、治疗的依从性更好、基础疾病少、机体修复能力强，所以治疗效果相较于成人癌症要好很多。

（二）儿童肿瘤的诊断和治疗特点

1. 诊断时注意年龄因素　不同年龄段肿瘤发生的概率不同，可做参考。例如头颈部包块，1~3岁以视网膜母细胞瘤、神经母细胞瘤为主，3 岁以后直到青少年，颈部包块应主要考虑淋巴瘤、横纹肌肉瘤及软组织肿瘤。胸部包块 1~3 岁以神经母细胞瘤、畸胎瘤及横纹肌肉瘤常见，3 岁以后淋巴瘤、尤因肉瘤多见。腹部肿瘤 1~3 岁以母细胞瘤为主，神经母细胞瘤、肾母细胞瘤、肝母细胞瘤，3岁以后除神经母细胞瘤、肾母细胞瘤以外，更多见于淋巴瘤、软组织肉瘤及肝细胞癌。1~3 岁泌尿生殖系统肿瘤以肾母细胞瘤、畸胎瘤常见，3 岁以后卵黄囊瘤、肉瘤、性腺细胞肿瘤较常见。3 岁以前来源于淋巴系统恶性肿瘤较少见，3 岁以后淋巴瘤、霍奇金瘤、非霍奇金瘤发病率明显增加。

2. 诊断与治疗策略　儿童恶性肿瘤的临床诊断主要依靠临床表现、影像学检查和实验室检查进行，儿童肿瘤早期时往往无明显不适表现，也与小儿无法准确描述有关，但中晚期往往会有较典型临床特点。影像学检查是儿童肿瘤诊断的主要方法之一，可以直观显示肿瘤的位置、大小、质地和形态。实验室检查的重要内容是肿瘤相关标志物，往往为诊断和鉴别诊断提供重要参考。对于大多数典型的肿瘤，有经验的医生都可以进行较为准确的临床诊断。病理组织学诊断主要用于疑难复杂病例的最后诊断，所谓"金标准"。当然，随着循证医学理论的兴起，以及基于病理组织学类型的分层治疗的需要，病理组织学诊断也日益成为常规要求。另外，随着分子病理学分型指导临床治疗选择的深入开展，也越来越需要足够的组织（primary tissue），这也进一步推动了活检的进行。恶性肿瘤的诊断既是对肿瘤疾病状态的评估，也是对下一步治疗决策的指导。因此，完整的诊断需要包括以下信息，即解剖部位、肿瘤性质、组织类型、进展程度、转移部位等。这些信息就形成了所谓临床分期（staging system），成人恶性肿瘤常用 TNM 分期系统，儿童肿瘤的临床分期也是基于

TNM 分期理论而修订,不同的肿瘤又有不同的分期系统,如神经母细胞瘤的国际分期 INSS 系统和结合影像学危险因素的 INRG 分期系统,肾母细胞瘤的 SIOP 分期和 NWTSG 分期,以及肝母细胞瘤的 PRETEXT 分期系统等。

儿童肿瘤应特别强调多学科综合治疗(MDT),就是强调对于肿瘤准确评估的基础上,合理安排治疗方式和治疗顺序,以期达到最好的治疗效果。综合治疗中特别注意外科手术治疗,这是绝大多数恶性肿瘤治疗中具有里程碑意义的一步。但是也特别需要强调在合适的时机做合适的手术,要克服单纯手术和盲目手术的"唯手术论"。在综合治疗过程制订各种方法嵌合式的治疗十分重要。序贯治疗是合理应用各种手段,根据儿童肿瘤分期特点制订相应治疗方案。儿童肿瘤的治疗效果一般较好,而且儿童肿瘤治愈后的预期生存时间长,因此特别强调要注意减少治疗副作用(side effects),争取尽量好的远期效果和生活质量。对于预后效果好的儿童肿瘤特别注意减轻治疗强度以减少毒副作用,保护机体功能和生存质量;对于预后效果差的儿童肿瘤,则重在增强治疗强度以努力提高生存率、挽救生命。

一期肿瘤原则上先行手术治疗,术后根据病理组织学诊断决定是否辅助化疗。二期病例多可以先行手术治疗,术后根据病理组织类型给予常规剂量联合化疗或放疗。三期病例由于周围侵犯严重,常需术前辅助化疗 2~4 个疗程使肿瘤体积缩小、血供减少、分界清楚,减少肿瘤对大血管神经的压迫和侵袭,为完整切除提供良好基础,术后再行常规剂量或加大剂量的化疗,对放疗敏感者还需给予正规疗程的放疗。四期病例处理较困难,通常情况下,首先给予 4~6 个疗程新辅助化疗,完整切除肿瘤,术后辅助化疗和放疗,有些肿瘤还需要骨髓或外周血干细胞移植,甚至其他生物治疗。复杂的肿瘤还需要在治疗过程阶段性对肿瘤发展进行评估,若有转移病灶或残留原发灶,应行第二次手术(second look),争取无瘤效果。随着医学技术的进步,各种治疗方法也不断优化,大多数在成人肿瘤取得良好效果的方法也可以应用于儿童。例如化疗给药方法也有明显改进,使其更具

有针对性,减少副作用提高疗效。对原发肿瘤体积较大,明显压迫、浸润重要器官或神经血管,手术切除难度较大时可选择局部动脉化疗药物灌注,使局部药物浓度成倍增加,达到提高治愈率的效果。在 B 超 CT 引导下各种介入治疗和消融治疗等。

儿童肿瘤较成人更具异质性。主要原因是,胚胎肿瘤细胞分化程度不同、肿瘤发生的基因及蛋白分子背景差异较大以及后天环境因素各异形成的。例如儿童神经母细胞瘤具有人类恶性肿瘤最高的自然退化(spontaneous regression),虽然作为"儿童癌王"有转移的神经母细胞瘤即使经过手术、化疗、放疗以及干细胞移植,5 年生存率仍难以超过 50%;但一岁以内的神经母细胞瘤即使有转移,经过手术等简单治疗,甚至不需要治疗大多数也可以治愈。所以儿童肿瘤治疗需要根据不同生物学行为特点,进行个体化治疗。不仅如此,包括精准医学、预防医学、预测医学、个体医学和参与医学理念在内的全方位治疗的观点应贯彻在儿童肿瘤诊断治疗过程的始终。

(王焕民　金先庆)

第二节　良性及恶性肿瘤

一、良性恶性肿瘤的差异与分类

(一)良性恶性肿瘤差异　良性肿瘤和恶性肿瘤其生物学特性和对机体的影响显著不同。良性肿瘤一般对机体影响小,治疗效果好;恶性肿瘤危害大,治疗措施复杂,效果也不够理想,见表 13-10。

肿瘤的良性恶性并没有绝对的界限,组织形态和生物学行为介于二者之间的肿瘤成为交界性肿瘤,如卵巢交界性浆液性乳头状囊腺瘤和交界性黏液性囊腺瘤,此类肿瘤有恶变倾向。肿瘤的良性恶性也并非一成不变,某些良性肿瘤如果不及时治疗可转变为恶性,称为恶变,如结肠息肉状腺瘤可恶变为腺癌。极个别恶性肿瘤也可以随机体免疫增强等原因停止生长甚至完全消退,如儿童神经母细胞可向成熟的神经节细胞分化,使肿瘤停止生长,部分肿瘤甚至可完全消退,但这种情

表 13-10 良性恶性肿瘤的差异

	良性肿瘤	恶性肿瘤
大体形态	边界清楚,通常有包膜	边界不清,无包膜,偶有假包膜
组织分化程度	分化高,异型性小,与原有组织形态相似	分化低,异型性大,与原有组织形态差别大
核分裂象	无或稀少,不见病理性核分裂象	多见,可见病理性核分裂象
生长速度	缓慢,可停止生长,缩小或消退	较快
生长方式	膨胀性或者外生性生长,活动度好	侵袭性或外生性生长,活动度差
继发改变	很少发生坏死出血	常发生出血、坏死、溃疡形成
转移	不转移	常有转移,分化程度越低的恶性肿瘤发生转移的几率越大
复发	如手术完整切除后很少复发	虽经手术切除、化疗和放疗等综合治疗后仍容易复发
对机体影响	较小,主要为局部压迫或阻塞,如发生在重要器官也可引起严重后果	较大,除压迫、阻塞外,还可以破坏原发处和转移处的组织,引起坏死、出血,和感染,造成恶病质和死亡

况极其少见。绝大多数恶性肿瘤不能自然逆转为良性。

(二) 良性恶性肿瘤分类(classification of tumors) 肿瘤的命名原则:肿瘤的种类繁多,命名十分复杂。一般根据其组织来源和生物学行为进行命名。良性肿瘤在其来源组织名称后加一"瘤"字,例如来源于纤维结缔组织的良性肿瘤称为纤维瘤;来源于腺体和导管上皮的肿瘤成为腺瘤。来源于上皮组织的恶性肿瘤统称为癌,命名时在其来源的组织名称之后加上一"癌"字,如来源于鳞状上皮的恶性肿瘤称为鳞状细胞癌;来源于腺体和导管上皮的恶性肿瘤称为腺癌。来源于间叶组织发生的恶性肿瘤统称为肉瘤,例如纤维肉瘤、横纹肌肉瘤等。病理学上癌是指来源于上皮组织的恶性肿瘤。通常所谓的癌症是泛指所有的恶性肿瘤。

少数肿瘤不按上述原则命名。如来源于原始细胞的肿瘤称为母细胞瘤,如神经母细胞瘤、肝母细胞瘤、肾母细胞瘤。有些肿瘤冠以人名,如尤因肉瘤、霍奇金病,见表 13-11。

小儿是生长中的个体,所患良性或恶性肿瘤无论是流行病学、病因及组织来源类型、临床表现、生长及演化、预后等均有着与成人不同的特点。

二、良性肿瘤的特点

小儿良性肿瘤(benign tumor)远多于恶性肿瘤,两者之比约为 3:1,组织来源特点为多来源于胚胎残留组织与中胚层。临床上以发生于软组织的先天性错构瘤最多见。错构瘤(hamartoma)是由于发生部位的某种组织过度增生、结构紊乱而形成的肿瘤样畸形,并非真性肿瘤。如最常见的血管瘤、血管畸形、淋巴管瘤和脂肪瘤、弥漫性脂肪增生、纤维瘤和硬纤维瘤等,它们有的可以像恶性肿瘤一样快速生长并向周围组织浸润,但不会发生远处转移,血管瘤还可能自行萎缩消退。小儿另一类先天性良性肿瘤称为迷芽瘤(choristoma),又叫迷离瘤,是指在胚胎发育过程中,体内某些组织可离开其正常部位,而到一些本不该存在的部位,称组织异位或迷芽,形成的肿瘤样畸形则称为迷芽瘤。可存在于全身各处,,如舌中的迷行软骨岛、颈胸部皮下组织的软骨瘤、鼻中的迷行脑组织岛(鼻神经胶质瘤 nasal glioma)。小儿胚胎残留组织来源的良性肿瘤常见的有畸胎瘤,尤以骶尾部畸胎瘤最多见,其他以皮样囊肿、表皮样囊肿多见。先天性良性肿瘤一般在新生儿期或婴幼儿期发现及诊治,学龄前期及学龄期的良性肿瘤以直肠结肠息肉和骨软骨瘤最多见。

小儿良性肿瘤多数与成人良性肿瘤一样呈膨胀性生长,生长缓慢。某些类型血管瘤如草莓状血管瘤、混合性血管瘤及婴儿型海绵状血管瘤在新生儿或婴儿期生长可以非常迅速,并且可以浸润周围组织器官影响其功能、破坏容颜;咽喉部血

表 13-11　肿瘤的命名与分类

组织来源	良性肿瘤	恶性肿瘤
组织来源由一种实在细胞构成的肿瘤	上皮组织来源的肿瘤	
鳞状上皮	鳞状细胞乳头状瘤	鳞状细胞癌
皮肤的基底细胞或附件	基底细胞癌	
腺体或者导管内衬上皮	腺瘤	腺癌
	乳头状腺瘤	乳头状腺癌
	囊腺瘤	囊腺癌
呼吸道	支气管腺瘤	支气管源性癌
肾上皮	肾小管腺瘤	肾细胞癌
肝细胞	肝细胞腺瘤	肝细胞癌
泌尿道上皮	移行细胞乳头状瘤	移行细胞癌
胎盘上皮	水疱状胎块(葡萄胎)	绒毛膜上皮癌、恶性葡萄胎
睾丸或卵巢上皮(生殖细胞)	精原细胞瘤、无性细胞瘤	胚胎癌
黑色素细胞	恶性黑色素瘤	
神经上皮	节细胞神经瘤	髓母细胞瘤、神经母细胞瘤、视网膜母细胞瘤
间叶组织起源的肿瘤		
结缔组织及其衍生物	纤维瘤	纤维肉瘤
	脂肪瘤	脂肪肉瘤
	软骨瘤	软骨肉瘤
	骨瘤	骨肉瘤
内皮细胞及其相关组织		
血管组织	血管瘤	血管肉瘤
淋巴管组织	淋巴管瘤	淋巴管肉瘤
滑膜	滑膜瘤	滑膜肉瘤
间皮	间皮瘤	恶性间皮瘤
脑膜	脑膜瘤	恶性脑膜肉瘤
淋巴造血组织		
淋巴组织		淋巴瘤
造血组织		白血病
肌组织		
平滑肌	平滑肌瘤	平滑肌肉瘤
横纹肌	横纹肌瘤	横纹肌肉瘤
神经胶质细胞	胶质瘤	恶性胶质细胞瘤
神经鞘膜组织	神经鞘瘤	恶性神经鞘膜瘤
由一种以上实质细胞构成的混合性肿瘤,通常源于一个胚层		
唾液腺	唾液腺多形性腺瘤(多形性腺瘤)	恶性多形性腺瘤
肾胚基		肾母细胞瘤(wilms 瘤)
由一种以上实质细胞构成的肿瘤,通常源于一个以上胚层(畸胎性肿瘤)		
性腺或胚胎残件	畸胎瘤	不成熟畸胎瘤,恶性畸胎瘤

13

管瘤严重时可影响呼吸,危及生命。但是这类血管瘤的生长却又有自限性,多数病变在半年至数年内可以停止生长并逐渐消退。少数小儿良性肿瘤如未及时治疗可以发生恶变,如新生儿畸胎瘤如未及时完整切除则可能随年龄增长,恶变率逐渐增高,其原因一般认为是畸胎瘤中含有的卵黄囊瘤成分迅速发展所致;儿童直肠结肠息肉文献中也有恶变的报道。

三、恶性肿瘤的特点

(一)儿童恶性肿瘤(malignant tumor)的流行病学特点 恶性肿瘤是严重威胁人类健康的疾病,自 20 世纪后期到 21 世纪初,恶性肿瘤已超过心脑血管疾病,成为第一位的死亡原因。随着先天性畸形和感染性疾病治愈率的提高,儿童恶性肿瘤在发达国家也逐渐上升仅次于意外伤害,成为第二位的死亡原因,我国最新的统计资料显示儿童死亡原因中,恶性肿瘤占第四位,死亡率达到 5.38/10 万。我国早期实行晚婚晚育及独生子女政策,而儿童恶性肿瘤发病率及死亡率的上升对于我国每个家庭及社会经济发展的影响不容忽视。

国际癌症研究中心(IARC)对儿童恶性肿瘤发病率的研究资料显示,0~14 岁儿童恶性肿瘤年龄标化发病率为 70/100 万 ~160/100 万,不同国家,不同地区和不同人群间的差别较大,瘤种分布也明显不同。总的来看,发达国家儿童肿瘤的发病率较高,亚洲及非洲国家发病率较低,但在 HIV 感染流行的非洲国家如乌干达的儿童恶性肿瘤中,非霍奇金淋巴瘤及卡波西(Kaposi)肉瘤特别多见,占了 66%。

儿童恶性肿瘤多发生在 5 岁以前,恶性实体瘤如神经母细胞瘤、肾母细胞瘤、肝母细胞瘤,恶性畸胎瘤、淋巴瘤、横纹肌肉瘤等较多见于婴幼儿期。在所有的儿童恶性肿瘤中,1~4 岁最常见的是白血病(43%)、中枢神经系统肿瘤(16%)、神经母细胞瘤(9%),5~9 岁以白血病(30%)、中枢神经系统肿瘤(30%)和淋巴瘤(12%)最多见,10 岁以后恶性肿瘤发病率明显减低,以中枢神经系统肿瘤(25%)、白血病(23%)、淋巴瘤(20%)为主。

儿童恶性肿瘤的类别与成人明显不同,成人前十位恶性肿瘤到 20 世纪末 21 世纪初依次为肺癌、肝癌、胃癌、结肠癌、食管癌、白血病、宫颈癌、鼻咽癌、乳腺癌、膀胱癌,几乎都来源于上皮组织,为后天性。而小儿的恶性肿瘤多来源于胚胎残余组织及中胚层,实体瘤以软组织肉瘤多见,临床常见的儿童恶性肿瘤依次为白血病、中枢神经系统肿瘤、淋巴瘤和网状内皮组织恶性肿瘤、软组织肉瘤、生殖细胞恶性肿瘤、肾母细胞瘤、神经母细胞瘤、骨肉瘤及尤因肉瘤、视网膜母细胞瘤、肝脏恶性肿瘤。恶性肿瘤发病率的性别差异总的数据显示,儿童与成人相同,均为男性多于女性,上海市的统计数据男女比例为 1.21:1。

(二)病因 对于儿童恶性肿瘤的病因迄今了解有限,一般认为与胚胎发育障碍、遗传因素、环境因素、免疫因素等有关。

1. 胚胎发育障碍 儿童恶性肿瘤中,先天性者占了 50% 以上,其原因和胚胎发育异常有直接关系,如畸胎瘤、神经母细胞瘤、肾母细胞瘤、视网膜母细胞瘤、横纹肌肉瘤等。

2. 遗传因素 儿童恶性肿瘤有的类型具有明显的家族史,如视网膜母细胞瘤有 40% 的患者有家族遗传史,已知其为常染色体显性遗传。

3. 病毒因素 病毒在动物的致白血病作用已经肯定,病毒学说在淋巴瘤的发生占有重要地位,如已知非洲儿童淋巴瘤(Burkitt-lymphoma)与 EB 病毒感染有着密切的关系,目前认为该病是由于婴幼儿期重度和持续 EB 病毒感染、免疫功能受到抑制、癌基因被激活,导致 B 细胞淋巴恶性增殖所致。

4. 环境化学因素 化学致癌物可分为直接致癌物和间接致癌物,95% 以上的化学物质属于后者,间接致癌物进入人体后须经过代谢活化或生物转化才能起到致癌作用。常见的化学致癌物如苯、甲醛、环氧乙烷等烷化剂,煤焦油、沥青等稠环芳烃类,芳香胺类,砷、镍、镉等金属类,亚硝胺、石棉、某些食物的热裂解产物、亚硝酸盐、黄曲霉素以及某些药物如氯霉素、己烯雌酚、环磷酰胺、白消安等,可能引起继发性白血病、继发性实体瘤如骨癌、膀胱癌、脑瘤等。

5. 其他因素 放射因素可导致白血病及淋巴瘤的发病率明显升高。长期慢性炎症刺激可能与小儿的肿瘤有一定关系,如小儿慢性溃疡性结肠炎及多发性息肉症由于长期慢性炎症导致 DNA 损伤,再加上患者存在先天性免疫功能缺陷而逐渐继发癌变。

(三)小儿恶性肿瘤的临床特点

1. 年龄与性别 小儿恶性肿瘤的发病情况与年龄有密切关系,恶性肿瘤多见于 5 岁前,以胚胎性肿瘤为主。10~14 岁儿童肿瘤的发病率明显降低,但种类增多,恶性肿瘤相对减少。小儿不同恶性肿瘤的性别差异略有不同,国内有统计资料显示,白血病、淋巴瘤、骨恶性肿瘤男性患者明显多于女性患者;肾脏恶性肿瘤男孩略多于女孩;肝脏恶性肿瘤、视网膜母细胞瘤、生殖细胞恶性肿瘤、癌和其他恶性上皮肿瘤女性患者明显高于男性;中枢神经系统肿瘤、交感神经系统肿瘤、软组织肉瘤女性患者略多于男性。

2. 原发病灶与转移特点 小儿恶性肿瘤多以无痛性肿块为主要表现,根据原发肿瘤的部位可初步估计肿瘤的性质,如头面部原发灶多为非霍奇金淋巴瘤、横纹肌肉瘤,颈部包块常见为淋巴瘤、神经母细胞瘤,纵隔肿瘤以淋巴瘤、畸胎瘤、胸腺瘤、神经母细胞瘤多见,腹部腹膜后实体瘤主要考虑神经母细胞瘤、肾母细胞瘤、畸胎瘤,腹腔包块常见有淋巴瘤(回盲部及肠系膜淋巴结肿大)、肝母细胞瘤,盆腔原发灶可能为生殖细胞瘤、横纹肌肉瘤、淋巴瘤,骶尾部及骶前肿块多为恶性畸胎瘤和神经母细胞瘤,原发于骨骼的恶性肿瘤有骨肉瘤、尤因肉瘤,软组织的恶性肿瘤可以是横纹肌肉瘤及其他未分化肉瘤。儿童恶性肿瘤就诊时往往伴有远处转移,可能使原发灶与转移灶的确定困难。

小儿恶性肿瘤初诊时多有远处转移的原因是因为小儿非上皮性恶性肿瘤为主,在疾病早期即可发生远处转移;其次,由于小孩尤其是婴幼儿缺乏主诉,当肿瘤原发灶位于非体表部位,未形成压迫症状、腔道梗阻或全身症状时不易被家长发现,当肿瘤发展到足够大小被家长无意中发现时,已有相当长时间的转移机会。

小儿恶性肿瘤一般按照经典的途径扩散,淋巴结转移在胚胎性肿瘤十分常见,腹膜后及腹腔肿瘤如肾母细胞瘤、神经母细胞瘤、淋巴瘤和横纹肌肉瘤都很容易扩散到区域淋巴结。肝母细胞瘤很少向淋巴结扩散,常扩散到肺部,而肝癌常常早期就有淋巴结转移。小儿软组织肉瘤 1/3~1/2 有区域淋巴结扩散,有时很早期即有淋巴结转移。小儿恶性肿瘤经血源性扩散到肺部、骨、骨髓、肝脏、脑组织也是最常见的途径,如肾母细胞瘤、横纹肌肉瘤常经血液循环向肝、肺部转移,而神经母细胞瘤经血液循环很少转移到肺部,但向骨转移(眼眶、额骨)常发生较早。中枢神经系统肿瘤以局部扩散多见,少有颅腔外转移。

3. 临床症状及体征 小儿血液系统恶性肿瘤全身表现突出,如贫血、出血现象、发热、肝脾淋巴结肿大常见。恶性实体瘤主诉症状多为无痛性肿块,因此,需要强调的是,对小儿身体中长出的任何实质性包块,都应当予以重视,根据局部包块的性质和生长速度,结合相关辅助检查,及时明确诊断,并给予相应的治疗(如手术、化疗、放疗等)。原发于纵隔、盆腔、腹腔的肿瘤,早期无任何不适表现,当肿瘤增大压迫邻近组织器官出现症状及功能障碍时,才得以发现。如恶性盆腔或骶前隐匿性畸胎瘤患者多以尿潴留、便秘就诊,小肠恶性淋巴瘤常以腹痛、并发肠套叠或肠梗阻就诊,纵隔肿瘤常因压迫呼吸道致呼吸困难而就诊。具有内分泌功能的肿瘤如睾丸间质细胞瘤,小儿可提前出现声音变粗低沉、多毛、痤疮等第二性征,肾上腺肿瘤可出现血压升高、肥胖、多毛等肾上腺皮质功能亢进症状。多数儿童恶性肿瘤在早中期甚至中晚期并不出现明显全身症状,但是,一旦出现发热、贫血、食欲缺乏、消瘦、乏力等恶病质表现,病情常常迅速恶化进入终末期。

(四)常见肿瘤标志物 儿童肿瘤与成人肿瘤一样,在由正常细胞向肿瘤细胞演变的过程中,细胞内的表型及基因型均可发生不同程度的改变,这种能反映细胞恶性演变各个阶段的细胞表型或基因型的特点或特征,统称为肿瘤标志物(tumor markers)。肿瘤患者由于肿瘤重量和体积之比大于成人,其肿瘤标志物的检测往往较成人更为敏感,临床上对肿瘤的早期诊断、鉴别诊断、治疗监测、预后估计、肿瘤筛查等均具有十分重要的意义。在儿童恶性肿瘤运用较多并有特异性临床意义的肿瘤标志物有以下几个:

1. 儿茶酚胺代谢物　现已证实神经母细胞瘤组织中的神经分泌颗粒与儿茶酚胺代谢有关。交感细胞呈恶性增殖时,儿茶酚胺代谢旺盛或降解异常而致儿茶酚胺异常分泌,使尿液中儿茶酚胺的代谢产物香草扁桃酸(VMA)或高香草酸(HVA)异常升高,因此,检测尿 VMA 或 HVA 是否阳性成为诊断神经母细胞瘤的重要依据。进一步的研究还提示尿 VMA 或 HVA 在 Ⅲ、Ⅳ 期神经母细胞瘤的测定值往往高于 Ⅰ、Ⅱ 期患者,手术后 2 周以后可明显降低,而复发和转移常常又出现升高,这一现象对神经母细胞瘤的诊断、分期、复发监测、预后评估具有重要的临床意义。

2. 甲胎蛋白(AFP)　生理情况下,甲胎蛋白在卵黄囊的内胚层细胞和胎儿肝脏、新生儿肝细胞中高度表达,新生儿出生后,甲胎蛋白表达逐渐降低。而在病理情况下,儿童肝母细胞瘤、恶性畸胎瘤、原发性肝细胞癌和大部分胰母细胞瘤均导致 AFP 异常表达,血液中 AFP 异常增高。

3. 激素类肿瘤标志物　正常情况下不产生激素的细胞在恶变后可能异常分泌激素,肿瘤切除后,其分泌的激素亦随之消失或下降到正常水平。儿童恶性肿瘤中,卵巢颗粒细胞瘤、含滋养叶组织的畸胎瘤,尿和血清中的促绒毛膜性腺激素(HCG)常常增高,并常伴有性早熟症状。

4. 神经元特异烯醇化酶(NSE)和 S-100 蛋白　NSE 又称为 14-3-2 蛋白,是神经元胞浆内的一种酶蛋白,能加强糖酵解。NSE 抗体血清对标记胚胎期的神经元,尤其是小儿的神经母细胞瘤有一定价值,血清中 NSE 高常提示预后差,神经母细胞瘤出现转移时,血清 NSE 上升阳性率可达96%。S-100 蛋白具有多种蛋白质的抗原特性,其检测虽对区别神经性与非神经性肿瘤有一定价值,但特异性较差。

5. 神经生长因子和神经肽　神经生长因子(NGF)及其受体目前认为对神经母细胞瘤的增殖、分化、成熟的调控起着重要作用。

有关三个酪氨酸激酶受体基因(TRKs)与神经生长因子的关系被认为与神经母细胞的发生、预后密切相关。TRK-A 基因的高表达常提示神经母细胞瘤预后较好,多见于 1 岁以下及 Ⅰ、Ⅱ 期患者;TRK-C 的表达意义与 TRK-A 相似,但在神经母细胞瘤的表达较低;TRK-B 基因在神经母细胞瘤分化过程中呈低表达,该基因的表达多提示肿瘤处于增殖状态,并可削弱宿主的分化潜能,常常提示预后不良。

6. 其他　WT1 基因位于 11 号染色体短臂(11p13)区域,已被确认为肾母细胞瘤的抑癌基因,它在胚胎肾及性腺分化发育中具有重要作用,可通过调控多个基因的转录而调控细胞的增长,抑制其过度增殖。WT1 基因结构突变或功能异常在肾母细胞瘤的发生中起着重要作用。

四、儿童肿瘤的良恶性变化

小儿由于先天性或胚胎性肿瘤占相当数量,并且小儿属于成长中的个体,因此,其组织病理学及临床表现有着与成人肿瘤不同的一些特点。小儿真性血管瘤如草莓状血管瘤、混合型血管瘤、婴儿型毛细血管瘤虽属良性肿瘤,但有些病例却在婴儿早期呈浸润性迅速生长,破坏组织结构、毁容、影响器官功能,但不会发生远处转移或恶病质,并且可在婴儿后期或数年内自行消失。

小儿肿瘤的良恶性有时也并非一成不变,有的良性肿瘤如不及时治疗可转变为恶性肿瘤,结肠息肉状腺瘤可恶变为腺癌,皮肤的黑色素痣由于不良刺激或机体免疫力下降可逐渐恶变为黑色素瘤,反之,黑色素瘤由于机体免疫力增强也可停止生长甚至完全消退。神经母细胞瘤有时可停止生长,转化为良性的神经节细胞或自然消退,甚至转移灶的瘤细胞也能继续分化成熟,使肿瘤停止生长而自愈。

(王焕民　周德凯)

第三节　病理学

儿童肿瘤主要来源于胚胎细胞和组织,富含中胚层组织,主要以间叶来源的肉瘤为主,常见肿瘤包括神经母细胞瘤、肾母细胞瘤、肝母细胞瘤等，此外，起源于淋巴、造血系统和中枢神经系统的肿瘤亦是儿童多发肿瘤。

一、儿童肿瘤的病理分类

儿童肿瘤的分类主要依据肿瘤的原发部位、组织学形态及肿瘤组织的起源等，某些肿瘤与器官有相关性，如神经母细胞瘤常发生在交感神经链、肾母细胞瘤主要发生于肾脏、肝母细胞瘤发生于肝脏等。

儿童肿瘤可以分为两大类，一类是胚胎性肿瘤，二类是含类似于组织成分的肿瘤。

（一）来源于胚胎的胚胎性肿瘤

神经母细胞瘤（neuroblastoma）

肾母细胞瘤（Wilms tumor）

肝母细胞瘤（hepatoblastoma）

髓母细胞瘤（medulloblastoma）

视网膜母细胞瘤（retinoblastoma）

胰母细胞瘤（pancreatoblastoma）

胸膜肺母细胞瘤（pleuropulmonary blastoma）

卵黄囊瘤（yolk sac tumor）

横纹肌肉瘤（rhabdomyosarcoma）

婴儿型纤维肉瘤（fibrosarcoma）

来源于胚胎性肿瘤是一大类 3 岁以前常发病的肿瘤，肿瘤细胞多来自胚胎残留组织及细胞，其发生常与染色体异常如基因突变有一定关系，多发生在特定器官，部分病例可合并基因特异性畸形，而常被联合命名为某种综合征。

（二）含类似于组织成分的肿瘤

弥漫型星形细胞瘤（diffuse astrocytoma）

室管膜细胞瘤（ependymoma）

少突胶质细胞瘤（oligodendroglioma）

神经纤维瘤和神经鞘瘤（neurofibroma and neurilemmoma）

甲状腺癌（thyroid carcinoma）

肾细胞癌（renalcarcinoma）

肠癌（carcinoma of bowel）

恶性黑色素瘤（malignant melanoma）

神经内分泌肿瘤（neuroendocrine tumors）

胆管癌与肝细胞癌（carcinoma of bile duct and liver cell）

唾液腺癌（salivary gland carcinoma）

血管肉瘤（hemangiosarcoma）

脂肪肉瘤（liposarcoma）

骨肉瘤（osteosarcoma）

来源于含类似组织成分的肿瘤多数就诊年龄较晚，其发病原因常与后天因素相关，环境因素成为最主要的致瘤因素，病理形态与成人有一定相似性。

二、儿童肿瘤组织学特点

儿童肿瘤发生原因与成人肿瘤不同，因而在肿瘤的结构形态、生长方式、浸润及转移等方面具有自身特点。这些特点对儿童肿瘤的诊断、鉴别诊断及临床表现转归有重要意义。

（一）大体特征　儿童肿瘤生长方式往往以膨胀性生长方式为主，大体肿瘤标本常较规则，部分有包膜，部分包膜不完整，部分肿瘤无包膜呈浸润性生长方式。儿童恶性肿瘤以肉瘤为主，肿瘤切面常呈实性、鱼肉状，伴随坏死时灰黄质糟脆，出血明显时灰红灰褐色，含脂肪组织呈灰黄色伴油腻感，富黏液的肿瘤大体可略呈透明状，肿瘤间质富胶原纤维时可较韧硬。

（二）组织形态特征　肿瘤组织结构十分复杂，但基本结构包括实质和间质，实质部分由肿瘤细胞组成，间质由肿瘤细胞间的结缔组织构成。

1. **实质成分**　肿瘤细胞构成肿瘤实质部分，肿瘤细胞的性质决定了肿瘤的性质、生物学行为及临床表现。肿瘤的实质细胞可来源于不同组织，故形态各异，生物学行为也各具特点。

（1）以儿童常见的肉瘤为例，不同部位的肿瘤，同一部位的不同肿瘤均表现为明显的异质性，越是分化差的肿瘤越缺乏细胞及组织结构的特异性形态，比如淋巴母细胞淋巴瘤、未分化的神经母细胞瘤、尤因肉瘤及部分实性型的横纹肌肉瘤均可以表现为异型明显小圆形肿瘤细胞弥漫排列，在肿瘤细胞缺乏组织排列时，鉴别诊断需要结合蛋白水平，甚至分子水平的检测。

（2）同一肿瘤不同患者肿瘤成分有差异，比如胸膜肺母细胞瘤，是以母细胞岛为诊断必要条件，

13

此外不同患者肿瘤成分可有差异,呈软骨肉瘤、横纹肌肉瘤或纤维肉瘤等不同肉瘤成分的混合。

(3) 部分儿童肿瘤需根据病理组织细胞形态进一步分型,从而指导治疗及预后,比如肾母细胞瘤根据细胞形态及组织结构的比例进一步分为胚芽为主型,间叶为主型及上皮为主型。

(4) 外周神经母细胞性肿瘤是一类呈自我成熟趋势的肿瘤,其复杂的分型也是基于肿瘤细胞的病理形态及组织成分的占比进行的。

2. 间质成分　肿瘤的间质主要由纤维、血管、淋巴管等构成,对肿瘤实质细胞起支撑连接,血液供应及维持微环境等功能。实质细胞十分复杂,间质结构基本相同,肿瘤间质与实质相互依存,间接影响肿瘤生物学行为,例如,当间质中有较多淋巴细胞、巨噬细胞、浆细胞浸润时,常提高机体对肿瘤的免疫反应,一般预后较无或少这类细胞的肿瘤好。

3. 基因及肿瘤分子标志物的异型性　人类基因组学研究快速发展,从基因阅读框架的完成到基因功能研究给肿瘤发生发展提供了大量实验室及临床依据。由于儿童肿瘤有明显的遗传背景,儿童肿瘤在易感基因表达成为研究热点。例如,神经母细胞瘤 *N-myc* 基因高表达已成为预后不良的重要标志物,在 *N-myc* 基因高表达病例,其病理分期向上靠一级或半级在术前术后化疗或放疗采取更强措施。此外在肾母细胞 *WT1* 基因等也有类似情况,肿瘤细胞耐药基因 *MDR1*、*MRP*、*GST-π* 的高表达提示治疗效果较差,表现出显性的异型性。其本质是肿瘤细胞在基因及分子水平的异质性。

三、儿童肿瘤的生长特性、扩散、转移及复发

（一）生长特性　儿童肿瘤与成人肿瘤类似,存在三种生长方式,良性肿瘤多以膨胀性生长,恶性肿瘤多以浸润性生长方式,但非绝对。

1. 膨胀性生长　部分儿童肿瘤有包膜或假包膜,肿瘤生长时肿瘤细胞及间质细胞比较均匀地向周边扩散,推移挤压周围组织,表现为膨胀性生长,常伴结节性生长,例如肾母细胞瘤、肝母细胞瘤等,临床表现为肿瘤界限清楚,可以推动,易于完整切除,术后很少复发。

2. 浸润性生长　儿童肿瘤中横纹肌肉瘤、骨肉瘤、神经母细胞瘤等,随着肿瘤细胞的增生,肿瘤细胞沿组织间隙、淋巴管、血管周间隙以及骨关节间隙生长。浸润性生长的肿瘤常无包膜,肿瘤与周围正常组织分界不清,包绕渗透到重要器官、组织以及血管神经,临床表现肿瘤呈结节状,固定,边界不清,根治手术常需扩大切除范围,易于复发。浸润性生长速度快于膨胀性生长。某些早期表现为膨胀性生长的恶性肿瘤发展到晚期也可表现为浸润性生长。

3. 外生性生长　发生在体表、体腔表面或管腔内的肿瘤,常向外生长,形成乳突状、息肉状、菌状或菜花状肿物。这种以外生性生长为特点的生长方式可发生恶性肿瘤,也可发生在良性肿瘤,临床表现为生长速度快,容易发生脱落、坏死及溃疡形成。

（二）肿瘤的扩散　恶性肿瘤早期生长速度较慢,仅限原发器官或组织,随着浸润性生长迅速加快,肿瘤细胞还可以通过各种途径播散到身体的其他部分,肿瘤的扩散有直接蔓延及转移两种形式。

1. 直接蔓延　直接蔓延的途径是组织间隙、血管淋巴管及神经间隙,肿瘤细胞通过这些间隙挤压或外推周围组织或破坏邻近组织或器官,向远方延伸,由于两边或者肿瘤组织紧贴血管及神经,给手术切除带来极大困难。

2. 转移　肿瘤组织或细胞侵入血管、淋巴管或脱落进入体腔,迁移远处形成新的肿瘤病灶,新形成的病灶与原发病灶生物学,病理学性质相同。转移是恶性肿瘤重要特征,良性肿瘤不转移。恶性肿瘤转移有血道转移、淋巴道转移以及种植性转移三种。儿童肿瘤在确诊时常常已有转移发生,给治疗带来较大困难。

(1) 血道转移:肿瘤细胞侵入毛细血管或血管壁较薄的静脉血管,也可由淋巴管进入血道,瘤栓或肿瘤细胞随血运行到并定位于某些器官或组织,继续生长,形成转移病灶。肺和肝脏是肿瘤经血道转移最易受累的器官,此外骨和脑也较常见,经血道转移往往形成多发性病灶,病灶常位于器

官表面,边界清楚,有些肿瘤,比如肾母细胞瘤侵犯大静脉血管并增生形成瘤栓。

(2)淋巴道转移:肿瘤细胞侵入周围淋巴管,进入淋巴循环达到相应淋巴结,进一步发展转移至远处淋巴结,淋巴道转移晚期,肿瘤细胞可经过胸导管入血管成血道转移。恶性肿瘤转移的淋巴结肿大、变硬并与周围粘连、融合固定,切面呈灰白色,比如神经母细胞瘤容易扩散到区域淋巴结并常与周围组织粘连。

(3)种植性转移:恶性肿瘤细胞脱落入体腔如腹腔、胸腔、心包等,肿瘤细胞直接播散种植到其他脏器表面,继续生长形成新的转移灶。手术中也可通过手套、器械将肿瘤细胞带到手术野器官的表面形成"医源性播散"。

四、儿童肿瘤的病理学诊断

(一)儿童肿瘤病理标本的获取 病理诊断是儿童肿瘤诊断的"金标准",对治疗方案的制订、化疗药物选择、手术方式的制订以及预后判断都至关重要,病理诊断是建立在临床初步诊断、影像学诊断、实验室检查的基础上。病理检查是将获取的组织进行 HE 染色,光镜检查是儿童肿瘤最基础最基本的方法,直接观察肿瘤细胞及间质的形态。为了进一步诊断及鉴别诊断,还需进行免疫组织化学染色。荧光原位杂交(FISH)及其他分子生物学检查可对肿瘤分期、恶性程度及预后提供实验室依据,扫描电镜及透射电镜可观察肿瘤细胞超微结构,对肿瘤的诊断及发生、发展有研究价值。可采用以下方法获取组织学标本:

1. 细针吸引活检(fine-needle aspiration,FNA)1964 年 Grieg 等首先提出采用特制经皮细长针穿刺抽吸获得肿瘤细胞检查的组织标本。肿瘤位于深层组织或肿瘤组织周边有重要器官可在 B 超显像引导下或在 CT 监控下进行准确定位,安全获取组织。此法对位于腹腔、盆腔、胸腔及四肢肿瘤有重要价值,主要优点:①操作范围有限,损伤小,麻醉简单,患儿痛苦较小;②由于在 B 超、CT 引导下操作精细,能准确控制与确定进针深度、方向和路径与器官的关系,并发症少,有利于防止肿瘤细胞的扩散;③穿刺吸引组织可满足细胞学检查的

需要。多点穿刺有利于对肿瘤的全面了解。大量临床资料显示细针穿刺吸引敏感性达 90% 以上,特异性达 99%。细针穿刺吸引活检的价值与病理学家的经验有关,因此推广有一定难度。此外,因肿瘤异质性,该方法对某些儿童肿瘤的诊断有局限性。

2. 肿瘤切除术 直视下,通过探查和严格肿瘤切除原则,完整或大部切除肿瘤组织。这种把肿瘤根治性切除与病理检查结合已成为获得肿瘤组织来源的重要方法。手术需要有经验的医师进行操作,从切口到选择手术路径、切除范围都应精心设计,周密止血,避免对肿瘤组织进行挤压、过多钝性分离及对瘤体多次切割防止复发与转移。病体切除活检术优点是治疗及病理诊断一次完成,对肿瘤从大体解剖到微观镜检有系统的了解,便于对临床诊断、分期、分级及预后作出客观预测。必要时肿瘤标本经特殊处理可作分子生物及基因检测。

3. 淋巴结活检 儿童肿瘤患者行淋巴结活检术有两个目的,一是对异常肿大的淋巴结或高度怀疑淋巴造血系统肿瘤的病儿进行淋巴结活检术,常是明确诊断的重要方法。另一种情况是恶性实体肿瘤周围或区域淋巴结活检,以判断是否存在转移以利于 TNM 分期。淋巴结活检术应在临床体格检查,影像学初步定位基础上进行,除对表浅淋巴结切除外应有目的完整切除深部淋巴结,部分切除淋巴结是不可取的。

4. 内镜活检术 原发病灶或浸润转移至腔道的病变,均可采用内镜检查及钳取肿瘤组织进行病理检查,此方法适宜消化道、呼吸道、泌尿生殖道的肿瘤或转移灶。关节镜、脑室镜的应用拓宽了手术的适应证。内镜活检术常常建立在完整临床资料及准确影像学基础上进行。内镜活检术应在良好暴露直视下进行,对获取的组织部分大小与周围组织关系有充分了解,精细有效的止血和防止腔道穿孔是避免术后并发症的重要措施。

5. 腔镜活检术 近十多年腔镜微创外科发展迅速,腹腔镜及胸腔镜等是获取病理组织广泛而重要的途径,主要优点:①小切口、微创;②电视屏

放大病灶,对肿瘤的部位大小、形态、结构清晰显示,彩色图像对肿瘤的质感及血供显示更真实,探头可深入肿瘤陷面,甚至比手术活检观察更全面、细微;③可直接获取肿瘤的局灶性病变;④配套设备齐全,可有效切割,彻底止血;⑤良好显示肿瘤与周围器官及组织的关系,有利于判定肿瘤的分期;⑥替代剖腹、开胸手术,减少并发症。

（二）儿童肿瘤病理学特点 儿童肿瘤发生的病因与成人肿瘤有很大的差别,前者与遗传关系密切,常常有基因表达异常、染色体突变及某些分子生物学规律的变化。儿童肿瘤约半数在婴幼儿期以前就出现,主要病理学表现为肿瘤细胞主要来自胚胎组织,年长儿童与青少年期肿瘤除少数仍有胚胎发育异常的背景外,多数与环境因素有关,例如来自淋巴组织的肿瘤及来自上皮细胞的肿瘤。

与儿童良性肿瘤比较,恶性肿瘤组织学表现为肿瘤组织结构及细胞形态的异型性,即与肿瘤起源组织差异性显著。

胚胎性肿瘤具有真性肿瘤和先天发育畸形表现双重特点。胚胎细胞在发育异常形成先天畸形时也伴随细胞分化异常,不成熟同时表现为肿瘤。相反胚胎细胞在低分化阶段发育不成熟,常常伴有器官发育异常,表现为先天畸形。例如神经母细胞瘤,肾母细胞瘤及肝母细胞瘤可伴有偏身肥大、巨舌、脐膨出等。

大多数胚胎性肿瘤对放疗、化疗较为敏感,这与胎儿发育时胚胎细胞对物理学因素敏感一致。这是婴幼儿肿瘤治愈率高的病理学基础。

（三）免疫组织化学染色在儿童肿瘤病理诊断及鉴别诊断中的应用 在肿瘤病理诊断中,肿瘤组织镜下特点是诊断及鉴别诊断主要依据。但某些形态及结构十分相似的肿瘤并非来源于同一组织,而同一组织来源的肿瘤细胞其形态结构表现出多样化特点。肿瘤免疫组织化学染色可以采用不同组织标志物做诊断及鉴别诊断。

1. 上皮源性肿瘤标志物

（1）上皮细胞标志物:包括光谱细胞角蛋白(CKpan)、上皮膜抗原(EMA)、癌胚抗原(CEA)和其他上皮性标志物,包括CK7、CK19、CAM5.2等。

（2）选择性上皮肿瘤标志物:甲胎蛋白(AFP)是一种肿瘤性糖蛋白,胚胎时期由肝脏、卵黄囊及胃肠上皮产生,出生时血清含量仍高,3个月后逐渐下降,此后含量很低,是肝母细胞瘤、卵黄囊瘤具有诊断价值的肿瘤标志物。

（3）绒毛膜促性腺激素(HCG):HCG由胎盘滋养叶细胞产生,在绒毛膜癌中可呈阳性表达。

（4）甲状腺球蛋白(TG):TG由甲状腺滤泡上皮细胞合成,在甲状腺癌中呈阳性表达。

2. 间叶源性肿瘤标志物

（1）间叶肿瘤标志物:波形蛋白(vimentin),波形蛋白存在于全身所有间叶细胞及间叶来源的肿瘤,用于癌与肉瘤的鉴别诊断。

（2）肌源性肿瘤标志物:结蛋白(desmin),desmin是横纹肌和平滑肌细胞较特异的一种中间蛋白,其特异性强,敏感度较差。横纹肌肿瘤标志物有肌动蛋白(actin)、横纹肌肌动蛋白(a-sr-1)、肌球蛋白(myosin)、myoD1和myogenin。a-sr-1是横纹肌较特异性的标志物,在恶性中胚叶肿瘤中横纹肌成分均可呈阳性表达,敏感度高于MG;myosin特异性较差,临床少用。myoD1和myogenin是横纹肌组织及肿瘤重要标志物,主要表达于细胞核,标志横纹肌细胞及横纹肌肿瘤,低分化横纹肌肿瘤细胞核是强阳性表达。

（3）纤维组织细胞肿瘤标志物:主要有四种:α_1-抗胰蛋白酶(A1AT)、溶菌酶(lysozyme)、CD68及MAC387。

（4）血管源性肿瘤标志物:血管源性肿瘤标志物有第八因子相关抗原(FⅧ)、CD31、CD34。FⅧ广泛存在于血管内皮细胞,是血管内皮源性良性及恶性肿瘤的特异标志物,CD31特异性优于FⅧ,对高分化细胞效果好,中低分化肿瘤细胞敏感性不如FⅧ。CD34效果不如FⅧ及CD31。

（5）间皮细胞肿瘤标志物:Calretinin和HMBE1是两种较为理想的间皮标志物。

（6）基底膜标志物:层连蛋白(laminin)是位于基底膜和细胞外基质的一种糖蛋白。胶原Ⅳ(collagen Ⅳ)主要分布在基底膜平滑肌细胞、神经鞘细胞呈阳性反应。

3. 神经源性肿瘤标志物

（1）胶质细胞肿瘤标志物：主要标志物包括胶质纤维酸性蛋白（GFAP）、S-100 蛋白、髓鞘碱性蛋白（MBP）。

（2）神经元肿瘤及神经内分泌肿瘤标志物：神经元肿瘤标志主要包括神经细丝蛋白（NF）、神经元特异性烯醇化酶（NSE）、嗜铬粒素 A（CgA）、突触素（Sy）。

（王焕民　金先庆）

第四节　肿瘤诊断

一、儿童肿瘤早期诊断的重要性

儿童肿瘤早期诊断对病儿的分期、分危、治疗方案制订，以及预后判断等有重要影响。肾母细胞瘤 2 岁以下 I 期婴幼儿，完整切除肿瘤即可长期存活而不需行术后化疗等综合治疗。神经母细胞瘤出生后 18 个月以前被确诊的病儿比出生后 2 年确诊患者 5 年无瘤生存率明显延长，显示该肿瘤的无瘤生存率与早期诊断密切相关。其他儿童肿瘤也有类似的情况。临床资料表明，儿童肿瘤病儿因早期临床症状不明显，或早期症状多为各系统、器官的非特异表现，给肿瘤早期诊断带来很大困难。据上海市疾病预防及控制中心资料显示，仅 24% 恶性肿瘤儿童以肿块就诊，30% 以疼痛就诊，28% 以发热就诊，其他分别以贫血、出血、感染、乏力、呕吐等就诊。早期临床症状表现为非特异性，加之这些症状常与内科疾病混淆，常给早

期诊断带来很大困难，如肾母细胞瘤 I 期诊断率仅 8%，II 期为 36%，III 期占 8%，IV 期为 20%，另有 28% 就诊时分期不明确；40% 脑瘤就诊时疼痛、呕吐分别占 41% 和 40%，仅 13% 患者行走异常或步态不稳。就实际情况而言，上海资料显示，首次出现症状到就诊平均 68 天，从首次就诊到确诊需要 33 天。确诊时间延长，失去早期诊断机会，给治疗带来困难。据美国 1 256 例儿童实体瘤统计，从出现症状到确诊时间，即延迟诊断时间，脑瘤 211 天，尤因肉瘤 182 天，霍奇金病 223 天，神经母细胞瘤、肾母细胞瘤、横纹肌肉瘤等均在 100 天以上。常见儿童肿瘤延迟诊断时间见表 13-12。

由此可见，延误诊断失去早期治疗机会是造成儿童肿瘤治疗效果不佳的重要原因之一。

二、临床表现

儿童肿瘤早期症状多数不典型，例如儿童头颈部肿瘤常表现为头痛、恶心、呕吐、发热，颈部软组织肿瘤表现为耳痛、鼻炎、鼻血、咽炎及淋巴结肿大等，见表 13-13。

儿童肿瘤有明显的年龄发病特点，1~3 岁以胚胎性肿瘤为主，12 岁以后腺上皮癌的发病率明显增高，3~12 岁肿瘤特点介于两者之间。了解、熟悉儿童各年龄阶段不同部位肿瘤发病特点，为临床选择适当的诊断方法提供了重要线索。见表 13-14。

不常见的神经母细胞瘤临床表现，症状与肿块生长压迫无关者称为副肿瘤综合征（Paraneoplastic

表 13-12　常见儿童肿瘤延迟诊断时间（天）

诊断	n	平均延迟/天	中位素	第 25 百分位	第 75 百分位
脑瘤	194	211	93	38	237
白血病	908	109	52	20	129
非霍奇金淋巴瘤	184	117	62	24	141
霍奇金病	143	223	136	49	270
神经母细胞瘤	237	120	58	15	164
肾母细胞瘤	223	101	31	9	120
尤文氏肉瘤	82	182	127	79	255
横纹肌肉瘤	126	127	55	25	161
骨肉瘤	67	127	98	40	191

表 13-13 儿童肿瘤易被忽视的早期症状和体征

症状和体征	可能的肿瘤
一般的不适、发热、腺体增生	淋巴瘤、白血病等血液系统肿瘤
头颈部	
头痛、恶心、呕吐	脑瘤、白血病等波及颅内肿瘤
耳痛	横纹肌肉瘤等颌面部软组织肉瘤
鼻炎	横纹肌肉瘤等颌面部软组织肉瘤
鼻出血	白血病等血液系统肿瘤
腺体增生	淋巴瘤、白血病等血液系统肿瘤
胸部	
胸壁	
软组织包块	横纹肌肉瘤等软组织肉瘤
肋骨肿块	尤因肉瘤 / 原始神经外胚叶瘤（PNET）
胸腔	
腺体增生	胸腺瘤及淋巴瘤、白血病等血液系统肿瘤
腹部	
腹壁	
软组织	尤因肉瘤 /PNET 等软组织肉瘤
消化道	
腹泻、呕吐	神经母细胞瘤、淋巴瘤、消化道间质瘤
肝大	肝脏肿瘤、血液系统肿瘤、神经母细胞瘤
生殖泌尿系统	
血尿	肾母细胞瘤、膀胱横纹肌肉瘤
排尿障碍	前列腺或膀胱横纹肌肉瘤
阴道炎	阴道横纹肌肉瘤、阴道卵黄囊瘤
睾丸旁肿块	睾丸旁横纹肌肉瘤
肌肉骨骼系统	
软组织肿块	横纹肌肉瘤、非横纹肌软组织肉瘤、尤因肉瘤 /PNET
骨痛或骨肿块	骨肉瘤、尤因肉瘤 /PNET、神经母细胞瘤、白血病及非霍奇金淋巴瘤等血液系统肿瘤

表 13-14 儿童肿瘤的肿块发生部位与发病年龄的关系

肿块位置	婴儿期(<1 岁)	幼儿(1~3 岁)	儿童(3~11 岁)	青少年(12~21 岁)
中枢神经系统	成神经管细胞瘤	成神经管细胞瘤	小脑星形细胞瘤	小脑星形细胞瘤
	室管膜瘤	室管膜瘤	成神经管细胞瘤	星形细胞瘤
	星形细胞瘤	星形细胞瘤	星形细胞瘤	颅咽管瘤
	神经胶质瘤	神经胶质瘤	神经胶质瘤	成神经管细胞瘤
	脉络丛乳头状瘤	脉络丛乳头状瘤	室管膜瘤	
			颅咽管瘤	
头颈部	视网膜母细胞瘤	视网膜母细胞瘤	横纹肌肉瘤	淋巴瘤
	神经母细胞瘤	神经母细胞瘤	淋巴瘤	软组织肉瘤
	横纹肌肉瘤	横纹肌肉瘤		

续表

肿块位置	婴儿期(<1岁)	幼儿(1~3岁)	儿童(3~11岁)	青少年(12~21岁)
胸部	神经母细胞瘤 畸胎瘤	神经母细胞瘤 横纹肌肉瘤 畸胎瘤	淋巴瘤 神经母细胞瘤	淋巴瘤 尤因肉瘤
腹部	神经母细胞瘤 中胚层肾瘤 肝母细胞瘤 肾母细胞瘤 卵黄囊瘤	神经母细胞瘤 肾母细胞瘤 肝母细胞瘤 横纹肌肉瘤	神经母细胞瘤 肾母细胞瘤 淋巴瘤 肝肿瘤 横纹肌肉瘤	淋巴瘤 肝细胞癌 软组织肉瘤
泌尿生殖系统	畸胎瘤	横纹肌肉瘤 睾丸卵黄囊瘤 肾透明细胞肉瘤	横纹肌肉瘤 睾丸卵黄囊瘤 肾透明细胞肉瘤	畸胎肉瘤 畸胎瘤 睾丸胚胎癌 卵巢胚胎癌及内胚窦瘤 无性细胞瘤
淋巴结肿大	罕见	非霍奇金淋巴瘤	淋巴瘤	淋巴瘤
四肢	婴儿型纤维肉瘤	纤维肉瘤 横纹肌肉瘤 尤因肉瘤	横纹肌肉瘤	骨肉瘤 尤因肉瘤 软组织肉瘤

syndromes),包括表现为难治性水样腹泻及顽固性低钾血症的血管活性肠肽(vasoactive intestinal peptide,VIP)相关综合征,表现为高血压、心动过速、多汗、颜面潮红的儿茶酚胺代谢异常综合征,表现为眼球震颤、共济失调、肌肉阵挛的眼阵挛 - 肌阵挛综合征;症状与肿瘤生长相关者,包括交感神经麻痹综合征(Honrer's syndrome)、上腔静脉综合征、脑积水(累及到脑膜、海绵窦及侧脑室、脉络膜乳头状瘤)、失明、皮下结节、睫状体异常等。

三、儿童肿瘤实验室诊断技术的应用

在临床诊断基础上,通过各种微创或开放途径取材肿瘤标本,经过常规病理检查,多数肿瘤病儿可得到确诊。由于儿童肿瘤多数来源于胚胎发育残留细胞,在组织学上有很多相似之处,单纯光镜检查难以予以确诊,需要免疫组织化学分子病理帮助诊断。例如小圆细胞瘤是一类在组织学上极为相似的肿瘤,必须在光镜检查基础上进行免疫组织化学染色检查,即在基因水平、蛋白质水平检查特殊的标志物,进行鉴别诊断。此外,还可对影响儿童肿瘤分期,影响预后的某些基因及蛋白分子进行鉴定以指导治疗,如对神经母细胞瘤的

MYCN 基因进行检测。

近 20 余年常规经典的儿童诊断技术有了新的发展,一批基于分子生物学及基因技术的诊断方法得到了实际应用,例如比较基因组杂交技术(CGH)检测、分析染色体 DNA 拷贝数异常(CNA)等染色体检测技术的运用,肿瘤组织 MYCN、ALK,全转录组、全外显子等基因检测的开展,靶向影像 MIBG 对神经母细胞瘤的诊断,这些方法对提高儿童肿瘤的诊断和鉴别诊断起关键作用。在光镜传统检查方法基础上,加入免疫组织化学方法,采用特异标记物的原位检查对肿瘤性质、来源、病理学特点进行研究已成系列,是诊断及鉴别诊断重要手段。此外 RT-PCR 方法,FISH(荧光原位杂交)、染色体检查、电镜、细胞遗传学、DNA 测序等先进技术已广泛应用临床。见表 13-15。

四、儿童肿瘤临床诊断方法

儿童肿瘤临床症状、体征可以帮助作出初步诊断,循证医学证据的收集是诊断及鉴别诊断的客观依据。临床主要影像学诊断方法已有大量病例,并积累了丰富经验。

影像学设备及技术的快速发展为小儿肿瘤的

13

表 13-15 儿童肿瘤 10 种诊断方法

方法	评价
光镜	是所有儿童肿瘤诊断必须强制性的基础
免疫组织化学	被广泛应用的辅助诊断的首选
分子遗传学:RT-PCR 方法	最常用的分子诊断方法,现已成为诊断常规方法
分子遗传学:FISH	对很多病例提供快速替代细胞遗传学方法
分子遗传学:原位杂交	对 EB 病毒型肿瘤及非肿瘤患者具有特殊应用价值
特殊染色检查	对某些病例仍然是需要的、有用的、经济适用
电镜	仍广泛使用增加光镜效果
细胞遗传学	如果有 Fish 检查没有适合的探针,可作细胞遗传学检查
分子遗传学、SKY、CGH	SKY、CGH 不久将成为有用的诊断方法
分子遗传学、DNA 测序	罕见的病例如 Li-Franmeni 综合征(*P53* 突变)或其他情况

注:RT-PCR.reverse transcription polymerase chain reaction,反转录 - 聚合酶链反应;FISH.fluorescence in situ hybridization,荧光原位杂交;SKY.spectral karyotyping,光谱染色体自动核型分析;CGH.comparative genomic hybridization,比较基因组杂交

形态学与病理学诊断提供了丰富的手段与方法,主要影像学诊断方法有 X 线片、各种造影包括介入造影检查、彩超、CT、MRI、核素、MIBG 及 PET-CT 等。影像学检查方法各具特色,兼具互补性,应当根据肿瘤部位、性质及特点选用一项或二项有针对性的检查方法。

1. X 线片 可简便、快速地了解骨骼系统是否存在肿瘤,有助于了解血液系统肿瘤骨骼浸润或破坏范围及程度,可粗略了解瘤体内有无骨骼及钙化影。主要不足之处是 X 线片对肿瘤及周围组织的区分度不够,对肿瘤大小、性质很难准确做出判断。

2. B 超检查 是一种无损伤检查方法,方便、便宜、重复性好,对肿瘤与周边组织区分度较好,可显示肿瘤及周边组织血供情况,对鉴别良性肿瘤与恶性肿瘤有一定帮助,有广泛适应性,不需特殊准备,患者易接受,易于在肿瘤患者普查中使用。主要不足是对肥胖患者或含脂肪过多组织器官效果较差,对含气量大的肺脏及消化道,效果亦差。

3. CT/CTA 检查 分辨率高、清晰显示三维结构及进行三维结构重建,对肥胖患者及富含气体的肺及肠道显影不受影响,对骨骼样及钙化病灶能精确显示。主要缺点包括一定程度的放射性损害,因检查时间长较长、不易配合检查的病儿需镇静甚至麻醉镇静下方能完成检查,患者体内部分金属植入物体可能干扰检查图像、影响检查结果。

4. MRI 检查 利用磁共振成像,无放射性损害,在各方向、层次均可获得丰富成像信息,定位准确。可完成血管造影,胰胆管造影,尿路造影,椎管造影,因此可直观显示肿瘤与周围组织、血管、胆管、泌尿系统关系。对颅脑和脊柱的检查效果更佳,较其他方法更优。主要缺点是检查时间较 CT 检查更耗时,较多病儿需镇静甚至麻醉镇静下方能完成检查。

5. PET/CT 检查 对肿瘤检有重要价值,不仅精确显示肿瘤的形态改变,还可获得丰富的功能信息,以便对检查结果进行定量分析,很少临床禁忌证,在肿瘤诊断及随访中有广泛应用前景。缺点是患者接受的幅射量相对更大,价格相对更高。见表 13-16。

如何根据儿童肿瘤患者典型或不典型症状、体征,进一步选择影像方法作出疾病明确诊断,是临床肿瘤诊断程序的重要一环,特别是对不典型症状、体征选用适当影像学方法,需要对疾病发生、发展规律有深刻认识,同时必经通过不典型症状把握其病理学特点,选择适当检查方法。见表 13-17。

五、儿童肿瘤临床分期

儿童肿瘤临床一经确诊,应对肿瘤作出明确分期,以指导治疗和预后。儿童肿瘤的临床分期

表 13-16　儿童肿瘤影像学诊断方法比较(1~5 评分)

肿瘤	平片	PET/CT	超声	CT	MRI
中枢神经系统(颅内)					
敏感度	1	5	0	4	5
解剖清晰度	1	3	0	4	5
并发症	0	4	0	2	3
价值	1	3~5	0	4	5
中枢神经系统(脊髓)					
敏感度	1	5	0	4	5
清晰度	1	4	0	4	5
并发症	0	3	0	2	1
价值	1	3~5	0	5	5
胸部肿瘤					
敏感度	3	5	1	5	1~5
清晰度	3	4	1	5	1~5
并发症	0	3	1	2	1
价值	1	5	1	5	5
腹部肿瘤					
敏感度	2	5	3~5	5	4
清晰度	1	3	3~4	5	4
并发症	0	4	3	2	1
价值	1	3~5	3~5	5	4
骨骼系统肿瘤					
敏感度	3	5	1	4	5
清晰度	3	5	1	4	5
并发症	0	3	0	1	1
价值	3	5	1	4	5

表 13-17　推荐给不典型症状体征肿瘤患者的诊断方法

症状及体征	实验检查及影像学检查	伴发肿瘤
高血压	实验室相应指标检查、腹部超声检查	肾脏、肾上腺肿瘤、神经母细胞瘤
体重突然降低	实验室检查、腹部超声检查	各种恶性肿瘤
瘀斑及紫癜	外周血细胞计数、血小板计数、凝血功能检查、骨髓细胞学检查	白血病、神经母细胞瘤
抗感染治疗无效的淋巴结肿大	多科会诊、骨髓细胞学检查、外周血细胞计数、实验室鉴别诊断	白血病、淋巴瘤
内分泌代谢异常、生长停滞	生长激素、甲状腺激素、性激素检查	垂体肿瘤、甲状腺肿瘤
电解质失衡	下丘脑部位 MRI 检查	下丘脑肿瘤
性发育异常	卵巢及睾丸超声检查、性染色体检查	性腺肿瘤
库欣综合征	内分泌会诊	肾上腺肿瘤

13

续表

症状及体征	实验检查及影像学检查	伴发肿瘤
脑		
清晨头痛呕吐	在各种影像学检查基础上,请神经内科、神经外科会诊	脑肿瘤
脑神经麻痹		
视乳头水肿、瞳孔扩大		
幻觉、失语		
单侧肌无力、麻痹		
眼		
眼球突出、眼白斑	眼科医师会诊,相应影像检查	视网膜母细胞瘤
失明、眼神恍惚		转移性横纹肌肉瘤
眼眶内出血		神经母细胞瘤
耳		
外耳道肿块膨出	头颅 CT 或 MRI 检查	横纹肌肉瘤
乳突处挤压后外耳道溢液	X 线片及头颅 CT 检查	朗格罕组织细胞增生症(LCH)
面部、颈部肿瘤、咽部包块	外周血细胞计数、实验室检查、影像学检查	横纹肌肉瘤,尤因肉瘤/原始神经外胚叶肿瘤(PNET)
牙周包块、落牙	外周血细胞计数、实验室检查、影像学检查	横纹肌肉瘤、淋巴瘤、鼻咽癌
胸部		
胸腔外肿块、胸腔内疾病引起、咳嗽、不并发热,无哮喘、无过敏、呼吸短促	外周血细胞计数、实验室检查、影像学检查	LCH、Burkit 淋巴瘤、神经母细胞瘤、软组织肉瘤、纵隔肿瘤、转移瘤
腹部		
腹膜后肿块	外周血细胞计数、实验室检查、腹部 CT 检查	肾母细胞瘤、神经母细胞瘤、肾上腺肿瘤
生殖泌尿道		
睾丸阴道肿块	尿液分析、外周血细胞计数、实验室检查、腹腔、盆腔超声检查	生殖细胞肿瘤、横纹肌肉瘤
性别行为变化	垂体 MRI 检查、肾上腺超声检查、肾上腺皮脂功能检查	垂体肿瘤、肾上腺肿瘤

方法也沿用了 WHO 关于恶性肿瘤的 TNM 分期系统的精髓,着眼于肿瘤本身、淋巴结侵犯和远方转移的综合描述。但又结合了儿童肿瘤发生部位、组织学来源以及病理学特点,所以并没有沿袭传统 TNM 系统的记述格式。另外,各国制定了不同或统一诊断标准和方法,为此国际性学术组织如美国的儿童肿瘤协会(COG)、国际儿童肿瘤学会(SIOP)等联合攻关,制定相应肿瘤的统一分期标准,现已被广泛使用。

例如肾母细胞瘤的临床分期为Ⅰ期、Ⅱ期、Ⅲ期、Ⅳ期之外,还有一个Ⅴ期用以描述双侧肾母细胞瘤,国际神经母细胞瘤危险因素分期系统(international neuroblastoma risk group staging system,INRGSS)里包括 1 期、2a 和 2b 期、3 期、4 期,另外还有一个 4S 期用以描述一岁内有限转移的特殊类型。生殖细胞肿瘤是儿童时期特殊的一类肿瘤,临床分期系统分别对卵巢肿瘤、睾丸肿瘤和生殖腺外的肿瘤分别制定分期标准。横纹肌肉瘤的临床分期系统更为复杂,不但沿袭了传统 TNM 分期体系精髓、根据部位划分的临床分期系统(pretreatment site-modified TNM,Stage),而且综合了传统的临床病理的分期体系(surgicopathologic staging system,Clinical Group),是两个系统的综合。有些肿瘤,如儿童甲状腺癌则仍然沿用了传统的 TNM 分期,与成人甲状腺癌相似。

六、几种儿童肿瘤的诊断及鉴别诊断

(一)神经母细胞瘤

1. 分子生物学特点 神经母细胞瘤是最常见的颅外恶性实体肿瘤,占儿童肿瘤的 7%~10%。最常见部位为腹膜后,合并畸形包括先天性巨结肠,1 型神经纤维瘤病等。肿瘤具有自然逆转的分子生物学特性,部分肿瘤可自行良转;肿瘤亦具有发病隐匿、恶性程度高、发展迅速、早起转移等特点,导致预后较差。神经母细胞瘤来源于胚胎发育神经嵴细胞。随着胚胎发育的进行,这些神经嵴细胞逐渐分化形成交感神经及交感神经节,另一部分形成肾上腺髓质。神经母细胞瘤的发生有显著的分子生物学特点,在染色体水平多数神经母细胞瘤伴有 1 号染色体,杂合性缺失,主要表现为染色体 1p 部分缺失,最常见为 1p36 缺乏。此外,部分病例还涉及 17q、14q 和 11p 或 q 的异常。在基因层面,约 30% 神经母细胞瘤病例伴有 MYCN 的扩增。MYCN 与神经母细胞瘤的形成、进展、快速增生及不良预后有明显关系,MYCN 扩增与多药耐药相关蛋白(MRP)的高表达相关,MRP 介导的肿瘤耐药是神经母细胞瘤预后不良的重要因素。神经母细胞有原癌基因的 C-src 高表达也是神经母细胞瘤发生的重要因素之一。神经生长因子(NGF)与 TRK-A 基因结合后可促进神经母细胞瘤的进一步分化及消退,TRK-A 基因是神经母细胞瘤预后良好的重要标记。大宗病例报告神经母细胞瘤临床诊断平均年龄为生后 22 个月,若 1 岁以内确诊预后良好。

2. 病理学特点 神经母细胞瘤病理学特点表现为肿瘤细胞的光镜特点,典型的神经母细胞瘤为小圆细胞,细胞核染色质丰富,细胞质少,核仁不清,部分典型病例神经母细胞围绕嗜酸性神经纤维网形成 Homer-Wright 假性玫瑰光结,在病理上具有诊断意义,另一部分神经母细胞瘤及分化

较好的神经节母细胞瘤,瘤细胞镜下显示为"小圆蓝细胞"与其他儿童肿瘤,例如原始神经外胚叶瘤(PNET)、软组织肉瘤、横纹肌肉瘤及非霍奇金淋巴瘤等难于鉴别。有价值的鉴别诊断检查为特殊免疫组织化学检查方法。例如神经特异性稀醇化酶(NSE)和 S-100 等方法进行鉴别诊断。

3. 临床表现 临床表现与肿瘤部位,是否转移,异常活性物质的分泌有密切关系。临床症状,神经母细胞瘤临床症状主要与肿块压迫有关,早期隐匿部位肿块不易发现,局部肿块压迫症状及远处转移病灶可引起全身症状。肿瘤侵犯骨髓可导致贫血、血小板减少面色苍白。侵犯眼眶及眼球周围软组织可出现"熊猫眼"。眼球震颤——肌痉挛综合征可能与抗神经母细胞瘤抗体对正常神经组织发生交叉反应有关。咳嗽、喘气及呼吸短促可能与纵隔神经母细胞瘤压迫呼吸道有关。据统计的 76% 神经母细胞瘤位于腹膜后,腹块是临床最常见的症状,腹块无痛性生长,常在正常体检或家长在无意间发现。腹膜后神经母细胞瘤所引的压迫症状应注意与肾母细胞瘤、肾盂积尿等鉴别。少数神经母细胞瘤可分泌血管活性肠肽(VIP)患者可表现为腹泻、脱水和低钾血症。

4. 血和尿检查 血清乳酸脱氢酶(LDH)、神经稀醇化酶(NSE)铁蛋白三个指标升高均是预后不良的重要指标。95% 神经母细胞瘤有尿儿茶酚胺的代谢物异常。这些代谢物包括香草扁桃酸(VMA),高香草酸(HVA),具有诊断价值。VMA 敏感性为 80%,特异性为 97%,HVA 分别是 72% 和 98%。

5. 影像学检查 临床发现局部包块,尿 VMA 阳性结果,X 线片,超声,CT、MRI 及核素成像可对肿块进行定位,与周围器官关系,转移病灶确定等进一步确诊。

X 线片可初步确定肿块部位,胸腹部脏器一般情况。超声检查可对 95% 的原发病灶进行定位诊断及肿瘤大小确定。CT 检查具有关键作用。通过平扫及造影,可获取肿瘤各种重要信息。准确定位肿瘤原发肿瘤大小,肿瘤与周围器官组织、淋巴结以及肝脏和肺转移情况,初步确骨转移情况,为肿瘤分期治疗方案制订提供准确信息。MRI

检查要求受检病儿维持 30 分钟安静、止动。因此其使用受到一定限制。MRI 特点是肿瘤侵犯血管及肝脏时，影像更清晰。此外，在对手术切除及术后肿瘤原发时有明显优势。^{123}I 标记的 MIBG（间碘苄胍）扫描是神经母细胞瘤原发及转移病灶敏感的特异检查。85% 的神经母细胞瘤摄取 MIBG，如骨及骨髓显示有转移灶，预后不佳。

（二）肾母细胞瘤 肾母细胞瘤也称 Wilms 瘤，是小儿最多见的原发于肾脏的恶性肿瘤，发病率占第二位的实体瘤，约占小儿所有实体肿瘤的 8%。应用手术、化疗及放疗等综合措施使疗效显著提高，长期存活率达 80% 以上。

1. 分子生物学特点 WT1 基因是肾母细胞瘤相关的抑癌基因，位于染色体 11p13。肾母细胞瘤伴有 11p13 的突变与缺失。WAGR 综合征是一组肾母细胞瘤伴有多发畸形的综合征，肾母细胞瘤，无虹膜症，泌尿生殖系统畸形、智力低下等，WAGR 及综合征也是 11p13 染色体的缺失，因此肾母细胞瘤可伴有 WAGR 综合征。肾母细胞瘤发生还与另一个位于 11p15 的基因 WT2 有关。近期研究发现染色体 16q 的杂合性丢失与肾母细胞瘤的预后有关，其总的生存率明显降低。此外，染色体 1p 的杂合性丢失和 p53 突变都可成为肾母细胞瘤预后不良的重要因素。

2. 病理特点 肾母细胞瘤的预后与其病理学特点密切相关。典型的 Wilms 瘤镜下可见原始肾胚芽、上皮和间质三种成分，也可见其中两种或一种成分的 Wilms 瘤，但原始肾胚芽是病理确诊肾母细胞瘤的最主要依据。Wilms 瘤组织学分型是根据肿瘤最大切面组织切片中上述三种成分的比例多少进行分型，包括六个亚型：胚芽为主型、上皮为主型、间叶为主型、混合型、消退型及间变型；如果消退型中肿瘤细胞完全坏死，没有可供诊断的肿瘤细胞，为完全坏死型，说明对化疗敏感，预后好；间变型中局灶性间变预后良好，弥漫性间变预后较差。

3. 临床表现 90% 病例以发现腹部肿块和腹胀，腹围增加为首次就诊原因。肿块多为正常体检或家长无意中发现腹块。肿块位于一侧上腹部季肋区，实质性包块，表面光滑中等硬度，较固

定无明显压痛。肿瘤浸润周围组织及器官，重者可出现季肋区腹痛，下肢水肿，腹壁静脉扩张、发热、贫血、高血压是肿瘤发生、进展较快的重要临床表现。血尿提示肿瘤已侵犯集合系统；肿瘤压迫肾造成肾脏组织缺血性改变导致肾素分泌增加出现高血压，尽管高血压发生率高达 25%~63%，但常被忽视。临床上肾母细胞还常伴有 Beckwith-Wiedemann 综合征及尿道下裂等其他泌尿系统先天畸形。

4. 影像学诊断 发现腹部肿块，怀疑肾母细胞瘤，应作全面系统检查及影像学诊断，包括超声检查，静脉肾盂造影、CT 及 MRI 检查。B 超检查方便，无创伤及重复性好，是腹部肿块、定位及形态学检查首选检查方法，并可初步了解与周边器官和组织的关系。

肾母细胞瘤 B 超检查特点是特征性的不均回声，反映肿瘤的不同组织成分和肿瘤内部的出血和坏死病灶，彩色多普勒超声可显示肾静脉和下腔静脉内的癌栓。此外，超声检查可以作为手术前后及化疗随访手段。

CT 检查可精细显示肾脏和腹膜后器官关系是肾母细胞瘤临床分期和手术、化疗疗效评价的重要依据。MRI 在诊断、评价下腔静脉瘤栓形态范围，以及肿瘤与肾上腺关系有独特的作用。

（三）肝母细胞瘤 肝母细胞瘤是儿童最常见的肝脏恶性肿瘤，随着外科手术技术的进步以及以铂类药物为基础的化疗方案的规范应用，长期存活率已有了明显的提高，目前总体生存率已达到近 70%。肝母细胞瘤常见的复发部位包括肺、肝脏、骨骼、纵隔以及脑部亦可复发。异常升高的血清 AFP 以及 CT、MRI 等典型影像学表现多数可明确肿瘤复发的诊断，亦有 CT、MRI 等检查也难以找到明确的复发病灶病例，则需 PET-CT 帮助明确诊断。

1. 分子生物学特点 肝母细胞瘤在 11 号染色体，常有 11p115 的杂合子丢失，此位点的异常易发生先天性发育畸形和胚胎性肿瘤，例如肾母细胞瘤与 WAGR 综合征。此外，有报道肝母细胞瘤的染色体异常发生在 2 号和 20 号染色体的三体型（trisomy 2，trisomy 20）。文献报道 4 个家庭中

有同胞兄弟姐妹发生肝母细胞瘤,表明遗传因素也可能是肝母细胞瘤发病原因。其他发病因素有出生体重低于1000g,母亲妊期口服激素类药物及大量饮酒引起的胎儿Beckwith-Wiedemann综合征。

2. 病理特点 肝母细胞根据所含组织类型可分为:①上皮型,分化程度由高到低分别是胎儿型、胚胎型和间变型;②混合型是以上皮为主要结构,同时出现间叶成分成熟的骨及软骨组织。根据肿瘤的分化程度,肝母细胞瘤又可分为三类:①高分化型(well differentiated type),细胞呈立方形和多角形细胞质丰富呈酸性,细胞核呈圆形、核仁中等、核分裂象较少;②低分化型(poorly differentiated type),细胞呈立方形或梭形,细胞质较少,核仁明显增多,常见核分裂象;③未分化型(innature type),细胞呈圆形或梭形细胞质缺乏,细胞核仁丰富,难以从形态上与肉瘤相鉴别。肝母细胞瘤的病理分型与预后密切相关

3. 临床表现 肿块,体检或家长偶然发现右上腹饱满及包块,随着包块长大整个右上腹及上腹部膨隆伴有上腹部胀痛,膈肌抬高可引起呼吸困难,体检肿块触诊提示肝脏肿大呈弥漫性或结节性肿大、质硬,严重时可伴有脾脏肿大,腹壁静脉显露或曲张。少数病例肿瘤破溃,腹痛加剧,腹肌紧张,腹腔穿刺有较多血性腹水,需行剖腹探查术。

4. 血清学检查 血清甲胎蛋白(AFP)升高是肝母细胞瘤诊断的重要指标,低分化型及未分化型AFP上升更为明显。此外,血清肌酸激酶(CK)、癌胚抗原(carcinoembryonic antigen,CEA),波形蛋白,S-100蛋白均出现较高的阳性率为肝母细胞瘤的诊断提供更多分子生物学指标。

5. 影像学诊断 肝母细胞瘤影像学诊断有三个目的:①明确肝母细胞瘤诊断;②肝脏原发灶是单个或还是多个;③肿瘤与周围器官和重要组织关系能否完整切除。肝母细胞瘤影像学检查包括B超、CT、MRI及血管造影术等。B超可初步确定肝脏肿块、部位、性质,肝静脉、门静脉是否有瘤栓存在。CT平扫可精确显示肝母细胞瘤肿块部位、性质及肿块数量与肝脏结构关系,增强扫描对肝细胞瘤内部结构、密度、动脉、静脉、胆管清晰显示有利于明确诊断,为肿瘤分期提供证据,MRI三维成像对肿瘤与周围器官组织转移灶与周边组织精确显示。

（王珊 李长春）

第五节 肿瘤治疗

目前,恶性肿瘤已成为儿科临床的常见病,多发病,为儿童的死亡原因的前两位。临床常用的治疗手段包括手术、化疗、放疗和生物治疗,近年来免疫治疗逐渐兴起,为肿瘤的治疗提供了新的方向。但就大多数肿瘤来讲,单用某一种方法的疗效均不理想,需要多种方法联合的综合治疗,也需要各专业密切配合、患者在各专业间无缝交接,才能使综合治疗有效实施以保证达到最佳疗效;如儿童常见的肾母细胞瘤III期,是先化疗还是先手术(活检或切除)？如先化疗,什么时候手术最佳？什么时候放疗最好？这些通常在治疗方案中有原则性说明,但并没有限定日期,因此也需要在影像学、外科、内科和放疗科之间进行有效沟通落实。儿童肿瘤多学科协同工作模式在发达国家已成为惯例,目前在国内包括北京儿童医院、上海儿童医学中心、复旦大学附属儿科医院、重庆医科大学附属儿童医院等在内的众多儿童专科医院已逐步开展,并积累了自己的经验。

开展肿瘤的综合治疗,第一要明确在安排综合运用各种治疗手段时,一定要符合肿瘤发展的规律,其次这种安排要科学合理。在多学科综合治疗中,治疗手段的先后顺序、是否同时进行,要根据具体的肿瘤类型和肿瘤发展的规律来决定。综合治疗的目的要明确,主要目标是为了提高患者总体生存率,提高生存质量。在选择治疗手段制订治疗计划时,要根据患者的机体状况、肿瘤的病理类型、侵犯范围与分期,充分考虑患者的机体状况及治疗措施可能带来的得失,制订出一个周密科学的治疗计划,使患者的整个治疗过程有机联系在一起,不能脱节,更不能半途而废。另外,综合治疗要采用最佳组合,预期应该起到协同和疗效相加的作用,避免相互干扰影响。

基于对儿童肿瘤病理生理认识的提高和各种诊治手段的不断完善，儿童肿瘤的化疗原则和处理概念也有很大的变化，治疗目的不仅仅满足于提高生存率和延长生存时间，而要求生活质量的提高，治疗的原则也变成肿瘤根治、功能维持、心理健康的三者有机结合。

近年，儿童肿瘤存活者的健康评价已日益引起重视，这种健康评价不仅包括肿瘤治疗给患者带来的生长滞后、性功能受损、药物或放射治疗带来的脏器功能损害等生理健康状况，还包括这类患者的自身感觉、心理效应等心理健康状况。儿童肿瘤医师要在不降低疗效的前提下选择治疗方法时考虑远期生理健康，其次是在治疗中发现心理、教育问题时，应适当干预，以减少远期危害。

综上所述，综合治疗的内涵，不是所有治疗手段的简单叠加，其关键在于如何有计划地、合理地选择治疗手段。因此，肿瘤的病理学类型、分期及危险度分组是决定综合治疗具体内容的重要依据。以下分别介绍儿童肿瘤治疗的常见措施。

一、外科治疗原则

外科手术治疗是儿童实体瘤不可缺少部分，大部分肿瘤需要手术切除原发肿瘤，少数化疗后残留的孤立性转移瘤也需手术切除。如何选择手术时机、手术方式、手术强度是外科医生需要重点评估关注的内容。外科手术的一般原则是如肿瘤不能完全切除或已有远处转移，初诊时则采取创伤较小但能获得足够病理标本的方式以明确病理诊断即可。部分或大部分肿瘤切除一般对临床预后无实际意义，反而可能因为手术创伤而延迟了化疗时机使疾病进展。可能造成对生命质量影响的手术治疗应尽量避免，如骨肉瘤在截肢手术前应仔细评估有无保肢手术可能。头面部手术也应充分考虑对容貌影响。儿童肿瘤大部分病例对化疗敏感，可先进行化疗，肿瘤缩小后再手术切除，尽可能避免毁损性手术对终身外貌、功能的影响。

1. 正确处理机体全局与肿瘤局部的关系　CT 及 MRI 的临床应用日益广泛。术前诊断能精确提示，肿块大小，肿块性质，肿块与周围器官的关系，肿块与周围软组织、血管的关系，也能提示肿块对周围组织的浸润及远处转移情况。这些信息有助于外科医师对肿瘤切除范围，如何保护周围器官，重要组织结构制订周密的手术计划。提高了病灶完整切除率，同时尽量减少手术对机体的影响。

2. 正确处理肿瘤切除和组织重建的关系　肿瘤外科两个基本的目标，一是尽可能完整切除肿瘤组织，局部浸润组织及远处肿瘤转移病灶。二是尽可能保护外观和保留器官功能。影像技术改进使手术切除范围精度明显提高。高科技切割，止血，设备及技术的提高为肿瘤外科精度提高创造条件，近年来，各种内镜技术，腔镜外科手术技术在儿童肿瘤外科中的探索逐渐增多，特别是机器人手术的逐步开展，体现了精细手术及微创手术概念在满足肿瘤切除同时尽可能减小手术对机体的影响，有利于局部器官和组织的重建，但是目前仍缺少较高级别的循证医学证据支持在儿童恶性肿瘤中广泛开展腔镜外科手术。

3. 正确分期与外科手术的选择　影像学设备及技术创新，分子生物学对肿瘤标志物的检查。可对肿瘤患者术前准确分期、综合考虑手术、化疗、放疗等，并制订序贯治疗方案。一般对于局部分期较早的肿瘤主张尽可能肉眼下清除原位肿瘤及局部转移病变，力争 R0 级切除病灶，但在高危患者的进展期肿瘤中必须根据患者及肿瘤情况考虑是否能安全完整切除肿瘤组织或者仅取活检，不可冒进，防止严重损伤器官和大血管。通常情况下，手术应按以下策略进行：先探查肿瘤表面的出血趋势与解剖关系，后设计分离步骤，继而在充分暴露直视下分离瘤体与大血管侵犯。由于儿童血容量少、抗打击能力差、器官体积小且组织结构欠清晰等特点，小儿肿瘤外科手术更要求严密止血，预防出血对术野暴露和儿童整体预后有影响，原则上除"无瘤"外，还应做到"无血"手术，进一步改善患者术后恢复和预后。

4. 早期手术原则　在对病儿临床症状，体征，影像学检查，分子生物学检查，病理学诊断，鉴别诊断及准确临床分期基础上综合评估，对Ⅰ、Ⅱ期病例及时行手术治疗，Ⅲ、Ⅳ期病例适宜术前新辅助化疗后适时手术治疗。

5. 积极进行术前准备及并发症处理 恶性肿瘤病儿常伴有严重营养不良、贫血、低蛋白血症及水电解质紊乱，手术前必须纠正或基本达到正常水平。对合并严重感染病例应针对感染病灶积极治疗为手术准备。儿童肿瘤就诊时多数已处于中晚期，对晚期肿瘤转移病例，应全面评估，适时切除转移病灶。

二、化疗

化疗是儿童肿瘤综合治疗最重要的环节之一。儿童肿瘤对化疗敏感，但肿瘤通常不能通过单纯的化疗获得治愈，也不是所有病例均需化疗，需要依据其病理诊断，临床分期及危险度分层来决定是否需要化疗。儿童常见的颅外实体瘤例如神经母细胞瘤、肾母细胞瘤、软组织肉瘤、生殖细胞性肿瘤、骨肉瘤、尤因肉瘤、肝母细胞瘤，除手术外，几乎均需要化疗作为综合治疗的一部分。其中少数预后极好的 I 期病例可能不需要化疗。化疗时一定要注意化疗药物可能带来的长期不良反应，强度并非越强越好，在临床上根据预后因素分为多个危险度分组，如神经母细胞瘤不同危险度组的治疗强度从仅术后观察直至造血干细胞支持下的超强化疗。

（一）化疗药物分类 根据化疗药物的化学结构及治疗肿瘤的作用机制。化疗药物可分为烷化剂、抗代谢类、抗肿瘤抗生素、植物碱类以及其他类型如激素等。在化疗的联合应用方案中应注意选择不同类型的化疗药物使药物发挥多点杀伤肿瘤细胞的机制，减少化疗药物副作用。

（二）化疗基本原则 肿瘤的诊断和分期是成功化疗的基础。中晚期病例手术完整切除困难应常规给予术前新辅助化疗，然后再行外科手术完整切除，及术后化疗。由于儿童肿瘤个体化特点明显，因此如何使用化疗与手术治疗，放射治疗，支持治疗等相配合、衔接已成为肿瘤治疗的关键因素之一。

根据儿童肿瘤的性质和特点选用不同作用机制化疗药物。化疗药物对肿瘤细胞的杀伤点可以在 DNA 双螺旋结构，以及 DNA 转录成 RNA 或 RNA 不同环节。选择不同作用机制的药物可增强

疗效，减少并发症。

1. 化疗药物联合应用 联合化疗可取得比单一化疗更好的效果，联合化疗一般都包含两类及以上作用机制不同的化疗药物，且覆盖不同细胞周期，可协同增效，减少复发，提高缓解和长期存活率。

2. 辅助化疗 辅助化疗能明显提高儿童肿瘤，特别是中晚期肿瘤治愈率，术前辅助化疗可提高肿瘤完整切除率成为儿童肿瘤治疗关键因素之一。

3. 足量用药及合理方案 化疗药物对儿童肿瘤细胞的杀伤作用有明显的量效关系。对某些难治性肿瘤，超剂量的化疗对肿瘤细胞的杀伤尤为显著。在作冲击性化疗时，短期应用超大剂量化疗药物时应注意对正常器官的保护。

4. 化疗的个体化治疗 如何在化疗中选用敏感化疗药物十分重要。可采用肿瘤细胞化疗药物敏感试验，肿瘤个体化基因检测、药物靶点试验指导患者个体化化疗方案。

（三）化疗药物副作用及处理

1. 骨髓抑制 骨髓抑制是化疗药物最严重的并发症。除甾体类激素，博来霉素和左旋门冬酰胺酶以外的几乎所有化疗药物都可以引起骨髓抑制，但不同的药物引起的骨髓抑制程度不同。应用多种骨髓细胞的刺激因子可预防或减轻骨髓抑制产生的多种并发症。

2. 胃肠道副作用 氨甲蝶呤、放线菌素 D、氟尿嘧啶（5-FU）对胃肠黏膜损害较重。顺铂、环磷酰胺、氮芥等明显引起恶心、呕吐。激素类药物联合 5-HT3 受体拮抗剂可有效预防或缓解化疗诱发恶心呕吐。

3. 其他蒽环类药物、多柔比星常引起心脏副作用，严重时可发生心肌炎心肌梗死。博来霉素引起肺损伤，可采用激素、维生素 E、辅酶防治。左旋门冬酰胺酶、阿糖胞苷、鬼臼乙苷常引起肝脏损害，表现为药物性肝炎、肝纤维化等。顺铂、环磷酰胺可引起泌尿系统损害。脱发是多数化疗药物共有副作用。

化疗药物引起的长期副作用越来越引起注意，其主要机制是 DNA、染色体及某些与细胞代谢

分化的蛋白受到化疗药物作用引起的长期慢性损害,例如长期化疗诱发的第二肿瘤其中以白血病常见。除了致癌作用外,化疗引起的不育及对子代出现的致畸作用也备受关注。

三、儿童肿瘤放射治疗

自居里夫妇在 1898 年发现镭并用于治疗恶性肿瘤以来,肿瘤放射治疗已经过了 110 年的发展,伴随着科学进步,肿瘤的放射治疗已日趋成熟,放射治疗设备在开始时使用镭锭,逐步发展到 20 世纪 30 年代的高压 X 线治疗机,50 年代的 ^{60} 钴机,60 年代的加速器,70 年代的中子治疗机,90 年代的质子放疗系统。放射治疗的方法从单次照射发展到和手术、化疗、放射、放射效应修饰剂以及生物治疗相结合的综合治疗。目前,临床放射治疗发展十分迅速,约 70% 左右的肿瘤患者在其某一阶段可以接受并实施放射治疗。某些肿瘤放射治疗已成为主要治疗手段,肿瘤的治愈率或五年生存率都明显提高。有文献报道,约有 50% 儿童恶性肿瘤患者需要放疗。但是由于放疗后出现的远期后遗症的严重性,一部分是无法避免的,一部分可以通过技术的改善避免,随着化疗的进展,放疗的适应证、剂量和范围也随之逐渐减少。由于儿童肿瘤中胚胎性肿瘤占有 50% 以上比例,儿童肿瘤总体上较成人肿瘤对放射治疗更具敏感性,放疗所需要的剂量取决于组织学类型和肿瘤大小。在儿童肿瘤治疗中,常采用化疗为首选治疗,放疗多作为外科手术和化疗的辅助手段,治疗亚临床病灶的残存肿瘤。

(一)放射治疗的生物学基础 是放射治疗对细胞的生物学效应,包括六种机制。细胞凋亡,对放射高度敏感的淋巴细胞、精原细胞瘤细胞等在受到较小剂量照射后细胞即发生凋亡;抑制分裂,受到致死剂量损伤的细胞在进入下一次分裂周期时,由于 DNA 双链断裂,无法复制,以至分裂失败,细胞死亡;子代细胞畸变,由于 DNA 的损伤,使细胞在分裂后子代细胞 DNA 突变,造成细胞畸变;形态无变化,这类细胞包括未进入分裂周期的休止期细胞,如中枢神经的神经元,成熟的肝细胞,在照射后 DNA 受到损伤,但由于它们未进入分裂

周期,因此在形态上仍为正常细胞,并具有原有的功能如神经元的传导功能,肝细胞合成蛋白质及各种酶的功能。如加大剂量细胞也会出现凋亡;有限分裂后死亡,由于多次照射,DNA 的损伤在子代细胞积累最终导至在经过 4~5 次分裂周期后死亡;生存在非致死剂量损伤后细胞修复 DNA 损伤,并能正常分裂。

(二)分裂周期中不同时相细胞的放射敏感性 对放射最敏感的是 M 期细胞,G_2 期细胞较为敏感。G_1 早期细胞相对敏感,随着 G_1 逐步向 S 期发展,放射敏感性也随之降低,至 G_1 后期已呈相对抵抗,S 期细胞对放射呈现抵抗性,在有较长 G_1 期的细胞 G_1 期的早期细胞已显示抵抗。

在分裂放射中,细胞群会产生分裂时相同步化现象,这是由于放射能易产生 G_2/M 期细胞阻滞现象。当放射损伤被修复后,受阻的细胞同步在分裂周期中前进。在这种情况下第二个放疗剂量在什么时候给予,对细胞群的生存至关重要。若同步化的细胞处于抗放射时相则放射效应不强;若处在放射敏感相,则杀灭效应大。

(三)放射治疗失败机制及预防措施 放射治疗失败主要原因有三。①肿瘤细胞固有的放射敏感性较差,即肿瘤细胞的抗放疗作用;②肿瘤细胞在分裂到放疗时相中,残存的肿瘤细胞加速再生,使待杀灭的肿瘤细胞数明显增加;③肿瘤细胞中缺氧细胞比例增大,当氧增强比(oxygenation enhancement rate,OER)为 3 时,即杀灭缺氧细胞所需放射剂量是杀灭足氧细胞的 3 倍,以上机制在临床上表现为放疗效果较差。放射增敏剂包括:嘧啶类衍生物,这类药物能在细胞分裂时被摄入从而使子代细胞对放射的敏感性提高,如氟尿嘧啶等;化疗药物,如化疗药物博来霉素具有抑制放射损伤修复作用与放射治疗合用能增加肿瘤细胞杀灭效应;缺氧细胞增敏剂,高压氧及硝基咪唑类衍生物。

(四)小儿肿瘤放射治疗特点

1. 放射治疗剂量 多数儿童肿瘤对射线敏感,儿童肿瘤放疗剂量应根据患者年龄、肿瘤性质及部位来决定,其中年龄是重要因素,使用剂量可分为新生儿,3 岁以下婴幼儿、5 岁以下年龄组,10

岁以下及 10 岁以上年龄组。10 岁以上组剂量接近成人,一般常规剂量为 100~180cGy/ 次,每周 5 次,周剂量为 500~900cGy/ 周,年龄小可取低值,年龄大取高值,肿瘤部位及性质不同,剂量也有差异。脑部小野照射耐受剂量在 4 500~5 000cGy/6 周,全脑照射耐受剂量 3 500~4 000cGy/6 周,脊髓照射野广达 20cm 以上,或者 3 000cGy/5~6 周,或 4 000-4 500cGy/4~5 周。全肺照射 6 岁以下 1 200~1 500cGy/3~4 周,10 岁 可 达 2 500cGy/3~4 周,肾脏耐受量较差 1 750cGy/5 周较为安全,2 500cGy/5 周则容易发生放射肾炎。长期骨照射易出现生长障碍,及脊柱侧凸等。晶体与生殖腺对放射敏感,在治疗中应注意保护。

2. 照射方法的选择 儿童肿瘤放疗多采用高能射线或电子射线,禁用低能量 X 线照射,避免骨吸收过多。照射方式多选用外照射,一般不采用组织间或腔内照射。

3. 在综合治疗中放射治疗原则 婴幼儿肿瘤若能完整切除,可不做放疗,密切观察。放化疗联合应用时应适当减少放疗剂量。

4. 正常组织保护 在儿童肿瘤患侧放射治疗中应注意保护脊髓,生殖腺及晶体,同时应特别注意对骨骼的保护

5. 主要并发症 儿童肿瘤放射治疗主要并发症有骨髓损伤,骨生长迟缓,内分泌障碍及精神损害,骨髓受损主要表现为造血功能不足,因此在放射治疗过程应监测血象,白细胞计数等,如白细胞减少低于 2.0×10^9/L 或血小板低于 100×10^9/L 时,原则上应终止治疗。

6. 为了达到预期效果,在放射治疗过程中病儿应给予镇静及制动,以提高肿瘤病儿的治愈率,可采用 1% 水合氯醛口服或灌肠以及巴比妥肌内注射 10mg/kg。

四、儿童肿瘤的免疫治疗

(一)抗肿瘤生物细胞种类 恶性肿瘤的生物治疗包括:

1. 细胞因子抗肿瘤生物治疗 例如干扰素(IFN),白介素类(IL),克隆刺激因子类(CSF)以及肿瘤坏死因子。抗体都是低分子量的蛋白质,通过自分泌方式或旁分泌方式作用于周围或转运的器官细胞,这些细胞因子与受体相互作用促进一部分基因的翻译阻止另一部分基因的翻译最终导至肿瘤细胞蛋白质合成改变,达到治疗目的。

2. 肿瘤基因治疗 治疗方式有两种,恢复异常表达的或缺失的体细胞基因功能。阻止癌基因的表达,反义 RNA 抑制癌基因表达以及合成寡聚核苷酸与 DNA 启动子阻止癌基因转录。另一方法是输入有治疗价值的其他来源的基因,其方法是引入某染色体节段抑制肿瘤生长,或直接引入肿瘤抑制基因。

3. 免疫治疗(immunological therapy of tumor)即免疫细胞抗肿瘤治疗,抗肿瘤免疫细胞种类繁多,包含:①细胞毒性 T 淋巴细胞(cytotoxic T lymphocyte,CTL);②抗原递呈细胞(antigen presenting cell,APC);③自然杀伤(natural killer,NK)细胞。

(二)抗肿瘤免疫治疗机制

1. CTL 识别肿瘤抗原及抗原的递呈 肿瘤抗原蛋白,经 APC 蛋白降解形成小肽氨基酸片段形成组织相容性复合体(MHC)与 APC 蛋白复合物。在通常情况下,CTL 不能识别 MHC,当获得抗原信息的 MHC-APC 形成后,才能与 T 淋巴细胞受体(TCR)结合并激活 T 淋巴细胞,此过程中 APC 起关键作用。

2. 共刺激信号 MHC-APC 形成的蛋白复合体,在 APC 和 T 细胞协同信号的共刺激作用下,TCR 进一步被激活成为肿瘤免疫治疗的基础。

3. CTL 介导的肿瘤细胞破坏 CTL 对靶细胞的杀伤有两种机制,一为渗透性细胞溶解,CTL 内的效应蛋白作用于高尔基(Golgi)体,将形成蛋白排到细胞外,在靶细胞膜内形成跨膜小管,引起肿瘤细胞肿胀、破裂。二为肿瘤细胞凋亡,CTL 杀伤肿瘤细胞另一机制是淋巴毒素通过靶细胞表面的受体激活肿瘤细胞 DNA 内切酶,引起 DNA 断裂,进而引起肿瘤细胞凋亡。

4. PD-1/PD-L1 治疗 免疫细胞之所以无法识别癌细胞,是因为免疫细胞上存在一个 PD-1 受体(细胞程序性死亡受体 -1),癌细胞在进化的过程中,根据免疫细胞的受体进化出一个叫 PD-L1 的配体。一旦 PD-1 受体和 PD-L1 配体结合,免疫

细胞就无法识别癌细胞了,PD-1 和 PD-L1 药物就是从中阻断受体和配体的结合,帮助免疫细胞重新识别癌细胞。目前,PD-1/PD-L1 抑制剂联合化疗、放疗或靶向治疗在成人肿瘤治疗中发展迅速,取得较大进展,在儿童中也有使用的案例报道。

(三)抗肿瘤免疫细胞的激活方式及作用特点

激活方式:20 世纪 80 年代采用 IL-2 激活的杀伤细胞(LAK)方法治疗恶性肿瘤,由于被激活的 NK 细胞比例较小,致使治疗效率较低,疗效较差,大宗病例治疗表明,仅对黑色素瘤及肾细胞癌有一定治疗效果。

目前,临床上采用以培养 CTL 为主的 T 淋巴细胞治疗,其方法是在 IL-2 的基础上加入 CD3 单克隆抗体等细胞因子,提高 $CD8^+CTL$ 的比例,明显提高激活效率,使临床治疗效果有显著提高。随着对抗原递呈理论和实验技术加深和提高,以树突状细胞为主的 APC 培养获得成功。实验研究发现以肿瘤组织或肿瘤细胞作为肿瘤抗原刺激树突状细胞在动物实验中能明显抑制肿瘤组织生长,甚至能治愈动物移植性肿瘤,临床应用对肿瘤的有效治疗率明显提高。随着嵌合抗原受体修饰的 T 细胞(CAR-T)及 NK 细胞(CAR-NK)免疫治疗技术的进步,也有报告改良 T 细胞免疫治疗(chimeric antigen receptor,CAR-T)技术应用于儿童实体瘤,但尚未有大规模临床确切成功的报告。对儿童实体瘤,有报告将 CD171、GD2 作为 CAR-T 的靶标进行研究,但尚未有突破进展。

(四)肿瘤免疫细胞治疗的特点

1. 有显著的特异性治疗 效果与敏感肿瘤免疫源性较强有关,对恶性黑色素瘤疗效明显,对肾癌、肝癌、恶性淋巴瘤及白血病疗效较好,但对肉瘤等效果不佳。

2. 有明显个体差异 由于患者个体免疫功能差异,临床治疗效果差异较大,有明显的个体差异。同一肿瘤治疗效果差异大,达到同一效果临床治疗剂量也有较大差异。

3. 疗程较长 治疗效果在数月后才能显示出来,停止治疗后,病情好转,治疗后续效应明显。

4. 毒副作用较小 免疫细胞治疗对机体副作用较少,由于治疗过程中机体免疫功能受到激活产生大量免疫因素,对部分患者还能减轻化疗副作用。

五、自体造血干细胞移植

20 世纪 80 年代以来,采用自体造血干细胞移植(autologous hematopoietic stem cell transplantation,AHSCT)治疗儿童恶性实体肿瘤取得快速发展,并取得显著疗效。自体造血干细胞移植,已经成为采用不同来源骨髓干细胞,造血干细胞移植,治疗各种恶性病变的治疗方法中最重要的组成部分之一。白血病是异体造血干细胞移植治疗的主要恶性肿瘤,对难治性白血病的治疗显示了显著的优越性。近二十年 Dunkel 和 Graham 等欧洲、美国儿童肿瘤治疗中心采用自体造血干细胞或自体骨髓干细胞,对难治性、复发性儿童颅内肿瘤、神经母细胞瘤、肾母细胞瘤、横纹肌肉瘤等进行配合大剂量化疗取得明显疗效。获得 50% 左右长期无瘤生存。但对于单纯造血干细胞移植,随机治疗的病例并未显示出显著差异。

(一)造血干细胞来源 造血干细胞(hematopoietic stem cell transplantation,HSCT)来源有三个途径,外周血造血干细胞、骨髓造血干细胞及脐血造血干细胞。AHSCT 是将患者自身的正常干细胞分离出来,在化疗、放疗杀灭肿瘤细胞后再将分离出来的自身造血干细胞回输体内,以保护自身造血干细胞在化疗或放疗中不被杀伤,较好保护了患者自己的造血功能。

(二)AHSCT 自体移植条件

1. 肿瘤患者必经排除原发于骨髓自身的恶性疾病,明确肿瘤患者无骨髓转移。

2. 肿瘤细胞对身体 ASCR 前已经实施的化疗及放疗必须是敏感的病例

3. 患者肝功能、肾功能、心肺功能、免疫功能以及代谢的主要指标必须在正常范围内,无全身感染症状及其他急性损伤。

(三)造血干细胞自体移植特点

1. 自体骨髓造血干细胞移植相对简单,首先,抽取患者自身骨髓造血干细胞经冷冻保存,在需要自体移植时,将冷冻保存的骨髓复苏即可输入。

2. 外周血造血干细胞身体输入过程包括,

①外周造血干细胞动员,化疗或大剂量化疗 + 细胞因子,细胞因子可采用巨噬细胞集落因子(G-CSF)及红细胞生成素(EPO);②造血干细胞的采集,用细胞分离机进行采集,小儿静脉细小,全身血容量较低,采集较困难,采集过程要注射抗凝药物,监测电解质,避免低钙,静脉血管应选择下腔静脉,获血量较大。

(四) HSCT 自体移植主要适应证

1. 造血细胞恶性疾病,例如白血病、严重再生障碍性贫血

2. 常见儿童实体恶性肿瘤的难治性、复发性病例,例如霍奇金病、非霍奇金淋巴瘤、神经母细胞瘤、尤因肉瘤、横纹肌肉瘤、肾母细胞瘤、骨肉瘤及视网膜母细胞瘤等。

3. 部分先天性遗传疾病,例如地中海贫血、家族性吞噬红细胞性淋巴组织增生症。

六、儿童肿瘤治疗方案

儿童肿瘤规范的诊断治疗对早期诊断、提高疗效,评估预后有极其重要的作用。规范诊断治疗的关键是根据儿童肿瘤特点采用最经典的诊断治疗措施规定各种儿童肿瘤临床路径。为此,近20 年,国际上成立了多个儿童肿瘤协作组,比如美国儿童肿瘤协作组(COG),国际儿童肿瘤协会(SIOP),德国儿童肿瘤协作组(GPOH)、日本儿童肝肿瘤协作组(JPLT),按国家统一标准规范临床诊断治疗。由于标准统一简化了大宗病例综合分析的繁琐程序,极大推进了儿童肿瘤早期诊断和治疗水平。近年,中华医学会小儿外科分会肿瘤学组与中国抗癌协会儿童肿瘤专委会密切配合协作,组织全国小儿肿瘤专业专家、医师、研究人员共同制定全国儿童肿瘤诊治规范,覆盖 80% 以上病种,并成立了中国儿童实体肿瘤诊疗规范协作组(CCCG),参加单位均按统一标准规范临床诊断治疗。国家也越来越重视儿童实体瘤的诊治工作,包括国家卫健委、民政部、医保局、药监局等在内的多部委联合开展儿童恶性实体肿瘤救治及保障工作,制定了 2019 年版常见儿童恶性肿瘤的诊疗规范、质控指标,供全国参照执行。

儿童肿瘤的治疗方案在不同国家地区、不同学术组织可能不同,需要我们在临床实践中根据不同情况进行选择。比如肾母细胞瘤在北美主导的 COG 体系中一般是先手术、后化疗,如果肿瘤无法一期切除则会活检。这样的治疗方案强调了肿瘤组织病理类型的重要性,减少误诊、指导术后治疗,但不可避免增加了手术的风险和转移的可能。而在欧洲主导的 SIOP 体系中,肾母细胞瘤的治疗强调先化疗、后手术,如果诊断可疑可以进行穿刺活检,术前化疗可以起到降期(down stage)作用,不但降低了手术风险、减少了发生转移的可能,而且还参考了肿瘤对化疗的反应效果,更有利于提高术后治疗的效力。当然,虽然两个组织的治疗思路在哲学上很大不同,但最终的治疗效果基本上相似。而且,近年来两个体系在引入分子病理学、危险度分层等方面也有进一步的融合。

儿童肿瘤的治疗方案的主导思想,就是最大限度地打击肿瘤、最小程度地损失机体。所以,对于预后较好的肿瘤,强调减少治疗强度以控制毒副作用,而对于预后较差的肿瘤,则提高治疗强度,尽量挽救生命。反应到具体的治疗方案中,就是分层治疗(risk group)的理论。尤其是近年来分子生物学的发展,对于肿瘤组织病理学的分类分型不断深入,分层治疗越来越多地运用到了各种肿瘤的治疗。

(王珊 杨超)

第六节 手术

外科手术是治疗肿瘤最古老的方法,曾经是最主要,甚至是唯一治疗恶性肿瘤的方法。迄今为止,尽管治疗肿瘤的手段越来越多,手术切除仍然是实体肿瘤治疗的关键一环,有资料认为大约 60% 以上的肿瘤治疗以手术为主。不仅如此,肿瘤外科手术对于肿瘤的预防、诊断和分期、重建和康复都起着重要的无可代替的作用。

一、肿瘤外科手术的作用

肿瘤外科手术除了治疗肿瘤之外,还可以用于肿瘤的预防、诊断、重建和康复。

（一）预防作用 某些疾病或先天性病变在发展到一定程度时,可发生恶变,如能及时将可能发生恶变的病灶切除,则可以预防肿瘤的发生。

先天性或家族性息肉病,40岁以后有50%的患者可发展成癌,70岁以后几乎所有的患者发生恶变,因此,在儿童期,如出血症状重,影响儿童的生长发育,需外科手术治疗时,必要时可考虑行全结肠切除。

隐睾患者,睾丸停留在腹内,常有发生睾丸癌的危险,因此,应尽早施行睾丸下降固定术,以防睾丸癌的发生。

先天性胆总管囊肿,有发生胆管癌的可能性,行先天性胆总管囊肿根治术时,原则上必须把囊肿切除。

包茎严重者及早做包皮环切术,也是预防阴茎癌的好方法,胃息肉也可发生癌变,如能及早发现和切除,可以防止发生胃癌。

（二）诊断作用 准确的组织病理学诊断对肿瘤的诊断、治疗起关键的作用,对预后有重大的意义,要获得组织或细胞常需外科手段,常用方法有细针吸取、针穿活检、钳取活检、切取活检及切除活检。

不管使用何种活检方式,都应注意活检引起肿瘤扩散的可能,都应尽量缩短活检与根治手术的间隔时间,应考虑能否把活检切口或所经组织间隙一并切除。

（三）治疗作用 外科手术目前仍是治疗肿瘤最有效的方法之一。许多类型的良性肿瘤,如血管瘤、淋巴管瘤、皮下脂肪瘤、纤维瘤、胃肠平滑肌瘤等,手术切除则可获得痊愈。早期的恶性肿瘤,如Ⅰ期肾母细胞瘤根治性切除术后,5年治愈率可达95%以上。部分进展期（Ⅱ、Ⅲ期）恶性肿瘤通过以手术为主的综合治疗,5年治愈率可达50%~85%。晚期恶性肿瘤（Ⅳ期）,亦常做姑息性手术或减体积手术和减状手术,以作为综合治疗的一部分,达到减轻患者痛苦,延长寿命的目的。

（四）重建与康复 外科手术亦常应用于肿瘤患者手术后的重建和康复。对儿童肿瘤患者,外科医生不仅要根治性切除肿瘤,更应注意患者的生理及心理发育,努力提高患者的生存质量,设法为患者进行重建或康复治疗。

二、肿瘤外科的治疗原则

（一）良性肿瘤的外科治疗原则 良性肿瘤多以局部膨胀性生长为主,其边界清楚,多数有完整的包膜,部分儿童良性肿瘤有浸润性生长的特点,如血管瘤、淋巴管瘤、硬纤维瘤等,但均不会发生淋巴道和血道的转移,其治疗以手术为主。一般手术切除大都即可治愈。手术的原则是完整切除肿瘤,应包括肿瘤包膜及少量正常组织,禁忌做肿瘤剜除术。但在某些特殊部位,不容许大范围切除,有时只能剥离肿瘤或大部分切除。切除的肿瘤必须送病检,进一步明确病理性质,以避免将恶性肿瘤误诊为良性肿瘤而不再作进一步治疗。一旦发现切除的组织是恶性肿瘤,应按恶性肿瘤重新处理。

（二）恶性肿瘤的外科治疗原则 小儿外科医师在对恶性肿瘤进行外科治疗前,必须正确判断恶性肿瘤的病理诊断和临床分期。充分评估外科手术的作用,制订合理的治疗方案。根据儿童的病理及生理特点,结合患者的全身状况,全面考虑,选择合理的手术方式。

1. 明确诊断 肿瘤外科手术治疗中所采取的各种方法对机体的破坏作用很大,没有正确的诊断就不可能有正确的治疗,故在采用外科治疗前必须明确诊断。肿瘤的诊断包括病理诊断及临床诊断和分期。

（1）病理诊断:恶性肿瘤的外科手术治疗往往创伤大,致残率高。如膀胱横纹肌肉瘤常需切除部分膀胱组织,甚至行膀胱全部切除术,术后可能存在排尿功能障碍。下肢骨肉瘤切除术后不能行走,全喉切除术后不能发声且终身气管造口等。因此肿瘤外科手术,特别是大手术或易致残手术,术前必须有明确的病理诊断,以免误诊误治,给患者带来严重后果。某些病例在术前难以取得病理诊断,需结合患者情况,如无法手术一期切除,应注意避免过度损伤周围正常组织,同时切取足够组织明确病理,必要时可术中冰冻协诊。另外,同样是恶性肿瘤,由于种类来源和种类不同,其生物学行为可大不一样,采用术式显然有所区别。由此可见,病理诊断对肿瘤外科手术治疗是至关重要的。

(2) 临床诊断和分期:临床诊断和分期对肿瘤外科治疗实施也十分重要。病理诊断往往局限于所取组织的部位,临床诊断则包含原发部位和继发部位及分期,所以更能反映患者具体情况,有助于外科手术的取舍和决定外科手术范围。虽然 B 超、CT、磁共振及核医学显像技术对肿瘤的扩散及转移有很多提示,但手术分期对某些肿瘤仍很必要。肿瘤是否突出包膜、邻近器官和组织是否被浸润、有无局部及区域性淋巴结转移,这些问题都只能在手术中确定。在化疗和 / 或放疗后,肿瘤有所缩小后进行手术切除,作为肿瘤的延期切除手术,或者是第二次切除手术,手术的目的是既完全切除肿瘤,同时又获得有关肿瘤浸润、淋巴结转移等信息,并进行分期,以利于制订以后的治疗方案。

2. 明确肿瘤外科手术作用,制订合理的治疗方案　恶性肿瘤首次治疗是否正确,直接影响治疗效果和预后。如果将一个可以完整手术切除的肿瘤仅作部分切除,其术野的局部复发及肿瘤播散可能会使患者失去治愈的机会。如果对一个全身情况较差又有转移的晚期恶性肿瘤患者施行局部根治性切除,不仅不会治愈患者,反而会增加患者的痛苦,甚至导致更快死亡。所以外科医生必须充分评估外科手术在肿瘤治疗中的作用,为患者制订合理的治疗方案。方案制订的主要依据是病理类型、分化程度、临床分期和患者的体质状况。一致原则是:早期恶性肿瘤,施行根治术或扩大切除术;晚期恶性肿瘤,估计难以切除的局部病变,可先作术前化疗 / 放疗,即辅助治疗,待肿瘤缩小或转移病灶消失后再行手术;术后根据病理结果再作术后辅助治疗。

3. 综合考虑,选择合理的术式　儿童生理防御抵抗力偏低,而往往实体肿瘤发展快,范围广,手术创伤面积大,再加上患病后营养状态下降快,因此儿童肿瘤手术危险性较其他外科手术高。决定治疗方案后要根据患者具体情况综合考虑,选择适当的手术方式。在选择手术方式时,必须遵循如下几个原则:

(1) 根据肿瘤的生物学特性选择术式:皮肤和黏膜的恶性肿瘤常伴有淋巴道转移,故手术时要将区域淋巴结清除;软组织肉瘤易局部复发而很少发生淋巴道转移,所以应作扩大切除术而不必常规行区域淋巴结清扫;原发性肌肉或软组织肉瘤侵犯肌肉时,肿瘤易沿肌间隙扩散,应将肌肉连同筋膜从起点到止点全部切除。

(2) 保证足够的切除范围,力争手术治愈:对大多数实体瘤而言,只有手术切除的治愈希望最大,术式不宜过于保守。切除范围应遵循"两个最大"的原则,即最大限度切除肿瘤和最大限度保护正常组织和功能,两者有矛盾时,应服从前者。当然,若保留正常组织过少会严重影响功能,甚至危及生命时,必须缩小切除范围。有时术式在手术探查后才能最后选择,必要时还需作冷冻切片检查帮助决定手术范围。

(3) 根据患者年龄、全身状况和伴随疾病选择术式:年龄不是手术绝对禁忌证,但新生儿和婴幼儿手术的危险性较大。有下列情况可能是手术禁忌:①恶病质、严重贫血及营养代谢紊乱,不能在短期矫正者;②合并有重要脏器的严重疾患或严重传染病和高热不能耐受手术者;③肿瘤浸润固定,且不能连同受累器官或肢体一并切除者;④肿瘤广泛转移者。此外,选择术式时还应考虑到术者的手术技巧和经验、麻醉和手术室设备。如果条件确实不具备,不要勉强施行大手术。

三、肿瘤外科手术方法

(一) 诊断性手术

1. 细针吸取活检(fine-needle aspiration)　通过用细针头,经皮对可疑肿块进行穿刺抽吸细胞学检查组织标本,做细胞学检查,于 1964 年由 Grieg 和 Gray 首先提出。最好在 B 超显像引导下进行,或 CT 下做穿刺吸引。此法对诊断深部肿瘤很有价值,应用得当很少给患者造成痛苦或并发症。方法简单易行,诊断准确率因操作技术、病理医生经验和肿块所在部位而异,准确率 95% 左右。本方法存在一定的假阴性及假阳性,偶有针道转移的可能。

2. 穿刺活检(puncture biopsy)　局部麻醉,超

声定位并引导,通过使用穿刺针,经皮对肿物进行穿刺活检,穿出条状肿瘤组织,显微镜下观察肿瘤情况。该方法优点是:方法简便,可在局部麻醉下进行,穿刺对组织的损伤小,出血少,恢复加快,常由一个人操作。缺点是取材量较少,穿刺定位和穿取肿瘤组织需要依赖于有经验的超声科医生和外科医生,如未取得有代表性的瘤组织,则难于得出准确的结论,甚至作出错误的结论。偶有针道转移。

3. 钳取活检(biting biopsy)　一般用于浅表的溃疡型肿块,用活检钳咬取组织做病理检查,诊断准确率高。但咬取时应注意咬取部位和防止术后大出血。

4. 切取活检(incisional biopsy)　该方法主要是通过切取一小块肿瘤组织作病理检查以明确诊断。有时在探查术中,因肿块巨大或侵及周围器官无法切除,为了明确病理性质也常作切取活检。施行切取活检时必须注意手术切口及进入途径,要考虑到活检切口及进入间隙,必须在以后手术切除时一并切除,不要造成肿瘤的播散。活检手术应在病变明显的区域进行,避免范围过大的侵扰瘤灶,引起肿瘤播散和出血,同时保证所取组织中含有肿瘤细胞,必要时术中冰冻协助。

5. 切除活检(excisional biopsy)　在可能的情况下,可以切除整个肿瘤送病理检查以明确诊断。多只限于小的皮下病变或可移动较易切除的肿瘤。对于病变广泛的恶性肿瘤,往往无法一次切除,需要慎重对待。因瘤体巨大,术中可能出现破裂、出血、肿瘤播散等风险,并且恶性肿瘤经过化疗后,瘤体缩小,可增加完整切除率,减少手术并发症,利于远期生存。

6. 内镜活检　怀疑某些体腔或空腔脏器有肿瘤,均可用相应的内镜检查及钳取活检。内镜的种类很多,常用的有:胃镜、结肠镜、膀胱镜等。内镜检查可了解肿瘤的部位、形态、范围等情况,可同时钳取肿瘤组织作活检,确定其病理学性质。腹腔镜技术作为微创外科典型代表,在小儿腹部肿瘤的诊断及治疗中的运用越来越广泛。腹腔镜活检比手术开腹活检有其优点:①腹部小切口,微创;②肿瘤的颜色、部位、结构和整个脏器能予以

评估;③可直接获取肿瘤局灶性病变组织,诊断阳性率高;④活检后出血,可立即明确,并运用各种止血方法予以解决;⑤了解病变脏器与腹腔内其他器官的关系,协助进行临床分期;⑥替代剖腹手术探查,减少术后并发症。

(二) 根治性手术　根治性手术是以彻底切除肿瘤为目的,争取达到切缘阴性,即所谓 R0 级切除,这也是实体肿瘤治疗的关键。凡肿瘤局限于原发部位和邻近区域淋巴结,或肿瘤虽已侵犯邻近脏器但尚能与原发灶整块切除者,皆应施行根治性手术。其最低要求是切除肉眼可见的肿瘤组织和可能转移的局部淋巴结。

所谓根治术是指肿瘤所在器官的大部分或全部连同区域淋巴结作整块切除,如癌肿侵犯其他脏器,被侵犯的器官亦应作部分或全部切除。如乳腺癌根治术,必须将全乳腺及胸大肌、胸小肌及腹部淋巴脂肪组织连续整块切除。

根治性手术对肉瘤而言即为广泛切除术。所谓广泛切除术是指整块切除肉瘤所在组织的全部或大部分以及部分邻近深层软组织。如肢体的横纹肌肉瘤应将受累肌肉的起止点及其深层筋膜一并切除,有时尚需将一组肌肉全部切除。若为骨肉瘤常需超关节截肢。

(三) 姑息性手术　作为一种姑息疗法,姑息性手术在儿童仅占很小的地位。晚期恶性肿瘤在失去手术治愈机会的情况下,为了减轻症状,减少疼痛,延长生命,或为下一步其他治疗创造条件,可采用姑息性手术。姑息性手术包括肿瘤部分切除手术即减积手术,以及为缓解症状的对症手术,减积手术是指对原发灶或其转移灶部分或大部分切除,肉眼尚可见肿瘤残留;对症手术则根本未切除肿瘤而仅仅解除肿瘤引起的症状。如晚期胃肠道肿瘤虽然不能根治性切除,但为了防止出血、穿孔,解除梗阻等,常需作胃肠切除术。也包括为保持营养所做的胃肠造瘘手术等。巨大的神经母细胞瘤、软组织肉瘤,有时也需切除部分肿瘤。这些减体积手术可以减少肿瘤负荷,为放疗/化疗创造条件。

为了解除消化道梗阻、胆道梗阻,临床上常需作胃空肠吻合、胆囊空肠吻合、小肠结肠侧-侧吻

合等内吻合术。有时甚至需要做胃造口、膀胱造口等。骨肉瘤已有双肺转移，但局部出血、感染或病理性骨折造成患者极大痛苦，亦可考虑截肢去除局部病灶，减轻痛苦。

（四）预防性手术　对于有些有潜在恶性趋向的疾病和癌前病变做相应的切除以防止恶性肿瘤的发生。

儿童临床上常采用的预防性手术有：先天性多发性结肠息肉做全结肠切除术；溃疡性结肠炎做结肠切除术；先天性胆总管囊肿做囊肿切除，空肠肝总管及 Roux-Y 吻合术，隐睾症做睾丸固定术；易摩擦部位的黑痣切除术等。

（五）重建与康复手术　为了提高肿瘤患者的生存质量，重建和康复手术越来越受到重视。在多种方式治疗儿童实体肿瘤后，为了提高改进患者长期成活率和生活质量，外科医生必定要考虑采取一种重建手术方式来填补、修复因大块切除实体肿瘤引起的缺损和畸变。由于外科手术，特别是显微外科技术的进步，使肿瘤切除术后器官重建有很大的发展。如头面部肿瘤的切除术后常用血管皮瓣进行修复取得成功。舌再造术、口颊重建使患者的生活质量大大提高。此外，巨大肿瘤切除术后的胸壁重建、腹壁重建已广泛开展。泌尿生殖系统肿瘤切除术后的膀胱再生、阴道再造已取得重大进步。

（六）远处转移灶和复发性肿瘤切除术　有远处转移肿瘤的出现，多属于肿瘤晚期，难以手术治愈，但临床上确有部分转移患者手术后获得长期生存，故此对转移灶手术不能一概否定。

复发肿瘤的性质基本上与原发肿瘤相同，复发肿瘤的治疗较原发肿瘤更困难，疗效也较差，但绝非无望。某些病例如处理得当，仍可获得一定疗效，延长生存率。一般应根据复发肿瘤的具体情况选择适当的治疗方法。凡能手术者应考虑再手术，如软组织肉瘤术后复发多可再行手术，可在解剖许可范围内扩大切除乃至行截肢手术。腹膜后神经母细胞瘤复发，盆腔的横纹肌肉瘤复发等在临床上再切除手术也是治疗复发性实体肿瘤的重要方法之一。

不过，转移肿瘤和复发肿瘤手术效果总的来说比较差，必须与其他治疗配合进行。

四、肿瘤手术注意事项

（一）术前注意事项　小儿恶性肿瘤目前已经成为我国儿童死亡的最主要原因之一，每年新发的恶性肿瘤数目逐渐增加。小儿是一个特殊的群体，他们机体的耐受能力差，特别是处于疾病状态下的患者，较健康时各组织器官的功能都有不同程度的下降，对麻醉和手术等外界刺激的抵抗能力也进一步降低。为了使肿瘤患者顺利度过手术及术后的恢复过程，要在术前做好充分的准备，提高患者的抵抗力，稳定患者的情绪，为提高肿瘤特别是恶性肿瘤患者的预后做好充分准备。

1. 充分的心理沟通　肿瘤患者往往会有呕吐、疼痛等不适感，容易产生恐惧、愤怒、不安等心理。医务人员要主动与患者沟通，让他们逐渐熟悉医院环境和陌生人群，消除患者的恐惧心理，以和蔼耐心的态度对待患者，取得他们的充分信任。同时，由于不同年龄的患者其心理及思维方式存在很大差别，医务人员应根据不同年龄患者的特点采取针对性的心理沟通。如对于由于肿瘤带给患者身体上的不适而产生烦躁、苦恼等表现的婴幼儿，首先应对症处理以减轻患者身体上的痛苦，并在查房或查体时给予悉心爱护和体贴以减少患者的不安全感并增加患者对医护人员的亲切感；而对于年龄较大的患者，除了疾病对身体的折磨外，同时存在严重心理障碍，对这类患者要采取解除病痛与心理指导相结合的方案进行治疗，解除患者的巨大心理压力，让患者保持乐观的心态，获得战胜疾病的信心。

患者家属的态度和心态在疾病整个治疗过程中有着重要作用，因此要与患者家属进行良好的沟通，稳定其精神状态，鼓励其勇于面对现实，在患者哭闹或不配合治疗时与医护人员共同安抚患者，让患者配合治疗，延长患者生存时间，提高患者生存质量。

2. 全面了解患者情况　肿瘤患者特别是恶性肿瘤患者由于肿瘤细胞对机体的消耗，病情往往较重，一般情况差，加之手术创伤大，术前必须对患者的全身情况全面综合评估。①要详细询问患

13

者病史；②仔细进行体格检查，对肿瘤位置、大小、质地、活动度、表面皮肤情况、肿瘤与周围组织有无粘连、有无邻近淋巴结或其他部位转移等情况进行细致检查，检查时注意动作要轻柔，避免挤压和反复多次检查；③了解患者全身情况，正确估计手术的危险性，术前尽量纠正已出现的功能障碍，改善全身状况，作好术前准备，如术前禁饮食及营养支持等；④完善各种必要的检查，X线、B超、CT、MRI等是目前主要的影像学诊断方法；同时肿瘤标志物的检测对肿瘤的早期诊断也起着重要作用，小儿因为身体体重和体表面积小，肿瘤的重量与体重的比例比成人大，检测更具临床意义；⑤避免对肿瘤局部作不适当治疗，如理疗、热敷、推拿按摩或局部注射药物等；⑥术前制订好综合治疗方案。多学科专家密切合作尤其重要，宜共同拟定好治疗计划；⑦术前必须对患者家属交代有关病情和手术可能出现的问题，特别是致残手术。

（二）术中防止肿瘤扩散 手术是治疗恶性肿瘤最有效的方法之一，但是恶性肿瘤的生物学特性决定了肿瘤手术不同于一般的外科手术，任何不当操作即可使肿瘤细胞扩散、转移或种植，这是术后肿瘤复发的一个重要因素。因此，术中肿瘤细胞是否扩散是影响肿瘤治愈的关键因素之一，外科手术医生及手术室工作人员在工作中应加强责任心、加强无瘤操作观念、规范无瘤操作。手术中注意并做到以下几点：

1. 切口选择恰当 以能充分暴露术野为原则，不能因切口过小而过分牵拉或挤压肿瘤。

2. 探查要轻柔、细致、由远及近 探查动作必须轻柔，切忌大力挤压，以免肿瘤破溃、瘤栓脱落播散。先探查远处，最后才探查肿瘤，这样可以尽量避免将肿瘤细胞带至其他部位。

3. 对已有破溃的体表肿瘤或已侵犯浆膜表面的内脏肿瘤，应先用纱布覆盖、包裹，避免肿瘤细胞脱落、种植。

4. 先结扎阻断肿瘤部位输出静脉和淋巴管，然后结扎处理动脉，可减少术中肿瘤细胞进入循环的可能性，减少血道和淋巴道的转移。

5. 在游离肿瘤切除范围时，及时根据手术部位的深浅更换长度合适的电刀头，并尽量使用电刀，因电刀切割不仅可以减少出血，还可以封闭小血管及淋巴管，且高频电刀有杀灭肿瘤细胞的作用，可以减少血行和淋巴途径的播散与局部种植。

6. 淋巴结清扫 肿瘤切除同时，应探查瘤体周围淋巴结情况，如考虑有转移，应按顺序完整切除所有淋巴结，避免遗漏。

7. 施行根治性手术时要遵循连续整块切除的原则，禁忌将肿瘤和淋巴结分块切除。

8. 肿瘤切除后，应更换手套，创面用大量热蒸馏水冲洗，也有人用抗癌药物溶液冲洗和浸泡术野，以消灭可能脱落的肿瘤细胞。

9. 标本切除后应及时检查 看肿瘤是否已全部切除，边缘有无残留。如考虑局部肿瘤有残留、破溃等，可予以银夹、肽夹标记，便于放疗定位。

（三）肿瘤手术操作技术要点

1. 探查 "未看清前先不要动肿瘤"。探查肿瘤时首先注意肿瘤表面的出血趋势，是否布满张力较高的血管，或稍一触动则渗血活跃；然后注意有无完整包膜，是否有张力；肿瘤的解剖位置如何，来自什么器官，移动性如何；最后必须认清周围重要器官，特别是大血管。必要时先摆粗线预置止血带，以备随时作为牵引线或暂时结扎止血。

2. 肿瘤分离 探查后先设计分离步骤，应步步为营，随时能停止，能下台。要求直视下锐性分离，轻轻划切无挤压，看见血管随时处理，保证手术野无血。

3. 分离大血管及神经干 必须在充分暴露直视下分离。游离大血管要用锋利的刀刃轻划血管或神经周围纤维层，划切方向要沿血管或神经的长径，边切边看纤维层自然向两侧分开。

4. 巨大肿瘤分离 巨大肿瘤背面，常与腹膜后大血管粘连，经腹部切口，灯光和视线都不能达到。盲目搬掀，可能撕破大血管，发生台上死亡，可采用胸腹联合切口，保证肿瘤后的直视下操作。如有条件，可利用内镜（如鼻咽喉镜）、术中B超探头，在探明肿瘤背后情况后，再仔细分离。

（四）术后密切随访和疗效评价 肿瘤患者要终生定期随访，一般术后2年每3个月复查一次；2~5年内每6个月复查一次；5年以后每年复查一次。随访复查应包括体格检查和必要的实验室检查和影像学检查。通过定期随访观察,能够及早发现复发和转移病灶,及时治疗。另外,通过长期随访可能对手术治疗和其他治疗方法的效果进行评价,对于提高治疗水平有极大的帮助。

（王焕民　李晓庆）

第七节　化疗

儿童肿瘤的治疗是外科手术、化疗、放疗、基因治疗、免疫治疗等的综合治疗。由于儿童肿瘤有较显著的胚胎肿瘤特点,这些患者在确诊时,可有多个肿瘤病灶发生,为手术治疗、放疗带来较大困难,因而必须采用化疗杀灭全身肿瘤细胞。恶性肿瘤这种全身性特点在治疗上有别于手术治疗、放疗等方法,与成人肿瘤比较儿童肿瘤对化疗更具有明显的敏感性。甚至部分白血病及多数胚胎性肿瘤被视为根治性化疗可治愈的肿瘤,例如 Burkitt 淋巴瘤。我国 20 世纪 60~70 年代外科手术几乎是唯一的治疗手段,肿瘤长期生存率仅20% 左右,80 年代后采取综合治疗手段,特别加强化疗后,90 年代末期约 50% 左右。生存率的显著提高是将化疗药物纳入治疗方案的直接结果,而在此之前,治疗方案仅依赖于对原发肿瘤进行手术或放疗。化疗已从姑息治疗的地位上升至对许多肿瘤可达到根治效果。将手术和放疗与化疗相结合以控制局部疾病和根除全身性(转移性)疾病的多模式方法已成为治疗大多数儿童癌症的标准方法。儿童处于生长发育期,在追求疗效的同时,必须要考虑药物对儿童生长发育的影响,对儿童器官功能如心肝肾功能、内分泌功能及性腺的影响,将化疗对儿童生存质量及心理健康的影响降到最低限度。

一、常用化疗药物及作用机制

1. 烷化剂　烷化剂是第一种用于临床治疗儿童肿瘤的化疗药物。烷化剂分子结构都具有活泼的烷化基团。其细胞毒作用通过直接作用于 DNA 分子内鸟嘌呤和腺嘌呤形成联结或在 DNA 和蛋白质之间形成交联,影响 DNA 的修复和转录。烷化剂是细胞周期非特异药物,对非增殖期(G_0 期)的细胞也敏感。因而对生长缓慢的肿瘤也有效。此外,烷化剂是量效曲线呈直线上升,成为肿瘤超大剂量主要药物。主要药物有氮芥(NH_2)、环磷酰胺(CTX)、异环磷酰胺(IFO)、瘤可宁及白消安等。

2. 抗代谢类药物　抗代谢化疗药物其结构与体内某些代谢物相似,但不具备相应功能,从而干扰核酸及蛋白质的合成及利用,导至肿瘤细胞死亡。代表性药物有氨甲蝶呤(MTX)是叶酸的拮抗剂,以及氟尿嘧啶、阿糖胞苷(Ara-C)、6- 巯嘌呤(6-MP)等。

3. 抗肿瘤抗生素　包括一大类化疗药物,蒽环类包括多柔比星(ADR)、柔红霉素(DAM)、博来霉素、表多柔比星、丝裂霉素(MMC)等,主要作用机制是作用于 DNA 双螺旋结构或直接损害 DNA 模板影响 DNA 的形成。

4. 植物类抗肿瘤药物　这类药物作用靶点是肿瘤细胞微管结构或阻止纺锤体形成或直接作用使细胞有丝分裂停止。其代表药物有长春新碱(VCR)、长春碱(VLB)、紫杉醇、鬼臼乙苷(VP-16)等。

二、化疗原则

（一）化疗药物选择应注意化疗药物的作用机制　肿瘤细胞在增殖或代谢过程中重要的环节是 DNA 转录成 RNA、RNA 翻译相应蛋白质,目前临床上使的化疗药物几乎都是作用于以上重要环节中的某一节点,在临床上,充分理解化疗药物的作用机制(图 13-1),对化疗药物的选用、化疗方案的制订、增强化疗疗效及减少化疗毒副作用有重大意义。

（二）化疗药物的联合应用　联合化疗是肿瘤化疗重要原则,从细胞周期理论得知肿瘤由很多肿瘤细胞组成,一般情况下,仅部分肿瘤细胞处在活跃增殖状态,其他肿瘤细胞则处于相对静止状态的 G_0 期,只有多种抗癌药物联合应用才能同时杀伤不同细胞周期的肿瘤细胞。化疗药物应用应充分发挥化疗药物对肿瘤细胞杀伤作用,同时减轻对正常细胞的损害。当一种化疗药物长期或反复使用后肿瘤细胞可产生多药耐药性,使化疗效果下降。但对正常组织器官的损伤仍很严重,多种药物联合应用对克服化疗药物的耐受有重要

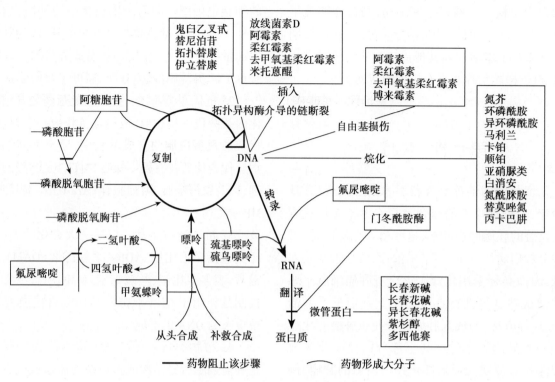

图 13-1 常用化疗药物作用位点

意义。联合化疗方案应用时应当注意几项选药原则，构成化疗方案的各种药物，应当是单独使用时被证明对该肿瘤有疗效，注意选用作用机制不同，作用时相各异的药物组成联合化疗方案；尽可能选择毒性类型不同以免造成毒副作用相加或相乘的药物；最重要的是采用的多种药物联合化疗已被临床证明有实用价值。欧美成立很多肿瘤诊疗协作组织，在临床上采用被证明是高效、低毒的若干联合化疗方案，逐步优化，成为儿童肿瘤诊治规范，有利于总结提高。Henderson 等早在 30 多年前已证实单一用药的化疗方案最好的完全缓解率为 60%，如果采用 4~5 种化疗药物的联合治疗，完全缓解率可达 95%。在不同国家或地区，对同一种儿童实体肿瘤的多种药物的联合治疗药物组合不尽相同，例如在神经母细胞瘤的化疗方案中，美国儿童肿瘤协作组（Pediatric Oncology Group，POG），采用顺铂、多柔比星、依托泊苷及环磷酰胺作为基本化疗药物。美国儿童癌症协作组（Children's Cancer Group，CCG）使用 4 种化疗药物，与 POG 化疗药物一样，但用法上差异较大。欧洲神经母细胞瘤研究协作组（European Neuroblastoma

Study Group，ENSG），采用顺铂、异环磷酰胺、长春新碱、多柔比星。ENSG 方案在药物选择与使用方法和 POG 及 CCG 均有较大差别，从以上三种化疗方案充分体现了神经母细胞瘤化疗核心用药是一致的。这一特点是由儿童神经母细胞瘤的病理学基础，分子生物学特点等决定的。使用不同化疗药物差异性也充分体现了不同地区不同人种儿童神经母细胞瘤的地域背景也有相当差异。这些特点在儿童肿瘤的化疗中较为普遍。

（三）辅助化疗 Eilber 等对肾母细胞瘤、淋巴瘤、尤因肉瘤、横纹肌肉瘤以及骨肉瘤患者是否给予辅助性化疗五年存活率进行对比研究，未给予辅助化疗仅 20% 左右，给予新辅助化疗进行比较，未使用辅助化疗，五年成活率平均不足 40%。同组患者，术前、术后都给予辅助化疗五年存活率为 50% 以上，最高可达 90% 以上。

手术治疗、放射治疗及化疗是恶性肿瘤治疗最经典的治疗。外科手术及局部放射治疗对局部病灶治疗效果好，但是对于手术或放疗而言治疗是以局部肿瘤病灶为主，两种局部治疗方式，常常对于残留病灶和远处转移病灶难以显效。因此必须在手术及放射治疗后给予化疗。近20多年对于某些有严重并发症而难以耐受手术治疗的病例以及对儿童肿瘤Ⅲ~Ⅳ期病例均应考虑术前化疗。术前化疗又称新辅助化疗,对中晚期难以一期手术完整切除的病例,在术前给予3~4个疗程的化疗,对恶性肿瘤病例治疗有重要意义。术前化疗可杀伤部分肿瘤细胞,抑制肿瘤血管生长,缩小肿瘤体积,使肿瘤组织与正常结缔组织之间有一个可供有效完整切除的界线,使二期根治手术病例能够维持很高的肿瘤完整切除率,提高治愈率。在Ⅲ、Ⅳ期肾母细胞化疗研究中显示,完整切除很困难,盲目手术还可促进肿瘤的血行播散,术前给予3个化疗疗程,手术完整切除变得更为容易,切取的肿瘤标本细胞大部分坏死,术前新辅助化疗是提高肾母细胞瘤治愈率最关键因素之一。

(四)化疗药物剂量与方案 多数敏感化疗药物都具有治疗效果与化疗药物剂量依赖相关性。剂量少量增加其疗效要明显得多,在动物实验中,药物剂量与肿瘤细胞杀伤作用存在对数曲线关系,在某些肿瘤的治疗中,环磷酰胺剂量增加2倍对肿瘤细胞的杀伤作用可增加10倍,接受足量维持剂量的治疗患者,缓解期明显高于正常剂量者,因此在设计儿童肿瘤治疗方案时应给予最高的可耐受剂量,同时要求药物治疗的间隙期应尽可能短,以避免化疗药物剂量不足间隙期延长而导致肿瘤细胞再次快速生长。Hrynink和Bush分析了44组Ⅳ期年龄大于1岁的1 592个神经母细胞瘤病例在化疗药物顺铂、多柔比星及环磷酰胺使用数倍剂量时,其生存率显著提高。在骨肉瘤、尤因肉瘤等病例中也有类似效果。

剂量强度的基础是剂量-反应曲线为线性关系,这样剂量越大效果也越好。在临床上这种线性关系见于淋巴瘤、睾丸肿瘤等,这也是临床上应用大剂量化疗的基础。近年来,骨髓及造血干细胞移植、骨髓造血刺激因子的使用获得成功也说明剂量强度在提高肿瘤化疗疗效的意义。

(五)化疗个体化治疗 儿童肿瘤有明显的个体化特点,其原因是①肿瘤细胞来源不同;②肿瘤的遗传背景各异,原癌基因的表达,抑癌基因的抑制,从质及量的差异比较明显;③同一性质肿瘤相关肿瘤分子标记物或有或无,表达量也有差异;④年龄、肿瘤分期、临床特点各异;⑤肿瘤细胞的敏感程度也有量的差异。儿童肿瘤的这些差异和异质性决定了临床治疗应充分体现个体化治疗。化疗个体化的治疗主要体现在临床选用敏感化疗药物。

1. 肿瘤细胞化疗药物敏感试验 儿童肿瘤的规范化疗有具体方案,其药物的选择主要根据肿瘤性质、特点及化疗药物作用机制,这些化疗方案为多数儿童肿瘤病例规范了化疗药物。采用切取肿瘤组织制作肿瘤细胞培养,根据各种化疗药物对实验室肿瘤细胞的杀伤作用,测定该肿瘤的化疗药物敏感谱,以供临床选用。实验表明,在多数情况下,实验室敏感药物与规范治疗药物有较高一致性,但同时也体现儿童肿瘤的个体特点。目前,这种原代细胞培养体外检测药敏的方法已发展为小鼠原位移植瘤体内测试药敏的技术,可以为耐药肿瘤的治疗提供新的化疗药物选择建议。

2. 肿瘤标本病理切片耐药基因表达特点 采用免疫组织化疗和PCR方法,检测肿瘤组织耐药基因表达,测定基因包括 *MDR1*、*MRP*、*LRP*、*GST-π*、*TOPO-Ⅰ/Ⅱ*等耐药基因。PCR技术可以检测关键基因(如细胞色素P450酶系:CYP)的单核苷酸多态性,反应患者对药物的临床疗效及毒副作用,指导个体化化疗。

3. 外周血单个核细胞及CD4⁺、CD8⁺细胞耐药基因检测 肿瘤细胞化疗药物敏感试验及肿瘤标本病理切片耐药基因检查,可较准确地检测某一时间段化疗药物的敏感性。随着化疗疗程的进展,体内残留肿瘤组织对化疗药物产生一定的耐药性,化疗药物敏感谱显著改变。研究表明,肿瘤患者外周血单个核细胞及CD4⁺、CD8⁺细胞耐药基因的表达与体内残留肿瘤细胞同一耐药基因表达有明显正相关性,即可采用动态检测儿童肿瘤病儿外周血单个核细胞、CD4⁺、CD8⁺细胞耐药基因表达情况动态监测肿瘤病儿耐药变化,根据检测结果随时为临床提供敏感化疗药物谱,提高化疗疗效。

4. 耐药基因作用底物的相关化疗药物 高表达以下耐药相关基因的细胞经典的耐药药物、次要的耐药药物及耐药机制见表13-18。

表 13-18　耐药基因相关经典的耐药药物、次要的耐药药物及耐药机制

多药耐药基因蛋白 （P-gp）		多药耐药相关蛋白 （MRP）	肺耐药相关蛋白 （LRP）	谷胱甘肽 S 转移酶 （GST-π）
作用机制	药泵作用	药泵作用	转运作用	解毒作用
耐药药物	经典耐药药物： 多柔比星、表柔比星、柔红霉素、丝裂霉素、拓扑替康、替尼泊苷、博来霉素、米托蒽醌	经典耐药药物：多柔比星、表柔比星、柔红霉素、顺铂、替尼泊苷、长春新碱	经典耐药药物：顺铂、博来霉素、米托蒽醌、多柔比星	经典耐药药物：甲胺蝶呤、替尼泊苷、博来霉素、米托蒽醌、放线菌素 D
	次要耐药药物：环磷酰胺、氟尿嘧啶、羟基脲、博来霉素、依托泊苷、长春新碱	次要耐药药物：阿糖胞苷、羟基脲、博来霉素、拓扑替康、环磷酰胺	次要耐药药物：环磷酰胺、氟尿嘧啶、阿糖胞苷、丝裂霉素、放线菌素 D、表柔比星、柔红霉素、卡铂	次要耐药药物：羟基脲、环磷酰胺、多柔比星、表柔比星、柔红霉素、顺铂、卡铂、拓扑替康、依托泊苷

（六）靶向治疗

1. 药物靶向递送的研究　应用脂质体或单克隆抗体将化疗药物包裹，利用脂质体或单克隆抗体的高选择性，减少药物进入正常细胞的数量，将药物尽可能多的递送到肿瘤细胞内，以发挥更强的抗肿瘤作用，减轻毒副作用。目前临床上使用较多的脂质体多柔比星。

2. 单克隆抗体治疗　目前在成人肿瘤中，已有较多成功使用经验。单克隆抗体已成肿瘤治疗不可缺少的组成部分。在儿童肿瘤中，也有越来越多的临床研究证实，单克隆抗体的使用可以提高肿瘤治疗效果。使用最为广泛的是抗 CD20 单抗，用于急性淋巴细胞白血病、淋巴瘤等，现已纳入国内多个诊疗共识推荐使用。

3. 小分子抑制剂　小分子药物通常是信号转导抑制剂，它能够特异性地阻断肿瘤生长、增殖过程中所必需的信号转导通路，从而达到治疗的目的。例如治疗慢性粒细胞白血病和肠胃间质瘤的伊马替尼、以表皮生长因子受体（epidermal growth factor receptor，EGFR）为靶点的用于治疗非小细胞肺癌的吉非替尼、以 ALK-EML4 融合基因为靶点的用于治疗肺癌的克唑替尼均属此类，目前也有多个临床试验在研究这些小分子抑制剂在儿童肿瘤中的治疗作用。

三、化疗副作用及处理

目前临床使用的化疗药几乎都有不同程度的毒副作用，化疗药物在杀伤肿瘤细胞同时对正常组织也不加区别地进行杀伤。一般情况下，对肿瘤细胞杀伤力强的化疗药物也表现出更大的副作用，正常组织与器官受到损害。化疗药物的副作用限制了临床应用并可以制约化疗过程的顺利进行。

化疗药物毒副作用包括近期毒副作用及远期毒副作用。

（一）近期毒性

1. 骨髓抑制　除甾体类激素，博来霉素和左旋门冬酰胺酶外，大多数化疗药物都有不同程度的骨髓抑制。蒽环类、氮芥、鬼臼类，异长春碱、长春碱、环磷酰胺，卡铂等毒副作用明显，可引起严重毒副作用。亚硝基脲类，丝裂霉素等可出现延迟性骨髓抑制。骨髓的毒副作用对机体产生严重损害，是影响多个化疗疗程的主要因素，临床预防或处理措施应使用各种骨髓细胞或其他成分的刺激因子。粒细胞单核细胞集落刺激因子（GM-CSF）和粒细胞集落刺激因子（G-CSF）能促进骨髓干细胞分化和粒细胞增生，预防或减轻骨髓抑制，对已发生的骨髓损害有治疗作用。化疗药物对血小板及红细胞影响较少，临床影响也不如骨髓干细胞、粒细胞受到的抑制严重，必要时可给予促血小板生成因子（TPO）和促红细胞生成素（EPO）。

2. 胃肠道反应　化疗药物对增生活跃的细胞影响最明显，口腔、舌、胃肠道黏膜细胞更新周期短，影响明显。对胃肠黏膜损伤的化疗药物包括氨甲蝶呤、放线菌素 D、氟尿嘧啶等，对黏膜损害程度与化疗药物剂量关系明显。可引起恶心、呕

吐的化疗药物十分广泛,顺铂、放线菌素 D 及氮芥作用最明显。环磷酰胺、蒽环类化疗药物、异环磷酰胺,阿糖胞苷次之。博来霉素、氟尿嘧啶、长春新碱反应较轻。地塞米松可有一定止呕效果。

3. 心肺毒性 引起肺损害的化疗药物有博来霉素、白消安及丝裂霉素等,采用皮质类固醇可减轻肺损伤作用。

化疗药物对心脏的损害主要有心脏病、严重心律失常、心肌缺血,严重可至心肌梗死,引起心脏副作用的化疗药物主要有蒽环类化疗药物及多柔比星,控制剂量可缓解症状,维生素 E、辅酶可缓解心脏损害。

4. 其他 左旋门冬酰胺酶、阿糖胞苷、鬼臼乙苷等引起肝脏损伤以药物性肝炎和慢性肝纤维化为主,放线菌素 D 和大剂量环磷酰胺可引起静脉闭塞性肝病,氨甲蝶呤可引起肝纤维化。某些化疗药物可引起肾小管及膀胱炎等泌尿系统损害,主要肾毒性化疗药物有顺铂、环磷酰胺及丝裂霉素等。

脱发是化疗最常见的并发症,脱发给肿瘤患者造成的生理和心理影响十分明显,烷化剂、蒽环类、长春碱类、鬼臼毒素类、紫杉醇,5-氟尿嘧啶及氨甲蝶呤等均可引起不同程度的脱发。

(二)远期并发症 随着恶性肿瘤综合治疗手段越来越丰富,设备不断改进,技术水平不断提高,肿瘤存活率明显增加,同时化疗药物长期并发症更客观的展现出来,引起了高度重视。

1. 致癌作用 多数化疗药物作用机制是化疗药物在基因蛋白质水平杀灭肿瘤细胞,因此肿瘤患者正常细胞、DNA、染色体及某些蛋白分子受到干扰,发生与化疗药物相关的第二恶性肿瘤,白血病是化疗药物长期使用后诱发的常见恶性病变。在临床化疗中应充分考虑,尽力避免。

2. 不育与致畸 许多化疗药物除对正常组织细胞 DNA、染色体的损伤外,还可影响生殖细胞的分泌功能,使患者不育或致畸。

四、肿瘤细胞诱导分化治疗

与成人恶性肿瘤比较,儿童肿瘤多数是胚胎细胞肿瘤,在肿瘤形成和发展过程中与细胞的分化密切相关。以骨肉瘤为例,在正常的胚胎发育成骨过程中,间充质诱导分化成正常的骨细胞包括定向骨原细胞(commited osteoprogenitor)、前成骨细胞(preosteoblasts)、早期成骨细胞(early osteoblasts)和晚期成骨细胞(mature osteoblasts)四个阶段。如果胚胎形成及发育过程中,在正常成骨过程中机体分泌系列与正常成骨相关的蛋白质及细胞因子骨形成蛋白(BMP)、维生素 A 等受到影响,胚胎细胞分化过程受到影响而不能完成正常分化过程形成正常骨质,部分胚胎细胞停留在原始增生阶段,临床表现为恶性肿瘤,儿童神经母细胞是一种罕见的恶性肿瘤细胞可以自行继续分化成良性成熟神经细胞瘤的例子。

(一)诱导分化剂

1. 维 A 酸(ATRA) ATRA 是由羧基取代维生素 A 的 CH_2OH 基团而后衍生而成。ATRA 主要功能有:ATRA 能诱导 HL-60 细胞向粒细胞分化,成熟并抑制其克隆生长;ATRA 能诱导 NB4 细胞及骨髓瘤细胞凋亡;ATRA 可刺激巨核细胞集落形成单位(CFU-MK)、粒单集落形成单位(CFU-GM)以及红系集落形成单位(BFU-E)的增殖。

2. 细胞因子与肿瘤细胞分化有关的因子主要有粒细胞集落刺激因子(G-CSF)、干扰素 α(IFN-α)和肿瘤坏死因子(TNF)等。

(1) G-CSF:在肿瘤坏死因子(TNF),白介素 -1(IL-1),内毒素的诱导与作用下形成 G-CSF,促进前期造血祖细胞增殖,主要作用是促进粒系细胞增殖分化成中性粒细胞,与 ATRA 联合用药可增强诱导分化作用。

(2) 干扰素:干扰素分为两型,IFN-α 与 IFN-β,其中 IFN-α 抗肿瘤、诱导分化作用较强,IFN-α 在病毒外源细胞、肿瘤细胞等刺激下,由 B 细胞、T 细胞和巨噬细胞分泌产生,主要作用是促进造血细胞分化,抑制肿瘤细胞生长,促进肿瘤细胞分化。

(3) 肿瘤坏死因子:肿瘤坏死因子(TNF)对肿瘤细胞可选择性抑制,可促进造血细胞分化,增强 B 淋巴细胞功能,TNF 对直肠癌等有诱导分化作用。

(二)诱导分化剂在儿童实体瘤化疗中的应用 近 20 年,肿瘤诱导分化剂在白血病治疗获得成功,在早期治疗急性早幼粒细胞白血病的基础上,诱导分化治疗在实体瘤的治疗或辅助治疗中已广泛应用。例如,小剂量 ATRA 可诱导胃癌、肺癌、淋巴瘤、骨肉瘤、神经母细胞瘤和肝癌细胞的分化。

在儿童实体瘤的治疗中,化疗作用十分重要,经过一个疗程或数个疗程化疗,肿瘤细胞大量被杀死,研究证明残留的肿瘤细胞中分化程度较低,适宜采用对残留肿瘤细胞诱导分化治疗,促进肿瘤细胞分化,也避免过密的化疗药物使用,使机体正常功能得以恢复。

五、常见儿童肿瘤化疗方案(common programmes of chemotherapy)

目前国际上较重要的儿童肿瘤组织主要有美国儿童肿瘤协会(COG)及国际儿童肿瘤协会(SIOP),对儿童常见的肿瘤均有各自的诊疗推荐,并不断修正,在临床应用中取得较大进展。中国抗癌协会儿童肿瘤专委会与中华医学会小儿外科分会肿瘤学组密切配合协作,组织全国小儿肿瘤专业专家、医师、研究人员共同制定常见儿童肿瘤诊治规范,并成立了中国儿童实体肿瘤诊疗规范协作组(CCCG),对儿童常见的肿瘤制定了国内的专家共识,国家卫生健康委在 2019 年也制定了儿童恶性实体肿瘤诊疗规范供行业参考。各单位可根据本单位实际情况选择参照执行。以下简要展示儿童最常见的实体肿瘤化疗方案。

(一)神经母细胞瘤临床化疗方案 下列方案转录自国家卫生健康委 2019 版诊疗规范。该规范的治疗原则和细则重点参考欧洲 NB 方案、COG 方案和 CCCG-NB 方案,提供的以下治疗方案各医院根据各自情况选择应用。

治疗之前需根据临床分期和病理类型等进行危险度分层,分为低、中、高危组,不同危组化疗方案强度不同。

1. 低、中危组 CBVP 和 CADO,每 21 天 1 疗程,具体剂量见下:

(1) CBVP 方案:卡铂 200mg/(m²·d)〔年龄 ≤12 个月,6.6mg/(kg·d)〕,静脉滴注,第 1~3 天;依托泊苷 150mg/(m²·d)〔年龄 ≤12 个月,5mg/

(kg·d)〕,静脉滴注,第 1~3 天。

(2) CADO 方案:长春新碱 1.5mg/(m²·次)〔年龄 ≤12 月,0.5mg/(kg·次)〕,静脉推注,第 1 天、第 15 天;多柔比星 25mg/(m²·d)〔年龄 ≤12 月,1mg/(kg·d)〕,静脉滴注 6 小时,第 1~2 天;环磷酰胺 750mg/(m²·d)〔年龄 ≤12 月,30mg/(kg·d)〕,静脉滴注 1 小时,第 1~2 天;美司钠 300mg/m²,静脉滴注 0、4、8 小时,第 1~2 天;

注:中、低危组的小婴儿(年龄 ≤6 个月)化疗剂量酌情减为总剂量的 50%~75%。

2. 高危组化疗方案 CAV 和 CVP 方案,每 21 天 1 疗程,具体药物见下:

(1) CAV 方案:长春新碱 1.5mg/(m²·d)(Max 2mg/d),静脉滴注半小时,第 1 天;多柔比星 25mg/(m²·d),静脉滴注 12 小时,第 1~2 天;环磷酰胺 1.5g/(m²·d),静脉滴注 6 小时,第 1~2 天;美司钠 400mg/(m²·d),静脉滴注 0、3、6、9 小时,第 1~2 天;方案实施期间需要进行水化、碱化。

(2) CVP 方案:顺铂 50mg/(m²·d),静脉滴注,第 1~4 天;依托泊苷 200mg/(m²·d),静脉滴注,第 1~3 天;方案实施期间需要进行水化、碱化。顺铂前给予甘露醇静脉滴注。高危组体重小于 12 公斤患者,化疗剂量减为总剂量的 66%~75%。

除上述卫健委推荐化疗方案外,CCCG-NB-2015 方案对低危组采取卡铂 + 依托泊苷,卡铂 + 环磷酰胺 + 多柔比星轮换,中危组采取长春新碱 + 顺铂 + 多柔比星 + 环磷酰胺,长春新碱 + 顺铂 + 依托泊苷 + 环磷酰胺轮换,高危组采取环磷酰胺 + 托泊替康,顺铂 + 依托泊苷,环磷酰胺 + 多柔比星 + 长春新碱交替的化疗方案,可供临床选用。

(二)肾母细胞瘤(Wilms 瘤)临床化疗方案 肾母细胞瘤主张手术、放疗及化疗联合治疗。推荐的肾母细胞瘤的治疗的顺序依次为:对于能手术切除的病例:手术→化疗→伴或不伴放疗;对于不能手术切除的病例:建议术前活检→术前化疗→手术→放疗和化疗;对于Ⅳ期和Ⅴ期的病例,应该给予个体化治疗。肿瘤根据临床分期、组织类型和危险度不同。CCCG-WT-2016 方案推荐Ⅰ期肾母细胞瘤 FH 型用 WTSG-5-EE4A;Ⅱ、Ⅲ、Ⅳ期 FH 及Ⅰ、Ⅱ期局灶性间变型和Ⅰ期弥漫间变型用

WTSG-5-DD4A;治疗 6 周评估反应不佳的Ⅲ、Ⅳ期 FH 和Ⅲ-Ⅳ期 FH 型无放疗条件者,第 7 周转入 WTSG-M 方案(长春新碱 + 放线菌素 + 多柔比星 + 环磷酰胺 + 依托泊苷);Ⅰ~Ⅲ期肾透明细胞肉瘤和Ⅲ期局灶间变型用 WTSG-5-I;Ⅰ~Ⅳ期肾横纹肌样肉瘤、Ⅱ~Ⅳ期弥漫间变型、Ⅳ期局灶间变、Ⅳ期肾透明细胞肉瘤用 CCCG-WT-2016(5)(异环磷酰胺 + 卡铂 + 依托泊苷 + 环磷酰胺 + 多柔比星 + 长春新碱);Ⅴ期依病理类型参考相应类型Ⅳ期。具体方案参照《儿童肾母细胞瘤诊断治疗建议》(中华小儿外科杂志,2017 年第 2 期)。

(三)霍奇金病(HD)临床化疗方案 目前诊疗中,CCCG-HD-2018 方案一般将 HD 患者分为低危、中危和高危 3 个组别。治疗强度依据相应的危险度分组。

1. 低危组 AVE-PC:环磷酰胺 600mg/(m²·d),静脉滴注,第 1、2 天;长春新碱 1.4mg/(m²·d),静脉推注,每次最大量不超过 2mg,第 1、8 天;多柔比星 25mg/(m²·d)静脉滴注,第 1、2 天;依托泊苷 125mg/(m²·d),静脉滴注,第 1~3 天;泼尼松 40mg/(m²·d),口服,第 1~7 天;G-CSF5μg/(kg·d),皮下注射,每天 1 次,第 4~7 天和第 9 天,直至 ANC>1 000/mm³。

2. 中危组 ABVE-PC:环磷酰胺 600mg/(m²·d),静脉滴注,第 1、2 天;长春新碱 1.4mg/(m²·d),静脉推注,每次最大量不超过 2mg,第 1、8 天;多柔比星 25mg/(m²·d)静脉滴注,第 1、2 天;依托泊苷 125mg/(m²·d),静脉滴注,第 1~3 天;泼尼松 40mg/(m²·d),口服,第 1~7 天;博来霉素 5IU/(m²·d),静脉滴注第 1 天,10IU/(m²·d),静脉滴注第 8 天;G-CSF5μg/(kg·d),皮下注射,每天 1 次,第 4~7 天和第 9 天,直至 ANC>1 000/mm³。

3. 高危组 ABVE-PC(同上)及 IFOS/VINO:异环磷酰胺 3 000mg/(m²·d),静脉滴注(24h),第 1~4 天;美司钠 3 000mg/(m²·d),静脉滴注(24 小时,与异环磷酰胺同步),第 1~4 天,美司钠 125mg/(m²·h),静脉滴注(12 小时),第 5 天;长春瑞滨 25mg/m²,静脉推注,第 1、5 天;G-CSF 5μg/(kg·d),皮下注射,每天 1 次,第 6 天开始直至 ANC>1 000/mm³。

(四)横纹肌肉瘤临床化疗方案 2019 国家卫健委版方案及 CCCG-RMS-2016 方案根据临床分期和病理等进行危险度分组,分为低、中、高危三组(表 13-19)。不同分危其化疗方案不同。

表 13-19 横纹肌肉瘤危险度分组

危险组	病理亚型	TNM 分期	IRS 分期
低危	胚胎型	1	Ⅰ~Ⅲ
低危	胚胎型	2~3	Ⅰ~Ⅱ
中危	胚胎型、多形型	2~3	Ⅲ
中危	腺泡状、多形型	1~3	Ⅰ~Ⅲ
高危	胚胎型、多形型 腺泡状	4	Ⅳ

1. 低危组方案 ①VAC 方案:V(长春新碱)+A(放线菌素 D)+C(环磷酰胺);②VA 方案:V(长春新碱)+A(放线菌素 D)。

长春新碱:1.5mg/m²,静脉滴注,第 1、8、15 天;放线菌素 D:0.045mg/(kg·次)+ 生理盐水 5 分钟,第 1 天;环磷酰胺:1.2g/m²,1 小时,静脉滴注,第 1 天。美司钠 360mg/(m²·次)+ 生理盐水 20~30 分钟,于环磷酰胺 0、3、6、9 小时,静脉推注,第 1 天。

年龄小于 12 个月,放线菌素 D 剂量减半或≤12kg 按体重计算,剂量 = 体表面积剂量 /30 × 体重(kg)。化疗 4 疗程后全面评估,如果完全缓解,4 疗程后可考虑停药,总疗程不超过 10 次。

2. 中危组方案

(1) VAC 方案:同低危组,≤12kg 按体重计算,剂量 = 体表面积剂量 /30 × 体重(kg)

(2) VI 方案(V:长春新碱 +I:伊立替康):长春新碱同低危组,伊立替康:50mg/m²,第 1~5 天,VCR 后静脉滴注 90 分钟;单次最大量≤100mg/d,伊立替康有严重粒细胞减少和腹泻等不良反应,有条件者在化疗前可做 UGT1A1 基因检测。

VAC 和 VI 方案可交替进行。全部化疗在完全缓解后 4~6 个疗程可考虑停药,总疗程数最多为 13 个疗程(42 周),超过 12 个疗程时考虑个体化调整方案。化疗 12 周瘤灶评估处于 PD(肿瘤增大或出现新病灶)则出组,可考虑造血干细胞移植。

3. 高危组方案

(1) VAC、VI 方案:同中危组,≤12kg 按体重

计算,剂量 = 体表面积剂量 /30 × 体重(kg)。

(2) VDC(V:长春新碱 +D:多柔比星 +C:环磷酰胺)/IE(I:异环磷酰胺 +E:依托泊苷)方案。

长春新碱:同低危组;多柔比星:30mg/m²,第 1~2 天;环磷酰胺:1.2g/m²,1 小时,第 1 天;异环磷酰胺:1.8g/m²,第 1~5 天;依托泊苷:100mg/m²,第 1~5 天;美司钠 360mg/(m²·次)+ 生理盐水 20~30 分钟,环磷酰胺 / 异环磷酰胺 0、3、6、9 小时,第 1 天 / 第 1~5 天。

以上化疗方案建议术前以 VAC 和 VI 交替为主。术后以 VDC 和 IE 交替为主。放疗期间建议应用 VI 方案。全部化疗在 54 周完成,总疗程数超过 12 个疗程时可考虑个体化调整方案。化疗 12 周后评估处于 PD(肿瘤增大或出现新病灶)则出组,可考虑干细胞移植。

(王珊 杨超)

第八节 儿童实体肿瘤的放射治疗

随着对放射物理学、放射生物学、临床治疗知识有了进一步的认识和掌握,以及计算机在放疗中的应用,放射治疗新技术不断涌现,治疗设计由二维向三维空间转变,儿童实体肿瘤的放射治疗(radiotherapy of Children's solid tumors)治疗原则进一步深化。精确定位(precision location)、精确计划(precision planning)和精确治疗(precision treatment)的"3P"概念得到重视。常规放射治疗与精准放射治疗的联合运用使放射治疗更趋完美,对疾病(恶性肿瘤及部分良性病变)的治疗范围进一步扩大。

一、放射物理学概论

(一)放射治疗射线种类和物理特性

1. 光子线照射 包括 X 线和电子线。X 线的产生,为阴极灯丝发出电子流,在高压场中与阳极金属靶(钨、金)发生碰撞而产生,与此同时产生大量热。如果电子流在通过加速管时获得不断加速,能量获得提高,与金属靶碰撞后即会产生由不同能量的连续波组成的高能量 X 线,电子线穿透力低,最高剂量在表面区域,进入组织后剂量下降较快,适用于表浅肿瘤的治疗。高能 X 线(≥4MeV)的穿透力随能量升高而加强,适合于深部肿瘤的照射。

2. γ射线治疗 有些放射性核素衰变时释放出 γ 射线,与 X 线不同,有固定的波长和能量,并因不同放射性核素而异。临床常用的人工放射性核素 ^{60}Co 在衰变中可放出两种 γ 线,其能量分别为 1.17MeV 和 1.34MeV(平均 1.25MeV)。γ 线的穿透力大于 X 线。

3. 中子线治疗 中子属于高 LET(线性能量传递)射线,本身不带电,在介质中按平方反比定律衰减,不具有其他高 LET 射线的物理特性。中子线的特点是肿瘤后组织的剂量很低,单野照射剂量分布比较均匀,符合理想剂量分布,但肿瘤前的正常组织剂量很高,等于或大于肿瘤剂量,因此只适合表浅、偏心部位的肿瘤,而且以单野照射为好。中子射线有低的氧增强比(OER),因此在治疗时有氧细胞和乏氧细胞的放射敏感性差异小,乏氧细胞的放射抵抗性低,中子可以一次性打击杀死大量的乏氧细胞。

4. 电子线治疗 电子线在组织中达到最高剂量后,剂量迅速下降,病变后正常组织受量极小。这样可按肿瘤靶区深度选择不同能量电子线,可很好保护肿瘤后面的正常组织器官。临床常用单野照射时肿瘤应包括在 80% 或 90% 等剂量区内。

5. 质子和重粒子辐射 高能回旋加速器产生一定能量的质子和带电粒子,具有潜在的治疗价值。用于放疗的重粒子主要指元素周期表 18 号元素以前的,如氦、碳、氮等原子核离子。质子具有放射物理学上独特的布拉格峰,能很好地保护出射方向的正常组织,重离子则同时具有质子的物理特性和中子的生物学特点。

6. 近距离治疗 直接应用放射性核素来接近肿瘤部位称为近距离治疗。近距离放疗在临床上应用越来越灵活和精确,可实施腔内、管内照射,组织间照射,术中置管术后照射和贴敷照射,使之更安全、可靠、准确,且防护更好。

(二)放射治疗的剂量单位 放射治疗剂量单位为辐射吸收剂量,辐射吸收剂量是指每单位质量物质受辐射后吸收辐射的能量。国际单位系统（SI 单位）确定 Gray（Gy）作为吸收剂量单位，相当于 1J/kg。1cGy=1rad=1/100Gy。伦琴（R）是过去的辐射照射单位，对于 X 线和 γ 射线在治疗范围里的照射量，1R 粗略等于在软组织中 0.009 5Gy。

二、肿瘤放射治疗的生物学基础

（一）射线的杀伤机制　放射治疗（radiation therapy）是通过入射线被生物分子吸收，直接或间接地作用于细胞内关键的靶点，造成损伤达到治疗目的，为一种局部治疗手段。核内 DNA 是生物体内对放射线最敏感的靶，也是引起细胞死亡最关键的靶点。

1. 射线对 DNA 的作用　射线主要作用于脱氧核糖核酸（DNA）。电离现象导致的多种 DNA 损伤中，对临床放射生物研究最有实际意义的是单链断裂（single strand break，SSB）和双链断裂（double strand break，DSB）。

2. 射线对细胞的作用　细胞是生命的基本单位，也是照射能与机体作用的基本场所，放射线对细胞损伤造成细胞的死亡。

（二）人体组织的放射敏感性　正常组织和肿瘤组织对放射敏感性的差别、对放射损伤修复能力和修复时间的差别是放射治疗作为一种主要的治疗手段存在和发展的基础。

1. 正常组织的放射敏感性　不同组织的放射敏感性以受照射后实质细胞直接受损和继发于血管损伤及结缔组织反应的综合结果进行分类，其中以淋巴类组织、造血类组织、性腺上皮等最为敏感，其次为部分上皮组织。而神经组织和肌肉组织最不敏感。

2. 肿瘤组织的放射敏感性

（1）组织类型的影响：①高度放射敏感的肿瘤，如淋巴类肿瘤、白血病、精原细胞瘤、肾母细胞瘤等；②中度放射敏感性的肿瘤，如人体各部位的鳞状细胞癌；③低度放射敏感性的肿瘤，如大多数腺癌，此类肿瘤一般不以放射治疗作为首选治疗手段。

（2）分化程度的影响：肿瘤的放射敏感性与细胞分化程度有关。细胞分化程度越高，则放射敏感性越低，如纤维肉瘤、脂肪肉瘤、骨肉瘤等。反之，分化程度差的肿瘤，如未分化癌等对放射的敏感性就很高。但临床同时应注意，分化差的肿瘤也易发生转移。

（3）临床因素的影响：肿瘤的局部情况和患者的全身情况，如肿瘤的临床分期和分型、肿瘤的血供、周围的氧浓度、肿瘤的倍增时间、肿瘤放疗前接受的其他处理、局部是否伴感染及患者的营养状况、重要器官的功能情况、是否存在活动性结核、甲状腺功能亢进等，均与肿瘤的放射敏感性密切相关。

（三）放射损伤与修复　在放射治疗中，细胞的放射损伤可分为 3 个类型。①亚致死性损伤（sublethal damage，SLD）：照射后细胞存在累积的非致死性、在一定时间内（1~6 小时）能完全修复的损伤；②潜在致死性损伤（potential lethal damage，PLD）：照射后细胞可导致死亡，但若有适当的环境和特定的条件，细胞可能修复；③致死性损伤（lethal damage，LD）：照射后细胞失去再增殖能力，在任何情况下都不能修复。

（四）氧与放射敏感性　照射时的氧浓度在很大程度上影响组织和细胞的放射敏感性。氧敏感的程度用氧增强比（OER）来表示。要完成相同的细胞杀伤水平乏氧细胞所需照射剂量是富氧细胞的数倍。

（五）放射治疗的分割治疗　分割治疗的目的是利用正常组织和肿瘤组织对放射线敏感程度和损伤修复能力的不同，在保证对肿瘤细胞群体杀伤效应的同时，尽可能减少或避免正常组织的放射损伤。在临床实践中，分割剂量被用于二次或更多次照射，分别相隔 6~24 小时。

（六）放射生物学中的"4R"现象　放射生物中，分次治疗的临床效应主要表现在 4 个方面：①放射损伤的修复（repair）；②细胞周期的再分布（reassortment of cell in cycle）；③细胞的再增殖（repopulation）；④乏氧细胞的再氧合（reoxygenation）。称之为"4R"现象。

1. 损伤的修复　组织受照射后，修复能力因组织不同而有很大的差异。晚反应组织（late-responding tissues）比早反应组织（early-responding

tissues)修复能力强。早反应组织有皮肤的上皮细胞、小肠黏膜、结肠黏膜、骨髓组织、精原细胞等，肿瘤组织也基本属于早反应组织，晚反应组织有脊髓、肾、肺、肝、皮肤的皮下组织等。

2. 细胞周期的再分布　处于不同增殖周期中不同时相的细胞放射敏感性不同。对放射不敏感时相的细胞进入放射敏感时相，照射将获得理想的杀伤效应。所以分次照射可以不断杀死敏感时相的细胞，使细胞出现相对同步化，为下一次的照射提供有利条件。

3. 细胞的再增殖　放射线照射后，正常组织和肿瘤组织都会出现再增殖现象。治疗的总疗程延长，肿瘤的复发率就增加，也证实了肿瘤再增殖的存在。

4. 乏氧细胞的再氧合　肿瘤细胞特殊的生长方式使肿瘤内坏死区和增殖旺盛的细胞区间的氧合浓度形成一递减区，可见肿瘤内乏氧细胞的存在是影响肿瘤治疗效果的主要因素。再氧合效应实际上是对肿瘤组织的相对增敏。

三、临床肿瘤放射治疗学基础

（一）放射治疗的目的

1. 根治性放疗　应用放射治疗方法如同外科手术一样全部永久地消灭恶性肿瘤的原发灶和转移病灶。适用于临床Ⅰ、Ⅱ期和部分Ⅲ期病例，放疗所给的肿瘤量要达到根治剂量。

2. 姑息性放疗　应用放射治疗方法治疗晚期恶性肿瘤的原发性肿瘤灶和转移病灶，以达到改善症状的目的。姑息性放疗多用于处理肿瘤引起的疼痛、梗阻、出血、神经受压等。

3. 辅助性放疗　应用放射治疗方法联合其他治疗方法治疗肿瘤。放疗与化疗联合使用时，化疗可以在放疗前、同时或放疗后进行。化学放射治疗方法可以增强局部控制和消灭微小转移灶。治疗方案有多种，如术前放疗、术中和术后放疗和术前同步放化疗。

（二）放射治疗的常见模式

1. 单纯放疗　用于疾病较早、对放疗敏感、放疗可能治愈的肿瘤，多是临床接受根治性放疗的患者，如早期的恶性淋巴瘤等。

2. 与手术结合　放射治疗与手术结合的方式包括术前、术中和术后放疗。术前放疗的目的在于：①缩小瘤体，减少粘连，提高手术切除率；②充分利用微小病灶的良好血供和放射敏感性，使肿瘤周围小的血管和淋巴管闭塞，减少术中肿瘤播散机会；③消灭或降低肿瘤细胞的活性，减少肿瘤术中种植和术后转移的概率。术后放疗的目的在于：①继续封闭肿瘤周围小的血管和淋巴引流区，预防扩散和远处转移；②消灭手术后残存的亚临床病灶和未能切除的肉眼可见及病理报告所提示的残留病灶，使照射靶区更明确。术中放疗目前的研究仍多在消化道肿瘤方面，其优势在于术中照射野直观、准确，正常组织保护较好。

3. 与化疗结合　放疗和化疗的结合从治疗目标上可分为控制病情、减轻痛苦、缓解症状为目的的姑息性化疗和配合手术与放疗以提高局部控制率和改善生存和预后的辅助性化疗。两者的结合在实施方式上包括诱导化疗、同步化疗和序贯化疗等。

4. 与热疗结合　放疗与热疗联合应用的生物学基础：①肿瘤细胞的热敏性高于正常细胞，且正常组织和肿瘤组织在血管结构及微循环上的差别有利于正常组织的保护；②对放疗不敏感的肿瘤乏氧细胞和 S 期细胞对热疗则表现为高敏；③热疗可以抑制肿瘤细胞对放射损伤的修复；④放疗局部控制失败主要为中央性复发，而由于肿瘤周边血供较好致使热疗的失败多为肿瘤周边性复发。

（三）儿童肿瘤的放射治疗新技术

1. 影像学指导的放疗计划　直观显示肿瘤容积及其周围解剖结构是任何肿瘤局部放射治疗的前提。CT 扫描既适应放疗计划对内部结构的识别要求，又满足计划剂量计算所需要的电子密度数据。尽管磁共振出现，CT 仍是现代计算机辅助的三维适形放疗的基础。CT 引导的治疗计划系统提供了被设定靶区容积和重要正常组织剂量分布的详细分析，通过选择治疗野的数目、位置、入射角和射线能量以达到在靶区内的剂量最大、最均匀和附近重要组织的剂量最小。

2. 三维适形放疗　放射治疗的目的是努力提高放射治疗的治疗增益比，即最大限度地将剂量集中到靶区内,杀灭肿瘤细胞,而使周围正常组织和器官少受或免受不必要的照射。适形治疗是一种提高治疗增益的较为有效的物理措施。通常利用适形治疗的技术,使得高剂量区分布的形状在三维方向上与靶区形状一致,称其为三维适形放射治疗(3 dimensional conformal radiation therapy,3D-CRT)。3D-CRT 精度高、疗效好、疗程短、副作用小。

3. 适形调强放射治疗(intensity modulated radiation therapy,IMRT) 适形调强放射治疗是指以各种物理手段的放射治疗技术,根据肿瘤靶区的形状,通过调节和控制射线在照射视野内的强度分布产生不同剂量梯度来提高对肿瘤靶区给予致死性的高剂量照射,而对肿瘤周围正常组织控制在正常耐受剂量以下的一种放射治疗技术。首先是对肿瘤靶区达到三维适形的照射,其次是使肿瘤靶区和邻近敏感器官可以获得照射剂量强度的调节。

4. 断层放疗(tomotherapy,TOMO) 直线加速器和螺旋 CT 完美结合形成的断层放疗技术,是调强放疗的一种实现方式,在大面积不规则野的照射方面具有独特的优势。

5. 质子放疗 质子的单野照射可得到 X 线或 γ 线多野共面或非共面照射一样的治疗分布和治疗增益;质子束的单平面旋转可得到 X 线或 γ 线立体定向(即 X 刀或 γ 刀)治疗一样的治疗增益很高的剂量分布,其适形效果好于至今所有的放疗方法。因质子射线在组织中引起的部分核反应会产生正电子发射,从而可以被正电子发射断层扫描(PET)所追踪,从而监测到质子束的投递剂量和作用范围。

四、儿童肿瘤放射治疗

(一)儿童肿瘤的一般特点 儿童肿瘤良性多于恶性,其中大多数是错构瘤而不是真正的肿瘤。儿童肿瘤多是来源于间胚叶的先天性肿瘤,大多是从未成熟的细胞发生,故常以胚胎性肿瘤和肉瘤多见。肿瘤发病与年龄、性别及胚胎期因素有较密切关系,多在幼儿期发病。儿童肿瘤一般生长迅速,恶性度高,增殖部分比例大,细胞分裂倍

增快。局部浸润及全身转移均发生较早,容易发生血行转移,复发转移的危险期较短。一般认为儿童恶性肿瘤治疗后超过 3 年无复发,就有治愈可能,所以,包括放疗在内的所有手段都应积极争取保存患者的正常生理功能,保证长期生活生长质量。

(二)儿童肿瘤放疗的特点

1. 大部分儿童肿瘤对放射敏感,放疗是儿童肿瘤的主要治疗或辅助性治疗手段。不同肿瘤的敏感性不同,归纳见表 13-20。

表 13-20 常见儿童肿瘤的放射敏感性

高度敏感	中度敏感	低度敏感
肾母细胞瘤	视网膜母细胞瘤	骨肉瘤
恶性淋巴瘤	神经母细胞瘤	软骨肉瘤
急性白血病	横纹肌肉瘤	纤维肉瘤
髓母细胞瘤	肝母细胞瘤	

2. 根据肿瘤病种和病情、部位,可选择合适的放疗方式。如外照射、近距离治疗(腔内或组织内照射)、全身照射等。并可以选用不同的射线种类和能量。

3. 儿童实体肿瘤因其患者年龄、类型、部位等条件,辐射敏感性不同,要求的根治剂量也不同。儿童年龄越小,对辐射的敏感性越高。肿块较大,分化程度高,神经组织来源的恶性肿瘤、软组织肉瘤,一般需要较高剂量;镜下残余病灶,分化程度差,神经母细胞瘤或肾母细胞瘤,以及 2 岁以下患者,配合大剂量化疗,放疗剂量应相应降低。儿童实体肿瘤放疗剂量一般比成人低,单次剂量及总剂量均低于成人,儿童肿瘤单次剂量可为成人单次剂量的 80%~90%。

4. 为避免放射损伤,常采用比成人低 10% 的剂量和较小的照射野,尽量避免过高和过分范围的照射。即使是霍奇金病,也尽可能不用斗篷野,而采用原发病灶照射加全身化疗的方法。同样在肾母细胞瘤和神经母细胞瘤时,尽量不用全腹腔照射。必须注意的是:在颈部照射时要治疗双颈,脊柱应照射全脊柱,宽度包括横突,以免引起侧弯畸形,肢体肿瘤照射时,照射也应包括病骨及受侵软组织,并有较大边缘,在肢体两侧野外尽可能保

留一狭长条正常组织,避免因纤维化及淋巴管阻塞而引起水肿。为了保证骨继续生长,在不影响原发肿瘤治疗下要保护骨骺;或应用有效的化疗后,缩小照射范围而对局部肿瘤给予高剂量。

5. 常规分割放疗取得的疗效难以提高,儿童脑肿瘤、软组织肉瘤、骨和软骨肉瘤试用超分割治疗,可以提高放疗总剂量,达到提高局部控制率及长期生存率的目的,且不增加正常组织损伤。例如脑干弥漫性肿瘤,原来常规放疗剂量54Gy,超分割治疗达到72~78Gy。

6. 放疗与化疗同时用于治疗儿童实体瘤,化疗与放疗同时应用,可适当减少放疗剂量,减轻放疗毒副作用,降低晚期正常组织并发症发病率。脑恶性胶质瘤手术切除后立即放疗59~60Gy,同时应用环己亚基硝脲(CCNU)+ 长春新碱(VCR)+ 泼尼松(Pred)化疗方案,5年无瘤生存率为46%,而单放疗组仅18%。儿童霍奇金病在综合化疗的条件下,放疗范围可明显缩小,剂量可适当降低并不影响疗效。

(三)放疗的毒副作用 放射治疗照射野内的正常组织受到照射后会发生与恶性肿瘤细胞相似的损伤。增殖快的组织对辐射特别敏感,会发生较明显的急性损伤,但一般不会持久,可迅速修复。这些组织包括骨髓、胃肠道、上皮、皮肤和毛囊细胞等。这些组织称之为早反应组织。增殖不快的组织及缓慢生长的组织在放疗结束后半年至1年后出现不可逆转的晚期损伤,这些组织如脊髓、脑、肾、膀胱、肠等,称之为晚反应组织。

早期急性毒副作用主要表现包括皮肤损伤、疲劳、不适、厌食、恶心、呕吐、血象下降、脱发等,晚期放射损伤主要表现包括可能造成脊柱侧凸、变形,不育,四肢发育不全、缩短、变形,甚至继发肿瘤。

目前儿童肿瘤的各种治疗手段都有一定的毒副作用,影响长期生存的生活的质量。因此,治疗中应尽量避免放射损伤。放疗与化疗综合治疗时,降低放疗和化疗的剂量,避免毒副作用相加。

儿童进行放射治疗时,要注意保护正常组织,特别是晶体、卵巢、睾丸。对肾母而言,一般6个月以下婴儿不宜放疗,对髓母而言,一般3岁以下不建议常规放疗,除此之外,年龄并不是儿童肿瘤放疗的绝对限制因素,低龄患者根据具体情况可酌情适当降低放疗剂量。

五、常见儿童肿瘤的放射治疗

(一)肾母细胞瘤的放射治疗 肾母细胞瘤是儿童常见的恶性肿瘤。包含胚基、上皮(导管)和间质成分。按不同组织类型与临床表现,肾母细胞瘤可分为组织学 FH 及 UH 两大组。FH 包括典型肾母细胞瘤,囊性部分分化肾母细胞瘤;UH 包括间变肾母细胞瘤及既往归入肾母细胞瘤的肾透明细胞肉瘤和肾脏横纹肌样瘤。由于生物学行为与预后截然不同,因此治疗原则方案也不同。

肾母细胞瘤放射治疗始于1915年。20 世纪40 年代,肾母细胞瘤术后采用"半腹"放疗,其生存率从单手术治疗的10%~20% 上升到25%~35%,波士顿儿童医院采用术后"半腹放疗",生存率提高到50%。NWTS(美国国家肾母细胞瘤协作组)进一步合理使用放疗,使生存率达到90% 左右。目前,放疗已被列入肾母细胞瘤完整的治疗方案(表13-21)。

表 13-21　肾母细胞瘤转移灶放疗

部位	放射野	剂量
肝	受累部分 +2cm 边缘	全肝 12~15Gy 分 8~10 次 残留病灶追加 10.8Gy
肺	双肺	3 岁以下 12Gy,3 岁以上 15Gy,分 8~10 次 残留结节根据病灶大小追加剂量 10.8~16.2Gy
淋巴结	受累淋巴结	21.6Gy 分 12 次
脑	全脑	10.8Gy 分 6 次,针对残留病灶推量至 21.6Gy
骨	病灶,向外扩 3cm,不需要治疗全骨	21.6Gy 分 12 次

1. 放疗的适应证

（1）6 个月以下患者不常规放疗。

（2）FH Ⅰ、Ⅱ期术后不放疗，UH 均应术后放疗，Ⅳ期是否行腹部放疗取决于腹部分期。

（3）肿瘤已侵犯腹腔脏器或术前、术中肿瘤破裂污染腹腔时，应行全腹照射。

（4）巨大肿瘤难以切除者可行术前放疗。

（5）无肺转移者，不再推荐预防性肺照射；有肺转移者，经过 6 周化疗达 CR 且不伴有 1p16q 杂合性缺失者不再行预防性肺照射，其他肺转移情况则应行全肺预防性照射 + 局部转移灶推量。

2. 放疗方案　腹部放疗方案：术后放疗为半腹照射（10.8Gy/6 次）或全腹照射（10.5~12Gy/7~8 次），完成后针对残留病灶或局部"瘤床"推量10.8Gy/6 次。

3. 术后放疗的时间　对非转移性肾母，术后放疗应在术后 9~14 天内开始。

4. 放疗的体积　①半腹照射范围：上界包全膈顶，下界为腰五椎体下缘，若肿瘤下界较低，需进一步延伸至术前肿瘤下缘下 2cm，内侧界过中线，包全椎体，外侧界至腹壁外缘；②全腹照射范围：上界包全膈顶，下界为闭孔下缘，外侧界至腹壁外缘；③瘤床照射范围：包括全部术前腹内肿瘤范围，"瘤床"是肾轮廓及与之相关的肿瘤范围。上界一般在肾上极，并向上扩展 1~2cm 边界。下界在肾下极并包括肿瘤下缘，至少有 1cm 边界。肿瘤在肾上极扩散较远时，照射野上界可在膈顶。④残留病灶照射范围：残留病灶外扩 1~2cm 的范围。

临床上有时需要放疗全肺及一侧半腹，可先用一个大野放疗肺及半腹区域，剂量达到 10.5~12Gy后，缩小放疗照射野到肺部继续放疗至 12~15Gy。不建议分野照射。

5. 放疗剂量　常规 1.5~1.8Gy/ 次，5 次 / 周。全腹一般为 1.5Gy/ 次，全肺为 1.2~1.5Gy/ 次。

术前照射剂量视肿瘤大小而定，一般为15~25Gy，放疗结束后 1 个月内手术。

（二）神经母细胞瘤的放射治疗　在儿童肿瘤中，神经母细胞瘤的发病率较高，它原发于肾上腺及脊柱旁的交感神经链，80% 发生在腹部，其中以肾上腺最多，其余发生在盆腔、纵隔、颈部和脏器内的交感神经节。2~5 岁为发病高峰期，6 岁以下发病者占 88%，男女比例为 1.5∶1。早期无特殊症状，恶性程度高，约 50% 患者初诊时已发生转移，故生存率较低。转移部位多为骨，其次为肝、淋巴结和肺等，2 岁以下肝转移多，2 岁以上骨转移多。淋巴结转移先到肿瘤局部淋巴结，然后到腹膜后、盆腔内淋巴结，晚期可转移到腹股沟、纵隔及颈部淋巴结。

影响预后的主要原因是年龄，其次是病期和组织分型，1 岁以内预后最好，5 年生存率90%，1~4 岁 5 年 OS 降为 68%，5~9 岁者为 52%。肿瘤能全切者，Ⅰ、Ⅱ期预后较好，Ⅳ -S 期自然消退与治愈率较高，Ⅳ期有骨转移者预后最差。原发在鼻咽、颈、胸者好于原发于腹部者，原发于肾上腺以外者好于原发于肾上腺者。

1. 治疗原则　Ⅰ期切除原发肿瘤后，一般不需要化疗和放疗。Ⅱ期尽量切除原发肿瘤，可于术前或术后使用化疗。Ⅲ期先行术前化疗，术中在残留病灶或可疑处放置银夹，指导治疗，术后继续化疗，并加用放疗。Ⅳ期主要使用放疗、化疗和免疫治疗，采用必要的姑息性治疗手段，积极创造手术条件。因本病的自然消退及转良机会多，即使较晚期的病例，也应积极治疗。

2. 放疗的适应证

（1）低危及中危组：不做常规预防性放疗，仅给予急症放疗，包括 4S 期广泛肝转移导致严重呼吸损害，化疗无效以及脊髓压迫出现症状，手术减压或化疗无效。经化疗和手术后仍最终残留的病灶，也可酌情给予局部放疗。

（2）高危组：所有患者常规接受放疗，无论手术和化疗后是否 CR，均应针对原发灶和残留转移灶进行放疗。转移灶数量过多时，可行选择性转移灶的姑息放疗。

3. 放疗方案

原发灶：初始化疗前病灶体积（包括局部淋巴结）外扩 2~3cm 为预防性区域，照射剂量25.2Gy（常规分割 1.8Gy/ 次，1 次 /d，每周 5 次）或者加速超分割 21Gy（1.5Gy/ 次，2 次 /d，每周 10 次）；治疗后残留病灶外扩 1~2cm 为推量治疗区，总剂量不低于 36Gy。

寡转移灶:化疗后达到 CR 的转移灶不做预防性照射,仅针对残留转移灶放疗,外扩 1cm 生成 CTV,剂量为 36Gy,常规分割。

多发转移灶:为了缓解症状,20Gy/2~3 周即可达到目的。骨转移引起疼痛,可局部 5~8Gy 照射 1~2 次,一般可缓解,以后正常照射。病灶引起脊髓压迫症状,局部 3Gy/ 次,共 5 次,以后按正常剂量照射,总量 30~35Gy。

4. 放疗时机　对急症放疗,根据症状随时进行。对高危组患者来说,放疗一般安排在巩固治疗阶段之后、维持治疗阶段之前,具体来说:做干细胞移植者,在移植后 4 周左右实施放疗;不考虑移植者,在全部化疗周期结束后 2~4 周进行放疗。

(三)横纹肌肉瘤的放射治疗　横纹肌肉瘤是小儿软组织肉瘤中最常见的一种,恶性度高,易发生血行转移至中枢神经系统和肺。2~5 岁为发病高峰,70% 病例在 10 岁以下,男女发病数相近。本病可发生于身体任何部位。婴幼儿以泌尿生殖系和头颈部为主,大龄儿童以躯干、内脏部位多见。

1. 治疗原则　横纹肌肉瘤现多采用以手术和放疗控制原发灶,化疗消灭微小转移灶的综合治疗方法,而放疗主要照射瘤床和明显转移病灶。

2. 单纯放疗　一般用在肿瘤较小、患者拒绝手术、多次手术复发者;肿瘤巨大、有局限性淋巴结转移者可行姑息性放疗。根治剂量 50.4~59.4Gy/6~7 周,姑息剂量 45Gy/5 周,邻近淋巴区的预防照射 41.4Gy/4~5 周,眼眶病变放疗剂量 45Gy。照射中应注意:①不要包括肢体全周;②颈、胸、腹部尽量采用切线照射;③关节区域照射剂量要减少;④照射范围一般为初始肿瘤范围外扩 2cm,完成 36~41.4Gy 以后,缩小照射范围至残留肿瘤外扩 0.5~1cm,推量至根治剂量。

3. 术前放疗　术前放疗适用于肿瘤生长较快,体积较大,估计手术完全切除有困难者或复发性病变。照射量 40~50Gy/4~5 周,2 周后手术。照射范围包括可见病灶外周 2cm 区域及阳性淋巴结区域。

4. 术后放疗　根据术前分期及术前化疗的周期数,一般在术后 4~12 周开始放疗。根据术后切缘情况调整放疗剂量:胚胎型 R0 切除者可不做术后放疗,腺泡型 R0 切除者术后放疗剂量为 36Gy/20 次,R1 切缘及区域淋巴结阳性者预防剂量 41.4Gy/23 次,R2 切缘术后残留病灶剂量为 50.4Gy/28 次,残留大于 5cm 者,建议提高剂量至 59.4Gy/33 次。

(四)中枢神经系统肿瘤的放射治疗

1. 颅咽管瘤　颅咽管瘤源于原始的 Rathke 囊的残余部分,约占儿童期颅内肿瘤的 13%,发病高峰在 5~10 岁。颅咽管瘤属良性肿瘤,大部分位于鞍上区,可压迫脑神经、侵及垂体,有 25% 的颅咽管瘤位于鞍内,造成蝶鞍扩大。

对于颅咽管瘤的治疗,完整手术切除困难且术后复发率高。主张次全切术后加放疗,采用双颞侧野,面积 5cm×6cm,照射剂量 50~55Gy/6~6.5 周。

应用立体定向仪向瘤内介入 ^{32}P 微球,治疗颅咽管瘤取得良好效果。

2. 星形细胞瘤　儿童星形细胞瘤多发生在小脑。一般认为Ⅰ、Ⅱ级星形细胞瘤,若手术切除完全,可不行放射治疗,而对可疑残留者,应给予术后预防性照射,减少复发可能。照射部位依肿瘤部位及残存部位大小而定,应包括肿瘤病灶外 1~2cm,照射剂量 50~54Gy/5~6 周。Ⅲ、Ⅳ级星形细胞瘤先局部扩大野照射 45~50Gy,局部小野追加 10~15Gy。脑脊液瘤细胞阳性者应全脑全脊髓照射,全脊髓剂量 30~35Gy。为防止复发和提高疗效,手术后应尽早放疗。

3. 髓母细胞瘤　本病是儿童颅后窝常见的肿瘤,恶性度高,3~10 岁是好发年龄。好发于小脑蚓部,并不同程度地向小脑半脑侵犯,且易侵入第四脑室,进入脑脊液循环路径后随之播散、种植。

尽管髓母细胞瘤恶性度高,单纯手术疗效不佳,但肿瘤切除情况对预后有明显影响,故术中应尽可能多切除肿瘤,争取较好的预后。

髓母细胞瘤对放射线敏感,放射效果肯定。目前多采用术后照射治疗。3 岁以下患者不建议放疗,3 岁以上儿童常规术后放疗,先全脑全脊髓照射 23.4Gy(标危组)或 36~39.6Gy(高危组),再对瘤床局部追加剂量至 54~55.8Gy。

4. 脑室管膜瘤　肿瘤原发于脑室的室管膜细胞。48.4% 发生于儿童，以 5~9 岁多见。幕上、幕下及脊髓都是肿瘤的好发部位。儿童多见发于幕下。手术是首选的治疗方法。术后放疗是最佳的综合治疗措施。幕下脑室管膜瘤因常浸润四脑室底部脑干而不能获得全部切除；相反，幕上室管膜瘤多位于脑实质，一般可全切除。分化良好的位于非功能区的幕上实质性室管膜瘤，单纯手术可治愈。

对恶性度高及位于颅后窝的室管膜瘤，除非有全中枢播散的影像学或脑脊液细胞学证据，目前不再主张行全中枢照射，对 18 个月以上的患者，常规给予术后局部放疗 54~59.4Gy。

5. 松果体瘤　儿童松果体瘤的发病率明显高于成人。好发年龄 10~15 岁。病理组织学根据其起源分为生殖细胞源性肿瘤(生殖细胞瘤、畸胎瘤、胚胎瘤、绒毛膜癌)、松果体实质细胞瘤(松果体细胞瘤和松果体母细胞瘤)和松果体间质细胞瘤(胶质瘤、脑膜瘤)。松果体生殖细胞瘤占 60%~70%，它与松果体母细胞瘤均有恶性程度高、浸润性强的特点。

松果体区肿瘤手术甚至活检都是危险的，手术死亡率较高。手术的目的是探查肿瘤范围，明确病理诊断，环切颅内高压，而放疗是本病的主要治疗手段。一般认为，生殖细胞瘤和松果体母细胞瘤对放射线高度敏感，可采用全脑照射(如脑脊液证实有肿瘤细胞的应加全脊髓照射)30~40Gy，局部加量至 50~60Gy。对松果体瘤、胶质瘤等可采用局部照射。无法取得病理证实时，可根据 CT、MRI 等影像资料，若为囊性，可考虑手术；如为实质性，试探性大野照射 20Gy/2 周；如 CT 显示和总理明显缩小，则提示为生殖细胞瘤，应改为全脑全脊髓照射 30Gy/4 周。否则，继续局部治疗。对于异位的松果体瘤，照射除包括病变外还应包括松果体区。由于松果体区肿瘤较小，且呈圆形或椭圆形，适用立体定向外科技术治疗。

(五)中枢神经系统白血病的放射治疗　急性白血病在儿童常见，化疗是其主要治疗方法，诱导化疗可使 90% 以上的患者达到临床缓解。约 50% 的小儿急性白血病合并脑脊液浸润。中枢神经系统白血病又称脑膜白血病(CNSL)，是急性白血病髓外发病率及死亡率较高的并发症。防治 CNSL 可提高急性白血病的生存率和治愈率。

预防照射的时机一般认为在化疗完全缓解后 10 天进行。也有学者认为，诱导缓解后可给予巩固性化疗，然后再放疗，这样可降低放疗剂量，减少放疗毒副作用。

预防性照射的方法：①全脑全脊髓放疗：传统的照射方法：使用 ^{60}Co-γ 射线或 4~6MeV-X 线照射，全脑用平行对穿野照射，脊髓采用俯卧位照射，上界 C2 下缘，下界 S2 下缘，将此野分为 2~3 段，每段间距 0.5~1cm，每次照射 1 段，每天照射全部脊髓，每照射 5 次改变照射野间距的位置，以防止脊髓重叠照射而过量或漏照。目前建议有条件的单位开展 VMAT 全中枢技术。照射剂量 15~19.8Gy/10~11 次。②扩大的放射治疗：除对全脑全脊髓放疗外，同时对肝、脾、肾、性腺、胸腺进行照射。③全脑放疗加鞘内注射：全脑放疗方法同前。在放疗前 1 天或 1 周开始鞘内注射 MTX，每周 1~2 次，共 4~6 次，MTX 剂量为 8~12mg/m^2。

对就诊时已出现 CNS 浸润的患者，应采用综合治疗方案，其中以有放疗参与的方案最有效。①鞘注：每次 MTX 8~12mg/m^2，2 次/周，直至脑脊液正常，然后立即放疗，全脑每 3 周 24~30Gy/14~18 次，脊髓每 2.5~3 周，12~18Gy/6~12 次。②全脑全脊髓放疗：对未作过 CNSL 预防照射复发患者有效。③间歇放疗：已行 CNSL 预防照射有复发者，全脑 1.5Gy/次，加全脊髓 0.75Gy/次，每天 1 次，连照 3 天，第一天鞘内注射 MTX 8~12mg/m^2，Ara-C 25mg/m^2，DXM 2~5mg/次，以后每周重复，共 8~10 周。

(六)视网膜母细胞瘤的放射治疗　视网膜母细胞瘤是儿童尤其是婴幼儿最常见的眼内恶性肿瘤。75% 的病例在 3 岁前发病，5 岁后发病者少于 5%，男女发病无差别。单眼病例中，左右眼患病概率无差别。单眼发病者一般确诊时间较晚，多在 2 岁以内诊断。约 1/3 病例为双眼发病，发病年龄较小，一般在出生后 1 年即能确诊。本病与先天因素有关，并有遗传倾向。单眼有 10%~15% 由遗传所致,而双眼发病者大都与遗传有关。

本病是起源于视网膜的胚胎性恶性肿瘤,向周围浸润生长累及玻璃体、视乳头区、脉络膜、巩膜、眶内,后经由视神经向颅内蔓延。晚期可出现血行及淋巴转移,以中枢神经系统最多,其次为淋巴结、骨、骨髓转移等。全身静脉化疗、局部治疗(如冷冻、激光、温热疗法)、眼球摘除为本病的基本治疗手段,近年来,经眼动脉选择介入化疗逐渐应用并取得较好的效果。本病预后与临床分期有关。目前 RB 国际分期主要采用 IIRC 分期(international intraocular retinoblastoma classification),临床分期分为眼内生长期、青光眼期、眼外蔓延期、全身转移期。视网膜母细胞瘤预后较好,总生存率可达95%,但眼外期及远处转移期预后不良,尤其中枢神经系统受累时,预后极差。放疗在本病中应用较为局限,适应证较窄。视网膜母细胞瘤应用的放疗,主要包括内照射(巩膜敷贴)、放射性粒子植入术和外照射。近年有立体定向放疗、质子放疗等尝试,但效果不确定。

1. 放疗适应证

(1) 双眼进展期病例。为保存视力,可予以局部敷贴或者外照射放疗(external-beam radiation therapy,EBRT)。

(2) 眼外期进展病例。包括眼外期局部进展期病例如视神经断端侵犯者、眼眶受累及颅内侵犯的视网膜母细胞瘤病例,可以依据情况选择近距离放射疗法或者 EBRT。

(3) 进展期或复发性眼内期视网膜母细胞瘤。对于积极的局部治疗及化疗后出现复发及进展的眼内期病例,可依据情况选择近距离放射疗法或者 EBRT。

2. 放疗方案

(1) 近距离放疗或称为内照射。对于单眼眼内生长期、不适合冷冻治疗或激光治疗的肿瘤,近距离放射治疗可以提供一种有效的局部控制手段。其适应证包括直径在 6~15mm,肿瘤厚度为10mm 或更小,距视盘或中心凹超过 3mm 的孤立性肿瘤。目前最常用的放射性核素是 ^{125}I,其他还有 ^{192}Ir 和 ^{106}Ru 等放射性粒子同样有效。与适当的化学疗法相结合,近距离放射疗法对于不适合

其他局部疗法的局部视网膜肿瘤非常有效。该方法是超声定位肿瘤后,将计算好剂量和位置的粒子放置于敷贴板上,之后将敷贴板置于肿瘤基底对应的巩膜定位点,并缝合在巩膜上,照射范围局限于眼内结构,根据计算照射剂量放置 5~12 天后取出,照射总剂量较小。相对于外照射,巩膜敷贴放射周期短、对正常组织损害小、对颜面发育影响小、不易发生第二原发肿瘤的优点;但其相对适应证较局限,且常因肿瘤玻璃体种植及网膜下种植而失败;同时其也容易出现眼内并发症,如视网膜病变、瞳孔病变、玻璃体积血等。

(2) 放射性 ^{125}I 粒子植入术是一种特殊的外放疗,主要针对肿瘤体积较大、分散或多灶、局部治疗或化疗无效、而家长拒绝眼摘的单眼视网膜母细胞瘤。粒子照射范围应辐射至视神经 10mm,可获得较高保眼率。对于病理侵犯球外视神经及视神经断端有残留肿瘤细胞、影像学检查提示球外侵犯的视网膜母细胞瘤患者,在接受全身静脉化疗的同时,根据影像信息制订粒子植入部位及数量,也可提高生存率。但粒子植入存在多种副作用,包括眼内并发症、第二原发肿瘤风险升高、颜面组织萎缩、发育缺陷畸形,所以目前观点是尽量延迟选择。

(3) 外照射 EBRT 即传统的放射疗法,目前应用于视神经断端受累、远处转移或复发的视网膜母细胞瘤;如视神经切除断端存在肿瘤浸润,则予以定位放疗;如视网膜母细胞瘤眶内复发,则予以复发灶定位放疗;如视网膜母细胞瘤出现中枢神经系统播散,则可予以全脑全脊髓外照射。视网膜母细胞瘤对放疗敏感 35~46Gy 就可能达到长期缓解,但因其治疗周期长、极易导致骨骼发育障碍、操作时镇静困难、较难实施、引发第二原发肿瘤,故临床应用需要谨慎,目前多应用于复发、转移的视网膜母细胞瘤。

3. 放疗并发症 放射区皮肤萎缩、色素沉着,放射线影响局部骨骼发育,随年龄增长可出现面部不对称,往往须做整形手术。放疗中后期可在眼眶内置入义眼,可减轻对眼眶的影响,但放疗时应取出义眼,以免影响剂量分布。另外晶状体受照射可出现白内障。放疗的远期并发症有二次肿

瘤的发生等。

（七）骨肿瘤的放射治疗

1. 骨肉瘤　骨肉瘤的治疗以化疗与手术的综合治疗疗效最好，对放疗抗拒。对不能手术或拒绝手术的患者，可使用放疗、化疗等方法。先化疗两疗程再放疗或同时进行，首先行扩大野照射（病变外扩 2~5cm）50Gy 以后，缩野至肿瘤原发部位，追加剂量至 60~70Gy，但生存率仅为 20%。

2. 尤因肉瘤　尤因肉瘤包括原发于骨及骨外尤文，具有早期血行转移的特点。本病对放疗相对敏感，治疗以化疗、手术及放疗综合治疗为主。一般先使用长春新碱、环磷酰胺、多柔比星等诱导化疗，化疗后评估局部情况，酌情选择手术或放疗。手术达到 R0 切除者不需要术后放疗，R1 和 R2 切缘者常规给予术后放疗。照射范围包括初始靶区及推量靶区，初始靶区为原发肿瘤及其边缘 1~2cm 之范围，完成照射量 45Gy 后，缩野至化疗后或术后残留病灶及其边缘 1cm 的区域，追加照射量至 50.4~59.4Gy。有肺转移者，可先全肺照射 15~18Gy/2~3 周，再缩野至病灶区加照 30~40Gy。

3. 嗜酸细胞肉芽肿　嗜酸细胞肉芽肿是一种原因不明的局限于骨的组织细胞增多症。多发生于婴幼儿和青少年，成人少见。男性多于女性。多单发。以颅骨、四肢骨及肋骨多见。疼痛是其常见症状，累及软组织时可出现发热、乏力及厌食等全身症状。

嗜酸细胞肉芽肿对放疗敏感，采用高能射线，二野或多野照射，照射范围以包括肿瘤为宜，剂量 10~20Gy。每次 1~2Gy，每日或隔日照射。单发病灶也可单纯手术切除。多发病灶可联合化疗。用长春新碱、环磷酰胺、氨甲蝶呤等药物有效。

（八）霍奇金病的放射治疗

近年来，在治疗霍奇金病上取得了很大进展。通过化疗和/或放疗，达 90% 治愈率。治疗霍奇金病的主要方法是化疗，同时联合基于风险分层的选择性放疗和基于化疗反应的适应性放疗。目前临床上建议对中、高风险组患者，在化疗 CR 后给予局部预防性照射 15~25Gy，对低危组不做预防性放疗。骨髓移植适用于部分患者。手术除了对霍奇金病进行活检和分期外，对治疗作用很小。霍奇金病常用体外仪器放射聚焦的射线来治疗，叫体外放射。体外放射对只位于身体局部的霍奇金病或肿瘤巨大、化疗不能完全去除的霍奇金病特别有效。典型的放疗不仅针对霍奇金病的主要部位，而且还包括它可能扩散到周围的淋巴结区域。

儿童霍奇金病的治疗与成人类似。但也有一些区别。如果儿童已性成熟，以及肌肉和骨骼已基本发育完全，那么采取的治疗方法与成人一样。但如果小孩的身体发育尚未成熟，那么进行化疗比放疗更好。主张化疗和低剂量放疗治愈儿童霍奇金淋巴瘤。

（九）非霍奇金淋巴瘤的放射治疗

本病是来自造血系统的恶性实体肿瘤。根据细胞来源，分为 T 细胞淋巴瘤、B 细胞淋巴瘤和非 T 非 B 细胞淋巴瘤。化疗是本病的主要治疗手段。近年来骨髓移植和脐血干细胞移植的实施，提高了本病的治愈率。

放射治疗的方法与普通恶性淋巴瘤相似，但应注意：①放疗以不影响化疗为前提；②非霍奇金淋巴瘤不做常规放疗，对化疗无法完全控制的局限性病灶，可考虑局部放疗；③患者出现呼吸窘迫等危险时，可快速放疗，缓解症状；④目前不再主张化疗后对中枢神经系统进行预防性照射，对个别残留肿块或反复复发者，行区域照射。除全身放疗后进行骨髓移植的患者，一般不做大面积照射。

（十）血管瘤的放射治疗

血管瘤是一种良性错构瘤，是由于局部过度增生而致的一种肿瘤样畸形。婴儿最常见。好发于头面部和颈部，其次为四肢和躯干。血管瘤有自然消退的现象，大多仅需定期观察，但当血管瘤迅速增大，或随年龄而逐渐增大，累及重要组织，并有生命危险、活动性出血等情况时，应接受治疗。放疗对荔枝状和海绵状血管瘤疗效最好，而且美容效果较好，但对不突出表面的"红痣"状的毛细血管瘤则无效。

由于血管瘤一般较表浅，一般采用 30~50kV 短距离治疗，对深至皮下者，多采用中、浅层 X 射线治疗。现在一般使用电子线治疗。1~1.5Gy/次，2~3 次/周，共 8~10Gy。若不能完全消退，1 个月后可行第 2 个疗程放疗。

（王焕民　魏光辉）

第九节 预后

儿童肿瘤预后与肿瘤良恶性密切相关,绝大多数良性肿瘤预后良好,但恶性实体肿瘤的预后取决于肿瘤病理类型、临床分期、病变部位、发病年龄、治疗方法及个体对治疗的反应等诸多因素。儿童恶性实体肿瘤总体预后较好,平均5年生存率大于70%,晚期病儿平均5年生存率约20%~40%。随着诊断技术、手术技巧及放疗、化疗、免疫及靶向治疗、支持疗法的进展,体检、疾病筛查、早发现、早诊断、规范治疗,以及对肿瘤生物学行为的进一步认识,定期随访复查、心理关注、社会的关爱和接纳,儿童恶性肿瘤的总体长期存活率不断提高。

一、病理类型

小儿恶性肿瘤好发于造血系统、中枢和交感神经系统、软组织,以及肾脏、骨及肝脏等器官。小儿恶性实体肿瘤以胚胎性肿瘤和肉瘤为主,如神经母细胞瘤、肾母细胞瘤、视网膜母细胞瘤、恶性畸胎瘤、横纹肌肉瘤、原始神经外胚叶瘤、骨肉瘤等。病理特点表现为胚胎组织样,细胞分化差。而成人较为常见的由成熟的上皮细胞化生而成的乳腺癌、胃癌、胰腺癌、直肠癌等,在儿童虽然也可发生,但极为少见。

20世纪80年代以来,Favara提出的"恶性肿瘤组织病理亚分类(histologic subclassification)"的概念,当时为小儿恶性肿瘤的治疗预后提供了一定的病理组织学依据。按照组织病理亚型的概念,在病理学分类的基础上,绝大部分小儿恶性肿瘤均可根据其肿瘤细胞间变程度、细胞异性性或核分裂象的多少、基质和间质分布情况,分为组织结构良好型(favorable histology,FH)和组织结构不良型(unfavorable histology,UH)。小儿常见恶性肿瘤的组织亚型见表13-22。神经母细胞瘤根据Shimada组织分型标准将肿瘤组织分为FH型及UH型以帮助进行肿瘤分期及危险度分组,但单纯凭FH型及UH型不能完全判断患者预后,目前美国COG及INRG使用的危险度分层系统包括了疾病分期、患者年龄、Shimada组织分型、MYCN基因扩增情况、染色体异常及DNA指数等因素。肾母细胞瘤术后根据病理类型可分为预后良好型(FH)和预后不良型(UFH),FH型不含有间变的肾母细胞瘤;UFH型为局灶和弥漫间变型肾母细胞瘤(表13-22)。

不同恶性肿瘤组织亚型的生物学特性、转移和侵袭力均有很大差别。典型的Wilms瘤镜下可见原始肾胚芽、上皮和间质三种成分,也可见其中两种或一种成分的Wilms瘤,但原始肾胚芽是病理确诊肾母细胞瘤的最主要依据。Wilms瘤组织学分型是根据肿瘤最大切面组织切片中上述三种成分的比例多少进行分型,包括六个亚型:胚芽为主型、上皮为主型、间叶为主型、混合型、消退型及间变型;如果消退型中肿瘤细胞完全坏死,没有可供诊断的肿瘤细胞,为完全坏死型,说明对化疗敏感,预后良好;间变型中局灶性间变预后良好,弥漫性间变预后较差。有关神经母细胞瘤的组织亚型与临床分期、治疗措施的相关性研究提示,I期病例预后均好,Ⅱ期以上高危组UH型病例预后较FH型差,必须加强化疗、放疗等综合治疗才有望取得理想疗效。但FH型Ⅱ期,甚至是Ⅲ期中低危组病例,不必接受过多的化疗或放疗,预后良好,并可避免组织器官损害和不良反应。近年,肾母细胞瘤NWTS、横纹肌肉瘤IRSG等国际协作组,均按不同的组织亚型、结合临床分期制订治疗方案,对提高处于发育过程中的儿童肿瘤患者的生活质量具有深远意义。

表 13-22 小儿常见恶性肿瘤组织亚型

肿瘤名称	FH 型	UH 型
神经母细胞瘤	基质丰富、分化好、混合型、无结节	基质少、分化差、有结节
肾母细胞瘤	无间变型	间变型
横纹肌肉瘤	无间变的胚胎型;多型;成熟细胞型	间变的胚胎型;腺泡型、单一细胞型

二、临床分期

成人肿瘤通常采用 TMN 分期,但在儿童应用较少。多数儿童恶性实体肿瘤有独立的临床分期方法。神经母细胞瘤采用 INSS 分期,肾母细胞瘤采用 NWTS 分期,肝母细胞瘤采用 PRETEXT 分期,横纹肌肉瘤采用 IRSG 分期,骨肉瘤采用 GTM 分期。神经母细胞瘤 INSS Ⅰ期的患者,单纯手术切除不需要化疗和放疗,生存率可达 90%;而Ⅱa期、Ⅱb期或Ⅲ期低危组病例,手术辅以术后化疗,生存率可达 85%、87% 和 89%;Ⅱb期、Ⅲ期或Ⅳs期的中危组病例,手术切除后化疗加放疗,生存率也可达 60%~75%;而分期Ⅳ期、Shimada 病理组织分型中 UH 型、MYCN 基因明显扩增、染色体异常(1p36、11q 及 17q 等)、已有远处转移等因素的高危组病例,各种综合治疗的预后均不理想,生存率始终徘徊在 20%~40% 左右。Ⅰ期的横纹肌肉瘤长期存活率可达 80%~90%,Ⅱ期病变显微镜下残留而无局部扩散者,3 年以上存活率可达 70%,诊断时疑有局部或远处转移者,长期存活率则下降至30%。卵巢卵黄囊瘤预后较佳,Ⅰ期患者因肿瘤手术完整切除率极高,几乎能长期存活;因急腹症术中发现Ⅱ期及Ⅲ期卵巢卵黄囊瘤者,术中若按肿瘤切除的无瘤技术规范进行,完整切除肿瘤及同侧卵巢及附件,术后予以铂类等药物辅助化疗,则长期存活率可达 90% 以上;远处转移Ⅳ期患者,如果明确诊断后,先进行 3 个疗程的新辅助化疗,再手术切除肿瘤及同侧卵巢及附件,后进行术后辅助化疗,长期存活率可达 80% 左右。

三、病变原发部位

神经母细胞瘤可起源于肾上腺髓质、腹膜后,后纵隔、盆腔和颈部交感神经细胞。原发部位位于纵隔、颈部者,因易于早期发现,预后较腹膜后者好,部分位于肾上腺部位者易于早期转移,预后最差。横纹肌肉瘤可发生于人体各部位,包括无横纹肌的部位,位于眼眶、泌尿生殖系(除外膀胱、前列腺)、头颈(除外脑膜旁)对治疗效果较好,位于四肢、脑膜旁、膀胱、前列腺疗效次之,原发于腹膜后者最差,最具侵袭性。畸胎瘤多位于体腔的中线前轴或中线旁区,多见于骶尾部、纵隔、腹膜后、性腺部位,睾丸、卵巢恶性畸胎瘤容易完整切除,生存率明显高于腹膜后和骶尾部恶性畸胎瘤,其中尤以 Altman 分型Ⅳ型骶尾部恶性畸胎瘤,因肿瘤不易完全切除导致预后最差,生存率仅 40% 左右。

四、发病年龄

一般来说,年龄越小,预后越好。1 岁以内的神经母细胞瘤尤其Ⅳs期患者比大年龄儿童的预后好,多中心研究显示Ⅳs期神经母细胞瘤多数可以自然消退,尤其以初生 3 个月内Ⅳs期患者自然消退率高。新生儿畸胎瘤几乎为良性,但随着年龄的增长,恶变发生率会大幅度上升。及早完整切除肿瘤,不但避免了瘤体感染、瘤内出血、肿瘤恶变等风险,而且尽可能降低患者死亡率并提高治愈率。

五、治疗方法

目前恶性实体肿瘤的综合治疗,除了外科手术、化学药物、放射治疗外,还有免疫治疗、介入治疗、靶向治疗等,治疗手段不断更新。随着对小儿肿瘤发病机制的深入研究和微小病灶概念的认识,对小儿肿瘤的处理原则也有很大变迁。目前治疗目的不仅满足于提高存活率和延长生存时间,而是更加注重提高肿瘤患者的生活质量。也就是说,治疗已由过去单纯的"安全根治"变为"肿瘤根治、功能维持、心理健康"三者有机结合。

要提高肿瘤患者的长期存活率,有必要对各种疗法综合设计,合理选用。①病变局限者仍以手术切除为主,但病变已超过局部范围则不必为强求肿瘤细胞 0 级杀灭而无限扩大手术范围,可通过化疗控制肿瘤细胞的扩散;②肿瘤巨大或已有转移者,可应用术前新辅助化疗或二次手术前的全身化疗,使肿瘤缩小或局限,以局部根治手术而达到保存肢体或器官、维持生理功能的效果。各化疗方案交替或滚动应用,在预防肿瘤耐药性和提高化疗疗效的同时,可预防单一化疗药物的累积毒副作用。制订治疗方案时要充分考虑到儿童肿瘤患者处于生长发育阶段,必须考虑化疗对其正常生长和发育的影响。放射治疗有可能造成儿童肿瘤患者的骨骼畸形、性腺损害、放射性肺损伤和智力损害等,在儿童肿瘤的治疗中应严格掌握适应证及禁忌证。长期大剂量的化疗对儿童肾功能、心功能、内分泌多方面的影响也已日益受到关注和警觉。

针对不同的肿瘤和病理类型制订个体化的治疗方案,化疗、放疗、手术的合理综合应用对于肿瘤的预后极为重要。早期肾母细胞瘤的治疗仅限于手术切除,1915 年,首次应用辅助性的体外放射治疗。从 1954 年,肾母细胞瘤的化疗开始最早使用放线菌素 D,于 1963 年开始使用长春新碱。通过长期实践,人们认识到仅靠单一的学科、单一的机构,不可能有效提高肾母细胞瘤的治疗水平,因此 1969 年后陆续出现了一些多学科、多机构的协作组织,如北美的 NTWS、欧洲的 SIOP、英国的 UKW。NTWS 成立,旨在研究如何提高肾母细胞瘤的治愈率。通过对许多治疗方案的临床实践验证,使肾母细胞瘤的治疗取得惊人的进展,肾母细胞瘤的生存率从 20% 提高到当前的 90%以上。对于高危Ⅳ期神经母细胞瘤,通过自体骨髓移植、[131]I-MIBG、新免疫疗法(chimeric anti-GD2 antibody)等综合治疗,长期存活率明显提高,可达40% 左右。

随着对肿瘤生物学行为的研究逐渐深入,治疗方法的增多,综合治疗方案的逐渐完善,多数肿瘤预后均有明显改善,应逐步完善肿瘤的筛查机制,早期发现、早期治疗,对进一步提高肿瘤的长期无瘤生存率有重要意义。

(李长春　王珊)

第十节　类癌、囊肿、全身性肿瘤

一、类癌

类癌(carcinoid)又称类癌瘤(carcinoid tumor),是一组发生于胃肠道和其他器官嗜铬细胞的新生物,病因尚未阐明,其临床、组织化学和生化特征可因其发生部位不同而异。此种肿瘤能分泌 5- 羟色胺(血清素)、激肽类、组胺等生物学活性因子,引起血管运动障碍、胃肠症状、心脏和肺部病变等,称为类癌综合征(carcinoid syndrome)。

【流行病学】 少见,在胃肠道肿瘤中占 1.5%。可发生于任何年龄。

【病理改变】 90% 以上的类癌瘤发生于胃肠道,主要见于阑尾、末端回肠和直肠,少数发生于结肠、胃、十二指肠、Meckel 憩室以及肝胆、胰腺、性腺、肺和支气管等。

典型的胃肠道类癌,瘤体常为细小的黄色或灰色黏膜下结节样肿块,单发或多发,黏膜表面多完整,其形态不一,有结节状、息肉样或环状等表现。少数瘤体表面可形成溃疡,外观酷似腺癌,常侵入肌层和浆膜层。一部分患者可有多源性类癌瘤存在。

类癌细胞起源于 APUD 细胞系统中的肠嗜铬细胞(又名 kulchitsky 细胞),此种细胞来源于胚胎神经嵴,广泛分布于消化道,具有嗜铬亲银的颗粒,能产生多种肽胺类激素。

类癌细胞在显微镜下呈方形,柱状,多边形或圆形。细胞核均匀一致,很少有核分裂象,细胞浆内含有嗜酸性颗粒。类癌的组织学结构特点为瘤细胞的排列呈多样化,Soga 等根据排列方式分成5 型。

A 型:类癌细胞聚成结节性之实性巢团,细胞大致圆形,排列不规则,呈索状侵入周围。多见于起源中肠系统的类癌,是最典型的一型。

B 型:瘤细胞呈小状结构,排列成一层,如壳状,细胞核在周边部分,排列整齐如栅状或条带状,多见于起源于前肠系统的类癌。

C 型:方型细胞排列成腺体状,但其中无空腔,或成玫瑰花型。

D 型:瘤细胞形状不规则,排列不规则,呈大片髓样结构。C 型及 D 型多见于起源于后肠系统的类癌。

E 型:为上述四型的各种混合型。

类癌的转移途径可以直接浸润生长,穿透浆膜至周围组织内,亦可发生淋巴转移或血行转移。并无局部淋巴结转移而直接发生血行转移亦偶见有报道。血行转移以肝最多见,亦可转移至骨、肺及脑,其他少见之转移部位见诸报道的有:卵巢、附睾、皮肤、骨髓、后腹膜、眼眶、肾上腺、脾、胰、肾、甲状腺、膀胱、前列腺、子宫颈。亦有转移入乳腺的报道,其临床体征与原发乳腺癌极为相似。

【临床表现】 类癌瘤本身症状不明显或仅有局部症状,所以往往是体检或其他常规查体时偶然发现。类癌综合征则常有明显的全身症状,但仅见于不足 10% 的类癌患者,且常常是在晚期。

1. 类癌瘤的局部症状

(1) 右下腹痛:阑尾类癌可引起管腔阻塞,故常导致阑尾炎,表现为右下腹痛。

(2) 肠梗阻症状:小肠类癌及其转移性肿块可引起肠梗阻,出现腹痛、腹胀、肠鸣、恶心、呕吐等症状。

(3) 腹部肿块:少数类癌可发生腹块,恶性类癌侵犯周围组织或转移,常出现腹块。

(4) 消化道出血:胃或十二指肠类癌可发生上消化道出血;肠道类癌也可有便血或隐性出血,并可引起贫血。

(5) 呼吸道症状:支气管类癌最常见的表现为呼吸系症状如咳嗽、咳痰、咯血、胸痛等。

2. 类癌综合征的全身症状 大多由恶性小肠类癌发生肝转移后引起,也可由支气管、胃、胰、甲状腺、卵巢等处的类癌产生。

(1) 皮肤潮红:约 63%~94% 的类癌综合征有此症状,多发生于上半身,以面颈部为主。皮肤呈鲜红色的发作性改变。胃类癌由于可能分泌组胺,因此可出现类似荨麻疹的皮肤潮红斑块。潮红发作时可伴有发热感、流泪、心悸、低血压、面部及眼眶部水肿。发作程度及持续时间不等,多数约持续 1~5 分钟,病久后可持续数小时。开始时数天或数周发作一次,以后可增加至一天数次。发作多年后,皮肤毛细血管及小静脉可呈慢性局限性扩张,造成固定性的皮肤青紫色改变,多表现于面、鼻唇部。

(2) 胃肠症状:主要表现为肠蠕动亢进,可以引起发作性腹部绞痛、肠鸣,可以有自软便至发作性水样便的腹泻,里急后重感等。胃肠道症状见于 68%~84% 的类癌综合征,多数同时具有皮肤发作性潮红,仅 15% 的患者无潮红症状。少数患者可出现吸收不良综合征,引起明显营养状况低下。

(3) 呼吸道症状:可以发生小支气管痉挛,引起发作性哮喘。见于 8%~25% 的患者。此症状有

时可以早于其他症状的出现,以致误诊为过敏性疾患。

(4) 心血管症状:见于 11%~53% 的病例。长期患病后可以发生心内膜下纤维化,影响瓣膜部,以右心明显,左心较轻。临床上后期可有半数病例检查出心瓣膜病,以三尖瓣关闭不全和肺动脉瓣狭窄较为多见,可以引起右心衰竭。心内膜下纤维化可能是由于类癌释放的 5- 羟色胺所引起,肺内含有较多的单胺氧化酶,可以使之灭活。因此仅在自右至左的分流及支气管类癌时左心才易受累。

(5) 其他表现:90% 以上的患者有肝转移,常常有肝大的体征。部分病例在后期可以出现皮肤棕黄色色素沉着及过度角化,呈糙皮样改变,也可发生肌病,表现为 I 型及 II 型肌纤维萎缩。关节病,表现为关节部僵硬,活动时疼痛,X 线片可见指间关节受侵蚀,指骨内多数囊肿样透亮区,指间关节及掌指关节之近关节区骨质疏松。

3. 类癌瘤的分型 Williams 根据类癌瘤起源的部位不同有着不同的特性,将类癌瘤分为三型,三者在细胞学、组织化学、生物化学和临床表现上不同,在治疗上也有差异(表 13-23)。

【辅助检查】

1. 5-HT 测定 类癌综合征患者血清 5-HT 含量常明显升高,多为 83~510μmol/24h(正常为 11~51μmol/24h)。

2. 5-HIAA 测定 类癌综合征患者尿中 5-HIAA 排出增多,往往超过 78.5μmol/24h,一般在 156.9~3 138μmol/24h(正常值 <47.1μmol/24h)。

3. 皮肤潮红激发试验 ①将 10ml 乙醇加入 15ml 橘子汁中口服,3~5 分钟后,约 1/3 患者出现皮肤潮红;②静脉注射去甲肾上腺素 15~20μg,肾上腺素 5~10μg。此两种激发试验对诊断有一定帮助。但有心律失常、心功能不全哮喘史应慎重。

【诊断】 类癌瘤缺乏特殊征象,易被忽略或误诊为阑尾炎、克罗恩病、肠癌等疾病。凡有下列临床表现者应考虑类癌瘤可能:①右侧腹部肿块、长期体重减轻、有腹泻病史者,应疑及小肠类癌可能;②出现用其他原因不能解释的间歇性腹泻、面部毛细血管扩张、阵发性潮红、哮喘或精神症状者,提示类癌综合征存在,如伴有肝大,更应考虑

表 13-23　类癌瘤的分型

	前肠型	中肠型	后肠型
发生部位	支气管、胃、胰	十二指肠至横结肠	降结肠至直肠
组织学	细胞呈索状、结节状假腺管状排列	细胞排列呈实质性巢状	混杂排列，倾向于索状排列
亲银性	−	+	−
嗜银性	+	+	−
肿瘤细胞内含 5-HT	低	高	无
组胺	存在	无	无
分泌颗粒	存在	存在	存在
类癌综合征	多见	常有	无
尿中 5-HIAA	高	高	无
5-HTP 分泌	常有	罕有	无
骨和皮肤转移	常有	罕有	常见

本病之可能；③慢性低位肠梗阻伴有便血，病程较长，一般情况尚好者，应考虑到结肠类癌瘤之可能；当类癌瘤出现类癌综合征时，诊断较易。典型者表现为皮肤潮红、腹泻、腹痛、哮喘、右心瓣膜病变和肝大等。血清 5-HT 含量增加和尿中 5-HIAA 排出增多，对诊断有意义。B 超或 CT 检查、内镜、选择性血管造影辅助诊断。肿瘤的组织学检查可获得确诊。

类癌的原发部位以及有否转移，需要根据病情选择以下检查：①检查及活检；②支气管镜检查可确定位于支气管的类癌；③对肠道类癌有帮助；④可了解类癌肝转移情况；⑤直肠指诊和直肠镜检查有助于直肠类癌的诊断。

【治疗】主要分为手术治疗和内科治疗，手术切除原发病灶是最有效的治疗方法。早期手术效果尤好，但是即使发生转移，切除大的原发病灶也能减轻和消除症状。阑尾类癌瘤转移少见，行作单纯阑尾切除即可。当肉眼下有明显转移，肿瘤直径超过 2cm 者方考虑作扩大根治手术。小肠类癌恶变率高，应积极作根治术。小的无症状性直肠类癌可作局部切除。类癌瘤手术的并发症较多，包括易发生麻醉意外，手术探查肿瘤时可促发类癌危象，手术操作对肿瘤的挤压常可引起严重的低血压，因此需作术前准备，备用血管活性药物及时纠正低血压。避免使用儿茶酚胺类药物，慎用硫喷妥钠作诱导。

内科治疗主要是针对类癌瘤所释放的不同血管活性物质以及对症处理和支持疗法，包括血清素合成抑制剂（对氨苯基丙氨酸、5- 氟色氨酸、甲基多巴），血清素拮抗剂（甲基麦角酰胺、赛庚啶），激肽释放酶抑制剂（抑肽酶、6- 氨基己酸、酚苄明）等，皮质类固醇对伴有类癌综合征的前肠型类癌有明显效果，但对其他类癌无效。治疗期间，食物应富于营养和热卡，补充蛋白质，给予足够维生素，避免可诱发皮肤潮红和腹泻的食物如牛奶制品、蛋类、柑橘等。

【预后】本病的预后取决于原发肿瘤的部位、转移的范围和程度以及手术治疗的效果。一般认为类癌瘤生长缓慢，即使病情偏晚，亦应尽量切除，疗效仍然较好。

二、囊肿

发病率较高，几乎全身各系统都可发生囊肿（cyst）。

（一）皮肤囊肿

1. 皮样囊肿　皮样囊肿（dermoid cyst）又称皮囊瘤，是一种错构瘤，由胚胎期偏离原位的皮肤细胞原基而发生的先天性囊肿。多见于儿童，据资料统计，出生时即已存在者约占 40%，在 5 岁以前发现者约为 60%。

组织学检查囊壁较厚，由复层鳞状上皮构成，内含皮脂腺、汗腺和毛囊等部分成熟的皮肤附属器,常见含有毛发的毛囊突出于囊腔内,囊腔内含有角质蛋白、皮脂腺,有时含有骨与软骨组织,呈黄油样,有酸臭味。

皮样囊肿生长缓慢,好发于身体正中线,尤其以眼眶部、鼻根部、舌下、颏下等部位常见。多位于皮下或黏膜下,圆形或椭圆形,大小数毫米至数厘米,表面皮肤稍隆起,颜色正常。囊肿与表面皮肤无粘连,其基底常与深部组织粘连,不易推动。质较柔软,肿瘤较大时可有一定的波动感,但常较坚实。眼眶部的皮样囊肿常见于眉弓外 1/3 稍上的肌层下方,位置较深,可压迫基底骨面形成压迹。鼻根部皮样囊肿有时有窦道通向皮面,易继发感染。向下也可压迫鼻骨,甚至穿过鼻骨向额骨下方伸展,和脑膜相连。舌下和颏下皮样囊肿逐渐增大后,可将舌向后上方推移,引起吐词不清,甚至出现呼吸、咀嚼、吞咽等功能障碍。

活检和病理确定诊断。X 线检查有助于了解窦道走向和骨质破坏情况,并有助于鉴别诊断。应与畸胎瘤、脑膜膨出、皮脂腺囊肿、舌下囊肿、甲状舌管囊肿等鉴别。

治疗主要以手术切除为主。合并感染者,有瘢痕组织与四周粘连,应一并切除。与骨面粘连者可连骨膜一起切除,囊肿切除后,如出现缺损等畸形,可即时或后期做整形修复手术。

2. 表皮样囊肿　表皮样囊肿(epidermoid cyst)是一种由于移位的表皮细胞碎片移植于皮下所形成的囊肿,也称上皮囊肿。可因皮肤受伤后,表皮碎粒体移植入皮下,逐步增殖发育,构成有壁的囊腔而形成囊肿。囊内充满表皮角质物,呈白色干酪状,并混有脱落破碎的表皮细胞。趾是好发部位,亦好发于头部、颈部及背臀部。发现时常与外伤相隔很长时间。单发或数个,多发者少见,呈圆形或椭圆形结节,表面光滑,触诊时坚韧有张力,与表面皮肤略有粘连,基底有移动性,也可粘连固定。一般无其他症状,但有时可发生继发性感染。合并感染时,表面皮肤红肿,囊肿与周围组织粘连,囊内积脓。

根据受伤史、临床特征及好发部位,诊断不难。应与脂肪瘤、皮肤纤维瘤等鉴别。治疗方法为手术摘除,应包括它的部分表面皮肤组织及囊肿四周的结缔组织,不要破碎,否则易复发。有感染时,先用抗生素控制,待炎症消退后再行手术。

3. 皮脂腺囊肿　皮脂腺囊肿(sebaceous cyst)又叫粉瘤,是由于皮肤中皮脂腺囊管开口闭塞或狭窄而引起的皮脂分泌潴留淤积,腺体逐渐肿大形成。

发生于任何年龄,以青春发育期多见。囊肿可位于身体任何部位,以头面部、颈胸、背臀部多见。常单发,生长缓慢。大小不一,最大可 7~8cm。囊肿一般位于皮肤浅层,呈圆球状,部分可突出皮肤表面,呈一个或多个柔软或较坚实的圆球体,表面常与皮肤相粘连,但基底可移动。有时表面皮肤可见一开口小孔,挤压时有少许白色粉状物被挤出。囊肿可存在多年而无自觉症状。常易继发感染,化脓破溃,并易复发。皮脂腺囊肿偶见癌变。

囊肿内壁有扁平的皮脂腺细胞构成,壁外有薄弱的纤维组织包裹。囊内容物呈白色粉膏状的皮脂和破碎的皮脂腺细胞,常有腐臭味。

根据典型临床表现,诊断不难。须与皮样囊肿、脂肪瘤等鉴别。

治疗方法为手术切除。手术时应在与囊肿粘连的皮肤部位及其导管开口处做一梭形切口,连同囊肿一并切除,方向应顺皮纹走向进行。手术应彻底完整摘除囊肿,否则残留囊壁组织,易复发。合并感染的,应控制炎症后再进行手术。

(二)口腔颌面部囊肿

1. 舌下腺囊肿　舌下腺囊肿(cyst of sublingual gland)是因舌下腺某一导管炎症、损伤、涎石或其他原因导致缩窄或阻塞,使腺体排除涎液受阻,潴留于扩张的近端腺管。如腺管破裂,则渗于口底组织间,被结缔组织包围,形成囊肿。

囊肿大多发生于舌下、口底一侧,位于口底黏膜和口底肌肉之间,生长缓慢,无痛,也可经舌系带深面延至对侧。囊肿表面黏膜呈浅蓝紫色,触诊柔软,有波动感,无明显自觉症状,长大后可因损伤致囊肿破裂,流出黏液后肿物消失,但数日后伤口愈合,囊肿又复发肿大,因而可有反复肿大、消失的病史。也可沿口底肌肉间的筋膜薄弱处向下形成颌下囊肿。如囊肿发生于舌下腺的后方深面,可无自觉的口内肿胀历史,而经下颌骨舌骨肌

13

后缘直接抵达颌下部,逐渐增大,可延伸至颏下部。若囊肿发展巨大,将舌推向后上方,可引起吞咽、语言及呼吸困难。如有继发感染,症状比较严重,发生剧烈疼痛、肿胀及全身症状。

根据临床表现,易诊断。在口底表面呈浅蓝色,稍凸出表面,囊腔表层有薄层黏膜及囊壁,穿刺可抽出黏稠液体。但应与黏液囊肿、口底皮样囊肿、颌下腺囊肿、鳃裂囊肿及甲状舌骨囊肿鉴别。

治疗主要是手术摘除为主,手术方法有2种。第一种方法是袋形手术,但单纯的袋形手术易复发,仅适合婴幼儿或其他全身情况不适宜根治手术者。方法是将囊肿隆起表面的黏膜和囊壁切除,将切除边缘的黏膜和囊壁间断缝合,利用通向囊腔的开口排泄涎液。但如果周缘对合封闭,其残腔仍可潴留涎液而复发,因此现在一般很少采用。第二种方法是舌下腺及囊肿切除术。因为舌下腺囊肿虽表面部分容易分离,但对连接舌下腺体部分则很难分开,即使将囊肿全部切除,也难以保存涎液排泄通畅。因此在手术中同时摘除舌下腺是治疗舌下腺囊肿的最有效方法。

2. 黏液囊肿 黏液囊肿(mucous cyst)是由于外伤或炎症等原因使黏液腺腺管管口闭锁,排泄受阻塞,腺体内分泌物潴留形成的囊肿。

黏液囊肿发生于任何年龄,好发于6岁以上儿童,有外伤史。多发于下唇、舌尖腹面及颊部,口底、上唇及腭黏膜较少发生。囊肿位于黏膜下,呈半透明浅蓝色小圆形肿物,通常小于1cm,边界清楚,质地稍有弹性,易损伤破裂,溢出少量透明无色黏液而消失。破裂处愈合后,管口再度阻塞,又被黏液充满,再次形成囊肿。多次损伤与复发,瘢痕组织增多,局部呈白色。

黏液囊肿常用的治疗方法有手术切除,囊腔内注射药物等。手术时,为防止复发,也将囊肿四周的表浅黏液腺分别摘除。有瘢痕粘连时,可做梭形切口,将囊肿与黏液腺及周围组织一并切除。腔内注射可选用10%的碘酊,0.2~0.5ml注射入腔内,使上皮细胞破坏,失去分泌功能。注射前应尽可能先将囊液抽尽,注射碘酊后停2~3分钟,再将碘酊抽出。

三、全身性肿瘤

(一)淋巴瘤 淋巴瘤(lymphoma)是一组原发于淋巴结或淋巴组织的恶性肿瘤,临床特征为进行性、无痛性浅表淋巴结肿大,常伴肝脾肿大,晚期有发热、贫血、出血和恶病质表现。病因尚未阐明,病毒学说最受重视,尤其是EB病毒感染可能与其发病有密切关系。根据肿瘤组织结构不同将淋巴瘤分为霍奇金病(Hodgkin's disease,HD)和非霍奇金淋巴瘤(Non-Hodgkin's lymphoma,NHL)两大类。20世纪80年代以来,由于诊断和治疗方案不断改进,使霍奇金病的5年生存率由25%提高至80%~90%,非霍奇金淋巴瘤的5年生存率提高至80%。同时随着基础生物学和肿瘤影像学的快速发展,诊疗方案的制订需要综合肿瘤病理、分期、危险度分层、免疫分型、细胞遗传学等多方面信息。

1. 霍奇金病 霍奇金病又名淋巴网状细胞肉瘤,是一种慢性进行性、无痛性淋巴组织肿瘤,原发瘤多呈离心性分布,起源于一个或一组淋巴结,以颈部淋巴结无痛性肿大起病最多见,逐渐蔓延至邻近淋巴结,然后侵犯肝、脾、骨髓和肺等组织。由于发病部位不同,故临床表现多种多样。男性多见,男女比例为(3~4):1,5岁前发病少,青春期发病增多。其恶性程度较低,是一种可治愈的肿瘤。

【临床表现】 临床表现多种多样,主要取决于原发肿瘤的部位和受累脏器、病理分型和分期。

(1)淋巴结肿块:以浅表淋巴结进行性、无痛性肿大为最早的症状,肿大的淋巴结质硬,相互间可粘连融合,以颈部淋巴结肿大为主,其次为腋下、腹股沟区淋巴结,右颈淋巴结病变大多向纵隔转移,左颈淋巴结病变累及膈下。腹腔内肿大淋巴结可融合成团块,早期常不易扪及,需依靠腹部B超或CT检查发现。

(2)肝脾大:一般先有脾大而后有肝大,为血行性播散,原发于脾脏的霍奇金病屡见报道,脾脏受累者肝涉及率可达63%,脾越大肝受累的可能性越多,肝被浸润可见黄疸、腹水,甚至肝功能衰竭;肝、脾大者多为晚期病例。

（3）肿大的淋巴结引起的压迫症状：其症状与被压脏器和程度有关。纵隔淋巴结肿大压迫食管引起吞咽困难，压迫上腔静脉引起上腔静脉综合征；压迫气管导致咳嗽、胸闷、呼吸困难、发绀等。腹腔内淋巴结肿大压迫肠腔引起腹痛、恶心、呕吐、肠梗阻等症状。腹膜后肿大淋巴结压迫输尿管可致肾盂积水，侵犯脊髓可见脊髓压迫症等。

（4）结外浸润：霍奇金病可侵犯全身各组织脏器，以肺脏受累较常见，可有咳嗽、气促、胸闷、胸痛和呼吸衰竭，它是从纵隔淋巴结通过气管，血管周围的淋巴结及胸膜下途径扩散到肺，在X线片上常见病变呈扇形分布，也可表现为肿块、片状浸润、结节或粟粒样改变。胃肠道受累多见在小肠，尤其是回肠末端，其次是胃，结肠少见，症状有腹痛、恶心、呕吐、呕血、黑便等。骨骼以溶骨性病变为主，好发于胸椎，可致压缩性骨折，还可导致脊髓压迫症。结外浸润者约 15%~20% 侵犯中枢神经系统，但脑膜和脑实质很少受累。

（5）全身症状：不明原因的发热、食欲减退、体重减轻、盗汗等，皮肤瘙痒成人多见，在小儿罕见。由于机体免疫功能减退，容易发生各种感染，如单纯疱疹病毒、霉菌、卡氏肺囊虫肺炎等。

【诊断】

（1）临床分期：正确的分期对选择治疗方案和判断预后十分重要，一般仍采用 Ann Arbor 1971 年方案。

根据有无全身症状分为 A、B 两型，A 型表示无全身症状；B 型表示有全身症状：不明原因发热、盗汗，6 个月以内体重减轻 10% 以上；E 表示结外组织或脏器病变。

（2）实验室检查：血象变化为非特异性，各种类型及各期之间差异很大。早期病变局限时血象可完全正常，部分患者可有嗜酸细胞和单核细胞增多，病变广泛时白细胞、中性粒细胞增多，且有贫血。晚期常有白细胞和淋巴细胞减少，周围血中可找到多核巨网细胞。骨髓分类中发现多核巨网细胞比较困难，但有特殊价值，骨髓活检找到多核巨网细胞常较常规涂片的阳性率高（表 13-24）。

血铜：霍奇金病血铜升高，缓解后可降至正常。学龄儿童正常值为 $73\sim114\mu g/ml$。有人以血铜来监测病情的变化。

多数霍奇金病患者有染色体异常，如非整倍体，尤其以亚四倍体多见。约 40% 的病例可见标记染色，但迄今尚未提示哪种染色体异常为特异性的。

（3）诊断与鉴别诊断：学龄前后小儿无明显原因出现颈部淋巴结肿大，排除炎症性改变均应考虑做淋巴结活检，一般应选择较大且质硬的淋巴结，以完整切除送病理活检，切不可图方便选择小儿表浅的淋巴结或针吸的方法涂片检查，从而延误诊断。同时应进行全面体检以便准确判断病变范围而分期。通常应进行以下常规检查协助诊断：①胸部及纵隔 CT，可发现纵隔淋巴组织受累情况和肺部浸润情况。腹部 B 超或 CT，以确认有无淋巴腹腔淋巴结肿大及肝脾受累。②下腔静脉造影和静脉肾盂造影，以检查第 2 腰椎以上主动脉旁肿大的淋巴结，后者可了解输尿管，膀胱和肾脏受累情况。③骨骼 X 线摄片，检查骨骼及骨髓受累的部位和程度，配合血清碱性磷酸酶测定更有意义。④ MRI 检查，可清晰显示超过 1cm 的肿大淋巴结的位置，但价格较贵。

本病应与慢性淋巴结炎、淋巴结结核、传染性

表 13-24 霍奇金病分期法

分期	病变范围
I	病变涉及一个或一组淋巴结（I）或只有一个淋巴结外组织有病变（IE）
II	病变局限于膈肌同侧的 2 个或 2 个以上邻近的淋巴结区，或横膈同侧两个非邻近的淋巴结（II），或同时有一个淋巴结外的组织病变加上横膈同侧或数个淋巴结病变（IIE）
III	病变涉及横膈两侧淋巴结区（III）；或伴有脾涉及（IIIS）；或伴有淋巴结外局部脏器或组织涉及（IIIE）；或伴有一个结外器官加脾脏受累（IIISE）
IV	弥漫性或播散性涉及一个或更多淋巴结外脏器或组织，伴或不伴淋巴结涉及

单核细胞增多症、白血病及恶性肿瘤淋巴转移相鉴别。

【治疗】 根据患者不同危险度分组及其治疗反应,采用分层治疗方案,尽量采用早期、强烈、联合诱导方案,注意间歇和维持序贯治疗。

儿童时期 HL 常用的化疗方案有:

(1) MOPP 方案:是小儿时期最常用的方案,氮芥 6mg/(m^2·d),第 1、8 天;长春新碱 1~1.5mg/(m^2·d),第 1、8 天;丙卡巴肼 100mg/(m^2·d),分 2~3 次,第 1~14 天;泼尼松 1~2mg/(kg·d),分 2~3 次,第 1~14 天口服。用 14 天休息 14 天,共 6 个疗程。

(2) COPP 方案:环磷酰胺 750mg/(m^2·d),第 1 天;长春新碱 1~1.5mg/(m^2·d),第 1、8 天;丙卡巴肼 100mg/(m^2·d),分 2~3 次,第 1~14 天;泼尼松 40mg/(m^2·d),分 2~3 次,第 1~14 天口服。

(3) COMP 方案:环磷酰胺 750mg/(m^2·d),第 1 天;长春新碱 1~1.5mg/(m^2·d),第 1、8 天;氨甲蝶呤 15mg/(m^2·d) 第 1、8 天;泼尼松,4mg/(m^2·d),分 2~3 次,第 1~14 天口服。

(4) CHOP 方案:长春新碱 1.5mg/(m^2·d),第 1 天;泼尼松 40~60mg/(m^2·d),口服 5~7 天;环磷酰胺 750mg/(m^2·d),每 21 天一疗程;多柔比星 35mg/(m^2·d),每 21 天一疗程。

(5) ABVD 方案:多柔比星 25mg/(m^2·d);博来霉素 8~10mg/m^2;长春新碱 1.5mg/(m^2·d);氮烯脒胺 250mg/(m^2·d);分别第 1、14 天用一次,每 28 天重复一次,此方案较 MOPP 毒性大,尤其对心脏毒性,但对结节硬化型疗效较好。

8 岁以上小儿或年龄在 8 岁以下,其肿瘤部位不影响生长发育者,在化疗两个疗程后开始放疗,以后再做 4 个疗程化疗。低危 HL 患者化疗后 CR 可不予放疗;HL 放疗剂量推荐为低剂量侵犯野放疗(15~25Gy)。

【预后】 霍奇金病经过有效治疗,Ⅰ期和Ⅱ期患者 80% 生存超过 5 年,半数病例 10 年生存;Ⅲ期 5 年生存率 73%,Ⅳ期 5 年生存率 63%。不同病理分型预后差异较大,淋巴细胞为主型预后好,5 年生存率可达 94%,其次依次是结节硬化型、混合细胞型,淋巴细胞消减型预后最差,5 年生存率不到 30%。这已成为各国研究的重点。骨髓移植可成为一条新路,但由于各种条件所限,在国内儿科开展尚不够。其他预后不良相关因素包括年龄大、颈部发病、就诊时有全身疾病以及脾脏受累程度。

2. 非霍奇金淋巴瘤

【临床表现】 由于小儿 NHL 瘤体迅速的生长及快速广泛的扩散,临床表现多样复杂。约 2/3 的患者诊断时已是广泛播散性肿瘤疾病。在诊断时可能骨髓、中枢神经系统或骨已受累。首发症状和体征最常见的是淋巴结肿大,发生率 87%~98%,贫血的发生率为 42%~58%,其次为发热、乏力、消化管及呼吸道症状,1/4~1/3 患者有肝脾肿大。根据组织学进行分型,常分为以下 4 种。

(1) 淋巴母细胞淋巴瘤:淋巴母细胞淋巴瘤大部分来源于前 T 细胞,10% 左右为 B 前体细胞型;其主要的临床表现为:①纵隔肿块,占患者的 50%~70%,常伴胸膜渗出;表现有胸部疼痛,吞咽困难,呼吸困难,喘息,喘鸣,或由上腔静脉阻塞造成的上腔静脉综合征表现,如颈、面及上肢肿胀;②淋巴结病,发生率占患者 50%~80%,是此型淋巴瘤表现特殊的膈上病变,受累的部位为颈部、锁骨上区和腋窝区淋巴结肿大,初期无痛,不粘连,晚期粘连或肿胀;③腹部受累,不常见到,但偶观察到肝脾肿大,腹膜后淋巴结肿大,或肾脏肿块;④中枢神经受累,可表现脑神经受累,脑脊液检查细胞数增多,并可检查到肿瘤细胞,或硬脑膜外肿瘤发生,但在诊断时中枢神经已经受累者罕见;⑤骨髓受累,较常见,但骨髓细胞被肿瘤细胞代替超过 25%,常常被指定诊断为 ALL。临床特点是多发男性年长儿,易播散至骨髓、外周血及中枢神经系统。

(2) 小无裂细胞淋巴瘤:小无裂细胞淋巴瘤包括 Burkitt 淋巴瘤和 Burkitt 样淋巴瘤,多以腹部肿瘤为主,其他部位也可受累。①腹部肿瘤:表现为腹部肿瘤存在大约占 80% 的病例。常诉说腹痛或腹胀,恶心和呕吐,大便习惯的改变,胃肠出血,罕见肠穿孔。右髂窝肿块存在非常普遍,可能误诊为急性阑尾炎。偶尔见肠套叠,常常伴有小肿瘤(<1cm),容易切除。胸腔积液和腹水可能发生。②大量其他部位受累:骨、睾丸、乳房、唾液腺、

鼻窦、皮肤、外周淋巴结和甲状腺。中枢神经系统和骨髓也常受累,但发生概率低于淋巴母细胞型。一些患者表现为独立的骨髓受累,完全同白血病,而无任何其他淋巴瘤的表现,常认为是 ALL 的 L3 型,或认为是 Burkitt 淋巴瘤的瘤细胞白血病。③小儿地方性 Burkitt 淋巴瘤:发生在伯基特淋巴瘤流行区,下颌骨受累约占 70% 以上的病例,特别易发生在年幼的儿童;受累的部位还有眼眶、脊髓旁区和中枢神经系统,可导致脑神经麻痹,脑脊液细胞增多;腹部受累也常见,但右髂窝受累少见,骨髓受累不常见。

(3) 弥漫大 B 细胞淋巴瘤:起源于成熟 B 淋巴细胞,常见于 10 岁以上儿童,预后比成人弥漫大 B 细胞淋巴瘤好。临床表现和伯基特淋巴瘤相似,但很少侵犯骨髓和中枢神经系统。约 1/5 起源于纵隔,好发于大龄儿童、青少年,可侵犯肺、胸膜,伴上腔静脉压迫综合征。预后较其他部位差。

(4) 间变大细胞淋巴瘤:起源于成熟 T 淋巴细胞,表达 T 细胞抗原 CD3、CD30,大部分间变大小便淋巴瘤涉及 *ALK* 基因的染色体重组,可有 NPM-ALK 融合蛋白的表达。间变大细胞淋巴瘤易侵犯淋巴结和结外组织,如皮肤、软组织、肺、骨,很少侵犯骨髓和中枢神经系统;常伴有高热和体重下降,部分可合并噬血细胞综合征;本型进展快,预后差,需积极治疗。

【诊断与鉴别诊断】 由于小儿 NHL 肿瘤生长迅速而很快扩散,因此表现的各种临床表现特征是诊断疾病的重要线索,组织学的检查是初步明确诊断的重要手段。其免疫表型、染色体核型

等实验检查为诊断提供重要的诊断资料。应尽量减少侵袭性获得标本的方法,特别是要减少开放性手术活检。

小儿 NHL 临床分期,主要反映肿瘤受累的程度,目前广泛使用 ST Jude 分期法。ST Jude 分期法适用于所有小儿淋巴瘤组织学类型。

从临床分期中,我们可以看到,在 Ⅰ、Ⅱ 期患者,多是局限性疾病,Ⅲ 期已有肿瘤的广泛浸润,Ⅳ 期就是晚期患者。只要有中枢神经系统和骨髓的浸润,均属于 Ⅳ 型。但因小儿 NHL 易发生迅速且广泛的扩散,若 Ⅰ、Ⅱ 期患者未得到及时诊治,很快就发展为 Ⅲ、Ⅳ 期患者,故临床 Ⅲ、Ⅳ 期患者较多,约占 60%,并多伴有结外病变,这是小儿 NHL 预后不良的原因。根据不同的临床阶段,选择不同的治疗方法(表 13-25)。

【诊断程序】

(1) 询问病史:询问发热的原因,有无逐渐消瘦史及各系统的症状,如消化系统、呼吸系统、中枢神经系统的症状等。

(2) 全身体检:除进行全身细致体检外,还要特别注意全身的浅表淋巴结是否肿大、肝脾大小及是否腹内有肿块。

(3) 辅助检查:

1) 血、尿、粪三大常规及血生化检查,生化检查包括血电解质、肝、肾功能,血清 LDH 等。

2) 肿块的活检:这是作出诊断最重要的检查手段,肿大的肿块最好切除活检,针吸的方法结果不可靠。

3) 影像学检查:目的是寻找瘤体的位置、大

表 13-25　NHL 临床分期

分期	病变范围
Ⅰ期	单个淋巴结区和结区外的单个肿瘤(不包括纵隔和腹部)
Ⅱ期	单个结外肿瘤伴局部淋巴结受累 在膈肌同侧 2 个或 2 个以上淋巴结区受累 原发单个胃肠肿瘤,常在回盲部,能部分切除,伴或不伴肠系膜淋巴结受累
Ⅲ期	在膈肌两侧有单独的结外肿瘤 任何原发形内肿瘤(纵隔、胸膜、胸腺) 广泛的原发腹内疾病 任何脊柱旁或硬膜下肿瘤,有或无其他部位受累(中枢神经系统及骨髓除外)
Ⅳ期	上面任何病变伴有中枢神经系统或骨髓浸润(幼稚细胞 <25%)或两者均有

表 13-26　霍奇金病与非霍奇金淋巴瘤鉴别

	霍奇金病	非霍奇金淋巴瘤
发病年龄	学龄前后	任何年龄
性别	男＞女	男＞女
发病率	较少	相对多
病理学	典型 R-S 细胞	各类淋巴细胞组织细胞
首发症状	淋巴结大	多伴全身或结外症状
发展速度	慢	较快
扩散方式	通过淋巴管相周围扩散	通过淋巴、血行相邻近或远处组织扩散
侵犯范围	局限	较广泛
B 症状	少	多
全身衰竭	少	多
肝脾受累	少	多
中枢受累	很少	多
骨髓受累	很少	多
对治疗反应	较恒定	随恶性程度而异
预后	好	差,随恶性程度而异,但相对差

小、形态与周围组织的关系,可进行以下检查:胸片可检查纵隔是否有肿块,胸膜是否有渗出,肺内是否有转移的病灶;盆、腹部超声可检查肝、脾、胆、肾及盆腔内有无异常表现及肿块、消化道壁有无浸润增厚;胃肠钡剂造影示检查胃肠道淋巴瘤的主要方法之一;CT 及 MRI 扫描颅及胸、腹,可探明肿瘤的位置、性质、大小等,MRI 还能查出是否有骨受累。骨扫描可了解骨骼受累情况。与以上常规检查相比,PET-CT 可有效对全身肿瘤侵犯情况进行整体评估,大大提高了诊断分期的效率。

4) 骨髓检查:活检或抽吸骨髓液检查,可检出骨髓有无浸润,还可与急性白血病鉴别。

5) CSF 检查:如有中枢神经系统受累,CSF 细胞数增多,镜下观察瘤细胞的形态,判断细胞学的类型。

【鉴别诊断】　儿童 NHL 临床表现为无痛性淋巴结肿大,经淋巴结活检,可初步确诊。但有部分患者并不表现浅表淋巴结肿大,肿痛的病变在胸、腹腔内,早期诊断很困难,误诊率极高,应注意与下列疾病鉴别。

(1) 霍奇金病:鉴别见表 13-26。

(2) 纵隔肿瘤病变要和结核病鉴别:结核病有结核中毒症状,结核肿大的淋巴结生长缓慢,很少

有扩散,结核病 OT 试验阳性,CT 检查可鉴别是结核炎症还是淋巴肿瘤。

(3) 不明原因的胸腔积液和腹水:要与各种炎症鉴别,包括结核性胸腔积液。如是结核或其他病原菌感染引起的炎症,多伴全身症状,如发热、腹痛等;可送检胸腔积液及腹水检查是否有瘤细胞。

(4) 与 Wilms 瘤、神经母细胞瘤鉴别:有腹膜后肿块者,应与 Wilms 瘤、神经母细胞瘤鉴别,可行 CT 或手术活检。

(5) 与急性淋巴细胞白血病鉴别:根据 St-Jude NHL 分期系统,针对有骨髓浸润的 NHL,骨髓中原始淋巴细胞 >25%,则诊断为 ALL;5%~25%,则诊断为 Ⅳ 期 NHL。NHL 骨髓浸润的瘤细胞在骨髓中多呈灶性分布,成堆出现,而 ALL 的幼稚淋巴细胞分布较均匀。还可做骨髓活检鉴别。

(6) 与中枢神经系统疾病的鉴别:NHL 侵犯中枢神经系统,表现有神经系统症状,颅内压增高。侵犯脑神经,表现面神经麻痹等,应与脑炎、脑膜炎鉴别。CSF 送检病理可辨认是否有瘤细胞。

【预后及治疗】

(1) 预后与临床分期、组织学、免疫学分型均相关。Ⅰ、Ⅱ 期预后良好,Ⅲ、Ⅳ 期预后差;根据组

织分型,Burkitt 淋巴瘤和 Burkitt 样淋巴瘤预后不良;根据免疫分型,T 细胞表型和不能决定的免疫表型预后不良;凡有 CNS 和骨髓浸润的晚期患者预后不良。

(2) 不同组织学类型的非霍奇金淋巴瘤的治疗差异较大,且都是基于其不同的危险度分层而进行的。根据不同的类型和分期选择化疗方案,依照诱导、巩固和维持及间歇、强化进行。而现在临床研究表明放疗并未获得更好的预后,所以除存在脊髓压迫症状、化疗后有残留病灶或姑息性治疗的,不推荐放疗。以下就简单介绍治疗过程中常用的化疗方案:

1) P 方案:地塞米松(Dex)5mg/(m²·d),1 天 1 次,静脉滴注或者口服,第 1~2 天;Dex 10mg/(m²·d),1 天 2 次,静脉滴注或者口服,第 3~5 天;环磷酰胺(CTX)200mg/(m²·d),15 分钟静脉滴注,第 1~2 天。氨甲蝶呤、阿糖胞苷、地塞米松鞘注。

2) AV1/AV2/AV3 方案:第一疗程开始于化疗的第 6 天,若 ANC>0.5 × 10⁹/L,PLT>50 × 10⁹/L,随后的疗程开始于前 1 个疗程的第 21 天。Dex 10mg/(m²·d),1 天 2 次,静脉滴注或口服第 1~5 天;氨甲蝶呤(MTX)3g/m² 静脉滴注 3 小时,第 1 天;亚叶酸钙解救。鞘注(三联)第 2 天;用 MTX 后 24 小时。异环磷酰胺(IFO)800mg/m²,静脉滴注 1 小时,第 1~5 天;第一天给药于 MTX 前静脉滴注,同时予美司钠静脉滴注;阿糖胞苷(Ara-C)150mg/(m²·次),静脉滴注 1 小时,12 小时 1 次,第 4~5 天;依托泊苷(VP16)100mg/m²,静脉滴注 2 小时,第 4~5 天(在 Ara-c 后给予)。长春碱(VBL)6mg/m²(最大量不超过 10mg),静脉滴注,第 1 天。

3) BV1/BV2/BV3 方案:若 ANC>0.5 × 10⁹/L,PLT>50 × 10⁹/L,随后疗程开始于前 1 疗程的第 21 天。Dex 10mg/(m²·d),一天两次,口服或静脉滴注,第 1~5 天;MTX 3g/m² 静脉滴注 3 小时,第 1 天;亚叶酸钙解救。鞘注(三联)第 2 天,用 MTX 后 24 小时;环磷酰胺(CTX)200mg/m²,静脉滴注 60 分钟,第 1~5 天,第一天给药于 MTX 前;柔红霉素(DNR)25mg/m²,静脉滴注 6 小时入,第 4~5 天;VBL 6mg/m²(最大量不超过 10mg)静脉推注,第 1 天。

4) VDLP 方案诱导治疗:长春新碱(VCR)1.5mg/(m²·d),每周 1 次,共 4 次,每次最大绝对量不超过 2mg,第 8、15、22、29 天,共 4 次;柔红霉素(DNR)25mg/(m²·d),静脉滴注 6 小时入,每周 1 次,第 8、15、22、29 天,共 4 次;左旋门冬酰胺酶(L-ASP)5 000U/(m²·d),第 8、11、14、17、20、23、26、29 天,Q2d,共 8 次,肌内注射;若 L-ASP 过敏可予培门冬酶(PEG-ASP)2 500U/m²,肌内注射,第 923 天,共 2 剂;泼尼松(PDN)60mg/(m²·d),第 1~28 天,口服,第 29~35 天递减至停。

5) CAM 方案:环磷酰胺(CTX)1 000mg/(m²·d),1 次,第 1 天,水化碱化 3 天;美司钠 400mg/(m²·次),于静脉滴注 CTX 的 0、4、8 小时,第 1 天;阿糖胞苷(Ara-C)75mg/(m²·d),第 3~6 天,第 10~13 天,共 8 天;巯嘌呤(6-MP)60mg/(m²·d),共 14 天。

6) 巩固 M 方案:大剂量氨甲蝶呤(MTX)3~5g/(m²·d),每两周 1 次,共 4 次[T-LBL:5g/(m²·次);B-LBL:3g/(m²·次)],第 8、22、36、50 天;四氢叶酸钙解救。6-MP 25mg/(m²·d),不超过 56 天。

7) HR-1 方案:DXM 20mg/(m²·d),口服或静脉推注,第 1~5 天;VCR 1.5mg/(m²·次)(最大 2mg),静脉推注,第 1 天,第 6 天;HD-MTX 5g/(m²·次),静脉滴注,第 1 天;亚叶酸钙解救。CTX 200mg/(m²·次),12 小时 1 次,静脉滴注,第 2~4 天,共 5 次,HD-MTX 结束后 7 小时开始予;美司钠 70mg/(m²·次),于静脉滴注 CTX 的 0、4、8 小时;Ara-c 2 000mg/(m²·次),12 小时 1 次,第 5 天,共 2 次;L-ASP 25 000U/(m²·d)静脉滴注 2 小时以上,第 6、11 天;如果 L-ASP 过敏 PEG-ASP 2 500U/(m²·次),肌内注射,第 6 天;TIT 第 1 天。

8) HR-2 方案:DXM 20mg/(m²·d),口服或静脉推注,第 1~5 天;长春地辛(VDS)3mg/(m²·次),静脉推注,第 1 天,第 6 天;HD-MTX 5g/(m²·次),静脉滴注,第 1 天;亚叶酸钙解救。异环磷酰胺(IFO)800mg/(m²·次),静脉滴注,12 小时 1 次,第 2~4 天,共 5 次,HD-MTX 结束后 7 小时开始予;美司钠 300mg/(m²·次),静脉滴注,IFO 0、4、8 小时;DNR 30mg/(m²·次),静脉滴注,第 5 天;L-ASP 25 000U/(m²·次),静脉滴注 2 小时以上,第 6、11 天;如果 L-ASP 过敏 PEG-ASP 2 500U/(m²·次),肌内注射,第 6 天。

9）HR-3方案：DXM 20mg/（m²·d），口服或静脉推注，第1~5天；Ara-c 2 000mg/（m²·次），静脉滴注，12小时1次，第1~2天；依托泊苷（VP-16）100mg/（m²·次），静脉滴注，12小时1次，共5次，第3~5天；L-ASP 25 000U/（m²·次），静脉滴注2小时以上，第6、11天；如果L-ASP过敏PEG-ASP 2 500U/（m²·次），肌内注射，第6天。

10）VDLD方案：VCR 1.5mg/（m²·d），每周1次；DNR或多柔比星（ADR）25mg/（m²·d），每周1次；L-ASP 10 000U/（m²·d），肌内注射，2天1次，第1、4、7、10天，共4次；L-ASP过敏可予培门冬酶（PEG-ASP）2 500U/（m²·次），肌内注射，第4天，共1剂。DXM 8~10mg/（m²·d），第1~7天，第15~21天。

疗效评估标准：

（1）完全缓解：经体检及影像学检查（胸片、CT、B超、MRI）及骨髓分类肿瘤灶均消失。

（2）不确定的完全缓解：肿瘤未消失，但缩小>75%或骨髓不确定转阴。

（3）部分缓解：肿瘤缩小≥50%；骨髓未转阴；肝脾缩小但未恢复正常；以上三项仅有一项者。

（4）复发/进展：肝脾增大或出现新病灶；淋巴结增大或出现新病灶；骨髓转阴预后再次出现；或达到完全缓解后，病灶又出现者。

（5）无反应：肿瘤缩小<5%。

（二）白血病局部并发症

白血病（leukemia）是儿童时期最常见的恶性肿瘤，15岁以下儿童白血病的发病率为3/10万~4/10万，约占该时期所以恶性肿瘤的35%。儿童白血病以急性白血病为主，分为急性淋巴细胞性白血病（acute lymphocytic leukemia，ALL）和急性非淋巴细胞性白血病（acute nonlymphocytic leukemia，ANLL）两大类。近年来，白血病的生物学研究有了许多新进展，对白血病的分型已从20世纪80年代的MIC（形态、免疫、细胞遗传学），演进到今天的MICM（形态、免疫、细胞遗传学和分子生物学）。白血病生物学研究的进展及诊断、分型的精细化，为制订合理的治疗方案以及判断预后提供了重要的手段。白血病的治疗已从传统的化疗发展到诱导分化治疗、免疫治疗、造血干细胞移植治疗及基因治疗等，使白血病患者的无瘤生存时间延长，预后得到改善。

1. 中枢神经系统白血病　白血病细胞侵犯脑实质和/或脑膜时即引起中枢神经系统白血病（central nervous system leukemia，CNSL）。中枢神经系统白血病可以发生在病程的任何阶段，但一般多发生在缓解期，仅1%~2%的患者在确诊时已发生。在缓解期发病者可发生在血象和骨髓象复发之前。由于近年来联合化疗的进展，使患者的寿命得以延长，但因多数化疗药物不能透过血-脑屏障，故中枢神经系统便成为白血病细胞的"庇护所"，造成CNSL的发生率增高，这在急性淋巴细胞白血病尤为多见。浸润可发生在病程的任何时候，但多见于化疗后缓解期。它是导致急性白血病复发的主要原因。

脑膜白细胞与脑膜炎相似，主要临床表现为头痛、头晕、恶心、呕吐、视乳头水肿、颈项强直，但不发热，严重的可出现抽搐、昏迷。脑脊液检查发现压力增高，细胞数增加，蛋白增加，有时发现白血病细胞。脑实质局部浸润的表现可与脑瘤相似。脑神经直接浸润可以引起视力障碍、瞳孔改变、面肌麻痹、眩晕等。脊髓压迫会出现截瘫、大小便障碍。此外，神经根、周围神经也可受累而出现相应的表现。

CNSL是造成白血病复发或死亡的重要原因之一，在治疗过程中药重视CNSL的防治。预防性治疗常用以下三种方法，三联鞘内注射，大剂量氨甲蝶呤-四氢叶酸钙（HDMTX-CF），颅脑放射治疗。初诊时已发生CNSL者，照常进行诱导治疗，同时给予三联鞘内注射，第1周3次，第2和第3周各2次，第4周1次，共8次。一般在鞘内注射化疗2~3次后CSF常转为阴性。在完成诱导缓解、巩固、髓外白血病防治和早期强化后，作颅脑放射治疗。颅脑放疗后不再用HDMTX-CF治疗，但三联鞘注必须每8周1次，直到治疗终止。完全缓解后在维持巩固期发生CNSL者，也可按上述方法进行，但在完成第5次三联鞘注后，必须作全身强化治疗以免骨髓复发，常用早期强化治疗的VDLD和VP16+Ara-C方案各一疗程，然后继续完成余下的3次鞘注。紧接着全身强化治疗后应作颅脑放射治疗，此后每8周三联鞘注1次，直到终止治疗。

2. 睾丸白血病 白细胞侵犯睾丸时即引起睾丸白细胞（testic leukemia，TL），表现为阴囊局部肿大、触痛，阴囊皮肤可呈红黑色。由于化疗药物不易进入睾丸，在病情完全缓解时，该处肿瘤细胞仍存在，因而成为导致白血病复发的另一重要原因。

睾丸白血病多发生于高危患者，作为预防措施必须在缓解后应用大剂量 MTX，每次 3~5g/m²，静脉注射，共 3 个疗程，间隔 10~14 天。为预防大剂量 MTX 的毒性反应，应给予水化、碱化。用药同时须保证液体入量 3 000ml/（m²·d）。初诊时已发生 TL 者，先诱导治疗至完全缓解，双侧 TL 者作双侧睾丸放射治疗，总剂量 24~30Gy，分 6~8 天完成；单侧者可行睾丸切除术，也可作睾丸放射治疗；与此同时继续进行巩固、髓外白血病防治和早期强化治疗。在缓解维持治疗期发生 TL 者，按上述方法予以治疗，紧接着用 VDLD 和 VP16+Ara-C 方案各一疗程。

3. 骨关节白血病 小儿骨髓多为红髓，易被白血病细胞侵犯，故患者骨、关节疼痛较为常见。约 25% 患者以四肢长骨、肩、膝、腕、踝等关节疼痛为首发症状，其中部分患者呈游走性关节痛，局部红肿现象多不明显，并常伴有胸骨压痛。骨和关节痛多见于急性淋巴细胞白血病。骨痛的原因主要与骨髓腔内白血病细胞大量增生。压迫和破坏邻近骨质以及骨膜浸润有关。骨骼 X 线检查可见骨质疏松、溶解，骨骺段出现密度降低横带和骨膜下新骨形成等征象。

4. 绿色瘤 绿色瘤是急性粒细胞白血病的一种特殊类型，白血病细胞主要浸润眶骨、颅骨、胸骨、肋骨或肝、肾、肌肉等，在局部呈块状隆起而形成绿色瘤。此瘤切面呈绿色，暴露于空气中绿色迅速消退，这种绿色素的性质尚未明确，可能是光紫质或胆绿蛋白的衍生物。绿色瘤偶由急性单核细胞白血病局部浸润形成。

5. 其他器官浸润 少数患者有皮肤浸润，表现为丘疹、斑疹、结节或肿块；心脏浸润可引起心脏扩大、传导阻滞、心包积液和心力衰竭等；消化系统浸润可引起食欲缺乏、腹痛、腹泻、出血等；肾脏浸润可引起肾肿大、蛋白尿、血尿、管型尿等；齿龈和口腔黏膜浸润可引起局部肿胀和口腔溃疡，这在急性单核细胞白血病较为常见。

（三）其他

1. 肉芽肿性疾病 如幼年性黄色肉芽肿，可见于皮肤和内脏。

2. 组织细胞病 如丛状纤维组织细胞瘤等，最常见为朗格汉斯细胞组织细胞增生症，多见于皮肤软组织。

（王焕民 魏光辉）

参考文献

1. YANG L，YUAN Y，SUN T，et al. Characteristics and trends in incidence of childhood cancer in Beijing，China，2000—2009［J］. Chin J Cancer Res，2014，26（3）：285-292.
2. 吴凡，卢伟，李德，等. 上海市恶性肿瘤登记报告工作的调整与完善［J］. 中国肿瘤，2002，11（6）：316-318.
3. 宋凯，陈仁华，刘庆敏，等. 杭州市儿童恶性肿瘤的发病特征研究［J］. 浙江预防医学，2013，25（3）：15-17.
4. 周琴，李科，李海麟，等. 广州市城区 2004—2010 年儿童恶性肿瘤流行特征［J］. 中国肿瘤，2014，23（7）：552-557.

13

第十四章　先天性畸形与新生儿外科

出生缺陷(birth defect)又称先天性畸形,是指出生时在外形或体内有可识别的、由胚胎发育紊乱引起的形态、结构、功能、代谢、精神、行为等方面的异常,而并非由分娩损伤引起的结构或功能上的缺陷。环境因素的致畸作用早在20世纪40年代就已被确认,胚胎时期是细胞分化的活跃时期,对致畸因子最敏感,特别是第15~60天属高度敏感期。影响胚胎发育的环境有三个方面,即母体周围的外环境、母体的内环境和胚体周围的微环境,这些环境中引起胚胎畸形的因素均称为环境致畸因子(teratogen)。

第一节　病因与遗传

近30年来死亡的婴儿中,由营养、感染因素引起的比例已逐渐减少,因出生缺陷因素引起的比例却相对增多。Wilson 综合了五次国际出生缺陷讨论会的资料,于 1972 年提出了人类出生缺陷的综合病因分析,将导致出生缺陷的主要原因分为以下几类:一是环境或外在因素,所引起的出生缺陷占 10%,包括物理、化学及生物(各类病毒)、母体代谢失调,药物等因素。有资料表明,在致畸因素中,药物约占 1.5%,物理化学物质占 1%,病毒及妊娠期疾病占 1%~3%,其他原因占 5%。二是遗传因素(包括染色体异常和基因异常),所引起的出生缺陷占 25%。其中约 10% 的致畸因素来源于父母的遗传性疾病或染色体疾病。形态发生是受遗传因素控制的,先天畸形的发生绝大多数与遗传有关,如染色体畸变、单基因遗传、多基因遗传等。三是由遗传因素和环境因素相互作用以及原因不明引起的出生缺陷占 65%(图 14-1)。

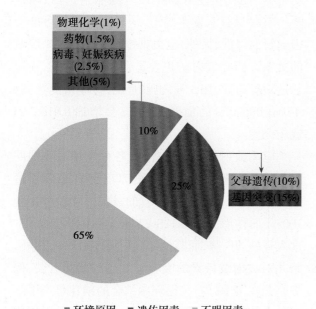

图 14-1　引起出生缺陷的因素

一、环境因素

根据大量的研究结果表明,可致婴儿缺陷的环境因素大致包括以下几类:

(一)物理因素

【噪声(sound pollution)】　妇女妊娠期理想的声强环境是 10~35dB,如果妊娠期妇女每天接触 50~80dB 的噪声 2~4 小时,便会出现以下不良反应:①精神烦闷紧张,呼吸和心率增快,心肺负担加重;②神经系统功能紊乱,头痛、失眠随之而生;③内分泌系统功能降低,尤其是雌激素和甲状腺素分泌不足;④消化功能受损,难以获得足够的营养;⑤免疫功能下降,易患病毒或细菌感染性疾病。而这些都是导致胎儿发育不良,新生儿体重不足,智力低下,或躯体、器官畸形的重要原因。

在强噪声环境中(包括机场、车间、舞厅等),胎儿内耳会受到损伤,从而影响到胎儿听觉发育。动物实验表明,噪声可引起胎儿脑细胞发育萎缩,甚至脑细胞死亡。研究表明,噪声能刺激母体下丘脑 - 腺垂体 - 卵巢轴系统,使母体内激素发生逆向改变,从而影响受精卵的正常发育。另有专家研究认为噪声不仅可以间接干扰胎儿发育,而且能直接作用于胎儿的遗传基因,引起突变致畸。霍书美等 2004 年报告了纺织噪声可对女工生殖功能造成不良影响。接触纺织噪声 >90dB 以上组(超过了 85dB 的卫生标准)的女工,妊娠贫血、自然流产、妊娠期高血压疾病发生率明显高于对照组,且噪声对子代发育亦有一定影响,接触噪声组足月低体重儿和智力低下儿的发生率明显高于对照组。

【电磁辐射(electromagnetic radiation)】　是一种复合的电磁波,以相互垂直的电场和磁场随时间的变化而传递能量。其对人体的危害,表现为热效应和非热效应两大方面。热效应是指当人体接受电磁辐射时,体内分子会随着电磁场的转换快速运动,使人体升温。热效应会引起中枢神经和植物精神系统的功能障碍,主要表现为头晕、失眠、健忘等亚健康表现。非热效应是指吸收的辐射不足以引起体温增高,但也引起生理变化和反应。生活和工作在这种环境中过久,会出现头晕、疲乏无力、记忆力衰退、食欲减退等临床症状。电磁辐射是造成妊娠妇女流产、不育、畸胎等病变的诱发因素。

电磁辐射包括电离辐射和非电离辐射,电离辐射作用在机体分子里面可以把有机分子正负电荷拉开,然后就会产生不可恢复的器质性病变。非电离辐射就是一般讲的无线电类的辐射,它的量子携带能量很小,不足以把分子正负电荷分开,

14

在去掉外部作用场或者在场强低的情况下还可以恢复到有机分子。

1. 电离辐射 来自像X线、放射治疗仪和CT扫描这样的放射源，已经确定对胚胎发育有害。接触射线（特别是高能放射线，如X射线、γ射线）可损伤细胞的遗传装置（染色体与基因）。处于有丝分裂的细胞对射线是最敏感的，而生殖细胞和胚胎细胞就多处于细胞分裂状态。离子化辐射的有害效应可分为直接或间接，有三种基本的生物学作用：①细胞死亡，影响胎胚生成；②癌症生成；③源于生殖细胞突变所致后代遗传上的影响。因此，射线特别是增加照射剂量，可以引起胎儿发育畸形、死亡、白血病以及其他恶性肿瘤。

在医疗检查和诊断过程中，患者身体都要受到一定剂量的放射性照射，一般来说，放射线对胎儿产生损伤作用的直接照射量的阈值为5rad（注：吸收剂量，反映被照介质吸收辐射能量的程度，1rad=0.01Gy），诊断性照射的照射量远低于阈值。妊娠妇女接受腹部放疗时，胎儿可接受到50%的剂量；X射线照射部位远离腹部，则胎儿接受到的照射量要低得多，腹部CT和透视时，胎儿可能受到接近阈值量的照射。孕早期接受腹部辐照，辐照剂量低于10rad时，不会增高致畸风险。但当妇女接受腹部线诊断检查超过3次，或胎儿受辐照剂量超过25rad时，会增加出生缺陷的风险，且会出现所谓的三联症缺陷，即生长迟缓、先天畸形和胎儿死亡。

虽然诊断性X线检查对胎儿的危害不大，但也与照射部位有关，例如胆囊造影只使胎儿接受0.000 006Sv（当量剂量单位，是组织或器官接受的平均吸收剂量乘以辐射权重因子后得到的乘积，1Sv=100rem）；而钡灌肠造影检查，由于直接照射骨盆，则可使胎儿接受0.003 5Sv。另外，治疗剂量要大得多。治疗脑肿瘤、乳腺癌（单侧）均可使胎儿接受0.09Sv，治疗肺癌可接受0.25Sv。因此，用于治疗的X线有致畸的危险。

胎儿接受照射的时间也很重要，妊娠1~2周为最大毒性期，致畸因子可破坏大部或全部细胞，胚胎死亡率高。胚胎两周后的任何时期接受超过1.0Sv的射线，均可造成器官畸形或生长受阻，其中以中枢神经系统最为敏感，0.25Sv时就可发生小头畸形，智力低下。妊娠2~3周的辐射会导致胎儿发育障碍或畸形，而此期受孕与否常未被发觉，把孕吐症状误诊为胃肠疾病接受射线检查的患者常有之。孕3~8周是细胞分化期，对致畸因子极度敏感。妊娠超过15周后，辐射产生的危害会减弱，但是大量的辐射也会导致胎儿患白血病、肿瘤，还会对生殖功能产生不利影响。因此，妊娠妇女在胚胎发育的易感期接受大剂量射线特别危险，产下的婴儿有50%先天畸形。第二次世界大战结束前，在日本广岛和长崎受原子弹爆炸辐射影响幸存的妊娠妇女，流产者占20%，产下的婴儿1年内死亡率为25%，辐射还会引起第二代先天畸形的发生。

美国学者大多数以0.1Sv作为阈值来推断致畸危险，胎儿接受0.25Sv以上的照射，有致畸危险。有时尽管不发生畸形，但轻微的损伤可能会引起智商降低，另外，也很难排除辐射与将来癌变的关系。国际放射防护委员会制定的标准，辐射总危险度为0.016 5/Sv，也就是说，身体每接受1Sv（1Sv=1 000mSv）的辐射剂量，就会增加0.016 5的致癌概率。

应用放射性核素治疗时，各种组织对不同的放射性核素吸收量不同，例如口服5mCi（辐射量活度单位，1Ci=3.7×10^{10}Bq）的^{131}I，甲状腺可接受100Sv，而性腺只有0.12Sv；口服4mCi^{32}P，有1.0Sv进入骨髓、肝、脾，而其他部位则不过0.1Sv。另外，胎儿对放射线核素的吸收程度还与胎龄有关，例如胎儿在第10周，从循环中结合的碘比母亲甲状腺结合的还要多。因此妊娠妇女必须用放射性碘进行诊断时，应在胎龄第5~6周之前进行，即在胎儿甲状腺分化之前完成。

α射线、β射线的穿透性弱，当产生这两种射线的放射性物质进入母体血流，并穿过胎盘屏障时，才会对胎儿造成危害。

大多数操作正确的诊断程序所致的胎儿剂量不会造成可测出的出生前死亡、畸形或智力发育障碍等危险度增加，不会超过这些疾患的本底发病率。当妊娠妇女做了小剂量检查（例如，母亲的胸部X射线检查）之后，不需要估计个体胎儿剂量。

但是,在作了大剂量的腹部或骨盆 CT 或透视后,须由一名有资格的专家对胎儿的吸收剂量和相关联的危险度作出估计,患者本人和丈夫或其他有关人员根据专家的意见选择是否继续妊娠。一般来说,接受到电离辐射的妊娠妇女,即使剂量很小,她们也往往会想象有比自然发生的大得多的畸形危险,因此给予适当的咨询是有助于妊娠妇女本人或家属做出正确的选择的。表 14-1 显示了在妊娠妇女接受不同剂量的辐射后不生出有畸形或癌症小儿的概率有多大。

表 14-1　随辐射剂量变化的生出健康小儿的概率

妊娠妇女的吸收剂量(mGy)超过天然本底	小儿不会有畸形的概率 /%	小儿不会有癌症(0~19 岁)的概率 /%
0	97	99.7
0.5	97	99.7
1.0	97	99.7
2.5	97	99.7
5	97	99.7
10	97	99.6
50	97	99.4
100	约 97	99.1

引自国际放射防护委员会第 84 号出版物《妊娠与医疗照射》

2. 非电离性辐射　包括短波、微波、电磁及紫外线等,致畸作用较弱,其中紫外线对 DNA 修复机制有缺陷的患者是一种致突变因子。

(1) 电磁:对我们生活环境有影响的电磁污染分为天然电磁辐射和人为电磁辐射两种。大自然引起的如雷、电一类的电磁辐射属于天然电磁辐射类,而人为电磁辐射污染则主要包括脉冲放电、工频交变磁场、微波、射频电磁辐射等。这样的污染源包括:电脑、电视、音响、微波炉、电冰箱等家用电器;手机、传真机、通讯站等通讯设备、高压电线以及电动机、电机设备等;广播、电视发射台、手机发射基站、雷达系统等;应用微波和 X 线等医疗设备。

1) 微波炉:研究提示微波对孕 8~10 天的鼠胚有明显致畸作用,只有当辐照孕鼠体温高达 41℃以上时才会导致肉眼可见的畸形,低于此界限的

热反应只能导致死胎增加、胎鼠体重下降等发育异常,而在微波辐射未致母体温度升高时,不会导致胚胎毒性或产生胚胎畸形。因此,在大鼠实验中对子代引起的致畸可能是微波产生的热效应引起的,而非微波本身引起的。

2) 手机:会发出低水平的"非电离"电磁辐射。"非电离"辐射比"电离"辐射要轻微得多,手机的等级依据所发出的电磁辐射水平(无线电波)来划分。手机发出的是一种带能量的电磁波,有能量而无质量,它不能在人体内产生电离化或辐射能,其本质是能量传播。这种电磁波吸收比值(或称比吸收率,简称 SAR)反应人体在使用手机时身体所吸收的最大能量数。手机的 SAR 值越高,人体吸收的辐射就越多。手机通话是通过高频电磁波将电讯号发射出去的发射天线周围存在微波辐射(300MHz~300GHz),手机的微波超过国家规定的微波卫生标准,对人体就可能产生危害,有 40% 被机体吸收,会把这些能量传递给其他人体器官,然后转化为其他形式的能力,导致人体产生能量的致热效应和人体对其没有直接感觉的非致热效应,可能对人体的生殖和胚胎发育有影响。如果是高强度微波辐射对妊娠妇女可引起流产、胎儿畸形或死胎;低强度可对子代出生后的若干行为产生一定的不良影响。而且不同型号的手机在使用时会有不同的辐射量。移动电话从拨号到接通期间的电磁辐射水平较高,其功率密度约是接通期间功率密度 15~20 倍,当手机在接通阶段,用者应避免将其贴近耳朵,这样将减少 80%~90% 的辐射量。严重的手机电磁波辐射对胎儿有致畸作用,研究发现经常使用移动电话有可能增加妊娠妇女发生异常妊娠的相对危险度,但没有发现与妊娠妇女每天随身携带移动电话以及使用移动电话时间的统计学相关。因此妊娠妇女不宜经常拨打手机,以减低辐射对体内胎儿造成的影响。此外,手机还能引起内分泌的紊乱,影响泌乳,因此乳母也应尽量避免使用手机。

3) 电脑显示器:可产生电离辐射(低能 X 射线)和非电离射线(低频辐射 / 高频辐射及光辐射)及声辐射,极少部分泄漏。以液晶方式显示的显示器不会产生电磁辐射和声辐射,因此,妊娠妇女

可以放心地使用电脑。但是，值得强调的是，为了避免使正处于器官形成期的胎儿受到不良环境的影响，建议在妊娠初期的前三个月应当减少接触电脑，同时也不宜久看电视。否则，电脑屏幕及电视屏幕发出的射线及电磁波会对胎儿产生不良影响。此外，电脑及电视机工作时产生高压静电，使室内阳离子饱和，空气中的负离子缺乏，干扰妊娠妇女的情绪及新陈代谢，影响胎儿的大脑发育。

4）电热毯：电热毯通电后会产生较强电磁场，妊娠妇女使用后会影响胚胎的正常分裂，可致畸形。妊娠妇女长期使用电热毯，婴儿出生后骨骼可能发生缺陷或其他器官异常。

5）超声波：动物实验提示超声波对子代神经、免疫及发育有不良影响。但在现有的人群观察研究结果表明，绝大多数没有观察到超声波对胚胎或胎儿发育的影响。符绍莲等研究认为，妊娠期接受诊断剂量的超声检查对妊娠结局及胎儿生长发育无不良影响。

6）磁共振：磁共振不同于 CT、X 线和放射成像，它不带有放射性，仅仅是依靠一定强度的磁场，激发物体内部原子自旋轴保持一致，而产生一个自旋脉冲，再通过这个脉冲信号来产生需要的图像。研究表明，MRI 检查时胎儿的安全性与以下两方面密切相关：一方面是组织的加热，特殊吸收率（specific absorption rate，SAR）是对激发组织的射频脉冲所产生的能量在组织内沉积的衡量。胎儿由于只通过胎盘、羊水的传导、空气对流来散热，且其调节体温的能力较成人差，假如检查时间长，磁场强度高，胎儿的组织加热效应就比较明显。即使目前尚无充分证据表明行 MRI 检查胎儿所产生的 SAR 高，也应予以注意。另一方面是噪声，MRI 设备在采集图像时犹如扬声器般产生噪声。成人可以采取各种措施保护听力，而胎儿仅可通过母体腹部及充盈在耳内的羊水对声音的衰减来保护听力。减弱声音的空气传导固然重要，而检查床的振动通过母体腹部传导至胎儿也值得注意，有必要检查时在母体与床之间放置隔音垫。

（2）高温　国外有研究发现，妊娠妇女发高热（尤其在妊娠头 3 个月内），对胚胎发育有不良影响。后来相继证实，在妊娠期，不论是何种原因引起的体温升高，如感染发热、夏日中暑、高温作业、洗热水澡等，都可能使早期胚胎受到伤害，特别是胎儿中枢神经系统受害最明显。有调查表明，在流感大流行年代，胎儿畸形，如无脑儿、脊柱裂、脑积水、小头畸形的发生率比正常年份为高。而且，妊娠早期妊娠妇女流感患者中，有发热症状的比没有发热症状的，其腹中胎儿畸形发生率要高得多。还有研究表明，妊娠妇女在妊娠前 3 个月内，如果经常较长时间浸泡在热水中洗澡，会影响胎儿的正常发育，有可能导致胎儿畸形、新生儿低体重或智能低下。有人对生无脑儿的产妇进行调查，发现大多数产妇除了经常洗热水澡外，并无其他不良接触史和异常。

（二）化学因素

1. 铝　一般低剂量无毒，高剂量有蓄积作用。频繁接触含铝化合物不仅对神经系统有损害，对生殖细胞也有致畸作用。因此妊娠妇女要慎用铝制药品及铝制炊具。

2. 铅　具有神经毒性、生殖毒性、胚胎毒性和致畸作用，而且铅的毒性作用存在剂量 - 效应关系；妊娠期高水平铅暴露可造成不孕、流产、胎儿畸形，孕期接触铅的妇女，自然流产率增加 2 倍，主要因胎盘出血引起。即使是低水平铅暴露仍可影响宫内胎儿的生长发育过程，造成畸形、早产和低出生体重等危害。其毒性主要作用于神经系统，与胎儿小头畸形有明显的剂量关系，铅水平增加还与发育迟缓相关。因此，妊娠妇女应远离含铅过高的工作场所，尽量不使用含铅的用具。另外，暴露于铅可以降低男性生育力。

3. 汞　有机汞可致胎儿先天性脑病。而甲汞可导致神经元损害和细胞丧失。妊娠妇女饮用被工业汞污染过的河水，对胎儿有致畸作用。

4. 微量元素　铜、锌、铁、锰等微量元素对胚胎的发育有重要意义，缺乏或过多均会导致缺陷。例如，锌是人体神经系统发育的必需微量元素，参与人体内 200 多种酶、核酸及蛋白质的合成，能影响细胞分裂、生长和再生。缺锌可使核酸合成减少，导致蛋白质合成减慢，造成组织和器官的发育出现不同步现象，从而导致畸形。大量资料涉及缺锌时可致子代畸形,在动物 40% 为中枢神经系统畸形,在人类也发现母体缺锌时有无脑儿发生。

5. 各类石油化工毒物　丙烯、二甲酰胺、丁二烯、苯酚、汽油等对作业女工生殖功能均有危害。橡胶、油漆、喷漆、印刷行业中均可接触苯,粘胶纤维的赛璐玢(玻璃纸的生产)可接触二硫化碳等,都可致畸。目前,由于家庭和写字楼装饰、装修造成的室内环境污染已经成为危害人们健康的重要因素,甲醛、苯系物、氨、其他可挥发性有机物、放射性氡元素等是室内装修材料释放到空气中的主要污染物。其中的有害物质对女性和婴儿造成的伤害更加严重。装饰材料中的游离甲醛,当室内空气中其浓度达 $1.5\sim4.5mg/m^3$ 时,47.5% 的适龄女性月经异常,表现为痛经和月经减少。装修使用的油漆、涂料和胶粘剂造成的苯污染容易造成胎儿发育畸形和流产。当室内空气苯浓度达 $5mg/m^3$、甲苯达 $50mg/m^3$、二甲苯达 $50mg/m^3$ 时,妇女的月经异常率明显增高。妊娠期妇女长期吸入苯会导致胎儿发育畸形和流产。研究显示,孕期或妊娠前半年内进行过装修,且能闻到异味的时间在 3 个月以上可显著增加早期自然流产的发生率,随着有异味时间延长,早期自然流产的相对危险度增加。另外,多数化妆品里面都含有化学制剂,特别是美白或祛斑功效的化妆品,妊娠妇女在妊娠期间,一定要停止使用,会对胎儿造成影响,严重的还会致畸。有些东西是绝对禁止的,比如染发剂、冷烫精、指甲油,甚至还有花露水、风油精、樟脑丸等。

6. 烟草　烟草中的尼古丁、一氧化碳和多环芳烃对孕期胎儿最有害。妊娠妇女吸烟或久处重度烟雾环境(被动吸烟)中,香烟中的尼古丁可以通过胎盘到达胎儿体内,可造成人体生殖细胞遗传物质 DNA 的损伤,胚胎发育受影响而发生致畸或致死性突变。也可以直接引起胎盘血管收缩,胎儿缺血、缺氧,致使发育迟缓、体重低,易早产。另外,吸烟所产生的其他有害物质,如氰酸盐,可引起先天性心脏病或影响后代的智力发育。男性吸烟还可能造成精子质量下降、量少、畸形率高、活动力低,这些对受精和受精卵都有影响。流行病学调查显示,每天吸烟不足 10 支的妊娠妇女,其胎儿出现畸形的危险性比不吸烟者增加 10%;每天吸烟超过 30 支的妊娠妇女,其胎儿出现畸形的危险性增加 90%。有研究发现妊娠期吸烟是自然流产、异位妊娠和胎盘异常的危险因素,并且是婴儿行为异常的高危因素。妊娠期母亲吸烟(特别是每天吸烟超过 20 支)除了可引起胎儿低体重外,还可导致胎儿缺氧、红细胞减少,甚至会引起胎儿出生后出血。

7. 乙醇　能引起胎儿多种畸形,诱发胎儿乙醇综合征(fetal alcohol syndrome,FAS)。FAS 是母亲在妊娠期间酗酒对胎儿所造成的永久出生缺陷,程度会按母亲喝酒的分量、频率及时间所影响。对妊娠期的研究发现,胎儿乙醇综合征多发生于慢性乙醇成瘾的母亲,与母体在孕前与孕早期大量摄取乙醇有关,而与急性乙醇中毒的关系较少。乙醇进入胎盘,并阻碍胎儿的成长及体重增加,阻碍神经细胞及脑部结构的发育,FAS 的主要影响是永久地对中央神经系统破坏。生产前乙醇暴露会造成畸形,一般会引发一连串的初级认知及功能障碍,表现为胎儿生前、生后的生长迟缓、智力障碍、小头畸形、独特的面部小斑、小眼、短眼裂、眼距窄、面部畸形、唇裂、腭裂、心脏和四肢畸形、外生殖器异常等。

8. 农药　农药等有毒物质污染了河中的鱼、虾、蟹、谷类和水果被人们食用后亦可中毒。频繁接触农药对男性可致精子少、精子活动无力、精子畸变和性功能障碍。对女性、妊娠妇女及胎儿的损害则是多方面的,可致不孕、自然流产、早产、死产、婴儿死亡率高、新生儿发育迟缓及智力低下。

(三)药物

有些药物可通过胎盘进入胎儿体内,对胎儿产生不良影响,故妊娠期不能滥用药物。

【药物对胚胎发育不良影响的主要因素】

1. 用药时的胎龄　胎儿各器官对药物的敏感性在妊娠的不同时期有很大差别。胚胎期(妊娠 8 周之内)各个器官都在迅速发育,大多数细胞处于分裂过程,对毒性物质的影响极为敏感和脆弱。药物毒性或病毒感染往往破坏刚生成不久的细胞,使开始生长的器官发育停滞而致畸形。器官形成期之后不需要恐惧严重畸形;妊娠 12 周后,仅能影响生长发育过程,使全身发育迟慢(包括脑神经方面的发育)。

2. 药物的性质 主要考虑药物的药理作用和毒性,以及物理化学特性。脂溶性药物易通过胎盘,离子化程度愈高愈不容易通过胎盘,分子量愈小愈容易经胎盘转运到胎儿。

3. 药物的剂量 药物的剂量与胎儿发育关系密切,小量药物有时也能对胎儿机体损害,但多为暂时的,而大量药物对胎儿有害并可致胚胎死亡。用药的持续时间延长和重复使用,都会加重对胎儿的损害。

4. 母亲胎儿个体基本遗传结构 遗传结构的不同可以影响药物对个别母亲、胎盘到胎儿的量不同。

5. 其他化学物质的影响 当药物和其他化学物质共同作用于发育中的胎儿,可以是同向地使毒性作用增加,也可以是逆向地使其作用减低。

【妊娠期生理特点与药物作用关系】 妊娠期的妇女由于胎儿生长发育的需要,体内各系统均发生了一系列生理改变。此外,由于胎儿、胎盘的存在及激素的影响,使得药物在妊娠妇女体内的吸收、分布、代谢和排泄过程均有不同程度的改变,尤其以分布和消除过程改变较为明显。

1. 药物吸收 在早孕期妊娠妇女易恶心、呕吐,药物消化吸收减少,孕中期大量雌激素影响,胃酸、胃蛋白酶分泌减少,胃肠蠕动减慢,肠道系统吸收药物减慢。

2. 药物分布 在正常孕期,血浆容积增加35%~50%,体重平均增长10~20kg,体液总量平均增加约8 000ml,故妊娠期药物分布容积明显增加。药物吸收后稀释度增加,如果没有其他药代动力学变化补偿,则药物需要量应高于非妊娠妇女。

3. 因孕期血浆容积增加,使血浆蛋白浓度减低,形成生理性血浆蛋白低下,同时很多蛋白被内分泌激素占据,使药物结合蛋白能力下降,淤积药物增多,使妊娠妇女用药效力增高。

4. 药物的代谢 孕期肝微粒体酶降解的药物可能减少,药物排出减慢,从肝清除速度减慢。另外,孕期高雌激素水平使胆汁在肝脏淤积,药物从肝胆廓清减慢。

5. 药物排出 妊娠期妇女随着心搏出量和肾血流量的增加,孕期肾血流量也会增加25%~50%,肾小球滤过率增加50%,因此,从肾排出药物增加。妊娠晚期仰卧位时,肾血流量减少,又使由肾排出的药物排出延缓。此外,妊娠高血压症妊娠妇女,因其肾功能受影响,药物排泄减慢减少,致使药物在体内蓄积,应以重视。

6. 胎盘的转运与代谢 经母体所给予的药物必须通过胎盘才能进入胎儿循环。药物进入胎儿的速度和程度,除取决于药物的理化性质外,与胎盘的结构和功能以及药物在妊娠妇女体内分布特点有关。药物在胎盘中通过扩散、主动转运、膜孔滤过、胞饮作用等形式转运,胎盘中无数活力酶具有降解和合成药物作用,所以有些药物通过胎盘后活性增加,有些活性下降。这些与药物的分子大小、离子化程度、与蛋白结合能力、胎盘血流量,以及妊娠不同阶段胎盘绒毛上皮与血管内皮细胞组成的生物膜厚薄有关。

7. 胎儿的药动力学 药物经胎盘屏障进入胎儿体内,并经羊膜进入羊水中。而羊水中蛋白含量很低,故药物主要以游离态存在,妊娠12周后,药物可被胎儿吞咽进入胃肠道并被吸收入胎儿血液循环,从而引起一系列的反应。胎儿肝、脑体积较大,血流多,药物进入脐静脉后60%~80%进入肝脏,肝脏是胎儿药物生物转化的主要器官,其功能较成人为低。胎儿肝脏酶缺乏,使药物半衰期延长。胎儿肾排泄功能弱,且排出后再被吞咽,形成药物再循环。胎儿血-脑屏障功能差,药物易进入中枢神经系统。

【药物致畸的机制】

1. 胚胎中毒 妊娠时有些药物的体内代谢过程会发生一些变化,产生对胚胎有毒性的活性代谢产物,引起胚胎中毒而导致死胎或胎儿畸形。

2. 干扰胎儿组织代谢 如氨甲蝶呤通过对叶酸还原酶及二氢叶酸还原酶的抑制作用,使细胞的正常分裂过程受到影响。环磷酰胺、苯丁酸氨等抗肿瘤药物,可直接干扰脱氧核糖核酸及核糖核酸的合成,进而使蛋白质的合成发生障碍导致畸形发生。有的药物作用后还可导致染色体会发生缺损、断裂、倒置、错位、重复等变化导致胎儿畸形。

致畸因素很多,致畸原因往往不明确。判定药物致畸作用的5个条件:①所产生的畸形是否为少见的、奇特的;②母体用药时间与胎儿器官畸形的时间是否相吻合;③胎儿畸形与母体所患某些疾病之间是否存在必然关系;④文献是否有同样资料报道;⑤是否有动物实验证实药物与胎儿畸形有关。

【药物致畸的类型】

1. 死胎　从妊娠开始至妊娠17天为受孕和植入期,若在此期间妊娠妇女使用致畸药,可将胚胎破坏而致死胎。

2. 畸形　可导致肢体、心脏、颅面、神经系统、泌尿生殖系统等出现结构缺陷或畸形。

3. 胎儿生长发育和功能上的改变　胎儿生长受到抑制或功能损害。如己烯雌酚用药6周以上可致男性胎儿女性化,而妊娠早期过量应用炔诺酮等孕激素,可使女性胎儿男性化。

【孕期用药原则】

1. 用药必须有明确指征,避免不必要的用药。

2. 应在医生指导下用药,不要擅自使用药品,孕期可用可不用的药尽量不用。避免孕早期用药,非病情必需,尽量推迟到妊娠中、晚期再治疗。分娩时用药,应考虑到药物对新生儿的影响。

3. 用药应尽量用疗效肯定的老药,避免用尚未确定对胚胎、胎儿有无不良影响的新药。可参照美国食品和药物管理局(FDA)拟定的,药物在妊娠期应用的分类系统,在不影响诊疗效果的情况下,选择对诊疗影响最小的药物。

4. 用药应尽量用最小有效量、最短有效疗程,避免大剂量、长疗程。坚持合理用药,病情控制后及时停药。用药应尽量用一种药,避免联合用药,当两种以上的药物有相同或相似的疗效时,就考虑选用对胎儿无危害的药物。

5. 有些药物虽可对胎儿有影响,但可治疗危及妊娠妇女健康或生命的疾病,则应于充分权衡利弊后使用,应根据病情随时调整用量,及时停药,必要时进行血药监测。

【妊娠期使用药物的分级】　根据药物对胎儿的危害程度,人们将药物分为5级:A、B、C、D、X,危害程度从A到X依次增加。某些药物会有两个不同的危险等级,一个是常用量等级,另一个是超常剂量等级,这说明药物的安全是建立在一个允许量的平台上的。

1. A级　最安全,药物数量种类较少,如甲状腺素、一些维生素类和营养药。但过量使用同样会对胎儿不利,如维生素A超过15 000单位/天(常用的鱼肝油丸每粒含维生素A 10 000单位)可致胎儿颅面发育异常、先天性心脏病及神经系统畸形。同样的药物,给药途径不同,对胎儿的影响也不一样,以静脉给药的影响最为直接。

2. B级　比较安全,目前对胎儿无危害证据,动物实验可能对胎儿有害。如抗感染药物中的青霉素、头孢唑林(先锋霉素 V)、头孢曲松、大观霉素、红霉素、林可霉素、克林霉素、磺胺甲唑(新诺明)、乙胺丁醇、甲硝唑等;降压药中的硫酸镁;降糖药中的胰岛素;激素中的泼尼松以及吲哚美辛等。

3. C级　不能排除危害性,动物实验可能对胎儿有害(致畸或致死),但并未在人类身上充分研究,或对妊娠妇女的益处大于对胎儿的危害。如抗感染药物中的庆大霉素、妥布霉素、螺旋霉素、氯霉素、环丙沙星、甲氧苄啶、异烟肼等;降压药中的硝苯地平、消普钠、尼莫地平等;解热的阿司匹林;治疗哮喘的氨茶碱、麻黄碱、硫酸沙丁胺醇;激素中的地塞米松;以及肝素、狂犬疫苗、鼠疫疫苗等。

4. D级　有危害人类胎儿的明确证据,但治疗妊娠妇女疾病的效益明显超过药物的危害,如妊娠妇女病情严重,应用其他安全药物无效时可以应用。如抗感染药物中的链霉素、卡那霉素、四环素、土霉素、盐酸米诺环素;降压药中的卡托普利;神经系统药物中的苯巴比妥、安定;利尿的氢氯噻嗪;以及碘化钾、华法林和抗癌药物。

5. X级　最危险,是对人类或动物的胎儿都有危害,妊娠期或即将妊娠的妇女应该禁用的药物。如抗感染药物中的利巴韦林、激素中的己烯雌酚、米非司酮、氯咪芬、达那唑;以及麻疹疫苗、流行性腮腺炎疫苗、牛痘疫苗、风疹病毒疫苗等。

具体一种药物的安全等级并非"终身制"。如

1968 年因 1 例致畸的报道将氯喹划入 D 类,此后长时期再没有新的负面信息出现,氯喹重又划回到 B 类。而著名的"沙利度胺"是 20 世纪 50 年代末上市的药物,给人的印象是疗效确实,副作用小,许多妊娠妇女在沙利度胺的"保护"下,安全度过早孕反应期。但就是这种看似"安全"的药物,从上市到撤市的短短 2 年间,就"造就"了上万名短肢畸形的"海豹儿"。

药物对胎儿的影响与孕周的大小有关,由药物引起的胎儿损害或畸形,一般都发生在妊娠期的头 3 个月内,特别是前 8 个星期内最为突出。妊娠妇女如果用药不当,往往会引起流产或使胎儿患有功能性疾病,甚至造成先天性畸形。另外,妊娠妇女分娩前 2 个星期内的用药,也应特别慎重,因为有的药物会影响新生儿的造血功能,或引起严重的黄疸与溶血性贫血,有时甚至会导致胎儿死亡。

妊娠期的并发症、并发症并不少见,不能讳疾忌医,应向有经验的医生或药剂师咨询,全面考虑母体与胎儿双方面的需要后慎重选择,合理使用。也不要以为妊娠中、晚期是药物致畸作用的非敏感期,处方药安全而轻易使用。总之,尽量避免孕早期用药,即使用药也要采取最低有效剂量、最短有效疗程,可局部用药就不全身用药,尽量不用"妊娠妇女慎用"药,坚决不用"妊娠妇女禁用"药。

【常用药物对胎儿的影响】

1. 抗生素　抗生素对胎儿的发育影响很大,妊娠期可选用的抗菌药物应为毒性低,对胎儿无致畸和其他不良作用,对胎儿是安全的药物。推荐的抗菌药物为 B 类,有青霉素类、头孢菌素类等。

(1) 青霉素类:其作用机制是阻碍细菌细胞壁的合成,人和哺乳动物的细胞无细胞壁,故对人体的毒性最小,对母体肝肾功能影响也小,不致畸。其主要作用于 G⁺ 菌,抗菌谱窄,但不耐酸,对细菌产生的 β- 内酰胺酶不稳定(易产生耐药性),不能口服,易出现过敏反应。近年来许多半合成青霉素制剂已从多方面进行了改进,弥补了上述缺点,如口服青霉素 V 钾片使用方便,能耐酸耐酶,不易产生过敏反应;阿莫西林耐酸耐酶,且抗菌谱广;

第三代半合成青霉素制剂(如美洛西林钠)不仅抗菌谱广,且对铜绿假单胞菌有较强的杀灭作用。

(2) 头孢菌素类:该类抗生素在理化特性、作用机制及临床应用方面与青霉类似,其优于青霉素之处为抗菌谱广,对酸对酶稳定,基本无肾毒性,对胎儿不致畸。目前,临床上使用较多的有头孢氨苄、头孢拉定、头孢唑林钠、头孢哌酮钠、头孢噻肟钠、头孢曲松钠。

(3) 大环内酯类(酯化物除外):其作用机制为阻碍细菌蛋白质的合成,抑制细菌生长,其抗菌谱与青霉素类似,血药浓度不高,但组织分布好,生物利用度高,毒性低。对支原体、衣原体、弓形虫感染也有效,对一般细菌引起的呼吸道感染也很有效,可作为对青霉素过敏或支原体、衣原体、弓形虫感染或上呼吸道感染的首选药,目前临床上使用较多的有:红霉素、罗红霉素、螺旋霉素、阿奇霉素等;红霉素可致妊娠妇女肝内胆汁淤积综合征和肝脏受损,也可致胎儿肝脏损伤,故孕期禁用。

(4) 氨基糖苷类抗菌药物:其作用机制为抑制细菌蛋白质的合成导致细菌死亡,主要对 G⁻ 杆菌有很强的抗菌活性,耳、肾毒性是本类药物众所周知的毒副作用,婴儿听力障碍与用药量及用药时间长短有关,该类抗生素主要有链霉素、庆大霉素、卡那霉素、妥布霉素、阿米卡星。FDA 将此类药物多归为 C 类,其中链霉素、妥布霉素归为 D 类药,妊娠妇女禁用。

(5) 喹诺酮类抗菌药物:有诺氟沙星、氧氟沙星、环丙沙星等,作用机制是抑制 DNA 的合成,导致蛋白质合成障碍,抗菌谱广,无致畸胎作用,但对年幼动物可引起关节病变,并影响软骨发育,对神经精神方面也可产生一定的影响。

(6) 糖肽类:有万古霉素、去甲万古霉素,通过抑制细菌细胞壁的合成来杀菌,为窄谱抗生素,属于 FDA 的 C 类药,过去认为该药有潜在的肾毒性和耳毒性,现有争议。

(7) 甲硝唑类:属于硝基咪唑类合成抗菌药物,对缺氧情况下生长的细菌和厌氧微生物起杀灭作用,具有广谱抗厌氧菌和抗原虫作用。药物的硝基在人体中还原生成的代谢物有细胞毒,作

14

用于抗厌氧菌的 DNA 代谢过程,抑制细菌的脱氧核糖核酸的合成,干扰细菌的生长、繁殖,最终导致细胞死亡。有研究表明,在啮齿动物大剂量应用甲硝唑时有致癌作用,但在其他动物模型上未见致癌作用,故妊娠期使用甲硝唑争议较大,多数学者主张在妊娠头三个月内不要轻易使用,有应用指征时可在孕中、晚期使用,该药为 FDA 的 B 类药。

(8) 氯霉素类:为广谱抗菌药物,在体内与葡糖醛酸结合由肾脏排出,该药能通过胎盘进入胎儿体内,胎儿、新生儿由于肝酶系统不健全,肾脏排泄功能弱,易引起药物蓄积,可使新生儿出现"灰婴综合征",表现特有的带灰色发绀、呼吸困难、呕吐、厌食、腹胀以至出现循环衰竭,病死率很高,属于 FDA 的 C 类药。

(9) 四环素类:有四环素、金霉素、多西环素等,为广谱抗生素,能经胎盘进入胎儿体内对胎儿致畸。孕早期使用能使胎儿四肢发育不良或小肢畸形,孕中期可致婴幼儿乳齿黄染或牙釉质发育不全,影响恒牙发育,易患龋齿,孕晚期使用可致母体肝、肾功能受损,出现急性坏死性脂肪肝及肾功能障碍,属 FDA 的 C 类药。

(10) 抗结核药:结核患者应等到结核治愈后再妊娠。如果妊娠期间不幸患上结核,就应使用抗结核药。抗结核药物虽然没有发现肯定的致畸作用,但不是绝对安全的。利福平,该药能通过胎盘屏障进入胎儿体内,在胎儿体内消失速度较母体慢,长期用药将产生蓄积,动物实验有致畸作用,在妊娠头 3 个月内禁用。异烟肼通过胎盘,并有严重的肝损害及神经系统毒性,大鼠和家兔的实验可引起死胎。乙胺丁醇在动物实验也表明有致畸作用,但在人类未得到证实,故妊娠妇女仍应慎用上述两药。而结核病本身对胎儿又有较大的危害,因此异烟肼、利福平、乙胺丁醇等药物需要慎重使用。

(11) 抗真菌药:克霉唑、制霉菌素对胎儿较安全,妊娠期可选用。酮康唑可通过胎盘,动物实验证实对胎仔有致畸作用,孕期禁用。

(12) 抗病毒药物:干扰或终止病毒脱氧核酸核糖(DNA)和核糖核酸(RNA)的复制,因而有很强的抗病毒作用。利巴韦林是目前临床上常用的广谱抗病毒药物。它对流感病毒、副流感病毒、腺病毒、麻疹病毒、疱疹病毒、鼻病毒、肠病毒、水痘病毒及甲肝、乙肝、乙脑、出血热等病毒均有较强的抑制作用。如果大剂量、长疗程使用这种药物,可发生贫血、白细胞下降,引起免疫抑制,还可导致胃肠道出血、胆红素升高,偶有谷丙转氨酶升高,还可引起低血压甚至更严重的不良反应。利巴韦林吸收快,生物半衰期是 24 小时,多数的药物原形由肾脏排出,用药后 4 周在人的血液中仍有药物存在,由于本药在体内停留时间长,孕前也应禁用。研究表明利巴韦林具有致畸作用,不论是否处在胚胎期或胎儿对致畸物质的敏感期,妊娠妇女均不宜使用利巴韦林。

2. 激素类

(1) 促性腺激素及性激素:孕早期接触过女性激素者,心脏出生缺陷率占 18.2%,而未用药者为 7.8%;类固醇性激素还可引起神经管畸形、大血管易位。妊娠妇女服用大量雌激素可使胎儿发生脑积水、脑脊膜膨出等各种内脏畸形。据报道,早期应用雌激素(己烯雌酚)可引起女性子代在青少年期发生阴道腺病,并可能致阴道、宫颈透明细胞癌;男性子代睾丸发育异常、阴茎发育异常、精液异常等发生率亦较未用药者高 3 倍。孕激素则目前未发现有致癌倾向,但其影响尚难以肯定。故雌激素(特别是己烯雌酚)属于 X 类,在孕期应禁用。E2、黄体酮属于 D 类,则应慎用。口服避孕药属 X 类,可使胎儿畸形,如口服避孕失败者,应终止妊娠。妊娠早期服用过量的黄体酮或睾酮,可引起女婴尿生殖窦男性化,阴蒂肥大,阴唇融合萎缩,如在妊娠 12 周内使用,可使阴唇完全融合,致女性胎儿男性化。

(2) 糖皮质激素:常用于治疗妊娠合并某些内科并发症或临产前数日以促进胎儿肺成熟,主要有三种情况:①治疗各种内科并发症,如系统性红斑狼疮(SLE)、特发性血小板减少性紫癜(ITP)、肾病、支气管哮喘;②用于先兆早产或妊娠未足月但有医学指征需终止妊娠者,以促胎肺成熟;③其他应激原因。

所有皮质类固醇都能通过胎盘,泼尼松(B 类)

和氢化可的松(C 类)容易受胎盘内 11-β 脱氢酶作用而灭活,对胎儿影响少,适用于 SLE 妊娠妇女的治疗,11-β 脱氢酶对地塞米松和倍他米松的灭活作用很弱,故两种药适用于促胎肺成熟。因属短期用药,未见明显不良后果,但如果过量长期用药仍有可能导致过期妊娠、胎儿宫内发育迟缓和死胎发生率增高,也有认为可能由于免疫抑制而使感染发生率增高,但对此有不同意见。孕 14 周以前如果大剂量或持续应用肾上腺皮质激素(可的松、泼尼松等),可引起死胎、早产、腭裂、无脑等畸形。因此,若确属病情需要而长期应用时,原则上应尽量用较小剂量维持。

3. 解热镇痛药

(1) 解热镇痛药:以水杨酸类为代表的解热药有阿司匹林、吲哚美辛、萘普生、吡罗昔康等,这类药物有解热镇痛、消炎、抗风湿作用,也可抑制血小板聚集,长期应用可使产程延长,产后出血增多,妊娠后期禁用。阿司匹林可致新生儿溶血性黄疸、便血等。大剂量的阿司匹林具有致畸作用,小剂量可引起子代行为功能缺陷。水杨酸的硫化钛合作用能转移胎儿组织内用于合成硫酸黏多糖及硫酸酯的硫酸盐。动物实验证实,在妊娠前 3 个月应用可致畸胎,如脊椎裂、头颅裂、面部裂、腿部畸形以及中枢神经系统、内脏和骨骼的发育不全。在人类也有发生胎儿缺陷,在妊娠晚期长期应用可引起胎儿动脉导管收缩或早期闭合,导致新生儿持续肺动脉高压及心力衰竭或死胎。

(2) 麻醉性镇痛药:主要有吗啡、哌替啶等。早期妊娠时应用吗啡类药物,特别是可待因,婴儿唇裂、腭裂的发生率比对照组明显增高。吗啡能通过胎盘进入胎儿,抑制呼吸,同时能对抗缩宫素对子宫的兴奋作用而延长产程。若在娩出前 6 小时内注射吗啡,给药后 2 分钟可在胎体测出,作用可维持 4~6 小时,新生儿娩出后,会有明显的呼吸中枢抑制作用,因此禁用于临产前妊娠妇女分娩止痛。新生儿对哌替啶抑制呼吸作用极为敏感,用于分娩止痛时,临产前 2~4 小时内不宜使用。

4. 维生素类　维生素缺乏和过量可使动物胎儿眼、中枢神经系统、骨骼等发育异常,如果妊娠妇女吃了过量的维生素,可引起胎儿骨骼畸形及并指、腭裂、脑部畸形或眼畸形(先天性白内障)。维生素 B₆ 长期较大剂量服用,可造成新生儿维生素 B₆ 依赖症,即抽搐时必须给维生素 B₆ 才能制止。服用维生素 B₁₂ 过量,有导致胎儿短肢畸形和神经感觉功能障碍的危险。长期大量服用维生素 C,胎儿出生后很可能发生维生素 C 缺乏症,妊娠妇女出现自然流产或死胎。维生素 D 过量,可引起胎儿或新生儿血钙过多,发生主动脉、肾脏动脉狭窄,主动脉发育不全,智力发育迟缓及高血压。大量维生素 K 可引起新生儿黄疸。叶酸缺乏可致胎儿神经管畸形。维 A 酸可引起胎儿颌面、心脏、胸腺、脑等发育异常。

5. 镇静、催眠、抗惊厥、抗癫痫药

(1) 苯二氮䓬类:主要有地西泮、氟硝西泮、氯硝西泮、三唑仑、阿普唑仑、氯氮及水合氯醛等,此类药物静注过快可引起心血管及呼吸抑制,孕期尤其是孕早期使用会导致宫内缺氧,可影响胎儿的神经行为能力,非巴比妥类药物如安定是临床常用药物,属于 D 类,在孕早期服用,胎儿可发生唇裂、腭裂,其危险性较对照组高 4~6 倍。甲丙氨酯、氯氮䓬等在孕早期 6 周内服用,可能有致畸作用,在整个孕期服用可致胎儿宫内发育迟缓。

(2) 巴比妥类:有苯巴比妥、戊巴比妥、氯丙嗪等。长期服用盐酸氯丙嗪可致胎儿视网膜病变;巴比妥类药物过去多认为无致畸作用,但有学者发现常服用者与对照组相比,其先天畸形的发生率明显增加,畸形可表现为无脑儿、先天性心脏病、严重四肢畸形、唇裂、腭裂、两性畸形、先天性髋关节脱位、颈部软组织畸形、尿道下裂、多指(趾)、副耳等,最近还发现可使婴儿的小头畸形发生率增加;苯巴比妥可抑制新生儿的呼吸及胃肠道张力,还可引起肝脏损害。

(3) 抗癫痫药:有苯妥英钠、扑米酮、丙戊酸钠、卡马西平等,均属 D 类。孕期服用苯妥英钠可引起叶酸不足而致畸胎,还与胎儿乙内酰脲综合征有关,包括唇裂、腭裂、心脏病、小头畸形及远侧指(趾)发育不全,且为潜在的行为致畸剂。丙戊酸钠(VPA)在妊娠初期用药可使胎儿发生神经管畸形和其他颅脑畸形的频率增加,其子代脊柱裂发病率增加 10%,临床上称"胎儿丙戊酸综合征"。

在妊娠期服用抗癫痫药物的女性癫痫患者其所生的孩子中，胎儿抗癫痫药物综合征（兔唇、裂腭、心脏缺陷、小头畸形、生长发育迟缓、异常面容和指（趾）发育不全）发病率为4%。在常用的抗癫痫药物中，卡马西平的致畸作用看来最低，但亦只是稍低而已；丙戊酸盐的致畸作用可能最高。不过，因为在妊娠期如果出现不能控制的全身性癫痫发作有可能导致胎儿的损伤与死亡，一般还是主张在妊娠期继续使用抗癫痫药物治疗。

6. 利尿药 主要高效能利尿药包括呋噻咪、依他尼酸、布美他尼等。此类药不良反应较多，长期应用可损害听力，并引起胃肠道反应。此外，由于抑制尿酸排泄，可引起高尿酸血症，诱发痛风。呋塞米是孕期应用较安全的利尿药，噻嗪类利尿药可能产生新生儿血小板减少症，原因可能是药物抑制胎儿骨髓生成血小板，也可能是母体血液循环中的抗血小板抗体通过胎盘影响胎儿所致，属于C级。

7. 降压药 能透过胎盘屏障影响胎儿的降压药有尼群地平、哌唑嗪、卡托普利、依那普利、硝普钠、利血平等。此类药多数具有消化道反应，以及头痛、眩晕、心悸等，妊娠妇女尤其是产前妇女应慎用。妊娠妇女如患高血压需用降压药时，应选用肼屈嗪（肼苯哒嗪，B级）等不影响胎盘血液灌流的药物。硝普钠、利血平、卡托普利属D类，孕期不宜使用。患高血压的妊娠妇女服用利血平后，可抑制胎儿发育，还有大约10%的新生儿出现昏睡、心动过缓、鼻黏膜充血和呼吸抑制等毒副作用，应禁用。

8. 抗甲状腺制剂 抗甲状腺药硫脲类药物（如丙硫氧嘧啶和甲巯咪唑等，属于D级）常用于治疗甲状腺功能亢进，若在孕期服用能通过胎盘进入胎体，抑制胎儿甲状腺素合成而导致死胎，或可引起胎儿代偿性甲状腺肿大、智力发育及骨生长迟缓（先天性克汀病）。无机碘化合物长期用于治疗甲亢时，孕期过量摄入含碘药品会导致胎儿甲状腺肿大和呆小病，或由于胎儿甲状腺受抑伴继发代偿性甲状腺功能亢进。孕早期应用放射性碘可能引起胎儿先天畸形，若在妊娠10周后应用，则胎儿甲状腺肿大可积蓄碘，使组织受放射破

坏而产生永久性甲状腺功能低下症，孕期应禁止应用。

9. 降糖药物 胰岛素分子量大，不通过胎盘，是治疗妊娠合并糖尿病最安全的药物，属于B类。其他几种口服磺脲类药物，如甲糖宁（甲苯磺丁脲）、氯磺丙脲可引起流产、死胎、心脏畸形，属D级。双胍类降糖药如苯乙双胍（盐酸苯乙双胍），可经胎盘与胎儿体内胆红素争夺蛋白结合点，致使血中游离胆红素增加，造成新生儿黄疸，新生儿低血糖，所以孕期禁用。

10. 抗肿瘤药 孕期使用越早对胎儿损害越大，因此抗肿瘤药物致畸和死胎的高危期是在孕早期。在孕中期以后，可导致胎儿宫内发育迟缓、早产及死胎等。孕早期单一使用抗肿瘤药畸形的发生率为13.2%，流产和死胎率为40.3%，早产和死胎宫内发育迟缓发生率为2.5%。如果联合使用几种抗肿瘤药致畸率为20%，早产和宫内发育迟缓发生率为15%。目前仅叶酸拮抗剂（亚叶酸钙）的致畸作用最为肯定，孕早期应用此类药物，多数胎儿宫内死亡而流产，能存活者亦会有多种严重畸形。抗肿瘤药物如氨甲蝶呤、巯嘌呤、环磷酰胺等均属D级，都具有不同程度的细胞毒性，不仅抑制肿瘤细胞的生长繁殖，而且对正常细胞也起作用而导致其损伤，孕期使用可引起流产、死胎、胎儿畸形。必要时仍需用药，需衡量利弊，则最好能避孕或避免早期妊娠时应用及联合用药。妊娠期禁用。

11. 其他药物

（1）抗消化性溃疡药：主要有H2受体拮抗药西咪替丁和雷尼替丁，属于B级，有抗雄激素作用，可引起溢乳现象，妊娠妇女慎用。

（2）抗组胺药：氯苯那敏、苯海拉明属于B级，可抑制中枢神经系统，有潜在的致畸作用。孕后期使用可引起新生儿血小板下降和出血，应慎用。

（3）心血管药物：治疗妊娠期心脏病药物多种，大多对胎儿安全，地高辛（C类）能迅速通过胎盘，应用于一般治疗，对胎儿无不良作用。美托洛乐、硝苯地平（C类），甲基多巴（C类）孕期可用。

（4）中药：中药对胎儿的致畸及损害的问题，因受历史条件的限制，传统医书极少记载。现代

毒理学研究起步较晚。现发现 10 余种药物对动物胎仔有害,如黄茂、苗陈、红花有致畸作用。传统中医医书记载的妊娠妇女禁用药如巴豆、甘遂、蓖麻子、附子、厉香、天南星、虹虫等,因其药效强烈、药性大辛大热、毒副作用强等原因,用药后可引起急剧呕吐或腹泻、破气破血、惊觉昏迷等现象,严重者可导致流产、早产。另外应用现代毒理学证实天花粉、虎杖、青器、雷公藤等 44 种中药可导致实验动物心肌、内分泌腺体及消化系统等多系统出现病理损害,应禁服或慎服。

妊娠妇女需中药治疗时,应避免使用已知有毒害的药物作为单味药来服用,尤其在妊娠前 3 个月内,孕中、晚期亦不能大剂量长期服用。中医辨证论治,随症加减的方剂中,如配伍单味妊娠妇女慎服药短期内服用并非禁忌。总的来说,妊娠期应用中药的禁忌,从药物的性能来说,主要是忌活血破气、滑利攻下、芳香渗透、大辛大热类,以及有毒之品。

(四) 生物因素

生物性致畸因子有细菌、病毒等微生物及其产物。生物因素的致畸发病机制可分为生物体本身及其产生的生物类毒素两个方面。前者如妊娠妇女淋病奈瑟菌感染可致婴儿失明,梅毒可致婴儿与成人相似的器官病变;感染流行性腮腺炎可使胎儿死亡而自发流产;患麻疹的母亲生下的婴儿有各种异常等。后者如孕期接种风疹疫苗可能对胎儿致畸;天花疫苗能导致胎儿损伤和死亡等。目前最常见的生物致畸因子如下:

【细菌感染】

1. 李斯特菌 单核细胞增生李斯特菌(*Listeris moncytogenes*,LM)可致人畜共患的感染性疾病,称李斯特菌病(Listeriosis disease,LD)。围生期感染,多因妊娠妇女进食了被李斯特菌污染的食物后感染,并垂直传播给胎儿。妊娠妇女带菌率为5%~8%,妊娠妇女感染可以表现为以下几种形式:消化道或阴道带菌状态,发热、头痛、肌痛等流感样表现和绒毛膜羊膜炎。早期及时有效的抗生素治疗可以痊愈,无有效治疗则可致胎儿神经系统发育异常、早产、流产或死产。垂直传播有三种方式:经胎盘使胎儿感染,阴道分娩时定植在阴道的

细菌直接感染新生儿,胎膜早破时逆行感染胎儿。李氏菌对胎盘和胎儿有亲和性,在胎盘及胎儿肝脏等器官中可见弥漫性粟粒样肉芽肿,并可培养出李氏菌。新生儿吸入羊水或经过有菌产道感染后,可致先天性李斯特病(常称为婴儿败血性肉芽肿症)。

2. B 组溶血性链球菌(group B streptococcus,GBS) 20 世纪 70 年代以来,已被西方国家列为围生期感染的首要病原菌之一,它与早产、胎膜早破、晚期流产、产褥感染、低出生体重、新生儿败血症等有关,但尚未见孕期感染致畸报道。

3. 淋病奈瑟菌(*Neisseria gonorrhoeae*) 主要侵犯泌尿生殖道黏膜和结膜,并可由结膜扩展至角膜引起淋菌性结膜炎。感染途径为:新生儿出生时被母体淋菌性阴道炎分泌物或羊水感染,严重者可致角膜穿孔、失明,未见孕期感染致畸报道。

4. 结核分枝杆菌(tuberculosis) 生殖器官患结核者,流产的发生率约为无结核感染妊娠妇女的 10 倍。结核分枝杆菌可通过血液播散,在胎盘内形成结核病灶,破坏绒毛,进入胎体,可引起宫内发育迟缓(IUGR)、小于胎龄儿(SGA)、小头畸形、流产、死产等。

5. 大肠埃希菌(*Escherichia coli*) 亦可能引起早产、低体重儿,甚至流产或死胎,早产发生率达20%~50%,未见孕期感染致畸报道。

6. 沙眼衣原体(*chlamydia trachomatis*) 在性生殖细胞内寄生,属独特发育周期的原核细胞微生物,它不仅引发宫颈管炎,甚至糜烂,而且损害生长中的胚胎,导致胚胎停育而流产、早产或低出生体重。沙眼衣原体母婴传播还可导致新生儿眼炎或肺炎。

7. 梅毒螺旋体(苍白密螺旋体,*treponema pallidum*) 可经母婴传播致先天性梅毒,母体内的梅毒螺旋体通过母血与胎盘绒毛的渗透和弥散作用,沿脐带静脉周围淋巴间隙或血流进入胎儿体内而传染。梅毒螺旋体在妊娠任何时期均可穿越胎盘,胎儿在宫内受感染。并可播散到胎儿所有器官,引起肺、肝、脾、胰、骨等病变。部分出现胎儿畸形、死胎,能正常分娩成活者则为先天性梅毒

儿。同时胎盘被螺旋体侵入后出现局灶性绒毛膜炎、绒毛细血管膜炎或血管周围炎，胎盘灌注阻力增加，导致胎儿宫内缺氧，且不能获得充分营养，最终引起流产、早产或死胎。胎儿感染的危险性依赖于母亲梅毒螺旋体血症的程度，妊娠期胎儿暴露在感染环境中越早，则感染越严重，胎儿早产及死产的危险性越高。

患有早期梅毒(病程 <2 年)的妇女妊娠，如果未经治疗 100% 会影响胎儿，造成胎儿先天性梅毒。其中有 50% 的妇女会发生流产、早产或者胎儿死于宫内。未经治疗的潜伏期梅毒妇女所生的孩子中有 70% 会出现先天性梅毒的症状。晚期梅毒(病程 >2 年)妇女，妊娠传染胎儿的概率随病程延长而下降，如一个未经治疗的梅毒妊娠妇女，在其多次流产、早产、死胎及分娩先天性梅毒儿后，有分娩正常儿之趋势，名为 Kassowitz 定律，即母体感染梅毒时间越久，梅毒螺旋体毒力逐渐变弱，胎儿受感染机会越小。这只是一般趋势而已，不能因此而放松对妊娠梅毒的治疗。

【病毒感染】 病毒可通过 3 种方式使胎儿受到损害：直接感染精子或卵子，可引起早期流产；通过胎盘或脐带血侵入胎儿体内；分娩时通过产道感染胎儿。已知可导致胎儿畸形的病毒有风疹、流感、水痘、麻疹、天花、小儿麻痹、腮腺炎、乙肝病毒、单纯疱疹、人类巨细胞病毒等。孕早期感染这些致病性病毒较孕中、后期更易导致胎儿出生异常。

1. 单纯疱疹病毒(herpes simples viruses，HSV) 人群中 HSV 感染非常普遍，感染率约为 80%~90%，患者和健康带毒者是传染源。单纯疱疹病毒分为 I 型和 II 型，其感染途径主要通过分泌物和与易感染的人密切接触有关。一般认为 I 型病毒多侵袭腰以上部位，引起如口唇疱疹、疱疹性湿疹、口腔炎、角膜结膜炎等疾病；II 型病毒多感染腰以下部位，引起生殖器疱疹，它主要通过性生活传播，并可能与宫颈癌有关。妊娠妇女在妊娠期间感染了 II 型单纯疱疹病毒可造成小头畸形、脉络膜视网膜炎等先天畸形。新生儿(小于 7 周龄)感染 HSV 后可能会引起广泛的内脏感染和中枢神经系统感染，死亡率较高。而新生儿感染的主要途径是出生过程中接触生殖道分泌物所致。为了减少胎儿和新生儿的感染，建议妊娠妇女应作 HSV 血清学检查，尽量避免在 HSV 感染期间受孕或生产。

2. 风疹病毒(rubella viruses，RV) 风疹病毒可通过呼吸道传播，以鼻咽分泌物为主要传染源。该病毒通过接触传染能力不强，偶尔接触未必形成感染。风疹病毒的感染对妊娠妇女的危害是很大的，可造成死胎、自然流产或严重的婴儿畸形，其感染严重程度主要取决于感染发生在妊娠的哪个时期。母亲妊娠早期感染风疹病毒几乎都可引起胎儿广泛持续的多器官感染，导致死胎。如在妊娠前 8 周内感染，自然流产率达 20%，8~12 周内几乎可以肯定导致胎儿感染并出现严重后遗症，如引起心脏和眼的缺陷、视网膜病变、听力缺损、糖尿病和其他内分泌疾病、神经性耳聋、青光眼等。我国绝大多数妇女均感染过风疹病毒，具有一定免疫力。但即使这样，一般也应在妊娠前 6 个月注射风疹疫苗。

3. 人类巨细胞病毒(cytomeglovirus，CMV) 是一种古老的病毒，几乎所有的人在一生中某一时期均能感染此病毒。该病毒感染后的临床表现与患者的个体免疫能力和年龄有关。妊娠妇女严重的宫内感染可导致早产、流产或胎死宫内。出生后的新生儿有黄疸、肝脾肿大、血小板减少性紫癜、肺炎，并常伴有中枢神经系统损害。部分患者可有小头畸形、行动困难、智力低下等现象。有些受巨细胞病毒感染的胎儿，出生时可不表现异常，但出生后数月或数年后发生中枢神经系统损害，如智力低下及耳聋等。

4. 水痘病毒(varicella-zoster virus，VZV) 水痘可引起胎儿四肢发育不全、先天性白内障、小眼、视网膜炎、视神经萎缩、小头畸形、肌肉萎缩等。

5. 流感病毒(influenza virus，IFV) 妊娠妇女感染病毒后可致胎儿兔唇、无脑、脊柱裂等畸形。

【支原体(mycoplasma)】 支原体有 3 种，a 型支原体及解脲支原体寄生在生殖道，它不仅感染子宫内膜组织且可通过胎盘感染胎儿引起早产、死胎及在分娩时感染新生儿引起呼吸道感染等并发症。沙眼衣原体在性生殖细胞内寄生,属独特发育周期的原核细胞微生物。它不仅引发宫颈管炎,甚至糜烂,而且损害生长中的胚胎,导致胚胎停育而流产。

【弓形虫(*toxoplasma gondii*,TOX)】 国内有学者对出生畸形的尸检结果表明,弓形虫的感染阳性率高达96%。虫体有全身多脏器分布的特点,各脏器虫体的检出率以肺和胎盘为最高,其次是肾、脾、肝、脑、心、胸腺、肾上腺等。感染弓形虫的妊娠妇女,虫体主要通过胎盘进入胎儿的血液循环而感染胎儿。此外虫体还可经羊水进入胎儿胃肠道使其感染,进入胎儿的虫体可迅速分布于胎儿的各种有核细胞内进行繁殖并引起各脏器的损害。引起的畸形以多发畸形和致死性畸形为主,畸形发生部位以中枢神经系统畸形为首,其次为体表及四肢畸形、生殖系统、呼吸系统及口面部畸形、心血管系统、泌尿系统畸形、消化系统畸形以及其他畸形。中枢神经系统是最易受到虫体损害的部位,因此有人认为弓形虫具有亲中枢神经系统的特性。

(五) 父母身体本身因素

1. 妊娠妇女患病对胎儿的影响　妊娠妇女如患甲状腺功能低下症,常导致胎儿牙齿、骨骼发育异常,婴儿出生后可发生伸舌样痴呆。妊娠妇女患有糖尿病时,由于血糖过高,造成胎儿体重过大。分娩时容易发生难产、新生儿窒息。妊娠妇女如患有高血压、慢性肾炎,由于胎盘的底蜕膜小动脉痉挛、缺血、坏死,易造成胎盘早期剥离,胎儿宫内窒息或死胎。患有心脏病的妊娠妇女,全身缺氧,必然会影响胎儿的发育,还可造成早产、死胎。

2. 妊娠妇女营养不良对胎儿的影响　胎儿在子宫内生长发育所需要的营养物质都由母体供给,当母体营养不良时除影响本身的健康外,同时还影响胎儿的发育,造成胎儿先天不足,抵抗力弱,易患病,智力发育迟缓或者容易引起流产、早产,甚至死胎。

3. 妊娠妇女吸烟、喝酒对胎儿的影响　妊娠妇女吸烟,尼古丁及其他有害物质进入体内,可影响胎儿发育。父母一方嗜酒,可使精子或卵子发生异常,低质量的精子和卵子结合后,易引起胎儿智力低下或畸形,罹患"胎儿酒精中毒综合征"。

4. 父亲精子质量的影响　对于精子的质量,检查结果中的四个指标最为重要:精子数量必须达标,其数量每毫升应该在0.6亿~1.5亿之内;精子的成活率在75%以上;活力A+B级精子必须等于或大于50%,而决定受精的A级精子必须大于25%;畸形精子多少也是优生的一个重要指标,占有的比例应该在15%之内,如果高于30%则应改善后生育。

男人的精子对放射线非常敏感,如果遭受大量的放射线照射,往往导致精子染色体畸变,在精液检查时会发现畸形精子明显增多,有的严重超标。在这种环境工作的男人,在生育之前应该检查精液,看看精液是不是正常。一旦发生畸形超标,应该进行调整,立即离开恶劣的环境,同时要服用提高精子质量、改善精子畸形率的药物。还要警惕药物污染。经常使用镇静药、抗肿瘤药、抗过敏药物、抗病毒药物、激素类药物等,均会对精子产生大的不良影响,一旦服用,应该间隔一段时间安排妊娠,切不可在服用药物中生育。比如化学药物中的白消安、呋喃类药、激素类药等,可引起精子生长障碍、精子染色体损害和断裂。因此,处于生育期的男性不应随意滥用药物。

感染因素导致精子活力低下是比较常见的,如附睾、精囊、前列腺有炎症时可引起精浆变异,其酸碱度、供氧、营养、代谢等均不利于精子活动和存活,都会引起男性精子活力低下,这些感染当然也包括解脲支原体、沙眼衣原体、抗生殖支原体等原因引起。

精索静脉曲张也是比较常见的导致不孕的原因,睾丸局部因静脉血液回流障碍而缺氧,以及静脉血中前列腺素和5-羟色胺水平增高,都可引起精子活动力降低。睾丸发育受阻的时候,如睾丸生精上皮不完全成熟或受损变薄,精子同样会质量差,活力减弱。有些男性射精量很少,根本达不到正常的要求,精子活动余地不多,也会出现精子活力受限;体内如果产生抗精子抗体,使精子凝集或制动,出现精子活力低下,导致不育。另外,微量元素缺乏,特别是锌缺乏时可影响精子活动力,当没有明显的原因时,应该检查该元素。

5. 妊娠妇女年龄　高龄产妇的胎儿致畸概率高。女性的生殖细胞是与本人同龄的,一般在 35 岁以后便开始出现老化,并且很容易受到病毒感染,放射线、噪声、微波辐射、环境污染,以及吸烟、酗酒等因素的影响,这些都易损伤高龄产妇的生殖细胞,致使生殖细胞的减数分裂异常,如细胞内染色体不分离、断裂、易位等,这种生殖细胞受精后形成的胎儿就会产生染色体疾病,先天愚型就是生殖细胞在分裂过程中染色体未分离所致。据调查,妊娠妇女 25~29 岁时,先天愚型的发生率为 1/1 500,30~34 岁 为 1/800,35~39 岁 为 1/250,40~44 岁为 1/100,45 岁为 1/50。

6. 辅助生殖技术(试管婴儿)　现在越来越多的不孕夫妇希望能借助辅助生殖技术(assist reproductive technology,ART)帮助他们妊娠并生下自己的宝宝。采用 ART 受孕时,精子和卵子从父母体内取出起到胚胎植入母体子宫前,精卵的优化、体外受精和早期胚胎发育都在实验室中进行,整个技术从诱发排卵、实验室模拟体内胚胎发育的环境到移植多个胚胎在母体内妊娠均受药物调节。研究表明,试管婴儿体重不足或身体存在较大先天缺陷的危险比率是正常受孕所生婴儿的两倍,其中包括心脏问题、智障、兔唇、畸形腿等。导致低出生体重或出生缺陷的潜在的原因可能是不育症和用于进行试管婴儿实验的药物,或者诸如胚胎冷冻解冻等其他与进行人工授精的过程相关的因素。也有研究指出,这些风险不是来自于 ART 操作过程,而是来自父母的不育因素和多胎妊娠。目前国内外专家一致认为多胎妊娠增加了胎儿宫内缺氧,使生长发育迟缓的概率和早产发病率增加,并且使未成熟儿、低出生体重儿伴随的新生儿疾患增多及新生儿死亡率增高。

二、遗传因素

有人认为只有受父母遗传因素决定的疾病才是遗传病,这一认识不够全面。例如有一些染色体畸变并非由父母遗传因素决定,而是在受精卵形成过程中产生,但在习惯上也将染色体畸变都包括在遗传病的范畴内。还有人认为凡是受遗传因素影响的疾病都是遗传病,这一概念也不确切,因为在人类所有疾病中,除了少数几种(如外伤造成骨折)完全由环境因素所致,不受遗传因素影响外,几乎绝大多数疾病都是环境和遗传两方面因素互相作用的结果,只是两者影响疾病发生的程度可不相同。即使细菌感染、外伤后癫痫等环境因素十分明显的疾病,不同个体之间也存在易感性的差异,而这种差异也是受遗传因素影响的,不可能把这些病都包括在遗传病的范畴之中。

根据遗传因素和环境因素与疾病的关系,将疾病分为 4 类。A 类,完全由遗传因素决定的疾病,如 21-三体综合征;B 类,指基本上由遗传因素决定,但需要环境中一定的诱因才发病,如苯丙酮酸尿症患者在出生后摄入苯丙氨酸就会发病;C 类指遗传因素和环境因素都对发病起作用的疾病,如高血压、感染等;但不同疾病的遗传度不同,即遗传因素影响越大,则遗传度就越高;D 类,则是完全由环境因素决定的疾病,如外伤性骨折。A 和 D 类疾病都是少数,而大多数人类疾病都居于 B 类和 C 类。所以从理论上来说,A、B、C 等三类均属遗传病,但 C 类如感染、外伤后癫痫等在习惯上不包括在遗传病的范畴中。

遗传病不同于先天性疾病,后者是指出生时就已表现出来的疾病。虽然不少遗传病在出生时就已表现出来,但也有些遗传病在出生时表现正常,而是在出生数日、数月,甚至数年、数十年后才开始逐渐表现出来,这显然不属于先天性疾病。另一方面,先天性疾病也并不都是遗传因素造成的,例如孕期母亲受放射线照射时所致的先天畸形,就不属于遗传病。遗传病也不同于家族性疾病,虽然有些由于同一个家族成员具有相同的遗传基础可表现遗传病的家族发病,但是不同的遗传病在亲代、子代之间的传递规律是复杂多样的,有些遗传病(如白化病等隐性遗传病)就可能没有家族史。另一方面,家族性疾病也可能由非遗传因素(如相同的生活条件)造成,如饮食中缺乏维生素 A 可使多个家族成员出现夜盲。

遗传病(hereditary disease)是指遗传物质发生改变或者由致病基因所控制的疾病,通常具有先天性、终生性和家族性。因此,遗传病具有由亲代

14

向后代传递的特点。这种传递不仅是指疾病的传递,最根本的是指致病基因的传递。所以,遗传病的发病表现出一定的家族性。父母的生殖细胞(精子和卵细胞)里携带的致病基因,通过生殖传给子女并引起发病,而且这些子女结婚后还可能把致病基因传给下一代。

遗传病的种类大致可分为三类:单基因遗传病、多基因遗传病和染色体异常遗传病

(一)单基因遗传病 为同源染色体中来自父亲或母亲的一对染色体上基因的异常所引起的遗传病。单基因常常表现出功能性的改变,如不能造出某种蛋白质,导致代谢功能紊乱,形成代谢性遗传病。这类疾病虽然种类很多,约3 000种以上,但是每一种病的患病率较低,多属罕见病。按照遗传方式又可将单基因病分为四类:

【常染色体显性遗传】 常染色体上一对等位基因在杂合状态下,异常基因也能完全表现出遗传病。这类遗传病的发生与性别无关,男女患病率相同。父母一方有显性基因,一经传给下代就能发病,即有发病的父代,必然有发病的子代,而且世代相传。如多指、并指、先天性肌强直、原发性青光眼等。

【常染色体隐性遗传】 常染色体上一对等位基因必须均是异常基因纯合子才能表现出来的遗传病。父母双方虽然外表正常,但如果均为某一常染色体隐性遗传基因的携带者,其子女仍有可能患该种遗传病。近亲婚配时容易产生纯合状态,所以其子女隐性遗传病的发病率也高。大多数先天代谢异常均属此类,还有先天性聋哑、高度近视、白化病等也属于此类。

【常染色体不完全显性遗传】 这是当异常基因处于杂合状态时,能且仅能在一定程度上表现出症状的遗传病。如地中海贫血,引起该病的异常基因为纯合子则表现为重症贫血;异常基因为杂合子则表现为中等程度的贫血。

【性连锁遗传】 又称伴性遗传发病,分为X连锁遗传病和Y连锁遗传病两种。

1. X连锁遗传病 有些遗传病的基因位于X染色体上,Y染色体过于短小,无相应的等位基因,因此,这些异常基因将随X染色体传递,所以称为

X连锁遗传病。也分为显性和隐性两种。

(1)X连锁显性遗传病:指有一个X染色体的异常基因就可表现出来的遗传病,由于女性拥有两条X染色体而男性只有一条,所以女性获得该显性基因的机会较多,发病率高于男性,但这类遗传病为数很少,至今仅知10余种,如Xg血型,又如抗维生素D佝偻病是X连锁不完全显性遗传病。

(2)X连锁隐性遗传病:指X染色体上等位基因在纯合状态下才能导致发病,在女性,只有当两条X染色体上的一对等位基因都属异常时才患病,如果其中有一条X染色体的等位基因正常就不会患有此病。但是男性只有一条X染色体,只要X染色体上的基因异常,就会表现出遗传病,所以男性发病率高于女性发病率。这种伴性隐性遗传病占伴性遗传病的绝大部分,例如红绿色盲、血友病等都是比较常见的此类疾病。

2. Y连锁遗传病 其致病基因位于Y染色体上,X染色体上则无相应的等位基因,因此这些基因随着Y染色体在上下代间传递,也叫全男性遗传。在人类中属于Y连锁遗传病的有外耳道多毛症等。

(二)多基因遗传病 与两对以上基因有关的遗传病,是由多种基因变化影响引起,是基因与性状的关系,人的性状如身长、体型、智力、肤色和血压等均为多基因遗传。每对基因之间没有显性或隐性的关系,每对基因单独的作用微小,但各对基因的作用有积累效应。一般说来,多基因遗传病远比单基因遗传病多见。受环境因素的影响,不同的多基因遗传病,受遗传因素和环境因素影响的程度也不同。遗传因素对疾病发生的影响程度,可用遗传度来说明,一般用百分数来表示,遗传度越高,说明这种多基因遗传病受遗传因素的影响越大。例如唇裂、腭裂是多基因遗传病,其遗传度达76%,而溃疡病仅37%。多基因遗传病还包括一些糖尿病、高血压病、高脂血症、神经管缺陷、先天性心脏病、精神分裂症等。在人群中,多基因遗传病的患病率在2%~3%以上。

(三)染色体异常遗传病 染色体异常遗传病(简称"染色体病"),特点是染色体的数目异常和

形态结构畸变,可以发生于每一条染色体上。染色体发育异常在自发性流产、死胎、早夭病例中占 50% 以上,新生婴儿中发病率约为 1%,是性发育异常及男女不孕、不育症的重要原因,也是导致先天性心脏病、智力发育不全等的重要原因之一。妊娠妇女大约有 15% 发生流产,而其中一半(约 5%~8%)为染色体异常所致。流产愈早,有染色体异常的概率愈高。

由于各种内外环境因素的影响,如电离辐射、理化因素、生物因素等诱发产生染色体畸变,个别核型异常表现在数目方面,可以是数目的丢失或增加。另外,在减数分裂形成配子或合子形成期发生的染色体数目畸变,将导致整个胚胎个体带有畸变的染色体;而在胚胎早期的卵裂发生过程中发生的畸变,将导致胚胎个体发育成含有不同百分比核型的嵌合体,其遗传效应为染色体病的多种症状。

染色体病通常分为:常染色体异常和性染色体异常。

【常染色体异常】

1. 三体综合征

(1) 21- 三体综合征:21- 三体综合征(即先天愚型)是最重要的染色体疾病,首先由英国医生 Langdon Down 描述,故称为唐氏综合征(Down's syndrome)。1959 年,法国细胞遗传学家 Lejeune 证实此病的病因是多了一个小的 G 组染色体(后来确定为 21 号),故此病又称为 21- 三体综合征。新生儿中 21- 三体综合征的发病率约为 1/800 (1.25%),男性患者多于女性。母亲年龄是影响发病率的重要因素。

典型的 21- 三体几乎都是新发生(de novo)的,与父母的核型无关,经常是减数分裂时不分离的结果。不分离常发生在母方生殖细胞,约占病例数的 95%,另 5% 见于父方,而且主要发生在第一次减数分裂。典型的 21- 三体只有极少一部分是遗传的,即母亲是本病患者。此外,不能排除某些表型正常的母亲实际是 21- 三体细胞较少的嵌合体,因而她们的子女有可能获得额外的 21 号染色体。男性患者不能生育,没有遗传给下一代的问题。

临床表现:先天愚型患者出生时体重和身长偏低,肌张力低下,突出的是颅面部畸形,头颅小而圆,枕部扁平,脸圆而扁平,鼻扁平,眼裂细且上外倾斜,眼距过宽,嘴小唇厚,舌大外伸(伸舌样痴呆之名由此而来),耳小,耳位低,耳廓畸形;颈背部短而宽,有多余的皮肤;由于软骨发育差,患者四肢较短,手宽而肥,通贯掌,指短,第 5 指常内弯,短小或缺小指中节,皮纹也有一定的特点;腹肌张力低下而膨胀,故常有腹直肌分离或脐疝。约 1/2 以上的患者有先天性心脏病,主要是室间隔缺损、房室道连通和动脉导管未闭,消化道的畸形如十二指肠的狭窄和闭锁、巨结肠、直肠脱垂及肛门闭锁等也偶尔可见。在男性常有隐睾,睾丸有生精过程,但精子常减少,性欲下降,尚未见有生育者。女性患者通常无月经,但有少数能妊娠和生育。精神发育迟滞或智力低下是本病最突出、最严重的表现,但其程度在各患者不完全相同。

(2) 13- 三体综合征:1960 年 Patau 首先描述本病,故又称为帕陶综合征(Patau's Syndrome)。新生儿中的发病率约为 1:25 000,女性明显多于男性。80% 的病例为游离型 13- 三体,核型为 46,XX(或 XY),+13,其余的则为嵌合型或易位型。与 13- 三体综合征发生的相关因素所知甚少,母亲高龄可能是原因之一。

临床表现:患者的畸形和临床表现要比 21- 三体性严重得多。颅面的畸形包括小头,前额、前脑发育缺陷,眼球小,常有虹膜缺损,鼻宽而扁平,2/3 患者有上唇裂,并常有腭裂,耳位低,耳廓畸形,颌小,其他常见多指(趾),手指相盖叠,足跟向后突出及足掌中凸,形成所谓摇椅底足。男性常有阴囊畸形和隐睾,女性则有阴蒂肥大、双阴道、双角子宫等。脑和内脏的畸形非常普遍,如无嗅脑,心室或心房间隔缺损、动脉导管未闭,多囊肾、肾盂积水等,由于内耳螺旋器缺损造成耳聋。智力发育障碍见于所有的患者,而且程度严重,存活较久的患者还有癫痫样发作,肌张功力低下等。

(3) 18- 三体综合征:1960 年 Edward 等首先描述,故又称为 Edward 综合征(Edward's syndrome)。18- 三体可导致严重畸形,在出生后不久死亡。发病率约 1:(3 500~8 000)新生儿。但在某些地区或季节明显增高,达到 1 : (450~800)。患者中女 : 男性别比为 4 : 1。80%患者核型为 47,XY(或 XX),+18;另 10%患者为嵌合体,即为 46,XY(或 XX)/47,XY(或 XX),+18;其余为各种易位,主要是 18 号与 D 组染色体的易位。双亲是平衡易位携带者而导致 18- 三体综合征者很少。

临床表现:患者出生时体重低,发育如早产儿,吸吮差,反应弱,头面部和手足有严重畸形,头长而枕部凸出,面圆,眼距宽,有内眦赘皮,眼球小,角膜混浊,鼻梁细长,嘴小,耳位低,耳廓畸形(动物样耳),小颌、颈短,有多余的皮肤,全身骨骼肌发育异常,胸骨短,骨盆狭窄,脐疝或腹股沟疝,腹直肌分离等。手的畸形非常典型:紧握拳,拇指横盖于其他指上,其他手指互相叠盖,指甲发育不全,手指弓形纹过多,约 1/3 患者为通贯掌。下肢最突出的是"摇椅底足",足趾短,向背侧屈起。外生殖器畸形比较常见的有隐睾或大阴唇和阴蒂发育不良等。95%的病例有先天性心脏病,如室间隔缺损、动脉导管未闭等,这是死亡的重要原因。肾畸形,肾盂积水也很常见。患者智力有明显缺陷,但因存活时间很短,多数难以测量。

(4) 其他染色体三体综合征:比较重要的有 8 号、22 号三体综合征等。都伴有明显的发育畸形和智力低下。还有一系列由易位引起染色体部分三体综合征,其临床症状取决于额外染色体片段的性质和大小。染色体部分三体性可分为两大类:一类有某一染色体片段的三体性(重复),同时又伴有其他染色体的异常(如缺失、易位),这一类部分三体性的表型比较复杂,常兼有重复和缺失片段的某些症状;另一类为染色体的某一片段的单纯重复或三体性,这在人类极为少见。

2. 单体及部分单体综合征　整条常染色体的丢失通常是致死的,因而极为罕见,但确有染色体(如 21 号)完全丢失的报告。由于易位、环形成或缺失导致的染色体部分单体则比较多见。

(1) 染色体缺失畸形:如猫叫综合征(5p- 综合征,即 5 号染色体短臂部分缺失的综合征)为最常见的缺失综合征,其发病率估计为 1 : 50 000,女性多于男性。患婴的哭叫声非常似小猫的咪咪声,故得名。患者的染色体缺失片段大小不一。症状

主要由 5p15 的缺失引起。畸变多数是新发生的。由染色体片段的单纯缺失(包括中间缺失)引起的占 80%,不平衡易位引起的占 10%,环状染色体或嵌全体则比较少见,由亲代染色体重排导致的 5p- 综合征不多见。

患者面部情似很机灵,但实则智力低下非常严重(智商常低于 20),发育迟滞也很明显。常见的临床表现还有小头、满月脸、眼裂过宽、内眦赘皮、下颌小且后缩。约 20%患者有先天性心脏病,主要是室间隔缺损和动脉导管未闭等。

(2) 染色体异位畸形:如易位型先天愚型,此症约占先天愚型的 10%。它是由染色体易位形成的,其中由 14 与 21 号染色体之间的易位而产生的患者较为常见,约为全部易位的 54.2%。患者的细胞中有 46 条染色体,其中的一条 14 号染色体是正常的,另一条 14 号染色体则是含有 21 号染色体长臂的易位染色体。其两条 21 号染色体则是正常的。由于染色体中多了一条 21 号染色体的长臂,所以称 21 部分三体性,其病症与 21- 三体综合征极为相似。

(3) 染色体断裂引起畸形　近代研究发现,有些染色体在遗传中表现出不稳定性和脆性。由此而产生的断裂具有一定的遗传基础。染色体的不稳定性及由此而产生的染色体重排对肿瘤的发生有明显的作用。

【性染色体异常】

1. 性染色体数目异常综合征

(1) Klinefelter 综 合 征(Klinefelter syndrome):又称为先天性睾丸发育不全或原发小睾丸症。患者性染色体为 XXY,即比正常男性多了一条 X 染色体,因此本病亦常称为 XXY 综合征。大约有 15%患者为两个或更多细胞系的嵌合体,其中常见的为 46,XY/47,XXY;46,XY/48,XXXY。额外的 X 是由于亲代减数分裂时 X 染色体不分离造成的结果。

Klinefelter 综合征的发病率相当高,男性新生儿中达到 1.2‰。临床表现为睾丸小而质硬,生精小管萎缩,呈玻璃样变。由于无精子产生,故 97%患者不育。患者男性第二性征发育差,有女性化表现,如无胡须,体毛少,阴毛分布如女性,阴茎龟

头小等,约25%的患者有乳房发育。患者身材高。四肢长,一部分患者(约1/4)有智力低下,一些患者还有精神异常及患精神分裂症倾向。实验室检查可见雌激素增多,19-黄体酮增高,激素的失调与患者的女性化可能有关。

(2) XYY综合征:XYY核型是父亲精子形成过程中第二次减数分裂时发生Y染色体不分离的结果。在男婴中的发生率为1:900。XYY男性的表型是正常的,患者身材高大,常超过180cm,偶尔可见隐睾,睾丸发育不全并有射精过程障碍和生育力下降,尿道下裂等,但大多数男性可以生育。XYY个体易于兴奋,易感到欲望不满足,厌学,自我克制力差,易产生攻击性行为。

(3) Turner综合征:又称为45,X或45,XO综合征、女性先天性性腺发育不全或先天性卵巢发育不全综合征。Turner综合征的核型除典型的45,XO(约占55%)外,还有各种嵌合型和结构异常的核型。最常见的嵌合型是45,XO/46,XX;46,Xdel(Xp)或46,Xdel(Xq),即一条X色体的短臂呈长臂缺失;46,Xi(Xq),即一条X染色体的短臂缺失,形成等臂染色体。一般来说,嵌合型的临床表现较轻,而有Y染色体的嵌合型可表现出男性化的特征,身材矮小和其他Turner症状主要是由X短臂单体性决定的,但卵巢发育不全与不育则更多与长臂单体性有关。Turner综合征的发病机制是双亲配子形成过程中的不分离,其中约75%的染色体丢失发生在父方,约10%的丢失发生在合子后早期卵裂时。

在新生女婴中的发病率约为0.2‰~0.4‰,但在自发流产胚胎中Turner综合征的发生率可高达7.5%。患者表型为女性,身材矮小,智力一般正常,但常低于其同胞,面呈三角形,常有睑下垂及内眦赘皮等,上颌突窄,下颌小且后缩,口角下旋呈鲨鱼样嘴,颈部的发际很低,可一直伸延到肩部,约50%患者有蹼颈,即多余的翼状皮肤,双肩径宽,胸宽平如盾,乳头和乳腺发育差,两乳头距宽,肘外翻在本病十分典型,第四、第五掌骨短而内弯,并常有指甲发育不全。婴儿期脚背有淋巴样肿,十分特殊。泌尿生殖系统的异常主要是卵巢发育差(索状性腺),无滤泡形成,子宫发育不全,常因原

发性闭经来就诊。由于卵巢功能低下患者的阴毛稀少,无腋毛,外生殖器幼稚。此外,大约有1/2患者有主动脉狭窄和马蹄肾等畸形。

(4) 47,XXX和多X综合征:又称为超雌(super female),发病率约为1/2 250(0.8‰)。除了47,XXX外,一些患者的核型为嵌合型,即47,XXX/46,XX。XXX患者的母亲生育年龄平均约增高4岁,这表明不分离主要发生在母亲一方。少数患者有4条甚至5条X染色体。一般来说,X染色体愈多,智力损害和发育畸形愈严重。多数具有三条X染色体的女性无论外形、性功能与生育力都是正常的,只有少数患者有月经减少、继发闭经或过早绝经等现象。大约有2/3患者智力稍低,并有患精神病倾向。

2. 性染色体的结构畸变

(1) X染色体的结构异常:常见的X染色体结构异常有各种缺失、易位和等臂染色体。它们的临床表现多样,主要取决于涉及X染色体上的哪些区段异常,因为不同的区段载有的基因不同,缺失导致的症状也不同。

1) X短臂缺失(XXp-):Xp远端缺失患者有诸如身材矮小等Turner综合征特征,但性腺功能正常。Xp缺失如包括整个短臂,则患者既有Turner综合征的体征,又有性腺发育不全。X染色体长臂等染色体[X,i(Xq)]的临床表现与此类似,因为也缺失了整个短臂。

2) X长臂缺失(XXq-):缺失在q22以远者,一般仅有性腺发育不全、原发闭经、不育,而无其他诸如身材矮小等Turner综合征体征。缺失范围较大,包括长臂近端者,有性腺发育不全外,一些患者还有其客观存在体征。X染色体等臂染色体[X,i(Xp)]与此类似。Xq中间缺失累及q13-q26者性腺功能正常,但有其他体征,可见中段缺失与Turner体征出现有关。

3) 易位:当X染色体与常染色体发生平衡易位时,由于基因平衡的保持,一般不会产生症状,此时失活的正常的X染色体。但如平衡易位断点在q12-q26时,有活性的X在该区被分为两部分,就会导致性腺发育异常。此外,如常染色体节段易位到X染色体产生不平衡易位时,多数产生双

着丝粒染色体,其表型取决于 Xp 或 Xq 上断裂点的位置。

(2) 脆性 X 染色体综合征:又称为 Martin-Bell 综合征(X 连锁智力低下)。在 Xq27 处有脆性部位的 X 染色体称为脆性 X 染色体(fragile X, fra X),而它所导致的疾病称为脆性 X 染色体综合征。发病率为 1/1 000~1/1 500,仅次于先天愚型。现今在 X 脆性部位已发现了致病基因 FMR-1,它含有(CGG)n 三核苷酸重复序列。女性携带者的 CGG 区不稳定,在向受累后代传递过程中扩增,以致在男性患者和脆性部位高表达的女性达到 1 000~3 000bp,相邻的 CpG 岛也被甲基化。这种全突变(full mutation)可关闭相邻基因的表达,从而出现临床症状。

临床主要表现为中度到重度的智力低下,其他常见的特征有身长和体重超过正常儿,发育快,前额突出,面中部发育不全,下颌大而前突,大耳,高腭弓,唇厚,下唇突出,另一个重要的表现是大睾丸症。一些患者还有多动症,攻击性行为或孤癖症。20% 患者有癫痫发作。过去曾认为由于女性有两条 X 染色体,因此女性携带者不会发病,但由于两条 X 染色体中有一条失活,女性杂合子中约 1/3 可有轻度智力低下。

(3) Y 染色体结构异常:Y 染色体的结构异常包括 Y 的长臂或短臂缺失、等臂染色体 i(Yq)和 i(Yp)、环状染色体和双着丝粒染色体(为两条 Y 的短臂相连或两条 Y 的长臂相融合)、倒位和各种涉及 Y 的易位(即 Y 与常染色体,Y 与 X 染色体的易位等)。此外性反转综合征 46,XX 男性是 Yq 上的 SRY 基因易位到一条 X 染色体所致,而 46,XY 女性是 SRY 基因缺失或突变的结果。

三、环境与遗传因素相互作用

在所有先天畸形中,单纯由遗传或环境因素所引起的畸形很少,绝大多数畸形是两者相互作用的结果。这种相互作用的结果是环境致畸因子可以改变胚胎的遗传构成(包括染色体畸变相基因突变),同时,胚胎的遗传构成决定着胚胎对致畸因子的易感性。例如,同时妊娠的几个妊娠妇女,都受到了流感病毒的感染,并不是每个婴儿生后都出现畸形。这就是因为每个妊娠妇女所怀胎儿对流感病毒的易感程度不同。决定这种易感程度高低的主要因素是胚体的结构和生化代谢特点,而这种特点又取决于胚胎的遗传构成。在环境因素与遗传因素相互作用所引起的各种畸形中,遗传因素所起作用的大小各不相同。衡量遗传因素在畸形发生中作用大小的指标叫遗传度,用百分率表示。某种畸形的遗传度越高,表示遗传因素在该畸形发生中的作用越大。例如先天性巨结肠的遗传度为 80%,表示遗传因素在这种畸形的发生中比环境因素的作用较大。而先天性心脏畸形的遗传度为 35%,说明遗传因素在这种畸形的发生中仅起到一个次要的作用,而环境因素的作用是首要的。其他畸形的遗传度分别是:脊柱裂为 60%,无脑儿为 60%,先天性幽门狭窄为 75%,先天性髋关节脱位为 70%,腭裂为 76%,伴有或不伴有腭裂的唇裂为 76%。

(郭卫红)

第二节　胚胎病理

先天畸形是胚胎在母体子宫内发育过程中产生的,而人体发育是从受精卵开始的。受精卵携带着来自父母的遗传物质——基因,所以人体形态发生从开始就受着基因的控制。受精卵若有基因的突变或基因的载体——染色体的畸变,则受精卵从一开始就有内在的缺陷,必然发展出相应的结构异常或疾病。胚胎在发育过程中还可受母体及子宫内外环境因素的影响而产生异常,由环境因素引起的胎儿和新生儿畸形,其发生种类轻重状况与受致畸因子干扰的程度及发生在胚胎发育的不同阶段密切相关。

一、先天畸形产生的机制和种类

在致畸因子作用下,是否发生畸形,最终结果如何,还取决于下列一些因素:①妊娠妇女对致畸因子的感受性,在个体之间存在差异。②致畸因子的作用机制有所不同,例如有些致畸药物可抑制酶或受体的活性,有些是干扰分裂时期纺锤体的形成,还有的是通过封闭能源并抑制能量的产生,进而抑制正常形态发生所需的代谢过程。许多药物和病毒对某种组织、器官有特别亲和性,故特别容易侵犯某种组织和器官,如所谓亲神经性或亲心脏性等,它们会损伤一些特定的器官,影响其发育。③致畸因子的损伤与剂量有关,通常是剂量越大,毒性越大。理论上讲,应该有安全剂量。但实际上,由于致畸过程具有多方面的决定因素,难以一概而论,故已经确定的致畸剂在妊娠期间应绝对避免,因为尤其是对个体来讲,难以判定绝对安全剂量。④胎儿发育的不同阶段,对致畸因子的感受性不同,大多数致畸因子有其特定的作用阶段。⑤致畸因子的作用后果,包括胎儿死亡、生长发育延迟、畸形或功能缺陷。究竟出现何种后果,则取决于致畸因子,母体及胎儿胎盘的相互作用如何。

胚胎发育是一个连续过程,但也有一定的阶段性,处于不同发育阶段的胚胎对致畸作用的敏感程度也不同。受致畸因素影响最易发生畸形的发育阶段称为致畸敏感期。

【致畸因子的作用机制】 致畸因子在细胞水平作用的原初机制可归纳为几种情况:

1. 细胞的死亡或 DNA 合成及细胞分裂受到抑制 在器官发生的关键时刻,芽基的细胞群体减少,造成了器官结构上的畸形。反之,芽基细胞的过量增殖也同样会诱发缺陷。

2. 细胞形态发生运动受抑制 也是产生先天性发育缺陷的一个环节。例如,维生素 A 过多影响胚胎神经细胞的移动,产生头面部的异常;很多位置不正常的"异位"器官、心脏缺陷和腭裂也可能和胚胎细胞运动的失调有关。细胞膜外面的胺基葡聚糖、胶原蛋白等组分与细胞相互作用、细胞移动和细胞运动都有着密切的关系。有些致畸因素,如酞胺哌啶酮和皮质激素可能是通过影响氨基葡聚糖和胶原蛋白的代谢,再影响细胞运动等过程而引起畸形。

3. 细胞相互作用的缺陷 胚胎正常发育中有时细胞相互作用异常可能是先天性畸形的原发机制。动物实验表明,有些突变基因影响眼胚和应当形成水晶体的外胚层细胞相接触,抑制了水晶体的形成;有些突变基因影响肾脏芽基与间叶组织的接触,造成肾脏畸形。另外,用实验手段干扰胚胎细胞之间的正常相互关系也可产生畸形,这充分说明细胞相互作用在胚胎发育中的重要性。

【先天畸形的形成方式】 胚胎的不正常发育可表现为胎儿的畸形、生长延滞、器官功能缺陷和胎儿的死亡,其中了解最多的是畸形。

1. 胚胎组织形成不良 在遗传和环境致畸因素的影响下,使胚胎本身有着内在的缺陷,因而造成组织器官形成不良,产生畸形,可单发或多发。

2. 变形 胚胎本身原无缺陷,各组织、器官早期发育原本正常,只是由于受到外来机械力作用,使原来正常发育的组织、器官受压变形,出现畸形。来自母亲的机械压力有:双角子宫、子宫肌瘤、骨盆狭小等;属于胎儿方面的有:过早入盆、胎位不正和羊水过少、多胎、胎儿过大等。

3. 胚胎组织或胎儿的发育过程受到外来作用的阻断 胚胎或胎儿本身没有内在缺陷,在发育中胎儿体外的某些因素如羊膜带或体内血栓形成等,使组织、器官的发育受阻或破坏,造成畸形。羊膜带常因妊娠前 8 周时羊水早破而形成,呈片状或带状。羊膜带产生的时间越早,危害越严重。

【先天畸形的种类】 先天畸形的种类很多,人类可识别的多发畸形已有 300 多种,这些不同表现的畸形,可按其形成方式归纳为五种主要类型来识别。

1. 综合征(syndrome) 所谓综合征是指一群或几种畸形,经常共同出现在同一个体中。综合征常起因于同一病因,如 21-三体可形成唐氏综合征,风疹感染可引起风疹综合征。

2. 联合征(association) 指一群或几种畸形常伴同在一起,出现在同一个体中。但不如综合征那样恒定,也不是偶然的巧合,这样一组畸形称为联合征。联合征可能系不同病因所致。如 VACTER 联合征,由脊柱(V)、肛门(A)、心脏(C)、气管(T)、食管(E)、肾(R)等畸形联合而成。

3. 变形症(deformation) 指外来机械力作用引起的变形,常见的有踝内收、胫骨扭曲等。

4. 阻断症(disruption) 最明显的例子是近年发现的羊膜带阻断症。由于羊膜带与胎儿体表的粘连或缠绕,使早期发育着的胚胎或胎儿的组织、器官发育阻滞和破坏,产生束带畸形。

5. 序列征(sequence)　在胚胎发育中,在某种因素影响下,先产生一种畸形,由此畸形进一步导致相关组织、器官的一系列畸形。这一连串发生的畸形称为序列征。例如Robin-Pierre序列征,起始畸形为小下颌,因而舌被迫向后向上移位,致使腭板不能正常闭合,并使呼吸道受阻,出现一连串畸形。由单一组织发育不良形成的序列畸形,称为畸形序列征;由变形引起的序列畸形,称为变形序列征;由阻断引起的序列畸形,称为阻断序列征。

二、胚胎发育各阶段中致畸因子的影响

胎儿在发育的不同阶段,对于致畸因子的感受性不同。

(一)胚卵期

1. 植入前期(preimplantation stage)　从受精到第6天。正常的受精卵经过卵裂,在受精后30小时才完成2细胞期,以后分裂速度增加,72小时后发育成16细胞的桑葚胚。在第5天左右形成含有内细胞群、滋养层和胚泡腔的胚泡,并移近子宫。

受精卵在最初几次细胞分裂增殖时期,若受到某种外来因素的作用,造成染色体不分离,可产生嵌合型染色体数目畸变及相应的畸形。受精卵含有人机体的所有基因成分,但它们绝大部分处于不激活状态,在受精卵进入发育的分裂阶段,激活的是那些与复制、生长、细胞间相互作用有关的基因。如果受精卵带有异常的结构基因,或者不正常地激活了某些基因,将会导致早期胚胎细胞死亡。由于分裂球的组成细胞均属潜力均等的全能细胞,因此理论上讲,如果丢失一个细胞可能并不会带来严重后果。但事实上也正由于它们彼此一致,一个细胞带有致死性的基因,可能其他细胞也带有同样的致死性基因。激活这种基因必然导致死亡。同时也正是由于这些细胞的彼此一致,一旦暴露于不利的外源性影响下,有害因子对所有细胞会产生同样伤害,因而造成胚胎死亡。因此,通常认为有害环境因子对植入前期胚胎发挥着"全或无"的影响,也就是说或者胚胎死亡,或者存活,存活即意味着未受损伤,不会致畸(图14-2)。

2. 植入期(implantation stage)　受后6~7天开始,胚泡到达宫腔内膜,11~12天完成植入子宫

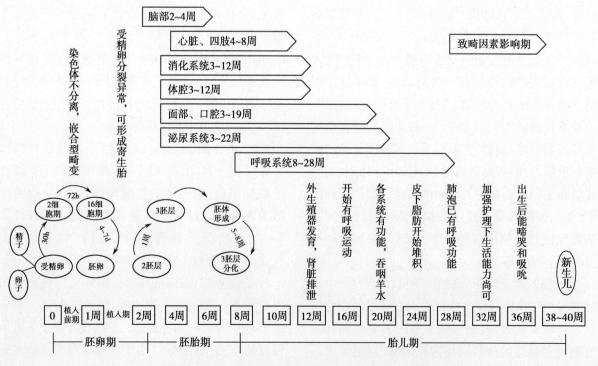

图 14-2　致畸因子对各胚胎发育阶段的影响示意图

体或子宫底，同时在第 2 周完成二胚层胚盘的形成。内细胞群发生为胚盘（即胚体发生原基），进而发展为外胚层（羊膜腔）和内胚层（卵黄囊），滋养层细胞增生形成胚外中胚层。

在 8~10 天阶段，如果某种因素将其从细胞间分开，则可形成同卵孪生儿，如果受到损伤，有可能造成分裂中细胞的彼此不完全分离，因而形成联胎（double monsters）。联胎可以是对称性的，也可以是不对称性的，对称性联胎也可以说是分离不完全的孪生儿，它们在不同部位仍相连在一起，例如头部、胸部或臀部。不对称性联胎是指一个孪生儿发育良好，而另一个则发育不良或仅有残疾。发育不良者常表现异常，或在体外与发育良好者相连，或者存在于发育良好的体内，而成为"胎中胎"。一些先天性畸胎瘤，特别是骶尾部的，实际上是不对称性的联胎。

胚胎 2 周以内，细胞数目仍很少，受致畸物损伤后多致死亡而流产，随月经排出而不被察觉。若能存活，则说明未受损或已由未受损细胞代偿而不产生畸形。此即"全或无"现象。临床上，常把受精后的前 2 周，称为"安全期"。

（二）**胚胎期**　第 3 至 8 周末，是胚胎细胞高度分化和各个器官系统基本形成的关键时期，也是最容易引起胎儿出生缺陷的时期。受精卵形成的细胞在这一时期逐渐向胎儿分化，细胞分化、迁移是这一阶段的特点。第 2 周末在植入期，已开始有内、外胚层的区分，从第 3 周至第 1 个月末，两胚层之间又出现中胚层，各层开始分化形成各原始的组织器官系统。第 2 个月胎儿许多重要器官及系统（如中枢神经系统、心脏、眼、四肢、五官、外阴等）逐步发育成形，胚胎初具人形。此时如果胚胎受到外界环境各种致畸因素的影响，最容易引起胎儿发生结构和功能缺陷，故又将这一阶段称为"胚胎临界期"或"致畸敏感期"。

各器官系统对不同致病因素的敏感期并不一致，因而出现各种不同的出生缺陷。

1. 中枢神经系统　第 3 周至第 1 个月末，为神经胚期，此时以中枢神经系统发育最为突出。此期受损，最易发生神经管畸形，如全前脑畸形、无脑儿、脊柱裂和脑脊膜膨出等。

2. 呼吸系统　胚胎第 3 周时，原始气管与食管分离，以后气管末端分为左右 2 支膨大，即为肺芽，从第 4~5 周开始，两侧肺芽逐渐发育，反复分支到第 16 周完全形成支气管树，以后再继续发育形成肺泡，逐渐增加数量和容积。如果在 3 周前后气管食管分离时障碍，可形成气管食管瘘；若在 4 周出现发育停顿或障碍，则肺芽形成障碍，导致肺缺如、发育不良等。若在 4 周时分裂出来的支气管组织部分未形成管状，其远端的肺芽与主肺芽树仍保持接触，形成孤立的、与近端支气管不相通的肺段，即为肺囊肿；如分裂出来的支气管形成囊性畸变，则可形成支气管源性囊肿。

3. 心血管系统　胚胎第 4 周时原始心腔分隔成 4 个房室腔，此时从心房后上壁中线向心内膜垫方向分化形成原始房间隔，并与心内膜垫融合，而其上缘的组织逐步吸收形成继发空化，构成左右心房间的通道，其下缘与原始房间隔上缘相接触形成卵圆窝。这一时期如有致病因子作用可导致房间隔发育障碍，形成房间隔缺损。在房间隔形成的同时，心室底部肌小梁汇合，形成肌肉隆起，沿着心室前缘和后缘向上生长，与心内膜垫融合，将原始心室分成左右两部分。在其前上方暂时留有一孔，称为心室间孔，形成室间隔的肌部。胚胎 7 周，心球的膜状间隔自上向下斜向生长，同时心内膜垫也向下延伸，使心室间孔闭合，组成室间隔膜部。在此期间室间隔肌部发育不良或膜部融合不完全，即形成不同类型的室间隔缺损。

4. 消化系统

（1）食管：发源于前肠，胚胎第 3 周时，食管与气管为一单腔，以后在原始前肠管两侧外面形成一纵沟，相应原肠管内侧形成 2 条隔突，逐渐向内生长、闭合，将前肠分为前面的气管和后面的食管。原始食管在胚胎 5~6 周时，内胚层的上皮增殖为复层，到 7~8 周时食管腔变窄乃至完全闭锁，称为"实心期"。以后，管腔中央又出现空泡，互相融合后重新形成贯通的管腔，称"空心期"。如果在此时期因某种原因造成部分空泡不融合，即出现食管闭锁。如果在 3~4 周前肠分隔过程中出现斜向会合或分隔延迟，则出现气管食管瘘。

（2）胃：来自中胚叶的环肌在胚胎早期即发

生,胚胎发育至第4周末5周初时,胃为前肠尾部的一个梭形膨大,始于食管下端,逐渐向胃底及胃大弯部伸展,胚胎9周时出现斜肌,最后形成纵肌。在此过程中,如有障碍即可形成胃壁肌层缺损。如在5~7周幽门管腔内发育异常,可形成幽门闭锁。

(3)消化道:由胚胎的内胚层发育而来,3~4周时原始消化管形成,4周时中肠为直管状并由短的系膜悬挂于背侧体腔,5周时,中肠发育演变为十二指肠、空、回、盲肠、阑尾、升结肠的右2/3,其发育速度比胚胎体腔生长快,使中肠襻进入脐带内的胚外体腔,形成生理性脐疝。同时发生生理性旋转,十二指肠空肠襻环绕肠系膜上动脉(SMA)逆时针旋转90°,8周时继续旋转至180°,此时,十二指肠空肠襻位于SMA下方,10周时,十二指肠空肠襻继续旋转至270°,同时随着旋转中肠按空肠、回肠、盲肠、升结肠顺序相继还纳到腹腔内,此时十二指肠空肠襻最终转到SMA左侧,盲肠结肠襻逆时针旋转90°到达SMA左侧,继续旋转至270°到达右髂窝。小肠系膜与后腹壁广泛附着,升结肠成为腹膜后位器官。上述过程中发生任何停顿,可产生相应的不同旋转不良病理类型,如肠未旋转,中肠不全旋转,肠旋转不良,反向旋转等。

第5周时管腔内上皮细胞增生迅速,6~7周时上皮细胞堆积闭塞肠腔,称为"实心期",到8~10周时上皮细胞组织内发生腔化,使肠管再融通,称为"空心期"。至12周,完成腔化过程,形成正常消化道。如果这一过程中发生障碍,肠管腔化不完全或融合受阻,可导致肠闭锁、肠狭窄或重复畸形。

(4)直肠、肛门:在胚胎3周末,后肠末端膨大与其前的尿囊相沟通,形成泄殖腔。泄殖腔形成后,其末端被外胚层的一层上皮细胞膜所封闭,称为泄殖腔膜,使其与体外相隔。4周时,位于泄殖腔与后肠间的中胚层皱襞形成并向尾侧生长,同时间充质于泄殖腔两侧壁的内侧增生形成皱襞,向腔内生长。这些结构将泄殖腔分为前后两个部分,前者为尿生殖窦,后者为直肠。二者之间的交通越来越小,逐渐形成一个小的管道称为"泄殖腔管",于7周时完全封闭。在7~8周时,尿生殖窦

膜和肛膜先后破裂。5周开始,肛膜处凹陷形成原肛,且逐渐加深接通直肠,肛膜破裂后与直肠相通,形成肛门。这一发育过程中出现意外,可导致各种肛门直肠畸形,如果原肛与泄殖腔未通,则发生肛门闭锁;如泌尿直肠分隔不全,则形成直肠膀胱瘘、直肠尿道瘘、直肠阴道瘘等。

(5)消化管神经的胚胎发育:消化管的肌间神经丛是从神经嵴的神经母细胞形成,胚胎5周时神经母细胞从头端到尾端的方向在肠壁内发育,6周至胃,7周至小肠,8周到达结肠近端,12周时到达整个肠管。在此过程中,任何因素造成的神经发育停顿,使停顿远端肠中缺乏神经母细胞即可导致巨结肠的发生,发育停顿越早,无神经节细胞段越长。

(6)肝胆系统:胆道形成于胚胎4周的肝憩室,憩室近端形成胰腺和胆总管,远端形成胆囊、胆囊管和近端肝管。10周时肝芽细胞过度增生可暂时堵塞实化,以后再经过空化过程使管道增多再通。胆道再通后形成胰腺和胆总管的共同通道。如果空化不全则发生胆道闭锁,如胆总管形成时上皮增生不均衡,某些上皮过度增生,在空泡再贯通时又过度空化,则形成胆总管囊肿。

(7)胰腺:胚胎4周时,胰腺是由胚胎的原肠壁上若干胰突起逐渐发育融合而成,分为腹侧和背侧胰突起。腹侧的胰突起自肝突起的根部发生,且发育较慢,其蒂部连接在胆总管上,以后成为胰腺的主胰管,突起的末端则为胰头部。背侧胰突亦称胰始基,是从十二指肠壁上直接发生,以后发育成胰腺的体和尾,其蒂柄则成为副胰管。胚胎6周时,腹侧胰突随十二指肠逆时针旋转,左转到十二指肠后方与背侧胰突融合为一体,主、副胰管也逐渐相连通,成为一个完整的胰腺。如果,在发育过程中,腹侧胰突未随十二指肠旋转或腹侧胰突过度生长,则可形成环状胰腺。

5. 泌尿系统

(1)肾:前肾管在第3周末出现,向胚体尾端生长,通向泌尿生殖窦。4周中期,中肾管出现与前肾管相接,前肾管退化。胚胎5周时早期,输尿管芽发生于中肾管近尿生殖窦处,其周围的间充质分化为后肾包裹输尿管芽,输尿管芽发育成为

原始肾盂,以后共同构成上尿路。如果输尿管芽不发育,可导致肾不发育。

(2) 输尿管:胚胎 4 周时输尿管芽从中肾管的弯曲处发出,迅速生长穿入后肾胚基,以后生成输尿管、肾盂、肾盏等肾脏集合系统的各部分。输尿管的远端为共同排泄管道,于胚胎第 8 周逐步吸收形成泄殖腔的一部分,形成尿生殖窦。此时输尿管与中肾管互相独立地与尿生殖窦相连,二者相距甚近。12 周时,输尿管向头端迁移而中肾管则相对向尾端方向移动,以后在后尿道开口。中肾管与尿生殖窦相连接处为将来膀胱颈位置,共同排泄管与尿生殖窦会合后形成膀胱三角区。在此发育过程中,如输尿管芽分叉发生过早或发生数目上异常,则可导致输尿管重复,如发生位置过高或过低,则引起开口位置异常或反流性疾病。

(3) 膀胱:胚胎 3 周时,后肠末端和尿囊基部的扩大部分成为泄殖腔。泄殖腔末端有一层由内、外胚层组成的薄膜与羊膜腔分隔,称为泄殖腔膜。4~7 周时,泄殖腔被尿生殖膈分为背侧的直肠与腹侧的生殖窦。同时,泄殖腔内、外胚层之间的间充质向内生长,发育成下腹部的肌肉和耻骨,构成脐以下的腹壁。泄殖腔膜破溃的时间和位置如有异常,则可形成膀胱外翻,尿道上裂等畸形。如 4 周时在尿直肠膈尚未形成之前穿破腹壁,膀胱和消化管外翻于腹壁表面,形成泄殖腔外翻(即外翻组织中央为肠区,两侧为膀胱);若在 5~6 周时发生穿破,即形成膀胱外翻,若仅有小部分低位尿囊膜穿破,则形成不伴膀胱外翻的尿道上裂。

6. 生殖系统　胎儿的性腺和内外生殖器在胚胎初期有双重的分化能力,未分化的性腺原基可分化成睾丸,也可分化成卵巢。

(1) 男性生殖系统的发育:正常性别分化是由胎儿的染色体决定性腺的分化,而男性的内外生殖器发育需依赖性腺及相关激素的刺激。胚睾在胚胎 5 周时形成,胚胎 6 周时,出现一对中肾管(沃尔夫管)和一对副中肾管(米勒管)。尿生殖窦的腹侧出现一个突起,称为生殖结节,不久在其两侧各发生一个生殖隆突。在生殖结节的尾侧正中线上有一条浅沟,称为尿道沟。尿道沟两侧隆起部分为尿生殖嵴,生殖上皮向生殖嵴增生、深入,形

成生殖细胞索,即尚不能区分是睾丸还是卵巢的原始生殖腺,此时外生殖器也尚未分化。此时,若受精卵的细胞核染色体存在有 Y 染色体时则可诱导原始生殖腺向睾丸发育形成睾丸索。8 周时,表皮和睾丸索之间形成白膜,睾丸索分化成曲精小管、直精小管和睾丸网。同时,胎睾开始分泌 2 种激素,使副中肾管逐渐退化,10 周后睾酮分泌增多,促进中肾管发育成附睾、输精管、储精囊和射精管,原始泌尿生殖组织向男性化发生,生成前列腺、阴茎、海绵体、龟头和男性尿道,12 周时,阴茎头处形成皮肤返折,形成包皮。在分化过程中,如果染色体异常可能导致睾丸产生激素的不足,从而造成外生殖器女性化。若其他因素引起的尿道沟融合不完全,则可形成尿道下裂。

(2) 女性生殖系统的发育:女性胎儿内外生殖器的发育完全是一个自发过程,当胚胎 5 周时,在尿生殖嵴的内侧出现体腔上皮的增厚区,形成生殖嵴,是生殖腺发生的开始。受精卵的细胞核染色体不存在 Y 时,性腺将分化为卵巢,而卵巢在女性分化过程中无重要作用。胚胎 6 周时产生的中肾管以及副中肾管,在女性胚胎时则副中肾管发育为输卵管、子宫和阴道的上 1/3,中肾管退化。8 周开始,生殖结节、泌尿生殖褶在无雄性激素的影响下不需要激素即可发育成阴蒂、大小阴唇。胚胎 9 周时,尿生殖窦背侧壁的窦结节深入子宫阴道原基的尾端,形成阴道板,至 11 周左右,阴道板的尾端中心部分上皮破碎,开始出现腔隙,并继续延长加宽,20 周左右,左、右阴道板变成管状,形成阴道的下 2/3。阴道上皮来自尿生殖窦的内胚层,阴道的结缔组织与肌肉组织来自子宫阴道原基。至胎儿后期,阴道腔与尿生殖窦腔之间仍被一薄组织膜(处女膜)隔开,此膜一般于围生期出现裂孔。若在此发育过程中,子宫阴道原基或阴道板发育不全(或称副中肾管发育不全)可出现先天性阴道缺如或子宫发育不全。

7. 体腔　胚胎第 3 周末,胚体两侧的中胚层内,首先出现一些细胞间的小腔隙,以后逐渐融合成为大腔隙。第 4 周末,在体腔管的尾端,原始横隔的左右背外侧缘,各产生一片膜性组织,称为胸腹隔膜。该隔膜随肺的发育和胸膜腔的扩大

而逐渐增大,其新月形游离缘由背壁向腹内侧伸展,使胸膜腔与食管被系膜及原始横隔汇合,于是将胸膜腔及腹膜腔完全分隔开。10周前,由于消化道发育较体腔发育快,中肠袢进入脐带内的胚外体腔,形成生理性脐疝。10周后,腹侧中胚叶形成4个襞,头襞将形成胸壁、上腹壁和横膈,尾襞将形成下腹壁和膀胱,两侧襞则发展成侧面的腹壁。12周后,中肠还纳于腹腔,这4个襞向中央合拢,其中央会合部形成脐环。如果在胚体合拢关闭过程中无论哪个襞发育受到限制,则可产生不同部位的脏器突出畸形,如脐膨出、腹壁裂等。

8. 横膈　胚胎早期横膈的位置很高,第4周位于颈部,以后随心脏的下降和肺的扩张,膈的位置下移。第5周时,来自第3、4、5颈脊髓节段的神经长入其中,并组成膈神经。横膈的形成与胸腹膜腔的分隔在胚胎8~9周完成。胚胎8周时,心脏下面的原始横隔与原肠背系膜联合形成横膈的中心部分,体壁两侧的胸腹膜皱襞从后侧和旁侧逐渐向中央生长,与原始横隔互相融合而将胸腹膜腔分开。膈肌发育通常在9周时完成,在膈的两侧后外侧腰肋三角位置有一薄弱区即胸腹膜管,是最后闭合处,而左侧膈肌的闭合较右侧晚。膈是由横膈、食管系膜、左右胸腹隔膜及从体壁中胚层长出来的周边部分四种成分所组成。在胚胎发育过程中,若某一方组织发育不全,都会造成缺损,致使胸、腹腔没有完全被分割开来,因而腹腔内的脏器可以通过缺损部位突入胸腔,形成膈疝。

9. 面部　腔颌面部的发育始于胚胎的第3周,前脑、第一对鳃弓等发育形成额鼻突、上下颌突5个突起,此时5个突起之间的凹陷即为口凹,5周时形成原始鼻腔,7周时形成内鼻孔,口凹的腔隙也增大加深,最终形成与原始鼻腔相通的原始口腔。8周时形成内、外腭突而形成腭的大部分,腭的形成将鼻腔和口腔分隔开,12周左右胎儿的口和鼻腔初具人形。如6周前受损,可发生唇裂,其中42%伴腭裂。

10. 其他　5周前受损,可发生桡骨发育不全;6周前发生严重并指;连接在原始的中肠和卵黄囊之间的卵黄管在5~7周关闭,此时出现停滞或异常可导致不同类型的卵黄管畸形(如脐肠瘘、梅克尔憩室、卵黄管囊肿等);8周时各种内分泌腺也在此期发育,此时若给妊娠妇女口服放射性核素 ^{131}I 行甲状腺检查,常可致胎儿甲状腺损伤而功能低下。

(三) 胎儿期　第9周之后至38周,胚胎进入胎儿期,此时胚胎的大多数器官已基本形成,主要的发育活动是组织和器官的进一步分化和生长。

1. 9周　食管纵肌层出现。

2. 10周　食管内出现复层鳞状上皮,肠腺在胎儿第10/11周时先出现于十二指肠,以后依次出现于空、回肠。

3. 12周末　外生殖器已发育,多可辨认男女,生殖腺正位于盆腔,卵巢即停留在盆腔,睾丸则继续下降。已长出指(趾)甲,十二指肠腺于胎儿第14~15周出现,也有迟至第20周才出现,胃壁、肠壁的结构已经能够辨认,肠管已有蠕动,胎儿第3个月时,后肾已能分辨出皮质及髓质,并具有泌尿功能。把尿液排放入羊膜腔,参与羊水的组成。

4. 16周末　睾丸已降至骨盆边缘,从外生殖器可确定胎儿性别,头皮已长出头发,皮肤色红、光滑透明,胎儿已开始呼吸运动。

5. 20周末　妊娠妇女可感觉胎动,检查可听到胎心音,全身有毳毛,若胎儿此时排出母体,有心跳、呼吸、排尿和吞咽功能。

6. 24周末　各脏器均已发育,支气管分支已达17级,出现了终末细支气管和呼吸性细气管及若干肺泡。睾丸已降至腹股沟管上口,皮下脂肪开始沉积,但皮肤仍有皱纹。

7. 28周末　胎儿身长约35cm,体重约1 000g,皮下脂肪沉积不多,睾丸已降至阴囊,皮肤粉红,肺内已形成大量肺泡,肺泡内表面覆有扁平细胞——Ⅰ型肺泡细胞及立方细胞——Ⅱ型肺泡细胞,Ⅱ型肺泡细胞分泌表面活性物质。此时肺循环血管也发育完善,肺泡壁毛细血管网丰富,肺泡已具备了呼吸的功能。若第7个月胎儿早产,肺的发育程度已可维持早产儿的生存。出生后能啼哭,但生活力很弱。

8. 32周末　胎儿身长约40cm,体重约1 700g。皮肤深红,面部毫毛已脱,生活力尚可,出生后加强护理可能存活。

9. 36周末　身长45cm,体重约2 500g,皮下脂肪较多,指(趾)甲已达指(趾)尖,出生后能啼哭和吸吮,生活力良好,此时出生基本可以存活。

10. 38~40周末　胎儿已成熟,身长约50cm,体重约3 000g以上,皮下脂肪丰满,皮肤粉红,指(趾)甲已超过指(趾)端。出生后哭声响亮,吸吮能力强,生活力强,能很好存活。

孕早期,胚胎器官仍处分化成形期,接触致畸因子最容易导致畸形。孕中晚期,各器官形态结构已基本发育完成,受损后,不再产生新的畸形,但那些在孕期始终发育着的器官,如眼、脑、性腺等,仍可受损而导致发育不全或出现病变。大脑及中枢神经系统分化发育时间较长,直到妊娠晚期还对致畸因子敏感,因此在孕晚期受侵害亦可影响胎儿智力发育。一般认为到了孕末期,处于胎儿期的胎儿接触致畸因子后,可表现为胎儿生长迟缓、某些特异性生理功能缺陷、出生后行为发育异常以及新生儿肿瘤等。总的来讲,随着胎龄的增大,大多数器官形成后对致畸银子的敏感性会降低,胚胎(胎儿))作为一个整体对致畸的敏感性会逐渐降低。

(郭卫红)

第三节　预防

我国每年大约有100万新生儿患有出生缺陷,占新生儿的5%。第一位是先天性心脏病,每年约22万例;第二位是神经管畸形,每年约10万例;第三位是唇腭裂,每年约5万例;第四位是21-三体综合征(唐氏综合征),每年约3万例。随着医学生物学、核医学及遗传学等的发展,怎样避免或防止患有先天缺陷的婴儿出生成为人类认识活动发展到一定阶段的必然产物,促进了预防优生学作为学科迅速的发展。在遗传咨询的基础上,应用现代生物学、生物化学、免疫遗传学、细胞遗传学、分子遗传学技术,通过对父母亲携带的基因,对胚胎和胎儿的直接检测或通过母体的检测,预测胎儿在子宫内生长发育状况,诊断胎儿是否有遗传缺陷及先天畸形,以便早期发现,这是预防畸形患者出生的有效手段。早期检查和诊断,如发现胎儿为严重遗传病或畸形儿,则终止妊娠,进行人工流产,以防畸形患者的出生,有利于提高出生人口素质。

一、优生和遗传咨询

染色体上的基因是一代一代传递的,如果父母的遗传信息中带有不正常基因,就会引起遗传病。但也有很多出生缺陷属于先天性疾病,而不是遗传病。如妊娠妇女在妊娠早期感冒发热、受病毒感染、用药不当、接触有毒化学试剂、X线照射、饮酒等都会导致胚胎受累并引起出生缺陷。可以说生下来就有病的孩子很多都不是遗传病,有些疾病,例如多基因病,虽然有遗传因素在起作用,但环境因素也仍然起了相当做用。以往经常是妊娠后才进行检查,若发现已经存在一些疾病就有可能面临一些沉重的选择:是终止妊娠? 还是冒着出生缺陷的风险? 还有一些曾经生育过有出生缺陷或先天性疾病患者的父母,对于再生育是否还会遇到此类情况产生疑问和忧虑。随着优生知识的普及,妊娠前自觉到医疗保健部门进行检查,了解自己是否能安全妊娠的父母越来越多。

1. 优生咨询　咨询目的是为了发现有关出生缺陷的高危因素,确定高危妊娠和进一步筛查的对象。咨询内容包括:①了解男女双方是否属于近亲;②本人、父母、祖父母及外祖父母三代直系亲属的病史(包括遗传病);男女双方三代旁系近亲的遗传病史及发病情况;③夫妇双方的健康状况和家族史、遗传病史;女方的现病史、既往史、婚育史、月经史。

2. 遗传咨询　遗传咨询是应用遗传学和临床医学的基本原理和技术将某种特定的遗传疾病的相关信息交代给咨询者及亲属,对发生出生缺陷的风险进行评估,对结果以及可能的妊娠结局进行解释。美国人类遗传学会的报告指出遗传咨询就是:①让咨询者理解疾病的诊断、表现过程以及可能的处理等医学事实;②让其判断遗传与该疾病的关系以及在特定家系内复发的风险;③使其理解处理复发风险的办法;④从风险率和计划生育出发,使其选择其适合的做法;⑤针对家系内的患者,或家系内的复发风险,采取预防是降低遗传病发病率的有效措施。也就是说,遗传咨询专家不仅要解答患者及其亲属以及有关的社会服务人员所提出的关于遗传学方面的问题,还应在权衡现在与未来、个人与家庭、社会利弊的基础上,给予婚姻、生育、防治、预后、教育、就业等方面的医学指导,从而降低遗传病患者的出生率。

二、孕前检查和妊娠期产前检查

对于出生缺陷进行预防措施的最佳时机是在孕前及胚胎移植前阶段,因为任何随后发现的病例、或任其继续妊娠生出严重受累胎儿,都会引起长期社会、家庭及财务的沉重负担。目前,孕前及胚胎移植前遗传学诊断已经成为遗传病主要预防措施的最现实选择。另一方面,产前筛查和定期检查可以及早发现有遗传病胎儿或畸形儿,可选择终止妊娠或产前的治疗。

(一)保健检查 工作内容包括对男女青年身体重要脏器和生殖器官的发育以及神经系统的功能等情况进行检查。建议女方孕前进行妇科检查、血型、血常规检查,抗体检查,根据既往史有必要者进行乙肝抗体、丙肝抗体、肝功能、梅毒、HIV 抗体检查及其他生化检查。男方进行血型、血常规、精子质量分析等相关检查。对有不明原因的流产、胚胎停止发育、死胎、早产、胎儿畸形及胎儿生长受限等不良孕产史或年龄大于 35 岁者,在再次妊娠前,必须进行孕前咨询和相关检查。建议孕前补充叶酸降低胎儿神经管缺陷的发病率,宜选择避开流行性疾病及传染病流行的季节妊娠,孕前应注意避免接触不良环境和有害物质(辐射、X 线等),戒烟戒酒,孕前治愈或控制好所患疾病(如甲亢、糖尿病等)。

(二)孕前检查 通过引产阻止受累胎儿的出生并不能解决问题,妊娠前避免遗传病最大可能性是在孕前和受精卵移植前进行遗传学诊断。

【孕前诊断】 为高风险夫妇提供了从开始就能得到未受累妊娠的选择。孕前项目除一般的体格检查外,还应进行血、尿常规,乙肝表面抗原和一些特殊病原体的检测。有条件的地方应该进行染色体的检测,避免遗传性疾病。若男性接触放射线、化学物质、农药或高温作业等,可能影响生殖细胞时,应作精液检查。若可疑患有性病或曾患性病者,应进行性病检测,发现异常及时治疗,使双方在最佳健康状态下计划妊娠。一些特殊病原体如弓形虫、风疹病毒、巨细胞病毒及单纯疱疹病毒是引起胎儿宫内感染,造成新生儿出生缺陷的重要原因之一。感染的发生与我们日常生活有关,如:接触过猫狗等宠物或与动物接触密切的;有进餐半熟或生肉、生鱼和生菜经历的;曾有输血、进行器官移植的;常到人群密集处的;有过低热经历的;长期皮肤出现过红斑、皮疹的。孕前进行四种病原体的检查,确认自己的免疫状态,病原体检查阳性表示体内已经产生抗体,今后妊娠是安全的。病原体检查阴性表明体内没有抗体,应注射疫苗。要做到明明白白的妊娠,安安全全的优生。

【胚胎移植前遗传学诊断(preimplantation genetic diagnosis,PGD)】 是产前诊断的一种形式,是指利用辅助生殖技术帮助不孕夫妇在体外形成胚胎后,再植入到子宫内而使其受孕,在胚胎还没有植入女方子宫前,从获得的成熟卵母细胞取极体或 IVF 的胚胎取部分细胞进行遗传学分析,将确诊无遗传病的胚胎移植入子宫,从而防止遗传病患者的妊娠、出生。

PGD 检测物质主要有三个来源:①从成熟的受精卵母细胞取得第一和第二极体;②从 8 细胞卵裂阶段胚胎取出 1~2 个卵裂球;③从囊胚阶段的胚胎取出十几个细胞。采取 PCR 分析方法检测单基因病或通过 FISH 方法诊断染色体异常,最后是孟德尔遗传病谱的检测方法。目前 PGD 主要用于性染色体分析,以避免严重的性连锁疾病、非整倍体染色体检测减少高风险多倍体片段缺失或平衡易位的发生风险、单基因疾病(纤维囊性变、镰刀红细胞贫血、GM 神经节苷脂沉积病 I 型和地中海贫血)的检测等。PGD 对平衡易位携带者的夫妇是最好的选择。PGD 同时还能提供脐血来源的干细胞移植给年迈垂死的家族成员使用。PGD

方法可以获得 HLA 相匹配的胚胎,出生的孩子可以为其需要器官移植的患病兄弟姐妹提供移植的机会。当然 PGD 的这些应用仍存在一定的伦理学上的争议。

【胚胎植入前遗传学单体型基因筛选技术 (preimplantation genetic haplotyping,PGH)】 PGH 是从 2~4 天大的胚胎中移除一个细胞,利用一整套该待测基因邻近 DNA 标记物将该细胞 DNA 与该胚胎父母的 DNA 进行比较,即利用 DNA 指纹分析技术以确定该胚胎是否携带父母的缺陷基因。那些不带缺陷基因的胚胎将会被植入母亲的子宫中。PGD 只能诊断已知缺陷基因变异位点的遗传病,对于罕见遗传病则无法进行。PGH 不仅能检测 PGD 所能检测的常见遗传病,对于罕见遗传病也可做出检测。此外,对于 X 性连锁疾病,如杜氏肌营养不良(Duchenne muscular dystrophy,DMD)只有男性胎儿患病,以前的产前诊断只能简单地从性别上筛选女性胎儿(可能正常,可能为携带者)出生,而不得已彻底放弃生育男孩的机会,现在有了这种在基因水平上的确切诊断,那些生育患病儿的夫妇就有望生育健康男婴及不携带致病基因的女性婴儿。

(三)妊娠期产前诊断 妊娠期产前诊断又称宫内诊断或出生前诊断,是指在胎儿出生前用各种方法诊断胎儿是否患有某种遗传病或先天性疾病的一种手段,是人类细胞遗传学、分子遗传学、生物化学和临床医学实践紧密结合的一门学科。对胎儿健康状况的检查分为筛查和诊断两种类别。筛查的结果不能作为对所疑问的疾病最后诊断的依据,在产前诊断中应遵从筛查在先、诊断在后的原则。

【产前筛查】 筛查是通过检测手段从那些无症状而还没有引起医疗上注意的人群中找出某一特定疾病的高危人群。产前筛查是对妊娠妇女人群中进行患有某些先天性异常胎儿的"危险"程度的筛查。筛查的方法一般比较简单,结果快速,成本低廉,可分析大批量标本,但其敏感性和特异性均较差。筛查结果通常分为阳性和阴性两种,阳性只能说明患者有可能患病,而阴性结果也不能彻底排除患病的可能性。因为筛查不是确诊性试

验,所以对她们需要进一步追踪或采取直接的检查即产前诊断来确诊,最大限度地减少误诊的发生。对筛查结果阳性者应提供诊断性的检查,以达到对所疑问的疾病进行最终诊断的目的,否则筛查检查就失去了意义。

产前筛查的时间:妊娠早期产前筛查一般选择在妊娠 7~14 周,孕中期筛查选择在妊娠 15~20 周。用动态性的原则对待产前筛查的选择,合理地选择筛查的方式和时间。例如,妊娠中期的 AFP 和 uE3 浓度与妊娠早期相比是增加的,而 hCG 浓度是降低的。若筛查结果超过阈值,需经超声检查确定孕周,如果孕周不符合,再约定筛查复查时间;如果孕周符合,发现高风险妊娠妇女,则建议做绒毛及羊水细胞染色体检测诊断。

【产前诊断】 诊断性检测必须建立在先症者确诊(包括染色体水平、基因水平、表型水平)基础上,因此产前诊断是有目的性的,敏感性和特异性较高,结果准确可靠。

1. 产前诊断适应证　①产前筛查(唐氏综合征筛查、超声筛查)阳性病例;②35 岁以上妊娠妇女(卵子在减数分裂时发生染色体不分离的机会增加);③夫妇任何一方为染色体异常(如平衡易位和倒位携带者);④曾生育 21- 三体儿及其他严重遗传病、先天畸形儿的妊娠妇女;⑤原因不明的多次流产、死胎、死产的妊娠妇女;⑥有 X 连锁隐性遗传病家族史者,其后代女性无发病,男性 50% 发病;⑦其他原因(早孕阶段曾服用致畸药物、胎儿发育迟缓、羊水过多或过少等)。

2. 产前诊断的分类　①胎儿感染:如巨细胞病毒、风疹病毒、单纯疱疹病毒、弓形虫病、性传播疾病等;②染色体病:如唐氏综合征、13- 三体综合征、18- 三体综合征、Turner 综合征等;③先天畸形:主要指的是多基因疾病,如先天性神经管缺损、先天性心脏病、腹壁缺陷、先天性髋脱位、先天性马蹄内翻足等;④遗传性代谢疾病:如糖原贮积症、黏多糖贮积病、半乳糖血症、苯丙酮酸尿症等;⑤单基因病:如假肥大型肌营养不良症、地中海贫血、血友病、脆性综合征等。

3. 产前诊断取材方法　包括侵入性和非侵入性两大类,前者包括羊膜腔穿刺、绒毛活检、

14

脐静脉穿刺、胎儿镜和胚胎活组织检查；后者则包括超声波以及母体外周血胎儿细胞、核酸检测。

4. 产前诊断标本采集时间 妊娠的早、中、晚期都可以进行产前诊断，理论上越早期的诊断对妊娠妇女的结局处理越有利。妊娠中期的羊水标本因标本采集难度最小，目前应用最为广泛。绒毛标本：妊娠 9~14 周；羊水标本：妊娠 16~20 周；脐带血标本：妊娠 20 周以后。

【胎儿产前检查】 是按照胎儿发育和母体生理变化特点制定的，其目的是为了查看胎儿发育和妊娠妇女健康状况，以便于早期发现问题，及早纠正和治疗，使妊娠妇女和胎儿能顺利地度过妊娠期。整个妊娠的产前检查一般要求是 9~13 次。初次检查应在停经后 3 个月以内，以后每隔 1~2 个月检查一次，在妊娠 6~7 个月末（24~32 周末）每月检查一次，8 个月以后每两周检查一次，最后一个月每周检查一次。如有异常情况，必须按照医师约定的复诊日期去检查。

定期检查能够连续观察了解各个阶段胎儿发育和妊娠妇女身体变化的情况。例如，胎儿在子宫内生长发育是否正常，妊娠妇女营养是否良好等；也可及时发现妊娠妇女常见的并发症如妊娠水肿、妊娠期高血压疾病、贫血等疾病的早期症状，以便及时治疗，防止疾病向严重阶段发展。在妊娠期间，胎位也可发生变化，由于胎儿在子宫里是浮在羊水中能经常转动的，有时正常的头位会转成不正常的臀位，如果及时发现，就能适时纠正。对于那些产前诊断已经发现有生后可矫治畸形的胎儿（如联体儿、巨大脐膨出或腹裂、淋巴管瘤、严重脑积水、已破裂的脊膜膨出和巨大骶尾部畸胎瘤等），可足月分娩或选择行剖宫产，再行内科和（或）外科纠治。

（郭卫红）

第四节 诊断

产前诊断是预测胎儿出生前是否患有某些遗传性疾病或先天畸形的技术方法。产前诊断方法可以分为三类、五个水平。第一类是直接获取胎血、羊水或胎儿组织来诊断胎儿疾病。第二类是采用母体血、尿等进行特殊检查，间接诊断胎儿是否有先天性疾病。第三类采用特殊仪器检查胎儿体表是否畸形，如用 X 线片或体表造影、B 超扫描间接观察或胎儿镜下直接观察，属于形态学水平。后两类属于非侵入性检查。从产前诊断的技术水平来分，又可分为五种水平：形态学、染色体、酶学、代谢产物和基因。

一、产前诊断

（一）侵入性技术

【绒毛活检术（chorionic villus sampling, CVS）】由于绒毛组织位于胚囊之外且又具有和胚胎同样的遗传性，故早孕期 CVS 可用于染色体、酶及 DNA 分析。取样时间多数主张在妊娠 9~11 周之间进行。若早于这一时期，胎盘绒毛太薄，不易取得绒毛组织；若在孕 11 周后，由于胚胎迅速发育，经宫颈途径绒毛活检导管难以进入胎盘附着部位，但经腹绒毛活检则不受孕期发展的限制，可行超声引导下经腹 CVS。其优点在于早期获得诊断，24~48 小时即可测得结果。绒毛抽吸术可引起流产、宫内感染及阴道出血等并发症，平均流产率为 1%，也可引起胎儿肢体发育不良。孕 11 周后绒毛取样的流产概率及胎儿肢体缺陷的发生率将会升高。

【羊膜腔穿刺术（amniocentesis）】 应用于胎儿染色体疾病及先天性代谢病的产前诊断。羊水穿刺常在妊娠 12~18 周期执行，早期穿刺可在 <15 周，但安全性相对低。在孕 15~16 周时羊水量为 180~200ml，此时子宫已超出盆腔，羊水穿刺量约为 20ml，羊水中胎儿活细胞比例高且含有不同类型的组织细胞，被认为是羊膜腔穿刺的最佳时期，其中主要有胎儿肾细胞与胎儿上皮细胞。早期羊膜腔穿刺术的流产率为 1%~2%，而且常因羊膜腔内细胞数过少而使诊断发生困难，还可能引起胎儿肺发育不良、羊水渗漏等并发症。

【胚外体腔穿刺细胞（extraembryonic coelomic cell, ECC）】 近年来国外一些学者发现，在孕 6~12 周的胚外体腔液内可以找到胎儿细胞，且可以通过 FISH 及 PCR 等分子生物学技术对这些胎儿细胞加以检测,进行性别鉴别及单基因缺陷疾病的诊断。这就是最早可以获得并用于进行产前诊断的妊娠囊内液,于妊娠 5 周时即可在超声引导下经阴道穿刺采集。胚外体腔穿刺比绒毛活检更具以下优越性:①诊断时间可提早 1 个月;②不会对胎盘血管有损伤,不会引起与损伤相关的胎儿异常;③胚外体腔穿刺术采集的细胞来源于胚外中胚层,细胞均来源于胎儿,因此发生"嵌合体"现象的可能性很低,诊断的准确率高;而绒毛组织与胎儿之间存在一定的生物学差异,有可能出现绒毛组织异常而胎儿实际无异常的情况,即所谓"局限性嵌合体"现象,从而影响绒毛检测的准确率;④为在胎儿免疫系统形成前经宫腔内干细胞治疗提供可行性。因此,单就细胞来源及蜕膜细胞污染来讲,采用胚外体腔液进行产前诊断准确性要优于绒毛组织。

但关于胚外体腔穿刺仍有争议,包括两点:①该操作可引起约 2% 的流产率且未对继续妊娠者有一定数量研究,所以对胎儿的发育影响尚无定论;②母体物质对标本的污染可能干扰检测结果。这一技术还在实验阶段,其远期安全性有待进一步探讨。

【经皮脐血管穿刺术(percutaneous umbilical blood sampling,PUBS)】　能用于许多胎儿血液系统畸形妊娠的产前诊断,如同种免疫、血红蛋白病、凝血因子畸变和血小板减少症。在超声引导下进行,妊娠 20~24 周为最佳穿刺时期,妊娠 20 周左右取血量可达 6~8ml,对胎儿循环无影响,并可重复进行,48~72 小时即可出结果。适应证:①快速核型分析;②胎儿宫内感染的诊断;③胎儿血液系统疾病的产前诊断与风险估计;④胎儿宫内生长受限(IUGR)的监测与胎儿宫内状况的评估;⑤利用脐血管穿刺术对胎儿溶血性贫血进行宫内输血治疗。脐静脉穿刺的主要并发症有穿刺部位出血、脐带血肿、短暂性胎心减慢、感染以及流产或胎死宫内。多数并发症均为短暂性及非致命性,PUBS 导致胎儿流产率约为 2%。

【胎儿镜检查(fetoscopy)】　在超声定位后局部麻醉下,借助细纤内镜经母体腹部插入到羊膜腔内直接观察胎儿。最佳时间为妊娠 16~17 周。

胎儿镜指征:①希望在某一区域内能借助胎儿镜检查到胎儿畸形;②畸形严重,足以终止妊娠;③受累胎儿危险≥诊断过程危险性;④没有其他安全措施来排除畸形存在;⑤胎儿双亲的个人既往病史。

胎儿镜也可取胚胎活组织(如皮肤、胎肝)进行活检,诊断在羊水穿刺中无法表达的遗传性缺陷,如表皮松解大泡形成。也可取胎儿皮肤培养成纤维细胞用于检查细胞镶嵌性畸变。胎儿镜检后流产发生率为 5%~7%。

(二)非侵入性技术

【产前胎儿影像学检查】

1. 超声检查　是产前诊断的主要手段之一,其用途为:①提供胎儿成活信息;②测定胎儿年龄、体重;③确定胎儿数目;④了解子宫外形、胎儿位置及羊水量等;⑤胎盘大小、胎盘异常(前置胎盘及胎盘早剥)、胎盘定位、分级等;⑥生长性疾病筛选,包括很大数量伴有正常核型的畸形,尤其在妊娠中、晚期,可直接认识先天性胎儿畸形及异常,胎儿生长发育(胎儿宫内发育迟缓或巨大胎儿)等;⑦脐带异常;⑧异常妊娠(葡萄胎、异位妊娠、各种类型流产、胎死宫内、盆腔肿物合并妊娠等)。

超声检查的准确性受胎方位、羊水多少、胎儿活动、骨骼声影等因素的影响,超声检查发现胎儿畸形的最佳时间是孕 18~24 周,大部分胎儿畸形可在此阶段发现,胎龄过小和过大都将影响胎儿检查的准确性。产前超声检查的局限性有以下几种:①胎儿存在结构畸形或异常,超声检查困难或不能检出的胎儿畸形;②超声识别困难或一般超声设备不能诊断的胎儿畸形;③胎儿有异常,如某些染色体异常、胎儿病毒或细菌等感染可引起明显胎儿结构异常的疾病,但胎儿各系统或器官形态或结构产前声像图未探及异常表现;④可复性表现及胎儿期正常现象,如脐膨出、膈疝或膈膨升在超声检查期间,刚好恢复到正常位置,膨出物时而通过疝口或薄弱处膨出,时而恢复到正常位置;⑤推断性结构异常,如消化道狭窄或闭锁,在声像图上无直接征象仅能显示闭锁或狭窄以上消化管腔扩张及中晚期羊水过多等进行推断性诊断。

超声检查发现胎儿一种结构异常时,染色体

异常率为 10%~20%；发现胎儿多种结构异常时，染色体异常率为 30%~40%。宫内发育迟缓的胎儿中，5%~10% 有结构异常。羊水过多和羊水过少时，胎儿异常的概率为 13% 和 15%。超声发现的胎儿畸形中，有 79%~85% 为单发畸形，15%~21% 为多发畸形。

孕期超声图像特异的表现与胎儿某些染色体异常有着密切关系，并称这些特异现象为声像图上的遗传标志物（genetic markers），目前公认的用于妊娠中期遗传方面的超声检查观察标志物有：①发育异常标志物：如先天性心脏异常（CDH）、食管或十二指肠闭锁、脑室扩张、上颌骨发育不良、巨舌、短头畸形、水肿及畸形足等。研究认为约有 44% 的 21- 三体儿可合并 CDH；其中 45% 为房缺，35% 为室缺，8% 为主动脉瓣异常，7% 为持续动脉导管未闭，4% 为法洛四联症。②软组织标志物：软组织标志物与胎儿染色体异常的关系是超声产前诊断的重要观察指标，也是多年来的争论焦点。主要的软组织标志物有：脉络丛囊肿、颈部透明层（nuchal translucency，NT）、长骨短小、心脏内强回声点、肾盂扩张、肠管强回声、单脐动脉等。由于软组织标志物变异度较大，与染色体异常的相关性，不同研究结果有较大的差异，故自 1992 年以来即有学者建立了一个综合评分系统，用于指导发现不同的软组织异常标志物后是否需要进行介入性产前诊断：即对结构缺陷和（或）NT≥6 评分 2 分；对心脏内强回声、肠管回声、肾盂扩张、长骨短小等指标分别评 1 分；累计达到或超过 2 分者，通常认为应推荐介入性产前诊断，对于高危人群如高龄妊娠妇女或血清学筛查阳性者尤应如此（表 14-2）。

产前超声检查已成为胎儿筛选性诊断的一种主要方法。四维超声诊断仪是目前世界上最先进的彩色超声设备，第四维是指时间这个矢量，所以

表 14-2 产前超声形态学异常与胎儿染色体异常的相关性

孕期	超声形态学	风险值	相关染色体异常	染色体异常阳性率	
				B 超	联合血清学检查
早期（11~14 周）	颈部透明层厚度（NT）	NT 越厚，风险值越高	所有染色体异常，三体综合征	75%	85%~90%
	胎儿鼻骨发育不全		三体综合征	三体 30%~70%	95%~97% 21- 三体阳性
	单脐动脉	不能单独作为核型分析的形态学标志物	18- 三体综合征	80%	
	巨大膀胱		三体综合征，尿路梗阻性畸形	10%~20%	
	脐膨出	随孕周增加而下降	18- 三体综合征	60%	
中期 15~24 周	脑室扩大		三体综合征，三倍体	10%	
	脉络膜囊肿	单独出现无意义，应仔细检查有无其他合并畸形	18- 三体综合征		
	胎儿鼻骨发育不全	最为敏感特异性好	21- 三体综合征	65%	97%
	心脏畸形		三体综合征，Turner 综合征	25%	
	泌尿系畸形	女性胎儿异常发生率高	各种染色体异常		
	胎儿生长受限		三体和三倍体异常		

也被称作实时三维。4D 超声技术就是采用 3D 超声图像加上时间维度参数,其结果是:能够显示胎儿的实时动态活动图像,医生能够根据胎儿的运动来判断胎儿的发育情况,通过对穿刺针三维平面运动的观察可以提高在超声引导下穿刺的精确性。

2. 磁共振成像 磁共振成像(MRI)自 20 世纪 80 年代中期开始应用于妊娠妇女的检查以来,因具有多方位成像、分辨率高及无辐射等特点,其应用已日趋广泛,目前国内、外均已将其作为产科除超声外的另一项重要影像学检查方法。妊娠 20 周后为行 MRI 检查最为适合的时间,对胎儿进行 MRI 扫描的安全性是重要问题,目前尚无确凿证据表明静态磁场损害胎儿发育,即使是在妊娠的晚期。

相对于超声,MRI 在产科领域内的诊断具有以下几个方面的突出优点:①不受扫描厚度、含气器官和骨骼的影响,在妊娠的任何时期都能对母体子宫的形态、子宫壁的厚度清楚显示胎儿的生理和病理的解剖关系。对正常胎儿检查以在矢状位显示最佳,加之冠状面、横断面及任意方向图像的应用,胎儿各脏器的解剖关系能被很好的展现。②对胎儿软组织的分辨率明显高出许多,尤其是能清楚分辨脑组织、脑室和脑血管;目前可诊断胎儿全身各系统及器官的形态结构异常,包括先天性中枢神经系统发育异常、消化系统畸形、泌尿系统畸形、先天性膈疝、部分代谢病和先天性肿瘤等。

3. X 线检查 孕 16 周后,胎儿四肢的长骨、短骨和肋骨等已经骨化,可通过 X 线诊断其畸形。由于射线可能对胎儿造成不利影响,临床很少应用。

【母亲血清生物学筛查】 可供筛查的血清生物学指标有 TORCH 病毒检测、甲胎蛋白(AFP)、游离雌三醇(uE3)、人绒毛膜促性腺激素(hCG)、妊娠相关蛋白(pregnancy associated plasma protein A,PAPP-A)、抑制素 A(inhibin A)等,后几项生物学指标由于单项检查阳性率低,特异性差,往往采用联合筛查。

1. 病毒筛查 TORCH 一词是将数种妊娠妇女患病后将引起子宫内胚胎(胎儿)感染引发流产,甚至造成先天缺陷或发育异常的病原体英文名词的第一个字母组合而成,包括弓形虫(Toxplasma,TOX)、风疹病毒(Rubella virus,RV)、巨细胞病毒(Cytomegalo virus,CMV)、单纯疱疹病毒(Herpes simplex virus,HSV)、其他(Other)。TORCH 对妊娠妇女妊娠前后和产前情况、胎儿的健康以及其他疾病的诊断具有重要价值。目前医院诊断"TORCH"感染的方法主要有下列三种:

(1)病原体的培养分离:准确性最高,但由于操作复杂,费时较长,现在很少在临床诊断中应用。

(2)PCR 方法:灵敏度高、快速,可直接检测病原体,但对实验室和试剂的要求比较高,否则易出现假阳性结果。

(3)酶联免疫法测定血清抗体:这是目前各医院最为普遍开展的检测"TORCH"感染的方法,其主要测定血清中抗"TORCH"病原体的特异性抗体,如 IgG 和 IgM。一般来说,如果 IgM 阳性,表示妊娠妇女近期可能有"TORCH"感染(或称原发性感染),有引起胎儿畸形的可能;如果 IgG 阳性,往往表示过去过有过"TORCH"感染,对胎儿的影响不大。

一般认为妊娠妇女的活动性感染与胎儿宫内感染有关,约 40% 的活动性感染容易引起胎儿的宫内感染。所以,孕期检查主要检查妊娠妇女血中的 IgM 抗体。我国妇女中巨细胞病毒、单纯疱疹病毒、风疹病毒、人乳头瘤的感染率很高,既往感染率高达 90%。据调查,妊娠妇女中各种病原体的活动性感染约在 3%~8%,但也有一些 IgM 抗体不高的妊娠妇女可能有潜在感染,也可能造成胎儿的宫内感染。必要时,如有条件可取胎儿的脐血测定"TORCH" IgM 抗体,以确定母亲是否将病原体传染给胎儿。

2. 生物蛋白联合筛查

(1)孕早期筛查:时间为孕 8~14 周,常用游离 β-HCG(绒毛膜促性腺激素,human choronic gonadotrophin)和 PAPP-A(妊娠相关蛋白,Pregnancy associated plasma protein)二联检测的方法。游离 β-HCG 和 PAPP-A 是胎盘产生的大分子蛋白复

合物。在正常情况下,母体血液中游离 HCG 水平随孕周下降,PAPP-A 水平则上升;21-三体胎儿的母亲血清中游离 β-HCG 含量较正常胎儿母亲血清升高,其值 >2.0MoM(中位数),PAPP-A 值则降低(<0.5MoM);妊娠期间 18-三体及 13-三体母体血液中游离 β-HCG 和 PAPP-A 较低;性染色体异常病例母亲血清中游离 β-HCG 水平正常但 PAPP-A 则偏低;双雌受精三倍体与母亲血清中游离 β-HCG 及 PAPP-A 显著上升相关;双雄受精三倍体母亲血清中游离 β-HCG 大大上升而 PAPP-A 轻微下降。

(2) 孕中期筛查:最佳时间为孕 14~20 周,常用的筛查项目包括:AFP 和游离 β-HCG 二联筛查方法;AFP、游离 β-HCG 和 uE3 三联筛查;AFP、游离 β-HCG、uE3 和 Inhibin-A 四联筛查方法。AFP 是胎儿血清中最常见的蛋白,早孕期由卵黄囊产生,晚孕期由胎儿肝脏产生。妊娠妇女血清 AFP 在早、中孕期逐渐增加,大约在孕 28~32 周相对稳定。正常人群为 1.0mom,当胎儿出现神经管缺陷或腹壁缺陷时,羊水和母体血清中的 AFP 显著升高。而 21-三体胎儿的母体 AFP 低于 1.0mom,在这种情况下 AFP 需同时结合其他血清学检查,对染色体异常筛查才有意义。uE3 是胎盘合成的甾体类激素,母体血清中的浓度随孕周增长而增加。部分染色体缺陷儿母体血清 uE3 偏低可能是胎儿生长受限的原因之一。Inhibin-A 来自于胎盘滋养层,Inhibin-A 在孕 10~12 周时增加并达到高峰,妊娠中期下降并维持在一定的水平,妊娠晚期再次升高直至达到足月时的最高水平。染色体异常时母体 Inhibin-A 血清水平升高。

3. 妊娠妇女外周血胎儿成分检查 可应用于胎儿性别诊断、RhD 血型的产前诊断、父源性遗传病的诊断、胎儿非整倍体疾病的诊断、异常妊娠的产前诊断(妊娠剧吐、羊水过多、胎儿生长受限、早产和前置胎盘的妊娠妇女)等。

(1) 妊娠妇女外周血胎儿核酸检查:妊娠妇女血浆中胎儿 DNA 的浓度比存在于妊娠妇女血中完整胎儿细胞的浓度高 1 000 倍,第 5 周开始即可检出胎儿游离 DNA,且随着孕周的增加,浓度逐渐增加。其来源至今仍不太清楚,现在认为有以下

几种可能:①胎儿细胞通过胎盘渗漏至母血中,被母体免疫系统破坏,胎儿核酸残留下来;②可能部分来源于凋亡的胎儿细胞;③胎盘直接释放,胎盘凋亡的程度决定了妊娠妇女血浆中胎儿核酸的浓度;④游离胎儿核酸可以直接从胎儿组织释放经母体/胎儿界面转运至母体循环中。胎儿核酸可以用来观察患有一些妊娠并发症时妊娠妇女血浆中胎儿 DNA 浓度的变化而不考虑胎儿的性别和遗传多态性。胎儿游离核酸水平的升高还与妊娠剧吐、羊水过多、子痫前期等有关。

妊娠妇女外周血中胎盘来源的胎儿 RNA 最早在妊娠第 4 周即可被检出,而在产后这种 RNA 的半衰期只有 14 分钟。这说明胎儿特异性的 RNA 完全可以作为一个指标来监测异常妊娠。

(2) 妊娠妇女外周血胎儿有核红细胞(fetal nucleated red blood cell,FNRBC):妊娠妇女外周血中的胎儿细胞大致有四种:①滋养细胞;②粒细胞及淋巴细胞;③干细胞及造血干细胞;④有核红细胞。其中,FNRBC 包含胎儿全部遗传信息,从妊娠 6 周至分娩前持续存在于母体外周,生命周期较短,在母血中存活大约 90 天,不受既往孕程的干扰,属于单个核细胞,在其表面有多种特异性抗原如 CD71(转铁蛋白受体)、CD36(血栓敏感素受体)、GPA(血型糖蛋白)等,能有效地从妊娠妇女外周血中分离出来,同时在数量上较多。由于 FNRBC 只在当次妊娠中存在,是非常适用于产前诊断的胎儿细胞。

(三) 产前多科会诊流程 出生缺陷的产前诊断在国外已经形成系统的管理模式,国内也逐渐形成全国性的出生缺陷监测网。产前诊断是一个综合多学科的、复杂的系统工程,从纵向分析,该工程开始于妊娠前,贯穿整个妊娠期,直到新生儿期才能确诊;从横向分析,涉及多个学科,许多学科尚不在同一个医院,包括产科、胎儿超声、遗传、儿内科、儿外科以及病理等专业。产前检查发现的异常,如染色体疾病的标记、血清学和遗传学检查异常,特别是那些产前超声发现胎儿有结构异常的患者,其疾病往往涉及多种学科和专业。对于那些众所周知的严重畸形如:无脑儿、21-三体综合征、复杂先心,双侧肾发育不全、不能纠治的

遗传性代谢性疾病和显性遗传的骨发育不良等，目前国际上公认应该早期终止妊娠，防止有重大缺陷的胎儿出生给家庭、社会带来巨大的负担。还有一些产前筛查发现的先天缺陷，分娩后在新生儿期能够治疗或手术矫治且预后良好的疾病，应该建议家长获得相关专业医生建议。产前检查有一定比例的假阳性或是假阴性，有些即便做了某种或几种产前筛查或诊断，也不能确定胎儿完全正常。因此，产前诊断需要多科专家参与，综合各方面检查、评估，最终作出诊断。

多科会诊需要回答以下几个问题：①该患者是否需要进一步检查；②胎儿疾病可能的诊断是哪些；③该疾病是否为致死性，是否需要终止妊娠或胎儿期进行治疗；④胎儿继续妊娠需要随访哪些指标；⑤分娩后新生儿的预后如何；⑥是否需要在新生儿期及时手术，可能的手术方式。

产前诊断作出后，根据胎儿畸形的程度、是否可治以及其近期和远期的预后，经多科讨论决定的处理可分为三类：①对于那些致死性胎儿疾病，须通过三位以上的专家（产科、儿科、病理等）确认并签字后，建议终止妊娠；同时遵循知情同意的原则；②围产儿出生后有存活可能，产后经及时手术等处理后预后较好者，建议产后儿科随访，并告知围产儿预后，以及新生儿期的就诊流程；③在妊娠期如果处理及时，并需要一定的干预来改善围产儿预后的患者，制定妊娠期和新生儿期的治疗方案，与相应专科联系，共同完成围生期的处理（表14-3）。

二、出生后诊断

随着产前筛查和产前诊断工作逐步开展与完善，越来越多的疾病，特别是外科性疾病在胎儿期即可发现，为胎儿外科及新生儿外科疾病的早期诊断、早期干预、出生后早期治疗并改善严重畸形的预后提供可能。由于超声检查的准确性受胎方位、羊水多少、胎儿活动、骨骼声影等因素影响，即使在西方发达国家，超声诊断胎儿畸形的准确性也不可能达到100%。胎儿心脏畸形超声检查的准确性平均约为70%，神经系统畸形中无脑儿的诊断准确率约为90%~98%。有些疾病如肾积水、

表 14-3　产前诊断畸形的处置

诊断	处置
严重畸形或出生后生活能力低下	终止妊娠
1. 严重神经系统发育畸形（无脑儿等）	
2. 染色体异常综合征（唐氏综合征等）	
3. 双肾发育不良、多囊肾	
4. 无法医治的遗传代谢病	
5. 致命性骨发育异常（成骨不全等）	
出生后能够矫治	继续妊娠至足月
1. 消化道畸形（食管、肠管闭锁等）	
2. 胎粪性肠梗阻	
3. 良性囊肿（卵巢、胆总管、肠囊肿等）	
4. 肿瘤（淋巴管瘤、畸胎瘤、腹腔内肿瘤等）	
5. 单肾发育异常、肾积水等	
6. 腹壁缺损（脐膨出、腹裂）、膈疝	
7. 肢体、颜面畸形继续妊娠至足月	
可能造成难产	妊娠至足月后行剖宫产
1. 联体儿	
2. 巨型腹壁缺损	
3. 巨大畸胎瘤、淋巴管瘤、脑脊膜膨出	
缺陷进行性发展，造成不利反应	提早分娩
1. 进行性扩大的脑积水、胸腔积液	
2. 进行性胎儿水肿	
3. 心律失常伴心力衰竭	
可行宫内治疗干预并缓解缺陷对生长发育的阻碍	严重影响胎儿发育的，可考虑产前治疗
1. 严重膈疝	
2. 严重尿路梗阻、胎尿减少	
3. 先天性肺囊性腺瘤样畸形	
4. 胸腔积液（乳糜胸、胸腔积液）	
5. 腹腔积液	
6. 梗阻性脑积水、脊髓脊膜膨出	
7. 先天性高气道阻塞综合征	
8. 畸胎瘤导致的胎儿水肿双胎输血综合征	
9. 双胎可逆动脉灌注综合征	

脑室扩张等虽然在胎儿期即可诊断，但在出生后会自然消退。因此，出生后对产前诊断的进一步确诊和追踪随访非常重要。

1. 胎儿期中枢神经系统异常　胎儿期无脑儿诊断准确率为90%~98%;脊柱裂约为75%~85%;脑脊膜膨出约为70%~90%;脑积水(主要指脑室扩大)约为60%~90%;除中枢神经管开放畸形(如无脑儿等)以外的胎儿脑内异常(如Dandy-Walker畸形、先天性胼胝体发育不全、脑内肿瘤、脑内钙化和脑内出血等)近年来也常被超声检查诊断,但由于受仪器档次,操作人员经验的限制,胎儿期诊断率并不高。约有50%~70%孕早、中期超声声像显示有脉络膜囊肿和脑室扩张的胎儿在孕末期和新生儿期随访时可自然消退,这类胎儿出生后应定期行超声、CT或MRI进行随访观察。

2. 胎儿期心血管系统异常　胎儿心脏小、心跳快、胎动频繁等,使胎儿超声心脏检查极为困难。产前诊断先天性心脏病不仅对仪器条件要求高(高档彩色多普勒超声),而且对检查者的技术水平及经验也有很高要求。以大血管转位和动脉导管依赖性复杂性先天性心脏病为代表的畸形产前诊断准确率可达90%以上。但由于胎儿期的血液循环特点以及不同胎位的影响,并不是所有的先天性心脏病均能在产前得到诊断。产前超声检查能发现的常见心脏畸形及异常有:心内膜垫缺损、左心及右心发育不良、三尖瓣下移、法洛四联症、大血管错位、右心室双流出口、永存动脉干、肺动脉狭窄、主动脉弓缩窄、室间隔缺损、心脏肿瘤、心包积液、右位心和心律失常等。其中单纯室间隔缺损及主动脉缩窄的诊断率较低。常见胎儿期心脏异常有:左心发育不全、右心发育不全、法洛四联症、室间隔缺损、房间隔缺损、胎儿期前收缩、心包积液等。出生后应进一步行超声心动图检查、增强CT等检查确诊或随访观察。

3. 胎儿期肺及呼吸系统异常　胎儿期无论是肺脏本身病变或胸腔内异常,最终都可能导致肺发育不良或功能异常,产后影响肺呼吸功能。产前诊断常见的病变有:膈疝、纵隔囊肿及肿瘤、先天性肺囊性腺瘤样畸形、隔离肺、支气管囊肿、胸腔积液、单侧肺缺如等。肺囊腺瘤样病变较少见,但近年来也常被产前超声查出。可发生在双侧肺也可单侧或一叶肺,单叶轻型病变有自然消退的可能性。如果没有合并明显的胎儿血液循环障碍,

相当一部分CCAM或肺隔离病例可能随孕周的增加,病灶不再继续增大或反而缩小,甚至产后不需手术。此类胎儿出生后应进一步行胸部X线片或胸部CT检查确诊。

先天性膈疝也只有在胎儿腹内压增高,腹腔内的脏器疝入胸腔后产前超声才能检查出来。有的胎儿甚至产前检查无明显表现,而在出生后几小时因腹内脏器突然疝入胸腔内而发生呼吸困难时才被诊断。有研究指出,孕26周前超声诊断出膈疝预后不好,出生后死亡或存在严重肺部并发症,此类患者常表现为妊娠期同侧胎肺动脉进行性发育不全,因此先天性膈疝患者出生后应进一步行超声心动图、增强CT及三维CT重建,检查患侧肺动脉及肺部的发育,有助于预测手术后的预后。

4. 腹壁缺损　妊娠12周后,生理性腹壁疝应已还纳于胎儿腹腔内,如产前超声检查发现仍存在位于腹腔外的肠管,可诊断为病理性腹壁缺损(脐膨出或腹裂),腹裂及脐膨出的产前超声诊断准确率约为70%~80%,但当内脏未翻出或羊水过少,以及胎儿俯卧时或其前腹壁受脊柱及子宫壁等影响可能会漏诊。腹壁缺损出生后即可诊断,不需要进一步检查明确。脐膨出患者常合并其他系统畸形,故产后应进一步行腹部超声、超声心动等协助诊断除外。

5. 胎儿期消化系统异常　胎儿肠管扩张是胎儿期腹部超声常见表现,通常提示有肠梗阻的存在,与围产儿的预后密切相关。其中,50%的胎儿肠管扩张是由先天性肠发育异常引起,另50%为胎粪堵塞或其他原因引起的胎儿一过性肠梗阻,没有明显不良围生期结局,可以自愈。有研究结果提示,产前表现为肠管扩张的患者中,72.9%的患者合并消化系统畸形,产前表现为肠管扩张合并羊水过多患者中,91.5%的患者合并消化系统畸形。7.8%的胎儿肠管扩张伴有染色体异常,9.0%的胎儿肠管扩张合并多发畸形。揭示胎儿肠管扩张与不良围生期结果密切相关,围产保健工作中应该给予重视和严密随访。

新生儿期最常见的消化系统畸形为肛门直肠病变,其次为小肠、十二指肠、食管病变、结肠梗

阻。而产前诊断胎儿消化系统畸形的比率与新生儿期消化系统畸形发病的比率不同，梗阻位置越高，越易诊断。食管闭锁的患者，由于不能吞咽羊水，胎儿期正常的胃泡影和肠管扩张消失，此类胎儿出生后应高度怀疑有食管畸形，可行食管造影检查明确诊断。典型的胎儿十二指肠梗阻声像图一般出现在妊娠24周之后，典型的为双泡征，几乎每例十二指肠闭锁患者都可合并有羊水过多。出生后可进一步行腹部超声和腹立位平片检查明确诊断，临床正确诊断率为100%。绝大多数十二指肠梗阻由十二指肠闭锁和狭窄引起，少数由肠旋转不良引起。当胎儿腹部超声表现为一段或多段扩张的肠袢无回声区时，66.5%的胎儿为消化系统畸形引起的肠梗阻。其中，以小肠畸形最为常见，十二指肠梗阻性畸形次之，结肠异常与肛门直肠闭锁少见。这类胎儿出生后应结合临床表现，进一步行腹部超声、腹立位平片、消化道造影协助诊断。

在胎儿期，因为胎儿尚未进食，胎儿吞咽的羊水通常能在结肠黏膜水平被重吸收，因而，远端低位的消化系统畸形（直肠肛门病变和结肠梗阻）在胎儿期可能在产前没有明显的梗阻迹象，而表现为正常的胎儿腹部超声影像。另外，当胎儿同时存在肛门闭锁和直肠阴道瘘或直肠尿道瘘时，可不出现肠梗阻，产前可以完全表现为正常的超声图像，因此对这部分胎儿产前诊断是个盲区；还有当胎儿肠梗阻后出现肠穿孔时，超声声像图中典型的肠袢扩张也消失，表现为胎儿腹部较强的回声光点或伴胎儿腹腔积液。因此，对于胎儿肠管轻度扩张或正常的胎儿腹部超声声像图，也有消化系统畸形可能，应结合患者的临床表现，行相关检查协助诊断。

6. 胎儿期泌尿系统异常　常规产前超声或MRI检查胎儿泌尿生殖系统异常的总发生率为2%~9%。常见异常有单侧或双侧肾缺如、单侧或双侧肾发育不良、多囊性肾病、肾发育不良、膀胱流出道梗阻、异位肾、马蹄肾、多囊肾、膀胱外翻、肾肿瘤等，在这些疾患中肾盂扩张病变约占80%~87%。孤立的胎儿期肾盂扩张不一定与不良预后有关，可于出生后进行超声动态连续观察，大

部分肾盂扩张于出生后一年内缓解，说明泌尿生殖道无器质性病变，是一过性梗阻引起。如果出生后超声检查仍然扩张，则需进一步行腹部超声、IVP、VCU、利尿性肾图等多项检查明确诊断及了解肾脏功能，若肾小球滤过率<35%定为梗阻，患者不管多大年龄，都应积极手术解除梗阻。肾小球滤过率>35%者为可疑梗阻，3个月后再行超声或利尿性肾图检查，恶化者仍采取手术。

7. 其他

（1）胎儿腹水：是较为常见胎儿发育异常之一，通常是胎儿水肿综合征的一种表现，与胸腔积液、皮肤水肿、心脏增大、心包积液、胎盘增厚等同时存在。腹水成因之一是全身性疾病，如染色体异常、病毒感染、同种免疫性溶血、重型 α- 地中海贫血、低蛋白血症、遗传性代谢病、内分泌异常等相关。腹水另一原因是由腹膜、腹腔脏器炎症、肿瘤、淋巴管发育不良、门脉高压等局部因素所致。胎儿局限性腹水常见原因是胎粪性腹膜炎，即由于肠管原因，如肠管扭转、缺血、闭锁、胎粪黏稠等原因，造成肠管压力相对增高，管壁破裂，胎粪漏出，导致非细菌性的化学性炎症。出生后，除行腹部超声检查外，还可以行诊断性腹穿，直接抽吸出羊水，如为乳白色的液体，可以基本上确诊为乳糜腹。

（2）非免疫性胎儿水肿（nonimmune hydrops fetalis，NIHF）：胎儿水肿是指胎儿总体液过量，在组织间隙或体腔内聚集，是一种比较常见的胎儿异常。通过超声发现至少一处的浆膜腔（腹腔、胸腔或心包腔）积液伴有皮肤水肿（厚度>5mm）或两处浆膜腔积液不伴皮肤水肿。部分患者出现羊水过多、胎盘增厚（>6cm），多数伴有肝脾肿大。胎儿水肿仅是一种临床症状，必须寻找其潜在的疾病，以利于诊断和治疗。引起NIHF的原因很多，据目前研究报道约有150种，最常见的为心血管疾病，其次是染色体异常。主要包括以下原因：①中枢神经系统疾病：颅内肿瘤、颅内出血、Galen 动脉瘤；②心血管疾病：心律失常、心脏肿瘤（横纹肌瘤、血管瘤）、心肌病、心内膜弹力纤维增生症、高输出量性心力衰竭（胎儿血管瘤、Galen 动脉瘤、胎胎输血综合征）、心肌梗死、卵圆孔未闭、左右心发育不良、单心室等；③颈部或胸腔肿块：先天性肺囊性

14

腺瘤样畸形、水囊状淋巴管瘤、膈疝、胸腔积液或乳糜胸、纵隔畸胎瘤、胸廓肿瘤；④胃肠道疾病：肠闭锁和扭转、肝硬化、血红蛋白沉着症、肝肿瘤、肝炎、淋巴管瘤、胎粪性腹膜炎；⑤泌尿系统疾病：多囊肾、肾静脉血栓形成、泌尿道梗阻；⑥染色体异常：21-三体、18-三体、13-三体综合征，Turner综合征，Noonan综合征。

此类患者出生后应作以下检查：①染色体检查；②血标本进行与产前相似的实验室检查：包括血常规、血型、Coombs试验、血红蛋白电泳、葡萄糖-6-磷酸脱氢酶等。TORCH抗体检查、遗传代谢性疾病的血液学检查；③放射线及超声检查：骨骼X线摄片了解有无畸形、心脏超声检查心脏的结构和功能；胸腔和腹腔超声检查了解胸腹水情况，胸腔是否有占位，肝脏、肾脏等脏器有否异常。通过淋巴管的放射性核素检查可发现在乳糜胸和水囊状淋巴瘤患者的肺部和颈部有放射性核素聚积，并可发现胸导管及淋巴导管分支漏出引起的乳糜胸。

（3）肿瘤：产前超声及MRI对胎儿罹患的先天性肿瘤的诊断率不断提高，主要有胎儿颅内肿瘤，颜面部及颈部肿瘤，胸部（包括心脏、纵隔）肿瘤，腹部肿瘤，肢体肿瘤，生殖道肿瘤，胎儿附属物肿瘤。出生后，暴露于体表外的肿瘤如淋巴管瘤、骶尾部畸胎瘤等较为明确，其他部位的可疑肿瘤则需行超声、增强CT、MRI进一步明确诊断。

（4）胎粪性腹膜炎：是胎儿时期肠道穿孔导致胎粪流入腹腔，引起腹膜无菌性、化学性炎症。导致胎粪性腹膜炎的主要原因有肠扭转、闭锁、供血不足及胎粪性肠梗阻等。在孕中、晚期超声显示肠道回声明显增强，部分肠管扩张，腹腔内钙化灶。出生后可进一步行X线片，腹部超声、增强CT或MRI检查证实。

（郭卫红）

第五节　治疗

产前诊断在近30年中积累了丰富的经验，随着影像学技术的进一步发展，诊断正确性大大提高，许多小儿外科医生感兴趣的先天性缺陷在胎儿期即可被诊断。胎儿，可以作为一名患者来到小儿外科门诊（特别是新生儿外科）就医，多数家长前来咨询疾病的临床转归和预后，少数要求小儿外科大夫参与产前治疗。对于产前诊断有先天畸形胎儿的处理原则应建立在考虑母体与胎儿的安全、家庭与社会经济、伦理与法规许可的基础之上。当产前诊断有严重的畸形（如无脑儿、双肾发育不全、复杂先天性心脏病、致命性骨发育不全等）、染色体异常的综合征（如21-三体综合征，18-三体综合征等）、无法治疗的遗传代谢性疾病，此类患者不能适应出生后的生活，会给家长、社会带来巨大的负担，可以选择终止妊娠。有些畸形，继续妊娠将对胎儿产生进行性的不良影响，如不矫治，其功能损伤将会继续恶化（尿路梗阻、膈疝、胸腔积液、胎儿水肿等）。此类胎儿应在诊断后尽快治疗，可行胎儿手术，必要时可考虑提早分娩。还有许多畸形（如食管、十二指肠、小肠、肛门直肠的闭锁、肿瘤、腹壁缺损等）在出生后可以得到很好的矫治并有良好的预后，这类胎儿在产前诊断后可继续妊娠至足月分娩，出生后再行内科和（或）外科纠治。

一、产前治疗

有些经产前诊断胎儿的先天缺陷通过产前内科或外科治疗可以缓解（见表14-3）。

（一）产前非侵袭性治疗

1. 胎儿肺未成熟（肺表面活性物质缺乏）　早产儿呼吸系统发育不成熟，肺泡表面活性物质缺乏，出生后容易造成通气、换气功能不全。通过对高危妊娠胎儿进行胎儿成熟度的判定及羊水肺泡表面活性物质进行分析，对于那些妊娠24~34周，并在7天内可能早产的妊娠妇女产前可通过母体（经肌肉、静脉或羊膜腔内注射）途径给予糖皮质激素治疗，从而增加缺陷肺的表面活性物质而起到缓解疾病的目的。

2. 胎儿心律不齐　胎儿室上性心动过速的宫内药物转律是胎儿心律失常治疗最成功的类型，地高辛为一线首选药物，该药易于穿透胎盘屏障，因而使胎儿血清中的浓度与母亲很接近，洋地黄制剂的另一优点是对胎儿心衰有强心作用，并无明显副作用和致畸作用。

3. 先天性甲状腺功能低下　在妊娠早期即使是轻微的甲状腺功能低下(包括亚临床甲减,低 T4 血症)也可能影响后代的神经智力发育,使后代智力评分下降。母体和胎儿除通过脐带连接外,还通过羊膜腔及羊水联系,这提供了液体和分子交换的第二条通道。羊水中碘化甲状腺原氨酸的浓度,反映了母体和胎儿甲状腺激素的代谢。胎儿甲状腺和垂体 - 甲状腺轴在妊娠第 3 个月的后期才逐渐有功能,在此之前任何胎儿的甲状腺激素均来自母体循环。通过对羊水中、母血清、脐带血中甲状腺激素水平的测定,对于甲状腺素水平低的胎儿,可通过给予母亲或羊膜腔内灌注甲状腺素进行治疗,在妊娠期保持妊娠妇女甲状腺素水平在正常范围之内,对于胎儿十分重要。

4. 代谢障碍　甲基丙二酸血症(methyl malonic acidemia,MMA)属于先天性有机酸代谢病,为常染色体隐性遗传,根据酶缺陷的类型分为甲基丙二酰辅酶 A 变位酶缺陷及其腺苷钴胺代谢障碍 2 大类。妊娠 12~16 周时测定羊水或孕母尿中甲基丙二酸浓度或培养羊水细胞中酶的活性,产前诊断的甲基丙二酸血症胎儿可通过给予母亲维生素 B12 治疗。

5. 宫内发育迟缓　由于胎盘受损造成营养不足所致的胎儿宫内发育迟缓,可通过羊水或静脉输注营养液。

(二)产前侵袭性治疗　可以考虑进行产前侵袭性治疗的畸形,多数是那些一旦产前治疗可使得胎儿能正常继续发育的畸形,或者受累器官在后继妊娠期避免继续受到更多伤害的。最初是那些能够致命或可成功矫治的畸形(如膈疝、先天性肺囊性腺瘤样畸形),随着更多的胎儿缺陷的病理生理研究的进展和新技术的出现,一些不致命的畸形(如脊髓脊膜膨出、唇腭裂、尿路梗阻等)也成为手术矫治的对象。

【宫内干预性治疗】

1. 宫内输血　通过宫内输血可纠治由胎儿出血、微小病毒感染、地中海贫血、母儿血型不合等引起的严重胎儿贫血,如治疗不及时可致胎死宫内。在超声引导下避开胎盘及胎肢,恰当选择穿

刺点,用22G 套管穿刺针穿刺脐静脉,穿刺成功后即缓慢输注已备好的"O"型浓缩红细胞。

2. 有胎 - 胎输血的胎儿,可通过胎儿镜分离两胎盘间血管吻合支,对血管交通支进行处理。

3. 胸腔穿刺　乳糜胸和较多的胸腔积液可行胸腔穿刺,减少肺发育不良的发生。胎儿胸腔穿刺术前应先用超声测量胎儿胸腔积液的深度,选择最佳穿刺位置。在穿刺探头引导下,22G 穿刺针在胎儿两肋骨间快速进针,抽取积液,直至抽不出液体为止。此时超声下可见胸腔积液无回声区逐渐减少,胎儿肺脏渐渐扩张至正常形态。

4. 腹腔穿刺　有腹水的胎儿,大量顽固性腹水(腹水一旦发生,整个妊娠期持续存在)引起膈肌显著上抬导致肺脏受压,需行诊断性和治疗性胎儿腹腔穿刺,以便减少腹水造成的压迫,还有利于阴道分娩和预防难产。胎儿腹水的成分,尤其白细胞分类也与胎儿腹水的病因和预后直接相关。以中性粒细胞为主的腹水,穿刺后极少复发,并呈自限吸收,预后较好;超声提示腹水呈包裹、钙化者,预后也好;腹水以淋巴细胞为主者穿刺后多数复发,孕周尚少者,需反复腹水穿刺以减少压迫,预后多不明朗。

胎粪性腹膜炎(meconium peritonitis,MP)是由于各种原因导致胎儿肠穿孔,胎粪经过破孔进入腹腔引起的无菌性化学性腹膜炎症。胎儿肠管穿孔,胎粪渗入腹腔,刺激腹膜产生无菌性炎性腹水。如穿孔部位胎粪性渗液积聚,肠管和大网膜粘连包裹,在局部形成胎粪性假性囊肿;如钙盐沉积封闭穿孔部位,形成纤维粘连型 MP。如怀疑复杂性 MP,妊娠妇女应转诊三级医院产检和分娩。一经产前诊断,视胎儿病情每 2~4 周定期复查,动态超声监测直至分娩;胎儿需要行介入性产前诊断,妊娠中期(20~24 周)行羊膜穿刺术。MP 腹水常混浊,呈绿色或黄绿色,利凡他试验多为阳性,总胆红素水平升高。对于是否需要宫内干预,有一定争议。目前认为,如病灶局限,病情稳定,超声监测宫内状况良好,MP 胎儿可等待至足月分娩。对于大量顽固性腹水胎儿,腹腔穿刺是可靠的产前诊断手段,对治疗也极具价值;有利于清除腹腔内坏死物质,减轻炎性反应;降低腹腔内

压力,改善肠系膜血供;解除腹水对肺脏的长期压迫,降低新生儿肺不张的发病率。腹水减量后复发大量腹水者可重复腹腔穿刺。如腹水增长迅速,腹围明显增大,羊水恶性增多影响母体心肺功能,需尽早娩出胎儿后进行手术治疗。绝大多数 MP 胎儿可选择经阴道分娩,但应警惕难产的发生。

5. 先天性膈疝　对严重先天性膈疝进行胎儿外科手术是最早开展的胎儿外科手术之一。早期的操作方法是切开母亲的子宫后部分移出胎儿,开腹对横膈缺陷进行完全的解剖学修补。虽然在出生之前完成修补是可行的,但此种开放式子宫切开进行膈疝的修补方法,与出生后修补相比,并不能降低死亡率,这种方法从此被放弃。目前应用的"胎儿气管暂时闭塞术"是通过胎儿支气管镜在气管内放置可拆卸的球囊,这样可防止正常肺液外流而促进胎肺生长,以对抗疝内容物对肺部造成的压迫。

胎儿期对先天性膈疝进行手术干预的指征是:妊娠 24 周前即得到诊断,且大量脏器疝入胸腔造成肺发育严重受损,胎肺与头比值小于 1.4 的胎儿,才适合进行胎儿期外科干预性治疗。孕末期发现的。或者是肺脏发育受损不是十分严重的胎儿最好还是在出生后再做处理。

6. 肾积水、尿路梗阻　胎儿尿路梗阻会造成胎儿肺发育不良和肾发育异常。应用超声对胎儿肾积水进行动态观察,如持续性膀胱膨胀伴上尿路扩张,可能有膀胱出口梗阻。对于羊水量正常的胎儿,可超声监测羊水量的变化,并予其他产科监护,于胎儿出生后行矫正手术,宫内干预则相对禁忌。当羊水量减少或过少时,在超声引导下行膀胱穿刺抽取胎儿尿液,进行尿液电解质分析,胎儿脐带血 β2 微球蛋白可判断胎儿肾功能,从而选择合适的适应证实施产前宫内干预。胎儿干预措施包括:经皮胎儿膀胱 - 羊膜腔分流术、胎儿手术、胎儿镜手术行膀胱切开术或尿道瓣膜消融术等。开放性宫内膀胱减压最适时间在妊娠 <28 周,此时作膀胱造口术引流尿液羊膜囊内操作易达到预料,结果好;>28 周,在膀胱与羊膜囊之间插管亦可获一定的引流。

7. 肿瘤　胎儿肿瘤需行胎儿外科手术治疗

的,最多的报道见于骶尾部畸胎瘤,胎儿的预后和是否需要宫内手术与肿瘤的分型关系密切。肿瘤突出于体腔外,无论在宫内或出生后手术成功率均较高。位于胎儿骶尾部的畸胎瘤可形成巨大的动静脉瘘,使胎儿体内血液分流向肿瘤,导致胎儿心衰、水肿、胎盘增厚甚至胎儿死亡。对于这类胎儿,宫内手术干预性治疗是唯一的治疗途径,阻断动 - 静脉短路,减少分流,挽救胎儿。治疗方式有开放式切除骶尾部畸胎瘤,胎儿镜下血管结扎,胎儿镜下激光血管烧灼,射频消融、电凝法等,若肿瘤过大,可行 2 次手术,第 1 次手术以改善胎儿宫内环境为主,生后行第 2 次手术切除残余肿瘤组织。

8. 腹裂　先天性腹壁裂的治疗理论上可以从胎儿期开始,腹裂畸形因肠管位于体腔外,受羊水刺激会出现管壁增厚、水肿、粘连,影响新生儿期手术后肠功能的恢复。在胎儿期进行羊水置换或对暴露于羊水中的肠管进行覆盖有望缓解外露肠管的炎症反应。但总的来讲,胎儿期很难对腹裂胎儿小肠功能的进行评判,并且目前腹裂出生后手术的治愈率高达 95% 以上,因此没有明确的进行胎儿期治疗的手术指征。

9. 先天性肺囊性腺瘤样畸形　巨大肺囊性腺瘤样畸形可对胎肺发育造成压迫,甚至心脏、静脉亦受压、缺血。有些胎儿在妊娠 26 周前出现水肿和肺发育不良,损害可能进展迅速,造成胎死宫内或出生时死亡。对出现这种情况的胎儿可行宫内胸腔穿刺或宫内肺叶切除。

【宫内外科干预性治疗的原则】　胎儿外科的基本矛盾是在母亲及胎儿都承担风险和而仅仅是胎儿可能获益之间权衡利弊。若能够避免子宫切开和子宫破裂来最大限度降低母亲的风险,对胎儿的任何治疗,哪怕对胎儿的结局有些许改善也是可以允许的。在母亲所承受的风险最小而胎儿的良好结局又能得到保证的前提下,则有理由施行一个胎儿外科手术以挽救胎儿的生命。目前,绝大多数胎儿外科手术已从开放式转为胎儿镜下操作,这样既减少了因开放性手术子宫切开对母体的影响,又减少了胎儿早产的发生。

【宫内治疗并发症及处理】　对胎儿进行宫内

干预须慎重,尽管干预措施在技术上很成功,仍有可能因干预措施引起出血、败血症、流产、早产(呼吸窘迫综合征)等很多并发症,因此适应证的选择很重要,并要权衡利弊。胎儿宫内手术并发症的处理仍留有一定难度,如宫内手术的胎儿监护、术中胎儿镇静的方法及胎儿创口止血等问题。应尽量减少损伤,缩短手术时间,适当镇静,给予抑制子宫收缩药,加强监护。远期并发症有:

1. 母亲肺水肿　其发生是由于暴露的子宫肌层、胎膜的破损可激发血管活性物质的释放,导致肺血管渗透性增加。另外,围手术期静脉输液、硫酸镁、β肾上腺受体兴奋剂的应用也促发了肺水肿的发生。术后预防性使用利尿剂能降低肺水肿的发生,但值得注意的是限制液体入量可使胎儿胎盘灌注不足,诱发早产。

2. 流产或早产　不管是开放性手术还是胎儿镜手术,都可引起子宫的收缩。尽管子宫松弛剂种类较多,但都有不良反应,如吸入麻醉能达到子宫松弛,但可造成母胎心肌收缩力减弱,影响胎儿灌注。术前、术后应用的吲哚美辛栓,有提早关闭胎儿动脉导管的副作用。早产的发生还与术中子宫容量急剧改变、激素水平的变化及胎膜早破、感染有关。

3. 胎膜早破　是胎儿宫内治疗最棘手的问题,胎儿手术后因胎膜早破造成的胎儿丢失率可达50%。超过40%的胎儿手术可能会导致绒毛膜羊膜分离,二者完全分离,又称"撕碎"(shredding),是胎膜破裂的早期指标,也可致羊膜带的形成而累及脐带,还可诱发宫缩导致早产。缺乏有效的胎膜闭合技术可能是发生的原因。

4. 羊水渗漏　羊水从子宫切口或从阴道流出,增加发生绒毛膜、羊膜发炎的机会。个别持续性的羊水渗漏,可引起羊水过少,导致胎肺发育不全或脐带受压。

二、产时处理

【分娩时子宫外产时处理】

1. 分娩时子宫外产时处理(exutero intrapartum treatment,EXIT)　即在保持胎儿胎盘循环的同时进行胎儿手术的方法。剖宫产时,在超声指导下,确认胎盘位置和胎儿体位,然后打开子宫,暴露胎儿上半身,解除气道阻塞的原因,确保气道通畅,充分氧合后,结扎脐带,将胎儿从母体分离。子宫外产时处理的适应证包括:①先天性膈疝:通过胎儿镜下放置可分离的气囊,在 EXIT 时,可采用胎儿支气管镜刺破气囊,通过气管镜吸出,再进行气管插管。这种新的方法可避免颈部的解剖、神经损伤和由于气管夹造成的气管损伤。②颈部巨大肿块:颈部巨大肿块是 EXIT 最好的适应证,常见有畸胎瘤和淋巴管瘤。患者由于出生后肿块压迫气道,无法通气,此时如能在胎儿胎盘循环下,先进行气管插管或气管切开,建立气道通气,再断脐,接着处理肿块。③先天性高气道阻塞综合征:包括喉部瓣膜、喉闭锁、喉部囊肿、气管闭锁和狭窄,特征为肺部和远端气道扩大、膈肌外翻、腹水乃至胎儿水肿。这种综合征非常罕见,但是能致死的疾病,目前施行了 EXIT 后,文献报道的病例均存活。④胸部异常:双侧胸腔积液引流、单侧支气管发育不全,在 EXIT 下气管内插管,先天性囊腺瘤样病应用 EXIT 摘除腺瘤后生产等。⑤其他:EXIT 下进行体外膜肺氧合器(ECMO),治疗先天性膈疝合并法洛四联症及肺动、静脉畸形合并肺发育不良。

2. 产房模式的早期手术　脐膨出和腹裂临床体征典型,生后即能明确诊断,可立即于产房内开始麻醉和手术。因手术时患者肠管内尚未开始充气,会减少还纳时的困难,有助于提高一期修复腹壁缺损成功率。

三、产后处理

(一)新生儿转运　有先天缺陷的外科新生儿多数需要在出生后转运至有能力实施手术矫治的医院进行进一步治疗。一般在从产院转运之前,应该由出生医院的新生儿科医生与接收医院的新生儿外科病房或 NICU 进行联系,告知患者的年龄、胎龄、出生体重、外科情况以及疾病的紧急程度。接收医院的医生应该就转运前应该进行的检查、处理、治疗及注意的事项给予意见,并由专门的一组转运人员前往接运患者。需要转运的患者,应该开放静脉、留置胃管、监测生命体征,

14

如果有呼吸困难的应该保持呼吸道通畅（气管插管）。用于转运新生儿的转运车应该具有以下设备：呼吸机、密闭暖箱、吸引器、心电监测仪、输液泵等。转运过程中，膈疝的患者应保证呼吸支持，腹壁缺损的患者应注意保温，并尽量保持转运过程中外露脏器的清洁，这样可以降低术后感染的机会，食管闭锁的患者应注意不断地吸取不能咽下的唾液，脊膜膨出的患者应该注意保护防止破裂。

（二）新生儿期处置

1. 解剖畸形　活产婴儿外观的解剖畸形很少影响生命，罕见严重影响功能。多数能正常生长、发育、生活，只是影响美观与心理。新生儿期治疗的一般原则是解决致命与致残的畸形。新生儿致命性畸形，如：消化道畸形（食管闭锁、肠闭锁、肛门闭锁等）、腹壁裂、脐膨出、膈疝、脊膜膨出等应在出生后尽早手术。其他不直接威胁生命的畸形，如多指/并指畸形、尿道下裂等，应考虑初生新生儿对手术耐力差和治疗疾病的最佳手术时机，可在适当年龄进行选择性手术。

2. 功能异常　指先天性某器官功能异常或畸形，多数引起代谢异常。如：胰岛细胞瘤引起高胰岛素血症、肝豆状核变性、肝糖原累积症都可能需要外科治疗。然而除了胰岛细胞瘤要求尽早行胰腺次全切除手术以防止低血糖导致的频繁抽搐严重影响脑部发育外，其他多应避免在新生儿期手术。

（郭卫红）

第六节　新生儿外科总论

一、新生儿外科专业建立的历史回顾

早在 20 世纪 20 年代就有学者统计分析结果指出，婴儿死亡占人类死亡的首位，而新生儿死亡又占婴儿死亡的 60%~70%，胎儿宫内死亡和产时死亡又是新生儿期死亡的 2 倍。新生儿期及子宫内胎儿的死亡率，更能反映经济文化及医疗卫生水平。20 世纪 70 年代，一门新兴的学科——围生医学在人们的瞩目中诞生了。围生医学的诞生使产科的内涵有了新的拓展，而新生儿科也从儿科中脱离出来形成了一个具有特点的专业。相对而言，胎儿医学的发展速度加快，取得很大的突破。新生儿期可发生各系统外科疾患，其中以先天性发育畸形占首要地位，有些必须在新生儿期实施手术治疗，否则将直接影响患者生命或生长发育。作为小儿外科一个特殊专业的形成，就是人们意识到新生儿手术死亡率高，是因为其生理解剖有很多的特点，除手术需要比较精细操作外，还要精通新生儿期的病理生理及相对应的处置。

20 世纪 20 年代，由于解决了小婴儿先天性肥厚性幽门狭窄的手术治疗，从而开辟了小儿外科脱离大外科形成具有其本身特点专业的时代。而真正的新生儿外科专业的建立，却是在 20 世纪 40 年代后，经过 Ladd 等一代小儿外科先驱的努力才比较明确的建立。在我国，20 世纪 50 年代初开始建立小儿外科，60 年代初才陆续有食管闭锁患者的成活。成活的主要经验是因为懂得了新生儿手术后对体温不升与呼吸管理问题的改进。70 年代后才正式成立新生儿外科专业，大型的儿童医院纷纷建立了新生儿外科病房。小儿外科的水平则是以新生儿外科水平为代表，不管有无专门的新生儿外科建制，也都以新生儿外科疾病的疗效作为衡量医院外科技术水平的标准之一。新生儿外科专业的建立，带动了我国小儿外科平均水平提高，也得到了国际同行的认可和接受。

二、新生儿外科专业的定义和范畴

患者年龄是新生儿外科的基本条件，但是年龄界限目前尚不统一。严格按照生理解剖特点，新生儿应该是出生后 28 天之内。但是临床上一般把 3 个月内的小婴儿也并入新生儿组，因为其日常生活与新生儿的日常活动要求相近。我国传统习惯也是把过满月、与过百天作为新生儿两个生活阶段。因此，新生儿外科可以定义为对那些年龄小于 28 天的；或无论年龄多大，患者体重 <2 500g 的；或无论年龄还是体重，术后需要 NICU 监护的患者进行外科手术治疗。凡是符合新生儿身体条件与生活条件的所有外科病种，都属于新生儿外科范畴。

三、新生儿外科专业医生

从事新生儿外科的医生应该是经过小儿外科基本培训,具备小儿普通外科手术技术基础和新生儿科专业知识的专科医生。接受外科手术治疗的新生患者中,有些是发育成熟的足月新生儿,更有一些是发育尚未成熟的早产儿或低出生体重儿。由于其心、肺、肾等脏器及血流动力学方面的功能尚处于未成熟阶段,在这一时期接受手术治疗,除了要求手术操作者的精细审慎外,还更要求麻醉、NICU以及各相关科室之间相互合作和配合。由于许多新生儿外科疾病通常同时伴有早产、低出生体重和多发畸形,因此对于一名新生儿外科疾病患者的治疗和护理,除了需要新生儿外科医生实施手术外,还需要对使用呼吸机、静脉营养、处理多脏器衰竭等非常有经验的新生儿专家协助管理患者。新生儿外科面对的是符合年龄或体重低的患有各种疾病的患者,所以并不要求新生儿外科医生对各专业(如神经外科、心脏外科、泌尿外科)的各种手术技术都熟悉掌握,治疗过程中可以请相关专科医生会诊或协助手术,专科医生提供专科技术指导,而新生儿外科医生应掌握新生儿手术特点与手术前后的注意事项。

对于手术时机的选择以及对手术适应证的把握,新生儿外科医生除了要对先天畸形的病理生理有全面的了解,还要对新生儿本身的正常生理有全面的了解。有些畸形(如严重膈疝、消化道穿孔、腹壁缺损、中肠扭转、阴囊急症等)可直接威胁生命或造成严重后果,则需紧急治疗,在入院后4~6小时之内实施手术;有些疾病如食管闭锁、肠闭锁、肛门直肠畸形等则可在完善了全面检查之后,于24~72小时内行手术治疗;有些疾病如消化道不全梗阻、先天性肥厚性幽门狭窄合并营养不良及脱水的患者,则可在纠正了脱水、电解质紊乱及改善了营养状况后再行手术治疗。新生儿期发现的肿瘤,也有不同的治疗原则。淋巴管瘤等软组织良性肿瘤如果不对生理功能产生严重影响,可以等待患者进一步发育成熟后再作处理,如有压迫气道造成呼吸困难,应尽早手术。骶尾部畸胎瘤有破溃、继发感染乃至恶变的危险,一经发现

应及早手术。巨大的肝脏血管内皮细胞瘤可以因为肿瘤储纳血液引起心力衰竭,而且有瘤体破裂危险,有时与恶性肿瘤如肝母细胞瘤不易鉴别,因此也需要积极手术。神经母细胞瘤是小儿最常见的恶性肿瘤之一,但一部分可以发生自然退化。胎儿和新生儿卵巢囊肿多是由于母体雌激素的影响导致卵巢滤泡异常增生形成,出生后脱离母体激素环境,可以逐渐缩小最终消失,但也有已经在宫内发生扭转坏死或生后出现扭转、坏死的潜在可能,应酌情行手术予以切除或剥除,避免造成卵巢丢失。

四、新生儿围手术期的管理

(一)新生儿液体和酸碱平衡

【体液的转移】 出生1~2天,新生儿体内液体明显从细胞内向细胞外转移,造成5%~10%的足月儿和10%~20%的早产儿出生后第1周内体重减轻。新生儿肾脏代偿能力的全面成熟需2~3天,肾髓质在新生儿期渗透压低,尿液浓缩能力仅是成人的一半,因此对液体过多的耐受力较差,生后5天后排出的尿量才开始反映婴儿体内液体的状态。

【电解质平衡】 新生儿的肾小管对钠的重吸收能力有限,所以尿钠丢失较多。生后第1天的少尿期,正常情况下不需要补充钠,而在接下来的正常利尿期,2~4mmol/kg是维持钠平衡的每日需要量。生后24~72小时,大量钾离子从细胞内向细胞外移动,血浆钾升高。在多尿期末和钾排出增加时,血清钾最终下降。因此,生后第1天不需补钾,多尿期后,1~3mmol/kg是维持血钾的每日需要量。足月新生儿血清钙的浓度为2.0~2.5mmol/kg,出生后可暂时性出现血钙下降,24~48小时后上升至正常水平。

【酸碱平衡】 新生儿建立有效呼吸后才能有呼吸代偿作用,其机制的正常运转有赖于肺功能和肺成熟度,如果新生儿呼吸中枢对pH变化的敏感性高,则能更好地调整酸碱平衡。新生儿酸碱失衡的原因:

1. 代谢性酸中毒 ①缺氧、窒息;②严重肺部疾病;③低血容量;④败血症;⑤代谢紊乱;⑥早产

儿心、肾等发育不成熟。

2. **代谢性碱中毒**　长期使用利尿剂。

3. **呼吸性酸中毒**　呼吸窘迫综合征。

4. **呼吸性碱中毒**　①发热;②医源性过度通气;③尿素循环紊乱。

（二）**体温调节**　新生儿对环境温度变化远比成人敏感,他们身体质量小而体表面积相对却较大,能量储备有限,体内绝缘组织少(如脂肪、毛发),不能自行通过身体的活动和增加衣物来进行修正,极易受外界温度影响。足月适龄儿的热平衡范围是 32~34℃,处于热平衡范围之外的新生儿发病率和死亡率明显上升。寒冷环境中体温调节的能量消耗很大,完全依赖非寒战产热时(棕色脂肪燃烧产热),静息能量消耗将升高一倍。即便在热平衡范围内,用于体温调节的能量也会占到能量消耗总量的 8%。新生儿大脑的热控制中心也不健全,一旦体温起变化后常常失控,出现体温不升或恶性高热,都可以导致死亡。

在全身麻醉下接受手术的新生儿,新生儿手术野暴露面常占全身的一半以上。如果开胸、开腹,暴露面积更大,散热很快,则体温迅速下降。长时间在 34℃ 以下,常常导致失控而致体温不升。除此之外,多种麻醉剂和肌松剂会对产热(能量消耗)和核心温度产生不利影响。低体温可使术后并发症发生率上升,如酸中毒、免疫功能受损、创伤愈合延迟、硬肿症、出血性肺炎等,是新生儿术后主要死亡原因。

因此,要特别注意手术前后及手术中的保暖,麻醉师必须随时监测体温,注意体表温度与核心温度差别,随时纠正,采取各种增温措施(如新生儿辐射暖箱、电热床(毯)、红外线辐射器、热水袋等),使患者离手术室时体温恢复正常。

（三）**能量代谢**　胎儿期 70% 的能量来源是从胎盘转运过来的葡萄糖,脂肪提供的能量只占 10% 左右。出生后,能量的来源是含有高脂肪的乳汁,脂肪提供的能量达到 50%。因此,新生儿要成功适应子宫外的环境,需要仔细调节葡萄糖和脂肪代谢的变化,在建立蛋白质或氨基酸足量供应之前利用蛋白质的储备。早产、感染、胃肠功能障碍、麻醉和手术导致的额外生理学应激情况是

对新生儿维持代谢稳定状态的重大挑战,要特别注意营养和代谢的问题,否则会增加发病率和死亡率,或出现营养代谢不良引起的远期神经系统后遗症。

【能量代谢】　新生儿每日摄入的食物,通过能量代谢产生的热能应满足以下活动的需要:

1. **能量的摄入**　通过食物(母乳或配方奶)的摄取获得能量。

2. **能量的贮存**　能量主要以脂肪形式贮存,还以糖原形式贮存在肝脏、肾脏和肌肉组织中。肌糖原只能在原位利用,肝糖原和肾糖原可以产生葡萄糖并在其他部位代谢。

3. **生长和组织合成所需的能量**　新生儿生长所需的能量非常大,每日摄入的能量 50% 以上用于生长发育需要,包括组织中贮存的能量和投入组织合成的能量。组织合成消耗的能量约为 3~6kcal/kg,每增加 1g 体重(约 1g 能量贮存),平均需要 5kcal 的能量。足月新生儿每日的生长速度约为 4~8g/kg,早产儿约为 17~19g/kg。早产儿生长能量消耗大是因为与身体蛋白质增长速度快有关,而蛋白质的合成代谢消耗能量多。

4. **能量消耗**　新生儿每日消耗的能量包括排泄物丢失、日常活动(啼哭)和基础代谢。由于其特殊的生理状况,新生儿每单位体重的代谢率和能量需求比儿童和成人高,每天约需要 40~79kcal/kg 维持新陈代谢,50~70kcal/kg 满足生长发育需要(组织合成和能量贮存),还有大约 20kcal/kg 是从排泄物种丢失的(图 14-3)。

【能量来源】

1. **糖类**　胎儿期母体的葡萄糖以糖原形式贮存于胎儿肝脏、肾脏、骨骼肌和肠道中。肝和肾糖原在出生时和出生后不久就被动用以维持外周血葡萄糖的浓度。母乳是一种高脂肪而低糖类的食物,新生儿获得的能量中约有 40% 是来源于母乳中的糖类。足月儿的外周血糖维持是依靠糖原分解和葡萄糖异生来调节。由于胎儿胰岛素的功能是促进合成代谢和生长发育,而不是调节外周血糖的,在出生后 2 周内胰岛细胞的作用相对迟钝,对外周血中葡萄糖浓度升高引起的胰岛素升高和胰高血糖素下降反应相对缓慢。足月儿出生数天

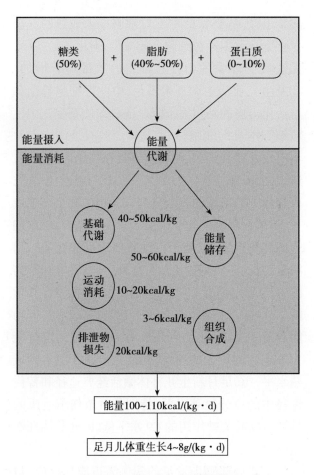

图 14-3 新生儿每日能量消耗

后,葡萄糖 -6- 磷酸酶表达上调,葡萄糖摄入量超过代谢需要量时,糖类转化为脂肪(脂肪合成)。当葡萄糖摄入量超过 >18g/kg 时,糖转化生成的脂肪超过脂肪氧化,造成向脂肪转化时生成的 CO_2 增多。

2. 脂肪 脂肪是新生儿的主要能量来源。母乳和配方奶中 40%~50% 的能量是脂肪提供的。通过脂肪酸的氧化和生酮作用提供能量。脂解作用释放的甘油,还可作为葡萄糖异生的前体,参与葡萄糖代谢。

3. 蛋白质合成并减少内源性蛋白质分解 蛋白质代谢依赖蛋白质和能量摄入。摄入糖类和脂肪能增强蛋白质沉积(称为蛋白质节约)。母乳中以蛋白质和游离氨基酸的形式提供氨基酸,氨基酸是蛋白质的主要构件成分,可广泛地互相转换。母乳中蛋白质的重要性不仅在于营养价值,还有提供重要的抗感染活性物质 - 免疫球蛋白 A、G、M,乳铁蛋白和溶菌酶等。

(四)应激反应

应激可以定义为"引起机体出现不平衡状态并因此威胁稳态的因素"。新生儿应激的启动因素包括手术创伤和败血症。手术创伤的损害是一种"有控制"的损害,其结果是改变代谢、炎症、内分泌和免疫反应。

有研究表明新生儿经历重大腹部手术后,手术的疼痛刺激可造成内分泌和代谢方面的应激反应。有研究表明,48 小时以内的新生儿,由于脐带血中的阿片水平高出正常成人休息时的 5 倍,可以明显减少代谢应激反应,其能量的消耗在 24 小时即恢复到术前的基线水平。

手术创伤会引发一连串的炎症反应,以调节整个机体的手术应激反应。细胞因子是控制和协调应对损害应答的主要化学传递系统的组成之一,可分为促炎和抗炎两类,手术应激时,两种因子都会产生。细胞因子可以与靶器官的特异性膜受体结合,起作用有:①改变基因表达和扩增从而影响伤口的愈合和免疫活性;②释放反向调节激素;③促进细胞间的信息沟通。新生儿期,大手术后 12 小时 IL-6 升高达高峰,其增高程度与手术创伤量级成正比,是新生儿应激反应的标志物。

新生儿术后皮质醇水平明显升高,持续高达 24 小时,同时伴有儿茶酚胺升高,这两种激素都有抗胰岛素作用,二者的上升可造成术后高血糖反应。

(五)手术对新生儿的影响

1. 液体的丢失 新生儿身体水分构成比例不小,但存水的绝对量不多。手术时暴露面较大,水分蒸发快。特别是空气干燥,常见暴露的肠管表面干燥结成薄痂。如果术中输液不足,术后必然造成脱水。表现为面色苍白,哭声无力,口唇干,泪少,脉细弱。常误诊为术中失血,循环不足。但查血红蛋白则不低,甚至增高。更说明为脱水血浓缩。应急输液不是输血,否则因循环不良加重应激反应的损害。术中应保持室内正常湿度,暴露内脏随时用盐水纱布保护。

2. 术后应激反应 新生儿血容量小,稍有变化,特别是脑缺氧时,随时有血量再分配的代偿,以维持心脑的供血,而胃肠器官供血减少,长时间

14

的血供不足则发生局部微循环停滞、栓塞、出血、坏死。手术创伤、失血、疼痛、低体温等都是引起应激反应的常见因素。新生儿术后常可见胃肠减压有咖啡样液吸出，则可推测是术中曾有供血不足，造成的胃肠道应激反应。因此术后胃渗血、腹胀、肠麻痹等现象非常常见，严重者可有大量的消化道出血，导致休克，若不及时抢救，甚至可以死亡。

3. 呼吸暂停 早产儿和足月新生儿术后都有可能出现呼吸暂停，发生原因可能是与中枢性呼吸调节功能未成熟或上呼吸道紧张性降低有关。贫血是唯一确定的增加术后呼吸暂停危险的独立危险因素，因此有贫血且血细胞比容低于30%的早产儿，应推迟选择性手术，如不能延期，需加强术后监护。术后呼吸暂停通常发生在术后的最初2~12小时，一般认为术后需监护24小时，对患有严重疾病或伴有神经系统疾病，以及曾有或反复出现的呼吸暂停病史的新生儿应加强监护。

4. 术后肺不张 新生儿肺活量很小，胸腔也小，平时多靠腹呼吸。胸部或腹部手术都会影响肺的扩张，常有部分肺长时间不能张开，因而小气管被黏液堵塞，而出现肺不张。术后因疼痛，更限制呼吸运动。长期肺不张则易发生肺炎。因此术后定时给予雾化吸痰，刺激新生儿大哭几声常为必要，或定时用面罩或CPAP给予正压氧气，使肺常有全部扩张的机会，以防肺不张。

5. 感染控制 中性粒细胞是针对感染、组织损伤或其他刺激释放的炎症介质或细胞因子的第一防线。单核-吞噬细胞是起源于与粒细胞相同的干细胞，在骨髓分化形成单核细胞，释放入血后移行至各种组织和器官中，在那里分化成成熟的巨噬细胞，巨噬细胞的效率不如中性粒细胞，但巨噬细胞能够吞噬和杀伤很多常见的细菌。淋巴细胞和自然杀伤（NK）细胞是机体防御的第二防线，它们可以杀伤存在于细胞内的的病原体，这些微生物病原体可以躲过由粒细胞介导的细胞毒杀伤作用。

新生儿易患细菌感染主要是由于机体的防御系统功能的不成熟，主要原因有：①中性粒细胞的产量虽接近最高水平，占循环中粒细胞总数的60%，但其中15%的中性粒细胞是未成熟的。全身感染导致中性粒细胞严重减少，但由于贮备少，无法使循环中的中性粒细胞的数量显著增加。②新生儿血清中调理素不足，中性粒细胞趋化和与活化内皮的黏附力下降。造成即使新生儿中性粒细胞本身的细胞移动、结合、吞噬、杀伤能力并不比成人差，但因其贮备量不足和趋化性能力差，造成对细菌的杀伤力不足。③足月新生儿单位血容量中的单核细胞数量与成人相仿甚至高于成人，但单核细胞的化学吸引因素生成减少，单核细胞的趋化性差，致使单核细胞到达炎症处的时间明显延长，一旦到达活性炎症部位，其吞噬和杀伤能力与成人相仿。④淋巴细胞（T、B）的发育和功能不成熟。⑤NK细胞的百分比与成人相仿，但功能和表型不成熟，新生儿早期，NK细胞的溶解能力只能达到成人的50%，到婴儿末期才能达到成熟水平。⑥足月新生儿补体激活经典途径和替代途径中的成分显著降低，特别是对杀伤革兰氏阴性微生物起关键作用的C9水平低，因此其调理作用有限。

一般局部感染发炎的病例为正应性反应：包括局部充血，渗出，细胞浸润，坏死，液化，纤维蛋白沉积，纤维细胞增生、局限、吸收、纤维化。临床表现为局部红肿，中心软化，有张力高起，穿破，出脓，吸收，瘢痕化愈合。新生儿感染发炎病理则多为弱应性反应：即炎症反应较弱。只有一般发红，肿硬浸润均不明显。更少纤维沉积，无局限能力，脓液自由扩散，不能聚为脓肿使皮肤高起。手术后切口的愈合也是靠炎性反应。新生儿切口感染，局部反应常不明显，唯一的表现为不愈合。术后一周伤口不红、不肿、无分泌物，拆线后突然裂开，腹部切口裂开甚至可以有内脏溢出。此类反应多见于新生儿及特别衰弱患者或特殊病原菌感染，如绿脓菌、霉菌、酵母菌等。早产儿、小婴儿严重慢性营养不良，低蛋白，抗体贫乏。有时对感染表现为无能性反应（也称无应性反应），指有细菌侵入但机体毫无反应，不表现任何炎症变化。正如一块死肉自然腐烂，细菌任意繁殖。部分易受细菌侵犯的组织表现为自然坏死变黑，脱落后甚至不出血，无痛。

对于新生儿感染的预防和控制,对于选择性或Ⅰ类手术,应在手术前30分钟给予预防剂量的抗生素;对于Ⅱ类或已有明确感染的,在感染病菌明确之前,可应用广谱抗生素;对于那些有严重感染或表现为无能性反应的,除应用有针对性或高级广谱抗生素外,还应加用球蛋白、血浆制品或新鲜血支持治疗。

6. 营养支持 新生儿自身生长需要消耗能量很高,而其自身营养储备量低,脂肪含量少,自身代偿能力非常有限。经肠道喂养的足月新生儿每天需要105~135kcal/kg,接受全肠外营养的新生婴儿因没有排泄物中的能量损失,每天需要80~100kcal/kg才能满足其正常的生长发育需要。手术造成的大量组织破坏,新生儿术后氮丢失量和肌肉蛋白的分解,以及其后的组织重建都需要消耗大量的能量。术后长期禁食或饮食恢复不良,必定造成能量的缺失而不利于伤口的愈合和组织的重建。研究表明,术前和术后的全身蛋白质流出、合成、氨基酸氧化和蛋白质降解均无显著差异,表明在接受大手术后,全身的蛋白质没有增加转换,这一结果提示新生儿将用于生长的能量转化到用于创伤修复愈合,从而可避免出现成人一样的能量消耗和分解代谢的全面增加。

近年肠外营养的发展,给新生儿外科手术患者提供了良好的能量来源,特别是那些手术后一周内不能恢复正常经口喂养的患者,最好及时适量地给予肠外营养的支持和补充。新生儿接受肠外营养,其内源性身体蛋白质的合成和分解远远超过外源性蛋白质的摄入和氧化。因此,肠外营养中主要由糖和脂肪乳提供能量,而氨基酸只作为蛋白质合成必需的底物而不提供能量。一般通过外周静脉给予的静脉营养,每天能够提供的能量约为40~70kcal/kg,通过中心静脉给予的,可达到80~100kcal/kg。可根据患者手术的类型和术后经口喂养的恢复时间长短选取适当的营养方案(表14-4)。更加详细的新生儿营养状态评估及营养支持方案请参照《中国新生儿营养支持临床指南》。

肠内联合肠外营养支持时,肠外营养补充能量计算公式:$PN=(1-EN/110)\times 80$;110为完全肠内营养推荐达到的能量摄入量,80为完全肠外营养支持时推荐达到的能量摄入量。

（六）手术中管理

【新生儿麻醉】 完善的麻醉应该可以减轻手术引起的过度应激反应。小儿外科前辈 Marc Rowe 曾经说过"无论小儿外科医生多么有技术和经验,要想让新生儿安全度过围手术期,都需要与能力相当的小儿麻醉医生配合"。

不同孕龄的新生儿都能够感受急性疼痛和术后疼痛,在出生时外周伤害性感受器的功能已趋于成熟,但传至中枢神经系统的神经传导通路尚未完全发育成熟,中枢神经系统的抑制性传出

表 14-4 新生儿不同日龄每日液体及营养需要量

日龄	输液总量/[ml/(kg·d)]	肠外营养（PN）			肠内喂养（EN）	
		含糖电解质液（每100ml）	复方氨基酸/[g/(kg·d)]	脂肪乳/[g/(kg·d)]	日需量/[ml/(kg·d)]	喂养量/(ml/次)
D1	60	10%葡萄糖80ml+0.9%氯化钠20ml	1.5	1.0	15~20	10
D2	80		1.5	1.5	40~60	30
D3	90	10%葡萄糖80ml+0.9%氯化钠20ml K⁺:1mmol/(kg·d)	2.0	2.0	90~100	50
D4	100		2.5	2.0	120~150	60
D5	110		3.0	2.5		
D6	120	10%葡萄糖80ml+0.9%氯化钠20ml K⁺:2~4mmol/(kg·d)	3.0	2.5	160~200	80~100
D7	150		3.0	3.0		

通路也未成熟。研究结果显示镇痛药和麻醉药能减轻这些疼痛刺激产生的反应。新生儿对麻醉剂非常敏感,且对药物的代谢和清除机制尚不完善。新生儿在容量分布、中枢系统敏感性和转运蛋白等方面的个体差异也较为明显,因此新生儿对麻醉剂的反应差异极大。国外资料显示,小儿麻醉相关的危险性高于成人,麻醉死亡率是成人的5倍,其中20%是发生在出生7天以内的新生儿。与综合医院相比,大型儿科医学中心的麻醉死亡率较低,是因为由小儿专科麻醉医生实施麻醉管理的结果。

【与新生儿麻醉相关的病理生理特点】 早产儿、低出生体重儿解剖、生理发育不成熟,术前并发症多,对麻醉手术的耐受性差,以下是一些常见的并发症:

1. 呼吸窘迫综合征 呼吸中枢及呼吸终末器官未发育成熟,肺表面活性物质少,肺泡表面张力增加,肺容量减少,可并发肺气肿以及肺间质水肿。呼吸功能不稳定,易发生呼吸暂停,易导致呼吸窘迫综合征,临床上表现为缺氧和高碳酸血症。

2. 支气管、肺发育不良 肺泡过度膨胀或膨胀不良,可表现为持续性呼吸困难,机械通气设置不当,可引起压力性或容量性肺损伤以及氧中毒,导致肺部进一步病变。

3. 胎粪吸入综合征 宫内缺氧导致胎粪吸入,表现为呼吸功能不全,肺炎,严重者有窒息。呼吸停止超过15~30秒时,引起心动过缓和发绀。

4. 持续性肺高压 由于肺血管反应性增高,另外低血氧和酸中毒可增加肺血管阻力,肺高压和血管反应性增高可导致主动脉和肺动脉之间的动脉导管保持开放,引起心脏右向左分流,最终可引起心力衰竭。

5. 胃食管反流 新生儿都存在生理性反流,易引起误吸、肺炎、支气管痉挛,严重者可发生窒息。

6. 坏死性小肠结肠炎 小肠黏膜缺血损伤导致肠管大面积坏死,甚至穿孔,体液丢失多(第三间隙液)。临床表现为腹胀明显(肠管胀气或气腹发生),血便、酸中毒及感染性休克症状。

7. 黄疸 由于胆红素生成过多,胆红素结合障碍或排泄减慢造成,血清总胆红素可超过15mg/dl,严重者可引起核黄疸。

8. 脑室内出血 与颅内血管发育不良有关,表现为心动过缓、呼吸不规则、窒息、惊厥、四肢肌张力低。

9. 产儿视网膜病 低体重或早产儿发育不成熟的视网膜血管对氧极为敏感,长时间(>30天)、高浓度吸氧($FiO_2>40\%$)时易导致视网膜病。

【麻醉前准备】

1. 禁食 为确保麻醉的安全,新生儿的胃必需排空,同时又要防止新生儿发生脱水。清饮料(水、饮料、不含果肉的果汁等)最短的禁食时间是2小时,母乳为4小时,婴儿配方奶为6小时。手术应该根据手术的级别(紧急/择期,清洁/污染)按年龄排序,防止禁食时间过长。

2. 术前用药 补充禁食引起的水分丢失,预防性应用抗生素,阿托品等减少分泌物,维生素K_1增加凝血机制。

【麻醉方式的选择】 详见麻醉章节。

【术中液体维持】 术中补液包括初始补液和维持补液两部分。前者补充术前禁食导致的体液不足,按禁饮时间计算补充(即生理需要×禁饮时间),在手术第1个小时补充半量,余下液量在随后2小时内输完。后者维持并纠正手术导致的液体异位分布和血液中不同成分的丢失。补液的原则:

1. 晶体液 满足与年龄相关的血糖浓度,早产儿20mg/dl,足月儿30mg/dl,新生儿40mg/dl,输糖速度6~8mg/(kg·min)。新生儿建议术中维持液可选择电解质成分与血清相似的含糖乳酸林格液(D5LR)。早产儿、低出生体重儿、接受全肠外营养的小儿、糖尿病患者葡萄糖浓度要进行相应的增加和减少,同时加强血糖监测。

2. 估计转移至非功能间隙的第三间隙丢失量,血浆容量可因此被累及。丢失量可因外科手术操作不同而不同,一般小型手术每小时丢失约2ml/kg,小婴儿丢失量最多的是腹腔内手术,每小时第三间隙丢失量为6~10ml/kg,胸腔手术为4~7ml/kg,体表和神经外科手术为1~2ml/kg。第三间隙丢失量仍用乳酸林格液补充,如果丢失量过大,丢失量的 1/4~1/3 可用 5% 的白蛋白或大分子液(如羟乙基淀粉)补充,其目的是维持有效的血压、组织灌注和尿量。

3. 血液制品 心血管功能正常者,可耐受全血量的 10% 的丢失,此时只需补充乳酸林格液即可。当失血超过血容量的 10%,且血细胞比容小于 30% 时,应及时补充全血或红细胞。准确测量新生儿的失血量和失血量的安全限度决定是否需要术中输血或血液制品。通过称重手术中吸血的纱布、计量吸引器瓶中的失血量、视觉估计、血红蛋白测量等手段可以判断手术中的失血量。通过估计血容量(EBV)和血红蛋白或血细胞比容可计算允许失血量(ABL)(表 14-5)。①新鲜全血:当失血量达到 40% 以上时应用,可获得凝血因子和免疫因子、血小板及白细胞。②浓缩红细胞:血细胞比容在 55%~75%,钾离子含量高(15~20mEq/L),pH<7.0。每次输注 10ml/kg 后血细胞升高的估计值取决于年龄、体型和估计的血容量,如早产儿血容量为 100ml/kg,血细胞比容升高的估计值 6.30%,足月儿血容量为 90ml/kg,血细胞比容升高的估计值为 7.0%。③新鲜冻血浆(FFP):含有正常数量的除血小板以外的所有凝血因子,当患者大量失血时(血细胞比容在 35%~45%),可输入接近等量的 FFP 和浓缩红细胞。

表 14-5 允许失血量计算

$ABL=Wt \times EBV \times [H_0-H_1]/H$
Wt:体重(kg);EBV:估计血容量,新生儿为 90ml/kg;
H_0:初始血细胞比容,H_1:血细胞可接受的最低值(30%) $H=[H_0+H_1]/2$

五、新生儿外科手术特点

1. 开腹切口 根据术前诊断,可选择相应的切口。疑有胃壁肌层缺损穿孔的,可选择上腹正中或略偏左侧的横向切口;十二指肠的梗阻,可选择右上腹横向切口;低位的肠梗阻,可选择右下腹横行探查口进入;肛门闭锁或巨结肠的患者需行结肠造瘘,应选择左下腹的横向切口。

新生儿腹壁薄弱,小肠多胀气,平时腹部胀满。为了术者的手能插入,切口相对要大,有时必须将胀气小肠全部提出腹外,以便探查腹内情况。大切口伴较多胀气肠管时,关闭腹部切口较为困难,术后伤口开裂的危险也大。为了关腹,常需要在送回小肠以前,先把腹壁切口大部缝合,留下切口的一端约 2~3cm(直口留下端,横口留左端)。此时所有的肠管都暂时摆在此小口之外,然后再用持肠环钳将切口外的全部小肠顺序送回腹腔深处。最后将小口外剩余的小肠压入此小口(图 14-4)。合拢剩余切口以前先把缝线预置摆好,以免膨胀小肠干扰切口,缝合不便。送回全部小肠后,只需拉紧预置的缝线,同时需使用压肠板(或压舌板)保护切口下小肠,以免挤在缝合口内。为了预防伤口再裂,大切口多需置(几针)贯穿腹壁的张力缝线。张力线至少要保留两周。即使切口感染,针线孔已部分豁开,张力线已无张力时,也不能拆除。必须想到平时张力线已无张力,但新生儿哭闹用力则张力仍然很高,两周之内拆除仍可能再裂。腹内粘连不牢固,仍可有内脏溢出。

2. 肠造瘘 先天性肠闭锁、肛门闭锁、巨结肠等各种病因导致的不同部位的肠造瘘是新生儿

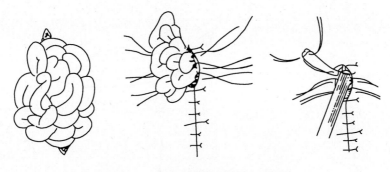

图 14-4 新生儿腹部切口关闭示意图

外科医生经常面临的选择。肠造瘘的指征是：①患者术前合并穿孔、腹膜炎或败血症等引起的中毒性休克，全身情况难以耐受长时间手术；②合并胎粪性腹膜炎，腹腔内粘连严重，粘连松解手术时间长，手术打击大；③闭锁两端肠管直径相差悬殊或远端肠管发育差；④远端肠管合并胎粪性肠梗阻；⑤肠管活性判断不清或病理诊断不明确（如急诊手术中无法获得病理诊断排除有否巨结肠）。

造瘘的方式有双孔造瘘（改良 Mikulicz 术）和单孔造瘘（倒丁字 Bishop-Koop 术、正丁字 Santulli 术和经阑尾残端提吊式造瘘 + 置管 Rehbein 术式）。据首都医科大学附属北京儿童医院统计资料显示，无论是采取单孔造瘘还是双孔造瘘，在病死率上没有显著差别，说明各种造瘘方式均有其独特的优点和缺点，应根据闭锁的部位、患者全身情况、腹部具体情况、术后的护理及 II 期手术的需要综合考虑选择。闭锁肠管位置高，远端肠管失用性细小，如果选择高位肠造瘘可能造成大量肠液的丢失，导致电解质紊乱和脱水，可选择倒丁字造瘘；如果闭锁肠管位置低，可选择正丁字造瘘，既

可防止近端肠管产生的粪便进入细小失用的远端肠管对吻合口造成压力，又可让远端失用的肠管逐渐适应粪便的通过，比单纯的双孔造瘘能更早地恢复正常功能，保证顺利关闭肠瘘。靠近回盲部的回肠闭锁（距回盲瓣 <5cm），为保住回盲瓣，作者提倡选择阑尾切除 + 阑尾残端提吊式造瘘，并经此造瘘口插入引流管通过肠吻合口进入近端回肠，目的是缓解回盲瓣对吻合口造成的压力，防止吻合口漏（图 14-5）。

3. 开胸切口　胸腔切口受肋骨限制，最大的切口间隙为第 6 肋间。食管闭锁的患者因III型较为多见，多采取第 4 肋间进入胸腔。右侧的膈疝或膈膨升多选择右侧 7、8 肋间进入胸腔。相对年长儿，新生儿的肋骨很软，可以充分牵开扩大暴露。切口的缝合也因胸壁肌肉及软组织太薄，必须将切缘的上下肋骨并拢缝紧（图 14-6），3~4 针即可使上下肋骨牵牢绑在一起，不致漏气，然后逐层缝合软组织。食管闭锁经胸膜外入路的，术后可先不放置胸引管，视术后胸腔内情况，出现气、液胸严重影响呼吸时行胸腔穿刺留置胸引管连接闭式引流装置。术后必须放置胸引管的，因新生

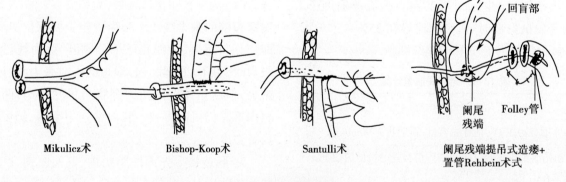

Mikulicz术　　　Bishop-Koop术　　　Santulli术　　　阑尾残端提吊式造瘘+置管Rehbein术式

图 14-5　肠造瘘术式

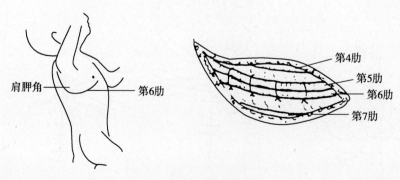

肩胛角　　　第6肋　　　第4肋　第5肋　第6肋　第7肋

图 14-6　传统开胸术式

儿胸壁太薄,引流管放置需距手术切口下移2个肋间。

4. 骶尾部肿物切口　先天性脊膜膨出、脊髓外翻、骶尾部畸胎瘤等多需在新生儿期手术治疗,因其局部组织缺损、周围软组织太薄弱,不易覆盖、关闭切口。切口邻近肛门,易被污染,一旦切口感染裂开则直接暴露椎管内部,危险性很大。所以尽量采用皮肤横切口或S形切口,必要时游离硬膜或竖脊肌的肌膜翻转覆盖脊柱缺损,或行皮瓣转移关闭伤口。

5. 腔镜手术有关特点　由于近年来腔镜手术技术的发展,已经广泛应用于新生儿期的各种手术。对有经验的麻醉师和腔镜操作技术熟练的新生儿外科医生来说,凡是能开腹或开胸进行的手术,都可以通过腔镜手术来完成。与年长儿不同的是,新生儿在应用腹腔镜时,因其腹腔容量小,且多充满胀气肠管,注气压力高则影响呼吸循环,而压力不足则因肠胀气的干扰,使腹内操作空间受限。应注意气体压力和手术操作时间过长造成CO_2蓄积等问题对患者呼吸、循环造成的影响。胸腔镜手术切口美观,而且有近距离放大的优势,因此也适合应用在新生儿的胸部手术,应用胸腔镜时,气胸的压力即可造成手术侧的肺叶萎瘪,如手术侧肺因气管插管膨胀而干扰手术,可根据需要请麻醉师进行一侧气管插管实施单肺通气,具体内容详见相应各章。

(郭卫红　张金哲)

第七节　新生儿外科常见情况的处置

新生儿外科疾病以先天性畸形为主,并且代表了新生儿外科的特点,需要分别详细讲述。本书将在各论中分别在各部位各系统疾病中详细讨论。总论本节中只讲一般常见的新生儿外科创伤与感染。

一、产伤

【软组织损伤】

1. 先锋头或产瘤(caput succedaneum)　先锋头通常发生于阴道分娩者。初产妇生大胎儿易并发此症。由于较长时间停留在产道挤压所致。患者头顶变长变窄,且局部可凹性水肿,也可合并皮下血肿。由于出血和水肿在骨膜外,可越过中线或骨缝甚至达整个头皮。水肿通常7~10天消退,瘀斑可能需要几周时间消散。不需治疗。

2. 头颅血肿(cephal hematoma)　又称骨膜下血肿(Subperiosteal Hematoma)。发生率为活产儿的0.4%~2.5%。发生的危险因素包括初产、巨大儿、男孩,尤其是产钳助产。有研究报道头颅血肿的发生率,用中位产钳为32%,低位产钳为3.5%,不用产钳为1.7%。血肿一般位于一侧顶骨,血肿聚集在颅骨和骨膜之间,由于每块颅骨都有其完整的骨膜包绕,故血肿边界清楚,不越过骨缝。局部皮肤不肿,不变色,触诊有波动感。由于出血缓慢,肿胀可能在几小时甚至几天内不明显。致使分娩时很难诊断。1周内血肿达最大范围,2周末血肿被略微突起的嵴包围,嵴为血肿吸收时的有机组织钙化沉淀,呈硬环感,中心有波动,很容易误诊为凹陷性颅骨骨折。需X线摄片鉴别。有5%~25%头颅血肿伴发颅骨骨折。

3. 胸锁乳突肌损伤(sternocleidomastoid muscle injury)　造成胸锁乳突肌先天性斜颈的原因是否为损伤,意见很不一致。虽然胸锁乳突肌中部特征性的肿块可以出生时即存在,大多数在生后10~14天第一次触及。肿块通常直径1~2cm,圆形或椭圆形,坚硬,固定于肌肉组织,边界清楚,没有表面感染的征象。以后的几周肿块可增大,然后逐渐退化,5~8个月消失。约1/3的患者有肌肉纤维化和短缩而无肿块。肌肉变短使头斜向患侧,颏(下巴)抬高并旋转向对侧肩部,长时间不进行纠正,可引起面部不对称、斜视等后遗症。多数斜颈病例只需家长配合给予按摩等物理治疗即可治愈,有人主张每天睡眠后,做反方向转头运动,预防肌肉短缩。1岁后仍有明显斜颈者,应行手术矫正。

【骨折】

1. 锁骨骨折(clavicle fracture)　多数是青枝骨折,没有症状,出生1周后触及骨痂形成的包块是骨折的第一征象,上肢的活动通常正常。少数完全性骨折,患者表现为易激惹,患侧胳膊活动差,骨折处捻发音,局部触痛。放射学检查显示骨折最常见的部位为锁骨中段或中外侧的 1/3 交接处。对患者应进行仔细的查体及 X 线检查以发现可能存在的臂丛、颈椎和肱骨的损伤。青枝骨折不需要特殊治疗,只需要告诉家长在骨折处将出现包块。完全骨折,患侧肩部和上肢制动,8 字绷带固定,或将患侧上肢固定于胸部,保持屈肘 90°和臂内收位。一般固定在 7~10 天后去除。预后都很好,在 7~10 天出现骨痂,2~3 个月恢复正常的骨外形。

2. 肱骨骨折(humerus fracture) 骨折线通常位于肱骨的中 1/3 处,三角肌插入的下方。根据损伤的机械性,可存在 Erb 麻痹。骨折也可造成桡神经麻痹使腕下垂,腕下垂症状通常在 6~8 周内消失。治疗用绷带将患肢固定于躯干侧方,肘部屈曲 90°,一般制动 2~4 周。预后很好,在 3 年后完全再塑形。

3. 股骨骨折(femur fractures) 股骨干骨折由难产中倒转术操作造成,是可听到的损伤,通常在分娩时诊断。肢体变短伴有大腿的硬结和疼痛,有摩擦音和骨折部位骨的活动。治疗一般采用双下肢的悬吊牵引。制动 2~4 周直到骨痂形成。预后很好,没有患肢的短缩。

4. 肋骨骨折(rib fracture) 非常罕见,但非常严重,因为影响呼吸。更重要的是多为先天性成骨不全的首发症状。

【神经损伤】

1. 颅内出血(intracranial hemorrhage) 中枢神经系统出血在新生儿尸检时经常见到,过去创伤是颅内出血的常见原因,现在窒息缺氧已成为最主要的原因。硬膜下和蛛网膜下腔出血已经减少,20 世纪 80 年代以后在新生儿监护中心,新生儿的死亡率已降至 10% 以下,颅内出血的患者的存活率也提高。然而,颅内出血仍然是严重并发症,脑室周围出血存活者可有严重的并发症。生后头几个小时出现颅内压增高的征象,需要及时的外科手术。

2. 臂丛神经损伤(brachial plexus injuries) 1764 年 Smellie 在他的产科学中第一次描述了臂丛损伤。1874 年 Wilhelm Heinrch Erb 指出这种损伤在新生儿并不少见,是产科医生在分娩过程中过度牵拉臂丛,造成神经鞘撕裂,局部出血和水肿使神经纤维受压。并将其称之为"分娩麻痹",但人们习惯称为 Erb 麻痹。表现为患侧肩部运动障碍,上肢内收和内旋,远端肢体的感觉和手的功能不受影响。经过积极的物理治疗后,大约有 2% 的病例会留下永久的功能障碍。1885 年 Klumpke 发现了低位颈部神经根(C$_6$~T$_1$)损伤除表现为手部和腕部的功能障碍外,往往还伴有交感神经的改变(Horner 综合征)。严重的病例,神经断裂失去神经连续性或神经根从脊髓撕脱,这两种情况功能的丧失不可逆转。近年来不断有证据证实一些臂丛损伤的病例并非由分娩时的牵拉造成,而是出生前即存在,由宫内损害造成。在 8%~23% 的患者可见到双侧臂丛损伤。

由于大多数患者预后很好,早期的治疗应是保守的,以使自然的恢复发生。上肢保持敬礼姿势悬吊休息 2~3 周。以后进行轻柔的被动活动练习,包括外展和外旋。对于 3 个月后仍无改善的患者,特别是肱二头肌的功能无恢复,应考虑外科手术探查和臂丛重建。

3. 膈神经损伤 通常伴发臂丛损伤,也可能有单独发生的。大约 80% 的膈神经麻痹是在右侧,双侧少于 1%。新生儿膈神经麻痹的治疗应视其对患者呼吸运动影响的严重程度而决定,多数也是保守支持性的,无症状的膈神经损伤可以不予处理,左侧受损时,由于胃的升高或扭转,患者可以出现胃食管反流和严重的胃肠道症状。患者误吸的危险性很高,经口或鼻饲喂养时要严密观察,双侧麻痹者可能需要气管插管和辅助呼吸。严重的病例可影响呼吸功能,甚至出现膈肌的矛盾运动,这种情况可以采用横膈折叠手术。

【腹部创伤】 生产时的产道挤压可造成腹部创伤(abdominal trauma),对难产新生儿,特别是伴有苍白、贫血、易激惹而无明显的失血之处,或出现休克和腹部膨胀者,应考虑腹部创伤可能。肝脏是最多见的损伤器官,以后依次为肾上腺、脾和肾。新生儿分娩时窒息是一个重要的因素,可造成内脏充血和血液凝固性的改变,导致这些脏器对损伤的易感性增加。腹腔穿刺为血性,需进

14

一步 B 超检查。一般情况恶化,输液抢救无好转(30ml/kg),应及时手探查。

【胸部创伤】　胸部损伤(thoracic trauma)是胸腔压力过大所致,常见有气胸、纵隔积气和乳糜胸。大多数胸部的创伤可采用保守治疗,部分需要外科介入。

二、常见新生儿感染

【脐炎】　多因脐带结扎不紧,脱落较迟。残端未愈合,有小量分泌物,有时出血,周围皮肤发红、水肿。注意保持清洁干燥后,3~5 天内自愈。个别患者表现为弱应性反应,向周围腹壁皮下扩散,形成脐周炎。需及时给予注射。局部无菌处理、保护清洁、不受损伤。1 周内可以痊愈。少患者转为慢性肉芽肿,有小量分泌物,经久不愈。外观似球形息肉,可涂硝酸银腐蚀,也可用电刀烧除或切除。但须与先天性脐肠管残余黏膜畸形(脐茸)鉴别。B 超或 X 线造影观察脐与肠管的粘连,可以决定是否能安全切除。

【新生儿乳腺炎】　新生儿乳腺受母亲传递之激素与免疫影响,可以生后即发生乳腺肿大,有时还有乳头分泌物。有的家长有挤新生儿乳头的习惯,以求避免乳腺炎。事实上挤压反更易引起细菌侵入而感染。由于母亲的免疫关系感染易被局限而形成局限性脓肿。因为新生儿免疫力不一定可靠,所以多主张切开引流。一般切开后很快愈合,很少发热或有中毒症状,更不应有死亡。但切口宜按放射方向,不宜靠近乳头。预后良好。

【新生儿腮腺炎】　腮腺是新生儿免疫淋巴细胞集中器官之一,由于口腔黏膜是对外开口,免疫功能产生较早,所以在新生儿时期即表现为正应性反应。细菌感染后腮腺内发生局限性炎性反应,包括充血、渗出、细胞浸润及增生,以后化脓局限形成脓肿。及时抗菌治疗,一般很快消退,很少形成软化的脓肿,极少数因张力高而切开或自破。一般 1 周后多能自愈,预后良好,无腮腺瘘或腺管堵塞等后遗症。

【新生儿上颌骨炎】　常发生于泪囊周围的炎症,也属于新生儿时期正应性反应的感染,可能与泪腺免疫力有关。估计为细菌通过泪腺侵入上颌骨引起炎性反应。临床表现为一侧内眦下方泪腺及泪管部红肿,多流泪。1 天后流泪症状消失,但泪管部位红肿不退。约两周后始渐消,1 个月左右恢复正常。治疗以抗菌药物为主,不做切开。切开或自破均留下深瘢痕影响面容。

【皮下坏疽】　也称新生儿皮下坏疽,是新生儿时期的皮下化脓感染。是弱应性反应的典型。因新生儿多仰卧,背部受压,哭闹时骶部常移动摩擦,又因皮肤屏障不完善,以致细菌侵入皮下。由于新生儿皮肤皮下局部免疫能力差,细菌引起组织破坏,细胞坏死,但不能引起浸润、增生等一般常见的炎症反应。因此组织液化多,红肿及细胞浸润少,控制细菌能力差,局限能力更差。渗出液在皮下迅速扩展,大量繁殖之细菌随之向周围扩散。很快蔓延至背部全部皮下。中心部皮肤因循环不良而发暗以至坏死,摸之皮肤有漂浮感。毒素的吸收可使患者发热、毒血症,全身情况有精神不佳,哭闹无常,拒食、发热、白细胞增高等,以至休克。始终不形成脓肿,红肿部也不高出皮面。穿刺无脓,只有血性渗液,量不大,培养多为金黄色葡萄球菌。

应注意与以下情况鉴别:①尿布疹(或称臀红),为皮肤表面病变,红而不肿,但常有皮疹及渗出;②新生儿硬肿症,寒冷引起新生儿背部及双下肢皮肤硬肿。

治疗以抗感染治疗为主,特别注意抗药金黄色葡萄球菌的有效药品,同时应给予支持治疗及加强免疫。但因病情很急,为了停止扩散,早期切开引流是非常必要的。只要稍有漂浮感之处即可切开,宜在多处切小口,以利愈合。

【新生儿肛旁脓肿与肛瘘】　肛旁脓肿的发病多与腹泻有关,由于频繁擦屁股损伤肛门黏膜面(特别是肛窦),在括约肌以上形成感染灶,迅速扩大为肛周炎。因为肛门也是早接触细菌之开口,所以局部免疫建立较早,炎症呈正应性反应,很快有脓肿形成称为肛旁脓肿。因其致病入口在肛管内括约肌之上方。经常承受直肠排便排气的压力。所以感染很难控制。几乎全部均因持续的细菌侵入使脓肿恶化而从肛周皮肤破溃,于是引流畅通感染消退。但因脓腔原与肛管相通,从而形成肛瘘。肛周破溃出脓后常很快愈合,但不久又复发红肿,破溃。反复发作。已明确肛瘘的必然形成,因此主张早期脓肿形成后立即切开引流,同时挂线治疗肛瘘。一般挂线后约1周内肛瘘消失,2周伤口愈合。术后患者排便只需硼酸水冲洗坐浴即可,不妨碍饮食活动。局部不需处理。

女婴肛旁脓肿及肛瘘多发生于肛门前方与阴道交界处。该处直肠阴道隔很薄,感染破溃自然穿入阴道前庭特别是最近之舟状窝处。形成后天性直肠舟状窝瘘。初起时肛周及外阴均红肿,很难与腹泻后臀红区别。某日突然破溃,则大便自阴道排出。因为肛门括约肌紧缩,大便随腹压而自由从阴道(实为舟状窝)溢出。肛门反不排便。此时之治疗只能是加强护理,随时硼酸水坐浴清洁。1周后肿消伤口渐愈合。但因肛门黏膜与舟状窝黏膜很近,迅速沿瘘口互相愈合,从而形成一上皮完整的漏孔。位置在括约肌以上,因而从此孔漏大便。稀便几乎全部从此漏孔排出,直至软便或干便时才主要通过肛门,撑开括约肌排出。因此新生儿时期对家长压力很大,医生必须设法说服家长耐心等待。勤换尿布,加强护理。不必企图用药或手术治疗,肯定得不偿失。以后随年龄增长,漏口逐渐缩小而粪便逐渐变硬。约1岁左右基本上不漏大便,年龄越大漏粪越少。但瘘口终生不能闭合,也不影响排便、性交、生育,一般体检也很难发现瘘口。所以一般不主张外科治疗。

(郭卫红)

第八节　联体儿

一、定义

联体儿(conjoined twins)系单卵双胎在孕早期发育过程中未能分离或分离不完全所致。联体儿在每50 000~100 000活产婴儿中出现一对,较为罕见。但据数据显示实际联体儿的发生率高于出生率,约40%的联体儿发生宫内死亡,约30%的联体儿可在出生后1天内死亡,而仅约30%的联体儿生后存活。联体儿中女性居多,女:男为3:1。

二、分类

首先分为两大类:对称性联体儿和不对称性联体儿。

(一)对称性联体儿　两个胎儿或新生儿均能独立存活,外形相似,但内脏不一定都成镜面影,甚至不一样。每一对联体儿均有其独特的、复杂的解剖学特点。

基于联体融合发生的部位不同,对称性联体儿又分为腹侧联体、侧方联体和背侧联体。除了侧方联体是指体侧联体(图14-7)之外,腹侧联体可细分为头胸腹联体、胸腹联体(图14-8)、腹部联体(图14-9)和坐骨联体(图14-10),背侧联体细分为头部联体(图14-11)、臀部联体(图14-12)和脊柱联体。所有联体儿类型中以腹侧联体多见,其中又以胸腹联体最多见,胸腹联体或腹部联体约占70%,其中合伴有心脏融合畸形联体儿死亡率最高,其余阴部联体约占19%,骨盆联体约占6%,头部联体约占2%。

(二)不对称联体儿　指其中之一胎儿或新生儿无独立生存能力。又分:

(1)半联体:如:双头儿,双上身联体,双下身联体。

(2)外寄生胎:完整婴儿躯干某部有寄生器官,多为赘生下肢。

(3)内寄生胎:多位于胎儿或新生儿腹膜后或盆腔。有分化良好的器官,可与畸胎瘤区别(详见第九节)。

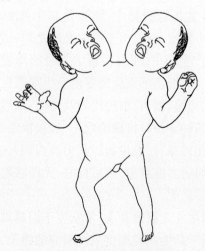

图14-7　体侧联体示意图

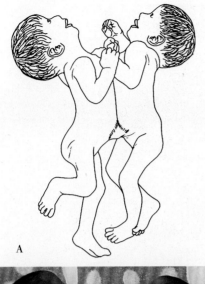

A

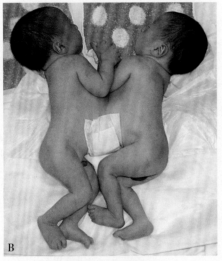

B

图 14-8 胸腹联体儿

A. 示意图;B. 照片图

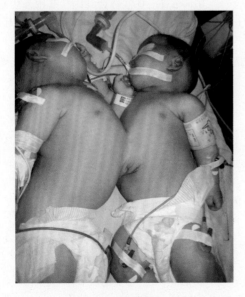

图 14-9 腹部联体儿

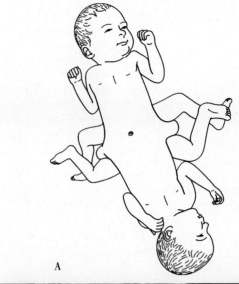

A

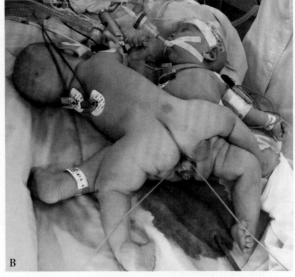

B

图 14-10 坐骨联体儿

A. 示意图;B. 照片图

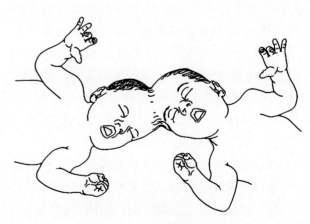

图 14-11 头部联体示意图

14

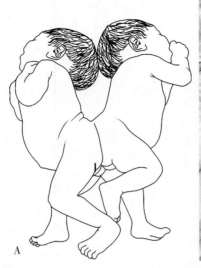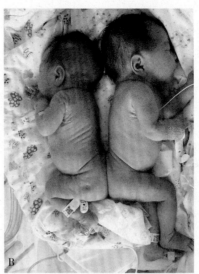

图 14-12 臀部联体儿

A. 示意图;B. 照片图

三、病因

联体儿的发病机制目前较为公认的有两个理论,即分裂理论和融合理论。联体儿来源于单卵,分裂理论认为在妊娠 15~17 天时孕囊没有完全分离导致联体儿的发生;Spencer 假设两个起初分离的胚囊发生融合,从而发生联体儿,此即为融合理论。

四、病理

联体孪生理论上应该是两个完整的婴儿,事实上总有某些器官不完整。胸部联体儿可有肝脏部分相连,且 90% 的病例共用心包,多数可被分离并形成每个患者的心包囊;75% 的患者主要心肌部分相连,一小部分患者在分离过程中会有一个患者死亡,也有均长期存活的报告;50% 的病例共用上消化道,25% 的患者共用胆道系统。脐部联体中,80% 共用肝脏,33% 在梅克尔憩室水平共用小肠、末端回肠和结肠,且有双套血管供应。在会阴联体和骨盆联体儿中都存在下消化道共用,且前者的 15% 和后者的 50% 的患者其泌尿系统共用,这两种情况下的输尿管常常在双胎中交叉植入对侧的膀胱中。头部联体往往伴有脑部融合,其死亡率非常高。不同类型的联体可能累及的器官和结构有所不同(表 14-6)。

表 14-6 不同联体分类可能累及的器官和结构

分类		可能累及器官和结构
腹侧融合	头部融合	融合部位可从头部至脐部。每个联体婴儿可有两个上臂和腿,下腹部和骨盆分开
	胸部融合	联体双胎面部相对,胸部融合,可单一心脏或单心房
	腹部融合	剑突至脐部融合,以肝脏联体最为多见,有各自的心脏和心房
	阴部融合	骨盆融合、巨大,共用外生殖器和肛门;通常是尾部对尾部,也可脸对脸或同时腹部融合
背侧融合	头部融合	可在头部任何部位联体,除外面部和肛门;颅骨、脑膜、偶尔脑组织也可融合
	臀部联体	骶尾部和会阴部融合,典型者共用肛门,但直肠分离,可共用脊柱
	脊柱联体	骶骨之上背侧融合,非常罕见,不易确定
侧-侧融合	双胸侧-侧融合	胸部和头部分开
	双头侧-侧融合	头部分离,胸部融合
	双面侧-侧融合	一个头的两个脸位于同侧

五、症状与体征

约 50% 的联体胎儿妊娠期存在羊水过多，而正常双胎妊娠羊水过多约为 10%，正常单胎发生羊水过多仅 2%。产检中发现以下几点，提示存在联体儿可能：

1）发现双胎双臀位。

2）影像学见单一不可分割躯干。

3）双胎心超提示存在共同心音（胸部联胎型）。

4）合并羊水过多。

5）一胎儿或两胎儿颈椎过伸位。

6）单个巨大的肝脏和心脏。

7）单根脐带且内伴 3 根以上血管。

8）胎儿骨骼外形改变。

9）胎儿面部位置的变化。

10）连续扫描联体儿相对位置无改变。

联体儿出生后存在特殊固定体位，可能出现喂养困难或发育落后。多数联体儿可正常喂养，发育与同月龄婴儿接近。

六、辅助检查

（一）产前辅助检查

1. 产前超声　任何一对双胎妊娠，如仅见一个胎盘，同时没有清晰可见的两个独立羊膜囊，都需要考虑到是否为联体胎儿。

2. 胎儿磁共振　妊娠 20~24 周时可以通过胎儿 MRI 检查，确定联体部位和范围，并评估内脏的融合程度（图 14-13），可以精确判断胎儿出生后生存和预后情况。

3. 胎儿超声心动图检查对胎儿心脏结构与功能评估都特别重要。

4. 胎儿染色体核型及基因芯片检查，排除染色体异常及部分遗传综合征。

（二）分离手术前辅助检查　根据预定手术分离时间，术前需要对联体儿进行全面完整的检查，尤其需对受累的各个器官、系统进行精准解剖结构评估和融合畸形程度评估，根据融合的部位不同选择不同影像学检查。

1. 常规术前血生化检查、备血。

2. 消化道造影　会阴、骨盆联体或臀部联体，共有肛门、直肠，进行下消化道造影（图 14-14）；胃肠道系统造影检查有助于了解胃肠道系统的分离情况。

3. 泌尿系造影　同样在会阴联体、骨盆联体中泌尿系统分离异常受累较常见，泌尿系造影有助于了解泌尿系统的分离情况。

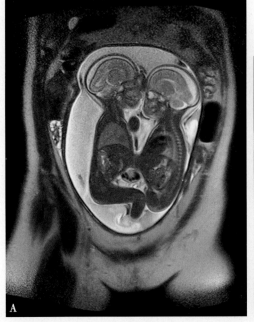
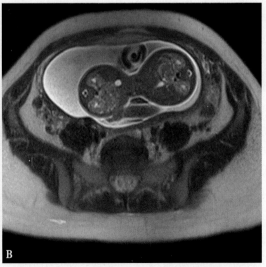

图 14-13　胎儿磁共振冠状位显示腹部联体，肝脏融合（A）；横断面显示双胎肝脏融合联体（B）

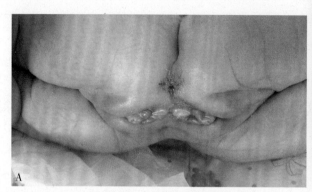

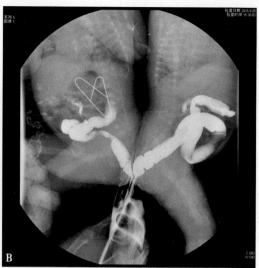

图 14-14　臀部联体、共有肛门(A);下消化道造影,显示共同通道较短(B)

4. CT 三维重建　CT 三维重建能得到立体图像,并且取其所需,切割不同平面,直观地看到患者内部,提供给临床医生一个直观、简单、易懂的视觉平台。如 CT 三维重建显示联体儿泌尿系融合发育畸形情况(图 14-15)。

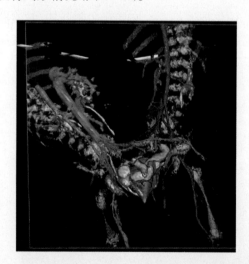

图 14-15　坐骨联体儿的 CT 三维重建,显示泌尿系结构

5. MRI　可以显示正常胆道、心脏等结构,在细节上 MRI 可以显示在肝桥中相对无血管的部分,这可以在分离手术中,把出血量减到最低。

6. 3D 打印　可将 CT 重建的联体结构按比例精确打印成具体模型,术前可以在模型上进行皮瓣设计、模拟骨骼、脏器等分离过程,从而评估手术方案的合理性、安全性,使术前制定的手术方案

更具直观性,并能通过多次、反复研究,调整、制定更为完善的手术治疗方案,有利于手术方案的完成,降低手术风险。

7. 心血管造影　尽管心脏超声和 MRI 对联体儿心脏畸形诊断有很大意义,但由于联体儿胸部异常连接限制了超声许多切面的扫描,从而妨碍了精准诊断。MRI 虽可以从横断面、矢状面、冠状面等多平面观察心血管异常,但其对心脏内部结构细节上的显示仍有不足,因此心血管造影检查对疑有心脏畸形的胸腹联体儿仍有重要诊断价值。结合超声心动图、心血管造影、MRI 和 CT 重建等手段,可以帮助判断联体儿是共用心脏还是两个心脏通过心包相连,大血管位置发自哪一侧心室,有无其他合并畸形等,对手术方案起决策作用。

由于联体儿的体位限制,给各种检查带来一定难度,有时一次检查很难保证获得足够信息,可分次进行详细检查,或需经过多次反复检查,以明确连接部位的解剖结构。

七、诊断

产前超声最早可在妊娠 12 周时就对联体胎儿作出诊断;而大部分联体儿在孕 22~24 周(孕中期)超声大结构畸形筛查时发现,通过进一步胎儿 MRI 检查诊断;少数联体儿在误认为双胎妊娠行剖宫产出生后诊断。联体儿的诊断并不困难,最

重要的是评估联体儿融合脏器程度、脏器分离的可行性和预后评估。

产前诊断胎儿为联体儿后，必须向其父母详细和准确解释融合脏器畸形程度和分离后可能出现的后果，从而由胎儿父母决定是终止妊娠还是继续妊娠。一般对伴有复杂心脏融合的胸部联体儿和较大范围脑融合的头部联体儿，应建议终止妊娠。对仅肝脏融合的腹部联体儿预后较好，与胎儿父母充分沟通并取得其同意情况下，可以继续妊娠。其他类型的联体儿根据产前检查资料，除儿普外科医师咨询意见外，可能还需要专业针对性更强的咨询，包含儿骨科、儿泌尿外科、儿神外、儿心外、儿整形等。当联体儿父母决定继续妊娠后，产科医生和儿科医师及父母应该对联体儿分娩时间、地点和生产方式作出计划。

联体双胎是高危妊娠，臀先露多见，剖宫产是最安全和最适当的生产方式，一般在妊娠 36~38 周时施行。一般建议联体儿分娩医院有 NICU 和新生儿外科，或分娩医院非常靠近大型儿童诊疗中心，或分娩医院有安全绿色通道转运。

八、治疗

（一）术前评估　联体儿术前评估精确和分离计划制定完善是确保联体儿成功分离的关键。非紧急情况下，不建议新生儿时期行联体儿分离术。因此，在联体儿出生数月后或更大月龄进行分离手术前，可以有足够的时间进行详细术前评估，并召集相关儿外科亚专业专家对手术方案、分离后融合结构的功能重建特点、分离皮瓣设计、人工或生物材料准备等方面进行讨论，拟定术中和术后可能出现问题的处理预案。

腹侧联体中腹部联体肝脏融合，通过 CT 重建明确联体儿的胆囊和肝静脉是否为独立结构非常重要；而胸部联体儿的治疗方法选择很大程度上取决于心血管系统的解剖学特征，心脏连接的程度和伴随的原发性心脏疾患的严重程度决定了婴儿分离术的可行性。胸腹联体的患者可有一个或两个心脏，前者很难存活，但后者却常能存活。

心脏联合类型，结合手术的可行性将其分为

三大类：①心包联合，有两个分开的心脏；②心房联合而心室分开，心房组成一个复合体；③心脏联合伴多发畸形，心房和心室组成复合体。当发现存在复杂的心脏融合或可以预见在分离术后可能伴随出现严重的不可治愈的畸形时，可选择非手术治疗，不需要考虑尝试外科手术分离。

（二）手术时机　当联体儿中的一个婴儿因病情危重而威胁到另一婴儿生命时，或者由于血流动力学和呼吸系统并发症造成两个或其中一个婴儿情况恶化无法存活，而另一个孩子存活希望很大；或在联体儿或联体之一存在致命性、但可纠治的先天畸形时，如肠闭锁、伴有或不伴有肠扭转的肠旋转不良、脐膨出破裂，或肛门直肠发育不良等，在这些情况下，只有通过手术才能有机会挽救一个或两个婴儿生命时，可以考虑急诊分离手术。与选择性分离手术相比，急诊分离手术的死亡率明显较择期手术为高。

联体儿一般情况允许条件下，能够通过经口喂养和一般护理达到正常生长发育，则可采取选择性或择期分离手术，择期手术治愈率可高达 80%~90%。对常见的胸腹联体儿的分离手术时机，文献多支持在 3~6 月龄。国内有个例报道新生儿时期进行联体儿分离术。也有作者主张在可选择基础上，生后 9~12 个月进行联体儿分离术，认为这时联体儿更加稳定、更加健壮，对分离手术有更好的耐受力。复旦大学附属儿科医院总结其联体儿分离手术经验，倾向和推荐联体儿分离术在 3~6 月龄较为合适。

（三）手术方案

1. 麻醉　从麻醉开始起就应该把联体儿当成两个独立的个体对待，每个患者在手术的不同阶段需求各不相同，应该配备两套麻醉队伍和设施，每个患者都有独立的监护系统。基本监护包括动脉和中心静脉插管、心电图、氧饱和度监测、二氧化碳监测和尿量监测，整个过程中做动态的血气分析，以监测呼吸和循环系统的稳定。

（1）气管插管：联体婴儿呈面对面，被动侧卧位，不易暴露，尤其是左侧卧位婴儿，因操作者左手持喉镜，操作不便利，而使插管更困难。因此，从婴儿病情和体位等方面考虑，可对估计可能插管困难的左侧卧位患者先行气管插管。插管困难时要及时调整两婴儿的体位,让被插管的婴儿位于下仰卧位,以克服体位造成的插管困难。

(2) 麻醉的术中管理:呼吸管理应防止无效腔过大,又不增加呼气阻力,术中连接型管装置,并根据二氧化碳分压和血气分析,随时调整呼吸频率、潮气量,补充碳酸氢钠,防止呼吸性酸中毒的发生。液体管理应按照整个患者的体重计算所有的药物和静脉输液量,并按照半量分别给每一个患者。因为存在交叉循环,静脉给药可能出现无法估计的药物作用,因此当用诸如阿片类药物时必须给予特别监护。低体温的预防亦十分重要,围手术期应注意保暖以维持体温,避免体温下降,保持长时间分离手术的安全性。

2. 开放血管通路　分离手术涉及胸腹腔,创面大,应激反应强,丢失体液较多。因此,术前要备足少浆血和成分血制品,保证了通畅的静脉液路,防止出血性休克、创伤性组织水肿和水电解质紊乱的发生。由于联体儿手术体位多有局限,股静脉、颈内血管和锁骨下血管解剖有可能变异造成穿刺困难,可在多普勒超声引导下进行动、静脉置管。

3. 全身准备和补液　生命体征监测,包括呼吸、脉搏、血压、体温、血氧、血红蛋白、电解质和血糖。术中血液丢失是一个主要问题,尤其在骨盆融合的患者中。除应按失血量补充血液外,还需考虑大面积的创面暴露而导致的细胞外液的丢失,补充量一般需超过正常需要量约 $10ml/(kg \cdot h)$。用超声刀分离肝脏、结扎主要的连接血管、小血管的电凝止血均可以限制肝脏分离过程中的失血,术后肝脏分离创面使用纤维蛋白胶可以预防创面渗血和胆漏。尽管在外科手术前都尝试尽可能地精确确定融合处的解剖连接,但手术中仍会出现许多意外的情况,包括异常的血管连接、先前没有发现的肠道和泌尿道的畸形等。外科手术组必须意识到这些解剖的异常,并且根据不同情况作出手术过程中的各种准备,如手术缺损区周围组织转移覆盖、肠造瘘术以预防粪便污染等,针对复杂的联体畸形分离手术还需相关学科的协同配合,联合手术。

4. 局部准备　皮瓣设计与人工材料准备。联体儿分离术皮肤创面的修复是手术一个难点。联体儿分离后,由于内脏暴露,皮肤、组织缺损大,一期皮瓣覆盖是最佳选择。为修复分离后的皮肤缺损,有学者报道术前可以用皮肤扩张器置于联体儿皮下,在逐步扩张皮肤后再分离;之后也有报道人工建立气腹以扩张腹部皮肤修补缺损;亦有在分离后做减张切口以便直接拉拢切口缝合,但这些方法并没有取得理想效果,很少能真正做到创面皮肤 I 期愈合,且放置皮下皮肤扩张器的患者容易发生局部放置物感染。目前我们推荐采用的对偶皮瓣方法,使多对不同类型(胸腹联体、臀部联体和坐骨联体)的联体儿均完成了分离术后的 I 期伤口缝合,皮瓣可完全覆盖分离后的创面,均没有发生皮肤缺损需要减张切口或补片等处理,且对偶皮瓣分离患者的伤口更为美观(图 14-16)。因此,临床上通过对偶皮瓣设计与分离来修复联体儿分离术后的皮肤缺损,即能减少术前皮肤扩张操作给患者带来的风险,又能很好地达到修复缺损的目的,且外观良好,一举多得,值得推荐与采用。对于胸腔发育欠佳联体儿分离术后,可能需准备合成材料(如多聚纤维网,硅胶片,Gore-tex 材料等),以备缺损过大不能一期关闭胸腔。

5. 手术室布置　一室两台,两组装备对等。联系方便,各不相扰。

6. 手术分组　尽管开始分离时只需要一组手术和护理人员,仍需安排两组手术医生和护理人员为分离后的进一步处理做好充分的准备。分离前手术主刀与第一助手均为分离后两组的主刀,第二、三助手将为分离后的第一助手,以便贯彻手术的连续性。分离后两患者情况可能不一致,一般尽量使其中之一的组织器官完整便于缝合,由原第一助手组负责继续手术。而另一情况较复杂患者,建议由原主刀继续手术。

7. 分离方案　不对称联体只能切除,对称联体制订分离方案大致有三种决定:

(1) 平均分离保证两个患者存活:常用于剑突联体、肝胆融合、心包融合、臀部联体、坐骨联体等。

(2) 个别器官互相割让:有时坐骨联体中直肠、泌尿系器官让给一个,另一个造瘘。

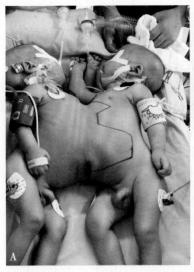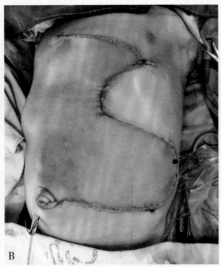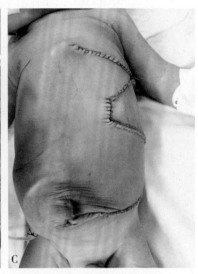

图 14-16　联体儿分离术

A. 对偶皮瓣切口设计；B 和 C 联体儿分离后均完成皮肤 I 期覆盖与缝合

（3）牺牲一个保证一个：联体儿心或脑融合，常需牺牲一个，保存一个。

8. 器官系统重建　原则上都应该及时一期修复重建，但有时由于患者全身条件或局部条件不利，也只能等条件成熟而延期重建。重建手术可根据实际情况分为：①一期重建，指分离手术时一次手术到位，如体表器官（特别是暴露部位如头、面、四肢）和内脏器官的重建。内脏器官多与生理功能有关，应尽量一次到位。体表器官的重建应尽量恢复功能与外形，对患者家长情绪及日后精神发育影响很重要。②延期重建，指分离手术时做一个暂时手术，以后择期做重建手术。如为抢救生命，先行肠造瘘、泌尿系引流等手术；或者是根治性手术准备条件，如某些骨科矫形，先松解软组织，待骨化后再行骨手术。

（四）术后处理　术后存活的患者极度虚弱，所有术中监护在术后重症监护病房中都必须持续监护。长时间手术患者在一段时间内仍需要机械辅助通气。胸腹联体的婴儿，术后因胸腹腔容积缩小，加上此类患者胸廓和肺发育均不健全，术后易导致呼吸功能衰竭，应该给予准确的呼吸辅助管理。术后使用心肌正性肌力药物（如多巴胺及多巴酚丁胺），同时使用小剂量的扩张血管药（如硝普钠）增加心肌收缩力，以对抗手术后内皮素分泌增加而产生的缩血管作用，降低心脏前后负荷，防止心衰。必须非常仔细地注意液体和电解质平衡，尤其避免液体输入过多所造成的心血管功能不稳定。

由于经口腔气管插管留置时间较长，再加上胸腹部手术后婴儿胃肠排气较慢，应特别注意术后婴儿静脉营养补充，给予静脉营养支持直至恢复经口喂养。感染是造成患者死亡的另一个主要原因，创面要注意严格的感染预防。

九、预后

联体儿急诊分离手术死亡率较高，有报道可高达 90%，而择期手术预后较好，O'Neill、Spitz 等作者报告联体儿分离术后的存活率在 80%~85%。上海交通大学附属新华医院报道 1980-2008 年共计分离 9 对联体儿，其中 13 例存活，其存活率达到 72%。复旦大学附属儿科医院报道 2002-2018 年诊治 8 对 16 例 3 种类型（胸腹联体、臀部联体和坐骨联体）的对称性联体儿临床资料，其中 1 对联体儿中因 1 位患者发生急性坏死性小肠结肠炎伴腹膜炎而行急诊联体儿分离术，这对联体儿 2 位患者均存活，其余 7 对联体儿均为择期手术，手术年龄相对集中在出生后 3 月龄左右。复旦儿科医院涉及非颅脑、脊柱、心脏联体儿的手术分离成功率可达 93.75%（15/16），长期存活率为 87.5%（14/16）。

（沈淳　郑珊）

第九节　寄生胎

一、定义与分类

寄生胎是指一完整胎体的某部分寄生有另一具或几具不完整的胎体。遗传学上又称"胎内胎"，或又称"包入性寄生胎"。是一种罕见的先天性畸形疾病，发病率在五十万分之一。

寄生胎分为同卵寄生和异卵寄生。同卵寄生占绝大多数，同卵寄生时二者基因相同。异卵寄生世界范围内仅有零星报道。曾有报道 1 例 6 月龄女婴腰背部有一男性寄生胎，寄生胎带有睾丸组织。

寄生胎可因发育程度不同，分不同类型。单卵双生或复制可以被打破，形成对称的或不对称的两个胎儿，正常对称的即为双胎，若两个孪生胎分离不完全，则形成连体胎儿。不对称性可分为外部寄生（寄生性联体）、附着寄生（皮外寄生物）和内部寄生（内部寄生物或寄生胎）三种。内部寄生即小胎儿寄生在大胎儿体内，大多寄生于腹腔内，有的外形近似胎儿，有的器官发育不完整。寄生胎实为被正常胎儿包裹在体内发育不全的小胎。

二、病因

遗传学家认为寄生胎是由于"遗漏孪生症"造成的。简单而言就是孪生双胎在母体孕育中形成的一种寄生胎现象。母体一次排出两个卵细胞，受精后发育成两个胎儿的，称真孪生；由一个卵细胞受精后发育成两个胎儿的，也称真孪生。一般寄生胎发生在真孪生胚胎中，它是由胚胎期的内细胞群分裂为两团细胞，形成两个发育中心。若两个内细胞群的细胞团同样大小，且持续正常，便发育成双胞胎；如果全能型胚细胞不均等分裂，两个细胞团一大一小，且小的发育不良，结果造成在成熟的胚胎中包含了一个小细胞团块结构，成为寄生胎（即 Fetus-in-Fetus）。单卵复制的概念较好地解释了寄生胎的发生，即双胎中的一个发育较好，而处于不利地位的另一个则体积减小。不正常的一个只有通过寄生的方式才能存活，如绒毛循环相通等方式。因此，寄生胎是一种单合子双胎的妊娠形式，寄生胎与宿主都是孪生的兄弟或姐妹。它可存在于儿童或成人体内。

三、病理

遗漏孪生症所形成的寄生胎常发育都极不完全，或称不完整，常见有血管蒂相连、并有包膜覆盖的一个结缔组织包块，可包含椎骨轴及其周围常可见其他器官或肢体包块。大部分寄生胎有基底，同时有包膜包含液体（图 14-17A），有时脐带只有 2 根血管组成。每一寄生胎都被包在一菲薄的纤维囊内，发育不良，肢体粗短，骨骼发育异常（图 14-17B），但绝大多数寄生胎具有脊柱为其体轴，约不到 10% 的寄生胎无椎体结构。

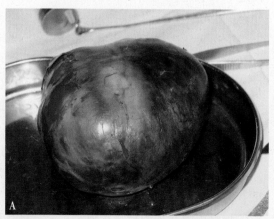
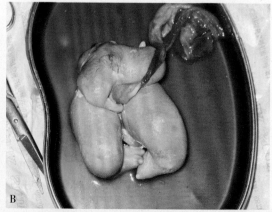

图 14-17　寄生胎有包膜包含液体（A）；包膜打开见包含的液体，同时见寄生胎肢体粗短，发育不良（B）

显微镜下寄生胎包囊内衬单层上皮或鳞状上皮。可见发育成熟的各种成分：骨、肠组织、脑组织、脂肪组织、呼吸道上皮，部分还可以见到卵巢、输卵管、甲状腺、肾上腺、胰腺等 3 个胚层结构。寄生胎中的常见器官为脊柱、肢体(单条或多条肢体(图 14-18)，下肢多见)、脑组织、肠道、血管和泌尿道；少见寄生胎病理中发现有肺组织、肾上腺组织、胰腺、脾脏和淋巴结组织等。寄生胎中包含心脏组织非常罕见，因此寄生胎有时也容易被误诊为无心胎儿。另外，尽管寄生胎染色体核型正常或与宿主非常相似，但仍有约一半的寄生胎染色体核型不正常，主要为 21- 三体、三倍体或嵌合体等其他核型表现。

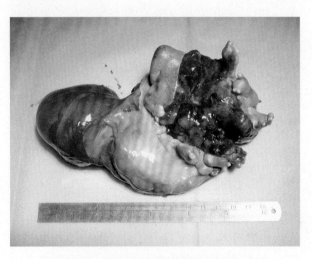

图 14-18　寄生胎中多条肢体，以下肢多见

由于寄生胎非常少见，其又与后腹膜畸胎瘤有部分相似处，因此寄生胎和高分化性畸胎瘤是否属于同一实体这点上依然存在争议。虽然涉及寄生胎来源的双胎理论被广泛的接受，但畸胎瘤理论的支持者认为寄生胎肿块就是分化非常良好的且有高度组织结构的畸胎瘤。寄生胎理论支持者认为寄生胎往往发生于胚胎发育非常早的时候，在侧体壁腹侧融合之前，其往往带有器官、组织、毛发等人体特征；而畸形瘤是胚胎发育过程中由三胚层的衍生物所构成的肿瘤，肿瘤中虽然聚集了多量的多能细胞，但相对缺乏器官形成。

寄生胎与体内畸形瘤有一定区别。寄生胎在胎儿形成和脊柱纵轴的结构分裂方面与畸胎瘤不同。病理学上椎体骨骼轴的存在是区别寄生胎和畸胎瘤的与众不同的特征，而畸胎瘤中缺少椎体分割。寄生胎与畸胎瘤主要鉴别要点：①寄生胎内绝大多数有脊柱即椎骨系统，而畸胎瘤仅有零星的骨质；②寄生胎在解剖学上和组织学上有比较成熟、分化良好的器官系统且有不同程度的发育，可具有正常人体结构组织，而畸胎瘤不能形成真正器官系统；③寄生胎有比较明显的胎儿外形，外表有皮肤包被，不论形态如何均在同一囊内；④寄生胎潜在的恶变率明显低于畸胎瘤。

四、症状和体征

寄生胎对宿主的影响：一是肿块较大产生机械性压迫症状；二是其代谢产物分解毒素被宿主吸收产生中毒症状，在婴幼儿期中毒表现可能更为突出。寄生胎常随宿主发育而缓慢增大，一般可长到 200~600g 大小不等，最大者可达约 2 500g 以上。寄生胎存活年限可随宿主年龄增长而存活很久，有时可至成年，但多数在宿主幼小时出现不适症状，通过手术取出寄生胎。多数病例以宿主腹部肿块为主要临床表现，其他尚有腹胀、呕吐、食欲缺乏、黄疸和呼吸困难。约 80% 的腹部肿块为腹膜后肿块，寄生在其他不典型部位的有头颅、口腔、肾上腺、纵隔、肾脏、骶部或阴囊。大多数寄生胎均为单一寄生胎，也有多个寄生胎的报道。

寄生胎的肿块往往边界清楚，可以是囊性和实质性并存的混合性肿块，其血管通常与宿主血管相连，可来源于腹壁动脉、肠系膜动脉和腹主动脉等。寄生胎无独立生活能力，但在宿主体内仍是活组织，并随宿主成长而增大，其营养供给来自宿主，但常因寄生而营养缺乏造成发育不正常或严重畸形。寄生胎对宿主造成的并发症主要包括宿主生长迟缓、腹腔内出血、专科压迫肠道或输尿管梗阻。

五、辅助检查

1. 超声　产前超声可发现胎儿腹腔内囊性肿块，内部有时有混合性回声；出生后随着月龄增大，超声有时可发现血管蒂与肿块相连。

2. 腹部正侧位片　有时可发现腹部钙化或长骨的骨性结构，椎体有时可被 X 线透过较难发现。

3. MRI 是目前常用的检查手段之一。可以捕捉不同轴向的清晰图像,同时通过 T1、T2 不同序列的图像采集和分析,对肿块性质、组成作出判断。

4. CT 对寄生胎的术前诊断非常有帮助。以前在没有 CT 情况下,寄生胎的术前诊断率很低,不到 20%。CT 可有助于寄生胎与畸胎瘤或胎粪性假性囊肿相鉴别。与大多数寄生胎不同,畸胎瘤大多发生于骶尾部、头部和颈部,通常没有可供辨认的精细组织结构,很少有分化良好的牙齿或肠道组织。

六、诊断

通过大体和镜检,寄生胎的诊断并不难。目前随着产前诊断技术的发展和提高,寄生胎的产前诊断报告也越来越多,约 90% 的寄生胎病例在生后 18 个月内诊断。成年女性的腹腔寄生胎应和陈旧性异位妊娠或腹腔妊娠鉴别。腹腔妊娠当胎儿终止发育后久而久之形成钙化物(石胎),胎儿的面部器官和肢体多较寄生胎完整。

寄生胎的诊断,需具备以下特点中的一项或几项:

1. 位于与联体双胎的一侧相邻接,或与神经管和胃肠道系统关系密切。

2. 包含在一个清晰的充满液体的羊膜囊内(见图 14-17A)。

3. 部分或完全被正常皮肤覆盖。

4. 有粗大的可供明显辨认的解剖结构部分,如原始的椎体、多个肢体、成形器官、与宿主同一的性腺结构等(图 14-19)。

5. 有包含几条较为粗大的血管蒂与宿主相连。

七、治疗

诊断明确,以早期完整切除肿块为原则,术后需密切随访。完整切除肿块能减轻腹部肿块所引起的临床症状,并降低局部复发的风险。个别病例报道寄生胎术后复发和恶变,可能与肿块和重要脏器关系密切,切除不完整有关。术后需持续监测相关肿瘤标志物(血清 AFP 水平)2年,AFP 降至正常后又升高应警惕肿瘤的复发和恶变。

八、预后

寄生胎多为良性,完整切除术后均可获得治愈,预后良好。罕有恶性或复发报道。

(沈淳 郑珊)

第十节 医学伦理问题

科学技术是一把双刃剑。产前诊断技术的推广与进步,使得较多出生缺陷能够在孕期或出生后早期即得到诊断。产前诊断提高了出生缺陷的救治成功率,在造福人类同时,也带来一系列医学

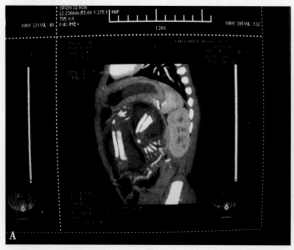
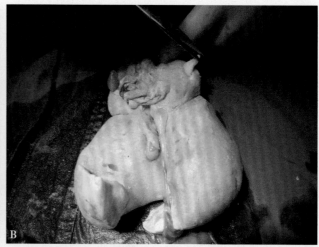

图 14-19 寄生胎 CT 重建显示的骨性结构(A);同例寄生胎外观(有椎体、下肢及生殖器)(B)

伦理道德困惑与难题。早期,产前诊断的目的是将有先天缺陷的胎儿进行人工流产,人们认同通过产前诊断将先天缺陷胎儿流产,即保证了更多健康婴儿的出生,又解除了出生后缺陷新生儿与父母所遭受的痛苦。但到了19世纪70年代初,有学者指出人工流产产前诊断的先天缺陷胎儿,违背了医学上抢救生命的基本宗旨,也违反了人人平等的准则。直至现在,先天缺陷的胎儿、染色体异常或遗传综合征胎儿到底有没有出生的权利?一直是伦理学争论的焦点。

胎儿作为一个生命体有其生存的权利,将胎儿视为患者也是产前诊断与处理的一个伦理学原则。"Fetus as a Patient"是国际胎儿学会宣言的标题,目前社会上对待"胎儿患者"的思想,也逐渐被接受与承认。对于先天缺陷胎儿是否出生看似应由其父母决定,但胎儿也受国家法律保护。国家法规规定对于非致死性、双顶径≥65mm或孕周≥28周的胎儿不实施引产。但当面临一个有严重缺陷、或明确出生后预后不良的胎儿时,是任其出生,还是采取相应的措施终止妊娠,往往使人进退两难,需要医学伦理委员会讨论与干预。对于严重畸形胎儿的去留问题,需根据胎儿畸形程度、是否有纠治的方法、治疗或康复后预后情况、家庭经济状况、父母文化程度以及宗教信仰来综合决定。医师应以实事求是的态度和高度责任感,将产前诊断检查结果详细分析并告知夫妻双方胎儿的情况、可能的病因及预后、胎儿畸形的性质及其严重程度、目前医学上是否有治疗的手段及胎儿出生后可能出现的后遗症、可能的遗传方式等,耐心回答妊娠妇女及家属的咨询,不得进行任何暗示或诱导,以患者利益为第一,尊重妊娠妇女和家属的自主选择权。

妊娠28周内(胎儿双顶径≤65mm)发现的严重单发畸形胎儿,如果夫妻双方要求终止妊娠的,原则上可考虑予以终止妊娠。妊娠28周后(胎儿双顶径≥65mm)发现的胎儿单发畸形,如严重的致命性单发畸形,如无脑儿、严重左心发育不良心脏畸形等,原则上根据夫妻双方意愿,可考虑予以终止妊娠;对于非致命性畸形,估计出生后不影响生命质量或有治疗手段的单发畸形,如单纯脉络

膜囊肿、轻度脑室扩张、消化道梗阻性疾病等,原则上不予考虑终止妊娠。

自然流产不随人的意志而改变,所以不存在伦理问题。但人工流产是由妊娠妇女本人或别人有意实行的堕胎,在婴儿出生前结束妊娠。有些疾病,如红绿色盲、血友病等X染色体连锁的隐性遗传疾病在男性中发病率明显高于女性,因此,通过超声检查进行医学目的性别鉴定,选择胎儿的性别可以避免遗传性疾病的继续遗传。但是,医学性别选择是不是合法也一直是伦理学争论的焦点。滥用非医学目的的性别鉴定造成的严重社会后果,一方面可引起社会男女比例失调,进一步引起其他的社会问题;另一方面可导致人工流产的滥用,反而导致或者促使胎儿畸形的增多,因此应用超声检查进行非医学目的的性别鉴定,违反男女性别的自然比,势必给家庭、社会带来严重的威胁和损害,是有悖于伦理道德原则的。

目前,国际上许多先进或发展中国家与地区均成立有胎儿治疗中心或母胎医学中心,小儿外科与产科医师形成团队,从产前诊断到共同治疗一些重症畸形,获得良好效果,这样的学科交叉和联合,已成功救治很多结构畸形胎儿和新生儿,也必将带来更多更新的进展。与此同时,小儿外科医生也会经常遭遇伦理困境:面对患有外科疾病的极端早产儿或患有多种威胁生命的严重畸形的新生儿或婴儿时,到底是否应该对这些患者进行先进的生命支持治疗或手术干预?作为医生,必须考虑到患者今后的生活质量、家长的经济承受力以及稀有医疗资源的可及性。这就对我们小儿外科医生、家庭和社会经常会提出了这样一个复杂的伦理学问题:"我们可以采用这种特定的方法,但是,我们应该这么去做吗?"

面对出生体重在500~1 500g的极低出生体重儿(VLBW)要做出终止生命的决定是很困难的。作为治疗方面的顾问,小儿外科医生必须处理危及VLBW生命的先天性心脏病、肾脏发育异常和神经管缺陷等严重疾病,并需要处理其伴随症状。在足月儿中可能是低危险因素,而在VLBW中就有可能成为高危险因素,因此,对患者家属,无论是产前还是生后,均要给予足够的外科方面咨询,

告知其婴儿需要外科干预的时机和方法及可能的并发症与预后。目前能有效挽救 VLBW 生命的技术与治疗常可增加坏死性小肠结肠炎的发病率，临床伦理问题的焦点围绕着外科干预的选择、TPN 技术的运用、小肠移植的可取之处和对垂死患者的处理而展开。国外社会学问题讨论的焦点在于，即使平衡了治疗 VLBW 和预防早产之间的费用外，还应考虑如何合理分配用于保障健康的资金。

很多情况下，小儿外科医生需要考虑的不仅仅是我们可以做什么，而是需要考虑我们不需要做什么，我们怎能做的更好，或者说需要考虑我们这样做带来的好处是什么，可能出现的危害又是什么。在婴儿得到这些预期的好处之前，他 / 她所需要承受的是什么，是否值得。对是否值得的判断取决于各种因素的平衡，如维持生命、减少痛苦和提高生活质量等。考虑早产儿、VLBW 长期生存质量与家属充分沟通预后做出符合伦理的选择有时是非常困难，甚至是艰难的，但家属和医生必需共同对其做出选择。

有时，家属和小儿外科医生经常在患者生活质量和最大利益的构成方面意见不一致，这又会导致伦理困境的出现。那么，谁的判断更合适呢？小儿外科医生可以通过一定的程序让患者父母明白，医生的伦理学判断是准确的。在伦理学文献中这样的程序有很多个版本，但它们都具有以下一些基本的要点：

1. 找出谁是做决定的人　是父母，还是非父母的法定监护人？父母是否有能力做出决定？患者的临床医生是谁？

2. 收集相关的医疗事实　患者的诊断是什么？预后怎样？是否需要进行进一步检查？是否有必要从其他医生处收集信息？

3. 分析各方的价值观念　父母、其他家庭成员以及医生之间是否存在价值观念上的冲突？冲突的基础是什么？

4. 明确现有的治疗选择　每种治疗方法能够治愈或改善患者病情的可能性有多大？副作用有多大？从医疗专业上讲，最起码的治疗是怎样的？

5. 评估可能的治疗措施并做出建议　根据各方不同的价值观念阐述建议的合理性。

6. 达成共识　各方是否都已经表明了自己的想法？是否还需要更多的事实依据？是否需要求助于伦理咨询人员、伦理委员会或其他可信任的第三方？

小儿外科医生和父母之间的冲突大多数情况下可以通过进一步的沟通和协商得到解决，但有时冲突非常严重，这时小儿外科医生应该考虑寻求外部的资源如伦理委员会的帮助，或者退出这场冲突。最后，为了患者的心理健康与保护，保密头等重要。主管医师、涉及患者治疗的相关人员以及医院，和家属有共同的责任保护患者健康成长。

（沈淳　郑珊）

参考文献

1. 郭炳冉 . 人体胚胎发育与优生［M］. 济南：山东大学出版社，1999.

2. 谷华运 . 中国人胚胎发育时序与畸胎预防［M］. 上海：上海医科大学出版社，1993.

3. 付四清 . 医学遗传学［M］. 武汉：华中科技大学出版社，2007.

4. 李璞 . 医学遗传学［M］. 北京：中国协和医科大学出版社，2004.

5. 徐佩莲，鲁红 . 胎儿畸形产前超声诊断［M］. 北京：人民军医出版社，2008.

6. 王建刚，张玉林，张莉蓉 . 临床药理学［M］. 郑州：郑州大学出版社，2008.

7. 于爱莲，解瑞谦 . 实用生殖医学［M］. 北京：中国协和医科大学出版社，2003.

8. 中华医学会肠外肠内营养学分会儿科组 . 中国新生儿营养支持临床指南［J］. 中华小儿外科杂志，2013，34（10）：782-786.

9. 郑珊 . 实用新生儿外科学［M］. 北京：人民卫生出版社，2013.

第十五章 类外科问题——三态问题

第一节 定义

临床上有一组患者,以典型的外科症状就医,但查不出外科病变(即局限性器质性病变),手术无目标,无从下刀。常见的如学龄儿反复腹痛,幼儿每晚腿疼,临床各种检查均为阴性,内科会诊又常以局部症状而转回。现代医学上把"健康"称为生命的"第一态"(first status);"疾病"称为"第二态"(second status);身体不适而查不出病者称为"第三态"(third status),简称"三态"。把传统的临床医学(clinical medicine)称为"第一医学"(first medicine);预防医学(preventive medicine)称为"第二医学"(second medicine);康复医学(rehabilitation medicine)称为"第三医学"(third medicine);最新提出的"自我保健医学(self-care medicine)"为"第四医学"(forth medicine)。三态问题就属于第四医学。上述的"类外科问题"似乎应属于第三态,但又不完全符合所谓的第三态。随着人们对小儿外科要求的提高,此类患者的病种有日益增多的趋势。姑且称之为"类外科问题"surgical-like condition,但临床上一切按外科"三态问题"规律处理。

第二节 背景

一、历史

人的生命状态除了健康与疾病两种状态以外,还有一种状态现在称为生命的第三状态简称第三生态或"第三态"。指的是本人自觉有些不适,但用现代的医学检查方法,从客观上又查不出病来。这种情况在 20 世纪后半期,医学诊断技术飞速发展之后,有了明显的增加趋势。我相信很多人都已感到这种情况的存在,而对医生和医院的诊断和治疗感到不满。在中老年人群中,特别是经济情况与文化水平较好的人群中,第三态问题越来越多。由于医务界对此类问题的长期忽视且束手无策,致使情况"恶转"。于是出现"英年早衰、英年早逝"的群体危机。世界卫生组织(World Health Organization,WHO)曾为此订出"十条健康标准"及"生活质量 -100 问"等参考资料。我国也注意了"人到中年"的悲剧。1997 年 5 月 12 日,在清华大学生命科学研究专题下第一次召开了第三(生)态研讨会。明确了第三态的"双向转化"性质。第三态本来没有身体上的疾病，没有器质性病理变化。由于精神因素的影响，可以导致身体上发生病变，转化成真的疾病，甚至导致死亡。如果处理恰当，摆脱精神压力，适当处理了已经造成的损害，则可转化为健康。针对第三态的特性需要，于是发展了自我保健医学，即第四医学。最近洪昭光等编著的《登上健康快车》小册子，就是针对第三态与第四医学的科普读物。对"英年早衰"将起到很好的预防作用。事实上这个问题在中医古来就有记载，称之为：似病非病、无病乃病、易病未病等。西医也有：亚健康、半健康、病前状态、临床前期、疾病先兆、官能症等含混名词。

目前国际上和国内谈论的有关第三态问题内容，都是针对中老年人的问题。2001 年 3 月加拿大华裔儿科医生谢华真出版了《健商》。虽然他是儿科医生，但是他讲的也是成人的第三态。小儿有无第三态问题？小儿有没有精神压力问题？有没有恶性转化问题？小儿外科就诊患者中有无第三态问题？类外科问题是否也是第三态？都是有待讨论的问题。

二、现况

北京儿童医院"小儿外科"特级专家门诊。不少的孩子曾到处看病，找过不少专家以后转来，这部分患者中多符合于小儿的类外科问题。在普外科的特需门诊患者登记本中约占 60%。当然，到普外科就诊的小儿第三态问题，与上述中老年问题不一样。其症状或多或少很像某些真的外科疾病。由于人们惧怕给孩子做手术的心理，因此更使得家长担心焦虑。事实上，此类患者多数是自然痊愈；根本不需治疗，更不需手术；目前临床上也没有特效药或针对性手术。此类患者的普遍的特点是：

1. 发作时不影响每天的吃、玩，基本上精神快乐。

2. 长期发作不影响生活、营养、活动、学习。

3. 远期不影响生长、发育。

以上三条基本上保证了小儿的正常健康生长的条件，当然不能视为"疾病"。如果客观上也查不出疾病的征候，就可以诊断为第三态。这也就是目前"类外科的定义"与诊断标准。幸喜小儿精神负担较小，所以基本上都能随着年龄的增长，自然良性转化而自愈。但是也有的因处理不当，以后发展为真实疾病的情况，这也正是第三态的"恶性转化"。因为家长思想负担很重，影响孩子的心理负担。特别是有的家长急求解决，不择手段而接受了错误治疗，难免造成恶果。下面介绍一个病例，曾给笔者非常深刻的教训。

三、例示

一个小学二年级男孩，某日第一堂课时突然腹痛，很剧烈，哭闹、出汗，一堂课都不缓解。老师把患者背到就近医院看急诊。等到医生检查时，孩子已无腹痛，坐在候诊椅上谈笑自若。医生查不出病征，按"肠痉挛"处理，给了几片颠茄回家休息。回家后生活活动一切正常。第二天上学又发生腹痛，老师把他背到医院后又不痛了。回家休息，第三天腹痛又发。遵医嘱在家休息几天，每天腹痛一两次，有时腹痛可以很重，但时间不长，多为十几分钟，很少超过一两个小时。腹痛过后食欲、精神、活动一切正常。医院不能确诊，家长也不敢要孩子上学。于是遍游大城市，遍访名医，并且多次住院进行系统检查。先后做过：胃肠、胆道、泌尿、神经、内分泌等高级检验，各种造影，各部 B 超、CT、脊髓 MRI、脑电图等。并且在某院组织过内外各科专家会诊，提出多种疾病可能性，最后诊断仍是"腹痛待诊"。医嘱为"注意"饮食、休息、临时对症治疗。给家长的印象是"疑难大症"。思想负担更为沉重。从此也给孩子戴上一个"病号"的帽子。事实上患者经常病假休息，又不断外地就医，多次住院，学习上已经跟不上。以后索性正式休学了，转诊到北京时已经休学第三年。门诊检查：身体高大健壮，精神饱满，已开始青春发育。自称只是偶尔一次腹痛，不妨害日常生活活动。家长似乎已不对腹痛担忧，此来只是带着厚厚一大本记录及各种片子，请教决定"能否复学"。经过逐页查看了病历材料，做了一个腹部检查后，肯定了答复："立即复学"。但是孩子立刻声明坚决不肯回到小学"二年级"。这是一个典型第三态患者，医疗的后果是失败的、可悲的。

第三节 常见的类外科问题

从外科特需门诊登记本中见到以外科症状就诊而不需外科处理的类外科患者(或可划归第三态的患者)大致可归纳为下列六类:

一、环境适应反应类

环境适应反应类(disease of adaptation)指人体对环境的适应需要有个过程和一定的反应。成人的英年早衰主要也是对环境压力的适应反应。对饮食不当、空气污染、精神紧张、劳累无度以及某些慢性病灶的内部刺激,都需要人体的自然反应、调节与适应。小儿生在世界中更需对环境的适应。众所周知,新生儿只能吃奶,达到成人的饮食多样化,需要逐渐锻炼与适应。任何一个新的适应,一般都有一定的反应。然而在正常情况下,常不自觉,也无表现。但是也常有少数情况,表现为暂时不能适应的现象。因而常常被称为"过敏"。所谓过敏的基本病理反应是神经血管反应(neuro-angio-reflex),或称组胺样反应(histamine-like-reaction)。包括动脉痉挛,静脉淤血,局部红肿渗出等变化。一般的规律是暂时性,可逆的。小儿"过敏"的临床表现常见有四大类型,即:渗出性反应、痉挛性反应、出血性反应与胸腺淋巴反应。如婴儿湿疹、各种风疹、过敏性水肿、皮肤瘙痒等,属于渗出性反应;过敏性喘息为气管痉挛,肠痉挛性腹痛为肠痉挛。病理上都是血管痉挛引起肌肉痉挛,都属于痉挛性反应;过敏性紫癜、偶尔小量无痛性便血及显微镜下尿血等属于出血性反应,也是血管通透性的变化;全身(特别是颈部)淋巴结均稍增大属于淋巴体质反应。严重者胸腺突出肥大,相对肾上腺缩小。此种情况虽然罕见,但可致使小儿应激能力低下,甚至发生猝死。上述一例腹痛患者就是最常见的一种过敏性肠痉挛情况。学龄儿童从家庭环境进入外界群体环境,需适应的范围扩大了。虽然饮食习惯不变,至少可吸入颗粒物就大不相同了。肠痉挛就是痉挛体质小儿一种常见的环境适应反应。随着人的生长与适应能

力的完善,腹痛发作逐渐消失。类似情况来外科就诊的很多,如:五六岁小儿,查不出原因也看不出妨害的小量无痛性便血、尿血。查不出器质性疾病,而多于一定时间以后自然痊愈。这些情况都可以划归第三态之类。至于患者过敏反应以哪种类型为主,则可能与每个人的天生体质不同有关。所谓需要适应的环境,包括外环境与内环境。除饮食、冷热、可吸入颗粒物、花粉等外界刺激外,也包括身体自身免疫的建立,与内分泌的发育变化等内部刺激。小儿外科第三态问题的严重性,是这些情况都与某些小儿外科疾病相似(特别是某些恶性肿瘤的早期),必须经过系列检查与外科疾病慎重鉴别。

(一)肠痉挛症

【定义】 肠痉挛症(intestinal spasm)是肠管无明显器质性病理而发生痉挛引起阵发性腹痛,能完全自然缓解。

【发病率】 多见于二三年级小学生。过去前苏联教科书中记载肠痉挛占同龄小学生总数的1/8。本症的诊断标准出入很大,我国尚无统计报道。一般印象远比小儿阑尾炎更多见。

【病因】 素因或内因为患者的痉挛性过敏体质。诱因或外因可能为寒冷、异性蛋白如食物或花粉等、剧烈运动引起肠道缺血如饭后快跑等。

【病理】 肠系膜血管痉挛引起肠壁肌肉痉挛,引起腹痛。典型情况为短时间内(几~十几分钟)痉挛自然缓解,一切恢复正常。称为急性型肠痉挛症早期,或称过敏诱发期。少数患者局部缺血缺氧时间过长(几十分钟),引起炎性反应,包括渗出、水肿、淤血、细胞浸润,加重缺氧缺血。从而进入恶性循环。直至肌肉疲劳而痉挛缓解,再休息片刻恢复正常。称为临床恶性循环期。全部时间也不应超过两小时,否则须考虑并发症发生。称为晚期并发症期。常见为小婴儿加辅食引起肠痉挛,僵硬的肠段可被推入下一段肠管内,发生严重并发症肠套叠。因肠管很细,很难退出,极易发生坏死。至于原发性肠痉挛的恶性循环,发展为坏死者,尚未见报道。以上为急性型原发性肠痉挛症的病理各期。临床上绝大多数肠痉挛症转为慢性复发性发作而延续数月或经年,称为慢性型

肠痉挛症。一般只表现为过敏诱发期病理变化。非常偶然,发生不可逆性并发症。

【发病机制】　过敏反应也是免疫反应的一种形式,常见的发展规律是"接触、过敏、脱敏"三部曲,也叫 TAT 模式(tetanus antitoxin reaction,TAT model)(破伤风抗血清反应模式)。机体与抗原初次接触时无免疫、无明显反应;第二次(一周后)再接触时严重过敏,甚至死亡;以后小量多次接触后有免疫、无不良反应。过敏体质学龄儿,第一年偶尔接触致敏原时,基本上无反应,无腹痛。第二年就可能有某项致敏原已达过敏水平,而表现为痉挛性腹痛。以后仍然不断接触,逐渐脱敏,而使腹痛消失。小婴儿断奶时期肠痉挛发展过程也是同样规律。多数未被发现,只有个别发展为肠套叠,才引人注意。其他年龄,甚至成人,也偶尔会发生过敏性肠痉挛。只是很少引人注意。因此原发性肠痉挛成了学龄儿特有疾病。

【症状】　突然发生脐部腹绞痛。面色苍白,不能直腰,不敢动。有时哭叫、出汗。虽然一般发作不过十几分钟,然而不停哭叫,十分惊人。发作之后稍事休息,则一切恢复正常。但不久又发作同样腹痛,连续几次,不得不去医院急诊。但是尽管每次腹痛很严重,无痛的间隙时间,小儿跑、跳、蹲、压、用力均无不便。此点应视为肠痉挛的特点,为任何器质性腹痛都不可能出现的症状。上述症状为典型症状。特别是初次发作的症状。因非常像急腹症,所以常到外科急诊室就诊。以后再发作,不一定都很严重,常常疼痛能忍。也因为脱敏规律,逐渐反应减轻。也因为几次去医院检查无病而比较放心,因而不再急着去急诊室。然而经常有轻重不等之腹痛,致使家长担心为慢性腹痛而希望得到确诊。原发性肠痉挛症状除腹痛外,很少同时有其他症状。如:恶心、呕吐、发热、精神困倦、腹胀、腹泻、便秘等常见的胃肠道疾病症状。即使有类似症状也比较轻。偶尔发生一次突发性腹痛,时间不长而自然缓解,不能诊断肠痉挛症。只能称为偶发性肠痉挛。一般肠痉挛症为慢性阵发性病程。开始可能是偶发,很快出现连续发作。一般每天发作一次,每次发作可以连续多次,中间间隙时间从十几分钟到几十分钟不等。连续几天

以后,可能会较长时间(几周或几个月)不发作。偶然突然又发作几次或几天。断断续续,一般两三年后逐渐遗忘。遗憾的是个别患者精神上受到损害,引发各种心理障碍问题,以致发展为器质性疾病。

【体征】　肠痉挛症属于非器质性病变,应该没有阳性体征。真正的阳性体征应该是腹部摸到痉挛性肠管。然而剧痛发作时,患者不能合作,很难检查。痉挛性体质患者,特别是较小儿童,平时左下腹及脐上方,常可摸到较硬的条索(与乙状结肠内积粪不同,后者粗而软),即是结肠部分痉挛。但是并未达到引起腹痛的程度。过敏体质小儿不一定都发生过敏性病。所以摸到痉挛肠管也只能作为参考。痉挛肠管与实质性条索的区别,在于痉挛时有时无,条索永远存在。

【诊断】　阵发性腹痛,发作持续时间不长。腹痛可自然消失,痛过后跑跳、吃玩立刻恢复正常。每天发作基本上不妨碍正常生活活动。长期不愈也不影响正常生长发育营养。可以作为诊断根据。腹部检查无压痛、紧张、肿物或肠型。肠鸣音正常。合作的小儿(学龄儿)深压脐部,可摸到腹主动脉搏动。说明腹内无阳性体征,排除器质性病变。常规血便检查正常,必要时腹部 B 超及胃肠造影阴性。可以确诊为原发性肠痉挛症的诊断。

为了治疗的需要,诊断要求明确分型分期。急性型早期过敏诱发期,随时发作,突然停止,立即恢复完全正常。临床恶性循环期,发作时间较长,停止时间无清楚界限,恢复中可有轻度发热余痛。晚期并发症期,疼痛不消失,并出现局部压痛与急腹症症状体征。慢性复发型每次就诊诊断基本上都属于过敏诱发期。但须警惕罕见并发症期患者的漏诊。

【鉴别诊断】　早期初次发作须排除各种常见急腹症。明确否定阳性腹征,困难者加以腹部 B 超,多可达到鉴别。比较慢性的复发性腹痛,必须与各种继发性肠痉挛相鉴别。大致归纳可分下列 8 种情况:

(1) 消化道炎症、溃疡、肿瘤、重复畸形的存在,影响蠕动,引起肠痉挛。

（2）胆胰管汇合异常导致胆胰反流与胆总管扩张与结石，都能引起肠痉挛或 Oddi 括约肌痉挛。

（3）幽门杆菌或贾第虫感染引起幽门或胆管痉挛。

（4）神经性腹肌痉挛：如腹型癫痫、腹型破伤风、脊髓瘤等。

（5）血液血管病如腹型紫癜、肠系膜脉管炎、白血病。

（6）代谢病如克汀病、糖尿病。

（7）慢性免疫病如风湿病、川崎病等。

（8）农药中毒及食物中毒。

以上情况，因为均属于慢性情况相关检查，可以计划逐项实行。一般是先按原发性肠痉挛治疗，边治边查。须选择性逐项排除。

【治疗】　原发性肠痉挛症本是非器质性病变，应该不需要治疗，只需休养。但事实上治疗不但必需，而且更为复杂，不可轻视。一般治疗方案包括三个方面，即：解除家长顾虑，解决患者痛苦，预防并发症。

（1）解除顾虑：家长顾虑，影响孩子心理。心理忧郁可发展为生理损害，这正是三态恶性转化的自然途径。三态的治疗基本原则就是引导良性转化，避免恶性转化。因此消除家长顾虑，当为小儿三态治疗的第一任务。家长对小儿急性腹痛的顾虑在担心急腹症误诊危及生命，也怕急腹症要冒手术危险。所以患者以急症就诊时必须明确排除急腹症。患者以慢性腹痛就诊时，家长最大顾虑是恶性肿瘤。排除恶性肿瘤至少时间性紧迫感会缓解一些。同样情况家长担心的病种可能每人不同，因此要耐心了解家长的顾虑，包括病种、疗法、医生、和费用。因此虽然在医生认为是不值一顾的暂时性腹痛，也必须认真系统地做到严格的循证诊断与鉴别诊断，并且把所有的循证依据都公开使家长看到、了解，也就是通过透明医学方式。下面一个提纲作为参考。

1）正式宣布肠痉挛症的病名。

2）请家长核对病史：腹痛时间不长，痛后吃玩照旧。可累月经年，营养发育正常。

3）使家长看到摸到：腹检、B 超、钡餐的结果，讲清排除疾病的根据。

4）讲解适应环境的自然反应，一两年后自愈的规律。

5）讲解治疗计划的目标与根据，解答家长一切问题。

（2）解除痛苦：主要痛苦是痉挛引起的腹痛，颠茄一类的药品应该是针对性药物。原发性肠痉挛最可能是过敏引起，异丙嗪一类药物也当为首选。然而多数患者已经服用此类药物多时而无效，患者和家长早已对此药失去信心。必须解释用药的目的和此药的作用。我们希望患者血中保持一定的药物，可以减轻痉挛的力度和发作次数。不能希望于腹痛发作时立即止痛。因为腹痛时间很短，临时给药，药力未到腹痛不止，仍需待疼痛时满自然止痛，而下次再痛，药力已过。因此偶尔一痛，时间很短不需用药，只需物理疗法为宜。如：休息，俯卧，保暖，按压、针灸等方法均可减轻疼痛。连续发作影响生活、情绪、上学，可以连续服药，每 4 小时，连用三天，可以终止发作或减轻发作。解痉脱敏药物现在品种很多，可以选择配合使用。如仍在上学则应选不"致困"药物，在家休息而痛重者，可选强力药物。无论哪种药，也达不到硝酸甘油解除心绞痛的速度。事实上肠痉挛也没有心绞痛的病情急。

（3）预防并发症：肠痉挛是暂时性功能紊乱，本不应有并发症。小婴儿肠套叠可以算是唯一的器质型并发症。但肠套叠有独特的临床表现与诊断治疗。和儿童原发性肠痉挛完全不同，也不会混淆。所谓肠痉挛症的并发症实际上是指三态的恶性转化而言。首先是患者戴上疑难大症的帽子，自己产生自卑感情绪系列反应，对身心发育成长都受影响。家人对患者的特殊照顾，使独生子女特殊地位又有所加重，不良脾气增加。不敢要求学习成绩，甚至误学、休学，学习跟不上。不正当地控制饮食与控制体育运动，使身体落后于同学。小学年龄段差了一两年，差别是非常明显，很难快速补上，而致影响患者终生。这些问题似乎都是家长问题，医生也无药可施。但是医生必须使家长完全理解本病的性质，与自我保健医学的原则与多种方法（所谓第四医学），才能希望家长完成治疗任务。

由于非器质性病变落实确诊有时确有一定难度，为了早日解除家长顾虑，有时医生出于好心提前给予家长空头允诺，特别是排除了恶性瘤。这当然是危险的。于是有人宁可建议切除阑尾，顺便开腹探查。特别适用腹腔镜切除阑尾。既可排除对阑尾炎的顾虑，又可多一些排除肿瘤的证据。这当然也要取决于对腹腔镜的熟练水平。否则也多一个发生并发症的机会。

由于患者与家长已习惯于突发性腹痛，因此突然发生真性急腹症，常常被误认为一次痉挛发作而耽误手术时机。所以必须强调某次腹痛超过 2 小时，或合并其他症状时必须看急诊。慢性腹痛合并便秘、便频特别是便血或潜血阳性者，最担心是恶性肿瘤，因此应该嘱咐家长时常注意患者慢性低热、每月查一次血尿便常规，注意贫血及出血。

【预后】　过去小儿常有肠痉挛症而未受重视，自生自灭。很多人自我回忆，多记得曾有过不时的腹痛，偶尔也去过医院看过急诊。也未注意而自然痊愈。罕见小时腹痛延至成年成为某种疾病的记录与报道。说明"自生自灭"，不需治疗是正确的疗法。近年来本症的增多（就诊率增多），说明社会对孩子健康的重视。遗憾的是现在医务界对三态一类问题认识不一致。不少医生认为不属于疾病，不是医生的任务，特别是小儿外科医生认为没有器质病灶就没有手术的目标。然而患者以外科主诉而来，也不好拒绝，于是用"待诊"处理，反正病情不重也不急。而家长则可能认为是疑难大症，不得不到处求医，最危险的是寻求偏方奇迹。有时制造了意想不到的并发症。本来是一个不成问题的问题，很多孩子常有的情况。而今却使医生困惑，家长心急，患者不但精神损害，而且难免发生莫名其妙的并发症。难道这不是医务界的责任？

（二）无痛性水肿　附湿疹（eczema）、臀红（diaper rash）。

【定义】　无痛性水肿（benign edema）是指突然发生体表某部位局限性水肿，皮肤发亮，但无疼痛或其他全身症状。多于一两天内自然消退，不留任何痕迹。俗称过敏性肿（allergic edema）。

【病因】　为渗出性过敏体质，诱因不明。个别情况与局部接触有联系，但很难证实。多见于婴幼儿。

【病理】　多发生于头面部的口唇、耳及头皮；手脚的背面皮下与指、趾；和男女孩外生殖器，特别是男孩包皮。少数可发生在全身皮肤任何部位。一般范围不大，肿胀界限清楚。皮肤颜色纹理正常或稍苍白。无触痛或压痛，压之较软。少数患者有微痒感。个别患者有时发生表皮下水疱，特别常见于手指足趾掌面。也无痛痒。撕掉表皮后，流出淋巴液。暴露鲜红色真皮，有渗出及触痛。皮下水肿与表皮下水肿可以同时同位存在，也可单独存在。

【症状与诊断】　健康婴儿突然发现手足或包皮严重水肿发亮，较大的幼儿更常见上唇或下唇，或一个耳朵突然肿大。一般无痛无痒，也无全身症状。不发热，精神好。患者吃玩照常，甚至也不妨碍局部活动。局部检查，肿胀明显，高出正常皮面，界限清楚。皮肤颜色稍显苍白，纹理正常。肿胀部软，无波动，透光试验阳性。无压痛，无皮肤触痛。局部皮肤触觉、痛觉、冷热感觉均存在。一般一两天内自然消退。不留任何痕迹。表现为表皮下水肿者，局部局限性凸起，乳白色，无任何知觉。剪除时也无痛。暴露真皮面则有小量淋巴渗出。表面有触痛。暴露空气中，一天后干燥愈合。一两天后知觉恢复正常，但局部颜色保持深红约一周。

【治疗】　皮下水肿型自生自灭，毫无症状，不需治疗，只需保护不受损伤，任何治疗均有害无益。表皮下水疱也无症状，也是一两天内自愈。只需包扎保护。液体吸收，表皮干燥成痂，一周后逐渐脱落。然而小儿不慎常使水疱破裂而感染。致使局部疼痛周围红肿，而需将表皮全部剪除，真皮全面暴露，待自然干燥。因此有人主张在无菌条件下将水疱剪破，加压包扎。

附：湿疹与臀红　病理为皮内丘疹样水肿，一般为生后两个月开始在面部出现，4~6 个月时发展严重，甚至波及前胸，9 个月以后才逐渐消退。皮内病变引起严重痒感，而致擦破渗出感染成为真正需治疗的皮肤病,所以不做三态处理。发生在臀部会阴称为臀红,也和湿疹一样,需皮肤科处理。治疗原则也是保护与止痒。只要不因治疗造成损伤或感染,无论湿疹如何严重,自然愈合后,不留任何痕迹。

(三)小量无痛性便血

【定义】　小量无痛性便血(painless anal bleeding)一般指小儿大便后发现粪块外表沾有血迹,或便纸上有血,偶尔便后滴两滴血。此外无任何症状。不痛不痒,无便秘、无腹泻,也无贫血。合并息肉者称为幼年(青年)息肉(juvenile rectal polyp)。无息肉者称为淋巴滤泡增生(lymph folliculosis)。

【病因】　是因为过敏性出血性体质,在适应环境条件下,细胞免疫旺盛时期,肠道内淋巴滤泡增生,直肠内受粪便及强力排出蠕动影响,可能致使黏膜内淋巴滤泡损伤有小量出血。诱因尚难确定。因此很难预防出血。

【病理】　一般出血损伤很轻微,排便后自然愈合。一两年后度过淋巴增生旺盛期,则不再便血。然而少数患者个别黏膜损伤处,因感染而未能愈合。则可能逐渐肉芽增生,并且渐渐增大高出黏膜,成为肉芽丘疹。再度增大而成为广基息肉,突出于肠腔之内。受到肠蠕动的排出牵拉,将广基部黏膜拉长拉细,成为长蒂息肉。称为幼年息肉,更增加出血机会。以后息肉增大而蒂更长更细,使息肉坏死萎缩或脱落而不再出血。组织检查见息肉完全为肉芽组织,无上皮细胞。与蒂交界处有一层纤维组织连接,长蒂内有血管结构。未见有恶性变趋势。自然脱落或摘除也无复发趋势。

【诊断】　小量无痛性便血病史,肛门检查无肛裂、无红肿。指检阴性,但黏膜表面滑而不平,如玉米样纹理。有时可以摸到息肉(有人把息肉单算一种病)。直肠镜检可见排列整齐的玉米粒状黏膜凸起(或见到息肉)。钡灌肠排出注气双重对比造影,可见到整齐网状的淋巴滤泡增生及手指够不到的高位息肉。

【治疗】　近期无痛苦,远期无贫血,一两年内可以自愈不留后遗症。所以应该不需治疗。个别有息肉者可以摘除。高位摘除不便者,也可等待自然脱落。然而家长担心,则应该摘除,特别是低位指检时顺便手法摘除,只是举手之劳。非常个别情况,有时发生大出血。特别是息肉自然脱落(蒂中部撕脱)出血较多,但也不过几十毫升而自停。然而对家长来说可能造成震惊,必须严肃对待,善为解释,给予保证,并给予一些止血措施。如注射酚磺乙胺、口服云南白药,以后再服用一个疗程含铁类补血药。非必要时尽量说服不用输血。

【预后】　就无痛性小量大便带血而言,既无不适症状,又无威胁性后果。患者于一两年内无不痊愈。但必须与家族性结肠息肉症相鉴别,后者为恶性趋势之儿童疾病。也必须与肠乳头状瘤以及各种炎性息肉或乳头状瘤(如克罗恩病或结核)相鉴别。以上疾病均为多发性息肉样病变,同时合并其他肠道症状。单发的乳头状瘤非常罕见,幼儿年龄以上不愈的息肉,应以切除活检为妥。

此外,出血性过敏体质患者,不一定表现为大便带血。也可能小便内常有大量血细胞,则必须排除泌尿系肿瘤与畸形。另一类出血性表现为常见的过敏性紫癜,有明确的器质性损害(如血小板减少及贫血)。也当视为器质性疾病处理。

(四)良性淋巴结增大

【定义】　学龄前儿童突然注意到颈部两侧淋巴结增大,但大小、形状、硬度、活动性均在正常范围,既无全身症状也无局部症状。称为良性或正常淋巴结增大(benign adenopathy, adenomegaly)。属于过敏反应,非器质性病变。

【病因】　为淋巴性过敏体质。诱因可能为细菌或病毒类微生物侵入引起免疫性淋巴反应,因而未造成感染。只是过敏体质患者淋巴结表现比正常儿突出明显。

【病理】　一般只表现淋巴细胞增生,很少有轻微充血和水肿。更无浸润与坏死。有时有少量纤维增生,而被诊断为非特异性慢性炎性病变。

【症状】　多数患者是偶然转头,家长发现颈侧可见小肿物,摸之活动而无痛。患者本人并无感觉。事实上此种小肿物本是正常淋巴结,自小婴儿时期即已存在,只是未被注意。至学龄前,皮下脂肪减少,颈部发育伸长,比较容易显出。特别是淋巴性过敏体质患者,正常淋巴结就比较偏大,因其家长担心。因为正常淋巴结反应,确与外界细菌侵入有关。因此有时也表现时大时小的变化。无论任何变化也无全身或局部症状(如发热或红肿疼痛)。

【体征】 正常淋巴结的标准有以下四条:

(1) 大小:最长径不超过 1cm。

(2) 形状:长圆扁如蚕豆,不呈球形或半球形如栗子(说明张力高、生长快)。

(3) 硬度:韧性如橡皮,非坚硬、非囊性感。

(4) 活动:有小范围的自由移动性,无压痛。

分布的部位与年龄有关:小婴儿首先在枕后发际头皮下和耳前、耳后皮下。幼儿颈侧颌下逐渐明显,咽部扁桃体也同时增大。学龄以后注意到腋下与腹股沟均可摸到。只要符合正常四条标准,都属于正常淋巴结反应。非淋巴过敏体质患者很少增大以致被家长注意。另外,偶尔一次真正淋巴结发炎也可从而引起家长注意,从此放心不下。

【诊断】 无症状,符合四条标准,即可诊断。然而诊断指标多有主观判断成分,定量数据不准。特别是不能明确与肿瘤鉴别时,应考虑切除一个做活检。

【治疗】 正常淋巴结增大,是正常范围内的免疫反应,不需治疗。然而有人认为既然是致病性微生物引起的免疫反应,就应该给予适当的抗菌药物。否则万一自身免疫不足,岂不耽误治疗?另有些人认为,不引起症状的病菌侵入,正好刺激免疫形成。使用抗生素也是盲目,缺乏目标,也不知何时停药。长期用药难免产生毒副作用,很可能造成某些抗药,或削弱抗体形成。因此应该拒绝用药。但是事实上,现在到医院总是拿一些药回家。这恐怕主要是群众心理问题,有赖于医生的认识与大力宣传。

二、忽视性不良习惯

如小儿"便秘",给孩子带来痛苦,使家长担心。近年来,从小婴儿开始任何年龄均可发生便秘。成为小儿常见病之一。本来,吃、喝、拉、撒、睡都是生理行为现象。然而"每日三餐""夜间睡觉""每天大便",则都是按社会规律训练的习惯。一般符合社会规律的生活,都是随着年龄与智力发育自然形成的习惯。但是万一小儿的习惯偏离正常社会规律,而家长也未注意及时纠正,则发展为不正常行为。便秘就是常见情况之一。如果小儿几天不大便,但食欲正常,腹软不胀。几天后排便也不困难,检查也无器质或功能病变,则可以诊断为习惯性便秘。只需设法训练每天定时排便习惯,不需泻药,更不需外科治疗。但是如果任其发展,大便越存越干、越粗、越难排出,从而不敢排便。日久则把结肠憋粗,成为继发性巨结肠,真的成为疾病。又如小儿白天尿频、夜间不尿。或是白天正常,夜间尿床。也多是习惯问题。当然,都必须排除类似的器质病变。此外婴儿夜啼,幼儿挑食、拒食等,只要不影响精神、食欲、营养、发育,均属此类第三态。

(一)习惯性便秘

【定义】 小儿两天以上排便一次,排便困难,粪便干、硬、粗、色棕黑,不影响正常生活,检查:精神、腹部、肛门、均无异常。称为习惯性便秘(habitual constipation)。是针对器质性便秘而言。

【病因】 近年来小儿便秘发病率日渐增高,可能与人民饮食质量有关。现在小儿饮食过细,需排出的成分很少。排便的要求减少。本来人类的所谓正常排便是指符合人类社会规律,这是需要教育与学习而建立的。一般家长注意孩子的饮食睡眠习惯,忽视排便习惯的养成。特别是有一种错误的观点认为婴儿便秘为"攒肚"(增加营养之意),不按时让孩子排便,不排便也不予纠正。从而任凭养成便秘习惯,而难以更正。幼儿以上年龄生性贪玩,无人督促常懒于安心排便,或不能排净。现在独生子女,有的家长拿着便盆满院里追逐孩子排便早已不是新闻。

【病理】 排便的生理活动是一系列神经精神反射。粪便增多,肠内压力增加,超过阈值,引起排便反射。对肠内诱发排便的刺激,稀便强烈,干便微弱。而稀便如果不排出,存留于直肠内,则水分吸收成为干便,就更不易排出。以后越不排出越干,越干越不易排出。成为恶性循环,发展为顽固性便秘。粪便慢性积存,使直肠甚至乙状结肠憋粗增厚,成为继发性巨结肠,或是乙状结肠延长,终于转化为器质性病变。然而此类转化型病变多为可逆性。纠正便秘,解除慢性梗阻,扩大延长之肠管多可恢复正常。当然也不能排除发展为不可逆阶段的可能。

【症状】 典型的习惯性便秘,应该无症状。至少自觉无症状。特别是孩子,更是如此。孩子来看病,多是因为妈妈担心。事实上便秘的症状可表现在三个方面:

全身症状:平时无便意,患者反觉得更自由更愉快,不耽误吃玩。三天以上不排便可能自感有些腹胀,偶尔有短暂轻度腹痛。长期便秘可能影响食欲,有口臭、舌苔厚,甚至牙痛舌肿。大孩子可以发生痤疮,皮肤、皮下小脓肿等所谓"上火"症状。长期患者晚期发生器质性变化或并发症者,可以表现营养不良、贫血等有关症状。

排便症状:多因腹胀严重引起排便感觉。便意很急,甚至为腹痛。排便时肛门有痛感,排出困难,但一旦排出时则很急。排出后患者立即感到轻松。但肛门疼痛,有时小量带血。多数患者惧怕排便疼痛而不敢排便,或是迫不得已时只排出一部分,稍得缓解而终止排便。以后又有便意、便急则再排。本来是严重便秘,可能每天排便,甚至每天多次排便。事实上每次排便只是排出部分陈旧积粪。更有奇怪者,严重便秘患者偶尔发生腹泻。稀便可以绕过粪块而排出,腹泻后便秘如故。当然,这只是非常个别情况,特别是已经形成肠石患者。然而经常见到的是:腹泻能解除便秘,清除积粪,以后几天无便意,便秘复发。这也正与泻药治疗便秘作用一样,痊愈不彻底,停药则便秘复发。

粪便症状:一般正常吃成人饭食小儿排便,每天一次,多是前一天的食物残渣。应为黄色软条,呈圆柱状,有黏性,能弯曲。头部圆、尾部稍尖。可分为一两段排出。粪便粗细与一次排出总量,与患者年龄及食物性质有关。便秘患者粪便特点与粪便在直肠停留时间有关:

(1) 颜色:一天为黄色,三天为棕色,七天为黑色。

(2) 形状:一天弯条,三天直棒,七天小圆球、或小圆球堆积形成直棒。

(3) 硬度黏度:一天软而黏,三天硬而黏,七天硬不黏。

(4) 粗细直径:一天 15mm 左右,三天 20mm 左右,七天 30mm 以上。长期便秘患者可能多日粪便混杂一起,如无偶尔腹泻或药物干扰,多数排便时,先头排出为存留时间最长的粪便(粗硬黑球),后边是棕棒,最后为黄软细条。但患者常常不肯排完,只排先头部分而止。尽管每天排便,都是排出几天前的陈旧粪便。柱状便条是在直肠内吸收水分而成形。小球状便则是在乙状结肠的结肠小袋内形成。但是成形的粪便也可在肠内移动,排除混杂的粪便。至于肠石的形成,一般多反映器质性直肠病变的存在。

【诊断】 排便情况符合便秘条件,但生活生长发育营养正常;肛门检查正常,测压正常,钡灌肠正常,可以诊断为习惯性便秘。检查神经精神系统正常,经开塞露刺激试验或洗肠试验排便正常,则肯定为可逆性习惯性便秘。个别不能排除巨结肠类缘病者,可以做直肠活检确诊。

【治疗】 习惯性病的治疗当然是纠正恶习,建立良好习惯。根据年龄与智力水平,设计教育方法。最常用的疗法为"三段排便训练"。

所谓三段排便训练法(3-step bowel training)就是人为地帮助孩子养成定时排便的习惯。理论基础是人的生理活动规律受所谓的"生物钟"制约。使孩子自然地按时有排便感觉,自然地控制排便活动。正如到吃饭时就饿,夜里到睡觉时就困,早晨到时就醒。

排便生物钟训练的目标是:定时排便,立刻排出,一次排空。这应该完全可以靠高级意识控制,靠人的自我要求与约束而形成习惯。然而小儿的智力发育未达标,无法向孩子传授控便经验与控便技术。必须创造条件,使孩子的直肠有空时也有满时。让他逐渐体会到空与满的不同感觉。定时使他排空,排空前的感觉也就是定时的满的感觉。时间长了就形成定时排便的生物钟(就是排便习惯)。到时自然有要求排便的感觉,而且"有准备的"立刻排空为止。这里提到"有准备"仍然要求一定的年龄与智力。一般要 2~4 岁才能自主控制排便。具体方法如下：

第一段：要求准时。首先是每天定时坐便盆。

第二段：要求快排。等 5~10 分钟，无便意或排不出，肛门内注入一支开塞露。

第三段：要求排空。自称排空后，再注一支开塞露。

第一段如果能自排，则免去第二段，到自称排空后，直接注入第三段的开塞露。如果第三段的开塞露注入后无粪便排出，连续三天，则可免除第三段开塞露。如此，免除第二段及第三段开塞露，仍然严格坚持第一段"准时坐盆排便。随时发现不能按时排出，立刻恢复第二段开塞露。第三段开塞露免除后，则需每周不定期便后注一支开塞露抽查排空情况。发现未排空则须恢复第三段开塞露，直到连续三天排空后再停止第三段。以后继续每周抽查。如此严格训练，约需一年才能形成稳固的习惯。

多年来实行过程中也曾发生过一些问题。首先是对开塞露的顾虑：

（1）长期使用是否中毒？开塞露注入马上就排出，标准的基本药物是甘油、硫酸镁与水，旧称 123 灌肠，无论注入多少，只要排出，就不致中毒。

（2）长期使用会不会成依赖性？只靠开塞露刺激排便，目的是用开塞露排便，当然就依赖了开塞露。排便训练是按时先自排，不排才用开塞露，目的是摆脱开塞露。即使训练失败，真成了依赖开塞露。也不过是排便时比解裤子、擦屁股，多一道"注药"工序而已。操作熟练后肯定比长期服药或做各种手术安全有效。

（3）小儿反对肛门注药，技术是否痛苦？诚然，使小儿受到痛苦伤害，自然遭到反对。首先检查开塞露管头是否圆滑。必要时先予修整磨光。插入时先往肛门外涂油（不是开塞露管外涂油）。插入时要慢慢轻送，全部插入，使管球紧紧顶住肛门。即使小儿扭动或妈妈的手不稳，也不致使开塞露在肛门内移动造成损伤疼痛。不论剂量大小，一次全部挤入，迅速拔出，缩短操作时间。减少患者反对。这样技术高超，解决排便时肛门本身疼

痛，患者肯定逐渐接受。仍有些反对，也可促使患者自己设法自排，摆脱开塞露。学龄儿可以教会患者自己使用开塞露。

有的患者便秘严重，积粪太多太干。一支开塞露毫无作用。则需首先到医院用肥皂水清洁洗肠。一两次后，陈旧积粪全部排空后，再开始在家庭使用开塞露训练。有的家长在家中自备洗肠器，并掌握技术。用以代替开塞露，效果更好，只是不方便。也有的家长把几只（最多到十只）开塞露的溶液，一起放入大注射器中，通过肛管（或导尿管）一次注入肛门，代替清洁洗肠。此法必须在医生指导下实行。肠石的清除必须到医院洗肠同时手法压碎，或必要时乙状结肠镜破碎。

手术治疗习惯性便秘，原则上应该禁忌。晚期合并器质性病变如继发性巨结肠或乙状结肠冗长，也应隔一定时间洗肠使其空瘪休息而不可恢复时才考虑手术。常做的手术有：巨大肠管或冗长肠管部分肠切除吻合，必须慎重选用，因为感染及死亡率仍很高。并且切除后，如果不加训练，仍然可以便秘如故。国外很多人崇尚阑尾造瘘（马龙手术，Malone operation）。把阑尾盲端打开缝在脐环内造瘘。随时插入导尿管洗肠，比经肛门洗肠方便而有效，国内尚难接受。也有人切开内括约肌，扩张加训练，据说比单纯训练更有效。从生理及心理观点考虑，也合逻辑。当然，真性巨结肠及类缘病另有各自的手术指征。总之，习惯性便秘的手术指征应该限于"非手术的危险性超过手术的危险性"，必须全面分析比较。

关于药物治疗，原则上只作短期治疗或暂时治疗。改正一个习惯常需很长时间，长期用药很难避免不利的副作用。因为任何药物总要先分布全身，小儿的生长旺盛部位常常与成人反应不同，不可不慎。因为一般习惯性便秘本来无症状，不予治疗对生活生长发育也无妨碍。用药无把握，不如不用，或临时排便需要偶尔一用。

调整饮食也是必要的疗法。多吃一些水果蔬菜，多吃一些含纤维食品，可增加粪便量。对防治便秘有利。然而有一个原则，必须保证患者正常食欲。不能为了排便，强迫吃某些食物，不许吃某

些食物,破坏患者食欲,引起营养不良。现在我国要全民进入小康,提倡孩子吃粗粮也不现实。必须训练孩子吃任何食品也要正常每天排便。重视合理饮食充分运动,是孩子生长的根本卫生条件,不仅是对便秘有利。

【预防】 父母有责任注意孩子的排便习惯,从新生儿就应该注意,一降生就应该排出胎便。以后每天至少一两次排稀黄便。吃母乳的一直保持每天几次稀黄便,吃牛乳或乳粉者大便较淡黄稍稠,偶有成形条便。以后逐渐次数减少,条便渐多。无论如何,至少每天一次排便。某日未排便,必须设法"把"他,促使排便,不可任其"攒肚"。以后的生活中必须保持每天定时一次排便。要和每天定时喂奶吃饭一样不可耽误几分钟。促排便的方法很多,妈妈们各有千秋。有的吹口哨,有的唱歌,最常用而有效的方法是"把"便或"坐盆"。幼儿园的孩子,常常集体一起坐盆,互相诱导,互相比赛。但如果阿姨不管,同样可以养成坐而玩、坐而不排,坐而打闹的坏习惯。学龄儿贪玩,家长必须像督促吃饭一样,认真检查排便。有的家长定期给孩子一剂缓泻药。可能有助于督促的不足,对消化、食欲改进有利。但这不能代替每天定时督促。使用太频反而引起抗药,泻药越用剂量越大,更造成顽固性便秘。饮食调理应该注意但不能危害食欲。

最后必须强调习惯性便秘属于三态,本不是病,不需药物或手术治疗。习惯的形成与改变只能靠日常生活中的学习与指导。主要靠患者的自觉自力与家长的关心,医生很难具体插手。医生的任务就是负责让家长充分了解患者表现的情况性质,从病因病理诊断治疗系统的解释,使家长懂深懂透,使他相信而服从医嘱。工作做不到家,疗效不明显,家长不满意。强烈的要求下,可以使医生屈从家长,做出愚蠢的决定。特别是外科医生,常制造出各种外科并发症。

(二)习惯性便频

【定义】 每天超过两次排便,粪便不成形。或者排便无知觉,用力随时排出。检查肛门正常,胃肠道正常,神经精神正常。

【病因】 新生儿都表现为习惯性便频(habitual bowel frequency)。国际上四岁以上不能意识性控制称为便频。我国一般两岁半要求意识控制排便。原因是我国习惯让母亲和新生儿在一起生活,随时管他的排便。所以说病因仍是管与不管的问题。

【病理】 与习惯性便秘一样道理,粪便在直肠停留时间越短越稀,越稀越刺激排出,使粪便停留时间更短而形成恶性循环。由于频排稀便,可使小儿肛门周围糜烂。甚至使括约肌松弛,便频更为加重。如果擦屁股损伤肛门黏膜,可能合并肛周脓肿及肛瘘。

【症状】 典型的习惯性便频在临床上表现为生后排便正常。吃奶大小便均符合婴儿生活规律,腹部及肛门检查无异常。几个月或几岁以后,无明显原因,突然排便次数增多。粪便细软,但仍成形。个别患者是在某次腹泻之后发生便频,但粪便也已恢复成形。多数患者只是短期便频,每天排便三四次,几天或几周内自然恢复正常。少数发展为恶性循环,粪便渐稀,次数增多。多见于幼儿时期,可有两种表现类型:一种为无意识型,患者排便前无感觉,排出后立即控制,但已发生污裤;另一种为意识型便频,患者频有便感,但能控制稍短时间,可保持不污裤。无论如何此时已影响生活不便而就医。一般患者除排便次数增多外无其他全身或局部症状,精神食欲好,生长营养正常,胃肠造影与粪便常规均无异常。

【诊断】 排便次数多而无胃肠及肛门疾病,即可明确诊断。但必须慎重排除类似疾病。首先是与失禁鉴别。便频患者能自主控制排便,只是次数增多。检查肛门括约肌张力与反射均正常。第二是与严重便秘的随时溢出鉴别。直肠内积粪太多,使患者频有便意,但又难排出排净。于是频频排便。事实上临床见到的便频患者多是肛肠术后的后遗症,当然不能与习惯性便频混淆。

【治疗】 便频患者多是幼儿年龄,比较懂事。因此教育、训练多可见效。但是已经形成恶性循环者,则必须打断恶性循环。首先从消除排便意识入手。患者急于排便时,及时洗肠,制造一个全空的直肠,患者自然有一段时间无便可排。下次再急时,再予洗肠。使患者逐渐习惯于一段时间无便意,然后逐渐延长洗肠间隔时间。最后达到每天两次、一次排便。同时延长粪便在直肠内停留时间,使粪便干燥。所以两次洗肠排便之间,严格要求不许排便。实在控制不住,宁可站着排一部分,也不许坐盆排便,必要时可以平时带用尿不湿随时防护。当然延长间隔时间太急,患者不能承受,只好再缩短间隔。频繁洗肠不方便,可以渐渐改用开塞露。为了使粪便干燥,口服炭末、白陶土、蒙脱石散以及中药石榴皮等收敛剂,从生理到心理都有帮助。尿不湿保护性封闭,作为临时生活活动的需要,也是可取。但必须要用真正化学性吸水性尿不湿,而不是普通疏松存水性尿布或月经带。非化学吸水性棉布类尿布,长时间使用易发生尿布疹或糜烂。

【预后】 一般习惯性便频比较少见,治疗也比便秘容易。短期训练多可痊愈。可能与患者年龄较大有关;但是常有不少患者属于继发性便频而误诊。特别是慢性肠炎与某些肛门疾病或手术后遗症。然而多数情况用训练方法治疗也能生效,但可能治愈不彻底,或疗程太长。因此鉴别诊断很重要,临床上顽固病例必须进一步检查。发现器质性病理及时针对性治疗,或施行 Malone 手术。

(三)习惯性尿频与尿床

【定义】 排尿间隔短于两小时,并且尿急(憋不住)。泌尿系检查无器质性病变,尿常规正常。称为习惯性尿频(sychnuria)。特点是白天尿频夜间不尿。另一种是白天正常排尿,夜间尿床。称为习惯性尿床(enuresis)或称习惯性遗尿。都必须排除器质性病变。

【病因病理】 人的排尿感觉与尿急感觉,来源于膀胱内尿量增加,压力增加,达到一定的量(阈),刺激膀胱三角区,引起排尿反射。客观因素是尿量与膀胱压力,主观上受到大脑意识控制。新生儿时期意识不成熟,基本是无意识神经反射。大孩子发育成为完全的意识反射。这个过程是后天性经过社会教育形成的,所谓的生活习惯。正常的生活习惯是不自觉学习形成的。个别孩子,个别时间,也可能学了坏毛病,形成坏习惯。习惯性尿频就是主观上降低了三角区刺激阈,提前引起尿急。如果因此引起患者紧张,则使得患者更加警惕,进一步提前排尿。于是逐渐形成习惯性尿

频。睡眠后大脑休息,尿频停止。因为膀胱本无器质性病理,压力阈也无变化,所以也很少尿床。事实上尿床本身也是意识反射。虽然深睡后才尿床,而在排尿的刹那仍是意识行为。懂事的孩子都会描述他是如何找到厕所而排尿。只不过这些意识活动都在梦中,或称"下意识"。和醉酒一样,是大脑皮质下层为主的控制。如果憋尿刺激强烈,使患者突然清醒,大脑皮质上层意识恢复,尿床即可避免。每次尿床的发生,都是因为患者过度疲劳,睡眠很深,一般刺激不足以使他清醒,才酿成尿床。并无任何器质性病理,所以也称为习惯性尿床。长期尿频和尿床是否可以继发器质性病变?理论上可能使膀胱萎缩变小,但临床上尚未见报道。因此临床上相信此症是可逆的。

少数女孩合并蛲虫病会阴皮疹、男孩有包皮垢刺激产生排尿感。

【症状】 健康幼儿常有一个时期排尿很频,甚至每小时一次,尿量很小。偶尔一两天自愈,特别是女孩穿开裆裤,蹲在地上玩,也不引起家长注意。持续几天则常来就诊。典型症状特点是:排尿次数多(每一两小时)而无任何不适。白天尿频,夜间不尿。一般患者能保持整洁,无尿臭。但有时家长使用尿布或尿不湿,特别是冬天更换不及时。可有尿臭甚至会阴糜烂。检查尿常规正常。阴茎包皮不湿不肿。肾、输尿管及膀胱造影泌尿系无异常。家长常因患者生活不便而带孩子就诊。事实上习惯性尿频多不需治疗而自愈。

尿床患者比较更常来就诊。虽然也无其他症状,检查也无器质性病变。但尿床不易自愈,甚至上中学仍尿床。患者自己就要求医治。典型的习惯性尿床症状是:一天疲劳,夜间睡眠很深,一般推叫不能唤醒。尿床前,梦见尿急遍寻厕所,排尿开始后突然感到下身发热而惊醒。但已尿床。惧怕尿床,少喝水、精神紧张,结果越紧张越尿床。致使患者失去信心,产生自卑心理。

【诊断】 白天尿频夜间不尿可以诊断习惯性尿频;白天正常排尿保持干燥,夜间尿床一次,可诊断为习惯性尿床。当然,诊断的任务在于排除器质性病变。首先是神经性膀胱的尿失禁或尿潴留涨满溢出,或输尿管口异位或膀胱瘘管随时滴

尿。其次是其他诱发尿意的疾病如包皮垢、肛门炎、腹股沟疝、膀胱结石等。

【治疗】　习惯性尿频一般都能自愈，如不影响生活，可以等待自愈。如感不便特别是排尿太频，可以采取训练方法。先规定患者定时排尿。形成规律后，逐渐延长间隔，使达正常4或6小时一次排尿。严重顽固病例，可以借助于定时清洁导尿方法训练。

尿床治疗也是基于训练。方法是先摸清患者每夜尿床的时间，估计尿床时间前将患者唤醒排尿。注意必须使患者完全清醒，男孩要站直排尿，女孩要自己做好尿盆排尿。不能允许半醒状态下排尿。逐渐患者按时自行排尿。坚持两个月可以不再尿床。大孩子可以用闹钟训练定时中夜排尿。有些药物疗法、物理疗法、生物反馈疗法、针灸疗法，都是刺激神经协助训练。当然，如果发现器质性病变要按病理需要而纠正。年龄5岁以上，每月尿床两次以上方可诊断遗尿症，见泌尿生殖外科章节。

（四）习惯性呕吐

【定义】　习惯性呕吐（habitual vomiting）临床上可分两类：一为新生儿吃奶后溢奶（regurgitation）；另一类为大孩子习惯性呕吐（habitual vomiting）。二者共同条件是检查不出器质性病变。

【病因病理】　新生儿溢奶非常常见，几乎所有的新生儿都有不同程度的溢奶。病理机制属于胃食管反流。新生儿贲门关闭不灵敏，吃奶时常有小量反流。但不影响营养，也不发生误吸。几个月以后自愈。诱因可能与吃奶时吞气太多及平卧体位有关。因此强调新生儿吃奶后直立位拍背使胃内气体经口排出，避免溢奶。临床上诊断习惯性呕吐多指第二种，大孩子呕吐。常见病因有两种。食物等过敏引起神经性血管痉挛，使胃缺血或脑缺血都可引起呕吐。第二种是精神反射性呕吐，如看到脏污或想到脏污，都可引起恶心呕吐。有的孩子不知何故发生呕吐毛病，常常自我想到脏污而呕吐，并且发展成为生活习惯。一般呕吐量不大，主要为食物或黏液，基本不见吐出胆汁，不影响营养生长。局部也无器质性病变。呕吐严重的患者，可以影响食欲，挑食，因而发生营

养不良。营养失衡，低蛋白水肿，进一步影响食欲与消化吸收，成为恶性循环，严重损害健康。

【症状】　新生儿溢奶，多无先兆症状，食后突然吐一口奶汁。有时喷射性吐出，口鼻一起喷奶，但患者也不呛咳。吐后安静。几乎每吃必吐，但体重照旧增长。喂奶后直立位拍背，可以减少溢奶，但也不能完全避免。新生儿后期逐渐自愈。大孩子习惯性呕吐多发生于挑食与纠正挑食之后。开始对某些食物拒食，强迫进食后引起呕吐。以后印象深化，食后自觉恶心，呕吐。有的患者只表现为频繁干呕。多数患者，调整饮食后自然痊愈。个别患者长期不愈，几周或几月饮食不能可口，后来主要影响食欲，体重下降，精神不佳。尽管有饥饿感，很想吃。但食物下咽后立刻引起恶心，甚至呕吐。皮下脂肪迅速消瘦，而代之以可凹性水肿。发展为典型营养不良症。

【诊断】　无器质性病变的呕吐，不影响入量，不影响营养，可诊断为习惯性呕吐。但是诊断的重点在于排除器质性疾病。新生儿溢奶须排除先天性梗阻。不吐胆汁可以排除幽门以下的梗阻。不吐大量奶瓣，可以排除幽门狭窄。钡餐造影可以鉴别胃食管反流、胃扭转及幽门痉挛等情况。后者这些情况也多于4~6个月后随着患者的直坐位生活增多而自然好转或痊愈。少数需手术治疗。大孩子呕吐，可以通过造影、胃镜、B超排除胃肠道器质性病变。通过神经系统检查、眼底检查、脑CT、MRI、脑电图排除脑压增高性呕吐。还要排除精神性疾病。最后还要诊断是否已经恶性转化为营养不良症。特别注意大女孩有秘密妊娠的可能。万分小心要不露声色，秘密排除。

【治疗】　新生儿吃奶睡眠正常，体重每天增加，则不需治疗。人工喂养奶头孔大小合适，喂后直立位拍背，随时清除口鼻内的吐物，避免误吸即可。溢奶严重或同时有明确反流或胃扭转者，可使患者保持床头高卧位。家中无婴儿筐，可用衣橱大抽屉代替婴儿筐，头端垫高30°~45°即可。体重不增或常有青紫，则需研究排除胃肠道或先天性心脏病畸形。大孩子排除器质性病后，主要治疗是恢复食欲。一般正常健康患者，允许他自己选食谱，小量多餐，保持八分饱可以恢复食欲。但

是,同时必须保证每天按时排大便,必要时借助开塞露。有时用些镇吐安神药物,可有帮助。情况严重者应检查并发症,血化学、饮食营养平衡,纠正负氮平衡、慢性脱水、电解质紊乱。然后再调整食欲。如果发现器质性病变,特别是需要手术处理,也需在纠正营养平衡之后才能考虑。总之保持营养平衡,调整饮食多可得痊愈。因治疗而遗留挑食毛病,待恢复健康后,再从减少零食开始,逐渐纠正三顿正餐习惯。

有一种原发性胃肠功能紊乱,病理表现为某段肠管麻痹扩张,形成慢性梗阻。目前尚无满意常规疗法。病肠切除后,常常另一段肠管仍然发生麻痹。因此任何外科干预,都必须慎重。颠茄、新斯的明、多潘立酮等药物如何配合使用,尚有待摸索研究。预后不良,不能与习惯性呕吐混淆。

三、对生理现象的误解

皮下淋巴结可摸到,如绿豆到黄豆大小,长圆形、略扁、有韧性、可活动、无压痛,为正常免疫反应。各年龄段分布可略有不同,青春期后基本上不易摸到。平时正常情况下,常不被注意。但"淋巴体质"小儿可能全身各处淋巴结都稍大,引起家长担心。但实际上,也都在上述正常描述范围之内。精神、食欲、生活、活动一切正常。理论上,淋巴结的稍有增大,可能与细菌、病毒随时侵入后淋巴结的自然免疫反应有关。即使活检为慢性炎性改变,也属于正常(生理性)反应,而不需治疗的情况之类。所谓良性淋巴结增大,前文已有叙述,此处不再重复。此外,如青春期男女"第二性生理"变化,也有人可能误认为疾病。少数学龄女童发现一侧乳头下有一个围棋子大小的皮下无痛性硬结,原系青春前期乳腺反应的所谓"乳芽"。本来可以随着发育而自然消失。然而,可能被误诊为乳腺纤维瘤,而被切除活检。这个女孩日后可能从此失去一个正常女人的乳房。也偶尔有个别的孩子某一时自我经常感到肠鸣、心跳、呼吸加快,从而导致精神性呼吸困难,甚至阵发性暂时青紫。多数并无病理。当然,都必须排除可能的疾病。

(一)婴儿肛周血管扩张

【定义】 婴儿肛周血管扩张(anal angiectasis)是指婴儿排便时,肛门边缘出现扩张的一组皮下静脉管,表现为青紫色软包,约5mm大小,排便后立刻消失。无痛、不出血。平时检查肛门,无任何异常所见。

【病因病理】 小婴儿肛周皮肤很薄弱,基本上无皮下组织。有些婴儿排便时局部压力增高,静脉膨胀而显出,而使家长担心。排便后压力恢复正常,膨胀的血管不显。一两岁后,肛门皮肤增厚,弹力增加,膨胀的血管不再突出而被遗忘。这与痔疮不同,静脉血管本身无病变。只是暂时扩张而非静脉曲张。至于扩张的原因与排便当时的阻力有关,便秘可能是诱因。但并非必需的因素。因此暂时受压扩张,只能认为是排便时的生理现象,而无病理改变。

【症状】 家长偶然发现一岁左右患者排便时,粪便排出前,肛门边缘皮肤出现青紫色小包。开始是一个,如果粪便干燥,排出困难,患者用力,则出现更多小包,全周可能有5~6个。大小约为5mm直径,位于皮下,互相连续并列。无痛,不出血,排便后立即消失。便秘时排便时间长,易被家长发现而担忧。事实上大便不干时,血管仍然扩张。只是时间短暂而未被注意。除排便时肛门外观变化之外,无任何全身或局部症状。合并便秘时,则出现便秘的症状,而非血管扩张的症状。但是严重的便秘,是肛门撕裂。则可能引起血管出血。一般多能便后自然停止,很少需外科缝合。

【诊断】 肛门周围发现无痛性青紫软包,排便时出现,便后消失,即可确诊。鉴别诊断当与痔疮区分。一般来说小儿无痔疮。但是如果小儿患有先天性门脉压增高,则可能发生痔疮。尽管发生率很小,也不能认为绝对没有。相反的,还能提醒医生排除门脉畸形。鉴别的关键在:暂时扩张排便后立刻消失,平时检查毫无痔疮遗迹。可疑时,B超查肝门可以定论。此外,痒性肛门炎(如蛲虫症,现已非常罕见)也可刺激患者在非排便时肛门充血,使静脉扩张。但年龄较大时,扩张也不明显。除痔疮外,轻度脱肛,有时也可误诊。血管扩张时肛门脱出物有完整的皮肤覆盖,而脱肛的脱出物则由黏膜覆盖(图15-1)。

【治疗】 本症属于生理现象,不是病理,不需

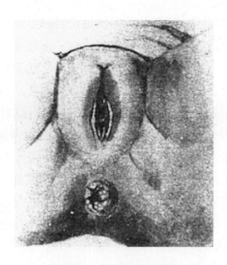

图 15-1　肛周血管扩张

要治疗，随年龄增长而自愈。误认为痔疮，给予任何破坏性治疗，都会产生比成人痔疮更严重的并发症。预防并发症，在于：预防便秘、保护肛门卫生、常洗、避免用力擦屁股。随年龄增长突出物逐渐不显。不怕一般损伤。

（二）婴儿剪刀步

【定义】　婴儿剪刀步（crossing gait）是指一周岁开始学步儿，在成人扶持下，表现为下肢强直性足尖着地，双足交叉性向前急速移动。很像脑瘫的剪刀步。但不走路或站立时，检查下肢各部神经反射均正常。

【病因病理】　婴儿大脑发育需待一定年龄，一周岁学步，开始仍是大脑皮质的下层控制为主。兴奋性失控，强直动作突出，表现为脑瘫型剪刀步。但是不走路时自动被动活动完全正常。行路时，如果正确教导，教孩子不着急，放平脚再走。剪刀步即可消失。当然以后再走仍然剪刀步，学会走路才能走好。这种剪刀步现象是生理过程，不留任何后遗症。诱发原因是患者兴奋。安静心情可避免剪刀步。

【症状】　父母教婴儿走路或站立，发现足尖着地，日趋严重而就医，此外毫无其他不适或局部不正常。因为训练走路困难而担心，一般此症发生于 1 周岁，超过两周岁仍未痊愈则不一定是生理问题。一般从学步开始约一两个月，有人扶持，可自己走路。半年仍不能顺利迈步，则需考虑其他问题。

【诊断】　首先是根据年龄和学步，再根据观察时间的变化。长时间无好转的可疑病例，主要靠系统的神经系检查，必要时包括脑电图。

【治疗】　不是病，不需治疗，但应该注意训练走路方法。主要原则是设法安静患者，避免引诱婴儿快走。等候婴儿将脚放平再迈步。训练走路不能太累，累了更增加剪刀步。

（三）学龄前乳芽

【定义】　学龄前乳芽（preschool mammary bud）是第二性发育前期乳腺的一过性反应，以后决定男女乳房成熟的区别。

【病因病理】　胎儿时期乳头下聚集 20 个左右原始乳腺管，形成乳晕。学龄时期开始准备青春发育，原始乳管也开始变化。女性逐步增大，原始乳管发育成为乳腺与乳腺导管，与乳头的小孔各个联通，周围填以充分的脂肪组织，形成成人的乳房。男性逐步萎缩，无乳腺的发育，但仍保留乳晕与乳头和局部皮下脂肪的生长增大，但比女性的小很多。在发育的初期，乳管上皮细胞的增生，脂肪细胞纤维细胞充斥，在乳晕皮下形成局限性硬结称为乳芽（mammary bud）。组织学观察为正常管状结构、成熟细胞、间杂淋巴细胞与纤维细胞浸润。一般乳芽不明显而未被发现。少数女孩某一侧明显而被发现。个别男孩也有时发现一侧或双侧乳芽。无论男女，单侧双侧，约一二年内消失。女孩多于乳芽消失后，开始正常柔软的乳房发育。发现乳芽时，有关其他第二性征尚未发育。以此作为性早熟的鉴别。但另有一种罕见的"暂时性性早熟"表现为乳房增大。多见于 2~3 岁，男女均可发生。表现为乳晕下软性隆起，如小乳房。平压很软，侧捏有硬块如成人乳腺组织。是真性乳腺发育，称为乳腺（过）早发育（premature thelarche）。一般一两年内停止增大，但也不能缩回。女孩青春期乳房继续发育为成人女性乳房。男孩虽不继续增大但也不同于一般男人，因此也有人要求切除。目前尚未发现明确发病诱因。

【症状】　乳芽本身毫无症状或任何不适。多数是母亲为孩子洗澡，偶尔发现肿物或压痛。肿物在乳晕皮下，乳头与乳晕保持婴儿型，皮肤结构颜色无变化。肿物为扁圆小饼状，如围棋子。

乳晕拉动范围内自由移动。平压侧捏均不变形，如硬橡皮硬度。有轻度深压痛，特别是肿物在肋骨上时压痛明显。因而有时抱书包或抱弟弟妹妹时，自己发现乳头疼痛。此后常常摸捏，以致轻度发炎而疼痛。就诊常因恐癌而来。乳腺早发育本身毫无症状，特别是好发于肥胖婴儿，更难发现。只在幼儿园时发现畸形。因此有可能使患者产生自卑反应。不敢让别人看乳部。男孩则更严重。

【诊断】 乳晕下肿物或增大，一般体检无任何其他第二性征提前出现即可诊断，从年龄特点及肿物形态可以诊断乳芽与乳腺早发育。与其他肿物不同的突出特点是在乳晕的中心范围内，与乳头有连带关系。如果非常可疑，各种常用内分泌检查及肿瘤标志检查仍不肯定，可以行细针穿刺活检，女孩绝不可行切除活检。

【治疗】 只要排除内分泌及肿瘤问题，基本上不需任何治疗。只需郑重肯定讲清生理规律。男孩的成形问题也待患者自己有要求时再做手术。重要的是尽量避免谈论或提醒患者注意自己的暂时性畸形。

（四）自觉肠鸣、心跳

【定义】 儿童时期常常自觉心跳（palpitation），或听到肠鸣（rugitus），使自己生活不安。查不出任何器质性病变。属于正常生理的纯心理感觉。与偶然注意到呼吸频率、行路步态而干扰了正常呼吸与行路一样的心理问题。非固定存在并能受意识控制，则也不属精神疾病范畴。

【病因病理】 人的脏器活动本来应该都有知觉。因为心理发育（大脑皮质的发育）对此类信号有了选择，如心跳只在精神紧张时可以感到，肠鸣则当饥饿时能听到（有时别人听到自己仍未听到）。意志坚强的人能做到临危不惧，脸不红、心不跳。当然这只是大脑发育成熟的成年人。儿童由于皮层发育不成熟，难免某部分暂时落后，因而出现一时的失控，使患者感到异常。皮层控制能力（抑制作用）是教育与训练而发育完成。暂时某些不足，自然随发育而自愈。心脏与胃肠原无病理。病因可能由于某次刺激，超出患者控制能力，而留下深刻印象有关。一般很难追踪肯定。

【症状】 学龄儿童突然诉说自感心跳或自感肠鸣，有时呈惊恐状，面色红或白。多数在十几分钟后自然停止，过后一切如常，不留后遗症状。有时复发多次，严重时可以合并出汗、呕吐。休息卧床后多数很快自愈。但仍可随时复发，也有时偶尔复发一次，延续几周、几个月，甚至经年偶犯。然而很少影响日常生活或生长营养，因此多不就诊。来医院就诊者只是家长担忧或患者自己精神负担严重者，就医时检查心脏胃肠系统查不出阳性体征。自称正在心跳发作严重时，检查血压正常、脉搏正常（或自称稍快）范围，心电图基本正常。自觉症状很少超过一小时，过后症状全部消失。肠鸣症状对生活无干扰，只是引起患者注意的一种感觉。有时吃一些食物可以终止感觉，但也有时不能马上停止。因干扰性不大，渐渐患者不太关心而自停。因此也很少因肠鸣就诊。

【诊断】 主要是排除心脏病与胃肠病，特别是先天性发育畸形，解除患者及家长的心理负担，包括 24 小时心电图及系统胃肠造影。证明发作时不影响生理，近期不影响生活（精神食欲好），远期不影响生长发育营养。给一个健康生活的诊断，至少一个排除外科的诊断，以打消心理负担。

【治疗】 患者与家长的主要顾虑是怕外科手术。肯定了不需手术，一般患者逐渐遗忘此症。但个别发作严重的患者，还应当给些镇静剂，建议卧床休息一两天，以求打破恶性循环。必要时请心理医生协助处理。

（五）儿童咳痰

【定义】 儿童咳痰（child spitting）是指学龄儿童自感喉内有分泌物，频繁咳痰而咯不出。家长担心，课堂上也不得安心。生活学习精神食欲好，检查无器质性病变。

【病因病理】 无明显诱因也无器质性病理，完全是一种对生理现象误解的社会性不良习惯。这里需要特别谈一谈吐痰问题。正常人本应该"不吐痰"（不只是不随地吐痰）。气管的分泌物与鼻咽腔分泌物（包括小量眼泪）自然与唾液一起吞咽入胃。没有必要咯出吐出。小儿生后都不吐痰，世界上文明人也不吐痰。只有肺病患者痰多才吐痰。但是一旦自我感到喉部有分泌物,有人就非吐出不可。随地吐痰恶习既是不良习惯又是对生理的误解。小儿本来不会吐痰,长大后随地吐痰,完全是受不文明的成人误导。因为他们看到成人随时随地吐痰,而自己不会吐痰,误认为是不成熟的标志,于是努力学习,但又咳不出。确有孩子因总有咳痰感而咳不出到处求医。有的怀疑到肺、气管,甚至喉部某些畸形、肿瘤等外科情况,而需排除。这里儿童咳痰的诊断必须无任何器质性病变。

【症状】　学龄儿童逐渐表现咳痰动作,越来越频。自己力图不咯或小声咯而不能自制。很痛苦,然而很少能咯出。一般也只能吐小量唾液,有时连续力咯,引起呕吐、流泪、喷嚏。平时发作一阵多可自停,但不时又发作。但除早晨第一口痰外,始终吐不出可疑病理性质的痰与代表病理的痰量。只是咳痰而无咳嗽,更无发热或其他上感症状。

【诊断】　重点也是排除器质性病变。胸部X线片与胸部听诊阴性,喉镜检查阴性,基本上可以确诊。长期拖延不愈,或日渐严重者,气管镜检以及病理活检也应考虑。鉴别诊断重点包括喉部慢性炎症、肿瘤与先天性畸形,气管软化、狭窄,以及纵隔与肺的肿瘤(原发与继发转移)。

【治疗】　排除器质病变后,主要是肯定诊断,讲清病性,打消顾虑。有时配合使用一些镇静剂。有时某些肿瘤很难排除,至少现时未发现器质目标,不需考虑手术。药物治疗密切观察是可行、安全、有效的疗法。摆脱精神负担是一切治疗的基础。家长对孩子的影响应视为头等重要,必须说服家长共同努力。

四、暂时性胎位后遗畸形

指胎儿在母亲子宫内特殊位置,长期压迫,引起的畸形。生后自由生长中,自然渐渐纠正。常见如小腿胫骨内弯(罗圈腿)、双足背屈(蛙足)。多数在一年内明显改进,五六岁自然痊愈。但自然纠正过程中,特别是幼儿时期随着孩子活动量增大,也可能发生"下午腿痛"。检查骨、关节、肌肉、神经全部正常,有人统称为生长性痛,亦为生长过程中的正常现象。并且随着生长可不治而愈。此类情况很多,因都是自然痊愈因而未被重视。现在一个孩子时代,母亲得不到确诊,常因畸形或慢性腿痛非常焦虑。

(一)小儿腿痛

【定义】　小儿腿痛(juvenile leg pain)是指幼儿傍晚腿痛,次晨无痛,长期复发。检查不肿、不红、无压痛。一两年后不治而愈。俗称小儿生长性痛。

【病因病理】　腿痛的病理基础是骨骼解剖畸形,使下肢持重点偏离重心,造成肌肉疲劳性疼痛。胎儿在子宫内,双腿屈曲盘叠交叉,致使两侧胫骨内弯。生后虽能自由伸展,但开始行路时弯曲纠正常不到位。为了避免因小腿内弯使双足互相交叉干扰,于是必须注意两脚分开一定距离。只能由膝外翻而代偿,而将膝侧韧带拉松。患者虽能自由行路,但因膝韧带松弛而行路不稳。必须由膝关节周围肌肉紧张保持关节稳定,致使肌肉疲劳。幼儿活动量增加,又不知休息。于是造成夜间腿痛次晨恢复现象。本症具体病理畸形包括:胫骨内弯,膝外翻,侧韧带松。肌肉疲劳是暂时现象,无器质性病变。但是如果肌肉已经疲劳,患者已不能承受,失去控制能力。则难免跌、碰、扭、拉,使关节软骨韧带滑膜受伤遗留器质性病变。反复受伤不得恢复,可能造成慢性劳损。关节出现肿胀压痛或活动受限。正常情况下,很少发生器质性病理。而是受正常运动与生长时肌肉的慢性牵拉,使生长中的骨关节逐渐拉直,畸形纠正,行路重心移回原位,膝韧带松弛恢复张力。所谓的胎位性畸形自然痊愈。甚至已经造成的器质性并发症也随之自然愈合。一般规律,临床痊愈约在6岁左右。解剖上胫骨继续拉直,可能在青春期前后。

【症状】　多数患者3岁左右开始声称腿痛,常于晚饭时间不愿行动。睡前甚至因腿痛而啼哭。疼痛部位以膝关节为主,但说不准。常指膝上部位或踝部附近,事实上不是关节痛,而是附近肌肉疲劳痛。母亲检查,不红不肿,活动也不受限。未见任何异常。次晨精神食欲好,跑跳正常。外出去公园时仍然非常活泼,到处跑。一定时间后坐

15

下或蹲下不动,要求妈妈抱行。此时如果勉强患者坚持行走,则可发现患者容易跌倒。回家后,晚上可能发生腿痛。睡一夜觉又恢复正常。这是最典型症状。平时毫无症状,细心的母亲可能注意到孩子有些罗圈腿、斗鸡脚(行路时足尖向内偏)。偶尔有一天发现膝关节肿而有压痛或活动时痛,次晨疼痛不能全消,或有轻度跛行。则说明曾有器质性损伤。如果经常肿痛,时犯时消,则当想到慢性劳损。尽管时痛时肿,总有完全无痛不肿的时间。如果肿痛始终不消,并且持续发展,则已超出本症常见症状之外,而需考虑其他疾病。

【诊断】 因为幼儿时期突出发展行路,生长旺盛时期,于是诊断为小儿生长性腿痛。意味着正常的生理发育过程。夜痛晨愈的病史,局部无压痛、肿胀、活动受限,小腿检查见胫骨内弯、膝外翻、膝韧带松弛,完全可以确诊。患者仰卧,双腿伸直并拢。测量两小腿中部互相距离。距离一指为轻度内弯,不治而愈。距离三指为重型,较难完全伸直。但也不留后遗症状或影响功能。如果诊断不能肯定,必要时双小腿平片可以排除骨关节疾病,特别是注意肿瘤(转移瘤)的可疑。考虑到盘状半月板及其他慢性损伤时,关节造影或关节镜也常为必要。曾一度消灭的滑膜结核,近来也要重新考虑设法排除。

【治疗】 诊断明确后,八个字的治疗方针:"鼓励运动。避免过劳"。因为腿直要靠生长中肌肉运动的牵拉,但是过累时候引起疲劳疼痛,甚至发生损伤。具体举例:带孩子游公园,让孩子自由跑跳,孩子累了,要求抱抱,只好抱抱。或就地休息,不要要求孩子勉强走到目的地。几步之差,就可能发生损伤。反复损伤可能留下后遗症。至于腿弯的问题,是否应该纠正?却有不同意见。我国传统老习惯,孩子生后,双腿并拢绑紧,至少三个月,以防弯腿。西方人先天性髋脱位比较多,并拢绑腿易诱发髋脱位(需蛙式位预防)。受西医习惯影响,放弃绑腿处理。认为胫骨内弯能自然纠正,即使纠正不彻底,也无大妨碍。万一制造一个髋脱位,则问题复杂而严重,得不偿失。因此西医都不提倡生后绑腿。对于重型弯腿,三个月以后

排除髋脱位后,可以用"夜夹板"治疗。每夜睡眠后,两腿中间加一条小木板,逐渐绑紧,约3~6个月可以绑直。此法只限一岁半以内患者使用。大孩子将干扰睡眠。此外治疗的目的与目标也必须与家长深入探讨。医生的原则是避免疼痛改进功能。这个目标不能动摇。然而家长可能更重视步态与外观,罗圈腿、斗鸡脚。特别是女孩,将来做歌星,站在台上难看。学龄以上可以穿矫形鞋,定制的内侧偏高的硬底鞋(靴)。可以逐渐使胫骨拉直。年龄太小则不适宜,带不动鞋的重量而出现其他并发症。

(二)习惯性斜颈

【定义】 颈椎骨畸形所致斜颈称骨性斜颈;胸锁乳突肌病变所致斜颈称肌性斜颈;副神经麻痹所致斜颈称神经性斜颈;在子宫内位置所致斜颈称习惯性斜颈(functional torticollis),也称胎位性(或假性)斜颈。而前三种斜颈统称为器质性(或真性)斜颈。

【病因病理】 胎儿长期在子宫内习惯了一个体位,头向某一侧偏斜。生后仍保留宫内习惯偏向某侧。多数斜颈患者为臀位分娩,有人认为臀位是斜颈的病因,但也有人认为臀位是斜颈的后果。习惯性斜颈的病理必须排除骨、肌肉、神经的器质性病变。有关颈部运动的器官解剖、功能及组织学均正常,随需要可以各方向自由活动。器质性斜颈因受器质性病变的限制,活动受限。生后逐渐发生颅骨单方向受压而变形,一侧肌肉失用而萎缩。习惯性斜颈基本上变化差别不明显。但是有一种特殊情况,称为视力性斜颈,病理与习惯性斜颈相同,因斜视或屈光不正促使头部位置适应视力而定向偏斜。病理相同而病因不同,因此治疗也不同。

【症状】 生后不久母亲即发现患者头常向一侧歪斜,三四个月后患者被抱起,则发现患者头半仰并向一侧歪斜。以后患者于坐位或立位时,常喜一侧歪斜。平时也有时不歪,而母亲担心斜颈而就医。此外并无任何症状。

【诊断】 诊断凭患者头部位置即可明确。但关键在排除器质性病变。首先排除颈部临时感染或损伤。一般是临时突然发现,多并有疼痛、压痛

或活动痛。第二类是排除器质性斜颈。检查头部各方向、主动、被动、活动均能到位。检查的方法：患者最好是睡眠时检查，观察患者主动活动及搬动患者头部达到标准位置。检查三个位置到位标准为：去枕平卧仰面，面能摆正，下颌后收，头不需后仰；头左右转，下颌能与肩平；头左右歪，耳能近肩。都要注意两侧一样、对称。被动搬动都能到位，始终观察主动某一方不到位应诊断为神经性斜颈；主动被动都发现某一侧不到位，当为肌性斜颈；主动被动各方向都不到位，应拍片考虑骨性斜颈。由于器质性斜颈限制了一个方向转动，睡眠时头部永远是一个位置受压，因此必然形成颅骨枕部偏斜。从头顶部向下鸟瞰，可见明显偏斜。而非器质性斜颈，因睡眠后长时间受压能自然翻动，所以无颅骨畸形。但视力性斜颈仍需靠眼科检查确诊。为了治疗的需要，斜颈方向必须诊断明确。影响颈部活动因素很多，特别是晚期斜颈，周围肌肉、韧带、骨与关节都可能产生继发病变。然而一般习惯以胸锁乳突肌方向为代表。某一侧胸锁乳突肌收缩，引起头向同侧歪，面向对侧转，枕向后仰。即称为某侧斜颈。晚期忽略性斜颈，学龄后颜面两侧不对称很明显，然而一般很难察觉，直到手术纠正后突然显露严重的面部不对称（歪脸）。事实上从两岁开始，满口牙基本长齐，颌骨畸形即已固定。因此不论哪一种斜颈做诊断时都要测量面部两侧口角到眼角的距离，精确测量对比是否一致。

【治疗】 确诊习惯性斜颈，多数在一年内自愈，不需治疗。但家长多不放心，同时医生因观察婴儿主动性活动不满意，清醒婴儿检查被动性活动也不可靠。很难排除轻型器质性斜颈。因此不妨建议体操运动疗法。对患者无损，对轻型器质性斜颈也能治愈。方法是：每天一两次，必须待患者熟睡时。去枕平卧，下颌内收枕骨拉平（无仰头）；左右转头到位；左右歪头到位。反复各10~20次，如每日体操。坚持到患者自由行路，至少保证两侧颈肌平衡发育，不致因失用而萎缩或僵化。有人建议使用斜颈牵引帽，方法是：一顶薄布婴儿帽，帽缘近患侧耳后乳突位置连一条松紧带，跨过颈前，另端固定到对策肩头（事先套一个松肩圈），

拉直而不拉紧。目的是平时允许自由活动，超限度的活动，松紧带就提醒患者改正不良习惯。不是强制性牵拉矫正，睡眠时必须摘掉。新生儿器质性斜颈有睡眠窒息的报道，外加牵引带等于人为的器质性斜颈，不可不防。晚期习惯性斜颈，由于很长期一侧失用，也可能继发器质性病变，当然需针对性治疗。特别是视力性斜颈，必须早期纠正视力。虽不属习惯性斜颈，但首诊医生有责任提醒家长注意。伪科学市场上广告专治斜颈，不做手术，用按摩、针灸、拔罐、药物贴敷，甚至注射。所治愈的基本是习惯性斜颈，然而这些患者根本不需要治疗。上述疗法虽无手术，但对新生儿小婴儿也是有危险的损害。因此医生不能毫不重视地讲"不需治疗"。家长不放心自然去找能治的人去治。

（三）新生儿拇指内屈

【定义】 新生儿拇指内屈（congenital flexion of thumb）是指生后双侧拇指屈曲握于其他四指拳内，很难掰开。但患者偶尔自己完全伸直。随年龄增大，伸直时间越多越长。1岁内基本不显。胎位内习惯所致。

【病因病理】 目前尚无解释，可能只是单纯习惯。

【症状】 正常新生儿生后常握拳，握拳时多是一侧或两侧拇指被攥入四指内，并不足为奇。少数患者握拳时间长，甚至3个月仍罕见患者抓挠。特别是越掰越紧，而引起母亲担心。事实上肯定有完全伸直的刹那，只是未曾留意。

【诊断】 必须与先天性弹响指鉴别。弹响指是窄缩性腱鞘炎，拇指根部内侧应该能摸到米粒大小硬结。然而新生儿拇指内屈位很难摸到。因为弹响指的治疗也要到1岁以后才需行手术。因此无需勉强寻求确诊，只需教导家长注意观察患者偶尔伸直拇指。即可解除顾虑。

【治疗】 安心等待自然痊愈。任何治疗都是多余，甚至有害。小婴儿正常手部活动，听其自然，不加干预。一般婴儿教育照常进行，只是不要强加被动纠正。开始可能有些不正常，6个月以后应该完全正常，尽管平时仍喜欢拇指屈曲。耐心等待，即使真是弹响指，也误不了1岁手术。

（四）假性畸形足

【定义】 生后双足呈蛙足畸形（足外翻 talipes valgus），或马蹄足畸形（足内翻 talipes varus）。但活动正常，1 岁内形态基本正常。为胎位性畸形足或称假性畸形足（false clubfoot）。

【病因病理】 确切病因不明，从生后体位表现推测，胎儿在宫内蜷缩屈身姿势，估计双腿可能有两种姿势。一为双足交叉，一为双足并列。交叉者前足内翻，并列者两足背屈，外翻以适应宫内的弧形限制。生长时期，长期压迫，使得足部从骨骼到皮肤都有变形。然而毕竟是胎儿生长中组织，胎儿组织生长是同类细胞增殖，而非异类细胞填充（纤维细胞）。生后各种组织包括骨骼、皮肤、肌肉、神经、血管、淋巴，均能继续发育生长，很快发育正常，不留后遗症。

【症状】 落生后双足明显畸形。马蹄足表现为全足较小，前足下垂内翻，与先天性畸形足很相似。蛙足表现为全足稍长而扁，前足稍宽，后跟瘦小。踝关节小而松，全足能背屈仰折与小腿并拢。然而此类畸形虽然明显而严重，但很容易被动纠正。平时永远保持畸形位置，偶尔也能见到患者主动伸平。此种胎位性畸形足恢复很快，1 个月内多已恢复正常活动，但外形的恢复，常需几个月或一年。因为症状进步很快，家长不太担心，所以很少来就诊。

【诊断】 诊断要点也是与器质性畸形足鉴别。主要在细心观察，注意患者有无自动活动，方向力度是否到位。临床检查主要看被动活动各方向是否都能到位，刺激引发主动活动是否各方向都能到位：主动被动都到位为胎位性畸形足；被动到位主动不能者为神经性；被动主动都不到位者为纤维性畸形；被动主动丝毫不动者为骨性畸形。器质性畸形足早期治疗，均可避免手术。因此争取新生儿早期鉴别诊断，有重要意义。各种造影化验目前对诊断帮助不大。

【治疗】 胎位性畸形足原则上不需治疗。但为了排除器质性畸形足，要求在 3 个月内明确诊断。一般胎位性畸形足，每睡眠后，由母亲轻轻按摩，帮助各方向到位活动，对患者有益无损。盲目用药或损伤性治疗包括医生按摩（清醒按摩，患者反抗）多是有害的。

五、隐性畸形

这是指真的器质性畸形，但是既无外形表现也无功能妨害，只是现代化检查的偶然发现。如单纯性隐性脊柱裂（MRI 检查为脊柱裂但无脊髓畸形栓系），肝脾内小囊肿，内脏转位。这些情况对人生多无任何妨害，但给家人极大思想负担，到处求医。医生的责任是耐心透彻解释清楚，打消顾虑。

1. 隐性脊柱裂（spina bifida occulta） 患者偶尔在脊柱 X 线片上被告知有脊柱裂，而患者并无任何症状。特别是因大小便问题而拍照发现，如何排除所表现的症状与脊柱裂的关系。所谓隐性脊柱裂是针对合并脊膜膨出的显性脊柱裂而言。所以一般诊断隐性脊柱裂包括两种情况，即合并脊髓终丝栓系与不合并终丝栓系。严重终丝畸形生后即可发现马尾丛症状群，包括足下垂内翻及大小便失控滴淋。但多数患者婴儿时期毫无症状，因为脊髓生长比脊柱生长慢，大约学龄前因脊髓终丝受到超负荷牵拉，而出现马尾丛症状群。但是临床上更多见的脊柱裂是不合并脊髓终丝栓系的单纯性脊柱裂。临床上的大小便问题也与马尾丛无关。因此鉴别诊断非常重要。首先是神经学检查，检查马尾丛的有关知觉与运动功能，包括肛提肌反射与直肠肛门测压及残余尿。脊髓 MRI 造影可提供重要参考。明确栓系者，应每年按时随诊做神经检查。直至学龄后始终无神经症状或体征者，可以宣告痊愈。

2. 内脏转位（situs perversus，splanchnectopia）除右位心偶尔能被家长或患者自己发现外，其他多是医生检查时发现。任何内脏转位，生后始终无任何症状，只是偶然发现，足以说明对健康无害。即使现在临时发生问题，也不过是正常器官均可发生的问题，而与转位无关。对转位本身来说，医生的解释成了全部诊疗及预防恶化的内容与责无旁贷的任务。特别是始终毫无症状的患者，不需治疗无法开药。不负责任的转出，使家长误认为是不治之症，有损医德。

3. 影像性小囊肿 指身体内部原已存在之异常组织，始终并无感觉，只是因现代仪器所发现。

常引人注意的有肝脾小型囊肿。一般也仅是影像所见，对健康毫无影响。一旦被患者或家长所误解，可能带上难以治疗的慢性病帽子。这类小型异常包括很多。正如人体表面随着年龄变化可以出现各种斑痣瘊疣，身体内部也可能有类似变化。当然，斑痣瘊疣之中也有恶性变的可能。也只能尽力注意发现变化。一般来说，囊性肿物罕见恶性。但是某些器官的特点也可能有特殊变化，如卵巢小囊肿也可能扭转，肺内小囊肿也可能感染。这些变化可待发生症状时再给予处理。B超证明为实性肿物，则有必要连续观察。一般开始时每月1次共3次，以后每年1次也要3次。有增长迹象，则需进一步检查。

4. 良性脏器畸形　有时偶然发现某个器官畸形，毫无症状，也引起家长担心。根据患者过去病史可以判断为良性畸形。然而有的器官也有特性。如孤立肾对健康虽然无害，但须注意保护。一侧小肾脏，可能引发高血压而需处理。双肾盂双输尿管，多数一生无问题。但同时合并开口异位或梗阻则必须早期治疗。总的原则，一旦意外发现异常，应该进一步了解排除潜在的危害性。一般总是以症状为主要线索。

六、术后不适

手术后瘢痕反应有一个漫长的过程。从早期愈合期（约两周），到增生期（2~6个月），又到萎缩期（约一两年或更长）。各期都有特殊症状，如压痛、触痛、红肿、痛痒，甚至长时间不敢洗澡，不敢碰患处。多数患者及家长不予注意。但也有人非常敏感而看医生。多数医生不予重视，只说无事，不予解释。外表的瘢痕有一定的术后反应，皮下各层，以及内脏器官也都有类似反应。患者感到不适，家长担心手术发生不良并发症而求医。医生必须设法排除家长的担心，给予郑重的安全保证。

（一）瘢痕反应

【定义】　手术后正常的瘢痕有一定的变化规律称为瘢痕反应（scarring reaction）。超出正常范围过度增生称为瘢痕疙瘩。

【病因病理】　人体组织受损伤后必须由纤维组织填充连接而愈合，称为瘢痕（胎儿可以由同类细胞填充连接，称无瘢愈合）。一般瘢痕愈合有两种，即一期愈合与二期愈合。一期愈合指创缘对合紧密，创缘间渗出浸润，形成纤维蛋白粘连，纤维细胞生成，产生大量胶原纤维，完成纤维愈合。由上皮覆盖，遗留一条线形瘢痕。二期愈合指创缘距离较远，很难对接。中间必须由肉芽填充，上皮由创缘皮肤细胞增殖逐渐覆盖肉芽面。形成不规则片状瘢痕。一般一期愈合约需1~2周内完成，而二期愈合则需根据肉芽发展情况与肉芽面积大小而定有时几周到几月始愈，或愈而复溃，反复多次。然而即使上皮已经完整，瘢痕变化过程并未结束。无论一期或二期愈合，瘢痕反应始终连续演变终身。大致可以划分三个阶段。前文所述的瘢痕愈合称为瘢痕反应的"形成阶段"。真正形成牢固能抵抗外力的瘢痕，一般要两个月。此时一期愈合瘢痕只留有一条较硬的细线。周围的肿硬缝针痕迹色素沉积全部消失。两个月以后，逐渐发现线状瘢痕增生变粗，颜色渐渐转红。至6个月形成粗、红、高出皮面的硬瘢痕。称为瘢痕反应的"增生阶段"。严重情况，此时患者常有痒痛感觉，但抓碰常引起剧痛而哭闹，使家长担忧。一般情况也多偶有些轻微症状。伤口愈合后6个月瘢痕增生达到高潮，以后逐渐回缩。到1年左右，瘢痕由高出皮面缩到与皮面齐平，颜色由红转淡。但宽度缩减不多，只是上皮表现萎缩。硬度大减，痛、痒、怕碰症状全消。称为瘢痕反应的"吸收阶段"。瘢痕吸收阶段事实上是长期变化，以后每年都有变化。第二年瘢痕软化与周围皮肤难分别，但是越往后变化越不显，然而一生永远保持瘢痕组织特性。

一般瘢痕组织无弹性（胶原纤维为主，极少弹性纤维），又有收缩趋势，在关节处则引起挛缩限制运动，如腋下、颈下。在环形器官则使口径缩小引起狭窄，如肛门、尿道。称为瘢痕并发症，需专科治疗。

个别患者属于一种过敏体质，瘢痕的增生期特别突出，使瘢痕增大超出常人瘢痕几倍，又高、又宽、又红、又硬，甚至原缝合针眼瘢痕都像球形肿瘤。临床上称为"瘢痕疙瘩"。有时有轻度痛痒，偶尔抓破溃烂，反复不愈。这当然应视为一种特

15

异性器质性疾病,而需手术及放射和药物等综合疗法治疗。

【症状】 瘢痕反应一般都有症状,但一般经过手术或急性损伤的一段严重痛苦时期,愈合后得到恢复而使瘢痕的症状不被注意。常常是伤预后患者洗澡擦到瘢痕而感到疼痛。不同的阶段又有不同变化而引起家长注意,并且担心。如果排除担心,一般瘢痕的症状多属轻微短暂,不影响生活活动及体育锻炼。瘢痕并发症如挛缩狭窄以及瘢痕疙瘩均各有明显症状,妨害功能。近年来随着人文医学时代的要求,瘢痕的美观问题越来越受重视。而医生的思想相对落后于群众,当引起注意。

【诊断】 重点在于鉴别各类瘢痕各阶段表现是否符合一般瘢痕反应规律。更重要的是排除瘢痕并发症。首要是症状轻微短暂,不影响生活学习,局部表现符合时间变化规律,即可诊断为"正常瘢痕反应"。并发症的诊断,要根据对功能的影响与症状的严重性。但是对美观的诊断则必须与患者及家长反复讨论取得一致意见。最好预备一组照片或图像,使诊断根据视觉化。

【治疗】 正常瘢痕反应,不需治疗,只需解释说服,使患者及家长安心接受终身瘢痕的事实。为了预防过度增生,减少症状。轻度加压包扎保护瘢痕不受摩擦损伤,可以推荐。特别是大面积瘢痕如烧伤后,在愈合阶段即应该加压包扎。此外轻度按摩,局部活动,必要时用些止痒药避免搔抓等,都是可取的。过多治疗,弊多于利。并发问题要由成形科专家处理。因为任何修正手术必然再留瘢痕,而且瘢痕越修越大。手术失败很难接受。现代外科医生做手术时应该有瘢痕观念,预防为主。

(二)肠粘连

【定义】 腹腔内器官组织受损后,也同皮肤一样有发炎愈合过程,称为腹腔内粘连。因为主要问题突出在肠管之间的粘连,所以简称为肠粘连(intestinal adhesion)。肠粘连是腹内损伤后正常愈合的自然现象,不是疾病。

【病因病理】 腹腔粘连来源有三种:即胎儿先天性、伤病后遗性与手术后遗性。现代小儿外科发达时代,手术后遗性肠粘连成为肠粘连的主要病因。肠粘连的发展过程也以手术后粘连为代表。腹内器官主要是腹膜(脏层和壁层)受损后(机械的、化学的、物理的冷热等)引起发炎反应。创面间渗出浸润,形成纤维蛋白粘连,纤维细胞生成,产生大量胶原纤维,完成纤维性粘连。由于肠管不停地蠕动牵拉,粘连组织内破解细胞与吞噬细胞的生成,使粘连组织拉薄拉断而被吸收。最后肠管恢复自由活动。手术或损伤后24小时开始形成纤维蛋白粘连,此时肠管虽已互相粘连但能轻轻分开,不出血。以后逐渐纤维沉积增加,粘连逐渐牢固。术后1~2周时为纤维粘连期。此时急性发炎尚未度过,充血肿胀浸润旺盛,加以粘连牢固。企图分离非常困难,出血损伤严重。4周以后急性炎症已消,粘连大部分已分离吸收。大约6~12个月一般腹腔粘连可以全部吸收。个别部位残余粘连不能吸收,称为顽固性粘连。常见有4种原因:①腹膜损失,无覆盖的上皮细胞组织;②异物夹杂在粘连之间;③残余炎症未消退;④器官间瘘管形成。无论何种类型粘连,任何阶段的粘连,均属疾病的愈合过程。即使有些症状,都是早期炎症症状的一部分,也属于愈合过程的反应。不需额外治疗,终必达到痊愈。然而确有少数患者发生严重并发症,所谓粘连性肠梗阻,而需急诊腹腔手术。此症的病理是肠梗阻不是肠粘连。肠粘连本身只是个暂时的解剖现象,不是病,没有症状,不妨害健康。即使是顽固性粘连,如果不发生并发症,也可终生无碍而未察觉。

粘连虽不是病,但粘连性肠梗阻则是小儿危险的急腹症。二者究竟有何关联。肠管在腹内不停地蠕动,粘连限制了某些蠕动,偶尔引起暂时性轻微肠痉挛。可表现为偶然腹痛而自然缓解。个别严重而持续的痉挛造成暂时的梗阻,梗阻更加重痉挛。于是形成机械性肠梗阻,不可逆转。此时粘连可起两种作用:第一种是因粘连使肠管某处不能移动,因过度膨胀而压成死角,并且越胀越死,以致肠管完全闭死。但供应血管仍通,称单纯性肠梗阻。第二种是以不动的肠管为轴心,高张力的肠管自身扭转而成机械性肠梗阻。同时肠系膜血管也被绞死,称为绞窄性肠梗阻。粘连越多越不易折角或扭转,反而更安全。越是孤立的粘连,越容易发生危险的扭绞。因此术后早期罕见粘连性肠梗阻。

【症状】　粘连是腹内愈合过程,也是腹部愈合过程的症状一部分。愈合完成后不应有任何症状。但是粘连毕竟限制了肠管某些活动,稍有不畅,可能引起短暂的痉挛而腹痛。与肠梗阻不同,病理上未形成恶性循环,因此症状只是短暂而轻微的。与其他原因肠痉挛一样,常犯常愈,不影响生活活动营养。常规检查包括腹部 B 超及胃肠造影,除一般粘连外未见蠕动不畅或不全梗阻。只是有个手术病史,多一个思想顾虑。

【诊断】　肠粘连本身非病,术后一个时期内必然存在,不需要诊断。诊断的目的在于是否为粘连性肠梗阻。肠痉挛与肠梗阻均为腹痛之源,界限在于是否形成恶性循环。痉挛引起梗阻,梗阻又引发痉挛,周而复始,越演越重,不能缓解,成为肠梗阻。诊断靠持续性腹痛呕吐,呕吐物应含胆汁,腹检应有肠型肿物甚至压痛紧张,听诊有高调肠鸣。否则肠梗阻的诊断不能成立,即使能诊断肠粘连也无临床意义。因为粘连本身并不需治疗,也无法治疗。如果是反复发生粘连性肠梗阻,每次均经减压禁食而缓解,则有必要经钡餐系统检查,明确是否有某处顽固性不良粘连点。此时钡餐应显示造成不全梗阻的粘连点前必有肠管扩张。下次再犯时可作为决策参考。

【治疗】　单纯的肠粘连不需要治疗,也无法治疗。有人手术松解后加用各种防粘措施。事实上最成功的也只能减少粘连,不能绝对防止粘连。因为粘连是愈合的过程,无粘连等于无愈合。然而临床上粘连越少越危险。倒是应该提倡术中预防顽固性不良位置粘连的形成。关腹时肠管被压入腹腔,难免位置不顺。但肠管自身的蠕动,自然使肠管位置摆顺。如果术后肠麻痹,3 天以上肠管不动,纤维蛋白粘连已经巩固,不良粘连则难顺开。因此手术要求损伤小,避免术后麻痹。以后不幸发生粘连性肠梗阻,尽可能避免手术,必须手术时也只分离梗阻点的粘连,尽量不松懈无关粘连(除非肯定是不良粘连)。目的是治疗肠梗阻,预防不良粘连。治疗肠粘连的目的是预防肠梗阻,

而肠梗阻的发生总有个诱因。常见的诱因为寒冷与过食。这里没有量的概念,不讲多少度多少克。要尊重个人习惯,有人饭量大,有人饭量小,有人穿得多,有人穿得少,特别是孩子差别很大。有人能吃冰淇淋有人不能喝凉粥。过敏体质患者最好注意不吃未吃过的东西。腹部手术后不妨约束孩子注意一年。以后的日子不需要顾虑。真要发生肠梗阻也只能与无粘连史的孩子同样处理。千万不能给孩子扣上病号的帽子。

(三)排便失控

术后排便失控(bowel disorder)首先是手术本身疗效的问题,必须系统的检查,排除一切器质性问题。然而即使客观上肛门手术非常成功,仪器测定各种知觉、各部活动、各种反射都很灵敏。但是因为患者有生以来从无自主排便的经验,也不可能完成当前成人认可的排便习惯规律。因此手术后必要的训练不容忽视。具体训练的方法可以参考前文小儿习惯性便秘与便频的疗法。

有几个问题必须注意:

(1) 年龄问题:正常控制排便一般要 3 岁以后(2~4 岁),无论如何一般要求幼儿园时要达到幼儿园水平,上小学必须能和同学一起如厕。

(2) 生活问题:要在正常生活条件下训练排便。不能为了排便限制规定饮食、限制体育锻炼,更不能长期吃药。

(3) 思想问题:由于多年来,迷信思想“无肛门是家庭耻辱”残余不尽。肛门手术患者常有自卑感。医疗及生活上有问题也不敢提出。以上似乎与治疗无关,事实上正是术后排便失控的真正问题。医生必须与家长患者共同敞开谈透。即使器质性问题不能十分满意解决,凭患者自己智力的代偿,也能自我解决满意。

(四)精神康复(mental rehabilitation)失误

小儿外科手术后,总有些人感到有些不适,因此常来就诊咨询。主要有两方面的问题。

(1) 有关麻醉的问题:全麻是否影响小儿日后智力发育。

(2) 有关开肠破肚伤元气,影响健康体力发育。这纯属无知,或迷信,不屑一谈。也正是因为医生有这种思想,所以问题始终不得解决。一般

谈手术时,几乎所有家长都提出过此类问题。医生的回答非常自信,"没问题"。什么叫没问题?为什么没问题?谁保证没问题?很少医生肯予以细谈,一般医生也未研究过怎么谈。手术签字已经签过,但问题并未解决。于是患者术后发现各种问题,特别是学龄儿童。有的发现学习跟不上班,有的发现学习容易累,甚至吃的也减少。希望医生予以补药。然而医生检查从精神到身体以及常规化验一切正常,但是学校成绩确实下降。这是事实。此外家长和患者都常提出:头晕、犯困、懒动、无食欲等症状。事实上在家长思想中都是麻醉伤神,手术破气的后果。当然。一个大手术后精神身体总要有些影响,需要休息与康复。疾病痊愈后应该很快恢复正常,正应该像前面说的"没问题"。但是在伤神破气的思想基础上,不努力赶上学习和学友竞争,难免落后,进而以病后为借口,差距更大,形成恶性循环。发展成为典型的三态恶性转化,有可能给孩子造成终身恶果。有的家长带着孩子到处求医,住院检查,寻求偏方。劳民伤财,进一步耽误学习时间,加重自卑差距。

这是现实小儿外科医生相当普遍的问题,对术后康复重视不够。术后排便失控就是一例,这里提的问题又更高一步是精神康复。很多外科医生根本不承认这是外科任务。其实在谈手术的时候把"什么叫没问题?为什么没问题?谁保证问题?"都加以解释,后面的问题都可能避免。例如谈到麻醉,我们强调浅抑制,只求睡眠保留生命反应而手术实际在局部硬膜外麻醉下进行,对大脑的影响和深睡眠一样,对孩子实际是个休息。"孩子交给我请你放心。"一个麻醉师术前这样谈话很自然。后来如果仍然发生这种疑虑而就诊,医生仍可以根据事实,展示科学证据。证明患者可以学习,可以运动,可以吃饭。生命在于运动,患者兴趣,忙起来什么病都自然痊愈。透明医学也是一门学问,谈话的艺术也需钻研。

第四节　类外科病理生理特点

以上种种,看来大多数无症状或症状不影响

健康生活,不需治疗而能自愈。但家长则思想负担沉重,影响到孩子的身心健康生长。第三态本来有双向转化特性,家长忧虑孩子患了疑难大症。于是,从小就以病人相待,百般照顾纵容。使孩子也自以病人自居,要求特殊照顾,进而发展了自卑心理。家庭平时盲目的"营养"与"休息",造成不合理的挑食,不参加体育锻炼,使患者身体发育落后。纵容管教与放任学习,将来社会知识与能力低下,也必然难于得到同龄群体欢迎。学龄儿童时期浪费很多时间为病假和各地就医,及多次住医院。功课当然要跟不上班。即使没有因恶性转化为器质性疾病。将来影响在社会中的竞争力,影响生活质量,已成定局。暂时看不到的恶果,不可不予重视。既然家里已经发现并提出孩子"有病",必然有一定的症状和不适。不论轻重,也不论是否影响健康生长,总应该得到有效解决。何况有时还有严重症状,如腹痛、喘息、瘙痒、肿胀、出血等,越是症状严重越容易恶性转化。尽管查不出病理,也必须解决功能与症状问题。

目前所谓第三态的理论尚不完善,定义与标准尚未十分明确,不少"类外科"情况与严重疾病界限不清,特别是某些恶性瘤的早期鉴别还有一定的困难。因此做出第三态的诊断常需多次就诊,作很多复杂检查,甚至很多名医会诊,转来转去,长时间难下最后结论。这种情况家长当然很不满意,也不甘心,很可能被迫寻找偏方,上了骗子的当。因为医生不管,家长急于求治,所以谁愿管他就去找谁,这就是三态问题的现实情况。

第五节　类外科的治疗

一、原则

正确处理的一般原则应该是:

1. 认真复习家长带来的大量检查数据和各方面的意见。

2. 尽量展示各方面证明,使家长相信本症对健康生长无影响。

3. 向家长讲一讲第三态(可以不提此名词)的发展规律和对待的态度。

4. 暂时尽量解决一些当前的症状。

5. 尽量排除他所最担心的几种情况。

医生的态度要肯定，多可获得家长的相信。即使只是初步设想，也把设想肯定下来，并且讲透设想的根据理由。如果病历手册上也有明确记录，并且建议家长找别的医生复诊时，以此记录作为参考。如果别位医生也得出类似的诊断，则问题可得到更好的解决。

二、具体治疗步骤

（一）透明行医 首先耐心听取家长的述说，逐页逐项地查阅他带来的资料，并仔细询问腹痛现实情况与发展趋势，着重对生活、生长的影响。然后进行全身检查，可能时，尽量请妈妈同时参加检查，并且讲述检查的结果与意义。例如：查腹时最后渐渐深压脐部，摸到腹主动脉时，请妈妈也把手按压脐部，教妈妈摸到动脉跳动。告诉她这是从前腹壁已经摸到后腹壁脊柱前的大动脉，中间既无肿胀之物也无压痛，否则孩子腹壁用力就摸不到脉搏跳动。结论是没有器质病变，请他放心。小孩子查肛时，也请妈妈把手放在耻骨上，使她感到医生在直肠内的手指，触到妈妈的手。也说明从后到前，没有病变。查四肢、关节更容易使家长参加。特别是疼痛的检查试探，由妈妈查效果比医生查更可靠。有的不能请家长参加的检查，更需讲清查什么？怎么查？为什么？结果是什么？有什么意义？所有的影像化验都要讲清要看什么？正常与疾病的区别？

（二）承诺预后 郑重地给他一颗定心丸：尽量展示本症近期不影响生活、营养，远期不影响生长、发育。体检基本正常，各种检验无病，足以说明这种"疾病"对孩子的健康生长无大影响。

（三）肯定诊断 为了落实一个"明确诊断"，可以正式提出三态理论。介绍一下有关的三态常识（讲解深浅要看家长的要求与水平）。为了强化家长的信心，像北京儿童医院外科特需门诊，把几种常见的第三态简单说明印成小条，交给家长。告诉他注意事项，不明白或记不清时可找人看看，或者到别处看病时也把此条拿出作个参考。此举等于展示医生对此类患者的经验，早已胸有成竹。所以能印成书面小条，同时也作为科普宣传材料。

附：常见三态小条举例如下：

1. 习惯性便秘

（1）排便困难、干硬粗、色综合。

（2）无不适，吃玩照常。

（3）越不排便越干，便越干越不排。

检查腹部肛门正常，造影测压正常，三段排便训练。

2. 婴儿胎位性斜颈

（1）头颈主动被动活动均到位，枕骨不偏（可以排除肌性、神经性、骨性及继发性斜颈）。

（2）一岁内自然痊愈，也可行"睡后头颈运动"矫正法（睡眠平卧，搬动头部，左右转、左右歪各 10 次）。

（3）二岁前不愈（不耽误手术）须尽早检查确定是否有器质性变化。

3. 婴儿肛周血管扩张（假性痔疮）

（1）肛门口内出现青紫色豌豆状软包，2~5 个，用力时翻出，排便后立即消失。

（2）无疼痛、不出血，不需治疗。

（3）2~3 年内自然不再出现，不影响健康生长。

避免粗暴擦拭肛门，预防出血或感染。

4. 小儿正常淋巴结增大

（1）大小：最长径不超过 1cm（示指指甲大小）。

（2）形状：长扁如扁豆（半球栗状则为病态）。

（3）触摸：无痛、活动、有韧性。

出现顺序：耳前、发际（婴儿），颌下、颈侧（幼儿），腋下、腹股沟（学龄）。

以上为正常增大范围，不需治疗。

5. 儿童乳芽（单侧或双侧）

（1）皮下小圆饼，有轻压痛。

（2）不红、不肿，能活动。

（3）其他第二性征阴性。

系青春前期反应，日后发育成乳房，不可切除，男孩自消。

6. 胎位性罗圈腿畸形 - 腿疼

（1）新生儿小腿内弯，幼儿时膝外翻、膝韧带松。

（2）傍晚腿疼，次晨恢复正常。

（3）检查活动正常，无压痛，不肿，无佝偻病。

为胎位性畸形，5~6岁后自然矫正。

促进早愈可"鼓励运动，避免过劳"。

7. 幼儿大便带血

（1）粪便或手纸见小量红血，无痛、无泻、无贫血。

（2）为过敏性出血，可能有淋巴滤泡增生或良性息肉。

（3）等待1~2年自愈，低位息肉可用手法摘除。

贫血或有症状可考虑结肠镜检。

8. 肠痉挛腹痛

（1）腹痛时间不长（十几分钟，极少超过两小时）。

（2）痛过后吃玩如常，能蹲能跳。

（3）长年发作也不影响营养生长发育。

多为过敏体质，两三年内自愈。

平时偶发不必用药，腹痛超过两小时须看急诊。

9. 三段排便训练

目标：每日定时排便，5分钟排出，一次排空。

第一段：定时排便（坐盆）。

第二段：5分钟不排出则注入开塞露。

第三段：排完后再注入开塞露。

如果第一段已排便则免除第二段。

第三段后只排开塞露无粪便，连续三天免除第三段。

以后每天监督排便，每周一次便后注开塞露抽查，坚持一年。

（四）解除症状 特别是腹痛、腿痛。主要介绍休息（包括全身休息与局部休息）是最好的"医疗"方法。讲解休息的科学性与有效性。药物的作用要善于利用。更重要的是增加患者与家长对药物的依托心理与信任心理。要使家长能看出效果。例如肠痉挛使用颠茄一类解痉剂，不可能药到痛消，必须讲清药理和用药目的。建议应连续定时服药（如颠茄与异丙嗪每4小时1次，连服3天），使体内保持一定药量。目的是腹痛可以照旧发作，即使不能止痛，也能减轻疼痛或减少发作时间。当然也要注意选用家长没有反感成见的药物。

有的像畸形一类的症状，一时不可能解除，则必须排除顾虑。

（五）排除顾虑 最后根据家长的具体顾虑，要逐个排除他最担心的某些疾病。从腹痛出发，至少要做一个系统钡餐和一个腹部B超，以排除胃肠道及腹部器质性病变。腿痛患者家长可能会要求做一个X线片。其他顾虑可以安排以后再来随诊时逐一做必要的检查。以上办法虽有一定效果，但是，既费时间，又多属明知无用之列。必须慎重运用，主要仍应靠耐心说服解释。使患者和家长身体心理都能承受，经济条件和社会条件都能认可。当然根本的办法，应寄希望于有人研究一套诊断三态问题的常规方案，便于临床医生有所遵循。

（六）留有余地 三态问题没有器质性病理，诊断常缺乏一定准确性。有些重要的类似疾病，确实难以排除。因此在给家长肯定的诊疗方案的同时，须有合理的继续观察方法。要考虑到方案的安全、有效、经济、可行方面，也要考虑失败的可能与补救方法。全部向家长公开。因此要诚恳地安排继续随诊和与家长互相联系方法，体现对患者负责到底。当然也借此丰富三态的知识，改进服务质量。

第六节 设置三态专科的设想

一、必要性

21世纪的医学，预期多数病种行将解决。"一个孩子"的家长对第三态治疗（third status clinic）的要求必然大增。医疗工作中的三态问题并不只是与上述的外科混淆问题，内科、五官科等都有类似问题。我们医界必须逐个按系统研究，找出简单准确而有说服力的诊断标准和安全易行的治疗方法。尽快写出一本完整的"小儿第三态学"，（不是小儿外科三态学）作为临床参考和根据，加以完善和推广。或许编出各科各专业的小儿三态医学。

二、基本任务与内容

第三态的根本治疗，大前提是保证孩子健康，提高生活质量。所谓生活质量要做到"孩子理解，母亲满意,社会认可",才可能生活得愉快。首先就应该千方百计为孩子创造正常生活的条件,尽量维持孩子的正常生活规律。不要把孩子视为患者而限制吃与玩(孩子的两件大事),使孩子不高兴。至于对每种三态的具体病情,必须依照有关专科知识,暂时用药物或其他治疗,尽量解除现实的痛苦。当然,如果已经发展为真正器质性疾病,则应及时进行必要的治疗。总之,根本上还要通过不断地宣传与讲解,使家长逐渐全面了解三态,才能正确掌握"保健育儿"要点。必须牢记小儿第四医学的具体施行者是母亲,而医生只是个顾问。这一切都需医界共同总结经验,做必要的科学研究。通过临床接诊及现代社会媒体,扩大科普宣传。发动群众要求,也促使医学进步。

三、现实性与可行性

治疗第三态,要实行透明行医。我国随着社会经济的发展,人民支付能力的提高,可以把日益增多的大量的退休老医生安排启用。他们经验丰富,知识广泛。按现时退休年龄,不论男女,精力依然充沛。稍经培训,即可成为三态专家。目前各大医院现代化设备多不饱和,足供三态患者使用。患者多在门诊处理,既不占床位,也不会欠款。医院只是开辟几间诊室,即可解决病家的要求、退休的安排和医院的创收。开始宣传,可以打出两个招牌,即透明医学与慢性杂症。不亚于在苦于求医的群众中,敞开一扇科学之门。

(张金哲)

参考文献

1. 张金哲.第三生态的小儿外科问题与第四医学[J].中华小儿外科杂志,2002,23(2):181.
2. 张金哲.透明行医[J].临床小儿外科杂志,2004,3(4):274-276.
3. 张金哲.让孩子身心健康[M].香港:香港得利书局,2004.

15

第十六章　门诊外科学

第一节 概论

小儿外科是现代医院特别是儿科综合医院、妇幼保健院、专科医院必不可缺少的科室（或组），即使是小规模的医疗机构也要天天面对小儿外科的患者，许多没有专门小儿外科医生的医院，实际上由成人医生兼予接待，这其中大部分的患者属于门诊外科范畴，真正需要住院的患者只是很少的一部分。

据统计，1955 年至 2012 年共 57 年中，北京儿童医院外科门诊和外科急诊共诊治患者 6 430 715 例；其中急诊患者 1 106 961 例，占 17.21%；住院患者 239 060 例，占门急诊患者总数的 3.72%。根据北京儿童医院近 5 年的统计，外科患者约占医院就诊总人数的 9.04%，每年来看外科的患者达 20 万例，平均每天接待患者约 550 例，其中急诊患者约 80~100 例。

一、小儿门诊外科学发展历史（history of pediatric ambulatory surgery）

（一）古代外科 人类生存，与环境斗争，难免受伤。克服伤痛，恢复健康，就是外科的开始。有人积累了一些经验，能帮助别人处理创伤，就是原始的外科医生。进入文明社会时代，人类有了社会分工。于是有人专门从事外科工作。工作范围以处理创伤为主。处理方法主要靠手术（手法）。由于当时创伤的感染率极高。因此也必须发展局部感染的治疗，称为伤医或疡医，社会地位很低。西方莎士比亚的剧本中罗密欧的朋友负伤，叫刀子手（surgeon）来，也是奴隶身份。当时行医方式就是走街串巷，名医可以应邀出诊，坐堂应诊。非常特殊情况下有一两张床暂时休息，成为留宿诊所，多属于军队伤医。总地说来，古代外科就是门诊外科。

（二）医院时代外科门诊部 进入 19 世纪的现代外科，成为医院的重要分科。因为手术需要麻醉和术前术后的复杂护理，于是外科工作基本上需要病房、住院。特别是小儿外科，手术都要全麻。为了安全，几乎所有的大小手术均需住院。而门诊成为附属部分。主要任务是通过门诊收患者，术后继续治疗与随诊。不需住院的小伤小病成为附带处理的工作。长期以来，外科医生致力于发展解决复杂的外科疾病，主要工作在病房。忽视不住院的小伤小病，甚至把门诊小病交给护士或低年资医生，按常规处理而不再过问。致使医学进步时代，小病反而疗效停滞不前。

（三）现代门诊外科学独立专业 20 世纪末，随着人们要求的提高，住院费用的飞涨，病床的不足，人们开始重视门诊的发展。提高小伤小病的疗效，开发扩大门诊手术范围。方便患者，节省开支。我国小儿外科从一开始，就受床位数与费用的限制，患者住院困难。同时因为缺乏小儿全麻设备（无小儿插管及麻醉机），多数手术在基础与局部麻醉下完成。因此早在 20 世纪 60 年代就开展了门诊施行腹股沟斜疝一类的手术。术后回家或住一夜（一日病房，不建病历，不开住院医嘱，也不静脉滴注），设专人负责管理门诊。开发门诊手术，钻研小伤小病的门诊疗法。从而形成了门诊专业。直到 20 世纪 80 年代美国才开展门诊腹股沟斜疝手术，而且仍是由病房医生到门诊按病房手术常规施行手术。我国开展门诊专业以来，迅速推广到全国，积累了丰富的经验。首先是受到患者家长的欢迎，鼓励了患者早期就医，起到扩大预防医学的效果。门诊治疗扩大要求家庭配合，家人邻居都参加护理，无形中推行了医学科普。

现代门诊外科专业主要是两个任务。一是提高小伤小病的治疗水平；二是不断扩展门诊能做的手术。基本业务与病房附设的门诊不同。但是可以受委托兼管病房的门诊工作，代收患者和随诊处理。事实上，分科较细的医院外科诸专业，一般都单独设有本专业的门诊。

小儿门诊外科是逐渐发展壮大起来的，它的发展必然带动外科急诊的建设，而外科病房则成为门诊的坚强后盾。门诊、急诊、病房、手术室、研究室、教学与继续教育、国内外交流等方面的逐步发展，将从人力、技术、创新多方面促进门诊外科的进步。而小儿门诊外科作为一个专业更有其自身的特点。

16

二、小儿门诊外科特点与专业性

小儿门诊外科的最根本特点是孩子生病时尽量不离开妈妈,不离开家庭环境,也就是不住医院,因此术前准备不必要求特殊护理或医院监督。凡术前需要退热、输液、减压、洗肠、导尿等术前准备的疾病都不宜在门诊手术。至于清洁皮肤、术前禁食禁水则必须反复强调并解释,临手术前还需要认真检查追问。要求术前准备绝对严格者也不宜在门诊手术。从原来住院手术的疾病过渡到门诊手术要经过一些改革。例如肛门手术在住院部施行时要先清洁洗肠,术前1日常需再洗肠,并要求术前1日禁食输液。而在门诊手术则不可能要求术前1日清洁洗肠,当日洗肠排不干净反而于手术中导致随时有水排出,因此,我们只好改为手术当日肛门使用开塞露引导患者排粪,便后即行手术;手术时临时以纱布将直肠填塞,防止随时排粪。因为术后仍需自由排粪,所以手术伤口选择必须是无张力、引流无阻力、基本上不致感染,或即使感染也不致使手术失败的患者。这也就要求在选择病种及设计手术时都要考虑这个洗肠的特点。一般小儿肛瘘(男孩)挂线手术就是典型范例。而先天性无肛门合并肠瘘或先天性巨结肠等由于长期大量粪便积存,即使是很小的手术也有严重感染的可能,必须要求事先清洁洗肠,直至积存粪便完全清除后方可按门诊要求进行小手术。对分离过多、损伤过大、伤口广泛者仍需警惕有感染的可能性。

门诊手术麻醉的特点是中枢抑制浅,时间短,维持安静,保证人体正常生理生化代谢。当然局部麻醉最为理想,但多数小孩不能合作,因而比较困难。这种困难是可以克服的。北京儿童医院的麻醉护士能用讲故事、谈话等协助医师在清醒的局部麻醉下,完成腹股沟斜疝和隐睾一类手术,最小到3岁小儿1小时手术。一般5岁以上可有半数局部麻醉成功者。当然这是首先要求医生局部麻醉技术有把握,真正做到一针注射后再也不感觉第二次疼痛。甚至术前先用丙胺卡因(prilocaine)和利多卡因(lidocaine)合剂贴敷行表面麻醉,使第一针也不痛。护士的作用在于保证孩子的身心安

适。有条件者当然是快速全麻,特别是对母亲怀中小儿的麻醉最为理想。关键在手术结束立即清醒,恢复后无呕吐、眩晕等副作用。关于门诊手术种类的特点是对小儿的生理和生活影响不大,特别是对生命无威胁。因此开颅、开胸、开腹及大的骨关节手术都是禁忌的。这也要根据具体情况决定。如在美国,不少小儿阑尾切除术后不住院,很有把握。一般是1小时以内、出血不足5ml/kg的手术为宜。大的手术可以简化,也可以分期,甚至把其中的某一部分改在门诊做。如大的矫形手术后拔钢针、取浅表的接骨板以及无肛术后小缺陷的修补等。一般来说,探查手术(诊断不清)或手术方法不明确者不宜在门诊施行。但手术步骤是明确肯定的活检也可以在门诊进行。

术后护理要求也有特点,凡是术后反应严重(如高热、疼痛、渗血或大量渗出、昏迷抽搐及休克者)都不应在门诊手术或允许术后马上回家。这种估计需要有统计根据,一般是经过一定数量同类住院患者术后反应记录的统计资料,证明是反应不严重的病种,才能安排在门诊手术。最好要有自己本院的统计,因为各院条件可能差别很大。术后要求特殊护理者(如各种插管、导尿、内腔引流、造瘘早期等)都不是一般家庭能胜任的。术后不能吃喝、不能排尿排粪、不能安睡者,也不能术后回家。特别是有可能继发伤口出血,如肛门排粪撑开、阴茎憋尿后勃起、小儿哭闹静脉压升高等,都可使原缝合伤口继发出血者,术后亦不能回家。手术时应仔细止血、缝合严密、避免张力,包扎时压力稳定而适宜,术后使用适当的镇痛镇静药都是不可忽视的。慢性伤口的换药、肛瘘的护理、气管切开的护理及石膏支架牵引的护理,则需根据患者家庭条件与家长的知识水平,经过负责任的指导与监督,院外随诊继续治疗,才能收到良好的治疗效果。

三、小儿门诊外科的范围与病种

小儿门诊外科与小儿外科门诊的含义有些区别。前者代表一个专业,后者代表一种工作形式。研究或讲述这个专业的就叫小儿门诊外科学。但小儿门诊外科学也有广义、狭义之分。国内一般

讲 Day Surgery，是指门诊小手术。广义小儿门诊外科包括门诊患者治疗以及急诊的小伤小病治疗。凡是术后反应不大、治疗方法简单、护理要求不超过母亲能承受的水平、治疗效果比较有把握（至少无危险）的病种，都可以在门诊处理。一般患者要求是：精神正常、能吃能喝、发热不高、疼痛不重，以及术后不需要输液、注射、导尿、减压、排气和特殊体位固定者。典型代表性病种腹股沟斜疝及皮下小肿物。

小儿外科业务比较发达的医院代表性病种如下：

1. 普外手术　腹股沟斜疝、单纯阑尾切除、肛瘘与结肠息肉。

2. 骨科手术　斜颈、跖筋膜松解及跟腱延长、石膏或可塑材料矫形与固定。

3. 泌尿科手术　隐睾、鞘膜积液、包皮与阴茎轻畸形。

4. 肿瘤科手术　皮下小肿物、浅层淋巴结摘除及皮肤皮下活检。

5. 整形科手术　单侧唇裂、小瘢痕切除植皮。

6. 耳鼻喉手术　扁桃体摘除、耳前瘘道切除。

7. 纤维内镜检查及手术　胃及十二指肠镜、结肠镜、食管气管镜、膀胱尿道镜、腹腔镜及关节镜，手术简单且时间短，无损伤。

8. 非手术治疗　淋巴结炎、皮肤皮下局限性感染、过敏性局部反应（渗出、充血、肿胀）、慢性腹痛、慢性腿痛及婴儿特应性皮炎等。

9. 急症治疗和手术　小外伤缝合、表浅局限感染穿刺或引流、暂不需要手术的急性腹痛、单纯性骨折整复、肠套叠气灌肠或盐水灌肠、新生儿外科疾病、简单的蛔虫肠梗阻及胆道蛔虫病（无并发症、并发症或炎症）。

此外，复杂病种或需住院的专业病种也都需在门诊诊断后收住院，这部分工作就不属于门诊外科专业，而属于外科门诊的工作。但也有人把这些专科复杂的分科分类与初步处理也划归于门诊外科专业工作。事实上其他专业患者多需在门诊外科就诊后复诊或转诊。

根据小儿门诊外科病种的广泛性，目前国际上有两种组织形式：第一种，所有能在门诊处理的病种都划归门诊专业，由门诊专业医师负责处理；第二种，普外病种和一般传统门诊病种由门诊外科专业处理，各专业病种由本专业医师处理（如骨科、泌尿科、五官科、整形科等）。

这也和小儿外科的专业化发展过程一样，一般只是小儿普外由小儿外科负责。而小儿骨科、泌尿、脑科、心血管由各成人专业负责一样。如果小儿门诊外科技术力量强大，小儿门诊外科包括就广，甚至门诊外科中也可再分专业。这也与儿童医院小儿外科再划分为骨科、泌尿科等专业的发展过程一样。目前大体上分散在下列三种门诊之中。①普通门诊：为小儿门诊外科的基地；②专业门诊与专家门诊：注重看专业复杂病种，随诊出院患者和专业会诊，同时处理一些专业门诊小病；③急症门诊：专看急诊或急救。当然，一些小伤和普通急病也常到门诊处理。

四、开展小儿外科门诊的几点经验

1. 降低 20dB（分贝，音量）——创建文明儿外科门诊　儿科门诊一般是比较脏乱闹的，孩子要随时饮食、呕吐、大小便。特别是外科患者多有痛性检查，导致孩子哭、大人喊，加上诊室内不只是一位医生坐诊，说话互有干扰，只好提高音量。有的门诊还借助于扩音器，则更增加了嘈杂。这样的环境非常容易使人急躁，常可能发生争吵，甚至对骂。可以发生在医患之间、患者之间、母子之间，个别也有可能酿成斗殴。

"降低 20dB"首先是医护人员应主动降低自己的音量。听不清时可以走到家长面前去说。家长自然要约束孩子："别闹！大夫说话都听不见了！"周围的家长也自然会降低音量。这样气氛立刻缓和，对话人的情绪也必然平静下来，降低音量讲话。

大声说话本身是以势压人的企图。医护人员在学生时代对老师不会大声讲话，对患者家长也不会大声讲话。毕业后随着自己职位提高，声音也就越来越高。特别是对患者家长，几乎都是命令语气，甚至呵斥。对话时，声音更要压倒对方，形同训话。如果医护一方主动降低 20dB，就可以避免因音量升高可能导致的误解与争吵。有理也就可以讲清了。大声不一定是争吵的原因,但是低声常可避免争吵的升级和激化。

小儿外科门诊医护力求在各方面降低 20dB,是代表我们力创文明门诊的明显标志。大家心平气和地讲话,才能维持一个安静有序的环境,才有可能共同创造一个文明和谐的门诊。

2. 缩短手术时间——缩短母子分离时间 孩子在手术室内做手术,妈妈在外边等候的焦急心情可想而知。每分钟对妈妈而言都是度时如年。其实真正的手术时间并不长。特别是门诊手术,常常十几分钟就可完成。但有些人往往很早就把孩子抱进手术室,然后才去找医师,给孩子手术区清洗、脱衣服(有时很难脱)。孩子在里面哭,妈妈在外边哭。哭了很久,其实手术尚未开始。术前医师说手术很简单,时间长了,家长不知手术出了什么问题。如果把脱衣服、清洁手术区的工作交给妈妈做,或是由妈妈协助做,然后用一条单子把孩子包起来,在妈妈怀里注射术前针及基础麻药(如丙泊酚),等孩子在妈妈怀里安睡后,再抱进手术室。医师早已刷好手等待,固定体位后立刻手术,缝好伤口盖好敷料立刻送出交给妈妈,协助妈妈穿好衣服,等待孩子清醒(醒前经常有医护守视)。这样妈妈与孩子分离的时间更接近真正手术的时间。因为门诊手术不过半个小时,若医护不注意,在手术室内浪费 1~2 个小时是很常见的。当妈妈接过孩子说一声"手术真快",包含了何等感激之情。她会以最大的收获,多处宣传某某医师手术如何高明。

3. 术后服务 现在买东西都讲售后服务,做完手术更希望术后服务了。手术后医护再也不问孩子情况,是极端不负责任的。在等候患者清醒时间,就可以多讲一些术后可能出现的问题,讲一些术后护理知识。患者回家后,最好能当天晚上打个电话或发短信询问病情,包括全身精神、食欲、伤口部肿痛以及敷料渗血松脱情况。问一问,可以尽早发现意外问题,至少也是对病家的礼貌。如果术后再建立一个完整随诊制度,术后 1 周及 1 个月后来看看,甚至 1~2 年内定时通讯填表联系,不但对患者表示负责到底,也给妈妈一个保险,交个长期朋友,同时又保证了科研和改进工作的资料。门诊小手术资料很难收集,大量系统的随访材料更为难得。建立术后服务观念与工作,特别通过网上沟通联系,对小儿门诊外科技术进步和医生信誉必有裨益。

4. 看病赠送说明书——科普小纸条或科普小册子 几分钟的门诊,把病情讲清,把手术讲明,时间肯定不够。也有的家长文化水平较低,一时听不明白,或者年龄大了记不住。为了弥补此项工作的不足,可以把一些常见病印成说明书。简单的只是一个小纸条,写上几行提纲。有的为了科普宣传也可印成小册子,看门诊时就赠送给家长。照着小条讲给家长听,告诉她回家再好好看看,也可找个文化水平高些的人看看,甚至到别处看病时也可以请那里的医生看看,参考一下。妈妈拿到这个小条,好像拿到一纸保证书,她会增加信任感。小儿外科门诊看病常常不需要开药,也不必住院,手术也不一定立刻做,妈妈带了孩子远路打车看一回病,什么也未拿到就回家,好像白来了一趟。看病后写些字包括诊断与治疗意见,再加上印好的一个小条,她就会觉得有了具体的收获。医生看门诊治病的同时也就宣传了科普卫生知识。

5. 通讯联系

(1) 个人网站:医师本人留电子信箱,可以通过网上联系(包括微信)。

(2) 电话号码和联系时间:一般安排在下午。

(3) 留地址:包括医院院址和诊室房间号,家长有问题可以随诊,若来信,要及时回信。

第二节 皮肤、皮下

一、脓疱病

脓疱病(impetigo)是小儿常见的皮肤表面细菌性感染。夏秋季节多见。

【类型】

1. 接触传染性脓疱病 又称"黄水疮",主要由葡萄球菌引起,最常见。好发于面部及手部,初为散在性红斑或小水疱,继成脓疱及脓痂。此病由接触传染而蔓延至全身及他人。预后无瘢痕。

2. 大型脓疱病 由葡萄球菌引起。好发于面、躯干部、儿童多见。初为散在的大疱，内含清亮渗液，很快变成脓液，破溃结痂后可向周围扩大，呈环形。

3. 鳞屑型脓疱病 由链球菌引起，好发于面部，病变呈圆形或不规则形红斑，直径 1~4cm，表面有细屑，周围不充血。

4. 深脓疱 由链球菌引起，好发于臀部及下肢，初为一小疱或丘疹状水疱，后化脓表面形成深褐色痂，痂被搔破后可见皮肤深溃疡。病预后有色素沉着。

新生儿期皮肤细菌性感染有其特点，见有关章节。

【治疗】 方案如下：

1. 局部用药 以外用药为主。①外洗药：可选用 0.1% 呋喃西林、3% 硼酸溶液等；②外涂药：首选 2% 莫匹罗星软膏，其他可选用依沙吖啶氧化锌软膏、金霉素软膏、红霉素软膏和环丙沙星软膏；③外涂中药：如芙蓉膏、三黄软膏等。以上用药，宜先去痂挑疱外洗后再涂药。

2. 酌情使用抗生素 可内服红霉素或阿奇霉素，或静滴苯唑西林钠（新青霉素Ⅱ）和头孢呋辛钠等。

3. 内服中药 可用化毒散、犀角化毒丸、连翘败毒丸等。

二、皮肤深层化脓

（一）疖（furuncle） 是小儿多发病，多发生于夏秋季，以头皮和躯干多见。

【临床特点】

1. 年龄偏小患者 红肿范围较大，往往直径超过 3cm 大小，形成毛囊、皮脂腺及其周围炎，幼儿疖肿化脓后脓液较多，多无脓栓。

2. 年龄偏大患者（10 岁以上） 疖肿表现如成人，一般直径约 2cm 大小，局部红肿热痛。病后约 3~7 日，中心变白出现脓头，化脓后脓液不多，多有脓栓。

3. 疖肿破溃及扩散 疖肿受到外力挤压，红肿范围骤然增大，有时合并高热和淋巴管炎及猩红热样皮疹。疖肿局部可以破溃，流出少许脓血。

一般多见于额、枕部疖肿患者，摔倒后疖肿受到挤压并感染扩散，少数因家长自行挤压所致。

【治疗】 内服抗生素、外敷中药如拔毒膏和适时切开引流，是治疗疖的主要方法。疖早期可采用紫外线照射方法。疖肿受到挤压并有感染扩散时，可按蜂窝织炎型淋巴结炎治疗处理（见本章第三节）。

除痱疖外，疖病（furunculosis）在小儿不多见，主要见于学龄期及青春发育期，多位于躯干，特别是腹壁，一般是 2~3 个疖肿，多则达 10 余个。疖病比较顽固，一般抗生素无效，有人主张内服中药（以清热解毒，凉血消痛为主），也有人主张采用多价葡萄球菌疫苗或丙种球蛋白治疗。局部治疗同疖。此外，有人以利福平药粉涂抹化脓的疖肿表面，据称效果较好，反复发生疖者应查血糖和患者免疫功能，以排除糖尿病和免疫功能低下的可能。

（二）痈（carbuncle） 偶见于小儿，为数个较大的疖融合而成，患处有数个脓头或流脓的疮口，常伴有发热、局部淋巴结炎症。治疗可以静滴红霉素、头孢呋辛钠、头孢噻肟钠等，并应及时切开排脓，患处每日换药。注意除外患者患有糖尿病可能。

（三）痱疖 痱疖（millarial furunculosis）又称痱毒疖肿，是夏季婴儿常见的感染性疾患。遇到夏季酷热的年份，本病有暴发趋势，患者数陡增，约占就诊人数的 1/10。主要位于头部，其次为面颈部。

【预防与治疗】

1. 勤洗澡 每天洗澡洗头，保持室内通风凉爽。可添加空调等降温设施。洗澡水中可适量加入硼酸粉或呋喃西林粉。

2. 外用药物 外用痱子粉或痱子水，若痱子粉中多加一些薄荷（1%~2%，依年龄大小而加减）、樟脑（1%）及氧化锌（3%），即成为"痱毒粉"，洗澡后可涂敷，每天 2~3 次，效果好。即使疖肿破溃或已切开出脓，洗后也可敷此药，不必另外敷油膏，更不需包扎。这样既可保持患处清洁干燥，又避免于包扎后新痱子的发生。个别较大而疼痛之疖肿处，可外敷拔毒膏、鱼石脂膏等药物，以促使局部化脓或吸收。

3. 切开引流 疖肿早期不需切开,多数可以自然软化而自己吸收。脓肿较大且张力高引起疼痛时可做小切口切开。有时一次在头部做多个疖肿切开,切开引流后暂时包扎4~6小时,止血后局部即除去敷料。可用1:1 000呋喃西林或3%硼酸溶液冲洗。切忌敷料包扎几日不换药,这样常会加重痱子并再生疖肿。

4. 抗生素 一般情况好,不发热,可不用服药。发热者以口服红霉素或阿莫西林克拉维酸钾为宜,情况重者可静滴头孢类药物等。

5. 中药 发热、便秘、无食欲者可口服化毒散和犀角化毒丸(市售)。

(四)丹毒(erysipelas) 为A组链球菌所引起的急性皮肤深层尤其是淋巴管网感染,小儿较少见,主要位于小腿及面部,新生儿有时背部亦可见到。

1. 急性丹毒 相对多见,表现如下:

(1)局部红肿热痛:患处皮肤红肿光亮,略隆起于皮肤,界限清楚,有时病变向邻近区域迅速蔓延,局部有灼痛和敏感触痛及水疱,水疱破后结痂,但很少化脓。皮损处有糠屑及色素沉着,邻近区域淋巴结可肿大。

(2)全身反应:发热,哭闹或诉痛,食欲减低。

(3)血象:白细胞总数和C反应蛋白增高。

治疗以青霉素为主,若青霉素过敏,可改用红霉素、头孢呋辛钠等口服或静滴。局部可外用2%莫匹罗星软膏或0.1%呋喃西林溶液湿敷,也可用紫外线照射。

2. 慢性丹毒 较少见,主要见于患有足癣的年长儿。

(1)局部表现:局部小腿前侧皮肤暗红、肿胀且粗糙,界限清楚,病变范围基本不变,触痛轻,不化脓。病变区消退较慢,常有急性反复发作。

(2)全身反应:体温正常,有时诉局部痒或疼痛。

治疗应先控制足癣及继发感染。青霉素常无效,可内服头孢呋辛钠等或中药(以清热利湿、活血化瘀为治法)。处方举例:连翘10g,地丁6g,丝瓜络10g,丹皮6g,黄柏6g,防己6g,红花6g,赤芍6g,泽泻10g,水煎。外用药可配合用2%莫匹罗星软膏等,或用如意金黄散外敷。同时治疗足癣。

(五)脓癣(kerion)

【病因和临床表现】 脓癣是由狗小孢子癣菌引起的头部脓肿,实际上是白癣或黑癣的继发损害,大多因接触患病的动物而传染。开始为毛囊周围炎,继续扩展,可相互融合,典型皮损为淡红至暗红色的水肿性半球形丘疹或痈状斑块,边界清楚,表面柔软,浸润明显,微有波动。其上可见与毛孔一致的针头大小的小脓疱,患处可见断发和极易拔出的但看似正常的毛发,轻轻压迫,有脓液溢出。久之可形成蜂窝状溢脓或有一层脓苔样痂(溢出脓液干燥后形成),常并发枕部或耳后淋巴结肿大,此时易误诊为单纯性化脓性感染或头皮脓肿。但仔细辨认,真菌性脓肿边缘清楚且呈陡坡状,表面有小脓疱和断发,这些与化脓菌性脓肿所见并不相同。临床上若遇到此类患者,按化脓感染治疗无效时,应想到本病之可能。

【实验室检查】

1. 断发真菌直接镜检阳性。黑癣病发内可见较大的呈链状的发内孢子,很少是发外形。白癣病发外可见成堆或镶嵌状排列的圆形孢子。

2. 脓液普通细菌培养阴性。

3. 滤过紫外线灯检查(Wood灯):白癣呈亮绿色荧光,黑癣无荧光。

【治疗】

1. 全身治疗 ①灰黄霉素,15~20mg/(kg·d),分3次口服,疗程3~4周,服药期间嘱咐患者多吃油脂性食物,以利灰黄霉素吸收。②特比萘芬,适用于对灰黄霉素过敏或灰黄霉素治疗失败的病例,体重<20kg者,62.5mg/d;体重20~40kg者,125mg/d;体重>40kg者,250mg/d,疗程4~8周。③伊曲康唑,适应证同特比萘芬,最大剂量为5g/(kg·d),疗程6周。服药期间,治疗前、后和治疗中每间隔2周,应分别查肝、肾功能及血象。以上治疗前做真菌镜检和培养,之后每两周复查1次真菌镜检,连续3次阴性再结合临床所见方可认为治愈。

脓癣早期炎症反应明显时,可短期口服小剂量皮质激素。有继发感染时,应加服抗生素,如罗红霉素,6~10mg/(kg·d),3次/d。外用药物要温和、杀菌,临床常用1:2 000呋喃西林溶液或0.1%小檗碱溶液湿敷,外用抗生素软膏,如2%莫匹罗星软膏。一般经过两周治疗,炎症反应减轻,即可开始外用抗真菌药治疗。

2. 局部治疗 每周理发1次,皮损上的病发用镊子拔除,所有去除的毛发均应焚毁,理发工具和与患者接触的生活用品均要煮沸消毒或采取其他方式消毒灭菌;每天早晚各用温水和肥皂洗头1次,擦干后早晨外涂抗头癣真菌药物,如5%硫软膏、5%水杨酸软膏、2%咪康唑霜、1%联苯苄唑霜、1%特比萘芬乳膏等,晚上局部外涂2.5%碘酊,疗程至少8周。

(六)囊肿性痤疮(acne of cyst) 又名痤疮性脓肿,是一种外观像疖肿、因痤疮发生毛囊破裂而引起皮肤真皮部位的特殊感染,属于痤疮并发症之一。本病特点:其一,好发于青少年且正在患痤疮;其二,"脓肿"多呈亚急性炎症表现,患处红肿或暗红肿,呈扁平状隆起,触痛不明显,有时有波动感,病程迁延,不易自行破溃。可以单发或多发。在本病初起临床上易误诊为疖或单纯性毛囊炎。

【治疗】

1. 治疗痤疮的同时,嘱勿吃刺激性和油腻性食物。

2. 内服抗生素1周,如头孢呋辛钠或阿奇霉素。

3. 面颈部病灶采用穿刺抽脓或激光打孔引流,其他部位或形成脓栓者切开引流。

4. 反复发病或多发者,应注意除外免疫功能异常和糖尿病等。在此基础上可少量使用皮质激素,必要时在内分泌科医生指导下使用性激素。

附:外科门诊抗生素使用原则

1. 使用适应证 ①患者有感染征象,发热、肿胀、疼痛、出脓;②白细胞计数增高,特别是中性多核白细胞比例增加,并伴有C反应蛋白(正常<8mg/l)增高;③细菌培养阳性且药物对细菌敏感;④抗生素治疗有效。以上适用于化脓性感染。

2. 疗程 >3天,<7天。抗病毒药按疗程使用。

3. 剂量 应按千克体重测算。粗算:新生儿约为成人剂量的1/8,3岁儿约为成人剂量的1/4,7岁儿约为成人剂量的1/2,12岁儿接近成人剂量。

患者合并肾功能不全或衰竭时,对能使用的药物必须精确测算,减量给予。

4. 选择与配伍 根据临床经验和(或)细菌培养结果,化脓性感染先选用青霉素类抗生素;若青霉素过敏选用大环内酯类抗生素,或做头孢菌类过敏试验,阴性者可选用头孢菌类抗生素;考虑有厌氧菌感染,可协同使用甲硝唑、替硝唑、奥硝唑等。病情或细菌培养适应证者,可协同使用2种抗生素。

5. 给药途径和剂型 新生儿和小婴儿静脉给药,婴儿尽量静脉给药;1~6岁给颗粒剂或混悬液内服;7岁以上可予片剂或胶囊内服。病情需要静脉给药者,一般3~5天,没有静脉输液条件或静滴不成功时,可考虑肌内注射。

6. 注意药物反应 医师要熟悉所使用药物的不良反应,并告知家长。

7. 预防用药 必须使用者,术前2~24小时,术后<3天。

(七)皮肤非化脓小病

1. 疣 疣(wart)是由人类乳头瘤空泡病毒(HPV)引起的良性表皮赘物。

(1)寻常疣(verruca vulgaris):HPV-1、2、4型引起,俗称"刺瘊",较多见。多位于手指、手背、甲周围、足底等处。数量自1个到几个,约0.3~1.0cm大小,或孤立,或密集(所谓子、母瘊)。此疣坚实,表面粗糙,角化明显,突出皮肤表面,色暗黄或灰黄色。有些疣呈乳头状或刺状突出。放大镜检查疣体表面,可见点状陈旧性出血点。寻常疣多无症状,但位于指(趾)甲下或足底者有压痛,且水平压痛大于垂直压痛。

单个或几个寻常疣可以用液体氮等冷冻局部,30s/次,反复2~3次,使之冻融脱落,甲下疣可用放射治疗;另外,1%~5% 5-FU霜、0.1%~0.3%维A酸酒精等外涂亦有效,但须注意对周围正常皮肤的保护,多发的较多的新鲜皮损可外用中药(香附12g、木贼12g水煎)搓洗。若无电灼或冷冻条件者,可对单个或少数几个的寻常疣予以手术切除或锐匙刮除。寻常疣有时可自愈。

(2)青年扁平疣(verruca plana):HPV-3、5型引起,此病在学龄儿童不少见。病损呈多发性,少则

16

数个,多则数百个。主要发生在手背、腕部及面部,色褐黄或正常,米粒至绿豆大小,卵圆形,略突出皮面,一般无明显自觉症状,可自行消退,但可复发。治疗多采用 0.05%~0.1% 维 A 酸霜剂外敷,或香附、木贼水煎趁热搓洗。必要时内服左旋咪唑 50~100mg/d,每周连服 3 日,总疗程 8~12 周。

2. 传染性软疣 传染性软疣(molluscum contagiosum)由豆类病毒引起的良性皮肤赘生物,尽管传染性相当低,但人们之间可直接接触传染,在幼儿园及学校可流行。

病损多位于面、颈及躯干部,可单发,也可多发散在,约 0.1~0.2cm 大小,中央略凹,若将疣挤破,有白色脂状物溢出。有时痒感明显,患者搔抓后,常结有小痂,易误诊为脓痂疹或丘疹性荨麻疹。

治疗可用挑疣法。先以 2% 碘酊消毒,然后以粗针头或小而尖的镊子将疣挤破或挑破,将奶酪样物完全挤出,或挑出疣体,再涂以 2% 碘酊。若疣体较多,可分批挑疣。中药用香附 12g、木贼 12g 水煎后,药渣外擦局部亦有效。亦可用聚维酮碘(洁王膏)外涂。选择性使用阿昔洛韦(acyclovri),参考剂量 2 岁以上,每次 20mg/kg,按疗程服用。

(八)鸡眼(corn)

【临床表现】 鸡眼为局部性皮肤角质层楔状增生所致,好发于足底经常受压容易摩擦的部位。病初受压部位皮肤增厚,呈黄白色,无痛苦,继而根深陷皮肤内,并形成硬的顶凸,常呈圆形状如鸡眼,垂直压痛明显,常影响行走。多见于学龄儿。

【治疗】

1. 外用药 可用鸡眼膏(市售)、10% 水杨酸软膏或鸦胆子仁捣烂等药物外用。以上外用药使用时,首先要热水疱脚洗净,用利刀(保险刀片等)将表面角质层轻轻修去,用胶布保护好周围正常皮肤,再用上述药物中一种外敷,并用胶布封闭,2~5 日换药 1 次。

2. 局麻下电灼器电灼或激光治疗。

3. 局麻下手术切除。

(九)特应性皮炎(atopic dermatitis) 特应性皮炎习称湿疹(eczema),主要见于 1 岁内婴儿,是最常见的变态反应性皮肤疾病,常反复发作。从生后第 2、3 个月开始反复延续至第 8、9 个月,但大部分可自愈。

1. 急性期 皮损以红肿、丘疹、水疱、渗出、糜烂为主,皮疹密集成群,呈粟粒大小丘疹、丘疱疹或小水疱状,基底潮红。若继发感染,表面为黄褐色,有脓性结痂,局部可并发毛囊炎、疖肿及邻近淋巴结肿大。因剧痒,患者常常搔抓,导致局部出血及抓痕。注意与急性接触性皮炎相鉴别。

治疗:由于本症系过敏反应,与多种外在和内在因子有关,因此有人主张不食牛奶,禁止乳母吃很多种蛋白食物,不许给患者洗脸和洗澡,更不能使用肥皂。这样或可能对局部发作有些好处,但将影响小儿营养或增加局部感染的危险性,得不偿失。因为本症对婴儿健康影响不大,更无生命危险,如无继发感染,也不会遗留瘢痕。所以最好是保证营养、保证清洁为第一原则,局部渗出是次要的。

严重刺痒及渗出者可采取如下治疗方案:①抗组胺药物:如氯苯那敏、苯海拉明、氯雷他啶、西替利嗪等。②内服多种维生素:其中维生素 B_1、维生素 B_2、维生素 C 更重要。③钙剂:可给 10% 氯化钙溶液或其他钙剂内服。④外用药:采用 0.1% 呋喃西林溶液或 3% 硼酸溶液外洗或冷湿敷,每日 2 次,然后涂以 1% 依沙吖啶氧化锌油或 1% 氯氧油。渗出消失后可外涂依沙吖啶氧化锌霜膏或维生素 B_6 霜膏。⑤抗生素:有感染征象较重者加用抗生素。

2. 亚急性期 皮损以红斑、丘疹、鳞屑和薄痂为主,有少许渗出和糜烂,痒感仍明显。

治疗基本同急性期,但外用药可选用复方鱼肝油软膏及依沙吖啶氧化锌霜膏配合含有皮质激素的霜剂,后者如丁酸氢化可的松乳膏、派瑞松乳膏等,也可外用参皇霜等,可配合服化毒散(1 岁小儿每次 1/4 支,每日 2 次)。

3. 慢性期 见于婴幼儿,以局部苔藓化为主,患处皮损有慢性炎性红斑,皮损增厚,皮纹加深,表面粗糙,有色素沉着。常有剧痒,搔抓后有点状糜烂面。部分患者皮损对称,常位于肘窝和腘窝等处,数年不愈,易患其他变态反应性疾病,如荨麻疹、过敏性鼻炎、哮喘等,又称异位性

16

皮炎。

治疗：

（1）外用药：可用糖馏油软膏，并配合少量激素类药膏如艾洛松乳膏外用，或单独用曲安奈德 - 尿素软膏等。

（2）内服中药：以清热解毒、健脾祛湿为治法，外用普连膏。

（十）无痛性皮下小肿物

1. 皮脂腺囊肿（粉瘤） 皮脂腺囊肿（sebaceous cyst）是最常见的皮下小肿物，通常无触痛，继发感染后症状同疖肿。

（1）诊断要点：肿物多位于颈、面及背部，单发或多发，约 0.5~2cm 大小，更大者少见，质稍硬，外表圆或椭圆。肿物与皮肤有粘连，有时可见皮脂腺开口，该部位常有少许色素沉着，部分病例挤压有豆腐渣样皮质外溢。

（2）治疗：手术切除或激光钻孔。成人有抽液注药（消痔灵）治疗之报道。

2. 皮样囊肿（dermiod cyst） 可发生于身体许多部位，皮下最多见。

（1）诊断要点：肿物多位于眼睑、眉外侧及鼻根部皮下，头皮和椎管内亦可见到，其他如卵巢、纵隔等。肿物单发，约 1~3cm 大小或更大，质软，有囊状感。肿物不与皮肤粘连，有时（囊肿破溃或穿刺时）可见囊内皮脂、毛发及脱落上皮。多为先天性。必要时 B 超协助诊断。

（2）治疗：手术切除。

3. 表皮囊肿（epidermoid cyst） 又称角质囊肿，为先天性良性肿物，偶因外伤引起。

（1）诊断要点：肿物多位于头皮和眉外侧。肿物单发或多发，约 0.5~1.0cm 大小，质较硬，形圆。肿物与皮肤和基底均无粘连。肿物内容物为角质物及胆固醇结晶。

（2）治疗：手术切除。

4. 纤维瘤（fibroma） 可以发生在体内任何部位，皮下者可以触到。

（1）诊断要点：肿物质硬，生长缓慢。肿物大小不一，直径多由几毫米至 2cm，呈圆形或椭圆形，常单发，正常皮肤色或棕褐色，无自觉症状。硬纤维瘤可呈不规则状，可以表现为巨大肿瘤块状，并可侵犯周围组织出现压迫症状。肿物活检可含不同成分组织。

（2）治疗：手术切除。硬纤维瘤通常需住院手术治疗，且易复发。多发者可以在皮损内注射皮质激素，或外贴肤疾宁。

附：婴儿肌纤维瘤病（infantile myofibrom- atosis，IM）是婴幼儿最常见的纤维增生性病，本病又称先天性纤维瘤病，病因不明。

其他少见的婴儿软组织肿瘤见表 16-1：

【临床表现】 约 50% 出生时就有，其他于生后不久即发病，通常在 2 岁以内变得更明显。男性多见，有家族性发病的报道。皮损分布于头、颈、躯干及四肢。可单发，亦可多发，以单发型为常见。典型的皮损颜色为皮肤色或血管样改变，患处坚实，橡皮硬度，有时呈硬性皮肤或浅表软组织肿块，约数毫米至数厘米大小。

本病有自行消退倾向，一般于 12~18 个月内皮损稳定并开始消退。根据病情情况可分为：①浅表型，结节位于皮肤、皮下组织、骨骼肌或骨骼，预后良好。②泛发型，多累及内脏，最常见的为肺、心、肝和肠道等部位，呈弥漫性纤维组织增生，常在出生后几个月内死亡。

【诊断与病理】 诊断依据组织活检，病理切片可见真皮或皮下组织中有梭形细胞团，该细胞类似平滑肌细胞，超微结构示该细胞具有肌纤维母细胞特征。

表 16-1 少见的婴儿软组织肿瘤鉴别表

英文缩写	位置	好发部位	出生存在否	生后 1 个月内发现	自行消失可能性	治疗效果
FHI	皮下	肩、腋下、背	−	−	−	完整切除
IDF	皮下	指趾	+	−	+	易复发
IM	肌肉	颈、腹	+	+	+	完整切除

注：FHI.fibrous hamartoma of infant，婴儿纤维性错构瘤；IDF.infantial digital fibromatosis，婴儿指趾纤维瘤病；IM.infantile myofibromatosis，婴儿肌纤维瘤病

16

【治疗】 本病无特殊治疗,对症处理。

5. 复发性婴儿肢端纤维瘤病(recurrent infantile digital fibroma,IDF) 又称幼年指(趾)纤维瘤(juvenile digital fibroma),是一种病因欠明、属于婴幼儿指(趾)易复发的良性纤维瘤。

(1) 临床表现与病理特征:出生时即有或出生后发病,偶见于儿童。为单个或多发的坚实的结节,表面光滑、发亮、肿胀。与表面皮肤粘连,但可移动,表面在正常肤色上呈肉红色或粉红色,直径约数毫米至2cm大小。生长缓慢,切除后可复发,多发性损害可持续多年,但能自发消退。偶尔破溃,形成浅表溃疡,预后结瘢痕。

病理特征是在增生的成纤维细胞质内有嗜酸性包涵体(个别除外),超微结构及免疫组织化学检查表明IDF主要是由肌纤维母细胞组成,包涵体为无膜的颗粒——丝状小体。

(2) 诊断:根据皮损形态、组织病理特征即可确诊。

(3) 治疗:手术切除,术后易复发,但不发生转移。

6. 毛母质瘤(pilomatricoma) 又称钙化上皮瘤(calcifying epithelioma),属皮肤深层良性肿物。

(1) 诊断要点:肿物多位于面部、颈部及上肢。肿物单发呈圆形,边界清楚,中心有不规则硬性肿物,触觉如石灰石感。直径约0.5~3.0cm大小,肿物可与皮肤粘连,局部皮色有时呈紫褐色的色素沉着,很少破溃。

(2) 治疗:手术切除。

7. 猪囊尾蚴病(cysticercosis cellulosae) 俗称囊虫病,目前发病较少见。由于猪绦虫的幼虫即囊尾蚴寄生于人体皮下而出现肿物,此外,本病还可以发生于人体许多部位,如脑组织、眼、肌肉等处。

(1) 诊断要点:患者来自疫区或本身有猪绦虫史,或粪便中发现虫卵、节片,肿物位于皮下,多见于头部和躯干,呈结节状,圆形或卵圆形,约0.5~1.0cm大小,病初肿物较软,晚期因内部钙化肿物变硬。肿物常呈多发性,分批出现,亦可自动消失,与皮肤及周围组织无粘连,无压痛亦无色素沉着。肌肉内寄生者,可出现假性肌肥大和钙化。

囊尾蚴免疫学检查阳性,包括:皮内注射、酶联免疫印迹法、补体结合试验等,现强调多种方法联合应用阳性率高。个别病例经CT或MRI检查协诊,并能发现脑、眼囊尾蚴病。部分病例经活检确诊,手术摘除的肿物为白色光滑的囊肿,内含囊液和头节。

(2) 治疗:单发者可手术切除,多发者选用阿苯达唑(albendazole)15~20mg/(kg·d),或吡喹酮(praziquantel)总剂量120mg/kg,以上药物治疗均需在内科住院按疗程实施。所有皮肌型猪囊尾蚴病的患者,应常规除外脑(MRI)和眼猪囊尾蚴病(查眼底)。

8. 横纹肌肉瘤(rhabdomyosarcoma,RMS) 是小儿最常见的软组织恶性肿瘤。此外,身体各部位均可发生,如头部各器官、泌尿生殖道、腹腔内、腹膜后、纵隔和胸腔内等。5岁以下男孩多见,病理分型胚胎型最多见,其次为葡萄状型。由于该病在软组织肉瘤中最多见和病理分型有时困难的特点,国内外都予以重视,美国很早就有专门的"美国横纹肌肉瘤协作组"(IRS~1)。

(1) 诊断要点:位于皮下或肌肉内无痛性肿物,多见于头颈部和四肢,质稍软,边界清楚,状如结节。易误诊为血肿,肿物有时增大明显。可以发生局部浸润及血管、淋巴转移,区域淋巴结可略肿大,或有肺、骨转移。发生眼部可出现单侧突眼、上睑下垂;发生耳部可见息肉样肿块、外耳道有分泌物、听力丧失;发生在鼻窦可有呼吸梗阻、声音改变;发生在膀胱和阴道可见葡萄状肿块溢出伴出血等。B超、CT、MRI检查有利于对病变范围判断,肿瘤标志物TSGF(肿瘤特异性生长因子)等阳性,活检证实为RMS,临床分为四期。

(2) 治疗:尽早开始综合治疗。

1) 化疗:全体患者均用化疗,包括术前和术后。

2) 放疗:用于临床分期Ⅱ~Ⅳ期患者,采用多次小剂量较长期的疗法。

3) 手术:早期尽量完整切除,必要时化疗后再手术。

4) 电化学治疗(electrical chemical therapy ECT):使用专门的电化学治疗仪,适用于表浅的横纹肌

16

肉瘤。

（3）预后：临床分期Ⅰ期病例，即肿瘤局限于原发肌肉或器官，或者虽然超出原发肌肉或器官，但无区域淋巴转移者，长期存活率达80%以上。肿瘤发生转移者，则存活率明显降低。所以本病早期发现、早期治疗很重要。

9. 纤维肉瘤（fibrosarcoma） 在小儿少见。

（1）诊断要点：主要是10岁以上儿童发病，肿物多位于下肢。肿物大小不一，质硬，与周围组织有粘连。少数发生肺及骨转移。活检证实为肉瘤。

（2）治疗：早期广泛手术切除，术后应密切随访，大部分患者预后良好。

10. 其他软组织肉瘤 如平滑肌肉瘤、脂肪肉瘤、滑膜肉瘤、血管肉瘤、间叶组织其他肉瘤等均少见。临床表现与横纹肌肉瘤相似，其治疗原则也可参考横纹肌肉瘤的治疗。其中滑膜肉瘤预后最差。

三、慢性伤口

伤口不愈合的常见原因：脓腔不能闭合，窦道形成，肉芽面太大。脓肿切开伤口一般1~2周内多能愈合。少数特殊伤口可能愈合迟缓。烧伤创伤则可能遗留慢性伤口、肉芽面或窦道长期不愈或愈而复发。因此需要诊断探查、二期缝合或植皮。2周以上不愈合，有必要施行扩创术（debridement）。

（一）脓腔不能闭合（non-healing abscess）

1. 脓腔壁硬（cortication of abscess wall）、无弹性 如脓胸、骨髓炎引流后，脓腔壁很硬，很难塌瘪。愈合需靠肉芽增生，填满脓腔，然后由上皮覆盖愈合。如果脓腔很大，不可能填满则长期不愈。脓胸则需肋骨切除胸廓成形手术（thoracoplasty）或胸膜剥脱手术（pleural decortication），使脓腔壁塌陷闭合。长骨骨髓炎（如胫骨上端）脓腔常需行蝶形手术（sausage operation）切除脓腔前壁。肉芽填平后，可以植皮。其他长期慢性脓肿纤维壁太厚，不能塌陷也不能愈合，而需处理腔壁。但是，身体其他各部脓肿，如腹腔、肌肉间，周围器官经常有压力，可使坚硬之脓腔闭合。如果长期不愈，应考虑其他原因，不可盲目等待。

2. 哑铃形（葫芦形）脓肿（dumbbell abscess）指一个脓腔经较细之通道连接另一个脓腔。切开引流使一个脓腔空瘪，但相连通的脓腔引流不畅。因此伤口不能愈合。实际上脓腔的愈合，伤口每天的分泌物应该日渐减少。如果发现某日引流量超过平时窦道的容量，则说明另有存脓的地方。碘溶液24小时分段造影常可发现另一脓腔的位置与形态。根据情况再研究处理。

3. 脓腔内合并窦道 常见巨大皮下脓肿引流后，脓腔完全空瘪，但2周后毫无愈合趋势。即使每天加压包扎，皮下分离间隙范围也不减小。应该考虑脓腔内合并窦道。应该广泛敞开覆盖的皮肤，充分暴露脓腔后壁肉芽面。彻底扩创，刮除肉芽，寻找窦道。但是范围常常很大，全部敞开皮肤缺损愈合更困难。因此，可在脓腔靠近周边处，做几个小切口引流。加压包扎。很快多处切口愈合，只留一处不愈。则为窦道位置，按窦道处理（图16-1）。

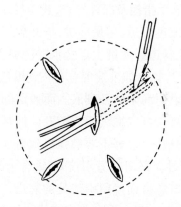

图16-1 皮肤多数小切口

（二）慢性窦道（chronic sinus）
慢性窦道不愈原因可分四类分析诊断。

1. 异物（foreign body） 窦道底部有异物停留，当然不愈，或屡次愈而复发。常见异物包括：手术遗留缝线、纱布、棉球等，创伤遗留沙石、玻璃渣、竹木刺以及小型金属塑料物等。金属、沙石、玻璃X线片可以显示。此外，超声、MRI以及窦道造影常可显示。最后只能靠手术探查。

2. 死骨（sequestrum）及生物废弃物（bio-debris）骨髓炎伤口不愈，应想到死骨停留，肌层伤口应想到坏死肌膜，阑尾穿孔应想到肠石（粗缝线及残端瘘管更为多见）。此类异物本来都可自然吸收，但时间可能很长，而且也无把握。诊断困难。除死骨可在 X 线片和其他造影显示外，其他只能靠手术探查。

3. 特异感染（specific infection）与其他活动性病灶（active lesion） 伤口不愈合，常应想到结核或其他慢性感染，特别是隐藏的肿瘤（良性或恶性）。取活检诊断，按相应方法治疗。

4. 瘘管（fistula） 伤口与另一分泌性管腔相通。有时造影或分泌物检查可得诊断。但多数仍漏诊，最后也只能靠手术探查诊断与治疗。

窦道探查手术：手术原则是逐步敞开管道，分期追查到底。复杂的窦道，管道可能很长，可能很细或不规则，周围器官也很复杂。各种客观信息也不足。手术规模应列为无规范大手术，一切麻醉术前术后必须充分准备，不可企图侥幸。首先用探针探明初步深度与方向，插管注入亚甲蓝或中国墨汁。选无粘连器官的方向切开皮肤。继续前进，靠手指摸及探针探查，选无粘连器官的方向，劈开黑色管道，尽量前进，劈开到尽头。彻底敞开黑色管道。大量生理盐水冲洗黑色管壁，尽量把黑色洗掉。如果发现总有一点黑色不能洗掉或擦掉，说明尚未劈开到底。而残留的黑点就是残余窦道口，可以继续探查劈开。但是此时探针很难顺利插入，最好不要勉强以致造成假道。宁可暂停手术。该处留置引流管，缝合全部切口。2周后，伤口愈合而遗留引流处的窦道。已将窦道向底部移植一步。再向新窦道内主要造影，作进一步诊断，计划下一步探查，追查到底寻找不愈的病因。曾有一例腹股沟窦道患者，3 次手术追查，找到先天性十二指肠重复畸形腹膜后穿孔。充分准备后，经第 4 次手术切除治愈。一般情况，多可 1 次或 2 次手术根治。

（三）广大肉芽面（granulation wound） 几周不愈或植皮不长的大肉芽面应该施行肉芽面刮除探查手术。常见问题如下：

1. 肉芽不健康 健康的肉芽面，色鲜红如婴儿口唇黏膜，表面与皮肤齐平，颗粒细腻。不出血、无脓性分泌物、无臭、不痛，擦伤后渗鲜红血。肉芽面边缘有浅粉色上皮生长，中心部位也有斑点

型大小不等的上皮岛生长。周边上皮与中心皮岛互相连接而愈合。如果促进愈合，薄层植皮极易生长。如果肉芽成灰白闪亮，高出皮肤，是为水肿肉芽，不生上皮，植皮也不长。需加压包扎、高张盐水或硫酸镁湿敷。如果肉芽暗红萎缩，属于营养不良或局部循环不良。应该改善营养（多数为低蛋白、慢性脱水、血浓缩），促进局部循环。

2. 肉芽感染 健康肉芽培养虽有菌，但无强力致病菌。凡肉芽面周围红肿，肉芽面高出皮肤，有脓性分泌，量大，有臭味，易出血，颜色变异（红白黑相间），都是肉芽感染。既不愈合也不能植皮。至少要经抗生素及激素湿敷准备，恢复健康。

如果全身也有中毒症状，如发热、食欲不佳、白细胞升高，需全身用药。

3. 隐藏窦道 表面看来，肉芽面健康。但上皮不长，植皮也不长，或长而复脱。应想到窦道的存在。应彻底刮除全部肉芽，暴露平滑白亮的纤维底。常有某处始终有一点肉芽不能刮净。用探针试探，常可发现窦道。正确处理窦道后方可植皮。如果窦道复杂，可以暂时扩创，引流窦道。促使其余肉芽面愈合或植皮。以后再计划治疗窦道。

（四）后遗症（sequela） 伤口完全愈合后，仍可以留有瘢痕反应，异物停留，残余感染，器官损害。均应按需要由专科处理。按现在医院习惯一般都由专科处理，但发现后遗症不转科，则初诊医生从开始就注意到后遗症问题，对严重后遗症有预防作用。最明显的是烧伤瘢痕问题。早期处理时充分了解以后成形的具体困难，就会有针对性的预防措施。所以有的医院烧伤科同时也是整形科。

第三节 头颈部

一、产伤头颅血肿

最常见问题为新生儿头颅血肿。事实上新生儿头颅血肿，在产科已有明确解释，补充过维生素 K_1。常因下述几个问题交代不清，致使家长到小儿外科就诊。

1. 1~2 个月不见小,甚至偶尔见大,家长担心发生并发症。

2. 偶然洗头时发现柔软的肿物边缘有坚硬的"骨性缺损",以为颅骨骨折漏诊。

3. 真性继发感染,引起局部及全身炎症反应,红肿发热。

产伤头颅血肿多为头盖骨骨膜下血肿。新生儿颅骨骨膜很松,出血后不久形成巨大血肿,直径一般约达 10cm。可以增大呈球形,但基底不超出一块头盖骨范围。最常见为一侧的顶骨。出血自然停止后,血肿内形成巨大凝血块。血肿在不断吸收,而凝血块形成异物,刺激局部组织不断渗出。因此肿物可能表现时大时小。常常需要 3~4 个月后渗出与吸收平衡稳定,才开始表现以吸收为主。临床上常常 3~4 个月无进步,突然 1 周内迅速缩小愈合。凝血块的形成过程,常聚结于血肿边缘固体液体交界处,触之有锐利硬边感觉,很像颅骨本身"缺损"成为一个大洞。洞内为积水感,很软。如果按压洞内,则发现洞底仍是坚硬平整的骨质。当然 X 线片可证明颅骨正常。但有时凝血块中可见钙化灶。多数巨大血肿吸收后,遗留 3cm 左右大小的皮下钙化硬结,1 年后始渐消失。全部变化过程包括血肿增大时期均无症状。不痛不痒,不影响生活,也不影响发育。只需家长充分理解,不需任何治疗,洗头洗澡一切照旧。

继发感染多数是治疗不当引起。因为血肿传统常用的治疗为穿刺抽吸、加压包扎。此种治疗只有害而无利,不值提倡。首先不可能吸出凝血块,吸出血水后,血块仍然不断刺激渗出。新生儿颅骨缝隙间尚未愈合,头颅很软,不能定型。包扎困难,更谈不到加压。形式上的包扎表演只起到心理安慰作用。万一因穿刺损伤发生感染,可以反应很严重。全身发热,精神食欲缺乏。局部红肿有压痛。有时头颅全部甚至面目都有肿胀。少数引起脑膜炎,昏迷抽风,喷射性呕吐。颅压增高致前囟凸硬。治疗靠静脉抗生素及降颅压药。血肿穿刺试探,化脓而有张力者,应多处切开小口清除血块,填塞引流。个别发生颅骨坏死,则伤口不愈合。需等待 4 周分离后取出方可愈合。一般是整块的颅骨外板坏死分离,探针试探骨片完全活

动后,常需扩大切口,才能整块取出。注意必须等待完全自由分离后取出,以免伤及颅骨内板。死骨切除后伤口 1 周内可以愈合。

头颅血肿要与产瘤鉴别,新生儿产瘤一般 1 周内早已消失,罕见到小儿外科就诊。因此必须多考虑一些鉴别诊断,如先天性脑膜膨出、淋巴管瘤等。后者也常有继发出血。

二、外伤性头皮血肿

普遍印象,旧社会几乎没有一个人在小儿时期未发生过碰伤头皮血肿。不需任何治疗,1 周内自然消失而痊愈。新社会小儿得到无微不至的护理,此症已经少见,从而医生处理也不熟悉。

【定义】 指一般头部外伤,导致皮下出血,形成 3~5cm 直径的半球形凸起肿物。

【病因】 多为护理不周,小儿头部碰撞硬物,但伤情不重,甚至不引起注意。常见为抱着的孩子,突然回头,碰到门边、桌角、墙壁。或是领着的孩子突然跌倒,头部触地或家具棱角。因当时无伤痕,患者哭几声,不再呼痛而被遗忘。也有时看护者怕担责任有意隐瞒受伤过程。使诊断时缺少外伤病因。

【病理】 头部皮下血管丰富,特别是浅筋膜外层,静脉网密集。外面是头部皮肤较厚而硬,里面是帽状筋膜与颅骨,更硬。受力后无缓冲余地,常致血管破裂。因为静脉出血,压力低,出血慢。常在碰撞后几小时血肿才凸出皮肤表面,形成半球形肿物。血肿周围组织很硬,限制了扩散,致使张力增高,表现为凸出的硬包。高压力下,出血很快停止而形成凝血块。不再膨胀,因而疼痛减轻,只余留压痛。表现为无痛性实性肿物。约 1 周后血肿内渗出与吸收平衡,很快吸收平复。较大的血肿吸收过程中也可出现中心软化、边缘坚锐的假性颅骨缺损现象。处理不当也可继发感染,形成局部化脓而需切开引流。预后良好。

【诊断】 头部的创伤病史足以明确诊断。以无痛性肿物就诊者,多数也能查出线索。一般都有压痛,有时表面皮肤发红或发青。X 线或 B 超能提供层次位置与囊性特点。穿刺见血确定诊断。血肿的诊断,必须包括各种血液病的排除,如血友

16

病、血小板减少紫癜、白血病等。特别提出额部碰伤，虽然血肿不大，偶尔可能引起眼睑肿大。因为眼皮很松，水肿反应，对正常生活影响不大。不痛不痒，眼动自由，无碍视力。如果红肿疼痛，不愿睁眼，则要警惕血肿继发感染。当然，任何轻微的头部撞伤，1~2小时后，只要精神不佳，有颅压变化的可疑，都应造影排除颅内损伤或出血。

【治疗】 一般典型外伤性头皮血肿，很快形成无痛性肿物，只需保护不受损伤，等待自然痊愈。一般家庭习惯，小儿头部碰伤后常用手按摩，反而促进出血与扩散。应该宣传废止。伤处涂清凉油止痛可作为家庭措施，必须注意，额部碰伤虽然不近眼睛，也可以引起患者眼痛流泪。如果胀痛不止，肿物仍在增大胀硬。应立即冷敷或用冰袋压住。如能稳定、无痛，则可等待自消。有人在稳定后用热敷促进吸收，效果可疑。稳定后1周不小，可以试用。

如果碰伤后，1小时内血肿不断增大、胀硬，并且随脉搏跳痛，则可能为皮下动脉出血（常见为颞动脉分支）。应立即彻底切开，纱布填塞止血。同时向纱布内滴入局麻药、抗生素、肾上腺素混合液。无痛后取出填塞查看，可能时寻找出血点结扎。但不要勉强，力求尽快填塞加压包扎。敷料如无渗血，则待3天后换药，松动填塞物。如填塞物已粘连干燥，则应先滴入局麻混合液湿润透再试行松动。如仍有粘连出血，则剪除部分填塞后，继续包扎，次日再取。一般3天内可以取净填塞而无渗血。则可拉拢切口（缝合或黏合），加压包扎。

有一种罕见的额部血肿，伤后不断增大胀痛。切开填塞，取出填塞物很快愈合。1周后突然伤口再裂，喷出大量鲜红血。立即填压止血后，检查无活动出血。1周后又突然喷出大量血。即使留置填塞仍未取出，可能连同填塞物与血一起喷出。此种情况应考虑为"假性动脉瘤"的形成。额部受伤，可能损伤颞动脉一支，并未撞断。但动脉压力高，最后从一侧压破形成张力性血肿。血肿的压力阻止了出血，使得血管破口暂时愈合。血肿破裂后，外部压力解除，动脉压力又逐渐将愈合不牢的血管伤口撑破，血肿复发。张力增高又将血管

破口压闭。约1周后，血肿切口尚未愈牢，大量动脉血又一次喷出。每周复发1次，表现为典型的小动脉侧壁损伤后假性动脉瘤病史。小动脉侧壁口不大，出血不多，但动脉压力高，所以出血不断，直到血管内外压力平衡。每次伤口破裂大量喷血是血肿内的积血，所以清理后找不到出血点。出血点虽然暂时愈合，但终于不能耐受长时间的动脉压冲击而再破裂。了解此种特殊病理，则应及时寻找出血的动脉支，部分切除，两端结扎。如果在伤口内寻找出血小血管困难，可以在血肿附近正常组织处，沿颞动脉搏动，分离出有关动脉支。暂时阻断并向远端注射亚甲蓝。在伤口内出现亚甲蓝，可提供分离线索。出血血管必须远近段两端切断结扎，以免动脉侧支循环的反流。如果找不到出血血管，则将亚甲蓝染色的组织整块切除。因为假性动脉瘤只能在侧壁损伤的血管产生，切断的血管断端自然封闭愈合。如果索性将暂时阻断的血管结扎，也必须将该血管的血肿远端部分同时结扎，以防动脉血液反流。此种假性动脉瘤虽不多见，但在小伤小病中有时可见。如小割伤、异物磨伤、感染腐蚀、手术误伤。本来都是小问题，处理不当后果可以很严重。

三、头面部小型出血伤特点

小儿跌跌碰碰，可以发生小血肿，也可发生小型裂伤、擦伤而来门诊就医。因在头面部，美容问题成为治疗的突出目标。当然麻醉、止痛、抗菌不能疏忽。

（一）头皮裂伤（laceration of scalp） 头皮较厚，弹性较差。年龄越大，越显硬而脆。钝器伤着力集中时，也可造成皮肤迸裂。第二个特点是头皮毛细血管丰富，裂开后皮肤及帽状筋膜很少回缩，皮下血管的断端缩入不多继续出血。于是出血很畅，并且很难压住伤口止血。寻找出血点企图结扎或电烧，只是浪费时间。必须大针深缝使皮肤及皮下紧密对齐。而且拆线要晚（10天）。

（二）眉弓裂伤（laceration of eyebrow） 额角眶骨比较突出，因此是裂伤好发部位。一般多为1cm沿眉弓方向的横口。此处牵扯了日后眉毛生长问题。因此要求缝合要细。最好是超细线原

位皮下密缝,皮缘要求绝对的整齐。如果需要修整皮缘,尽量使缝合口移出眉毛以外。但是较小的小儿眉毛尚不清楚,根据实际情况,尽量使缝合口完全移向眼睑。勿使瘢痕留在眉毛之间,否则眉内缺陷毁容明显。眼睑皮肤松软,即使缝合稍紧,随着生长,代偿能力很强。多能自然矫正。另外眼睑皮肤很松,即使未动眼睑,也可能有几天的严重肿胀。此项反应,应该事先使家长了解。但是必须与感染发炎区别。

(三)下颏裂伤(laceration of chin) 也是一个横向裂口,约 3cm,在下颏显处。有时能暴露下颌骨膜。此处损伤一般着力较重,皮缘挫伤较重。为了保证一期愈合,宁可多去一些皮肤,做到彻底扩创缝合。否则感染裂开,瘢痕明显。下颏裂伤常常合并唇咬伤、舌咬伤、乳牙脱落。一般均不需治疗。可以涂些消毒药水。松动的乳牙可以轻轻取下,以免睡眠后误吸。

(四)面颊擦伤(facial abrasion)、刺花(tattooing) 快跑跌伤常常擦伤面颊,深及真皮层则渗血活跃、疼痛严重。治疗目标是立刻止痛止血。最方便的办法是用蘸有局麻药肾上腺素及抗生素混合液的小方纱,轻轻覆盖伤处不动。静待患者不叫痛,不出血。然后轻轻取下方纱,做必要的检查清洁。如很干净则涂些消毒药水或外喷"好得快",保持干燥即可,约 2 周后愈合,不怕洗脸。可能遗留色素变化,需几个月逐渐恢复原貌。

如果跌倒时地面很脏,特别是有沙石煤渣,沾入伤口。必须彻底冲净。但是有时异物已嵌入皮肤,不能冲出。则成为刺花,永远存于皮内。因此必须在麻醉下用硬刷完全刷出。渗血创面,可用湿敷、微量肾上腺素、凝血酶、氩气刀、超声波凝固等止血后,按Ⅱ度烫伤处理。小儿面部尽可能不包扎,以暴露疗法为主,如:獾油或银盐涂敷,保持干燥,等待干痂自然脱落。预后遗留浅色痕迹,如果原来伤处未深达真皮深层,约 1 年后渐渐恢复颜色。如果损伤过深,则很难恢复,而需日后成形手术。因此受伤时扩创,要待初步止痛止血后仔细检查判断。有时保留小块刺花,保护大面积色素,反而更为有利。必须与家长沟通共同确定。

四、头面部小脓肿

主要问题是切开引流与瘢痕问题。一般早期治疗基本上靠全身用抗生素(口服或注射)、休息、局部保护不压不碰。争取自然消退吸收。

(一)头皮脓肿(abscess of scalp) 学龄以上儿童多为毛囊炎疖肿。初起时发际内某点发痒,继而出现米粒大的丘疹,触之疼痛。3 日后出现豆状疖肿,顶端有白头,偶有小量带血的黏稠脓液溢出。伴有持续疼痛。有时发热,食欲缺乏。治疗主要靠抗生素与局部保护。早期局部涂清凉油,止痒止痛,避免抓挤。可见脓头(俗称白头)时,可用尖锐牙签蘸纯苯酚,慢慢刺入白头。苯酚有皮肤麻醉和强烈局部杀菌剂作用。待白头穿孔被腐蚀成小圆孔后,轻轻挤压,将疖肿内脓栓挤出,次日自然愈合。发际内脓肿尽量不做切开,任何小瘢痕都遗留秃斑。也不用粘膏或膏药,粘住头发很难清洁更换。多发性严重头皮疖肿,应剃头、抗生素药水洗头。

学龄以下幼儿头皮较软,疖肿很快形成脓肿,很难见到白头疖肿阶段。幸喜形成脓肿说明感染已控制。一般患者反不觉痛。1 天后可发现脓肿变软。不痛变软预示脓肿可以吸收。靠全身用药,局部无症状,不需任何处理,只是保护不压不碰。耐心等待自然吸收,甚至需等 1 个月也要等。尽管等待过程中,脓肿表面皮肤头发脱光,脓肿吸收后,头发再生正常。切开引流的指征必须是张力高与局部胀痛。切口尽量小,能减张止痛即可。

(二)眼睑脓肿(abscess of eyelid) 多数继发于睑板腺囊肿(chalazion)或睑板腺炎(hordeolum)的治疗效果不好。少数为眼睑水肿继发感染。多为一侧上眼睑。开始红痒,次日红肿热痛,迅速胀大如半球。1~2 天后见软、痛消。以后可以长期保持现状,眼睑红肿如球,全身无症状,吃玩如常。局部无痛、柔软、能睁眼、不影响视力。可以 1 个月无变化,突然几天内红肿消失,眼睑恢复正常。少数自然穿破出脓而愈,但留一小瘢痕。治疗早期可使用抗生素与休息。局部可用温热水洗眼或 3% 硼酸液热敷,眼睑内滴抗生素眼药水或涂眼膏。1 周后基本无症状,脓肿已软。只需每日温水

16

（可加硼酸）洗眼,等待脓肿吸收。如果疼痛不减,局部张力增高,脓肿变大变硬。则可在外侧下方(最好在将破处)切小口放脓减压。不需填塞,只带眼罩保护即可。如果切口愈合,说明张力不高,可继续等待自然吸收。

五、舌系带短缩

新生儿舌系带短缩(tongue-tie)严重者可影响吃奶和以后的学话,但标准难定。事实上因舌系带短缩,影响吃奶营养而就医者非常罕见。大孩子也很少因舌系带短缩发生舌音不正确而就医,相反的舌音不良患者常无舌系带短缩。目前因为手术简单、安全,宁可做不必要的手术,也不愿承担长期观察畸形发展的后果。无论如何舌不能伸出唇外,至少不能起到饭后清理唇污的作用。因此不成文的规定,以舌尖自由伸出唇外为准。临床上按解剖形态可分三级,分别为:系带短但舌尖能伸动,系带形成但舌尖不能伸动,最严重者舌与口底连接未形成舌系带。无论轻重,一般治疗方法一致。6个月以下婴儿,用左手拇指垫在口角上下颌之间,保持开口,右手向舌尖下注射1ml局麻药(含肾上腺素)。剪开舌下黏膜,用拇指垫纱布,将舌尖掀起向后推撕约1~2cm(应该无阻力不出血)。立刻取出手指喂奶即可。以后按时喂奶,开始可能不顺。1天后都无问题,舌动自如。大孩子已有牙齿,需用开口器撑开后,助手固定头部,进行同样手术。术后常常拒食1~2天,须慢慢用勺喂奶。同时定时给予止痛抗生素。开始说话的孩子则需按语音学规律分析手术的必要性,按正规口腔科手术常规在必要的麻醉下进行。

六、舌下囊肿

舌下囊肿(sublingual cyst)常见于大孩子,多为舌下腺管堵塞形成唾液滞留囊肿。表现为无痛性透明水疱,约3~5ml,位于舌系带下,妨碍舌的活动。一般可在局麻下,横行切开,放出唾液,切口上下缘各缝一针,造成袋形缝合即可。3天后愈合,不必拆线,缝线自然脱落。术后应常漱口,止痛灭菌。1周后一切生活习惯如常。

七、鳃裂囊肿瘘管

胚胎早期有四到六对鳃裂,生后可能残留畸形。常见者有:耳前窦道、颌下颈前鳃裂囊肿瘘管(branchial fistula and cyst)、甲状舌管囊肿瘘管。一般均无症状,不影响健康生长生活。有时形成瘘管后每日很小量黏液分泌,沾污衣领。偶尔继发感染也很少有严重后果。

（一）**耳前窦道**(pre-auricular sinus) 耳孔前颞动脉后皮肤有一针尖大的小孔。无任何症状,也无分泌物。偶尔有时清洁忽略,继发感染,发生红肿化脓。愈而复发,或遗留窦道,常有微量分泌物。感染发作时应服用抗生素。根治则需择期切除瘘管(一般瘘管不深,止于外听道以外),一期缝合。

（二）**颌下鳃裂囊肿 / 瘘管**(submental branchial cyst, fistula) 一侧下颌角下或颈前部位,出现小窝或小突起,部分皮下深部有软性肿物,生后即可发现。无任何症状。偶然继发感染,可以红肿化脓。溃破或切开后,遗留慢性瘘管不愈。对健康生活妨害不大。根治需瘘管切除。瘘管可能很深,跨过颈总动脉分叉。手术风险较大,有需抢救的可能。不适于门诊手术。

（三）**甲状舌管囊肿 / 瘘管**(thyroglossal cyst, fistula) 表现为颈前中线舌骨处软性球形肿物,约1cm或稍大的直径,无任何症状。常常继发感染溃破成瘘管不愈。根治需瘘管切除。因瘘管穿过两舌骨之间,直达舌根盲管。而舌骨间隙太小,无法剥离,必须连同舌骨中段一起切除。与颌下鳃瘘一样,要求麻醉抢救的机会较高,不适于门诊施行。

八、头面部小型血管瘤、淋巴管瘤 (lymphangioma)

2~3cm 直径以内的小血管瘤(hemangioma),或经注射治疗后缩小至2~3cm,都可在门诊切除。较大的肿瘤也可在门诊实行非手术治疗。选择的标准在于明确为非交通性血管瘤。简单的鉴别的方法可用一小块玻璃板压迫血管瘤。如果加压立刻变白消失,放松立即恢复红色,则为交通性。如果加压后周围变白而肿瘤基本不变或变化不大，则为非交通性。非交通性或交通不畅的血管瘤，1年后自然消退愈合的机会很高，适于各种非手术疗法。交通性血管瘤不适于门诊治疗。头面部草莓状血管瘤基本上都是非交通性。头面部小瘤的治疗目的是美观，不留瘢痕。首选治疗方法是注射疗法。目前常用方法为局部注射博来霉素（必要时与激素配合）。为了保证愈合后局部皮肤完全正常，必须注意注射不可太浅，以免伤及皮肤。如果注射无进步，或1年后仍有残余，则应手术切除。但是必须强调面部手术，是万不得已的办法。只要没有症状，不影响正常生活，医生和家长都必须耐心等待。

为了美观，手术应分期施行。切口严格不超出现实肿瘤范围。因为肿瘤多为圆形一片，切口不超出肿瘤，则不能做到皮肤伤口缝平而无张力。因此必须分期切除。第一期在肿瘤范围内做一小条全层梭形切除，全层缝合（非交通性肿瘤，缝合即能止血）。3周后伤口愈合，并且已无张力后，二期在肿瘤中心再切一条梭形肿瘤组织。再3周后，残余肿瘤已只剩余窄小梭形瘢痕（原肿瘤的边缘各方都无瘢痕）。最后一期手术则可切除全部瘢痕（最后切口长度不超过原肿瘤的长径）逐层密缝。全保存原来的正常面部皮肤及皮下组织，颜色纹理厚度均能匹配。淋巴管瘤非手术疗法成功率较低，小型肿瘤可提早行分期手术。肿瘤的切除，必须注意全层切除缝合，以免缝合后高低不平，很难修正。

九、面部微小美容问题

美容外科是一门要求很高的技术专业，没有专人钻研美容的一般门诊，不应该开展此项业务。但是有些微小畸形也到一般门诊求治。殊不知越是微小，要求越高，技术上越是困难。例如：眼裂差1~2mm，唇珠偏1~2mm，唇缘凹1~2mm。看来非常简单，只要细心、手巧、精心致志，切准、对齐、缝细，保证满意。然而后果不单纯由手术技术决定。例如水肿问题、发炎反应问题、瘢痕变化问题；术后回家的护理问题、小儿自己的损伤问题，以及不幸的感染裂开问题。这些知识都不在书里记载。

如无丰富的实际经验很难全面照顾到。术后任何微小缺陷，常常是得不偿失。都会引起极大的不满。因为本来就是微小缺陷，家长如果要求不特别高，也绝不肯来冒险接受手术。所以这类问题必须精心设计，全面考虑安排，不能以小手术而忽视。家长解释工作更需做透，要他理解手术的要求和医生的办法与把握，彼此有信心能谅解。可能时建议家长多看几个医生，叫他了解现实的水平。因为都不是急症，对生活也无影响。多听意见、多思考、多分析、多比较。三思而后决定，不必操之过急。

十、斜颈

小儿斜颈（torticollis，wry neck）有四种：骨性斜颈、肌性斜颈、神经性斜颈、习惯性或胎位性斜颈。斜颈手术属于选择性矫形手术，很多有条件的医院为了方便患者，把肌性斜颈手术发展到门诊，非常成功。骨性斜颈仍需住院。

【鉴别方法】　偏斜部位固定不能搬动为骨性；一侧转头，主动被动都不到位为肌性；一侧转头，主动不到位被动到位为神经性；两侧转头，主动被动都到位为习惯性。3~4个月以上婴儿，能坐起后，从头顶向下看，头颅明显偏斜为器质性斜颈；头颅基本圆形为习惯性斜颈（因为睡眠后婴儿能转头）。

【治疗】　任何斜颈，小婴儿时期都不必急于手术。可以建议头部运动疗法。具体做法包括：婴儿睡眠后平卧，家长双手扶住婴儿头部两侧（耳前后）。左右旋转各90°，左右弯头使耳达肩，交替运动各10~20次。每睡眠时即运动1次，保证患者各部肌肉伸张发育正常，不致萎缩。1年以后，如果是习惯性，早已纠正常。如系神经性，可避免肌肉萎缩后挛缩而需手术切断。以后继续训练有关肌肉代偿即可。如系肌性斜颈，如果肌肉病变较小。剩余健康肌肉被拉长，两侧平衡后也可免除手术。因此斜颈手术最好1年后再决定。然而严重斜颈，影响下颌骨发育的对称。2岁以后牙齿已长齐，颌骨的矫正，受牙齿咬合影响，问题多一层复杂。因此斜颈手术不应晚于2岁。

典型手术为颈下横纹内胸锁乳突肌下端处，

16

做 5cm 横口,分离胸锁两头切断。旋转头部,要求完全自由、无阻力。发现阻力及时松解。1 周后继续睡眠后头部运动,直到平时表现正常。一般神经性肌肉萎缩甚至纤维化挛缩,也按此同样手术。晚期患者,畸形已经复杂化。常需多处切断松解,术后还需颈托支架矫正几个月,达到满意为止。

近来,微创技术发达,有人用腹腔镜完成斜颈手术,避免瘢痕。必须要求技术过硬,有待更多经验积累。

十一、颈部淋巴结

(一)分群 颈部淋巴结一般分为 4 群。

1. 颏颊下淋巴结群 位于颏下三角下颌舌骨肌浅面,一般每侧有 2~3 个。

2. 下颌淋巴结群(简称颌下) 位于颌下三角下颌舌骨肌浅面,一般每侧有 4~6 个。

3. 颈前淋巴结群 位于舌骨下部相当肌三角内,一般在颈前静脉和器官附近。有喉前淋巴结、气管前淋巴结、气管旁淋巴结等。

4. 颈外侧淋巴结 又称颈侧淋巴结或颈旁淋巴结,位于胸锁乳突肌区和颈外侧三角内。又分为:

(1) 颈浅淋巴结:主要沿着颈外静脉和胸锁乳突肌后缘及其浅面分布。

(2) 颈深淋巴结:主要沿颈内静脉、副神经和颈横动脉位置排列,其中包括位于锁骨上窝的锁骨上淋巴结。

从广义上讲,以下淋巴结也属于颈部淋巴结群,而且与邻近的淋巴结间有交通。①颌下淋巴结(sub-mental nodes):位于颌面交界处面动脉前缘;②耳后淋巴结(post-auricular nodes):位于乳突上部;③耳前淋巴结(pre-auricular nodes):位于耳屏前方;④腮腺淋巴结(parotid nodes):位于腮腺浅面;⑤枕后淋巴结(occipital nodes):位于项肌在颅骨附着点表面缘处。

感染病灶经过淋巴管侵犯相应的淋巴结。扁桃体、咽部淋巴引流到颌下淋巴结,门齿、口周及舌下淋巴引流到颏下淋巴结,头皮淋巴引流到枕后或耳后淋巴结。全身病变有时亦引起颈淋巴结肿大。

(二)正常淋巴结特征 淋巴结主要由淋巴组织和网状内皮细胞组成,属于周围淋巴器官之一,有"淋巴细胞循环"功能。本身又分成周围和脏器两大部分,外科医师主要接触周围淋巴结,包括头颈、腋下、腹股沟,特点是颈部更为突出,随着 B 超技术的提高和高端 MRI 使用,脏器淋巴结越来越受到关注。

1. 正常淋巴结 外形如蚕豆状或圆形,形扁质软,无触痛,无粘连,活动,大小如黄豆,个别淋巴结较大,长径可达 1~1.5cm(脏器淋巴结长径可达 2.0~2.5cm)短径 0.5~1.2cm。一侧凸出,一侧凹陷。淋巴结间靠淋巴管连接,通常淋巴结成组存在,每组淋巴结约 1~3 个或更多,且大小不均。体表淋巴结一般左右对称分布。颈部淋巴结数量超过 70 个,但能触及的约 20 个。病理检查结构清晰被膜完整,皮髓质分布有序。

2. 年龄特点 随生长发育淋巴结大小有变化,构造和功能逐渐完善,以周围淋巴结为例,新生儿和小婴儿期淋巴结如米粒至绿豆大小,1 岁以后小儿颈部淋巴结大多可触及,3 岁以后皮下脂肪减少,小儿在歪头时,颈部浅淋巴结可显示外形,此时易被误诊为肿瘤或淋巴结核,7~8 岁时淋巴结分成多个小叶,对感染的反应和控制能力更接近成人,至 12~13 岁时淋巴结发育更完善,颈部淋巴结大小常超过 1cm,性成熟期淋巴结不再生长,位置略深,而且部分有退化,以致浅淋巴结有时触摸不清。

3. 脏器淋巴结 多分布在脏器门、脉管分叉、纵隔、肠系膜等处,一般不能触及,仅肠系膜淋巴结有时能触到。

以上淋巴结凡异位、肿大、压痛、如球状、粘连融合、质硬、钙化、肿瘤浸润、有波动或已破溃、病理结构紊乱者均属病态。

十二、急性淋巴结炎

急性淋巴结炎(acute lymphadenitis)又称急性化脓性淋巴结炎,是儿外科最常见的疾病之一。好发于颈部,特别是颌下部位最多见,故本文以急性颌下淋巴结炎为代表叙述之。该病以 1~7 岁为好发年龄,单侧发病居多,少数双侧受累,主要致病菌为溶血性金黄色葡萄球菌和表皮葡萄球菌。

【临床表现】 因年龄、机体各种功能及致病菌的差异,临床表现不同,可概括为局限型、蜂窝织炎型、硬肿型、中毒休克型,共4型:

1. 局限型(local type) 最多见,占70%以上,好发年龄为2~5岁。常发热38~39℃(持续约一周)。疼痛较明显,肿胀较明显。皮肤红与化脓,后期较多见。

2. 蜂窝织炎型(cellulitis type) 也较多见,占20%。好发于6个月~3岁。发热最高,达39~40℃(持续约1~2周)。疼痛明显,肿胀很广泛而明显,皮肤红很明显。后期可有脓但量较少。呼吸困难等并发症较多。

3. 硬肿型(induration type) 较少见,约占1%~3%。可见于小婴儿和偏大学龄儿。发热在38℃以下或不发热。基本不化脓。局部肿硬可持续1个月以上。除有压痛外无其他不适。

4. 中毒休克型(toxic shock type) 以高热休克就诊,局部肿痛常为偶然发现。应急收住院治疗。

于上述分型之间,也常可形成所谓的混合型。

【鉴别诊断】 本病诊断比较容易,需与下列疾病进行鉴别。

1. 流行性腮腺炎颌下腺型 由于颌下腺与颌下淋巴结相邻,所以颌下腺发炎容易误诊为颌下淋巴结炎。但颌下腺炎虽有颌下肿胀,但疼痛和触痛都较轻,颌下腺开口处有时红肿,白细胞计数不高,常呈双颌下肿,且多有传染病接触史。血淀粉酶同工酶S型增高有助于鉴别。其他原因导致颌下腺炎,临床表现同上。多数情况下,B超检查可以分辨淋巴结和颌下腺的结构,从而加以鉴别。

2. 颌下腺肿瘤继发感染或继发出血 淋巴管瘤较多见,其他颌下腺囊肿及腺瘤亦可见到,因继发感染或继发出血,可以导致颌下腺突然肿大,并有触痛。单凭体检有时容易误诊,B超可明确诊断。

3. 鳃裂囊肿继发感染 感染明显时易误诊为颈淋巴结炎(触痛性肿物、白细胞计数增高),但有多次发作史是其特点,感染局部波动疑有化脓时,穿刺液却多为稀黏液样,B超出现囊肿波形或瘘管

影像可协助诊断。注意除外梨状窝瘘。

4. 颌下部位肿瘤 如淋巴管瘤、血管瘤、横纹肌肉瘤等,因外伤、继发出血等原因使患处肿胀变得明显,但无明显触痛,B超检查可协诊。

5. 淋巴结核 局部触痛不明显,肿胀亦不如淋巴结炎明显,PPD试验阳性(++)有助于诊断,特别是淋巴结穿刺有结核病变或找到结核分枝杆菌可做诊断。

6. 婴儿骨皮质增生症 本病在下颌骨发病时造成局部肿胀,但肿胀位置在下颌骨上,而不是颌下软组织处,质地较硬,B超和X线片有骨皮质增生征象。

其他如下颌骨骨髓炎、牙周炎、外伤性血肿等亦需要鉴别。除颌下外,颈部其他部位急性淋巴结炎应与淋巴瘤、传染性单核细胞增多症、EB病毒感染、巨细胞病毒感染、慢性肉芽肿病、川崎病、扁桃体周围脓肿及艾滋病等鉴别。腋下淋巴结炎应与卡介苗反应、淋巴管瘤继发出血或继发感染、腋下其他肿瘤及猫抓病等相鉴别。腹股沟淋巴结炎应与腹股沟斜疝嵌顿、精索鞘膜积液、硬肿症(这三种病在新生儿和小婴儿尤为突出)等鉴别。

【治疗】 门诊治疗方案,适用于局限型和轻的蜂窝织炎型。

1. 抗生素 推荐下述用药:①口服阿莫西林克拉维酸钾(每天30mg/kg),头孢呋辛钠等;②静滴头孢呋辛钠;③静滴头孢唑肟,每天40~80mg/kg;④静滴头孢曲松钠;⑤青霉素,过敏静滴红霉素或克林霉素。抗生素一般需连用7~14天,蜂窝织炎型早期高热不退、局部肿胀蔓延较快,多需要静滴抗生素3~5天,无静滴条件时,可以肌注氨苄西林、头孢呋辛钠等。

2. 皮质激素 适用于高热不退和并发全身炎症反应综合征的患者,一般用1~2次。但正在出水痘合并急性淋巴结炎者勿用。

3. 中药 ①内服方剂:以清热解毒、化瘀消痛为治疗原则;②内服成药:如西黄丸、醒消丸、犀角化毒丸、化毒散、复方双花糖浆等;③外敷中药:如化毒膏、芙蓉膏、如意金黄散等。

局限型从病开始即可使用中药治疗,蜂窝织

炎型在热退后或病情平稳后再使用中药,高热阶段若患者能配合服药也可加用中药,但一般应配合抗生素静滴。

4. 理疗 一般用大型超短波,病情平稳退热后使用效果较好。

5. 穿刺抽脓 可根据病情单纯穿刺抽脓或抽脓后注入药物,注入药物为庆大霉素等,经生理盐水稀释后注入。抽脓注药在化脓早期效果好,约有1/2患者可避免切开引流。

6. 切开引流 脓多、脓稠、局部复发(经治疗已控制的病灶,停用抗生素后3~5天局部复又肿大,且出现波动感)者一般需要及时切开引流。引流方法除普通切开外,也可采用电刀(中医有类似的火针)、激光等特殊方法引流。

若有些患者家长拒绝切开引流,则除改用穿刺抽脓治疗外,在观察期间患者可能出现:①脓肿自溃,自破溃口出脓,可在换药时扩大破溃口,保证引流;②脓肿逐渐吸收,大约需要2~6周或更长的时间,脓肿变小逐渐平复;③全身症状有低热、食欲减退等。为促进脓肿吸收或破溃可内服具有"养阴"及"透脓"作用的中药。

7. 硬肿型治疗 以中药为主,除服用具有清热解毒、益气活血作用的汤药外,可另服夏枯草膏等散瘀消结的中成药,可配合内服阿奇霉素、克拉霉素10~15mg/(kg·d),确定EB病毒或巨细胞病毒感染,可使用伐昔洛韦或更昔洛韦或改为住院治疗(或转内科病房)。

8. 住院指征 ①中毒性休克患者;②病情重、门诊治疗高热不退或伴有呼吸困难的蜂窝织炎型患者;③免疫功能低下,感染不易控制的患者,包括水痘继发急性淋巴结炎高热不退的患者;④颈部急性淋巴结炎合并假性动脉瘤(false aneurysm)患者。患者局部肿胀有搏动,一般位于颈侧方。伤口屡次有鲜血,有时自破溃口(包括

破溃之口腔内)喷血。血管造影或彩色B超显示血管增粗或局部呈张力团块影像;⑤家长希望住院治疗。

9. 小儿切开引流技术特点 颌下脓肿为例:

(1) 固定:颌下脓肿切开为门诊简单手术,一般不需全身麻醉。因此患者固定非常重要。即使选用一些麻醉,甚至能合作的大孩子,也难免突然躁动,措手不及。因此必须有专人负责固定,有身体心理都能接受(包括家长心理)并且确实有效的办法。下图介绍婴儿固定方法为例:将患者用大无菌单全身卷紧,只留出头颈部,以便消毒切开。卷进的婴儿,固定头部位置则比较容易。特别将颈部衣服遮严,手术后,去掉无菌单。身上毫无脓血沾污,避免增加母亲恐惧(图16-2)。

(2) 麻醉:有条件时用几滴短速全身麻醉剂,当为上策。一般多用局麻。局部贴敷麻醉、氯乙烷喷冻局麻、局部皮内浸润麻醉,都是表面麻醉。无压力锐刀划开或高频电刀快速切开可以无痛,但一般用力按压式切开,患者肯定痛不可挡。因为表面麻醉不解决脓肿压痛问题。区域封闭麻醉比较合理。但必须等待生效时间。如手指封闭拔指甲、阴茎封闭做包皮环切,常有人不待麻醉完全就动手。使麻醉失败。有人认为反正患者不合作,不痛也哭。索性不用麻醉直接切开,这缺乏起码的医德。做皮内浸润麻醉同时顺便抽脓探查,倒不失为良策。

(3) 穿刺:除非很有把握,小儿脓肿(特别是颈部脓肿或深部脓肿)不要贸然切开。因为小儿不合作,疼痛部位很难检查仔细。术前穿刺是小儿外科特殊的需要。通过穿刺:首先肯定有脓,有无张力,脓的性质稀稠,积脓的部位与组织层次和大致范围。情况摸清,才能胸有成竹,敢于快速操作。否则切了两刀,只见出血,不见出脓,就不敢再切。也确有人贸然把颈部假性动脉瘤切开,顿时大量

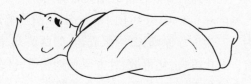
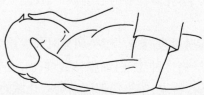

图 16-2 婴儿固定

鲜血喷出,形同杀人。抽不到张力性脓肿,宁可取消手术,做进一步研究。

(4) 切开、填塞:这是外科医生技术重点的一步。要做出行家里手风格,有艺术性。一般小儿切开都是小切口,特别是颈部,必须强调不使人看了害怕。医生的刀必须严格遵循稳定技术规范。执刀的手(右手)要全部落实到患者身上(锁骨附近),手指离刀头较近。切动距离短,力度大,速度快。左手持方纱及填塞纱布(油纱),同样落实到切口附近备用。表面麻醉下切开时要用刀刃划开(无压力);深部麻醉下,可用刀尖刺破割开(有压力)。切开后脓血立即流出(不要挤,也不等流完),即刻用刀(或刀柄)将油纱填入脓腔,方纱压住伤口。右手放下刀,用无菌巾擦净周围,马上换2~3层方纱压住伤口,用胶条粘住,用绷带包扎。一般表浅皮下脓肿切开,很少出血较多。3层方纱的压力足以止血。如果渗血透出,则需掀开检查处理后再包扎。这些操作步骤熟练,有条不紊,快而不乱。使在场护士、家长放心、不紧张,显示小儿外科医生的品牌(图16-3,图16-4)。

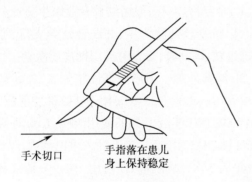

图 16-3　稳定技术

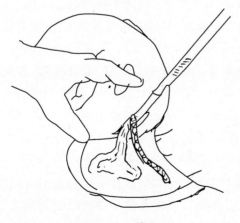

图 16-4　填塞

(5) 包扎:小儿脓肿切开后为了止血、止痛,必须稍加压力包扎。一般要维持2~3天才能换药。小儿颌下切口包扎要一定的技术,否则很容易被小儿拉掉。介绍方法如下:第1圈绷带压住方纱,向上、经耳前、头顶、对侧耳后、下绕颌下,第2圈向上、经耳后、头顶、耳前、再绕颌下加压,向上经耳前转向后耳上横绕,后压枕骨结节、前压眉弓共绕两周,绷带卷穿过耳前转折角,向上转折拉紧,经头顶、对侧耳后、下绕颌下。剪断绷带,尾端用胶条固定耳前。眉弓处绷带用胶条从下向上吊起,使不妨碍眼眉活动(图16-5)。

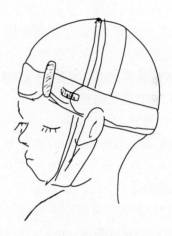

图 16-5　颌下包扎

十三、慢性淋巴结炎

小儿慢性淋巴结炎(chronic adenitis)是常见病,通常指淋巴结炎症超过3个月,慢性淋巴结炎可分为:

(一)慢性非特异性淋巴结炎(chronic nonspecific lymphadenitis)

此种淋巴结炎多见,具有以下特征:

1. 有感染原发灶　多为颈部、口腔、头面部的感染病灶,以龋齿(常伴有牙槽感染及慢性牙槽脓肿)、鼻炎、鼻窦炎、扁桃体炎、腺样体肥大、中耳炎、特应性皮炎、头面部化脓性感染、痤疮等最多见。

2. 局部淋巴结肿大　以颌下、颈外侧浅淋巴结、耳前后淋巴结肿大居多,但淋巴结肿大多不明显,直径很少超过2cm,并多伴有压痛、淋巴结质地有时稍硬。

3. 经抗感染治疗有效,但有时复发。

这类患者因由慢性感染灶刺激,促使淋巴结产生局部免疫反应,形成病灶与机体抵抗力间的反应,淋巴结内以吞噬为主,很少化脓,由于淋巴结增生及纤维化而致淋巴轻度肿大。但也会由于免疫反应蛋白随血流到全身某些脏器停留,从而发生免疫复合物反应。免疫功能低下也会导致发病,注意支原体感染和 EB 病毒及巨细胞病毒感染之可能。

【治疗】 淋巴结压痛或白细胞计数升高以及病毒感染者,可服抗生素,积极治疗原发感染灶十分重要。中药可内服夏枯草膏及散结灵。免疫功能低下者,应加强营养,给予提高免疫力的药物,如银耳淋巴胶囊、乳珍、多甲抗素等。对反复发生淋巴结炎者应推荐到免疫专业(科)门诊检查。

(二)结核性淋巴结炎

结核性淋巴结炎(tuberculous lymphadenitis)为肺外结核,属原发性感染,20 世纪 90 年代患者已明显减少,近几年虽又有反弹,但总体较少见。

【临床表现】

1. 淋巴结肿大 质地较硬,多无压痛,多个淋巴结受感染时常粘连成团,并可与皮肤粘连,通常为单侧发病,当双侧多个淋巴结明显肿大时,可使颈部变粗,形成所谓的"公牛颈"。干酪样坏死形成寒性脓肿时,局部色暗红,触痛也不显著,穿刺有干酪样物及稀黄色或稀白脓。寒性脓肿破溃可留下经久不愈的窦道或结核性皮炎(瘰疬性皮肤结核,scrofuloderma)。

2. 胸部 X 检查 约 30% 发现有结核病灶。

3. 全身结核中毒症状或高过敏状态 以低热多见,有时出现盗汗、乏力、食欲减退、鼻出血及消瘦等症状。高过敏状态表现:PPD 强阳性、疱疹性角膜结膜炎、睑缘炎、结节性红斑等。

4. 辅助检查 PPD 试验阳性(++),血清结核抗体(TB-Ab)测定阳性、血沉加快、贫血。当窦道或脓肿继发感染时,白细胞计数可增高。

5. 淋巴结穿刺或破溃分泌物检查 涂片可找到抗酸杆菌,培养部分病例有结核分枝杆菌生长。

6. 泛发型淋巴结核 这是一种因血行播散发生的特殊类型淋巴结核,表现为:①全身多组淋巴结相继发生结核,且淋巴结快速肿大、压痛、有波动。②全身结核中毒症状明显,可出现高热、中度或严重贫血。③为除外白血病、霍奇金病等而做的淋巴结穿刺或活检,却找到结核分枝杆菌或病灶。

【鉴别诊断】

1. 化脓性淋巴结炎 结核性淋巴结炎初期或发生淋巴结周围炎时,因有时肿大的淋巴结有触痛,应与颈部化脓性淋巴结炎相区别,一般经查血象和脓液抗酸染色找抗酸杆菌可以鉴别。

2. 淋巴结反应性增生和血管免疫母细胞性淋巴结病(angioimmunoblastic lymphadenopathy) 部分病例应与这两种情况相鉴别,后者全身症状突出(包括肝、脾大)有助于鉴别,但确诊靠淋巴结活检。

3. 非结核分枝杆菌淋巴结炎 本病最难鉴别,因二者各方面表现相似,病理检查无法分别,且 PPD-S 均阳性,唯一区别的是非结核分枝杆菌PPD-B 强阳性,同时培养分离出细菌分型不同。

【治疗】

1. 全身治疗 一般请结核专业医生负责全身治疗,以抗结核药物为主,并配合营养支持、维生素、抗过敏、钙剂等,必要时加用糖皮质激素。

2. 局部处理 ①形成寒性脓肿者,先穿刺抽脓,然后用链霉素 0.25~0.5g 溶于 1~2ml 注射液中,或用 2.5% INH 溶液 1~2ml、或用 10%~20% 对氨基水杨酸钠(PAS)溶液 1~2ml,注入淋巴结内,隔日 1 次或每周 2 次;②脓肿破溃可用 1%~2% 链霉素软膏或 10%PAS 软膏外敷换药;③寒性脓肿继发感染时,可切开引流,换药中注意刮除干酪样物质,使用小檗碱或 1%~2% 链霉素纱条换药,并加用抗生素;④中药可内服夏枯草、猫抓草流浸膏、内消瘰疬丸等,外用猫抓草软膏、龙珠膏等;⑤少数孤立局限未化脓的淋巴结或有干酪样变久治不愈的淋巴结核,在全身治疗基础上,可行手术切除。

最后需提及,结核性淋巴结炎须与结核中毒症鉴别。后者的临床表现如下:①有结核中毒症状;②PPD 试验阳性;③全身浅淋巴结数目增多且肿大。颈部以下颌外侧浅淋巴结受累为多,但找不到结核病灶,即使做淋巴结活检也无阳性所见,同时局部淋巴结肿大不会发生寒性脓肿改变。据我们的经验，此类患者远多于结核性淋巴结炎。治疗一般内服异烟肼 3~6 个月即可，仅少数患者需配合用利福平或单独用卫非特复合抗结核药，并可配合内服夏枯草膏。

十四、颈部淋巴结肿大的鉴别诊断

首先是小儿正常淋巴结与病理性淋巴结的鉴别。一般来说病理性淋巴结肿大增长的速度应该比正常生长或一般免疫反应的增大要快。致使淋巴结包膜内张力增高，表现为球形趋势，改变了长扁软韧的正常特点。形象的描写把正常淋巴结比做扁豆，长径不超过 10mm；而把病理性淋巴结增大比做半圆栗子或花生米。当然还要注意出现的年龄与部位。颈部淋巴结肿大一般可分为触痛性和非触痛性两类，前者以淋巴结炎性反应为主，后者以淋巴结内细胞浸润或肿块为主。常见的炎症除急性化脓性淋巴结炎外，需要鉴别的疾病，多属于内科全身性疾病的一部分症状如白喉、猩红热、猫抓病、川崎病等。常见的非触痛性肿大除淋巴结核外，大多数为恶性肿瘤。需要说明的是脓毒症和多发性脓肿常有淋巴结肿大，颈部淋巴结亦可以增大。此外如伤寒、梅毒、雅司病、鼠咬热、组织胞浆菌病、腺鼠疫、溶血性贫血及慢性非特异性淋巴细胞增生症等，也有颈或全身淋巴结肿大，但其中有些疾病在我国已消失或基本消失，因此非常容易漏诊。目前对性病、特别是艾滋病所致淋巴结肿大应予重视。近年来重视 EB 病毒感染及淋巴瘤、白血病等恶性肿瘤的排查。

随着影像技术的进步，B 超检查（包括彩超）对淋巴结诊断的意义越来越明显。近年来三维超声的运用增加了新的诊断依据，包括：①淋巴结 L/S，又称纵横比，即一个断面上淋巴结的纵径（L）除以横径（S）之比，L/S>2 多为良性肿大淋巴结，L/S<2 或更小，应考虑恶性肿大淋巴结；②淋巴结表面形态、包膜与周围的关系；③淋巴结血管树的改变；④淋巴结门的位置与变化；⑤淋巴结皮髓质内部回声等。影像结果与临床所见相结合可早期发现异常和提高诊断符合率，特别是恶性肿瘤包括转移瘤的诊断率。

最终鉴别诊断常取决于穿刺或切除活检。活检的指征：张力（球）性增大，无痛不热，增大四周无变化。局部红痛应为切除活检禁忌，但可做细针穿刺活检。

第四节　手足

一、手指割伤

手指割伤（finger cutting）一般为利刃划伤，伤口较浅，多未切透皮肤，但出血疼痛。只需无菌包扎，稍加压力即可。较深的割伤指皮肤切透见到皮下组织，出血较多。小儿手指一般切口长度不超过 1cm，创缘容易对合整齐。只需无菌加压包扎，一周后拆除即可。如果伤口较大加压包扎不易对合，或伤口很脏不整齐，则应在麻醉下进行扩创。最常用的办法为局麻药（不加肾上腺素）和抗生素湿敷伤口，20 分钟后完全无痛，再进行冲洗消毒扩创及缝合。术后口服抗生素及止痛药 1~2 天。未接种过破伤风类毒素者应立即注射 TAT。

小儿手指割伤主要问题为疼痛与出血。包扎能起止血与固定作用，伤指不动避免下垂，足以减少疼痛减少出血。局部一般不需用药，敷料也不需更换，1 周或 10 天后自然愈合。患者就诊时，家长非常心急。为了及时急救，提高止血止痛效果，可以立刻先用纱布盖住伤口。然后向纱布上滴入事先备好的麻药（1% 普鲁卡因）加抗生素及肾上腺素滴液，浸湿纱布按住伤口不动。待完全止血无痛后，再除去湿敷包扎。有人用止血粉或云南白药粉剂外敷，迅速包扎，方法可行。因为粉剂有协助凝血作用，并且出血时仍可撒入伤口不被冲掉。其他药物在出血时很难涂覆，特别是刺激性药物如碘酊等含酒精药物，加重疼痛，更为禁忌。耽误见效时间，使患者及家长失去信任。

小儿手指割伤非常常见，各年龄均可发生，原因不同，但处理原则一样。大孩子浅割伤常自不在意而不处理，一般 1 周内均可完全自愈。及时涂敷红汞或甲紫（注意不用酊剂加重疼痛）的传统治疗，仍可推荐。一般任何处理，后果均应完全复原，不应有并发症或后遗症。因此就诊后医生就有责任做出保障,不能认为小病,麻痹大意。首先必须除外伤及重要神经、血管、肌腱、关节。如有发现即使不能当时修复,也必须准备日后择期修复,并向家长讲明,写入病历,使随诊者了解。门诊处理回家后,开出必要的止痛抗菌用药及观察感染征象的医嘱。特别问清破伤风预防接种情况,对较深伤口并且污染或填入药物的伤口。有可疑者,宁可补种一次类毒素(3 天以上伤口应给 TAT 或人破伤风免疫球蛋白)。

二、手足小烫伤

所谓小烫伤(burn)指烫伤面积小于小儿手掌的面积(约全身的 1% 以下)。这种烫伤主要问题是疼痛、水疱、渗出与感染。治疗原则是止痛、预防感染、保证患者正常饮食活动。全身应及时给予止痛药与抗生素,最好在局部处理前先服药。局部处理要避免增加疼痛,新鲜烫伤未受污染,最好不动。可能污染者,最好用体温一致的水盆泡洗比较理想。注意水的流动与空气流动都会刺激伤面疼痛。即使是Ⅰ度烫伤,皮肤微红也感剧痛。小儿小面积烫伤原则上以严密包扎为主,如能保持敷料清洁干燥,2 周后再拆开,Ⅱ度以下的烫伤应该痊愈而无痛,不怕洗碰。较小的小儿的手部包扎很难保证清洁干燥,使用橡皮或塑料手(指)套,妨碍通风,不保干燥(大孩子沾水时可以临时戴手套)。因此要准备随时换药。一般只更换外层敷料,内层与伤面粘连,要保持不受牵动,以免疼痛出血。如果面积较大,创面较深,估计渗出多而需换药,则应选用水油类药物(凡士林油纱仍有粘连)。当然油剂内可以加入局麻药、抗生素及清凉药(不含酒精)。2 周后Ⅱ度以下伤面完全愈合,如有较深部分已形成肉芽面,则需定期换药,应该无血无痛,在 2 周内愈合。一般小烫伤无明显全身反应。伤后注意休息仍很重要,特别是头两天,尤其是足部烫伤,减少活动对止痛与愈合均有利。

手指的Ⅰ度烫伤,可以不必包扎,涂清凉油可有灭菌止痛作用,但要根据患者的反应,至少涂油可以减少空气流动的刺激。常用油药如獾油外敷,涂敷后如已干燥则不必再涂,等待干燥自然脱痂。

此法可用于其他部位小烫伤,如面部,阴部等不便包扎部位。

小面积深度烫伤非常少见,小儿最常见为手指插入电插销座中的电烧伤。一般为电火花使指端烧焦,或凝固血管,两三天后手指变黑干死。疼痛并不显著,但日后脱落过程继发感染则可能引起邻近部位发炎肿痛。此外小儿无知,也可能抓住热物所致,落后无电地区小儿抓住煤油灯罩、或拨火铁棍,引起掌面深烫伤。治疗也是根据症状与面积按上述原则处理。只是预后比较严重,愈合较慢,换药较频,愈合后常需后期成形处理。

三、手足冻伤

目前国内城市小儿基本上不见小儿冻伤(chilblain),但边远落后地区,特别是北方高寒地区,仍可见于任何年龄。小婴儿睡眠后手足小部分不慎暴露,学龄儿上课时手在桌面不动、脚在地面上不动,都可能发生冻伤。一般常见为表浅冻疮,高寒地区也可见深度坏死性冻伤,最后导致截肢。表浅冻疮开始是部分局限性皮肤发红、瘙痒,继而皮肤肿胀、变厚、粗糙。抓破后可有渗出及渗血,愈而再破,反复一冬,甚至夏季才能痊愈。次冬仍在原处复发。手冻疮多在手背小指侧,足则多见于足跟与小趾。治疗重点应该是预防,也就是保暖。感到寒冷应该保护,遮盖不便时,应该按摩活动。已经发生冻伤,不可立即热敷。血运未恢复之前,提高局部温度只能增加氧需要,供氧不足反而促进组织坏死或变性,造成不可逆性病变。应该先是全身保暖,喝热水,然后用温手握住冻处,使局部加温。如能见到肤色转红或感到皮肤变温,方可施以局部增温及按摩。以 40℃ 以下的增温为限,不可操之过急。如果发现部分皮肤颜色或温度不恢复,宁可在常温下耐心等待 1~2 日后尚有恢复机会。局部用药只是抗菌消毒药,主要是保护无菌,避免损伤。所谓活血、消炎等冻疮膏,无非是促进局部血液循环。在血液循环以前使用,只能弊大于利。至少要等局部皮肤按压有颜色反应后再用。如果已经发生坏死,局部无知觉,无变色,无温度,只能等待几天后逐渐黑干界限清楚，与正常皮肤自然分离，约需几周后才能脱落，遗留肉芽面，逐渐愈合。此时常需局部用药抗菌、化腐生肌。如果未发生组织坏死，而发展为慢性冻疮。早期只是发红痒痛。此时治疗在于止痒止痛保护避免损伤，可用复方樟脑软膏、清凉油一类药物，最好包扎保护。1~2 日后局部感觉正常，方为痊愈。如果反复发作瘙痒甚至抓破，则需长期用药止痒消毒，可能时尽量包扎保护。次年必须强调预防，保暖、活动。顽固性复发病变，需要切除植皮者，小儿罕见。

四、手指挤压伤与指甲掀脱

小儿不慎，关门、关抽屉有时挤压手指，特别是末节。引起皮下出血及血肿，可导致手指挤压伤(finger crushing)与指甲掀脱(finger-nail avulsion)。疼痛剧烈。十几分钟后，情况稳定，因挤压程度不同造成不同病理损害。

【病理】 严重挤压后，引起皮下出血。因指端皮下纤维组织很密，皮肤坚固，出血空间受限。迅速肿胀到一定张力而出血停止。2~3 天后，血肿逐渐吸收。约 2 周后逐渐复原，不留后遗症。如果挤压较轻，出血不多而自停，则可能 1~2 天内完全恢复。如果挤压伤及甲下，则可见甲下变黑。轻则部分变黑，重则全部变黑。变黑只是血肿的颜色变化，并不代表坏死。手指侧支循环丰富，挤压伤很难造成指端坏死。一般 1 周内可以完全愈合而无压痛。但甲下黑斑需 3~6 个月逐渐前移，最后完全减除。但如果伤及甲床，则可能使新指甲出现不平。如果挤压使指甲掀离甲床部分脱落，则难免甲下感染。此时指甲变成为无生命异物，干扰肉芽生长，致使伤口不愈。

【治疗】 原则是止痛、预防感染、等待自然愈合。止痛的基本方法是保护局部固定不动。最初 10 分钟疼痛剧烈，要求绝对保持孩子的自然位置与姿势，不可触碰伤处。应该作为科普向广大家长宣传。剧烈疼痛阶段过后，应做局部清洁消毒包扎保护，用三角巾或小夹板保护前臂在胸前悬吊固定。口服抗生素及止痛剂 3 天。一般不需换药直待无压痛时拆除敷料。如仍有压痛，可局部包扎保护，每天洗手更换。如果挤压后同时有伤

口或指甲掀开，则常需消毒扩创清理。最好在麻醉下进行。如果短暂吸入麻醉不便(饱食后)，可用指根封闭局麻。注药后等待 15~20 分钟后麻醉充分，患者完全无痛再充分处理。指甲掀脱最好拔除，两周内可完全愈合无压痛，6 个月后可长出完美的指甲。成人常用的部分切除、保留部分甲床办法，多数导致二期拔除。扩创后伤面不出血可敷油纱包扎，出血者用盐水纱包扎。局部用药最好加入抗生素及局麻药。一般 1~2 周内不需换药，直至无压痛后才局部换药。除非有渗出或症状加重，提前拆除包扎时，应在盐水内或过氧化氢溶液内完全泡开再去除。不可勉强撕开，导致剧痛，失去信任。也引起出血，再度粘连，甚至感染。

五、缠绕指(趾)

缠绕指(趾)(string constriction of finger)也是一种形式的压伤或称束缚伤。多因为怕婴儿手指甲抓伤自己，给孩子带一个自家粗制的布袋手套，一条游离的细丝缠绕住手指末节，则可发生坏死。因为损伤过程缓慢，疼痛不明显。又因患者较小，表达不及时，常于发现时伤指早已发生指端坏死。

【病理】 手指环形缠绕，逐渐拉紧，引起远端血液循环受阻。开始是静脉回流不畅，引起局部肿胀。继而动脉受阻，引起缺血性组织坏死损伤，形成表皮下水疱，1~2 日后如无继发感染则逐渐干黑萎缩。此时坏死界限清楚，坏死与正常组织之间逐渐形成肉芽组织，保护邻接的正常组织很少红肿炎性反应。受害组织已坏死，患者无痛，无发热。保持局部清洁干燥，约于 1~2 周后坏死干黑指端自然脱落，遗留小肉芽面，1 周后痊愈。如果指骨部分坏死，则需等待死骨分离，才能脱落愈合，约需 1~2 个月。一般干性坏死很少继发感染。干黑以前感染可以扩散至伤指近端导致红肿发炎，甚至发展为败血症。干性坏死痂下隐藏破伤风孢子，几天后可能发生破伤风。

【治疗】 立即解除束缚，注意避免损伤，继发感染。密切观察解除束缚后的反应。如果颜色转变，疼痛加剧，说明尚有生机。毫无反应则已完全

坏死。治疗的基本原则是保护局部无菌干燥，不受损伤。等待自然干黑转归。任何外科积极干预，多是弊大于利，必须慎重。如无坏死，可解除束缚，无菌干燥包扎保护，1~2日内消肿，恢复正常。如有部分坏死，多为部分皮肤坏死，则逐渐变黑，界限清楚。黑皮脱落后暴露肉芽面。有时全部指端皮肤黑死如脱帽，遗留锥形肉芽尖，慢慢上皮覆盖愈合。治疗只需无菌保护，水疱可以刺破，局部可用杀菌剂（油膏）预防感染。全身可给抗生素，预防感染向全身扩散。应该警惕破伤风的可能。事实上婴儿都已接种百白破疫苗。但要注意有人未接种，或大孩子应该加强接种。局部已经坏死，任何药物也无作用，只有促进干燥，不给细菌创造繁殖条件。也有时只是缠绕处线状环形坏死。特别是细线或头发缠绕，对深层组织压力不大，只造成表层坏死。愈合后发生瘢痕挛缩，而需成形手术松解。也有人为了提前愈合，实行坏死组织切除甚至截肢。应视为得不偿失。因为手指长一分就有一分的价值。真正有效的治疗应该是大力宣传"不要戴布袋手套"。

同样情况可以发生在脚趾，只是脚趾长度不像手指那样珍贵，因此截肢或死骨摘除手术比较放松。幸亏袜子多是正规商品，很少有游离丝。偶见脚趾缠绕，常是用妈妈洗头用过的水给孩子洗脚所致。头发丝细，缠绕后很难当场即发现。

六、指头脓炎

指头脓炎（felon）又称化脓性指头炎，系指手指末节掌侧脂肪垫间隙（指髓）化脓性炎症，祖国医学称作"瘭疽"。

手指末节解剖特点：因为指端皮肤坚韧，指端容积很小，皮下纤维组织紧密，不易向下扩散。感染积脓张力剧增，引起剧烈疼痛，并且随脉搏发生跳痛。少数引起发热及全手指轻度红肿，不敢活动。指端皮肤，从皮肤乳头层垂直伸向屈指腱鞘及骨膜的纤维小梁，将手指远侧4/5形成封闭区即脂肪垫空隙。其内感染炎症渗出物受纤维小梁限制，向外发展受限，向内侧压迫营养指骨的小动脉，使血运受阻，引起骨干缺血坏死，进而导致指骨骨髓炎。

【病因】 常为不注意的针刺伤或其他轻微损伤带入金黄色葡萄球菌感染。少数为挤压伤血肿继发感染。

【病理】 发炎范围多限于指骨前。因为指端容积小，组织严密，不易扩散，而产生局部高压。指端知觉神经丰富，因此产生剧痛。虽然局部张力很高，因为只限指骨前方，不致影响指端血液循环，因此仍有跳痛。晚期可能发生自然穿破出脓自愈。但也有可能侵犯指骨，死骨形成伤口难愈。并且自然穿破多在指掌面中心，瘢痕形成，影响指端知觉的灵敏性。

【临床表现】

1. 指尖疼痛明显 先呈针刺样，后呈跳痛样，患者哭闹坐立不安，夜间难以入睡。

2. 与成人此症不同，指尖肿胀常不明显。有时局部发硬有充实感，无波动，但触痛敏感非常突出。

3. 手下垂时疼痛加重。

4. 可有轻到中度全身症状，如发热、白细胞计数增高均较多见。

【治疗】 由于局部张力高，疼痛剧烈，因此多不愿等待自然穿破，主张及时切开引流。切开的方法也有争论。由于小儿指端很小，像成人一样的侧切，常达不到充分引流效果。有人主张两侧同时侧切，指端两侧面切入，都达到指骨前方。不放引流，轻加压包扎。也有人沿甲前指端弧形切开至指骨前成鱼嘴状，轻加压包扎。事实上，应根据小儿指端大小而定。切开只是治疗的一部分。上肢固定休息，口服抗菌药、止痛药不可忽视。应保证患者术后无痛苦，吃睡正常。发炎切开属于选择性手术（非急症），因此麻醉也有要求。短暂吸入麻醉比较理想。如果门诊部条件不便，局麻要求完全无痛。做指根封闭之前，最好先用表面贴敷麻醉将指根注射处贴敷30分钟，再做指根穿刺封闭。封闭后再等20~30分钟，待患者指端完全无压痛时方可切开。术后止痛药，术前即可开始服用。回家后再吃常不及时。婴幼儿最好静脉给药。抗生素可选用口服阿莫西林 - 克拉维酸钾、头孢克洛，或静脉滴注头孢呋辛钠、头孢曲松钠等。

局部禁忌热敷。术后一般不需换药，至少3天以后，患者基本不痛时，方可用生理盐水或过氧化氢溶液泡开更换。以后患者无痛，可随时更换。一般1~2周内愈合，鱼嘴样伤口愈合瘢痕也不明显。逾期不愈者应想到死骨形成。可以耐心等待自行脱落，也可考虑切除死骨。

七、表皮大疱

表皮大疱(沙土手,epidermal bleb)系一种过敏反应的形式。表现为指端皮肤发生大水疱。透明,白色,不痛不痒。有的幼儿园孩子集体在沙池中玩耍,常有孩子发生此症,因而俗称沙土手。实际上是患者对沙土过敏,过了过敏阶段以后则不再发生。

1. 病理这是一种渗出性过敏反应,只是不在真皮层而在表皮。因为指端真皮较硬,不易发生水肿,因此渗出积聚于表皮下。婴儿表皮松软,又无痛觉神经,而形成无痛性大疱。水疱易破,内为清亮淋巴液,基底真皮不红不黑无发炎征象。1~2日内自然干燥愈合(表皮再生)。此种水疱与烫伤或坏死水疱不同。烫伤水疱下真皮红肿发炎,因而剧痛。坏死水疱真皮黑死,因而无痛,但渗液为血性黑色。然而水疱可能继发感染而为脓性,基底也可能发红。

2. 治疗不需治疗,1~2天内自然干燥痊愈,只需包扎保护即可。以后仍可玩沙土,习惯后则不过敏。

八、甲沟炎

甲沟炎(paronychia)是小儿多发病,致病菌主要是金黄色葡萄球菌和表皮葡萄球菌。手指或足趾均可发病,以手指更多见。在手指好发于示指,在足趾好发于踇趾。

【临床表现】 开始为一侧甲沟皮肤红肿疼痛,红肿范围约豆粒大小,数小时或1~2日后红肿范围扩大,可波及甲根及对侧甲沟,并可出现表皮下积液或积脓,此时称甲沟周围炎。表皮下脓肿可以破溃,也可能发展成甲下积脓。这时疼痛明显加重,点状甲下积脓常扩大成片状,甲下脓液按之积脓范围有大小变化,有时从指尖处外溢脓液,

脓多时可使指甲漂起。少部分患者可发生脓性指头炎,或引起手指或手掌蜂窝织炎及淋巴管炎。甲沟炎时全身症状多不明显。

1. 典型甲沟炎 有以上临床表现,幼儿多见,又可分为以下几种。①倒刺继发感染:小儿因手部摩擦经常起倒刺,若患者用手撕倒刺或其他原因使倒刺向近心端扩大创面,使创面深达真皮(有少量出血),则位于甲根部的倒刺感染后即可发生甲沟炎。其红肿疼痛的部位多从甲根部开始。②指创伤后继发感染:多因指尖部挤压损伤,特别是并发甲沟皮下或甲下出血后,可导致甲沟炎、表皮下脓肿、甲下积脓。③吮指癖或咬指甲癖继发感染:这两种小儿都有可能出现甲沟炎。吮指癖主要为拇指受累。④继发于身体其他部位感染:如手指的脓疱疮。

2. 其他特殊情况 ①小婴儿或新生儿甲沟炎:甲沟及周围可以红肿,拇指、示指、踇趾多见,但患者很少为此哭闹,表皮下积脓发展迅速,但甲下积脓者少见;②多发性甲沟炎:患者可以出现两指(趾)甚至全部手指(趾)甲沟炎,以甲沟周围炎、表皮下脓肿多见,但可以出现其中某一指(趾)甲下积脓,有些患者可以多次发病或呈季节性发病。此类患者与过敏反应或某些疾病(如肢端皮炎)有关;③免疫功能低下:如白血病患者使用免疫抑制药后,有些病例在治疗过程中发生甲沟炎;④亚急性或慢性甲沟炎,甲沟红肿不明显,常有少许脓性物,甲沟旁变硬并可形成脓窦,局部有肉芽组织增生。踇趾之嵌甲常引起上述改变。

【治疗】

1. 甲下积脓之前 以服用抗生素和局部处理为主,后者包括理疗(紫外线治疗较好)、热敷、外敷药物(鱼石脂软膏、化毒膏、芙蓉膏等)。有人主张以75% 乙醇局部湿敷,或外用利福平粉剂。表皮下脓肿应及时剪破引流,引流后可用3% 硼酸溶液或0.1% 呋喃西林溶液浸泡,每天3次,每次15~20分钟。

2. 甲下积脓之后 指甲多已大部分漂起,应及时拔甲或部分拔甲。注意勿损伤甲床。学龄儿童前端甲下积脓,可剪去指甲前端部分,使呈三角形缺口,以利引流。拔甲后要保护指端,因为有近

6个月感觉无甲不便。

3. 多次发生甲沟炎时 应查明原因,抗感染及局部处理之同时,可按抗过敏、提高机体免疫力给予综合治疗。

4. 应教会家长正确处理甲周倒刺,必须齐根剪除。有嵌甲者应及早治疗,且多数需要部分拔甲。

九、咬蜇伤

小儿自我保护意识差,挑逗猫、狗、家兔、鹦鹉等,都难免被家养宠物咬伤;户外玩耍也难免被毒虫(蜂、蝎、毛虫等)蜇伤。多数伤及手指。

(一)宠物咬伤(pet biting) 多数为表浅轻伤,很少出血。一般只有咬痕及小量淋巴渗出。但有疼痛及触痛。1~2天内愈合痛消。治疗重点是传染病的预防。局部只需一般清洁消毒包扎保护即可。首先是狂犬病,家养宠物也难免被外界带菌犬咬过。因为狂犬病目前仍为不治之致命疾病,因此宁可接种常规免疫。此外一般化脓感染、破伤风以及猫抓热等,都应考虑预防。至少服用3天抗生素,观察变化。

有时动物咬伤非常严重,特别是非家养宠物咬伤,可以咬伤很深,甚至大部分组织撕脱,咬断指骨。须在麻醉下根据伤情进行扩创处理。原则是尽量保存手指长度,尽早使伤口愈合。即使日后患处僵硬,也要待伤预后再研究矫形处理。当然上述传染病与继发感染的预防,更不可忽视。

(二)毒虫蜇伤(insect stinging) 一般伤后局部红肿剧痛,不敢动碰。及时涂敷氨水或清凉油类应急药品,可以减轻疼痛。严重剧痛,必要时行指根麻醉封闭。最好在无痛情况下检查是否有蜂刺残留,若有必须去除(毛虫的毛刺可用粘膏粘出)。局部清洁消毒包扎,全身给予抗生素及止痛药,1~3天内近愈或痊愈。个别毒蝎蜈蚣有时造成局部坏死及全身中毒反应,常需针对性血清治疗。非好发地区常无此类药物,只能靠对症治疗,消毒保护,促其自然恢复;有时须转至相关医院救治。幸亏像毒蛇一样的致命毒性尚属罕见。

十、微小异物滞留

常见微小异物滞留(foreign body retention)主要是竹木的刺皮内滞留。受伤当时多未注意,偶然发现该处局限性触痛。虽不严重,但也使患者不敢触碰患处。异物很小,多细如发丝,常不过2~3mm。存于真皮下,可以看见,当尖端刺入真皮层,才会引起疼痛。

自然转归:一般很少感染或引起其他并发症。多于3天左右,小刺自然退出真皮而疼痛消失,再过3~5天表皮裂开,小刺脱落而愈。

治疗:只需局部消毒后用细针将小刺外端处表皮轻轻挑开。将小刺暴露过半,用针将小刺拔出。因为表皮无痛觉,也不出血,所以拨刺技术要求绝对不触及真皮。术后立即无触痛,不怕捏碰。包扎1天避免损伤。如果皮肤外仍能看到小刺的尾部。最好不要试图用镊子拔出,因为镊子质量不精,小刺可能折断。非常容易失败,徒增痛苦,使患者及家长失去信心。

此外,微小玻璃碴,折断的小针尖,留于手指永存触痛。治疗原则相同。容易拔出及时拔出,不易拔出则保护不碰,等待自然脱出。局麻下取出,要看是否合算。

十一、多指、并指、弹响指

不影响功能的小畸形原则上不需在小儿时期,特别是新生儿小婴儿时期手术矫正。然而为了母亲的精神负担,也为了不给孩子留下畸形的印象,在技术条件许可下,有些简单安全的手术,不妨提前实行。有人提出"产房手术"就是把某些外表明显的畸形,在生后产妇未见到孩子之前就做了初步矫正,不使妈妈见到丑陋的畸形。例如:唇腭裂先把唇裂缝好,尿道下裂先把阴茎下弯纠正。医生举手之劳,妈妈就敢于把孩子抱出去。手足小畸形比上述畸形简单得多。家长有要求,只要条件满意,任何年龄均可手术。

(一)多指(趾)(polydactylism) 多指种类很多,根据治疗技术不同可以分为三种,即软组织性(只有软组织相连)、骨性(骨分叉畸形)、关节性(有完整的关节相连)。因为手术要求不同,事先最好有 X 线片明确。手术的目的为保证功能与美观。手术要按矫形骨科高度无菌条件下进行。手术简单可在局麻下施行，不合作的婴幼儿同时加用镇安药。切口设计为技术难点。一般是先多留一些皮肤，保护好必要的肌腱、血管、神经后，按需要行关节离断、截骨术或软组织切除，然后修正皮肤切口。选择好掌侧与背侧交界的位置，将伤口向两端劈开扩大各 0.5cm。拉拢掌背两皮瓣，使中心部对接，不松不紧，切除多余皮肤。先缝合中心部 3 针，最后修剪两端狗耳。方法是继续劈开延长皮肤切口达狗耳根部，按掌背线位置先修剪掌侧皮瓣，再将背侧皮瓣比齐修剪，使缝合口完全齐平。术后服用 1 天止痛抗菌药即可。

（二）并指（syndactylism）　情况比多指更复杂，常需复杂的成形手术。一般不必要在小婴儿时期手术，更不适于门诊手术。只有较松软的蹼状并指可在一般门诊施行手术。方法是尽量使原有的皮肤满足一个重要手指的需要，另一手指皮肤不足，可用游离植皮填补。所谓重要手指要按：示指、中指、环指、小指次序排列。手术技术要按成形手术严格要求。手术年龄可以在幼儿园以前或小学以前。并趾则更无早期手术的必要，然而家长要求，只要条件合适，任何时间做均可。其实有些病例，一生不手术也无妨碍。

（三）弹响指（trigger finger）　多为拇指内屈障碍。病理上是先天性屈拇肌腱窄缩性腱鞘炎，继发腱环下肌腱肥大，导致肌腱活动受阻。有时不能通过，不能屈伸，有时突然弹过而有声响。多数患者 1~2 岁后自然缓解痊愈，尚未见学龄儿患先天性窄缩性腱鞘炎的报道。必须注意新生儿胎位性屈拇畸形，属于习惯性暂时性畸形，不需治疗必然自愈。鉴别诊断靠后者无弹响感，特别是睡眠后被动屈伸自由。治疗应该在局麻下切小口，割断腱环，拇指立刻能自由搬动。切口缝一针即可。因手术简单，早期矫正有利于婴儿早期手指活动训练。但是矫形手术要求很高，不可轻视，曾有手术误伤肌腱的事故发生，不可不慎。

十二、手指血管瘤

血管瘤到处都长，手指（足趾）血管瘤（finger hemangioma）有其特点。主要是妨碍活动，极易损伤。因此多需早期手术治疗。特别是有一种特殊的血管瘤称为血管球瘤，有明显压痛，妨碍工作或行路（足底球瘤）。等待自愈、注射治疗、电疗理疗等都嫌时间太慢，因此常需手术切除、全厚皮游离植皮。特别是手指血管瘤要求成形技术更高。手术很小，应该在门诊完成。但技术精密，必须精心设计。足底血管瘤多可保留皮肤，则应尽量保留之。必须注意足掌皮肤愈合较慢，要求密缝合，晚拆线。

第五节　外生殖器

一、包茎

小儿包皮覆盖阴茎头并且向前多余 5mm 的缩口，本是正常情况。新生儿时与阴茎头粘连，6 个月以后基本上分离，可以扒开看到尿道口。学龄后多能上翻到冠状沟，但平时仍严密覆盖阴茎头。一般青春期后渐渐上缩使阴茎头暴露，但也有少数人平时始终有包皮覆盖，只有勃起时阴茎头全部伸出。

【定义】　包皮粘连不能松解或包皮口小不能暴露阴茎头称为包茎（phimosis）。一般以学龄为界，小于学龄有待观察。大孩子包皮覆盖过多但能上翻暴露阴茎头称为包皮过长，不是包茎。

【病因】　先天性包茎原因不明，可能与内分泌有关，已无临床意义。后天性包茎多继发于包皮阴茎头炎、外伤（包括手术）、后遗粘连与包皮口狭窄。

【病理】　包皮口小，甚至呈针孔状，阻碍排尿，可以反流引起下尿路梗阻系列病理变化。青春期限制勃起伸长，也影响阴茎发育。部分粘连松开，但引流不畅，以致包皮垢积聚于冠状沟一带，形成包皮垢囊肿，可能被误认为肿瘤或尿石。在包皮垢积聚基础上容易感染，引起包皮阴茎头炎。有人报告长期包皮垢刺激引起阴茎癌。小儿年龄尚无报道，但也不无关系。

【症状】　平时无症状。包皮口小者排尿时可见阴茎头前出现一个球形膨胀，排尿后消失。严重狭窄者,尿不成线,有时同时合并腹股沟疝或脱肛。有包皮垢囊肿时,并无症状,多是母亲发现小儿阴茎中段背侧有皮下无痛性色白的小肿物而就诊。如果发生阴茎头包皮炎则可见包皮红肿,疼痛,怕碰,尿频排尿疼痛。化脓者可见包皮口有脓性分泌物。包皮阴囊组织较松,合并全部阴茎及阴囊水肿者也不少见。患者可能发热,精神不佳,食欲缺乏。

【诊断】 已经发生上述并发症者,根据症状即可诊断。无并发症时首先考虑年龄因素。然后试上翻包皮能否看到尿道口。容易看到尿道口而无并发症病史,则无手术的硬指征。

【治疗】 严重狭窄,包皮不能自由通过阴茎头,为手术治疗的绝对指征。一般实行包皮环切。一般包皮粘连,也是包皮环切的适应证。较小年龄,可先选用粘连手法分离:用圆头探针蘸油,插入包皮口,沿阴茎头背侧,轻轻分离达到冠状沟。如能顺利成功,无阻力,无出血。则缓缓向两侧分离,直至全周均能分开。滴入液状石蜡暂时休息,如无水肿,3 天后再上翻(俗称上撊)暴露冠状沟。如果分离不顺利,可以中途暂时休息,改日继续分两次分离。总之要避免分离后肿痛排尿困难。另外,如果妈妈有水平,可以教给妈妈下述操作:每天洗外阴时都轻轻扒开上翻包皮清洗。每天上翻到患者拒绝为止,争取一定时间后达到冠状沟,注意每次翻开清洗后,要将包皮及时翻回复位,以防包皮嵌顿;家长自己护理比医院处理更合理。包皮垢囊肿的治疗完全与粘连处理相同,暴露冠状沟,洗净包皮垢,囊肿自然消失。少数包皮垢囊肿在治疗室做普通分离受阻,可改在麻醉下手术分离。有报道无瘢痕的狭窄的包皮口局部涂抹艾洛松软膏,每天 1 次,2 个月左右可以是包皮口逐渐宽大,包皮粘连分离,最终顺利上翻包皮阴茎头可完全显露。

化脓性阴茎头包皮炎的治疗:急性期红肿严重但排尿通畅,主要是保守治疗。口服抗生素,局部热敷或温热水疱浴,用丁字带或尿布保护固定阴囊阴茎充分休息。一般 1~2 天内可缓解。烧退痛消,但肿可能需 1 周消退。如果合并包茎需处理,最好安排 1 个月以后手术。如果发现包皮下积脓,引流不畅,则需及时直接切开引流。

包皮环切的讨论:有的民族普遍施行生后包皮环切;更多的人一生不做包皮环切。现代医学界曾有多次讨论比较优劣,但至今仍无比较公认的结论。看来是可以随其所好,各取所需。只要技术上有把握,不妨尊重家长意见。但是应该充分说明包皮的存在有一定的并发症,同时包皮环切手术也有一定的危险。千年来的经验不分上下。包皮环切的方法也多种多样。各有优缺点。有的完全按照正规成行手术,操作技术高标准要求,包括住院、麻醉。也有的就在小儿家里,无麻醉下,几分钟就结束手术(常常不是正规外科医生)。有人嫌他们野蛮,也有人嫌医院繁琐,医生太笨。千年来未能统一,肯定各有市场支持者。看来方法要根据医生经验,选择门诊或住院要与家长沟通。

二、嵌顿包茎

小儿包皮翻到冠状沟以上,不能翻回,称为嵌顿包茎(paraphimosis),事实上并非包茎,真正的包茎很少能嵌顿。

【病因】 多因妈妈为孩子翻洗包皮垢,忘记翻回或翻回不全;少数因瘙痒,患者自己翻上,不能翻回;个别因他人玩弄男孩外生殖器,导致嵌顿。

【病理】 小儿包皮口,正常情况下较紧。翻上后若未能及时翻回,则影响局部血液循环。包皮非常容易水肿,则更难翻回。继而阴茎头也受压水肿,形成恶性循环。以致阻碍排尿。最后可使部分包皮及阴茎头坏死。

【治疗】 未形成恶性循环前,可用双手拉直阴茎,扶稳固定。拇指按住阴茎头,慢慢轻压阴茎头,使阴茎头向包皮内缩回。如果肿胀严重而有触痛,则需先用温水湿敷,同时加入局麻药及肾上腺素。约20分钟后痛缓解、肿见消,再行整复按压。如已形成恶性循环,则在麻醉下,摸清狭窄环,纵行切开松解。仍然进行按压整复。伤口包扎,3 天后愈合。再考虑是否环切。

三、过敏水肿

过敏水肿(allergic edema of prepuce)为小儿

阴茎包皮突然水肿。可以很大,透明,淡红,很软。但毫无症状,不痛不痒。有时阴茎头及阴囊也相应水肿。排尿也无妨碍。一般为过敏反应,原因不明。1~2天内自然消退,不留痕迹。少数为因小虫(蚊虫、毛虫)叮过的水肿反应。后者常有轻度痛痒。一般因无症状,所以也不需治疗。保护清洁兜住休息即可。如果稍有痛痒,可涂一些炉甘石洗剂。若使用清凉油,需注意不能涂在阴茎头或尿道口上,以免引起疼痛。必须提醒本病要与嵌顿包茎鉴别,后者红肿较硬常有剧痛。治疗大不相同,不可混淆。

四、包皮拉锁伤

小男孩穿拉锁裤,妈妈或患者自己不慎将包皮卡住,易造成包皮拉锁伤(zipper prepuce),引起剧痛哭闹。特别是急于退出,常不成功,反而损伤包皮,引起撕破、出血或血肿,加剧疼痛。因而就医,迫切希望立即止痛。所以医护人员千万不能再增加疼痛。首先是不要动局部,包括包皮阴囊及拉锁与衣裤都要原位固定。用棉球蘸局麻药加肾上腺素,轻轻敷于伤处。安静等待20分钟痛消后,保证原位不动扶住拉锁,慢慢稳定地拉开拉锁。要求严格稳定技术,医生的操作双手都必须落稳在患者身上,保证拉锁纹丝不动。因为拉锁卡住包皮,有时还连同布丝同时卡住,可能卡得很紧。拉开时需要用力,难免牵动包皮,致使一切止痛准备前功尽弃。因此关键技术只在最后一拉。用力必须稳而慢动、短推进,有如雕刻图章。松开包皮后检查,如有渗血,涂一些无刺激性消毒剂(如1%新洁尔液等)即可。少数不配合的患者,需要短效全麻下松解拉锁。

五、疝

小儿疝(hernia)通常指的是腹股沟斜疝(inguinal hernia),目前该病的手术,在世界上已成为典型的门诊手术。然而它不属于门诊小伤小病。而属于为了满足患者及家长不愿住院的要求,改进技术,保证安全,提高扩大的专业项目。疝的种类很多,适于门诊手术的以简单腹股沟斜疝为主。小儿门诊手术的要求,首先是短时间内按预定承

诺,顺利完成。因此手术必须典型规范,避免临时改变步骤。然而寻找疝囊,有时很难找,就是一个未知因素。切开疝囊后发现为先天性疝,分离困难,而术前很难鉴别先天疝与后天疝,又是一个未知因素。此外有时腹股沟直疝、滑疝、股疝、巨大疝、特小疝等,都可能在手术中临时发现困难,很难按时下台。因此,疝虽然已列入门诊手术,必须充分了解可能发生的困难,有所准备。请参阅后文各论腹壁外科中的详细描述。

虽然门诊疝手术应该限于简单规范手术,但关于疝的知识与技术必须全面深入。特别是不同类型疝的鉴别诊断最低基本要点,必须要求严格明确。首先是肯定腹股沟斜疝的诊断。斜疝指小肠自腹股沟管内环进入腹股沟管钻出外环进入阴囊。可复性疝能自由还纳,用力能疝出,压住腹股沟韧带上缘中点偏下(内环处),可以阻止疝出。即可证明为腹股沟斜疝。进一步应了解先天性疝的可能,有个思想准备。先天性疝指睾丸下降时腹膜鞘状突与睾丸鞘膜始终联通。此种疝囊膜很薄与睾丸精索粘连很紧,很难分离。后天性疝指睾丸下降后,鞘状突已闭合,残余部分腹膜鞘状突受腹压影响,使部分小肠压入,逐渐延伸达阴囊。此种疝囊较厚,与精索及睾丸无粘连,容易分离。如果患者的疝从不达到睾丸,可以排除先天性疝。如果小肠充满阴囊,但在疝的肿物以外仍可清楚地看到睾丸,并能自由推动,仍可排除先天性疝。先天性疝患者生后6个月内如能保持连续两个月不疝出,有可能自然愈合。于是有人用疝带等保守疗法。6个月以后,婴儿逐渐以直立体位为主,疝带很难保证不随时疝出。后天性疝,基本不可能自然牢固愈合。

为了使疝手术规范化,步骤固定,这里推荐保护输精管血管的精索截断手术:在腹股沟韧带中部切开腹股沟管,暴露精索。寻找输精管及睾丸动静脉,分离并保护。然后彻底提出剩余精索,分离至内环(腹膜外脂肪处)高位结扎切断。逐层缝合切口。不需寻找及分离疝囊,排除了未知因素,保证了疝囊高位结扎。准时完成手术。

门诊疝手术,已成为医院的典型品牌手术。代表医院技术与服务水平。尽量缩短妈妈与患者

分离时间,同时手术完美,是病家最高要求。如果术前准备包括脱衣服清洁擦洗以及基础麻醉都在妈妈怀里完成,医生刷好手等在手术台旁,再抱进手术室。术后包扎好,清除每一点血迹。准时交给妈妈协助穿衣服安排睡眠休息,以及必要的给药(止痛药等)。应该容易做到。此外,门诊疝手术,已成为教学的典型手术。必须严格要求技术规范,同时培养人文医学观点。即使是已开展的微创(腹腔镜)手术,也要遵循上述原则。

六、鞘膜积液

小儿鞘膜积液与腹股沟斜疝是同源疾病,都是睾丸下降的后遗畸形。所不同者,疝多为后天性,而鞘膜积液都属于先天性。内环口畅通,能容纳肠管出入称为疝。内环口闭死,残囊内腹水存留称为鞘膜积液。内环口未闭严,腹水自由进出,称为交通性鞘膜积液。水存于精索部位称为精索鞘膜积液,存于睾丸鞘膜,称为阴囊鞘膜积液。鞘膜积液无症状,临床表现为软性皮下肿物。无压痛,但挤压不能缩小。透光试验阳性,可与疝或肿瘤鉴别。但是,鞘膜积液偶尔继发出血,则可能使透光阴性。鞘膜积液对健康生活及睾丸发育无妨碍。因系先天发育过程,有自然愈合的趋势。一般不急于治疗。2 岁以后不愈可考虑治疗。原因是担心精原细胞开始发育,患者入幼儿园,影响心理培育。事实上学龄前治疗也未尝不可。但交通性鞘膜积液治疗则与疝一致。

女孩腹膜鞘状突系子宫圆韧带穿过腹股沟管,出外环固定于耻骨结节的过程残余结构,中间存水即成囊肿,在女孩称为 Nück 囊肿,表现为腹股沟皮下无痛性软性肿物,大小为 1~5cm。透光试验阳性。也有交通性积液继发为疝的可能。

非交通性鞘膜积液的病理仍在于残余导管与腹膜腔联通。腹水不断流入囊肿,保持不被及时吸收空瘪。只是管径太小,挤压不见明显缩小。因此治疗仍以手术切开腹股沟管寻找残留鞘突管、高位结扎切断为原则。水囊不需处理,自然吸收。腹股沟疝的保护输精管血管的精索截断手术完全可以适用。女孩 Nück 囊肿比较容易切除。有人穿刺抽出液体注入硬化剂或激素,只适于不能手术的患者。注射后的疗效与反应很难控制。必须注意鞘膜积液可以是继发的,特别是继发于睾丸肿瘤。也可能是其他疾病的一部分,如:腹膜后淋巴管瘤、乳糜腹等。腹部 B 超常可提供信息。

七、小肿瘤

睾丸肿瘤(testicular tumor)虽为严重疾病,从技术上要求完全可以在门诊妥善治疗。综合治疗要求,包括手术(一般不做盆腔清扫)、化疗、靶向放疗等,均可严格做到位。当然是否住院,必须尊重家长意见。

八、小阴唇黏合

小阴唇黏合(adhesion of labium minora)是小儿外科常见病,主要见于小婴儿。小阴唇在中线黏合成薄膜状,在膜的前端近阴蒂处留有一孔,由此排尿;有时黏合线成断续状,可出现两个孔隙;个别患者因局部炎症刺激,可多次发生本病。

治疗:可在局部以苯扎溴铵消毒后,以探针或弯钳从前端小孔插入、并逐渐向后分离,达到后连合,将粘连分开,术后涂用金霉素眼膏 3 周。国外有使用含雌激素药膏治疗本病。

九、尿道黏膜脱垂

尿道黏膜及黏膜下组织从尿道外口脱出称尿道黏膜脱垂(prolapse of urethrra),女性发病,多见于 10 岁以内小儿。患者常以排尿疼痛、排尿困难、外阴有红色肿物就诊。检查发现相当尿道外口部位有突出红色略紫的肿物,表面为湿润黏膜,触之易出血,全部脱垂者中心有脐凹,由此可插入导尿管至膀胱。少数脱出黏膜有坏死。

治疗:普通患者应尽早手术切除,若合并尿潴留者可在门诊插导尿管并留置,若脱出黏膜有坏死应及时住院急诊手术。应给抗生素和外用清洗药物。

十、前庭大腺囊肿

囊肿(Bartholin cyst)女孩大阴唇可能发现一侧无痛性增大,常常为前庭大腺滞留性囊肿(Bartholin cyst,cyst of greater vestibular gland)。 仔

细检查可能摸到境界清楚的皮下张力性囊肿。一般无症状，但有时继发感染，发炎化脓，疼痛发热。若溃破出脓，遗留窦道难愈合。治疗应该预防感染，早期切除。感染前很容易剥离，缝合后一期愈合。

第六节　肛门

一、小儿后天性肛瘘

小儿后天性肛瘘（acquired anal fistula）指肛周感染后遗的肛瘘。后天性肛瘘虽可见于任何年龄，但多开始发生于新生儿时期，所以也称为新生儿后天性肛瘘，借此与新生儿先天性肛瘘相区别。此类后天性肛瘘在门诊就诊率比先天性肛瘘、小儿肛裂、脱肛等肛门病的总和还高，仅比直肠息肉发病率略低。

【病因】　新生儿肛门括约肌较松，以尿布用力擦大便时能将肛门黏膜翻出。特别是肠炎、腹泻或严重的尿布疹时期，肛门黏膜甚至肛窦（隐窝）也可以自然翻出。肛门隐窝附近受尿布损伤而感染，引起肛旁脓肿，破溃后形成肛瘘。

【病理与发病机制】　感染后遗肛瘘为一肉芽瘘管，内口在某个肛门隐窝内，外口在括约肌外缘皮肤上。管道在肛周结缔组织中由炎性纤维组织形成管壁，管内由肉芽组织填充，并有微量分泌物。因为感染入口在隐窝，在括约肌以上。直肠内高压受括约肌阻挡而压入隐窝破口引起感染。不断的高压与急性感染的破坏，致使分泌物沿括约肌外寻找引流出路，形成隐窝至皮肤间瘘管。由于括约肌的持续作用，瘘管成为直肠高压时的缓冲道。因而反复发作，永不愈合。如果长时间无直肠高压，瘘管外口牢固瘢痕愈合。只要内口愈合不牢，感染复发，可能分泌物另寻出路而形成多枝型肛瘘。男婴肛门前后都有较强的韧带固定，因此肛瘘多发生于肛旁两侧。女婴肛门前方与外阴黏膜紧密相连，中间为疏松组织，因此女婴常自肛门前方穿破外阴黏膜寻找出路。形成与男婴截然不同的直肠前庭瘘。

【症状】　一般讲肛瘘，主要是指男婴肛瘘。好发于生后1~2个月之内。初起时，患者排便时哭闹。检查肛门可见肛旁有花生米大小之红肿，中心偏软。如果2~3天内不消退，多于1周内溃破出脓而消肿。出脓后，肛门恢复正常，但几乎毫无例外从此后遗一慢性瘘孔即肛瘘。平时无急性发炎时检查，可见肛门口旁皮肤有一小圆形瘢痕样突起（偶尔有极小量分泌物），误认为肛瘘已结疤愈合。但经过长短不等的静止期之后，原瘢痕处又红肿溃破。如此可多次反复。但小儿时期逐渐形成多发肛瘘者尚少见。个别大龄患者有2~3处瘘。瘘的好发部位多在肛旁3或9点处，极少在肛门正后方。曾统计，500余例男孩肛瘘引起尿道瘘者仅遇到1例，很少见。

【诊断与治疗】　见过婴儿肛瘘的只凭外观即可诊断。肛门口邻近侧方发现绿豆大小突出之瘢痕，如果再有反复感染的历史，即可确诊。直肠指诊联合探针探查瘘管为损伤性检查，只能在治疗时麻醉下同时进行。一般钡灌肠、各种瘘管造影，甚至肛门镜检企图发现内口，都不可能明确诊断，只能增加患者痛苦。

男婴肛瘘的治疗原则应该是括约肌切断，解除直肠内高压的产生，以利瘘管的自然愈合。同时切开瘘管，将瘘管敞开成为开放创面，从而彻底消灭瘘管。但是手术切开后伤口可能渗血。小婴儿肛门部术后回家或回病房发生渗血，在无麻醉下，很难处理。因此现在常规用"挂线疗法（string treatment）"代替传统的手术切开。方法是自肛瘘外口通向内口穿过一条弹性线，线的两端在肛门外拉紧结扎牢固。弹性线的持续压力逐渐将瘘管及括约肌于4~5天内渐渐豁开。随逐渐豁开随时愈合，弹性线连同瘘管逐步从括约肌外移入括约肌内。最后豁开肛门黏膜，弹性线环自然脱落。肛瘘痊愈。

肛瘘挂线技术（fistula threading）：挂线时必须注意避免损伤扩散感染。护士用手固定截石位，肛门周围消毒，外口周围0.5%普鲁卡因浸润，左小指蘸油插入肛门，右手持圆头探针（带双线）插入瘘管外口，轻轻沿自然薄弱处推进，寻找无阻力渠道直抵肛门黏膜。探针头触及肛门内之小指时（该处多为肛门隐窝附近的薄层黏膜），即可顶破该处之黏膜。避免不必要地各方向探查，不需试图寻找原瘘管内孔。只要切断括约肌即可解除直肠内高压，消除瘘管不愈合的基础。既可以保证瘘管愈合，又能避免感染扩散。探针穿入直肠后，直肠内之手指将探针头勾出肛门口外（肛门隐窝距肛门口很近，不过 1cm）。此时，肛瘘"内口"及肛门黏膜同时翻在肛门口外。直视下将探针拔出，将实现穿好的双条丝线带入瘘管内。其中一条线拉紧结扎，使瘘管缩短。另一条线带过一条橡皮条（圈）进入瘘管，拉紧橡皮圈结扎牢固，形成持续勒紧。剪除多余线头及橡皮圈，兜清洁尿布回家。以后则每次排便后用水或 1∶2 000 呋喃西林液冲洗会阴（包括伤口），然后保持清洁干燥。一般 1 周内挂线脱落，再过 1 周完全愈合。如果挂线手术时外口已闭合，只遗一小圆瘢痕。只要内部仍有瘘管，圆头探针即极易顶破瘢痕，轻松进入瘘管直至黏膜。如果不能顶进，或无自然渠道，则为诊断错误，拔出探针待其愈合后再做诊断。北京儿童医院 40 年来常规此法治疗，虽无精确统计，但从未遇到 1 例瘘管复发，也从无 1 例发生术后排便障碍。无狭窄，无失禁，也未发生过出血或扩大感染的危险。如果患者有两处瘘管，宜一处完全愈合后再行另处挂线，事实上常常一处挂线后，另一处瘘管也同时愈合。也说明解除直肠内压力是治疗的关键（图 16-6）。

挂线疗法源自中医。中医用的挂线是挂药线。使用纸捻将药粉（含芳香止痛、化腐生肌药）捻在其中，插入瘘管外口。每天随着引流及腐蚀，药捻逐渐插深直至穿入直肠。进一步腐蚀使括约肌及瘘管完全敞开，也是边切边愈。不出血，不失禁。

只是须每天换药，对小儿不便。

二、女婴后天性直肠外阴瘘（acquired valvo-anal fistula）

后天性直肠外阴瘘是指：女婴生后肛门正常，以后（多数在新生儿时期）发现舟状窝、前庭、阴道下部或大阴唇有瘘口漏粪。检查见瘘口有完整的黏膜层。

【病因】　关于病因一直有争论。女婴直肠外阴瘘口的上皮覆盖完整，很像先天生就，并且新生儿时无明确的感染史。因此就有先天后天之争。先天论者认为肛门正常同时有瘘为先天性双尾肠畸形。后天论者认为正常肛门之外阴瘘系新生儿肛周感染后遗症。20 余年观察两种瘘都存在。先天性瘘确实罕见，而后天性瘘与生活卫生条件有关，所以有的地区特定年代发病率很高。我们的观察，不少孩子与擦屁股的习惯有关。特别是新生儿换尿布，顺手向前擦一下屁股。为了保证清洁特别用力擦。可以将肛门前方隐窝黏膜翻出并且擦破而不觉。于是造成感染入路。破口在括约肌以上，直肠内压导致肛周脓肿及肛瘘形成。西方国家换尿布时即刻冲洗会阴，一般不用力擦屁股，因此肛瘘发病率很低。我国南方也以洗为主，发病率也比北方低。女婴正常肛门前庭瘘病因之争是在印度 Chartterjee 提出双尾肠畸形报告了罕见的几例之后。他报告的很可能是真的先天性畸形。因为印度新生儿便后没有擦屁股习惯，从来是用水冲洗。我国现在发病也明显减少，也与尿布现代化和用温热水冲洗方便有关。因此大力提倡不要用尿布向前擦屁股，应选用软手纸轻擦或

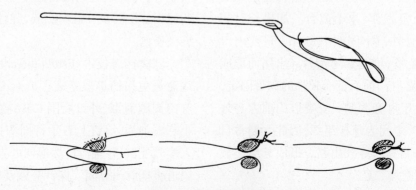

图 16-6　挂线疗法图解

便后水冲洗,对预防新生儿肛瘘特别是女婴外阴瘘十分必要。特别是腹泻臀红时期,更不能擦屁股。只应随时冲洗,而后软纸吸干或暖风吹干。

【病理】

1. 病理与转归　女婴肛周感染主要在前方,因肛门前方比较薄弱,易成脓肿而破裂。女婴肛门前方与外阴邻近,脓肿可自阴道、舟状窝、前庭、大阴唇穿通。此处组织松软薄弱,有利于引流畅通彻底,愈合很快。直接由出、入口周围黏膜互相愈合,形成黏膜覆盖完整之瘘孔,使直肠与外阴瘘口自由交通。瘘口周围也无明显发炎,很像先天生就。然而,组织学上总有炎性细胞浸润,瘘管壁不应有肠壁肌肉纤维。足以在理论上与先天性畸形鉴别。但是,事实上瘘管太短,只是一个圆孔,并且即使是先天孔,由于不断损伤及污染也必有炎性反应。因此无论先天后天,只要就诊时病理相同,治疗与预后都是一样。

2. 女婴肛周感染的病理可以分为三个阶段或称三期:

(1) 感染阶段或急性期:患者会阴部红肿,如果同时有臀红腹泻,则很难鉴别。约1~2天后发现外阴溃破,漏稀便。形成肛瘘。早期因括约肌痉挛,几乎全部粪便从瘘管排出。1周内,几乎表现为一天比一天严重。

(2) 消肿阶段或慢性期:1周以后,红肿消退,漏粪好转。平时只漏稀粪,排便时肛门排出渐多。瘘孔可以看清,渗血停止,破缘黏膜逐渐愈合。

(3) 愈合阶段或瘘管期:1个月后,瘘孔完全上皮化。随瘢痕组织的收缩,瘘孔直径缩小。排成形粪便时,瘘孔可不再漏粪。因瘘孔壁有完整黏膜覆盖,粪便排出畅通,故不易复发感染。也很少形成肛门狭窄。但一般来说,与先天性瘘一样,此瘘孔管终生难以愈合。

【预后】　瘘管靠近肛门口,平时括约肌收缩能进一步使开口缩小。学龄后基本上粪便成形,除稀便或气体有时漏出外,一般对控制排便无困难。污裤程度不比正常阴道白带更多。成年后,结婚、生育完全正常。真正因生活不便而要求治疗者非常罕见。然而家长和患者的心理负担,特别是担心婚前体检作为生殖器缺陷提出,常常是

手术的主要指征。

少数患者因开始时原发感染严重,会阴部皮肤坏死完全裂开,肛门括约肌亦断开,因而不能形成瘘管。使直肠黏膜与阴道前庭黏膜连成一片。肛门被后部残存括约肌的收缩向前推移,直肠开口并入外阴区,形成一个肛门阴道共同黏膜面。引起严重变形及排便失控。

女婴前方肛瘘不可施行男孩的挂线疗法。误行挂线必然引起肛门括约肌及舟状窝后连合断开,肛门与外阴黏膜互相愈合而连成一片。和上述溃烂裂开一样形成直肠外翻,排便失控。

【治疗】　本症对一生生活影响不大,所以治疗必须强调以安全简单为原则。

1. 急性期治疗　保持局部清洁干燥,蛙式卧位,随时吸引、冲洗、吹干。局部最好不用任何药物或机械处理。除原有腹泻外,一般也不需全身用药。小儿烦躁可用些止疼镇定药。3天后必然好转,继续加强局部护理。红肿消退后可以兜尿布,但需勤换,保持干燥。

2. 慢性期治疗　基本上只是加强护理,勤换尿布,勤洗会阴。此时会阴皮肤基本正常、无糜烂,可以涂一些油或粉(不一定用药,特别是不能用刺激性药)保护皮肤。调理喂养或用药控制大便,直至粪便逐渐成形,排便次数有规律。以后即可完全恢复正常婴儿护理。尽管排便仍可自瘘孔漏出,只要避免腹泻或稀便,即可不增加护理困难。任何机械或药物治疗只能增加患者痛苦。

3. 瘘管期治疗　瘘管上皮完整,周围无发炎反应,颜色正常,质地柔软。可以进行修补手术。手术属于整形美容档次,对健康必要性不强,手术效果要求很高,不允许失败。但感染的机会很高,因此不应视为门诊小手术。请参阅各论肛门杂病。

三、小儿肛裂及前哨痔

【定义】　肛门口皮肤与黏膜交界处(或称肛门白线)的慢性纵行撕裂,裂口包括黏膜及皮肤,称为肛裂。一般因粗硬粪便将肛门撑破出血,出现一个裂口,只能叫裂伤,不是肛裂。

【病因】　直接原因是排便困难,粪便粗硬,

将肛门皮肤撕裂。不能愈合,反复撕裂而形成慢性溃疡。至于肛门瘙痒症引起的肛门皮肤发炎,使局部皮肤弹性降低,也是肛裂的另一因素。腹泻及肛门不干净可能是加重肛裂复发与不愈的因素。

【病理】 皮肤及黏膜撕裂本应很快愈合。由于肛门细菌多,又反复撕开损伤,致使小裂口成为慢性肉芽面,基底为瘢痕纤维层。反复损伤与感染,纤维层越来越厚。使创面难于愈合。肉芽面周围有些水肿,使裂口边缘高起而将裂口肉芽面掩盖。临床上看不到裂口,只见肛门口有一突出皮赘,形同外痔,称为前哨痔,似为守护肛裂的哨兵。虽然称"痔",但其内并无静脉曲张。

【症状】 排便时疼痛,擦屁股时见血。多与便秘同时存在。粪便粗硬,排出困难而剧痛。使患者不敢排便或排出一节后,拒绝继续排出,从而形成便秘恶性循环。局部检查多可见前哨痔(多在肛门前方)。扒开肛门口,可见红色肉芽裂缝。指诊痛苦不宜进行。平时大便不干不粗时,可无症状。腹泻时因粪液刺激及频擦屁股,反而疼痛加重。

【治疗】 首先要治疗便秘。一般小儿病史不长,瘢痕不厚,1~2 个月内都能自愈。粗硬粪便问题不解决,肛裂不可能痊愈。培养每天排便习惯,每次排空。用温热水洗肛门,然后用手指涂一些眼药膏或 20% 鞣酸软膏同时轻轻按摩肛门口数分钟。可促进瘢痕软化创面愈合。个别患者治疗 1~2 个月仍不愈合,则可考虑切除肛裂及前哨痔。止血后伤口如果很小可以不缝。以后保持每日排便、坐浴。

四、蛲虫性肛门炎

【定义】 蛲虫在肛门口皱襞纹中产卵,刺激皮肤发炎,表现为肛门瘙痒,称为蛲虫性肛门炎。虫卵刺激引起瘙痒而无皮肤发炎,只能称为蛲虫性肛门瘙痒症。

【病因】 蛲虫属于肠道圆虫类寄生虫。体小如白色线头,长 1cm 以内,俗称线头虫。成虫积聚于结肠末段。对人体影响不大。成虫午夜从肛门爬出排卵后仍退回直肠。卵被患者手指带入口中,在胃肠道中孵化发育为新一代蛲虫。循环不已,日趋严重。可能影响患者精神食欲,以致贫血营养不良。成虫自然寿命约为 1 个月。如无新卵自口接续,蛲虫症将自愈。成虫不可能在肠内产卵直接孵化。患者肛周虫卵可污染内裤床单长期生存。集体生活的幼儿之间常可互相传染。

【病理】 虫卵附着于皮肤对皮肤并不造成损害。但可引起皮肤过敏,表现为肛门皱纹粗厚、略红,并有小丘疹性反应,引起瘙痒,为蛲虫性皮肤炎。因为瘙痒而被搔抓可以发生糜烂渗血化脓等继发病变。临床上多数轻症患者只有少数散在丘疹而无皮肤红肿,甚至看不出任何病变。有时各种病变均可延及外阴。

【症状与诊断】 能说话患者自述肛门痒(或只会说疼)并常自己用手搔抓。除此之外别无其他症状。检查肛门一般无明显所见,用放大镜观察,可见丘疹及粗厚皱纹,纹内可见微小白色粉粒,为虫卵周围反应。用透明胶纸粘贴肛门取样,显微镜下可见蛲虫卵。午夜耐心观察患者肛门,可见白色线头样蛲虫从肛门口钻出钻进。即可确诊。事实上凭症状及肛门散在的丘疹即可按蛲虫治疗。治疗性观察也是下一步的鉴别诊断。

【治疗】 本病治疗原则在于预防再感染等待自愈,同时解除症状。全部治疗计划包括:每晚睡觉前排便、洗会阴、肛周涂抹蛲虫膏。一般蛲虫膏主要为甲紫适量加白降汞 30%~40%,另加止痒消炎药如激素、苯甲酸等。药膏涂在肛门口,用手指抹匀,覆盖于肛门皱纹及部分涂入肛门口内。使药层稍厚,以便使蛲虫排卵排在药膏中。次晨用纸将药膏擦掉,再用肥皂洗会阴,然后换内裤。每天要换洗内裤床单,最好每天煮沸曝晒。患者每天剪指甲,吃东西前必须洗手。以上计划必须全家严格执行,坚持 1 个月。保证成虫死光,不再有新虫感染。至于口服杀虫剂如阿苯达唑虽能杀灭蛲虫,但是任何口服药也没有持续的 100% 杀虫效果。并且如果不杜绝再感染,只需 2 周又是一代新虫成长。蛲虫膏涂敷可以消炎止痒,每天全部擦洗掉,严格讲卫生,即使不是蛲虫瘙痒,一般也有利无害。蛲虫感染危害不大,但企图单靠吃两服药打虫,很难奏效。

五、霉菌性肛门瘙痒

【定义】 肛门周围皮肤霉菌性皮炎（股癣）是主要形式。也有一些患者无典型圆片状皮肤病变，特别是阴道分泌物涂片见到念珠菌芽孢和菌丝，也属霉菌性瘙痒。

【病因和病理】 系真菌感染与脚癣股癣为同类霉菌。皮肤轻微水肿，细胞角化脱屑。搔抓后充血渗出。有传染性，但因局部免疫特点，多局限于小面积皮肤表面如小钱状。多在肛门一侧。严重者可与股癣相连，侵及阴囊、外阴阴唇（女）及腹股沟。为慢性病变，经年不愈。但随时可因局部免疫生成而突然自愈。

【症状与诊断】 肛门一侧皮肤有境界清楚、小块圆形、皮肤粗糙变色、单块或多块。平时无症状，一般夜间或其他定时发痒，约十几分钟或几十分钟，搔抓至疼痛甚至渗血而渐止痒。每天发作一次或两次。湿暖常为发作的诱因。为慢性长期病态，但时轻时重，甚至几个月不痒而检查皮肤病变仍在，偶然瘙痒仍可复发。诊断靠固定的皮肤病变以及皮肤刮片看到芽孢菌丝。以鉴别其他类似皮肤病。

【治疗】 确诊的霉菌病可用苯甲酸、水杨酸等软膏涂敷同时按摩皮肤解痒。小儿使用浓度稍低（不超过 5%），一般成人药膏须加等量凡士林稀释。如果小儿不能耐受刺激或皮肤已有抓破渗出，不为同时止痒，则可用 1% 环利软膏等。为了止痒可另涂激素制剂。剂型以冷霜较缓和并易洗掉，乳剂、水剂刺激较大。如果确为真菌感染，涂药后 1~2 天立刻不再发痒。然而，涂药必须持续每日或隔日直至皮肤病变彻底消失，皮肤纹理恢复正常。同时内裤常常更换煮沸，以防复发。

六、小儿直肠息肉

小儿便血非常多见，多数系直肠息肉（juvenile rectal polyp）所致。北京儿童医院门诊 1964 年及 1965 年两年统计经简单手法摘除小儿直肠息肉 239 例。近年来发病率大减，2000 年及 2001 年两年外科门诊就诊小量便血病例登记数为 97 例，而手法摘除不足 50 例（两年登记）。外科门诊总数却比 20 世纪 60 年代增加了 1 倍。固然可能有不少患者在基层治愈，只是查不到息肉的患者才转到北京儿童医院。但也不排除社会经济提高，小儿饮食内容的改变与本症发病的影响。

【病因】 直肠息肉可发生于任何年龄，北京儿童医院 1964 年、1965 年统计病例中最小年龄为 10 个月，发病最多的年龄段为 3~6 岁。因此我们对本症发病的病因形成一个"粪便残渣刺激直肠慢性发炎"的假说。

炎性息肉假说 婴幼儿时期因局部免疫的发展，结肠包括直肠的黏膜下淋巴滤胞增生。在此时期，正是小儿食谱变换阶段，逐渐使用成人难于消化的粗糙食品如整粒玉米、芝麻，甚至包括一些果核、糠皮。这些坚硬残渣出现在小儿粪便中，难免损伤黏膜，特别是增生的淋巴滤泡。轻微的损伤引起慢性发炎。个别较大的创面，肉芽增生而形成肉芽肿，就成了息肉的基础。

【病理】 简单之肠息肉（单发或 2~3 个散在性）与肠息肉症（多发或绒毛型）在病理解剖上有其相似之处，但临床上则此二症显然不同。肠息肉症多继发于慢性感染，息肉数目常多至数百，且有恶性变之趋势。本文所述则均系简单之肠息肉。

小儿直肠息肉（原称青年息肉）为以肉芽组织、瘢痕组织及肠黏膜增生之瘤样组织组成，其表面多有感染，糜烂等慢性炎症改变。发病原因不明。小儿结肠之解剖特点及其经常受到粪便硬渣之刺激损伤只是我们的假说。息肉多生长在直肠、乙状结肠交界附近，并多见于后壁（受力较多）。多为单发，少数为 2~3 个大小不等者散在于直肠、乙状结肠附近。上述病例统计中曾有 18 例有 2 个以上息肉者。同一时期我们选择了 100 个完整的息肉标本，包括 10 例镜检切除的带蒂息肉，每个息肉做 5 个矢面切片，共 500 个切片。从不同切片所见，我们认为息肉之初起均为广基的（无蒂的），因肠蠕动之作用渐将息肉下推，而将其附着之肠黏膜拉长成为不同粗细长短之长蒂。息肉与蒂之间仍然保持原来黏膜创面与肉芽组织间的界线。可以在带蒂标本切片中见到此界线。蒂中可见小血管，而界限外息肉中无血管结构。因此当摘除

16

（或自然脱落）后，很少出血，而切断长蒂处理不当则常致大出血。摘除息肉保留蒂不做处理，自其蒂部复发之机会很少。上述病例中曾有 10 例在息肉摘除后仍有便血或在短期内出血复发，按其复发之时间及再发现息肉之位置，均不能证明系自原处复发。恶性变趋势可不必考虑，500 个切片及几十年观察，无论在临床上或病理检查上均未发现可疑者。

【转归与预后】 小儿直肠息肉对小儿健康影响不大。无痛苦，不影响生活，无贫血，不影响营养、生长、发育。无论治与不治，1~2 年内多可自愈。小儿直肠息肉发生率很高，过去在本院小儿外科门诊每天皆可看到，而成人门诊则很难遇到一例。事实上直肠息肉患者不可能在早年间均得到外科治疗。同时也有过几个患者在已定妥手术日期后，未待手术，而息肉即已自然脱落而症状消失。因此我们推测，此症虽不经治疗，亦有自然痊愈之可能。可能因为息肉日渐增大，蒂日渐细长，终有一天被排便力量拉脱排出，或血管栓塞息肉坏死而消失。年长后直肠黏膜强度增加，此种类型之青年息肉不再发生。成人直肠癌患者中很少有小儿时期便血的病史。

【诊断】 凡外貌健康之小儿有慢性无痛性大便带血，而无发热、腹泻，或其他血液病症状者，均应考虑息肉。直肠指诊为最简单可靠诊断方法。如能摸到圆滑柔韧且稍能活动之小瘤（一般为豌豆至杨梅大小），便可肯定为直肠息肉。高位息肉特别是长蒂大息肉，有时也可因肠蠕动之推动或黏膜下垂而拖下至直肠，偶可在直肠指诊时摸到。指诊时需注意与粪球区别。粪球活动范围较广，在肠腔内游离而无与肠壁附着之处，用手指压之可使其变形。如能在灌肠或排便后再查，粪球应消失，息肉则更易查到。有时直肠壁后之淋巴结增大常被误诊为息肉。但用手指轻摸时（不加压力）则无边界完整清楚之球形感觉。在女孩有时可触到子宫颈或卵巢等，不可误为息肉。如果指诊阴性，应检查大便、查血常规以除外慢性痢疾、肠炎或其他出血性疾患，并可安排 B 超或纤维结肠镜检查及钡剂灌肠造影（空气对比法），对高位息肉有一定的意义。在不少指诊阴性患者中，B 超或镜检、

X 线造影等诊断方法均不能得到肯定诊断。仍不能排除青年息肉的可能，但能排除很多更严重的肛肠疾病。

【治疗】 治疗之目的主要在于早期停止便血，以保证小儿之健康。更确切的说，解决家长的担心。更主要的是肯定排除其他恶性病变之机会。因此，治疗方法务必要求简单而安全，最好不比其自然脱落之危险性更大。

1. 手法摘除（digital removal）术前不需洗肠，由护士及家人扶住两腿呈截石位。戴橡皮手套（不是指套），蘸满润滑油，示指插入直肠，沿肠壁周围之各方向按顺序探索。摸到息肉后以手指末节将息肉对着肠壁按住，将其蒂部压断。手指保持稍弯，顺势将压下之息肉钩向肛门带出。凡能以手指触到者，一般均能用此法摘除。一般可在 3 分钟之内完成手术，并不需要麻醉。不会引起痛苦。我们经常给患者一些小礼物，同时有家人不断和他谈话以分散注意力，则可得患者安静合作。常规手术后令患者在候诊室再观察 0.5~1 小时，然后令患者排便。如果便血不多，则可回家，不需带药。如出血量大（约 20ml 以上），则应经直肠镜（1cm 直径为宜）插入直肠，使外口稍低，使积血流出。如仍有持续出血（动脉血），则可经直肠镜送入碘仿纱条或盐水纱条或棉球十数枚，轻轻填塞。回家等待自然排出，出血自止。大量出血者需在手术室内结肠镜窥视下用大块纱布填塞。在 20 世纪 60 年代统计中，仅在前一阶段中发生过两次较大量之出血（各约为 100ml 左右），一例术后发现大量出血来本院急诊，仍用纱布填塞，并收容入院予以输血，观察 1 日而痊愈；另一例术后在家出血未经治疗而自愈。此两例均系息肉很大（1.5cm 直径以上）而蒂细长者，拉出肛门后，将蒂用丝线结扎后剪断者。估计残蒂缩回后结扎线脱落而出血。息肉较大而蒂很细者，其中必有较大之动脉。因此术后至少观察半小时方可回家。回家后，如发现患者有颜面苍白，出冷汗或自肛门有多量鲜血流出等情况，或患者自诉腹疼时，均应即刻来院检查。

2. 镜检切除（endoscopic removal）手法达不到的息肉在镜检中直视下用双极电刀在蒂部烧

掉。尽量避开正常黏膜，以免烧穿肠壁。短蒂或无蒂者可用套丝齐息肉基部拉掉。出血处可放几个棉球。或双极电凝止血。小儿采用镜检，必须在全麻下进行。

3. 手术切除(surgical removal)　高位息肉引起肠套叠，高位巨大(直径 2cm 以上)息肉 2~3 年无脱落趋势，或常有腹痛、贫血，都须考虑开腹手术。开腹前必须有确切的定位诊断，开腹后要系统顺序检查全部小肠结肠。腹腔镜与纤维结肠镜联合手术对难于直视摘除之息肉可以减少手术探查的打击。但是，如果只是为了小量无痛性便血，这些措施都是得不偿失。

七、臀红

臀红(diaper rash)多见于 2~4 个月婴儿，因尿布长时间湿敷，引起臀部皮肤发红、渗出，甚至糜烂。常继发于腹泻，尿布更换不及时。病变范围可局限于肛门周围，也可扩大至腰骶部及大腿后侧。系婴儿的皮肤过敏反应，与面部湿疹病理类似。皮肤科称为间擦疹(intertrigo)。过敏体质严重者，很难预防糜烂。最终需待过敏时期度过才能痊愈。治疗的目的在于减轻症状，减少渗出，缩小面积，预防糜烂继发感染。治疗原则是随时保持清洁与干燥。方法是勤换尿布，或不用尿布。大小便后随时用吸引器吸除，通风干燥。或用低温吹风机吹干。糜烂渗出以前，肛门周围可以涂油来药物保护皮肤。如氧化锌膏，鞣酸膏或抗生素膏等，均可，主要是一层油脂保护。已有渗出糜烂则不能涂油，只能敷粉，如松花粉。必须注意不可用刺激性药物，如痱子粉(内含薄荷)。总之，最好是自然干燥，避免用药。最后愈合还要等待过敏期度过，否则也是愈而复发。臀红基础上容易合并感染性肛旁脓肿及肛瘘，特别是女婴肛门前庭瘘。必须注意大便正常，包括每天排便次数，干稀正常，特别注意避免任何粗物擦肛门。最好不擦只洗，保持清洁干燥。不幸发生肛瘘，在臀红时期，无论漏粪如何严重，也只能及时冲洗。任何外科措施均为禁忌。因为臀红反映了局部免疫反应处于过敏阶段，任何损伤或感染都可能失控。只能保证休息，使用抗生素。

八、脱肛

小儿脱肛(anal prolapse,proctoptosis)指直肠部分翻出肛门以外。病理上可分三级：

(1) 黏膜脱出：只有肛门黏膜脱出于肛门口外，肌层未翻出；

(2) 肛管脱出：即肛管黏膜及肌层同时翻出肛门口外，肛窦完全暴露；

(3) 直肠脱出：事实上是直肠与肛管的肠套叠，肛管原位不动。病因多数因腹泻频繁排便，特别是痢疾肠炎之后，患者长时间有排便不完的感觉，继续用力排便。括约肌及盆底肌疲劳，形成习惯，最后导致脱肛。腹泻痊预后，仍然每次排便同时脱肛。直肠指诊可以发现括约肌松弛，甚至关闭不严(但主观收缩存在)。发作频率上也分为三级：偶尔脱肛，每便必脱，与平时黏膜外露。由于黏膜常常外露，受到手纸及内裤的摩擦。可以继发小溃疡或小息肉。引起疼痛、便意内急、和小量血便。临床上多数毫无症状。只有排便时脱肛出现，不影响排便，排便后自然缩回或患者自己轻轻用手纸压回。个别偶尔情况，脱肛后不能送回，甚至发生嵌顿坏死。引起排便困难、肠梗阻。

治疗要根据发病情况。临床上无症状、无并发症的脱肛，无论哪一级，都属于习惯性病变。因此治疗的重点是改变习惯脱肛。一般使患者两个月不发生脱肛，多数自然痊愈，不再脱肛。而且与病变级别无关，关键只在能否保证治疗期间连续不脱出。常用而有效方法是"高位排便法"。具体方法是让患者排便时坐高盆，肛门的位置要比膝关节位置高。具体的高度要因人而异，要以保证排便时无脱出为准。一般一级患者，只要不蹲下排便即可不脱出。严重患者常需把便盆垫得很高才能不脱出。有的患者必须站立排便甚至俯卧排便。无论如何必须设法使患者在 2 个月时间内，绝对不出现脱肛。在这 2 个月内，必须保证大便正常，无腹泻，更不能便秘。必要时宁可每天洗肠。平时生活活动完全自由。但是最好不许蹲下玩耍，以免不排便时脱肛。

上述高盆排便失败者，可以用些小手术配合治疗。必须强调任何手术之后，也必须保证两个月无脱肛。常用的手术有：

（1）黏膜下硬化剂注射，肛门镜下，在肛窦上方，左右两侧黏膜下注射鱼肝油酸钠溶液各0.5~1.0ml，希望结疤收缩，解决黏膜脱出。注意误伤肛窦引起发炎狭窄。两周不愈，可以重复一次。有人使用中药枯痔散溶液注射，但枯痔散局部使用有发炎狭窄的危险。

（2）直肠旁麻醉封闭，一般用2%普鲁卡因1~2ml分别注射于直肠两侧。左手示指伸入直肠，右手持针自括约肌外缘刺入，深过盆底肌层，左手指能感到刺入之针在直肠壁外自由活动，即可注药。两周不愈可以重复一次。注射药物有人使用纯酒精或明矾溶液，效果无明显差别。

（3）括约肌皮下临时紧缩手术：也称Thiersch手术。原始手术是用青铜丝穿入肛周皮下，做成一环，限制肛门口径只能通过示指末节。从而避免脱肛，一个时期以后（一般也是2个月），再予拆除。现在已不用铜丝，代以合金钢丝或粗尼龙丝。特别是用动脉瘤针带过2个月能吸收的合成缝线结扎，更为方便。

严重顽固脱肛，根本不能稳定还纳，或2个月治疗失败，则须较复杂手术。特别是直肠套叠式脱出。经肛门后切口，分离直肠后间隙，填塞碘仿纱条。3天后逐渐拔出，使伤口自行愈合，使直肠后形成粘连防止套叠。如果脱出肠管过长，在直肠以上，甚至盆底肌已有变化（松弛）。则需尾路成形手术或开腹悬吊手术，已超出门诊手术范围。

嵌顿脱肛早期，水肿出血。应在镇静药下，平卧休息。温盐水湿敷局部，用手慢慢按揉，渐渐挤回肛门。指诊及肛管探查无套叠，则可等待自然排便。能排便、不发热，则估计可以恢复。如果整复还纳失败，或送回肛门后马上又脱出。说明已经坏死，不能勉强送回。应住院造瘘或尾路切除吻合。

九、肛表折断

目前小儿科试肛表已经废除。然而取出折断肛表的技术仍应掌握。类似的肛门异物取出仍可借鉴。方法是截石位查肛基础上，手指轻轻触到异物。随患者的用力排出，慢慢引导异物随手指外移至肛门口。设法将异物圆头的方向拨正引至肛门口，患者再用力即可排出。此时也可用另一手从耻骨上压迫，帮助排出。反复试做几次不成功，则需麻醉下镜检取出。有锐角的异物企图用手指抠出或用钳盲目夹出都是危险的，不可以试取。

第七节　慢性腿痛与跛行

一、慢性腿痛

慢性腿痛（chronic leg pain）作为一种症状是小儿常见的不适，也是诊断比较困难的症状。腿痛常并发下肢跛行，而跛行并不一定总伴有腿痛。此类患者包括：无急性创伤史，无高热史，对肢体活动干扰不大，生活基本正常的"长期腿痛"。临床上代表性疾病为："生长性痛"与"胎位性畸形"。

【定义】　幼儿时期，生长迅速，活动增加，体重增大。患者常诉腿痛，时发时愈。体检、常规化验及影像检查均为阴性。一般不影响正常生活活动与生长发育。临床上称为"生长性痛"（growth pain of leg）。其中有一部分可以发现一些病理改变，但随着患者的生长发育逐渐自然纠正，称为"胎位性畸形"（fetal postural bowleg）。也有的在关节内发生轻度滑膜炎的变化（常见于髋关节），几天内自然痊愈，称为"一过性滑膜炎"（transient sinovitis）。以后科学的进步，也可能又发现一些生理或解剖的病变，使人们对所谓生长性痛有进一步的认识。

【病理】　生长性痛没有可见的病理变化。胎位性畸形的病理主要有三个畸形：胫骨内弯、膝外翻、膝韧带松弛。病因可能是因为胎儿在子宫内，两小腿互相交叉（盘腿位），使得胫骨内弯。生后得到自由发展，逐渐拉直。但婴儿开始行路时，胫骨下端仍残留交叉，因此发展为膝外翻及膝韧带松弛。走路时靠下肢肌肉张力维持膝关节稳定。下肢肌肉过度疲劳而疼痛、跛行。疼痛多发生于傍晚，次晨一切恢复正常。随着患者生长，肌肉锻炼的加强，疼痛逐渐消失，并且随诊生长将胫骨拉直（约在5~6岁时）。全部发展过程，除形态异常外，无任何破坏性病理改变。个别患者因膝关节不稳，屡次跌倒发生损伤；或反复猛烈牵拉肿胀形成慢性劳损，则可见膝关节肿胀、积水、压痛。所谓一过性滑膜炎的病理变化，比这种损伤性滑膜炎，更为轻微。

【诊断】 幼儿时期，病史包括常常腿痛，不影响生活活动，查不出客观病变，基本上可以诊断生长性痛。检查发现上述三种病理变化即可诊断胎位性腿痛。X 线片上显示（髋）关节囊水肿，可以诊断一过性滑膜炎。似是而非的诊断，关键在于鉴别诊断，排除某些隐蔽的病理。

【鉴别诊断】

1. 创伤　忽略性损伤，可能曾有损伤，甚至是青枝骨折或韧带撕裂，因小儿未说明，大人也未注意。急性痛过后，发现患者跛行，或诉腿痛拒绝走路。疼痛有定位，检查有压痛。X 线检查或 B 超可以确诊。慢性劳损可见于幼儿舞蹈、体操训练班小儿，也可发生于小儿不良习惯性畸形步态，负重吃力不平均而发生劳损。一般都有局部肿胀压痛。总之创伤病变必有局限性压痛肿胀，对局部应该实施进一步检查。

2. 感染　结核为常见典型慢性感染，脊柱结核、髋或膝及踝关节结核，以至趾跖骨结核，都可引起腿部时发时消的轻度疼痛。有时因为代偿作用，疼痛的部位随着局部疲劳而转移。如能发现低热、精神活动不佳，则应引起注意。发现局部压痛肿胀，则应 X 线检查及 PPD 试验。

3. 畸形　先天性髋脱位、盘状软骨、隐蔽性畸形腿脚以及原发性股骨头坏死（Legg-Perthes）都可以先表现为跛行或腿痛。常规骨科检查均可发现线索。后天性轻度畸形，如佝偻病畸形、轻度脑瘫畸形，常常只表现为步态不正引起的疲劳性痛。因此步态不正（八字脚、斗鸡脚、颤抖脚、芭蕾舞脚等）无论轻重，必须进一步检查。

4. 肿瘤　良性肿瘤中常见骨软骨瘤、肌间血管瘤；恶性瘤中骨肉瘤、尤因肉瘤及各种转移瘤（最常见为神经母细胞瘤）。多见于膝关节上下固定位置局限性疼痛。局部有轻压痛，或有叩击振动传导性痛。影像检查及肿瘤相关化验可以锁定诊断。但确定治疗方案，需要病理结果。

5. 免疫　结缔组织病、类风湿等化验，应该作为慢性腿痛的常规检查。

6. 其他　维生素 B、维生素 C、维生素 D、维生素 K 缺乏均可引起骨性或软组织病变代偿性疲劳疼痛。特别是营养不良患者，应该想到此类情况。

【鉴别诊断方法】 引起腿痛与跛行的疾病颇多，以下检查内容和方法对大部分疾患是适合的。

1. 首先观察步态　注意步态是否正常，是否灵活，有无跛行。患侧肢体疼痛时站立时间缩短，形成一步快一步慢的跛行状态，并且容易跌倒。脑性瘫痪则出现芭蕾舞步或剪刀步。

2. 诊查床上检查　脱去患者衣服和鞋袜，注意双下肢外观、肌力与肌张力、关节活动、神经反射等情况，必要时测皮肤温度和有无限局压痛。

3. 常规检查腰、骶、臀部　以除外脊柱、脊髓及臀部疾患。

4. 注意身体一侧情况　检查下肢时应了解同侧上肢情况，观察是否有面部不对称，以排除脑性偏瘫，一侧肥大、一侧萎缩等疾病。

5. 实验室检查　除血、尿常规和血沉外，必要时查 ASO（抗链球菌溶血素 O）、RF（类风湿因子）、CRP（C 反应蛋白）、碱性磷酸酶、NSE、ANA（抗核抗体）、HLA-B27（强直性脊椎炎组织相容抗原）、尿 VMA（香草扁桃酸）等。

6. 局部影像检查　作为一种诊断方法对鉴别诊断意义较大。必要时拍不同方向两侧对比 X 线片、CT、MRI。

7. 必要时做肌电图检查，对病史较长的患者，应常规做 PPD 试验。

【治疗原则】 胎位性畸形本不需治疗，5~6 岁时自然矫正。如果已经发生腿痛症状，治疗的原则是"鼓励运动、避免过劳。"运动可以增强肌肉耐力及拉力，避免过劳就不会发生疲劳疼痛。因此平时尽量要孩子走路，累了不愿再走，就赶快抱起来。我国传统育儿法曾有新生儿双腿绑紧 3 个月的习惯，可能对胫骨内弯的矫正有利。但是有人担心会导致髋关节脱位，更为严重。也有人建议用"夜夹板"治疗。就是夜间睡眠后双腿并拢绑在一个夹板内，白天放开自由活动。此法只能在 1 岁半以前可用。孩子大了干扰睡眠，而腿痛多发生在3岁以后。也有的孩子6岁后仍然胫骨内弯(罗圈腿),但不会再发生疼痛。为了美观,可以穿矫形鞋逐渐矫正。

一般查不出病变的腿疼,则根据病情轻重,给予一般治疗如下:严重腿痛,影响活动则以患肢休息为主。特别严重持续疼痛,但一时查不出病变者,必要时配合暂时石膏固定或牵引。某些明了病理的疾病要针对病理病因治疗。

一过性髋关节炎的治疗:

1. 卧床休息　2~3日,其间尽量避免站立和下地玩耍,跛行减轻后逐渐恢复后动。

2. 药物治疗　联合或单独服用下述药物3~5天:

(1) 对乙酰氨基酚。

(2) 维生素C和维生素K。

(3) 抗过敏药。

(4) 抗生素。

(5) 牛磺酸。

大部分病例为轻症,可不服药。

3. 固定镇痛　疼痛明显者可用托马架牵引固定3~5日。

二、活动无力或麻痹

四肢无力(myasthenia)或麻痹(paralysis)或轻瘫,以神经系统疾患较为多见。但由于传统观念,大多数患者先到小儿外科就诊。根据不同年龄组作一简单介绍,作为考虑诊断之线索。

(一) 婴幼儿期

1. 脑性瘫痪(cerebral palsy)　因先天性脑畸形、颅脑损伤、脑炎、脑缺血缺氧、新生儿重度黄疸等所致。表现肌力差,肌张力增加、腱反射亢进、股内收肌和膝屈肌紧张引起双下肢交叉、踝阵挛、手足徐动等症状,睡眠时上述症状减轻或消失。

2. 维生素C缺乏病　由于维生素C缺乏引起骨膜下出血,局部疼痛形成假性瘫痪,局部(股骨区域多见)肿胀,有敏感触痛或惧怕振动,X线片可见骨膜下出血表现。

3. 脑动脉血栓形成　多种病因引起脑动脉栓塞导致一侧锥体束功能受损。急性或亚急性起病,主要表现一侧肢体瘫痪和惊厥,常伴有脑神经障

碍(如面神经麻痹)。少数患者呈短暂发作,数小时恢复或反复发作。MRA显示脑动脉栓塞、狭窄或畸形。

4. 婴儿型脊髓性肌萎缩(spinal myasthenia)是一种染色体隐性遗传病,男孩多见,出生后半年内发病,呈进行性发展。本病可行基因检查诊断。

5. 脊柱结核(tuberculosis of spine)　因结核病灶或破坏的椎体压迫脊髓,出现肢体无力、活动不灵及感觉消失,严重时表现有截瘫。X线片或CT检查发现椎体破坏受压,脊柱后突有成角畸形及椎旁脓肿影。PPD强阳性。

6. 脊膜膨出(meningocele)及手术后遗症　可以合并双下肢不全瘫或全瘫,及大小便失禁。

7. 神经母细胞瘤(neuroblastoma)　此瘤位于脊柱旁沟时,沿神经根蔓延,从椎间孔侵入椎管,压迫脊髓和神经根,患者可逐渐出现双下肢软瘫、疼痛及感觉异常,血NSE或尿VMA定性检查阳性。CT、MRI检查可见肿瘤影。

8. 脊髓灰质炎(poliomyelitis)　服糖丸后现已十分罕见。不幸感染者可有范围不等的肌肉瘫痪和肌张力减低。常合并继发畸形,多见于下肢。确有服用糖丸后,仍发生罕见的下肢不全瘫痪的病例,据统计在十万分之一以下。

(二) 4~10岁

1. 急性感染性多发性神经根炎(polyradiculitis)也称Guillain-Barre综合征。肢体出现对称性上行性松弛性瘫痪,腱反射减弱或消失,严重者有脑神经和呼吸肌麻痹。早期常有敏感性下肢痛。肌电图显示神经元受损或神经传导速度减慢,脑脊液有蛋白、细胞分离现象。此类患者应转至专门的神经科就诊。

2. 进行性肌营养不良　是一种遗传性家族性疾病。可逐渐出现对称性假性瘫痪、腓肠肌假性肌肥大和腱反射消失,但无感觉障碍。血清肌酸激酶和乳酸脱氢酶升高。常见的类型为骨盆带型,该型除有腓肠肌假性肌肥大外,由卧位至站位过程中有特殊动作规律性,即Gower征阳性。

3. 脊膜膨出(包括手术后)　合并双下肢瘫痪。

4. 脊柱结核　合并截瘫或下肢无力。

5. 脊柱创伤后 合并截瘫或无力。

6. 急性小脑后共济失调(cerebellar ataxy) 急性发病,步态不稳,意向震颤和眼球快速不规则跳动,四肢肌张力减低,语言障碍等。多为自限性疾病,原因不明,预后好。

7. 脊髓纵裂症(diplomyelia,diastomyelia) 属于先天性畸形,需行椎管内手术矫正。

8. 急性髋关节一过性滑膜炎 休息多可自愈。

（三）10 岁以上 此年龄组,除前述脊髓灰质炎、脊膜膨出及创伤截瘫外,骨肿瘤和颅内肿瘤占有一定比例。较其他小儿年龄组发生率高。

1. 骨肿瘤(bone tumor) 该年龄儿童临时发生或发现的骨肿瘤,多为恶性。并且转移瘤较多,不能轻视。

2. 颅内囊肿和肿瘤(intracranial cyst and tumor) 囊肿主要为蛛网膜囊肿。肿瘤主要为脑胶质细胞瘤。大脑颞叶肿瘤侵犯内囊区,引起对侧肢体偏瘫。小脑肿瘤早期有视乳头水肿及头痛,并有共济失调和肌张力低下,行路不稳。脑干肿瘤可出现交叉瘫,即患侧面瘫和对侧肢体肌力减低或瘫痪。CT、MRI 检查可协诊。

3. 脊柱滑脱(spondylolysis) 好发于第 5 腰椎,有腰腿痛,部分患者出现下肢不全瘫,弯腰时患椎棘突明显向后突出,特定位置 X 线片或 MSCT 见第 5 腰椎前移。

4. 癔症性瘫(hysterical palsy) 多由精神刺激后发病,下肢瘫痪,不能步行,症状与暗示或自我暗示有关。

（四）注射损伤性瘫 以上各种年龄组特别是婴幼儿期,可以遇到因注射损伤坐骨神经的病例。其表现如下:

1. 注射部位在正常区域或基本在正常区域 患侧足下垂内翻,走路有甩脚动作,有时伴小腿肌肉轻度萎缩。肌电图可以无明显神经受损伤征象。此类患者大多数只是由于坐骨神经受到药液刺激,而神经本身并未受到损伤,一般应该可以自然恢复。但是多数患者接受积极地治疗,包括针刺、按摩、药物(维生素 B_1、维生素 B_6、维生素 B_{12}、加兰他敏、地巴唑等)、理疗等综合治疗,3~6 个

月多可逐渐恢复直觉及运动功能。

2. 注射部位在神经走行部位 患侧下肢立刻抽痛,不能活动。随即发现小腿及足全瘫或不全瘫。感觉亦受到影响,一般为某部皮肤麻木,或是表现为触痛过敏,甚至有阵发性烧痛。肌肉萎缩有时较明显。应做肌电图检查,明确受损神经。由于神经干受到损伤,特别是以疼痛为主,有人建议早期行神经修整术或瘢痕松解术,甚至部分切除吻合,有获得恢复之可能。其他保守疗法很难获得满意恢复。

附:门诊临时应急措施

一、外科的出诊问题

出诊属于特需门诊的另一种形式。古老的外科游医走街串巷,服务患者。现代外科依靠先进的设备手段,工作离不开医院,出诊工作逐渐消失。外科医师从而也不熟悉出诊技术。西方医界残留一部分外科出诊,由开业医师承担弥补。我们国家则基本上近于废除。然而人类社会的需要并未改变,因此出现外科出诊无人负责现象,人们颇感不便。目前需要外科出诊的问题大致有三种:

1. 轻微小伤小病。

2. 出院患者的家庭继续治疗和随诊,都必须去医院的门诊排队就诊。对新生儿、衰弱患者,特别是各年龄慢性卧床患者临时发生小外伤、小疖肿等。病不大,但患者搬运困难,去一次医院得不偿失,也造成医院拥挤。而交叉感染,更增加此类患者的危险性。

3. 临时发生的外科急症,特别是灾害性急症,如地震、坍塌、交通事故等,只能由相关部门临时组织抢救,技术与设备均不够高标准。近年来随着门诊外科与急诊外科的专业性发展。前两项任务自然属于门诊外科;后者属于急诊外科责无旁贷。任务明确自然有专人钻研技术,充实改进设备的进步。

二、外科门诊临时急救任务

外科门诊医师应善于用简单方法处理问题,特别是不需病房设备的方法作初步诊疗或抢救。

门诊外科除了上述传统的诊治任务外,在工作中经常会遇到不能忽略的急诊与急救病例,甚至面对医疗意外。作为医生责任所在,必须冷静从速处理,做出初步诊断和果断措施,有时则需要现场抢救。此时,门诊医生就是急诊医生。要努力使患者转危为安,或得到及时妥善的安排。待危机情况处理后,门诊医生又开始了繁忙的工作。当然,有些医疗机构小儿外科规模较小,看病没有普通门诊和急诊之分,凡来患者一并处理,则另当别论。

门诊外科医生工作中遇到的急诊与急救情况如下:

1. 普通疾病就诊过程中病情突然加重或转急(表16-2)。

2. 原本属外科急诊范畴的患者到门诊诊治　出现这种错位就诊如下:

(1)家长主动要求到专业或专家门诊就医。

(2)医院挂号处仅仅根据患者某一症状错发号。

(3)急诊医生请求会诊。

(4)外院转来专业性强的病例。

(5)按规定应看急诊,但实际病情并不急,如新生儿部分疾病。

比较常见的情况见表16-3。

表 16-2　外科门诊普通疾病就诊过程中病情突然加重或转急情况与处理

疾病或症状	加重或转急情况	发病情况	处理要点
发热尤其是高热	惊厥	婴幼儿较多见	止抽降温
严重感染或剧烈腹痛	休克	婴幼儿可见,大龄儿少见	抗休克体位、转急诊或直入病房
呕血或便血	大量失血、短时间血红蛋白降至80g/L以下	不多见	转急诊(观察或输血)或入病房
腹股沟斜疝	嵌顿	婴幼儿男孩多见,小女婴卵巢嵌闭可见	手法复位或急诊手术
血管瘤	局部活跃性出血或血柱样外喷	毛细血管痣可见	局部压迫,直入手术室止血
血友病	伤口出血不止或血肿较快长大	不多见,多数为第Ⅷ因子异常	局部压迫,静脉输注第Ⅷ因子
假性动脉瘤	活跃性出血或血柱样外喷	偶见,一般为感染或股动脉插管后患者	入病房或手术室
急性阑尾炎	观察中穿孔,全身症状恶化	梗阻性阑尾炎或床位紧张时可见	急诊入院手术或转急诊输液暂观察
不全肠梗阻	发生肠扭转	不多见,多数为肠囊肿、粘连肠管祥或蛔虫团扭转	急诊或直入病房手术
纵隔肿瘤	突发呼吸困难	不多见,多数为淋巴瘤或神经母细胞瘤压迫	吸氧或加压给氧,予广谱化疗药(胸外科急会诊)
脑积水	引流管喷液合并生命体征急剧恶化	偶见,一般为重度已手术的患者	直入手术室处理(神经外科急会诊)
脑脊膜膨出	局部肿物破溃,脑脊液外溢	可见,多数为出生儿或小婴儿,偶见于急诊中,不慎摔破较多见	体位保护,急诊入病房手术
输液观察	药物过敏反应	不多见,但过敏性休克偶见	予抗过敏药物或停输液
候诊意外	跌落伤、手指夹伤		处理伤口,注意骨折

16

表 16-3 本属外科急诊范畴的患者到门诊诊治的情况与处理

疾病或症状	到门诊诊治缘由	发生率	处理要点
新生儿疾病	家长要求,出院患者随诊,病情平稳的患者	常见,以新生儿外显性畸形、带瘘肛门闭锁、肛周脓肿、脐疾患最多见	指出指导性医嘱,必要的门诊治疗或入院手术
创伤	合并骨折或以内脏损伤,交通事故,幼儿园或学校意外损伤,请会诊	多见	甄别病情,解决当前须优先处理的病痛,部分治疗可在门诊进行
急性化脓性感染	全身炎症反应综合征(毒血症)或脓血症,家长对治疗不满	多见,以面部蜂窝织炎、鳃囊肿感染、急性化脓性关节炎、脓毒血症等	调整治疗方案,必要的穿刺抽脓或切开引流
腹股沟斜疝嵌顿	挂错号	多见	手法复位或急诊手术
急性肠套叠	按哭闹待查就诊,或复发性肠套叠	较多见	尽早诊断及治疗
腹痛待查	诊断困难,请会诊	多见	除外外科急腹症,重复B超等检查,对症处理
医疗纠纷病例	医院职能部门要求专业医生会诊	可见,有平息家长情绪的作用	认真处理和记录,重点先解决患者疾患

3. 其他科室属急诊或急救的患者到门诊会诊 请外科(包括相关的专业或专家)会诊在医院里是司空见惯的事情,问题是,其他科室属急诊或急救的患者来外科会诊,当属急会诊范畴。门诊医生被迫先放下手头上的工作进行会诊。常见的情况有:

(1) 其他科室急诊或急救患者已准备入院,之前进行必要的鉴别筛选,如葡萄球菌肺炎除外多发肺囊肿;亦有可能患者入院前要求做外科性治疗,如脓肿切开、关节穿刺、静脉切开、放置动脉插管等。

(2) 专业性强的疾病请某专业或专家会诊,协助诊断。

(3) 内科,呕吐不止患者的鉴别。

(4) 内科,高度腹胀儿,除外低位肠梗阻或新生儿及小婴儿先天性巨结肠。

(5) 神经内科,昏迷儿除外颅内占位病变。

(6) 感染科,猩红热样皮疹高热患者与外科性猩红热的鉴别等。

4. 配送家长或人员突发疾病 儿童医院看病一大特色是每个病孩均有家长或相关人员陪诊,他们的人数是患者的2~4倍,其中几乎占一半的是祖辈人员,而且女性居多。由于医院环境特殊常常使这些人出现不适和原有疾病突发。较多见的情况见表 16-4。

5. 社会重大或多人意外事故抢救 作为社会救死扶伤医疗保障机构,医院随时面对各种突发事故,儿童医院更要对小儿出现的重大或多人意外伤害竭力进行救护。遇此情况,医院急诊部门难以独立支撑,外科门诊医护人员(包括诊室、治疗室)责无旁贷,在有关部门的领导下积极加入其中,有序进行救护。情况见表 16-5。

表 16-4 外科门诊陪护家长或相关人员疾病突发情况与处理

疾病或症状	原因	发生率	处理要点
虚脱	紧张(特别是患者出血或做治疗)、疲惫	多见	平卧、饮水,必要时输注射液体
心绞痛或心肌梗死	老年家长(冠心病患者),家长焦急愤怒	可见	平卧、含服硝酸甘油等、呼叫120
晕厥	脑血管痉挛、脑栓塞、中暑、癔症	可见	平卧、呼叫120
出血	鼻出血、创伤	可见	压迫止血或包扎,转成人医院继续治疗
酒精中毒寻衅或醉倒	家长因心中烦躁过量饮酒或成瘾者	可见	安抚醉酒者,医院保安协助或呼叫110或120

表 16-5 外科门诊面对社会重大或多人意外事故抢救情况与处理

情况	原因	发生率	处理要点
多人面、胸有出血点或肿胀疼痛区	幼儿园或学校或大型场馆发生踩踏事故	偶见,近年有增多趋势	按胸腹内脏伤及骨折处理
多人出现烧伤创面	居住区或大型场馆发生火灾	偶见	优先抢救大面积深Ⅱ度以上及呼吸道烧伤者
多人出现伤口出血肿胀区	幼儿园或学校车交通事故(撞、翻车)	近年有增多趋势	伤情分级,止血,优先抢救可生还者
多人出现伤口大出血	歹徒行凶(刀匕首、枪支)	偶见	伤情分级,止血,优先抢救可生还的伤者
多人出现螫咬伤口	蜂螫伤、犬咬伤	可见	处理伤口,防止合并伤害,如昏迷、休克
自然灾害(包括多人淹溺)	洪水地震等	局部地区,罕见	伤情分级,优先抢救可生还的伤者

根据上述情况,要求小儿外科门诊工作的医生,应熟练地掌握急诊抢救技能,得心应手地使用各种器械,牢记常用急救药物剂量和用法;随时通过网络查询相关知识,更新理念和工作方法;对涉及相关规定及制度的事件,应及时上报并做完整记录(包括照片录像);并不断总结经验,做好这方面的工作。

三、基层开展小儿外科门诊的设想

1. 历史背景与偏见 小儿外科的发展历史较短,水平较低,普及面较窄,很多人认为是难度较大的外科专业。目前我国不少基层医生见到小儿外科情况,不敢处理,直接转到有专科的大型儿童医院。因此基层医生常常不熟悉小儿外科,也不敢诊治。老百姓知道基层医生不能看小儿外科病,于是也不去找他们。现在大型儿童医院负担过重,患者太多,其中大多数是常见的小病,占去医院大量人力物力。然而大医院终归必须以急重复杂患者为重点。于是大量的"小病患者"只能由低年资医生应付处理。他们只能循规蹈矩,不敢也无权更动,致使"小病"的治疗技术与疗效一直停滞不前,无人钻研改进。多年来已形成了理所当然观念。

事实上小儿看病,家长都希望就近解决,孩子更不愿住院。越是小病越希望简单的治愈。儿内科过去多年来对门诊甚至出诊看病,都已积累了丰富经验。但是,儿外科确有些困难。20世纪50年代以后,门诊小儿外科渐渐兴起,已经解决一些问题。然而传统观念的转变,仍非一朝一夕、一蹴而就之事。仅就已知的一些成功经验,虽不成熟,不妨介绍如下,以资参考。

2. 小儿外科门诊开展的困难与解决

(1)麻醉:已有可选用的基础加局麻或快速短暂全麻,不少的方法非常简单而安全。

(2)切口:开展微创外科技术,可以争取做到小切口,局部有限度的操作,少破坏、少干扰,术后反应小、疼痛轻。

(3)感染:术中严格无菌,术后切口密封加局部制动,可以预防损伤与污染并能减少疼痛,术后回家与住院无区别。如果按上述条件选择病种合适,术后完全可以不需住院。门诊手术选择原则包括:短、小、典型常规步骤、不需特殊麻醉、不需特殊护理的。一般常做的有:腹股沟疝、包皮环切、皮肤皮下小肿瘤或表浅小畸形,以及短小非切开的手法治疗。这都是常见并且收效明显的外科病种,而且是家长要求越来越高的手术。基层医院如能钻研提高,做出品牌,更能扩大服务面。经济效益与社会效益都不亚于大医院的同类工作。

下面介绍几个成功的实例:20世纪80年代,北京曾设一所私立小儿外科医院,专做小儿小手术,术后回家,很受群众欢迎。当时患者家长之间传诵"做疝手术十几分钟,又快又好"。事实是:患者在妈妈怀里接受肌内注射麻醉,睡眠后脱衣、擦洗、无菌单包裹送入手术室,都是妈妈亲自参加操作。在手术室,医生护士早已洗手恭候,立刻手术,作高位结扎疝囊,缝合切口,包好患者,送交妈妈。有时妈妈尚未整好患者的衣服。最快的纪录,为母子分离仅 6 分钟,传为奇谈。由于他们久练久熟、不断钻研提高,因此打出该院品牌为小儿手术"快速无恐"。1981 年笔者访问美国费城儿童医院,见到外科挂牌 26 个专业,其中不少只治门诊小病。例如有"肛肠外科"专业病房收治肛门畸形及巨结肠;同时也有"肛门外科"专治肛门小毛病,没有病房。这类小专科可以是临时的,随专业医生而挂牌应诊,该医师离去则专业撤销。在美国也有开业医师与儿童医院挂钩。有小手术患者定时送到医院手术,术后回家。医生收手术费,医院收手术室费、助手费、麻醉费。这都是国外门诊医生开展小儿外科小手术的各种模式。最近,北京新世纪儿童医院外科专门开展包皮环切手术,实行无痛无恐外科技术,包皮内外板各层原位不动,边切边缝。无剥离、无出血、无水肿,伤口用细吸收线缝合,生物胶封闭。术后阴茎外观完全正常,犹如已经愈合。不需特殊护理,照常换尿布冲洗会阴。1 周后缝线脱落而痊愈。也打了出品牌"立即美观"。说明有高年医师钻研改进小病治疗,很受欢迎。

我国目前医生开业尚不多见,特别是外科开业更为难得。老医生从大医院退休后,男 60 岁、女 55 岁,经验丰富、精力充沛,他们在患者中又有一定的名气。如果发挥他们的余热,开展门诊外科小手术,必然成功,医管机构领导应予研究支持。这样做,既不占大医院编制名额,也不占病床,只是鼓励他们扩大并加强基层门诊工作。

(1) 对儿科患者,就近看病方便、熟人服务态度好、高级医生疗效高;

(2) 对退休医生,发挥特长的工作、增加其收入;

(3) 对大医院,解决医生退休的矛盾、协助基层扩大声誉、减轻门诊压力。三方都受益,并且在医学领域内弥补了"患者有要求,医生无兴趣"的小病、长期以来被忽视不得提高的死角。花一些力量,发动并妥善安排退休老医生开展基层小儿外科工作,并且得到原就职大医院的支持作为后盾。基层患者的门诊手术及咨询、随诊工作,均可就近就便解决,并有专家专门钻研提高。对广大患者将是功德无量。

（张金哲　陈晋杰）

16

第十七章 急症外科学

第一节 小儿急症外科专业概论

一、定义

　　急症外科（emergency surgery）是指从事急诊医疗的外科专业，是具备专门的急诊室（emergency room）、急诊病房（emergency ward）、急诊专业队伍（emergency team）及急诊抢救设备的综合完整机构。急症外科诊治的病种具有时间性、痛苦性及威胁性的特性。时间性的期限一般为72小时内发生的症状或疾病，表现为短期、突发、紧急。痛苦性即以疼痛为主症，表现为剧烈、突发、不能自行缓解。威胁性则预示着生命受到威胁，表现为生命体征的明显改变。绝大多数急症外科疾病急需手术干预或局部处理。

二、历史背景

　　外科急症由专门的急诊室（急诊门诊）应诊已有多年历史，急诊室的装备与工作范围相当于一个门诊诊室和一个治疗室，24小时应诊。基层医院及综合医院一般都设立急诊室，对一般外科急症做简单初步处理，遇外科重病、重伤，代为联系儿童专科医院转入病房。急诊室本身不能独立地诊治外科急性重病，所以只能称为急诊"室"或急诊"门诊"，不能称为急症外"科"。

　　急症外科出现的历史背景基于以下4个因素：

（一）现代外科分科细化

　　随着时代的发展，现代外科分科越来越细，

技术越来越专。小儿外科已分为多个亚专科（subspecialty），如普通外科、泌尿外科、神经外科、心脏外科、胸外科、矫形外科、肿瘤外科、整形外科及新生儿外科。外科急诊室值班医师是由小儿外科各亚专科医师轮流担任，而亚专业医师掌握的知识和技能范围越来越窄，青年医师专业化培养，不足以应付各亚科专业急诊的要求，更难以处理复杂创伤的患者。临床上常出现急诊患者分不清归属哪个专业，于是就难免有互相矛盾和互相推诿的可能。

（二）急症患者收住院难

小儿外科各亚专科多年来已发展为各自独立的专业，拥有专业医师、专业团队、专业病房及稳定的患者数量，收治病种多属于择期手术（selective operation）范畴，故床位常保持计划有序地满员收容，临时急诊患者则无床可住。急诊值班医师常为患者不能收住院而为难，拖延了患者的救治时间，甚至惊动科主任及院长出面协调。急诊患者住院难已成为大型综合医院的普遍难点问题，开辟一个专门收治外科急症的病房，已成为小儿外科面临急需解决的迫切问题。

（三）各专业重视急症不够

小儿外科各专业医师多注重本专业典型疾病的诊治，病房收容基本上都是选择性病种，专科医师往往对于一般外科急诊病种接触不多，研究较少，对于其他跨专业疾病，了解不够，甚至对收治此类急诊患者有一定的抵触情绪。各专业病房购置的医疗设备及仪器也多为本专业对口专用，大医院引进的先进"急症抢救"设备和仪器，也不可能每个专业病房都普遍装备。

（四）外科基本技术无培训基地（training base）

小儿外科各亚专业技术的发展趋向于高精尖的专业选择性手术，追求安全有序，保证不出险情。而外科医师的基本技能，特别是应急抢救技能，缺乏接触与锻炼。外科住院医师的规范化培训及基础培训缺失基础培训基地及场所，成为青年外科医师培训中的薄弱环节，削弱了外科医师的应变能力，不仅限制了外科医师急诊外科技术的更新，对本专业临时发生险情也无抢救经验，从而失去小儿外科各专业整体发展的保障。

上述多种因素是成立急症外科专业的前提和需要，小儿急症外科应与小儿外科其他亚专科共同发展，使之成为小儿外科领域一个新的独立的亚专科。

三、急症外科业务内容

（一）创伤　创伤（trauma）或称意外伤害（unintentional injury），是小儿急症外科最常见的病种之一，其发病率随着现代化经济发展和社会进步逐渐增加，曾有学者预言"21世纪是创伤的世纪"。

小儿创伤分为简单创伤（simple injury）与复杂创伤（complex injury）两大类。简单创伤指致伤因素直接造成的局部损伤，如割伤、刺伤、顿挫、撕裂、兽咬虫蜇等，损伤在局部。复杂创伤指直接受伤局部以外另有他处损伤，如坠落、撞伤、爆炸伤等，又如摔坏了腿，同时头部、腹部也有损伤。小儿以简单伤就诊，有时会忽略复杂情况。如手指刺伤，但孩子一躲，头碰了墙而发生迟发型颅内出血。小儿创伤强调病因病理分类，要求急诊医师考虑是否需全面查体的思路。但事实上多数一般急诊室，按临床分类，把轻度损伤称为简单创伤，严重损伤归为复杂创伤。

1. 简单创伤（轻伤）　又可称为急诊室治疗的创伤，除局部伤处外，基本上无全身症状或合并症。单一伤口，伤口小，无大量出血或失血，精神反应相对较轻，通常在外科急诊治疗室和观察室就可以处理。常见的损伤有：

（1）小面积软组织损伤：如擦伤、挫伤、裂伤、血肿等。

（2）单一韧带、肌腱、关节囊的扭伤、掼伤。

（3）浅部小异物伤：如木刺伤、针刺伤。

（4）手指、足趾的挤压伤或缠绕指（趾）。

（5）无全身症状的动物蜇咬表浅伤。

（6）远端骨或关节闭合损伤：简单骨折、脱位、半脱位。

（7）<10%的Ⅱ度或<1%的Ⅲ度烧烫伤或冻伤。

（8）无症状及体征的跌落伤：坠床、坠沙发。

（9）无症状及体征的车撞伤。

17

2. 复杂创伤（重伤）　又可称为需住院治疗的创伤,伤口大且深,多个伤口,出血多或失血量大具有失血性休克风险,全身反应较重或有生命危险,不能排除严重迟发情况。通常须在外科手术室和病房抢救和观察。常见的损伤有：

（1）软组织撕裂伤、撕脱伤。

（2）深部异物伤。

（3）创伤性窒息和颈部或上、下肢体挤压伤。

（4）合并休克或中毒症状的毒蛇咬伤、动物蜇咬伤。

（5）躯干部位的骨折或需要手术治疗的骨折、脱位。

（6）>10% 的Ⅱ度或 >1% 的Ⅲ度烧烫伤,有呼吸症状的烟雾吸入伤。

（7）高处坠落伤：坠楼、坠洞。

（8）有严重症状或可疑内脏伤症状的车撞伤：如重度颅脑损伤、肝脾破裂、肠穿孔、肾损伤、骨盆骨折等。迟发性损伤,如迟发性肠坏死、系膜撕裂出血肠麻痹、腹膜后积血等。

（9）有内脏损伤的穿透伤或火器伤。

（10）灾害性踩踏伤和挤压伤：肌肉挤压综合征、筋膜间隔综合征。

（11）电击伤、电烧伤、化学烧伤。

（12）大面积冻伤。

（二）急性细菌性感染　急性细菌性感染（acute bacterial infection）是指细菌引起的局部或全身感染,其特点是局部症状较突出,病变常比较集中在某个局部。感染的组织常发生炎性损害、化脓和坏死等,多以疼痛、高热来急诊,常需进行切开、切除、减压或修复等手术配合治疗。

儿童常见的急性细菌性感染有：

1. 急性蜂窝织炎（acute cellulitis）　是化脓性细菌引起的皮下淋巴结及周围软组织感染。

2. 急性坏死性软组织感染（acute necrotic infection）　主要由 A 组链球菌和厌氧菌引起的急性软组织感染,发病急、进展快、病情严重、病死率高,有时臀部注射后也可引起此类感染。

3. 急性血源性骨髓炎（acute hematogenic osteomyelitis）及急性化脓性关节炎（acute pyogenic arthritis）。

4. 深部脓肿（deep abscess）　包括臀部脓肿、髂窝脓肿、肾周围脓肿等。

5. 急性张力性脓气胸（acute tension pyopneumothorax）　多见于胸部损伤后血气胸继发感染。化脓性细菌引起的肺炎并发肺脓肿、脓胸、脓气胸也不少见。

6. 急性全身性化脓性感染（acute systemic pyogenic infection）　全身炎症反应综合征、多发脓肿、脓毒症。

7. 厌氧菌感染（anaerobic infection）　特殊厌氧菌感染引起的外科感染有炭疽（anthrax）、气性坏疽（gas gangrene）。

8. 创伤特异感染（special traumatic infection）　狂犬病（rabies）及破伤风（tetanus）,虽无局部化脓灶,但疾病由创伤引起,外科医师不应忽略预防,发病后治疗也常需麻醉技术抢救。

（三）烧伤、烫伤　原属于创伤的一种,但大面积烧伤有其特殊性与复杂性,有的医院专门设有烧伤科,涵括严重烧伤早期及晚期严重复杂的合并症与后遗症的治疗。常见病种有：

1. 烧伤（burn）　火焰所致的热力损伤。

2. 烫伤（scald）　热液、蒸汽、高温固体所致的热力损伤。

3. 特殊原因烧伤　包括电烧伤（electric burn）、化学烧伤（chemical burn）和其他辐射能烧伤（radiant burn）。

4. 特殊部位烧伤　吸入性烧伤（aspiration burn）、头面部烧伤（facial burn）、手烧伤（burn of hand）、会阴部烧伤（perineal burn）。

（四）急腹症（acute abdomen）　急症外科中以急性腹痛为主要表现的一组病症,因其威胁生命,常需手术治疗而成为急症外科主要病种（其他剧痛急症应属于麻醉科疼痛专业的任务）。

急腹症常指外科手术疗法为主的腹部脏器质性病变。以局部器质性病变为主的病种,按就诊时主要体征表现,分为三类：

1. "局部感染性炎症"类（focal inflammation）病种　腹部局部范围有压痛及肌紧张,常见疾病有阑尾炎、胆道蛔虫病、胆囊炎、梅克尔憩室炎、出血性胃肠炎、胰腺炎、肠系膜淋巴结炎等,泌尿系结石、卵巢囊肿扭转也属于局部压痛类。

2. "肠梗阻"类（intestinal obstruction）病种以腹绞痛、腹胀、肠型、肿物为主征。

（1）肠腔内梗阻（intraluminal obstruction）：以肿物为主征，如肠套叠与蛔虫团或食物团块堵塞。

（2）肠腔外梗阻（extraluminal obstruction）：以肠型为主征，如粘连内疝、索条压迫、肠扭绞。

3. "腹膜炎"类（peritonitis）病种　全腹有压痛、肌紧张、听诊肠鸣音消失，严重者以休克就诊。

（1）灶性或蔓延性腹膜炎（focal spreading peritonitis）：如阑尾炎引起的腹膜炎，以右下腹压痛突出。

（2）原发性血源性腹膜炎（primary hematogenous peritonitis）：无突出的压痛区，以腹水为主，穿刺涂片多为球菌。如原有肝炎或肾炎之腹水也易继发感染。此外，婴儿也可发生原发性胆汁性腹膜炎。

（3）穿孔性腹膜炎（perforated peritonitis）：有气腹征，如伤寒穿孔、消化性溃疡穿孔及肠肿瘤破溃穿孔。

（4）坏死性腹膜炎（gangrenous peritonitis）：绞窄性肠梗阻引起，多有腹胀，扣诊有囊肿样张力肠型，腹腔穿刺有血性液体或浑浊液体，如肠坏死引起的腹膜炎。

（五）急性呕吐（acute vomiting）　主要指新生儿呕吐（neonatal vomiting），新生儿及小婴儿急腹症多为畸形性肠梗阻，因从胎儿时出现慢性梗阻，缺乏急性腹痛的表现，而以呕吐为主。新生儿及小婴儿呕吐的五种临床表现类型如下：

1. 生后白色呕吐（white vomiting）　多合并阵发性青紫，包括食管闭锁、颅内出血。

2. 生后黄色呕吐（yellow vomiting）　无黄色大便，多为先天性小肠梗阻。也包括胎粪性腹膜炎、胆汁性腹膜炎、肠旋转不良、环形胰腺、肠闭锁及狭窄、严重巨结肠。

3. 小婴儿突发黄色呕吐　生后正常，突然大量呕吐黄水、腹胀、脱水。可为粘连、内疝引起的绞窄，或急性出血性坏死性小肠结肠炎（necrotizing enterocolitis，NEC）。

4. 婴儿大量白色呕吐　食欲好，频吐、量大，

营养不良，生长发育落后，见于肥厚性幽门狭窄、胃食管反流、食管裂孔疝、胃扭转。

5. 少量白色呕吐　生后即可发生不规则漾奶，量不大，营养发育良好，可以是吞羊水、吞气、幽门痉挛，不影响健康，不需外科治疗。

（六）大出血（massive hemorrhage）　指引起家长注意的可见出血量，或引起苍白、休克表现的出血。小儿常见的外显性大出血有三种：创伤出血、继发出血、消化道出血。

1. 创伤出血（traumatic bleeding）　创伤造成的深广伤口，出血较多，可通过评估患者的全身状况、生命体征、出血量及速度而判断为大出血。

2. 继发出血（secondary bleeding）　手术后出血多，因切缘止血不良所致，常表现为伤口流血，一般见于小儿包皮环切、肛门手术。肿瘤切除后，无效腔闭合不良而渗血，体腔内术后渗血，从引流管引出血液。另一种继发大出血为假性动脉瘤出血，出血量大，危及生命。

3. 消化道出血（gastrointestinal bleeding）

（1）无症状大出血：食管静脉曲张出血、消化道溃疡出血、梅克尔憩室出血、肠重复畸形出血、胆道出血。

（2）有症状大出血：肠套叠（腹痛）、腹型过敏性紫癜（腹痛）、肠伤寒出血（高热）。

四、急症外科再分专业的发展

急症外科（emergency surgery）作为独立的小儿外科亚专科，涵盖从头到脚、从内到外多个病种，涉及全身各系统器官的病变，接纳了外科各亚专科的急症病例。医疗技术的发展，儿童疾病谱的转变，意外伤害的快速增长，为急症外科专业的发展提出了更高精专的要求。急症外科专业医师在精于全面救治各种危急病情之外，又有某一专业病种深入精细的倾向性。例如：

（一）**创伤外科**（traumatology）

（二）**创伤骨科**（traumatic orthopedics）

（三）**烧伤外科**（surgery of thermal injury）

（四）**急腹症**（acute abdomen）

（五）**外科急性杂病**（general surgical emergency）　外科感染、出血、剧痛、肿胀等。

17

五、急症分级

根据病情的严重程度,外科急症也应分级对待,一般按轻重缓急分类如下:

(一)一级急症(危重抢救 resuscitation)

生命体征不稳定,如活动性大出血、休克(血压<90mmHg)、呼吸不畅(呼吸频率<10次/分钟或>29次/分钟,小于1岁的婴幼儿呼吸频率<20次/分钟)。抢救2小时仍不能稳定,应在继续抢救的同时立即快速手术,或在生命体征稳定后转诊至创伤中心。

(二)二级急症(紧急手术 emergent operation)

疾病属于致命情况,但现实生命指征稳定,应充分做术前准备,争取时间早行手术(尽量在2小时之内)。

(三)三级急症(允许准备手术 prepared operation)

短时间内无生命危险,应争取创造安全高效手术条件,如骨科、泌尿科、胸科、脑科等,一般创伤与感染多属此类。腹部外科中如阑尾炎、非坏死性肠梗阻等也属此类。如果手术条件勉强,宁可等待改善,甚至转院。但也应在6~12小时内完成,并保证不在等待中出危险。无论如何,凡需要手术者,越早手术越好。

(四)非紧迫急症(允许观察 non-urgent)

属于可以暂时观察,可争取非手术治疗者,如非绞窄性肠梗阻、腹部非空腔脏器创伤、门脉高压消化道出血等多属此类。随时观察全身治疗反应,情况不稳定者,随时立即手术。凡需密切观察的急症,都不应超过3天,必须确定是否手术。有人把新生儿先天性消化道梗阻也划归非急迫手术之类,这只是针对当时无熟悉新生儿外科值班医师条件而言,条件不好,宁可稍等。

六、外科急症患者诊断要求

要求立刻确定是否手术,一要快、二要准,诊断步骤必须按危及生命的体征顺序进行。一般规律是:A(air way)判断呼吸道是否通畅。B(breath)判断呼吸节律及频率是否正常,有无呼吸困难缺氧等。C(circulation)循环系统是否受损,如心率、血压及末梢循环。D(disability)判断活动能力或活动是否受限,脊髓外伤造成的瘫痪等征象进一步判断病情的严重程度。E(exposure)环境暴露状况评估,如是否处于低体温。对这些重要体征进行评估后再进行下一步具体的评估来推断诊断。下一步(AMPLE):A(allergy)有无过敏史。M(medication)有无药物使用史。P(past history)有无既往病史。L(last meal)最后一次进食时间。E(event)发病前发生过的意外事件。这些评估结果都对患者的诊断及治疗提供了很好的线索。门诊主要依靠问诊病史、体检及简单辅助检查,如实验室血液检查、超声、X线、CT、MR等。复杂检查常需住院后进行。

(一)病情(severity)　需要区别:

1. 危(需立即抢救)
2. 急(需急症处理)
3. 重(需住院)
4. 轻(可门诊处理)

病情包括全身情况与病变的局部情况,都可分为:①威胁生命(对人的生命或对器官的生命);②严重痛苦;③生活不便;④无全身影响等。

(二)病位(location)与病性分析　需要区分:

1. 大体部位　体表、四肢、各体腔内脏。
2. 解剖层次或分区。
3. 器官定位。
4. 具体病性要区分器质性与功能性。

(三)病因(cause)分析

1. 创伤
2. 感染
3. 畸形
4. 肿瘤
5. 其他

(四)病理(pathology)分析

1. 分型
2. 分期　是否需要和可能手术。

七、基本手术方案

急症手术的原则是:生命安全第一,手术简单有效,尽可能一期完成手术,做到功能恢复到位。

(一)一期手术(one stage operation)　如阑

尾切除术、尿道断裂吻合术等,一次完成根治手术。要求条件需全身情况好,局部情况好,术后护理无困难。

(二)中缓手术(delayed operation) 全身情况不良(如休克),同时肠坏死、尿道损伤严重等。应暂行肠外置或膀胱造瘘,迅速关腹抢救休克。24 小时后待休克恢复,全身情况稳定,坏死组织与正常分界清楚再行肠切除吻合术或尿道吻合术。

(三)二期手术(second stage operation) 估计肠外置或膀胱造瘘后,短期内(2~3 天)全身或局部恢复仍无把握根治,则宁可先保留造瘘,计划择期行二期吻合。

八、急症外科医师三年基本技术培训内容

(一)急症手术(emergency operation) 必须熟悉开颅减压、解剖颈部、开胸与开腹顺序探查(最好会用腹腔镜)、会阴解剖与四肢切开整复、脊柱椎板切除减压。

(二)危重抢救(resuscitation procedure) 气管插管、静脉切开、动脉穿刺置管、心脏按压、减张穿刺、止血。

(三)静脉治疗(intravenous therapy) 输血、输液、静脉营养。

(四)抗生素治疗(antibiotic therapy)

(五)创面处理(management of wound)

(六)局部包扎(bind up)、引流(drainage)、固定(fixation)、牵引(traction)

(七)伤口部位护理(wound care)、通风(ventilation)、保温(temperature)、调湿与干燥(humidity)

(八)止痛措施(analgesia) 局部固定保护与全身或局部用药。

九、急症外科人员组成

(一)急症外科专业人员任务 急诊外科工作包括 24 小时急诊门诊,白班管理急症病房,夜班及节假日管理本科及委托科室急症(有些专业无急症,不设值班)。

急症外科值班为日夜两班制(日 8:00~17:00;

夜 17:00~8:00)。每天上班人数至少需一台手术 3 人,病房 1 人,急诊 1 人。其中主治医师、总住院医师、住院医师合理搭配。

值班量:一般按每周 5 个工作日 2 个周末,共 9 个班次(5 个平时夜班,2 个周末夜班,2 个白班)。4 人轮班约每人每周值班 2 次,8 人轮转每人每周值班 1 次。注意不能安排"9 人轮转",避免"不均班次"固定化。长假值班可把当日值班改为 24 小时,以后补休两班;也可临时另行排班。

每班包括:二线主治医师 1 人(协助手术),总住院医师 1 人(收住院、做手术),住院医师 2 人(高年在门诊,低年在病房)。实习医师、进修医师、研究生等不占名额(随时编入各组为助手)。

人员组成:完整规模急症外科应有主任 1 人(不值班,长假另作安排),副主任医师及主治医师 4~8 人(按侧重专业,值二线),总住院医师 1 人(隔日 24 小时值班互替),住院医师分三级共 10~20 人(按床位数量,包括门诊长期白班,门诊及病房夜班)。规模较小单位,人员编制按床位递减。值班轮转人数不足时,可与接近专业联合组织值班,但除总住院外,每班至少包括一名急诊专业住院医师。

(二)总住院医师制 急症外科的总住院医师同时设置 2 人为宜,可以隔日互替,既保证各自患者观察的连续性又保证医师的必要休息。总住院医师是从住院医师中选拔产生(其中 1 人可由能胜任的博士研究生担任),任期 12 个月,培养外科医师独立工作的能力。总住院医师的职责是统管急诊室、急症病房的患者,特别是在节假日或夜班,代理当时院内最高医师处理一切问题。

(三)住院医师制 急症外科是外科住院医师必须轮转的科室,是外科各专业医师的基础技术培训基地。新毕业的外科住院医师应在急症外科轮转培训 2~3 年。分管一定数量的病房患者,在上级医师的指导下轮转急症病房与急诊室第一线工作。实行 24 小时负责制。所谓 24 小时负责指对患者负责永不交班。下班休息时不留未完成的工作,否则必须妥善委托值班人代为继续。不便委托别人时,只能加班,日后再补休。经过连续观察患者培养的急症外科医师,对处理患者(特别是

17

急重患者)有全面的训练(特别是责任心的培养),今后不论从事何种外科亚专业,都具备合格的外科应急基础。住院医师的培训包括竞争与淘汰制,第一年在病房管患者,第二年可值门诊班并指导第一年医师,第三年可做总住院医师替班,第四年可入选为总住院医师,各年不达标者淘汰分至其他专业(需有人接受)。急症外科总有新人受训,也包括实习医师、进修医师和研究生的培训,这三类医师通常轮转3~6个月为宜,但是他们不参加竞争,不能作为负责医师,不能单独一人值班或替班。

(四)门诊急诊室 传统临床医疗机构中,即便没有急诊专业的医院也都有急诊室。急诊科的门诊(急诊室)要求急症外科专业医师专人负责应诊,便于收住院,安排手术,直接向总住院医师报告。为了保持工作秩序,要求人员相对固定(可以轮流,不能轮转太勤,护士和护士长必须固定)。休息日值班要安排专人,值班时间不能兼管其他工作。

十、病床协调利用

急诊工作被动而不稳定,急诊病床数量要求极大的弹性适应性,临时加床非常有限,即使多备床位也不能空着等患者。病床再多,收满后再来急诊患者仍无床可用。这就需要全院各专业病床统一协调安排。采用方法如下:

1. 每个病房(区)均设2张临时加床转收急症。

2. 急症病房加床满后,全院其他病房有空床时(非急症加床)均可借用。一般是将急症科恢复期患者转入该专业病房。

3. 外科急症病房有空床时也可收治门诊手术患者,短期(三天以内)或暂时住院后出院,既完成病房占床率,又增加低年医师手术锻炼机会。

1983年首都医科大学附属北京儿童医院外科决定正式组建急症病房,急症外科的成立预示着小儿外科又增加了一个亚专业,小儿急症外科具备其独特的优势:

1. 外科急诊患者统一管理、统一治疗,避免了各专业之间互相矛盾和推诿,避免了因专业界线不清延误抢救。

2. 将现代医疗抢救设备集中起来,专人掌握,避免了因专业过细造成的设备重复及浪费。

3. 专业医师从事外科急诊工作,不断完善外科急诊理论、科研、技术,形成有经验的急救队伍,为建立完整的、功能齐全的专门抢救儿童的急救网络做好准备。

4. 急症外科成为外科住院医师、进修医师、医学生、低年护士的基础培训基地。

首都医科大学附属北京儿童医院小儿急症外科历经三代,逐渐完善。张金哲院士是小儿急症外科的第一代,也是中国小儿急症外科的创始人。1983年张金哲院士率先倡导由董毓珍、梅中奎作为小儿急症外科主任牵头组建了中国最早的小儿急症外科专业,随后,小儿外科急症历经第二代姚慧筠主任、第三代周红主任及刘婷婷主任,几经发展,日趋成熟完善,使急症外科专业作为首都医科大学附属北京儿童医院小儿外科的一个独立的亚专科。30余年来张金哲院士本人始终尽量坚持参加周末和节假日的交班巡诊,随时讨论一些急诊外科发现的问题,以身作则,传播鼓励小儿急症外科精神。

首都医科大学附属北京儿童医院小儿急症外科专业已走过了36年的历程,现有新一代高级小儿外科急症专业医师6名,床位50余张,除普通外科急腹症外,已有烧伤及创伤骨科两个亚专业。具备专业医护人员、抢救室、监护室、急症抢救设备、急诊室和复诊随诊门诊。常规工作已形成规范化。急症外科病房平均年收治各种外科急诊患者1 200人次,年收治各类型创伤危重患者200人次,年手术800余人次,年危重患者抢救350人次。主治医师、总住院医师、24小时住院医师及进修医师,经常维持10余人。虽以轮转为主,也有少数基本固定在急症专业。

一般外科年轻新护士也需在急诊病房培训1~2年,然后再分配其他专业,以保证外科护士的基本应急技术要求。这也形成急症外科病房护士是由一群低工龄、朝气蓬勃、开朗活泼的年轻人组成的局面,她们形成了急诊外科病房一道亮丽的风景线。面对一个个危重患者、濒临死亡的生命,同其他专业护士相比,她们付出了更大强度的工作量,患者的恢复和她们业务能力的提高,也给了她们最高的回报。

进入 21 世纪后,社会经济条件进步致使病种随之改变。小儿急诊外科工作的重点转向儿童意外伤害的救治。多次成功地抢救了在社会上引起巨大影响的危重创伤患者。2005 年首都医科大学附属北京儿童医院被指定为北京市儿童意外伤害诊疗中心,小儿急诊外科专业成为该中心的重点科室。提出了 21 世纪国家创伤医学进展任务:

1. 建立全国创伤数据库。

2. 急救医疗服务系统 建立小儿"120",保证"黄金 1 小时"。

3. 基础研究 应激,再灌注,内毒素,细菌移位,多器官衰竭。

4. 开展"组织工程学"与"替代外科学"的研究。

36 年来,以首都医科大学附属北京儿童医院小儿急诊外科名义发表论文近 60 篇,特别是在肠套叠、粘连性肠梗阻等理论方面的研究,都有新的见解。科内人员参与编写各种急症书籍十余部。2006 年中国工程院组织编写了《张金哲小儿创伤外科学》主要总结了北京儿童医院急症外科的临床经验。

急症外科有了专业组织、专业人员、专业基地,从而使工作规范化,并且随着时代的进步发展。首都医科大学附属北京儿童医院的经验,只是国内的个别情况,很难有广泛借鉴性。然而 36 年在医、教、研方面起到的作用,也可以视为历史资料留作参考。

第二节　基本病种与任务

一、基本病种

（一）**急性创伤**（acute trauma） 外力直接造成人体组织结构急性破坏。

1. 按致伤分类

（1）机械:锐器,钝器,撞击,坠落。

（2）物理:烧伤,烫伤,冻伤,电伤,辐射。

（3）化学:强酸,强碱,其他腐蚀物。

（4）生物:动物咬、蜇、抓,植物刺、毒。

2. 致伤原因 生活意外,车祸,高处坠落,群体灾害。

（二）**急性感染**（acute infection） 致病微生物引起局部组织急性发炎。

1. 病原菌 化脓菌感染,厌氧菌,产气菌。

2. 部位 皮下软组织,骨关节,内脏器官。

（三）**急腹症**（acute abdomen） 腹内器官器质性病变引起急性腹痛。

1. 灶性症 阑尾炎、胰腺炎、胆绞痛、肾石症、卵巢瘤扭转。

2. 肠梗阻 粘连性肠梗阻,肠套叠,嵌顿疝,粪石性肠梗阻。

3. 腹膜炎 灶性(如阑尾炎)扩散,脏器坏死性,穿孔性,原发性腹膜炎。

（四）**大出血**（acute hemorrhage） 一次出血超过正常妇女月经量(一般家庭概念标准)。

1. 症状分类 无痛性,疼痛性,休克性,贫血性。

2. 部位分类 呕血,便血,尿血,阴道,口鼻。

3. 常见病 门脉高压症,梅克尔憩室出血,出血性肠炎,腹型紫癜。

（五）**剧痛**（acute pain） 此处一般指四肢痛,此外如头痛、腹痛、胸痛等,另文讨论。

1. 疼痛性质 器质性痛,神经性痛,自发性痛,被动性痛。

2. 疼痛部位 肢体皮肤、皮下、关节,骨骼,脊髓反射性痛(局部无被动痛)。

3. 疼痛病因 忽略性创伤(破伤风),急性感染,肿瘤(骨转移)。

（六）**异物**（foreign body）

1. 停留部位 气管异物,食管异物,鼻咽耳孔,胃肠误吞,肛门阴道尿道,创伤遗留组织器官内。

2. 处理原则 尽可能立即取出,解决身体及心理负担(家长强烈要求)。

3. 具体处理

（1）按症状分:无症状,条件下症状,持续症状,剧烈症状,威胁性。

(2) 按取出难易分:无痛无伤,需麻醉而无损伤,损伤性,危险性。

按患者具体情况,对比权衡得失确定取出。一般气管食管异物应即刻经内镜取出(耳鼻喉科操作);胃肠误吞异物多不需取出。

二、基本任务

(一) 急诊室治疗(emergency room management) 尽量缩短急症室停留时间(必要的观察也要尽量缩短)。

1. 急诊室处理 保证生命,减轻痛苦,安全移动,制定计划。

2. 急诊室诊断原则 安全,无痛,无损,原地不动,满足暂时抢救与初步计划。

例如:复杂创伤,先要保护患者平稳安置在诊台,迅速问病情,看伤情,了解情况前不能动患者。如果病情需抢救,诊断做到抢救要求即刻进行抢救。生命稳定后再进一步诊断。移动诊断(如去X线室、超声室)必须在可以安全移动时操作。

又如:幼儿手指割破出血,家长已用棉或布包裹,用手攥住。医师或护士不可贸然解开敷料查看伤口。万一揭开时孩子大哭,手指出血,就可能遭到不理智的家长暴力。必须观察患者及家长的反应,轻轻揭开敷料,事先必须准备好临时止血措施。最好的办法是先不动内层敷料,向敷料上滴含肾上腺素的 2% 利多卡因,直至患者不痛,再轻轻揭开,擦洗。即使患者仍有啼哭,家长也感到你尽力为了。当然边处理边安慰也非常重要。

3. 急诊室治疗措施 止血、止痛、除去异物、镇定安静、局部包扎固定。

4. 计划按病情 轻(门诊处理),重(监护急救),缓(住院治疗),急(就地抢救)。

(二) 住院治疗计划(hospitalization planning) 完成急诊室未完成的最终处理,达到恢复解剖,恢复生理功能,避免或消灭后遗症。所谓最终处理要根据住院计划,一般有两种:

1. 急症处理计划(emergency planning) 解决急症部分,包括伤口、痛苦、精神、食欲,可以回家,可以自由移动。

2. 终末专科处理计划(definitive planning) 达到解剖与功能恢复满意。属于专科问题应转入专科继续处理,或先出院休息一段时间再专科处理。

(三) 康复随诊(rehabilitation follow-up) 急症专业的随诊重点在急症的后遗症,以求进一步治疗与工作改进。一般有两方面内容。

1. 健康康复(life recovery) 全身及局部有无症状。

2. 功能康复(functional recovery) 有关各器官功能是否达标。

第三节 常见外科抢救情况与急救技术

危重患者抢救应是急症外科的基本任务,急救技术是急症外科医师的基本功,也应是所有外科医师的基本功。常见情况如下:

一、休克

(一) 定义 休克(shock)是由多种原因引起的重要生命器官组织循环灌流不足,导致组织细胞缺血、缺氧、代谢紊乱和脏器功能损害的急性临床综合征。休克作为急症外科临床较常见的危急重症之一,要求急症外科医师对休克发病机制、发展的各个环节、诊断和治疗原则进行培训和掌握,为提高抢救成功率、改善预后奠定必要的基础。

(二) 病因 根据病因不同,一般将休克分为感染性休克、低血容量性休克、过敏性休克、心源性休克和神经源性休克。急症外科最常见的休克是低血容量性休克,其次为感染性休克。

低血容量性休克,又称出血性休克(hemorrhagic shock),由于血容量急剧减少,致使心输出量和血压下降所致。急症外科最常见的原因是外伤引起的大失血、严重烧烫伤时血浆外渗及各种消化道大出血等。

感染性休克,又称脓毒性休克,主要由细菌、病毒、真菌等致病性微生物及其有害产物所致。引起急症外科感染性休克的感染源主要见于腹腔内炎症、消化道穿孔、严重创伤及烧烫伤等的并发症。

神经源性休克(neurogenic shock),多为创伤后神经精神打击,导致血管动力紊乱所致。

(三)发病机制　不同类型的休克其病因各异,发病机制亦不尽相同,但有效循环血量下降是其共同的病理生理基础。低血容量性休克是由于大量失血、失液和血浆丢失等原因,引起血容量急剧减少,回心血量下降,心输出量严重不足所致。而感染性休克主要是感染诱发促炎和抗炎失衡所致机体免疫炎症反应紊乱,导致组织和器官遭受严重的炎性损害,最终血管内皮损伤,通透性增加,微血栓形成,微循环障碍,有效循环血量不足,组织细胞缺氧并导致恶性循环,进而发展为弥散性血管内凝血(disseminated intravascular coagulation,DIC)及多器官功能衰竭(multiple organs failure,MOF)。

(四)临床表现

1. 低血压　血压小于该年龄组第5百分位,或收缩压小于该年龄组正常值2个标准差以下(表17-1)

表17-1　不同年龄低血压标准(第5百分位)

年龄	收缩压/mmHg
0~1个月	<60
>1个月至1岁	<70
>1岁	<[70+(2×岁)]
>10岁	<90

2. 心率、脉搏变化　外周动脉搏动细弱,心率、脉搏快。

3. 皮肤改变　面色苍白或苍灰,湿冷,大理石样花纹。如暖休克可表现为四肢温暖、皮肤干燥。

4. 毛细血管再充盈时间(CRT)延长(>3秒)需除外环境温度的影响,暖休克时CRT可以正常。

5. 意识改变　早期烦躁不安或萎靡,表情淡漠。晚期意识模糊,甚至昏迷、惊厥。

6. 尿量<0.5ml/(kg·h),持续至少2小时

(五)治疗原则

1. 液体复苏　首剂首选等渗晶体液(0.9%氯化钠或林格液)20ml/kg,5~10分钟静脉滴注,评估组织灌注改善情况(意识、心率、脉搏、CRT、尿

量、血压等)。若组织灌注改善不明显,再给予第2次、第3次晶体液20ml/kg,1小时液体总量可达40~60ml/kg,适当减慢滴注速度。

2. 血管活性药物　根据血流动力学状态选择药物,当心输出量降低而血压正常可选用儿童一线正性肌力药物,如中等剂量多巴胺、多巴酚丁胺和小剂量肾上腺素。当心输出量增加、外周血管阻力降低时可选用升压药物,如去甲肾上腺素、肾上腺素等。当心输出量降低、外周血管阻力增加、血压尚正常时,可选择正性肌力药物加用扩血管药物(如硝普钠、磷酸二酯酶抑制剂Ⅲ、米力农等)。

3. 抗感染治疗　对于感染性休克患者,在积极液体复苏或血管活性药物滴注同时,尽早给予正确的抗感染治疗。

4. 病因治疗　外科休克的致病原因多较为明确,如脏器炎症、创伤打击、局部出血,病因治疗是控制休克的关键,在抢救休克的同时,积极采取止血治疗、手术切除炎性病灶及创伤脏器的手术等。

(六)外科不同情况下的休克治疗

1. 手术室或治疗室操作中发生休克　麻醉师(或助手)进行加压输血、输液同时:

(1)立即停止手术或治疗操作(出血患者予以暂时填塞止血)。

(2)暂时关闭伤口(可能时放回内脏)。

(3)稳定麻醉,保证镇静及松弛,刻不容缓进行有效止血。

(4)紧急时,若在手术台上对已经暴露的动脉进行输血,直接增加心脏血量,可迅速恢复中心静脉压。

抢救后是否继续完成手术或治疗的判断,要根据病情性质决定停止、暂停、分期或必须立刻继续进行手术。

2. 病房或门急诊发生休克　事出突然,首先使患者平卧、安静、给氧、建立静脉通道。迅速启动液体复苏,根据需要紧急输血或输血浆。同时尽快诊断病因病位,进行针对性安排,根据情况迅速转入治疗室、监护室或手术室抢救。

二、大出血急救

手术室手术中、治疗室检查伤口、急诊室接

诊、病房手术前后的都可能遇到突然患者意外大出血(perfuse hemorrhage)。一旦遇到,必须及时处理。现场医师是权威领导,指挥抢救。当事的医师如果不能指挥,在场的高年医师必须立即宣布接替指挥。要求指挥者胸有成竹,按步骤有条不紊进行抢救。在现场的所有人员,包括医护及在场家属均应服从指挥。

(一)病情的判断　面色苍白、脉微、昏迷,为病危;口渴、烦躁、淡漠,为病重;精神、脉搏正常但懒于说话及活动,为大出血的重型征象;面色、脉搏、活动一切正常,为大出血的轻型征象。然而大出血是个发展迅速的动态病情,变化的速度取决于出血量与速度。就诊时估计一下出血量,再问出血时间,可以估计出血速度。出血快病情升级就快。要提前准备,分秒必争。

(二)病位的确定　显性出血可以看到血染部位,必须迅速暴露出血口及周围足够的皮肤范围,必要时迅速剪开衣服。再估计判断直接或间接出血口,是静脉血还是动脉血为主。隐性出血分析为皮下、体腔或脏器病变出血。

(三)病理分期　较小的血管出血最初为急出血阶段,出血很快,引起血管痉挛后,流速减慢。如果继而血压降低,则可能发生血管栓塞而自然止血。大血管的大出血病理分期则与休克发展规律分期同步。

(四)抢救方法　在确定诊断之前,立即轻柔地压住出血部位,减缓出血,出血的小伤口最好用纱布压迫,同时在纱布上滴入适量的止血药或止痛药,同时静脉注射药物止痛镇静,稳定患者及家属急躁情绪。

1. 基本原则　急性大出血时,可以使用止血带的部位暂时使用止血带,迅速急送手术室,但这种机会不多见。常见出血初步确定病位后,第一步,立即充分暴露局部,调整原有止血的压迫,使之达到有效的止血,同时建立静脉通路与必要的麻醉。第二步,迅速寻找出血点。估计为较小出血血管,则以手指并拢按压出血处,吸净积血,移动手指寻找具体出血点,再根据情况选择止血方法。估计较大范围出血或血管较大,手压不住,则用纱垫填塞,同时多个手指按压,吸净积血,再移

动手指,试探撤除填塞,逐步明确出血点。如果只见出血处但不见血管,只能纱垫填塞,吸引积血,分析出血情况,选择止血方法。正式止血工作尽可能在手术室、麻醉下、严格无菌操作条件下进行。

2. 介绍常用急救止血方法

(1)小血管大出血:直接钳夹,切断出血血管,结扎两断端。

(2)大血管出血:无损伤性钳夹夹住出血血管远近段,缝合出血口,外敷止血棉以防渗漏。在大血管束周围存在神经,因此不可盲目地进行钳夹止血以免造成神经损伤。可先用止血带止血后看清出血点进行钳夹。

(3)实质组织出血口:尽可能缝合或使用伤口闭合钉关闭伤口止血,加填止血棉。

(4)大出血不能发现出血口:暂时填塞压迫出血组织或器官,结扎各端可能的供血管(置血管止血带或暂用活结结扎,以便随时拆除),检查出血点及所供器官血运,按不同情况缝合及止血棉填塞。

(5)表面大量渗血:氩气刀平扫凝固,喷洒止血药,止血棉(纱)覆盖。

大出血时施行大量快速输血,常常导致凝血机制破坏,必须给予凝血酶、钙、血小板、6-氨基己酸等凝血剂。但也有时因长时间休克引起微血管内弥散性凝血,而需给抗凝肝素。总之,大出血应争取迅速止血预防休克。晚期患者情况复杂,应迅速转入监护病房处理。

三、呼吸停止

呼吸停止(asphyxia)非常急迫,呼吸运动消失,马上出现面色灰暗或全身青紫(突出为口唇、指甲)。立即要求迅速供氧,口罩或鼻管强力吹氧,面色不能转红则要立即气管插管(小婴儿可用手指摸到会厌,插入一条导尿管即可),马上吹氧。同时听诊肺呼吸音,了解胸腔内情况。进行抢救过程中即需鉴别脑性、喉性或胸腔性的呼吸停止。按不同病位给予不同的治疗。

(一)喉性呼吸梗阻(laryngeal asphyxia)抢救

1. 喉梗阻(laryngeal obstruction)(喉痉挛或异物堵塞、急性喉炎)　紧急情况可使用气囊面罩通

气,迅速建立气管插管,气管插管失败应立即气管切开,争分夺秒,迅速正压给氧进行人工呼吸。皮肤转红后继续人工呼吸,直至自主呼吸恢复。

2. 气管下梗阻(sublaryngeal obstruction)(多见于过敏性呼吸道水肿)　气管插管后给氧有阻力,或吹入后不能呼出,形成肺气肿。肤色不见好转,须给高频吹氧(或用微细管插入支气管高压吹氧,允许高压气体自由逸出)。同时注射激素及抗过敏药,检测肺部呼吸音变化。

3. 气管插管内堵塞(endotracheal tube obstruction)　气管插管是保证呼吸畅通的措施,也常常使人放松警惕。气管分泌物随呼吸附着于插管内壁,在高速通气情况下迅速干燥。逐层加厚,形成大量黏痰堵塞插管,时间越长情况越严重。特别是小婴儿20型号以下的气管插管可以发生完全性堵塞。但是在呼吸机压力维持下,气体正压吹入虽有阻力而不被察觉。呼出时插管内虽有堵塞,但气管本身有弹性,气体可自插管外逸出。时间太长,造成慢性缺氧,随时突然心脏停搏。如果吹出阻力太大,则发生肺气肿,甚至发生张力气胸。因此强调插管后应随时吸引,清除管内积存的分泌物,同时也应用吸引管探查。发现通道不畅,立刻换管。有张力气胸立即穿刺吸引减压。

(二) 胸部性呼吸停止(thoracic asphyxia)的抢救　气管插管、人工呼吸成功,即已排除喉梗阻性因素。加压吹气时,要注意气管内阻力及胸廓运动,特别注意管内回气量(呼出量)与速度。听呼吸音及配合叩诊,鉴别肺气肿与张力气胸。分析引起呼吸停止的病位与病因。分别予以抢救。

1. 张力气胸(tension pneumothorax)　叩诊鼓音,听诊无声,气管向对侧移位,应立刻胸腔穿刺减压。再分析创伤、感染等病因,进行针对性治疗。

2. 张力性血胸或积液(tension hemothorax or hydrothorax)　叩诊实音,听诊无声,气管向对侧移位,立即胸腔引流减压。再分析病因治疗。

3. 气管断裂(rupture of trachea)　大支气管断裂造成肺不张,叩诊实音,听诊无声,气管向患侧移位并出现皮下及纵隔气肿。床边X线片证实,需紧急开胸手术修复。必须注意争取时间结束手术。不能修复者宁可肺切除。小气管断裂造成气

胸叩诊鼓音,听诊无声,气管向对侧移位。应立刻穿刺减压。

4. 广泛肺炎(diffused pulmonary lesion)、水肿、实变　叩诊实音,听诊无声,气管向患侧移位。正压给氧维持呼吸,分析病因治疗。

5. 胸膜肺休克(pleural shock)　呼吸系统本无器质性病变。人工呼吸通畅,叩诊正常,听诊正常,气管无移位。或仅有小量气胸或积液,但远不致影响呼吸量。多因创伤或气体、液体突然刺激胸膜的过敏应急反应导致呼吸困难而至停止。给氧、镇定、休息即可恢复呼吸。

(三) 中枢抑制性呼吸衰竭(central respiratory failure)的抢救　人工呼吸时,注意呼出气量为通气标志(吹入气量不可靠),通气无阻力呼吸音及叩诊正常者,为中枢抑制呼吸停止。抢救的关键是掌握好人工呼吸,维持血氧正常平稳。然后尽快明确诊断。神经病位反映在大脑的层次或是弥漫性脑压增高。根据病因(创伤、感染、畸形、肿瘤,其他最常见为药物中毒)和具体诊断进行治疗。初步应先做到以下措施:

1. 如发生在医院治疗中,立即撤除一切麻醉剂、抑制呼吸剂,可能时注射拮抗剂。

2. 立即实行人工呼吸,持续不停。有条件时,同时给氧及二氧化碳混合气体(最好通过气管插管及呼吸机)。随时检查血气,维持血氧正常。

3. 应及时注射中枢兴奋剂。

四、心脏停搏

首先判断骤停、停止或死亡。骤停(cardiac arrest)指停跳5分钟之内,抢救可以恢复跳动。心跳停止意味着停跳时间较长,抢救不能复跳。死亡一般指心跳停止加脑死亡征象。

现在流行的抢救方案是:突然昏迷,听诊心音消失,大动脉搏动消失,立即平卧,实施胸外心脏按压。同时迅速接连心电图机检测,证实停跳。发生室颤或无脉性室速要立刻除颤,首次予以2J/kg,第2次除颤达4J/kg,最高不超过10J/kg。三次以上失败,宣布心跳停止。患者即使除颤仍有复跳者,也难避免植物人的后果。下列情况的处理原则:

17

（一）如发生在手术室或治疗室

1. 立即停止手术或其他治疗，暂时尽量恢复内脏原位，暂时拉拢闭合伤口或盐水纱垫覆盖保护伤处。

2. 经气管插管或血管通路给予肾上腺素、利多卡因、阿托品和纳洛酮等药物。同时持续给100%氧气及人工呼吸。

3. 立即心脏按压，根据当时情况，选择胸外按摩或直接按摩。如开胸手术，术者可行直接按压（direct cardiac compression）；开腹手术，术者可行膈下按摩；下腹、四肢手术，麻醉师可行胸外按摩，也可使用起搏器。

4. 保持（建立）静脉通路。

5. 密切监测血氧及中心静脉压。

（二）如发生在病房、门诊或其他现场

1. 立即开始心肺复苏（cardiopulmonary resuscitation，CPR）。

2. 经气管插管或血管通路给予肾上腺素、利多卡因、阿托品和纳洛酮等药物。

3. 持续胸外人工呼吸，可能时，迅速持续给氧，气管插管，用呼吸机。

4. 同时摸颈动脉反应与跳动，有条件者，及时除颤。

五、昏迷

（一）诊断 昏迷（coma）指失去意识、知觉及自主运动反射。

1. **按病情分析** 全身肌肉松弛，对任何刺激均无反应者为重度昏迷或深昏迷；意识大部分丧失，无自主运动，但对疼痛刺激有反应者为浅昏迷或半昏迷；介于二者之间为中昏迷，也就是一般常见的临床昏迷。

2. **按病位分析** 丧失意识为主者病在大脑皮质抑制；痉挛为主丧失协调共济者病在皮质下层；完全瘫痪病位已达间脑。此外，有局部神经症状者多为脑实质病变；弥漫性症状多为脑压增高。

3. **按病因分析** 创伤颅内出血；感染脑炎、脑膜炎；先天畸形导致昏迷不多，常见为先天性动脉瘤破裂出血；脑肿瘤多有局部症状，但合并出血或梗死也可迅速出现弥漫症状；其他如高血压、心肌梗死、糖尿病、药物中毒、先天性胸腺淋巴体质以及各种疾病的晚期衰竭。

（二）治疗 在诊断明确之前必须分秒必争地抢救。

1. 平卧安静，保持头部利于呼吸的位置，小孩也需注意除去牙套、眼镜、助听器以及佩戴的首饰等随身异物。解开衣带使身体宽松，便于呼吸、检查及治疗。酌情立即注射应急兴奋剂及针对性应急药物。

2. 开放静脉通路，同时取血进行生化、血气及中毒检测。针对性给药如扩容、脱水、利尿等药物输入。胃管减压避免腹胀呕吐。

3. 重症昏迷需气管插管、人工呼吸机及生命监护措施。

4. 全身系统检查，包括眼底检查。头部CT、MRI立即决定是否需快速颅内减压。

六、躁动

（一）诊断 小儿首先要分清意识性反抗与不合作。临床上的躁动（agitation）是指丧失意识的强烈肢体运动。

1. **病情轻重可分三级** 谵妄口渴为轻症，意识完全丧失的肢体强直或痉挛为重症，中间为一般躁动。局部小范围抽动（如缺钙或碱中毒的手足搐搦及面神经痉挛），不在躁动抢救之列。

2. **病位集中在大脑皮质** 皮质表浅部缺氧表现为谵妄（anorexia）及兴奋（excitement）；对皮质下层失去抑制则表现为躁动；完全处于皮质下控制则出现痉挛（spasm）、强直（rigidity）。病位可以为灶性或弥漫性，取决于因为弥漫性缺氧引起（如休克代偿或呼吸衰竭前期），或脑膜附近病灶刺激大脑表层引起，如损伤后遗性癫痫（traumatic epilepsy）、脑膜瘤癫痫（meningoma epilepsy）以及原发性癫痫（primary epilepsy）等。

3. **病因分析** 仍应按创伤、感染、畸形、肿瘤及其他逐项选择或排除。明确诊断后计划治疗。

（二）治疗 躁动必须立即控制，以免发生危险。初步抢救措施如下：

1. 立即有人拦阻、固定、保护患者不受伤害，也不损坏环境。如果正在治疗或手术中，立即停止手术,保护伤口。完全丧失意识者,要保证呼吸道畅通。

2. 迅速估计分析躁动原因　如高热,剧痛,手术或操作时麻醉太浅,呼吸困难,休克缺氧,电解质紊乱(脑水肿,低钙,碱中毒)。如无明显禁忌,立刻注射镇静剂,迅速建立静脉通道,给氧(对口吹氧或插管)。

3. 检查呼吸道(带管者查插管内堵塞),测血氧,呼吸机给氧,加深麻醉或镇静剂、肌松剂。根据化验结果,输液调整电解质、酸碱平衡。

4. 监测及调整体温　测内脏体温(直肠或食管温度)。根据内脏与体表温度差,选择有效降温措施。防止高热引起躁动,也防止躁动引起迟发恶性高热。

七、恶性高热

(一)诊断　指手术后或手术中的高热(malignant hyperthermia,MH)。当恶性高热易感个体遇到挥发性麻醉剂(如氟烷、异氟烷、恩氟烷、七氟烷、地氟烷或琥珀胆碱)时就易发生。通常易患个体带有遗传性骨骼肌受体异常。

MH 的早期体征有:高碳酸血症($etCO_2$ 升高);窦性心动过速;咬肌强直(masseter muscle rigidity,MMR)。MH 的后期体征有:高热;高钾血症相关的心电图改变;心室异位起搏 / 二联律;室性心动过速 / 心室颤动;肌红蛋白尿;出血过多。

体温升高并不是大部分 MH 早期症状之一。体温升高通常短时间内(半小时内迅速升高),患者体温突然高达 40℃以上。此时,外围体温与中心体温差别很大(肛温与腋温相差 6℃以上),则为危险征兆,常常不可恢复而死亡。高热可以发生在术中,但临床上多见为术后高热。事实上很可能有人是术中观察体温不准确,术后常规试表才发现。因此强调小儿手术时间内密切测量体温非常重要。

做出诊断并不需要实验室检查,但是下列实验室检查指标有助于诊断的明确:动脉血气分析(arterial blood gas analysis,ABG)测得 pH 小于 7.25,碱剩余低于 8mmol/L,血钾大于 6mmol/L,肌酸激酶(CK) 大于 10 000U(患者未接受琥珀胆碱)或

CK 大于 20 000U(患者接受了琥珀胆碱),血清肌红蛋白大于 170μg/L,尿肌红蛋白大于 60μg/L。

(二)治疗

1. 丹曲林是唯一已知的 MH 解救药　丹曲林的给药方法为:先静脉内单次快速给予负荷剂量 2.5mg/kg,随后再静脉内单次快速给予 1mg/kg,并重复该剂量直到急性 MH 的体征消退。如有条件,应通过大口径的静脉通路迅速给药。随着丹曲林起效,$etCO_2$ 一般会恢复正常;在大多数情况下,丹曲林可在数分钟内逆转急性代谢亢进过程。临床上需要使用更大剂量丹曲林的情况并不常见,如果临床医师未见到患者对丹曲林的快速反应,就应怀疑 MH 的诊断是否正确。

2. 监测和治疗高钾血症　根据存在的异常心电图波形(如 T 波高尖)来治疗高钾血症(钙、碳酸氢盐、胰岛素、葡萄糖),以防止发生危及生命的心律失常或心脏骤停。肌肉更发达的个体发生横纹肌溶解引起的高钾血症的风险似乎是增高的。

3. 启动支持治疗

(1) 监测和治疗酸中毒;考虑碳酸氢盐。

(2) 按照高级心脏生命支持处理心律失常。节律障碍通常会对酸中毒和高钾血症治疗有反应。

(3) 持续监测核心温度(如,食管、鼓室、直肠体温计探头)。皮肤液晶温度计不能准确地反映核心温度。对于核心温度大于 39℃的患者,应予以降温,如静脉滴注冷生理盐水、灌洗开放体腔、体表冰敷,根据需要使用其他技术,并持续直到患者体温降至 38.5℃(101.3℉)以下。

(4) 留置导尿管,监测尿液颜色和尿量:快速尿干试纸条测得血红蛋白(无红细胞)阳性提示血红蛋白尿。尿量应保持在每小时 1ml/kg 之上,直到尿液颜色恢复正常并且 CK 水平开始下降。CK 值通常会在 MH 发病大约 14 小时后达到峰值,应每日检测 2 次,直到观察到 CK 水平下降。

(5) 监测各肌肉筋膜室以预防急性筋膜室综合征:横纹肌溶解可导致筋膜室综合征,尤其是在已发生了 DIC 的患者中。可能需行肌肉筋膜室松解术,即四室筋膜切开术。

(6) 开始采取措施来防止肌红蛋白尿引起的

肾衰竭：即补液、利尿剂、碳酸氢盐。

（7）监控 DIC：就最高体温而言，发生了 DIC 的患者倾向于显著高于未发生 DIC 的患者（40.3℃ vs 39.0℃）。

八、体温不升

（一）诊断　体温不升（persistent hypothermia）指新生儿因为环境低温，患者本身体积小，难以耐受长时间散热而使体温下降至 35℃ 以下，影响了生理代谢。如果一般保暖不能及时升高，临床上称为体温不升。如不予积极升温，体温会继续降低。体温降至 32℃ 以下，生理活动基本停止；降至 28℃ 呼吸停止、心脏停搏，细胞代谢接近于零。时间稍长的低温，临床上出现的一种并发症为出血性肺炎，表现为呼吸困难、无力、发绀。插管人工呼吸抢救，可吸出血性分泌物。另一种并发症为新生儿硬肿病。表现为全身皮肤蜡白、冰冷、失弹性。从后背、臀部、下肢向上蔓延而至头颈部影响呼吸活动。如不及时升温缓解，两种并发症均将导致死亡。

早期诊断：①短时内体温持续下降；②可疑临床症状；③有致体温不升因素，包括手术时忽视保温、、患者从冷处转来、低体重、早产等。出现发绀，全身硬肿，多为不可逆晚期。

（二）治疗　基本上靠物理升温。首先是保暖，最好同时调整环境辐射温度为 39℃。使用热水袋，但不能超过此温度，以防循环不良时，长时间局部热积蓄而发生烫伤。静脉滴注也可加温（外置热水袋）。此外，保证循环，给氧，使用兴奋剂，静脉阿托品治疗，以及针对性临时治疗用药等，均需及时而慎重。有人用静脉注射牛奶等异性蛋白类发热疗法，危险不可取。超微波全身电疗仪也要慎重使用，要充分考虑患者的总体重。总之治疗关键在早期有效升温治疗。

第四节　集体突发事件

儿童集体突发事件多为人群集体事件的一部分，但人群中儿童是弱者，较易受伤害，并且伤情与处理常有年龄特点。此外，幼儿园、托儿所、学校，也同样能发生集体灾害，比较常见的是意外火灾与食物中毒。医院急症单位，有随时应征的任务，必须有常备不懈的准备。国家有关灾害的规定，对儿童也完全适用和必须遵循。

一、定义

突发事件可被广义地理解为突然发生的事情，第一层含义是事件发生、发展的速度很快，出乎意料；第二层含义是事件难以应对，必须采取非常规方法来处理。

从流行病学的角度来看，突发事件又常被称为突发性公共卫生事件、突发卫生事件和公共卫生突发事件等，可定义为：在某一短促时间内出乎意料地发生，能造成众多伤亡或对人群的生命和身心健康构成威胁，可产生一定强度或广度的公共卫生影响，需要卫生机构联合多方面力量，立即采取行动，紧急救援和处理由各种自然或人为原因所引起的事件。分为自然灾难、事故灾难、公共卫生事件和社会安全事件四大类。

根据我国 2007 年 11 月 1 日起施行的《中华人民共和国突发事件应对法》规定，突发事件，是指突然发生，造成或者可能造成严重社会危害，需要采取应急处置措施予以应对的自然灾害、事故灾难、公共卫生事件和社会安全事件。

二、分类

1. 自然灾害　主要包括水旱灾害，气象灾害，地震灾害，地质灾害，海洋灾害，生物灾害和森林草原火灾等。

2. 事故灾难　主要包括生活中的意外火灾，工矿商贸等企业的各类安全事故，交通运输事故，公共设施和设备事故，环境污染和生态破坏事件等。

3. 公共卫生事件　主要包括传染病疫情，群体性不明原因疾病，食品安全和职业危害，动物疫情，以及其他严重影响公众健康和生命安全的事件。

4. 社会安全事件　主要包括恐怖袭击事件，经济安全事件和涉外突发事件等。

各类突发公共事件按照其性质、严重程度、可控性和影响范围等因素,一般分为四级:Ⅰ级(特别重大)、Ⅱ级(重大)、Ⅲ级(较大)和Ⅳ级(一般)。

三、工作原则

1. 以人为本,减少危害　切实履行政府的社会管理和公共服务职能,把保障公众健康和生命财产安全作为首要任务,最大程度地减少突发公共事件及其造成的人员伤亡和危害。

2. 居安思危,预防为主　高度重视公共安全工作,常抓不懈,防患于未然。增强忧患意识,坚持预防与应急相结合,常态与非常态相结合,做好应对突发公共事件的各项准备工作。

3. 统一领导,分级负责　在党中央、国务院的统一领导下,建立健全分类管理、分级负责,条块结合、属地管理为主的应急管理体制,在各级党委领导下,实行行政领导责任制,充分发挥专业应急指挥机构的作用。

4. 依法规范,加强管理　依据有关法律和行政法规,加强应急管理,维护公众的合法权益,使应对突发公共事件的工作规范化、制度化、法制化。

5. 快速反应,协同应对　加强以属地管理为主的应急处置队伍建设,建立联动协调制度,充分动员和发挥乡镇、社区、企事业单位、社会团体和志愿者队伍的作用,依靠公众力量,形成统一指挥、反应灵敏、功能齐全、协调有序、运转高效的应急管理机制。

6. 依靠科技,提高素质　加强公共安全科学研究和技术开发,采用先进的监测、预测、预警、预防和应急处置技术及设施,充分发挥专家队伍和专业人员的作用,提高应对突发公共事件的科技水平和指挥能力,避免发生次生、衍生事件;加强宣传和培训教育工作,提高公众自救、互救和应对各类突发公共事件的综合素质。

四、应急保障

各有关部门要按照职责分工和相关预案做好突发公共事件的应对工作,同时根据总体预案切实做好应对突发公共事件的人力、物力、财力、交通运输、医疗卫生及通信保障等工作,保证应急救援工作的需要和灾区群众的基本生活,以及恢复重建工作的顺利进行。

1. 人力资源　公安(消防)、医疗卫生、地震救援、海上搜救、矿山救护、森林消防、防洪抢险、核与辐射、环境监控、危险化学品事故救援、铁路事故、民航事故、基础信息网络和重要信息系统事故处置,以及水、电、油、气等工程抢险救援队伍是应急救援的专业队伍和骨干力量。地方各级人民政府和有关部门、单位要加强应急救援队伍的业务培训和应急演练,建立联动协调机制,提高装备水平;动员社会团体、企事业单位以及志愿者等各种社会力量参与应急救援工作;增进国际间的交流与合作。要加强以乡镇和社区为单位的公众应急能力建设,发挥其在应对突发公共事件中的重要作用。

中国人民解放军和中国人民武装警察部队是处置突发公共事件的骨干和突击力量,按照有关规定参加应急处置工作。

2. 财力保障　要保证所需突发公共事件应急准备和救援工作资金。对受突发公共事件影响较大的行业、企事业单位和个人要及时研究提出相应的补偿或救助政策。要对突发公共事件财政应急保障资金的使用和效果进行监管和评估。

鼓励自然人、法人或者其他组织(包括国际组织)按照《中华人民共和国公益事业捐赠法》等有关法律、法规的规定进行捐赠和援助。

3. 物资保障　要建立健全应急物资监测网络、预警体系和应急物资生产、储备、调拨及紧急配送体系,完善应急工作程序,确保应急所需物资和生活用品的及时供应,并加强对物资储备的监督管理,及时予以补充和更新。

地方各级人民政府应根据有关法律、法规和应急预案的规定,做好物资储备工作。

4. 基本生活保障　要做好受灾群众的基本生活保障工作,确保灾区群众有饭吃、有水喝、有衣穿、有住处、有病能得到及时医治。

5. 医疗卫生保障　卫生部门负责组建医疗卫生应急专业技术队伍,根据需要及时赴现场开展医疗救治、疾病预防控制等卫生应急工作。及时为受灾地区提供药品、器械等卫生和医疗设备。

必要时,组织动员红十字会等社会卫生力量参与医疗卫生救助工作。

6. 交通运输保障 要保证紧急情况下应急交通工具的优先安排、优先调度、优先放行,确保运输安全畅通;要依法建立紧急情况社会交通运输工具的征用程序,确保抢险救灾物资和人员能够及时、安全送达。

根据应急处置需要,对现场及相关通道实行交通管制,开设应急救援"绿色通道",保证应急救援工作的顺利开展。

7. 治安维护 要加强对重点地区、重点场所、重点人群、重要物资和设备的安全保护,依法严厉打击违法犯罪活动。必要时,依法采取有效管制措施,控制事态,维护社会秩序。

8. 人员防护 要指定或建立与人口密度、城市规模相适应的应急避险场所,完善紧急疏散管理办法和程序,明确各级责任人,确保在紧急情况下公众安全、有序地转移或疏散。

要采取必要的防护措施,严格按照程序开展应急救援工作,确保人员安全。

9. 通信保障 建立健全应急通信、应急广播电视保障工作体系,完善公用通信网,建立有线和无线相结合、基础电信网络与机动通信系统相配套的应急通信系统,确保通信畅通。

10. 公共设施 有关部门要按照职责分工,分别负责煤、电、油、气、水的供给,以及废水、废气、固体废弃物等有害物质的监测和处理。

11. 科技支撑 要积极开展公共安全领域的科学研究;加大公共安全监测、预测、预警、预防和应急处置技术研发的投入,不断改进技术装备,建立健全公共安全应急技术平台,提高我国公共安全科技水平;注意发挥企业在公共安全领域的研发作用。

第五节 群体突发事件急救工作方法

突发事件特别是较大灾害,情况特殊,大量伤员包括儿童同时就诊。医院的常规急症治疗方法与技术难以应付,要求物资经常有备,人员必须训练有素。

一、组织指挥

群体伤病同时就诊,参加抢救医护人员常很多,必须要有专人出面负责指挥,保证工作有序。主要工作包括:

(一)现场指挥分类处理 安排专人负责患者分类。必须掌握快速诊断技术,熟悉观察病情及"一分钟检查"确定病位。按病情病位分送各急救室,分别进行治疗。一般可分为三类:①抢救重伤(分秒必争);②处理轻伤(包扎给药,速离现场);③分科分类收容一般伤员(病房治疗)。

各急救室(手术室、门诊、病房)均安排专人小组负责接待、处理送来的伤员。

(二)各收容单位(急救)内设总指挥 指定高年医师指挥,按轻重缓急,确定抢救决策、实行与指导操作技术。最后负责核对验收工作。

二、诊断分类技术

(一)"一分钟检查"(one-minute physical examination) 指快速全身体检,作出病情病位诊断。包括问话,了解精神活动及疼痛部位,同时看面色与呼吸,判断轻重缓急。首先,双手插入头发,摸头皮有无伤口、变形、出血及颞脉搏动。左右轻转头部,注意耳鼻出血及颈部活动。不脱衣服按压双侧肩窝、肋骨及腹部达耻骨,注意疼痛反应。拉双侧手指,敲双侧膝盖,注意疼痛及衣服血迹。以上全部操作要求一分钟内完成。一分钟检查以外,如果在急救室有条件时可作胸腹两处听诊。个别可疑而急需时,选择施行腹、胸或腰三处穿刺。以上要求基本上能在原地半小时内全部完成,复杂检查要待收容后进行。

(二)危重情况检查

1. 昏迷患者 首先,请陪同人或知情人讲清患者昏迷原因与昏迷前情况、昏迷的表现与时间。同时摸脉搏,观察患者的体位与表情反应及肢体活动情况,注意呼吸。儿童格拉斯哥昏迷评分(Glasgow Coma Score,GCS)是许多疾病严重程度(severity of illness,SOI)评分系统的一个重要组成部分。已证实 GCS 具有判断预后的价值,尤其是评分中的运动部分。通常 GCS<13 预示着创伤严重,预后差。同时轻轻摆正仰卧体位,测体温、脉搏、呼吸及血压,进行常规系统体检。包括:核对头部有无伤口、血肿、变形、疼痛反应及抬头转头阻力,看眼球转动、瞳孔大小及角膜反应,有条件时应检查眼底。观察耳鼻口有无出血或分泌物,特别注意换牙年龄有无脱牙预防误吸及时取出。重复轻压颈部及肩窝,注意伤痕及疼痛反应。同时活动上下肢各关节,注意阻力及反应。可疑处要脱衣细查局部。脱衣后听心肺、听肠鸣音,摸压胸壁腹壁。伸手摸后背及会阴。特别是天冷时,尽量缩短暴露体表时间。及时取血,查常规血象及生化。根据体检线索,必要时导尿、腰穿及穿刺、安排各种活检。

2. 躁动患者　首先,保护患者避免受伤。因为躁动原因最常见为喘憋、缺氧,所以马上固定头部,托下颌,给氧。同时注意呼吸道是否通畅、摸脉搏、量血压。尽快静脉滴注,纠正血液循环性缺氧。取血,查生化及血气。检查呼吸道畅通,插管保证呼吸,面色红润正常后,可以给镇静药使患者安静再进行系统检查。

3. 休克患者　问清是否疼痛,出血及表现休克衰竭现象的时间。保持安静平卧,或床脚略抬高。首先测血压、脉搏。即刻静脉滴注输液。根据情况同时止痛、止血。然后根据高级创伤生命支持(Advanced Trauma Life Support,ALTS)方案 AMPLE:A(allergy)有无过敏史;M(medication)有无药物使用史;P(past history)有无既往病史;L(last meal)最后一次进食时间;E(event)发病前发生过的意外事件等询问并了解创伤前的事情经过。边抢救休克边逐步深入检查。血压不稳定,尽量不搬动患者。如需造影,应选择床边技术。疑有胸腹病变,可先行创伤超声重点评估(focused assessment with sonography for trauma,FAST)。FAST 是一种腹部 4 个区域的快速超声检查:右上腹、左上腹、剑突下区和骨盆,可能对经过选择的腹部压痛患者有帮助。对于病情稳定的患者,如果在 FAST 检查中发现存在腹腔内积液,提示需进行腹部 CT 检查。然而,FAST 的检查结果如果为阴性,其敏感性和特异性并不足以排除腹腔内脏器损伤,尤其是实体器官损伤。另外,床边穿刺检查对于腹腔脏器损伤的大出血及张力性血气胸的诊断具有重要意义。

三、初步处理与转运方法

(一)现场急救处理(first aid)

1. 灾害现场　火灾、地震、交通、战乱等灾害的共同特点是多人同时需要急救,并且现场混乱,常继续有危险。诊断检查的要求是快速、全面判断病情、病位,以便分类、搬运、抢救。检查技术强调简单、徒手、"一分钟体查"。一分钟体查后不需搬运、可以自己走动者,也要护送到医疗站接受仔细检查核对。发现出血及时简单包扎。可疑骨折夹板固定。呼吸、循环衰竭,争取插管、给氧、静脉滴注。

2. 平时现场　常见两种情况:家中室内与街道野外。家中患者一般有人能提供一些病史,对照观察精神活动及脉搏,首先断定或排除危重病情,决定急叫 120 或 999。经系统体检后决定:危重患者按不同情况分别处理,目标是尽可能连同家属急送医院,安排边运送边抢救。一般患者分类决定分别送有关科室或不住院。室外、街上、野外的患者常是危重情况,而且常无家属在场,报警人也不一定是知情者。只能靠医师的观察与初步检查,连同报警人急送医院。

(二)运送患者(transportation)

1. 运送条件　首先,要评价病情。生命指标 TPR 血压不稳的垂危患者,需尽快运送同时积极抢救。一般急重患者要求专责医师护送。病情稳定的患者一般由家属护送即可。第二,要注意运送时的防震要求,凡有震动可致痛或出血伤病情况,都要求有效地防震或减震。震动可以有致残或致命危险时(如颅脑、脊髓损伤)运送时要求绝对防震。

2. 运送方法　首要要求是保护患者在运送途中安稳,尽量无震动。运送小孩子最好的方法是妈妈抱着坐车。大孩子有先进的全身气囊设备当然理想。一般伤痛部位也需局部夹板固定再坐车。全身多处创伤,特别是怀疑脊柱骨折,可用厚垫及竹帘将患者全身卷起绑紧,置车内软床上或悬吊于车顶。要求患者装置与车体之间必须有较软的弹簧设备,并且随时有人保护。全部检查、包扎、装车动作都必须轻、慢,避免致痛。总的目标是争取尽量迅速运送至医院急救治疗室。

(张钦明　周红)

参考文献

1. LARACH M G,GRONERT G A,ALLEN G C,,et al.Clinical presentation,treatment,and complications of malignant hyperthermia in North America from 1987 to 2006［J］.Anesth Analg,2010,110:498.

2. LAVEZZI W A,CAPACCHIONE J F,,MULDOON S M, et al.Case report:Death in the emergency department:an unrecognized awake malignant hyperthermia-like reaction in a six-year-old［J］.Anesth Analg,2013,116:420.

3. GROOM L,MULDOON S M,TANG Z Z,,et al.Identical de novo mutation in the type 1 ryanodine receptor gene associated with fatal,stress-induced malignant hyperthermia in two unrelated families［J］.Anesthesiology,2011,115:938.

4. CARROLL J B.Increased incidence of masseter spasm in children with strabismus anesthetized with halothane and succinylcholine［J］.Anesthesiology,1987,67:559.

5. MITCHELL L W,LEIGHTON BL.Warmed diluent speeds dantrolene reconstitution［J］.Can J Anaesth,2003,50:127.

6. 钱素云.儿科专科医师规范化培训教材:重症医学分册［M］.北京:人民卫生出版社,2018:2-19.

第十八章 儿科会诊

第一节 手术与麻醉对内科疾病的影响

一、手术当时影响

手术破坏人体的代偿功能，以下面几个侧面

为例：

（一）直立试验（tilting test） 可测试心脏血管代偿功能。术中休克时，将手术床倾斜45°（床头方向抬高）1分钟，脉搏无变化为阴性，术后脉搏升高（25%）为阳性。"直立"角度与脉搏增加可以定量测定。

（二）憋气实验（holding test） 可测试呼吸循

环代偿功能。慢性缺氧可导致心脏停搏,吸足气后憋一分钟为阴性,不能憋气为阳性,憋气时间与脉搏升高可以定量测定。

二、术后影响

手术对人体的损害有一定的恢复过程与规律:

(一)术后体重变化规律　大手术后2周内消瘦,如无并发症4周内体重增加,甚至超过术前。主要是水分增加与脂肪组织含水恢复,4周后肌肉恢复,水分减少,体重反而减轻。但精神体力增加,实际健康复原。

(二)局部瘢痕愈合规律　2周呈线形愈合,2个月开始瘢痕增生,6个月瘢痕红亮肥大,有时痒痛或触痛。1年后逐渐萎缩。色浅与皮肤平齐或稍凹入。皮肤反应可见,可以推测皮下组织及脏器损伤后变化,应有同步变化。患者无感觉。大孩子可能有感觉,考虑心理因素大于器质因素。

三、免疫功能变化的启示

以结肠造瘘的观察为例(表18-1)。全身局部均有变化。造瘘后1个月后精神食欲好,皮肤健康抗感染性强,大部分腹腔粘连松开。关瘘时即使有污染,也不影响愈合。1年后皮肤基本正常,腹内无粘连,但局部抗感染性能比6个月前逐渐减弱。

表18-1　造瘘后反应与造瘘后时间

症状	精神食欲不佳	1周开始恢复	2周基本正常	4周完全正常
粪便	引流少	引流多稀水	引流黏糊状	软便
皮肤	皮肤正常	迅速糜烂	开始愈合	基本愈合

四、内科病与手术的相互影响

需尽量互相回避,或给予针对性预防措施。

1. 内科病可能降低手术与麻醉耐受能力,增加术中出血与术后愈合不良等复杂问题,增加术后并发症的发生率。

2. 手术可能破坏既往内科疾病的平衡,激发应激反应、降低免疫、降低营养(损害食欲),使既往内科疾病恶化。

五、神经病理学说

巴甫洛夫学派证明大脑皮质一个强兴奋灶,可以掩盖其他较弱的兴奋灶,用以解释一般生病只是一种病突出。局部病理变化受大脑支配。这是局部"反刺激治疗"(counter irritant)如芥末敷、针灸、捏脊等治疗的基本理论。临床上常见到急性病发作期间很少同时有其他病发作,甚至原有慢性病也暂时停止发作。并发症(complication)应视为本次急症晚期的延伸与扩散。而与本次急症无关的并发症发作则多发生于本次急症痊愈或好转之后。因此,临床上内外科会诊的问题多属于慢性内科病与手术的关系。常见的有:营养不良、血液病、先天性心脏病、代谢病、神经精神病患者的手术问题。

第二节　内科患者常见的外科会诊(慢性患者发现外科情况)——讨论是否急需手术问题

一、内科病有可能选用外科治疗

有些慢性内科病有时可以选用外科手术协助治疗,常见情况如下:

(一)癫痫(epilepsy)　外科治疗方法较多,但多未能流行。如果内科治疗已经用尽,可以尝试外科手段,具体方法及指征如下:

1. 切除脑膜及皮质瘢痕　部分癫痫病继发于创伤、感染或肿瘤刺激大脑皮质。手术切除修复可以治愈。

2. 原发性癫痫　顽固性严重癫痫,药物不能控制,随时有生命威胁,可考虑额前叶脑切开术(prefrontal lobotomy)。

(二)消化性溃疡(peptic ulcer)　出血、穿孔多直接来外科急症就诊。内科会诊或转诊,多为幽门梗阻患者。患者以溃疡病慢性呕吐就诊。钡餐造影可以确诊。但是否需手术,则需慎重。外科医师必须注意两个问题:一为胃体是否因慢性梗阻而扩张肥大;二为贲门是否有反流,是否有狭窄、僵硬。如果胃无扩张,呕吐可能仍属痉挛,或因反

18

流性贲门炎所致,盲目手术,使问题更为复杂。

（三）溃疡性结肠炎（ulcerative colitis）及克罗恩病（Crohn disease） 此症国人少见,一般需造瘘旷置病变肠段,等待自然愈合。同时维持营养生长发育。因此手术取决于内科疗法维持营养的水平。特别是十岁以后仍不能改善营养,将影响青春发育,多主张造瘘。一般需行永久性回肠造瘘。如能证实痊愈,仍可关瘘。

（四）结核病 包括肺结核、肠结核、淋巴结核、骨结核,过去常需外科手术去除病灶。抗结核药物发达之后,多年来已很少需要外科介入。近来耐药结核又有出现的苗头,必要时仍需病灶清除手术。但是必须意识到,耐药性结核,术后仍有复发的可能。

二、内科患者临时发生外科急症

如阑尾炎,创伤,大出血。慢性内科病患者,随时可能受伤,也可以随时发生局部感染,急腹症（如阑尾炎）,外科性并发症（如消化性溃疡大出血,肝硬变大出血）等。

（一）意外创伤（accidental trauma） 轻伤可按常规处理,重伤需手术时要考虑原慢性病对麻醉与手术的影响与要求。

（二）急腹症（acute abdomen） 常见为阑尾炎与嵌顿疝,必须按外科急症处理。只是麻醉与术式要根据内科原有疾病情况处理。

（三）大出血（perfuse hemorrhage） 如肝硬化患者胃肠道大出血,是否急需手术止血。一般突然以大出血为主诉患者,都直接来外科急诊室就诊。只有肝腹水及肝性脑病患者,原在内科住院,突然发生大出血者才请外科会诊。此时患者一般情况多已衰竭。鉴于门静脉曲张出血多能自停,所以多以镇静输血治疗。只有输血维持不了两小时血压,才考虑手术。尽量以胃镜手术为首选。腹腔镜手术及开腹断流手术之间的选择,要根据术者对某种技术掌握熟练程度而定。更主要根据肝损害程度,以及是否有肝移植的可能而定。肝病出血以外也有其他出血情况偶然在慢性病患者同时发作。如先天性肠道血管瘤,事先很难诊断,可发生突然出血。在输血治疗不能稳定时才

行手术。插胃管及肛管排除十二指肠及结肠出血后,才能开腹分段探查。同时也要根据原发病的现实预后,判断是否操作。

三、肿瘤化疗中的并发症

肿瘤化疗中的并发症,如门冬酰胺酶相关胰腺炎、低白细胞感染、低血小板出血,以急性化脓性感染为主,特别是肿瘤化疗中的白细胞计数太低,随时可以暴发感染。血小板减少时,可以发生出血,常需手术止血,但出血又对手术不利。

（一）门冬酰胺酶相关胰腺炎 可以发生化脓性坏死性胰腺炎,很快转为消化性腹膜炎。死亡率很高。应迅速行小囊袋缝合引流,如已有黑色坏死,同时切除坏死组织。一般可以得救。

（二）弱应性化脓感染（hypoergia pyogenic infection）与无能性坏死（anergic necrosis） 因白细胞计数降低,化脓性感染发炎常不能局限,扩散很快。常需早期切开引流,同时给予升白细胞治疗及抗体治疗。

（三）血小板减少性出血（thrombocytopenic bleeding）及血肿（hematoma） 在凝血治疗中,常发现伤口仍渗血不止或血肿不消,反而逐渐增大。常为残余血肿刺激周围淋巴渗出。必须切开清除血肿后纱布填塞,或加压包扎。

四、无关的合并症

内科病治疗中,同时发现畸形或其他非急性外科情况,如腹股沟疝、髋脱臼,虽然也要求早治,但非急症。慢性病治疗中发现某些畸形,一般可在慢性病痊愈后再考虑。但有的畸形矫正有时间性,常见情况讨论如下:

（一）腹股沟疝 手术很小,局部麻醉可以完成。一般随时能做。避开疾病发作时间即可。

（二）肢体畸形 如髋脱位、畸形足等治疗有年龄要求,并且多不需切开。应该按时在安全麻醉下常规施行。

五、终末期并发症（terminal complication）

（一）腹胀（tympanites） 需行钡灌肠,鉴别结

肠是否胀气。胀气为肠麻痹，不需手术。空瘪则为机械性肠梗阻，常需造瘘。

（二）不可复性疝气（irreducible hernia） 要做肛查，腹股沟内环处有固定的肠管，与疝内肠管互相交通则不需手术，如完全不通则需手术探查复位或引流。

（三）局部组织坏死（local necrosis） 干性坏死不需处理，保护并保持清洁干燥。湿性坏死需开放性切除，抗生素湿敷。

第三节　外科患者内科会诊
——请内科医生协助解决如何手术比较安全

一、外科患者临时发生内科急病（感冒、肺炎、腹泻）

（一）选择性手术患者 临时发现或发生急性内科疾病都应该推迟手术，等待完全恢复健康。疾病预后与恢复期注意事项，可以请教内科。

（二）外科急症 同时发现内科情况，如不能等待内科疾病恢复，必须讨论对比当时情况，权衡轻重。必须即行手术时，如何设计安全措施。根据神经病理学大脑皮质强兴奋灶扩散掩盖弱兴奋灶的规律，外科急症发生时，原内科病反而暂时好转。一般感冒腹泻等小病，常随外科急症同时痊愈。但是不能希望慢性病从而痊愈，更要预防因手术的损害，降低抗病能力，事后使原病症加重。

二、慢性患者手术

（一）糖尿病（diabetes） 手术期间必须保持血糖正常平稳，以免增加感染的危害。静脉滴注患者的葡萄糖用量应予准确计算。

（二）高血压（hypertension） 如肾上腺瘤手术，特别是术中控制血压平稳。更要与内科共同讨论长期高血压造成的隐患。切实加以预防意外发作。

（三）胶原病（collagen disease） 多已长期使用激素，术中临时应激反应及术后伤口愈合，都

可能有影响。手术前后都应有针对性措施。选择性手术，如有可能，应暂停一个时期激素治疗。

三、营养不良患者手术

（一）营养不良（malnutrition） 重度营养不良包括负氮平衡，蛋白尿，皮下水肿等至少对伤口愈合不利，应矫正后再考虑手术。急症手术必须术后及时快速静脉补充蛋白及维生素B、维生素C。以后继续纠正营养不良。

（二）慢性脱水（chronic dehydration） 慢性消耗性疾病，如新生儿消化道畸形，患者术后长期不能正常经口进食，所谓"四点儿"患者（吃点儿、吐点儿、拉点儿、胀点儿），患者干瘦、血浓缩（血红蛋白180g/L以上），输液即肿，不输液即明显脱水。此种患者即使是小手术，亦可突然死亡。必须逐渐补充蛋白，矫正负氮平衡后，方可行手术。特急手术或损伤性治疗，宁可在输液下施行。旧社会时的大孩子慢性脓胸、慢性骨髓炎也有类似情况，称为淀粉样变。现已罕见，而被遗忘，因此更需警惕。

（三）佝偻病（rickets） 微量元素与维生素失衡也是营养不良的一类，可以说是特殊性营养不良。因此发现一种元素缺乏，应该全面查一查各种营养指标。更要警惕失衡是因为错误补养所致。因此佝偻病影响手术后果，不一定是缺钙的问题。佝偻病应该是营养失衡的一个信号，与坏血病（维生素C缺乏），缺锌等同样需要全面考虑，针对性处理。

四、心肺、肝肾损害患者手术

功能不全手术耐受能力差，如肝炎、肾炎、心肌炎。

（一）心肺功能损害 直立试验、憋气实验不及格，直接影响麻醉与手术耐力。肺活量低，心电图不正常（低电压、心律不齐）按具体程度安排麻醉与手术步骤。非急症手术，最好调整好转后再做手术。

（二）肝肾功能衰竭 一般从化验得知，但必须注意对照临床症状（特别是黄疸与水肿）。无症状者多不影响手术。但影响术后药物治疗，特别

是肿瘤切除后的化疗。必须与内科医生密切合作，特别是需行手术的肝炎、肾炎、肾病患者，要力求内外科治疗两不误。原有激素治疗者，按具体情况处理。

五、血液病患者手术

（一）**贫血**（anemia）　影响手术与失血的耐力。但血红素水平过高常代表血浓缩，对有效循环不利。一般小儿手术最佳血浓度应以血红蛋白60~90g/L为宜。这在正常儿已属轻中度贫血。但手术后患者多有脱水血浓缩，影响术后循环功能的恢复。偏于稀释有利于血流速度。但临床已有贫血症状者应先用药提升，急症可以临时输血。必须注意贫血常常是血液病或其他疾病的一个普遍症状，特别是恶性肿瘤。

（二）**凝血病**（coagulopathy）　包括血友病、各种紫癜、其他凝血因子疾病。为了手术临时需要，可采用临时分别成分补充治疗。如果术前未诊断凝血问题，术中或术后发现凝血不正常。必须系统地分析凝血异常的原因，可能时请血液专家协助分析，给予针对性措施。更要警惕失血与输血量大而破坏凝血机制，使钙、凝血酶、6-氨基己酸等失衡紊乱及无效凝血使血小板大量消耗等。盲目补充有时适得其反。

（三）**白血病**（leukemia）　白血病的首显症状常是出血和贫血，但有时症状常比较轻微，因而延误诊断。不少患者是外伤或手术后发现而确诊。因此要求外科医师有这种警惕。治疗中的患者如需外科手术，当然要和内科医师共同制作治疗方案。急症也必须在充分输血中进行。白血病会诊与系统治疗必须及时跟上。

第四节　外科手术后中医会诊

随着现代外科领域里中西医结合工作的不断深入，中医中药治疗外科手术并发症的独特作用正在逐步地被广大外科医师和患者家属所认识。20世纪90年代以来，这方面临床实践与科学研究有了较大的进展，由于小儿喂服中药汤剂的难度较大，本文除了介绍汤剂以外，较多介绍目前常

用的中成药及针灸、按摩等疗法，以便在术后发现轻度并发症时，在易被患者接受的情况下，及时使用，配合中药治疗，促进患者缩短术后恢复期，早日健康痊愈出院。

一、口炎、鹅口疮

口炎（stomatitis）是由疱疹病毒及葡萄球菌、链球菌、肺炎球菌等感染所致，小儿口腔黏膜出现疱疹、红肿、糜烂、疼痛为主的口腔疾病，中医称之"口疮""鹅口疮""雪口病"，是由真菌、白色念珠菌感染引起的，在口腔、舌、颊、腭及口角黏膜上形成乳白绒状斑膜，本病好发于营养不良、消化不良的婴幼儿以及外科手术后大量用过抗生素的患者。中医认为小儿为稚阴稚阳之体，脏腑多因感受邪毒、心脾积热上熏，外科手术后，正气虚弱，邪毒乘机入侵，口舌或虚火上浮熏灼口舌腐蚀肌膜所致。

（一）**辨证论治**

1. 心脾积热型　口腔黏膜水疱溃破，形成溃疡；或有糜烂，表面有薄层黄白或灰白的假膜，周围充血殷红，或伴身热、多汗、食欲不振，便干尿黄。

治法：清解心脾积热。

2. 阴虚火旺型　口舌溃疡反复发作，周围轻微充血，伴夜寐梦多，手足心热，烦躁等。

治法：养阴降火。

（二）**常用中成药**

1. 口腔溃疡散

（1）药物组成：青黛、白矾、冰片。

（2）功能主治：清热，消肿，止痛。用于火热内蕴所致的舌生疮，黏膜充血水肿破溃，有渗出，局部红肿灼痛，口干灼热，喜冷饮，便干尿黄，急性口腔炎，复发性口疮见上述症状者，为口疮，口糜常用中成药。

（3）用法用量：用消毒棉球蘸药擦患处，一日2~3次。

2. 冰硼散

（1）药物组成：冰片、硼砂、朱砂、玄明粉。

（2）功能主治：清热解热，消肿止痛。用于热毒蕴结所致的咽喉疼痛，牙龈肿痛，口舌生疮，症

见口舌溃烂,疼痛灼热,心烦寐少,大便秘结等。

(3) 用法用量:吹敷患处,每次少量,一日数次。

3. 口炎清颗粒

(1) 药物组成:天冬、麦冬、玄参、金银花、甘草。

(2) 功能主治:滋阴清热,解毒消肿。用于阴虚火旺所致的口腔炎症,症见黏膜破溃,反复发作,口渴口干,乏力,手足心热,便干尿黄。

(3) 用法用量:口服。成人一次 2 袋,一日 1~2 次;儿童减量,一次 1/2~1 袋,一日 1~2 次。

4. 导赤丸

(1) 药物组成:赤芍、大黄、木通、滑石、黄连、黄芩、连翘、花粉、元参、栀子。

(2) 功能主治:清热泻火,利尿通便。用于火热内盛所致的口舌生疮,咽喉疼痛,心胸烦热,小便少而黄,大便秘结。

(3) 用法用量:一次 1 丸,一日 2 次,1 岁以内小儿酌减。

5. 小儿化毒胶囊(散)

(1) 药物组成:牛黄、大黄、黄连、珍珠、雄黄、川贝、天花粉、赤芍、乳香、没药、冰片、甘草。

(2) 功能主治:清热解毒,活血消肿。用于热毒内蕴,毒邪未尽所致的口疮肿痛,疮疡溃烂,口渴,大便秘结,症见口腔溃疡,周围红赤,灼热疼痛,口臭流涎,饮食困难,烦躁,便干,尿赤等。

(3) 用法用量:胶囊剂,口服一次 2 粒,一日 1~2 次,3 岁以下小儿酌减,外用敷于患处。

散剂,口服一次 0.6g,一日 1~2 次,三岁以下小儿酌减,外用敷于患处。

附: 可应用上药的同方异名药物,如赛金化毒散,但口服剂量 1~3 岁,一次 0.5g,一日 2 次,周岁以下酌减,未说明 3 岁以上剂量。

(三)其他疗法

1. 验方外治

(1) 云南白药,外敷口腔溃疡处,一日 2~3 次。

(2) 马尾连(马尾黄连)5g,煎水涂口腔溃疡处,一日 2~3 次。

(3) 养阴生肌散吹撒于口炎患处,一次 0.05~0.1g,一日 3 次。

(4) 漱口方。取防风、甘草、银花、连翘、薄荷、荆芥煎汤漱口,一日 1~2 次。用于 5 岁以上小儿。

(5) 蛋黄油,即取熟蛋黄捣碎。置铁勺中加热,同时搅拌。直至焦黑,此时煎出蛋黄油,待凉后备用。用时涂抹口腔溃疡处,一日 5~6 次。

2. 针灸

(1) 针刺:主穴为合谷、足三里。上唇溃烂加人中、地仓。下唇溃烂加承浆、颊车、地仓,舌部溃疡加廉泉,颊部溃疡配颊车、地仓。针刺单侧或双侧,平补平泻或强刺激。留针 15 分钟或不留针。

(2) 耳针:取穴上颌、下颌、屏尖、神门,强刺激,留针 15~20 分钟;或用埋针法,主穴取口、舌、肺、肝、神门;配穴取心、脾、肾,埋入耳环针。胶布固定,6 天换 1 次。

(3) 穴位注射:复发性口炎可选用维生素 B 注射液取颊车、手三里、合谷等穴位进行注射。

3. 按摩

(1) 口炎:取八卦穴(掌心劳宫穴外周一圈)、六腑穴(前臂外侧,自肘关节至腕关节)、清胃穴(腕关节至拇指关节,赤白肉际处)、小肠穴(小拇指外侧缘)、四横纹(第 2 至第 5 指掌指关节屈侧横纹处),一日 1 次,有资料统计 17 例中,2~3 次推拿即愈者 16 例。

(2) 鹅口疮:在人中、下关、颊车三穴按压治疗本病有效。有资料统计 500 余例,一般 2~5 日即能获效。

二、发热

外科手术后,均有不同程度的发热(fever),体温不超过 38℃,3 天内自行消退者,无需处理。若高热或持续低热,则须查明原因,及时处理。若为呼吸道急性感染,以肺胃蕴热,感邪后发热为多;若持续高热或低热,则应考虑术后并发感染,中医以内伤发热论治为多见,应当分型论治。

小儿生长期中医认为患者形气未充,卫外功能差,寒热不能自调,饮食不能自节,更因手术后伤气失血、耗液,极易感受外邪,内伤湿毒,而引致发热起伏不退,一般外感六淫或内伤乳食所致的发热,只要及时治疗,虽壮热亦能痊愈,若外感瘟疫,则发热越高,外邪越强,内伤阴阳气血的术后发热或为低热,或为潮热,病程较长,手术后感染病情复杂多样,轻者延长住院时间,增加患者痛苦和负担,严重者导致手术失败,甚至危及患者的生命。

(一)辨证论治

1. 外感发热

(1)外感风寒:发热恶寒、无汗、喷嚏、鼻塞流涕、咳嗽、痰清白、口不渴、咽不红。

治法:辛温解表,宣肺散寒。

(2)外感风热:发热有汗、鼻流黄涕、咳嗽痰黄、口干微渴、咽喉红肿。

治法:辛凉解表,清宣肺卫。

(3)外感暑热:壮热心烦,口渴欲饮,蒸蒸自汗,头昏,躁烦不寐或咳嗽,便干尿少。

治法:清热解暑,止渴除烦。

2. 内伤发热

(1)余毒未清,瘀血阻滞:术后高热不退或持续低热,切口周围组织感染,硬肿增生,粘连疼痛。

治法:疏解托散,活血化瘀。

(2)脾胃气虚:术后创口不愈合,创面肉色苍白,低热缠绵,不思饮食,精神倦怠,面黄气短。

治法:补中益气,托里解毒。

术后人体气血耗伤多属虚症,但有时也常有余邪郁毒瘀滞,可产生程度不同的并发症,极易涉及卫气营血,脏腑经络,治疗中宜审视辨证与辨病相结合,灵活用药,注意到整体与局部的不同时期与阶段。或祛邪解毒为主,或培本扶正补益气血为主,全面调整五脏六腑经络的功能。以期达到早期恢复健康的目的。

(二)中成药

1. 小儿热速清口服液

(1)药物组成:板蓝根、柴胡、大黄、葛根、黄芩、银花、连翘、水牛角。

(2)功能主治:清热解毒,泻火利咽,用于小儿外感高热、头痛、咽喉肿痛、鼻塞、流涕、咳嗽、大便干结。

(3)用法用量:口服。小于1岁,一次2.5~5ml;1~3岁,一次5~10ml;3~7岁,一次10~15ml;12岁以上,一次15~20ml;一日3~4次。

2. 小儿双清颗粒

(1)药物组成:人工牛黄、羚羊角、水牛角浓缩粉、板蓝根、薄荷脑、冰片等。

(2)功能主治:清热解毒,表里双解,用于小儿外感时邪,表里俱热所致上呼吸道感染。

(3)用法用量:口服。1岁以内,一次0.5~1袋,一日1次;1~3岁,一次1.5袋,一日3次;4~6岁,一次1.5~2袋,一日3次;7岁以上,一次2~2.5袋,一日3次。重症者于口服药后2小时,加服一次。

3. 藿香正气口服液

(1)药物组成:广藿香油、紫苏叶油、厚朴、生半夏、茯苓、陈皮、大腹皮、甘草

(2)功能主治:解表化湿,理气和中,用于暑湿感冒,头痛,身重胸闷,恶寒发热,脘腹胀痛,呕吐泄泻。

(3)用法用量:口服。小于1岁,一次2.5ml;1~3岁,一次5ml;3~7岁,一次10ml;12岁以上,一次10~15ml;一日3次。

4. 抗热牛黄散

(1)药物组成:牛黄、水牛角、郁金、栀子、黄芩、黄连、珍珠、雄黄、麝香、冰片、朱砂。

(2)功能主治:清热镇惊,辟秽通窍。用于温病热入心包,神明受扰之症,见高热神昏谵语,热盛风动,惊厥抽搐等重症感染。

(3)用法用量:散剂口服。年长儿,一次0.6g;学龄前儿童,一次0.3~0.6g;3岁以下,一次0.15~0.3g;一日2~3次。

5. 双黄连栓(小儿消炎栓)

(1)药物组成:金银花,黄芩,连翘。

(2)功能主治:清热解毒,疏风解表。用于发热咽痛、咳嗽的上呼吸道感染、肺炎见上述症候者。

(3)用法用量:直肠给药,小儿一次1粒,一日2~3次。

三、腹胀

腹胀(abdominal distension)是以脘腹胀满,腹部外形胀大,触及无形为特点,是外科手术后尤其是腹部手术的常见并发症。手术打击,导致小儿较弱的胃肠功能失调,与气机升降失司、肝气失于条达疏泄、脏腑气机阻滞均有密切关系,腹胀轻者延长了胃肠减压和禁食时间,重者胀痛难忍,甚至

导致肠梗阻或手术缝合处的裂开。中药治疗腹胀国内有不少成功的经验,有动物实验初步认为,中药可抑制腹腔内炎症反应,有促进局部间皮细胞增生,增加胞质激活因子、抑制局部组织病变反应和体液析出,改善局部缺血状态,促进纤维蛋白溶解的作用。

(一) 辨证论治

1. 脏腑壅滞型　脐腹胀满引痛,日晡潮热,腹胀中转矢气少,大便秘结,口苦,不思饮食,此为邪热传里,肠热腑实,阻塞气机。

治则:清热理气,通腑泄下。

2. 中气下陷型　腹胀终日不消,且感脘腹坠胀,纳呆乏力,食后愈胀,形体羸弱,语声低微,大便不调。

治法:健脾益气,行气宽中。

(二) 中成药

1. 越鞠丸

(1) 主要组成:香附、川芎、栀子、苍术、神曲。

(2) 功能主治:理气解郁,宽中除满,用于腹中胀满,胸脘痞闷,饮食停滞,嗳气吞酸。

(3) 用法用量:口服水丸剂,一次 6~9g,一日 2 次。片剂,一次 5~6 片,一日 2 次。小儿减半量。

2. 保和丸

(1) 主要组成:山楂、神曲、半夏、茯苓、陈皮、连翘、莱菔子。

(2) 功能主治:解表化湿,理气和中,用于暑湿感冒,头痛,身重胸闷,恶寒发热,脘腹胀痛,呕吐泄泻。

(3) 用法用量:口服。1~2 岁,一次 0.5 丸;3~6 岁,一次 1 丸;7~12 岁,一次 1.5 丸;一日 3 次。

3. 枳实导滞丸

(1) 主要组成:枳实、大黄、黄连、黄芩、茯苓、白术、泽泻、神曲。

(2) 功能主治:消导积滞,清利湿热,用于胃肠积滞,湿热内蕴腹胀脘痞,便秘或泄泻。

(3) 用法用量:一次 3~6g,一日 2~3 次。

4. 四磨汤口服液(见便秘)　此药可促进术后肠蠕动,缩短排气、排便的时间,曾在我院外一病房观察 20 例阑尾炎术后患者,85% 病例排气、排便开始时间明显缩短。

四、便秘

外科手术后,患者常见大便排出困难,或排便间隔延长,即称为便秘(constipation)。小儿平时即常因乳食积滞而易大便干结,目前又因湿热蕴郁肠胃复又外科手术,伤气动血,麻醉等致使嫩弱的小儿胃肠道受到了较大打击,胃肠的正常蠕动与吸收、排便功能受到了较大的手术诱因干扰、影响,中医认为六腑传化物而不藏以通为用,气机壅滞,失于宣达,应疏通气血,通降下行。手术后的治疗应润肠通下为主,不宜峻猛攻下。

(一) 辨证论治

1. 热盛伤津型　术后大便干结,排出困难,甚则秘结不通,数日一行,脘腹胀痛,或口臭或呕恶心烦,手足心热,不思饮食,尿黄。

治法:清热润肠通便。

2. 气机郁滞型　术后伤气耗血,神疲乏力,大便干结,面色无华,排便努挣难下,用力则汗出气短,便后疲乏,易合并脱肛或肛裂出血。

治法:益气润肠通便。

(二) 常用中成药

1. 麻仁胶囊(软胶囊、丸)

(1) 药物组成:麻仁、熟大黄、杏仁、白芍、枳实、厚朴。

(2) 功能主治:润肠通便,用于肠热津亏所致的便秘。症见大便干结难下,腹部胀满不舒,小便短赤,身热心烦,口咽干燥等。

(3) 用法用量:胶囊剂,一次 2~4 粒,早晚各一次或睡前口服。软胶囊,一次 3~4 粒,早晚各一次口服;小儿服用减半,并搅拌溶解在开水中,加适量蜂蜜后服用。

2. 一捻金

(1) 药物组成:大黄、牵牛子、槟榔、人参、朱砂。

(2) 功能主治:消食导滞,祛痰通便。用于脾胃不和,痰食阻滞所致的积滞,症见停食停乳,腹胀便秘,纳食减退,呕恶酸馊乳食,烦躁多啼,不安,或痰涎壅盛等。

(3) 用法用量:口服。一岁以内,一次 0.3g;1~3 岁,一次 0.6g;4~6 岁,一次 1g;一日 1~2 次或遵医嘱,本药消食导滞药力较猛,脾虚忌用,不宜

18

久服。

3. 四磨汤口服液

(1) 药物组成:木香、枳壳、乌药等。

(2) 功能主治:顺气降逆,消积止痛,用于乳食内滞的腹胀疼痛,食欲不振的大便秘结与胃肠功能紊乱和胃肠痉挛等症。

(3) 用法用量:新生儿一次 3~5ml;幼儿(1~3 岁)一次 10ml,一日 3 次,疗程 3~5 天,有增强胃肠蠕动,促进胃肠消化液分泌,调节胃肠功能,排除消化道淤滞的作用。

五、腹泻

小儿腹泻(diarrhea)是多病原、多因素引起的以排便次数比通常次数增多,大便呈水样或稀黏不消化,可分为急性、迁延性及慢性腹泻。患者在手术前大便次数及性质正常,手术后出现腹泻,在中医会诊时应区分是感染性腹泻(病因有病毒、细菌、真菌或寄生虫感染),或是非感染(包括食饵性、症状性、过敏性等因素)。

中医称此病为泄泻,并认为"泄泻之本,无不由脾胃"小儿(尤其婴幼儿)脾胃虚弱,本身最易被乳食或风寒、湿热等外因所伤,何况又受手术打击,损伤脾胃气血,致使脾不升胃不降,出现运纳失司的病理状态,在病理状态下,胃病可影响及脾,脾病也可影响于胃,如脾不升则胃不能纳,胃不腐熟水谷则脾土不能运行,脾虚运化无权,水谷不化,清浊不分,故大便溏泻,小儿术后腹泻多按脾虚辨证用药。

(一) 辨证论治

1. 脾虚泄泻 术后食欲不振,面黄消瘦,精神倦怠,泻下清晰,泻秽不臭,或伴呕吐。

治法:健脾利湿止泻。

2. 脾虚伤食泻 术后腹胀腹痛,恶心呕吐,食欲减退,大便酸臭或腐臭,带有不消化食物残渣,每日泻下 5~10 次不等,阵哭不安,口渴。

治法:健脾和中,消食导滞。

3. 脾虚湿热泻 术后发热较高,暴注下迫,大便喷射而出,如蛋花汤样量多,色黄绿伴恶臭。每日多至 10 次以上,常伴呕吐,烦躁阵哭,口渴倦怠,尿短赤。

治法:清热利湿。

(二) 常用中成药

1. 小儿健脾贴膏

(1) 药物组成:吴茱萸、丁香、五倍子、磁石、麝香、冰片。

(2) 功能主治:温中健脾和胃止泻。用于脾胃虚寒的小儿腹泻,消化不良,症见大便次数增多,内含有不消化物,腹痛,喜暖喜按,食少纳呆。

(3) 用法用量:穴位贴敷,取足三里,天枢、中脘、关元,久泻者加贴脾俞穴,一日一次。

2. 小儿腹泻外敷散

(1) 药物组成:吴茱萸、丁香、白胡椒、肉桂。

(2) 功能主治:温中散寒,燥湿健脾,止痛止泻。用于胃肠虚寒型,非感染小儿泄泻,消化不良,腹泻腹痛等。

(3) 用法用量:外用,用食醋调成糊状敷于脐部,小于 2 岁者一次 1/4 瓶,大于 2 岁者一次 1/3 瓶,大便每日超过 20 次者,加敷涌泉穴,用量为 1/4 瓶,每 24 小时换药一次。

3. 小儿泻速停颗粒

(1) 药物组成:地锦草、儿茶、乌梅、焦山楂、茯苓、白芍、甘草。

(2) 功能主治:清热利湿,健脾止泻,解痉止痛。用治小儿泄泻,腹痛,纳差(尤适用秋季腹泻),迁延性、慢性腹泻。

(3) 用法用量:开水冲服,一日 3~4 次。小于 1 岁幼儿,一次 1.5~3g;1~3 岁,一次 3~6g;3~7 岁,一次 6~9g;大于 7 岁者酌增,或遵医嘱。

4. 葛根芩连微丸

(1) 药物组成:葛根、黄芩、黄连、炙甘草。

(2) 功能主治:清热解毒,利湿止泻,解肌疏表,用于湿热蕴结所致的泄泻腹痛,便黄质黏,肛门燥热或风热感冒所致发热恶风,头痛身痛。

(3) 用法用量:小儿一次 1g,一日 3 次,或遵医嘱。

六、食欲不振

手术后大部分患者的食欲都呈现不同程度下降,因为手术和麻醉对患者的打击,静脉滴注的药物如抗生素等引起的胃肠道反应还未完全消除,

18

以及胃肠手术后直接影响消化功能,若为肝胆、胰腺手术后,消化液丢失或分泌减少等都可以不同程度地影响患者的胃口,即可致食欲不振,亦可称之厌食症,中医认为手术损伤脾胃,影响身体的元气,所以脾胃虚弱症必然成为术后的胃肠道病理特点。"虚则补之",但又因脾胃虚弱引起气机升降阻滞,峻补必碍胃壅中,故补益必先理气,促使其早日通畅六腑兼顾津液,故不宜峻补损脾亦不宜妄投苦寒之品,应做到补中寓消,消中有补,补不碍滞,消不伤正。治疗上凡能纳不能化者,其治在脾,能化不能消者,其治在胃,不饥不食者是脾胃同病宜脾胃兼顾。

(一)辨证论治

1. 脾胃虚弱型　术后拒食或厌食,面色黄,少华,精神差,形体消瘦,口干食少,大便不成形,或夹有不消化食物,苔薄白。

治法:补脾和胃,益气养阴。

2. 湿困脾土型　术后拒食或厌食,不知饥饿,胃纳呆钝,脘腹痞满,身重倦怠,恶心欲呕,舌苔厚腻。

治法:健脾化湿。

(二)常用中成药

1. 醒脾养儿颗粒

主要组成:毛丁草、一点红、蜘蛛香、山栀茶。

功能主治:醒脾开胃,养血安神,固肠止泻,用于脾气虚弱所致的儿童厌食,腹泻便溏,烦躁盗汗,遗尿夜啼。

用法用量:1岁以内,一次1袋,一日2~3次;1~3岁,一次2袋,一日2~3次;3~7岁,一次2袋,一日3次;7岁以上,一次3袋,一日3次。

2. 小儿肠胃康颗粒

主要组成:鸡肠草、地胆草、夜交砂、蚕砂、谷芽、党参、玉竹。

功能主治:清热平肝,调理脾胃,用于小儿营养紊乱所引起的食欲不振,腹胀腹泻,精神烦扰,夜寐啼哭,面色无华等症。

用法用量:开水冲服,一次5~10g,一日3次,婴儿酌减。

3. 参术儿康糖浆

药物组成:孩儿参、白术、茯苓、扁豆、黄芪、甘草、山楂、神曲、麦芽、山药、当归、远志。

功能主治:健脾和胃,益气养血,用于脾胃虚弱,食欲不振,精神不佳,睡眠不安,多汗,及营养性贫血,小儿疳积等。

用法用量:口服。2岁以下,一次10~15ml;2~4岁,一次20ml;5~6岁,一次30ml;一日3次。

七、黄疸

以黄疸(jaundice)、肝大、肝功能异常为主要表现的一组疾病,发病原因包括感染、遗传代谢性疾病、肝胆系统发育异常等多种因素引起,一般称为乳儿肝炎综合征,其中由于巨细胞病毒等感染导致胆汁淤积及先天性胆道闭锁,胆总管囊肿等肝胆发育畸形的疾病常需要通过外科进行手术治疗。在手术治疗后往往出现黄疸引流不畅或反复,肝功能异常,反复胆道感染等情况,应用中医药口服,往往可以缓解症状,促进恢复,提高手术成功率,减少并发症,改善手术预后的作用。近5年,我院中医科与外科联合开展中西医结合治疗本类疾病的临床研究,积累了一定的治疗经验。

对于黄疸,中医常分为阳黄与阴黄两类。阳黄由湿热引起,病程较短,热为阳邪,故黄色鲜明,多伴有实热之象。阴黄常因寒湿及脾阳不振而致,病程较长,寒湿为阴邪,故黄色灰暗,多伴有虚寒之象。

乳儿肝炎综合征多为母病胎传、外感疫气、乳食不当、脏腑虚弱等因素,造成湿热熏蒸肝胆或寒湿阻滞,肝胆疏泄失利,则胆液外溢,肌肤、面目、通身皆如黄色。迁延日久,正气受伤,脾阳不振,运化无权,湿从寒化,寒湿阻滞,脉络阻滞,气血郁阻,以致气滞血瘀、络脉瘀积而发黄加重。而手术治疗后往往气血津液耗失,而余邪未解或再感新邪,出现正虚邪恋,尤其以脾胃虚寒兼有湿热或寒湿阻络,气滞血瘀为多见。临床上需辨病与辨证相结合,进行辨证论治。

(一)辨证论治

1. 湿热内蕴型　身目发黄,其黄鲜明如橘色,反复或持续发热,烦躁,哭闹,呕吐腹胀,不欲乳食,尿黄便结,舌红。

治法:清利湿热。

2. 寒湿内阻型 身目色黄,其色晦暗,精神萎靡,纳少易呕,腹胀便溏或便少,便色灰白或稀绿,舌淡。

治法:健脾温中化湿。

3. 气滞血瘀型 身目色黄,其色晦暗,面色不华,腹部膨隆,青筋怒张,胁肋下有痞块癥瘕,可伴有衄血,便血,瘀斑,肌肤甲错,舌暗红。

治法:活血化瘀,疏肝退黄。

4. 气阴两虚型 精神萎靡、面色无华、皮肤面目淡黄、咽干、唇焦、舌燥、口渴少津或无津、皮肤干燥或干瘪、心烦少寐、小便短少、大便秘结;或少气懒言、倦卧不起、四肢不温、自汗、脘腹胀满、大便不爽等。舌干红或干绛。

治法:补气养阴。

患者手术之后耗伤气阴,治疗应注意升阳健脾,补气养血,兼以祛湿利胆退黄,佐以活血散结,可使正气得以恢复,病情得以稳定,在此基础上进一步健脾化湿,肃清余毒。最后以健脾柔肝而善后。

(二)常用中成药

1. 清肝利胆口服液

(1)药物组成:茵陈、金银花、栀子、厚朴、防己。

(2)功能主治:清热利胆退黄。

(3)用法用量:小于 1 岁,一次 2.5~5ml;1~3 岁,一次 5~10ml;3~10 岁,一次 10~20ml;一日 2 次。

2. 茵连清肝合剂

(1)药物组成:茵陈、半支莲、白花蛇舌草、藿香、佩兰、虎杖、茯苓、郁金、泽泻、白芍、当归、琥珀。

(2)功能主治:清热祛湿,利胆退黄。

(3)用法用量:小于 1 岁,一次 1/4~1/3 袋;1~3 岁,一次 1/3~1/2 袋;3~10 岁,一次 1 袋;一日 2 次。

3. 茵栀黄口服液

(1)主要组成:茵陈、栀子、黄芩、金银花。

(2)功能主治:清热解毒,利湿退黄。用于湿热毒邪内蕴所致的急慢性,迁延性肝炎,黄疸及转氨酶升高者。

(3)用法用量:一次 10ml,一日 3 次。儿童酌减。

4. 黄疸茵陈冲剂

(1)主要组成:茵陈、黄芩、制大黄、甘草。

(2)功能主治:清热利湿退黄。用于新生儿肝炎及肝炎综合征,急慢性肝炎,多种中毒性肝炎等。

(3)用法用量:年长儿,一次 1/2~1 袋,一日 3 次;学龄前儿童,一次 1/3~1/2 袋,一日 3 次;3 岁以下,一次 1/4 袋,一日 3 次;1 岁以内,一次 1/10~1/8 袋,一日 3 次。

5. 茵栀黄注射液

(1)主要组成:茵陈、栀子、黄芩、金银花。

(2)功能主治:清热解毒,利湿退黄,用于肝胆湿热,面目俱黄,胸胁胀痛,恶心呕吐,小便黄赤,急慢性,迁延性肝炎属于上述证候者。

(3)用法用量:静脉滴注,一次 20ml,用等量 10% 葡萄糖注射液稀释后滴注,一日 2 次。

(闫慧敏)

第五节 协助危重抢救及植物人维持性手术

一、气管切开

急性抢救多用气管插管,应急时可以用徒手插管或环状骨上间隙粗针穿刺或切开。长期插管,应尽快改为正规气管切开。小婴儿器官细软,常把颈总动脉误认为器官,必须注意。最好先从甲状软骨探查,辨认气管(憋气时拼命吸气,小婴儿气管可以完全被胸廓的强力扩张而吸瘪),提起气管,先用针头穿刺,放进气后,气管鼓起再切开。插管弯度及长度必须合适,绑扎固定松紧合适,不可压迫(接触)气管壁。小婴儿的气管,受金属插管的慢性摩擦及压迫可导致穿孔,甚至使邻近的颈静脉或颈动脉也因慢性磨损而穿孔,突然发生大出血死亡。

二、静脉切开

静脉切开(venesection)有两种情况。第一种情况,休克血管痉挛期或使用升压剂后,静脉瘪缩,穿刺失败。需大隐静脉暂时近端阻断,肢体远端驱血使大隐静脉充盈后,再行切开插管,边注水扩张边插入。第二种情况是中心静脉置管。经皮穿刺失败，多选锁骨下静脉切开置管后，将管尾经皮下从合适护理的部位穿出固定，缝合原切口。

三、脑室引流

应急减压，前囟未闭患者可经外侧角穿刺。颅骨愈合患者需颅骨钻孔引流。常用额部发际内2~2.5cm，中线旁开 2~2.5cm 为穿刺点，向鼻根与两耳连线平面穿刺，一般穿刺深度为 5~5.5cm，即为侧脑室额角，穿刺成功后插管引流。一般需要定压引流装置。

四、胸腔引流

突然高压气胸，应急减压可经皮肋间穿刺。穿刺后反复复发则应置管。小婴儿置管一般选腋前线第 5 肋间(保留第 6 肋间以备开胸)便于护理。引流管直径必须小于胸壁厚度一半，以防漏气。胸腔引流必须定压装置。

五、肠造瘘

肠造瘘(enterostomy)多用于严重肠麻痹。高度腹胀，特别是已经发展为压迫性完全性肠梗阻时。钡灌肠结肠空瘪，小肠高度胀气，诊断小肠完全性梗阻无疑。胃肠减压管达不到，肛管更是无用。只能靠小肠造瘘减压，有时需要 2~3 个小肠瘘。度过危重期，患者仍有生存希望。

六、胃造瘘

长期管饲，鼻管可能压迫喉部坏死，常需胃造瘘(gastrostomy)。特别是需要空肠喂养时，可于胃造瘘手术时把空肠喂养管插入空肠。比直接空肠造瘘更安全，随时拔管即可愈合。小儿空肠造瘘因腹壁太薄，管周围易漏，拔管常不愈合。如果做成空肠胃瘘套管两用造瘘，喂养之外可以随时胃管减压。对植物人更为实用。

第六节　活检

内科慢性病患者有时需要组织病理明确诊断，以决定下一步治疗。一般只细针穿刺活检(biopsy)。但有时因穿刺针口径获得标本太小，不能诊断;或因盲目穿刺部位危险，技术困难;需切开直视下切取活检标本。常见以下情况。

一、淋巴结切除

主要是了解肿瘤的有无、分期、分型，以便安排化疗方案。因此凡是以排除肿瘤为目标的活检，必须严格按照恶性肿瘤切除的操作技术。切口要大，避免挤压、出血、锐分离周围组织，绝对保证不因手术而扩散。近年来有人用腹腔镜皮下充气，分离掀起皮肤，制造操作空间。镜下分离切除淋巴结。特别是小的淋巴结，做大切口的确不值当，这可能是一种新的可推荐的途径。淋巴结活检排除肿瘤外还应注意某些特异性感染以及自身代谢性炎症反应。

二、肿瘤组织活检

内科请外科会诊做瘤组织活检，为了定性定级，只限于不易切除的肿瘤。如某些恶性弥散性淋巴瘤。有时不可能做淋巴结完整切除，只能做部分组织切取。一般应选较大的肿瘤，切取组织包括外膜及中心深部，梭形的楔形切除。避免出血或肿瘤破裂组织溢出，应在完整暴露后先穿刺试探，必要时抽吸减张后，无活跃出血，方可切开。手术技术必须严格按照恶性肿瘤切开操作规程，术后放疗化疗。

三、器官活检(肝、肾、胸膜、腹膜、关节滑膜)

单纯为了诊断而行手术探查内脏基本上不符合外科原则。通常采用穿刺活检。近年来经腹腔镜探查与活检尚属新的尝试。直视下取活检比盲目穿刺更为安全可靠。当然，这要取决于腹腔镜技术熟练情况。不同组织切开缝合各有其特点，总的原则是紧密缝合，不出血不渗出。实质器官切口不能对严实者，必须使用组织填充(如切下之肌肉小块)。

四、骨活检

骨针穿刺以外，其他都是开放切开，一般只能用肌肉覆盖。骨质出血宜先用骨蜡止血,再填以肌肉缝合。

第七节　内外科疾病并存时的手术原则

一、手术目标确定(表 18-2)

表 18-2　手术目标确定评分

手术类型(达标总分要求)	根治(6)	分期延缓(4)	应急姑息(2)
原病预后(评分)	能痊愈(3)	带病生存(2)	终末期(1)
当前情况(评分)	危急(1)	缓(2)	轻(3)

二、手术方法选择

手术三方九点评分(表 18-3),考虑达标的目的。

表 18-3　手术方法选择评分

达标目的	救命(3)	减轻痛苦(2)	安慰(1)
估计效果	满意(3)	进步(2)	不明显(1)
可能危险	常规损害(3)	可接受(2)	致命致残(1)

总分不足 5 点,手术价值可疑。任何一方为 0,都是手术禁忌。

三、手术操作原则

深思熟虑、速战速决。步步为营,随时能下台。保证手术台上零死亡,力求简单、见效即收。

例如:先天性心脏病患者等待手术的年龄突然发生阑尾炎。先天性心脏病为可根治性,评分为 3 分;当前情况无症状,很轻,也评分为 3 分。总分 6 分,应该予以根治,切除阑尾。然后按患者当时手术条件,作三方九点评分。手术目的属于救命,评 3 点;手术成功能满意的解决问题,评 3 点;如果手术与麻醉安排合适,可以争取常规手术损害,也评 3 点。共计 9 点,手术可行。条件是如何安排手术步骤与麻醉方法。这就要根据先天性心脏病的类型,现时对生理的影响,血氧情况、心肺代偿功能,憋气试验与直立试验结果来判断。

如果都是阴性、及格,常规手术与麻醉均可选用。但是一般尽量选用浅中枢抑制区域阻滞麻醉,如睡眠加硬膜外麻醉。但有的单位分析全麻掌握熟练,随时可逆性吸入麻醉更为安全。手术步骤则要根据病理情况,非常容易切除阑尾,当然常规切除,最好经腹腔镜切除。如果已有粘连,分离困难,有出血与扩散危险,不妨限于局部操作,加引流;甚或只做引流。

如果对小儿麻醉无把握,也可采用针麻。特别是熟练的腹腔镜下切阑尾。睡眠下无痛即可手术。另外,在强调中西医结合的当下,已开发了许多非手术疗法治疗急性阑尾炎,这也促使我们深入研究小儿急性阑尾炎的病理类型与临床鉴别诊断方法。如果能准确诊断早期阑尾充血期及缺血期,给予适当治疗,完全可以避免手术。我们曾经用中药、针灸、阿托品疗法、理疗等治愈过一批已经决定手术而暂时观察的"阑尾炎"患者。如果患者真是难以接受手术,特别是病史很短,阑尾炎诊断并不十分肯定。不妨先用抗生素以及其他熟悉的方法,观察十几个小时。

另外一例:一个 3 岁女孩晚期肺炎,已经发展为多器官衰竭。患者已昏迷 3 天,在监护室抢救。患者腹胀严重,经胃肠减压及肛管排气无效,腹胀更加严重,腹壁张力很高,皮肤发亮。同时发现右侧腹股沟疝,张力很高,不能还纳而请外科会诊。经低压钡灌肠见结肠内无气空瘪,可以诊断为完全性肠梗阻。直肠指检右侧内环处有固定的肠管,张力很高。但与腹股沟外挤压双合诊内外交通自由,说明疝无嵌顿,不需整复。腹胀情况完全是中毒性肠麻痹的后果。但是目前已经发展为曲折压迫性机械性肠梗阻。越压越紧,成为恶性循环。继续发展只有死路一条。

按原病分析:晚期肺炎多器官衰竭只能靠维持生命,保护每一个器官。只要患者活着,总有恢复的可能。患者昏迷 3 天,家长不放弃,内科医师仍在积极抢救。原病属于终末期(1),当前情况(评分)危急(1),虽然希望不大,总分为(2),至少也应设法给予应急姑息治疗。外科行开腹,小肠减压造瘘,可以改善肠内毒素引流,改善膈呼吸障碍。给其他器官恢复创造条件。按九点分析:

达标目的为救命(3),估计效果能减压进步(2),可能危险为致命致残(1),总分为(6)。手术可行。当然,这种机械似的估算,不足为凭,只供参考。核对主、客观条件,外科医师至少手术有据有理。而不手术反而有怕负责任之嫌。但是,如果评分为0,则一票否决,应拒绝手术。因此,退一步考虑,如果会诊较早,是否应该早决定小肠造瘘,避免形成恶性循环。这个决定取决于手术打击与患者的承受能力对比。因此必须研究手术方式,如何简化步骤,缩短时间,减少探查分离,避免出血。这也考验外科水平,必须实事求是,严肃对待。

（张金哲）

第十九章 体表外科（烧伤与整形外科）

第一节 烧伤

一、概述

　　烧伤外科作为外科学的一个分支，是研究烧伤的发生、发展规律，以及救治、康复理论及技术方法的学科。烧伤（burn）是体表外科最重要的创伤之一，一般指由沸液、火焰、蒸汽和高温气体等热力引起的组织或器官损伤。它最常见于皮肤，严重者可累及皮下组织、肌肉等，也可发生于其他部位，如眼、口腔、呼吸道、食管、胃等。需要重视的是，烧伤不仅仅是局部皮肤组织的损伤，而且在一定程度上可引起全身性的反应或损伤，尤其是大面积烧伤，全身各系统、组织均可被累及，因此，

有人将"烧伤"称为"烧伤病"。日常所说的"烫伤"，指由沸水、沸油、沸汤、热蒸汽等热液引起的组织损伤，属于热力烧伤的一种。在小儿患者中，热液烫伤最为常见。临床上，由于电流、化学或放射物质所致组织损伤与热力引起的病理变化和临床过程有相近的方面，故将它们也归于烧伤范畴。但它们有各自的特殊性，故在诊断、分类上仍应加以区分。如：电烧伤、化学烧伤和放射性烧伤。下面讨论以热力烧伤为代表。

　　小儿好奇心强、活动频繁、运动的协调能力差，容易被热液烫伤。烧伤以夏季发病率最高，中、小面积烧伤占大多数，且以头颈、手、四肢等暴露部位居多。故对大多数烧伤患者来说，恢复外观及功能是重要问题。小儿生理特点决定其烧伤具有如下特点：①小儿全身血容量以体表面积计算

较成人低,相同面积小儿烧伤较成人容易发生低血容量性休克;②小儿头大、下肢短小,随着年龄的增长,其比例不断变化并逐渐接近成人,其体表面积计算与成人不同;③小儿皮肤较成人薄,加之其自我保护能力差,同样致伤条件下烧伤创面较成人深;④小儿免疫系统发育不成熟,抗感染能力较成人差,烧伤后容易发生感染;⑤小儿神经系统发育不完善,大脑皮质的兴奋和抑制容易扩散,皮质下中枢兴奋很多,容易发生呕吐、惊厥;体温调节中枢不稳定,极易发生高热;⑥小儿消化系统尚未发育成熟,烧伤后容易发生腹胀、腹泻及营养不良;⑦小儿处于生长发育期,烧伤容易发生瘢痕增生及挛缩。

(一)烧伤严重程度的估计 一般而言,烧伤的严重程度与烧伤面积和深度有密切关系。因此正确认识和估计烧伤面积和深度,是判断伤情和治疗烧伤的重要依据。

【烧伤面积的估计】

1. 中国九分法 根据大量实测我国人体体表面积而获得的估计方法,因此较切合我国人体实际。具体方法:将全身体表面积划分为若干9%的等分,便于记忆。成人头颈部占体表面积9%;双上肢各占9%;躯干前后(各占13%)及会阴部(占1%)共占3×9(27%);臀部及双下肢占5×9%+1%(46%)。

小儿的躯干和双上肢的体表面积所占百分比与成人相似。特点是头大下肢小,并随着年龄的增长,其比例也不同。估计烧伤面积时应予注意。可按下列简易公式计算:

头颈部面积(%)=9+(12-年龄)

双下肢面积(%)=46-(12-年龄)

另一种记忆法,小儿躯干前后(包括颈臀)共4×9,双上肢为2×9,另加会阴1%,共55%,为各年龄固定不变值。头面部为9%,双下肢为4×9%,共45%,须随年龄互变大小。按以下公式计算:头颈部面积(%)=9+(12-年龄);双下肢面积(%)=36-(12-年龄)。

2. 手掌法 即小孩五指并拢,手掌面积等于体表面积的1%。此法用于小片烧伤的估计或辅助九分法的不足。例如:除一上肢烧伤外,

胸前尚有一小片烧伤,约2掌面积,则烧伤面积为9%+2%=11%;又例如全身大部烧伤,仅余头顶及腰部约5掌面积未烧伤,则烧伤面积为100%-5%=95%。

【烧伤深度的估计】 目前普遍采用三度四分法。即根据烧伤的深度分为Ⅰ度、浅Ⅱ度、深Ⅱ度、Ⅲ度。

1. 三度四分法的组织学划分 临床上,三度四分法已应用较长时间。

(1)Ⅰ度烧伤:一般包括表皮角质、透明层、颗粒层的损伤。有时虽可伤及棘状层,但生发层(亦称基底层)健在,故再生能力活跃。常于伤后5~7天脱屑痊愈,不遗留瘢痕。有时有色素沉着,但绝大多数可于短期内恢复至正常肤色。

(2)Ⅱ度烧伤:根据伤及皮肤结构的深浅又分为浅Ⅱ度和深Ⅱ度。

浅Ⅱ度包括整个表皮和部分真皮乳头层的损伤。由于生发层部分损伤,上皮的再生有赖于残存的生发层及皮肤附件,如汗腺管及毛囊等的上皮增殖。如无继发感染,一般经过1~2周愈合,亦不遗留瘢痕。有些有较长时间的色素改变(过多或减少)。

深Ⅱ度包括乳头层以下的真皮损伤,但仍残留有部分网状层真皮。由于人体各部分真皮的厚度不一,烧伤的深浅不一,故深Ⅱ度烧伤的临床变异较多。浅的接近浅Ⅱ度,深的则临界Ⅲ度。但由于有真皮内毛囊、汗腺等皮肤附件的残存,仍可再生上皮,成为修复创面的上皮小岛。若无感染,多可通过再生上皮,不需要植皮,一般需3~4周愈合,创面可自行愈合。也因为如此在未被增殖上皮小岛覆盖创面以前,已形成了一定量的肉芽组织,故愈合后,多遗留有瘢痕,发生瘢痕组织增生的机会也较多。此外,由上皮小岛增殖的上皮多较菲薄脆弱,缺乏韧性和弹性。摩擦后易发生破损,使创面再现,成为烧伤残余创面发生的原因之一。如发生感染,不仅愈合时间延长,皮肤附件或上皮小岛被破坏,创面则需植皮手术方能愈合。Ⅱ度烧伤,特别是浅Ⅱ度,如无感染,且痂皮保持干燥,可形成痂下愈合,无自溶脱痂的过程。

(3) Ⅲ度烧伤:为全层皮肤的损伤。因此除表皮、真皮及其附件全部被损伤外,有时烧伤可深及皮下脂肪、肌肉,甚至骨骼、内脏器官等。故Ⅲ度烧伤的含义较广,代表的严重程度也不一致。曾有人将探及肌肉、骨骼或内脏器官的烧伤称为Ⅳ度烧伤。由于皮肤及其附件全部被破坏,已无上皮再生的来源,不能形成痂下愈合,脱痂后为肉芽组织。创面修复必须有赖于手术植皮或上皮自周围健康皮肤长入。

2. 三度四分法临床特征

(1) Ⅰ度:又称红斑型烧伤,表皮层受损,真皮乳头血管网有充血,表现为皮肤发红、干燥,可有轻度肿胀,疼痛明显,但无水疱。由于基底细胞未受损害,伤后 2~3 天红肿痛消失,5~7 天表皮皱缩脱屑,不留瘢痕,可能存在短期的色素改变。

(2) 浅Ⅱ度:包括表皮和真皮乳头层损伤,其特点为表皮与真皮之间有血浆样液体积聚,形成水疱,故称水疱型烧伤。去除水疱后可见潮红色基底,基底上有均匀的鲜红色斑点。由于神经末梢裸露,疼痛明显。伤后 10~14 天由皮肤附件上皮增殖愈合。

(3) 深Ⅱ度:损伤已达真皮深层,移去分离的表皮后可见基层微湿,较苍白,质地较韧,感觉较迟钝,有淡红色小点,于伤后 12~24 小时最明显,形成红白相间的基底。若热力损伤真皮与皮下脂肪交界处,可见细小的网状梗塞血管。伤后 3~4 周由残余的皮肤附件上皮在肉芽组织创面增殖愈合,留有瘢痕。

(4) Ⅲ度:皮下组织受累,也可深达肌肉、骨骼,有焦痂形成。皮肤呈皮革状,为蜡白、焦黄或炭黑色。创面干燥,无渗液、发凉,针刺无痛觉,拔毛不痛。可见粗大的栓塞的血管网,为真皮下血管丛栓塞,如树枝状,多在伤后即可出现,尤以四肢内侧皮肤薄处多见。但有时需待 1~2 天,特别是烫伤所致者,需待焦痂干燥后方显出。后期焦痂脱落后形成肉芽创面,需植皮覆盖创面。

【烧伤严重程度分类】 1970 年全国烧伤会议通过小儿烧伤严重程度分类标准如下。

(1) 轻度烧伤:总面积在 5% 以下的Ⅱ度烧伤。

(2) 中度烧伤:总面积在 5%~15%,Ⅲ度烧伤在 5% 以下,或Ⅱ度烧伤在头面部、手足、会阴部。

(3) 重度烧伤:总面积在 15%~25%,或Ⅲ度烧伤面积在 5%~10%;或烧伤面积不足 15%。但有下列情况之一者仍属重度烧伤,①全身情况较重或已有休克;②有严重创伤或合并化学中毒;③重度吸入性损伤;④婴儿头面部烧伤超过 5% 者。

(4) 特重烧伤:总面积在 25% 以上,或Ⅲ度烧伤面积在 10% 以上。

【估计烧伤严重程度时注意事项】

(1) 上述严重程度分类方法并非完善。烧伤严重程度基本上由烧伤面积与深度所决定,烧伤的预后或严重性尚与许多因素相关,如烧伤原因、部位、合并伤、年龄、伤前的健康状况等,个体差异很大,难以固定模式予以分类。因此考虑烧伤严重程度时,必须将这些因素考虑进去。但由于浅度烧伤与深度烧伤的治疗难度相差甚远,因此国内外有不少单位采用烧伤指数(burn index,BI)来表示烧伤的严重程度。公式如下:BI=Ⅲ度烧伤面积 +1/2Ⅱ度烧伤面积,其强调了Ⅲ度烧伤的严重性,但深或浅Ⅱ度烧伤在严重程度和预后等方面存在着较大的差异,二者均占 1/2 的比例,不够客观。因此有学者提出:BI=Ⅲ度烧伤面积 +2/3 深Ⅱ度烧伤面积 +1/2 浅Ⅱ度烧伤面积。同时,不管任何分类法,均为了有效、有序列进行抢救;若收容成批烧伤患者时,则必须进行分类。具体治疗措施还必须结合具体患者情况。

(2) 不论用哪种方法估计面积,均为近似值,因此:①除总面积外,应将各度的面积分开计算,以便于治疗参考;Ⅰ度烧伤不计入烧伤面积,吸入性损伤严重程度需另予注明,不计算面积。②要反复核对,一般儿童特别有头面部烧伤者,易将烧伤面积估计偏低,尽量使误差控制在 ±5% 以内。

(3) 烧伤深度的估计主要根据临床表现。全身各部位皮肤厚度等可使深度的估计有时发生困难或错误。在同一条件下的烧伤,皮肤较厚的部位烧伤即较浅。例如在一般情况下,足底、躯干部特别是肩背部,Ⅱ度烧伤的发生率较四肢为少。又例如手背皮肤较薄,是该部位烧伤容易偏深的原因之一。小儿烧伤,往往将深度估计偏浅。由于小儿皮肤较薄,即使深Ⅱ度烧伤,渗出至浅层(坏死皮肤下)的体液仍较多,故水疱较大,如果单凭水疱较大即判断为浅Ⅱ度,则往往容易误判。此外,如果继发感染,小儿烧伤也较成人容易加深。烧伤原因不同,临床表现也不尽一致。例如酸烧伤后,表面蛋白凝固,变色,容易估计偏深;碱烧伤往往有继续加深的过程,如不反复观察,则容易估计过浅。Ⅲ度烧伤偶尔亦可出现水疱。见之于两种情况:一种是温度很高但作用时间短暂,致真皮内的水分迅速蒸发,积于表皮下形成水疱。这种水疱一般很小,常为多发,弄破后,含水很少,创面基底发白。另一种是温度较低而作用时间较长,常见的是未保护好的热水袋,置于麻醉未苏醒患者或新生儿皮肤上,或瘫痪的肢体上。开始时只是浅Ⅱ度烧伤,局部出现大水疱,但由于患者失去知觉或不会申诉(如婴儿),任热水袋继续在局部作用,往往造成深度烫伤。这类水疱较大,多为单发,弄破后,液体较多,创面较一般浅Ⅱ度苍白,常经久不愈。

(二)烧伤的预后 影响烧伤的治愈率的因素较多,诸如烧伤面积、深度、年龄、有无复合伤,伤前的健康状况,急救和早期处理是否及时和恰当等。就几个主要方面,阐述如下。

(1)与烧伤面积有关:一般来说,烧伤面积愈大,病死率也愈高。

(2)与烧伤深度有关:烧伤深度不同,治愈率差异很大,深度烧伤面积越大,治愈率越低。

(3)与烧伤患者年龄有关:烧伤也和其他创伤或疾病相同,与年龄有密切关系。只是在烧伤患者更为明显,年龄越小,治愈率越小。更确切地说,在成年以前,年龄与治愈率呈正相关;成年以后,则相反。年龄越大,治愈率越低。但在同一面积烧伤,小儿治愈率较老年人(>65岁)要高。

(4)与有无吸入性损伤有关:有无吸入性损伤,在很大程度上影响治愈率。关于吸入性损伤的病死率各研究统计不一,多数在40%~60%。有吸入性损伤的病死率高于无吸入性损伤者近13倍。

(5)与有无复合伤有关:与其他损伤一样,复合伤加重了烧伤的严重性和复杂性,无疑地要降

低烧伤治愈率。但由于复合伤的性质,严重程度不同,所造成的影响也不同。烧伤复合伤的结果除与复合伤的性质和严重程度有关外,尚受其他的许多因素支配,诸如年龄、伤前健康状况等。更重要的是烧伤本身的严重程度。同样性质的脑外伤,对于中小面积烧伤来说,影响可能少一些,治疗也会顺利些;但对于重度烧伤,则不仅增加了治疗的复杂性,而且严重影响其预后。

(6)与早期处理是否恰当有关:与其他创伤一样,早期处理及时而又恰当的伤员,预后就要好一些。无论休克、败血症和内脏并发症发病率均较低,治愈的可能性也高。早期处理包括的范围较广,环节较多,诸如急救、后送、复苏、创面的保护和处理,感染预防等,是提高治愈率,尤其是严重大面积烧伤的治愈率,十分关键的措施。除了处理的质量外,关键在于"早"。无论实验研究或临床实践,已一再证明,延迟复苏的动物或患者的并发症和病死率均明显增高。

(三)后遗症 烧伤患者的治疗,除抢救生命外,另一重要工作是如何减少后遗症,最大程度恢复功能,提高生活质量。

烧伤后遗症涉及的范围较广,概括起来,主要有两方面:一为各系统和内脏后遗症;二为由于瘢痕增生、瘢痕挛缩以及骨关节障碍等所引起的功能障碍和毁容等。

严重烧伤患者常常在病程中并发各系统和各类内脏并发症,如心功能障碍,应激性溃疡,肝、肾功能不全、严重贫血等。这些并发症可在烧伤创面愈合后持续较长一段时间,往往可影响患者的身心健康,但大多数的后遗症患者,经过一段时间的休养后可逐渐恢复健康,特别是内脏功能障碍者,包括应激性溃疡,肺部感染,心肌损害,肝、肾功能不全等均能在创面愈合后不久逐渐恢复。有的后遗症,如大面积深度烧伤患者在创面愈合后的较长一段时间内,由于大部分汗腺被毁,散热的能力差,故对热的耐受性差,但经2~3年或更长时间,往往也能逐步适应和代偿。然而有些后遗症,如颅骨大块缺损,腹壁缺损和腹壁疝,深部静脉栓塞,骨、关节畸形(化脓性感染、骨骼生长发育畸形、骨关节溶解等引起)等,需要一定的治疗和处

理,才能康复或症状减轻。

常见而且大量的后遗症是由于瘢痕增生和瘢痕挛缩所造成的功能障碍。严重的尚可导致继发性骨关节畸形,特别是在儿童时期,由于瘢痕挛缩限制了软组织不能与骨骼同步生长,骨关节畸形更易发生而且严重。烧伤后瘢痕挛缩畸形,有些是由于严重深度烧伤直接破坏所致,如手指烧焦坏死;或由于伤情过重,自体皮有限。例如大面积深度烧伤,只有依靠小片自体皮的方法消灭创面。有的则由于瘢痕体质以致形成瘢痕增生或瘢痕疙瘩,导致畸形。在这些情况下发生的功能障碍,目前尚难完全避免。然而某些瘢痕挛缩畸形与早期治疗不当有密切关系(此处早期治疗的含义包括烧伤后至创面愈合以及愈合后的一段时间)。如处理适当,是可以避免发生或减轻其功能障碍程度的。

早期治疗对瘢痕畸形产生的影响

1. 创面处理不当　这是早期治疗中影响功能最多者。概括起来,有如下几个方面:

(1) 早期未及时抓紧创面处理,因而发生感染,使浅度创面加深。残留的上皮组织被破坏,创面在较长一段时间坏死组织较多,脱落未尽,不能接受植皮,肉芽组织增多,以致愈合缓慢,以后虽经植皮,但由于局部肉芽组织多,加之皮片本身也易挛缩,故形成瘢痕的机会增多。

(2) Ⅲ度创面,延误了植皮时机,使肉芽组织水肿或增生,植皮存活差,虽经反复多次植皮而愈合,但瘢痕组织已增多。

(3) 对功能部位的深度烧伤创面处理认识不够。有的是因为未能创造条件及早进行切削痂植皮,有的则虽然及早进行了切痂植皮,但未采用大张皮而是采用邮票植皮法,致瘢痕增多。另一种情况是,创面由于全身或局部的原因,未能及早进行切削痂植皮,而是采用的蚕食脱痂,脱痂后未及时进行植皮,以致肉芽水肿、苍白,植皮成活率低,瘢痕多。

(4) 中、小面积的深Ⅱ度烧伤,未积极地进行削痂植皮,而是采用自溶脱痂的办法,任其自然愈合。这类深Ⅱ度创面如果处理得当,是可以借助残留的上皮岛扩散而愈合,但瘢痕增多。瘢痕增生也多见于采用此类方法愈合的创面。如果在溶痂过程中,感染严重,将残留的上皮岛部分或全部破坏。创面加深,肉芽组织更加增多,愈合缓慢,需反复植皮才愈合,遗留瘢痕多。故中、小面积的深Ⅱ度烧伤,由于自体皮源充足,应及早进行削痂植皮,特别是功能部位,可减少瘢痕挛缩和瘢痕增生的机会,不宜采用蚕食脱痂,任其自行愈合。

(5) 中、小面积中的Ⅱ度烧伤,特别是功能部位,处理不当。其一是未能及早进行切痂植皮,而采用脱痂植皮的方法,如上述第二项一样,常因感染而使肉芽组织增生和水肿,虽经植皮后愈合,但瘢痕较多,发生挛缩。其二是虽及早进行了切痂植皮,然而选用的植皮方法不适当,也按大面积烧伤Ⅲ度的处理方法,采用点状皮、网状皮或自、异体皮镶嵌移植。而不是采用大张自体皮或邮票状自体皮密集移植,全覆盖创面的方法。

2. 供皮区处理和选择不当　有一些瘢痕增生发生在供皮区。除个别所谓瘢痕体质外,多数因为供皮区取皮过深或感染引起。特别是感染后创面加深。愈合延迟,瘢痕增多。因此切取自体皮时切忌过深,严格注意无菌操作技术,防止感染。必须强调的是:切取过深,常是供皮区发生感染的重要原因。

关于薄断层皮供皮区选择问题,应尽量应用头皮。头皮供皮有如下优点:①头皮血运循环好,毛囊、皮脂腺、汗腺多而较深,上皮相对较厚,不仅再生能力较强、可以反复切取,而且很少发生严重感染;②即便有瘢痕也不影响容貌。在小儿,由于头大下肢短小,利用头皮薄断层皮片反复切取修复大面积深度烧伤是可行的。

3. 肢体环状深度烧伤减张不及时　肢体环状深度烧伤特别是电击伤或热压伤,常伤及肌肉,致深筋膜下张力增高,造成筋膜室综合征,如减张不及时可致深层肌肉、肌腱、神经、远端肢体等坏死,导致残疾和功能障碍。因此早期减张十分必要。

4. 治疗和创面愈合过程中未注意将肢体置于功能位,以致畸形愈合。常见的是足下垂、腕下垂,还有拇内收,指背屈和掌指关节过伸等。必要时,

19

应用夹板和支架等以保持功能位。

5. 未能及早开始功能锻炼以减少或预防瘢痕挛缩、蹼状瘢痕形成、关节僵直、瘢痕粘连等。功能锻炼在不妨碍创面愈合的情况下应及早开始，并持续至创面愈合后一段时间。

6. 已形成畸形后处理不及时　原则上，一般待瘢痕较稳定后再进行整形，手术效果较好。但是在某些功能部位障碍如睑外翻、手挛缩畸形等，如果等待时间太久，尚可导致其他恶果，如睑外翻所造成的角膜溃疡甚至穿孔；手挛缩畸形所致之骨关节变形，导致以后整形的困难等。在小儿，由于瘢痕不能与骨骼同步增长，时间越长，挛缩畸形越严重，甚至造成永久性畸形，因此功能部位瘢痕挛缩，整形手术不宜等待过久，术后辅以理疗、体疗锻炼可减少畸形和最大限度地恢复功能。

二、烧伤临床与病理生理

根据烧伤的病理生理和临床特点，可将其临床过程分为四期：

(一)体液渗出期　除损伤的一般反应外，无论烧伤的深浅或面积的大小，伤后迅速发生的变化为体液渗出。对于较小面积的浅度烧伤，体液的渗出主要表现为局部的组织水肿，即使有时渗出体液较多，但经过人体的代偿，对有效循环血量不造成明显影响。当烧伤面积较大(一般指小儿 II/III度烧伤在 10%以上者)，尤其是当抢救不及时或不当，人体不足以代偿迅速发生的体液丢失时，有效循环血量明显下降，导致血流动力学方面的改变，进而发生休克。因此就较大面积烧伤而言，又称此期为休克期。

导致体液渗出的主要病理生理变化为烧伤区及其周围或深层组织的毛细血管扩张和通透性增加，大量血浆样液体自血液循环渗入组织间隙形成水肿或自创面渗出，因而全身循环系统中丧失了大量的水分、钠盐和蛋白质(主要为白蛋白)。这些变化，在严重烧伤时，不仅表现在局部，亦可不同程度地见于身体未烧伤部位及内脏。同时因烧伤深度不同，局部表现也不一致，一般烧伤越深则水肿越重。烧伤水肿的严重程度因部位与组织结构而异，例如身体低垂部位水肿较明显；头颈部血液循环丰富且组织疏松，故水肿较剧。

烧伤的渗出与水肿原本都是等张血浆样液体。然而在毛细血管通透性改变的同时，烧伤区及其周围组织，或因热力损伤并未致死，或因水肿压迫、血栓形成等而缺血缺氧，发生细胞膜功能的改变与细胞代谢障碍，无氧代谢增加，钾离子自细胞内移出。细胞内液离子减少，成为低张，而使细胞外张力相对较高，则使水分由细胞内进入细胞外，导致细胞间质也成为低张水肿。大量水分及钠离子外渗丢失使血容量减少、血液浓缩。严重者可以导致有效循环血量减少、组织血液灌注减少、组织缺血缺氧，进而加重水、电解质代谢与酸碱平衡的失调。组织缺血缺氧严重者，尚可有大量血管活性物质、凝血活酶等释出，进一步使毛细血管扩张和通透性增加，血流缓慢，淤滞，渗出更加增多，导致有效循环血量进一步减少，组织缺氧更加严重，甚至导致血管内凝血、微循环障碍。这些反过来又加重组织缺氧，形成恶性循环。此外，由于皮肤的破坏，失去了控制水分蒸发的屏障，故在大面积烧伤，从 II/III度创面蒸发的水分量甚大，也是引起体液丧失不可忽视的因素。

由于大量体液外渗，烧伤休克为低血容量休克。表现为低血容量、血液浓缩、低蛋白血症、低钠血症、代谢性酸中毒等。其发生机制与血流动力方面的改变相关，诸如因循环血量下降所引起的心输出量降低、血压下降以及组织灌注不良、微循环的变化等，与失血性休克基本相同。但不同的是烧伤后体液从毛细血管渗出，以致大量丧失时为一逐渐发展的过程。因此为人体的代偿和治疗赢得了时间。人体的代偿方式大致有：①通过主动脉弓和颈动脉窦的反射，以及释放大量儿茶酚胺等，使心率增快，周围和内脏血管收缩，以增加回心及有效循环血量；②醛固酮分泌增多，使钠排出减少，间接地有利于血容量的维持；③由于小动脉收缩后，毛细血管内静水压降低；同时由于水和电解质从血管内渗出的速度较蛋白质为快，胶体渗透压暂时相对较高，有利于从未烧伤区域内将组织间液转入血管内；④抗利尿激素增多，使尿量减少；⑤由于口渴，饮水量增多等。

本期的关键是休克的防治。在积极维护人

19

体本身调节功能的基础上，及早进行补液治疗、迅速恢复循环血量仍是当前防治烧伤休克的主要措施。烧伤后，体液丧失的速度一般以伤后 6~8 小时内为高峰；至伤后 18~24 小时速度减缓。烧伤面积越大，体液丧失速度也越快，休克发生的时间也越早。因此要争取时间，在休克未发生或未发展至严重阶段前，积极进行治疗，迅速补充血容量，增加心输出量等，以改善组织灌流情况，休克多可得到纠正或预防。

此期中常见的并发症为急性肾衰竭、肺部并发症（肺水肿、急性肺功能不全等）、脑水肿、应激性溃疡等，应注意防治。但它们的发生多与严重休克有关，因此积极防治休克的本身，也是预防这些内脏并发症的重要措施。Ⅲ度烧伤时，红细胞因热力直接破坏，除可导致继发性贫血外，尚可由于严重血红蛋白尿，加重早期肾功能障碍，甚至引起急性肾衰竭，应及早防治。

体液渗出持续时间一般为 36~48 小时；严重烧伤时可延至 48 小时以上，甚至 72 小时。随着应激反应的减弱，血流动力方面逐渐趋于稳定，毛细血管通透性逐渐恢复正常。水肿液开始回吸收，水肿逐渐消退，创面变干燥。此时临床上习惯称"水肿回吸收期"。在大面积烧伤，血液可出现稀释现象，尿量与尿钠排出增多。此时如不注意，仍继续大量输液，则有发生循环血量过多和脑水肿、肺水肿的危险。回吸收时间因烧伤严重度及有无继发创面感染而异。没有感染的小面积烧伤，2~3 天即可完成；大面积深度烧伤，特别是并发感染者有时可延续 2~3 周。

（二）急性感染期　烧伤创面的坏死组织和含大量蛋白质的渗出液是细菌的良好培养基。在深度烧伤区的周围还因为血栓形成，局部组织发生缺血和代谢障碍，人体的抗感染因素如白细胞、抗体和抗感染药物均难以到达局部，更有利于细菌的繁殖。因此继休克后，急性感染是对烧伤患者的另一严重威胁。烧伤越深、面积越大，感染机会也越多、越重。

创面感染的主要来源为伤后的污染，包括接触环境和伤员本身呼吸道、消化道细菌污染等。其中又以接触污染为多；其次是残留在残存毛囊、皮脂腺和周围健康皮肤褶皱中的细菌。它们一旦在创面立足（最早可在伤后 6~8 小时开始）便迅速繁殖。最初表现为急性蜂窝织炎、急性淋巴管炎等局部感染。如果面积较小较浅，局部感染经过适当处理后可被控制，3~5 日自行消退。否则感染可继续发展，向深部健康组织侵袭形成所谓的烧伤创面脓毒症。如果进入血液循环将导致全身侵袭性感染。伤后 3~10 日正值水肿回吸收期，患者经休克打击后，内脏和身体各种功能尚未调整，局部自然屏障丧失，与抗感染能力密切相关的免疫系统的各组成部分在伤后遭受不同程度的损害。这些是导致机体对入侵微生物易感性增加、使感染易于发生，而一旦发生又难以控制的主要原因。

水肿回吸收期是急性感染的高发时段。随后发生率虽有所下降，但紧接着伴随坏死组织的溶解脱落进入溶痂期，此时富含蛋白的溶解组织是细菌生长的良好条件。一直延续到伤后 3~4 周，待健康的肉芽屏障形成后，感染发生与扩散的机会才逐渐减少。

感染的预防，尤其是全身性感染的预防是此期的关键。此期内脏并发症最多见，常见的有肺部感染、因感染所引起的肾功能障碍、心功能不全，烧伤应激性溃疡、急性化脓性静脉炎等。它们往往与全身性感染互为因果，彼此又互相关联，故在此期中并发症的防治也占有重要地位。

（三）创面修复期　创面修复过程在创面出现炎症改变后不久就开始。Ⅰ度烧伤 5~7 天痊愈，脱屑，无瘢痕。浅Ⅱ度烧伤，由于生发层仅部分被毁，如无感染，2 周左右痊愈，也不遗留瘢痕，但可能遗留色素改变。深Ⅱ度烧伤，如无感染，经 3~4 周后，仍可依靠残存皮肤附件的上皮再生将创面覆盖愈合，但由于创面在未被增殖的上皮小岛覆盖以前，已有一定量的肉芽组织形成，故愈合后，可产生瘢痕。而Ⅲ度烧伤或严重感染的Ⅱ度烧伤，由于皮肤附件完全被毁，创面只能由四周创缘的上皮向内生长覆盖。因此，创面较大时，如不经植皮，多难自愈，有时可形成顽固性慢性溃疡，愈合后生成大量瘢痕。

临床上称深Ⅱ度烧伤的坏死组织为痂皮，Ⅲ度者为焦痂。它们大部分在伤后 2~3 周或更长时间

19

开始与肉芽组织分离,自溶脱痂。如上所述,此时不但感染机会增多,而且脱痂后大片肉芽组织外露,大量体液丧失,可能造成代谢紊乱,如脱水、缺钾、低蛋白血症、贫血等。如不及时用植皮等方法消灭创面,将影响人体抵抗力和促使全身性感染的发生。促使创面早期愈合是本期的关键。加强控制感染、加强营养和支持、加强功能修复等都很重要。

(四)康复期 深Ⅱ度和Ⅲ度烧伤创面愈合后,均产生瘢痕,并可发生瘢痕增生、挛缩畸形,影响功能,故还需要一个锻炼、理疗或手术整形过程以恢复功能。有的创面愈合后,尚有痒感或疼痛,某些内脏器官的功能障碍恢复也需要一定时间。深Ⅱ度和Ⅲ度烧伤创面愈合后,常反复出现水疱,甚至溃破,并发感染,形成"残余创面",这种现象的终止往往需要较长时间。大面积深度烧伤创面经植皮愈合后,由于丧失了汗腺,伤员不能通过出汗来散热,以致人体散热调节体温能力减退,更需要一个调整适应过程,一般需经过2~3年的适应过程(可能是通过其他部位的汗腺分泌增加,以及呼吸道蒸发水分增加等途径来实现的),症状才逐步减轻;少数患者尚可发生并发症或后遗症,例如骨、关节畸形,心功能障碍。因此康复期的长短,因具体情况而异。同时,影响康复期长短的尚有一些其他原因,例如患者因严重烧伤打击或毁形毁容等所产生的心理障碍或精神失常;因瘢痕并发的瘢痕疙瘩、瘢痕溃疡、瘢痕恶变等,往往是导致患者难以完全康复的重要原因。

烧伤临床过程较复杂,上述四期只是为了便于临床治疗而人为划分的。它们不仅不能截然分割开来,而且是互相重叠、互相影响。例如,在体液渗出期不久,急性感染期与修复期即已开始,不能截然分开;严重休克往往易导致全身性感染的发生,而急性感染发生后又可影响休克的发生与发展;增加其严重性和处理的困难;没有感染的创面愈合早、瘢痕也少,相反,则愈合延迟、瘢痕增多。分期的目的是便于临床观察和处理有所侧重。

三、烧伤的急救处理

烧伤的急救处理是否及时得当,不仅对以后的治疗有重要影响,也关系到患者的生命安全。

(一)现场急救 目的是迅速消除致伤原因,使患者脱离现场,并及时予以适当治疗,尽可能地使伤情减轻。

热力烧伤时,应尽快脱去着火或沸液浸渍的衣服。如来不及脱去着火衣服时,应迅速卧倒,慢慢就地滚动,压住火焰,或用手边不易燃的材料(如棉被等)迅速覆盖着火处,使之与空气隔绝,也可以用水将火浇灭。务必制止患者奔跑呼叫或用双手扑打火焰,以免助长燃烧引起头面、呼吸道和双手烧伤。去除热源后,面积不大的肢体烧伤可用冷水或冰水浸泡1小时。此法可以缩短高热的作用时间,减轻损伤和疼痛,效果较好。

去除直接致伤原因后,对于病情复杂者,首先是对危及患者生命的一些情况如大出血、窒息、开放性气胸、中毒等迅速进行抢救。然后简单估计烧伤面积和深度并检查有无吸入性损伤。对复合的其他创伤、骨折等应进行包扎固定。精神正常的患者,可及时给一些口服烧伤饮料(含食盐、碳酸氢钠等),或含盐饮料。如有腹胀、呕吐或休克征象者,不便口服,应尽早进行静脉输液。

(二)后送 原则上是争取就近治疗。对严重烧伤患者最好是争取在休克已被控制、病情较稳定后,方可转送至专科医院。运送前及途中应注意如下事项:①有发生休克可能者,应在途中继续静脉输液;②镇痛、镇静(对严重烧伤患者,应避免应用冬眠合剂,以防途中因体位改变引起体位性休克);③现场急救已包扎的创面可不打开,以免增加污染机会;未经包扎或包扎不妥者,应重新包扎或加固,但不进行清创,创面水疱皮也不移除;④保持呼吸道通畅,必要时给予吸氧;有呼吸道梗阻者应及时进行气管切开;⑤对严重烧伤应留置导尿管,观察尿量,有助于了解休克情况;⑥口服或注射抗菌药物;⑦有其他创伤或骨折时,应检查固定、止血情况是否妥当,并予纠正处理再后送;⑧详细记录及填写医疗文件。

(三)入院标准 参照《中国烧伤患者住院收治标准(2018版)》要求:

1. 烧伤总面积 >10% 总体表面积(total body surface area,TBSA)的≤70岁成年烧伤患者。

2. 烧伤总面积 >5%TBSA 的≤3 岁烧伤患者或 >70 岁烧伤患者。

3. 烧伤总面积 >5%TBSA 或合并剧烈疼痛、可能有中毒等的其他小面积化学烧伤患者。

4. 需特殊治疗的特殊部位,如眼、手、足、会阴、生殖器、关节等烧伤患者。

5. 有心搏骤停或需手术治疗的包括闪电等所致的电烧伤患者。

6. 需手术治疗的热压伤患者。

7. 有其他烧伤创面需住院手术治疗的患者。

8. 可能影响呼吸功能的面颈部烧伤或合并吸入性损伤患者。

9. 怀疑可能有由烧伤创面引起严重局部侵袭性或全身性感染患者。

10. 合并有可能影响烧伤病程与发生发展甚至结局的复合伤的烧伤患者,根据烧伤或创伤本身的情况而决定患者收住烧伤科或其他专科的顺序。

11. 合并有可能影响烧伤病程与发生发展甚至结局的既往疾病的烧伤患者,根据烧伤或既往疾病本身的情况决定患者收住烧伤科或其他专科的顺序。

12. 需住院进行手术治疗、激光治疗、康复治疗等的烧伤瘢痕患者。

四、烧伤的早期处理

当患者到达后,立即向负责(亲)人了解伤情,包括扼要的病史询问、烧伤面积和深度的估计、已知的体检情况等。首先要确定有无休克、吸入性损伤、呼吸道梗阻、复合伤或中毒。然后根据病情进行早期处理。主要目的是防治休克和安排必要的创面处理。

(一)轻度烧伤的早期处理

1. 一般处理　Ⅱ、Ⅲ度烧伤面积在 5% 以下的小儿早期体液量丧失较少,经代偿后多无严重循环紊乱,故一般不需静脉输液,口服含盐饮料或饮食即可(如已发生休克,则需用静脉输液。小儿头面部烧伤,有时虽面积小,也可发生休克,应予警惕)。此外,应注意镇静止痛。不能合作的患者(特别是家长要求很高)最好在镇静下进行

检查和处理。创面污染较重、烧伤面积在 5% 以上,特别是有Ⅲ度烧伤时,应立即常规注射破伤风类毒素加强免疫,非新鲜烧伤则需进行破伤风抗毒血清预防注射。此外,根据病情及时选用抗菌药物。

2. 创面初期处理　先擦洗干净周围健康皮肤,然后用灭菌水或消毒液(如碘附、1∶1 000 苯扎溴铵、1∶5 000 氯己定等)冲洗创面,注意尽量保护创面,忌刷洗或擦洗。除浅Ⅱ度创面的完整水疱皮可予保留外,已脱落及深度创面上的疱皮均予移除,根据情况予以包扎或暴露。处理创面时,需予镇痛、镇静或麻醉。小面积可用贴敷或喷雾局部麻醉,稍大面积或较小年龄时,可用吸入或静脉麻醉。处理后必须给口服持续止痛药 1~2 天,抗菌药 3~7 天。

3. 包扎疗法　首先,创面先放一层吸水干纱布或中草药纱布(如紫草烧伤膏),再用厚 2~3cm (不宜太薄)的吸水棉垫覆盖,范围要超过创面周围 5cm,然后用绷带自肢体远端开始,均匀地加压包扎,肢端如无烧伤应予露出以观察肢端血液循环情况。包扎疗法有保护创面、防止再损伤,减轻疼痛、减少污染和及时引流创面渗液的作用。适于四肢烧伤、环形浅度烧伤,便于不合作的小儿护理中约束固定。但厚层敷料散热差,不适于炎热季节或地区。

包扎肢体应适当抬高并制动。包扎后应逐日检查:敷料有无松脱或被渗液浸透情况;有无臭味或疼痛;以及肢端循环情况等。如有高热,白细胞计数增高,剧痛,恶臭等感染迹象时,应及时更换敷料;敷料浸湿后亦应及时更换,但如无感染,内层可不更换。浅Ⅱ度烧伤可一周左右更换外层敷料,若无上述情况,内层敷料延至伤后 10~14 日更换,争取一次包扎后创面愈合。深度烧伤如无污染应在 2~3 日后更换敷料,以便判断深度情况,调整治疗方案。每次换药均应在充分止痛镇静或麻醉下进行。

4. 暴露疗法　目的是将烧伤创面暴露于空气中后,使创面渗液和坏死组织逐渐干燥,形成痂皮(焦痂),以暂时保护创面免遭再损伤和污染。此外,干冷(低于体温)环境也不利于细菌繁殖。施行暴

19

露疗法的早期,除及时用消毒棉清创创面周围外,可用低温、低速吹风机或烤灯协助创面干燥。也可喷抗菌或杀菌药物,如1%硝酸银、1%磺胺嘧啶银混悬液等。暴露疗法适用于各部位烧伤,特别是头颈、会阴等不便于包扎的部位。当然,暴露的创面必须加强护理,保护清洁,避免损伤。能正常活动的小儿,小面积可包扎的烧伤,尽可能不用暴露法。

(二) 中、重度烧伤的早期处理

1. 处理程序 一般按下列程序进行:①扼要询问病史,迅速估计伤情。应注意是否有休克、复合伤、中毒、吸入性损伤等。②确定是否需要紧急气管切开。③镇静止痛可静脉持续泵入镇痛剂。已有休克者,应由静脉给药。④行静脉穿刺建立通畅的输液通道;同时抽血进行交叉配血和必要的生化检查。⑤留置导尿管,记录每小时尿量、比重、酸碱度,并注意有无血红蛋白尿、血尿;定时送检尿液常规。⑥制订补液计划。⑦破伤风预防注射和选用抗菌药物。病情平稳后行创面初期处理。

2. 烧伤休克防治 烧伤休克的主要病理生理基础是渗出引起的体液丢失,并有心功能和血管舒缩功能的异常改变。由于大量血浆样体液从血管内渗漏至创面和组织间隙,发生以有效循环血量锐减为特征的复杂病理过程与临床症候群,并导致重要器官功能代谢紊乱和组织结构的损害。烧伤后体液变化包括4个环节:①毛细血管通透性增高,烧伤和非烧伤区血液中非细胞成分外渗至组织间隙形成水肿;②烧伤组织渗透压增高,加重体液渗出和组织水肿;③细胞膜功能受损,细胞外液进入细胞内;④伤后低蛋白血症,有利于血管内液体渗出至组织间隙内。引起烧伤后体液渗出的原因较复杂,发病机制至今仍未能完全阐明。除热力的直接作用外,很多化学介质、细胞因子、毒性物质等参与变化并诱发级联反应。近年的研究证明,烧伤后血管内皮细胞的结构和功能发生异常改变,是造成血管通透性增加和微循环障碍的核心发病基础。

烧伤后是否发生休克,以及休克存在的严重程度和持续时间,受烧伤面积、有无合并伤、年龄

和健康状况的影响,也取决于能否及时准确地把握伤情,尽早采取快速充分的补液治疗。一般而言,小儿烧伤面积超过10%时就可能发生烧伤休克,临床遇有此类患者时应给予抗休克处理。然而,一些婴幼儿的头面部烧伤,由于局部血运丰富和组织较疏松,伤后体液渗漏多于其他部位,即使烧伤面积不足10%也有可能发生休克,应引起高度重视。烧伤面积越大,深度烧伤范围越广,休克发生的时间越早。临床上烧伤休克主要在于预防,力求避免显性及隐匿性休克的发生。如已发生,则应迅速将其控制,切忌待陷入重度休克后再行纠正,不仅救治困难,且并发症多,给后续抗感染及创面治疗增加困难。对于已发生休克者关键在于早期诊断。

烧伤休克的诊断主要根据伤情、临床表现和相关的实验室检查结果。以往人们已总结了一套简便、实用的监测指标用于烧伤临床的休克诊断。不仅能反映休克存在的严重程度,也可反馈复苏治疗的效果,对防治烧伤休克起到了十分重要的作用。烧伤休克为低血容量休克,是由于大量血浆样体液丧失所致,临床症状与失血性休克基本相似:早期主要表现为口渴、烦躁不安,周围血管收缩,皮肤苍白,发凉、出冷汗,心率增快,脉压变小,尿少等。密切注意病情发展情况,一般诊断不困难。但小儿休克早期,血压常不降低。而一旦血压(收缩压)下降,多已非早期症状。烧伤休克的防治措施主要有如下几项:

(1) 补液治疗:烧伤休克虽与失血性休克基本相同,但又不尽相同。这是因为烧伤休克主要是由于烧伤后毛细血管通透性的改变,大量血浆样体液从血管内丢失,故一般其体液渗出量与烧伤严重程度,特别是烧伤面积成正比。渗出的速度也不像大量失血那样突然,而是渐进的、一般在伤后6~8小时达到高峰,持续渗出至伤后36~48小时。对其渗出量,可事先作出一定估计而予以补充,以遏制烧伤休克的发生和发展。计算公式是伤后第一个24小时每1%烧伤面积每千克体重需补充胶体和电解质液量2ml(成人1.5ml),大面积烧伤为3ml。如有特重烧伤或头面部烧伤,输液量甚至1%烧伤面积需要补充给予3~4ml液体。胶

体和电解质(或平衡盐溶液)的比例为 0.5:1,严重深度烧伤可为 1:1。补液速度开始时应较快,伤后 8 小时补入总液量的一半,另一半于 16 小时内补入。能口服者争取口服。伤后第二个 24 小时的胶体和平衡盐溶液量为第一个 24 小时的一半。输液时应交替给予晶体液和胶体液,慎防一段时间晶体液输入过多,向组织间漏出,增加水肿,并造成低渗状态。

烧伤补液应根据烧伤原因、烧伤深度、年龄及输液后的病情变化适当调整,以下的临床指标可供输液的参考。①尿量:尿量的变化不仅能较准确地反映肾脏和其他脏器组织的血液灌注情况,也是评价休克复苏的简便、灵敏指标之一。大面积烧伤患者均应常规放置导尿管,并注意经常检查导尿管的位置是否正确,一般情况下应记录每小时尿量,特殊情况下每 30 分钟测量一次。尿量要求达 1ml/(kg·h);尿比重达到 1.010~1.015。遇有血红蛋白尿或肌红蛋白尿应适当增加尿量并碱化尿液。②神志和口渴:烦躁不安、口渴反映血容量不足、缺氧。如已给足量输液,则宜补输胶体液。③心率和血压:争取婴幼儿心率 <140 次/分,3~7 岁心率 <130 次/分,心率加快表示血容量不足。争取达到血压 12.0/8.0kPa(90/60mmHg)。足背动脉搏动有力。④末梢循环:经复苏补液治疗后患者的皮肤色泽转为正常,肢体转暖,毛细血管充盈,表明对休克治疗反应良好,反之则预示休克仍未纠正。⑤血气分析:是监测烧伤休克的重要指标,可判断机体缺氧与二氧化碳潴留情况。PaO_2 维持在 10.64kPa 以上,$PaCO_2$ 维持在 3.99~4.66kPa 之间,使酸碱基本保持平衡或偏酸。

血容量补足后仍有少尿或无尿则提示肾功能障碍。可用利尿合剂解除肾血管痉挛,或用 20% 甘露醇,25% 山梨醇利尿,每次 0.5~1g/kg,15 分钟快速静脉滴注。患者有高热、昏迷或抽搐,可能为输液不当引起稀释性低钠血症、脑水肿。应及时测定血钠并纠正。一般治疗,除进行降温、止痉、甘露醇脱水外,可用地塞米松 2.5~5mg 静脉滴注,加强消肿。大面积烧伤后组织大量破坏,产生血红蛋白尿与肌红蛋白尿,刺激肾血管产生痉挛,并在酸性环境中沉淀堵塞肾小管。出现明显代谢性

酸中毒或血红蛋白尿时,部分平衡盐溶液可改用单纯等渗碱性溶液(1.25% 碳酸氢钠或 1/6M 乳酸钠溶液),以纠正代谢性酸中毒或碱化尿液减少肾小管堵塞。同时利尿剂稀释尿液,并适当增加补液量,以利蛋白质排出。

适当补给胶体溶液。静脉输入液体的种类视病情而定。水分除口服外,可用含钠的等张溶液补充。胶体一般以血浆为首选。也可采用 5% 白蛋白。一般不必输血,面积较大的深度烧伤可补充部分全血。血浆来源困难时,可选用血浆增量剂,如右旋糖酐等。应用平衡盐溶液的目的是:一方面可避免单纯补充盐水时,氯离子含量过高而导致高氯血症;另一方面可纠正或减轻烧伤休克所致的代谢性酸中毒。若深度烧伤面积较大,任何公式只能作为参考,不能机械执行。要避免补液量过少或过多。过少往往使休克难以控制,且可导致急性肾衰竭;过多则可引起循环负荷过重及脑、肺水肿,并促使烧伤局部渗出增加,有利于细菌的繁殖和感染。

(2) 延迟复苏的补液治疗:烧伤休克延迟复苏是指烧伤休克已发生,并持续了一段时间后才开始的液体复苏治疗。在山区、医疗条件和医疗水平较低的地区,延迟复苏者较多。由于烧伤后休克发生的快慢与烧伤的严重程度有关,临床上对延迟性复苏的判断不仅应根据伤后开始液体复苏治疗的时间,而且应考虑烧伤的严重程度,烧伤越严重,休克发生得越快。烧伤休克延迟复苏给组织和器官所带来的最严重的问题是,在原有缺血性损伤的基础上又加上了再灌流损伤。也就是说,当烧伤休克所造成的组织和器官的缺血缺氧达到一定程度时,液体复苏治疗可加重其损伤;而组织和器官缺血缺氧越严重、持续时间越长,在液体复苏治疗开始后,所造成的再灌流损伤就越严重。对烧伤休克延迟复苏的患者,按常规的复苏方案进行补液治疗效果不佳。应该遵循尽快恢复心输出量,以确保心肺安全为前提和不能单纯依赖尿量指导补液的三大原则。

(3) 保持良好的呼吸功能:休克时,特别是伴有吸入性损伤者,气体交换功能多受抑制,严重者可并发急性呼吸功能衰竭。因此维持良好的呼吸

功能是防治烧伤休克的重要措施。主要是保持呼吸道通畅。如经常抽吸呼吸道内的痰液、脱落黏膜等以排除机械性梗阻;头颈部深度烧伤水肿或吸入性损伤发生呼吸困难时,应及时施行气管切开。如有缺氧则应给氧,严重者可用呼吸器辅助呼吸。

(4) 镇静、镇痛药物的应用:烧伤后剧烈疼痛和患者恐惧是对中枢神经系统的强烈刺激,故镇痛、镇静对休克的防治有一定作用。可口服布洛芬或静脉给予曲马多、吗啡等镇痛剂,应用异丙嗪、地西泮、水合氯醛等药物镇静。需要注意,因血容量不足而烦躁不安时,加大镇静剂并不能使患者安静,有时还可由于用量过大抑制呼吸、增重脑缺氧,反而使烦躁加重,甚至呼吸停止。

(5) 其他药物辅助治疗:使用强心药物,可以纠正心肌功能,有利于提高心输出量,增加氧输送,改善重要脏器和组织的无氧代谢状态。在积极有效补充血容量的同时,合理地应用血管活性药物可更好地改善微循环。严重烧伤早期即可发生全身性感染,而感染又可加重休克,二者常互为因果。因此,感染不仅是烧伤休克的并发症,而且在某些难治性休克的发病中起着重要作用。使用抗生素防治感染是治疗休克的重要措施。严重烧伤早期因血容量不足和全身性感染,常导致心、肺、肾、胃肠道多个脏器功能损害,常见的并发症主要有脑水肿、肺水肿、心功能不全、肾功能衰竭和消化道出血,在纠正全身情况的同时,应针对性采取一些措施保护重要脏器功能。

五、烧伤创面的处理

正确处理创面是治愈烧伤的关键性环节。创面处理的主要目的是保护创面、减轻损害和疼痛;防治感染,及时封闭创面,以杜绝病菌入侵及减少体液外渗;创面愈合后不留或少留瘢痕,最大限度地恢复功能等。

(一) 浅度烧伤创面的处理　对于Ⅰ度烧伤创面,通常无需特殊处理,主要是保护以免再损伤。冷水冲洗或浸泡可止痛。为了止痛以及心理保护,创面可涂些清凉油。浅Ⅱ度创面处理主要是防止受压及感染,促使早日愈合。面积小或肢体的浅Ⅱ度烧伤,一般采用包扎疗法;面积大、面颈或会阴部者,一般采用暴露疗法。

(二) 深度烧伤创面的处理　深度烧伤的创面处理,如条件许可,尤其是功能部位者应尽可能积极去痂,及早植皮,严密封闭创面,以去除感染威胁,缩短疗程,恢复功能。小儿广泛深度烧伤应尽可能采用暴露疗法;如果用包扎疗法,时间间隔也不宜超过3~5日。

1. 局限性深度烧伤处理　局限性深度烧伤是指深度烧伤面积在10%以下,烧伤总面积不太大(有足够的供皮区)者。这类深度烧伤的处理原则是争取早期一次手术去痂(切痂或削痂)或药物脱痂,将大部分痂皮去除后植皮。剩下的少数痂皮则采用蚕食脱痂。手术一般可于伤后短期内实行。但如有休克或深度不易判明时,可延至伤后48小时以后实行。

(1) 切痂:主要用于Ⅲ度及手、关节等功能部位的深Ⅱ度烧伤。肢体切痂可用止血带。切痂平面除手背及颜面外,一般达深筋膜,若筋膜和肌肉有坏死时则应一起切除。Ⅲ度烧伤周围的少量深Ⅱ度痂皮通常也同时切除,以免深Ⅱ度创面溶痂时引起移植皮片的感染。切除后,应彻底止血。创面可立即或延迟移植自体皮片,而面积较大的切痂还是以立即植皮将创面严密覆盖为宜,以免创面外露,增加感染机会。切痂面积大,完全使用自体皮有困难时,非功能部位可用网状皮或自体皮与异体皮、人造皮或异种皮混植。功能部位则争取用大张中厚游离自体皮全覆盖。小儿一次切痂面积不宜过大(小于20%),以免失血过多及手术打击过大而危及生命。

(2) 削痂:是在烧伤早期将深度烧伤的坏死组织削除,使之成为健康或接近健康的创面,然后用皮片覆盖或敷料包扎。主要适用于深Ⅱ度烧伤。方法与徒手切取皮片相同。

肢体削痂也可用止血带。对削痂后组织是否健康的辨认方法是:在用止血带情况下健康真皮应为白色(乳白、瓷白)、致密、光泽、血管无阻塞(用刀柄或血管钳推挤小血管时,可见血液在血管内流畅滑动,放松止血带则出血活跃,密布针尖样出血点。如果削痂后组织为红褐、黄褐、暗晦无光泽、

19

有血管阻塞,或松止血带后的出血点稀疏,均说明削痂不够。如削痂后出现黄色颗粒,表示已达脂肪层。削痂后创面应彻底止血。创面较浅者,单纯用抗菌溶液纱布包扎即可,但如果自体皮源充足,功能部位仍以大张或邮票状薄的自体皮全覆盖为好;较深者,则需用大张或邮票状薄的自体皮全覆盖,若自体皮源不足也可用大张异体皮开洞嵌植小片自体皮法,自、异体皮相间混植法或小片自体皮或网状皮移植后覆盖人造皮等。

(3) 蚕食脱痂:亦称自然脱痂法。应用时,早期尽可能地保持焦痂完整、干燥,避免潮湿受压,并可外用收敛的中草药及其他抗菌药物如1%磺胺嘧啶银霜、1%硝酸银溶液等,以减少或避免感染。待痂下已自溶,痂壳已与肉芽面基本分离后(一般在伤后2~3周),分批分区地逐步将其剪除,并争取及早植皮,将肉芽创面覆盖,避免创面裸露时间过长。尽量做到边脱痂、边植皮。即使脱痂后的创面仍有脓液,可用淋洗、浸泡、快速湿敷等方法将其清除,只要没有坏死组织,无感染侵蚀现象时,就可立即植皮。创面较小者可采用小片或邮票状自体皮移植;较大者宜用自、异体皮相间混植。无论用何种方法,创面应严密覆盖,皮片间尽量不留空隙。蚕食脱痂适用于早期未手术去痂的情况,对患者打击较小。但自然脱痂时间长,且分离过程中往往感染机会增多,尤其是全身性感染。为了尽量避免或减少此缺点,可采用"剥痂法",即在痂下开始自溶而焦痂初见松动时,在浅麻醉或镇静剂下,紧贴焦痂深面,切断粘连纤维带,与肉芽组织作锐性分离,在尽量避免损伤健康肉芽的先决条件下,剥除焦痂。剥痂后的创面处理与脱痂一致。如创面仍遗留有坏死组织,可用取皮刀将其削除,力争立即或及早植皮。一次剥痂或脱痂面积不宜过大,一般不超过总体表面积的15%~20%。

2. 广泛深度烧伤的处理原则　早期手术去痂与积极脱痂相结合,创面仍要及早植皮,严密覆盖。

广泛深度烧伤首次切(削)痂,需待休克平稳后根据具体情况实施,一般在伤后3~5日进行。每次切(削)痂面积一般控制在总体表面积的15%~20%,通常的次序是先四肢后躯干。由于手术范围大,对全身打击较大,术前术中应做好充分准备。广泛切(削)痂后的创面,均应立即植皮,不延迟植皮,以免创面裸露使体液外渗和增加感染机会。一般采用大张异体皮开洞嵌植自体皮法,自体皮源较充裕时,功能部位可用整张自体皮或网状皮法。若异体皮来源困难时,也可在一定范围内使用小片皮加脱细胞异种皮。会阴部一般不用手术去痂;颜面部早期手术出血较多,而且平面不易掌握,除非已有一定经验,一般也不手术去痂。对于早期不适合或来不及手术的部位,采用脱痂或剥痂方法。

由于局部肿胀而烧伤皮肤又缺乏弹性的缘故,环状焦痂往往起着束缚作用,在肢体可影响血液循环甚至肢体远端坏死;在颈部可引起呼吸困难或压迫颈静脉使脑压增加;在躯干部则可限制呼吸运动引起呼吸困难,或使排痰不畅导致肺部并发症等。因此,一旦出现环状焦痂压迫症状时,最好是早期切痂;若因休克或环状焦痂面积过广,一时难以切除时,应尽早实行环状焦痂切开术,以解除焦痂的压迫。切开时一般不需麻醉,深度应至深筋膜平面,若其下张力较大,深筋膜亦应切开。切口应贯穿焦痂的全长。在肢体,切口可在一侧或两侧,或将焦痂切除一长条;在颈部,纵切口可与气管切开术同时进行;在躯干,可于两侧胸壁腋前线作纵切口,必要时在肋缘下作横切口。手指切口应在两侧,贯穿全长。减压后切口内填塞抗菌溶液纱布或碘仿纱布,亦可用异体皮或人工皮敷贴,以保护裸露的创面,并在条件许可情况下,及早进行切痂植皮,以免切口成为感染灶。

(三) 感染创面的处理　烧伤创面感染常见菌种为铜绿假单胞菌、金黄色葡萄球菌、大肠埃希菌。

1. 处理原则

(1) 应着重于预防:大面积烧伤施行暴露者,伤后1~2周要加强无菌管理,使面颈及会阴部创面充分暴露,避免污染及受压。局部可应用抗菌药物如1%磺胺嘧啶银霜或溶液(每天1~2次),0.5%硝酸银(每4~6小时1次,直至成痂)。其他部位创面最好包扎。已成痂的创面,应保持完整

19

和干燥,每日可用 0.5% 碘附涂擦 1~2 次。若包扎创面有感染,尤其是铜绿假单胞菌感染时,过去的方法是改为暴露或半暴露,近年来应用银离子覆盖并包扎,同时减少创面受压,效果较好。

(2) 不论是侵袭性或非侵袭性创面感染,均应及早充分引流,去除坏死组织,并及时覆盖创面。对血液循环可达到的创面周围蜂窝织炎等,应全身应用有效的抗菌药物;对血液循环较差的部位如痂下感染、创面脓毒症等,除全身用药外,还应考虑局部用药,如 1% 磺胺嘧啶银(锌、铈)盐霜等。

(3) 浅Ⅱ度创面感染时,应将水疱全部去除,并用淋洗、浸泡、湿敷等方法引流脓液,创面多可自行愈合。严重患者可用 1% 磺胺嘧啶银(锌、铈)盐等湿敷或半暴露;也可撒布薄层磺胺嘧啶银盐粉后,以石蜡油纱布遮盖行半暴露或包扎疗法。

(4) 若感染创面已开始自溶脱痂时,应有计划地尽快去痂,并及早植皮,封闭创面。如脱痂后的创面坏死组织尚未完全脱落时,可用湿敷或浸泡,促使坏死组织尽快脱落。

(5) 对表浅的铜绿假单胞菌感染,可用消毒液淋洗或局部浸泡,再用 1% 磺胺嘧啶银盐或银离子纱布敷盖并包扎。对痂下或肉芽创面的严重铜绿假单胞菌感染,如出现创面加深、恶臭、出血坏死斑时,提示多伴有全身性感染,除加强全身措施外,局部可采用 1% 磺胺嘧啶银盐霜剂,涂敷于创面,以控制感染,随后迅速切除焦痂或坏死肉芽组织,植皮。如果严重感染较局限,也可立即切除坏死组织,植皮。

(6) 创面浅层真菌感染或污染,表现为痂上或半暴露纱布表面有灰白、黄褐或绿色等圆点,形成绒毛状真菌集落或霉斑。痂皮上可用 2.5% 碘酒涂擦,创面上则用碘甘油涂擦。如果真菌已侵入痂下软组织,常是全身真菌播散的开始,表现在痂下软组织内有散在的单个或成簇向软组织深层侵蚀的绿豆大小的乳黄色颗粒或干酪样坏死灶。常见菌种为白色念珠菌、毛霉菌等。这时应加速创面覆盖,加强全身的支持疗法(如输新鲜血浆、丙种球蛋白等),尽快停用广谱抗生素、激素。经以上处理后,局部真菌感染多可消除。必要时亦可外用抗真菌药物,如制霉菌素等。若真菌已向深层侵袭,则应考虑全身抗真菌感染治疗。

2. 常用方法

(1) 湿敷:多用于植皮前准备,以清除创面上脓液、坏死组织等。有时也可用于加速脱痂。湿敷应掌握时机与方法。在大面积烧伤湿敷时,时间不要太长,面积不能太广,以免创面裸露太久太广。感染较重的创面可选用消毒溶液或有效的抗菌溶液,尤其是铜绿假单胞菌感染时,应尽量避免因湿敷而扩散感染。

(2) 半暴露:方法是用单层药液纱布或薄油纱布敷贴于创面上,然后暴露,使其干燥以控制创面感染等。实行半暴露时应注意,创面要求尽量清理干净,因为纱布变干后不利于引流;对肉芽创面实施暴露时间不能太久,应及早植皮;经常检查有无纱布下积脓,并及时引流及更换。

(3) 全身浸浴或局部浸泡:浸浴或浸泡是将患者全身(浸浴)或一部分创面(浸泡),浸于温热 1% 盐水或 1% 盐水配制的消毒液中(不宜用低渗液,以免组织水肿)。其作用为较彻底清除创面脓液、脓痂,减少创面细菌、毒素;促使痂壳软化分离,引流痂下积脓;减轻换药疼痛以及在热水中便于肢体活动,可改善功能等。

(四) 残余小创面的处理 深度烧伤尤其是大面积者,后期常残留散在的小创面,一般直径 1~2cm,往往反复溃破,历时数月,经久不愈,严重影响患者的恢复。

残余小创面常见于勉强自愈的较深的深Ⅱ度创面。取皮较深的供皮区特别是曾有继发性感染者,也可发生。表现为在已愈合的创面上,有时也可在肉芽创面出现斑点状虫蚀样小溃疡;有的则是在表皮角化痂皮下潜藏小的化脓灶,溃破后形成小溃疡;有的则在新生表皮上先形成小水疱,溃破后,成为糜烂面,继而为溃疡。残余小创面的肉芽水肿,苍老。严重时溃疡,糜烂面可融合成片状,并继续向周围侵蚀。

导致残余小创面的原因可能是多方面的。深Ⅱ度创面残留在真皮内的皮脂腺、汗腺等是发生残余小创面的重要原因。深Ⅱ度创面愈合后,残留在真皮内的皮脂腺、汗腺等的分泌物被阻塞,形成潜留性小囊泡,继发感染成为小脓肿,溃破后形成

19

小溃疡。故残余小创面多见于自行愈合后的深Ⅱ度创面;也见于取皮较深的供皮区。

残余小创面处理的关键在于预防。对烧伤创面的处理始终要抓紧,直至创面完全愈合。不能前紧后松,对已愈合的创面要注意保护,不要受压过久或摩擦,经常轻轻擦洗使创面干净。站立时,下肢愈合创面要用弹性绷带缠好,予以保护,站立时间应逐步延长,不要一次过久。注意患者全身情况和营养的改善。

六、植皮和创面覆盖物

(一)烧伤植皮　除某些特殊原因或特殊部位的烧伤,如局限性的深度电烧伤或热压伤、头皮全层烧伤等,需采用皮瓣移植修复外,一般深度烧伤创面,均采用游离皮片移植。

常用的皮片有:大张中厚(或薄)自体皮,小片或邮票状自体皮,网状自体皮,自、异体皮相间混植等。无论采用何种方法,力求将创面全部覆盖,以减少渗出和感染机会。尽可能地应用自体皮。

切(削)痂后的大面积创面可用网状皮(一般可增至 3~6 倍)。网状皮的优点是:①节省时间;②与嵌植的小片自体皮不同,网状自体皮仍存有一定连续性,以后瘢痕挛缩相对较少。不足之处是要求皮片不可太薄,由于薄片自身弹性差,使得自体皮扩大面积较小,而较厚的自体皮虽扩大面积较大,而供皮区往往不能再重复切取,需要供皮区面积较大。网状皮移植后上面最好用异体(种)皮、人工皮、冻干皮等覆盖,否则易招致创面感染,降低植皮存活率,甚至植皮失败。

广泛深度烧伤的自体皮源有限,除供消灭创面外,还应尽可能考虑到以后整形的需要,大张自体皮和网状皮通常采自大腿和腹部皮肤,必要时侧胸、背部和刚愈合的浅Ⅱ度创面也可用作供皮区。小片自体皮和薄的网状皮供皮区以头皮较理想,一般成人每间隔 1 周左右即可重复切取一次,重复多次,也不致影响头皮的生长。小儿由于皮肤较薄,即使取很薄的皮片,其实际深度已达真浅皮层,稍厚一些便达到真皮深层,加之大面积烧伤者营养状况较差,取皮区创面一般需要 2 周方能愈合。身体其他皮肤真皮层较厚的部位,如肩、背、大腿外,甚至足底心等,也可考虑重复切取。

(二)异体皮　由于目前排斥反应未获解决,异体皮移植后,尚不能在创面上长期存活。然而它的临床应用,是烧伤创面处理的一项重要措施,对提高热伤治愈率有重大作用。主要是异体皮可使切痂或脱痂后大面积裸露创面达到全覆盖,从而避免因大量体液丧失、抗感染能力削弱而致的严重全身感染;减少创面感染机会,有利于自体皮的存活与生长;在某种程度上有利于自体皮片与皮片之间表皮生长,在异体表皮未被排斥之前,自体皮片之间的间隙已被新生表皮所遮盖。

异体皮主要取自新鲜尸体,一般要求在死后 6~8 小时内采取。异体皮切取方法如下:①先用肥皂和清水将尸体皮肤刷洗干净,在死婴,应除去胎脂。一般不用碘酒、酒精消毒。如果条件不允许用肥皂和清水刷洗,也可用 2.5% 碘酒和酒精消毒,或不消毒。连同皮下脂肪将皮肤整张取下。②取下的皮肤用清水清洗干净,置入 0.1% 的苯扎溴铵溶液中浸泡 15 分钟,拿出后,用灭菌等渗盐水清洗。③在无菌操作技术下,把已消毒处理好的异体皮置于鼓式取皮机的鼓面上,使皮肤的表皮侧贴紧鼓面。事先调好取皮机的厚度(常用厚度为 0.3~0.45mm),助手用组织钳于鼓端的两侧把皮片固定好,术者逐渐拉动刀架切入,切除脂肪组织及部分真皮,即可获得所需中厚皮片,取完一鼓,不要剪断皮片,更换位置后,以同法再取。这样不断更换位置连续切取,即可获得大张中厚皮片。

异体皮肤移植到创面后,最初仍能与自体皮一样,与创面建立血液循环。但一般经过 2~3 周,开始出现排异现象。皮片出现肿胀、色暗紫、淤血、出血与血栓形成,尔后坏死脱落。有时还可有全身反应,如高热、白细胞增多等。如上所述,虽然目前异体皮移植不能长期存活,但利用异体皮移植后暂时生长于创面的特点,作为封闭创面之用,则具有重要现实意义。自、异体皮混植(包括大张异体皮开洞嵌植小片自体皮的方法)时,自体皮成活后表皮向四周扩张。在融合成片的同时,异体表皮干枯成屑脱落,不出现排异现象,而创面则基本为生长的自体表皮所遮盖。有时,脱痂后创面

19

尚有坏死组织或感染,不适于自体植皮时,也可先用异体皮覆盖(所谓"生物性敷料")以减少渗出,清除坏死组织,控制感染与改善全身情况,这样不仅可为自体植皮创造条件或作为过渡到自体植皮的桥梁,而且有时对挽救严重广泛烧伤患者具有重要意义。一般来说,新鲜异体皮的临床效果最好。但大面积深度烧伤切(削)痂植皮,常属紧急手术,受一定时间限制,多一时不易获得新鲜异体皮,因此建立皮库以保存皮片。

皮肤理想的保存方法是,皮片经长期保存后,不变质,移植后存活率高,类似新鲜皮片;方法简便、不需要很多的设备;便于运送;经济等。截至目前,尚无一种方法完全达到上述要求。常用的方法有如下几种:

1. 一般低温保存法 即保存于家用冰箱内(4℃左右)。方法简便。为了延长皮片保存的时间,不少人对保存液进行过探索,如10%血清等渗盐水保存液,20%甘油氧化多明胶溶液,3%枸橼酸钾溶液保存液等,均有延长皮片保存时间的作用。

2. 超深低温保存法 此法是将皮片储存于−196℃液氮中,储存时间较长,效果较好,近似新鲜皮。

3. 深低温保存法 优于超深低温保存方法,虽然效果较好。但操作方法和设备均较复杂。

4. 甘油保存法 又称甘油皮。即将制备好的皮片浸入10%~15%甘油中,然后置普通冰箱中保存。可延长保存时间2~3个月。

上述几种方法的目的都是企图保持皮片的活性,移植后的性质尽可能接近新鲜异体皮。但是效果不稳定,即便是超深低温法也非完全可靠。

5. 其他保存法 已知应用较多的有下列两种,①冻干皮:用冷冻干燥的方法,使皮肤脱水而成。②戊二醛皮:用戊二醛处理的异体(或异种)皮。此种皮肤既便于储存与携带,又因为经戊二醛处理后皮片的抗原性很小,在创面附贴时间较长。

网状脱细胞异体真皮是经异体皮将脱细胞处理后再制成网状皮。由于其细胞成分已被处理掉,不具有抗原性,因此可长期存活而不被排异。但由于其只有真皮组织,仅可当做支架应用,其表面还要覆盖自体薄皮片。目前应用它及自体薄皮片

混合移植修复新鲜清洁创面可达到自体厚断层皮片移植的效果,不仅减少瘢痕收缩,同时供皮区可不遗留瘢痕,是修复关节部位较理想的选择。

(三)异种皮 异体皮来源有困难时,可改用异种皮,目前常用的是猪皮,也有用羊皮者。新鲜异种皮的缺点是溶解早,效果不及异体皮,故使用面积不宜过大,自体皮的间距要缩小,即一般不超过0.5cm,这样在自体皮发生表皮融合前,不致因异种皮被排斥后露出过多的创面。

猪皮的组织结构比较接近人的皮肤,尤其是小猪皮肤质地柔软,制备成大张中厚皮后与异体皮弹性很接近。但与异体皮相比较,被排斥时间较短,一般为10~14天。

(四)人工皮 原材料多为硅橡胶、尼龙等。塑形、贴附力均较好,对创面有一定保护作用,有时可达数周之久。但都有占位和人造皮下积液积脓等缺点。

由于它们也不能被吸收,最终必须移除,故主要用于下列几种情况:①切痂后创面暂时覆盖,待有合适的新鲜异体皮时,将其揭去,改植异体皮;②用于网状皮上覆盖;③深Ⅱ度削痂创面;④切痂后创面上先植小片自体皮,间距最好是0.5cm,然后覆以人工皮。

七、全身性感染

全身性感染,泛指败血症(含脓毒血症,较少见)和创面脓毒症。后者的特点是创面感染严重,全身症状明显,而血培养结果多为阴性。如果将创面组织进行检查则发现感染侵入邻近健康组织,细菌多在血管周围,致病菌多为革兰氏阴性杆菌,以铜绿假单胞菌为最常见。

全身性感染是烧伤病程中较常见的并发症,也是大面积烧伤死亡的主要原因。

全身性感染的发生时机多数在伤后一周内。一般说来,烧伤面积越大,深度越深,休克期越不平稳的患者,发生越早。严重病例,在休克期尚未度过或刚度过,即可暴发全身感染(所谓暴发型败血症),最早的病例血培养可在伤后8~12小时出现阳性。这类病例休克期度过极不平稳,甚至迅速死亡。早期发生全身性感染的原因主要:①人

体受严重烧伤或严重休克打击后,内环境受到的严重扰乱尚未恢复稳定,全身抵抗力低下;②创面坏死组织和渗出液利于细菌繁殖,而创面肉芽屏障又未及时建立,细菌容易入侵;③水肿回吸收利于细菌播散,且可能吸收某些组织分解产物或"毒素",进一步削弱人体防御功能。此期发生的全身性感染来势较凶猛,发展迅速。病死率也高。

全身性感染,特别是败血症,尚可发生于脱痂溶痂时期,即伤后 2~3 周。其发病率较早期发生者低,这是由于肉芽屏障已逐渐形成,人体内环境渐趋稳定,故病程较长。病死率与前者比较也相对较低。脱痂溶痂时,大量组织分解,利于细菌繁殖,如果再加上某些附加因素,如局部引流不畅,大量痂下积液积脓;脱痂溶痂过速、面积过大,大量毒素被吸收或大面积裸露体液丧失较多,机体抵抗力削弱或降低;有严重内脏并发症等,则更易合并败血症。

细菌尚可经由其他途径入血,如:化脓性静脉炎,深部的肌肉坏死感染(电烧伤、环状焦痂紧缩致肌肉缺血坏死、挤压伤等)、呼吸道、泌尿系感染、肠(内)源性感染等。

其中仍以创面为细菌的主要入血途径。如果创面感染不严重、接近愈合或已愈合而发生败血症时,要特别警惕深部化脓性静脉炎的存在。此外,关于内源性感染的问题已越来越受到重视。不少实验证明,当严重烧伤休克时,肠黏膜因缺血坏死,失去屏障作用,大量肠内细菌可透过肠壁进入门脉系统;并由于缺血缺氧,肝库普弗细胞吞噬功能降低,细菌可进一步由门脉系统进入肺循环、体循环和组织内,而导致暴发性或早期败血症的发生。故这类败血症的致病菌多属肠道阴性杆菌。当然,在吸入性损伤患者,呼吸道也可成为细菌入侵途径。大面积严重烧伤本身可使人体防御系统功能降低,以致抗感染的能力减弱。免疫系统中很多组成部分均受到影响,包括特异性和非特异性免疫、细胞和体液免疫等。这是导致大面积严重烧伤患者发生全身性感染,特别是早期或暴发型败血症的重要原因。烧伤后免疫系统受抑制的原因,目前尚不清楚,可能与抑制性 T 细胞(Ts)增多和被激活有关,也可能与血清中出现某些免疫抑制因子有关。

大多数全身性感染是由创面入侵,故全身性感染的常见致病菌与创面发现的菌种大同小异,主要为金黄色葡萄球菌、铜绿假单胞菌和肠道革兰氏阴性杆菌。此外,真菌和厌氧菌感染的发生率也逐步增多。

(一)临床表现 因为血培养需要一定的时间,有时甚至是阴性,所以全身性感染的早期诊断主要依靠临床表现。然而致病菌及个体反应多不同,表现也不尽一致。且病情往往又急剧多变,故需要连续密切观察、详细记录、前后对比,才能获得早期诊断。体温变化为较早的表现。一般小儿全身性感染多表现在体温、精神及食欲方面。有持续高热、体温骤升骤降,尤其是伴有寒战者,应予注意。低温较多见于阴性杆菌感染。体温变化的同时除伴有低温时可能不明显外,多有心率增快,尤其是突然增快者,值得注意。精神反应及食欲是诊断的重要依据,如果突然出现精神异常烦躁、食欲减退,要警惕有全身性感染的可能。创面早期的改变为创面周围急性炎症的明显浸润,创面出血点增多或出现出血斑,并逐步增大,随之渗出增多。创缘变锐、创面加深、上皮生长停滞、腐败、恶臭,变为"烂糟糟"或干枯。创面急剧恶化是全身性感染的严重表现。小儿铜绿假单胞菌感染时在创面和健康皮肤均可出现出血坏死灶,可能还会出现严重腹胀、腹泻,白细胞计数的骤升或骤降,这些症状常伴随体温、心率的改变而出现。

(二)预防和治疗 烧伤感染应以预防为主,力求避免全身性感染的发生,如已发生,则应及时诊断,及早治疗。主要有如下 7 个方面的措施:

1. 积极防治休克 在大面积烧伤患者,积极防治休克以减轻休克的程度和缩短休克的过程,是维护患者本身抗病能力的重要前提。

2. 营养支持 烧伤患者消耗大,积极补充营养防止发生贫血和低蛋白血症,可给予输血或白蛋白增加抵抗力和愈合能力,有条件者建议采用肠道及静脉营养支持。烧伤后应用早期肠道喂养不仅能使肠道复苏,减少肠毒素移位和肠源性感染,降低体内炎症介质与激素水平;而且可改善其

19

他内脏血流量,有利于内脏功能恢复。

3. 维持水与电解质平衡　在大面积烧伤患者,水与电解质代谢的紊乱,除见于体液渗出期外,以后尚可由于种种原因发生,常见的有脱水、低钾血症、代谢性酸中毒等。应予积极防治,以维持人体内环境的相对稳定。

4. 及时消除与杜绝感染源　这是防治全身性感染的关键。创面是全身感染的主要来源,焦痂下水肿液中的炎症介质及内毒素的含量均明显高于血液及脏器,焦痂内还可能存在烧伤毒素,烧伤创面是引起烧伤后一系列并发症的根源,这是因为烧伤越深,皮肤防御屏障损害越重,坏死组织越多,邻近血液循环障碍也越重,有利于侵袭性感染的发生与发展。所以积极处理创面,尤其是深度烧伤,及早将其覆盖封闭,是消除与杜绝感染源最重要的措施。定时翻身或使用悬浮床,避免创面长期受压,及时更换敷料。使创面充分引流,必要时采用浸泡、湿敷、半暴露等方法,以避免及控制严重感染。

深部烧伤(多见于电烧伤),环状焦痂缩窄压迫以及复合挤压伤患者的深部肌肉往往发生坏死,成为隐藏的感染灶,如不加注意,易被忽略。这类患者在早期多有血红蛋白尿或肌红蛋白尿,随后有进行性加重的毒血症症状,并常有代谢性酸中毒、氮质血症与贫血等;局部探查时,可见筋膜下张力增加,有时并散发刺激性臭味。一旦发现,应尽早将坏死肌肉切除;及早对可疑部位行筋膜下探查,彻底清除坏死肌肉,并注意有无厌氧菌感染。对已有大片肌群坏死严重威胁患者生命者,应截肢。在大面积严重烧伤患者,及早应用强有力的广谱抗生素是合理的。除上述常见的感染源外,其他内脏器官(呼吸道、泌尿道等)的感染以及医疗措施失当,如输血、输液污染等均可成为败血症的来源,也应严加注意,并予以防治。

5. 抗菌药物的合理应用　小面积浅度烧伤一般可不用抗菌药物,需要时,可选用针对化脓性球菌的药物,多不超过5~7日。大面积深度烧伤一般是及早开始用抗菌药物。通常需要用药的时机为:①体液渗出与"回收"阶段。这一阶段波动较大,炎性浸润较急剧,肉芽防御屏障尚未健全,全

身感染或早期败血症发生率最高,预后也较严重。较多见的是金黄色葡萄球菌、大肠埃希菌或其他阴性杆菌感染。可选用头孢类静脉滴注。②广泛溶痂阶段。可根据创面的主要菌种选药。③发生全身性感染时,足量用药,一般用二联或三联,病情转趋稳定后应考虑及时停药或减药。为了避免再次发生全身性感染应着重抓紧创面处理和植皮,不能寄托于长期应用抗菌药物。发热一般不是应用或不停用抗菌药物的依据。④广泛手术前后,可短期用药。⑤并发其他感染疾患时,如肺炎、化脓性静脉炎等。抗菌药物的选择应强调针对性并避免其副作用。有条件时应做细菌学和敏感度检查。作为选用药物的参考,并随时根据致病菌种及其敏感情况的变化,予以调整。缺乏细菌检验时,可参照创面和分泌物的性状进行分析选用抗菌药物。⑥为降低耐药的发生率,创面应避免滥用抗生素,尤其是全身正在使用的抗生素。

6. 避免医源性感染　防止静脉感染多作静脉穿刺,少放静脉导管;严重吸入性损伤患者气管切开后,应防止雾化器和吸痰导管污染引起的呼吸道感染;烧伤休克期后应尽量少留置导尿,必须留置尿管者,也应勤更换,防止出现尿道感染;注意无菌操作,防止床垫、被服、敷料、器械及工作人员的接触污染。

7. 连续性血液净化在烧伤脓毒症治疗中的应用　近年来在脓毒症的防治方面取得许多进展,包括及时消灭局部感染灶、血流动力及呼吸支持,以及早期使用合适的抗生素,但脓毒症死亡率仍居高不下。临床使用连续性血液净化有效清除或减少内毒素和细胞因子,调节水电解质以及酸碱平衡,改善各脏器功能,最大程度地减轻多器官功能障碍综合征(multiple organ dysfunction syndrome,MODS)的程度和降低死亡率,为烧伤脓毒症的治疗提供新途径。

八、并发症

严重烧伤患者伤情重、病程长、治疗也较复杂,故并发症较多,几乎包括各种系统的并发症。伤情越重,其发生率越高。多发生在烧伤面积达30%以上的儿童。伤后任何时间均可发生,但又

19

以与休克或全身性感染同时发生者居多。它们的发生往往又加重了休克和全身性感染的程度。烧伤并发症的诊断与治疗原则基本上与非烧伤者相同。

(一)肺部并发症　烧伤肺部并发症的发病率较高,居各类并发症之首。以伤后2周内发生较多,与吸入性损伤、休克和全身性感染等有关,大多数为肺部感染与肺水肿,其次为肺不张,少数为肺栓塞、胸膜炎、肺出血等。肺部感染中又以支气管肺炎占大多数,少数为大叶性肺炎、多发性肺脓肿、肺真菌病、脓胸等。所以,首要是早期预防。如果能平稳地度过体液渗出期,不发生严重休克或全身性感染,不仅肺部并发症而且其他内脏并发症都显著减少。第二是早期诊断,早期治疗。烧伤后肺部并发症的诊断并无特殊,但在严重烧伤,由于体位关系,胸部体检往往难以全面进行,加之胸部痂皮的掩盖,致某些体征不易早期获得。为达到早期诊断,务必提高警惕,特别是有上述致病原因或临床上有不明原因的呼吸或心率增快时,应经常进行胸部检查。如有怀疑,有条件时应经常进行X线或CT检查和血气分析。第三是加强对呼吸道的管理。它既是预防,也是治疗措施。务必保持通气与排痰顺畅。对发绀、呼吸困难的患者,应给予吸氧,必要时进行人工辅助呼吸。其他治疗,如适当控制补液量,选用有效抗菌药物等与非烧伤相同。

(二)肾功能不全　导致烧伤后肾功能不全的主要原因为休克和全身性感染,其次为药物毒害(包括化学药物、抗生素等)和输血溶血反应。近年来由于休克防治的进步,少尿型急性肾衰竭已少见。然而非少尿型患者逐渐增多。单纯因休克引起的急性少尿型肾衰竭已少见,多见于合并有血红蛋白尿及肌红蛋白尿者。对此类患者,为了避免急性肾衰竭的发生,应竭力避免低血压时间过长(但切忌用去甲肾上腺素等类加压药物),适当增加输液量并及早应用利尿剂以增加尿量,以及碱化尿液等均甚为重要。如已发生,应及早处理,适当控制输液量,并按急性少尿型肾衰竭治疗。

因全身性感染所致肾功能不全多为非少尿型,其特点为:①肾小球滤过率随全身性感染的加重而逐渐下降,内生肌酐清除率降低,血尿素氮增高;②肾小管对电解质调节功能一般保持正常,病情严重时有对钠、氯重吸收功能亢进现象,可出现高钠血症与高氯血症,血钾正常或偏低;③尿量正常或偏多,比重一般不低;④尸检主要发现为肾小球急性肾炎样病变,而肾小管功能可以正常。本症预后较差,但如能及早控制全身性感染,肾功能障碍也可以恢复。

(三)烧伤应激性溃疡　又称克林(Curling)溃疡。多见于严重休克和败血症患者,多发生在胃部、十二指肠,亦可发生在食管和小肠。多数是多发性。早期除偶有腹部隐痛和黑便外,其他症状甚少,多在发生大出血或穿孔后方被发现。出血和穿孔时间多在烧伤后1~3周。防治应从多方面着手。首先是避免发生严重休克和败血症。对严重烧伤,无论有无症状,可常规给予抗酸、抗胆碱药物以保护胃黏膜,以及甲氰咪胍等抗H_2受体药物,并口服或肌内注射维生素A(5万~10万单位)、每日1~2次。如并发穿孔,一般应采用手术治疗。大出血的非手术疗法与一般胃、十二指肠溃疡相同。

(四)脑水肿　烧伤后脑水肿发生原因较复杂,可能为多因素造成。除烧伤的全身影响、广泛的充血水肿外,尚可由缺氧、酸中毒、补液过多(尤其是水过多)、中毒(一氧化碳、苯、汽油中毒等)、代谢紊乱(如尿毒症、低钠血症、血氨增高等)、严重感染、头面部严重烧伤、肾功能障碍、复合脑外伤等引起。尤多见于小儿。早期症状为恶心、呕吐,嗜睡,舌根后坠、鼾声或反应迟钝,有的则表现为激动或烦躁不安,甚至出现精神症状,小儿可出现高热,肌肉抽搐;严重者发生心律失常、呼吸不规则或骤停、昏迷或突然死亡。

注意控制输液量,必要时及早应用利尿脱水剂,保持呼吸道通畅以预防其发生。一般说来,烧伤越严重,发生机会越多,但对于小儿亦可发生在小面积者,应予注意。早期还应注意与休克鉴别,不要因为患者有烦躁不安、呕吐等症状即认为休克严重而加速输液。脑水肿往往在输液已达到一定量或休克情况已趋平稳后发生尿量有时偏多,比重偏低,以及高热(尤其是小儿)血压上升或偏

19

高等,可资鉴别。如已发生脑水肿,处理方法与一般非烧伤者相同,重点仍在于去除病因。

(五)肝功能不全　烧伤后肝功能不全并非少见。严重烧伤患者除早期由于烧伤本身的影响以及休克所致缺血、缺氧性损害外,尚可以由于化学烧伤(如磷烧伤)、手术麻醉、药物(某些抗生素、外用药物、止痛镇静药等)、严重感染、大量输血等引起肝细胞损害以致肝功能不全。因此临床上绝不能因为肝功能正常而不予重视。肝功能是多种多方面的,特别是关系到营养代谢和免疫功能。而烧伤后肝功能的损害,有可能引起全身免疫功能的低下,导致全身性感染。亦有可能引起全身性营养代谢障碍,多脏器的功能失代偿和全身性抵抗力低下。必须及早注意肝功能的保护。应当指出的是:肝脏代偿能力较强,无论动物实验和烧伤人体尸检均发现,伤后3~4天,肝脏切片即可显示有肝细胞再生现象。如果治疗早且适当,肝功能迅速恢复的可能性是存在的。

烧伤后肝功能不全表现包括有黄疸或无黄疸。有无黄疸不能代表病变的严重性,只能与病变部位有关。如果病变部位能引起胆汁淤积,则出现黄疸。有时严重局灶性肝细胞坏死,也可能不出现黄疸。在烧伤患者,常是由于输入大量库存血所致。

肝功能不全的治疗,与一般内科患者相似。应当指出的是预防。当然最好预防其不发生,如已发生,则要预防其继续加重。因此对肝功能有损害的一些情况,如缺血、缺氧、感染、某些对肝脏有损害的药物(如氯丙嗪,某些抗生素等)和外用药,手术麻醉,其中特别重要的是缺氧和严重感染,要注意防止。外用中药大部分含有鞣酸,不论是缩合型或水解型,对肝脏均有一定的损害。外用中药面积不宜太大,特别是已发现有肝功能损害时,应予避免。

(六)心律失常和心功能不全　烧伤后心脏并发症并非少见。病变的种类甚多,涉及范围也较广。主要表现为心律失常(不齐)和/或心功能不全。烧伤后急性血容量减少、血管阻力增高、短期过多过快输血补液导致的急性循环血量增多和烧伤感染等其他因素,均可以导致心肌缺血和缺

氧、心肌固有收缩力抑制、心室舒张功能和顺应性异常、兴奋-收缩偶联障碍,出现心律失常和心功能不全。从预防观点出发,去除病因,减轻心脏负荷,扶持心肌收缩力,避免过多过快补液,改善心肌缺血,平稳度过休克期(争取不发生休克或休克程度较轻,时间较短)和防止严重感染,特别是全身性感染,是减少或防止心脏并发症发生的关键。

(七)钾代谢异常　在烧伤患者,常见的是低钾血症。导致低钾血症的常见原因是:①丢失增多,主要是从创面丢失,创面渗出的血清样液体,所含钾量与血清成分相近,故创面越大,丢失越多。其次是从尿中丢失,如果患者有腹泻、呕吐,则每日丢失的钾可能更多。②摄入减少,烧伤患者由于休克、严重感染等,常有消化道功能紊乱、食欲差、恶心、腹胀等。有的则因为消化吸收功能减退,或有腹泻。③需要增多,见于烧伤后期,进入合成代谢后,无论从葡萄糖转化为糖原,或合成蛋白质,均需要大量钾离子,如果摄入不够,常易发生低钾血症。④其他原因,例如大量注射葡萄糖、碱中毒等,钾离子从细胞外转移至细胞内(钾离子异常转移),可导致或促进低钾血症。因此在烧伤患者,特别是大面积烧伤者,在整个烧伤过程中,无论早期或后期,均可发生低钾血症。

低钾血症的临床表现和诊断方法与非烧伤者相同。但严重大面积烧伤患者常有严重毒血症或败血症,许多症状如食欲不振、恶心呕吐、腹胀、烦躁不安、神志恍惚等,与低钾血症者相似,易发生混淆,或被掩盖。因此在烧伤患者,尤其是大面积烧伤者,经常进行血清钾检查对及早诊断低钾血症十分重要。必要时尚可对照心电图和尿钾含量进行诊断。

在烧伤病程中的任何阶段均可发生低钾血症,因此低钾血症的预防十分重要。当然首先是去除病因,但在大面积烧伤患者,引起低钾血症的原因甚多,有的目前尚不能有效地控制,如尿钾排出增多、创面渗出等,因此及早进行钾的补充很必要。

(八)糖代谢异常　高糖血症多见于烧伤后早期(体液渗出期),多数仅维持1~2天,即开始下降,

3~5 天后可接近正常水平。故有人称之为一过性暂时性高糖血症,与其他严重创伤一样,发病机制较为复杂,主要为烧伤后的应激反应,致垂体及肾上腺功能亢进所致。这种暂时性高血糖一般无明显临床症状,不需特殊处理,除非血糖过高,需要减少葡萄糖摄入量外,一般也非继续输入葡萄糖的禁忌。但必须密切观察血糖和尿糖发展情况,因为有少数病例可发展成为持续性严重高糖血症。持续性严重高糖血症,较少见,但一旦发生,应及早处理,否则,常不易控制。此症大多数在烧伤后 1~2 周发生,患者多有严重感染甚至全身性感染。有的病例持续性严重高糖血症系暂时性高糖血症的继续。有的则是早期出现高血糖,一度自行降低至正常或接近正常,以后再出现持续高血糖。有的则早期血糖基本正常,烧伤 1~2 周后才出现持续高血糖。

持续性严重高血糖症的发病机制尚不十分清楚,除严重感染所引起的应激反应外,往往尚有一些诱发因素,如广泛切痂手术、静脉营养或进食过多致糖分摄入太多等。临床上,除高血糖及尿糖外,由于细胞外液高渗,故有多尿、尿比重高、血与尿渗透压高、高渗性脱水、氮质血症、精神症状、高热或低温,严重患者迅速出现休克、昏迷甚至死亡。但高血糖症不同于糖尿病、无酮症,故又称假性糖尿病或烧伤应激性假性糖尿病。其昏迷是由高渗性脱水引起,故又称高渗性非酮性昏迷。处理原则:①去除原因,如控制感染、减少额外刺激(大面积手术切痂,大出血)等;②控制血糖水平,一般先限制糖的摄入,如血糖仍持续上升,应加入适量胰岛素;③纠正高渗性脱水,口服水分或静脉滴注 5% 葡萄糖液。应予注意的是,此类患者血糖过高,可出现替代性或假性低钠血症,可被误认为低渗脱水(低血钠),而输入高渗盐水,导致死亡。

(九)化脓性静脉炎 严重烧伤多需长时间静脉输血输液及注射药物等,因此静脉血栓形成可引起肢体肿胀、肺栓塞等严重并发症。如果静脉炎并发感染则可形成化脓性血栓性静脉炎(简称化脓性静脉炎)。如不及时处理,可成为全身化脓性感染的病灶,后果往往极为严重,尤其是深静脉炎。主要在于预防,包括严格无菌操作、静脉插管不宜时间过长、尽量避免注射高渗和刺激性药物(如需注射应尽量稀释、每次量不要太多、时间不要过长,完毕后用等渗溶液快速输注)、不要反复拨动导管刺激或损伤静脉内膜。如发现有静脉炎症应立即停止输液,另换其他通道。局部可应用理疗和热敷等,并全身给予抗生素,以控制感染。深静脉血栓形成应及早切开静脉,去除血栓或将近端静脉结扎。化脓性静脉炎,特别是怀疑为败血症病灶时,应尽早在病灶两端正常静脉处进行结扎,将病变静脉切除,局部伤口敞开引流。如静脉切除有困难时,可将整个静脉广泛切开引流。脓液进行培养,作为选用抗生素的参考。

九、特殊原因烧伤

特殊原因烧伤种类甚多。常见的是电烧伤和化学烧伤。

(一)电烧伤 主要包括电火花或电弧烧伤所引起的体表热烧伤和电流通过人体所引起的电接触烧伤。电路短路形成的电火花和电源与人体之间形成的电弧引起的烧伤与热力损伤在病理生理学变化基本相同,主要以Ⅱ度烧伤为主,也可造成Ⅲ度烧伤,处理原则同热力烧伤。电接触烧伤是指人体与电源直接接触后电流进入人体,电在人体内转变为热能而造成大量的深部组织,如肌肉、神经、血管、内脏和骨骼等的损伤。在人体体表上有电流的进出口,在进出口处形成深度的烧伤创面。本节将重点讨论电接触烧伤,以下简称电烧伤。

电烧伤可以是全身性和/或局部性损伤。其严重程度取决于电流的强度和性质(交流或直流、频率)、电压、接触部位的电阻、接触时间的长短和电流在体内径路等因素。一般而言,直流电比交流电危险;低频率比高频率危险;电流强度越大、接触时间越长越危险。而电流的强度与电压及电阻有关(电流等)。特别是接触部位的电阻低,进入体内的电流强度大时,往往可立即致死。人体各组织的电阻不同,大小顺序依次为骨、脂肪、皮肤、肌腱、肌肉、血管和神经。皮肤的电阻又因表皮的厚薄和干湿情况而不同。角质层较厚的手掌和脚掌的电阻高;皮肤潮湿、出汗时电阻低。如果其他条件不变,皮肤电阻大时(产生热量多)局部损伤较重;阻力小时易发生严重全身性损伤。电流穿过皮肤后,即迅速沿电阻低的体液和血管运行,不仅导致全身性损伤,而且使局部邻近的血管壁发生变性和血栓形成。血管损伤是引起局部组织进行性坏死和继发性出血的重要原因之一。电流可引起肌肉痉挛,故手掌触电常引起手指屈曲,抓住电线不放,增加接触时间和危险性。电流通过身体的径路是一重要因素,如果电流通过重要器官如脑、心等,就有生命危险。但临床上很难从电流的出入口来判断电流的径路。此外,个体差异也是一个因素。人体素质较差者,易发生严重全身性损伤。

1. 临床表现 依损伤的严重程度而异。全身性损伤又称电击伤。轻度者仅表现有恶心、心悸或短暂的意识丧失,恢复后多不遗留症状。严重者可引起电休克、心室纤颤或呼吸、心脏停搏。如抢救不及时,可立即死亡。电休克恢复后,患者在短期内尚有头晕、心悸、耳鸣、眼花、听觉或视力障碍等。但多能自行恢复。少数患者以后可发生白内障,多见于电流通过头部者。电击伤也可引起内脏损伤或破裂。

局部损伤主要表现为烧伤。触电引起的烧伤有三种原因:①电流通过人体直接引起。这是真正的电烧伤或电流烧伤,也是临床上一般所称的电烧伤。为了区别,可称为电接触烧伤或电流烧伤。此类电烧伤有"入口"与"出口",通常入口的损伤较出口严重。皮肤烧伤面积多不太大,常呈椭圆形,一般限于与导电体接触的部位和附近组织,但实际破坏较深,可达肌肉、骨骼或内脏。烧伤外表早期呈灰黄色、黄色或焦黄,中心稍下陷,严重者组织可以完全炭化,凝固、形成裂口,边缘较整齐。干燥,少有水肿,疼痛较轻。早期从外表很难确定损伤范围和严重程度。24~48小时后,周围组织开始发红、肿胀。炎症反应和深部组织水肿较一般烧伤为重。按压水肿区多无凹陷。伤后一周左右开始进行性广泛的组织坏死,往往有成群肌肉坏死、骨骼破坏或肢体坏死,或发生继发性大出血。感染多较严重,尤其是厌氧性细菌感染,有的可并发气性坏疽。坏死组织脱落后,所遗留的肉芽创面愈合缓慢。导致成群肌肉或肢体坏死

的主要原因有:血管损伤和血栓形成,骨组织电阻较大,电流通过时产生热量较多,致骨周围组织变性,坏死。由于上述的原因,筋膜腔内水肿,压力增高,形成所谓筋膜腔综合征,加剧坏死过程。如果继发感染,发展更迅速。②电弧或电火花引起:可单独发生或与电接触烧伤同时发生。多为Ⅱ度烧伤,但亦可较深。有时由于肢体触电时,肌肉强烈收缩,故在关节的屈面(如肘窝、腋窝、腘窝、腹股沟等)形成短路,发生火花,引起多处烧伤。这种电火花烧伤多为Ⅲ度。严重的亦可深及肌肉、关节腔等。③电火使衣服燃烧引起:烧伤面积较大,一般较浅,有时也可为Ⅰ度烧伤。

由于触电时肢体肌肉强烈收缩,有时可发生骨折或脱位。此外,尚可由于意识丧失或肌肉收缩被弹离电源,致跌倒或高处坠下,复合其他创伤。严重电接触烧伤患者,由于深部组织广泛损伤、水肿,体液的丧失远较以体表烧伤面积估计为多,休克也较严重,加之广泛肌肉损伤和红细胞破坏所引起的肌红蛋白尿和血红蛋白尿,故易并发肾功能不全。

2. 处理 急救时应迅速使患者脱离电源,用不导电的物体,如干木棒、木、竹等将电源拨开,立即关闭电闸等。如发现呼吸、心搏已停止应立即进行口对口人工呼吸和胸外心脏按压等复苏措施。这是关系到患者能否救活的重要步骤。开始越早,救活的机会越多。

电烧伤的全身治疗基本与一般烧伤相同。由于电接触烧伤深且水肿较广泛,因此补液量较同等面积烧伤为多,可根据患者全身情况及尿量调整。同时由于广泛肌肉和红细胞的破坏,释放出大量肌红蛋白和血红蛋白,为了避免急性肾衰竭的发生,除适当增加输液量以增加尿量外,可给予利尿剂(如甘露醇等)和碱化尿液。

为了预防感染,应常规进行破伤风抗毒素注射,并及早选用有效抗菌药物,特别要注意厌氧性细菌感染的防治。此外,急救和早期处理过程中,要注意发现复合伤并及早处理。

肢体电接触烧伤出现明显水肿时,应尽早进行筋膜腔切开减压,往往是挽救肢体坏死的重要措施。局部治疗采用暴露疗法。电火花和火焰致

伤者,局部治疗原则同一般烧伤。电接触烧伤应尽早(伤后3~5天内)将坏死组织切除植皮。对范围较小的电烧伤,可采用一次切除植皮,切除范围可广泛一些,并尽可能彻底,包括坏死肌肉,甚至骨骼,依情况进行自体游离植皮、皮瓣(邻近、远位或游离)移植。如果对切除后的组织健康情况仍有怀疑,最好进行皮瓣移植。有时看来不健康的创面组织,经皮瓣移植后,可以达到早期愈合。至于范围较广的电接触烧伤,一次切除往往不易彻底,多不能立即进行自体皮移植,且又不容许进行皮瓣移植时,可采用纱布湿敷、包扎,或最好用异体皮覆盖,以减少创面感染机会。2~3天后,再打开观察。如创面已无坏死组织或异体皮已存活,则可进行自体皮游离移植;如创面有坏死组织,可再按前法进行清创和其他处理,直至创面组织健康或移植的异体皮存活后,再进行游离植皮。有时需反复清创2~3次。清创时如发现有不健康的血管,应在健康部位进行结扎,以防继发性出血。亦应警惕继发性出血的发生,床旁要常备止血带。如发生大出血,应争取在血管健康部位进行结扎。不得已时,才做局部贯穿缝扎,但再次出血机会较多。腕部双血管损伤时,结扎后远侧肢体发生坏死机会较多,如有条件,可争取进行血管(自体静脉)移植术,以挽救肢体。有些特别部位的电接触烧伤,可酌情予以处理。例如大片头皮全层烧伤切除后,无法行局部皮瓣转移时,可进行游离皮瓣移植或先进行带血管蒂的游离大网膜移植,然后再在其上移植自体皮;如伤及颅骨,也可将颅骨(或颅骨外板)一并切除后,按上法处理。

(二)化学烧伤　可导致烧伤的化学物质不下数千种。化学烧伤(chemical burn)的特点是某些化学物质在接触人体后,除立即损伤外,还可继续侵入或被吸收,导致进行性局部损害或全身性中毒。损害程度除与化学物质的性质有关外,还取决于剂量、浓度和接触时间的长短。处理时应了解致伤物质的性质,方能采取相应的措施。可致伤的化学物质种类繁多,故本章仅就化学烧伤的一般处理原则和平时最常见的类型简述如下。

1. 一般处理原则

(1)急救:应迅速将残余化学物质清除干净,包括解脱被污染或浸渍的衣服,越快越好。无论是何种化学物质致伤,最简单而可行的方法是以大量清水将其冲去或稀释,时间不少于半小时。在急救时使用对抗剂或中和剂,不仅不实际,往往因此耽误抢救时机,而如果溶液种类或浓度选择不当,以及在化学中和反应中产热等,尚有加重组织损害的可能。头面部烧伤时,应检查有无角膜及其他五官损害,并予优先冲洗。

(2)如果化学物质有继续侵入的可能或已经侵入深部组织,继续造成广泛损害时,则应考虑对抗性处理或其他措施。手术切痂为防止化学物质继续深入损害和被吸收中毒的可靠方法,如无禁忌,应尽早施行。

(3)不少化学物质不仅可以从创面进入,尚可从呼吸道吸入、消化道吞入甚至健康皮肤黏膜吸收,且局部的损害往往有一渐进过程,不一定立即显露出来。因此询问病史时要予以注意,并密切观察,不可因局部损害看来不严重而有所忽视。如有全身中毒的可能,应根据该化学物质的性质和毒理及早防治,不要待临床表现明显后才进行处理,贻误时机。如一时无法获得解毒剂或确定致毒物质时,可先应用大量高渗葡萄糖和维生素C静脉注射、给氧、输注新鲜血液、输液等,如无禁忌,并可及早开始应用利尿剂。然后再根据病情选用解毒剂。

(4)其他处理同热力烧伤。

2. 酸烧伤　常见的是硫酸,硝酸、盐酸烧伤。它们的特点是使组织脱水,组织蛋白沉淀、凝固,故一般不起水疱,迅速成痂。因此也限制了它们继续向深部侵蚀。硫酸损害皮肤后的痂为深棕色,硝酸者为黄棕色,盐酸者为黄色。一般烧伤越深,痂色越深,韧性越硬,痂皮内陷也越深。但由于痂皮的掩盖,早期对深度的判断较一般烧伤困难,不能因无水疱即判为深度烧伤。早期感染较轻,浅Ⅱ度者多可在痂下愈合;深度烧伤脱痂较迟,脱痂后肉芽创面愈合较慢。烧伤波及指(趾)甲以下时,应拔除指(趾)甲。焦痂应考虑早期切除。

石炭酸腐蚀的穿透性较强。吸收后主要对肾脏产生损害。为了减少残存石炭酸的继续损害,急救时在大量冲洗后,应再用70%酒精包敷或清洗(如现场有酒精,最好立即用酒精清洗),深度烧伤应考虑早期切痂。吸入强酸蒸气和烟尘,可引起呼吸道强烈的刺激,甚至腐蚀和吸入性损伤。如有呼吸困难,应尽早进行气管切开。

3. 碱烧伤　常见者为苛性碱、氨、石灰及电石烧伤等。强碱可使组织细胞脱水并皂化脂肪。此外,碱离子与蛋白结合形成可溶性蛋白,能穿透到深部组织。因此,如果早期处理不及时,创面可继续扩大或加深,并引起剧痛。

苛性碱烧伤创面呈黏滑或皂状焦痂,色潮红,有小水疱,一般均较深。焦痂或坏死组织脱落后,创面凹陷,边缘潜行,往往经久不愈。浅度的氨烧伤有水疱;深度者干燥后创面呈黑色皮革样焦痂。石灰烧伤创面较干燥呈褐色。电石烧伤实际上是热力与石灰烧伤。即电石遇水后产生乙炔和氢氧化钙(石灰)并释放出大量热。石灰烧伤时,在清洗前应将创面表面的石灰去除干净,以免加水后石灰发热、加深创面损害,同时要求较长时间的冲洗,有人甚至主张在流动清水中冲洗24小时。一般也不主张用中和剂。其余处理同一般烧伤。最好采用暴露疗法,以便观察创面的变化。

十、特殊部位烧伤

头面、五官、呼吸道、手、足、会阴、骨、关节等部位,由于解剖、生理功能的特点,处理上有其特殊性。其中较常见且后果较严重的简介如下:

(一)**吸入性损伤**　又称呼吸道烧伤。较常见,尤多见于有头面部烧伤者。大多数为吸入火焰、干热空气、蒸汽、有毒或刺激性烟雾或气体所致。故包括了热力的作用和烟雾中有害气体的化学损伤作用,严重者尚有全身性中毒,如一氧化碳中毒等。此类损伤多发生在密闭空间的爆炸性燃烧,衣着燃烧后站立或奔跑呼叫,以及长时间处在密闭火灾现场等情况,为高温液体或化学物质直接灌入呼吸道引起,例如掉入沸水或化学药物池中,液体灌入呼吸道。

由于烧伤部位的不同,吸入性损伤可分为三类。①轻度:烧伤在咽喉以上,表现为口鼻、咽黏膜发白或脱落、充血水肿、分泌增多、鼻毛烧焦、刺激性咳嗽、吞咽困难或疼痛等。②中度:烧伤在大支气管以上,除有上述轻度症状外尚有声嘶和呼吸困难,早期痰液较稀薄,往往包含黑色炭粒。肺部听诊一般较清晰,偶有哮鸣或干啰音。严重呼吸困难经气管切开后往往多可改善。③重度:烧伤深及小支气管以下,除上述症状外,呼吸困难发生较早而且严重,往往不能因气管切开而改善,肺水肿出现亦较早,肺部呼吸音减低并有干湿啰音。

根据受伤史和临床表现,吸入性损伤的诊断一般并无困难。但应注意,有时烟雾吸入性损伤患者,可能无面颈部烧伤,甚至无口、鼻、咽黏膜的损伤,即或有也较轻微,患者无喉痛、吞咽困难或刺激性咳嗽或呼吸困难,易被忽略,有时在发生呼吸窘迫现象或肺水肿(多在伤后12~24小时发生)时,还误认为是休克或其他原因引起。因此对有吸入烟雾,特别是在密闭空间或有丧失知觉的患者,尽管无面颈部烧伤,也应警惕吸入性损伤的可能。可进行胸部X线(正位和右前斜位)检查。吸入性损伤时,可发现气管腔变窄、管壁增厚、黏膜不规则,有时隆突处成漏斗形,重度损伤时,小支气管周围可出现透明带,以及肺水肿(大多为中央型)等,特别是连续检查具有诊断意义。有条件者可进行纤维支气管镜检查、肺CT检查以及肺表面活性物质的动态观察(吸入性损伤时下降)等。

吸入性损伤经确诊后,应迅速进行处理。轻度者主要是局部清洁,可用过氧化氢等进行清洗漱口。中度者除局部清洁外,应密切观察,如出现呼吸困难,特别是呼气困难时,应尽早行气管切开,给氧并保持呼吸道通畅。重度者应立即进行气管切开,并进行间断加压给氧或人工辅助呼吸。并给予利尿、解痉、辅助心力等药物,必要时可全身应用激素,多巴胺或小剂量血管扩张药物可以减少肺血管痉挛。可加用大剂量的山莨菪碱,除解痉外,尚可改善微循环状况。全身应用抗生素。为了减少肺部并发症的发生,呼吸道护理,尤其是在气管切开以后,十分重要,要严格无菌技术、保持黏膜湿润、应用有效抗生素及小剂量激素等以解痉并控制局部炎症、保持呼吸道通畅。吸痰时操作应轻柔,尽量避免损伤气管黏膜,如有支气管黏膜坏死、脱落不易吸出,可用支气管镜吸出或行支气管内灌洗。

(二)头面部烧伤

1. 头面部烧伤的特点 ①头面部组织较疏松,血液循环丰富,烧伤后水肿较严重,与同等面积其他部位烧伤比较,发生休克的机会较多,尤以小儿为甚;②深度烧伤时,焦痂缺乏弹性,水肿可延及颈部软组织和后咽部,导致呼吸道梗阻或压迫颈静脉使脑部淤血或诱发脑水肿。愈合后常引起严重面部畸形,影响功能;③烧伤除波及五官外,尚可因热力等直接作用引起吸入性损伤。严重头皮烧伤可深及颅骨甚至颅内组织;④由于毛发的存在,加之水肿以及五官分泌物较多,创面不易清洁,易导致感染,脱痂较早。但由于血液循环丰富,创面如无感染或感染控制后,愈合能力较强。

2. 处理 一般原则与一般烧伤相同。首先要注意有无吸入性损伤和角膜烧伤,并密切观察有无脑水肿和休克并及时处理。创面早期宜采用暴露疗法,头皮和接近头发的面部烧伤应剃除头发,注意清洁,随时拭净分泌物和渗出物,以保持创面干燥。Ⅱ度创面争取痂下愈合。如痂下感染或积脓时,应及时用湿敷脱痂引流,以免创面加深。Ⅲ度烧伤早期深度不易辨认,且头面部血液循环丰富,毛囊较多较深,有时看似为Ⅲ度;也可自行愈合,故头面部烧伤早期切痂,应予慎重。即便确定为Ⅲ度,也必须根据烧伤部位、患者情况及技术条件而异。

(1)头皮烧伤:头皮是良好的自体皮供皮源,可以反复切取,争取浅度烧伤早期愈合,甚为重要。处理头皮烧伤的重点是清洁。剃净烧伤部位及其周围头发,使之不与渗出物黏着、结痂而妨碍引流。烧伤部位防止长期受压。头皮烧伤虽适于暴露疗法,但浅度烧伤难以形成干燥完整的痂皮,这是因为尽管创面头发已剃尽,但剩下的发茬仍不断往外生长,将已形成的痂皮向外顶出,致痂下渗液淤积,使痂皮软化形成痂下积脓或脓疱。因此每日用抗菌溶液湿敷或淋洗使创面清洁十分重要,否则创面可反复感染、加深。由于头皮血液循环丰富,只要经常保持创面清洁,与其他部位相比

Ⅱ度创面愈合较快。头皮不仅血液丰富,而且毛囊、汗腺、皮脂腺也较多。深Ⅱ度烧伤后,上皮再生的来源较多,创面上皮岛扩张、愈合较快。但愈合后,残存在真皮内的上皮可以成为反复发作的脓疱或残余创面,因此即便头皮已经愈合,仍要注意清洁,避免脓疱或残余创面的发生。

头皮Ⅲ度烧伤常可波及颅骨,甚至脑膜、脑组织,故处理较为复杂。①单纯头皮Ⅲ度烧伤:尽可能争取早期切除,若任其自然分离,有使骨质外露,有外板坏死的可能。切除后可在健康的骨膜上进行游离植皮,但最好是行局部转移皮瓣(单蒂或双蒂)或游离皮瓣移植,效果较可靠。②颅骨烧伤:争议较多。如果焦痂切除较早,局部尚无感染迹象时可不将烧伤骨板切除,可留作支架,进行局部带蒂皮瓣或游离皮瓣移植。手术较简单,尤其是在颅骨中线附近烧伤,可以避免切除颅骨时损伤矢状窦大出血。但往往由于患者全身情况或其他原因,早期不允许或未能进行切痂植皮;局部已有明显感染。此时切痂后,如果不切除坏死颅骨而进行皮瓣移植,手术易失败。如果切除颅骨,特别是大面积烧伤者,则可增加骨髓腔感染或使感染扩散。故一般可任其自然分离,待死骨脱落或移除后,在骨质或硬脑膜肉芽创面上植皮。当然,如果Ⅲ度烧伤和骨坏死比较局限,局部感染较轻,仍可以考虑切除Ⅲ度焦痂和坏死的颅骨(外层或全层),行皮瓣移植。大块颅骨坏死自然分离需时甚久,故待局部感染控制后,可手术一次将坏死骨质凿除,并在新鲜骨质创面上植皮;范围较小者,也可考虑皮瓣移植。如果坏死限于外板且范围较大时,可用骨钻多处钻孔(孔距和孔径均为0.5cm),钻至出血的健康骨质或骨髓腔为止,待肉芽生长后,再行植皮。如果在等待自然分离过程中,特别是颅骨全层坏死时,发现由于骨坏死引致的硬脑膜外感染或脓肿时,应及时多处钻孔引流,待肉芽组织生长后,再行植皮或皮瓣移植。为了判断是否颅骨全层坏死,可试行钻孔,如果外板钻通后,未见出血即为颅骨全层坏死,但钻孔试验不宜过早施行,以防引起继发性感染。颅骨缺损过大的修补应待全部伤面愈合后择期进行。③脑膜和脑组织烧伤:多见于电接触烧伤。早期正常脑实质

和坏死组织界限不清,不宜进行切除,如有颅骨下感染,可行钻孔引流,待肉芽形成后,移除颅骨,行植皮或皮瓣移植。有的病例可遗留脑脊髓液瘘、脑脓肿、脑膨出、癫痫或其他精神、神经症状,可酌情处理。

(2) 面部烧伤:面部血液循环好,且便于暴露,一般来说,发生严重感染的机会较少,即便是深Ⅱ度烧伤有时也可获得痂下愈合。但应注意的是,面部肌肉活动较多,如眼、嘴的活动,痂皮或焦痂常易发生裂缝渗液。此外,眼泪、唾液、鼻涕、饮食等将眼角、嘴、嘴周围的痂皮和焦痂变湿、变软,应及时将渗液、分泌物移除,使创面干燥,减少痂下感染机会。面部Ⅱ度烧伤,一般不采用早期切痂植皮。这是因为早期深度不易分辨,有时认为是Ⅱ度烧伤,但却自行愈合。且面部切痂平面不够清楚,加之面部血液循环丰富,切痂时出血多。然而一旦焦痂开始分离时,应迅速脱痂或在浅麻醉下剥除焦痂,用大片游离自体皮移植消灭创面。如果创面感染较重或坏死组织较多时,可用湿敷,每日更换2~3次;或用异体皮,每2~3日更换一次,清洁创面,肉芽新鲜后再进行植皮。也有主张将肉芽削除、彻底止血后,立即植大片自体皮,这样可减少面部瘢痕。

无论早期切痂或中期剥痂后,均应采用大张自体皮移植,以减少面部畸形及功能障碍程度。皮片的排列,一般主张分区移植,日后面部表情和功能较好。但近年来也有人主张用整张皮移植,以减少分区植皮缝接处的瘢痕。但缺点是这样植皮后患者的面部表情恢复较差。

面部深度烧伤所遗留的畸形和功能障碍,一般于6~12个月后行整形手术。但如果功能障碍严重,如口周瘢痕挛缩妨碍进食者,可行小口开大。鼻孔窄小影响呼吸,可行鼻孔开大整形术等。

(三) 眼烧伤 眼烧伤较常见,多见的是眼睑烧伤。受伤瞬间,眼睑反射性闭合,故眼球烧伤较少见。眼球烧伤常因高温或电接触,化学药品溅入及热蒸汽等引起。轻者为结膜损害或角膜表浅溃疡;重者可使整个眼球毁形,见于高温金属损害或电接触伤。结合膜和角膜上皮与内皮细胞为亲脂性,而角膜基质和巩膜则具亲水性。所以水溶性化学物质如酸,与眼组织接触后,短时间内即形成痂膜,不易再向深层穿透;而脂溶性物质如碱,则可使组织皂化,形成胶样的碱性蛋白化合物,致碱液能继续穿透深层组织,引起角膜穿孔、虹膜睫状体炎、白内障、青光眼、眼球萎缩,甚至化脓性全眼球炎。二氧化硫和氨溶于水和脂肪,危害性亦大。电接触烧伤,尤其头颈伤,虽电极未接触眼部有时亦可引起白内障。

1. 症状 眼球烧伤常同时有眼睑烧伤。眼睑烧伤后,水肿发展较快且严重,睁眼困难,因此常影响眼球的检查。可用眼睑牵开器将上下眼睑拉开,详细检查眼球情况。眼球烧伤后,常有流泪、怕光、异物感和视力减退等症状。轻度者,结合膜充血水肿,部分角膜上皮脱落。如无感染,一周左右痊愈,不留瘢痕。重度者,结合膜坏死,角膜深层混浊,毛玻璃状,2~3周后愈合,遗留白斑或薄翳,影响视力。严重者,并发角膜深层溃疡、穿孔。更为严重者,结合膜凝固坏死,伤后立即或数日后溃破,眼球内容物脱出,可并发化脓性葡萄膜炎。此外,角膜烧伤易并发感染,特别是铜绿假单胞菌感染,角膜软化,形成葡萄膜炎或前房积脓,严重者可致全眼球感染,甚至颅内或全身性感染。眼睑深度烧伤,由于焦痂或痂皮干燥收缩或愈合后瘢痕形成与挛缩,致使眼睑外翻,不能闭合,角膜外露,易引起眼暴露性角膜炎。并且眼分泌物较多,易使眼周围创面潮湿软化,发生感染,进而引起结合膜炎、角膜炎甚至全眼球炎。

2. 处理

(1) 一般原则:急救同一般烧伤和化学性烧伤。处理的关键在于预防感染,特别已有眼球烧伤者。眼部操作必须严格遵守无菌原则,防止交叉感染,床旁应备一治疗盘,用无菌巾遮盖,每日更换治疗盘一次。治疗前,必须洗手。眼周围分泌物,应经常用棉签轻轻吸去,防止痂皮或焦痂软化、感染,操作宜轻,切忌挤压眼球,以防角膜穿破。

(2) 眼睑烧伤:浅度者不需特殊治疗,但当痂皮干燥后,妨碍眼睑闭合,以致患者睡眠时角膜外露,易发生暴露性角膜炎。应在睡前,结膜囊内涂布眼膏,外用消毒油纱将眼遮盖。在深度眼睑烧

19

伤,如病情允许,可行早期切痂植皮(中厚或全厚)。如为上、下眼睑切痂,可用整张皮、中间切口,缝于睑缘上。火焰烧伤时,由于反射地紧闭双眼,故睑缘常留有一窄条未烧伤皮肤,可将皮片与之缝合。早期未切痂者,宜及早脱痂、植皮。愈合后发生严重眼睑外翻时,为了预防发生暴露性角膜炎,应及早切除眼睑瘢痕、植皮。外翻不严重者,可待半年至一年瘢痕软化后再行整形。

(3)眼球烧伤:化学烧伤时,无论急救时是否用大量等渗盐水或清水冲洗,入院后仍须用大量等渗无菌温盐水冲洗结膜囊。无论何种烧伤均应仔细检查结膜囊和角膜。眼球烧伤后,常有畏光、流泪和睑痉挛等症状,可将1%丁卡因滴入眼内,麻醉后,用眼拉钩轻轻牵开眼睑,仔细检查。如有异物,可用温盐水棉签轻轻将其移除;对嵌入组织内的异物,可用刀尖或针尖轻轻挑出;如有铁屑,可用医用吸铁石吸除;若为石灰碎粒,可用蘸油的棉签拭除清洗后,及早用抗生素液滴眼,每1~4小时一次,并间以抗生素眼膏,防止感染。如感染严重,特别是铜绿假单胞菌感染,可在结膜下注射庆大霉素,并用灭菌等渗盐水洗眼,每1~4小时一次。此外,用0.5%阿托品点眼散瞳,每日3~4次,防止并发虹膜睫状体炎,为了防止睑球粘连,每日用玻璃棒分离2~3次,粘连范围广泛时,可在坏死结合膜剪除后行黏膜移植,以减轻睑球粘连。其他处理同一般眼球感染。

(四)耳烧伤　外耳道深居颅底,少被烧伤,但有时亦可被高温液体、气体或化学液灌入而烧伤。烧伤后局部肿胀,耳道闭塞,引流不通畅,易于感染,严重者可导致化脓性中耳炎,故处理上重在引流,保持局部清洁与干燥。一般可用5%过氧化氢拭洗干净,局部置棉条引流,并随时更换。肿胀严重者,可置入漏斗状多孔塑料管,管内放一棉条引流。棉条潮湿后及时更换,塑料管每日更换数次。在愈合期间及愈合后,应长时间放入塑料或橡皮管作为支撑架,防止瘢痕收缩致耳道缩窄或闭锁,如已发生,可及早修复。如并发化脓性中耳炎,则按中耳炎处理。

耳郭暴露而突出,易遭受烧伤,而且耳郭皮肤及皮下组织甚薄,烧伤后常易累及耳软骨。Ⅲ度烧伤直接伤及软骨常造成干性坏死和耳郭脱落。Ⅱ度烧伤,特别是深Ⅱ度,一经感染,则易发生化脓性耳软骨炎,导致耳郭畸形。耳郭除易受压潮湿外,且由于高低不平,患者仰卧时,眼部烧伤后分泌物和眼泪常积于耳郭窝内,易于感染。此外,耳郭烧伤后,局部肿胀,血液循环不良,致耳软骨缺血,更易招致感染。故耳郭烧伤后,主要是保持局部干燥,避免长期受压,及时清除分泌物以防止感染。痂皮开始分离时,可用药物湿敷促其迅速分离脱落,以减轻水肿、感染。局部可采用异体皮覆盖或用油纱半暴露。

耳部持续性剧痛是化脓性耳软骨炎早期症状,局部肿胀、压痛明显。数日后局部变软,有波动感。自行溃破后,疼痛减轻,但由于引流不畅或坏死软骨未清除,可反复发作,波及全耳软骨。因此化脓性耳软骨炎一旦诊断确立,当外耳有明显肿胀、压痛时,不要等待出现波动感,即应行切开引流。切口要够大,将坏死软骨切除且引流要彻底,以防止复发,必要时可置小引流管于脓腔内,便于灌洗、引流和防止切口过早封闭。

耳软骨炎愈合后所遗留的耳郭畸形,日后可酌情进行耳郭再造。

(五)手烧伤　手是劳动器官,结构精细,深度烧伤后如果处理不当常遗留畸形和功能障碍,严重者可丧失劳动和生活能力。手烧伤多发生在手背,手掌角质层较厚,较少产生深度烧伤。

1. 处理原则　基本同一般烧伤。浅度烧伤若避免感染,多能自愈,常不留瘢痕和功能障碍,采用暴露或包扎疗法均可。

为了尽可能保存手的功能,手背深Ⅱ度或Ⅲ度烧伤,在烧伤面积不是太大,有足够的供皮区,且患者全身情况允许下,均应争取早期切(削)痂植皮并优先处理。因故未能行早期切(削)痂时,亦应争取及早脱(剥)痂,必要时可将较老的肉芽组织刮除或削除,然后植皮。手掌局限的Ⅲ度烧伤亦应争取早期切痂植皮。为了最大限度地恢复手功能,应注意:①无论脱痂或削痂后,均争取用大张中厚皮片游离植皮,最好用L形或T形皮片;②切(削)痂时尽量保存指蹼皮肤(该处一般少有深度烧伤),如必须切除,则应用三角皮片覆盖,以

19

保存指蹼间隙;③手指切痂远侧应超过末节指关节,两侧应超过指中线,切口线应是锯齿状,以免将来发生直线瘢痕挛缩影响功能;④手背深Ⅱ度切痂只达浅筋膜平面,以利于手指静脉回流;⑤缝线拆除后尽早开始活动,防止关节强直。

2. 特殊情况的处理 上述处理原则适用于大多数手烧伤,但有时可能遇到一些情况,需要特殊对待。

(1) 严重大面积烧伤患者:由于患者全身情况较差,早期进行身体各部位切痂时,为了缩短手术时间,减轻患者对手术的负担,不可能同时进行手部切或削痂。即手部切(削)痂手术必须延后。此时应注意:①防止感染。感染后不仅使创面加深,严重者可毁损肌腱或并发化脓性关节炎等,而且可使手部水肿增重。这些渗出液常沉积于肌肉、关节囊和关节周围,继而纤维化,使手指肿胀、关节强直、功能障碍。主要措施是减轻局部水肿和保持局部干燥。手应适当抬高以利局部静脉回流。采用暴露疗法使焦痂迅速干燥,暴露时将手指分开,并随时将分泌物用灭菌棉签吸尽。局部可用远红外线照射促使焦痂干燥和炎症水肿吸收。如焦痂已开始分离,应及时将焦痂剪除引流,暴露出的肉芽组织可用异体皮覆盖。待整个手背脱痂后,及时清除坏死组织并及早进行大张自体皮全覆盖。如果自体皮源不够,亦可用条状或邮票状自、异体皮片相间植皮。但必须将创面全覆盖;②保持手功能位。手烧伤后的功能位与一般不同。腕关节在单纯手背烧伤时宜掌屈,手掌烧伤时则背屈,全手烧伤则保持于中间位。手背烧伤时,掌指关节屈曲 80°~90°,指间关节伸直或屈曲 5°~10°,拇指宜保持外展对指位。

(2) 手指背部或环形深度烧伤:由于水肿压迫指动、静脉,常可引起指端坏死。此类患者入院后,不论是否进行手部切痂,均应及早进行手指两侧焦痂切开减张术,以减少指端坏死的机会。减张切开口应在手指侧中线靠掌侧,呈波浪或锯齿形。切开伤口可用银离子抗菌敷料填塞。

(3) 手掌Ⅲ度烧伤:一般较局限,虽亦可自愈,但往往遗留严重瘢痕挛缩畸形,影响手的功能。应早期切痂植皮。Ⅲ度较浅者,焦痂去除后,掌腱

膜纤维应切断或切除,然后进行游离植皮以防术后挛缩。有时烧伤已深及掌腱膜以下,切除坏死组织后,已有肌腱、神经、血管裸露或损伤时,则需带蒂皮瓣移植,不但保证存活,而且可以保护暴露的神经、血管和肌腱,减少坏死机会,也为以后神经、肌腱的整复创造条件。若无上述情况仍可行中厚或全厚皮片移植。

(4) 手背Ⅲ度烧伤:已深及肌腱甚至骨骼。常见于热压伤(手压于炽热的物体中)。清创后,往往肌腱、关节囊外露,游离植皮多无法存活。故应采取皮瓣移植。有时即便肌腱等已有一定损害,皮瓣成活后,可避免或减少肌腱坏死。如果肌腱已经坏死被移除,创面经皮瓣移植成活后局部瘢痕少,也可为今后肌腱移植手术创造条件。

(5) 晚期入院手部已有明显感染的患者:是处理较棘手的一类。感染不甚严重时,仍应在局部和全身(抗生素的应用等)准备后,争取切痂,彻底清除坏死组织,并立即植皮(条状自体皮或大张自体皮全覆盖),多数可以存活,保存了手的大部分功能。困难的是,已有严重感染,此类手背切痂植皮后,往往成活率低,而且手指及手肿胀明显,创面分泌物多,移植的皮片也可部分存活,但不健康,也不向四周生长上皮,创面经久不愈。此类感染较重的手烧伤最好是先进行对局部感染的控制,包括彻底暴露、局部抬高、远红外线照射、浸泡等,待感染控制后,再进行切痂植皮,或待焦痂自然分离后,在肉芽上或将肉芽刮除后,进行大张自体皮移植,亦可获得较好的功能。

3. 手部切(削)痂术后处理 手切(削)痂术后的处理十分重要,关系到皮片的成活和手功能的恢复。基本原则同一般整形和切(削)痂手术,但应注意如下几点。

(1) 止血要彻底:手术切(削)痂术一般在止血带下进行。切(削)痂后,用热纱布垫加压包扎,再放松止血带。数分钟后再由近端开始,逐段松开压力包扎,分段彻底止血。然后用整张中厚自体皮片覆盖创面,皮片边缘用皮夹或丝线缝合。缝合时,注意皮片应略有张力,紧贴创面不留空隙,以免术后皮片下渗血或积液影响皮片成活。

(2) 妥为包扎:术后包扎对保证皮片的存活甚

为重要,宜用吸水纱布和棉垫均匀加压包扎。包扎时,手指分开,指蹼处用小纱布或棉片填塞;手指最好环形包裹数层纱布,应特别注意手指间加压,使皮片紧贴创面,但压力不可过大,以免影响血液循环,手置于功能位,手指尖外露,便于观察血液循环。

(3)早期活动:术后一般可不更换敷料,7~8天拆线。拆线后即开始自主活动。但若术中止血不彻底,疑有血肿形成或有感染迹象时,应手术后2~4天更换一次敷料。如发现皮片已存活无皮下血肿或感染时,重新包扎即可。若有皮下血肿或积液,应切一小口引流。若有感染,冲洗干净后,局部可重新包扎,以后及时换药。

(六)会阴部烧伤 会阴部较隐蔽,患者多由于站立时下肢火焰烧伤或臀部坐在高温热源所致。会阴部烧伤,包扎不便,且敷料易被大小便污染,容易感染,故一般采用暴露疗法。双下肢应分开,使会阴部能充分暴露。注意干燥。每日用消毒液冲洗 2~3 次,大便后及时清洗。会阴部手术出血较多,皮片不易固定,存活率低,故一般不用早期切痂。多采用剥痂或脱痂后肉芽创面游离植皮。皮片宜密植,术后予以暴露,及时清除分泌物,植皮前灌肠,术后无渣饮食。

会阴部烧伤愈合过程中,应注意防止臀沟两侧的粘连愈合,形成蹼状瘢痕甚至假性肛门狭窄或阴道闭锁。伤后分开双下肢,臀沟部置引流物,并及早植皮,减少愈合后的瘢痕。

阴囊烧伤后,由于阴囊皮肤皱缩,有伸缩性,故烧伤后凭借上皮生长和瘢痕收缩,多能自行愈合,一般不需切痂植皮,少数需在脱痂后移植小片自体皮。阴茎环形深度烧伤时,可移植整张皮片予缝合固定。若包皮较长,可在背侧切开,利用其未烧伤的内层皮肤,翻转移植于创面上。女性外生殖器烧伤应注意分开阴唇,防止粘连后阴道瘢痕闭锁。

患者会阴部瘢痕挛缩畸形或假蹼形成影响功能者,应尽早手术,以免影响外生殖器和肛门发育。

(七)足部烧伤 足部烧伤同手烧伤,以足背部多见。由于足底角质层甚厚,即便烧伤也较浅。足部烧伤常波及踝部,故足部深度烧伤所造成的畸形主要有两类:一类是由于足背和踝部前侧深度烧伤愈合后瘢痕挛缩所引起的背屈畸形。除踝部背屈外,严重者足趾亦背屈,趾跖关节囊脱位,或伴有足内翻畸形;另一类是由于足跟腱部深度烧伤愈合后瘢痕挛缩所致的足下垂,严重者可有跟腱挛缩,如果患者同时有足背部深度烧伤,除足下垂外,还有由于足背部瘢痕挛缩引起的指背屈,甚至跖关节半脱位形成的典型马蹄足。

在以往烧伤治疗中,对手的重要性强调较多,但对足则重视不够。以致发生上述畸形较多,小儿在以后的生活中行走十分不便,而且后期整形效果并不理想,应争取早期切(削)痂植皮,尽可能用整张自体皮,最大限度地保存其功能。

(八)骨、关节烧伤 骨烧伤常见于骨骼较表浅处,如胫骨前面、指骨、颅骨、尺骨鹰嘴、内外踝、跟骨、肋骨、髂嵴、下颌骨、脊突等。偶见有深部骨烧伤,多发生在电烧伤。

长骨烧伤一般不需特殊处理。在周围软组织烧伤大部分愈合后,将坏死骨凿除,等待其肉芽生长,然后进行游离植皮。凿骨时应注意,不要凿穿骨髓腔,以免感染播散,发生骨髓炎。如果骨烧伤较局限,局部软组织清创后,可将附近软组织拉拢将烧伤骨遮盖(烧伤骨可不凿除),然后在软组织上植皮。烧伤坏死骨可作为新生骨生长的支架,然后逐渐被吸收。

关节烧伤多见于指间关节,特别是第二指关节。常伴有肌腱、骨质损害。治疗效果多不佳。手指烧伤在切痂后,如果指关节腔暴露,可考虑用钢针将指关节固定于功能位,然后进行游离植皮,将关节腔封闭。

大关节直接因烧伤损害者较少见。如果烧伤深及关节囊时,应及早进行关节周围切痂植皮。如关节囊尚完好,可在其上进行植皮。如果关节囊已烧伤,应予彻底切除,用周围软组织覆盖,封闭关节腔,并尽可能移植大张自体皮片消灭创面。如果治疗过程中发现有关节囊积液,应用消毒空针,将积液吸尽,然后注入敏感的抗生素溶液,关节外用加压绷带压迫,关节予以固定。一旦创面愈合,关节腔积液消失,应尽早开始活动,以免关

19

节僵直。

十一、冷伤

低温引起的人体损伤,即冷伤(cold injury)有两类:一类称非冻结性冷伤,由10℃以下至冰点以上的低温加以潮湿条件所造成,如冻疮、浸渍足等;另一类称冻结性冷伤,由冰点以下的低温所造成,分局部冻伤或全身冻伤。

(一)非冻结性冷伤　冻疮(chilblain)在我国一般发生于冬季和早春,在长江流域比北方多见。因为长江流域冬季虽然气温较高于北方,但比较潮湿,且防寒措施不及北方地区。儿童常不顾防寒,故患冻疮者常见。学龄儿童比较多见。

临床表现冻疮的发生往往不自觉,直至手、耳、足等部位出现症状才察觉。局部皮肤红肿,温暖时发痒或刺痛;较重者可起水疱,水疱去表皮后创面有渗液,并发感染后形成糜烂或溃疡。好转后皮肤消肿脱屑,可能有色素沉着。治愈后遇相同的寒冷环境,如未注意,冻疮可再发。

患过冻疮的儿童,在寒冷季节要注意手、足、耳等的保暖,并可涂擦防冻疮霜剂。发生冻疮后,局部表皮存在者可涂冻疮膏,每日温敷数次。有糜烂或溃疡者可用含抗菌药和皮质醇的软膏,也可用冻疮膏。

(二)冻结性冷伤　局部冻伤(frostbite)和全身冻伤(冻僵)多发生于意外事故,人体接触冰点以下的低温,例如在野外遇到暴风雪、陷入冰雪中等。平时常见于田间妇女的怀抱儿忽略性包裹不严,部分手足长时间外露。

人体局部接触冰点以下的低温时,发生强烈的血管收缩反应;如果接触时间稍久或温度很低,则细胞外液甚至连同细胞内液可形成冰晶。冻伤损害主要发生在冻融后,局部血管扩张、充血、渗出,并可有微栓或血栓形成;组织内冰晶及其融化过程造成的组织破坏和细胞坏死,促使炎症介质和细胞因子释放,引起炎症反应;加以组织缺血再灌注造成细胞凋亡,构成冻伤的病变。全身受低温侵袭时,除了周围血管强烈收缩和寒战(肌收缩)反应,体温降低(由表及中心体温降低)使体内重要器官组织功能降低,如不及时抢救,可直接

致死。如果急救复苏,由于血液循环曾经接近或完全停滞,组织、细胞继发坏死和凋亡,可导致多器官功能不全。此外,还可能有局部冻伤的病变。临床表现局部冻伤按其损伤深度可分4度。在冻融以前,伤处皮肤苍白、温度低、麻木刺痛,不易区分其深度。复温后不同深度的创面表现有所不同。

Ⅰ度冻伤:伤及表皮层。局部红肿,有发热、痒、刺痛的感觉(近似轻度冻疮,但冻伤发病经过较明确)。数日后表皮干脱而愈,不留瘢痕。

Ⅱ度冻伤:损伤达真皮层。局部红肿较明显,且有水疱形成,水疱内为血清状液或稍带血性。有自觉疼痛,但试验知觉迟钝。若无感染,局部可成痂。经2~3周脱痂愈合,少有瘢痕。若并发感染,则创面形成溃疡,愈合后有瘢痕。

Ⅲ度冻伤:损伤皮肤全层或深达皮下组织。创面由苍白变为黑褐色,试验知觉消失。其周围有红肿、疼痛,可出现血性水疱。若无感染,坏死组织干燥成痂,尔后逐渐脱痂和形成肉芽创面,愈合甚慢而留有瘢痕。

Ⅳ度冻伤:损伤深达肌肉、骨骼等组织。局部表现类似Ⅲ度。冻伤,即伤处发生坏死、其周围有炎症反应,常需在处理中确定其深度。容易并发感染而成湿性坏疽;还可因血管病变(内皮损伤、血栓形成等)扩展而使坏死加重。治愈后多留有功能障碍或致残。

全身冻伤开始时有寒战、苍白、发绀、疲乏、无力、打呵欠等表现,继而出现肢体僵硬、幻觉或意识模糊,甚至昏迷、心律失常、呼吸抑制,最终发生心脏停搏、呼吸骤停。患者如能得到抢救,心搏、呼吸虽可恢复,但常有心室纤颤、低血压、休克等;呼吸道分泌物多或发生肺水肿;尿量少或发生急性肾衰竭;其他器官也可发生功能障碍。

(三)冻伤治疗

1. 急救和复温　迅速使患者脱离低温环境和冰冻物体。衣服、鞋袜等连同肢体冻结者,不可勉强卸脱,应用温水(40℃左右)使冰冻融化后脱下或剪开。立即施行局部或全身的快速复温,但勿用火炉烘烤。用38~42℃温水浸泡伤肢或浸浴全身,水量要足够,水温要比较稳定,使局部在20分钟、全身在半小时内复温。温水浸泡至肢端转红

润、皮温达 36℃ 左右为宜。浸泡过久会增加组织代谢,反而不利于恢复。浸泡时可轻轻按摩未损伤的部分,帮助改善血液循环。如患者感觉疼痛,可用镇静剂或止痛剂。及时的复温,能减轻局部冻伤和有利于全身冻伤复苏。对心搏、呼吸骤停者要施行心脏按压和人工呼吸。

2. 局部冻伤的治疗　Ⅰ度冻伤创面保持清洁干燥,数日后可治愈。Ⅱ度冻伤经过复温、消毒后,创面干燥者可加软干纱布包扎;有较大的水疱者,可将疱内液体吸出后,用软干纱布包扎,或涂冻伤膏后暴露;创面已感染者先用抗菌药湿纱布,随后再用冻伤膏涂抹。Ⅲ度、Ⅳ度冻伤多用暴露疗法,保持创面清洁干燥;待坏死组织边界清楚时予以切除。若出现感染,则应充分引流;对并发湿性坏疽者常需截肢。

Ⅲ度以上冻伤还常需全身治疗:①注射破伤风抗毒素。②冻伤常继发肢体血管的改变,如内皮损伤、血栓形成、血管痉挛或狭窄等,严重时加重肢端损伤程度或延迟创面愈合时间,故选用改善血液循环的药物。常用的有右旋糖酐 40、妥拉唑林、罂粟碱等,也可用活血化瘀的中药。③注射抗生素,或用抗感染中药(与活血化瘀药物等组合方剂)。④Ⅲ~Ⅳ度冻伤患者需要高价营养,包括高热量、高蛋白和多种维生素等。

3. 全身冻伤的治疗　复温后首先要防治休克和维护呼吸功能。防治休克主要是补液、选用血管活性药、除颤等,但须考虑到脑水肿和肾功能不全,故又需选用利尿剂。维持呼吸功能,主要是保持呼吸道通畅、给予氧和呼吸兴奋剂、防治肺部感染等。其他处理,如纠正酸碱失衡和电解质紊乱、维持营养等。全身冻伤常合并局部冻伤,故不可忽视创面处理。

预防需做到“三防”:①防寒:衣着松软厚而不透风,尽可能减少暴露在低温的体表面积(用手套、口罩、耳罩或头罩等),外露的体表上适当涂抹油脂等。②防湿:保持衣着、鞋袜等干燥,沾湿者及时更换;治疗汗足(如用 5% 甲醛液、5% 硼酸粉、15% 枯矾粉)。③防静:在严寒环境中要适当活动,避免久站或蹲地不动。可进适量高热量饮食。

(刘磊　齐鸿燕)

第二节　体表外科疾病

一、血管瘤

皮肤血管瘤与脉管畸形是婴幼儿常见的疾病。传统的分类方法依据形态学分类将血管瘤和血管畸形统称为“血管瘤”。分为毛细血管瘤、海绵状血管瘤、混合型血管瘤、蔓状血管瘤。

长期以来人们对待小儿血管瘤是任由其自生自灭,只有少数外科医师给予手术治疗或注射硬化剂治疗。1959 年 Gross 总结了波士顿 2 000 名小儿血管瘤的长期随诊经验,发表了著名的论文:一岁以内 70% 患者血管瘤自愈,两岁以内 80% 自愈。5 岁以内仍有自愈者,最大的一例是 7 岁自愈。提出了胚胎毛细血管畸形学说:生后充满血液即为血管瘤(充满淋巴就是淋巴管瘤),6 个月以后完全充满则不再增大。由于瘤内血流缓慢而发生凝固与栓塞,管腔堵塞,开始逐渐纤维化而自愈。但是如果肿瘤与供应血管交通通畅,则不可能栓塞自愈,称为交通性血管瘤。此后很多学者发现各种复杂情况,提出各种理论与疗法。我国西安王修忠、李恭才引进改良了前苏联学者静脉注射 40% 尿素使血管瘤内部上皮组织炎症栓塞的疗法。重庆王赞引进西方激素疗法,提出速效与长效激素配合局部注射疗法治疗血管瘤。青岛董蒨引进日本的细菌毒素疗法并且成功仿制了 OK432。以后又有平阳霉素等局部注射疗法在国内盛行。北京辛育龄设计了局部电化学疗法。虽然在血管瘤的临床治疗上,都有成功的经验与报道,可谓是百花齐放、百家争鸣。然而理论上一片混乱,缺乏系统研究。临床上仍有轻型血管瘤过度治疗,对难治性血管瘤仍然束手无策。

近几年关于疾病的发病机制、诊断及治疗均有了很大的突破。20 世纪 80 年代,Mulliken 和 Glowacki 提出了血管瘤和脉管畸形的生物学分类的方法。1996 年,国际脉管病变研究学会(International Society for the Study of Vascular Anomalies,ISSVA)在此基础上进一步扩展并完善了脉管疾病的分类方法,成为国际上各学科交流的共同分类基础。此后,ISSVA 于 2014 年在墨尔本对该分类进行了全面修订更新。新的分类系统虽然体现了各国学者对血管瘤和脉管畸形的认识进展,但也存在一些争议的内容;2014 年至今,有很多新的血管瘤和脉管畸形的病种和基因信息被明确。ISSVA 于 2018 年在阿姆斯特丹对该分类系统进行了再一次修订(表 19-1、表 19-2)。

表 19-1　ISSVA 血管瘤和脉管畸形分类(2018 版)

血管肿瘤	脉管畸形
良性	单纯性
局部侵袭性或交界性	毛细血管畸形
恶性	淋巴管畸形
	静脉畸形
	动静脉畸形 *
	动静脉瘘 *
	混合性°
	CVM
	CLM
	LVM CLVM
	CAVM*
	CLAVM*
	其他
	知名血管畸形
	并发其他病变

注:°定义为同一病灶中含有两种或两种以上血管畸形;* 高血流量病灶;某些病变的性质是肿瘤还是畸形并未完全清楚,这些病变单独列于"暂未归类的血管性病变"

C. 毛细血管;A. 动脉;V. 静脉;L. 淋巴管;M. 畸形

【发病机制】

1. 可能与血管内皮细胞表达的增殖细胞核抗原、Ⅳ型蛋白酶、血管内皮生长因子、碱性成纤维细胞生长因子、胰岛素样生长因子 2(IGF-2)等分子诱导内皮细胞的增殖和肥大细胞的浸润有关。

2. 金属蛋白酶组织抑制剂可能对疾病退变发挥重要作用。

3. 葡萄糖运载体异构体 1(glucose transporter 1,GLUT 1)高表达,可作为早期诊断婴幼儿血管瘤的免疫指标。

【临床表现】

1. 婴儿血管瘤(infantile hemangioma)是常见的良性肿瘤,人群发病率 4%~5%。男女比例为 1∶3。是指由胚胎期间的血管组织增生而形成的

表 19-2　血管肿瘤的 ISSVA 分类

肿瘤类型	名称
良性血管肿瘤	婴幼儿血管瘤
	先天性血管瘤
	快速消退型(RICH)*
	不消退型(NICH)
	部分消退型(PICH)
	丛状血管瘤 *°
	梭形细胞血管瘤
	上皮样血管瘤
	化脓性肉芽肿(又称分叶状毛细血管瘤)
	其他
	靴钉样血管瘤
	微静脉血管瘤
	交织状血管瘤
	肾小球样血管瘤
	乳头状血管瘤
	血管内乳头状内皮增生
	皮肤上皮样血管瘤样结节
	获得性弹性组织变性血管瘤
	脾窦岸细胞血管瘤
	相关性病变
	小汗腺血管瘤样错构瘤
	反应性血管内皮细胞瘤病
	杆菌性血管瘤病
局部侵袭性或交界性血管肿瘤	卡波西形血管内皮瘤 *°
	网状血管内皮瘤
	乳头状淋巴管内血管内皮瘤(PILA)、Dabska 瘤
	复合性血管内皮瘤
	假肌源性血管内皮瘤
	多形性血管内皮瘤
	未另列明的血管内皮瘤
	卡波西肉瘤
	其他
恶性血管肿瘤	血管肉瘤
	上皮样血管内皮瘤
	其他

注:* 某些病变合并血小板减少和 / 或消耗性凝血

°众多学者认为,丛状血管瘤和卡波西型血管内皮瘤是病变的不同时期,而并非完全不同的疾病。反应性增生的血管肿瘤被列入良性肿瘤

以血管内皮细胞异常增生为特点、发生在皮肤和软组织的良性肿瘤。

2. 大部分患者于出生时或出生后数天至数

周出现,表浅型表现为皮肤红点或与皮肤平齐的红色斑片;深在型表现为皮下青紫色斑块或正常皮肤。之后进入快速增殖期,逐渐表现为突出于皮肤的红色斑块及皮下青紫色包块或两种病变同时存在,部分患者可能同时出现两处及以上病变,多发患者占15%~30%。生后3个月称早期增殖期,之后增殖变缓,6~9个月为晚期增殖期,之后逐渐消退。国内外相关文献报道,在5岁时患者病变可消退50%,7岁时可消退70%,9岁时可消退90%,部分患者病变完全消退需在10~12岁以后,甚至更长。

3. 依据病变深浅分为表浅型、深在型和混合型。

4. 依据外形特点可分为局限型、多灶型、节段型和未定类型。

5. 2013年I.J.Frieden建议将血管瘤分为3个等级。①低风险:躯干、四肢等毁容或功能损害风险很低的非暴露部位;②中风险:头皮、面部两侧、手足等暴露部位有功能损害风险低但有毁形性;颈、会阴、腋下等褶皱部位溃疡形成风险高,躯干、上下肢处的节段型血管瘤大于5cm,有溃疡和永久皮肤残留改变;③高风险:除外低度及中度风险的血管瘤,如早期有色素减退、面中部、眼周、鼻周、口周血管瘤等。

【诊断与鉴别诊断】

1. 诊断 主要根据瘤体出现的时间、增殖特点、临床特征及影像学检查综合诊断。

2. 鉴别诊断 主要与脉管畸形鉴别。表浅型婴儿血管瘤早期应与微静脉畸形区别。深在型婴儿血管瘤应与脉管畸形(静脉畸形、动静脉畸形)相鉴别(表19-3)。

【并发症】

1. 出血 容易发生在增殖期较大的、表面糜烂的血管瘤。

2. 溃疡 容易发生在增殖期,尤其是皮肤皱褶区或易摩擦部位,如外阴、唇部、腋下、肘窝、腘窝等。

3. 瘢痕 部分血管瘤自行消退后可形成瘢痕。曾出现过溃疡的血管瘤,愈合后可形成瘢痕。治疗过度可造成瘢痕。

表19-3 婴儿血管瘤与脉管畸形的鉴别诊断

	血管瘤	脉管畸形
发病时间	出生时或出生不久	多见于出生时
男/女	1/3	1/1
发展情况	增生期、静止期、消退期	与儿童的生长发育成比例
病变颜色	鲜红色或透出蓝色	视畸形的脉管种类而定
表面温度	正常或温度升高	温度升高
自觉症状	不明显	不明显
排空试验	阴性	阳性
体位试验	阴性	阳性
组织病理	血管内皮细胞增生	血管内皮细胞正常,血管形态紊乱,管腔异常

4. 感染 多发生在溃疡后的血管瘤。

5. 气道阻塞 颈部皮肤巨大血管瘤或者声门下血管瘤、鼻腔内血管瘤均可造成气道阻塞。

6. 系统性血管瘤 累及多个器官,死亡率高。

7. 骨畸形 对骨骼压迫后造成损害。

8. 视力影响 发生在眼睑部位造成弱视或散光。

9. 听力障碍 发生在外耳道可影响听力。

10. Kasabach-Merritt综合征 血管瘤伴有消耗性血小板减少及凝血障碍。

【治疗】

1. 治疗原则 ①高风险血管瘤:尽早治疗。一线治疗为口服普萘洛尔,若有禁忌证则可系统使用糖皮质激素。②中度风险血管瘤:尽早治疗。早期而菲薄的病灶可给予外用β-受体阻断剂,也可加用脉冲染料激光。治疗过程中,若不能控制瘤体生长则遵循高风险血管瘤方案。③低度风险血管瘤:如果很稳定,可以随诊观察或尝试使用外用药物。如果瘤体生长迅速,则遵循中度风险血管瘤方案。消退期和消退完成期血管瘤的进一步治疗,以唇部血管瘤的整形治疗为例,最佳年龄是3~4岁,因为之后血管瘤自发消退的改善不再明显,如果推迟将对患者心理产生影响。

2. 治疗方法

(1) 随访等待:应视为可选择的一种治疗方

法。对于增殖很不明显或已进入稳定期、消退期
的血管瘤,国内外许多学者都提倡不要过于积极
进行治疗。因为自然消退所留下的是基本正常的
皮肤结构,消退后往往只留下松弛的表面皮肤,甚
至有时难以察觉。相比之下,在许多医疗机构应
用非特异的、损伤较大的治疗手段,往往会造成瘢
痕或色素改变的不良后果。因此,对于不便手术
或术后外观不良的消退期病灶,以及生长较缓慢
甚至接近静止的增生期血管瘤,随访与耐心等待
是一种较理想的选择。指征与禁忌取决于血管瘤
本身情况对患者及妈妈身心现实损害程度与手术
确实效果的对比。必须强调医师与家长统一制订
目标与计划。

(2) 系统药物治疗

1) 激素治疗:Zarem(1967 年)报道了 1 例面
部巨大血管瘤伴发 Kasabach-Merritt 综合征婴儿
的激素治疗过程及结果,标志着使用甾体类激素
治疗增生期血管瘤的开始。Folkman(1983 年)的
实验初步证实了部分甾体类激素在体外对血管生
成过程具有抑制作用。因此,提出口服皮质类固
醇治疗及血管瘤局部激素注射治疗的基本原理。
可能是通过控制血管瘤毛细血管内皮细胞异常增
殖,并形成幼稚的新生血管的血管生成过程,达到
对增生期血管瘤的治疗作用。对血管瘤治疗见效
的时间因人而异。短的可能 10 天即见生长中止。
治疗早期见效,表现为肿瘤生长停止,而非即见消
退。治疗导致血管瘤提前进入稳定期和消退期。
表现为瘤体变软,表面开始发白,出现皮面皱纹,
生长停止。完全消退是一个长达数年的漫长过程。
值得强调的是,并非所有的增生期血管瘤都对激
素治疗敏感。在第一疗程无有效表现的血管瘤,
提示对激素治疗不敏感。不应选择继续使用大剂
量的激素治疗。对已进入消退期的血管瘤进行激
素治疗是不合理的,因为此时血管形成的过程已
经中止。

激素治疗疗程长、剂量大,伴有并发症,应较
为严格地控制。一般认为,头面部较大面积的血
管瘤,伴有各种并发症及已有影响正常生理功能
表现的增生期患者为首选。常规使用泼尼松的
方案是:按每千克体重 4mg 计算,隔日早晨顿服。

共 8 周为一疗程,以后每周减量一半,多数可给药
2~3 个疗程,间隔 2~3 周。治疗前应向家长交代可
能的副作用并密切随访。

总之,目前对难治性、多发性及危重的婴幼
儿血管瘤,口服激素是有效加速其自然消退的首
选方法。从大样本的治疗结果看,按常规用药者
很少出现明显或严重的并发症。对于十分局限的
小面积病灶,也可选择局部注射治疗,值得注意
的是,注射给药出现并发症的可能比口服用药更
明显。

2) 口服普萘洛尔:2008 年法国 Bordeaux 儿
童医院 Léauté-Labrèze 等医师在美国《新英格兰
医学杂志》发表通信研究论文,报道应用普萘洛尔
(propranolol)治疗婴儿血管瘤的重大发现。普萘
洛尔治疗婴幼儿血管瘤的可能机制为:①在婴幼
儿血管瘤的增生期存在被上调的碱性成纤维细胞
生长因子(basic fibroblast growtfactor,bFGF)和血
管内皮生长因子(vascular endothelial growth factor,
VEGF),而普萘洛尔能够下调这些生长因子,进而
促进血管瘤的消退;②促发瘤体内毛细血管内皮
细胞的凋亡而使血管瘤萎缩;③引发瘤体内血管
收缩致使瘤体局部颜色变暗,质地变软。

普萘洛尔对婴儿血管瘤治疗有效的发现带
有偶然性,但却在儿科、整形外科、口腔颌面外科
和皮肤科等医师中引起强大反响,成为药物治
疗血管瘤的新选择。国外众多学者在普萘洛尔
治疗血管瘤的临床效果和安全性方面进行了较
多的研究。Theletsane 等用普萘洛尔治疗 1 例严
重威胁生命的血管瘤患者,治疗前,血管瘤累及
唇部、耳朵及颈前,并侵犯气管而致上呼吸道阻
塞。使用普奈洛尔治疗 48 小时后观察到患者的
呼吸道症状得到迅速改善,治疗 6 个月后,患者
皮肤血管瘤溃疡均愈合。Bigorre 等报道用醋丁
洛尔(acebutolol,β- 受体阻断剂)对腮腺血管瘤、
肛周血管瘤和半侧面部血管瘤的患者进行治疗,
所有患者均获得比较满意的治疗效果。Denoyelle
等给 2 例声门下血管瘤患者用普萘洛尔进行治
疗,其中 1 例为 PHACE 综合征(Posterior fossa
malformations,Hemangiomas,Arterial anomalies,
Coarctation of the aorta and other cardiac defects,and

Eye abnormalities),另外 1 例为广泛的皮肤血管瘤患者。2 例婴儿在接受治疗后均出现了明显的好转。Sans 等随访观察了 32 例接受普萘洛尔治疗的血管瘤患者,患者在治疗开始后可以观察到血管瘤颜色变浅,病灶变软,呼吸困难和视觉好转等,治疗 60 天后超声检查发现血管瘤最大厚度明显减少、血流减弱,血管瘤溃疡完全愈合。随着普萘洛尔临床应用研究的深入,近来发现外用普萘洛尔也能诱导部分血管瘤的退化,局部外用普萘洛尔能明显改善眼周血管瘤的预后。Pope 等报道了应用噻吗洛尔凝胶(timolol,用于治疗青光眼的选择性 β- 受体阻断剂)对 6 例头面部表浅血管瘤(其中包括眼周血管瘤)患者进行治疗,取得了良好效果。Guo 等报道局部使用 β- 受体阻断剂溶液(噻吗洛尔溶液)治疗 1 例左上睑巨大血管瘤的患者,在治疗数周后,血管瘤显著改善。如果这种治疗方法确实有效并得到应用发展,必将给威胁视力的眼周血管瘤提供一个很好的解决方案。近几年来,国内在临床上也开展了普萘洛尔治疗血管瘤的研究,取得了较好的效果。郑家伟等采用普萘洛尔治疗 51 例婴幼儿血管瘤患者,发现效果良好,且普萘洛尔对于增生期的血管瘤有良好的效果,并没有发现严重不良反应。秦中平等报道了用普萘洛尔治疗 58 例婴幼儿血管瘤患者,服药 24 小时后,所有患者瘤体张力均有不同程度减小,颜色开始变淡,体积开始缩小。治疗结束时,大部分患者均获得了明显的效果,仅 1.7% 的患者效果较差。刘学键等用普萘洛尔口服治疗小儿腮腺血管瘤儿,发现近期疗效好,不良反应轻微,所有病例均未发生严重不良反应。普萘洛尔治疗血管瘤存在一定的并发症,因此,对于如何安全有效地使用普萘洛尔一直是临床医师需要关注和解决的问题。Lawley 等用普萘洛尔治疗血管瘤时有 2 例患者发生了并发症。1 例是 1 名 8 周大的女孩对口服糖皮质激素治疗反应差,用普萘洛尔 2mg/(kg·d)治疗 2 次后,出现昏睡和低体温。收缩压低至 60mmHg,脉率低至 87 次 / 分,被迫停止普萘洛尔治疗。另 1 例是 36 天大的女婴,伴有全身性的血管瘤,给予 2mg/(kg·d)普萘洛尔治疗 10 天后,病灶停止生长,生长发育良好,但孩子出现了低血

糖,低至 48mg/dl,因为无明显症状,于是没有终止治疗,也没有随访进行血糖检查。出现以上 2 例并发症后,经过一个阶段的探索,根据以往的临床经验,Lawley 等建议普萘洛尔治疗婴幼儿血管瘤时应该注意监测基础生命体征、血糖水平、心电图和超声心动图。大于 3 个月住院治疗的婴儿,治疗起始剂量为 0.17mg/(kg·d),每 8 小时给药一次。每次用药后 1 小时监测生命体征和血糖,如果 2 次用药后患者没有出现并发症和低血糖症状,用药剂量可加倍,改为 0.33mg/(kg·d)。经过再一次的两次用药,普萘洛尔剂量可再次翻倍,直至达到 0.67mg/(kg·d),这时已经等价于 2mg/(kg·d)。然后持续以 2mg/(kg·d)的剂量治疗,可以不再密切监测生命体征和血糖,直到开始停药。小于 3 个月的婴儿发生低血糖的风险大,剂量升级应该减慢。门诊治疗的婴幼儿,开始剂量为 0.17mg/(kg·d),初次用药后 1 小时监测生命体征和血糖,如果未见异常,升级也应减慢,每 3 天剂量加倍 1 次,且每次加倍后都应该监测生命体征和血糖。直至患者耐受 0.67mg/(kg·d)的用药剂量,此时和大于 3 个月住院治疗的婴儿一样,可以不再密切监测生命体征和血糖,直至患者停药。

普萘洛尔不能突然停药,应该缓慢减量。停止普萘洛尔 24~48 小时后,可能会出现心脏高敏反应,尤其是停药后 4~8 天,应注意监测生命体征。对于一些特殊的血管瘤患者,如患有粟粒状血管瘤或巨大血管瘤的婴幼儿,因存在有高输出性心脏病的风险,普萘洛尔有可能掩盖早期心力衰竭的临床症状并降低心功能,因此使用此药时要密切监视心功能状况。

随着普萘洛尔在临床上治疗血管瘤的增多,对于其不良反应的发现也相应增多。对循环系统的影响有心动过缓、不同程度的房室传导阻滞、低血压、心源性休克。因此,患有充血性心力衰竭、房室传导阻滞、心动过缓疾病的血管瘤患者绝对禁止使用普萘洛尔。对呼吸系统的影响有支气管痉挛、哮喘及肺水肿。因此,哮喘和阻塞性肺气肿患者也是绝对禁忌使用普萘洛尔。另外,患过敏性鼻炎的患者要慎用该药,以免加重病情。对内分泌和代谢的影响有低血糖、高血钾及甲状腺功

能减退。由于普萘洛尔能减少脂肪合成,导致糖原分解,并减少糖异生,容易使患者发生低血糖,并能掩盖一些 β- 交感神经有关的低血糖症状,尤其是出生后第 1 周的婴儿,食物摄入少,摄入的奶量没有达到生理需要量,此时使用普萘洛尔,容易使患者发生自发性低血糖,这个时期不应该大剂量使用普萘洛尔治疗。对精神、神经系统方面的影响有头痛、眩晕、疲倦、耳鸣、视力减弱、感觉异常等。该不良反应的出现与用药剂量有关,一般用药剂量下虽可发生,但症状轻微,不影响治疗。对肌肉骨骼的影响有肌无力、重症肌无力加重。对消化系统的影响有恶心、腹泻、腹部不适、便秘或腹胀等,还可能出现假性血清转氨酶升高,但这些症状多数是一过性,且表现轻微,一般在 1 周内消失,且不影响治疗,饭后服药可减少此不良反应的发生。对血液系统的影响有粒细胞缺乏症、血小板减少;对皮肤的影响有荨麻疹、剥脱性皮炎,患有这些疾病的患者相对禁忌使用普萘洛尔。虽然应用普萘洛尔后有出现严重副作用的报道,但它用于治疗婴幼儿心血管疾病 40 余年,并没有发生致命的并发症。因此,大多数血管瘤患者在临床上使用普萘洛尔是安全可取的。

总之,普萘洛尔治疗增生期血管瘤和非增殖期血管瘤安全有效,耐受性良好,相比系统性糖皮质激素有较少的副作用,目前已经成为治疗婴幼儿血管瘤的一线药物。

3)长春新碱:长春新碱具有抑制有丝分裂和干扰核酸合成的作用,其副作用包括易激惹、胃肠不适、便秘、发热、头痛和周围神经及自主神经病变等。Zhang 等对普萘洛尔及口服泼尼松治疗不明显的婴幼儿血管瘤(infantile hemangioma,IH)患者,改用静脉给予长春新碱,每 2 周静脉注射 $1.0mg/m^2$,间隔 1 周,共 2 次,取得满意疗效,无严重不良反应。Jonathan 等报道了 1 例在服用激素及普萘洛尔治疗下产生依赖性的弥漫性肝血管瘤合并甲状腺功能减退症的 7 周龄女婴,出现生长迟缓后改用长春新碱治疗,随访 6 年,肝血管瘤声像基本正常,未见严重副作用。

4)干扰素治疗:近年来出现的干扰素治疗,对于复杂的重症血管瘤则是一种新尝试。干扰素的

可能作用机制在于阻抑了内皮细胞增殖及血管生成的其他步骤。White(1989 年)首先用干扰素 α-2α 成功治疗了 1 例肺部毛细血管瘤患者。目前认为,干扰素治疗血管瘤的主要适应证是:作为占位并侵犯主要脏器或通道而危及生命、生长在四肢有致截肢危险,并经皮质类固醇系统治疗无效的重症婴幼儿血管瘤,以及 Kasabach-Merritt 综合征的一线药物。一般选择经皮下注射、按体表面积给药。因病例数少,对该治疗尚需进一步深入研究。

5)伊曲康唑:Ran 等共报道了 7 例单独口服伊曲康唑 5mg/(kg·d) 成功治疗 IH。所有病例在 3 个月内都有明显的临床改善,治疗前后肝功能和血常规检查正常。仅有 2 例出现轻度腹泻,但并不需要停止治疗。伊曲康唑治疗 IH 的作用机制仍不明确,有学者研究发现伊曲康唑可能通过抑制血管相关生长因子(VEGF)、阻滞胆固醇转运通路等发挥抗血管生成作用。伊曲康唑能否作为 IH 的一线治疗仍需大量的临床研究。

(3)局部治疗:局部外用药物适用于浅表型婴幼儿血管瘤,常用药物如下。

1)β- 受体阻滞剂:目前浅表型 IH 局部外用药物以 β- 受体阻滞剂为主,其中噻吗洛尔最为常用。一项针对 887 例 IH 的分析显示局部外用噻吗洛尔较其他对照组如激光、安慰剂、观察组更为有效和安全,而与外用普萘洛尔相比无显著性差异。此外,盐酸倍他洛尔滴眼液也能有效促进血管瘤消退且未发现不良反应。

2)咪喹莫特:最近,Rodrigo Rocco 等通过三种小鼠血管模型研究发现,咪喹莫特以肿瘤选择性方式影响转化细胞的细胞活性、诱导血管瘤细胞凋亡、抑制黑色素瘤细胞和血管瘤细胞迁移、选择性诱导血管瘤细胞去极化和应力纤维缺失。Qiu 等对 5% 咪喹莫特乳膏和 0.5% 噻吗洛尔滴眼液治疗浅表型 IH 对比研究,治疗在 4 个月时临床疗效相当,但咪喹莫特易出现结痂的不良反应。Qiu 等针对局部使用 5% 咪喹莫特乳膏的 224 例浅表型血管瘤患者进行回顾性研究发现,其中 9 例发生严重的局部反应,如永久性瘢痕,涉及皮肤皱褶部位和关节部位。所以,外用 5% 咪喹莫特乳膏治疗 IH 时应当谨慎,特别是颜面美观部位以及关节

19

等部位。

(4) 局部注射与介入栓塞:局部注射通常指经皮穿刺瘤体内药物/硬化剂注射,主要有平阳霉素、糖皮质激素以及硬化剂聚桂醇(聚多卡醇)。介入栓塞是借助数字减影血管造影(DSA)引导,将动静脉导管导入血管瘤将栓塞剂注入瘤体,使瘤腔闭塞的一种局部治疗方法。介入栓塞需考虑患者年龄及凝血功能等影响,且为有创性治疗方法,并非常规治疗手段,应充分评估选择。

1) 平阳霉素:其作用机制为抑制细胞 DNA 合成和切断 DNA 链,从而影响细胞的代谢功能,促进细胞变性、坏死。国内一项针对 6 029 例 IH 患者的单中心 21 年回顾性分析显示,平阳霉素瘤内注射治疗血管瘤总有效率为 98.76%,不良反应为发热、破溃感染、食欲不振、过敏反应等,但发生率低(8.33%)且可控。随着治疗的多样化,目前平阳霉素出现了多种药物联合的治疗方式,如平阳霉素联合曲安奈德、地塞米松及普萘洛尔等。

2) 聚桂醇或聚多卡醇:聚桂醇化学结构类似于聚多卡醇,都属于硬化剂,作用机制为诱发血管内膜炎症反应,促进血栓形成并继发纤维组织增生,血管闭塞导致病灶萎缩变小。国外学者用 3% 聚多卡醇治疗 40 例有效随访的 IH 患者,给予 1~5 次治疗,除色素沉着外,未见其他副作用及复发。Gao 等的一项关于聚多卡醇治疗血管瘤和血管畸形与其他药物的疗效和安全性分析,涉及 1 514 例患者,结果显示联合治疗(如平阳霉素或血管夹的联合使用)可显著增加治疗效果及显著降低不良事件发生,而单独使用则与其他治疗效果无明显差别。

(5) 激光:目前,脉冲染料激光仍是治疗皮肤血管性疾病的金标准。激光对血管内皮细胞具有光热凝固的作用,从而导致血管内皮细胞变性、坏死,但周围正常组织很少吸收或不吸收激光,故对周围组织影响很小。Zeng 等对 165 名浅表型血管瘤进行对比研究发现 PDL+5-ALA 组(5-ALA 外涂病变部位 10~15mg/cm^2,避光 3~4 小时,后接受与对照组相同参数设置的 595nm 脉冲激光照射) 较 PDL 组(选用波长 595nm,光斑 7mm,能量 10~13J/cm^2,脉宽 20~40ms) 更为有效,分别为

67.4% 和 37.0%,两组均出现不良反应。短期不良反应主要包括水疱、皮肤糜烂、色素沉着,但 3 个月内可恢复;长期不良反应包括萎缩性瘢痕、色素沉着、色素减退。两组中不良反应发生率无统计学意义。近年来,由于长脉宽 Nd:YAG 1 064nm 激光穿透更深,也逐步广泛应用于 IH 治疗中,有文献报道其是治疗各种类型早期婴儿血管瘤的有效手段之一,根据 IH 分类、面积等设置不同的治疗参数。双波长治疗技术(Multiplex 技术)是一种更新的激光技术,较单一使用脉冲染料激光及长波长激光其效果更好,副作用更低。Li 等运用双波长 595nm 和 1 064nm 激光治疗 22 例溃疡性血管瘤,溃疡面清创后用 595nm PDL 治疗;非溃疡面采用双波长激光系统(Cynergy MultiplexTM,Cynosure,Westford,MA)595nm 和 1 064nm 顺序输送进行治疗,取得满意疗效,随访无复发。此外,长脉宽倍频 Nd:YAG 532nm 激光、长脉宽 Nd:YAG1 064nm 激光、强脉冲光均可用于治疗血管瘤,但其穿透表浅,治疗次数增多,疗效低于 585nm 或 595nm 脉冲染料激光及长脉宽 Nd:YAG 激光。随着激光技术的进步以及治疗方式的多样化,激光治疗 IH 呈现出了不同的组合方式,针对 IH 的部位、分类、风险分级选择合适的治疗参数及组合方案显得尤为重要。由于激光没有药物的相关副作用,越来越多的专家及患者家属将激光治疗作为皮肤型 IH 的首选治疗。

(6) 手术及联合治疗:手术治疗非常规一线治疗方法,主要用于改善外形和功能,针对其他治疗无效者。由于 IH 发生在皮肤的不同部位,并且受分类及风险分级的影响,联合治疗方案越来越被推崇。目前联合治疗方法多种多样,如普萘洛尔联合 β- 受体阻断剂、糖皮质激素、脉冲染料激光,糖皮质激素联合硬化剂,聚桂醇联合激光等。联合治疗的目的是有效治疗、降低治疗风险及缩短治疗时间,提高治疗满意度。

二、鲜红斑痣

葡萄酒色斑(Port-wine stains,PWS)为最常见的毛细血管畸形(capillary malformation),又称鲜红斑痣(nevus flammeus),是一种先天性皮肤毛细血

19

管扩张畸形。

【临床表现】 该病发病率为0.3%~0.5%,常在出生时出现,好发于头、面、颈部,也可累及四肢和躯干。表现为边缘清楚而不规则的红斑,压之褪色或不完全褪色。红斑颜色常随气温、情绪等因素而变化。随着年龄的增长,病灶颜色逐渐加深、增厚,并出现结节样增生。部分严重的病变可伴有软组织,甚至骨组织的增生,导致患部增大变形等。临床可分3型。①粉红型:病变区平坦,呈浅粉红至红色,指压完全褪色。②紫红型:病变区平坦,呈浅紫红至深紫红,指压褪色至不完全褪色。③增厚型:病变增厚或有结节增生,指压不完全褪色至不褪色。

【诊断与鉴别诊断】 单纯葡萄酒色斑根据病史、临床表现即可诊断。其组织病理学改变为真皮浅层毛细血管网扩张畸形,管壁仍为单层内皮细胞构成,表皮层及其周围组织正常。

6月龄内患者需与婴儿血管瘤区别,早期两者都可表现为红斑,但婴儿血管瘤有明确的增生过程,表现为可逐渐隆起、呈鲜红颗粒状,而葡萄酒色斑在幼儿期均呈平坦的红斑,病灶成比例增大。发生在面部沿三叉神经分布的红斑,需排除伴有Sturge-Weber综合征(Sturge-Weber syndrome)。此综合征因病变侵犯软脑膜,有8%的患者在婴儿期即出现惊厥,因可导致智力障碍和神经功能损害,需神经内科干预。此外,70%患此综合征患者出现脉络膜受累,其中30%出现青光眼,早期眼科干预可避免失明。发生在肢体的葡萄酒色斑还需与Klippel-Trénaunay综合征(Klippel-Trénaunay syndrome)鉴别。Klippel-Trénaunay综合征有3个临床特点:①患肢大面积红斑;②先天性静脉(淋巴管)畸形;③骨和软组织增生肥大。

另外,葡萄酒色斑还需要与毛细血管畸形-动静脉畸形(CM-AVM)相鉴别,后者为家族遗传性,可伴有全身多发的红斑,同时伴有深在的动静脉畸形病灶。

【治疗】 首选脉冲染料激光治疗。也可采用长脉冲Nd:YAG激光(波长1 064nm)、长脉冲翠绿宝石激光(波长755nm)、光动力疗法(photodynamic therapy,PDT)、强脉冲光治疗(intense pulsed light,

IPL)治疗。

三、静脉畸形

静脉畸形(venous malformation),旧称海绵状血管瘤,是一种出生时常见的流速减慢的血管畸形。

【病理】 静脉畸形是静脉异常发育产生的静脉血管结构畸形,病理上表现为从毛细血管到腔穴不等的扩张血管腔窦,腔内壁衬以正常扁平的内皮细胞,内皮细胞下为一单层基底膜。血窦的管腔壁平滑肌稀少,外膜纤维变性。静脉畸形通常以单一的静脉结构为组分,也可与其他血管结构混合形成毛细血管静脉畸形或淋巴静脉畸形等混合畸形。

【临床表现】 静脉畸形临床表现不一,从独立的皮肤静脉扩张或局部海绵状肿块,到累及多组织和器官的混合型。出生时即存在,大部分可以被发现,少部分在幼年或青少年时才被发现。头、颈、颌面为好发部位,四肢、躯干次之。其生长速度与身体生长基本同步,不会自行退化,发病无性别差异。覆盖在静脉畸形上皮肤可以正常,如累及皮肤真皮层则表现为蓝色或深蓝色;毛细血管静脉畸形的皮肤为深红色或紫色;淋巴静脉畸形混合型表现为皮肤淋巴小滤泡(常伴有过度角化)。局部为柔软、压缩性、无搏动的包块。包块体积大小可随体位改变或静脉回流快慢而发生变化。如静脉畸形在面颈部者,在低头、屏气或压迫颈浅静脉时充盈增大;小儿表现为哭闹或用力挣扎时膨大;在四肢者,肢体抬高缩小,低垂或上止血带则充盈增大。有时可触及瘤体内有颗粒状静脉石。静脉血栓形成,表现为反复的局部疼痛和触痛。也可因血液瘀滞于扩张静脉腔内造成消耗性凝血病。瘤体逐渐生长增大后,可引起沉重感和隐痛。位于眼睑、口唇、舌、口底、咽壁等部位的瘤体,常影响外观,并可引起相应的视力、吞咽、语音、呼吸等功能障碍;侵及关节腔可引起局部酸痛、屈伸异常。静脉畸形也可只发生于肌肉而不侵入皮肤,如常见的咬肌内静脉畸形。皮下静脉畸形可影响邻近的骨骼变化,在面部多数表现为骨骼变形及肥大,而在四肢者多表现为骨骼脱钙和萎缩。淋巴静脉畸形则多表现为组织肥大变形。

【诊断与鉴别诊断】

1. 通过 CT 或 MR 检查确诊(有无静脉造影)或多普勒超声检查。

2. X 线片显示与静脉石相关的钙化(表现为疼痛、坚实结节)。

3. 需与深在的婴儿血管瘤鉴别。

【辅助检查】 病史及详细的体格检查可以确诊大部分静脉畸形,但对于分布不明确的病灶,或为了下一步治疗提供依据,可以进行下列检查。

(1) 瘤体穿刺:从瘤体中央处穿刺,很容易抽到回血;但是,也无法完全排除非血管而血供十分丰富的疾病包块。

(2) X 线:可用于确定瘤体范围及骨质的变化;可以确认静脉畸形腔内钙化灶及静脉石。

(3) B 超:病灶表现为明显的液性暗区。主要应用在硬化治疗的穿刺引导中,有助于更加准确地穿刺至血窦,特别是深部病灶,或多次治疗后残余的分散血窦。

(4) MRI:由于静脉畸形内有丰富的血液及流动性,MRI 在加权下能清楚显示静脉畸形的范围,以及与周围组织紧密的关系,应作为首选的检查项目;同时进行血管增强,可以区分是否存在其他非血流液体(如淋巴液等)。其典型影像学特征为:在 T_1 加权像为等信号或低信号,增强时可见不均匀的强化;T_2 加权像表现为明显的高信号,在抑脂像中,更能清晰显示病灶。

(5) 瘤体造影:有经手背或足背浅静脉穿刺的肢体顺行静脉造影和瘤体直接穿刺造影两种静脉造影方法。顺行静脉造影适合于四肢部位的静脉畸形,尤其针对于广泛多发性的病例。静脉畸形的静脉造影特征为造影剂进入并潴留在与静脉沟通的异常血窦组织内,后者分隔为多腔,单发或多发,形态各异。瘤体与主干静脉之间常有数条引流静脉。但如瘤体过大或瘤体与静脉间的交通过细,顺行造影常不能充分显示整个瘤体,或造影剂不能进入瘤体使之无法显影,此时可选用瘤体直接穿刺的造影法。直接穿刺方法可确定穿刺的瘤腔大小,特别是确认瘤体回流静脉血管与正常主干静脉的关系。另外,若瘤腔间交通不畅,需多点穿刺造影,才能真实反映病灶情况。

(6) 选择性动脉造影:可以显示瘤体的营养和回流血管,对是否存在动静脉瘘有帮助。由于是创伤性检查,可酌情考虑。

【治疗】 治疗很困难,可以采用物理治疗穿弹力袜、经皮穿刺硬化治疗、手术治疗。治疗目标是改善外观,减轻疼痛,限制骨畸形和维护功能。

目前国际主流的治疗方法为血管内硬化治疗,即指通过无水乙醇、博莱霉素(平阳霉素)、泡沫硬化剂(聚多卡醇、聚桂醇、十四烷基硫酸钠)等硬化剂破坏血管内皮细胞,造成病灶血管的纤维化闭塞和体积的萎缩,实现外观和功能的康复,复发概率较小。但是,对于广泛而弥散的病灶,则需多次治疗,而且效果相对较差。从病灶穿刺,回抽见缓慢静脉血流出,治疗在全麻、病灶内局麻或神经阻滞下进行,要切实保证必要的止痛才可治疗。如非在 DSA 下操作,则穿刺点至少两点以上,明确互相流通,才能再进行硬化剂注射,否则有可能进入动脉或动脉穿支,导致严重并发症。单次治疗,无水乙醇剂量不超过 0.2ml/kg,聚桂醇单次剂量不超过 8ml,博莱霉素总剂量不超过 300~400mg。当瘤体侵及眼眶球后、颈部等很多危险区域时,建议在 DSA 下评估治疗的安全性,再行血管内治疗。多次治疗后,因血窦腔缩小致穿刺难度明显增加时,需在 B 超引导下精准定位残留病灶,以提高疗效。治疗完毕,穿刺点压迫片刻,局部制动 3 天,患部应高于心脏位置,以便肿胀消退。

静脉畸形有丰富的腔窦及周围血管,除了部分界线较清楚的局限性异常扩张病灶外,绝大多数是弥漫且与正常组织界线不清的病灶,难以手术切除,并对局部组织的功能和形态影响较大,创伤大、出血控制难、复发快、功能和外观影响大。因此,手术不是静脉畸形的首选治疗方法。

四、淋巴管畸形

淋巴管畸形(lymphatic malformation,LM),以往称为"淋巴管瘤",是常见的一种先天性脉管畸形疾病。根据淋巴管囊腔的大小将 LM 分为巨囊型、微囊型和混合型。巨囊型 LM 由 1 个或多个体积≥2cm³的囊腔构成(即以往所称的囊肿型或囊性水瘤),而微囊型 LM 则由多个体积 <2cm³ 的囊腔构成(即以往的毛细管型和海绵型),二者兼而有之的则称为混合型 LM。LM 的发病率为 1/4 000~1/2 000,尚未发现有性别和种族的差异。该病多在 2 岁前发病,约 50% 患者出生时即发现罹患此病。LM 可发生在身体具有淋巴管网的任何部位,约 75% 的病变发生在头、颈部,其次为腋窝、纵隔及四肢。

【病理及发病机制】 LM 的发病机制尚不清楚,一般认为其病变内皮细胞均可能来源于脉管系统发育的早期。在胚胎期,静脉丛中的中胚层首先形成原始淋巴囊,淋巴囊再逐渐形成有功能的毛细淋巴管,毛细淋巴管相互吻合成网,逐渐汇集成一系列由小到大的各级淋巴管。在此过程中,由于某种原因可使淋巴管系统紊乱,造成淋巴管非恶性的异常生长和扩张,即形成 LM 组织。其病理学特点:LM 内皮细胞组成的壁薄、形态不规则及大小各异的淋巴管腔内充满淋巴液,周围则有大量的成纤维细胞、白细胞、脂肪细胞和肌细胞等。但是,在 LM 的整个病理过程中,无 LM 内皮细胞数量的增加,且其形态和功能也表现正常,仅淋巴管管腔直径发生变化。

【临床表现】 淋巴管畸形的临床症状多比较典型,结合超声、诊断性穿刺及 MRI 检查,必要时辅以 CT 检查及活检,基本可以确诊。

淋巴管畸形可以发生在全身任何部位,以主要淋巴系统所在区域最为常见,颈部及腋下发病率最高,腹股沟、纵隔、腹膜后次之,躯干及四肢最低。巨囊型淋巴管畸形通常由不止一个囊腔组成,囊腔之间可以相通或不相通。囊腔中含有水样的透明液体,有波动感,有时不透光或呈琥珀色。而微囊型淋巴管畸形病灶相对较实心。淋巴管畸形的临床表现受病变的类型、范围和深度的影响差异很大,可表现为皮肤黏膜上充满液体的小泡,或表现为巨大的肿物。

结合病史和体征后怀疑为淋巴管畸形时,应常规先行超声检查,以明确瘤体的部位、性质、大小及其与周围组织的关系,为手术或药物注射治疗提供依据,并可用于监测预后情况。MRI(血管增强)检查可提供比较可靠的客观图像并鉴别淋巴管和血管。深入了解瘤体的位置及与周围组织的关系,对于颈腋部较复杂位置以及腹盆腔较深位置的瘤体,在超声不能明确诊断时可用于鉴别诊断;也可进行辅助诊断性穿刺,若穿刺抽出淡黄色清亮淋巴液即可诊断为淋巴管畸形,若抽出陈旧性血液结合细胞学检查,则可诊断为淋巴管瘤伴出血。

【治疗】 LM 被认为是淋巴系统的良性病变,生长缓慢、很少自然消退。但在遭受创伤、感染及发生囊内出血或不适当治疗后,常突然增大。若 LM 生长在特殊部位,则可能导致毁容、畸形、压迫重要器官引起功能障碍,造成长期后遗症,甚至危及生命。故对该病需采取积及恰当的医疗干预措施。

以往认为手术是 LM 最主要的治疗手段,但目前 LM 的治疗方法多种多样,包括手术切除、激光治疗、硬化剂注射(如注射博来霉素、强力霉素、无水乙醇及 OK-432)治疗等。但是,目前尚无一种方法可以治疗所有类型的 LM。

硬化治疗为淋巴管畸形提供了重要的治疗手段,适用于巨囊型和混合型淋巴管畸形。巨囊型淋巴管畸形硬化治疗通常可取得满意的效果,而微囊型淋巴管畸形疗效相对较差。与手术治疗相比,硬化治疗有以下优点:①创伤小,不易损伤重要神经、血管、腺体、肌肉等组织结构;②巨囊型效果良好、治愈率高、不易复发;③操作简便,比较安全;④外形恢复良好,无明显瘢痕。进行硬化剂注射治疗时,应根据病灶特点,分部位、多次囊腔内注射治疗,避免损伤重要神经、腺体等。一般应抽尽或尽可能地抽尽每个囊腔中的淋巴液,再注入合适剂量与浓度的硬化剂。对于侵犯口底、咽旁、气道周围的病例,为避免治疗后肿胀引起的气道阻塞,治疗前需争取行气管切开术。若气管切开区域有病灶,可给予先行治疗。目前常用的硬化剂有博莱霉素(bleomycin),国产称平阳霉素(pingyangmycin)、溶血性链球菌制剂 OK-432(国产称沙培林)、强力霉素(deoxycycline)、无水乙醇(absolute ethanol)和泡沫硬化剂等。

手术治疗是过去最主要的,甚至是唯一的治

19

疗手段,迄今仍是许多外科医师首选的治疗方法。但随着硬化治疗的开展和经验的积累,目前不主张毫无选择地对任何类型 LM 进行手术切除,认为只有极少数病例需要在婴幼儿期行手术切除。尽管 LM 呈缓慢增大倾向,但并不会侵犯周围组织。局限性巨囊型病变可以手术完全切除,但弥漫性微囊型病变完全切除困难。目前普遍认可的手术指征为:①病灶较小,位置较好可完全切除;②有症状的微囊型淋巴管畸形;③硬化治疗后仍有症状的巨囊型及混合型淋巴管畸形;④有危及生命的并发症;⑤对外观影响较大。手术切除淋巴管畸形首先需考虑到其良性疾病的性质,保证重要结构的保留。尽管完全切除是完美的结果,但考虑到病灶区重要神经、血管的保护,大部分情况次全切除或部分切除更为恰当。残留的病灶可通过注射硬化剂进一步治疗。对于头面部淋巴管畸形,巨囊型的舌骨下和舌骨上 LM 完全或次全切除的可能性较大,对于双侧较大病灶并且有上呼吸道压迫的患者,手术应为首选治疗方法。手术必须将单侧或双侧颈部功能性结构解剖清楚,如病灶过大可分期手术。弥漫型的微囊型淋巴管畸形对手术亦是很大的挑战,其病灶浸润周围组织及器官,使解剖结构不清楚,难以分辨其边界。双侧舌骨上伴有上呼吸道压迫的 LM 只能行部分手术切除,术后应注意水肿引起的上呼吸道压迫症状。气管切开和放置胃管对于预防压迫发生很重要。联合激光、硬化等治疗,对于大面积的病灶也很关键。

附:先天性淋巴水肿(congenital lymphatic megalopedia)。

婴儿生后发现某一(偶为多个)肢体肥大、肿胀,活动正常,无其他症状。一般分为两种情况:一为真性巨大,以骨骼肌肉同时巨大为标志;另一种为肢体粗大,骨骼、肌肉组织正常。后者或称假性巨大,其淋巴管形态及功能异常,一般只是皮下组织淋巴性水肿,但该病患者病理可见淋巴管迂曲扩张,组织间淋巴渗出或滞留,晚期表现为间质组织纤维化。部分患者伴有胸腔积液。该病诊断为淋巴水肿,严重者患肢异常粗大,故被称为橡皮肿(elephatasis)。临床中要与真性肢体巨大淋巴及血管发育畸形引起的肢体肥大相鉴别。MRI、血管影像学检查及放射性核素淋巴显像可以明确诊断。在临床上,早期病情较轻者以患肢弹力加压为主,一般轻型病例可用弹力绷带控制发展,起到控制病情发展的作用。严重者由于反复感染而影响全身或由于肢体过于粗大笨重影响活动,可行手术治疗。治疗方法是掀起皮瓣,切除皮下及表皮,做成真皮瓣,埋入肌间,使滞留的淋巴液由肌间淋巴回路吸收。对于患指过于粗大者可将肥大肢体的皮肤及皮下组织全部切除,再将切下之皮肤制成全厚皮片原位回植。

五、脂肪瘤

脂肪瘤(lipoma)通常被认为是成人的由成熟脂肪细胞组成的一种常见良性软组织肿瘤,其性质是真性肿瘤、错构瘤还是局部脂肪的过度堆积,还仅有推测性的证据。小儿脂肪瘤不同于成人,可能都是胚胎错构瘤的一种形式,和血管瘤、淋巴管瘤、纤维瘤等一个来源,甚至都是互相混合的。另有一些皮肤皮下赘生物,如副乳、尾后尾型皮赘、耳前皮赘等的皮下脂肪堆积,都是典型的胚胎残余畸形。

【**分类**】 脂肪瘤病理组织形式包括以下 4 种类型:

1. 皮下脂肪瘤　最常见的脂肪瘤是普通的皮下脂肪瘤。由成熟的脂肪及少量间质组织组成,可以单发,也可以多发,表现为皮下或深部的质软肿块。

2. 其他类型的特殊脂肪瘤　如血管脂肪瘤、肌肉脂肪瘤等,在临床或病理上与普通的皮下脂肪瘤有所不同。

3. 异位脂肪瘤　此类可能是错构组织,在发生部位上与皮下脂肪瘤有所不同,如肌肉间脂肪瘤、血管肌肉脂肪瘤、神经纤维脂肪瘤等。

4. 良性棕色脂肪瘤

【**发病率**】 小儿单纯性脂肪瘤很少见。在病理标本统计中可能很多,但多是错构瘤的一部分。而错构瘤中以脂肪瘤为突出表现的也不多。成人型脂肪瘤常见于 30~50 岁年龄组,在小于 20 岁的人群中十分罕见。

19

【临床表现】 脂肪瘤好发于躯干,如肩背、颈项、乳房和臀部,其次也见于面部、头皮与外生殖器。脂肪瘤通常表现为单发或多发的皮下扁平圆形肿块,或呈分叶状、蒂状,质地柔软,覆盖的皮肤多无明显异常。肿块大小不一,终身无变化,有时也偶见自发萎缩现象。脂肪瘤本身多无自觉症状,较大肿块可致行动障碍,或引起神经卡压症状。除了好发于皮下外,脂肪瘤还可发生于肌间隔或肌肉深层。位于皮下的脂肪瘤常由薄弱的纤维结缔组织包绕,深部的脂肪瘤则往往无明显包膜。

与脂肪瘤相关的综合征,如 Gardner 综合征,除脂肪瘤外,患者还伴发面部骨瘤、表皮样囊肿、多发性结肠息肉、纤维瘤等。

多发性脂肪瘤还应考虑到脂肪瘤病(lipomatosis)的可能,这是具有明显遗传倾向的、家族性的、以多发性脂肪瘤为特征的一组疾病,其脂肪瘤往往较小,多者可达数百个。多发性脂肪瘤又常见两种表现。一种是出生时即发现的、多呈弥漫性的脂肪瘤,位于一侧肢体,随着年龄增大而逐渐扩大,质地柔软,无边界。此类脂肪瘤多伴发弥漫性肢体血管畸形,如静脉性血管畸形,以及骨关节畸形和横纹肌发育畸形,上述畸形可能构成巨肢。另一类脂肪瘤病出生时多无表现,以对称性躯干脂肪瘤为特征,此类脂肪瘤病多并发神经系统疾病。脂肪瘤多为淡黄色切面,在术中可见完整的薄层纤维包膜,瘤体常被纤维分隔成大小不一的小叶状。镜下脂肪瘤主要由成熟的脂肪细胞组成,间杂少量核大、空泡小的脂肪母细胞,有时病灶内还见黏液变性、囊性变或钙化。

【治疗】 脂肪瘤一般无自觉症状,如无碍外观与功能,可不治疗。对较大的脂肪瘤,尤其是出现囊肿样变或有碍行动者,手术治疗几乎是唯一的有效治疗方法。对于浅表、有包膜的病灶切除时,应尽量切除完整的包膜。脂肪瘤浅面的皮肤在切除时可保留,经分离后直接拉拢缝合。

六、黑色素细胞痣

【定义】 黑色素细胞痣(melanoma)是由黑色素细胞形成巢状排列,而在单纯性雀斑样痣等疾病中,黑色素细胞增多,但都是较散在分布的,未聚集成巢状。黑色素细胞痣,又被称为痣细胞痣,简称为黑痣。包括人人都有的很小的皮肤黑点(1~2mm)到罕见的大面积黑色皮肤覆盖肢体大部分的巨痣,都属于黑色素细胞痣范围。

大多数黑痣在出生后第2~6年出现,因此是属于后天性的,到20岁前几乎身体上所有的黑痣都已显现出来了。黑痣的自然病程十分稳定,相对来说,自然消退、明显增大及恶变等在黑痣的病程中均属罕见。每个人全身黑痣的数目是不一致的,正常人体表每人平均存在15~20颗黑痣。绝大部分的痣分布在皮肤上,但少数也可分布在口腔、阴道等鳞状上皮覆盖的黏膜,甚至还见于腋窝等浅表淋巴结的包膜上。黑痣在身体各部的分布比例与恶性黑色素瘤不一致,黑痣在头颈及躯干部相对常见,而恶性黑色素瘤在下肢多见。

人类的皮肤,本来就有黑黄白之分,以此划分人种。但在生物学的物种分类上人类只有一种。只是肤色不同,互相交配都能繁衍后代。后代或黑或白,不能黑白相间。发现大片变色,即称为畸形或疾病。因此临床上所谓巨痣事实上不过是畸形或正常变异,既不影响生命,也不影响功能。治疗的目的,只是美观。

【细胞代谢】 黑色素细胞起源于神经嵴,分布于皮肤基底层、毛囊、大多数鳞状上皮细胞覆盖的黏膜、软脑膜及其他部位。黑色素细胞具有特殊的细胞器,能合成酪氨酸酶,后者能使酪氨酸氧化成多巴胺,并使多巴胺进一步氧化,逐渐形成黑色素体,完成其黑色素化,产生一种不溶性色素,即黑色素,并分泌到周围的上皮细胞。黑色素是一种蛋白质衍生物,呈褐色或黑色。黑色素由黑色素细胞的树枝状突分泌入邻近的角质形成细胞。随着角质形成细胞的分化,黑色素体不断向上转运,最终脱落于皮面。黑色素代谢中的这样一个动态过程,是由无数的、具有此功能的结构单位来完成的,此即称为表皮黑色素单位。每个表皮黑色素单位基本上是由一个黑色素细胞与其邻近的约36个角质形成细胞组成。

在人体皮肤内,黑色素细胞与表皮基底层细胞的比例不等(1:10~1:4)。不同种族的肤色差异主要取决于表皮层细胞中所含黑色素的数量,而非黑色素细胞的数量。

一般来说,黑色素细胞表现为 Fontana-Masson 银染色阳性,多巴染色、S-100 蛋白、非特异性酯酶等标记均可阳性,但各种标记的具体结果与色素细胞的功能状态有关。正常色素细胞休止期的 HMB-45 染色阴性,但在活动期,尤其在恶性黑色素组织中呈阳性。

黑色素细胞一般限指能形成黑色素的成熟细胞,不成熟的细胞称为成黑色素细胞;当吞噬细胞吞噬了黑色素颗粒,往往被称为噬黑色素细胞。

在人的一生中,黑色素代谢随着年龄的变迁呈现一定的变化规律,大致如下:①新生儿期,通常无黑色素改变,由于细胞的胚胎发育异常,可引起成黑色素细胞增生或积聚,表现为蒙古斑等,数年后即可消退。②婴儿期,皮肤和毛发的黑色素形成增加,出现各种黑色素痣,或单纯性雀斑样痣等。③幼儿期,黑色素形成增加,黑色素痣继发的黑痣变暗,雀斑开始出现。④青春期,黑色素继续增加,黑痣继续出现,新的黑色素痣明显增多,原有的成为交界痣、混合痣或皮内痣,该现象可能与内分泌代谢有关,在妊娠期也存在类似的现象。⑤中年期,黑色素痣开始消退,皮肤颜色稍变深,毛发色泽变淡。⑥老年期,毛发色泽转灰白,皮肤可出现老年性雀斑样痣、脂溢性角化等。

【病理分类】 黑痣有多种多样的分类方法。按照出现的时间,可分为先天性黑色素细胞痣(congenital melanocytic nevus)与后天性黑色素细胞痣;按照黑痣的黑色素细胞巢在皮肤层次的不同部位,又分为交界痣(junctional nevus)、皮内痣(intradermal nevus)及混合痣(compound nevus),是由黑痣处于不同发育阶段所造成的。黑痣在皮肤组织中的分布位置与恶变之率间存在明确的关系,所以以分布层次来分类更为常用。

1. 交界痣、皮内痣及混合痣

(1) 交界痣:因病灶分布在表皮与真皮交界处而命名。这是黑痣的早期发育阶段,病灶位于表皮深层,或处于“滴落”阶段,即往下部分“落入”真皮,但上部分仍在表皮基底;或在真皮与表皮或附属器上皮相邻的结缔组织交界处,形成多个巢团。交界痣大多数在婴幼儿或儿童期出现,表现

为境界清晰的、淡棕色至黑色的斑块或轻度隆起皮面的丘疹,直径多在 0.6~0.8cm 之内,病灶呈圆形或椭圆形,边缘光滑,无毛发。交界痣可发生在皮肤、黏膜的任何部位。发生在手掌、足趾及外阴部的黑痣几乎均为交界痣。镜下可见黑色素细胞巢分布于表皮与真皮交界处的基底膜上,稍靠近表皮侧。黑色素细胞巢的形状规则,大小大致相同,与周围的角质形成细胞间有明确的界限。在黑色素细胞巢下方的真皮乳头中,可见与细胞巢同心圆排列的胶原纤维。交界痣是婴幼儿或儿童期黑痣的表现型,在青春期以前不发生恶变。随着年龄的增长,人体表的黑痣中交界痣的百分比逐渐减少,到青春期以后,大多数交界痣转变为皮内痣,皮内痣通常不发生恶变;只有发生于手掌、足底和外生殖器等部位的交界痣的交界活性保持至成年,因此这些部位的交界痣存在潜在的恶变机会。

(2) 皮内痣:是根据其病灶均分布在真皮内而命名的。这是成年人痣的常见类型。表现为半球形隆起皮面、淡褐色或皮色的小肿物;直径多在 1.0cm 之内;表面光滑,有时中央可有一根或数根毛发;多见于中老年人。有时皮内痣的下方可能合并表皮样囊肿,当囊肿破裂时,临床表现为原有的皮内痣表面及周围轻度发红,有时被疑为黑痣恶变而就诊。

此期黑色素细胞不再增生,原先位于真皮与表皮交界处的黑色素细胞脱离表皮或附属器上皮而进入真皮,在表皮或附属器上皮与真皮内痣细胞之间相隔一层薄层胶原纤维。痣内的黑色素细胞较成熟,上部者多为上皮样痣细胞,内含中等量黑色素,排列成巢或条索状。镜下可见黑色素细胞主要呈巢状或束状分布于真皮层上层,并沿皮脂腺向下延伸。临床未见皮内痣恶变的报道。

(3) 混合痣:因兼有交界痣及皮内痣的特点,故而得名。混合痣是交界痣向皮内痣演变的过渡表现,多见于中青年,表现为隆出皮面的、褐色至黑色的丘疹或斑丘疹;界限清晰,常生有毛发,四周见色素呈弥漫性减淡。早期混合痣主要由透明痣细胞和上皮样痣细胞组成。混合痣分布在表皮层及真皮层。但有时,痣细胞可扩展至真皮下部

19

以至皮下脂肪组织内。黑色素细胞巢不仅位于表皮与真皮交界处,还可分布于真皮上层。

总之,交界痣、混合痣及皮内痣可以是同一个疾病过程的不同表现。年轻时一般是交界痣,随着年龄的增大,黑色素细胞逐渐成熟,由表皮进入真皮而成为混合痣,最后黑色素细胞巢完全进入真皮内,成为皮内痣。

后天性黑色素细胞痣的癌变概率极小,据统计,白色人种中,黑痣发生恶变的概率在 1∶100 万 ~1∶25 万,而且几乎都是交界痣或混合痣中的交界成分出现恶变,皮内痣基本上不出现恶变。80% 的恶性黑色素瘤是在无先天性或后天性黑色素细胞痣的皮肤或黏膜上发生的,仅 20% 是在原先存在的黑痣基础上癌变而来的。后者除了巨大的先天性黑色素细胞痣较易发生恶变外,大多数属于发育不良性黑色素细胞痣。鉴于国内恶性黑色素瘤很少见,发生者又以掌、跖及甲床等部位较为多见,而这些部位的黑痣大多数是交界痣,因此当发生在甲床等部位的黑痣短期内突然增大,边缘不规则,色素不均,周围出现卫星状小病灶,甚至溃疡、出血时,就应及时取材检查。

2. 先天性黑色素细胞痣 先天性黑色素细胞痣虽然在出生时即已存在,但无遗传倾向。其通常表现为直径大于 1cm 的黑褐色至黑色稍隆起皮面的斑块,边界清楚而整齐,色泽均匀。先天性黑色素细胞痣一般较后天性黑色素细胞痣为大,直径常大于 1.5cm,少数偶可小至直径数毫米。在成人,任何区域中黑痣面积在 144cm² 以上,或直径超过 20cm,或躯干及四肢上面积超过 900cm² 者,就称为巨型先天性黑色素细胞痣,简称巨痣(giant nevus);其他的则称为非巨型先天性黑色素细胞痣。目前我国小儿尚无巨痣诊断标准。由于小儿体表面积因年龄不同而异,我们认为其巨痣诊断标准以体表面积计算较为合理。按上述成人巨痣诊断标准,144cm² 与 900cm² 约为成人 0.8% 与 5% 体表面积(TBSA)。因此我们建议将小儿任何区域中黑痣面积在 0.8%TBSA 以上,或躯干及四肢上面积超过 5%TBSA 者,称为巨型先天性黑色素细胞痣。非巨型先天性黑色素细胞痣常略高起,具有黑色素及中等量毛发。非巨型先天性黑色

素细胞痣与后天性黑色素细胞痣的病理变化大致相同,痣细胞成熟,按照在皮肤层次上的分布,属于混合痣或皮内痣,其特殊类型有:①脑回状先天性痣。位于头皮,似皮肤颜色,具有脑沟回形状的纹路;通常为皮内痣,并有神经纤维瘤中所见的神经样改变。②斑点状簇集性黑色素痣。呈密集排列的褐色至黑色丘疹;为皮内痣,痣细胞主要围绕在毛囊、小汗腺周围。③先天性肢端黑色素痣。为混合痣,表现为真皮上部黑色素明显增多,深部血管和小汗腺周围可见无黑色素性痣细胞的聚集。其位于足跟或指端,呈蓝黑色斑片。

与常见的后天性痣不同,先天性黑色素痣面积较大,往往累及真皮及皮下组织,包括皮肤附件、立毛肌、神经及血管。仅靠镜下的指标区分两者是很困难的,但先天性黑痣组织中可存在向神经分化的突出特点,如形成 Wagner-Meissner 小体等,因此先天性黑色素痣也曾被称为神经痣,然而,有学者提出先天性痣中并不存在周围神经的结构。有报道认为,当出生后几个月先天性痣被切除之后,还会出现表皮内黑色素细胞增生的可能,并可能刺激产生浅表的黑色素瘤。此外,有些先天性痣,尤其是发生在肢端,或生长十分迅速时,从临床角度看,也与黑色素瘤有相似的表现,应引起重视。

3. 巨型先天性黑色素细胞痣 如前所述巨型先天性黑色素细胞痣,简称巨痣,巨痣于出生时即已存在,常按皮肤分区特征分布,可累及整个肢体、全头皮、肩部、躯干大部,甚至同时出现于胎盘,形如帽、靴、肩垫、泳装或长筒袜,呈棕褐色、黑色或不均一的颜色,质地柔软,高低不平,粗糙肥厚,常有中等量毛发,可伴疣状或结节状改变,外周可见许多散在的小卫星灶。目前我国小儿尚无巨痣诊断标准。由于小儿体表面积因年龄不同而异,我们认为其巨痣诊断标准以体表面积计算较为合理。按上述成人巨痣诊断标准,144cm² 与 900cm² 约为成人 0.8% 与 5% 体表面积(TBSA)。因此我们建议将小儿任何区域中黑痣面积在 0.8%TBSA 以上,或躯干及四肢上面积超过 5%TBSA 者,称为巨型先天性黑色素细胞痣。

19

巨型先天性黑色素细胞痣的病理变化常较非巨型先天性黑色素细胞痣复杂,可有3种成分相互混合,但常以一种成分为主,即:①复合痣或皮内痣;②神经痣,有神经样管或痣小体;③蓝痣,少见,常为次要成分,极少数可为主要成分,曾有报道累及硬脑膜或脑者。巨痣发生于头皮和颈部的患者可伴发软脑膜黑色素细胞增生,还可能累及颅骨,不仅有癫痫、精神发育障碍,而且可有原发性软脑膜黑色素瘤。

巨痣的恶变率在1%~12%不等。恶变通常发生于巨痣病灶内,或偶发于卫星病灶处,病理诊断为恶性黑色素瘤。因此,一些国外学者认为,巨痣患者出生后,甚至在婴儿期,即可考虑尽早切除,以预防恶变。巨痣有时伴有脑膜及脑的色素异常分布,这种情况又称神经皮肤黑色素病。巨痣还可能是黑色素斑痣性错构瘤病的体表表现。值得注意的是,巨痣存在恶变,即有皮肤或中枢神经系统恶性黑色素瘤、脂肪肉瘤、恶性神经鞘瘤等肿瘤发生的可能性。有些恶性病灶可能发生在先天性痣以外的区域。

4. 其他特殊类型的黑色素细胞痣

(1)晕痣(halo nevus):指的是一种伴有周围圈状皮肤色素减退的黑色素细胞痣。这种痣最常见于年轻人的躯干部,尤其是背部,常为多发,可以同时或陆续发生;偶示炎症征象,如红斑或结痂,经数月或数年后多数可以自行消退。也有病例可见中央痣显示炎症征象,但并不消退。晕痣通常为复合痣,其特征为真皮内有大量致密的淋巴样细胞和一些巨噬细胞,提示存在宿主的免疫反应。在电镜下观察其超微结构,可以区分黑色素细胞退化的不同时期。值得一提的是,恶性黑色素瘤也可伴有周围色素减退的晕带,但这种晕往往不规则,且色素病灶不在中心。

(2)气球细胞痣(balloon cell nevus):是另一种较少见的痣。镜下可见大而无黑色素的黑色素细胞,胞质呈泡沫状。气球细胞痣也可发生于蓝痣及恶性黑色素瘤。

(3)Spitz痣:又称良性幼年黑色素瘤(benign juvenile melanoma)。最典型的表现是在面部皮肤上形成高出皮面的粉红或红色丘疹或结节,圆顶、表面光滑,呈粉红色、棕色甚至黑色,常为单个,也可多发呈簇状或播散状,直径常小于6mm,无毛发,生长较快,好发于下肢和面部。发生年龄约半数以上大于14岁,25%大于30岁,偶或生时即有。

镜下表现:此痣为黑痣的一种异型,大多数Spitz痣为混合痣,其中以皮内成分为主,另5%~10%属交界痣。黑色素细胞病灶由梭形细胞或上皮样细胞或两者混合组成。其中黑色素细胞在真皮内大部分位于浅层,也可在深层,而不见于皮下脂肪组织。梭形细胞呈雪茄状,核巨大,核仁明显;上皮样细胞的核与前者相似,胞质边界清,体积大且呈多角形,有时包含着多核、巨大的色素细胞,细胞核可达10~20个,毛细血管扩张,有明显的炎症细胞浸润。

Spitz痣几乎均属于良性,即使局部复发的病例,也是因为切除不完全;也有个别病例报道发现了局部淋巴结被累及,这些"恶性"的Spitz痣往往大而深,穿透到真皮及真皮下,但均无远处转移的报告。Spitz痣的标本与结节性恶性黑色素瘤的鉴别相当困难。

【治疗】　每个正常成人的全身平均可有15~20个痣,因此这是一种常见的疾病。通常除了美容目的外,绝大部分的黑痣可以不治疗。

由于黑痣分布在面部或其他外露部位时有碍美观,有些病灶因面积过大、色泽过深、毛发生长等,严重影响患者的日常生活,并且为了预防恶变的可能,一般由患者家属提出治疗要求。但对于一些恶变可能较大的黑痣,则应严格把握,及早治疗。

少数黑痣可能演化成恶性黑色素瘤,从而带来严重的后果,但出现恶变的概率又十分小,因此,应根据病情,结合前人总结的经验,作出恰如其分的准确判断。黑痣发生恶变主要取决于其类型。众所周知,交界痣或混合痣中的交界成分可能恶变,交界痣主要是婴幼儿或儿童时期皮肤黑痣的表现型,在青春期前出现交界痣恶变的病例十分罕见,青春期后大多数交界痣都已发展为皮内痣,仅手掌、足底、外生殖器等部位的黑痣一直保持交界活性至成年,因此潜在的恶变概率较大,对此类黑痣,尽管未涉及美观问题,也可以进行预防性切除。

19

巨痣的恶变率在国外的长期前瞻性随访中证实为10%~25%,因此,一些学者提出巨痣患者应在婴儿期即进行预防性治疗。国内外资料存在较大差异,国内大样本的巨痣切除后,病理检查多未见恶变报道,但不乏巨痣在早期即出现恶变的报道。由于巨痣面积往往较大,对手术有较高要求,因此,一般对于暂时不手术的患者,应严格随访,密切观察。

1. 手术治疗 一般对于直径大于3mm的黑痣,用非手术治疗易致较明显的瘢痕增生,建议采用梭形切除或分次切除;对于面积更大的黑痣,可以选择植皮或各种皮瓣覆盖。原则上切除的黑痣标本均应送病理检查。3岁以下小儿不懂配合且抗感染能力差,可先行病灶切除及植皮的方法将创面修复,待4岁以后再选择皮肤扩张及皮瓣转移的方法改善外观及功能。

许多黑痣都属于皮内痣。虽然皮内痣一般不会恶变,但因发生在暴露部位,且可能长有毛发,有碍外貌,因此通常也需要治疗。面积较大的皮内痣,一次缝合可能张力较大,或可能导致眼、鼻等的移位,可考虑作分次切除。先在黑痣范围内作一次小面积的梭形切除,以后每隔3~6个月进行再次切除,往往也能达到较理想的效果。当然,对于可能引起五官移位的部位,以及关节伸侧等易于导致瘢痕增生的部位,则宜慎重选择。任何黑痣出现病灶较明显地增大、颜色改变、破溃、脱毛、出现卫星灶、继发感染、疼痛等任一表现时,均应立即切除,并进行病理检查。手术治疗后的病理检查具有非常重要的意义,黑痣切除后标本必须送检。

2. 非手术治疗 对于直径在数毫米以下的黑痣,除了手术治疗,还可以选择非手术治疗,尤其对皮肤科等其他科室,非手术治疗甚至是主要治疗。由于通常认为对于交界痣或混合痣,各种物理治疗创伤可能增加恶变的机会,因此仍然认为手术治疗是首选方法。非手术治疗的优点在于方便、易于普及,而且对直径在1~2mm的黑痣,非手术治疗的效果可能更好一些,但应尽量不要有残留病灶而重复治疗,造成反复刺激。对于直径较大的黑痣,如大于3mm者,因伤口未封闭,愈合较慢,除了可能留

下病灶残留外,往往会留下明显的痕迹,如色素减退、瘢痕增生等,通常治疗后外观不如手术切除。

黑痣的非手术治疗主要包括激光、电解、电烙、化学烧灼法等。其中激光与化学药物"点"痣较为普及。

(王燕妮 齐鸿燕)

第三节 整形外科

一、绪论

整形外科学(plastic surgery)是外科学的一个分支,又称为整复外科(plastic and reconstructive surgery)或成形外科(plastic surgery),治疗范围主要是皮肤软组织、肌肉及骨骼等的先天性畸形或后天性的创伤、感染等疾病。治疗方法主要是修复与再造两个内容。外科学中有另外一个重要分支为矫形外科学(orthopedic surgery),也称骨科学。两者的主要分工是:成形外科以皮肤及软组织为主,而矫形以骨关节为主。事实上畸形的矫正涉及外科各个分支,如胸科的漏斗胸、泌尿科的尿道下裂、普通外科的肛门成形等,不胜枚举。不过在过去的观点下,这些外科工作偏重于功能重建。常常遗留皮肤美观问题由成形外科处理。

在临床医学中,学科的范围是以人体解剖部位来划分的,各学科之间治疗内容有明显的界限。整形外科医疗范围涉及从头顶到足底,从体表到内脏的某些器官的修复和再造。在治疗方法上有自体组织移植、异体组织移植及组织器官代用品移植等。整形外科几乎与所有外科学科均有联系,它是在各外科专科发展的基础上分化和发展起来的一门边缘学科。

整形外科专业在小儿外科学中也是一个很重要的分支,因为先天性缺损和畸形是整形外科治疗的主要对象,包括唇裂、腭裂、颅面裂、外耳畸形、泌尿生殖系畸形、手足与肢体畸形、体表痣、血管瘤、淋巴管瘤等,这类畸形占患者的比例相当大。由于推行计划生育以及人民生活水平提高,父母对新生儿的畸形极为关注,就诊率较过去明显提高,家长对治疗效果的要求也更高。同时,小

儿好奇心强,活动频繁,容易发生外伤,比如车祸伤、坠落伤、被热水、热液等烫伤,遗留皮肤瘢痕组织甚至器官缺损,在关节、手部等重要功能部位或面部等暴露部位的瘢痕组织或器官缺损均需及时行二期的瘢痕修复治疗或器官再造,从而减少功能障碍和改善外观,这些都是整形外科的工作内容,因而小儿整形外科也需要我们投入更多的医师和更大的精力进行基础和临床工作研究。

二、小儿整形外科治疗范围

(一)**先天性畸形与缺损**　先天性畸形和缺损是指身体的组织、器官在胎儿发育过程中,或者在成长中发生的形态和/或功能缺陷。整形外科医治的主要是影响机体外形及功能的体表畸形,如颅面畸形、唇裂、腭裂、先天性小耳畸形、胸腹壁畸形、泌尿生殖器官缺损或畸形,以及上、下肢畸形、血管瘤、淋巴管瘤,体表斑痣等,这些体表畸形在小儿都属于常见疾病,多需在学龄前进行治疗。这类患者约占本学科住院人数的1/3。

(二)**后天性创伤的缺损**　由于机械、化学、温度、放射等因素,损害了人体组织器官的形态和功能,如烧伤、电击伤、冻伤、火器伤、切割伤、撕脱伤、挤压伤、放射性损伤等造成的面部、躯干及四肢组织或器官的缺损和畸形,对于这类缺损和畸形,不仅可用组织移植的方法进行后期整复,而且在创伤早期,如能运用整形外科的方法及时修复,则能促进创面早日愈合,缩短疗程,最大程度减少继发性畸形,改善外观。在整形外科住院患者中,因创伤后畸形整形的约占一半。

(三)**后天性感染造成的体表畸形缺损**　感染引起的畸形和组织缺损是指由于细菌、真菌、病毒感染造成广泛组织皮肤坏死,遗留缺损,如新生儿皮下坏疽,坏死性筋膜炎,下肢、阴囊、阴茎象皮肿(为血丝虫与链球菌感染所致)。

(四)**各类良性及恶性肿瘤切除后缺损的修复**　如大面积黑色素痣、淋巴管瘤、血管瘤、神经纤维瘤、黑色素瘤、皮肤癌肿、肉瘤等切除后的整形。特别是对发生在颜面部、胸腹部、生殖器的肿瘤,切除后更需要用整形外科的方法来进行功能和外形的修复或再造。

三、整形外科的特点

(一)**功能与形态的统一**　器官或组织的缺损畸形,除功能方面的损害之外,尚有形态的异常。治疗原则应以功能恢复为重点,兼顾形态的改善。无论是颜面畸形还是手足四肢畸形,无论是体表暴露区缺损还是身体隐蔽区缺损,均应尽可能使其外形及功能上达到最佳恢复。只注重功能障碍的修复,轻视外形丑陋的矫正,不符合整形外科学的宗旨。

(二)**治疗时间与疗效的最佳选择**　许多整形外科的疾病是要择期治疗的,治疗时机的选择直接影响到患者功能康复及身心健康恢复的效果。先天性唇裂、颅缝早闭、面裂畸形及严重的上睑下垂等病例最好在婴儿时期就矫正,这对儿童的身心发育及家长心理负担的解除都有好处。对于多种类型的先天性手、足、上下肢畸形的病例,也宜在婴儿时期开始治疗,以利于畸形的矫正、功能和相关结构的发育及心理的正常发育。

(三)**创造性与原则性的统一**　整形的手术较为灵活,没有固定术式。根据畸形的大小、部位、形态等手术方式各有不同,例如对于一个较大面积的黑痣,既可以选择分次切除,也可以选择一次性切除后植皮,还可以选择利用局部皮瓣修复,究竟选择哪种方案,需要医师根据具体情况而定。要灵活运用基本原则,要有充分的想象力与创造性,但又不能做毫无根据的任意设想与术式。

(四)**与多学科交叉,需多学科的基础知识**　整形外科是随着外科学其他学科的发展而逐渐形成的一门综合学科。因此首先要具备一般外科基础及有关学科的知识,如眼、耳鼻喉、口腔、颅脑、泌尿、儿科、肿瘤的学科的基础理论。如烧伤患者各个时期的病理生理、水、电解质平衡的诊断及处理;颌面畸形修复中口腔咬合的处理;鼻畸形修复时鼻的正常解剖;手部或四肢瘢痕挛缩畸形修复时骨、关节、肌腱、神经、血管的解剖结构等。

(五)**精巧细致的手术作风和符合时代的审美修养**　整形外科的手术均由切开、止血、剥离、移植、缝合等操作完成。要求术中对软组织的夹持、牵引、缝合应细致轻柔、避免一切不必要的创伤。

19

整形外科的目的是美观。美观的标准是由自然的客观因素和社会的主观因素两方面决定的。患者和家长的意见不可忽视。医师本人也必须注意美的修养,包括个人行动与外形,要给人以美感。

(六)术前照相要求很重要 照片(photo)是美容外科病历记录的主要资料之一,它可以直观反映和评价手术效果,便于总结经验,进行教学和学术交流,也是整形外科医师工作成绩的记载。手术前后的对比照片还可作为法律资料和凭证,因此要重视手术前后的照相。而且为了更好地反映手术后效果,不仅要拍摄手术后出院时的照片,还应设法拍摄术后1~2个月、半年或1年后的远期照片,因两者有很大差异,远期效果的照片更自然、更具有说服力。因此,所有照片均应很好地分期、分类妥善保存。

通常采用一色的全景或深蓝、深绿色布作背景,以减少反光或杂色混淆病变区,术中照相要力求清洁,注意清除拍摄区内的器械和血迹。合理用光是关系到是否能准确逼真地表现被摄人体的颜色、立体感、形象等的关键所在。拍摄时突出重点,最大限度地利用取景画面并减少衬托杂景,但应明确表现解剖位置,注意灵活运用横幅或立幅画面。发型、服饰,术前、术后应该一致。这样的照片有鲜明而强烈的对比性,即自身对比和术前术后对比。如左侧眉缺损应与右侧眉对比术前双眉情况与术后双眉情况,这样才能有说服力。对于术前、术后的对比照片,当摄影部位、角度、画面大小、用光、背景等方面条件完全一致时更能令人信服。相片应该能显示病变范围,当病变涉及全身时,可用一系列分部照片显示。当病变涉及全身时,应避免拍摄整体的一张从头到脚的照片。第一,如此远的距离拍的相片可能忽略所要显示的细节;第二,侵犯患者的隐私和尊严(应避免同时显露患者生殖器和面部);第三,当患者家属要求或患者被允许穿内衣时,局部照片可避免摄入这些物品;第四,可能会将室内的其他物品摄入,给人一个非专业的、不规范的印象。当相片处理后要及时标记,然后存在管理严格的档案系统中,以利于需要时查找。最有效的存档和检索的方法是用电子计算机查询系统。这个系统由两个基本的部分组成:硬件,即电子计算机本身;软件,即电子计算机执行设计任务的程序,是一个资料库或资料库管理系统,可进入软件进行分类、查找资料并打印。采用这个系统可输入患者的记录,包括患者姓名和编号、摄影日期、疾病和手术步骤、被拍摄的部位和其他信息,如是否取活检、摄片总数等。一旦建立这个系统并且输入资料,就很容易查询和找到所有参数输入的胶片。当需要身体某一特别部位的手术步骤时,通过资料库程序很容易找到,能快速查询详细的、大量的信息。

四、整形外科操作原则

(一)无菌操作 整形外科的无菌操作要求非常严格。因为整形手术往往有两处以上手术野,手术时间长,体表创面暴露机会多,术中患者可能还需要变换体位,因此感染的机会增多,严格无菌操作尤为重要。整形手术中大多涉及组织移植,游离移植的组织在未重新建立血供之前,抗感染力低,带蒂移植组织的血供则比正常组织者降低,一旦感染会前功尽弃,不仅移植组织感染坏死,还使受区受到破坏,可能使患者失去仅有的修复机会。因此要求手术野严密消毒,范围要大,铺巾后不致因手术体位改变而遭受污染;做好口鼻附近皮肤黏膜的消毒;术中要用纱布遮盖清醒患者儿的口鼻,以防飞沫污染;烧伤瘢痕处的积垢要在术前预先清洗,在手术过程中还需进一步清洗。手术中要求每个参与手术和准备手术器械的人养成严格的无菌观念,每一操作细节遵守无菌操作规程。

(二)无创原则 任何外科手术对组织都有一定的损伤。近年来人们对美容的需求也日益提高,整形以前所未有的速度得到发展。如过度夹持、牵拉、干燥等都可能使无数细胞坏死,血管痉挛,内膜损伤,使相关组织缺血、肿胀以致发生血供障碍,而坏死的组织又成为细菌的培养基,即使未形成感染,也可能增加愈合后的瘢痕组织。整形手术应把这种损伤减少到最低程度。爱护组织,贯彻于作切口、止血结扎、剥离、钩拉组织及缝合等每一操作中。手法一定要轻柔,不可过度牵拉或钳夹组织;分离组织时,层次一定要准确,避免钝性分离,动作要稳、准、轻、快;刀、剪、缝针必须锋利精巧。

（三）无张力缝合 无张力缝合又称张力适度的缝合,是整形手术中避免术后瘢痕增生的一个重要原则。瘢痕是组织损害后得到机体修复的必然结果。瘢痕过度增生或挛缩会影响局部美观甚至造成功能障碍。所以,如何获得术后满意的效果,重要的一条就是避免手术后瘢痕增生。临床上造成手术后切口瘢痕增生的原因很多,其中切口缝合张力过大是手术中可以避免的一个原因。因此,整形医师在切开皮肤时,应按弹性纤维的方向切开,如切口缝合时张力过大,可通过 Z 成形术改变切口的张力方向。否则会引起局部组织坏死,影响切口愈合。

整形外科要求切口达到良好愈合,使切口线平整、呈线状而没有增生突起或不规则的异形愈合瘢痕。缝合创口要求对合平整,松紧适宜,针距适当,皮缘呈轻微外翻。在缝合损伤时,不仅要用细三角针与细线,还要分层(皮下、真皮与表浅皮肤)确切地对位缝合。例如,缝线瘢痕是手术后最忌发生的不满意结果,尤其是在颜面部不应该出现。其发生的原因主要是缝合时张力过大,拆线时间太晚,缝合时大针粗线及缝合的组织过多过紧等。所以要掌握好以下几点,避免缝线瘢痕的发生:①松紧适宜:在分层缝合时,表浅的缝合只要切口皮缘能自然对合即可,而不要缝合结扎太紧,因为术后伤口稍有肿胀即显得密切对合。如缝合过紧则肿胀后,缝线即可能嵌入组织中而造成损伤或形成明显的缝线痕迹。②细线缝合:在颜面部常用5-0、6-0 PDSⅡ线作分层缝合可减少组织反应,在伤口较大时先从深层间断缝合,既可消灭死腔又可使其张力逐渐减少,到皮肤表面时切口已基本合拢,则表浅缝线已基本上没有张力存在。相反,用大针粗线缝合时常包含皮肤与皮下组织较多,术后局部肿胀是不可避免的,有部分组织细胞因缺血而坏死,明显的缝线瘢痕也就难以避免了。③拆线时间:颜面部的缝线最好在术后 4~5 天拆除,然后用胶布固定几天,以维持切口的对合,如果超过 7 天,则可能遗留缝线瘢痕。四肢的缝线可在术后 7~10 天拆除,而背部或足部由于局部张力较大,可以任其留至术后 10~14 天拆除,因该部位较隐蔽,细小缝线痕迹常不为人所注意。

五、基本技术操作

1. 切口 整形外科皮肤切口对局部的功能和外形影响很大。要求切口瘢痕细小隐蔽,不影响功能。

（1）切口走向应顺皮纹或皱纹方向:1816 年 Cloquet 发现肌肉收缩时,其表浅的皮肤便形成一系列的皱纹,在面部表情时最为显著。1861 年 Langer 在尸体上戳出许多洞,发现这些洞都形成有一定方向的椭圆形,其长轴连接起来即为有名的 Langer 线。切口方向应与皱纹线或 Langer 线平行。此皮纹与弹性纤维的长轴一致。身体有些部位皱纹与 Langer 线一致,有些部位不一致,此时切口应尽量与皱纹线平行,有利于创口愈合,减少术后切口瘢痕。

（2）在面部,除顺皮纹、皱褶等作切口外,沿发际、皮肤与黏膜交界处、眶缘、耳前轮廓线等隐蔽部位作切口,亦有利于创口愈合,减少术后瘢痕,且瘢痕隐蔽。

（3）另外切口方向也应与神经、大血管平行,如手部为了保护手的特殊功能,除切口顺皮纹、横过皮纹时改成锯齿状外,需注意保护手部感觉神经。手术时尽量避免在 1~4 指桡侧作切口,避免在小指尺侧作切口。拇指处于内收、外展、对掌 3 种位置时,虎口所出现的皱纹或皱褶方向不一样,只有作四瓣或五瓣 Z 成形术,才能满足不同方向皮纹的要求,避免切口挛缩。在四肢关节部位避免做与长轴平行的切口,可将切口做成锯齿形或 S 形,以免造成线性挛缩。

（4）切口设计线的定点:面、颈或眼、鼻、唇、眉区的整形,要注意左右对称,可先画出前正中线,测量手术区与正中线的距离、大小、形状,或借纸、布模子,用亚甲蓝绘就切口设计线,麻醉后以 4~5 号针头刺出蓝点标志。

（5）切开:取锋利的 15 号小圆刀或 11 号尖刀刺入真皮下或皮下脂肪浅层,然后刀柄与皮肤呈 45°~60° 运行,至末端时再竖起刀刃呈 90° 切入,使切口全长与深度一挥而就,创缘垂直,不做来回切割的拉锯动作。在毛发区内作切口时,沿毛发生长方向,切口略倾斜以减少毛囊损伤,要遵守逐层切开组织的操作规则。在刀刃运行过程中,常因体表弧度的转变而不易保持与切口创面垂直,故需经常注意保持刀刃与切口创面垂直;形成弧状切口和尖角转弯时,要切出深度一致的创面。

2. 剥离 为了显露并切除病变,外科手术都需要剥离操作。剥离也是整形手术常用的基本操作,其要点是将皮肤切口创缘牵引后,刀片与剥离面呈垂直推剥组织,注意掌握解剖层次,避免损伤重要的血管神经。皮下剥离后,可使皮肤挪动,减少张力,在进行真皮缝合时,还可使创缘对合良好,并稍稍隆起。

(1) 剥离方式:剥离方式有两种。一种为锐性剥离,是用手术刀或手术剪在直视下作准确而细致的割剪,优点是组织损伤小、出血少、剥离层次清楚;另一种为钝性分离,是用刀柄、血管钳或手指等用力分离组织,可在非直视下进行,此方法创伤较大,但不易损伤较粗的血管和神经。整形手术操作大多比较表浅,能在直视下进行组织分离,手术时术者可以分辨出组织的解剖层次及主要的神经和血管的走行,一般不会损伤主要的组织结构,所以组织分离主要采用锐性剥离方式。如切除挛缩瘢痕,常需广泛剥离皮瓣。剥离时要求层次要正确,并注意保护神经和血管。具体分法是将刀刃与组织面呈90°,边剥离边推组织,切断瘢痕或粘连。面部剥离也多用锐性剥离。人体组织层次由浅至深分为皮肤、浅筋膜、深筋膜、肌肉和骨膜。不同的组织之间存在着自然间隙,除特殊功能部位(如手、足)连接紧密外,其他部位各组织之间连接较松散,易分离。沿着自然间隙剥离,可使组织损伤减少到最低限度,以保证术后的手术区外形及功能。术者应熟练掌握局部组织解剖、血管、神经的基本走行及变异,以防术中伤及重要血管神经。

(2) 剥离范围:应根据具体需要而定。即使是小范围的皮肤缺损、张力很小时,仍需剥离皮肤创缘0.5mm左右,以利于创缘对合,减少术后瘢痕。其他则根据所切皮肤的范围、皮肤张力及血运状态而定。为检查剥离范围是否适当,可用皮肤拉钩将创缘两侧皮肤拉拢,若拉力大,皮肤创缘发白、创缘不再出血,则需扩大剥离范围。但剥离范围也是有限的,若皮肤缺损大,不能通过剥离使创缘缝合时,应植皮。强行拉拢缝合往往会造成缝合部皮肤坏死,或出现缝线切割性瘢痕。有时强行拉拢缝合还会导致局部器官变形。

(3) 剥离深度:根据剥离部位血运状况、重要神经的位置而定。面部剥离最重要的是避免损伤面神经。一般应在面神经浅面、真皮下脂肪层中进行剥离。因为剥离过浅容易引起皮肤坏死,过深会损伤面神经。面部皮下脂肪可分为深、浅两层,浅层脂肪颗粒小,深层脂肪颗粒较大,在这两层脂肪之间剥离最为安全。头皮剥离操作时应在帽状腱膜下进行。因支配头皮的主要神经、血管多走行于帽状腱膜浅层,在帽状腱膜下即使将头皮全部剥离,也不至于引起头皮坏死。若剥离损伤了颅骨骨膜,帽状腱膜可和颅骨直接发生粘连,使头皮的活动性、伸展性变小。所以,在剥离头皮时,应注意不要损伤骨膜。四肢、躯干剥离除某些特殊部位(皮肤与肌肉、皮下组织紧密相连的部位)外,一般在深筋膜浅面进行,肥胖者可在其浅筋膜层中进行剥离,实际上浅筋膜很薄,只是在脂肪中存在一些薄的纤维膜。

3. 止血 彻底止血在整形外科手术中尤为重要。整形外科手术创面大、出血多,尤其是烧伤后瘢痕挛缩修复术。另外组织移植中防止血肿是手术取得成功,达到一期愈合,获得较好手术效果的重要条件。切除中用双极电凝止血,能做到精细止血,对组织损伤较小。局部麻醉药中加入1:10万或1:20万的肾上腺素,能达到减少创面出血及止血的目的。较大血管应用结扎止血法。大面积的渗血可以用温盐水纱布压迫3~5分钟。四肢手术可用止血带,但要注意每过1个小时要松开止血带几分钟。

4. 缝合 缝合是整形美容手术中一项重要而技巧性强的操作。一个良好的手术设计方案,经过切开、剥离等操作后,最终要靠缝合去完成组织的准确对位、塑形与再造,同时应注意遵守适度张力缝合的原则。整形外科要求切口达到良好愈合,切口愈合后平整呈线状无增生,无隆起,无异形愈合瘢痕。操作时要求用细针细线,分层(皮下、真皮、表浅皮肤)确切对位缝合。

19

伤口较大时先从深层间断缝合,既可消灭死腔又可使皮肤张力逐层减少,到皮肤表面时切口已基本合拢,则缝合表浅皮肤时无太大张力,愈合后瘢痕自然就不明显了。

(1) 间断缝合法(interrupted suture):每逢一针即打成一结。先将创缘向两侧略加剥离,再将真皮下对位间断缝合,将结打在深层。真皮下对位缝合可减少表面创缘愈合时的张力。先用 3-0、5-0 可吸收线缝合皮内,再以皮肤的间断缝合使组织减张对位。用细针细线(5-0、6-0 黑丝线或单丝尼龙线),距创缘 3~5mm 处从皮面垂直进针达真皮下,在真皮下平面穿过切口,到另一侧相同的真皮下平面的相应距离于皮肤面垂直出针,切口两侧的缝合深度相同。每个线结相距 3~6mm。

(2) 真皮层缝合法(intradermal suture):使真皮密切对合,减少皮肤表面张力,以减少切口瘢痕。行真皮皮下间断缝合法,用 3-0 可吸收线缝合,打结于深层。

(3) 连续真皮层缝合法(running intradermal suture):多用于面部美容手术而创缘对合无张力者。先作皮下密切缝合,再缝合真皮。若切口过长,可每隔 4cm 从皮肤穿出一针以便于拆线,缝合完成后用通气胶纸减张或生物胶粘合。

(4) 连续毯边缝合法(edge-locking suture):此种缝法尤其适用于解除挛缩、改善功能,在大面积瘢痕做部分切除植皮手术中,用以控制瘢痕切缘难以解决的渗血,因此又称为锁边缝合。该法还常用于无需打包加压的皮片移植时的缝合;或用于一般皮肤切口缝合,缝合皮肤前皮下宜作良好对合,在角状转弯处要打结,以免过松对合不佳。

(5) 褥式缝合法(mattress suture):有横褥式和纵褥式缝合法两种。精密低张力的褥式缝合是整形、美容手术缝合的良好方法。

(6) 皮瓣三角尖端缝合法:有两种,一种是按间断缝合法缝尖角皮肤,另一种是经皮肤—皮瓣尖角真皮下或皮下—穿出对侧创缘相应厚度皮肤,使尖角创缘平整对合,打结。

5. 引流　经过止血后,如创面大仍可能渗血,又不能单纯依靠压力包扎来防止渗血时,宜放引流。缝合后有死腔存在者,感染或有潜在感染者,术毕也要放引流,不能疏忽。常用方法有负压引流、橡皮条引流等。引流物须放在低位,并与死腔相通;引流口不能缝合过紧,可预留缝线供拔引流条后打结;负压引流管要求不漏气。术后 48 小时内拔出引流条,如引流物较多也可延至 72 小时拔出。

6. 包扎与固定　整形手术结束后的敷料包扎与固定是手术的重要组成部分。包扎固定适当与否,可直接影响手术的成败。如皮片移植包扎固定欠妥,皮片就难以与创基建立血供。皮瓣术毕的包扎固定,应避免移植组织蒂部扭转、受压迫和存在张力,否则会导致皮瓣血供障碍。敷料包扎要有一定压力,要有利于压迫止血、消灭死腔、有利于静脉回流、减轻组织肿胀及促进局部制动与引流,使创面愈合良好。良好的包扎应能保持 7~14 天,不致增加患者的痛苦或造成组织损伤。

(1) 一般包扎:所有手术伤口均应先盖一层油纱布,再覆 4~6 层平整纱布,其上以疏松碎纱布或棉垫压紧,具有适当的压力,续用多条通气胶带减张粘贴,使切口处皮肤松弛。必要时外加绷带包扎,以石膏固定。

(2) 颜面部包扎:若把正常眼包扎在内,则眼部需涂眼膏及盖油纱布、眼垫后包扎;若把耳包扎在内,则耳前后需用纱布垫平后包扎。只用纱布绷带包扎时,应在外露耳、外露眼的上方,各纵向放一条纱布条,再作包扎。包扎完毕后,纱布条打结,使敷料压紧,再加胶布固定。全颜面包扎时,纱布条放于额正中作结。

(3) 手部包扎:要求诸指分开,指尖外露,诸指关节微屈,拇指呈对掌位。手掌内垫纱布或绷带卷。包扎完毕,用石膏或夹板固定腕关节于功能位。小儿手部包扎与石膏固定,应至上臂,肘关节屈 90° 角。如仅包扎固定至肘关节以下,可能会因小儿摔打而致全部敷料呈脱手套状掉落。

(4) 远处皮瓣转位移植的包扎:如胸、腹部皮瓣转移至手部及下肢交腿皮瓣等,需将有关肢体及关节包扎固定,使皮瓣无张力及扭折。先用长胶布粘贴,继而垫以纱布,用绷带包扎,再以石膏固定。皮瓣远端留出观察孔以便随时检查血供情况。此类包扎固定良好十分重要。远处皮瓣移植的失败,有些是由于包扎固定不妥善所致。

19

六、局部整形的基本技术

皮肤局部的整形,包括颜面、肢体各部位的瘢痕,小的皮肤肿瘤(如痣、血管瘤、囊肿、基底细胞癌、鳞癌等)以及皮肤缺损的修复治疗时要针对每一个病变、畸形的特点,仔细分析,进行皮肤局部整形手术的设计。

(一)单纯切除缝合法与分次切除缝合法 单纯切除缝合法适用于面部宽 1.0cm 以下的皮肤良性肿瘤、顺皮纹的瘢痕及面部组织活检等,具体切除范围还需要根据每个患者局部皮肤松弛程度,估计一次能够切除完全的肿物或黑痣,可以沿其边缘正常皮肤完整切除,切口会自然形成一个张力方向,按其方向分层减张缝合,猫耳适度延长切口去除。对较大的痣、瘢痕等,范围广泛的,还可作分次切除缝合,每次手术间隔 3~6 个月。顺皮纹设计梭形、弧梭形、Y 形切口,缝合后平整效果佳。较大的痣,若宽度超过 1.5cm 以上,常需分次切除;宽度在 2.5cm 以上者,常常要经 3 次手术切除。

(二)对偶三角皮瓣成形 对偶三角皮瓣成形(double transposition triangular skin flap plasty)又称 Z 成形术(Z-plasty)或交错皮瓣成形(图 19-1,图 19-2),是实用、有效,且应用广泛的一种基本修复方法。该法能松解瘢痕挛缩或改变张力线的方向与位置,改善功能与外形。

手术设计:以瘢痕挛缩线或张力线为轴,在两侧各作一切口,称为臂,轴与双臂形成方向相反的两个三角形皮瓣,互相交换位置缝合后延长了轴线距离,即松解了挛缩或张力。两个皮瓣的角度以 60° 为最佳,易位后延长的距离最多,可达 75%,45° 角者增长 50%,30° 角者增长 25%,超过 90° 的对偶皮瓣互相转位较困难。Z 形皮瓣的两个三角

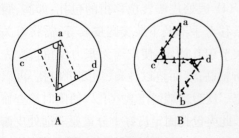

图 19-1 Z 成形术前

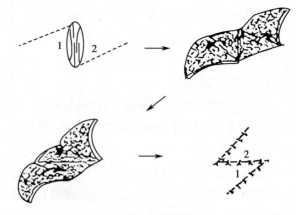

图 19-2 Z 成形术后

皮瓣,可以角度相等,也可制成一个角度大,另一个小些,称为不对称 Z 成形术(图 19-3)。以此为基础,另有许多演变,包括双 Z 成形、连续 Z 成形,及四瓣、五瓣、六瓣、七瓣 Z 成形和连续五瓣 Z 成形术等(图 19-4)。

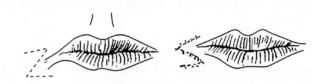

图 19-3 不对称 Z 成形术(1)

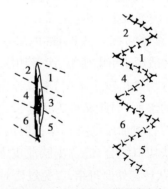

图 19-4 不对称 Z 成形术(2)

Z 形皮瓣及其演变的灵活应用,对治疗腋部蹼状瘢痕挛缩、开大的环状挛缩、半环状的瘢痕挛缩,以及虎口开大等,均能获得良好效果。如用于治疗关节屈侧的蹼状瘢痕、鼻孔狭窄、先天性肛门闭锁、先天性内眦赘皮及指蹼轻中度挛缩等。为了预防瘢痕挛缩,整形手术中经常特意把皮肤组织或其他组织缝接成 Z 形或作 Z 成形术。依靠 Z 成形术来克服皮肤缺损是有限的,其周围需行广

19

泛皮下的分离及减张剥离,可在中段作 Z 成形术以改变瘢痕方向。

(三) W 成形术 W 成形术(W-plasty)是指应用锯齿形切口,进行瘢痕或皮肤痣、瘤切除后的整形方法,由于形态似多个 W,故称为 W 成形术。其优点是减少了缝合口张力和术后瘢痕,多用于面部整形。该法适用于:①挛缩性瘢痕切除;②面部较大的痣,及小的皮肤肿瘤切除的整形。如果陈旧性缝合瘢痕较宽,两旁针孔瘢痕又明显,也适于用连续 W 术修复。

手术方法:在瘢痕或色素性病变两侧,绘出连续 W 形的切口设计线,这实际上是连续的三角皮瓣整形。将两侧 W 形切口范围内的病变、瘢痕一起切除,并包括此范围内的正常皮肤。

(四) V-Y 成形术与 Y-V 成形术 V-Y 成形术(V-Y plasty)即行 V 形切开,使三角形组织松解,退回到需要的位置,Y 形缝合即达到组织复位。该术适用于轻度的局限性下睑外翻、下唇唇缘外翻、鼻小柱延长术及颈部某些瘢痕等。也可结合到其他局部皮肤整形术中应用。五瓣 Z 成形术中,中间一个三角皮瓣实际上是 Y-V 术的应用,即行 Y 形切开,依靠组织的松动性向前推进,缝成 V 形(图 19-5,图 19-6)。

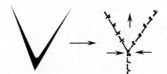

图 19-5 V-Y 皮瓣成形术

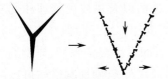

图 19-6 Y-V 皮瓣成形术

(五) 猫(狗)耳畸形(dog-ear)的修整 在局部皮瓣旋转后或于椭圆形、梭形创面缝合的末端,因两侧创缘长短不一地缝合至末端,皮肤常常突起成角状皱褶,称为猫耳畸形。这种突起不经修整不能自行舒平。

修复方法:用皮钩提起突出的皮肤皱褶顶端,倒向顺皮纹的一侧或者较隐蔽一侧,绘出切口线,确认合适后作切口,舒平皱褶,依切口形状切除多余皮肤,还应尽可能修剪附近的皮下脂肪,使缝合后平整(若是在非外露部位的瘢痕区则不必切除上述多余皮肤),再在附近加辅助切口,把多余皮瓣插进去缝合。有时,大猫耳畸形修整缝合后仍出现小猫耳畸形,则只需修平突起处的表皮真皮即可。修复猫耳畸形时,要注意保护皮瓣蒂部的血供不受损害。

(六) 旋转推进皮瓣法局部整形术 面颊部、下睑、眉间、鼻根部的小肿瘤或瘢痕切除后的创面,常可用旋转推进皮瓣法进行修复。其特点是:在旋转皮瓣蒂部基底、长弧形切口的末端作一个逆切口,其周围行皮下剥离,这样皮瓣既旋转又向前推进,从而把缺损创面闭合(图 19-7)。

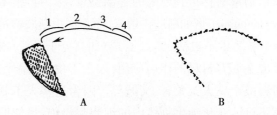

图 19-7 旋转推进皮瓣的应用

(七) 圆形、菱形、矩形皮肤缺损的修复 圆形、菱形、矩形皮肤缺损的修复有两种方法:①从缺损的一侧创缘作 1 个菱形的邻位皮瓣,或连续作 2~3 个菱形的邻位皮瓣转移修复。紧靠缺损处的菱形呈 120° 钝角,而邻位皮瓣尖为 60° 角,连续邻位菱形皮瓣者类似。亦可用皮下组织蒂皮瓣修复。②在缺损创面画一条对角线,分成两个三角形创面,再按三角形创面修复的方法设计旋转皮瓣、旋转推进皮瓣、扇形皮瓣或邻位皮瓣等(图 19-8,图 19-9)。

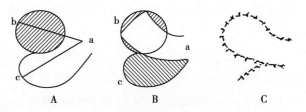

图 19-8 圆形皮肤缺损的修复

19

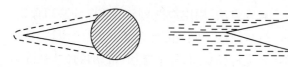

图 19-9　皮下蒂旋转皮瓣修复皮肤缺损

七、移植的基本概念与分类

（一）移植的基本概念　将个体的某一部分（如细胞、组织或器官）用手术或其他途径移植到自己体内或另一个个体某一部位的方法，叫做移植术（transplantation），常用于实验研究和临床治疗。被移植的部分称为移植物（graft，transplant）；手术称为移植术。提供移植物的个体，称为供者（donor）；接受移植物的个体称为受者（recipient）或宿主（host）。如果供者和受者为同一个体，则称为自体移植（autotransplantation）。在自体移植时，移植物重新移植到原来的解剖位置，称为再植术（replantation），例如断肢再植术，而不称为断肢移植术。移植术不包括用人工合成（如高分子材料）或合成金属等材料的体内应用，如人工皮肤、镶牙、塑料或金属人工关节、义肢等。因为这些人工制品不可能转化为生物体内的细胞和组织，虽能取代一定功能，但在体内始终是一个没有活力的异物，属于生物医学工程的范畴。

（二）移植的分类

1. 按遗传免疫学的观点分类　如果供者和受者虽非同一个体，但有着完全相同的抗原结构，如同卵双生子之间的移植，称为同质移植（isograft，isotransplantation）。如供者和受者属于同一种族，但不是同一个体，如人与人、狗与狗之间的移植，称为同种移植或同种异体移植（allograft，allotransplantation）；而不同种族之间，如狐与狗、猪与羊之间的移植，称为异种移植（xenograft，xenotransplantation）。同种异体移植常简称为同种移植，这是当今临床应用最多的移植类别。

2. 按移植方法分类　按照移植方法，移植术可分为游离移植（free transplantation）、带蒂移植（pedicled transplantation）、吻合移植（anastomosed transplantation）。

（1）游离移植：是指移植时移植物完全脱离供者，其全部血管、淋巴管已切断，移植时也不进行吻合，移植后从周缘的宿主组织生出新生血管，逐渐长入移植物内，建立血液供应，如各种游离皮片的移植。

（2）带蒂移植：是指移植物与供者大部分解剖上的连续性已切断，但在移植过程中始终通过带有主要血管的蒂保持着有效血液供应，这种移植都是自体移植，如各种皮瓣移植。

（3）吻合移植：即移植物完全脱离供者后，通过移植物主要血管（包括动、静脉）和受体血管的吻合，在移植术完毕时，移植物的血液供应得到有效恢复。临床上开展的各种同种异体心、肾、肝等移植都是吻合移植。如果吻合的主要血管所在部位成蒂形，也可称为带蒂游离移植（pedicled free transplantation），临床上应用的带蒂游离皮瓣移植、带蒂肌肉瓣移植即属此类。

3. 按解剖学观点分类　从解剖学观点看，移植术可根据移植物的不同，分为细胞移植、皮肤移植、黏膜移植、脂肪移植、筋膜移植、软骨移植、骨移植、肌腱移植、肌肉移植、神经移植、血管移植、淋巴管移植、综合组织移植和器官移植（脏器移植）。按脏器名称命名的，如肾移植、肝移植、心移植等。

八、组织移植生物学

1. 皮肤移植　是活体移植。同种皮肤移植采用游离移植，包括刃厚皮片、中厚皮片和全厚皮片。除皮片可取自新鲜尸体和自愿供皮者外，皮片的切取、移植以及供皮区处理和受皮区准备均同自体游离皮片移植。同种异体皮肤移植后短期内（约两周），即发生极为强烈、典型的急性排斥反应，非目前通用的免疫抑制措施可以控制。皮片最后坏死脱落，迄今未见永久存活病例。临床上同种异体皮肤移植仅用于缺乏自体皮源的大面积烧伤时，其对早日消灭创面、防止感染和败血症有一定作用。

2. 黏膜移植　用作修补黏膜创面缺损，常为自体移植，如眼睑黏膜可采用颊部黏膜修补。

3. 脂肪移植　用于填平面部的凹陷畸形等，

19

亦为自体移植。脂肪可取自腹部或臀部。移植的脂肪片易被吸收(可达 20%~40%)。

4. 筋膜移植 由于筋膜的韧性和不吸收性,可用作吊带,如切取自体大腿阔筋膜作吊带牵引,以矫正面神经麻痹后的口角歪斜;在巨大腹股沟疝修补时,移植阔筋膜于腹股沟管后壁,以加强腹壁薄弱处。阔筋膜还可用作关节成形术时的隔离物。

5. 肌腱移植 自体移植用于修补肌腱缺损或替代丧失功能的肌腱。如移植胫前肌腱到足部外侧,蹈长肌腱到第 1 跖骨,以治疗急性脊髓灰质炎后遗症腓骨肌瘫痪所致的严重足内翻。

6. 肌肉移植 常用的是带血管神经蒂的肌肉组织,移植后利用其收缩能力,来替代丧失功能的肌肉。如移植股薄肌籍绕肛门,治疗肛门失禁;也可用于面神经麻痹、前臂肌缺血性挛缩等。

7. 血管移植 用于:①修补血管缺损,恢复正常血液通路,常用于动脉瘤、动 - 静脉瘘和血管损伤切除术后;②转流或分流,以治疗原血液通道的梗阻。如切取大隐静脉在主动脉与冠状动脉搭桥,治疗冠状动脉梗塞。自体血管或经过处理的同种异体血管都可作为移植材料。临床上常用自体静脉来替代四肢小口径动脉缺损。由于静脉腔内有单向瓣膜,故应将静脉远端和动脉近端相接,以免血流受阻。

8. 软骨移植 常用的是自体肋软骨,用来填补软骨或骨(如颧骨、颌骨、眼眶)的缺损,或用作鼻、耳再造的支架。

9. 骨移植 移植骨可采自患者自体或其他供者。常用的是髂骨、肋骨、股骨和胫骨。骨移植用于填补骨切除术的缺损,修复缺失大块骨质的假关节,或在脊椎融合术和关节骨折时作内固定。

10. 大网膜移植 大网膜有很丰富的血管,再生能力强,易与其他组织发生粘连而形成广泛侧支循环。临床上常用来作带蒂或游离自体移植。

九、皮肤的组织学

(一)概述 皮肤是一个多功能的重要器官,由表皮、真皮、皮下组织及附属器(毛囊、皮脂腺、汗腺、甲等)组成。毛发和指(趾)甲是表皮角质化的特殊形式,皮脂腺和汗腺则是分布在真皮内的腺体。皮下组织为脂肪组织,使皮肤与深部组织相连。皮下的浅筋膜、深筋膜、腱膜等又将皮肤与肌肉、骨膜连接起来,使皮肤有一定的松动性和稳定性。

正常人皮肤厚度随年龄、性别和部位的不同而有所不同,厚度为 0.3~3.8mm,平均厚 1mm。女性皮肤比男性薄。眼睑皮肤最薄,约 0.3mm,足底皮肤最厚,特别是表皮层,达 1.5mm。皮肤的厚薄通常随表皮的厚度而变化,但在大腿、背部,真皮要比表皮厚许多倍。

不同人种的肤色取决于皮肤的黑色素和胡萝卜素含量;黑色素在表皮和真皮细胞中呈现为黑色或棕色颗粒,胡萝卜素存在于真皮和皮下组织中,使皮肤呈现为黄色。

皮肤的质地和颜色,对皮片移植供皮区的选择和远期效果有密切关系,供皮区部位距受皮区越近,其颜色和质地也越接近,远期效果越好。

(二)表皮、真皮、皮下组织及附属器

1. 表皮(epidermis) 表皮分为基底细胞层、棘细胞层、颗粒细胞层、透明层、角质层。基底细胞层是表皮的最底层,只有一层排成栅状的圆柱形细胞,是人体最具分裂和代谢活性的细胞;在身体任何部位的皮肤基底层和角质层都是存在的,基底层不断更新,最终变成角质层。

在表皮层中除上述角质形成细胞外,尚分布着黑色素细胞、朗格汉斯细胞(Langerhans cell,Lc)及梅克尔细胞(Merkel cell)。Lc 属于单核 - 吞噬细胞系统,来源于骨髓,分布于棘细胞层,参与免疫排斥反应。梅克尔细胞仅在电镜下才能见到,多出现于成人指端、甲床、唇、齿龈等处,位于基底细胞层,常与神经末梢构成复合体,称为梅克尔触盘,是接触感受器。

表皮和真皮之间是呈波浪状界面的基底膜,把两者紧密联结起来。基底膜为一层富有微孔的半透膜,营养物质、氧气及神经末梢均可从此通过并进入表皮。

2. 真皮(dermis) 真皮位于表皮和皮下组织之间,含有胶原、网状、弹力 3 种纤维和皮肤附属器。从组织结构上来看,可分为上部的乳突层

(papillary layer)和下部的网状层(reticular layer)。

(1) 乳突层:真皮向表皮内指状伸入,与下伸的表皮脚相互犬牙交错,形成一形态和功能单位,即为乳突层。乳突层中胶原纤维较细且疏松,向各个方向分布。该层富含毛细血管网、淋巴网和神经末梢感受器。取皮至该层时,出血点似针尖样细小,愈合后不留或留下浅表瘢痕。

(2) 网状层:该层组织致密,胶原纤维粗而密,交织成网,外绕弹力纤维及网状纤维,平行于皮面排列。这些坚韧组织结构,增强了皮肤的屏障作用。该层血管较少,但口径较乳突层粗,出血点呈斑点状。有学者认为,该层损伤愈合后瘢痕明显。在真皮中分布着能合成胶原组织的成纤维细胞,以及有游走吞噬作用的组织细胞、肥大细胞等。

3. 皮下组织(subcutaneous tissue)　皮下组织来源于中胚层,主要由脂肪组织和疏松结缔组织构成。胶原纤维束形成小梁,将脂肪组织分隔成小叶,纤维梁中富有血管、纤维、神经、淋巴管等。汗腺、毛囊也可见于此层。

皮下脂肪的厚度随性别、年龄、部位及营养状况而异。脂肪组织的柔性及疏松结缔组织赋予了皮肤在此层的滑动性。但在人体颈部、足底、手掌等部,纤维小梁向真皮及筋膜延伸,因连接紧密而使这些部位滑动性较小。皮下脂肪不仅有隔热和缓冲外力的作用,而且也是人体营养储藏所在。当碳水化合物不足时,可由脂肪组织氧化来供应体能。

4. 附属器(appendage)

(1) 毛发(hair):由毛囊长出。人体95%的体表有毛发分布,但各部位长短、粗细、疏密不一。通常将毛发分为头发、腋毛和阴毛、眉睫毛和鼻毛、毳毛等4种,毳毛分布最广。毛囊末端呈球状扩张,称为毛球;毛球的下端有间叶组织突出,称为毛乳头,内有增殖力很强的毛母细胞。

头皮、背部、四肢伸面的皮肤较厚,毛囊深达皮下层。所有毛发都有生长、脱落并被新毛所替代的周期性。头发平均生长期约为2 000天,休息期为100天,健康人每天脱落头发一般不超过100根。

(2) 皮脂腺(sebaceous gland):呈分叶泡状腺体,几乎凡有毛囊之处必有皮脂腺,两者构成毛囊-皮脂腺单位,皮脂腺开口于毛囊上、中交界处。头皮、面颊、鼻翼部皮脂腺分布较密集,分泌皮脂也最旺盛,是痤疮和皮脂囊肿的好发部位。

(3) 汗腺(sweat gland):是单管状腺,有大、小汗腺之分,平均分布密度为100个/cm。其分泌部呈蟠管状,位于真皮下1/3或皮下层,导管开口于皮面。小汗腺分布于全身各处,分泌含有各种电解质的低渗汗液(如0.25% NaCl)。大汗腺在人体已退化,仅分布于腋、外阴及趾蹼等处,分泌的汗液中含有蛋白质、糖和脂肪酸,汗液被皮肤表面细菌分解成饱和脂肪酸后,形成特殊臭味。

(4) 指(趾)甲(finger or toe nail):位于指(趾)甲末端,有保护指(趾)端的作用并有精细触觉,指(趾)甲终身生长不停。甲床的血供丰富,尚有能调节微细血管舒缩的球体分布,是观察人体微循环情况的窗口。

(三)血管、淋巴管、神经分布

1. 血管和淋巴管　皮肤的动脉先在真皮下形成真皮下血管网,该血管网在肉眼或放大镜下清晰可见,是带真皮下血管网皮片的切取层次。此后,动脉进入真皮,在网状层中构成真皮血管网,在乳突层形成乳突下毛细血管网,最后将血液引流到细静脉网。真皮上中层的细小静脉多于细小动脉,与皮肤平行,基底膜以上的表皮内无血管分布。

真皮乳突层以下有毛细淋巴管网,收集该层中的组织间淋巴液,在皮下又汇成淋巴管网,然后形成与静脉伴行的淋巴管。四肢皮肤的淋巴管可通过从指(趾)蹼注射亚甲蓝显示径路,供穿刺造影之用。

2. 神经分布　皮肤富含神经末梢和感受器,在表皮层中有司触觉的梅克尔触盘,真皮内有Meissmer触觉小体、冷觉小体、热觉小体、环状小体等。位于真皮乳突层下的神经纤维浅网和位于真皮深层的神经纤维深网,其末梢分支与邻近分支形成相互交错、重叠的结构,这样每个皮肤小点都有几种不同的神经纤维供应,使皮肤对某些感觉具有敏锐的判断力。

十、皮肤的生理功能

人体的皮肤与其他器官和组织一样,具有相

应的功能,参与全身的功能活动,以维持机体和外界环境的对立统一,维持人体的健康。

(一)屏障作用 皮肤对于机械性、物理性、化学性及生物性刺激有保护作用。表皮角质层柔软而致密,真皮中胶原纤维和弹力纤维的抗拉性及皮下脂肪的软垫作用,可减轻外界的冲击。角质层表面有一层脂质膜,能防止皮肤水分过度蒸发,阻止外界水分进入皮肤,并能防止化学物质的渗透。角质层、棘细胞、基底层细胞和黑色素细胞可吸收紫外线,从而使人体减少紫外线的损伤。皮肤表面偏酸性,不利于细菌在其表面生长繁殖。

(二)感觉作用 皮肤中有极丰富的神经纤维网及各种神经末梢,可将外界刺激引起的神经冲动,通过周围神经、脊髓神经后根神经节(或三叉神经感觉神经节)、脊髓丘脑前束(触及压觉)和脊髓丘脑侧束(痛及温度觉),传至大脑皮质中央后回,产生感觉。皮肤除了感受触、压、痛及温度等单一感觉外,还可感受许多复合感觉,如干、湿、光滑、粗糙、坚硬、柔软等,使机体能够感受外界的多种变化,以避免机械、物理及化学性损伤。

(三)调节体温作用 皮肤对保持正常体温,以维持机体的正常功能起着重要作用。当外界温度或某些疾病使体温发生变化时,皮肤和内脏的温度感受器产生的神经冲动,及血液温度的变化作用于下丘脑的温度调节中枢,然后通过交感神经中枢控制血管的收缩和扩张,即可发生调节体温的作用。体表热量的散发,受皮肤表面热的辐射、汗的蒸发以及皮肤周围空气对流和热传导的影响。汗液的蒸发可带走较多热量,故对调节体温有重要作用。

(四)吸收作用 皮肤主要通过表皮和附属器发挥吸收作用。角质层在体表形成完整的半透膜,可吸收物质通过该层进入真皮。正常皮肤可吸收少量水及单纯水溶性物质,如维生素 C、维生素 B 等,葡萄糖、蔗糖等不吸收,电解质吸收不显著,但少量阳离子如汞、钠、钾等,可通过角质层细胞间隙进入人体内。脂溶性物质如维生素 A、维生素 D、维生素 K,及睾酮、孕酮、雌激素、皮质类固醇等,可经毛囊、皮脂腺吸收,汗腺的吸收作用甚微。

皮肤的吸收作用受多种因素影响:①全身及皮肤状况。婴儿和老年人吸收能力比青壮年强;角质层薄,富有毛囊、皮脂腺、真皮下血管网的部位较其他部位吸收力强。②理化性质。透入物质的浓度、电解质离解度及分子量等理化性质。③外界因素。皮肤温度高,皮肤血管扩张,血流加快,则透入物质的扩散速度加快。药物或化妆品剂型亦可影响皮肤的吸收作用。通常粉剂、水溶液很难吸收,霜剂中少量药物可以吸收,油膏可促进药物吸收,有机溶剂(如二甲基亚砜、乙醚等)可增加皮肤渗透性吸收。

(五)分泌和排泄作用 正常皮肤有一定的分泌和排泄功能,主要通过汗腺及皮脂腺来进行。前者排泄汗液;后者分泌皮脂,形成表皮脂质膜,可润滑毛发、皮肤。

十一、皮片移植

(一)皮肤缺损的影响 当外伤或手术因素造成皮肤连续性被破坏和缺损时,必须及时予以闭合,否则可能产生常见的创面急性或慢性感染。如果重要血管、神经、肌腱失去皮肤软组织的保护,则可致创伤加深、加重。较大面积皮肤缺损时,可导致水、电解质、蛋白质的过量丢失,经久可致机体营养不良。创面瘢痕愈合影响美观或合并功能障碍时,日后需行整形治疗。

(二)皮片移植(free skin graft)的适应证 外科医师面对创口,应对其所在部位、大小、深度、重要结构暴露的程度等进行全面评估,再制订修复计划。考虑修复方法时,要优先选择简单的手段。可供临床选择的基本方法有:①游离创口周围皮下组织后直接缝合;②皮片移植;③局部邻近皮瓣移植;④远位皮瓣移植;⑤游离皮瓣移植;⑥皮肤软组织扩张术。其中皮片移植简单易行,可用于人体任何部位皮肤缺损的修复,只要受区有足够的血供来维持移植皮片生存的需要。

皮片移植不适用于:①去除骨膜的皮质骨面及去除软骨膜的软骨面;②去除腱膜的肌腱;③去除神经外膜的神经;④放射治疗后的组织;⑤感染创口,细菌数 $>10^5/g$;⑥溶血性链球菌感染的创口;⑦异物存留,如钢板、螺钉、硅橡胶、羟基磷灰石等。

19

(三)自体皮片的分类及特点 自体皮片通常按皮片厚度可分为断层皮片(刃厚、薄中厚、一般中厚、厚中厚)、全厚皮片及含真皮下血管网皮片3种。

刃厚皮片最薄,其优点是在各种创面上易成活,但后期收缩性、色泽改变(变深)最显著,主要用于肉芽创面、大面积烧伤及撕脱伤皮肤缺损的覆盖,在整形外科中应用价值较小,仅选择性用于鼻腔、外耳道、口腔内衬的修复。

中厚皮片通常分为0.3~0.4mm的薄中厚皮片、0.5~0.6mm的一般中厚皮片、0.7~0.78mm的厚中厚皮片。由于身体各部位皮肤厚度不同,而且不同的人,皮肤厚度也不一样,因此上述厚度是相对值。中厚皮片较易存活,在收缩性、耐磨性、色泽改变等方面又近似全厚皮片,因此在整形外科中被广泛应用。

1. 术前准备 取皮、植皮术的操作虽然不复杂,但其成败关系到治疗效果,对皮源紧张者,这一点显得更为突出。

整形外科医师应作好术前准备、术中规范操作及术后谨慎管理3个环节,争取供区和受区一期愈合。

除急诊外,取皮、植皮术通常是择期手术,要求患者一般健康状况良好,无贫血,无低蛋白血症,无水、电解质、酸碱平衡紊乱及重要脏器功能障碍。

2. 供区选择 身体各部位皮肤的颜色、纹理、厚度、血液供应和毛发生长是不相同的,通常供区与受区越接近,皮肤性质越匹配。

耳后和乳突区域的全厚皮肤常用于眼睑部的移植,该区域肤色、皮纹与眼睑部几乎无异;一侧上睑皮肤可用于另一侧上睑皮肤缺损的修复。锁骨上区的皮肤可作为面部皮肤移植的供区,无论是全厚皮片还是断层皮片,颜色与纹理都相似于耳后皮肤,但能提供更多的皮片量,可用来修复前额、鼻、颊、上唇和颌部缺损。上臂内侧及腹股沟区域的皮肤较隐蔽,且提供皮量也较多,可用来修复手、足部位的缺损;用于面部则色泽稍逊。胸侧、大腿、臀、腹部等部位是最常用的供皮区。来源于这些部位的皮片移植成活后,常会变成棕色或深

棕色,皮片越薄,色素越深,暴晒后越显著,而且会持续很长时间。耻骨上区、各骨突部、乳头和乳晕等应避免作为供皮区。需要大量皮源移植的烧伤患者,头皮可作为多次取皮的供区,5~7天后可重复切取刃厚皮片。

供区术前以清洗为主,每日1次;对女性及儿童,除头皮外,供区不必强调剃毛;头皮剃发应在手术之日进行,眉部手术不需剃眉。手术时供区忌用碘酊消毒,以75%乙醇或聚维酮碘消毒为妥。

3. 受区准备 对无创口的受区应清洁洗涤3天,尤其是将行瘢痕切除的受区,还要用汽油或松节油清除凹凸不平瘢痕的污垢。

对开放性创面的受区,术前处理十分重要。要掌握皮肤移植的"黄金时间"——即创面上正常人皮肤表面的细菌数从 $10^3/g$ 增至 $10^5/g$,所需时间一般是6~8小时。经过初期处理或血供丰富的头面部可延至12小时,此时间内经清创术后即可进行皮肤移植。

肉芽创面术前局部使用一定浓度的抗生素溶液湿敷换药,能使肉芽平实、渗出物减少。创面细菌数控制在少于 $10^5/g$、无溶血性链球菌感染时方可进行皮片移植。植皮前刮除不健康的肉芽使创面平实,不仅能产生良好的受区血管床,也能减少皮肤表面的细菌数量。

(四)取皮术

1. 徒手取皮 徒手取皮适用于断层皮片的采取。断层皮片的采取,刀片与皮肤面呈30°角左右,作拉锯式切削供区即可取得。徒手取断层皮,较难取得较宽、较均匀的皮片,且边缘不整齐,其厚度同刀刃与肤面的夹角(角度愈大愈厚)及施加的压力(压力愈大愈厚)有关,操作中不易掌握。

2. 器械取皮 目前应用于临床的有3种取皮器械。

(1)滚轴式取皮刀(humby knife):有长短不一的滚轴式取皮刀,供头皮、四肢、躯干的皮片切取,方便简单,可取刃厚和中厚皮片。与徒手取皮一样,该操作要掌握刀与肤面的角度或手所施加的压力。如方法正确,可取得较宽、较均匀的各种断层皮片,但缺点是厚度不够精确及边缘不整齐。

(2)鼓式取皮机(Padgett drum dermatome):适

用于同一厚度的皮片采取。工作原理是:将皮肤用胶纸粘贴固定于金属鼓面上,刀片在预先调节好厚度的水平上贴近鼓面,拉锯和旋转切取皮片;鼓式取皮机刀片与鼓面的距离(即所取皮片的厚度)是通过调节盘来调节的。取皮时手施加的压力也是重要的,压力太大,使所取皮片超出鼓的边缘,切缘呈锯齿状;压力过轻,可使皮肤与取皮机脱离(脱鼓),取不到所需皮片的面积。

(3) 电动取皮机(electrical or air-driven dermatome):很像理发电剪。用微型电动机带动刀片。宽度一般为7.8~10cm,切取长度可随意,其厚度是可调节的,操作方便、容易掌握。

在皮片切取时,供区失血量较大,对于儿童一定要注意观察供皮区的失血量。一般供皮区的平均出血量为46ml/(10cm×20cm),在供区使用肾上腺素可降低出血量。取皮后供区创面应以大网眼凡士林纱布作内层敷料,外以多层干纱布覆盖,加压包扎或异体皮。

(五) 植皮术

1. 创面止血　在植皮前对活动性出血点应尽可能仔细止血。若受区创面充分止血无望时(常见于瘢痕切除松解、血管瘤切除、刮除肉芽组织的创面,及经切削痂的烧伤创面等),可采取延迟植皮。将已切取的皮片冷藏保存,受区创面用油纱布或异体皮覆盖后,加压包扎24~48小时后换以自体皮片覆盖。对渗液较多的创面,如肉芽创面、象皮肿切除后的创面等,采用筛状皮片,或通过特制网皮切割机制成的网状皮覆盖,这样,通过皮片上的孔隙引流渗出液,可防止皮下积液而提高皮片存活率。

2. 皮片固定　皮片固定的目的是使大张皮片紧贴于受区创面且不易移动。

(1) 缝合是最常用的方法,有间断和连续两种。一般是从皮片缘向创缘缝合,在距皮片缘3~5mm处进针,穿过创缘皮下,从皮肤出针打结。如果受区一侧创缘是皮瓣,应将皮片与皮下组织紧密缝合,防止皮瓣下血液渗入皮片下。

(2) 在颈前、胸、腹壁、腹股沟等活动度较大的部位行整张皮片移植后,除将周边固定外,有时还将皮片与深部组织缝合一针,再用油纱布小卷条

扣住以固定皮片。

(3) 模固定法:常用于眼窝、阴道、鼻腔、外耳道等处的皮片移植,模可用硅胶、牙印胶等制成。在手术中要加以修整,使模外皮片紧贴于受区创面,拆线后要更换一个更耐用的模(或假体)。移植于眼窝、阴道、鼻腔、外耳道等处的皮片常易收缩,即使是很短的一段时间也极易收缩,不能让皮片空置,因此,模或假体至少要保留3~6个月。

3. 包扎和制动　打包包扎法是最可靠的方法,适用于新鲜创面整张皮片移植的受区。间断缝合,留长线或在每个皮钉上穿长线分成数组,供打包用。用棉花或质软的细纱布逐层堆在移植的皮片上,达适当厚度后进行交叉打包包扎。单纯加压包扎可用于四肢各种皮片移植。对整张皮片移植,可将一层油纱布平展于受区,外加多层纱布和棉垫,用绷带加压包扎。对筛状皮片或网状皮片要用湿纱布包扎。在四肢植皮受区,往往需用石膏托或夹板作邻近关节功能位固定制动。

(六) 自体皮片移植的方式

1. 点状植皮　将刃厚皮剪成0.3~0.5cm的方形小片,移植于受区创面上,皮片间距不宜超过1cm,皮片排列要均匀散布,避免排列成直行,以免日后挛缩明显;皮片越小,排列越密集,创面愈合越快,利用率越高,节省皮源。该植皮方法操作简单、易行,适用于体表皮源不够的大面积烧伤或撕脱伤的肉芽创面。愈合后留下鳞片状瘢痕,瘢痕挛缩明显,目前在整形外科已较少应用。

2. 邮票状植皮　与点状植皮相似,仅将刃厚皮或薄中厚皮剪成邮票大小,进行移植,适用于患者皮源较不充裕的肉芽创面。

3. 筛状植皮　在大张中厚皮片上用尖刀多处戳孔,孔径大小0.5~1.0cm,疏密按需而定。该植皮方式的主要目的是有利于局部引流,防止大张皮片皮下积血、积液,提高皮片存活率,适用于局部肉芽创面及新鲜创面,远期瘢痕挛缩较少。

4. 网状植皮　将大张中厚皮片通过网状制皮机切割成网状,可使原皮片扩张3~11倍之多,国内生产的网状制皮机多为扩张3倍。该植皮方式省皮、省时,适用于肉芽创面及新鲜创面。愈合后可见网状瘢痕,但由于瘢痕被网状皮片分割成许

19

多小菱形状,故减轻了创面瘢痕挛缩,耐磨性亦较好,多用于早期烧伤的创面覆盖。本植皮方式不适用于暴露部位。

5. 大张植皮　按受区大小切取中厚以上皮片,整张移植于创面上。该植皮方式愈合后局部光滑、挛缩性小,为整形外科修复体表缺损最常用的方法。

(七) 术后处理

1. 受区处理　主要是观察有无影响皮片成活的并发症,如感染、血肿或血清肿的发生。

(1) 感染的防治:大多数皮片下感染不会发生在术后24小时内。低热、局部异味和疼痛加剧、创周红晕等是感染的征象。如发生乙型链球菌感染,皮片可能完全失活,铜绿假单胞菌对皮片存活的影响则要小一点。感染发生后不能单纯寄希望于全身使用抗生素,要重视局部处理,如清除坏死组织、有效抗生素湿敷换药以及加强引流等都十分重要。补充植皮应待感染控制后进行。

(2) 及时清除积血、积液:在肉芽或污染严重或术中不可能彻底止血等创面上植皮,术后第2天应检查。透过皮片很容易查明皮下积血、积液的存在,用11号尖刀片切一小口排尽积血、积液后重新加压包扎,每天1次,直到痊愈。如有皮片局灶性失活,应剪除,并予以补充植皮。对用单纯包扎、打包包扎的无菌植皮区,如无异味、无发热、无疼痛加剧的情况发生,更换敷料可在5~7天后进行,过早更换敷料对创口不利。在更换敷料时要轻柔细致,不要强制撕拉内层敷料与创面的黏着,防止皮片滑动。有人认为,大多数植皮皮片的失败归咎于第一次操作不当的换药。皮片在移植成活后10天,纤维性愈合已较牢固。临床上,头颈部拆线一般为8~10天,四肢、躯干部为14天;全厚皮及含真皮下血管网皮肤移植后,以再延长几天拆线为宜。

2. 供区处理　主要原则是预防感染、免受机械性损伤。

全厚皮和含真皮下血管网皮片切取后的供区通常采取缝合法闭合。断层皮片切取后的供区,由残存上皮细胞及附属器在创面上增生移行、相互融合而愈合。一般刃厚皮片供区在10天内愈合,中厚皮片在14~21天内愈合。

取皮后的供区是无菌创面,常用无菌纱布加压包扎。研究发现,保持供区创面湿润可使供区愈合速度加快。供皮区延迟愈合多数是因感染或皮片切取过厚所致,经处理后自行愈合无望时,可用刃厚皮片植皮。愈合后的受区与供区需行弹性包扎,这样既可避免机械性损伤,又可减轻局部瘢痕增生反应。

(八) 皮片的存活与生长　皮片移植后血管的建立有两个过程:①血浆营养期。当皮片被移植到受区创面上时,开始吸收受区血浆样液体,最初48小时内,一个纤维网在皮片与受区之间形成,使皮片产生内源性固定。②血管再生与血液循环的建立。在移植48小时后,血管芽在皮片与受区间活跃生长;术后4~5天内,受区的血管芽长入皮片,同时受区血管和皮片内血管直接吻合形成新的血管网,至此,皮片重新血管化并建立了循环。皮片移植后存活的关键时期是在移植后24~48小时内。皮片如能在24~48小时顺利过渡到血管化即可存活;超过这个时间,在体温下大多数皮片细胞将开始自溶,皮下积液或有异物、皮片滑动都会阻碍皮片血管化的过程,使皮片移植归于失败。

(九) 皮片生长后的特征　皮片于受区存活生长后,在收缩性、色泽、耐磨性、皮肤附属器、感觉等方面均有一系列改变,此过程需要3~6个月。

1. 移植皮片的收缩性　移植皮片收缩可分为早期收缩和晚期收缩。早期收缩,皮片越厚,回缩性越大,如刃厚皮片回缩率为9%~10%,中厚皮片为20%,全厚皮片可达40%。这种早期收缩是非生物性的,通过对皮片的拉张,基本上可恢复到原来的面积。

晚期收缩是受区创面收缩而非皮片收缩,皮片仅在受皮区皱缩,并且表面积永久性缩小。受下列因素影响:①皮片越厚,晚期收缩倾向越小,全厚皮片几乎无晚期收缩征象;②受区越坚硬,皮片收缩越少,植于骨膜面的皮片收缩较软组织表面的皮片收缩要小得多;③皮片完全成活可减少创面收缩,皮片部分缺失的部位则通过收缩和周围皮肤的上皮层扩展而愈合。

皮片收缩开始于植皮后10天至6个月,收缩力对创口产生持续而始终不懈的牵拉,即使有强大的肌肉力量也不能阻止其收缩。用模具或夹板或弹性绷带加压包扎,是阻止收缩的较好方法。

2. 移植皮片的色泽　取自耳后、上睑、锁骨上区的全厚皮片,其色泽与面部皮肤较相配;取自大腿、腹部的断层皮片,其颜色会变为浅棕色或深棕色,与面部和其他暴露部位很不一致。皮片色素沉着是由于激素或阳光中的紫外线刺激黑色素细胞分泌更多的黑色素所引起,避免移植皮肤直接暴露在阳光下,及定时涂抹能滤过紫外线的防晒霜,有助于防止皮片色素沉着。

3. 移植皮片的附属器结构　任何与皮片一同移植的皮肤附属器(如毛囊、皮脂腺、汗腺等)均可继续发挥功能,如果不包括或包括部分皮肤附属器,则不可能再生。因此只有全厚皮片移植后,才能保留生长毛发、分泌皮脂和汗液的功能。移植的带毛囊的皮肤,毛发在3周内脱落,8~10周后重新长出新的毛发。皮脂功能通常被破坏,只有全厚皮或厚中厚皮片可在几个月后恢复功能。因此,皮片必须经常用含水羊毛脂或石蜡油涂布,防止术后干裂。除了全厚皮片移植有泌汗功能外,刃厚及薄中厚皮片移植后,出汗功能将永久性丧失。

4. 移植皮片的感觉　只有当神经末梢长入受区皮片后,皮片才稳定下来。这些神经末梢可从创缘和创面长入皮片,并随机分布。但在皮肤附属器,神经分布则更有规律,这可能是由于这些靶组织对附近神经再生有趋化作用。皮片恢复后,痛、触、热、冷感觉与受区相一致。植皮后3周感觉开始出现,1.5~2年后恢复到最佳状态,起初有痛觉过敏,但数月后可恢复正常。

5. 移植皮片的生长发育与对受区的影响　在皮片收缩停止后,皮片的生长发育与整个机体表面积的增长率一致,但各个部位增长的程度不一样;张力是影响生长发育的重要因素,皮片的增长率较瘢痕高。

皮片移植在骨膜表面,不仅皮片本身发育受限制,也会影响骨的发育。如在幼年时紧贴下颌骨表面移植中厚皮,下颌骨将不能正常发育,引起面部比例失调,严重者可产生鸟嘴畸形。

十二、全厚皮片移植

全厚皮片(full-thickness skin graft)又称全层皮片,包含表皮和真皮全层。这种皮片因富含弹力纤维、腺体和毛细血管等组织结构,存活后柔韧、富有弹性,能耐受磨压,后期收缩小,肤色变化不大,色泽和质地接近正常,功能和外观效果均较满意,在整形外科临床上应用十分广泛。

1. 适应证

(1) 颜面部皮肤组织缺损的修复:颜面部的增生瘢痕、色素痣、毛细血管瘤、皮肤癌等肿瘤切除后,均可采用全厚植皮修复。颜面部植皮可按额、眼睑、鼻、上唇、下唇和颏及颧颊等分区进行,眉毛缺损可用耳后毛发区头皮移植。

(2) 功能部位组织缺损的修复:颈、会阴、四肢关节及手足等部位的瘢痕挛缩或瘢痕增生,经松解或切除后用全厚皮片修复,可较好地恢复功能。

(3) 躯体外露部位皮肤缺损的修复:前臂及胸骨上窝等区的瘢痕和文身去除后,行全厚植皮有利于外观的改善。

(4) 洞穴的衬里和器官再造:如尿道再造、阴道再造、外耳道成形、眼窝再造等,术中常采用全厚植皮。

(5) 某些特殊创面的修复:全厚皮片生长能力及抗感染能力较差,对受区创面血供和无菌条件要求较高,故一般不用于感染创面。但颜面的新鲜创伤经彻底清创或部分Ⅲ度烧伤切痂后,以及上、下眼睑肉芽创面切除后,也可审慎地选用全厚皮片移植。

总之,凡外观或功能要求较高及需耐磨部位的无菌创面,均可采用全厚植皮修复。

2. 手术方法与步骤

(1) 供皮区选择:供皮区应尽量选择与植皮区色泽和质地相似、隐蔽,可直接拉拢缝合的部位。供皮区多可直接缝合。全厚皮片供区无自愈能力,取皮面积过大而超出可以直接缝合的限度时,需另植断层皮片,使其闭合。

(2) 取皮

1) 徒手取皮:有两种方法。一种是顺真皮与皮下脂肪间直接切剥取下,如见创面基底呈白色纤维结构的网格状,而皮片上又不带皮下脂肪组织,即为最佳层次。此法切取快,很少需要修剪,但供区缝合时,仍需切除皮下组织方能顺利闭合。另一种方法是将皮肤、皮下脂肪自深筋膜浅面一并切下,再逐步剪除脂肪,制成全厚皮片。此法较费时间,但利于供区闭合。皮片取下后,供区创面彻底止血,创缘略加游离而给予直接拉拢缝合。闭合张力大时可作辅助切口或局部皮瓣移植,必要时也可行断层皮片移植。

2) 取皮机取皮:可用于胸部等切取大块全厚皮片。操作简单,皮片厚度均匀,但常因皮片边缘不齐而被剪除,浪费皮片,且供皮区必须以断层皮片覆盖,故此法少用于全厚皮片切取。

(3) 植皮:方法基本与中厚植皮相同。将全厚皮片贴合在创面,行边缘缝合,加压包扎或打包包扎,予以固定。

(4) 注意事项:①皮片修剪制备时,应掌握其厚度。过厚,带皮下脂肪,不易成活;过薄,变成中厚皮片,则丧失其性能。制成的全厚皮片,其底面应呈白色,有许多小斑点,即为伸向真皮的脂肪柱。②受区创面止血一定要可靠。血肿是影响皮片成活的主要原因,而植于颜面及外露部位的全厚皮又不宜打洞引流,故对全厚植皮来说,彻底止血就更为重要。③关节部位受区创缘应呈锯齿状,避免直线瘢痕。如瘢痕不能全部切除,创面较深而边缘高起,应将边缘修成斜坡状,以利于皮片对合,或在沟处环形缝合一圈,将悬空的皮片与基底固定,以消除死腔。此外,保持一定的皮面张力十分重要,既不可过紧,也不宜过松。

3. 术后处理 术后包扎固定时间较长,首次更换敷料时间为术后 10 天。术后应每日检查敷料包扎有无松脱、异味、疼痛、渗出,以及植皮区周边组织的水肿程度等,要给予及时处理,特别是应注意眼部有无异物感、肢体有无指(趾)端血液循环障碍和神经压迫症状等。

4. 预后 如皮片成活良好,色泽近乎原色;如成活不佳,则可见花斑、水疱、表皮脱落甚至全层坏死。6~12 个月后,皮片质地柔软,皮片下生长有薄层脂肪组织,其弹性亦随真皮内弹性纤维的再生而逐渐恢复,收缩较轻,颜色接近正常皮肤。如果皮片成活欠佳,则后期收缩较显著,色素沉着或减退,甚至有边缘瘢痕增生,影响功能与外观。

儿童全厚植皮后皮片可随发育而生长,对指蹼的修复有良好效果。

十三、皮瓣移植

(一)**皮瓣的定义** 皮瓣(skin flap)是具有自带血供的一块皮肤和皮下组织,皮瓣在形成过程中必须有一部分与本体相连,此相连的部分称为蒂部,被转移的部分称为皮瓣。皮瓣的血运与营养在早期完全依赖蒂部,蒂部具有多种形式,如皮肤皮下蒂、肌肉血管蒂、血管蒂(含吻接的血管蒂)等,故皮瓣又称带蒂(或有蒂)皮瓣(pedicle skin flap)。皮瓣转移到受区,与受区创面重新建立血液循环后,才完成皮瓣转移的全过程。

(二)**皮瓣移植**(flap transposition)**的适应证** 由于皮瓣自身有血供,又具有一定的厚度,因此在很多方面具有更大的使用价值。

1. 有骨、关节、肌腱、大血管、神经干等组织裸露的创面,且无法利用周围皮肤直接缝合覆盖时,应选用皮瓣修复。

2. 虽无深部组织缺损外露,但为了获得皮肤色泽、质地优良的外形效果,或为了获得满意的功能效果,也可选用皮瓣。

3. 器官再造,包括鼻、唇、眼睑、耳、眉毛、阴茎、阴道、拇指或手指再造等,均需以皮瓣为基础,再配合支撑组织的移植。

4. 面颊、鼻、上腭等部位的洞穿性缺损,除制作衬里外,亦常需要有丰富血供的皮瓣覆盖。

5. 慢性溃疡,特别是放射性溃疡、压疮或其他局部营养贫乏很难愈合的伤口,可以通过皮瓣输送血液,改善局部营养状况,因此均需选用皮瓣移植修复。放射性溃疡皮瓣移植修复后,不仅创面得以愈合,而且剧痛等症状也得以缓解。

(三)**皮瓣的分类** 传统的皮瓣分类方法为:①按皮瓣的形态,分为扁平皮瓣与管形皮瓣(简称皮管)。②按取材及修复部位的远近,分为局部皮瓣(或称邻接皮瓣)与远位皮瓣(包括直接皮瓣与直接携带皮瓣)。

20 世纪 70 年代后,按皮瓣血液循环的类型又提出了以下分类法:①随意型皮瓣。由肌皮动脉穿支供血,缺乏直接皮动脉。②轴型皮瓣。由直接皮动脉及肌间隙或肌间隔动脉供血。

以上这些分类方法,未能说明包含更多组织成分的复合皮瓣,如筋膜皮瓣、肌皮瓣、皮瓣、骨肌皮瓣和感觉皮瓣等。

新的分类方法应该是以血液供应类型为主导,并结合转移方式及皮瓣组成成分的综合分类方法。

1. 随意型皮瓣(free flap)

(1) 局部皮瓣(又称邻接皮瓣):①滑行推进皮瓣;②旋转皮瓣;③交错或易位皮瓣,此种皮瓣又可称为对偶三角皮瓣或Z成形。国外专著称其为插入皮瓣。

(2) 邻位皮瓣。

(3) 远位皮瓣:可包含直接皮瓣、直接携带皮瓣、管形皮瓣或游离皮瓣等。但关于管形皮瓣、筋膜皮瓣的归属,若按血液供应情况看,既可含知名血管,也可不含知名血管。含知名血管的属轴型皮瓣的范畴;不含知名血管的属随意型皮瓣的范畴。

2. 轴型皮瓣(pedicle flap)

(1) 一般轴型皮瓣。

(2) 岛状皮瓣。

(3) 肌皮瓣。

(4) 游离皮瓣:比较准确的称谓应是"吻合血管的游离皮瓣"。

(5) 含血管蒂的皮肤复合组织游离移植:包括骨肌皮瓣、组合皮瓣及其他预制的轴型皮瓣等。

(四) 皮瓣的设计原则

1. 缺损的判断 皮瓣的应用主要是修复缺损,恢复功能与外形。因此,皮瓣的设计原则首先是要弄清楚缺损处的伤情,包括:①部位;②形状;③大小;④有无严重挛缩情况;⑤创基条件,是单纯皮肤软组织损伤缺损,还是多种组织(即肌肉、肌腱、神经、骨骼等)缺损,是新鲜创面还是肉芽创面,是清洁创面还是感染创面,是完全无血液供应还是血液供应较差等;⑥周围的皮肤条件及血液供应情况。例如,颈前及关节部位的挛缩畸形与非关节部位的挛缩差别甚大,对瘢痕松解后缺损

区可能增长数倍必须充分估计。遇到此种情况,可根据健侧或健康人相同部位的大小作预测,以减少设计上的误差。

2. 供皮瓣区与皮瓣类型的选择

(1) 皮瓣转移至受区到完全成活,依赖于血管蒂的供养。在头面颈部血管丰富的区域,长宽比例为3.0︰1~3.5︰1,躯干或四肢为2︰1,小腿下段血供较差的部位为1.0︰1~1.5︰1。

皮瓣的血液供应是皮瓣形成与转移后存活的基础。因此,应尽量选用以血供丰富的轴型血管供血的皮瓣(图19-10~ 图19-13)。

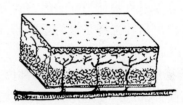

图 19-10　皮瓣的血液供应方式——随意型皮瓣

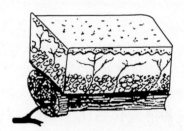

图 19-11　皮瓣的血液供应方式——肌皮瓣

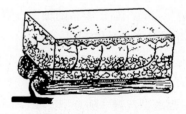

图 19-12　皮瓣的血液供应方式——肌间供血皮瓣

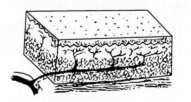

图 19-13　皮瓣的血液供应方式——轴型皮瓣

(2) 转移方式:皮瓣的转移方式可分为局部转移和远位转移。局部转移皮瓣可分为推进、旋转

19

和插入皮瓣,远位转移皮瓣可分为直接皮瓣、直接携带皮瓣、皮管及吻合血管游离皮瓣。随着解剖研究的深入,对皮瓣蒂部供血有了更多的了解,除皮肤皮下血管蒂外,皮下筋膜蒂、肌肉蒂、血管神经蒂及单纯的动静脉血管蒂皮瓣均能成活,因此转移的方式也更灵活。

(3) 皮瓣的构成:从较薄的真皮下血管网皮瓣、含浅筋膜深层的皮瓣、含深筋膜层的筋膜皮瓣,到含肌肉的肌皮瓣,进而到含肌肉、骨等多种组织的复合皮瓣,以及单纯肌肉转移上再植皮的处理方式,皮瓣的构成多种多样。为使创面与组织缺损的修复取得最佳治疗效果,在已提供的多种皮瓣中作出最佳选择是极为重要的,选择的原则大致有以下几点。

1) 选择皮肤质地、颜色近似的部位为供皮瓣区。如颜面颈部的修复选用胸三角皮瓣;足跟缺损首选跖内侧皮瓣;阴道、阴茎再造宜选择阴股沟皮瓣等。

2) 以局部、邻近皮瓣就近取材、简便安全的方案为首选。局部皮瓣的面积大小如不符合应用,可采用皮肤软组织扩张的方法来解决。

3) 应尽可能避免不必要的延迟及间接转移。

4) 皮瓣的大小,在设计时宜比创面大 20% 左右,在构成上应是受区缺什么补什么,争取一次修复。

5) 应尽量选用血供丰富的轴型皮瓣或岛状皮瓣转移,并尽可能与血供方向一致。

6) 应尽量选用躯干部较隐蔽的供区,尽量减少供皮瓣区的畸形与功能障碍。

(五) 随意型皮瓣　随意型皮瓣(random pattern skin flap),是由血供特点决定的,即在皮瓣中不含轴型血管,仅有真皮层血管网、真皮下层血管网,有时也带有皮下层血管网,但没有携带动脉轴心血管。因此,在皮瓣移植时应注意长宽比例的限制,在操作时注意剥离平面的层次,并力争皮瓣平整,厚薄深浅一致,以保持血管网的延续性不受损伤。随意型皮瓣按供区距受区部位的近远,又可分为局部皮瓣、邻位皮瓣及远位皮瓣 3 大类。

1. 局部皮瓣　局部皮瓣(local skin flap)又称邻接皮瓣(adjacent skin flap),是利用缺损区周围皮肤及软组织的弹性、松动性和可移动性,在一定条件下重新安排局部皮肤的位置,以达到修复组织缺损的目的。局部皮瓣因色泽、厚度、柔软度与需要修复的受区近似,且手术操作比较简便,可以即时直接转移,手术多可一次完成,不需断蒂,一般修复效果比较理想,因而是整形外科最基础而常用的方法。

局部皮瓣的血供主要依赖于皮瓣的蒂部。一个皮瓣被掀起和转移至新的部位,在与受区建立新血液循环之前,皮瓣血供只有通过蒂部获得。因此,在设计皮瓣时,必须充分考虑到皮瓣蒂部是否有足够的动脉供血及充分的静脉回流;根据皮肤组织层次与血管网形成的特点,掌握好剥离的层次和平面,特别是近蒂部不能太薄,以防损伤血管网导致皮瓣血液循环障碍;除皮下蒂厚度外还要考虑蒂部的宽度,一般为 1∶1,血液循环非常丰富的部位可达 1.5∶1,并且蒂部不能有张力和扭曲。

2. 推进皮瓣　推进皮瓣(advancing skin flap)又称滑行皮瓣(sliding skin flap),是利用缺损创面周围皮肤的弹性和可移动性,在缺损区的一侧或两侧设计皮瓣,经切开及剥离掀起后,向缺损区滑行延伸以封闭创面。

(1) 矩形推进皮瓣(rectangle advancing skin flap):①设计与操作。在缺损的一侧沿缺损缘上下(或左右)作平行辅助切口,从皮下浅筋膜层剥离掀起,形成一矩形的单蒂皮瓣,将皮瓣向缺损区滑行推进,覆盖创面。此时在皮瓣蒂部两侧常出现皮肤皱褶(猫耳畸形),切除一块三角形皮肤,既可消除此皮肤皱褶,又能使皮瓣远端的张力减小或消失,使之在无张力下缝合及愈合。因此称之为单蒂滑行推进皮瓣(图 19-14)。②临床应用。几乎可用于全身皮肤缺损的修复。

(2) 三角形推进皮瓣(triangle advancing skin

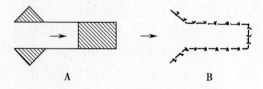

A　　　　　　　　　　B

图 19-14　单蒂滑行矩形推进皮瓣

A. 术前及设计;B. 修复缝合后

flap):此类皮瓣适用于错位的组织复位及组织长度的延长,用横轴加长纵轴或纵轴加长横轴均可。

1) 设计与缝合:即临床常用的 V-Y 成形术或 Y-V 成形术(图 19-15,图 19-16)。V-Y 成形术即在错位组织的下方作 V 形切开,并稍加剥离松解,使错位组织充分复位后,再作 Y 形缝合。

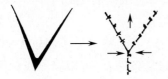

图 19-15　三角形推进皮瓣设计与缝合示意图——V-Y 皮瓣成形术

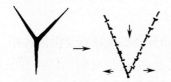

图 19-16　三角形推进皮瓣设计与缝合示意图——Y-V 皮瓣成形术

2) 临床应用:下睑或上睑外翻时,可在外翻处瘢痕收缩部位的边缘作切开松解,一般均为 V 形切开松解后 Y 形缝合,即可达到较理想的矫治效果(图 19-17)。V-Y、Y-V 成形术在临床上是非常有用的一种手术方法。

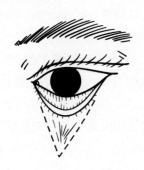

图 19-17　三角形推进皮瓣矫治下睑外翻

3. 皮下组织蒂皮瓣(subcutaneous pedicle skin flap)　这种皮瓣与动脉岛状皮瓣不同,它的皮下组织蒂并不包含知名动脉、静脉。它是充分利用了缺损区周围正常的皮肤组织,故皮肤质地近似,可以即时转移,转动灵活,愈合后平整,疗程短(图 19-18)。

4. 旋转皮瓣(rotation skin flap)　旋转皮瓣是

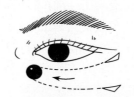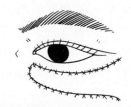

图 19-18　三角形皮下组织蒂皮瓣的设计与旋转

在缺损边缘的一侧形成一局部皮瓣,按顺时针或逆时针方向旋转一定角度后,转移至缺损区进行创面修复覆盖。其尤其适用于圆形或三角形的缺损。

设计与转移:旋转皮瓣必须根据缺损区周围正常皮肤的弹性、可移动性进行设计。首先其旋转弧切口长度一般应为缺损区宽度的 4 倍(图 19-19)。

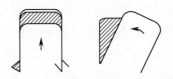

图 19-19　皮肤的转移方式——旋转皮瓣

皮瓣的长度(相当于旋转半径)应较创缘略长(约 >20%),需仔细观察蒂部血液循环,不要损伤主要供血动、静脉,必要时可切开皮肤,并将皮下组织向内推移,这样可以避免血管损伤。对于圆形缺损利用邻近皮肤形成旋转皮瓣的设计,关键是所形成皮瓣的旋转半径必须超出缺损的外缘。

5. 交错皮瓣(transposition skin flap)　又称易位皮瓣或对偶三角皮瓣,简称 Z 成形,其中单 Z 插入在国外称为插入皮瓣(interpolation skin flap)。该皮瓣适用于蹼状瘢痕挛缩畸形的松解,条索状瘢痕及组织错位的修复,小口畸形的开大,以及肛门、阴道膜状闭锁畸形的整复等。交错皮瓣经过易位后延长了轴线的长度,即可达到松解挛缩的目的。另外,它可改变瘢痕的方向,使之与皮纹相吻合,还能使移位的组织、器官复位,从而达到改善功能与外形的良好效果。

设计原理与操作:在条状或索状瘢痕的两侧

19

设计一定角度的两个三角皮瓣,角度与轴线延长的长度有一定关系,即30°角的皮瓣可延长25%左右,45°角的皮瓣可延长50%,60°角的皮瓣可延长75%左右(图19-20)。

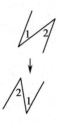

图 19-20 皮肤的转移方式——对偶三角皮瓣

交错皮瓣操作的要求与步骤:首先检查条索状、蹼状瘢痕挛缩的特点,周围有无可利用的正常皮肤,松动性如何,设计两侧两个皮瓣的蒂部有无瘢痕及是否影响血供等,搞清这些问题后用亚甲蓝画出皮瓣切口线。以索状挛缩的瘢痕为轴线切除瘢痕,直至正常组织的层次及皮瓣上的血管网,分离至蒂部时,宜改用小剪刀仔细地潜行剥离,使两个皮瓣能松弛地转位。采用Z成形术松解与修复瘢痕挛缩,需注意防止皮瓣尖端缺血坏死。为避免其发生,首先在设计时应注意基部要宽、尖端要呈钝圆形;其次,皮瓣上特别是皮瓣的蒂部不宜有瘢痕;术后宜适当加压包扎,以免皮瓣下形成血肿而影响皮瓣的血液循环,并且缝合时张力不可过大。

交错皮瓣的多种灵活形式:交错皮瓣除了对等的两个三角皮瓣易位的形式外,还有多种灵活的应用方法,如不对等的三角皮瓣及单个三角皮瓣插入、多个三角皮瓣交错、四瓣及五瓣成形术、W形皮瓣成形术等。

6. 邻位皮瓣(ortho-position skin flap) 邻位皮瓣与局部皮瓣的不同之处,在于它与缺损区不相连,供皮瓣区与缺损需修复区之间有正常的皮肤或组织器官。最常见的是额部皮瓣带蒂旋转移位修复鼻翼缺损,颈肩皮瓣或颈胸皮瓣修复颈部、口底、下颌缺损等。另一种类型是皮下组织蒂皮瓣通过隧道至邻近的缺损区。不论是旋转带蒂皮瓣还是皮下组织蒂皮瓣,其设计与操作同局部皮瓣所述基本是一致的。

（六）远位皮瓣 当缺损区局部与邻位均无合适的正常皮肤组织可利用,或局部组织利用后外形破坏较明显,而修复后功能与外形改善并不明显时,可考虑用身体较远处、较为隐蔽的部位作为皮瓣供区,即远位皮瓣(distant skin flap)。根据皮瓣是直接转移还是通过中间站携带转移,又可分为直接皮瓣和直接携带皮瓣两种。

1. 适应证

(1) 对于四肢,特别是手部较大的缺损,局部与邻位无修复条件者,可用躯干或对侧肢体远位皮瓣修复。

(2) 头面部较广泛的缺损或畸形,局部无修复条件者,可用躯干部的皮肤组织,通过手或前臂携带皮瓣修复。

2. 远位皮瓣的优缺点及供区选择

(1) 优点:①远位皮瓣供区不在缺损区附近,缺损可获较好的恢复;②直接皮瓣可在急诊时及时修复缺损,既快又好;③手术比较简便,成功的把握比较大。

(2) 不够一致(供受区不相匹配);术后常需作肢体固定、上石膏,患者常难耐受。

(3) 供皮瓣区的选择:①直接皮瓣(direct skin flap)即皮瓣自供区直接转移至较远处的缺损部位,常用于四肢缺损的修复。此种方法修复缺损既快又好,手术也较简便。手部缺损,可选胸前锁骨下区、下胸、上腹部、下腹部、对侧上臂或前臂等;前臂广泛缺损,可选上腹部或下腹部(图19-21);足踝部缺损,可选对侧大腿或小腿前内侧。②直接携带皮瓣(direct carrying skin flap)即利用手或前臂携带,将胸部或腹部大片皮瓣先转至手或前臂,待建立血液循环后,再将皮瓣自胸、腹部分离,并

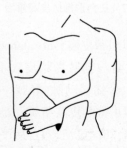

图 19-21 直接皮瓣修复腕部缺损——腹部直接皮瓣修复腕部缺损

转移至面颈部或下肢。

（七）轴型皮瓣　轴型皮瓣（axial pattern skin flap）又称动脉性皮瓣，即皮瓣内含有知名动脉及伴行的静脉系统，并以此血管作为皮瓣的轴心，使之与皮瓣的长轴平行。构成轴型皮瓣的血供类型除直接皮肤动脉外，尚有其他4种类型：①知名动脉血管干分支皮动脉血管网；②肌间隙、肌间隔穿出的皮动脉；③肌皮动脉的缘支、皮支；④终末支动脉等。据初步统计，全身各部轴型皮瓣已达一百余种，从而为就近取材修复创造了更加便利的条件。

1. 血供类型　随着对皮瓣血供研究的不断深入，轴型皮瓣的临床应用范围不断拓宽，皮瓣的种类亦在不断增加，归纳起来其血供类型如下。

（1）直接皮动脉：直接皮动脉起自深部动脉干，通过结缔组织间隙，穿出深筋膜后在皮下组织内走行一段距离，行程与皮肤表面基本平行，沿途可再发出一些分支，但不发出肌支，而是浅出供应皮下组织及皮肤，可分别有1~2条伴行静脉。动脉会代偿供应该区，可保证皮瓣的成活。

目前临床常用的直接皮动脉皮瓣有：①以颞浅动脉为轴的颞顶部皮瓣、额部皮瓣；②以胸外侧皮动脉为轴的胸外侧皮瓣；③以腹壁浅动脉、旋髂浅动脉为轴的腹股沟皮瓣（即下腹部皮瓣及髂腰部皮瓣）；④以耳后动脉为轴的耳后皮瓣；⑤以枕动脉为轴的枕部皮瓣；⑥以示指背桡侧动脉为轴的示指背皮瓣（也称旗状皮瓣）等。

（2）知名动脉血管干分支皮动脉：知名动脉血管干分支皮动脉由知名动脉血管干发出小皮支穿出深筋膜后，再分出一些细小的分支供养皮下及皮肤，并相互或与邻近皮动脉间形成广泛的血管网，只要将知名动脉干分离出来，并与皮瓣长轴相平行所形成的皮瓣，也属轴型皮瓣的一个类型。此种皮瓣供皮面积大，动脉干变异较小，血管位置恒定、口径粗，且两端皆可用于吻合，行带蒂移位或吻合血管移植均可。

目前临床上已应用的有：①以桡动脉干分支皮动脉或以尺动脉干分支皮动脉为血供的前臂皮瓣；②以足背动脉干分支皮动脉为轴的足背皮瓣；③以胫前动脉干分支皮动脉为血供的小腿前部皮瓣；④以胫后动脉干分支皮动脉为轴的小腿后内侧皮瓣等。

（3）肌间隙或肌间隔皮动脉：此种以肌间隙或肌间隔皮动脉为轴心动脉的皮瓣，其知名动脉发出较大分支在深部走行一段距离后才发出皮动脉，经肌间隙或肌间隔，再穿入深筋膜至皮下组织及皮肤。因此这种血管属间接皮动脉，即多是主干的二级或三级分支，口径比较细。目前临床上已应用的属于肌间隙、肌间隔分支皮动脉（间接皮动脉）的皮瓣有：①以旋肩胛动脉皮支（亦称浅支）或以旋肩胛动脉为血供来源的肩胛区皮瓣；②以胸肩峰动脉皮支为轴的锁骨下皮瓣；③以腓动脉穿支皮支为血供的外踝上皮瓣；④以尺侧上副动脉为轴心的臂内侧皮瓣等。

（4）肌皮动脉：皮肤血供来自其下方肌肉的多数穿支，而肌肉的血供又来自深部单一或节段性的血管束。这些动脉主干均较粗大，贯穿肌肉时除发出众多的肌支外，还发出很多穿支，垂直穿过深筋膜至皮下，形成血管网，供养皮下组织及皮肤。如果用进入该肌肉的血管束作为血管蒂，将肌肉（或仅将血管剥离出来）连同皮下组织和皮肤一并完整地掀起，也可以形成一个吻合血管的或带蒂转移的肌皮瓣或轴型皮瓣。目前临床应用肌皮瓣的机会比较多，而不带肌肉（或带少许肌肉）的皮瓣有：①不带阔筋膜张肌的股外侧皮瓣，从肌纤维中将旋股外侧动脉升支剥出，连同肌肉表面的皮肤和皮下一并取下；②蒂部带少许背阔肌的胸外侧或胸背皮瓣，将胸背动脉连同背阔肌起始部2~3cm的肌纤维一并切取，再向下结扎进入肌肉的肌支，而应用皮支形成皮瓣；③以臀上动脉浅支或臀下动脉发出的穿支为蒂的臀部皮瓣。

2. 适应证　首先，轴型皮瓣含有与皮瓣长轴平行的知名血管，血液循环丰富，成活长度显著优于随意型皮瓣，这一点已被大量的临床实践证实；第二，其应用方式灵活、简便，易于掌握及推广，多数情况下不经延迟即可直接转移，甚至可以在急诊条件下使用；第三，由于轴型皮瓣血供丰富，抗感染能力强，因此，皮瓣应用范围较宽，包括有污染、有感染的创面修复，只要清创彻底、引流充分，加上强有力的抗生素保护，一般均有可能一期愈

19

合。轴型皮瓣的以上优点,致使除前面已述的皮瓣适用范围外,其适用范围更有所拓宽。

(八) 带蒂皮瓣的转移、断蒂与修整

1. 皮瓣的转移　将皮瓣从供区转移至拟修复的部位,这一过程称为皮瓣的转移,在时间上可分为即时转移和延迟转移,在方法上可分为直接转移和间接转移。

(1) 即时转移:皮瓣的形成与转移在同一次手术中完成,称为即时转移。皮瓣可取自缺损区周围,邻近或邻位均可。轴型皮瓣、岛状皮瓣、远位皮瓣、对侧交叉皮瓣也可即时转移,显微外科吻合血管的游离皮瓣也是即时转移修复的典型例子。

(2) 延迟转移:皮瓣需要经过一次以上的延迟手术才能完成,皮瓣的完全形成及转移需在另一次手术完成,称为延迟皮瓣。

2. 皮瓣延迟　①随意型皮瓣若皮瓣长宽比例超过 2∶1 时,需考虑先作延迟手术以保证安全。②轴型皮瓣超出轴型血管供血范围时,远端需多携带的那部分组织也要先延迟。

(1) 延迟手术的方法:将拟转移的皮瓣按手术设计画线,但需延迟的皮瓣仅切开两个边或第三个边的一部分。切开皮肤、皮下组织直至深筋膜浅面,切断切口中的血管,结扎或电凝止血,并在深筋膜浅层剥离,止血后再原位缝合,必要时皮瓣下放置负压引流,这一手术过程称为延迟术。此项手术的目的是使皮瓣内的血管发生符合血供需要的方向改变,同时使血管扩张增粗,并增加侧支血液循环,以确保皮瓣转移后的安全,不致发生皮瓣远端的血供不足或静脉回流障碍。

(2) 延迟术后皮瓣内血管构筑的变化:主要是血管排列方向和血管管径的改变。当切开剥离后,皮瓣两边的血管被切断,皮瓣从深筋膜浅面被分离后,从基底来的穿支血管也被切断,迫使皮瓣血供从两端的蒂部获得,同时皮瓣内部分动脉失去血管舒缩功能的神经控制,失去张力,管径扩张增粗;另一方面,血管内压力下降,因此易于通过吻合支血管,并接受来自蒂部有正常神经支配、压力较高的血液灌注,这样,由于血流量的增加,蒂部与吻合支之间的血管逐渐扩大增粗,最后形成与皮瓣纵向长轴相一致的血液循环系统。

3. 直接转移　上述即时转移皮瓣或延迟转移皮瓣,只要由供区能直接转移至受区,不经过中间站的辗转移植,均可称为直接转移。这种方法不仅可以减少手术次数,缩短治疗时间,而且可以省去皮瓣在辗转移植过程中组织的损耗,因此临床上应尽量优选这种方法。

4. 间接转移　凡皮瓣形成后,需要经过中间站才能转移至受区,以达到修复目的的皮瓣转移方法,称为间接转移。因此在治疗选择上,间接转移只能用于缺损或畸形的晚期修复或器官再造。

皮瓣的间接转移方法:通常是通过前臂或腕部携带的方法,待这一部分成活后,再将另一端转移过去的蠕行法,以达到修复目的。

皮瓣转移手术常常是整个治疗成败的关键,故应高度重视,严格遵守下述各项要求。

(1) 无菌与无创操作技术:在皮瓣转移过程中,血供骤然减少,故对损伤、感染的耐受力降低,因而操作中应避免粗暴,避免增加不必要的损伤,以免影响皮瓣的活力。

(2) 遵循操作程序:皮瓣转移手术有一定的顺序,一般都应先设计及剥离掀起皮瓣,经观察判断无血液循环障碍后,再进行受区的手术操作,如瘢痕切除、深部组织的修复等。如术中发现皮瓣血供不足及发绀,必要时可缝回原处,相当于进行了一次延迟手术,延期再转移。

(3) 严密缝合,严防张力,不留创面及死腔:皮瓣形成与转移至缺损的面积应稍大于创面,使之在严密缝合后不产生张力,深部与皮下均不留死腔,必要时放置负压引流。若皮瓣不够大而遗留有创面时,宜用游离皮片覆盖。

(4) 轻微压力敷料包扎及良好的制动:皮瓣转移后,适当的压力包扎有利于静脉回流,也可防止皮瓣下积血、积液;良好的制动是防止皮瓣蒂部牵拉、扭曲、折叠、撕脱的重要措施。肢体间、肢体与躯干之间的固定仍以石膏绷带法较为可靠。

(5) 深部组织的同时修复问题:必须视具体情况慎重决定。若选用血液循环丰富的轴型皮瓣及肌皮瓣,可考虑一次修复。若皮瓣血供不足或把握不大,仍以分次修复为稳妥,待皮瓣成活后 3~6 个月再作深部组织(如肌腱、骨、关节)的修复。

(6) 去脂修整的时机:如皮瓣太厚,同时受区创基(受床)的血供条件良好,可以在皮瓣转移时适当剪去部分脂肪,但一定要保护好真皮下血管网。若创基血供欠佳,去脂有可能造成血液循环障碍时,则需等待皮瓣成活2~3个月后再作晚期去脂修整术。

(九)皮瓣断蒂术 皮瓣转移至受区后,经过3周左右就与受区重新建立了血液循环,这时将皮瓣蒂部切断,并切除剩余组织或缝回原供区,这一手术操作过程称为皮瓣断蒂术,也是完成皮瓣移植手术的最后一道程序。

1. 需行断蒂术的皮瓣种类 除局部皮瓣、部分轴型皮瓣或岛状皮瓣,以及吻合血管游离皮瓣不必断蒂外,较多皮瓣在带蒂转移后需行断蒂或断蒂修整术。如直接皮瓣、直接携带皮瓣、邻位皮瓣、邻指皮瓣、交臂或交腿皮瓣、间接转移皮瓣及皮管等,均需在转移后一定时间内施行断蒂术。

2. 断蒂的时间 皮瓣转移后,若无继发出血、血肿形成,无感染,无血供障碍等并发症时,一般可在3周左右断蒂。

3. 断蒂的方法

(1) 麻醉的选择:在皮瓣转移期间,由于肢体长时间制动,关节均有不同程度的僵硬。在断蒂时采用臂丛阻滞或硬膜外麻醉,有利于在麻醉条件下给肢体关节以适当的活动,以利于功能恢复。

(2) 断蒂切口的确定:一般按预先设计施行,但到具体实施时,还要仔细计算,设计切口线时可偏向供皮区侧,以防皮瓣面积不足。断蒂时宜先切断一半,观察一段时间,若皮瓣无缺血或淤血等血供不良表现,即可完全断蒂。如有可疑,宜暂时中止,待1周后再完全断蒂。

(3) 断蒂手术注意事项:操作时尽量不要作过多的剥离和修整,因为新建立的血液循环比较脆弱,特别是皮瓣与受区已愈合的部分应尽可能不要剥离。

(十)皮瓣移植的并发症及防治 皮瓣在形成与转移过程中经常发生各种并发症,包括皮瓣血液循环障碍(直至完全坏死)、皮瓣下血肿、皮瓣撕脱、感染等。

1. 皮瓣血液循环障碍 皮瓣出现血液循环障碍,导致皮瓣部分或全部坏死是比较常见而严重的并发症。皮瓣是否出现血液循环障碍,从本质上看,就是血液供应是否充分,静脉、淋巴回流是否通畅。如皮瓣血供丰富、静脉回流良好,皮瓣就能成活;反之,如血液供应不足或静脉回流障碍,皮瓣就会出现血液循环障碍。从皮瓣的术前设计、选择,到术中形成、转移、断蒂、修整去脂等都环环相扣,技术操作要求高,比较复杂,术后的护理监测也至关重要,每一环节上的失误均可导致皮瓣血液循环障碍,因此,实际上并发症的发生数比游离皮片移植还要多些,而且后果也较严重。

2. 皮瓣血管解剖及病理生理变化

(1) 皮瓣移植后的血供变化:皮瓣在形成及转移过程中,血供变化与皮瓣内血管构筑的变化密切相关。皮瓣蒂部、中段及远端因术后血管增生和扩张的情况不同,其血供变化也不完全相同。蒂部在皮瓣移植后,血管构筑的变化不明显,其血供与周围皮肤无明显差别。皮瓣中段术后即开始有血管的扩张和增生。术后第3天,血管密度极高,血流速度明显加快,围绕术前水平波动;术后第5~7天,血管扩张和增生缓慢,血流速度则达到术后最高峰,略高于术前水平;7~14天,血管扩张和增生已不明显,血流速度又回到术前水平。皮瓣远端血管的扩张和增生略迟于中段。术后第4天,表现为中度的血管扩张和增生,出现缓慢的血流;术后第7天,血管呈轻度的扩张和增生,血流速度达到术前的60%~73%;7~14天,血管的扩张和增生开始消退,血流速度则逐渐接近术前水平。皮瓣移植后初期,血供依靠蒂部;血供重建从术后第2天开始,以后皮瓣的血供一部分来源于皮瓣的基底床和创缘;术后第6~8天,皮瓣内新生的小动脉已起到了较完善的作用;术后1~2周,小静脉建立了有效的回流。术后第4天,淋巴回流开始建立,到第6天已基本完善。

(2) 移植皮瓣微循环变化的研究:皮瓣移植后往往要经历一个缺血过程,缺血时间的长短会对微循环的结构和功能产生一定影响。缺血时间越长,微循环的反应能力越差,微循环复通时间越长,病理改变越明显。

3. 皮瓣血液循环障碍的原因

(1) 内在性原因:①皮瓣供区选择不当,如有血管变异或血管疾患;②皮瓣在设计中长宽比例过大(一般部位在2:1之内,面颈部血供丰富的区域不超过3:1);③超出轴型皮瓣知名血管范围而又未行延迟术;④难愈合的创面周围组织不健康,曾行放射治疗有较多瘢痕或血供贫乏等;⑤静脉、淋巴回流不充分;⑥有过敏、瘢痕增生等不良体质因素,及动脉极易持续痉挛等。

(2) 外在性原因:即非患者自身体质、解剖变异等内在性因素所致,而是外加的原因,包括手术操作失误、固定不当、护理不周等。

手术操作不当:①术者基本功不足,剥离层次不能掌握在同一平面,深一刀浅一刀,不慎损伤了供养血管。②皮瓣形成过程中长宽不足,导致缝合后有张力,特别是横形张力危害极大,常致远端血液循环障碍。③皮瓣转移角度过大,蒂部有扭转或有张力或有过深的折叠,影响血供或先影响静脉回流。④术中止血不彻底,致皮瓣下或皮管内出血,形成血肿,血肿不仅使局部张力增大,压迫血管影响血供,而且有多篇研究报道证明,皮瓣下血肿不单纯是内压力作用,血肿本身亦有毒性作用,可引起皮肤血管痉挛,危及皮瓣血供而造成远端坏死。血肿形成后,若在短期内(不超过12小时)予以清除,尚有可能挽救皮瓣;若时间过长(超过12小时),会造成不可逆损伤。

术后处理不当:首先要注意皮瓣的位置,一般皮瓣远端宜稍高于蒂部,以利于皮瓣的静脉回流。若体位不当、固定不良,皮瓣蒂部牵拉张力大,有扭转或折叠,则均易造成皮瓣血液循环障碍。皮瓣近心端环形过紧的绷带缠绕包扎,可导致静脉回流受阻。术后皮瓣下宜常规放置橡皮引流条或负压引流管,并应保持引流管的通畅。若未放置或放置后未保持通畅,则均不能达到预期目的,甚至可能导致负压引流的无效。术后皮瓣有一反应性肿胀过程,特别是在术后头4天,静脉、淋巴回流尚未建立新的侧支循环。发现肿胀若未进行必要的处理,将导致皮瓣肿胀加重,最后引起皮瓣血液循环障碍甚至坏死。必要时应松解或拆除部分缝线以降低张力。换药过程中如无菌消毒观念不强,则易引起局部感染;必要时术中、术后宜局部外用有效抗生素。

4. 皮瓣移植术后的监测

(1) 临床观察:临床观察指标包括移植皮瓣的皮肤颜色、温度、毛细血管充盈试验、血管搏动及出血特点等。这些观察方法简单,无需特殊仪器,常用于临床。但临床观察仅是医师主观判断的方法,而非客观指标。另外,有些指标在血液循环障碍早期是不明显的,待颜色、温度等有明显改变时,皮瓣已进入不可逆损伤的程度,使抢救失去意义。因此,对这些方法的应用需要有丰富的经验。

(2) 测温方法:移植皮瓣缺血后,皮瓣的温度逐渐下降,可用仪器测定。目前有红外线温度计和热电偶温度计。前者仪器笨重,使用不方便,正在不断改进;后者使用较多。用热电偶测量皮瓣温度的结果显示:当动脉阻塞时,皮瓣中段的温度比周围正常皮肤温度低3℃;当静脉衰竭时,整个皮瓣温度下降1~2℃;如果皮瓣近端和远端温度相差3℃,表明有血管危象。

5. 皮瓣血液循环障碍的治疗　在术中发现损伤皮瓣的供血血管或其他原因引起皮瓣血液循环障碍(苍白或皮瓣发绀等)时,最好的处理方法是停止手术,将皮瓣缝回原处,相当于作一次延迟手术。若缝回原处,皮瓣仍严重苍白并出现无血流现象时,需考虑将皮瓣取下,切成中厚或全厚皮移植覆盖创面。

若皮瓣转移后出现血液循环障碍,需仔细分析可能的原因而加以解决。动脉痉挛可通过镇静止痛、保温、补充血容量、应用扩容抗凝等措施来疏通微循环。扩张血管的药物,常选用低分子右旋糖酐、复方丹参注射液静脉滴注;链激酶、尿激酶及肝素在防治血栓形成时可以应用。有条件时可以行全身或局部高压氧治疗。对内在性原因引起的静脉回流障碍,血液淤滞及皮瓣发绀,目前尚缺乏有效的措施,可采用适当压力包扎,抬高肢体或皮瓣远端,采取体位引流的方法。另外,以下几种办法可能有一定的裨益:①将皮瓣边缘部分缝线拆除或剪开已结扎的创周边缘小静脉,用肝素、利多卡因生理盐水溶液经常擦拭,使淤滞的静脉血不断流出,直至3~5天,待毛细血管建立静脉回流,逐渐消肿时为止,皮瓣有可能成活;②应用水

19

蛭吸血及释放出抗凝血物质,既能减轻皮瓣肿胀淤血,又能防止血液凝固,有一定效果;③用局部降温的方法,减轻局部的新陈代谢;④用手指轻轻由皮瓣远端向蒂端按摩的方法,以利于静脉回流。

6. 皮瓣下血肿　皮瓣下血肿形成的原因有凝血机制问题,以及术中止血不彻底。术中多看不出明显的出血点,如局部麻醉药加入肾上腺素等药物(一般慎用),或应用电凝止血,或以温盐水纱布压迫止血等,都可能看不出明显的出血点;而术后由于肢体位置的固定、患者血压回升等多种因素,均可使血管内压,特别是静脉内压增加,暂时收缩的血管断口破裂出血。预防方法:术前尽量查明有无出血倾向;术中彻底止血,选用可靠的止血方法,较大的血管以结扎止血为可靠。虽然术中止血较彻底,仍应常规放置引流条,或行负压引流,皮瓣边缘不要缝合太紧。必要时,术中、术后可预防性应用维生素 K、酚磺乙胺及巴曲亭等止血药。发现皮瓣下有血肿时,宜立即拆除缝线,清除血肿,必要时再次进行手术探查,可用生理盐水冲洗;如有活跃的出血点,应设法予以结扎,然后放置半管形橡皮引流条或负压引流管。

7. 皮瓣撕脱　在皮瓣转移过程中,应妥善固定与制动,以预防肢体活动或头颈活动时造成皮瓣的撕脱。发生皮瓣撕脱,一般需清创后重新缝合固定,手术至断蒂时间需重新计算。

8. 皮瓣感染　一般来说,皮瓣在转移过程中较少发生严重感染。轻度感染多发生于皮瓣断蒂术后,尤其是蒂部下方有创面时。断蒂手术后局部血供较差及有张力时,更容易招致感染,且不易愈合。但在电烧伤、早期严重复杂热压伤或挤压撕脱的患者,一方面污染可能较重,另一方面是在早期清创时,难免因对失活组织辨别不准,而有坏死组织残留,则更易液化感染,甚至引起整个皮瓣都无法附着。要预防感染,除增强全身抵抗力、合理使用抗生素外,还要注意防止厌氧菌感染;同时,对糖尿病、免疫功能缺陷或低下患者的特殊治疗亦不能忽视。对局部清创应认真仔细,用大量盐水冲洗,必要时应用 1.5% 过氧化氢溶液、1:1 000 苯扎溴铵或 0.5% 氯己定溶液清洗,对失活组织应彻底清除;皮瓣转移到创面后,在皮瓣下

注入有效抗生素溶液,并放置引流条,亦有一定作用。术后应及时观察,若发现有感染征象,要及时拆除缝线,将伤口敞开,充分引流,以防止感染扩散。

十四、显微外科的应用

(一)显微外科技术对外科技术及整形外科的促进和影响　Nylen(1921 年)最早进行显微外科手术,中国显微外科的迅速发展,以陈中伟(1963 年)断肢再植成功,及杨东岳足趾移植成功(1966 年)和游离皮瓣移植成功(1973 年)为起点。

显微外科是近代外科技术发展的里程碑。它使外科技术从宏观扩展到微观领域,给外科所属的许多专业带来了飞跃,诸如断肢(指)再植与移植的成功,游离皮瓣移植、游离肌肉移植及吻合血管的游离骨移植在临床上的广泛应用,游离器官移植给临床外科、实验外科带来新的变化,而且为相应的基础学科的发展提供了新的思路。

目前应用显微外科技术进行器官缺损修复及再造主要有以下几个方面。

1. 运动器官缺损的修复和再造　最先采用显微外科技术进行器官再造的是运动器官。目前在临床上应用的有断肢(指)再植及移植、足趾移植作蹞指再造或手指再造、多足趾移植作蹞指及手指再造或多手指再造、跖趾关节移植或趾间关节移植作掌指关节或指间关节再造、跖趾关节移植作颞颌关节强直的功能再造等。

2. 呼吸及消化器官缺损的修复和再造　因外伤或肿瘤切除造成的咽、喉、食管缺损,或上、下颌骨,口腔壁与舌的缺损,均可采用显微外科技术进行修复和再造。例如,游离肠段移植作咽喉再造或食管再造;游离皮瓣移植或带蒂皮瓣、肌皮瓣移植作咽和喉腔再造、口腔壁缺损再造及舌再造;吻合血管的骨移植或骨皮瓣移植作上、下颌骨的再造等。

3. 泌尿生殖器官缺损的修复和再造　如腹壁下动脉、脐旁皮瓣带蒂移植作阴茎再造,大腿前外侧皮瓣带蒂移植作阴茎再造等。这些术式也都是一次完成的手术,效果良好。

4. 五官及头皮缺损的修复和再造　鼻、耳、眶、颊、颅骨、头皮、唇缺损等均是整形外科修复手

术的难题。显微外科组织移植可达到这些器官一期塑形再造的目的,这是修复显微外科的广阔天地。目前在耳再造、鼻再造中,应用前臂预制,然后一期移植,在临床上取得了满意的效果。

(二)显微外科的器械和设备

1. 手术显微镜和手术放大镜　手术显微镜与手术放大镜是显微外科的最基本设备,对于直径在 2mm 以下的血管吻合,以及细小血管、神经的解剖,均应在手术显微镜与放大镜下操作。

(1)手术显微镜:手术显微镜有双人双目或单人双目,及落地式、悬吊式、台式或壁式等类型,其中落地式双人双目手术显微镜最为常用。手术显微镜由光学系统、照明系统及机械系统 3 个部分组成。光学系统是显微镜的主件,通常有放大 6 倍、10 倍、20 倍及 40 倍的目镜。放大倍数越大,手术视野越小。

(2)手术放大镜:手术放大镜可帮助外科医师作精确的解剖及细微的缝合,可用于组织移植时的血管解剖,也可用于神经吻合、血管瘤手术的解剖切除以及尿道下裂的修补等。

手术放大镜有头盔式、台式及眼镜式几种,以眼镜式最为常用。有的手术放大镜伴有照明装置,由于附件沉重,较少被采用。放大镜的倍数以 3~4 倍为宜,5~6 倍的放大镜虽然能加强辨别能力,但由于视野较小,长时间应用易使术者眩晕不适,一般只能用于短时间的精细解剖。

2. 显微外科手术器械　显微外科手术器械是完成显微外科操作的必要工具,其基本操作器械包括显微外科组织镊、持针器、剪刀、血管夹、冲洗针头等。

(1)显微外科组织镊:显微外科组织镊可用作夹持、提取组织,持线、打结以及分离组织等。如为笔式,可在拇、示、中指间随意转动改变方向。镊子尖端直径为 0.15mm,持线时不易脱落。

(2)显微外科持针器:显微外科持针器用作持针、缝合、打结等,以半圆形柄、尾部弹簧启闭式为佳。新式持针器在示指接触部位有一细微杠杆,推向前端即成剪刀或镊子,可减少术中更换器械所需的时间。持针器有直、弯两种,弯型持针器弯度为 30°~45°,较直型更为适用。

(3)显微外科剪刀:显微外科剪刀用作修剪、分离血管、神经、淋巴管等,也可用作剪线工具。为保护刀刃锐利,不可修剪其他组织及物质。其形态类似持针器,为半圆形柄,尾部弹簧启闭式,有直、弯两种,其尖端略呈圆形,以便安全地分离血管周围组织,而不至于误伤血管壁。

(4)显微外科血管夹:显微外科血管夹用来夹细小血管,阻断血流。血管夹可以单个使用;也可以是带有离合臂的两只血管夹并联,两只血管夹间距离可调节,这种血管夹被用于血管端 - 端吻合,有利于血流阻断、血管位置的固定及翻转缝合。

(5)冲洗针头及冲洗装置:冲洗针头及冲洗装置用在血管吻合前,可把管腔内余血冲洗干净;用于吻合过程中,能保持术野湿润、清洁。用 4 号、4 号半针头,针尖要求平滑,不损伤血管内膜。

(6)其他手术器械:其他手术器械包括显微卡尺(用于测量小血管直径),以及显微外科血管钳等。

(7)显微外科缝针及背景材料:常用的显微外科缝线以单丝尼龙线最佳,因其具有较强的拉力,且表面光滑。国产 9-0 单丝尼龙无损伤血管缝针,适用于直径 1.0mm 以上的血管吻合;1.0mm 以下的血管及淋巴管吻合,可采用 11-0 无损伤缝合针。

3. 显微外科其他设备

(1)双极电凝器:用于手术过程中止血。它可以电灼 1.0mm 以下的小血管或其分支,而不至于损伤周围组织。双极电凝器应具有足控开关或手控开关,功率可控制,并配有良好的显微外科电凝镊。

(2)血流检测仪:最常用的是超声波血流听诊器。它利用超声波探测体表血管状况,可检查体表细小的动脉及静脉。使用时将听诊器探头置放在有介质的皮肤上,检查有无小动脉或小静脉存在。动脉声呈节律的枪击声,短、急促;静脉声为“嘘嘘”吹风声,有时静脉存在但安静无声。超声波血流听诊器可用于术前检查供、受区血管状况,也可在术中或术后检查吻合血管是否通畅。

(三)显微外科基本技术的内容及要求　显微外科手术基本技术包括两大部分:显微外科基本技术及小口径管道修复、吻合技术。显微外科基本技术是为适应显微外科所进行的组织切开、分离、暴露、切断、切除、结扎、缝合等技术。

显微外科基本技术有别于一般外科基本技术。为达到彻底将病灶切除，成功地进行显微外科组织移植、器官修复或器官再造的目的，必须使一般的外科基本技术得到精炼和提高，成为高度无创、高度精细、高度准确的技术操作，这就是显微外科基本技术。为此，外科医师在学习显微外科小管道吻合技术的同时，一定还需要在显微外科基本技术方面，有一个适应和再训练的过程。

1. 切开和分离技术 为使组织切开时损伤小、准确，一般常用 11 号刀片或 15 号刀片，使切开过程犹如微雕技术一样。显微组织分离是显微外科手术的必经过程。在受吻合血管、神经、淋巴管的解剖暴露中，均需采用显微分离技术，以锐性分离为主，用尖头刀片或锐利的剪刀分离。如需作必要的钝性分离时，宜使用显微血管钳、蚊式钳或镊子作小幅度的分离，每次幅度在数毫米范围之内。要完成这种分离、暴露的操作，手术医师的肘部及腕部要有支撑，用掌指关节、指间关节的活动及少量的腕部活动来完成操作。

2. 组织的提持技术 在显微外科手术中，忌用外科有齿镊子或血管钳扣齿夹持组织。应使用尖头、无齿的整形外科镊子或显微镊子提持组织。对于需吻合的血管、淋巴管及神经的镊持，只夹其外膜，不直接夹持血管、淋巴管的全层组织，特别是不要用镊子夹持血管的内膜，以免损伤。

3. 组织的牵开及暴露技术 同一般外科技术一样，牵开及暴露是显微外科手术所必需的。为了达到少损伤及具有足够术野的目的，均需采用手外科小拉钩。皮肤、皮下组织的牵开，采用 14~16cm 的单齿或双齿皮肤拉钩。在血管吻合时，多用小型自动撑开器暴露术野，也可用缝线使创口缘外翻，与周围皮肤缝合作牵开。对于血管、淋巴管、神经的牵开，采用薄的橡皮片或塑料条牵引。宜采用彩色及不透明的橡皮片或塑料条，以防止其误留在组织内。

4. 结扎及止血 在显微外科手术中，应广泛地应用双极电凝器来止血，使电凝处周围的组织损伤减少到最低程度。对于需作吻合用的血管的分支，其止血仍以结扎法为妥，可用 5-0 丝线或 6-0 尼龙线结扎。

5. 显微外科的清创技术 在进行显微外科组织移植、再植的清创术中，应贯彻微创技术，显微外科的清创技术同样要求达到清洗创口，去除坏死组织，并作组织缺损的修复准备。但是，显微外科对清创要求较一般外科严格，应尽可能彻底地清除坏死组织。由于手术过程中借助手术放大镜，对组织损伤程度的分辨有较为准确的判断，能将坏死组织及可能近期坏死的组织彻底切除。创造具有良好血供的血管床或神经床，以便在组织移植及修复中应用。

6. 治疗的总体设计及手术中的分组分工 显微外科的修复重建手术，有时需要几次手术才能完成。经管医师应对每一位患者的治疗都有一个总体设计，包括需要几次手术完成治疗任务，每次手术的任务及治疗目的，两次手术的时间间隔及术前、术中、其他治疗的配合等。经管医师还应对每次手术作细致的个别设计，包括手术内容、目的，参加手术的医师数量，医师间如何分组，技术上如何分工，每组医师在手术过程中何时洗手上台，如何做好供、受区准备及组织移植的衔接，每个医师、护士站立的方位等，从而使手术有条不紊地进行。

（四）显微血管吻合技术

1. 吻合血管前的准备 吻合血管前的准备工作是在供、受区血管解剖完成后进行的，包括一般准备工作及吻合血管准备。

（1）一般准备工作：根据手术医师及其助手的眼屈光度与瞳距，调节手术显微镜目镜的屈光度与筒距。调节手术显微镜的放大倍数，当吻合直径为 1~2mm 的血管时，放大倍数宜为 6~10 倍；直径小于 1mm 的显微外科血管吻合时，放大倍数可达 10~16 倍。手术护士应将与显微手术无关的器械移开，将显微手术器械安放在手术医师及其助手取用方便的地方。将显微血管缝合针放在乳白色的塑料片上，或清洁的湿纱布上，便于传给术者。配制好冲洗溶液：肝素 12 500 单位、利多卡因 400mg，加入林格液 200ml。吻合血管的肢体或头部需良好制动。手术野两侧各放置一块湿润的纱布巾或白色纺绸巾，以便吻合血管时，缝针在纱布上清晰可见。吻合血管的下方衬以天蓝色或明黄色或湖绿色的塑料片作为背景。

(2) 吻合血管准备:去除血管吻合口的外膜,防止血管外膜悬垂于血管腔内,是预防吻合血管栓塞的重要措施。血管吻合前,常规剥除吻合口周围血管外膜约4~6mm。清除外膜的方法有两种:一是用镊子提起吻合口周围的外膜,如脱袖子一样,将外膜拉出吻合口外,予以剪除,剪除后,外膜自然回缩到离吻合口缘4~6mm处;另一种是用镊子提起吻合口周围的外膜,修剪去4~6mm。

2. 吻合血管的注意事项

(1) 准确进针,针距、边距均匀:血管缝合的进针应一次完成,切忌反复穿刺血管壁。缝合血管的针距及边距视血管直径与管壁厚度而定,一般针距为0.3~0.5mm,边距为0.2~0.4mm。血管直径超过1mm时,针距及边距可再大一些。静脉吻合时,边距也可大一些,以保证吻合口外翻。当针距增大时,边距也应增大,方可使吻合口对合良好。管壁厚的血管,边距也可大于0.4mm。

(2) 张力适宜,防止扭曲:吻合血管的张力太大时,易致血管壁损伤,轻者仅损伤内膜,严重时则引起吻合口撕裂。张力太小则可能产生吻合口血管折叠,血流不畅。吻合血管的扭曲是由于血管的两吻合口对位不良所致。在手术显微镜下操作时,术者集中思想观察镜下血管吻合口情况,加之视野很小,故显微镜视野外的血管发生的轴形旋转,在镜下常不易被察觉,常在血管吻合完成后,移开手术显微镜时才发现。发生这种情况时,只能拆开,重新缝合。这种失误不罕见,为此,术者在吻合血管前应将血管准确对轴、对位,防止扭曲及旋转,然后再应用手术显微镜进行血管吻合。

(3) 无创操作,创面湿润:血管吻合时,忌用镊子直接夹持吻合口,以免损伤血管内膜;只用镊子夹持外膜。术野应经常用溶液冲洗,保持吻合血管的湿润状态。

(4) 密切配合,外翻对合:血管缝合吻合法虽可以由一人操作完成,但如果有一熟练的助手协助,不但可提高吻合速度,而且可使吻合口有效外翻。为使吻合口外翻对合,措施有两个,一是进针时缝针与血管壁间的夹角为30°~45°,而不是通常的90°,这种角度的缝合可使血管外膜的边距少一

些,内膜的边距大一些,打结时内膜外翻良好;二是打结时术者轻轻提起缝合针线,助手用镊子的两尖端轻压缝合线处的血管壁,可保证血管内膜外翻。

(5) 减少刺激,解除痉挛:及时解除吻合血管的痉挛状况,是保证显微血管吻合成功的关键措施之一。任何机械刺激、化学物质刺激及寒冷等,均可引起血管痉挛。避免上述刺激因素是防止血管痉挛所必须注意的。而解除血管痉挛最有效的方法目前有下列几种。①持续的热生理盐水纱布湿敷是最有效的方法,但往往费时较多,一般需20分钟左右。②高浓度的丁卡因(2%~10%)解除血管痉挛也很有效,但是药物剂量应小心控制。可采用小纱布吸取丁卡因对痉挛血管湿敷,能有效地解除血管痉挛。2%利多卡因也可解除血管痉挛。③机械扩张及液压扩张也是常用的方法,对于吻合口处的痉挛,只要用显微镊子伸入管腔内,轻轻撑开,解除痉挛,便于血管吻合。对于整段的不易解除的血管痉挛,可采用液压扩张,此方法较多地用于静脉,特别是静脉移植。用液压扩张的血管,很少再度发生痉挛。

(6) 及时配合术中用药:在显微外科足趾移植时,快速静脉滴注低分子右旋糖酐(分子量2 000PS)500ml,1小时左右滴完。不仅具有稀释血液的作用,而且可增加血流速度,具有抗凝作用,同时对移植组织的缺氧状况还有保护作用。

(7) 温度适宜:手术室温度保持在22℃以上,这是显微外科手术所必需的。

(8) 术后制动:术后良好的制动,避免血管吻合处有任何张力性活动,同样是手术成功的重要因素。

3. 显微血管吻合法　用9-0~11-0的单丝尼龙无损伤缝针吻合血管。直径1mm以上的血管吻合用9-0线,直径小于1mm的血管吻合用11-0线。缝合方法有单纯间断缝合、单纯连续缝合、间断褥式缝合及连续褥式缝合等。

单纯间断缝合法是最常用、最安全的缝合方法,操作简单,吻合口对合准确,术后通畅率高。单纯连续缝合的缝合速度快,吻合后吻合口漏血现象很少发生,但缝线易被抽紧,造成吻合口狭窄,也难做到血管吻合口的准确外翻对合,这种

缝合不适用于 2mm 以下的血管吻合。对于直径 2mm 以上的血管,可采用分段连续缝合,即将全吻合口分成 2~3 段连续缝合,既提高了吻合速度,又可防止吻合口狭窄。下面仅介绍端 - 端吻合法(termino-terminal anastomosis),端 - 端吻合法恢复了血液的正常流向,能保持血液最大流速及流量。为避免血管吻合时发生扭曲或吻合口对合不良,常采用二定点或三定点端 - 端吻合。

二定点端 - 端缝合法:将两吻合的血管端端对合后,在吻合口缘 0° 及 180° 的部位,各缝 1 针,分别打结,留有 10~15mm 长的尼龙线,作为牵引,以利于其余缝合的操作。在第 1、2 针之间的中点,缝合第 3 针,再在第 1、3 针间的中点及第 3、2 针的中点,分别缝第 4、5 针。然后牵引第 2 针的牵引线,使血管翻转 180°,让血管吻合口的后壁缘暴露。在第 2、1 针间的中点,缝第 6 针,再在 1、6 针间及 6、2 针间,缝合第 7 与第 8 针,至此血管缝合结束。检查吻合口对合是否良好,如有不佳,可增加缝合。剪除牵引线。最后放松血管夹,如吻合口有少量漏血,用温热盐水纱布轻压吻合口片刻,即可控制漏血。如有喷射性出血,则应加缝 1 针。一般直径 1~2mm 的血管均缝 8 针。直径小的血管边距小一些,而直径大的血管边距应大一些。二定点顺序缝合法是二定点缝合的改进,在技术熟练后可采用此法。第 1、2 定点缝合仍在 0° 及 180° 进针,第 3 针位于第 1、2 针间的上 1/3 部分,第 4、5 针进行连续缝合,留长线,剪断后间断打结。这种缝合方法加快了吻合速度,而且在进行第 4、5 针连续缝合时,吻合口的两边缘张开,有足够的视野,可见到对侧管壁,防止缝合到后壁上。后壁缝合同前壁缝合,第 7、8 针作连续缝合,分别打结。另外尚可采用"不等距二定点缝合",先缝 0° 及 135°,或 0° 及 225° 部位,使血管的前后壁周边长度不等而自然下垂,在缝合时可防止缝住对侧的血管壁。这种缝合方法的定点不易,初学者不宜采用。

十五、皮肤扩张术

(一)概述　皮肤软组织扩张术(skin soft-tissue expansion)简称皮肤扩张术,是指将皮肤软组织扩张器(skin soft-tissue expander,简称扩张器)植入正常皮肤软组织下,通过注射壶向扩张囊内注射液体,用以增加扩张器容量,使其对表面皮肤软组织产生压力,通过扩张机制对局部的作用,使组织和表皮细胞的分裂增殖及细胞间隙拉大,从而增加皮肤面积,或通过皮肤外部的机械牵引使皮肤软组织扩展延伸,利用新增加的皮肤软组织进行组织修复和器官再造的一种方法。皮肤软组织可以扩张是一种自然现象。妊娠妇女,随着胎儿生长,腹部皮肤软组织逐渐扩张;肥胖的人随着皮下脂肪的增多,表面皮肤随之生长扩张;病理状态下,如肿瘤、疝等,均可导致表面皮肤生长扩张。在医学上,始于 20 世纪初牵引延长肢体的方法实际上就应用了组织扩张术的原理。

(二)扩张器的类型、结构与原理　皮肤软组织扩张器类型,有可控型与自行膨胀型两大类,每类又有若干不同的规格和型号。

可控型软组织扩张器(controlled tissue expander)主要由扩张囊、注射阀门(或称注射壶)和导管组成。该类型扩张器的优点在于可根据需要控制扩张容量和扩张时间。

1. 扩张囊(inflatable bag or envelope)　扩张器的主体部分,依其容量大小及形态不同可分为许多不同规格和型号。不同形态规格的扩张器的功能和应用部位亦有所不同。扩张囊的主要功能是接受充水,完成对皮肤软组织的扩,要求扩张囊本身具有较好的弹力伸缩性、良好的密闭性,以及较强的抗爆破、抗撕裂能力。常用扩张器的形态规格及型号如下。

(1)圆形:包括圆球形、椭圆形、铁饼形等,其容量为 30ml、50ml、100ml、200ml、300ml、500ml 不等。此类扩张器扩张后皮肤表面呈半球面状,中央扩展率最高,由圆心向外周其扩张率呈递减趋势,可用于所需要的各个部位。

(2)方形:有长方形、立方形等,其容量相对较大,为 100ml、200ml、300ml、500ml 等。方形扩张囊扩张后仍呈方形,边和角比较圆滑,形成皮瓣后向前滑行推进较易。此类扩张器多用于躯干及四肢。

(3)肾形:包括大、小肾形等,其容量为 30ml、50ml、100ml、300ml 等。此类扩张囊扩张后皮肤呈肾形隆起,内侧弧度较小,外侧皮肤扩展率大于内

19

侧。多用于与其弧度相适应的部位,如下颌缘、颈部、眶下、耳后等。

(4) 特殊形:是指按特殊部位、特殊需要而设计的扩张器。如用于眶周的新月形、用于下颌部的马蹄形、用于脂溢性秃发的香蕉形、用于指背的长条形,以及为特定部位设计的定向型扩张囊(此型底面外衬以较厚的硅胶底盘,囊壁厚薄不等,需要向外扩张的部分囊壁较薄,不需扩张的部位则逐渐增厚)。

2. 注射阀门(injection reservoir) 又称注射壶,是接受穿刺,并由此向扩张囊内注射扩张溶液的主要部件。其形态大小不一,多为圆盘状等,直径 1~2cm,高 0.7~1.7cm 不等。其结构主要为顶盖、底盖、防刺穿不锈钢片及防渗漏装置。阀门多为双向,既可通过其向囊内注液,又可通过阀门抽出囊内溶液。其优点是可以通过注入或抽出扩张溶液调节囊内压;不足之处是当囊内压较高时,扩张溶液有自阀门顶盖穿刺针孔外渗之可能。目前国产扩张器注射阀门均为双向。

3. 连接导管(connective tube) 是指连接注射阀门及扩张囊之间的硅胶管。长度 5~15cm 不等,直径一般 2~3.5mm,导管不宜过短或太长。导管管壁应有一定厚度,才不易被压瘪、扭曲、折叠。

(三)扩张器的理化特性 皮肤软组织扩张器是由高纯度医用硅橡胶经硫化而成形,所以它具有硅橡胶所特有的性能。

1. 耐化学物质性能 硅橡胶具有一定的惰性,良好的硫化后无臭、无味,且不含或仅有微量不稳定物质,在与机体及其他材料接触时不会引起污染和损害。其与机体有很好的组织相容性,无抗原性,极少引起免疫排斥及过敏反应,无致癌、致畸、致突变的作用。体温环境下,硅橡胶在与体液及各种阴、阳离子及其他有机物质的长时间接触过程中,能保持原来的弹性及柔软度,不易老化,不变形,不被腐蚀、代谢及降解,具有良好的稳定性。

2. 机械性能 硅橡胶经硫化成形后具有较好的机械性能,其弹性回缩力较高,弹性伸长率不低于 450%~550%。其抗扯断能力为 543.6kg/2.54cm,抗撕裂强度为 27.2kg/2.54cm~36.3kg/2.54cm。扩张囊的弹性伸长率越大,抗扯断及抗撕裂强度越高,

则扩张囊壁抗爆破、抗冲击力越好,埋入体内后不会因超容量注射充注液或受外界挤压而破裂。扩张囊外表光滑,边角圆钝,质地柔软,对组织的机械刺激较少,可减少组织对异物刺激的反应。上述的机械性能与胶料配方、炼制工艺以及硫化成形工艺有密切关系。

3. 物理性能 硅橡胶最突出的特性是在很宽的温度范围内(−100~316℃)保存着许多合乎要求的性能。硅橡胶有效使用寿命(弹性伸长率下降至 50% 的时间),在 120℃ 以下,可达 20 年之久,其最引人注目的特性是在临床上,应用高温高压灭菌消毒、煮沸消毒、化学熏蒸消毒等,不会使其性能受到明显的影响。

(四)皮肤软组织扩张术的实验研究 对扩张术的实验研究,主要是针对扩张后皮肤增加的来源、扩张对局部血液循环的影响,以及扩张对皮肤组织形态学的影响几个方面来进行的。

1. 扩张后局部表面面积增加的来源 扩张后局部表面面积增加的来源一般认为由 3 个方面组成。首先是局部组织细胞的增殖细胞绝对值增加;其次是细胞间隙被拉开、增宽;最后是邻近皮肤组织被牵拉移位到扩张区。Van de Kolk 的实验证实,皮肤纤维组织扩张后有重新排列向外扩展的现象,而皮肤的细胞间质有明显的增多,细胞有丝分裂增加,有新生的细胞形成。Parsons 认为表皮细胞的有丝分裂增加可以得到证实,而真皮层细胞增殖尚缺乏足够的证据。Austad 采用氚标记的胸腺嘧啶核苷放射自显影技术观测到,表皮细胞有丝分裂的增加在扩张进行 24 小时后就非常明显,48 小时后有丝分裂增加了 3 倍,2~5 天后逐渐恢复至正常水平。他认为,单纯的机械性皮肤扩展,其面积增加是有限的,而细胞的增殖才是组织增加的主要来源。Schmidt 实验结果则显示周围组织移行所增加的面积为 54%~65%,而扩张区域自身面积的增加仅为 28%~34%。

2. 扩张对皮肤血流动力学及皮肤氧分压的影响 通过用放射性核素标记微球技术,测定扩张前后毛细血管血流量、流速及充盈时间等指标,发现主要有几个因素影响上述指标。一是扩张压力,当扩张压力高于局部毛细血管的灌注压

19

(3.33~4.00kPa)时,局部血流即被阻断,但究竟多高的扩张压将会影响毛细血管灌注压,目前尚无绝对值,因为不同部位、不同日间的扩张压力对微循环的影响亦不同。

3. 扩张后组织形态学研究　研究结果及临床病理检验显示,扩张器埋入体内后,在其周围要形成一层包裹于扩张囊外面的纤维囊壁。囊壁主要由纤维结缔组织以及胶原纤维构成。2个月时囊壁达到最厚,一般为0.3~1.2mm,分为内层、中央层、过渡层和外层。表皮经过扩张后有增厚的现象,与扩张前对比增厚37.5%,皮肤的附件在扩张中无明显变化,但附件的间距扩张后较前增加20%~25%。真皮层扩张后变薄,厚度减少了25%,但并未对皮肤的血供造成影响。

研究主要是针对神经干的延长度,以及扩张时间、扩张速度、扩张囊内压等对神经血供、营养及传导功能的影响等。结果证实,慢速扩张可延长周围神经一定长度而不损害其传导功能。对长段神经干的缺损,由于受到局部和神经干自身条件的影响,其延长程度是有限的。扩张可以使肌肉细胞增殖,而并非单纯的肌纤维拉长。

扩张可以使肌纤维发生萎缩,扩张结束一段时间后恢复正常。扩张对骨组织的长期压迫可使扩张囊基部的骨皮质轻度吸收。

(五) 基本手术操作方法与注意事项

1. 扩张器的选择与准备

(1) 扩张器的选择:扩张器的选择要根据拟修复的部位、形态及病变范围和可供扩张的正常皮肤的大小形态来决定。扩张器的形状主要取决于可供扩张部位的形态。多数情况下,头皮选择长方形、肾形,面部选择圆形或长方形,眶周选择新月形,耳区选择肾形,颈部选择肾形或长方形,手指选择细长形。

扩张器的容量一般取决于需要修复的面积大小和可供扩张的正常皮肤的面积大小。根据临床经验总结,修复1cm秃发区的头皮扩张容量为3.5ml,面颈部扩张时修复1cm的缺损需要4.5~5ml的容量,躯干和四肢的修复扩张容量介于上述两者之间。

(2) 扩张器的检查和消毒:新扩张器使用前需要检查其是否有破损,可向扩张器内注入10~20ml的气体将扩张囊放入水中,检查是否有渗漏。扩张器容易吸附沾染灰尘,植入体内后易刺激纤维包膜增生,使用前应避免接触灰尘。扩张器可采用高压蒸汽、煮沸、环氧乙烷和放射消毒,但不宜采用浸泡和甲醛熏蒸消毒,因后两种方法很难杀灭囊内的细菌。

2. 扩张器植入术(一期手术)

(1) 扩张区域的选择:首先,供区与受区解剖部位越近,修复后皮肤的色泽、质地、毛发分布越匹配,供区应首选病变区的邻近部位。如相邻区域已无供区可用时,可选择远位进行扩张,如胸部扩张后转移至面部。其次是供区继发畸形是否相对隐蔽。因扩张皮瓣转移时,多数情况下需要有辅助切口,埋植扩张器前需要预测未来扩张皮瓣的切取转移方式和转移后皮瓣边缘所处的位置,所以应尽可能将切口瘢痕置于相对隐蔽的位置。再者,拟扩张区域皮肤血管的来源和走行方向也是决定扩张器埋植部位的重要因素。拟埋植的部位应距扩张皮瓣血供的主要血管从深部穿出的部位有一定距离(如胸三角皮瓣预扩张时要保护胸廓内动脉穿支),并应切断不必要保留的血管,达到皮瓣延迟的效果。扩张区的选择同时需考虑不损伤重要的组织和器官,不影响功能,不引起周围器官的变形。

(2) 切口的选择:扩张器植入时切口的选择要根据扩张器埋植的部位而定。如果在病变的邻近区域埋植扩张器,则切口可选择在正常组织与病变交界处,或病变组织一侧距离交界处1~2cm。如果病变组织两侧均埋植扩张器,而病变组织又不太宽,可在病变组织中央作切口,向两边分离埋植扩张器。如果是远位埋植,则切口宜选择在比较隐蔽的部位(如额部扩张时作头皮内切口,或选择在二期转移扩张皮瓣的边缘)。切口一般与扩张器的边缘平行。切口的长度一般以能充分暴露拟剥离的腔隙而又不越过病变范围为宜。一次埋植多个扩张器时几个扩张器可共用一个切口,亦可分几个切口。

(3) 埋植的深度:扩张器埋植的深度因供区和受区的不同而异。头皮扩张时扩张器一定要埋植于帽状腱膜深面、骨膜表面。额部宜植于额肌深面。面颊部宜在皮下组织深面、面部浅表肌肉腱膜系统(SMAS)层浅面。耳后位于耳后筋膜浅面。颈部位于颈阔肌的浅面或深面。躯干和四肢扩张器一般植入深筋膜的浅面,部分可埋植在深筋膜深层肌膜的表面。

(4) 扩张器埋植腔隙的分离:首先将扩张器放于拟埋植部位的皮肤表面,用亚甲蓝画出手术切口线、扩张囊埋植的位置和注射壶埋植的位置。其中扩张囊埋植的组织腔隙分离的范围应比扩张囊周边大 0.5~1cm。

切开皮肤时刀口须垂直于皮肤表面,一直切到需要分离的平面。头皮、额部、耳后区一般层次较清楚,以钝性分离即可完成。颈前部、躯干和四肢组织分层也较清楚,应以钝性分离为主,但需注意分离结扎沿途遇到的深部血管穿支,其中结扎与电凝不要离表面组织太近,以防影响其血液循环。面颊部和侧颈部组织分层不十分清楚,分离时先用分离剪钝性分离形成许多腔道,钝性分离不开的部位可剪开。分离尽可能在直视下进行。术者必须对埋植扩张器部位的组织解剖非常熟悉,以免损伤重要的组织器官。分离过浅可导致表面皮肤坏死,而分离过深将有可能伤及重要神经血管组织,特别是在面颈部时更应仔细认真。

埋植注射壶的组织腔隙分离可略浅一些,以利术后注射,但如果表面为瘢痕则不宜过浅,以防表面组织坏死而注射壶外露。

(5) 扩张器的植入和切口的关闭:植入的扩张器应展平。导管可有弯曲,但不能形成锐角,更不能折叠。扩张器植入后在扩张器下面放置剪有数个侧孔的负压引流管,管远端必须放置到组织腔隙的最底部。缝合切口时先在距切口边缘 0.5~1cm 处将表面组织与深部组织缝合数针,以防扩张器移位到切口深面。然后分层缝合切口,但头皮可全层缝合。缝合需在直视下进行,以防刺破扩张器,缝合完成后,可穿刺注射壶进行回抽或再注入 5~10ml 生理盐水,以证实注射壶没有翻转,导管没有折叠,扩张囊没有破裂。

3. 注液扩张

(1) 注射液的选择:最常选用的注射液是注射

用生理盐水。扩张囊为半透膜,小分子物质在渗透压的作用下可自由进出,因此,注射液应为等渗溶液。可在生理盐水中加入止痛(如利多卡因)、抗感染(如甲硝唑、庆大霉素)、防止纤维包膜形成和挛缩(如地塞米松)及促进扩张(如茶碱类)的药物。

(2) 注射时间:在对切口张力影响不大的前提下,术后开始注液的时间一般宜早不宜晚,多数情况下可于术后 5~7 天开始注液,即尚未拆线前就可注水。但如果注液对切口张力影响比较大,应推迟注液的时间或推迟拆线的时间。目前多数采用间隔 3~5 天注射 1 次的常规扩张方法。

(3) 注射量:每次向扩张器内注射的量取决于表面皮肤的松弛度和扩张器的容量。每次注水时,以扩张囊对表面皮肤产生一定的压力而又不阻断表面皮肤的血流为度,压力不应高于 5.3kPa (40mmHg)。如果注射后表面皮肤变白,充血反应消失,应等待 5~10 分钟,如血流仍不恢复,则要回抽部分液体,直到表面皮肤血流恢复。

4. 扩张器取出和扩张后皮瓣转移术(二期手术)　当皮肤软组织经过充分的扩张达到预期目的,即可取出扩张器,形成扩张后皮瓣,在保留足够组织覆盖供区的同时,用扩张产生的"额外"组织修复受区。如果一次扩张不足以修复全部病变区,可在二期手术转移后的扩张皮瓣下再次埋植扩张器,进行"接力"扩张(也称重复扩张);也可于伤口愈合后半年再次埋植扩张器扩张。

(1) 扩张后皮瓣的设计:设计方式取决于受区的要求和供区的条件,设计时应遵循以下原则。①充分舒展具有立体形态的扩张后皮瓣多数呈半球面体,最大可能地应用扩张获得的组织;②尽可能地减少辅助切口,或将辅助切口置于相对隐蔽的位置,尽可能与皮纹方向一致;③顺血供方向设计皮瓣,如为轴型皮瓣则不应超出其血供范围,如为任意型皮瓣,其长宽比例可比未扩张皮瓣略大一些,但不能过大;④皮瓣远端携带的未扩张皮瓣不宜超过 1:1 的比例,最好不要超过扩张区的边缘;⑤扩张皮瓣的设计同样应该遵循常规皮瓣设计的一切原则。

(2) 扩张后皮瓣设计有以下几种方式:①滑行推进皮瓣,在扩张皮瓣的两侧设计一个或数个小的三角瓣,相互交错使整个皮瓣向前滑行推进,亦可于两侧形成直线或弧形切口向前滑行推进。其优点是设计和操作简单,比较安全;缺点是向前推进的距离有限,一般仅能延伸4~7cm。②旋转皮瓣,形成的皮瓣以邻近修复区的一侧为蒂,形成一与受区平行,并能依一定轴线向受区旋转的皮瓣,多用于面部。与修复区相邻的一侧为皮瓣的蒂部,皮瓣的一侧位于扩张组织与修复区交界处,切取扩张后皮瓣向病变区旋转的同时向前推进修复创面。其优点是辅助切口少;缺点是扩张组织有时难以充分展平。③易位皮瓣(交错皮瓣),以顺血供的一侧为蒂,形成一个较长的三角皮瓣(或舌形或长方形)。其蒂部一侧靠近受区,皮瓣远端位于远离受区的部位。所形成的皮瓣与受区之间相隔有一部分未扩张的正常皮肤,形成的皮瓣插入受区,这样扩张后的皮瓣可获得充分利用。该皮瓣多用于发际、鬓角和不规则部位。

易位皮瓣的优点是转移的距离比较远。尽管皮瓣设计有以上三种简单的分型方法,而实际操作时,常常是根据患者具体情况灵活地进行设计,由两种或两种以上的方式相互结合。在手术前画出皮瓣设计基本图形,术中取出扩张器后再根据皮肤的松紧度和血管走行进行调整。

(3) 手术方法与步骤

1) 先取出扩张器,其切口可以是原先埋植时的切口,也可位于正常组织与病变组织交界处,亦可以是设计皮瓣的边缘。切开皮肤、皮下组织直达纤维包膜的表面,用血管钳分开纤维包膜或采用切开腹膜的方法切开纤维包膜,待纤维包膜形成一裂口后即可用剪刀剪开全部切口。注意防止刀片或剪刀尖等锐器刺破扩张囊。取出扩张囊后顺着导管钝性分离取出注射壶,剥离时要一直紧贴导管和注射壶。由于注射壶大,导管细,只有充分松解开全部纤维包膜后方能取出注射壶。

2) 扩张囊基底部周边形成的横断面为三角形的比较厚的纤维环,对皮瓣的舒展有影响,应将其切除。囊壁上的纤维包膜是否去除,要视具体情况而定。如果影响皮瓣的舒展,要仔细剥除或多处切开,否则可留于原位待其自行吸收。

3) 二期手术时须先取出扩张器形成扩张后皮瓣,根据可供修复材料的多少决定病变组织切除的面积,以防止先切除病变组织后扩张皮瓣不足而陷于被动的局面。

扩张皮瓣下亦应放置负压引流管,术后适当加压包扎。伤口愈合后,应采取防止瘢痕增生、对抗皮瓣挛缩的措施,如应用弹力外套、颈托、支架等。术后早期扩张皮瓣变硬,并有回缩的趋势,一般术后6个月左右能够软化并恢复自然弹性。

(王伊宁　齐鸿燕)

19

第二十章　头颈外科

第一节 概述

一、前言

头颈部范围小,但器官非常重要,结构非常复杂。因此,与头颈部相关的外科专业及亚专业非常多。神经外科、眼、耳、鼻、咽喉、头颈、口腔、颌面等领域均有各自的专科和亚专科,例如:口腔科中的牙体科还可再分为牙体内科和牙体外科以及病理科、义齿科等。专而后能精,各个专业都有各自的系列专著,甚至专业学校。这说明人们对这些器官的健康要求很高,也说明有关的专科医学历史发展已经很久。按一般习惯,头颈外科的治疗对象应是各专科相关肿瘤性疾病。而目前各专科划分的概念是:颅骨及颅内归属于神经外科,眼眶以内包括眼睑归属于眼科,耳鼻喉相关组织器官包括气管、食管归属于耳鼻咽喉头颈外科,口腔内器官归属于口腔科,颜面、颌骨统统归属于颌面外科。然而总有些情况划分不清,家长习惯到小儿外科就诊。何况临床上各专科范围的问题常常是患者就诊伤病的一部分,例如车祸、坠楼可能涉及各专科器官。即使有的问题必须专科处理,小儿外科接诊医师也应该做好初步处理,保证安全转科、转院或请专家会诊协助。头颈部各个专业内容涵盖太广,本章主要介绍一些综合儿童医院常见的头颈外科问题。

二、专科历史与展望

20 世纪 50 年代头颈外科在我国开始建立,起初是在肿瘤医院建立独立的头颈外科,后来在综合医院里的眼科、耳鼻咽喉科、颌面外科及普外科也在开展头颈外科的工作。头颈外科所涉及的解剖范围为颅底以下,胸骨以上,颈椎以前。在这个区域内主要涉及眼科、耳鼻咽喉头颈外科、口腔颌面外科,以及病变累及颅内、脊柱、纵隔后所涉及的神经外科、骨科和胸科。

从头颈外科发展史看,1954 年美国 Martin 和 Word 率先组织普外科医师成立了头颈外科学会(SHNS),1958 年 Conley 成立了由耳鼻咽喉科医师组成的头颈外科学会(ASHNS),1998 年两个组织合并为美国头颈外科协会(American Head and Neck Society)。我国 1985 年在中国抗癌协会领导下成立了头颈外科专业委员会(现头颈肿瘤专业委员会)。

早在 1975 年,首都医科大学附属北京儿童医院就完成了耳鼻咽喉科的建设,但受当时条件的限制,手术局限于腺样体扁桃体切除术以及食管、气管异物取出术等。2007 年,中华医学会耳鼻咽喉头颈外科分会小儿学组成立后,儿童耳鼻咽喉科才取得了迅速发展。2012 年,首都医科大学附属北京儿童医院耳鼻咽喉科更名为耳鼻咽喉头颈外科,随后成立了头颈外科专业组,极大推动了小儿头颈外科的发展。然而,从目前的发展来看,儿童头颈外科还有很多工作等待我们去开展。头颈部解剖复杂,神经血管较多,手术难度大,风险高,相互交叉的学科也多。这就要求外科医师不仅仅在手术治疗方面越来越精细,更要在手术选择上要越来越微创,治疗方式更呈现多样化。同时还需要和相关的交叉学科协作、配合。让小儿外科医师携起手来,与耳鼻咽喉头颈外科医师一同为我国小儿头颈外科事业的发展作出我们应有的贡献。

(倪鑫 张雪溪)

第二节 小儿头颈部解剖

一、胚胎及生理功能

胚胎第 4 周时,头端内有脑泡,以后发育为脑。头端两侧有眼泡,眼泡的尾侧,胚胎头端的腹外侧,中胚层组织局部增殖,形成 5~6 对棒状隆起,从头侧向尾侧按顺序依次排列,为鳃弓。每两鳃弓间,外胚层出现凹陷,进而形成浅沟,分隔同侧两个鳃弓,称鳃沟。内胚层在两鳃弓之间形成凹陷,朝向相应的鳃沟,形成咽囊,鳃沟的外胚层和咽囊的内胚层接近,两者间有少量间充质,共同构成闭锁膜。在鳃弓内有软骨形成支架,鳃弓中软骨与其对应鳃弓同时分化为各个器官及组织。颈由第 2、3、4、6 对鳃弓发育而成。胚胎发育至第 4~5 周时,第 2 鳃弓迅速向尾侧生长并越过第 3、4、

6 鳃弓,最后与心隆起上缘融合。第 2 鳃弓与其深部第 3、4、6 鳃弓中间的间隙称颈窦。随着鳃弓的分化、食管和气管延伸及心脏位置的下降,颈部逐渐延长、成形。

二、头颈部间隙

颈筋膜间隙是颈筋膜各层之间或血管神经组织周围之间的潜在间隙,内含疏松结缔组织,主要包含咽后间隙、咽旁间隙、椎前间隙、颈动脉鞘间隙等。这些间隙的存在有利于吞咽时咽腔的运动,并可协调头颈部的活动。咽部间隙既可限制某些病变的发展,将病变局限于一定范围之内,又可为某些病变的扩散提供途径。临床上发生问题最多、最严重的是咽后间隙和咽旁间隙。

咽后间隙位于椎前筋膜与颊咽筋膜之间,上起颅底,下至上纵隔,相当于第 1、2 胸椎平面。到咽后间隙两侧以薄层筋膜与咽旁间隙相隔,中线处被咽缝分为左右两部分。每侧咽后间隙中主要的结构是疏松结缔组织和咽后淋巴结。

咽旁间隙位于咽后间隙外侧,外界为翼肌和腮腺包膜,后面是椎前筋膜和颈椎的横突。咽旁间隙被茎突和附着的肌肉分为前后两个部分,前部主要为茎突咽肌和茎突舌肌,后部为颈动脉鞘。咽旁间隙为颈部最易发生感染的间隙。

三、头颈部血管、神经

1. 颈总动脉在甲状软骨上缘水平分为颈内动脉和颈外动脉。颈内动脉位于颈外动脉的后外侧,继而转至其后内侧。颈总动脉末端稍膨大,是颈动脉窦,为压力感受器。颈总动脉分叉处后有扁平的颈动脉小体,为化学感受器。颈内动脉在颈外无分支;颈外动脉在颈部共分出 8 支:甲状腺上动脉、舌动脉、面动脉、枕动脉、耳后动脉、咽升动脉、颞浅动脉和上颌动脉。

2. 颈内静脉在颈总动脉外侧,胸锁乳突肌前缘深面,有面总静脉、甲状腺上静脉、中静脉、舌静脉汇入。

3. 迷走神经在颈总动脉、颈内静脉后方,并共同包于颈动脉鞘内。

4. 舌咽神经及舌下神经二腹肌后缘处呈弓形跨过颈内、颈外动脉浅面。

四、颈部淋巴结分区

为了对颈部淋巴结病变进行统一描述,临床上通常将颈部淋巴结分成六区。

Ⅰ区:位于两侧二腹肌前、后腹和下颌骨下缘之间,以二腹肌为界分两部分,内下方为Ⅰa区,外上方为Ⅰb区。收纳颏、唇、颊、口底部、舌前、腭、舌下腺和颌下腺的淋巴液。

Ⅱ区:为颈内静脉淋巴结上区,相当于颅底至舌骨水平,前界为胸骨舌骨肌外侧缘,后界为胸锁乳突肌后缘。以副神经为界分为两部分:前下方为Ⅱa区,后上方为Ⅱb区。

Ⅲ区:为颈内静脉淋巴结中区,从舌骨水平至肩胛舌骨肌与颈内静脉交叉处。

Ⅳ区:为颈内静脉淋巴结下区,位于肩胛舌骨肌、锁骨和胸锁乳突肌后缘所围成的区域。Ⅱ、Ⅲ、Ⅳ区共同构成颈内静脉淋巴结链,收纳腮腺、颌下、颏下、咽后壁及颈前淋巴结的淋巴液,因此是颈廓清术中的重点区域。

Ⅴ区:颈后三角淋巴结。前界为胸锁乳突肌后缘,后界为斜方肌前缘,下界为锁骨。

Ⅵ区:位于两侧颈动脉鞘之间,舌骨、胸骨上窝所围成的区域。包括环甲膜淋巴结、气管周围(喉返神经)淋巴结、甲状腺周围淋巴结。

(倪鑫 刘悄吟)

第三节 头面部外伤

一、头皮水肿

头皮水肿(cephaledema)俗称产瘤,是婴儿娩出时头顶部在产道口受压时间过长,以致头皮水肿。婴儿娩出后头顶部凸出如瘤,有半个头大小。婴儿无明显症状,吃、睡、哭均正常。局部软,无张力,透光试验全部透光弥散。不需任何治疗,1 周左右自然消退,不留后遗症。

二、头皮血肿

头皮为五层结构,包括皮肤、皮下脂肪、帽状腱膜、疏松组织、颅骨骨膜。皮肤、腱膜、骨膜三层为硬韧组织,中间由两层松软组织隔开。松软组织中富含血管,遭受钝性打击或碰撞后,可使血管破裂,而头皮及其他硬膜仍保持完整。破裂的血管自由回缩,出血无阻,即形成血肿。头皮血肿(scalp hematoma)按具体部位可以分为皮下血肿(subcutaneous hematoma)、帽状腱膜下血肿(subgaleal hematoma)和骨膜下血肿(subperiosteal hematoma)三种。

不同部位头皮血肿的处理如下:

1. 皮下血肿 此血肿比较局限,基底部为5cm左右的小血肿,因张力高而无波动,如坚硬不能移动的肿瘤。如果血肿较大,中心可以很软或有波动,周围可出现锐利硬边,易被误认为骨折缺损。但中心软部有时仍可触到坚硬的颅骨板,穿刺探查也可触及骨板。确诊可行X线检查鉴别。此种血肿一般无需处理,数日后可自行吸收。少数也可能延至数周无变化,突然两三天内迅速消失。个别患者遗留皮下小硬结,但毫无症状,数月后吸收。

2. 帽状腱膜下血肿 多见于婴儿产伤,大孩子常合并颅骨骨折,常可以延及整个头部,不受颅缝限制。触之较软,有明显波动。治疗重点在于预防和纠正颅压增高。巨大腱膜下血肿可引起贫血甚至休克。应在严格皮肤准备和消毒下穿刺吸出,然后再用帽状绷带部分加压包扎,以求尽量减少死腔。对已形成感染的血肿,应切开引流同时使用抗生素。

3. 骨膜下血肿 多因跌伤或撞伤所致,也常较大,但不超越颅缝,张力较高,可有波动。诊断时应注意是否伴有颅骨骨折,处理原则似帽状腱膜下血肿,但对于伴有颅骨骨折者,不宜强力加压包扎,以防血液内流,引起硬膜外血肿。处理头皮血肿前,应着重明确是否存在颅骨损伤甚至脑损伤的可能。

三、头皮撕脱伤

头皮撕脱伤(scalp avulsion)小儿比较少见,但情况非常严重。常见原因多为意外伤害,如为女童长发卷入转动的车轮中所致(特别是机动自行车)、车祸伤等。由于皮肤、皮下组织和帽状腱膜三层紧密连接,所以在强烈的牵扯下,往往将头皮自帽状腱膜下间隙全层撕脱,有时还连同部分骨膜。伤后失血多、疼痛剧烈,同时又受惊吓,而致休克。

头皮撕脱伤不同情况下应采用不同的方法处理:

1. 一般少量部分头皮掀开,主要是迅速局部止痛止血。用浸以0.5%普鲁卡因加几滴肾上腺素溶液的纱布,压住伤口止血。等待患者不觉伤口疼痛时(约需半小时),再拿开纱布进行清洗检查。一般多可及时清创缝合。不合作患者仍以麻醉下处理为宜。

2. 大面积撕脱,首先鉴别及处理或预防休克。第一步也是先压迫止血。同时在全身麻醉下进行检查处理(即使是大孩子能合作,也以全身麻醉为宜)。①若皮瓣尚未完全脱离且血供良好,可在认真清创后原位缝合。②若皮瓣已完全脱落,但完整,无明显污染,血管断端整齐,且伤后未超过6小时,可在清创后应用显微外科技术行小血管吻合,头皮原位缝合。条件受限不能行血管吻合时,需将撕脱的头皮瓣切薄成类似的中厚皮片,置于骨膜上,再缝合包扎。③若撕脱的头皮瓣挫伤或污染较重不能再利用,而骨膜尚未撕脱,可取腹部或大腿中厚皮片作游离植皮;若骨膜已遭破坏,可先作局部筋膜转移,再行植皮。④若伤后已久,创面已有感染或经上述处理失败者,只能行创面清洁和更换敷料,待肉芽组织生长后再作邮票状植皮。如颅骨裸露,还需作多处颅骨穿孔至内板障层,待穿孔处长出肉芽后再植皮。后遗秃头日后再行整形手术。

四、颅内出血

颅内出血(intracranial hemorrhage)多见于大婴儿娩出困难、产程长,颅骨受压,颅内血管损伤出血。此外,还有另一种新生儿颅内出血是脑实质内缺氧后渗血,多见于早产婴儿或低体重儿或产程很快出生婴儿。临床症状均为颅压增高,包括喷射性呕吐、嗜睡、躁动、尖叫、抽搐,甚至昏迷。前囟突出有张力无搏动。穿刺为红色血性液可诊断出血,如为淡血性液,尚不能证实为出血或渗血。颅压增高的治疗主要靠脱水及对症镇定疗法，同时可行经皮置管引流。如CT证实为局限部位血肿，可行开颅减压。

五、颅骨骨折

颅骨骨折（fracture of skull）按骨折部位分为颅盖与颅底骨折；按骨折形态分为线形骨折、凹陷骨折、粉碎骨折、洞形骨折及穿透性骨折；按骨折与外界是否相通，分为开放性与闭合性骨折。

颅骨骨折时首先需要处理的是致命的并发症。如颅中窝骨折可导致严重的鼻出血，从而引起休克或窒息，应立即插管，清理气道内血液，予以鼻腔填塞止血，必要时施行手术结扎。颅后窝骨折导致呼吸功能紊乱或颈髓受压时，及早进行气管切开术维持呼吸，颅骨牵引，甚至施行颅后窝及颈椎椎板减压术。颅盖骨折时颅骨陷入深度在1cm以内，直径不超过5cm，无阳性神经体征者可暂不手术。年龄越小，越有自动复位的可能。骨折片达2cm的患者几乎均合并脑膜及脑组织损伤，需要手术治疗。儿童颅骨骨折在实际的手术操作过程中，应当注重动作轻柔，避免出现出血过多的现象，同时在开颅手术过程中，应当对患者进行适当的血肿清除手术，避免患者在手术过程中压力过高，出现脑膨出的现象，避免不可逆的神经功能障碍。手术过程中可采用筋膜缝合硬膜降低患者的脑部压力。颅底骨折多数无需特殊治疗，而要着重处理合并的脑损伤和其他并发损伤。

六、臂丛损伤

婴幼儿臂丛神经损伤多发生于分娩时，是因其头、颈、肩受到持续的外力压迫或牵拉所致，因此又被称为分娩性臂丛神经损伤（obstetrical brachial plexus palsy，OBPP）或产瘫。臂丛损伤根据不同部位，可出现前臂或上臂麻痹不动，严重者可发生全臂麻痹。一般拉伤多可于几周或几个月后自然恢复，如果神经根拉断则可能遗留终身麻痹。

臂丛神经损伤的早期发现、早期诊断对其临床治疗至关重要，其中诊断依据主要包括分娩史、临床表现、神经电生理学检测和影像学检查，需排除脑瘫、先天畸形、骨折脱位等特殊情况。

目前对小于3月龄的患者应仅进行康复治疗并予以观察，新生儿发现臂丛损伤只需"敬礼位"保护（上臂外展、前臂屈曲，平卧举至头旁如军礼姿势）。若至3月龄时肱二头肌功能仍未有康复迹象，可进一步做神经探查，手术时机一般选择在3~9月龄间。对臂丛神经损伤程度严重的患者应尽早进行手术治疗，手术治疗方法包括神经松解术、移位术和移植术等，供体神经有肋间神经、副神经、膈神经、颈丛神经运动支、健侧C7神经根和患侧C7神经根等。近来提出干细胞治疗，有待进一步研究。

七、膈神经损伤

膈神经损伤（phrenic nerve injury）或称产伤性膈膨升（birth eventration）。也和臂丛损伤一样，助产时牵拉头部拉伤颈部，使脊髓颈神经根拉伤，常与臂丛同时受损。只是部位较高，包括颈2神经根，并非直接损伤膈神经。患者表现为呼吸困难，哭闹时可注意到肋缘下有两侧反向（矛盾）运动。胸透或胸片可见患侧膈升高达2、3肋间。症状明显时应给氧，甚至定时加压给氧（口罩式），保持肺定时扩张。一般能逐渐代偿，轻者继而逐渐恢复膈运动，不能恢复者待日后行修复膈膨升手术。

八、鼻骨骨折

鼻骨骨折（fracture of nasal bone）是指构成鼻外形结构的骨质由于外伤性原因而导致的损伤。儿童的鼻骨支架大部分由软骨组成，软骨的柔韧决定了其不易发生骨折；此外，儿童额骨和下颌骨的相对位置较成年人高，在面部受到创伤时能吸收更多的外力从而保护鼻骨，儿童外伤多造成不完全骨折或青枝骨折，可不伴有错位。

鼻外伤后，可行影像学检查（鼻骨侧位片、鼻骨CT）明确有无鼻骨骨折。鼻骨骨折的复位原则：鼻外观无明显改变者，无需手术复位；有骨折错位鼻外形改变者，应予以鼻骨骨折复位术。鼻骨复位术多可采用内复位法复位，当有复合鼻骨粉碎性骨折时，可联合开放性手术进行复位。手术时机不宜超过2周，小儿一般采用全身麻醉。

20

九、颌骨骨折

颌骨骨折(fracture of mandible)属于严重颌面外科问题,需进行专科处理。但也应适当予以初步固定:外固定,可用宽黏膏将上下颌黏紧;大孩子可行颌间固定,可用金属丝将对应的上下牙固定。特别注意患者的呼吸吞咽功能与活动,可疑时可先做预防性气管切开。

十、腮腺和腮腺导管损伤

面部外伤,尤其是腮腺区域的外伤可造成腮腺腺体撕裂伤,处理原则为清创后作局部严密缝合,可疑腮腺导管断裂时,需探查腮腺导管,后局部加压包扎,应用抑制唾液分泌的药物,防止涎瘘发生。如已出现涎瘘,应耐心等待局部彻底消肿后,腮腺导管恢复畅通,多可自愈。长期形成慢性瘘管则需切除瘘道,如发现囊腔,一并切除达正常组织,然后逐层缝合,加压包扎,应用抑制唾液分泌的药物。

腮腺导管损伤时,可根据保留的近心端导管的长度决定作内部支架、对端吻合术;或将近心端导管直接开口于口腔黏膜;也可行近心端导管结扎术,使唾液聚成囊肿,自行压破口腔黏膜或者迫使该部腺体萎缩。

(张杰 王生才 李艳珍)

第四节 颈部开放损伤

颈部有咽、喉、气管、食管、颈动脉及甲状腺等重要器官。由于此处无较硬的组织结构保护,当受到外来损伤时,多易出现复合伤,伤情复杂,病情急重,是耳鼻咽喉头颈外科急症之一,早期急救处理非常重要。

一、救治原则

抢救生命为首位。首先要止血、解除呼吸困难、防止休克。原则:先处理致命伤,后处理非致命伤;先处理污染重的伤口,后处理污染轻的伤口;迅速恢复气道通畅,对开放性颈部外伤情况危急患者,尤其是有气管断裂的可由断裂伤口直接插入通气管(有条件的可插入气管插管,同时应注意深度)以防窒息,并赢得抢救时间。在生命稳定的基础上进行清创缝合,尽量保留和恢复喉功能,并预防愈合过程中引起的瘢痕性喉狭窄。在处理开放性颈部外伤时,活动性大出血的止血本应是首要任务,特别是颈动脉破裂。然而事实上,大出血患者一般仅见于受伤现场,临床医师赶到时早已死亡。极少数情况下可见出血暂时停止,触动伤口后血液喷出,导致死亡。所以,处理颈部割伤、刺伤或意外枪伤必须特别警惕。此外,全面抢救过程中保证供氧及抗休克治疗也是不容忽视的重要步骤。开放创伤常规于24小时内注射破伤风预防针。我国新生儿普遍接种百白破疫苗,一般伤后可再重复一针破伤风类毒素疫苗。但对污染严重、深部坏死伤口,特别就诊较晚的患者,仍以注射破伤风抗毒血清为宜。

二、颈部血管损伤

1. 颈部伤口活动性出血的处理 坚持以抢救生命为主,血管重建为辅的原则,保持呼吸道通畅、止血、抗休克3个关键步骤应同时进行。虽然出血很多,但多为小动静脉损伤(大血管出血难得就诊),立即用0.5%含肾上腺素的普鲁卡因湿纱布压住伤口。如果压迫下继续出血,则应迅速插管全身麻醉(多用静脉麻醉加肌松剂),头转向伤侧,敷料塞入伤口内,局部压迫止血,以达到减少出血的目的,同时积极抗休克治疗,迅速补充血容量。休克纠正后,慢慢逐步拉出部分填塞物清创,逐步寻找出血点,予以钳夹、结扎。步步为营稳步前进,达到完全止血。必要时按需扩大切口,以求充分暴露出血面。开放性伤口喷射性或凶猛大出血是诊断大血管损伤的主要依据,疑有大血管横断或不全横断时,应分别压迫伤口两侧,以控制近心端和远心端出血,以及近心端空气栓塞。切忌盲目解除压迫和探查伤道,否则引起大出血,难以纠正。

2. 颈动脉破裂的处理 原则上颈外动脉、椎动脉和颈外静脉损伤只需简单结扎;颈总动脉、颈内动脉受损应及时予以修复吻合。临床上及文献报道一般认为4周岁以内患者结扎颈总动脉甚至颈内动脉均可保全大脑功能,学龄以上则常需较长的恢复期。当结扎颈总动脉后仍有动脉血流出,则需同时结扎甲状腺上动脉分支,因两侧动脉在甲状腺内交通。颈动脉破裂修复方法:包括全身麻醉插管,显微手术镜下端-端吻合、侧壁修复或(人造)血管移植。对于颈部静脉的损伤,处理时均可结扎。需要注意的是,在探查颈内静脉时要防止近心大静脉负压,经破口将外界空气吸入心脏导致各处气栓的形成。总之,急救时采用填塞、压迫快速止血,探查时必须缓慢逐步,随时准备应急措施。出血不止,局部填塞压迫无法移动时,则需锁骨下动脉分支临时止血带。方法是继续持续压迫伤口止血,同时另沿锁骨做横行切口,暴露并离断胸锁关节,掀开锁骨,分离颈总动脉根部,置一临时止血带。扎闭后观察出血,有减缓即可实行探查。彻底止血后,复位锁骨缝合切口。

假性动脉瘤(pseudoaneurysm):一般颈部大血管损伤多见于锐器伤,在小儿非常少见。但是,医源性损伤也可发生,如行气管切开时误伤颈动脉或静脉。当时发现即刻修复多可抢救成功。最危险的是动脉壁部分损伤,当时未能发现,或破损修复不牢靠,逐渐形成假性动脉瘤,可出现随时突然爆破。另外一种常见情况是气管切开用的套管弯度不合适,长期压迫导致器官慢性穿透及动脉壁慢性损伤而形成假性动脉瘤突然爆破。此外,套管固定不稳,患者不慎突然牵扯损伤,护理换管造成假道等均可造成假性动脉瘤出血。这种慢性形成的假性动脉瘤出血症状很特殊,常常是突然惊人的大量血液喷出,几十或上百毫升,然后突然停止。容易给人以错觉,以为填塞或压迫可以解决问题。几天后又突然暴发惊人喷血然后停止。反复发作,终致措手不及而死亡。这是因为大动脉侧壁破口很小,漏血不多,因动脉压力压开周围粘连形成大量积血,最后冲破阻力而喷出。但大量积血喷出后,正常动脉搏动漏出血液很少,使人误以为出血停止,填塞了事。事实上动脉搏动仍然不断向外出血。治疗只能靠暴露,分离出动脉,结扎或缝合修复。

3. 颈部刺伤大血管探查指征 ①伤口处活动性出血不止;②低血压伴有伤口出血史;③口腔

内有活动性出血,口腔黏膜正常;④颈部进行性增粗,皮下淤血;⑤由于气管受压,出现气管移位;⑥颞浅动脉、面动脉搏动消失。探查方法:当估计有出血量大而快的可能时,需事先准备好颈动脉临时止血带,以免突然大出血措手不及。然后逐层切开扩大伤口,随时清除血块、填塞压迫,也是步步为营,清理一步再进一步,直至显露大血管及全部分支,并予妥善处理。

三、咽喉、气管、食管损伤

颈部开放性伤多伴有咽喉、气管及食管损伤。多数外部伤口边缘整齐,坏死组织少,但较深,可伤及重要结构及器官,引起严重并发症或危及生命,死亡多因为窒息、重度出血性休克等。对外部伤口小、咽、喉、食管等损伤不易发现者要特别注意,不可遗漏而致不救。仔细询问伤情,扩大颈部伤口,仔细探查内部器官有无损伤,均属必要。即使患者无病容,局部无严重表现,追问检查也不可省略。

1. 喉、气管损伤

(1) 开放性喉、气管损伤:伤及喉和气管,可引起呼吸道阻塞,甚至窒息。因此凡明确有喉、气管损伤,并出现呼吸困难的患者,应及时行低位气管切开术。危急时可由气管断裂伤口处直接插入气道,待气道通畅后再行正规低位气管切开术。喉、气管本身伤口的处理原则是:尽可能一期重建喉、气管腔结构,以防止喉、气管狭窄。喉内伤口缝合必须注意喉发音功能的保留,软组织复位,破损黏膜缝合,喉部破损黏膜、软骨及气管软骨应尽量保留,严密对位缝合。治疗期间,鼻饲维持营养,保持口腔卫生,预防术后感染。考虑术后发生喉气管狭窄可能性大者,应于术中放置喉模或扩张管,扩张管一般应放置1~3个月。

(2) 闭合性喉、气管损伤:颈部外伤检查时发现颈部皮下气肿、血肿要考虑喉、气管损伤可能,同时注意发声是否异常,如出现相关症状需进行必要的检查,电子/纤维喉镜检查可清楚了解喉部情况以及声带的运动(图20-1,图20-2)。观察时要注意皮下气肿、血肿范围及患者呼吸困难有无进展。若逐渐加重,应及时行气管切开。必要时

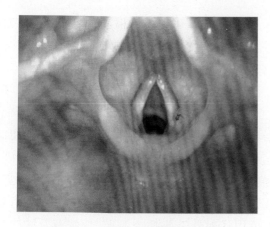

图 20-1 电子/纤维喉镜下正常喉

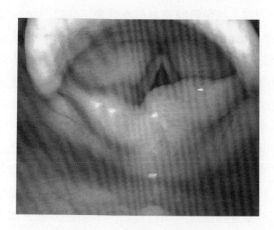

图 20-2 右侧环杓关节脱位

同时进行喉腔探查或颈侧切开。如情况允许，应尽早行喉部的电子/纤维喉镜或颈部 CT 检查，以明确喉软骨及气管的损伤程度。如考虑或发现有气管断裂伤，切勿在各种检查或手术时使患者颈后伸，以防气管断端的近心端缩入胸腔导致患者突然窒息死亡或使手术更加困难。

2. 咽、食管外伤

（1）咽外伤：多见于刺伤，伤口小而深，由于组织内积血导致口咽腔或颈部肿胀压迫呼吸困难，或经咽部创口流入下呼吸道从而使呼吸困难。咽部外伤出血，急救须迅速气管切开解除呼吸困难，同时从颈外、咽部同时压迫止血。伤口小，不应盲目扩大探查，较大裂口可行内翻缝合，黏膜层关闭创口，如伤口过小细小裂孔荷包缝合即可，注意防止组织间残留，应放置引流，局部适当用加压包扎。术后应喉咽腔吸引

以防频繁吞咽。过早进食极易引起颈深筋膜感染而最终导致咽瘘。

（2）食管损伤：开放性食管损伤，除缝合伤口外，术后须鼻饲 2 周，同时加强抗感染治疗，防止发生食管瘘。闭合性外伤造成的食管破裂较少见。颈部外伤后出现颈部肿胀、疼痛、吞咽困难、发声障碍等应考虑到伤及食管的可能性，胸片提示纵隔增宽或食管造影可协助确诊。外伤致食管穿孔可引起纵隔炎、脓胸等并发症，严重可导致死亡。颈部皮下气肿、下胸部及腹部剧烈疼痛是食管破裂的三大症状。食管镜检查不能作为诊断方法。治疗需封闭伤口，同时纵隔引流，予以鼻饲。如有短期食管瘘发生，只要纵隔引流持续畅通，无脓腔形成，不发热、无疼痛，瘘管多数可以愈合。

四、开放性颈部伤口的清创缝合、并发症及处理

（一）开放性颈部伤口的清创缝合　颈部新鲜开放性伤口应尽量争取一期缝合、一期愈合。须彻底清除伤口内污物、异物及无生机组织。术后早期应用足量抗生素防止感染。缝合操作方法：在满意的麻醉下，彻底止血后进行。

1. 对污染伤口用 3% 过氧化氢液、新洁尔灭及大量生理盐水彻底清洗；

2. 尽量保留有生机的软组织，不要修剪过多；

3. 大面积软组织缺损者尽量用局部皮瓣转移修复；

4. 依层次缝合伤口，破损的黏膜要尽量保留，对位严密缝合，防止内外相通；

5. 要注意颈部器官的修复，保持其形态和功能；

6. 静脉使用足量抗生素冲击，插鼻饲管保证营养，促进一期愈合。晚期伤口或污染严重或已发生感染者，不宜作一期清创缝合，应保护创面，加强抗感染治疗，保证局部引流。待炎症控制消退后再行二期修复，可进行皮瓣转移的修复。

（二）颈部开放外伤并发症及处理　颈部外伤的并发症主要有皮下气肿、纵隔气肿、气胸、咽瘘、喉狭窄等。皮下气肿来源于口腔、食管、气管穿孔或黏膜破损，有效修复后，多数在数日内可自行消

20

退;进行性纵隔气肿可从气管切开口处沿气管前筋膜向下剥离排气,或留置引流管;气胸则须进行胸腔闭式引流。慢性直接咽瘘,组织缺损严重,必要时可行颈部转移皮瓣修复,早期禁食、鼻饲也是防止咽瘘的重要措施之一。喉狭窄多见于严重喉软骨损伤或继发坏死者。仔细的一期清创缝合,大孩子放置喉模,婴幼儿早期拔除气管套管,也是有利于防止喉狭窄的可选措施。

(张杰 李艳珍 王生才)

第五节 头面部感染

小儿头颈部感染与其他部位感染的诊治原则无明显差异,在稳定生命体征、保全局部功能之外,应重视局部后遗瘢痕与美容问题。因此应积极控制感染,避免出现皮肤的溃烂、坏死,局部切开引流时应尽量沿生理皮纹走行。感染扩散面积越大坏死的可能性越大,瘢痕也会随之增大。局部使用外敷药品(counter-irritant)有助于使炎症局限。形成局部脓肿时可先行穿刺,无效时行切开引流,需注意皮肤的保护以减少瘢痕形成。

一、头部感染

我国儿童头面部感染现已罕见。旧时儿童缺乏卫生护理,常发生浅部组织化脓。婴幼儿疖肿尤以夏季为著,常延续入冬而不愈。

(一)头皮疖肿与斑秃(furunculosis and alopecia) 本症属于缺乏卫生护理所致的疾病。病原菌主要为金黄色葡萄球菌,其次为白色葡萄球菌和溶血性链球菌。皮肤擦伤、糜烂、溃疡等有利于细菌在皮肤表面的定植、繁殖、感染。大龄儿童常表现为单发或散发疖肿。如为局部小化脓灶,可表现为红肿热痛,常于一周内自愈。初起时局部红肿,范围常在1cm以内。晚期破溃流脓,可局部涂抹抗生素软膏,一般不宜包扎。家庭生活条件差的婴幼儿,因年龄因素,皮肤局部免疫力低下,邻近组织感染,常表现为多发疖肿。特别是夏季易出汗,发生多发疖肿,称为痱毒疖肿症(miliaria furunculosis)。局部应用的抗菌药物包括2%莫匹罗星软膏、2%夫西地酸乳膏、复方多黏菌素B软

膏等。辅以热敷可促进皮损成熟、引流和症状的减轻;紫外线、红外线、超短波等治疗对缓解炎症均有效。尽量通风凉爽,避免婴儿哭闹烦躁。洗头后可用3%硼酸水湿巾轻轻擦干,减少感染。疖肿予以暴露,不予包扎。

头颈部疖肿化脓,特别是头皮,任何小的切口都会留下难以修复的斑秃(pelade)。如自行溃破,瘢痕可稍小。婴幼儿脓肿有张力或有增大趋势,可以穿刺抽脓减压。大龄儿童若较小疖肿已有脓头,可用注射器针头插入脓腔,使脓液及脓栓排出。从而减小瘢痕,减少斑秃。

(二)枕骨骨髓炎与新生儿皮下坏疽(neonatal subcutaneous gangrene and osteomyelitis of occiput) 新生儿皮下坏疽是新生儿期特有的急性皮下组织的化脓性感染。绝大多数由金黄色葡萄球菌引起,多发生在生后1周,好发于新生儿容易受压的背部、腰骶部及枕部。20世纪50年代,新生儿皮下坏疽曾是致命的产房流行病,现已基本绝迹。临床上仅见散发病例,病理机制为婴儿长期仰卧,枕部受压,患者不断摇头摩擦而致感染。因受压血流不畅,以致感染坏死、溃破。如果延及枕骨引起骨髓炎,则导致枕骨外板坏死,死骨面积较大,自伤口排出可能性小,尽管积极治疗,而伤口愈而复发。治疗应扩大切口,取出死骨,可迅速愈合。

二、颜面部感染

颜面部感染主要以面部美观为重,面部危险三角区感染,细菌容易进入深静脉,引起败血症、脓毒血症,甚至进入颅内的静脉窦,不仅会导致严重的海绵窦血栓性静脉炎,还会伴有剧烈的头痛、恶心、呕吐,甚至脑脓肿而危及生命。颜面部感染治疗以抗感染为主。常见病种如下:

(一)面疖(facial boil) 特别是鼻、口周围所谓"危险三角"的疖,症状常较重。 ……发病……被挤碰时,病菌可经内眦静脉、眼静……以局部……绵窦,引起海绵窦血栓性静脉……素软膏;全……性肿胀,可有寒战、高热、头……急,病情重,能危及生……保护为主,避免抓……

身方面应加强休息、增加营养以及使用敏感抗菌药。任何压挤性治疗都是禁忌的。

（二）眼睑脓肿（abscess of eye-lid） 眼睑组织较为疏松，周围部位的感染、发炎或水肿都可使眼睑肿胀。如为感染性质则易形成脓肿。以眼睑显著红肿，触之有硬结，继则硬结变软，形成脓肿为临床特点。由于眼睑部组织疏松，临床表现为眼睑肿大突出，但张力较小。除眼睑肿胀外，患者无其他不适症状，亦不影响睁眼及视力。尽管积脓较多，波动明显，一般无切开引流的必要。若脓肿有增大趋势，可以细针抽脓减压。局部早期应热敷、理疗。切勿挤压，为防炎症扩散。有波动感则采用平行睑缘切开排脓，脓多时置入引流条，局部涂抗生素眼膏，全身适当使用抗生素。只要无症状、脓肿不增大，可采用保守治疗方法，终能保存正常无瘢痕的眼睑。即使脓肿不幸破溃，后遗瘢痕也比切开后的瘢痕小而易修复。

（三）泪管炎（dacryosolenitis） 新生儿泪管炎常表现为鼻梁一侧沿泪管位置皮肤发红，流泪。一般无其他症状。可持续一两周无明显变化，经抗感染治疗后消退。少数在眼角下形成皮下小脓肿而破溃，易复发，X线片可见上颌骨骨髓炎死骨形成。此症比较罕见，并且症状不明显，常被患者家长及医师忽略。此病对抗生素治疗比较敏感，常在诊断前治愈。然而发展为骨髓炎死骨形成则难免后遗眼角下方瘢痕缺陷而难以修复。

（四）痤疮（pubertal acne） 青春期受内分泌影响，面部皮脂腺引流不畅，形成小粟粒状丘疹，中心常有一小黑点，称为"粉刺"（comedo）。常致感染则称为痤疮，表现为散在的小红丘疹，多见于鼻周及额、颊等处。一般无明显症状，称为青春痘，有碍美观。常因挤压、处理不当而发生化脓感染，形成痤疮炎（acnitis），愈后遗留小粒状瘢痕。原则上，保持皮肤清洁卫生，避免局部损害，只要避免感染化脓，几个月后内分泌平衡，自然消退而保证皮肤无损。局部可涂抹外用药物，如维A酸类、过氧化苯甲酰、抗生素类等。对于严重的痤疮，亦可口服抗生素、异维A酸治疗。对于不能耐受或不愿接受药物治疗的患者，还可考虑物理治疗，如光动力疗法（PDT）、果酸疗法、激光治疗等。

（五）变应性水肿（allergic edema） 或称巨大荨麻疹（ulticaria magnum），小儿正常生活中突然头面部某个器官急性肿胀。常见于一侧耳郭、上唇或下唇、一侧眼皮，少数延及半边脸或整个头皮。肿胀厚度常超过原来两倍以上。一般无任何症状，常不自知。少数感到轻微刺痒麻木。多数患者局部皮肤颜色正常，少发红，按压不留凹陷。变应性水肿属于过敏反应，1~2日内自然消退，不留痕迹。原则上不需治疗，若合并其他过敏反应，则需对症治疗。

三、化脓性腮腺炎

（一）儿童急性化脓性腮腺炎（acute suppurative parotitis） 主要由金黄色葡萄球菌、链球菌等化脓性致病菌经腮腺导管逆行感染所致，可以局限在某一部分腺叶，亦可蔓延至整个腺体。由于小叶与小叶之间被纤维组织分隔，故化脓性腮腺炎所形成的脓肿具有散在性、多发性的特征。

【临床表现】 起病急，常累及一侧腺体。除明显的全身感染中毒发热症状外，局部主要表现为以耳垂为中心的红、肿、热、痛，范围包括耳前耳后特别是下颌角（沟）的消失。以上症状需与流行性（病毒性）腮腺炎鉴别。化脓性腮腺炎脓腔内压力较高，疼痛剧烈。触诊较硬，不易触及波动，仅表现为红硬性浸润块，皮肤常有凹陷性水肿。口腔内腮腺导管口红肿，轻轻按摩腮腺可见脓液自口内导管口溢出。一般流行性（病毒性）腮腺炎局部症状较轻，肿胀较软，皮肤颜色、弹性、纹理等基本正常。特别要注意对侧发生传染及其他并发症，如脑膜脑炎，睾丸炎的发生。化脓性腮腺炎往往是单侧局限性局部感染的发展。

【治疗要点】

1. 全身抗感染治疗：选用有效足量的抗生素，多使用抗革兰氏阳性球菌的广谱抗生素，如青霉素或头孢菌素类，并尽早做分泌物细菌培养及药敏试验，根据药敏试验结果指导用药。

2. 全身支持疗法：纠正水电解质紊乱，加强营养，补充维生素。

3. 加强口腔护理。

4. 切开引流只限于张力高、穿刺有脓者。凡

20

全身中毒症状明显,局部张力持续升高,疼痛明显,穿刺减压者作为首选措施。穿刺后很快又压力增高者,可视为切开引流指征。选择切口须考虑保护面神经及瘢痕隐蔽的问题。

(二)复发性腮腺炎(recurrent parotitis) 又称儿童性复发性腮腺炎或再发性化脓性腮腺炎,病因不清,以幼儿及学龄前较多见。可突然起病或逐渐起病,以反复腮腺区肿胀为特点。伴不适,仅有轻度水肿,皮肤可潮红;挤压单侧或双侧腺体,见导管口有脓液或胶冻样物溢出,少数有脓肿形成。大多持续 1 周左右,随年龄增大,发作次数可减少,间期延长,至青春期可痊愈。血象检查可见合并贫血、γ 球蛋白升高、IgG 升高、血淀粉酶升高,腮腺导管造影部分可见末梢导管呈点状或球状扩张。本病有自愈倾向,平时应纠正贫血,避免感冒和疲劳,积极治疗免疫功能低下;发作期可咀嚼口香糖或口含酸性食物促进唾液引流,也可内服中药,继发感染者应用抗生素,可适当给予免疫调节剂;有人主张腮腺导管口冲洗,可有较好疗效;少数有结节包块者,考虑手术切除。

(三)新生儿腮腺炎(parotitis neonatorum) 新生儿生后三五天内一侧耳前红肿,但不同于婴儿皮下坏疽迅速化脓扩散,而是局限于腮腺部位。一周左右逐渐消退。个别发生皮肤积脓而破溃,几天后可自行愈合。有人认为腮腺局部免疫形成比其他软组织早,不像皮下坏疽那样迅速扩散,与新生儿泪囊炎有些相似。因此不需早期切开,一般抗生素治疗即可促进消退。

四、眶周和眼眶蜂窝织炎

眶周和眼眶蜂窝织炎(periorbital and orbital cellulitis)是一种感染性疾病,主要侵袭儿童,引起眼睑和眼周皮肤的急性红肿(眶周蜂窝织炎)或眼睑周围皮肤和眼眶内容物的急性红肿(眼眶蜂窝织炎)。眶周蜂窝织炎明显多于眼眶蜂窝织炎。眶周蜂窝织炎多见于 5 岁以内小儿,而眼眶蜂窝织炎在 5 岁以上儿童多见。

【病因】

1. 外因性

(1)眼眶周围外伤后,污染的异物、眼周围皮肤表面或结膜囊内的致病菌,可沿伤口进入眼眶软组织而发生急性感染性炎症。

(2)眼部手术也可是眼眶蜂窝织炎的诱因,如眼眶肿瘤切除术、斜视矫正术后感染均可引起眼眶蜂窝织炎。

2. 内因性

(1)鼻窦炎是眼眶蜂窝织炎最常见的诱因。

(2)泪囊炎、眼睑和面部疖肿。

(3)全身菌血症、败血症及急性传染病。

(4)眶壁感染、骨膜下脓肿经溃破的骨膜进入眶内软组织。

【临床表现】 眼睑红肿为首要体征,多为单侧,约占 90%,偶尔累及双侧。眶隔前蜂窝织炎是指炎症局限在眶隔之前眼睑和眶周的结构。主要表现为眼睑水肿,瞳孔对光反射与视力良好,无眼球运动障碍。眶隔后蜂窝织炎由眶软组织感染引起,常较严重,伴有明显的全身中毒症状。眼球明显前突,球结膜高度充血水肿,眼球运动明显受限。如发现视力减退和瞳孔异常,则提示病变累及眶尖部。鼻窦炎引起的眶周蜂窝织炎可表现为鼻塞、脓性鼻涕及鼻后滴漏等原发症状。感染可向颅内扩展,进而危及生命。

【辅助检查】 眼眶 CT 检查可以明确病变范围及毗邻结构,是诊断与鉴别眶周及眼眶蜂窝织炎的重要手段。鼻窦与眼眶密切的解剖关系是引起眶内感染的基础和途径,CT 对于明确鼻窦炎症亦有重要作用。

【治疗要点】 以治疗原发病为主。尽早合理选用敏感广谱抗生素治疗,适当使用激素控制炎症,减少渗出和肉芽组织形成。积极治疗鼻窦炎、泪囊炎及面部疖肿等原发病,可加用鼻喷激素及口服黏液促排剂。有眶内脓肿形成时,应尽早切开排脓,降低眶内压力。一旦合并败血症、海绵窦血栓、脑膜炎时,应协同内科,加强抗生素应用,对症支持治疗,严密观察病情变化,及时处理并发症。

五、上颌骨骨髓炎

上颌骨骨髓炎(osteomyelitis of superior maxilla)多发生在 3 个月以内婴儿,尤以新生儿多见。该病血源性感染多见,亦可来源于母体感染、鼻源性感染以及由局部感染直接扩散所致。致病菌大多数为金黄色葡萄球菌,少数为链球菌。

【临床表现】

1. 全身症状　发病急,发展快。表现为突发高热(可达40℃以上),伴寒战、烦躁不安,进而出现抽搐或嗜睡、昏迷等全身中毒症状。

2. 局部症状　鼻塞,黏性或脓性鼻涕,或有血涕。患侧内眦内下方和鼻旁皮肤软组织红肿,并波及下睑、面颊和上睑。结膜水肿,眼裂缩小。患侧牙龈和硬腭红肿。若诊治不及时,可形成脓肿,脓肿破溃形成瘘管。多数病例在引流排脓后症状缓解。有死骨形成或牙胚坏死者,可由瘘管或经鼻腔排出。若死骨未排净,瘘管常不愈合而转为慢性。慢性者常迁延数月甚至数年,且极易反复急性发作。

【治疗要点】

1. 抗生素治疗　首选青霉素类和头孢菌素类抗生素。如有脓肿形成可根据脓液培养及药敏试验结果调整抗生素。临床症状完全消退后仍须继续用药1周。不用或慎用氯霉素和氨基糖苷类抗生素,以免对骨髓造血系统、胃肠和位听神经造成损害。

2. 局部治疗　早期可用热敷、理疗。保持鼻腔和口腔清洁,鼻腔内用减充血剂(疗程少于7天)以保持通气和引流。如在下睑或内、外眦形成脓肿,应及时穿刺抽脓。如在牙龈或硬腭处形成脓肿,则应在颊龈处或硬腭处切开引流,但忌搔刮,以免损伤牙胚和骨质,引起日后畸形。

3. 支持治疗　维持水、电解质平衡,补充多种维生素及加强营养尤为重要。症状严重者应给予糖皮质激素。

4. 死骨和瘘管的处理　瘘管经久不愈者应考虑有死骨形成。明确有死骨形成者应手术摘除死骨,有助于瘘管愈合。

5. 其他　遗留牙排列不齐或颌面部畸形者待日后整形矫治。

(王生才　孙念)

第六节　颈部急性化脓性感染

颈部急性化脓性皮肤皮下软组织感染与头面部感染处理方式基本相同,不再重述。淋巴结炎、甲状腺炎以及颈深部化脓性感染,根据其特点,介绍如下。

一、急性淋巴结炎

急性淋巴结炎(acute lymphadenitis)好发于颈侧、颌下等处。常见致病菌有乙型溶血性链球菌、金黄色葡萄球菌等。可来源于口、鼻、扁桃体的感染。但多数情况找不到原发病灶。

【临床表现】　局部淋巴结肿大、有疼痛。触诊时肿大的淋巴结与周围组织间稍可移动,质硬,有压痛。常有附近多个淋巴结互相粘连融合形成炎性肿块。两三天内可能发生中心坏死,穿破被膜延及皮下形成脓肿。患者也可有畏寒、发热、头痛、食欲减退等全身毒血症症状。一般病程前3天症状日益加重,之后病情趋于稳定,逐渐好转,约1周内退热、局部疼痛减轻。如未形成脓肿,将渐趋痊愈。如已形成脓肿,若已局限,很快溃破,或缓慢吸收。目前广谱抗生素的使用,多数感染坏死可得到控制,最后彻底吸收。有时需数周或更长时间,部分局部肿块除稍有压痛外无其他症状,可被疑为肿瘤,需予以鉴别。

【治疗】　急性淋巴结炎着重于原发病灶的治疗和全身应用抗生素。早期局部炎症区可做热敷或药物外敷。急性淋巴结炎形成脓肿后发热、疼痛、局部肿胀有张力,应立即做切开引流。如无张力则无切开引流的必要。尽管早切开能早愈合,但如果无任何症状,切开后需常换药,得失轻重也需考虑。特别是婴儿颌下淋巴结脓肿切开要求熟练的技术。

二、颌下急性蜂窝织炎

颌下急性蜂窝织炎好发于1周岁以内的婴儿,为颌下三角间隙的化脓性疾病,是颌面部间隙感染疾病中最常见、最严重的一种,常由牙源性感染或淋巴结炎扩散所致。

【临床表现】　早期颌下部有活动的硬结,或浸润硬结,常在1~2天内突然肿胀,扩散为蜂窝织炎。颌下三角区肿胀突出,疼痛,下颌缘消失。常波及颈侧面,上达耳前,下达锁骨。炎症如扩散到舌下部,则出现吞咽和张口困难,口底黏膜水肿、患者食欲差。由于炎症发展范围大，全身反应也很明显，包括呼吸困难、白细胞计数升高、高热（39~40℃）。偶有昏睡、抽搐、休克。本病严重时可以发生中毒性休克及中毒性脑病而抽搐昏迷，但甚少发生败血症。

【治疗】

1. 药物治疗　早期主要的治疗方法是抗感染治疗，可使用敏感抗生素，必要时可由脓肿直接抽取脓液进行细菌培养及药敏试验指导抗生素应用。此外，局部外敷中药亦较为方便有效。

2. 对症治疗　如有呼吸困难者需氧气吸入治疗，必要时需气管切开。高热者给予物理降温或药物降温。

3. 手术治疗　高热、疼痛、肿胀不消，指压局部疼痛并有压痕或有波动感，以上表现说明脓肿已形成，需切开引流。切开引流后，观察局部渗出情况，及时更换敷料。

4. 全身支持治疗　给予高热量、高蛋白、高维生素且易消化的流质饮食；食欲差者可适当增加静脉补液量，以保持体内水电解质平衡。增强患者的口腔护理，预防口腔感染。

三、口底蜂窝织炎

口底蜂窝织炎（sublingual cellulitis）是口底弥散性多间隙感染，一般常见于较大儿童，多见为单独的病灶。包括双侧下颌下、双侧舌下和颏间隙在内的 5 个间隙感染。感染性质可以是化脓性、腐败坏死性或凝固坏死性感染，后者较少见，但临床表现极为严重。1836 年 Ludwig 称腐败坏死性口底蜂窝织炎为咽峡炎，后称之为 Ludwig 咽峡炎。该病多因机体抵抗力低，细菌毒力强，导致弥散性感染。

【临床表现】

化脓性感染的患者，全身出现高热、寒战等症状，白细胞总数升高。局部最初从一侧舌下或颌下间隙出现红肿，逐渐波及整个口底，肿胀范围广泛，因口底升高而致舌根肿胀抬高压向咽喉，导致呼吸及吞咽困难，夜间睡眠中甚至悄然致命。腐败坏死性感染的患者，全身中毒严重，体温不一定高，患者神志淡漠，脉搏快弱，呼吸急促，血液下

降，呈中毒性休克状态。白细胞也不高，有时出现幼稚细胞，中性粒细胞有中毒颗粒及空泡。局部广泛肿胀，皮肤充血发红并不明显，极易漏诊。舌体肥大抬高，呈半开口状，出现说话含混不清、张口呼吸、流口水等症状。

【治疗】

应首先防止窒息和中毒性休克，可根据患者呼吸困难程度考虑是否作气管切开术。经静脉应用大剂量抗生素控制感染，适量应用激素等以改善全身情况。局部应尽早作切开引流，减轻张力，排出脓液及坏死组织，防止机体过多地吸收毒素而加重病情发展。若为腐败坏死性感染，脓液较稀薄，其中含有气泡、恶臭、软组织呈灰黑色，可用 3% 过氧化氢和生理盐水冲洗，高渗盐水纱条填塞引流。此外全身治疗，对症处理包括降温、营养支持、呼吸支持等。

四、颈深部脓肿与假性动脉瘤

原发性颈深部脓肿（deep neck abscess）多来自大动脉旁淋巴结炎，常见于小儿猩红热后。深部血管周围淋巴结炎，多随猩红热同时治愈。少数化脓破溃形成颈深部脓肿，长时间发热疼痛不愈。一旦向外扩大达皮下则可诊断为脓肿。本症存在特殊危险性，必须高度警惕。由于大动脉受淋巴结感染的腐蚀，血管壁可能受损，进而形成假性动脉瘤（pseudoaneurysm），沿脓腔向外扩大至皮下。常被误诊为皮下脓肿而切开，致大量鲜血喷出。此时如能意识到假性动脉瘤，及时扩大切口填塞，多不危及生命。然而不久必将再发出血，而需按假性动脉瘤治疗原则，规范手术或行介入治疗。正确处理的关键在于预防。凡是脓肿切开前应探明"波动"，必须强调区分"波动"与"搏动"。超声检查可确认脓肿形成，如与血管相关通常可及时发现。脓肿切开前做穿刺。可以探知是否有脓，脓有多深，什么性质，有无张力等。可在局部麻醉下穿刺，减轻患者痛苦，体现医师医德。颈深部脓肿也常是其他急性感染过程中组织坏死、液化形成的局限性脓液的聚集；也可由远处化脓病灶经血液、淋巴液转移而来。

（张杰　孙念）

第七节　甲状腺及甲状旁腺疾患

一、概述

（一）甲状腺的解剖与生理

甲状腺为人体最大的内分泌腺体，位于颈部前下方，分左右两侧叶和峡部。出生时甲状腺重约 1.5g，成人时重约 20g。峡部位于第 2~4 气管软骨环前方，自峡部向左或右上伸展的狭小部分为椎体叶。两侧叶后方有甲状旁腺，通常为四个，其内侧有喉返神经通过。甲状腺左、右上动脉来自颈外动脉，左、右下动脉来自锁骨下动脉。甲状腺静脉主要有甲状腺上、中、下静脉，其中甲状腺上、中静脉血液流入颈内静脉，甲状腺下静脉血液流入无名静脉。神经支配有两种，交感神经来自颈交感神经节及颈胸神经节，副交感神经纤维来自迷走神经，经由喉上神经入腺体。腺体有大小不等的腺泡，内贮存胶质，主要为甲状腺球蛋白。甲状腺的淋巴网丰富，引流淋巴结较多，最终汇入沿颈内静脉排列的颈深淋巴结。

每日经胃肠道吸收入血的无机碘化物中 30%~50% 为甲状腺所摄取。甲状腺激素的合成经 4 个步骤：①碘运送或摄取，缺碘和促甲状腺激素（thyroid stimulating hormone，TSH）可加强碘运送；②酪氨酸碘化作用，形成一碘酪氨酸（monoiodotyrosine，MIT）和双碘酪氨酸（diiodotyrosine，DIT）；③碘化酪氨酸偶联作用，带有 MIT 和 DIT 的甲状腺球蛋白肽链和碘化酪氨酸相互靠拢，使 DIT 和 DIT 偶联成甲状腺激素（thyroxine，T_4），MIT 和 DIT 偶联成三碘甲状腺原氨酸（triiodothyronine，T_3）；④甲状腺球蛋白的分解和甲状腺激素的释放，在 TSH 的作用下，甲状腺球蛋白释放出 T_4、T_3 以及 MIT 和 DIT 入血，大多数碘化酪氨酸经脱碘酶作用脱碘再被利用。30%~40% 的 T_4 经脱碘后成为 T_3，游离的甲状腺激素主要是 T_3 进入靶细胞细胞核后与细胞核中特异的 T_3 受体结合而产生生物效应。

甲状腺的功能调节包括下丘脑-垂体-甲状腺轴和甲状腺腺体内的自身调节。轴调节是通过垂体细胞分泌的 TSH 刺激实现的，TSH 能促使甲状腺腺体增大，血流增加。血浆中游离 T_4 和 T_3（为主）增高后进入垂体细胞核中与 T_3 受体结合，抑制 TSH 分泌。在无 TSH 作用情况下，甲状腺有自身调节作用。缺碘时甲状腺可促进碘化物的摄取，碘化物摄取过多时，可抑制 TSH 的产生，间接阻止甲状腺激素的合成，但这种碘的作用是暂时的，不能持久。

甲状腺的生理作用：①甲状腺激素促进氧的消耗，增加产热作用；②甲状腺激素能促使蛋白质的合成，缺乏时可影响儿童生长发育，过多时可使蛋白加速分解呈负氮平衡，也可抑制生长；③甲状腺激素可促使脂肪的合成和降解，也可促进胆固醇浓度降低；④少量甲状腺激素可增加糖原合成，大剂量则促进糖原分解；⑤甲状腺激素有利尿作用。甲状腺滤泡旁细胞可产生降钙素，有抑制骨质分解的作用，并使尿排钙排磷均增加，故可降低血钙；⑥甲状腺对大脑的发育和功能影响很大。如果甲状腺激素缺乏发生在胎儿早期，脑损伤常不可逆，可发生聋哑、痴呆等神经、精神症状；如果发生在妊娠晚期，出生后立即治疗，智力可得以改善。甲状腺激素过多时，肌肉神经应激性增高，可出现震颤。

（二）甲状腺疾病的分类

1. 单纯性甲状腺肿　包括地方性、散发性甲状腺肿。

2. 甲状腺功能亢进症。

3. 甲状腺功能减退症。

4. 甲状腺炎分为　①急性；②慢性（淋巴性，硬化性）。

5. 甲状腺肿瘤分为　①良性（腺瘤）；②恶性（癌）。

6. 其他甲状腺疾病如甲状腺异位等。

（三）甲状腺功能测定

1. 基础代谢率（basal metabolic rate，BMR）测定　清晨空腹，静卧，体温正常状态下测氧耗量，折算成热量，计算出与正常标准值相比较的百分数，正常为 ±15%。小儿不易合作，尤其 5 岁以下者，故少采用。另外，可于清晨熟睡时测血压、脉率，按 Gale 法间接计算出 BMR。BMR= 脉率 + 脉压 –111，但此法易受很多病理情况影响，如高热、呼吸衰竭、心力衰竭、贫血、慢性白血病、心动过速等情况时，基础代谢率升高，类脂性肾病、肥胖症时则减低。

2. 血清游离三碘甲状腺原氨酸(free triiodothyronine, FT_3) 和游离甲状腺激素浓度(free thyroxine, FT_4) 测定 T_4 由甲状腺分泌进入血液循环，绝大部分立即与血浆中的甲状腺结合球蛋白(TBG)结合。血液循环中的 T_3 一部分来自甲状腺，大部分(70%~90%)由 T_4 在血液循环中脱碘转换而成。99.5% 的 T_3 也与 TBG 结合。因此血液循环中呈游离状态的 T_3 和 T_4 比呈结合状态的 T_3 和 T_4 低得多。只有 FT_3 和 FT_4 才能进入细胞发挥生理作用，因此血清中 FT_3 和 FT_4 的浓度能正确地反映甲状腺的功能状态，是反映甲状腺功能最为灵敏和最有价值的指标。正常值: FT_3 为 3.19~9.15pmol/L, FT_4 为 9.11~25.47pmol/L。

3. 血清总 T_3(total triiodothyronine, TT_3) 和总 T_4(total thyroxine, TT_4) 浓度测定 TT_3 和 TT_4 是游离状态 T_3、T_4 和结合状态 T_3、T_4 的总和。一般情况下血清 TT_3 和 TT_4 的浓度分别与 FT_3、FT_4 浓度平行，故测定 TT_3 和 TT_4 也能反映甲状腺功能。但它们受血浆 TBG 含量的影响大，当 TBG 高时，结合 T_3、T_4 增多，TT_3/TT_4 也随之增高;反之，血浆中 TBG 含量降低时，TT_3 和 TT_4 也随之降低。但这种情况不多，且测定 TT_3 和 TT_4 比测定 FT_3 和 FT_4 简单、价廉，因此成为常用诊断甲状腺功能的方法。正常值: TT_3 为 1.23~3.53nmol/L, TT_4 为 54~174nmol/L。

4. 血清促甲状腺激素(TSH)浓度测定 TSH 是腺垂体分泌的促进甲状腺激素代谢的主要激素，与 T_3、T_4 之间存在负反馈调节关系，甲状腺功能亢进时明显减低，甲状腺功能减退时明显增高。目前高灵敏检测 TSH 方法用于甲状腺功能亢进和甲状腺功能减退的诊断，较 FT_3、FT_4 更为灵敏。正常值为 0.3~0.5mIU/L(Irma 法)。

5. 甲状腺激素抑制试验 正常情况下，甲状腺摄 ^{131}I 率受腺垂体分泌的 TSH 调节。口服甲状腺激素 T_3 或 T_4 后，血中 T_3、T_4 浓度增高，通过负反馈作用，脑腺垂体 TSH 减少，甲状腺摄 ^{131}I 率随之也明显下降。甲状腺功能亢进时这种反馈调节作用完全或部分消失，口服 T_3 或 T_4 后甲状腺摄 ^{131}I 率无明显下降，称为不受明显抑制。本法对甲状腺功能亢进症的诊断有较好的特异性。抑制率 >50% 为甲状腺功能正常，抑制率 <50% 为甲状腺功能亢进。

6. 过氯酸盐释放试验 过氯酸盐有阻止甲状腺从血中摄取碘离子和促进碘离子从甲状腺内释出的作用。当过氧化物酶缺乏或甲状腺酪氨酸碘化障碍时，被甲状腺摄取的碘离子不能有机化，此时给予过氯酸盐，则存在于甲状腺内的离子碘将迅速被释放出来，据此可辅助诊断甲状腺内碘有机化障碍有关的疾病，如慢性淋巴细胞性甲状腺炎、家族性酶缺陷克汀病、耳聋 - 甲状腺综合征(Pendred 综合征)等，对此类疾病有较高的临床诊断价值。释放率 >10% 表示碘有机化部分障碍，>50% 为明显障碍。

7. 甲状腺摄 ^{131}I 试验 空腹口服 ^{131}I 后，通过仪器可测出甲状腺对 ^{131}I 的摄取率，借此可反映出甲状腺的功能状态。摄 ^{131}I 率 3 小时 >25% 或 24 小时 >45%，表示增高;摄 ^{131}I 率 3 小时 <5% 或 24 小时 <15%，说明减低。甲状腺摄 ^{131}I 试验对甲状腺功能亢进症的诊断率只有 60% 左右，配合甲状腺激素抑制试验，可鉴别甲亢性和缺碘性摄 ^{131}I 增高，使甲状腺功能亢进症的诊断率可提高到 95%。此项测定检查前要禁碘，检查时间长，且摄 ^{131}I 率的数值不能反映病情的程度，故一般只在 T_3、T_4 不能明确诊断时应用。

8. 促甲状腺激素释放激素兴奋试验 促甲状腺激素释放激素(thyrotropin releasing hormone, TRH) 在下丘脑合成，能促进垂体合成与分泌 TSH。血中甲状腺激素的微小变化即可灵敏地影响垂体对 TRH 的反应性。用静脉注射 TRH 的方法观察这种反应性，是研究下丘脑 - 垂体 - 甲状腺轴功能的重要方法，有助于对甲状腺疾病的诊断和鉴别诊断。

9. 血清抗甲状腺球蛋白抗体(anti-thyroglobulin antibody, TG-Ab) 和抗甲状腺微粒体抗体(anti-thyroid microsomal antibody, TM-Ab) 浓度测定 TG-Ab 和 TM-Ab 是自身免疫性抗体，在大多数慢性淋巴细胞性甲状腺炎和部分病毒性弥漫性甲状腺肿患者，这两种抗体的血清浓度都增高，前者尤为明显，对诊断和判定预后有一定价值，其他原因引起的甲状腺功能亢进阳性率很低。

10. 甲状腺显像（扫描或闪烁摄像） ¹³¹I 和 ⁹⁹ᵐTc 进入人体后，大部分可浓集在有功能的甲状腺组织内，具有很高的特异性，故可用于有功能的甲状腺组织显像。但由于 ⁹⁹ᵐTc 半衰期较短（6.02 小时），一般在口服或静脉注射后 1~2 小时进行显像，而这时 ⁹⁹ᵐTc 在唾液腺、口腔、鼻咽腔和胃肠黏膜上皮细胞也有明显的摄取和分泌，使这些部位显影明显。因此 ⁹⁹ᵐTc 的显像特异性低于 ¹³¹I，但 ⁹⁹ᵐTc 的物理性质优于 ¹³¹I，故现常用 ⁹⁹ᵐTc 作为甲状腺的显像剂。临床常用于异位甲状腺的诊断，寻找有功能的甲状腺癌转移病灶及甲状腺结节的诊断。

甲状腺结节在闪烁图上一般可分为 3 类：①热结节，结节部位的放射性高于正常甲状腺组织；②温结节，结节部位的放射性等于或接近正常甲状腺组织；③冷结节，结节部位无放射性或放射性较正常甲状腺组织低。冷结节并非甲状腺癌所特有，甲状腺腺瘤、囊肿、出血、钙化、纤维化和慢性甲状腺炎等均可有冷结节出现。

二、单纯性甲状腺肿

单纯性甲状腺肿（simple goiter）可分地方性与散发性两种，甲状腺功能正常或基本正常。

（一）地方性甲状腺肿（endemic goiter） 地方性甲状腺肿是世界性疾病，1960 年统计全世界有 2 亿患者，约占当时世界人口的 7%。

【病因】

（1）缺碘是引起地方性甲状腺肿的主要原因之一。不少作者认为，成人每日碘需要量为 100μg 左右，另一些作者认为应提高到 200~300μg。地方性甲状腺肿流行区居民的碘摄入量多数低于生理需要量。流行地区的土壤、水、食物中碘含量与发病率成反比。流行地区居民尿中碘排出量少，甲状腺吸 ¹³¹I 率高，说明体内缺碘，有碘饥饿状态。

（2）水和土壤中含钙、氟和镁过多，与甲状腺肿的发病有关，土壤中的锰可促进碘被冲走，铜、铁、铅都有致甲状腺肿的作用。有些地区因微生物污染水源致甲状腺肿。

【病理】 早期甲状腺弥漫性肿大，血管增多，滤泡呈代偿性、肥大性增生，滤泡充满胶质，上皮细胞增生，由于腺组织不规则增生，所以渐呈结节状改变。随病情发展，晚期因血液循环不良，结节内可发生坏死、退化、出血、囊性变、纤维化和钙化等改变。结节性甲状腺肿的滤泡常集成一个或数个大小不等的结节，结节周围被有纤维包膜。此类结节应与甲状腺腺瘤鉴别。

【临床表现】 单纯性甲状腺肿早期除腺体肿大外，一般无自觉症状或自觉颈部胀满感。甲状腺软，均匀性弥漫性肿大，无压痛，如结节发生囊性变，囊内出血，可迅速增大。长期持久性甲状腺肿，有部分可自发形成结节，伴吞咽上下活动。肿大的甲状腺可压迫气管，使之移位、变窄、弯曲而影响呼吸，甚至引起窒息和循环障碍；压迫食管，引起吞咽困难，但较少见；压迫喉返神经，引起声带麻痹、声音嘶哑；胸骨后甲状腺肿尚可压迫颈深部静脉，使头颈部血回流受阻，患者面部青紫，静脉扩张。约 5% 并发地方性克汀病，影响智力，生长发育迟缓，并出现甲状腺功能减退。少数结节型地方性甲状腺肿患者，在长期 TSH 增高的刺激下，可演变成毒性甲状腺腺瘤。

【实验室检查】

（1）基础代谢率：一般为正常或稍低。

（2）甲状腺摄 ¹³¹I 率均高于正常，但无高峰前移，呈典型的"碘饥饿"曲线，尿 ¹³¹I 排泄率低于正常，常 <50μg/d（正常值为 50~100μg/d），说明患者处于缺碘状态。此试验结果类似甲状腺功能亢进。此时可作甲状腺激素抑制试验，在地方性甲状腺肿摄 ¹³¹I 率可受明显抑制。

（3）超声检查：甲状腺对称性弥漫性肿大，表面光滑无结节，明显增大时可压迫气管及颈部血管。早期无明显变化，当滤泡充满胶质高度扩张时，甲状腺正常组织消失，腺体内可见多个薄壁的无回声暗区，甲状腺内血流信号不变。

（4）实验室检查缺碘时，甲状腺细胞不能合成足够的甲状腺激素，血清 T_4 减少；甲状腺激素对垂体的抑制减少，TSH 增高；但血清 T_3 增高。

【诊断与鉴别诊断】 流行地区的甲状腺肿大，但无甲状腺功能亢进，摄 ¹³¹I 率高于正常，尿碘小于正常值，血清 T_4 正常或低于正常，血清 T_3 增高或正常,血 TSH 增高或正常,即可诊断本病。如在流行区具有甲状腺肿而尿碘不减少,应与其他疾病鉴别。

(1)结节性甲状腺肿并发甲状腺功能亢进症:应有甲状腺功能亢进的临床症状,血清 T_4 和 T_3 均升高,摄 ^{131}I 率增加但不受甲状腺激素抑制试验所抑制。

(2)家族性酶缺陷克汀病:甲状腺可弥漫性增大,由于酶缺陷致甲状腺激素合成障碍,可合并甲状腺肿及克汀病表现,如甲状腺功能减退、智力低下、生长发育落后、基础代谢率低、血清 T_4 减低、TSH 升高和尿碘不减少。

(3)慢性淋巴细胞性甲状腺炎:甲状腺可呈弥漫性增大,腺体坚硬,无痛;多数患者甲状腺功能开始正常,几年后可出现甲状腺功能降低;血清抗甲状腺球蛋白抗体(TG-Ab)和抗 RP 甲状腺微粒体抗体(TM-Ab)浓度增高;针吸活检可见腺体内充满淋巴细胞及浆细胞,尿碘不减少。

【预防】 预防地方性甲状腺肿的措施有以下几种:

(1)碘化食盐:食盐中加碘化钠或碘化钾,浓度为 1/10 000,即每克食盐约含碘 75μg,每日需碘量为 1~3μg/kg,每日 2~3g 食盐即可供生理需要。

(2)碘化饮水:每 10 万升饮水中加碘化钾 1g,即每升含碘化钾 10μg。

(3)肌内注射 40% 碘油:预防用碘需维持到青春发育期,否则易引起甲状腺肿的复发。预防剂量不应过高,一旦供碘过多,可能导致碘源性甲状腺功能亢进症。

【治疗】

(1)药物治疗:对于缺碘所致的甲状腺肿,可采用口服复方碘溶液、碘化钾等进行治疗,但长期服用碘化物剂量过大,可引起甲状腺功能亢进等不良反应。适量甲状腺激素制剂可抑制过多的内源性 TSH 分泌,补充内源性甲状腺激素的不足,对于各种病因引起的甲状腺肿均适用。

(2)手术治疗:一般不采用手术治疗,当甲状腺肿压迫神经、血管引起症状或迅速增大时,需行甲状腺部分切除术。结节性地方性甲状腺肿可继发甲状腺功能亢进症和恶变,应早期行甲状腺切除术。

(二)散发性甲状腺肿(sporadic goiter) 散发性甲状腺肿散发于人群或家族中。有着各自不同的病因,而导致的结果相同,即机体对甲状腺激素的需求增加或甲状腺激素生成障碍,人体处于甲状腺激素不足的状况,下丘脑促甲状腺激素释放因子(TRH) - 垂体促甲状腺激素(TSH)系统受到兴奋,TSH 分泌增多,甲状腺组织肥大增生。

【病因】 原因不明,主要有以下几个方面:

(1)对甲状腺激素的生理需要增加:女性常在青春期、行经期、妊娠期、哺乳期及绝经期发生,也可在严重寒冷、感染及外伤等应激情况下发生。此时体内需要甲状腺激素相对增多。

(2)应用阻碍甲状腺激素合成作用的药物:如应用硫氰酸钾、大量碘化物、碳酸锂、钠盐、硫脲嘧啶类、磺胺类、保泰松等。

(3)经常进食萝卜、大豆类食物:这些食物含有致甲状腺肿的物质,并妨碍肠道中由胆汁排泄的内生性甲状腺激素的再吸收,可引起甲状腺激素不足,甲状腺代偿性肥大。

(4)由于隐性遗传造成先天性酶的缺陷:如缺乏过氧化物酶、脱碘酶,可影响甲状腺激素合成;水解酶缺乏可使甲状腺激素从甲状腺球蛋白分离和释放入血困难,均可导致甲状腺肿。

【临床表现】 散发性甲状腺肿通常腺体轻度肿大,呈弥漫性,往往不及地方性甲状腺肿明显。腺肿较大者可有憋气感,一般无明显的临床症状。

【预防与治疗】

(1)由药物引起的甲状腺肿停药后即可缩小。

(2)青春期甲状腺肿大多可自行消退,但可多吃海带、海蜇、海虾、紫菜等食物。

(3)口服复方碘溶液,长期应用可引起甲状腺功能亢进等不良反应。

(4)用甲状腺激素治疗,以抑制过多的 TSH 分泌,使甲状腺缩小。

(5)新生儿期甲状腺肿的患者应断母乳,避免致甲状腺肿物质不断通过母乳进入机体。

三、甲状腺功能亢进症

【定义及分类】 甲状腺功能亢进症(hyperthyroidism,简称甲亢)是指甲状腺呈高功能状态,常伴甲状腺肿大和眼球外突,可有如下类型。

1. **毒性弥漫性甲状腺肿** 又名突眼性甲状腺肿(Graves 病,Basedow 病),是临床中最为常见的甲亢类型。

2. **自主性高功能甲状腺结节或腺瘤** 此病与突眼性甲状腺肿不同,它并非促甲状腺激素受体抗体的刺激引起,起病缓,结节呈多个或单个,质地较硬。高功能结节不受 TSH 调节,故为自主性功能亢进。此病有以下特点:①一般甲亢症状较轻,无突眼;②甲状腺摄 ^{131}I 率可正常或轻度升高,T_3 抑制试验阴性,表明甲状腺结节存在自主性;③甲状腺扫描为热结节,结节外甲状腺组织摄 ^{131}I 功能因垂体分泌 TSH 受甲状腺激素所抑制而减低。治疗根据患者有无甲亢而定。如血 T_3、T_4 正常,无甲亢症状,肿瘤又无压迫症状可观察;如患者有甲亢症状,血中 T_3、T_4 升高,腺瘤有压迫症状时应外科手术摘除。

3. **结节性甲状腺肿并发甲亢** 本病常为单纯性甲状腺肿久病的后果,病因不明。临床突眼罕见,症状轻于突眼性甲状腺肿。甲状腺肿不明显,但可扪及结节。成人首选放射性碘治疗,治疗前先用抗甲状腺药物准备至甲状腺功能正常状态,小儿可考虑行甲状腺次全切除术。

4. **碘源性甲状腺功能亢进症(简称碘甲亢)** 部分单纯性甲状腺肿,缺碘甲状腺肿患者,体内 TSH 分泌增多,应用碘剂治疗后,因甲状腺激素合成过多而出现甲亢。

5. **甲状腺癌并发甲亢** 因产生过多甲状腺激素而引起甲亢。

6. **慢性淋巴细胞性甲状腺炎** 早期可表现为甲亢,后期为甲状腺功能减退。

7. **药物性甲亢** 由于摄入过多甲状腺激素引起的,如少数克汀病患者的父母误认为多服甲状腺片可加速病情好转,但结果适得其反,临床出现甲亢症状。

【**病因**】 一般临床所指甲亢均为毒性弥漫性甲状腺肿(graves disease;toxic diffuse goiter)。本病是一种原发性自身免疫性疾病,主要由于与基因缺陷相关的抑制性 T 淋巴细胞功能降低所致。T 淋巴细胞功能缺陷导致辅助 T 细胞不适当致敏,使 B 细胞产生抗自身甲状腺抗体(TRAb),TRAb 对甲状腺起到模拟 TSH 的作用,但它与 TSH 不同的是不受 T_3、T_4 的抑制。

甲亢常有家族遗传史,有时母女同患甲亢,有学者认为本病属多基因遗传,不同病因的甲亢可由不同遗传基因与环境因素共同致病。此外,精神刺激如长期悲伤、盛怒等也可为重要诱因。

【**病理**】 甲状腺呈弥漫性肿大,质柔软。腺体内血管增多、扩张,腺滤泡上皮细胞增生、肥大,呈柱状,形成突入滤泡腔内的乳头状体,但滤泡腔内的胶质反而减少。腺组织中尚有弥漫性淋巴细胞浸润,甚至出现淋巴组织生发中心。在突眼患者中,由于黏多糖和透明质酸沉积、淋巴细胞及浆细胞浸润,使眼球后结缔组织增加,眼外肌增粗水肿。骨骼肌和心肌也有类似改变。病程较长后,可见肝细胞局灶或弥漫性坏死,门静脉周围纤维化。

【**症状和体征**】 小儿患甲亢较成人少见,占甲亢患者的 1%~5%,其中以学龄儿童为多,尤其在青春期发病率高,新生儿和婴幼儿发病者少见。女性多见,男女之比约为 1:5。

甲状腺呈弥漫性对称性肿大,质软,随吞咽上、下移动。由于血流量增多,甲状腺外侧可触到震颤,听到血管杂音。神经系统表现为易激动,失眠。两手平举时出现细震颤,严重者舌与足也会震颤。腱反射活跃。怕热多汗,皮肤、手掌常湿润,可伴低热、食欲亢进,体重下降,肠蠕动增快,大便次数增多。眼球突出,眼裂增宽,可出现:①Von Grave 征:眼向下看时,上眼睑不随眼球下闭,在角膜上方露出一条巩膜;②Stellwag 征:凝视时很少眨眼;③Mobius 征:眼球集合能力差。循环系统出现心悸,气促,重者可出现心律不齐,期前收缩,心脏肥大,甚至心力衰竭等。性发育缓慢,月经紊乱,可有月经减少甚至闭经。末梢血象出现白细胞总数偏低,淋巴细胞和单核细胞增多。

新生儿甲亢有两种类型。第一型较常见,患者母亲妊娠时患甲亢,母体内的 TSH 通过胎盘到胎儿体内,使其发生甲亢,故出生时就有甲亢表现,生后 1~3 个月内可自行缓解,少数可迁延数年。第二型少见,母亲在妊娠期并未患甲亢,但有阳性家族史,婴儿生后 6 周 ~2 岁出现甲亢症状,常有颅缝早融合、智力障碍等表现。

甲状腺危象(thyroid crisis)在小儿较少见。主要临床表现:早期为原有甲亢症状加剧、发热、恶心、呕吐,病情发展可出现高热(甚至可超过40℃)、心动过速、大汗淋漓、腹泻、黄疸、烦躁、谵妄等,最后可发生昏迷。

【实验室检查】

1. 基础代谢率升高。

2. 甲状腺摄 ^{131}I 功能增强。

3. 血清总 T_3、T_4 增高。

4. 血清游离 T_3、T_4 增高。

5. 血清促甲状腺激素(TSH)浓度测定:甲亢时明显减低。

6. 甲状腺激素抑制试验显示甲状腺摄 ^{131}I 率不受抑制。

7. 促甲状腺激素释放激素(TRH)兴奋试验中,甲亢患者对 TRH 不起反应。

【诊断与鉴别诊断】 典型甲亢患者根据临床症状和体征较易诊断,对早期发病患者需通过各种检查得以确诊。甲亢时应与以下疾病鉴别:

1. 造成突眼的疾病 多数突眼伴甲状腺肿为甲亢表现,但有时也可能为甲状腺功能减退(简称甲减)合并突眼,此时查血清 T_3、T_4 即可明确诊断。有时小儿患先天性头面不对称,眼部肿瘤(绿色瘤、黄色瘤、神经母细胞瘤)及球后出血等时,需与甲亢性突眼鉴别。

2. 慢性淋巴细胞性甲状腺炎 早期可表现甲亢症状,但血清 T_3、T_4 不高,血清抗甲状腺球蛋白抗体(TG-Ab)和抗甲状腺微粒体抗体(TM-Ab)增高。

【治疗】 小儿甲亢的治疗与成人不同,首选口服药,当甲状腺增大明显或经治疗后缩小不明显者考虑手术治疗。放射性 ^{131}I 治疗在儿科应用较少。

1. 一般治疗 加强休息,防止精神紧张,补充营养(糖、蛋白及多种维生素)以纠正本病引起的消耗。

2. 药物治疗

(1)减少甲状腺激素分泌的药物:一般均用

硫氧嘧啶、丙硫氧嘧啶、甲巯咪唑(他巴唑)或卡比马唑(甲亢平)等,以上药物作用为抑制碘有机化及偶联,使甲状腺激素减少。用药量以甲硫氧嘧啶和甲巯咪唑为例,按病情如下:BMR<+30%,心率 <100 次 /min 时,前者用量为 100~150mg/d,后者为 10~15mg/d;BMR+30%~+60%,心率 100~120次 /min 时,两者用量分别为 150~300mg/d 和15~30mg/d;BMR>+60%,心率 >120 次 /min 时,两者用量分别为 300~400mg/d 和 30~40mg/d。丙硫氧嘧啶用量为 5mg/(kg·d)。用药 3 个月后病情可以缓解,此时可减少药量 1/3~1/2,如病情比较稳定,可给予维持量,丙硫氧嘧啶为 50~150mg/d,甲巯咪唑为 5~15mg/d,一般需用药 2~3 年,服药缓解率为 50%~60%。甲巯咪唑和丙硫氧嘧啶的副作用相似。然而,丙硫氧嘧啶的副作用往往更多见、更严重。故丙硫氧嘧啶可用于甲巯咪唑治疗出现轻微副作用但无继续使用抗甲状腺药物禁忌、并且放射性碘治疗或手术不是治疗选择的儿童。药物的不良反应:白细胞计数减少,故服药期间需每周测一次末梢血象,白细胞 <4×10^9/L 时,宜暂停服药。药物热、药物疹,应给予抗组胺药物。严重者可出现剥脱性皮炎,此时应立即停药,并用肾上腺皮质激素等。影响肝功能时给予保肝药物。

(2)其他药物:可用 β- 受体阻断剂,普萘洛尔(心得安)2mg/(kg·d),分 3 次口服,以改善交感神经兴奋症状。必要时用洋地黄控制心力衰竭。

(3)碘剂:碘可抑制甲状腺激素的合成与分泌,且可减少甲状腺的血流,但长期服碘剂可引起甲亢或甲减,故只用于手术前准备、新生儿甲亢及甲状腺危象时。新生儿甲亢可口服复方碘溶液,每日 3~6 次、每次 1 滴。

3. 手术治疗

手术治疗为目前较有效的方法,手术后除眼球突出外,其他症状均可消失,手术治愈率达95%。在儿童中一般作为二线治疗方式。

(1)适应证:中度以上原发性甲状腺功能亢进症,BMR>+30%;继发性甲亢或高功能腺瘤;腺体较大,伴有压迫症状或胸骨后甲状腺肿;药物治疗无效或复发者。需要根治性治疗时,5 岁以下儿童首选甲状腺切除术。

（2）术前准备：甲状腺超声检查，了解甲状腺大小及范围，有无结节，结节有无恶性征象等；颈、胸部 X 线片，了解甲状腺的位置和范围及其与气管的关系，并了解心脏有无扩大；大龄儿童可 X 线透视下让患者闭住声门，用力呼气和吸气，如气管壁有软化时，则在呼气时软化的气管段可扩大，而吸气时软化的气管段可变窄。心电图和超声心动图检查。喉镜检查声带功能。药物准备以降低 BMR，术前 2 周开始服用复方碘溶液及 β- 受体阻断剂，2 周后患者情绪稳定，睡眠好转，体重增加，脉率 <90 次 /min，BMR<+20%，可进行手术。

（3）注意事项：术前服用碘剂，使 BMR 接近正常后手术，以防止术后产生甲状腺危象。

处理甲状腺上动脉时，应紧靠甲状腺两叶上极，细心分离其前、后分支，分别结扎切断，不致损伤喉上神经的外支。

处理甲状腺下动脉时，应离开甲状腺后面，近颈总动脉的内侧甲状腺被膜外结扎主干，缝合切口时勿将喉返神经缝在内。

Graves 甲亢的手术切除范围也有争议；较激进的手术（甲状腺全切除术）会引发甲状腺功能减退症（甲减），而较保守的手术（甲状腺次全切除术）有可能导致甲亢复发。目前仍推荐行甲状腺全切除术，术后复发率低，但对于儿童患者，需充分考虑患者家长的意见，医患双方共同决策。若行甲状腺次全切除时，可保留喉返神经入喉点及甲状旁腺附近少许甲状腺组织，有助于减少喉返神经和甲状旁腺损伤。也可保留甲状腺上极少许腺体组织。应仔细检查切下的甲状腺，如发现有甲状旁腺在内，应切碎移植至肌层中。术中严密止血，术后伤口应加引流 48 小时。

（4）手术并发症

1）术后出血：术后出血最常见原因是甲状腺上动脉或较大静脉结扎线脱落。有出血时，患者颈部迅速肿大，出现呼吸困难，甚至窒息。发生出血时应立即去除血肿、结扎出血的血管。

2）呼吸困难：甲状腺术后常发生不同程度的呼吸困难。引起呼吸困难的原因为气管插管（尤其是术前气管有移位者）和术中刺激引起的术后喉内水肿，以及刺激或损伤双侧喉返神经引起的声门闭合和软化的气管壁内陷。呼吸困难严重者或引起窒息，应立即气管切开。

3）栓塞：处理巨大甲状腺，如胸骨后甲状腺时，结扎甲状腺下部静脉干滑脱时，易产生空气栓塞，此时应立即用手帕或纱布压住进气的静脉。为防止结扎线的滑脱，近心端静脉需双重结扎或结扎加缝扎。

4）喉返神经的损伤：可分为切断，结扎，牵拉，血肿压迫和瘢痕组织的压迫等。由牵拉、血肿压迫引起的麻痹多为暂时性的，常于 3~6 个月后逐渐恢复；结扎、切断可引起永久性麻痹。一侧喉返神经损伤，可引起声音嘶哑，逐渐可由健侧声带代偿。

5）误切甲状旁腺：甲状旁腺受损伤或血液供应障碍，均可引起甲状旁腺功能减退，临床出现手足抽搐。多数是暂时的，严重者可伴喉及咽肌痉挛，引起窒息，甚至死亡。

6）甲状腺危象：过去认为是由于手术中挤压甲状腺腺体，使大量甲状腺激素入血的结果；现在认为是切除大部甲状腺腺体后，机体不能很快适应这种改变，出现新的新陈代谢状态所致。治疗包括口服药物，必要时静脉注射碘溶液，静脉滴注大量葡萄糖溶液，吸氧，镇静，降温等，也可同时用人工冬眠治疗，疗效较好。

7）术后甲状腺功能减退：甲状腺全切或次全切除后，甲状腺激素不能满足正常生理需求，需终身服用甲状腺激素。

4. 放射性碘治疗

放射性碘治疗（^{131}I 治疗）一般作为二线治疗。

1）适应证：经长期抗甲状腺药物治疗后甲亢复发且要求根治性治疗的患者；接受甲状腺药物治疗时出现严重副作用的患者。

2）禁忌证：放射性碘治疗通常限于 10 岁以上儿童，一般不用于 5 岁以下，其治疗总剂量应受到限制。主要考虑幼儿甲状腺对辐射敏感，在辐射暴露后发生甲状腺癌的风险可能增加。

3）并发症：短期内发生放射性甲状腺炎相关的局部疼痛及罕见的甲状腺危象。长期并发症主要考虑辐射可能导致其他肿瘤的发生。

20

四、甲状腺功能减退症

【定义及分类】 甲状腺功能减退症（hypothyroidism，简称甲减）是指由先天或后天性原因引起甲状腺激素合成或分泌不足，使机体代谢功能降低及影响胎儿大脑的分化与发育。主要临床特点为智力迟钝，生长发育迟缓及基础代谢率低下。

在胎儿或婴儿期发病者称呆小病，在儿童期发病者称幼年型甲减，成人发病者表现为黏液性水肿。

【病因】

1. 供碘不足　因母体缺碘，供应胎儿的碘不足，以致甲状腺激素合成障碍，是新生儿甲状腺功能减退最主要的原因，多见于地方性甲状腺肿流行区，也称地方性呆小病。

2. 先天性甲状腺功能减退症　也称散发性呆小症。

（1）先天性甲状腺不发育或发育不全：①胎儿早期 TSH 分泌减少，致使甲状腺发育不良；②胚胎期甲状腺停留在舌下未降；③母体孕期摄入治甲状腺肿药物，如硫脲类抗甲状腺药物、甲巯咪唑和碘化物等；④母亲妊娠期接受放射性核素碘治疗。

（2）先天性甲状腺激素合成障碍：此为家族性常染色体隐性遗传病。

3. 后天获得性甲状腺功能减退症

（1）以慢性淋巴细胞性甲状腺炎为多见。

（2）继发于下丘脑或垂体疾病。

【病理】 甲状腺功能减退时，甲状腺常萎缩，腺泡大部分为纤维组织替代，可有淋巴细胞浸润，残余腺泡含少量胶质。如功能减退是因口服抗甲状腺药物所致，甲状腺腺体增生肥大，胶质减少。继发功能减退者，甲状腺腺体缩小，腺泡上皮扁平，腔内充满胶质。甲状腺以外的组织也有很多变化，如皮肤角化、真皮细胞间大量亲水性强的黏蛋白沉积，形成黏液性水肿，严重时胸膜腔、心包腔、腹腔可积液。有肌纤维肿胀、胃黏膜萎缩、脑组织呈灶性退行性变、卵巢或睾丸萎缩等。

【症状和体征】

新生儿表现为生理性黄疸期延长、喂养困难、呼吸不畅、打鼾、胎便排出延迟、腹胀、便秘、脐疝、四肢凉和后囟开放。婴幼儿期有特殊面容：颈短粗，鼻梁平，舌大、常伸出口外；皮肤粗，指（趾）甲长期不生长；智能发育落后，出现痴呆；骨生长迟缓，尤以长骨发育受累重，身材矮小，呈侏儒状；囟门迟闭，出牙晚。年长儿表现为乏力、怕冷、黏液水肿、反应迟钝、食欲减退等。先天性者除上述甲减症状外，可有下列特殊表现：甲状腺肿、耳聋、假性肌肥大、性早熟、高钙血症、癫痫发作、共济失调等。

【实验室检查及辅助检查】

1. X 线片示腕骨骨龄落后，颅骨脑回压迹增多，颅底矮小。

2. 血清 T_3、T_4 下降，TSH 于原发甲减时升高。

3. 甲状腺摄 ^{131}I 曲线平坦。

4. 血清胆固醇升高。

5. 甲状腺扫描可检查是否有甲状腺缺如或异位。

6. 基础代谢率低下。

【诊断与鉴别诊断】

早期诊断可根据：

1. 临床表现具备甲减的特征，对可疑者应定期进行智力及听力测验。

2. 脐血 T_3 降低、TSH 增高，T_4 可增高。

3. X 线检查，股骨远端骨骺在胚胎平均 38 周时应出现，但呆小病及早产儿可不出现。在生后半年内出现点彩样改变及畸形。

4. 摄 ^{131}I 率降低。

鉴别诊断：新生儿期应与病理性黄疸、先天性巨结肠鉴别。智力障碍应与脑发育不全、21-三体综合征鉴别，生长落后应与佝偻病、软骨发育不良鉴别。

【治疗】 应尽早开始甲状腺激素的替代治疗，先天性者需终身给药。若治疗过迟，智力和体格发育落后常不可恢复：

1. 甲状腺片　开始应用小剂量，1~2 周后加量，直至症状消失，血清 T_3、T_4、TSH 恢复正常；后用维持量，每 1~2 年调整一次，终身服用（表 20-1）。

表20-1 甲状腺片治疗先天性甲减的剂量

年龄	开始剂量/(mg/d)	维持剂量/(mg/d)
6个月以内	5~10	15~30
6~12个月	10~30	30~60
1~3岁	30	60~90
3~7岁	60	90~150
7~12岁	60	120~180

2. 合成的右旋甲状腺素钠盐 按100μg相当于甲状腺片60mg推算服用。

3. 营养支持 给予丰富的蛋白质,钙剂,维生素B$_2$、维生素C、维生素D,以供治疗后生长需要。

五、甲状腺异位

【定义】 甲状腺异位(ectopic thyroid)通常表现为以下两种情况。一是颈部存在甲状腺,其他部位又出现甲状腺组织,这时异位甲状腺称额外甲状腺;另一种是正常位置无甲状腺组织,而在其他部位出现甲状腺,此时称迷走性甲状腺。异位甲状腺最多见于舌,其次为颈部和胸内,也可见于咽后壁、软腭、鼻腔、气管、食管、锁骨上窝和腹腔。异位甲状腺同样可出现功能异常、退行性变及恶性变。

【病因】 胚胎期甲状腺原基在发育过程中可下降至任何部位,均可成为异位甲状腺。胸内甲状腺部分是颈部甲状腺坠入胸腔,部分因心脏和膈肌下降中甲状腺被带入胸腔所致。卵巢甲状腺,多认为是畸胎瘤或卵巢皮样囊肿等瘤体中所含甲状腺组织增殖而成。

【临床类型及症状】

(1) 舌甲状腺:80%为女性,多数为迷走性甲状腺。常见于舌盲孔部,也可见于舌内或舌下。常偶然被发现,主要表现为咽部异物感,严重者可有呼吸困难和梗阻症状,在舌根和会厌之间可见有圆形、半圆形肿块,表面光滑,有时呈分叶状,基底宽而不活动,质中等硬,部分患者可有甲状腺功能异常。依靠放射性核素^{131}I可确诊。

(2) 颈部异位甲状腺:多见于颈前舌骨上、下。颈侧部异位甲状腺罕见。肿块多为实质性,也可发生变性或出血,出现囊性感。放射性核素^{131}I扫描可确诊。

(3) 胸内甲状腺:是指位于胸骨切迹以下的甲状腺,以前上纵隔最多见。当肿大的甲状腺压迫或浸润气管、支气管时,可出现咳嗽、呼吸困难。甲状腺位于前、上纵隔时,头偏向患侧可加重呼吸困难;侵犯膈神经则出现呃逆和膈肌麻痹;压迫喉返神经,出现声音嘶哑;压迫迷走神经,可出现呕吐、脉缓;压迫交感神经,出现霍纳综合征;压迫上腔静脉,出现上腔静脉综合征;压迫锁骨下静脉,则患侧上肢肿胀;食管虽也可受压,但很少有吞咽困难。X线检查可见纵隔阴影增宽,食管受压移位。放射性核素^{131}I扫描可明确其位置、大小、形态和功能。

(4) 卵巢甲状腺:多见于成人,几乎全是额外甲状腺。甲状腺组织多存在于卵巢皮样囊肿,卵巢畸胎瘤等肿块中,很少为单纯卵巢甲状腺肿。卵巢甲状腺肿多为良性肿块,少数可有甲亢表现。双侧卵巢甲状腺患者可有闭经和不孕。此病多由术后病理诊断或由放射性核素^{131}I扫描发现。

【治疗】

(1) 舌部异位额外的甲状腺:可完全手术切除。迷走甲状腺无临床症状者可不处理。有甲亢和恶变者可全或次全切除。

(2) 颈部异位额外的甲状腺:可完全切除。迷走甲状腺切除前应慎重检查有无甲状腺存在,否则术后会导致甲状腺功能丧失。迷走的颈部异位甲状腺无功能变化或无恶变者,不必手术。

(3) 胸内异位的甲状腺:均需手术治疗,坠入胸内超过10cm者往往要开胸手术。摄碘功能强或有甲亢者可行放射性核素^{131}I治疗。

(4) 卵巢甲状腺:手术切除为有效的治疗方法。

六、甲状腺炎

甲状腺炎(thyroiditis)是指各种原因引起的甲状腺炎症。根据发病原因可分以下几类:①急性化脓性甲状腺炎;②亚急性甲状腺炎;③慢性淋巴细胞性甲状腺炎。

(一)急性化脓性甲状腺炎(acute suppurative thyroiditis)

【病因】 急性化脓性甲状腺炎较少见,可由

20

于血源性或颈部感染蔓延造成,最常见病原菌为葡萄球菌、链球菌和肺炎球菌等。

【症状和体征】 甲状腺局部红肿、热,压痛明显,高热,白细胞升高,严重者可出现咳嗽、气促、声音嘶哑及吞咽困难等,合并败血症时可有全身中毒症状,如有脓肿形成可有波动感。一般无甲状腺功能改变,但当甲状腺激素外溢时,可有一过性甲亢表现。如组织坏死较多,也可引起甲状腺功能减退。

【实验室检查】

(1) 甲状腺摄 ^{131}I 率正常;

(2) 扫描检查炎症部位,放射性碘显影减淡;

(3) 末梢血白细胞增高。

【治疗】

(1) 全身及早应用抗生素治疗;

(2) 局部冷敷,后期可热敷;

(3) 脓肿形成时应切开引流,否则易破裂至气管、食管、颈部及纵隔。

(二)亚急性甲状腺炎(subacute thyroiditis, SAT)

【病因】 此病又称 De Quervain 甲状腺炎,比较少见。常发生在病毒感染后 2~3 周,可能为病毒感染后的一种免疫反应性疾病。在患者血中可找到病毒抗体,如柯萨奇病毒抗体、腺病毒抗体、流感病毒抗体及腮腺炎病毒抗体等。

【病理】 显微镜下可见病变区甲状腺腺泡被组织细胞和巨细胞肉芽肿所替代,腺泡间有不同程度的炎性反应及纤维化。

【症状和体征】 常有呼吸道感染病史,全身症状有发热、厌食、乏力、食欲不振。因甲状腺激素释放入血增多,可出现心动过速、怕热、多汗、手颤等一过性轻度甲亢症状。甲状腺呈非对称性肿大或单侧肿大,并伴结节,表面光滑。也有无全身症状,以甲状腺局部表现和咽痛为主者。病程较迁延,10% 患者可出现甲减症状。

【实验室检查】

(1) 甲状腺摄 ^{131}I 率有时低。

(2) 血清蛋白结合碘暂时升高,是由于甲状腺炎性组织损坏后,甲状腺球蛋白进入血流所致。

(3) 血清 T_3、T_4 增高。

(4) 血红细胞沉降率加快。

(5) 血清蛋白电泳分析显示 α_1、α_2 及 γ 球蛋白增高。

【治疗】

(1) 轻者使用止痛剂,如阿司匹林,90% 可自愈。

(2) 症状重者给予泼尼松 1mg/(kg·d),一般用 1~2 个月,停药后复发者可重复治疗。

(3) 甲状腺肿大者可加服甲状腺片 60~120mg/d,以抑制甲状腺肿大。

(4) 有甲亢表现者,给予普萘洛尔镇静。

(5) 出现甲减症状者,需长期口服甲状腺片治疗。

(三)慢性淋巴细胞性甲状腺炎(chronic lymphocytic thyroiditis,CLT)

【定义及病因】 慢性淋巴细胞性甲状腺炎又称桥本甲状腺炎,是小儿甲状腺功能减退最常见的原因。

本病是一种自身免疫性疾病,其根据为:①患者血清中可检出高效价的抗甲状腺抗体,如甲状腺微粒体抗体、甲状腺球蛋白抗体;②患者甲状腺组织镜检时可见大量淋巴细胞、浆细胞浸润,甚至淋巴滤泡形成,说明此病为一种自身免疫性疾病;③患者亲属中约 50% 血液内可检出抗甲状腺抗体;④有些患者可同时患有其他自身免疫性疾病,如原发性肾上腺皮质功能减退症(自身免疫性)、恶性贫血、类风湿关节炎、甲状腺功能亢进症、糖尿病和系统性红斑狼疮等。

【病理】 甲状腺多表现为弥漫性肿大,触之坚硬。显微镜下见甲状腺腺泡间有大量淋巴细胞和浆细胞浸润及淋巴滤泡形成。甲状腺腺泡数减少,但腺泡腔内胶质减少,上皮细胞核增大,胞质增多,为嗜酸性着色,说明细胞功能失常。随病情发展,甲状腺组织萎缩,代以纤维组织增生,此时切面呈苍白色。

【症状和体征】 本病可在 3 岁以下发病,多发于 6~16 岁,10~11 岁及青春期为发病高峰期,女孩多于男孩,比例 4:1~9:1。起病隐匿,发展缓慢,一般状况好。甲状腺逐渐增大,两叶对称、无痛。甲状腺质地坚硬,有时可出现大小不等的结节,少数有颈部压迫感。发病早期因滤泡破坏,甲状腺激素释放入血,故可出现一过性甲亢症状。随疾病发展,1/2 以上患者晚期可出现甲状腺功能减退综合征。

【实验室检查】 ①血清抗甲状腺球蛋白抗体(TG-Ab)和抗甲状腺微粒体抗体(TM-Ab)的浓度均升高;②基础代谢率测定,早期有甲亢时增高,晚期降低;③甲状腺摄 ^{131}I 率可稍增高、正常或减低,增高者如进一步做甲状腺激素抑制试验,摄 ^{131}I 率可被抑制;④早期 T_3、T_4 可增高,晚期降低伴 TSH 增高;⑤红细胞沉降率加快;⑥血清蛋白电泳分析,清蛋白降低,γ 球蛋白升高。

【诊断】 凡小儿甲状腺呈弥漫性肿大、质坚硬,即使甲状腺功能无明显减退,也应考虑此病。根据以上各种检查及针吸活检就可确诊。本病需与单纯性甲状腺肿、甲状腺癌等鉴别。

【治疗】

(1) 无症状,甲状腺功能正常者,由于部分患者可自行缓解,可密切随诊,不予处理。

(2) 对甲状腺肿大伴 TSH 升高或有甲状腺功能低下者应给与左甲状腺激素治疗,维持 TSH 在正常范围。对幼儿和学龄儿应维持 T_4 在均值和正常值上限之间。很多患者后期甲状腺组织大部损毁,需甲状腺激素终身替代治疗。

(3) 对甲状腺肿大明显严重影响美观,或有压迫症状者,或不能除外包含癌变者,可考虑甲状腺切除手术治疗。术后需甲状腺激素替代。

(4) 对甲状腺肿大明显者,以往有医师使用糖皮质激素治疗,但因其副作用明显,且停药后易复发,目前已不推荐使用。

七、甲状腺肿瘤

甲状腺肿瘤(thyroid tumor)可分为良性和恶性两类,前者包括腺瘤和囊肿,后者为各种类型的甲状腺癌。

(一)甲状腺腺瘤(thyroid adenoma) 甲状腺腺瘤是良性肿瘤,可发生在任何年龄,女性多见。腺瘤可分滤泡型、乳头型,其中滤泡型包括嗜酸性细胞型、胚胎型、胎儿型及不典型型。

甲状腺腺瘤的特点为:①多见于非地方病区;

②腺瘤常为单发结节,质坚实,呈圆形或椭圆形;③腺瘤在长时期内甚至数年之内常为单发,而单纯性甲状腺肿的单发结节在长时期内可演变成多发结节;④甲状腺扫描,腺瘤多示冷结节,少数示温结节。结节增大超过 3cm 时,结节外甲状腺组织被压迫萎缩,扫描时见结节部位有显著的 ^{131}I 浓集,呈热结节。此时因增大结节释放激素量增多,临床可伴甲亢症状,垂体 TSH 分泌受抑制,称高功能毒性腺瘤;⑤病理方面,甲状腺腺瘤的包膜皆完整,周围甲状腺组织较正常,因此分界明显。而单纯性甲状腺肿的单发结节常无完整包膜。

甲状腺腺瘤发展缓慢,其转归为:①退行性变形成囊肿;②转化为甲状腺毒性腺瘤;③发生恶变。据文献报道,恶变率可高达 10%~24%。

甲状腺腺瘤的处理:目前认为,最大径超过 4cm 的腺瘤需要手术治疗。但由于儿童甲状腺腺瘤中包含癌灶的比例较高,且术前难以完全排除恶性可能,所以对于比较小的腺瘤,建议随诊观察时需充分考虑这一点并向患者或监护人充分交代。手术方式既往常规采用腺瘤切除术,但由于良性病变中可能有微小癌灶的存在,切除术后仍有腺瘤复发和恶变可能,因此,目前推荐单侧腺叶切除术(资源4)。如术中冰冻切片疑有恶变,则应按恶性病变处理。

资源 4
甲状腺右侧腺叶切除术

(二)甲状腺癌(thyroid cancer) 儿童甲状腺癌占儿童肿瘤的 1.5%~4%,在儿童甲状腺结节中,甲状腺癌的比例为 22%~26%。儿童甲状腺癌可发生于儿童的任何年龄段,包括新生儿,在青春期发病率增加。从性别来说,青春期前男、女患病比例相似,青春期后男、女患病比例为 1:4。儿童期甲状腺癌预后良好,20 年以上的生存率可达 90% 以上,有转移者稍差。儿童甲状腺癌的病理特征多为乳头状癌,恶性程度高,容易发生颈部淋巴结转移及肺转移,经过规范化治疗后,预后仍较好。

【分型】

(1) 乳头状癌:最常见,约占 90% 以上,通常为多灶性。肿瘤生长缓慢,恶性程度低。儿童多见。容易发生颈淋巴结转移和肺转移。

(2) 滤泡状癌:较少见,通常为单灶性,<10%。

20

儿童也可见到。侵袭性低,疾病进展较慢,容易发生血源性转移,远处转移及淋巴结转移少,复发率较低。

（3）未分化癌:罕见。恶性程度高,病情发展快,常侵犯周围组织,并发生淋巴结或血行转移。

（4）髓样癌:罕见,常表现为孤立性结节,是由甲状腺"C"细胞发生,也称滤泡旁细胞癌。恶性程度中等。10%~15% 为家族性,为常染色体显性遗传病。

【病理】 乳头状癌起源于甲状腺滤泡细胞,分化较好,其独特的形态学特征是存在砂粒体(钙化结构被认为起源于肿瘤细胞坏死)、肿瘤上皮细胞核内呈磨玻璃状、核内有凹槽和假包涵体的核增大和重叠。滤泡状癌病理改变在不同部位也不尽相同。有的部位组织几乎正常,有的部位则仅见有核分裂,也可见有 Hürthle 细胞,常可见到血管和附近组织的侵蚀。未分化癌的主要病理改变为许多核分裂的不典型细胞和多核巨细胞。有时以小细胞为主,常有坏死区伴多核细胞浸润。髓样癌一般结节边界清晰,可见成片的肿瘤细胞,纤维血管密集;肿瘤细胞含圆形细胞核,丰富的嗜酸性细胞质,无包膜,病理所见细胞形态和排列不一,细胞可为未分化,有核分裂,但无坏死或多核细胞浸润,腺体的其他部位也可见到癌性病灶。

【临床表现】 甲状腺癌临床表现主要为甲状腺结节和无痛性的颈部肿块。早期无明显自觉症状,可伴颈淋巴结肿大;晚期可向邻近组织侵蚀,并压迫喉返神经、气管、食管、颈交感神经和颈丛浅神经而产生声音嘶哑,呼吸或吞咽困难,霍纳综合征（Horner syndrome）和肩部疼痛等相应症状。髓样癌伴有多发内分泌腺瘤病 2 型（MEA2）,由于癌肿产生 5-羟色胺和降钙素,临床可有腹泻、心悸和颜面潮红及血钙降低的症状。

【辅助检查】

（1）实验室检查:检查甲状腺激素水平,包括甲状腺激素 T_3、T_4、TSH,其水平可反映甲状腺功能,但不能用于鉴别甲状腺结节的良恶性,在甲状腺癌患者中可能正常。如果患者存在可疑髓样癌家族史,则应测量血清降钙素水平。

（2）X 线检查:对甲状腺局部病变诊断价值有限,但对无症状的肺转移和骨转移方面有重要作用。

（3）放射性核素检查:甲状腺扫描有助于发现甲状腺癌的转移灶,但不常规用于甲状腺结节良恶性的评估。

（4）超声检查:超声检查是诊断儿童甲状腺癌的重要辅助检查手段。超声表现为边界不清,结节内部回声不均匀、血流增加,并且存在微钙化。乳头状癌可表现为弥漫性浸润导致弥漫性甲状腺肿大,病变中伴有散在钙化。

（5）细针穿刺细胞学检查:是术前诊断儿童甲状腺癌的金标准,需在超声引导下完成。对直径 1~4cm 的肿瘤诊断正确率达 90% 以上,而滤泡状癌仅 40% 左右。

（6）颈部增强 CT、MRI:对了解颈深部组织,如上纵隔（Ⅶ区）、咽后、咽旁和锁骨下区域的转移情况,超声检查不太敏感,需行增强 CT 或 MRI 评估,了解肿瘤局部侵犯的情况,如是否有气管食管侵犯。

【诊断与鉴别诊断】 如发现甲状腺有结节肿大,触之坚硬如石,随吞咽上、下移动差,结节渐长大,局部淋巴结肿大,超声检查见肿物内有细砂样钙化,穿刺细胞学检查即可提示诊断。术中病理检查可进一步确诊。临床应与慢性淋巴细胞性甲状腺炎、结节性甲状腺肿等鉴别。

【治疗】

1. 手术治疗

（1）原发灶处理:手术是治疗的首选方案。由于儿童甲状腺癌的双侧病变及多中心病变的发生率高,对大多数患者推荐甲状腺全切除术。长期研究表明,甲状腺全切除较单侧腺叶切除可显著降低疾病持续/复发风险。儿童的手术并发症发生率高于成人,因而手术必须是由经验丰富的甲状腺外科医师进行。

（2）颈部淋巴结的处理:儿童甲状腺癌淋巴结转移率远远高于成人,因此大多数患者需要进行颈淋巴结清扫术。需要强调的是,清扫并非摘除,目前的一致观点是明确反对"摘草莓"式的淋巴结切除术,而应进行基于解剖区域、包含淋巴结和周围软组织的彻底清扫。甲状腺癌的颈淋巴结清扫包括中央区淋巴结清扫和颈侧区淋巴结清扫。无论中央区还是颈侧区淋巴结，只要经术前超声、细针穿刺细胞学或术中冰冻病理证实有肿瘤转移证据，则需进行相应区域的清扫。颈侧区清扫一般至少包括Ⅱ、Ⅲ、Ⅳ和Ⅴb区淋巴结。预防性中央区淋巴结清扫目前仍存在争议。多数学者建议行患侧Ⅵ区颈淋巴结预防性清扫，对侧Ⅵ区是否行预防性清扫需根据癌变大小、患侧Ⅵ区转移情况以及术者经验等因素综合判断。需要指出的是，双侧Ⅵ区淋巴结清扫术后，出现甲状旁腺功能减退并发症的风险显著提高。

2. 内分泌治疗 甲状腺全切除术后需长期口服甲状腺激素治疗。甲状腺激素能抑制 TSH 分泌，从而对甲状腺组织的增生和分化型甲状腺癌有抑制作用。因此在乳头状癌和滤泡状癌术后常规给予抑制 TSH 量的甲状腺激素，对预防癌的复发和转移有一定疗效，但对未分化癌无效。美国甲状腺学会儿童甲状腺癌指南推荐，儿童 TSH 抑制的目标应基于儿童乳头状癌的风险等级，低、中和高风险患者 TSH 目标分别为 0.5~1.0mIU/L、0.1~0.5mIU/L 和 <0.1mIU/L。

3. 放射性碘治疗 放射性 ^{131}I 治疗对分化好的甲状腺癌有效，未分化癌、髓样癌等均因不摄碘而无效。对于局部残余甲状腺组织和分化型甲状腺癌的转移病灶可采用放射性 ^{131}I 治疗。对于儿童甲状腺癌，^{131}I 治疗主要包含两个层次：一是采用 ^{131}I 清除甲状腺术后残留的甲状腺组织，二是采用 ^{131}I 清除手术不能切除的转移灶。甲状腺癌肺转移是放射性 ^{131}I 治疗的适应证，在甲状腺全切除后，^{131}I 治疗对肺部转移灶一般效果良好。应用 ^{131}I 治疗前，应先作甲状腺全切除术，因为正常的甲状腺组织比分化好的肿瘤组织更易吸取碘。

4. 分子靶向治疗 随着分子生物学研究的进展，甲状腺癌靶向治疗成为目前晚期甲状腺癌研究的重要方向。分子靶向治疗与传统化疗比较，具有特异性强、疗效明确、损伤小等优点。应用于儿童甲状腺癌的临床研究比较少见。对于多次复发或不断进展的儿童甲状腺癌，已无法从手术、放射性 ^{131}I 等传统治疗手段中获益者，可尝试应用该类药物治疗。

八、甲状旁腺肿瘤

（一）甲状旁腺概述

【解剖】 甲状旁腺通常有4个，分上、下2对，少数有2个或6个。胚胎发育为从第3、第4咽囊发育而来。位于甲状腺左右两叶背面内侧的甲状腺固有膜和外膜之间，但每10个腺体中约有1个腺体是异位的（位于胸骨上窝脂肪组织内、纵隔上部或食管后）。出生时每个甲状旁腺直径1~2mm，成人时每个直径2~5mm、长3~8mm。出生3个月时，4个腺体重5~9mg，成人时4个腺体共重约120mg。

甲状旁腺的上皮细胞有两种：主细胞和嗜酸性细胞。主细胞能合成甲状旁腺激素（PTH），它在光镜下可区分为透明细胞和暗细胞；嗜酸性细胞多在青春期出现。

【生理】 甲状旁腺的主要生理功能是调节体内钙的代谢，并维持钙、磷平衡。PTH 主要对骨骼、肾小管和肠黏膜细胞中钙的浓度起作用：①抑制破骨细胞转变为成骨细胞，并导致骨的溶解，使骨质中的钙入血，引起血清钙和尿钙增高；②PTH 可作用于肾远端小管，加强钙的再吸收，抑制肾近端小管对磷的再吸收，并促进尿磷排泄；③PTH 能促进小肠中钙的吸收。由此可见，PTH 无论对骨、肾或肠道的作用均是促使血钙浓度增加。正常时 PTH 和降钙素及血清中钙浓度之间存在着反馈关系，血钙过低可刺激 PTH 和抑制降钙素的释放，使血钙升高，血钙过高则可抑制 PTH 和刺激降钙素的释放，使血中钙离子向骨转移而使血钙降低，从而调节钙、磷代谢的动态平衡。

（二）甲状旁腺腺瘤

【定义】 儿童期原发性甲状旁腺肿瘤十分罕见，最常见的类型为甲状旁腺腺瘤，约占80%。甲状旁腺腺瘤可分泌甲状旁腺激素，是产生原发性甲状旁腺功能亢进症的主要原因。

【病理生理】 甲状旁腺腺瘤的病理变化以主细胞腺瘤最常见。甲状旁腺增生肥大时，以透明细胞最多见。PTH 长期大量增加时，可使骨细胞和基质溶解，骨钙入血；PTH 还可增加肠钙的吸收，因此造成血钙升高，尿钙也高于正常，继而引

20

起骨质疏松。骨细胞代偿性增多时产生碱性磷酸酶,使血中此酶升高。同时 PTH 使肾近端小管再吸收磷减少,结果尿磷增多、血磷减少。甲状旁腺功能亢进时蛋白质分解产物,如黏蛋白、羟脯氨酸等自尿排出增多,可与钙、磷和脱落的钙化细胞形成尿路结石。

【症状和体征】 患者甲状腺区有时可触到甲状旁腺腺瘤。表现为甲状旁腺功能亢进的症状,可出现高血钙综合征,出现神经肌肉的应激性降低、嗜睡、头痛、肌张力减退等症状;泌尿系统可出现高血钙性肾病,表现为多尿、口渴、多饮、脱水等症状;消化系统出现厌食、恶心、呕吐、腹胀、便秘及反复发作胰腺炎,常合并消化性溃疡;钙盐沉着引起带状角膜炎和肾钙盐沉着症,重者可影响肾功能;骨骼系统出现骨质疏松,持续性骨痛,骨囊肿样变化,骨折或畸形等改变。血钙过高可出现高血钙危象,如呕吐、脱水、酸中毒、高氯血症、神志不清,导致死亡。心电图 QT 间期缩短,少数有心律失常。

【实验室检查】

1. 血钙增高,可 >2.7mmol/L(11mg/dl)。
2. 血磷降低,可 <1.0mmol/L(3mg/dl)。
3. 有骨病变者,血清碱性磷酸酶常增高。
4. 24 小时尿钙排出量 >125mmol/L(500mg/dl)。
5. 尿中环磷酸腺苷(cAMP)排出量升高。
6. 血浆氯化物常超过 102mmol/L。
7. 血清甲状旁腺激素(PTH)>100pg/ml。

【辅助检查】

1. 超声检查 超声能发现增大的甲状旁腺肿块,低回声实性肿块,边缘光整,腺瘤与甲状腺叶之间有高回声界面将两者分隔。然而,超声检查对异位的甲状旁腺腺瘤诊断困难。

2. MRI 检查 MRI 显示腺瘤边界清楚,周围常有薄层脂肪组织包绕,增强 MRI 可见肿瘤明显强化。可清楚显示肿瘤与周围血管的关系。

3. CT 检查 可见边界清楚的均匀软组织密度肿块,较大的腺瘤可出现囊变坏死;增强 CT 早期明显强化,增强程度低于颈部血管而明显高于颈部软组织,易于辨别。

【治疗】

1. 手术治疗为甲状旁腺腺瘤的主要治疗方式,但手术范围仍存在争议。应注意以下问题:①单个甲状旁腺腺瘤者,可采取小范围手术探查切除。多发性甲状旁腺腺瘤的发生率约 20%,仅仅依赖术前影像学检查定位即小范围探查手术,有可能遗漏其他病变的甲状旁腺,术中可进行核素检查和术中 PTH 即时测定,切除明显病变的旁腺后,如 PTH 值仍高,应继续扩大探查范围;②约 3/4 的甲状旁腺瘤发生于右下甲状旁腺;③应尽量完全切除病变的甲状旁腺。有学者主张应将其余正常甲状旁腺一并切除,取 1/2 枚正常旁腺组织切碎后移植到胸锁乳突肌或前臂肌肉组织中;④如找不到病变的甲状旁腺,应探查前上纵隔、气管和食管间隙等处。

2. 术后处理 ①术后 3 日之内可能出现颜面麻木、手足搐搦等低血钙症状,可静脉注射 10% 氯化钙或葡萄糖酸钙溶液,口服维生素 D3。如症状严重,且经上述治疗无效时,可选用双氢速甾醇。②如发生少尿或无尿,可适当多输液体。

(三)甲状旁腺癌

【定义】 甲状旁腺癌(parathyroid carcinoma)是一种非常少见的内分泌恶性肿瘤,其发生率仅占所有癌症发生率的 0.005%,甲状旁腺癌通常发病年龄在 45~59 岁,男女发病率无明显差异。儿童甲状旁腺癌发病十分罕见,其主要的临床表现为甲状旁腺激素水平升高而导致的高血钙症状。甲状旁腺激素水平增高多继发于原发性甲状旁腺功能亢进(primary hyperparathyroidism,PHPT),而甲状旁腺癌在 PHPT 患者中所占的比例不足 0.5%,为 PHPT 患者发病的罕见病因。

【病因】 甲状旁腺癌的病因尚未明确,但有证据显示某些因素与甲状旁腺癌的发生有较大的关系。部分患者既往有头颈部射线暴露史,甲状旁腺癌亦可由甲状旁腺腺瘤发展而来或继发于甲状旁腺功能亢进。除此之外,甲状旁腺癌还可发生于家族遗传性甲状旁腺功能亢进者,如甲状旁腺功能亢进 - 颌骨肿瘤综合征的患者中甲状旁腺癌的发生率可达 15%,这也成为儿童甲状旁腺癌的主要发病因素。

【病理】 甲状旁腺癌常附着或浸润癌旁正常组织,且肿物体积较大,直径通常可达 3.0~3.5cm。

颈部肿物探查时,若探及此大小的肿块,应高度怀疑甲状旁腺癌可能。癌肿质地坚硬,其切面呈灰白色,生长方式表现为片状扩散、巢团状扩散或小梁样生长。甲状旁腺癌典型的病理学特征可观察到肿物小梁结构、有丝分裂象、纤维带增厚及包膜和血管浸润等,并常伴有周围组织结构局部浸润或淋巴结及远处转移,其中肉眼可见的包膜外浸润伴包膜外血管浸润似乎与癌症的发生关系最为密切。然而,并非所有的甲状旁腺癌均表现有典型的病理学特征,而仅表现为某些恶性肿瘤的病理学特点,如可疑的包膜侵犯、有丝分裂增加和/或与周围组织的粘连等。这类肿瘤被称为不典型甲状旁腺癌。

【症状和体征】 甲状旁腺癌的临床表现主要为甲状旁腺功能亢进所导致的严重高钙血症。平均血钙浓度可达 14.6~15.9mg/dl。患者可有口渴多饮、多尿、肌痛或关节痛、肾结石、虚弱、疲劳、紧张、肾功能不全、胰腺炎或消化性溃疡等症状。骨骼系统疾病也常发生,表现为骨痛、骨质疏松、骨纤维化等症状,严重者可发生病理性骨折。泌尿系统异常表现为高钙血症减低了肾小管的浓缩功能,导致患者烦渴、多饮、多尿、泌尿系结石、肾绞痛或输尿管痉挛的症状。患者早期无特异性临床表现,此病进展缓慢,多在体检时偶然发现血清钙离子浓度增高,后逐渐出现临床症状,往往不能准确提供发病时间。少数情况下,表现为脱水和昏迷为特征的急性发病,此病多由严重的高钙血症所致的甲状旁腺危象所致。除此之外,部分患者无任何临床表现,多是在颈部查体或体检时发现肿块。然而,约90%的患者有临床表现,仅有2%~7%的患者为无症状型甲状旁腺癌。

【辅助检查】

1. 颈部超声 超声检查是临床评估甲状旁腺癌最基本的方法,具有准确率高、无创性及检查费用低等特点。虽然超声检查无法准确辨别腺瘤或是甲状旁腺癌,但若超声显示肿物成分叶状的,低回声的或甲状旁腺边界不清者常提示可能有恶性肿瘤的发生。

2. 颈部和纵隔 CT 检查 此检查对于上纵隔肿瘤的诊断符合率为67%,可检出直径 >1cm 的病变。颈部 CT 扫描有时有助于发现是否有肿瘤的局部浸润。

3. 放射性核素显像 ^{99m}Tc 放射性示踪剂从甲状腺中的清除速度快于甲状旁腺,故一段时间后甲状旁腺与甲状腺摄取比值增加,甲状旁腺病灶可显示。其准确性及敏感度较超声检查高,但观察病灶与周围组织器官的确切关系不如 CT 明显。

4. 其他胸腹部 CT 或 MRI 检查 对于明确是否发生远处转移和术后复发有重要价值。

【诊断与鉴别诊断】 术前甲状旁腺癌的诊断较困难,因其主要临床症状、实验室检查及影像学表现与良性肿瘤相似。故诊断主要是结合术中、术后冷冻和病理结果确定。当患者出现反复高钙血症,肿物周围组织浸润或远处转移时要高度怀疑甲状旁腺癌的可能。

甲状旁腺癌的鉴别诊断主要是与甲状旁腺腺瘤的鉴别。腺瘤病程较长,肿瘤多为单发,有些为两个,其余的甲状旁腺则是萎缩的。但早期症状与甲状旁腺癌相似,鉴别较困难,主要是结合术中、术后冷冻和病理结果确定诊断。其余的鉴别诊断主要是与引起高钙血症的疾病相鉴别,如恶性肿瘤骨转移,肾癌、肺癌、胃癌等均有报道,但原发灶不是甲状旁腺,易于鉴别。

【治疗】 手术切除是甲状旁腺癌最主要的治疗手段,放疗与化疗对此病无效。肿瘤应完整切除,包括完整的包膜和周围累及的组织,并尽量保证足够的安全界。相邻的甲状腺叶也可同时切除,但尚无报道显示此法可提高生存率。甲状旁腺癌首次切除术后有很高的复发率,49%~60%。对于肿瘤复发者,手术仍然是首选的治疗方法,其可有效改善高 PTH 所导致的代谢紊乱。对于已经发生远处转移不能手术的甲状旁腺癌患者,治疗的主要目的是控制高 PTH 所导致的高钙血症。

(倪鑫 王生才)

第八节 先天性唇腭裂

唇腭裂是口腔颌面部最常见的先天性畸形,由于其发病率相对较高,常因面部外形、语音及心理等方面的问题而严重影响患者的生存质量。就目前的发展状况看,对这类疾病的预防在短期内还难以实现,因此,对这一畸形的治疗仍然是个长期的临床工作。严格讲,唇腭裂与面裂(面横裂、面斜裂等)一起称为口面裂,本篇将对最为常见的唇腭裂进行重点介绍。

一、唇腭裂的流行病学与发病因素

【流行病学】 根据调查,新生儿唇腭裂(cleft lip and palate)的患病率大约为 1.82∶1 000,但各地的资料并不完全一样。根据我国出生缺陷检测中心 1996—2000 年所获得的结果显示,在全国 31 个省(自治区、直辖市)的 2 218 616 多名围产儿中,检出唇腭裂患者 3 603 例,其患病率为 1.62∶1 000。唇腭裂男女性别之比为 1.5∶1,男性多于女性。由于我国婴儿出生环境的复杂性,收集资料时缺乏统一的标准,这些因素影响了流行病学统计的准确性,而对唇腭裂流行病学完全准确的统计对寻找病因、制定预防措施等具有十分重要的意义。

【发病因素】 引起唇腭裂发生的确切原因和发病机制,目前尚未完全明了,可能为多种因素的影响而非单一因素所致。

1. 遗传因素 有些颅面裂患者,在其直系或旁系亲属中可发现类似的畸形发生,因而认为唇腭裂畸形与遗传有一定的关系。遗传学研究还认为颅面裂属于多基因遗传性疾病。

2. 营养因素 各种原因造成妇女怀孕期间维生素的缺乏。动物试验发现小鼠缺乏维生素 A、维生素 B 及泛酸、叶酸等时,可以发生包括腭裂在内的各种畸形,但人类是否也会因缺乏这类物质而导致先天性畸形的发生,尚不十分明确。

3. 感染和损伤 临床发现,母体在怀孕初期如遇到某些损伤,特别是引起子宫及邻近部位的损伤,如不全人工流产或不科学的药物堕胎等均能影响胚胎的发育而导致畸形发生。母体在妊娠初期,罹患病毒感染性疾病如风疹等,也可能影响胚胎的发育而成为畸形发生的诱因。

4. 内分泌的影响 从小鼠的动物实验表明,给怀孕早期的小鼠注射一定量的激素,如糖皮质激素,其所生产的幼鼠中可出现腭裂。因此认为,

在妊娠期,如孕妇因生理性、精神性及损伤性等原因,可使体内肾上腺皮质激素分泌增加,从而诱发先天性畸形。

5. 药物因素 多数药物进入母体后都能通过胎盘进入胚胎。有些药物可能导致畸形的发生,如环磷酰胺、甲氨蝶呤、苯妥英钠、抗组胺药物、美克洛嗪(敏克静)、沙利度胺(反应停)等均可能导致胎儿的畸形。

6. 物理因素 胎儿发育时期,如孕妇频繁接触放射线或微波等有可能影响胎儿的生长发育而导致唇腭裂的发生。

7. 烟酒因素 流行病学调查资料表明,妇女妊娠早期大量吸烟(包括被动吸烟)及酗酒,其子女唇腭裂的发生率比无烟酒嗜好的妇女要高。

综上所述,口腔颌面部发育畸形的致病因素是多种多样的,它可能是多种因素在同一时期或不同时期内发生作用的结果。由于病因尚不完全清楚,因此,在妊娠早期,特别是在妊娠第 12 周以前,采取积极的预防措施是非常必要的。如对于有生育能力的妇女,应接受有关知识教育,妇女孕期应注意营养成分的合理配给。如出现孕吐及偏食情况,应及时补充维生素 A、维生素 B_2、维生素 B_6、维生素 C、维生素 E 及钙、磷、铁等矿物质。孕妇应避免精神过度紧张和情绪激动,保持愉快平和的心情;避免频繁接触放射线及微波;避免过度劳累和外伤;戒烟;禁忌酗酒;尽量避免感染病毒性疾病;患病后禁用可能导致胎儿畸形的药物等都是有益的预防措施。此外,如患有某些严重疾病而必须使用可能致胎儿畸形的药物的妇女应积极采取避孕措施。

二、唇腭裂的序列治疗

【序列治疗的概念】 唇腭裂序列治疗(sequential treatment)就是在患者从出生到长大成人的每一个生长发育阶段,有计划地分期治疗其相应的形态功能和心理缺陷;以期在最佳的时期,采用最合适的方法,最终得到最好的结果。具体地说,就是唇腭裂与面裂的治疗应由多学科医师参与(team approach,TEAM),在适当的年龄,按照约定的程序对患者进行系统治疗的过程。治疗涉及多

种方法,并不仅仅限于外科手术。因此称"综合序列治疗"应是最恰当的。

序列治疗涉及的学科包括口腔颌面外科、口腔正畸科、牙体牙髓及牙周科、口腔修复科、神经外科、耳鼻咽喉科、语言病理学、儿科护理学、遗传学、心理学以及社会工作者等。外科医师是综合序列治疗的组织者和主要实施者;对每位患者个体的病情,组织 TEAM 成员集体会诊讨论,制定出适合该患者的治疗计划及具体的实施时间表,TEAM 成员则应按时担负本专业内容的治疗工作,相互配合协作,直到整个治疗程序的完成。

TEAM 成员组成可因各个国家和地区的具体情况不同而有所增减,但口腔颌面外科(或整形外科)医师、口腔正畸科医师及语音病理师是构成TEAM 的最基本成员。

【序列治疗的优势】

1. TEAM 可为各学科间的医师合作创造条件,以避免治疗时间次数、内容上的重复和相互影响。

2. TEAM 可提高治疗效率,如此多的治疗内容,如果让患者逐个去看每个专科诊治,将花大量的时间和精力,且有可能错过最佳治疗时间。通过 TEAM 召集相关医师一起讨论协商以及会诊并为患者安排好治疗计划时间表不仅可减轻患者的负担,而且可协调医师间的不同观点,保证治疗效果。

3. 对于多学科医师参与的评估、治疗、随访、疗效评定等临床资料,只有通过 TEAM 才有利于完整收集并总结,这是任何其他单项专科常难以完成的工作,这些客观的经验总结可使更多的患者受益。

4. TEAM 成员相互间的合作与接触,为多学科医师学习和提高唇腭裂与面裂诊治水平提供了机会。国际经验证明,这是提高唇裂与面裂临床治疗水平的最有效途径。

【综合序列治疗的内容】

1. 尽早地建立与患者和家长的联系,最好是当患者一出生便建立这种联系。

2. 最初接诊的医师应对患者的营养、发育健康状况等进行全面评估。

3. 组织全体 TEAM 成员对每例患者进行集体会诊,并与患者家长一起根据患者畸形情况、全身健康状况以及患者家庭的经济条件、文化水平、生活环境、卫生保健条件和患者家长的具体要求,制定具体的序列治疗内容、程序和时间表。

4. 各 TEAM 成员按每个患者的治疗时间表准时完成本专业内容的治疗工作。

5. 治疗内容可在整个序列治疗过程中根据具体情况进行调整,当患者长大后,也应参与有关治疗的讨论,协助修正治疗方案。

6. 制定治疗效果的评定标准,按时进行各专科评定、专项评定、阶段性评定和最终评定。

7. TEAM 应对患者的全部治疗文件包括病历、治疗计划照片模型、医学影像资料、录像资料进行管理。

【综合序列治疗的流程】 以下为北京大学口腔医院推荐的唇腭裂序列治疗的流程(表 20-2)。

表 20-2 唇腭裂序列治疗的流程

年龄	治疗方式
3~6 个月	唇裂修复术
8~12 个月	腭裂修复术
4~5 岁	语音、腭咽闭合功能评价语音训练或咽成形手术
7.5~8 岁	生长发育评价,植骨前必要的正畸准备
9~11 岁	牙槽突裂植骨修复术必要的正畸治疗
12~13 岁	必要时鼻唇继发畸形修复术
15~16 岁	需要时外科正颌治疗
16 岁以上	需要时鼻唇继发畸形矫正术

三、唇裂

【唇裂的临床分类】 临床上根据裂隙部位可将唇裂(cleft lip)分为以下几类:

1. 国际上常用的分类法

(1)单侧唇裂(unilateral cleft lip,UCL):单侧不完全性唇裂(unilateral incomplete cleft lip,UICL)(裂隙未裂至鼻底);单侧完全性唇裂(unilateral complete cleft lip,UCL)(整个上唇至鼻底完全裂开)。

(2)双侧唇裂(bilateral cleft lip,BCL):双侧不

20

完全性唇裂(bilateral incomplete cleft lip，BICL)(双侧裂隙均未裂至鼻底)；双侧完全性唇裂(bilateral complete cleft lip，BCL)(双侧上唇至鼻底完全裂开)；双侧混合性唇裂(bilateral mixed cleft lip)(一侧完全裂，另一侧不完全裂)。

2. 国内常用的分类法

(1) 单侧唇裂

Ⅰ度唇裂：仅限于红唇部分的裂开。

Ⅱ度唇裂：上唇部分裂开，但鼻底尚完整。

Ⅲ度唇裂：整个上唇至鼻底完全裂开(图 20-3)。

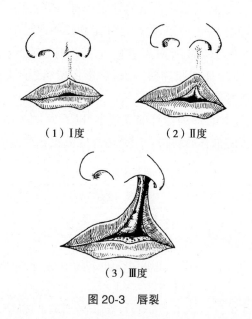

（1）Ⅰ度　　　　（2）Ⅱ度

（3）Ⅲ度

图 20-3　唇裂

(2) 双侧唇裂：按单侧唇裂分类的方法对两侧分别进行分类，如双侧Ⅲ度唇裂，双侧Ⅱ度唇裂，左侧Ⅲ度、右侧Ⅱ度混合唇裂等(图 20-4)。

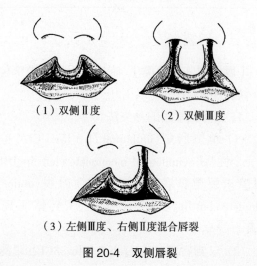

（1）双侧Ⅱ度　　　　（2）双侧Ⅲ度

（3）左侧Ⅲ度、右侧Ⅱ度混合唇裂

图 20-4　双侧唇裂

此外，临床上还可见到隐性唇裂(submucosal cleft lip)，又称唇隐裂，有些分类将其包含在Ⅰ度唇裂中，即皮肤和黏膜无裂开，但其下方的肌层未能联合，致患侧出现浅沟状凹陷及唇峰分离等畸形，因为肌肉附着的异常，也会有鼻翼塌陷等畸形表现。

【唇裂的手术治疗】 外科手术是修复唇裂的唯一重要手段。手术效果的优劣受多种因素的影响，故需充分认识唇及唇裂的解剖学特点，并根据其畸形特点，采用多学科综合序列治疗的原则，制订出周密的治疗计划并妥善实施，方可取得满意的治疗效果。

（一）唇与唇裂的解剖学特点　正常上唇有完整的口轮匝肌(orbicularis orism)结构，且与邻近的面部表情肌有着固有的连接，从而有吸吮及唇部各种细腻的活动和表情等功能。正常上唇的形态特点是：红唇缘明显，两侧对称性地构成唇弓；上唇下 1/3 部微向前翘；红唇中部稍厚呈珠状微向前下突起；上下唇厚度、宽度比例协调；鼻小柱及鼻尖居中，鼻底宽度适中，两侧鼻翼和鼻孔呈拱状，鼻孔大小位置对称(图 20-5)。当上唇一侧的连续性发生中断时，两侧口轮匝肌不再围绕口周形成环状结构，而是分别沿裂隙附着于鼻小柱基部和患侧鼻翼基部。当肌肉收缩时，分别牵拉鼻小柱向健侧偏斜和牵拉患侧鼻翼基部向下、向后和外的方向扩展，致鼻中隔软骨呈扭曲状，患侧鼻孔大而扁平。健侧唇的唇峰和人中切迹因不能随上颌突与内侧鼻突的融合正常下降而停留在较高的位置上。当上唇两侧的连续性均发生中断时，两侧口轮匝肌因不能在中线连接而附着在两侧鼻翼基部，牵拉两侧鼻孔外展。前唇因缺乏口轮匝肌的作用，往往发育的较为短小，鼻小柱过短。在伴有

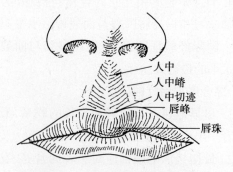

人中
人中嵴
人中切迹
唇峰
唇珠

图 20-5　正常上唇的表面解剖标志

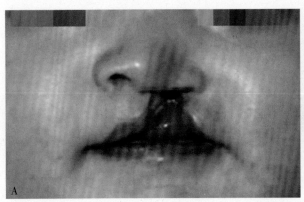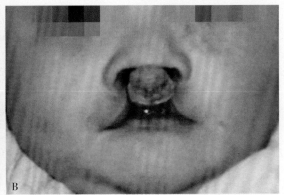

图 20-6 唇裂

A. 单侧唇裂；B. 双侧唇裂图

两侧腭裂时，还会因鼻中隔软骨与前颌骨的过度生长，而使前唇翻转上翘，状似与鼻尖相连（图 20-6）。

（二）唇裂的治疗计划 唇裂修复是一种要求极高的手术，手术效果的优劣直接影响患者的身心健康与生存质量，故需精心准备，制订周密的手术计划，方可获得手术成功。为达此目标，国际上已普遍认同应采取综合序列治疗的方案，即在唇裂修复手术之前，特别是针对严重的完全性唇裂伴有腭裂及鼻畸形的患者，术前应先行正畸治疗，利用矫治器的方法，恢复患者的牙弓形态，改善或减轻患侧鼻小柱过短和鼻翼塌陷畸形，为唇裂修复手术尽可能创造有利的硬组织条件。对某些裂隙较宽的完全性唇裂，有人主张可以在正畸治疗后或单独在唇裂修复前采取唇粘连的手术方法，将完全性唇裂变为不完全性唇裂。这些治疗方法的应用均有助于达到提高唇裂修复效果的目的。

初次唇裂修复手术后，遗留的鼻、唇部继发畸形，还应根据继发畸形的轻重，选择相应的时机予以二期整复。

（三）手术年龄 一般认为，进行单侧唇裂整复术最合适的年龄为 3~6 个月，体重达 6~7kg 及以上。早期进行手术，可以尽早地恢复上唇的正常功能和外形，并可使瘢痕组织减少到最小程度。对伴有牙槽突裂或腭裂的患者，唇裂整复后，由于唇肌的生理运动可以产生压迫作用，促使牙槽突裂隙逐渐靠拢，为以后的腭裂整复创造条件。双侧唇裂整复术比单侧整复术复杂，术中出血相对较多，手术时间也较长，一般宜 6~12 个月时进行

手术。随着医疗技术和设施的进步，唇裂手术年龄有提前的倾向。关于唇隐裂的手术年龄，多数医师主张延迟手术，精细的手术需要明确清晰的解剖结构标志，过早手术可能会难以把握精细程度的稳定性。手术年龄还应根据患者全身健康情况、生长发育情况及当地医疗条件而定，例如，患者血红蛋白过低，发育欠佳或尚有胸腺肥大者均应推迟手术。

（四）术前准备 术前必须进行全面体检。包括体重、营养状况、心肺情况；有无上呼吸道感染以及消化不良；面部有无湿疹、疖、疮、皮肤病等。此外，还应常规行胸部 X 线片，特别注意有无先天性心脏病，胸腺有无肥大。还应作血、尿常规检查，以判定血红蛋白、白细胞、出血时间、凝血时间是否正常。对全身或局部出现的不正常情况，均应查明原因，并给予适当治疗，待恢复正常后才可安排手术。

术前 3 天应尽可能开始练习用汤匙或滴管喂饲流质或母乳，从而使患者在术后适应这种进食方式。

术前 1 天做局部皮肤的准备。可用肥皂水清洗上、下唇及鼻部，并用生理盐水擦洗口腔。

（五）麻醉选择 唇裂整复术麻醉方法的选择应以安全和保证呼吸道通畅为原则，儿童应在全身麻醉气管内插管后进行。

（六）手术方法 唇裂修复手术的方法较多，但每种方法都有各自的优缺点，在选择时应根据唇裂畸形的特点和术者的经验灵活应用，以期获

20

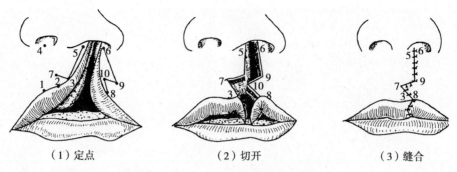

（1）定点　　　　（2）切开　　　　（3）缝合

图 20-7　单侧唇裂下三角瓣法整复术

得良好的手术效果。

1. 单侧唇裂整复术　　单侧唇裂修复术的修复方法大致可以分为四类：直线法、矩形瓣法、三角瓣法和旋转推进法。前两种临床已经非常少用，三角瓣法作为初学者较容易掌握的手术方法，部分医师还在使用，目前应用最广泛的是旋转推进的方法。

（1）下三角瓣法（图 20-7）：此法由 Tennison 提出，后经 Randall 改进。其优点是定点较明确，初学者易掌握；能恢复患侧上唇应有的高度。其缺点一是在患侧要切除一些正常的唇组织；二是患侧的三角瓣嵌入健侧上唇下 1/3 部后，瓣尖恰好在人中下份，有损正常人中的解剖形态；在不完全唇裂术后常可发生患侧唇过长的现象。

1）定点：在健侧唇峰定点 1；人中切迹定点 2；按点 2—3 等于点 1—2 的长度，在健侧裂隙的唇缘上定点 3；在健侧鼻底线中点定点 4，点 4—1 的距离即健侧上唇的高度；以健侧鼻翼基部至鼻小柱基部的距离，作为健侧鼻底的宽度；再在患侧两旁鼻底线上定点 5 和点 6；点 5 至鼻小柱基部的距离与点 6 至鼻翼基部的距离相加应等于健侧鼻底的宽度，但根据临床经验，唇裂整复术后，特别是完全性唇裂整复术后，绝大多数患者患侧鼻孔宽扁，鼻底宽度大于健侧，因此确定患侧鼻底宽度时，可略小于健侧，力求术后两侧对称。

2）切开：用 11 号尖刀按连线通过各点分别或全层切开唇组织，这样裂缘两侧之唇峰点 3 和 8 即可被下降至与健侧唇峰点同一水平，在点 6—9 至 10—8 连线内上方遗留的一小块带皮肤的组织，可以修整后向上旋转，用以修复鼻底部组织缺损。如鼻底部并无需要时，即可切除之。这里强调指出，不能随便丢弃裂隙两侧红唇组织。

3）缝合：切开后，按预定的位置进行对位缝合，应用 3-0~5-0 细丝线，首先缝合鼻底部。在鼻底两侧各作一个矩形黏膜瓣，向下翻转，在中线两组织瓣相对缝合，线头置于口腔侧，以整复口腔前庭面组织；鼻腔面组织则由鼻小柱外侧及鼻翼基底部内侧皮肤拉拢缝合或相互交叉后缝合。鼻底缝合后，再缝合黏膜层、肌层；皮肤层缝合应从裂隙两侧唇峰点开始，由下向上逆行缝合，最后修整红唇。

4）修整红唇：红唇的修复形态是术后外形效果的重要部分，因患者红唇畸形的类型、程度不同，其手术灵活性亦较大，是初学者难以熟练掌握的步骤。红唇的整复不仅要达到对称、丰满、唇的外形协调，而且需恢复或再造唇珠。常用的方法有三种：第一种是直线缝合法，即将裂隙缘两侧红唇末端组织修整齐后对位缝合。此法易在术后红唇游离缘遗留下凹陷样切迹；但若能将两红唇末端组织中的肌组织从红唇黏膜下分离出来对位缝合再缝合黏膜层，则可以明显减少这种红唇游离缘凹陷畸形的发生［图 20-8（1）］；第二种方法是用健侧红唇末端组织形成一含肌肉层的三角形红唇肌瓣插入患侧红唇沿红唇干湿黏膜交界线切开的切口中，用健侧红唇上尚存的唇珠形态恢复红唇的外形；但其缺点是红唇上的切口缝合线与白唇上的切口缝合线方向一致，易产生术后伤口瘢痕的收缩而使唇峰上移［图 20-8（2）］；第三种方法是用患侧红唇末端组织形成一含肌组织的三角形红唇肌瓣插入健侧红唇沿红唇干湿黏膜交界线切开的切口中，用健侧红唇组织重建唇珠的形态；如此缝合后，皮肤和红唇的切口不在同一方向的直线

20

上,避免了切口瘢痕组织收缩的影响[图20-8(3)]。上述几种方法,术者应视术中患者的实际情况和自身操作技术的熟练程度,酌情选用。

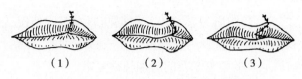

图20-8 单侧唇裂红唇的三种修复方法

(2)旋转推进法(图20-9):本法为 Millard 于1958年提出,后经包括其本人在内的国内外学者进行了多次改进。此法优点是切除组织少,鼻底封闭较好,鼻小柱偏斜畸形可获得较好的矫正;患侧唇部中下份的瘢痕线模拟了人中嵴形态,唇弓形态较好。缺点是定点的灵活性较大,初学者不易掌握,特别是完全性唇裂,修复后患侧唇高常嫌不足。

1)定点:在红唇缘定四个点,即健侧唇峰定点1,人中切迹定点2,健侧裂隙唇缘上定点3,应使点2—1等于点2—3的距离;在患侧裂隙唇缘红唇最厚处即相当于唇峰处定点4;在鼻底处也定四个点,即鼻小柱健侧基部定点5,如需向外侧延伸时也不宜超过健侧人中嵴;患侧鼻底裂隙两旁的红唇与皮肤交界处定点6和点7,点6至鼻小柱基部的距离与点7至患侧翼基部的距离相加等于健侧鼻底的宽度,在相当于鼻底水平线稍外下方定点8,此点位置高低关系到术后上唇的长度,应根据裂隙的大小灵活掌握。一般而言,裂隙愈大,此点宜低;裂隙较小,此点稍高。定点完成后,从点5横过鼻小柱基部下方向点3画一弧线,此线下段约与健侧人中嵴平行。再从点3沿皮肤黏膜交界线向上至点6连线,如此在沿上述连线切开后,健侧唇部可形成A、C两个唇瓣。从点7向点4、点8各画一线,待切开后可在患侧形成一个单独的唇瓣B。对点8位置的确定,也可先在患侧鼻翼外下方参照点3~5的距离暂定点8,待切开健侧,旋转A和C两瓣至既定位置后,用C瓣尖端至点3的距离来复查点8—4的距离。应使点8—4的距离与C瓣尖端至点3的距离相等,从而最终调整确定点8的位置[图20-9(1)]。

2)切开:选用11号尖刀片先在健侧沿点3—6线和点3—5线分别或全层切开上唇。此时健侧裂隙唇峰点即可随健侧上唇A瓣被旋转下降至健侧唇峰水平,如仍下降不足,可以在鼻小柱基部向健侧越过点5予以延长切开,但不宜越过健侧人中嵴,这样健侧裂隙唇峰一般可下降至正常位。健侧切开止血后校正确定点8,再于患侧沿点8—7—4连线分别或全层切开,此时如裂隙两侧的红唇组织得以下降,B瓣亦可向下旋转并向健侧推进。如为完全性唇裂,也可按三角瓣法中所述,作松弛切口与剥离,以减少缝合张力[图20-9(2)]。

3)缝合:将C瓣向上旋转并推进插入点7—8连线切开后所形成的三角形间隙内,将B瓣向下旋转并推进至点5—3切开后所形成的三角形间隙内。缝合时可先将点3和点4试缝在一起,这样可以判断患侧唇高是否恢复,如不够,应适当调整。此外,缝合时,如点5—3与点7—4距离不等,对位困难(常是点7—4的长度短于点5—3),可沿切缘切除一小条月牙形皮肤组织,以增加点7—4的长度,便于缝合[图20-9(3)]。

4)红唇的修复方法与三角瓣手术方法相同。

在旋转推进法及三角瓣手术的应用过程中,国内外许多学者,包括 Millard 本人在内均进行了

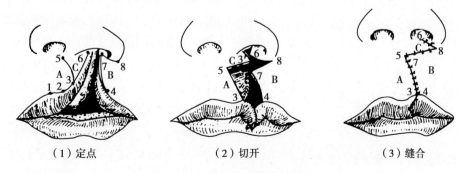

(1)定点　　　　　(2)切开　　　　　(3)缝合

图20-9 单侧唇裂旋转推进修复法

许多改进,改进措施概括如下(图20-10)。Millard
Ⅱ式:为了使健侧裂隙缘唇峰点有充分的旋转下
降,于1968年,Millard提出了将起于鼻小柱基部
的弧形切口从鼻小柱基部进行回切,可延长健侧
唇高,延伸部分与起于鼻小柱基部的弧形切口约
呈90°夹角,长度不超过健侧人中嵴。将患侧鼻底
水平切口向鼻翼外上方延伸,以增加B瓣的长度
和高度(图20-10A)。Mohler唇裂修复术:Mohler
于1987年提出了基于MillardⅡ式的改良的单侧
唇裂修复的设计,设计继承了旋转推进手术的优
点,在鼻小柱下半部设计的回转切口,延长了唇
瓣切口线,使裂缘健侧唇峰点更容易下降,同时
上部切口线较Millard方法更向外侧,使得切口线
与人中的位置更加接近(图20-10B),但该术式鼻
底手术瘢痕相对比较集中,有时会出现鼻底愈合
欠佳或者裂开的情况。单侧唇裂修复术长庚法:
台湾长庚医院Noordoff在唇裂修复方面对旋转推
进进行改良,其手术不将切口延伸至鼻小柱,不
做回切,患侧鼻底切口也不向鼻翼外侧延伸,减
少了鼻底部的瘢痕,如果唇高下降不足时利用白
唇线上方小的三角瓣加以延长已实现唇弓充分
的旋转(图20-10C),并提出了红唇三角瓣修复的
Noordhoff的方法,重建红唇线,使红唇的修复更加
美观。Fisher于2005年结合应用Millard旋转推进、
Thomson的直线理论以及Noordoff的白唇及红唇
三角瓣理论提出了新的修复方法(图20-10D),通

过对于白唇上部小的三角瓣的调整可以解决侧唇
过短,侧唇过长等各种侧唇长度状态的手术设计
问题,并取得了良好的效果,该方法定点较传统的
旋转推进更容易掌握。

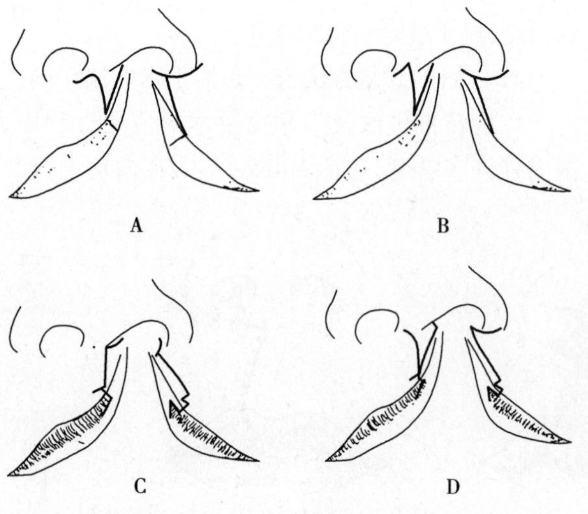

2. **双侧唇裂整复术**　根据前唇发育的情况,
双侧唇裂目前采用的整复方法有以下两类:保留
前唇原长的整复术及前唇加长整复术。

(1) 保留前唇原长的整复术:适用于婴儿及
前唇较长的成人,以前唇组织充作上唇中央部分。
文献上Brown、McDowell等手术均属此种类型。本
法在手术后短期内上唇嫌短,但随着上唇功能的
恢复和年龄的增长,上唇的长度可逐渐趋于正常。

1) 直线缝合法(图20-11):以双侧完全性唇裂
为例。①定点,两侧基本相同。以一侧为例,点3
定在鼻小柱基部稍外,点2定于前唇缘,相当于术
后唇峰的位置,点1定在前唇红唇缘中点,即术后
人中切迹处,点2~3连线即为修复后的人中嵴,故
两侧点2—3连线的位置应参照正常人中形态来调
整,术中不可以将前唇原有的形态作为修复后的人
中,以免术后上唇形成三等分的不良外观。在侧唇
上先定点4。定此点时应考虑修复后上下唇宽度
的协调性,即正常人上唇宽度略大于下唇。因此,
点4不应仅定于侧唇的红唇最厚处,可用下唇1/2
宽度或接近此宽度,由口角测量而定出点4。沿红
唇皮肤嵴向上连线至点5,再由点2—点3连线,对
上述连线可用1%亚甲蓝或龙胆紫标定,按同法完
成另一侧定点[图20-11(1)]。②切开,沿点2—3
连线切开至皮下,剥离并翻起前唇外侧份的皮肤黏
膜瓣向口腔侧作修复黏膜层之用。再于侧唇部点
4—5连线全层切开,刀片尖端可向外侧倾斜,以保
留足够多的红唇组织。仔细止血,如需修复鼻底者,
同单翻唇裂鼻底修复法,按同法施行另一侧切口
[图20-11(2)]。③缝合,为了使鼻翼基部获得良好
的复位,宜采用自点2及点4两唇峰点开始的由下
而上的分层逆行缝合法,保证两侧上唇高度的对称
性[图20-11(3)]。按同法进行另一侧的缝合。

双侧唇裂的红唇整复后常因前唇下端的红唇
组织菲薄而显得不够丰满,其解决的方法主要有
两种:一种是用去上皮的两侧唇红末端组织瓣做
衬里,用前唇红黏膜组织瓣覆盖其表面形成唇珠,

图20-10　唇裂修复术式的改良
A. MillardⅡ式;B. Mohler术式;C. 长庚法;D. Fisher法

20

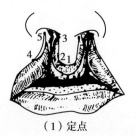
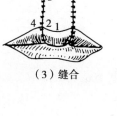

（1）定点　　　　　　　（2）切开　　　　　　　（3）缝合

图 20-11　双侧唇裂的直线缝合修复法

另一种方法是利用前唇唇红黏膜瓣作前庭衬里，用两侧唇红组织瓣在中线对位缝合修复唇珠。

2）叉形瓣（fork-flap）储备法（Millard 法）：整个手术分两阶段完成。第一阶段手术方法（图 20-12）：①定点，在前唇中线与唇红缘的交点即人中切迹处定点 1，在其外侧唇红缘，相当于术后唇峰处定点 2，一般应使点 1—2 的距离限定在 2~3mm；在鼻小柱基部外翻定点 3，在侧唇唇红最厚处定点 4，并使点 4 至同侧口角的距离与对侧相等；在点 4 上方 2~3mm 处定点 5，使 4—5 相当 1—2 的距离；在鼻底裂隙分别定点 6 和点 7，点 6 至鼻小柱基部点 3 的距离与点 7 至鼻翼基部的距离之和即为修复后鼻底的宽度，并在鼻翼基部下方定点 8，同法完成对侧定点［图 20-12（1）］。②切开，连接点 2—3，点 2—6，切开皮肤和皮下组织，潜行分离后形成由点 3—2—6 连线形成的三角形皮瓣；沿点 2—1—2 切开唇红黏膜至前颌骨的附着，由下向鼻尖方向分离，形成前唇皮瓣；最后连接点 4—5—7，全层切开，同法全层切开点 7—8 连线，形成侧唇组织瓣，并行皮肤与口轮匝肌，黏膜层与口轮匝肌之间的分离［图 20-12（2）］。③缝合，用残留在前颌骨表面的口腔前庭黏膜组织瓣交叉缝合覆盖裸露的前颌骨表面，分别将两侧侧唇口腔前庭黏膜和口轮匝肌牵引至中线对位缝合；同时将以鼻小柱侧缘为蒂的三角形皮瓣插入鼻翼基部下方的侧唇切口，储备起来为二期延长鼻小柱用；将修整后的两侧唇红组织瓣在点 2—1—2，切开皮肤的创面上相对缝合，前唇唇红组织瓣则被翻转至口腔内侧作为唇珠衬里［图 20-12（3）］。第二阶段手术方法（图 20-13）：术后 1~2 年，再次沿原手术切口切开鼻

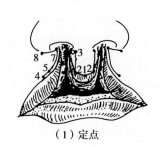
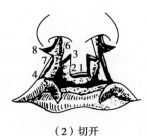
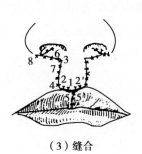

（1）定点　　　　　　　（2）切开　　　　　　　（3）缝合

图 20-12　双侧唇裂的叉形瓣储备法

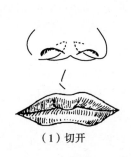
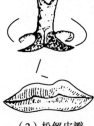
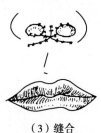

（1）切开　　　　　　　（2）松解皮瓣　　　　　　（3）缝合

图 20-13　双侧唇裂的叉形瓣储备法第二阶段手术

20

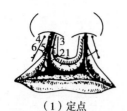
（1）定点

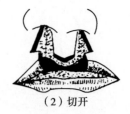
（2）切开

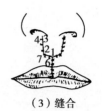
（3）缝合

图 20-14 双侧唇裂前唇加长整复术

小柱基部侧方的三角形皮瓣，并适当沿膜状中隔延伸，将两侧三角形皮瓣相对缝合，达到延长鼻小柱长度的目的，上唇创口对位缝合。

（2）前唇加长整复术（图 20-14）　此类手术中以双侧矩形瓣的术式较为常用，文献上 Barskry-Hagedorm 等法均属此。此法是将侧唇的唇组织转移到前唇的下份，以缩减上唇横向距离来增加上唇纵向长度，故用此法修复后的上唇在术后短期内虽有较好的外形，但随着上唇的生长发育和年龄的增长，却可逐渐出现上唇下部过紧而上部突出，上唇横向过窄而纵向过长，红唇缘内翻的现象。由于唇部的压力较保留原长的整复术大，其前颌骨后移也愈多，致出现严重的反合及假性下颌前突畸形。故此法仅适用于前唇短小的成人及前唇特小的幼儿患者。

1）定点：点 1、2、3 的标定同直线缝合法，点 4 定于侧唇鼻底平鼻翼基部平面的红唇皮肤交界处，点 5 位于裂隙两侧唇缘，约相当于唇峰内侧的人中切迹处；根据点 2—3 的距离定出点 6，应使点 4—6 的距离等于点 2—3 的距离，在点 4—6 连线上定点 7，应使点 6—7 的距离等于点 1—2 的距离，连接点 5—7，应使角 5—6—7 接近 90°，如呈锐角，可将点 5 适当地向上下移动，点 5—7 的长度灵活性较大，一般约为上唇全长的 1/3，旋转后作为上唇中央全长的下份。还应注意，点 6 至红唇缘的距离一般应稍短于点 5—7 的距离，如此可形成较为明显的唇弓外形［图 20-14（1）］。

2）切开及缝合：按照定点画线，切开唇组织，止血后将点 4 与 3、点 6 与 2、点 7 与 1 相对缝合。最后将两侧唇红组织瓣相对缝合修复唇珠［图 20-14（2）（3）］。

（七）唇裂的术后护理

1. 在术后全身麻醉未醒前，应使患者平卧，将头偏向一侧，以免误吸。

2. 全身麻醉患者清醒后 4 小时，可给予少量流汁或母乳；应用滴管或小汤匙喂饲。

3. 术后第 1 天即可去除唇部创口包扎敷料，涂敷抗生素油膏，任其暴露。每日以 0.9% 生理盐水清洗创口，保持创口清洁但切忌用力拭擦创口。如创口表面已形成血痂，可用过氧化氢溶液、生理盐水清洗，以防痂下感染。对幼儿更应加强护理，约束双手活动，以免自行损伤或污染创口。

4. 术后应给予适量抗生素，预防感染。

5. 正常愈合的创口，可在术后 5~7 天拆线，口内的缝线可稍晚拆除或任其自行脱落，特别是不合作的幼儿，无需强行拆除。如在拆线前出现缝线周围炎，可用抗生素溶液湿敷，必要时提前拆除有感染的缝线，并行清洁换药和加强减张固定。

6. 如果使用唇弓，至少应在 10 天后去除。在使用唇弓期间，应注意观察皮肤对胶布有无过敏反应和皮肤压伤，如果发生应及时拆除。

7. 术后或拆线后，均应嘱咐家属防止患者跌跤，以免创口裂开。

【唇裂鼻畸形的初期整复】　唇裂伴发的鼻畸形主要包括鼻小柱的偏移和缩短（在某些双侧完全性唇裂，鼻小柱结构几乎消失），患侧鼻翼扁平，鼻翼基部向外、下、后移位且明显塌陷，失去正常的拱形，鼻尖扁平而圆钝，有的患者还伴有鼻梁和鼻中隔偏曲等。临床所见，上唇裂隙愈宽，鼻畸形也愈严重，整复效果也愈差。

对在婴幼儿期施行唇裂整复的同时是否进行鼻畸形的矫治问题，目前尚无一致的意见。多数学者认为，婴幼儿期施行鼻畸形矫治术，因过多地剥离鼻翼软骨而损伤其软骨膜，从而影响鼻翼软骨的生长发育，导致成年后出现难以矫正的鼻翼不对称畸形，因而主张推迟到 13 岁以后进行根治性鼻畸形矫正术。但也有学者认为,在唇裂整复术中,广泛暴露鼻翼软骨并进行重建手术,并不会影响到后期鼻翼软骨的生长发育。综合上述两种学术观点,在初期单侧唇裂鼻畸形的整复中,有几项重要而基础性的工作必须解决好:一是应采用双层修复法妥善修复患侧鼻底裂隙;二是尽可能地对患侧鼻小柱软组织予以松解和延长;三是内收患侧鼻翼基脚,使患侧鼻孔与健侧接近一致。必要时也可以对患侧鼻翼软骨表面与皮肤之间做潜行分离,并向健侧悬吊,但避免实施广泛暴露性的鼻翼软骨解剖重建。

对双侧完全性唇裂,鼻小柱几乎消失的患者,应在唇裂修复术的同时,为后期的鼻小柱延长做准备。可选择叉形皮瓣储备法(图20-12,图20-13),以达到修复并延长鼻小柱的目的。

【唇裂术后继发鼻、唇畸形的二期整复】 唇裂术后继发畸形是指经唇裂修复术后,仍遗留或继发于手术操作和生长发育变化而表现出来的一类畸形,较原发性唇裂的畸形特点更加复杂,由此而设计的修复方法也较唇裂修复更加灵活多变。在治疗中,有时还需与口腔正畸科、口腔修复科等其他学科医师配合,才有可能获得好的疗效。对唇裂继发畸形的整复可安排在初次手术半年后的任何时间内完成,对伴有鼻畸形的唇裂继发畸形的二期整复最好与鼻畸形整复同步完成。

1. 形成继发畸形的原因

(1)客观原因:包括原发畸形较严重,上唇组织生长发育不足,如健患侧上唇面积差异较大;健患侧上唇组织厚度,特别是红唇组织的形态和厚度两侧差异较大;上唇解剖标志不甚清晰;两侧上颌骨错位明显;以及手术方法本身尚存在的缺点等。

(2)与操作者有关的原因:术前检查分析不够仔细,缺乏对各解剖标志的移位和对称情况、裂隙宽度、上唇厚度、两侧上颌骨的落差和旋转情况、红唇的形态和特点、唇峰和人中嵴的解剖标志等的仔细观察和分析。术前测量定点不够准确,如未注意受气管插管的压迫、仰卧的程度和张口度的改变,以及上唇在受到牵拉的状态上测量定点等。基本操作技术不熟练,如未能做到准

确切开与组织间分离,术中丢弃组织过多或未做相应的松弛切口,使术后张力过大;缝合时未能保证皮肤、肌肉、黏膜层均按设计切口准确对位等。

2. 单侧唇裂术后继发唇畸形的整复

(1)唇红部的畸形与整复

1)唇红切迹:为最常见的单侧唇裂术后继发畸形,系术后黏膜层瘢痕直线收缩或术中未能调整好两侧红唇末端组织厚度缝合所致。可用Z成形术或V-Y成形术的办法矫正(图20-15),应注意的是Z的两个三角瓣,一般不设计成等大,大三角瓣多设计在红唇组织较厚的一侧,而不论是在健侧或患侧,用以矫正两侧组织间的凹陷。无论Z成形术或V-Y成形术的三角瓣必须含黏膜和足够厚度的肌层。

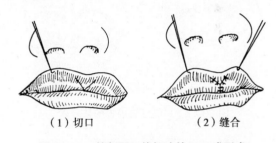

（1）切口　　　　　　（2）缝合

图 20-15　整复唇红缘切迹的 V-Y 成形术

2)红唇过厚:患侧唇红发育不好,短而肥厚;口轮匝肌挛缩;或术中患侧红唇组织瓣未能充分向健侧红唇黏膜切口内侧交叉均可造成。在患侧红唇缘皮肤黏膜交界缘内侧梭形切除黏膜或部分肌组织即可纠正(图20-16)。

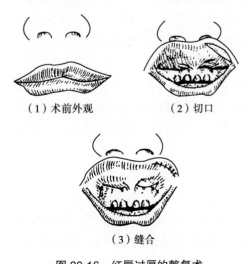

（1）术前外观　　　　　（2）切口

（3）缝合

图 20-16　红唇过厚的整复术

20

3）患侧红唇缘内卷：可由患侧上颌骨塌陷移位明显、患侧唇高不足以及术中缝合黏膜层时过于上提黏膜层用于封闭鼻底和松弛切口所致。在健侧唇内侧设计一水平或垂直的黏膜肌瓣旋转180°或90°，与患侧唇红缘的水平切口相缝合即可矫正（图20-17）。

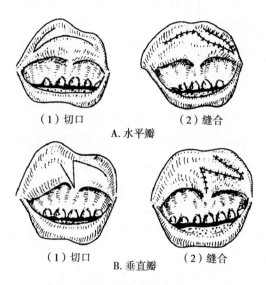

（1）切口　　　　　（2）缝合
A. 水平瓣

（1）切口　　　　　（2）缝合
B. 垂直瓣

图 20-17　患侧红唇内卷的整复术

4）唇红缘不齐：术中缝合裂隙缘唇峰点时对位不准确所致。用Z成形术矫正（图20-18）。

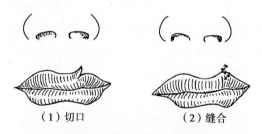

（1）切口　　　　　（2）缝合

图 20-18　唇峰不齐的整复术

5）唇峰上移：多因健侧裂隙唇峰点未充分旋转下降，或在患侧唇高不足的情况下，勉强将裂隙两侧唇峰点对位缝合所致。切口的直线瘢痕收缩（如旋转推进法）等也是病因之一。

矫正方法：沿上移唇峰的两侧切口，潜行分离下降唇峰至健侧水平，再于切口上端作一斜向患侧的斜切口，形成一蒂在患侧的旋转瓣，旋转至唇峰下降后的缺损区。所余创面可直接拉拢缝合（图20-19）。

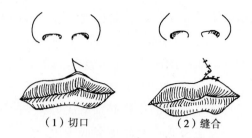

（1）切口　　　　　（2）缝合

图 20-19　患侧唇峰上移的斜行瓣整复术

（2）唇部的畸形与整复

1）唇高不足：应用旋转推进法时，鼻小柱基部点定得过高或太偏向患侧，或在下三角形瓣法，术中形成的患侧唇高线未能直线通过患侧三角瓣的底边均可形成唇高不足。对旋转推进法所致的患侧唇高不足，可按原切口切开并适当增加C瓣和推进瓣（B瓣）的大小，重新定位后缝合；或用Z成形术延长切除瘢痕后垂直切口的长度（图20-20）。对下三角瓣法所致的患侧唇高不足，可酌情按原切口重新切开并延长原三角瓣上方的切口，使患侧三角瓣的底边与患侧唇高线相重合后缝合，或只延长原三角瓣上方的切口以增加三角瓣向中线的移动距离来矫正（图20-21）。

2）唇高过长：应用旋转推进法时，特别是对不完全性唇裂，设计的C瓣过大；或使用下三角瓣时，健侧的水平切口设计过长，或患侧形成的三角瓣过大所致。

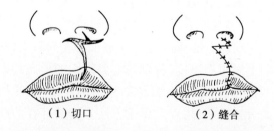

（1）切口　　　　　（2）缝合

图 20-20　旋转推进法术后患侧唇高不足的整复术

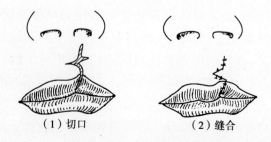

（1）切口　　　　　（2）缝合

图 20-21　下三角瓣法术后患者唇高不足的整复术图

旋转推进法术后的患侧唇高过长,可在患侧鼻翼下方作一新月形皮肤切除,上下稍做潜行分离后缝合,可下降鼻翼基部和上提患侧上唇(图20-22)。

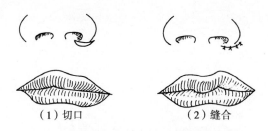

图 20-22　旋转推进法术后患侧唇高过长的整复术

下三角瓣术后患侧唇高过长时,可按三角瓣原切口切开,并切除三角瓣上方部分皮肤后上提患侧唇弓(图20-23)。

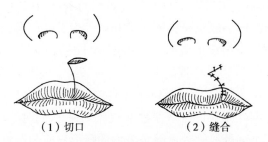

图 20-23　下三角瓣术后患侧唇高过长的整复术

3. 双侧唇裂术后继发唇畸形的二期整复

(1) 红唇部的畸形

1) 红唇缘口哨畸形:两侧红唇末端组织较细薄,组织量不足;前唇人中部分设计过宽;前唇高度不足等均可造成。沿红唇中央缺损的两端水平设计两个轴向一致的Y形切口,切开、分离,将两个方向相反的V形瓣向中央推进,交叉缝合,以增加红唇中央部的厚度(图20-24)。

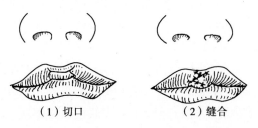

图 20-24　红唇缘口哨畸形的 V-Y 成形术

2) 唇弓形态不明显:由于前唇本身无明显的唇弓形态,两侧侧唇唇弓又难以形成自然的唇峰和唇弓凹所致。

仅保留上唇的人中切迹不作切开,沿两侧唇弓上方作半月形的皮肤切除,并在预计的两侧唇峰角处,切除少许肌组织,以增加术后唇珠的立体感。最后沿切口两侧向上、下潜行分离皮肤与黏膜层后拉拢缝合(图20-25)。

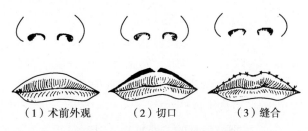

图 20-25　唇弓缘不明显的整复术

(2) 唇上部的畸形

1) 前唇过短:由于前唇发育不良,过于短小,或设计侧唇唇高时又顾及了前唇的长度引起。用两侧唇的推进瓣向中线推进,将前唇设计成倒V形皮瓣,充分分离后向下推至正常位置。两侧唇瓣向中线推进,一部分在鼻小柱基部下方相对缝合,另一部分与前唇的侧缘相缝合即可矫正(图20-26)。

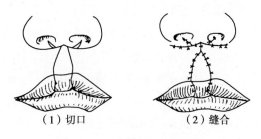

图 20-26　前唇过短的整复术

2) 前唇过宽:多因保留了全部前唇作为人中部分,两侧唇组织对前唇的牵拉也可在一定程度上增加前唇宽度。整复这类畸形并不困难,因留有足够的人中部分组织,恰好用前唇两侧切口旁的人中组织,以鼻小柱为蒂,缩窄前唇,延长鼻小柱,或同时利用前唇两侧的前唇组织(含瘢痕组织),以红唇部为蒂,去上皮后,填塞于前唇唇红黏膜的下方,以增加唇珠的外翘形态(图20-27)。

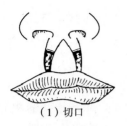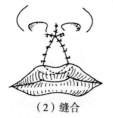

（1）切口　　　　　　（2）缝合

图 20-27　前唇过宽的整复术

3）上唇过紧：初次手术中切除前唇两侧组织过多，或两侧唇峰点的设计太偏外侧均可造成。

沿上唇中央全层纵行切开，将两侧组织松解复位后，量取上唇缺损形状和大小。设计下唇的 Abbe 瓣并转移，2 周后行断蒂手术。但现常将此手术与双侧唇裂鼻畸形整复同期完成，术中用前唇皮瓣延长鼻小柱。

4. 唇裂鼻畸形的二期整复　对整复手术操作不涉及广泛剥离鼻翼软骨的手术可安排在生长发育的各个年龄阶段进行，而对涉及广泛解剖暴露鼻翼软骨的手术则宜安排在青少年期以后完成。

（1）单侧唇裂鼻畸形的二期整复：包括复位错位的患侧鼻翼软骨，延长鼻小柱，调整鼻孔的形态和鼻底的宽度。有鼻翼基部外展时，还需重新使其内移，修整鼻翼皮肤蹼和前庭黏膜皱褶等。若有口鼻瘘也应同期修复，伴有患侧上颌骨生长发育不足和牙槽突裂的患者应先完成牙槽突裂的植骨手术，以使两侧鼻翼基脚位于同一骨性支架平面上，达到与健侧对称。常用的整复方法有：

1）以矫正鼻翼软骨错位为主的手术（图 20-28）：该法最为常用和有效，可同时矫正鼻尖分离、偏斜，鼻翼塌陷，鼻孔形态不对称，鼻翼背部皮肤凹陷和鼻前庭黏膜皱褶，以及患侧鼻小柱过短等畸形。

切口设计：根据两侧鼻小柱高度差，在鼻小柱基部偏患侧的唇部，以差值标准，确定切口的最低点。有时为了预防瘢痕组织的收缩，还可再向外延伸 1~2mm。从最低点斜向两侧鼻小柱基部。并沿鼻小柱皮肤侧缘后方约 1mm，直至两侧鼻穹窿顶，继而再向外侧，沿鼻孔缘内侧直至鼻翼基部，达鼻翼软骨游离端。在患侧还需从前向后，在鼻前庭衬里表面，绕过鼻翼软骨末端，形成一个含鼻翼软骨和前庭衬里的复合组织瓣。

切开与分离：切开皮肤、皮下组织，在鼻翼软

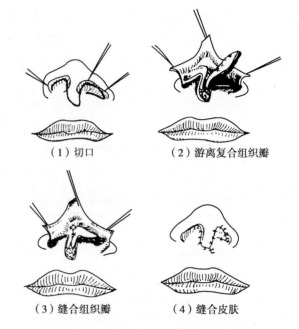

（1）切口　　　　　（2）游离复合组织瓣

（3）缝合组织瓣　　　（4）缝合皮肤

图 20-28　以矫正鼻翼软骨错位为主的手术

骨及内、外侧脚表面作广泛的潜行分离；在患侧鼻前庭内形成以鼻中隔黏膜和软骨为蒂的鼻翼软骨与衬里组织的复合瓣。翻起鼻小柱皮瓣，直视下将两侧鼻翼软骨放在对称的位置上，一般需将患侧鼻翼软骨与衬里组织复合瓣向后上方牵拉，与健侧鼻翼软骨穹窿顶紧密缝合 2~3 针，同时，可修整患侧鼻翼软骨穹窿角表面的蹼形皮肤和调整两侧鼻孔缘的皮肤形态。复位鼻小柱皮瓣后，可见鼻小柱随鼻尖的上抬而得到自行延长。

缝合：从两侧鼻穹窿部开始对称性地缝合切口。在患侧鼻前庭面上遗留的创面，可行全层皮肤游离移植或稍向两侧分离后拉拢缝合。唇上部的 V 形创面则可直接拉拢缝合即可。

2）以矫正鼻翼基部位置为主的手术：患侧鼻底与健侧不对称是常见的唇裂鼻畸形特征。一般来讲，患侧鼻底过宽较过窄易于矫正，且效果好。患侧鼻底过宽时，利用 V-Y 成形术即可。在患侧鼻翼基部设计一 Y 形切口，再将水平方向的 V 形皮瓣尖部向鼻小柱基部延伸缝合（图 20-29）。也可在切除患侧鼻底瘢痕组织的基础上，将患侧鼻翼基部在骨膜上设计成一个有较大移动度的复合瓣，向中线推进缝合，缩窄鼻底宽度；鼻底过窄时，可用鼻翼基脚与鼻唇沟的皮肤按 Z 成形法，交互换位来矫正（图 20-30）。

20

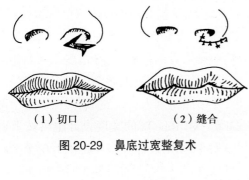

图 20-29　鼻底过宽整复术　（1）切口　（2）缝合

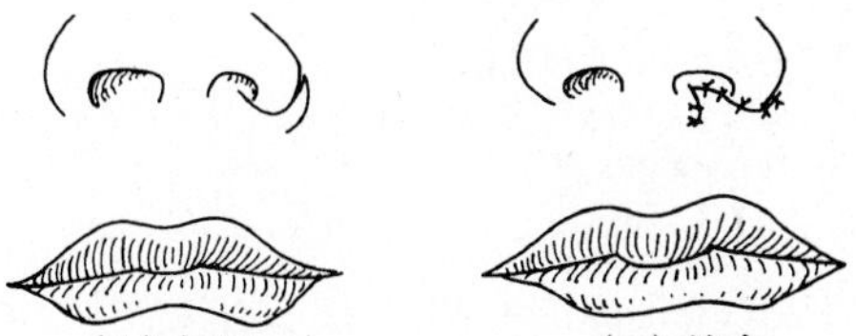

图 20-30　鼻底过窄整复术　（1）切口　（2）缝合

3) 以矫正鼻孔过小为主的手术:患侧鼻孔过大较多见,也较易矫正,通过上提鼻翼软骨,缩窄鼻底和内旋鼻翼基脚。但患侧鼻孔过小,则难于矫正,且效果不佳。利用鼻翼表面的皮肤设计一个鼻翼缘上的斜行三角形皮瓣,宽 3~5mm,将三角形皮瓣向鼻孔内旋转,转移至鼻前庭所做的切口内,利用其蒂部形成鼻孔缘,增加鼻孔周径,扩大患侧鼻孔(图 20-31)。

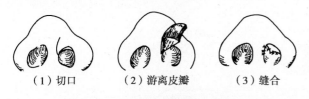

（1）切口　（2）游离皮瓣　（3）缝合

图 20-31　患侧鼻孔过小畸形整复术

4) 以矫正鼻小柱方向和长短为主的手术:鼻小柱偏向健侧时,在鼻小柱基部,利用 Z 成形术矫正(图 20-32)。

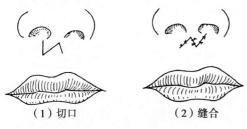

（1）切口　（2）缝合

图 20-32　鼻小柱偏斜整复术

（2）双侧唇裂鼻畸形的二期整复:整复此类畸形的主要目的是延长鼻小柱,重塑鼻尖和两侧鼻翼软骨的形态,矫正遗留的鼻翼基部错位和鼻底凹陷等。

1) 前唇皮瓣 V-Y 成形术:以鼻尖皮肤组织为蒂,视鼻尖上抬的位置和需延长的鼻小柱的长短,在鼻小柱基部及前唇中央,设计 V 形皮瓣,皮瓣两侧沿鼻小柱侧缘至鼻翼穹窿,再沿两侧鼻翼软骨前缘切开至鼻翼基部,广泛解剖分离两侧鼻翼软骨与皮肤和衬里组织,最好能使两侧鼻翼软骨远端游离,在中线适当高度相对缝合,形成新的鼻尖和鼻翼形态,延长鼻小柱。从下而上严密缝合创口(图 20-33)。

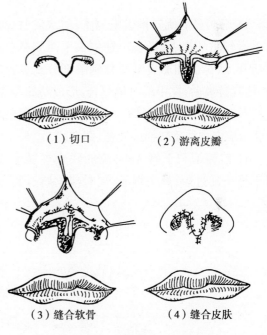

（1）切口　（2）游离皮瓣
（3）缝合软骨　（4）缝合皮肤

图 20-33　前唇皮瓣 V-Y 成形术

2) 上唇叉形皮瓣成形术:该法与前唇皮瓣 V-Y 成形术在设计上不同的是,将延长鼻小柱的皮肤组织按原双侧唇裂的手术切口,设计在人中两侧,相当于两个小的 V 形皮瓣,同时向上推进,并在鼻小柱中线相对缝合。其余操作同前唇皮瓣 V-Y 成形术。在设计中为了保证两侧叉形皮瓣尖端能顺利愈合,可适当将两侧叉形皮瓣的内侧切口交点,在鼻小柱基部向下调整,达到增加叉形皮瓣尖部的蒂宽和减少其末端长度,保证愈合的目的(图 20-34)。

20

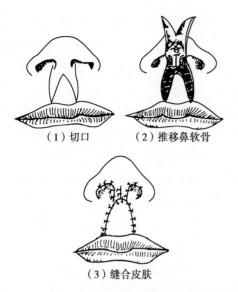

（1）切口　　　（2）推移鼻软骨

（3）缝合皮肤

图 20-34　上唇叉形皮瓣成形术

3）双侧鼻底旋转推进整复术：对双侧唇裂术后上唇较紧的患者，沿鼻小柱中央至两侧鼻翼基部切开，从鼻尖和鼻翼基部分别解剖分离鼻翼软骨；使其游离后，在中线对位缝合，形成新的鼻尖、鼻翼形态和鼻小柱内侧脚。最后将两侧鼻翼基部皮肤组织向中线旋转推进缝合（图 20-35）。

4）前唇瓣与下唇 Abbe 瓣的联合整复术：适用于鼻小柱过短，鼻尖塌陷，同时伴上唇过紧，人

中部组织缺少，下唇相对前突的双侧唇裂鼻畸形。

用前唇的皮肤和皮下组织形成以鼻尖为蒂的皮瓣，随鼻翼软骨的重新定位后，皮瓣两侧相对缝合形成新的鼻小柱。视上唇全层组织缺损的范围和大小，并参照正常人中长宽形态，在下唇中部设计 Abbe 瓣，对 Abbe 瓣的宽度设计也可按上唇缺损宽度一半的原则设计。将其旋转 180° 至上唇缺损区，形成新的人中，2 周后断蒂（图 20-36），但需慎防新形成的上唇过长。

四、腭裂

腭裂（cleft palate）可单独发生也可与唇裂同时伴发。腭裂不仅有软组织畸形，大部分腭裂患者还可伴有不同程度的骨组织缺损和畸形。患者在吮吸、进食及言语等生理功能障碍方面远比唇裂严重。颌骨生长发育障碍还常导致面中部塌陷，严重者呈碟形脸，咬合错乱（常呈反𬌗或开𬌗），裂隙侧的侧切牙缺失或畸形牙等。因此，腭裂畸形造成的多种生理功能障碍，特别是语言功能障碍和咬合错乱对患者的日常生活、学习、工作均带来不利影响，也容易造成患者的心理障碍，由此可见，对腭裂患者的治疗仅注重外科治疗是远远不

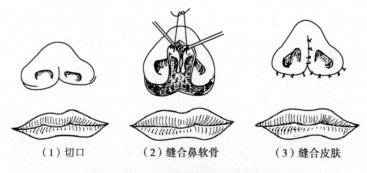

（1）切口　　　　（2）缝合鼻软骨　　　　（3）缝合皮肤

图 20-35　双侧鼻底旋转推进整复术

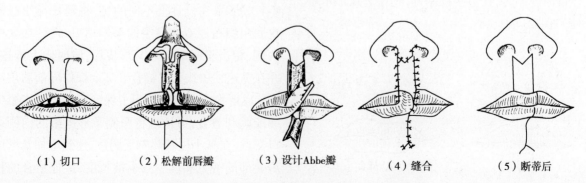

（1）切口　　　（2）松解前唇瓣　　　（3）设计 Abbe 瓣　　　（4）缝合　　　（5）断蒂后

图 20-36　前唇瓣与下唇 Abbe 瓣的联合整复术

够的,各学科交叉、合作,把腭裂产生的影响降至最低,是现今腭裂治疗的主要目标。

综上所述,腭裂患者和唇裂患者一样,对腭裂的治疗原则也应是综合序列治疗,需要多学科的相互合作。腭裂在治疗上的要求和风险比唇裂更高。

【正常及腭裂的腭部解剖生理特点】 腭部在解剖学上分为硬腭(hard palate)和软腭(soft palate)两部分(图20-37),硬腭的主要结构为骨性结构,位于前部,介于鼻腔和口腔之间。主要功能是将鼻腔与口腔分隔,避免食物进入鼻腔和鼻腔分泌物流入口腔,有利于保持口、鼻腔的清洁卫生。软腭是发声和言语、吞咽等功能的重要解剖结构,主要由腭咽肌、腭舌肌、腭帆张肌、腭帆提肌和腭垂(悬雍垂)肌五对肌组成,并与分布于咽侧壁及咽后壁的咽上缩肌的肌纤维相连,形成一个完整的肌环(图20-38)。

在发声时,由于这些肌群的收缩,使软腭处于抬高(向上后延伸)状态。软腭的中、后1/3部分向咽后壁、咽侧壁靠拢,再由咽上缩肌活动配合,使口腔与鼻腔的通道部分或全部暂时隔开,形成"腭咽闭合"。当正常发声时,随着软腭的肌肉和咽上缩肌有节奏的运动、收缩,使气流有控制地进入口腔,再通过舌、唇、牙等器官的配合,能发出各种清晰的语音。

腭裂患者的硬腭在骨骼组成上与正常人的硬腭完全相同,但在形态结构上有明显差异(图20-39,图20-40),主要表现为腭穹窿部裂开,存在程度不等的裂隙,前可达切牙孔,甚者从切牙孔到达牙槽突;裂开部位的硬腭与鼻中隔不相连,造成口、鼻腔相通;在体积上患侧较健侧小。软腭的肌群组成虽与正常人的软腭相同,但由于软腭有不同程度的裂开,改变了软腭五对肌的肌纤维在软腭中线相交织呈拱形的结构,使之呈束状沿裂隙边缘由后向前附着在硬腭后缘和后鼻嵴,从而中断了腭咽部完整的肌环(图20-41),使腭裂患者无法形成腭咽闭合,造成口、鼻腔相通,同时也影响咽鼓管功能,导致吸吮、语言、听力等多种功能障碍。

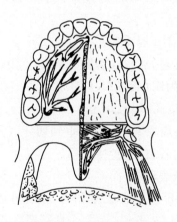

图 20-37 硬腭与软腭

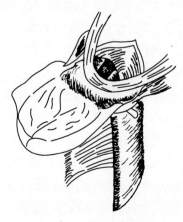

图 20-38 正常腭咽肌环

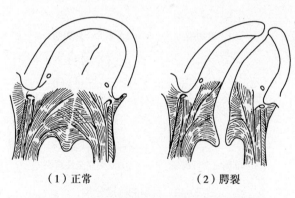

（1）正常　　　　　　　（2）腭裂

图 20-39 正常软腭肌群与腭裂软腭肌群的走向

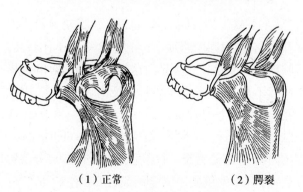

（1）正常　　　　　　　（2）腭裂

图 20-40 正常与腭裂的腭咽肌环

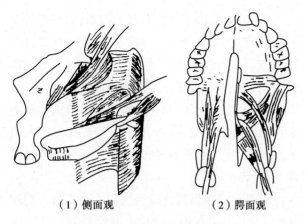

（1）侧面观　　　（2）腭面观

图 20-41　异常腭咽肌环

【临床分类】　至今国内外尚未见统一的腭裂分类方法。

1. 国际分类　国际上根据硬腭和软腭部的骨质、黏膜、肌层的裂开程度和部位进行分类（图20-42）。

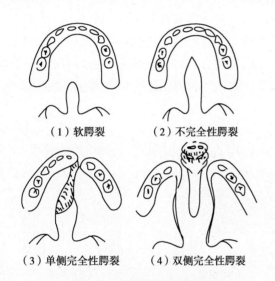

（1）软腭裂　　　　（2）不完全性腭裂

（3）单侧完全性腭裂　　（4）双侧完全性腭裂

图 20-42　腭裂的临床分类

（1）软腭裂（cleft soft palate）：软腭裂为软腭裂开，但有时只限于腭垂。不分左右，一般不伴唇裂，临床上以女性比较多见。这类患者腭部解剖畸形虽然不严重，但临床上以综合征出现者较多，因此在治疗上要特别慎重。

（2）不完全性腭裂（incomplete cleft palate，ICP）：又称部分腭裂。软腭完全裂开伴有部分硬腭裂；有时伴发单侧不完全唇裂，但牙槽突常完整。本型也无左右之分。出现综合征者也较常见，尤

其裂隙呈"U"形者在治疗时应特别小心，术后出现腭咽闭合功能不全者在临床上较多见。

（3）单侧完全性腭裂（unilateral complete cleft palate，UCP）：单侧完全性腭裂的裂隙自腭垂至切牙孔完全裂开，并斜向外侧直抵牙槽突，与牙槽裂相连；健侧裂隙缘与鼻中隔相连；牙槽突裂有时裂隙消失仅存裂缝，有时裂隙很宽，常伴发同侧唇裂。

（4）双侧完全性腭裂（bilateral complete cleft palate，BCP）：双侧完全性腭裂在临床上常与双侧唇裂同时发生，裂隙在前颌骨部分各向两侧斜裂，直达牙槽突；鼻中隔、前颌突及前唇部分孤立于中央。

除上述各类型外，还可以见到少数非典型的情况，如一侧完全、一侧不完全；腭垂缺失，黏膜下裂（隐裂）（submucousal cleft palate）、硬腭部分裂孔等。

2. 国内常用的腭裂分类法（一般将其分为三度）：

Ⅰ度：限于腭垂裂。

Ⅱ度：部分腭裂，裂隙未到切牙孔，根据裂开部位又分为浅Ⅱ度裂（仅限于软额腭）；深Ⅱ度裂（包括一部分硬腭裂开）。

Ⅲ度：全腭裂开，由腭垂到切牙区，包括牙槽突裂，常与唇裂伴发。

【临床表现】

1. 腭部解剖形态的异常　软硬腭完全或部分裂开，使腭垂一分为二；完全性腭裂患者可见牙槽突有不同程度的断裂和畸形。在临床上偶尔可见一些腭部黏膜看似完整，但菲薄，骨组织缺损，这类患者的软腭肌肉发育差，腭咽腔深而大，常常在临床上以综合征形式出现，如伴有听力障碍、先天性心脏病等先天性疾患。

2. 吸吮功能障碍　由于患者腭部裂开，使口、鼻相通，口腔内不能或难以产生负压，因此患者无力吸母乳，或乳汁从鼻孔溢出，从而影响患者的正常母乳喂养，常常迫使部分家长改为人工喂养。这不但增加了喂养难度，同时也在一定程度上影响患者的健康生长。应该特别指出的是：对一位吸吮困难的新生儿，虽然腭部没有显而易见的形

20

态异常,应仔细检查有无腭隐裂和腭部运动神经麻痹的存在,临床上有些先天性颌面部畸形患者,腭部形态可以完全正常,但功能却十分低弱,如腭 - 心 - 面综合征等。

3. 腭裂语音 这是腭裂患者所具有的另一个临床特点。这种语音的特点是:发音时气流进入鼻腔,产生鼻腔共鸣,发出的元音很不响亮而带有浓重的鼻音(过度鼻音);发辅音时,气流从鼻腔漏出,口腔内无法或难以形成一定强度的气压,使发出的辅音很不清晰而且软弱,使人很难听清楚,不同程度地影响着患者与他人的交流,使部分患者的性格发生改变,重者可出现身心障碍。年龄较大的患者因共鸣腔的异常而难以进行正常的发音和讲话,从而形成各种异常的发音习惯来替代正常发音,造成更难以听懂的腭裂语音,增加了语音治疗的难度。

4. 口鼻腔自洁环境的改变 由于腭裂使口、鼻腔直接相通,鼻内分泌物很自然地流入口腔,造成或加重口腔卫生不良;同时在进食时,食物往往容易逆流到鼻腔和鼻咽腔,既不卫生,又易引起局部感染,严重者可造成误吸,临床上之所以特别注意腭裂患者喂养指导,这是其重要因素之一。

5. 牙列错乱 完全性腭裂常常可伴发完全性或不完全性唇裂,牙槽突裂隙的宽窄不一,有的患者牙槽突裂端口可不在同一平面上。唇裂修复后,部分患者患侧牙槽突向内塌陷,牙弓异常;同时,由于裂隙两侧牙弓前部缺乏应有的骨架支持而致牙错位萌出,由此导致牙列紊乱和错𬌗,在临床上常常发现裂隙侧的侧切牙可缺失或出现牙体的畸形。

6. 听力降低 腭裂造成的肌性损害,特别是腭帆张肌和腭帆提肌附着异常,其运动能力降低,使咽鼓管开放能力下降,影响中耳压力平衡,易患分泌性中耳炎。同时由于不能有效地形成腭咽闭合,吞咽进食时常有食物反流,易引起咽鼓管及中耳的感染。因此腭裂患者中耳炎的发生率较高;部分患者常有不同程度的听力障碍。

7. 颌骨发育障碍 有相当数量的腭裂患者常有上颌骨发育不足,随年龄增长而越来越明显,导致反𬌗或开𬌗,以及面中部凹陷畸形。其原因

有:①唇腭裂本身伴有先天性上颌骨发育不足,双侧唇腭裂更明显,随生长发育而畸形加重;②腭裂手术对上颌骨生长发育的影响,手术年龄越小,手术损伤对上颌骨发育影响越大。研究结果示,低年龄患者行腭成形术,对上颌发育的影响主要表现在牙弓的宽度方面;对上颌骨的前后径和高度影响不明显。另外,还观察到有部分唇腭裂患者的下颌发育过度,这类患者的下颌角过大,颏点超前,呈现错𬌗,有时呈开𬌗,对比之下,更加重面中部的凹陷畸形,但需经头影测量加以确认。

腭裂的诊断并不困难,但在少数情况下,对一些非典型性病例应予重视,如黏膜下裂(隐裂),软腭未见到裂开,仔细观察可见到软腭正中线黏膜呈浅蓝色,扪诊时可触及软腭中线肌层有中断的凹陷区,嘱患者发"啊"音时,由于软腭肌群发育不良或断裂,软腭虽有运动,但呈倒 V 形。这类患者多伴有过度鼻音,部分辅音脱落或弱化,尤其发 /b/、/d/、/g/、/j/、/q/、/z/、/c/、/zh/、/ch/ 等的音节时明显,语音清晰度也差。

临床上,腭隐裂还应与舌系带过短造成的发音不清、先天性腭咽闭合功能不全和弱智儿童的讲话不清相鉴别。

【手术治疗】 腭裂的治疗既需分阶段,又需要较长的周期。要获得满意的治疗结果,并非一个科室和一位医师能独立完成,既需要多学科的专业人员密切合作,还应取得患者及其家属的良好配合,才能获得较为理想的治疗效果。因此,早在 20 世纪 50 年代,就有学者主张,腭裂的治疗应采取综合序列治疗的原则来恢复腭部的解剖形态和生理功能,重建良好的腭咽闭合,以获得正常语音;对面中部有塌陷畸形,牙列不齐和咬合紊乱者也应予以纠正,以改善面容和恢复正常的咀嚼功能;对有鼻、耳疾患的患者也应及时治疗,以预防和改善听力障碍;有心理障碍的患者更不应忽视,应对其进行精神心理治疗,从而使腭裂患者达到身心健康。为此,治疗方法除外科手术以外,还需采用一些非手术治疗,如正畸治疗、缺牙修复、语音治疗以及心理治疗等。由相关学科的专业人员组成治疗组,共同会诊、讨论,对患者制定切合实际的整体治疗计划,在公认序列治疗原则基础上,

20

可根据各自所积累的经验,制定出自己行之有效的序列治疗程序。本节重点介绍腭裂手术治疗。

(一)手术目的和要求 腭裂整复手术是序列治疗中的关键部分,其主要目的是:恢复腭部的解剖形态;改善腭部的生理功能,重建良好的腭咽闭合功能,为正常吸吮、语音、听力等生理功能恢复创造必要条件。腭裂整复手术的基本原则是:封闭裂隙,延伸软腭长度;尽可能将移位的组织结构复位;减少手术创伤,保留与腭部的营养和运动有关的血管、神经和肌肉的附着点,以改善软腭的生理功能,达到重建良好的腭咽闭合功能之目的。同时应尽量减少因手术对颌骨发育的干扰,确保患者的安全。

(二)手术年龄 腭裂整复术最合适的手术年龄,至今在国内外仍有争议,其焦点是术后的语音效果和手术本身对上颌骨发育的影响。归纳起来大致有两种意见:一种是主张早期进行手术,8~18月龄手术为宜;另一种意见则认为在学龄前,即5~6岁施行为好,近来在一些发达国家对腭裂整复术的手术年龄常常在3~6月龄进行。主张早期手术的学者认为,2岁左右是腭裂患者开始说话时期,在此以前如能完成腭裂整复术,有助于患者可以比较自然地学习说话,有利于养成正常的发音习惯;同时可获得软腭肌群较好的发育,重建良好的腭咽闭合,得到较理想的发音效果。早期手术对颌骨发育虽有一定影响,但并不是唯一的决定因素,因腭裂患者本身已具有颌骨发育不良的倾向,有的病例在少年期可行扩弓矫治和/或颌骨前牵引(张)术,纠正上颌骨发育畸形;成人后颌骨发育不足的外科矫治较腭裂语音的治疗效果理想。这些观点目前已得到国内外多数学者的赞同。持另一种意见的学者认为:早期手术语音效果虽好,但由于麻醉和手术均较困难,手术危险性较大;同时,过早手术,由于手术的创伤和腭黏骨膜瓣剥离可能影响面部血运,以及术后瘢痕形成等原因都是加重上颌骨发育不足不可避免的主要因素,使患者成长后加重面中部的凹陷畸形。故主张5岁以后待上颌骨发育基本完成后再施行手术为宜,同时也减少麻醉和手术的困难。还有学者曾提出腭裂二期手术的方法,即早期修复软腭裂,大年龄期再修复硬腭裂,以期既有利于发音,又有利于颌骨发育。其缺点是一期手术分成二期进行,手术复杂化,在行二期手术时,增加了手术难度,尚未得到众多学者的支持和患者家长的接受。而且,有资料显示,采用二期腭裂整复术患者的语音效果欠佳,目前这一术式主要局限在欧洲部分国家。

目前,国内外同行专家在学术交流中几乎一致认同:幼儿早期手术操作方便,腭黏骨膜瓣非常容易剥离,而且出血量很少,手术野清晰,同时,硬软腭组织小,缝合针数相应减少,因此,完成手术的时间反比年龄大者快,术后反应也比年龄大者小,一般不需要术后补液,术后当天患者就可以进流质饮食。经过多年的临床实践也进一步证实,幼儿麻醉的危险性也是相对的,随着麻醉方法和监测仪器以及麻醉药物的不断更新,也为确保低龄患者施行腭裂整复术的安全性提供了重要的先决条件。因此,只要所在医院或科室具备一定的条件,由有经验的麻醉师承担麻醉,并细致地做好术前、术后各项工作,手术医师与麻醉师密切配合,幼儿麻醉仍然可以获得相对的安全性。目前随着麻醉及手术器械技术的进步,以及大量研究正使早期手术可以获得更好的语音效果,因此目前国内及国际专家主流的推荐意见认为12个月左右是合适的手术年龄。

(三)术前准备 腭裂整复术较唇裂修复术复杂,操作较难,创伤较大,失血量也较多,术后并发症也较严重,所以术前的周密准备不应忽视。首先要对患者进行全面的健康检查,其内容主要包括患者的生长发育、体重、营养状况、心、肺、有无其他先天性畸形以及上呼吸道感染等全身器质性疾患,实验室检查主要是胸片,血常规,出血、凝血时间,或凝血酶原时间(PT)。有些医院主张行肝、肾功能以及性病等检查。值得一提的是,部分腭裂患者可同时伴有全身其他部位脏器或肢体畸形,不应忽略这方面的检查。应该强调的是,手术应在腭裂患者健康状况良好时进行,否则应推迟手术。对于胸腺增大患者,由于应激反应能力较差,麻醉、手术等刺激易发生心脏停搏等意外,建议最好推迟手术;如不推迟手术,则手术前3天或当天可应用激素预防意外发生。但目前国外对胸腺的关注远不如以前,即使胸腺增大,常常仅在术前应用地塞米松,一般不停手术或推迟手术。口腔颌面部也应进行细致检查,如面部、口周及耳鼻咽喉部有炎症疾患存在时,需先予以治疗,扁桃体过大可能影响手术后呼吸者,应请耳鼻咽喉科医师先摘除;要保持口腔和鼻腔清洁,术前先清除口腔病灶。

对畸形程度严重、高年龄患者的腭裂手术事先要做好输血准备和术后应用抗生素的药敏试验,如需要,预先还可制备腭护板。

（四）麻醉选择　腭裂整复手术均采用全身麻醉,以气管内插管为妥,以保证血液和口内的分泌物不流入气管,保持呼吸道通畅和氧气吸入。腭裂手术的气管内插管可以经口插管,也可经鼻插管,但临床上以前者为多。经鼻插管可借鼻孔固定,又可不干扰口内的手术操作,但是对于行咽后壁或腭咽肌组织瓣转移手术者,则应采用经口腔插管,用胶布将其固定于左侧口角或下唇的一侧,最好用缝线在口角处缝合一针加强插管的固定,以防插管移动或滑脱。幼儿的喉黏膜脆弱,气管内插管可能损伤喉或气管而引起喉头水肿,造成严重并发症,故操作时应细致、轻柔、准确。

（五）手术方法　法国牙医 Le Monnier 早在1764年就施行过关闭腭裂的手术。1861年,Von Langenbeck 提出了分离裂隙两侧黏骨膜瓣向中央靠拢,一次关闭软硬腭裂的手术方法,被认为是腭裂修补的基本式术。在长期的临床实践中,不同的专家们提出了很多手术方法,并不断加以改进,以达到修复目的。这些方法大致可分为:一类手术方法是以封闭裂隙、保持和延伸软腭长度、恢复软腭生理功能为主的腭成形术(palatoplasty);另一类手术是缩小咽腔、增进腭咽闭合为主的咽成形术(pharyngoplasty)。后者的适应证是腭咽闭合功能不全者。在年龄大的患者或成年患者,如有必要可两类手术同时进行。但应慎重,不是所有的成年人均可同时进行这两类手术,应加以判断腭咽部的情况,对腭咽腔不大,软腭长度不够的腭裂患者,不宜同时行咽成形术。另外,由于成年人腭成形术远较幼儿复杂,术中出血较多,若手术者操作技能不够熟练,也不宜同期行咽成形术。幼儿

患者一般只需行腭成形术,待以后有必要时再二期行咽成形术。

1. **腭成形术基本手术操作**　任何腭裂整复手术方法,除切口不同外,其基本操作和步骤大致相同(图20-43)。

（1）体位:患者平卧,头后仰垫肩。手术者的位置应根据手术操作方便及术者的习惯而定,一般在手术台前端,患者的头顶或头侧进行手术。

（2）切口:在做切口前先在腭部用加适量肾上腺素的 0.25%~0.5% 利多卡因或生理盐水作局部浸润注射,以减少术中出血和便于剥离黏骨膜。切口用 11 号尖刀片或 15 号小圆刀片从腭舌弓外侧翼下颌韧带稍内侧开始,绕过上颌结节的后内方至硬腭,沿腭侧牙龈缘 1~2mm 向前切开黏骨膜到侧切牙;应注意,切口在硬腭应深达腭骨骨面;勿伤及腭大血管和伴行的神经束,也勿超越翼下颌韧带外侧,以免颊脂垫露出。

（3）剖开裂隙边缘:沿裂隙边缘,由前向后直抵腭垂末端,小心地将边缘组织剖开。软腭边缘特别是腭垂部分的剖开应小心进行,用力适中,刀刃必须锋利,因这部分组织十分脆弱,极易造成撕裂。

（4）剥离黏骨膜瓣:以剥离器插入松弛切口,向内侧剥离直抵裂隙边缘,将硬腭的黏骨膜组织与骨面分离。剥离黏骨膜瓣时,一般出血较多,可用盐水纱布(或加入适量肾上腺素液)填塞创口,紧压片刻即可,对瓣末端有搏动性出血点,应结扎或缝扎止血。剥离黏骨膜组织瓣时,要求迅速准确,助手及时吸去血液,使术野清晰,方便手术,并应随时用压迫法止血,以减少手术中的出血量。

（5）拨断翼钩:在松弛切口的后端,上颌结节的后上方,扪及翼钩位置,用剥离器拨断翼钩,使腭帆张肌失去原有张力,两侧腭瓣组织可松弛推向中线区,以减少软腭在中线缝合时的张力。近来,有较多的学者不主张拨断翼钩,仅仅解剖绕在翼钩上的肌附着,同样可使腭帆张肌失去原有张力,而且出血量也可明显减少,在大年龄患者中更加明显。

（6）腭大神经血管束游离:欲得到腭瓣的向后推移,延伸软腭的长度,以及进一步消除软硬腭

20

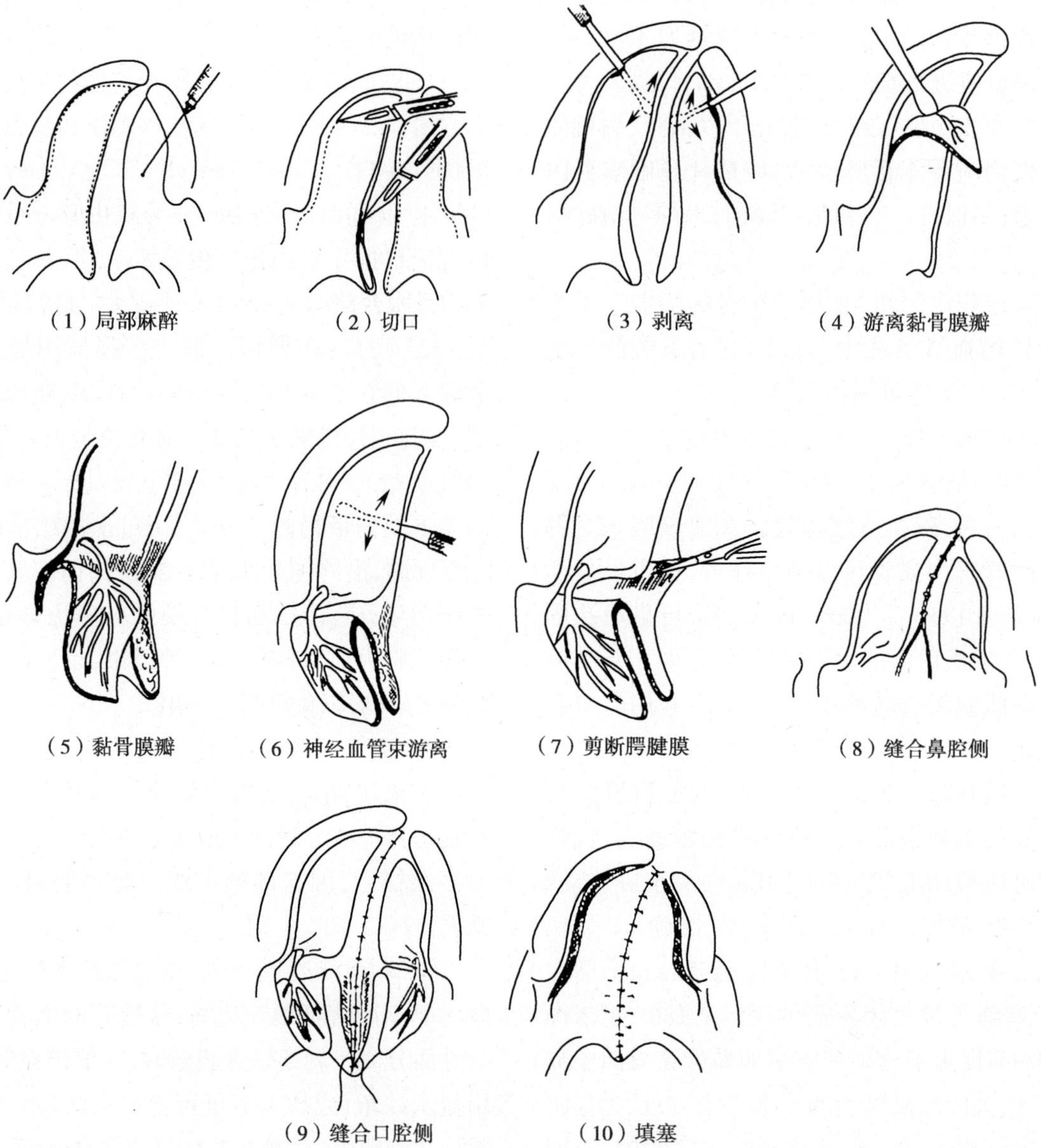

（1）局部麻醉　　　　（2）切口　　　　（3）剥离　　　　（4）游离黏骨膜瓣

（5）黏骨膜瓣　　（6）神经血管束游离　　（7）剪断腭腱膜　　（8）缝合鼻腔侧

（9）缝合口腔侧　　　　（10）填塞

图 20-43　腭裂两大瓣的基本术式

交界处的张力，必须妥善处理该神经、血管束。处理的方法是：黏骨膜瓣分离后掀起，显露两侧腭大孔，用血管分离器或牙槽刮匙从腭大孔后缘细心插入，提起血管神经束根部，小心游离血管神经束0.8~1.5cm，以消除其对腭瓣的牵制，称为神经、血管束游离。在成年人行腭大神经血管束处理时应该格外小心，若有失误极易将腭大神经血管束切断，从而极有可能导致同侧组织瓣部分坏死，严重者可发生腭部洞穿缺损。也有人将腭大孔后缘骨质凿除，使神经、血管束可向后部推移。但这种方法后推的程度有限。

（7）切断或剪断腭腱膜：在软硬腭交界处，将黏骨膜瓣拉向外后侧，显露腭腱膜，用细长弯头组织剪或11号尖刀片，亦可选用15号小圆刀，沿腭骨后缘剪断腭腱膜，同时也有利于异位的腭肌向后、向正中方向复位。可视裂隙大小、需要松弛的程度决定切断或不切断鼻腔黏膜。这样可使两侧软腭鼻黏膜得到充分游离，并能在中央无张力下缝合，这一点至关重要，切勿在张力过大时缝合，以免发生复裂或腭瘘。

（8）分离鼻腔侧黏膜：用弯剥离器沿硬腭裂隙边缘切口鼻侧面插入，并充分分离，使两侧鼻腔黏

20

膜松弛,能在中央缝合,以消灭鼻腔创面。分离时,应注意剥离器刀应紧贴骨面,否则易穿破鼻腔侧黏膜。另一侧按照以上步骤做同样操作。

(9) 缝合:两侧腭黏骨膜瓣及软腭向中央靠拢、后推,与对侧组织瓣相接触后,将两侧组织瓣分层缝合。缝合应自前向后,先缝合鼻腔侧黏膜,再缝合软腭肌层,最后由后向前缝合口腔侧黏膜。在硬腭区,可采用纵行褥式与鼻腔侧黏膜兜底缝合加间断缝合,使两侧黏骨膜瓣内侧缘与鼻腔侧紧密贴合,防止黏骨膜瓣脱离骨面,保持腭穹窿的高度。

(10) 填塞创口:用内包裹碘仿纱条的油纱布条填塞于两侧松弛切口处。填塞可以防止术后出现食物嵌塞,以利创口愈合。值得一提的是:由于目前低龄患者行腭成形术者较多,因此,也有学者主张在松弛切口处不作任何处理,对大年龄者或有渗血者必要时缝扎或电灼活跃渗血点,以防术后出血。

2. 兰氏法(Von Langenbeck 法) 兰氏法操作步骤同腭成形术基本操作步骤(图20-44)。兰氏法前端为进行软组织蒂的断离,双蒂的软组织瓣保证了较好的黏骨膜瓣的血供。兰氏法修复腭裂简便易行,双蒂黏骨膜瓣血运丰富,闭合裂隙安全可靠,两侧松弛切口未覆盖的裸露骨面较小,上颌骨发育的影响可能也较小。婴幼儿应用此法费时

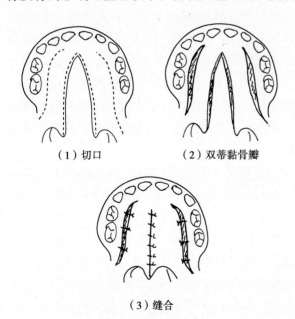

（1）切口　　　　（2）双蒂黏骨瓣

（3）缝合

图 20-44　兰氏法腭裂修复术

少、创伤小,软腭较长的患者术后常可获良好的发音效果。但由于此方法不能延长软腭,不少患者单纯应用此法修复后,发音时不能形成良好的腭咽闭合。

3. 单瓣术 亦称后推(push back operation)或半后推术,适用于软腭裂。该方法由 Dorrance(1925年)首先提出,后经张涤生改进,由两次手术一次完成。手术方法:先在一侧翼下颌韧带稍内侧起,绕过上颌结节的内后方,距牙龈缘 2~5mm 处沿牙弓弧度作一弧形切口,至对侧翼下颌韧带稍内侧为止。然后剥离整个黏骨膜瓣。此种切口腭前神经、腭大血管束不能切断,只宜游离之。如果前端的弧形切口在乳尖牙部位(成人在前磨牙部位)弯向对侧,称为半后推切口(图20-45),这类切口由于腭瓣较小,故可将神经、血管束切断,并结扎之,也可保留血管神经束,并作充分游离。

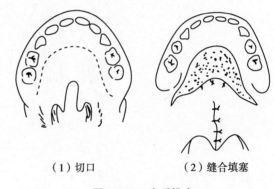

（1）切口　　　　（2）缝合填塞

图 20-45　半后推术

依上法拨断翼钩,并将腭腱膜或连同鼻侧黏膜剪断,此时整个腭黏骨瓣就可以向后方推移,从而达到了延长软腭之目的。然后将腭裂边缘剖开形成创面,分层缝合软腭。如果硬腭后缘鼻侧黏膜不剪断,可在软腭裂隙两侧鼻侧黏膜作 Z 形黏膜瓣交叉,以延长鼻侧黏膜。最后将黏骨膜瓣前端与腭骨后缘的膜性组织缝合数针,以固定黏骨膜组织瓣。用碘仿纱条、油纱布填塞两侧切口及腭骨组织暴露剖面,敷料可用缝线(或腭护板)固定。

4. 两瓣术(two flap palatoplasty) 该方法是多瓣法中最常用的手术方法,能达到关闭裂隙、后推延长软腭长度的目的。适用于各种类型的腭裂,

20

特别适用于完全性腭裂及程度较严重的不完全性腭裂。手术方法:修复完全性腭裂时,切口从翼下颌韧带内侧绕过上颌结节后方,向内侧沿牙龈缘1~2mm处向前直达裂隙边缘,并与其剖开创面相连。

修复不完全腭裂时可根据腭裂畸形的程度,切口到尖牙或侧切牙处即斜向裂隙顶端呈M形(图20-46),然后剥离黏骨膜组织瓣,剖开裂隙边缘,拨断翼钩,分离鼻腔黏膜,剪断腭腱膜,最后缝合。单侧完全性腭裂,由于健侧与鼻中隔犁骨紧连,不可能在该侧显露和分离鼻腔黏膜。此时,硬腭鼻侧面的关闭就不能是两侧鼻黏膜相对缝合,而必须将健侧犁骨黏膜瓣向上翻转,使创缘与患侧鼻侧黏膜缝合,以封闭鼻腔侧创面,也称犁骨黏膜瓣手术(图20-47)。

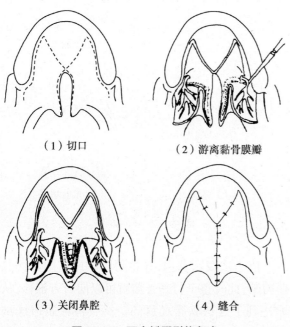

(1) 切口　　　　(2) 游离黏骨膜瓣

(3) 关闭鼻腔　　　(4) 缝合

图 20-46　两小瓣腭裂修复术

以前,犁骨黏膜瓣手术常与唇裂修补同时进行,先整复硬腭的缺损。目前常作为腭裂手术关闭鼻腔创面的组成部分,很少单独施行,犁骨黏膜瓣手术的方法是:在健侧腭瓣形成后,沿裂隙边缘的切口,用剥离器直插入犁骨骨面,应先以点突破,即可容易地将犁骨黏膜分开,然后在犁骨后缘向颅底方向做斜形切口,形成梯形瓣,则犁骨黏膜瓣即可翻转向对侧接近,与对侧鼻侧黏膜缝合,关

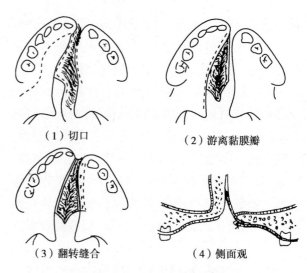

(1) 切口　　　　(2) 游离黏膜瓣

(3) 翻转缝合　　　(4) 侧面观

图 20-47　单侧犁骨瓣手术

闭鼻腔剖面。修复双侧完全性腭裂时,在犁骨做双Y形切口,剥离后形成双侧犁骨黏膜瓣与两侧裂隙之鼻腔侧黏膜相对缝合,关闭鼻腔侧创面(图20-48)。

如为单独施行犁骨瓣手术,则需先在健侧腭部与犁骨交界处切开,缝合时,患侧裂隙边缘亦需剖开并稍加分离,然后将犁骨黏膜瓣插入此间隙中,与患侧瓣边缘相对应处缝合几针即可。

5. 提肌重建手术　Braithwaite(1968年)等提出修复腭裂时应恢复腭帆提肌的正常位置。手术时不仅应将软腭肌群从硬腭后缘、鼻后嵴等不正常的附着处游离,同时应将游离的肌纤维与口鼻腔侧黏膜分离,形成两束蒂在后方的肌纤维束,然后将两侧肌纤维束向中央旋转并对端、交织缝合在一起使呈拱形(呈正常的悬吊姿态)。通过手术将移位的腭帆提肌纤维方向重新复位在正常位置(图20-49),从而进一步发挥腭帆提肌对腭咽闭合的作用。其他操作步骤与两瓣法腭成形术基本相同。

6. 软腭逆向双Z形瓣移位术(double opposing Z-plasty palate repair)　由Furlow(1978年)报道。过口腔面和鼻腔面的两个方向相反、层次不一的Z形黏膜肌瓣交叉移位,以达到肌纤维方向复位和延长软腭之目的。适用于裂隙较狭的各类腭裂和腭裂术后腭咽闭合不全或腭隐裂等病例。操作方法(图20-50):剖开裂隙边缘后在口腔黏膜面的裂隙两侧各做一个呈60°的斜形切口,形成Z形组织

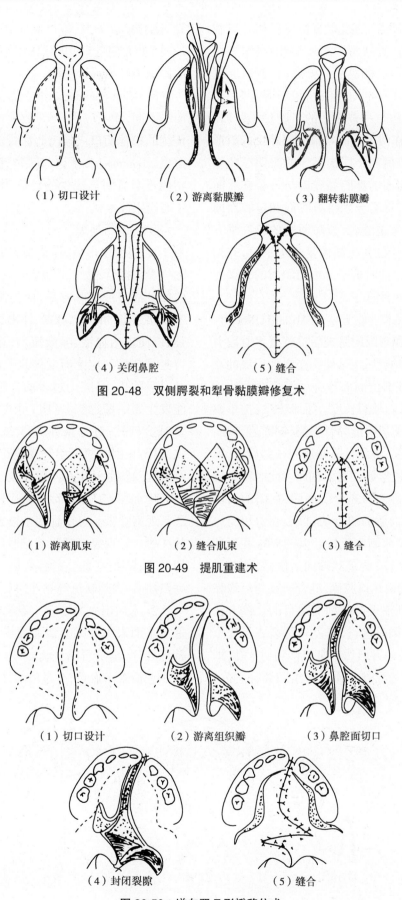

（1）切口设计　　（2）游离黏膜瓣　　（3）翻转黏膜瓣

（4）关闭鼻腔　　　（5）缝合

图 20-48　双侧腭裂和犁骨黏膜瓣修复术

（1）游离肌束　　（2）缝合肌束　　（3）缝合

图 20-49　提肌重建术

（1）切口设计　　（2）游离组织瓣　　（3）鼻腔面切口

（4）封闭裂隙　　　（5）缝合

图 20-50　逆向双 Z 形瓣移位术

20

瓣,蒂在前面(近硬腭)的组织瓣切口仅切开口腔黏膜层,蒂在后方(近软腭游离末端)的组织瓣切口应切断肌层达鼻腔侧黏膜。分离后,在口腔侧即形成两个层次不一的对偶三角组织瓣,即一蒂在前的口腔黏膜瓣与一蒂在后的口腔黏膜肌瓣。然后再在鼻腔面作两个方向与口腔面相反的斜形切口,以形成鼻腔侧两个层次不一的对偶三角组织瓣,即一蒂在前面的鼻腔黏膜瓣与一蒂在后面的鼻腔黏膜肌瓣,最后分别将鼻腔面和口腔面的对偶组织瓣交叉移位缝合,裂隙两侧的肌纤维方向也随组织瓣的移位交叉而恢复到水平位,并相对重叠近似正常。同时由于Z形组织瓣的交叉还达到了延长软腭的目的。

7. 岛状瓣手术 该方法由 Millard(1962 年)首先报道。主要用于封闭腭裂后推修复术时因剪断腭腱膜和鼻侧黏膜后在软硬腭交界处形成的菱形创面,以防止该部位剖面愈合后瘢痕挛缩致软腭继发性缩短,影响软腭长度。手术方法:按单瓣后推术操作形成腭部舌形黏骨膜瓣,剥离后,剪断腭腱膜及鼻侧黏膜,将黏骨膜瓣连同软腭后推,即在硬腭后缘的鼻侧形成一菱形创面。此时将单瓣的两侧的血管神经束再充分游离后,在瓣的前端两侧各作一由前向后的斜行切口,小心勿切断血管神经束,形成带两侧血管神经束的双蒂菱形岛状组织瓣(图 20-51)。将岛状瓣向后翻转,使其黏膜面在鼻腔侧,创面在口腔侧,缝合于硬腭后缘黏膜缺损区,以达到消灭鼻腔剖面之目的。该方法应与腭裂修复术同时进行,修复软腭裂或不完全腭裂时,硬腭部位的舌形切口应前移到切牙孔,即可利用硬腭前区的黏骨膜作岛状组织瓣,后区的

黏骨膜瓣组织可后推。应注意,该方法不适宜在1~2 岁幼儿期进行,以免手术创伤和硬腭区裸露剖面影响患者的颌骨发育。

8. Brian Sommerlad 法 该腭裂手术方法与两瓣法不同,除了应用显微(放大)镜手术外,很少做传统的松弛切口;另外,此法特别强调腭部肌肉的重建。Sommerlad 报道,其腭裂整复术后腭咽闭合功能不全有明显减少的趋势,国内目前已有治疗中心应用该术式。

(六) 术后处理

1. 腭裂手术后,需待患者完全清醒后才可拔除气管内插管;拔管后患者往往有一嗜睡阶段,因此回到病室或复苏室后,应仍按未清醒前护理严密观察患者的呼吸、脉搏、体温,体位宜平卧,头侧位,以便口内血液、唾液流出,并可防止呕吐物逆行吸入。病房应配有功能良好的吸引设施,以便及时吸除口、鼻腔内过多的分泌物。在嗜睡时可能发生舌后坠,妨碍呼吸,可放置口腔通气道;必要时给氧气,对有条件的科室,应配置血氧监测仪,以防止因缺氧而引起其他并发症的发生,并可有效地预防危及生命险情的发生。如发现患者哭声嘶哑,说明有咽喉部水肿,应及时用激素治疗并严密观察呼吸。可用地塞米松 5mg 肌内注射或静脉注射。发现患者呼吸困难时应及时尽早行气管切开术,防止窒息。术后高热,应及时处理,预防高热抽搐、大脑缺氧等意外的发生。

2. 术后出血的处理 手术当天唾液内带有少量血水而未见有明显渗血或出血点时,局部无需特殊处理,全身可给止血药。口内如有血凝块则应注意检查出血点,少量渗血而无明显出血点者,

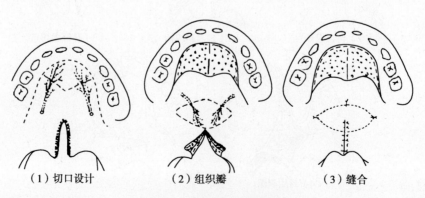

(1)切口设计 　　(2)组织瓣 　　(3)缝合

图 20-51 软腭裂的岛状瓣手术

局部用纱布压迫止血。如有明显的出血点应缝扎止血；量多者应及时送回手术室探查，彻底止血。不应盲目等待、观察。

3. 患者完全清醒 2~4 小时后，可喂少量糖水，观察半小时，没有呕吐时可进流质饮食，但每次进食量不宜过多。流质饮食应维持至术后 1~2 周，半流质 1 周，2~3 周后可进普通膳食。目前，在国内外，一些学者对咽成形术后不主张行过长时间的流质饮食，建议 3~5 天后便可进半流食，8~10 天可进普通膳食。

4. 每日应清洗口腔，鼓励患者进食后多饮水，有利于保持口腔卫生和创口清洁。严禁患者大声哭叫和将手指、玩具等物放入口中，以防创口裂开。如术中填塞碘仿纱条，术后 8~10 天可抽除，创面会很快由肉芽和上皮组织所覆盖。腭部创口缝线于术后 2 周拆除，如线头感染，可提前拆除，如患者不配合，缝线可不拆除，任其自行脱落。

5. 口腔为污染环境，腭裂术后应常规应用抗生素 2~3 天，预防创口感染，如发热不退或已发现创口感染，抗生素的应用时间可适当延长。对术后出现其他全身症状如上呼吸道感染等时，应及时请相关科室会诊、处理。

（七）术后并发症

1. 咽喉部水肿　由于气管内插管的创伤和压迫，以及手术对咽部的损伤，都可能致咽喉部水肿，造成呼吸和吞咽困难，甚至窒息。其防治：根据患者年龄选择适当大小的气管导管，防止导管对气管壁持续性压迫；插管动作要熟练轻巧，尽量减少创伤；手术时，尤其行咽成形术时操作须仔细、轻巧、止血必须彻底，减少对组织损伤和避免血肿形成。在关闭创面时，术者必须确认两侧缝合层次正确无误。术后给予适量激素，可以减轻或防止发生咽喉部水肿，必要时应作气管切开。

2. 出血　腭裂术后大出血并不多见，但在幼儿患者，虽有少量出血，也能引起严重后果，故术后应严密观察是否有出血现象。术后的早期出血多由于术中止血不全。出血部位可来自断裂的腭降血管、鼻腭动脉、黏骨膜瓣的创缘，以及鼻腔侧暴露的创面，尤其在成年腭裂整复术者，一旦腭瓣末端缝扎线头松动或脱落，可见明显的出血点，应

予及时缝孔或电凝止血，不宜盲目等待观察。对经常规处理后仍顽固渗血者，应考虑有无血友病或凝血功能障碍等疾病，故应进一步检查，并请相关科室会诊，协助处理。术后较晚期的出血（继发性出血）常由创口感染引起。如果发现出血，先要查明准确部位和出血原因。如为渗血，可用明胶海绵或止血粉或止血纱布，或用浸有肾上腺素的小纱布行局部填塞和压迫止血。如出血在鼻腔侧创面，可滴入 1% 麻黄素溶液数滴，或以浸有麻黄素液的纱条填塞和压迫止血。发现有明显出血点时，应及时缝扎止血。如查明为凝血功能障碍而引起的出血，应输鲜血，并给予相应的止血剂，必要时应请相关科室会诊，协助进一步明确诊断和处理。

3. 窒息　腭裂术后发生窒息极为罕见，一旦发生窒息将严重威胁患者生命，应加以足够的重视，积极预防窒息的发生。腭裂术后患者应平卧，头偏向一侧，以免分泌物及渗血或胃内容物误入气道。腭裂术后患者的腭咽腔明显缩小，加上局部肿胀，使患者的吞咽功能较术前明显下降，尤其对手术时间长或伴小下颌（Pierre-Robin 综合征）患者，更应加以注意。防治术后窒息的措施：①预防咽喉部水肿；②完全清醒后进流质，但速度不宜过快，一次进食量不宜过多；③患者在咳嗽和大声哭闹时暂时不宜进食。一旦发生窒息，应迅速吸尽口内、咽喉部液体，速请麻醉科医师行气管插管，并请相关科室人员共同抢救。

4. 感染　腭裂术后严重感染者极少见，偶有局限性感染。严重感染可见于患者抵抗差，手术操作技能不熟练，对组织损伤太大，以及手术时间过长等原因。因此，术前必须对患者行全面检查，在健康状况良好的情况下方可手术。术中尽量减少对组织的损伤，提倡微创，创缘缝合不宜过密，缝线以 0 号线为宜。术后注意口腔卫生，鼓励患者进食后多喝水，防止食物残留创缘，常规用抗生素 2~4 天。

5. 创口裂开或穿孔（腭瘘）　腭裂术后创口可能发生裂开或穿孔，常位于软硬腭交界或腭垂处，也可能发生在硬腭部位，也有极少数情况是创口全部裂开或腭部的远心端部分坏死。常见原因

是由两侧黏骨膜瓣松弛不够,尤其在软腭部位因神经血管束游离不足,两松弛切口处肌张力未加以完全松解,腭帆张肌未松弛等,阻碍了组织瓣向中线靠拢,而使缝合张力过大;又因吞咽动作使软腭不断活动,加之硬软腭处组织较薄,鼻腔侧面裸露,极易感染等原因,导致软硬腭交界处创口复裂或穿孔。腭垂处创口裂开常由术中组织瓣撕裂或缝合不良等原因造成。腭部较大面积的穿孔,较常见的原因可能是供应腭瓣的血管神经束在术中切断所致。应该指出的是:完全性腭裂手术后在近牙槽突裂区的裂隙,一般不属于腭瘘。这一区域的裂隙可在行牙槽突裂植骨术时一并处理。

(1)腭裂术后穿孔不论大小,都不要急于立即再次手术缝合:因有些较小的术后穿孔,常可随创口愈合而自行缩小闭合。

(2)术后创伤组织脆弱血供不良,缝合后常会再次裂开,再次修复以术后8~12个月后行二期手术为好。

硬腭中部穿孔的修补方法:先切除瘘孔周围的瘢痕组织,形成新鲜创面,然后在瘘孔两侧靠近牙槽突内侧,各做一松弛切口,将所形成的黏骨膜瓣向中线推移拉拢缝合。两侧松弛切口处所遗留的创面,用碘仿纱条填塞(图20-52)。

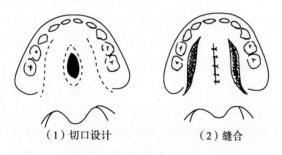

（1）切口设计　　　　（2）缝合

图 20-52　硬腭穿孔修复方法之一

位于一侧较小的穿孔,可用局部黏骨膜瓣转移法修复。为行双层修复,可利用瘘孔边缘为蒂向鼻侧翻转的黏膜瓣作为鼻腔面衬里(图20-53)。

位于软硬腭交界处的穿孔,可按不完全腭裂修复法作 M 形切口,形成两个黏骨膜瓣,再将瘘孔周围近边缘处的瘢痕组织切除,将两侧黏骨膜瓣向中线处移动缝合,并用碘仿纱条填塞所遗留的创面。

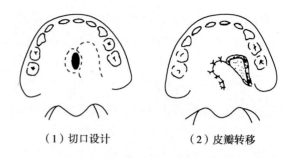

（1）切口设计　　　　（2）皮瓣转移

图 20-53　硬腭穿孔修复方法之二

对于有较大穿孔或几乎全部裂开的病例,常需要按腭成形术方法重新整复,但手术难度远远大于第一次,术后失败的可能性也增大。因此,必须认真对待第一次腭裂手术。

(于国霞)

第九节　颈部先天性囊肿及瘘管

颈部先天性囊肿和瘘管均由胚胎期的鳃弓、鳃沟、咽囊(或称鳃囊)等胚胎组织发育异常引起。主要包括由甲状腺舌管发展而成的甲状舌管囊肿和由鳃裂演变而成的鳃源性囊肿。

胚胎第三周时颈部胚胎始基的两侧有 4~5 对鳃弓,相邻的鳃弓间有凹陷的鳃沟,鳃沟的内侧为凸出的咽囊,咽囊与鳃沟间有鳃膜隔开。

第一对鳃弓相互融合成下颌。舌部由第一鳃弓的奇结节和第二鳃弓的隆起部构成,它向前下方伸展,形成有表皮衬覆的甲状腺舌管,其尾端发育为甲状腺。甲状腺舌管通常在胚胎第四周自行闭合。如该管闭合不全,有部分或全部甲状腺舌管残留,残留者可在颈部正中形成甲状舌管囊肿和瘘管。第二鳃弓衍变成舌骨小角、茎突及颈外动脉。舌骨大角及颈内动脉由第三鳃弓衍变而来。第2~3鳃弓间有咽隐窝,咽隐窝的背侧发育成腭扁桃体。第二鳃弓的尾端向下伸展成鳃弓岛盖突,鳃弓岛盖突覆盖第3、4鳃弓。颈部旁侧的鳃源性囊肿和瘘管是第二咽囊的衍生物,瘘管外口在鳃弓岛盖突的侧缘,其咽部内口位于腭扁桃体下方。从以上发育的过程可以解释鳃源性瘘管经舌骨大、小角和颈内、外动脉间,走向咽部的原因。

一、甲状舌管囊肿及瘘管

【病因】 甲状舌管囊肿及瘘管（thyroglossal duct cyst and fistula）是颈部最常见的先天性疾病，其发生与甲状舌管的胚胎发育异常有关。胚胎第三周时，在原口腔基底部第1~2对鳃弓的正中凹陷部分有憩室状的甲状腺始基组织，该组织沿正中线下移到颈部时，构成细长的甲状腺舌管，其末端发育成甲状腺。胚胎第五周时，第2~3鳃弓构成的舌骨大、小角发展成舌骨，舌骨两端在甲状腺舌管的前、后方或经过甲状腺舌管向中央合并成完整的舌骨，通常甲状腺舌管退化，形成细长的索状物，其近端开口处为盲孔。如索状物未退化，瘘管继续存在。有时瘘管两端闭合，而中央部分保持开放，黏液状分泌物不能排出时，产生潴留性囊肿，囊肿的位置高低不等，可在舌盲孔到胸骨切迹间的任何部位。

甲状舌管囊肿的囊壁由结缔组织构成，表面有复层鳞状上皮或柱状上皮细胞覆盖，囊腔内贮有黄色黏液，囊壁内无淋巴组织，偶有甲状腺组织存在。

【临床表现】 囊肿多在一岁左右出现，常位于舌骨和甲状软骨间的舌根、口底、舌骨、甲状腺峡等处，但以舌骨前下方和甲状舌骨膜前较为常见，偶见于舌的盲孔或胸骨上窝。通常位于颈正中线，有时略偏一侧。囊肿直径2~3cm，大小如李子，多呈圆形，与皮肤无粘连，边缘光滑，边界清楚，触诊有紧张感，无波动，位置较固定，多不能推动。由于囊肿与舌骨间有纤维组织索相连，吞咽与伸舌时囊肿可上下移动。穿刺可抽得黏液样分泌物，感染后囊腔内可有脓性液体。体积较大的表浅囊肿，透光试验阳性。在囊肿与舌骨间可触得质地较硬、潜行的索状物，即残存的甲状腺舌瘘管。瘘管的直径一般为1~2mm。当发生感染时，局部皮肤红肿、压痛，感染后囊肿与皮肤粘连，分泌物变成脓性液体。一旦囊肿穿孔，瘘管长期不愈，有时瘘口结成痂后暂时闭合，但经过一段时间分泌物潴留增多，瘘管外口再次破溃，瘘管的愈合与破溃交替进行，不经手术切除，瘘管无法痊愈。

【治疗】 甲状舌管囊肿确诊后，应争取在感染发生前手术切除。囊肿感染后与周围组织粘连，解剖层次不清楚，增加了手术难度，提高了术后复发率。

手术取横行切口，切口的位置根据囊肿的高低决定。囊肿蒂部与舌骨相连，瘘管多通过舌骨的中央，应切除该段舌骨。切断舌骨下缘的胸骨舌骨肌、甲状舌骨肌和舌骨上缘的颏舌骨肌及下颌舌骨肌。瘘管的分离应达舌盲孔，全部切除囊肿和瘘管是治愈甲状腺舌管囊肿的基本条件。切断的舌骨不必缝合，靠近舌骨的肌肉断端缝合数针后，可放置橡皮引流片。

甲状舌管瘘的切除：可通过瘘管注入少量亚甲蓝液，以指示瘘管走行的方向。由于瘘管细窄、脆弱，分离时强烈牵拉会使瘘管断裂，瘘管断裂后近端回缩不易寻找，为瘘管的全部切除带来困难。同时要去除舌骨中段，保留与瘘管相连的舌骨中段和舌骨以上的管壁是瘘管复发的主要原因。

如舌骨前方有球形肿块，或可能为异位的甲状腺组织，术前应检查气管旁有无正常的甲状腺侧叶。不可盲目切除孤立的异位甲状腺，以免出现甲状腺功能的异常。术前完善甲状腺组织的B超检查十分必要。

甲状舌管囊肿感染时，应待感染控制后再行切除术。

二、颈部鳃源性囊肿和瘘管

【病因】 颈部鳃源性囊肿及瘘管（branchial cyst and fistula）多数由第二到第四鳃器发育异常而来，属于鳃裂畸形。目前主要学说为：第二鳃沟闭合不全及鳃沟与咽囊之间的闭膜破裂；颈窦存留或未闭；胸腺导管残留；染色体显性遗传异常。

鳃源性囊肿的囊壁多由结缔组织构成，混有肌纤维和淋巴滤泡，可并发炎症。复层鳞状上皮细胞和柱状上皮细胞覆盖囊壁内膜，可含有纤毛。鳞状上皮细胞分泌乳状或浑浊的水样液；柱状上皮细胞分泌黏稠液体，分泌液中多含胆固醇。囊肿感染后囊腔内可有脓性液体。

【临床表现】 鳃源性囊肿多位于颈前三角、胸锁乳突肌上中三分之一交界处的内侧缘，也可出现在乳突到胸骨上窝的任何部位。囊肿多位于颈深筋膜的深面，其瘘管沿胸锁乳突肌前缘斜行，

20

向上走行于颈内、外动脉间，进入同侧的扁桃体窝附近。囊肿呈圆形、质软、有紧张感，边界清楚，直径3～4cm，略可活动，与皮肤无明显粘连。如囊肿与咽部相通，囊肿内容物排出后体积缩小；如管道阻塞，内容物不能通过瘘管，则囊肿缓慢扩大。囊肿外与皮肤表面相连，内与咽部相通可合并感染。

鳃源性瘘管口呈漏斗状内陷，有时不易发现，瘘口可见少量清亮的黏液。细小瘘管很难通过探针，瘘管长约数厘米，可深达咽部。瘘管与周围组织粘连甚紧。由于瘘管细窄，从瘘口注入造影剂，不能显示瘘管的全长，有时指示假道，与瘘管走行方向不符。鳃源性囊肿和瘘管可反复感染。有继发感染时囊肿增大，有压痛，患者有吞咽困难，囊肿内容物由白色乳酪状变为脓液。

第三/第四鳃裂畸形所形成的梨状窝瘘，其内瘘口一般开口于梨状窝，95%以上位于左侧。可表现为颈部一侧甲状腺周围区域反复化脓性感染，也有部分患者无急性感染病史，仅出现质硬包块，此时易与恶性肿瘤相混淆。

【诊断】 根据囊肿位置、性质与瘘管走行部位，应与下列疾病鉴别，影像学检查如B超、MRI可进行辅助鉴别诊断。

1. 颈部囊状淋巴管畸形 囊状淋巴管畸形的原发部位多在胸锁乳突肌的外侧；而鳃源性囊肿位于胸锁乳突肌内侧。前者质软、有弹性，囊肿多为多房性，透光试验阳性，与周围界线不清，囊肿间有较韧的结缔组织间隔。

2. 颈部结核性瘘管 结核性瘘管有较多脓窦，窦道排出碎屑状干酪样物质。瘘管周围有多枚肿大的淋巴结，淋巴结相互粘连成团。正常儿童颈部淋巴结亦可呈长扁形，约1cm大小，有橡皮样弹性，无炎症表现，以后可逐渐消退，互相不粘连，应与淋巴结结核鉴别。

【治疗】 手术切除是颈部瘘管和囊肿的有效治疗手段，手术要谨防损伤病灶周围的血管和神经。手术原则是完整切除囊肿或瘘管。为防止感染后粘连增加手术困难，应尽早处理。手术前可经瘘管口插入套管针或其他软导管注入少许亚甲蓝液。梭形切口切除瘘管口。仔细剥离瘘管。对于第二鳃裂瘘管，如瘘管较长，瘘管口位置太低，

单一小切口术野显露不清楚，可在下颌角附近作与第一切口相平行的第二切口，继续寻找深处的瘘管。可于接近内瘘口处切断，结扎，也可彻底切除内瘘口，并缝合破裂的咽腔黏膜。

近年来，梨状窝瘘的治疗出现重要进展，微创手术开始普及，逐渐取代传统的颈侧入路手术。手术方法是于支撑喉镜下暴露内瘘口后，在显微镜或内窥镜辅助下，采用CO_2激光、等离子刀、电刀或化学药物烧灼等方式，切除内侧段瘘管组织。后期组织可黏连修复，创面愈合，从而达到阻断组织感染的目的。已有大量文献证明，该方法微创、安全、疗效确切，手术时间可缩短到数分钟以内。对于梨状窝瘘合并较大囊肿者，有学者采用内瘘口烧灼联合颈侧入路囊肿切除的方法，也取得了满意疗效。颈部鳃源性囊肿或瘘术后复发多因切除不彻底所致。偶有在中青年恶变为表皮样癌或腺癌者，需注意定期随访观察。

三、耳前瘘管

耳前瘘管（pre-auricular sinus）多位于耳轮附着处，耳屏和耳垂的基底部者少见。外口略凹陷，有表皮覆盖。瘘管呈单侧或双侧，左侧略多，有时与鳃源性囊肿或瘘管合并发生。

【病因及临床表现】 耳前瘘管是第一鳃弓的残留物，深1.0～1.5cm，瘘管可深达耳轮脚的软骨部。瘘管开口多为一个，如瘘管有分支，则有两个开口。瘘管口常在耳轮脚前上方，有时位于耳郭、耳屏、外耳道口的皮肤，可排出少量略带臭味的分泌物，瘘管内有皮脂及上皮细胞潴留。瘘管感染后反复复发，每次发作可形成小脓肿，脓肿破溃后脓液外溢，略带黄色，不易自愈。多次发作在瘘管周围可引起陈旧性瘢痕，表面有肉芽肿形成。每当感染发作时局部皮肤红肿，轻度疼痛。

【治疗】 未发生感染的耳前瘘管，可不予治疗；间断有分泌物溢出者，可手术切除；急性感染时，可全身使用抗生素，脓肿形成时予以切开引流，急性炎症消退后，手术切除。先经瘘口注射亚甲蓝，沿瘘口做梭形切口，追踪切除瘘管。切除务必彻底，防止复发。

（王生才 张杰）

第十节 头颈部良性肿瘤

一、头颈部血管瘤

血管瘤（infantile hemangioma，IH）是儿童头颈部常见的良性肿瘤。根据部位不同，可将血管瘤分为浅表型、深在型和混合型。临床表现为生后即出现的头颈部包块，质软，与皮肤较近者呈现红色。发生于婴幼儿期的血管瘤大部分可以不经过治疗而自行消退，故又被称为快速消退型先天性血管瘤（rapidly involuting congenital hemangioma，RICH）。但对于血管瘤累及气道、食管、喉部等重要结构者，需要进行干预。例如婴幼儿声门下血管瘤，该病可引起婴幼儿呼吸困难，需要治疗方可缓解患者症状。

【诊断与鉴别诊断】

（1）鉴别交通性与非交通性：判断血管瘤的血窦与循环系统的连通情况。简单方法：用一块玻璃片，压迫血管瘤。如能使血管瘤完全褪色，并且放松后立即充盈，即可诊断为交通性血管瘤；如不能压白，基本上保持原状，则为非交通性血管瘤，只有经过毛细血管与循环系统连通。

（2）鉴别解剖层次：肿瘤表面皮肤能捏起，并且皮肤颜色、纹理均正常，同时肌肉运动对肿瘤毫无影响，则为皮下血管瘤。皮肤不能捏起则为皮肤血管瘤，受运动影响则为肌膜下血管瘤。

（3）与五官连续关系：可行器官内外双合诊，但应注意患者的配合度。除口腔外其他均需专科器械特殊检查。一般多靠影像学检查，包括：CT、MRI、彩超等。并且增强 MRI 检查有助于鉴别血管瘤和静脉畸形。

（4）排除危重情况：包括恶性血管性肿瘤、卡梅现象、动静脉瘘等。一般以临床特异性表现为线索，影像检查与局部活检作为确诊手段。

（5）活检的指征：无症状、无原因且明显增大，影像检查不能排除恶性肿瘤者均应活检明确诊断。可行细针穿刺活检；如无压力性出血可换粗针抽吸活检；若穿刺活检不畅，可做瘤体部分切除缝合。

【治疗】 一般不影响生命与功能，治疗目标是美容。所以不能草率急于手术，方案必须慎重研究、讨论，最好与家长共同决策。婴儿血管瘤是一种自限性疾病，大多数可在 2~6 岁自行消退，对于无法自行消退并伴有严重并发症的患者，应予以积极治疗。目前的治疗方法包括观察、药物治疗、激光治疗、硬化剂注射及手术治疗；根据患者的临床表现，综合考虑对功能和美观的影响程度制定个体化的治疗方案。

（1）出生后面部发现豆状小红点，有增大趋势。可以及时瘤内注射乙醇 0.1ml，一般可使肿瘤消失。但是肿瘤较大，超过 5mm 最好等待发展稳定后再行处理。

（2）婴儿血管瘤（深在型）：以前称为草莓状及海绵状（常为混合型）血管瘤，临床上此型常见，多在面颊。5cm 以内大小，五官以外，最好耐心等待自然发展。血管瘤一般有两个快速增长过程，分别是出生后 1~2 个月和 4~5 个月，期间病变增大明显，6 个月后停止增大，出现中心白斑（纤维化）。以后逐渐缩小，约一两年内全部消失。不留任何痕迹。海绵状血管瘤可能消退不全，残余皮下部分可做皮下切除。

（3）皮内血管瘤（鲜红斑痣）：皮肤鲜红但不高起。一般不能自行消退。可等待患者年龄稍大后手术切除。根据瘤灶大小，可采取一期或分期手术。瘤体太大或牵扯面部外形者，可切除后植皮修复。

（4）特殊部位血管瘤：如眼皮、耳、鼻、唇、舌，最好由各科成形专家处理。一般原则是看增长速度与毁容趋势而决定治疗方案。眼部等重要部位的血管瘤应尽早积极治疗，以防发生弱视等并发症；累及咽喉和气管的血管瘤引起呼吸困难者，应积极采取气管切开等治疗，避免因气道堵塞导致呼吸困难甚至死亡。应急治疗以手术为主。任何破坏性治疗，如不能准确控制范围，均属禁忌。

（5）手术切除的指征：手术的最终目的是美容。中间过渡应急手术必须为美容留有余地或创造条件。手术适应证包括恶性瘤、搏动性的交通性血管瘤、难以控制的出血与感染、增殖期血管瘤严重影响呼吸及视觉功能、颜面变形毁容、治疗无

20

效的溃疡以及肿瘤消退期和消退完成期用于切除影响面容的残留病变。一般交通性血管瘤很难自愈,可以先作有关静脉的碘剂造影。如果瘤内显影,并且瘤内碘剂持续保留十几分钟,则可经过原穿刺针注入硬化剂。两周内无效仍需手术切除。颈部表浅血管瘤一般一两岁后不消可随时手术切除。

近年来,手术及激素治疗婴幼儿血管瘤的比例下降,普萘洛尔已成为婴幼儿血管瘤的一线疗法,初始用量为 0.5mg/(kg·d) 分 2 次(至少间隔 9 小时)口服,后逐渐加至推荐用量 1.5~2mg/(kg·d),分 2 次(至少间隔 9 小时)口服,口服普萘洛尔治疗无确切停药的年龄限制,目前主张如果瘤体基本消退(根据临床表现及 B 超结果综合判断),可考虑 1 个月内逐渐减量至停药。但在使用该药前,临床医师要严格评估其适应证及禁忌证。目前激光治疗一般用于较局限快速增长的浅表部血管瘤的早期治疗。而近年来,介入放射科的发展也为头颈部血管瘤的治疗提供了新的选择。

二、颈部淋巴管畸形

淋巴管畸形(lymphatic malformations,LMs),过去称为淋巴管瘤,根据临床表现可分为大囊型、微囊型及混合型。该病好发于面颈部,可发生于任何年龄,50% 患者出生时即有,90% 患者在 2 岁前即可发现。淋巴管畸形为良性病变,但极少能自行消退。根据累及部位,病变大小及程度不同,其临床表现多样,大囊型淋巴管畸形多发生于颈部,可表现为颈部一侧巨大柔软囊性肿物,呈软球形而活动度差,以后也很少变化。一般皮肤纹理正常,透光试验阳性。较小病变,除外形外,无任何症状,不影响颈部活动;临床问题主要是影响美观,但有时也有并发症需紧急处理。常见为瘤内出血和感染,导致病变迅速增大,造成毁容以及严重的呼吸、吞咽和言语障碍。微囊型淋巴管畸形多发生于口腔、颊部及舌咽等部位,浸润性强,治疗反应差。混合型淋巴管畸形为包含大囊及微囊的病变,临床上,混合型淋巴管畸形亦较为常见。

【诊断与鉴别诊断】 需要进行鉴别的是先天性颈静脉扩张,此病亦可表现为颈部囊性可压缩性软组织包块,多发生于单侧,患者通常因屏气、哭闹及咳嗽时颈部出现隆起就诊。与淋巴管畸形不同的是,该病肿块多于平静时消失,B 超可明确诊断,表现为单侧或双侧静脉局部扩张。

【治疗】 淋巴管畸形的治疗方法较为多样,包括硬化剂治疗、激光治疗、手术治疗以及药物治疗。

1. 硬化剂治疗　大囊型淋巴管畸形通常首选硬化剂治疗,硬化剂治疗亦可用于治疗小范围局限于口腔黏膜的微囊型淋巴管畸形。目前常用的硬化剂为平阳霉素、无水乙醇、博来霉素等。

2. 激光治疗　可用于浅表微囊型淋巴管畸形的治疗。

3. 手术治疗　可用于保守治疗及硬化剂治疗不能缓解的淋巴管畸形的治疗,特别是对于有症状的微囊型淋巴管畸形、其他治疗无效的大囊型及混合型淋巴管畸形、危及生命以及严重影响美观的患者。对于病变范围局限,术前评估可彻底切除病变,且重要神经受损风险较低者,手术效果理想。但对于多数颌面部淋巴管畸形患者,手术治疗存在创伤过大、并发症发生率高等缺点,目前已不作为首选治疗方案。对于呼吸、消化等功能严重受影响者,手术还可作为应急治疗方案。

4. 药物治疗　近年来,口服西罗莫司等药物治疗难治性淋巴管畸形的研究正在逐渐开展。目前临床上取得了一定疗效,但大规模临床应用的效果尚待观察。

5. 注意事项

(1)新生儿及低龄儿童患者病变粘连较少,手术分离较易。常规技术是沿肿瘤基底线一侧切开半周,逐层分离达肿瘤被膜。沿被膜外分离,使肿瘤基底全周均与皮肤游离。不动皮肤,继续从原切口处向深部分离肿瘤的基底,目标是将肿瘤全部从基底掀起。将多余皮肤与切口切缘对齐,将多余的皮肤连同掀起的肿瘤一并切除。缝合皮肤留置引流。这种切法可以避免多余的分离,更重要的是保留一条线形切口,随时可以止血下台。当手术分离困难,出血过多,估计患者难以承受时,可以停止分离并原位缝回,亦可部分切除,妥善止血或填塞后暂时停止手术,二期继续分离切除。若病变无法继续彻底切除,则应以保护重要神经、血管等组织结构为主,避免为追求切除彻底而造成不可逆损伤。

(2) 瘤内出血:表现为肿物突然增大、变硬,但患者多无自觉症状。此时透光试验可见部分呈阴性,部分皮下可显青色。一般出血自停,血肿逐渐机化吸收,肿瘤恢复原状。这种情况说明肿瘤原为多囊性结构,出血只是个别囊内出血。如果淋巴管畸形持续增大,张力增高应考虑切除之,或至少切除出血的大囊(有张力容易分离)。并留置引流,缝合切口。

(3) 继发感染:可有全身中毒症状,如高热、嗜睡,婴儿常有抽搐。局部红肿热痛,一般不见增大。应积极抗菌治疗。如果局部红硬、张力增高,则为化脓表现,穿刺有脓,可进行切开引流以免扩散。日后可能发生慢性窦道,再考虑与肿瘤一并切除。事实上罕有窦道反复发作至青春期以后不愈者。婴儿患者必须警惕感染后呼吸困难,必须加强监护,必要时需施行气管切开。如果气管切开位置被肿瘤覆盖,则需切除部分肿瘤,保证气管切开套管稳定。暂时应急措施可经口插管。严重广泛感染愈合后肿瘤可能部分自愈甚至全部消失。因此,对于淋巴管畸形继发感染的病变,其愈合后可等待一段时期再考虑其他治疗措施。

三、腮腺肿瘤

婴幼儿涎腺肿瘤临床上较少见,且主要集中在腮腺区,良性肿瘤常见,恶性罕见。原则上,发生于大涎腺的肿瘤,例如腮腺及颌下腺,以良性常见;而小涎腺肿瘤以恶性常见。本节讨论腮腺区的良性肿瘤。

【诊断与鉴别诊断】

1. 腮腺血管瘤(parotid hemangioma) 为婴幼儿最常见的涎腺良性肿瘤,多在婴儿期已出现,随年龄增大而增大,质软如海绵,形状不规则,表面略高低不平。表面皮肤可正常,也可呈蓝紫色或合并毛细血管瘤。肿物增大发展可产生疼痛、面瘫等症状,少数可伴有继发出血、感染等并发症。B超、CT、局部穿刺可做辅助诊断。

2. 腮腺混合瘤(mixed tumor of parotid) 小儿较少见,起病缓慢,初期肿物较小,逐渐增大;肿物较硬,边界清楚,可稍移动,无压痛,表面光滑,有时呈分叶状,与周围组织无粘连,一般无疼痛瘙痒等临床症状。腮腺混合瘤虽属良性肿瘤,但有恶变可能,故近来将其纳入交界性肿瘤。其病程越长,恶变概率越大;特别是肿瘤生长迅速、出现进行性面神经瘫痪及疼痛时,应怀疑有恶变可能。B超及增强CT或MRI可辅助诊断,穿刺活检可以确诊。

【治疗】 腮腺血管瘤治疗以局部硬化剂治疗为主,多次治疗多可治愈。肿物较大或有并发症者可考虑手术切除,但分离技术要求很高,术中应防止面神经损伤和大量失血。

手术切除是腮腺混合瘤主要的治疗方法,且应尽早进行。小切口区域性切除术可达到与全腮腺切除相同的疗效。

四、颈动脉体瘤

颈动脉体瘤(carotid-body tumor,CBT)是一种起源于颈动脉体化学感受器的少见肿瘤,称化学感受器瘤或副神经节瘤,儿童罕见。慢性组织缺氧和线粒体氧敏感基因的突变与其发生有关。同时发现其有遗传性。1743年Von Haller第一次描述颈动脉体瘤。颈动脉体副神经节瘤发病率低、病变部位特殊,局部解剖复杂,血管丰富,治疗有一定的复杂性。

【诊断与鉴别诊断】 颈动脉体瘤缺乏典型的临床症状。通常表现为缓慢生长的上颈部或下颌角下方或咽旁肿块。左右可推动,而上下不能推动。有时具有压缩感及搏动感。部分患者有时可以听到血管杂音。可因压迫迷走神经、颈交感神经及臂丛神经,出现声音嘶哑、Horner综合征、上肢感觉异常等症状。瘤腔内血栓脱落可导致持久的或一时性缺血性脑卒中。颈动脉体瘤可有左右双侧性,尤其是在有家族史的病例。

根据颈部搏动性肿块不难发现。表现为与血管走行一致的无痛性肿物。B超、增强CT、磁共振血管成像(MRA)、数字减影血管造影术(DSA),以及DSA过程中颈内动脉暂时性球囊阻断试验等可以协助诊断。

【治疗】 一经确诊，应及早治疗。

1. 手术治疗 手术切除被认为是治疗 CBT 的主要方式。手术主要包括单纯瘤体剥离、瘤体切除 + 血管重建。重建动脉包括动脉补片移植和动脉端 - 端吻合术等。手术难度较大，风险高，有一定的手术相关卒中发生率及死亡率。

2. 放射治疗 对不能耐受手术的颈动脉体瘤患者，可以采用放射治疗。局部控制率达 96%。然而，放射治疗只能控制肿瘤的进展，并不能治愈肿瘤。

3. 血管内介入栓塞治疗 仍存在争议，主要用于术前的辅助治疗，但有学者认为介入栓塞术会引起瘤体周围炎，栓塞物进入血管后可引起严重并发症。故对于较复杂的 CBT 患者，介入栓塞术前应进行严格评估。

五、颈淋巴结肿瘤

头颈部淋巴结引流来自头颈部组织器官以及部分上纵隔、胸腔及胸壁的淋巴回流，其引流区域广泛，且引流区域为儿童常见的感染区域(例如咽部、气管及肺)，故淋巴结肿瘤较其他部位更为常见。对于儿童期的淋巴结肿大，良性比例占到 90% 以上。

【诊断与鉴别诊断】 颈部淋巴结肿大的原因多样，大致分为恶性和良性淋巴结肿大，前者主要包括转移癌和淋巴瘤，后者分为炎症性肿大和增生性肿大。确定淋巴结肿大的性质，与疾病的治疗和预后密切相关，因此鉴别诊断尤其重要。

炎症性颈部淋巴结肿大比较常见，常发生于上呼吸道感染或其他感染后，表现为颈部局部淋巴结红肿压痛，抗感染治疗即可痊愈；颈淋巴结核性肿大常表现为颈侧淋巴结肿大，结节状，无痛，多见于儿童和青年，可有肺结核病史，抗感染治疗无效而抗结核治疗有效，需行结核菌素试验和肿大淋巴结切取活检以明确诊断。亚急性坏死性淋巴结炎是一类病因不明的淋巴结肿大伴发热的疾病，此类疾病对抗生素抗炎治疗效果欠佳，明确诊断需行淋巴结病理检查。淋巴瘤可发生于任何年龄，淋巴结常表现为无痛性、进行性肿大；颈淋巴结转移癌多见于中老年患者，生长速度较快，

质硬，儿童患者偶有发生，多见于甲状腺癌及鼻咽癌；对于颈部淋巴结肿大患者，应详细询问病史，进行体格检查，同时行颈 B 超、CT、MRI 等影像学检查，必要时行细针穿刺活检明确诊断。

【治疗】 对于良性淋巴结增生一般采用对症治疗，以急性炎症为主的根据血常规结果及抗原微生物检测结果进行对应治疗；而亚急性坏死性淋巴结炎患者需要进行激素冲击治疗；对于反应性增生病变，以随访观察治疗为主。对于恶性肿瘤，则根据其原发灶位置及肿瘤性质进行化疗、手术或放疗的综合治疗。

（王生才　张雪溪）

第十一节　头颈部恶性肿瘤

儿童头颈部恶性肿瘤发生率较低，较为常见的有各类软组织肉瘤、神经源性肿瘤及甲状腺癌等。本节主要介绍横纹肌肉瘤及神经母细胞瘤。

一、横纹肌肉瘤

【定义及分类】 软组织肉瘤居儿童最常见恶性实体瘤的第五位。其中横纹肌肉瘤(rhabdomyosarcoma，RMS)为儿童期最常见的软组织肉瘤，约占儿童软组织肉瘤的一半。RMS 可发生于人体各部位，包括无横纹肌组织的部位。RMS 最常发生于头颈部，约占 40%；其次是四肢及泌尿生殖系统，各占 20%；再次是躯干、胸腔及腹膜后间隙。头颈部 RMS 常见于较年幼儿童，当病灶起源于眼眶时，病理类型几乎均为胚胎型。近 80% 的泌尿生殖系统 RMS 亦为胚胎型。起源于膀胱或阴道壁内的一种葡萄状的胚胎型 RMS，称为葡萄状肉瘤，此型几乎仅见于婴儿，在较大儿童中也可起源于鼻咽部。发生于肢体的 RMS 更常见于青少年，病理类型通常为腺泡型。

【病因】 目前已知有些 RMS 亚型的发生与遗传基因有关，大部分 RMS 病例为散发性，但该疾病与一些家族综合征相关，如多发性神经纤维瘤、Li-Fraumeni 综合征 等。Li-Fraumeni 综合征是一种遗传性疾病，该疾病受累的家庭成员对某一系列的癌症易感，包括软组织肉瘤、骨肉瘤、肾

上腺皮质肿瘤、脑肿瘤和白血病,以及成年亲属的乳腺癌。研究显示,Li-Fraumeni 综合征并发肉瘤患者的母亲绝经期前发生乳腺癌的危险性增高。Li-Fraumeni 综合征并发肿瘤患者均有 *p53* 抑癌基因突变。患神经纤维瘤病者并发 RMS 的概率也增高。国际横纹肌肉瘤研究组(Intergroup Rhabdomyosarcoma Study Group,IRSG)是美国各有关专业组,按统一方案对 RMS 进行研究的联合组织。在 IRSG 注册患者中,0.5% 的患者同时患有神经纤维瘤病。

【病理】

1. 胚胎型 RMS 头颈 RMS 中此型最为常见,典型的胚胎型 RMS 是由横纹肌母细胞排列成片及形成大的癌巢,偶见混杂的梭形细胞,缺乏腺泡状结构。典型的横纹肌母细胞胞质呈中度到深度嗜酸性染色,表示肌丝排列无序。有横纹的肌丝通常只见于分化良好的梭形细胞 RMS,命名是基于其特征性的细长的纺锤状外观。梭形细胞型 RMS 的发病部位通常为睾丸旁。部分胚胎型横纹肌肉瘤与 11 号染色体短臂特定位点的杂合性缺失(11p15)相关。

2. 腺泡型 RMS 多发生在青壮年的四肢及躯干,预后差。病理形态出现腺泡结构的肿瘤归类为腺泡型 RMS。典型的形态结构是卵圆或圆形肿瘤细胞沿纤维血管分隔致密排列,以假腺泡腔(略微类似肺泡)隔开。通常"粘连疏松"的横纹肌母细胞散播进入这些假腺泡腔中。分化较差的腺泡型 RMS 可能仅仅表现为细小裂隙或微小腺泡型 RMS。局部复发和扩散到区域淋巴结、骨髓、远距离转移概率高。部分腺泡型 RMS 中存在染色体易位 t(2;13)(q35;q14)或 t(1;13)(q36;q14)。这两种易位分别形成了相应的融合基因 PAX3-FKHR 和 PAX7-FKHR。其中,PAX3-FKHR 融合蛋白与预后不良相关。

3. 多形型或未分化型 RMS 有些肿瘤分型很困难或不能分型,预后差。多形型(pleomorphic type)多发生于老年人的四肢,而罕见于小儿,目前考虑此型为间变型,伴不典型的奇异型核分裂象。其细胞核大小是其比邻"典型"肿瘤细胞细胞核的 3 倍,该亚型也常见于 Li Fraumeni 综合征患者。

【临床分组和分期】 诊断时肿瘤的临床分期对预后判断极为重要,如果是局限性病变,预后较好。1972 年 IRSG 提出根据手术切除范围的疾病分组。治疗前可按照 TNM 进行分期(表 20-3)。

表 20-3 治疗前 TNM 分期

分期	部位	T	N	M
1	眼窝、头颈(除外脑膜旁)、泌尿生殖系统(除外膀胱/前列腺)	T1 或 T2a 或 b	N0、N1 或 Nx	M0
2	膀胱/前列腺,四肢,颅脑、脑膜旁,其他(包括躯干、腹膜后等)	T1 或 T2a 或 b	N0 或 Nx	M0
3	膀胱/前列腺,四肢,颅脑、脑膜旁,其他(包括躯干、腹膜后等)	T1 或 T2a 或 b	N0、N1 或 Nx	M0
4	全部	T1 或 T2a 或 b	N0 或 N1	M1

注:T1 肿瘤限于原发器官或组织(a)肿瘤直径<5cm;(b)肿瘤直径>5cm

T2 肿瘤扩散或固定于周围组织(a)肿瘤直径<5cm;(b)肿瘤直径>5cm

N N0 肿瘤未侵入区域淋巴结

N1 肿瘤侵入区域淋巴结

Nx 临床上不能判断肿瘤是否侵入区域淋巴结

M M0 无远处转移瘤

M1 有远处转移瘤

IRSG 临床分组(Intergroup Rhabdomyosarcoma Study Group Clinical Grouping Classification)

Ⅰ组:局限性病变,未侵及区域性淋巴结,可完整切除

ⅠA:肿瘤局限于原发肌肉或器官

ⅠB:肿瘤超出原发肌肉或器官,但无区域淋巴结转移

Ⅱ组:区域性的,即瘤组织已有局部侵袭,或局部淋巴结受侵

ⅡA:指肉眼能认出的瘤能完整切除,但有显微镜下肿瘤残留

ⅡB:虽有淋巴结转移,但无镜下残留

ⅡC:指肉眼能认出的瘤及区域淋巴结已切除,但有显微镜下肿瘤残留

Ⅲ组:肿瘤未能完整切除

ⅢA:仅作活体组织检查

ⅢB:原发瘤做了大部分切除(>50%)

Ⅳ组：诊断时有远距离转移（肺、肝、骨、骨髓腔、脑、非区域性淋巴结转移），脑脊液、胸腔或腹腔积液有瘤细胞，或胸膜、腹膜有瘤细胞种植。

近年来随着 RMS 治疗的进展，很多患者初次手术只做活检，残留大块病变组织，使原为Ⅰ组的患者归到Ⅲ组。因此 IRSG 按原发部位、影像、化验及活体检查的病理组织做"TMN"分期。瘤体积是按临床检查或影像检查，而转移瘤除脑脊液外也是按影像检查来确定。

诊断时有远处转移瘤、区域淋巴结受侵和原发瘤直径 >5cm 提示相对预后不良。不良部位（如泌尿生殖系统中除阴道、睾旁外）如未侵入区域淋巴结，其预后相当于良好部位的Ⅰ期病变。在 IRS-Ⅲ 及 IRS-Ⅳ 注册病例中，患者年龄 <1 岁及年龄 >10 岁者，存活概率下降。

【症状和体征】 RMS 的主诉症状和体征多样，受原发部位、患者年龄和有无远处转移的影响。初始病变通常表现为无痛肿块，偶伴上腹部皮肤红斑。前驱创伤史不常见，发热极少出现。头颈部原发性 RMS 约 25% 发生在眼眶，眼眶部肿瘤引起眼球突出，偶有眼肌麻痹；脑膜附近部位约为 50%（如中耳、鼻腔、鼻窦、鼻咽和颞下窝），脑膜旁病变可引起鼻、耳或鼻窦阻塞，伴或不伴黏液脓性或血性分泌物；其他部位，包括头皮、腮腺、口腔、咽、甲状腺、甲状旁腺和颈部约占 25%，这些部位的 RMS 常表现为无痛且不断增大的局部肿块。头颈部 RMS 最常为胚胎型，很少累及区域淋巴结。

【治疗】 主要治疗方法为原发肿瘤和转移灶的手术治疗、化疗及放疗以控制局部微小残留病变。RMS 的治疗在过去数十年间取得了重大进展。IRSG 儿童肿瘤协作组（COG）软组织肉瘤委员会制定的基于风险的多学科治疗方案与现代联合疗法的应用使得治疗结局发生明显改善，目前超过 70% 的局限性 RMS 患者可被治愈。而具体的治疗方案需根据多种临床病理预后因素分析及疾病的复发风险评估进行选择。

二、神经母细胞瘤

【定义及分类】 神经母细胞瘤（neuroblastoma）是发病率较高的小儿恶性肿瘤，占所有神经母细胞性肿瘤的 97%。特别是 3 个月以下的小婴儿，原位神经母细胞瘤的发生率颇高。对各种病因死亡的小婴儿进行常规尸检，发现 3 个月以下的小婴儿肾上腺内原位微小神经母细胞瘤的检出频度比临床诊断的高 40 余倍，这种现象说明只有很少的小婴儿的肿瘤在临床上表现出来。

神经母细胞瘤源于未分化的交感神经节细胞，因此，凡是具有胚胎性交感神经节细胞的部位，都可以发生神经母细胞瘤。据流行病学统计，源于肾上腺髓质及腹膜后交感神经节的腹膜后神经母细胞瘤，约占全部病例的 75%；其次是原发瘤位于后纵隔的神经母细胞瘤，约占全部病例的 15%；具有交感神经节细胞的其他部位，如盆腔、颈部，也可发生神经母细胞瘤。约有 2% 的病例，虽然肿瘤已广泛转移，但寻找不到原发瘤的部位。

【病理生理】 颈部神经母细胞瘤多起源于交感神经节。颈部原发的神经母细胞瘤可累及第Ⅸ、Ⅺ和Ⅻ对脑神经，并经颅骨、颈静脉孔和颈动脉管侵犯颅内。

典型的神经母细胞瘤光学显微镜下为小圆细胞，细胞核染色质丰富，胞质少，核仁不清，部分典型病例神经母细胞围绕嗜酸性神经纤维网形成 Homer-Wright 假性玫瑰光结，在病理上具有诊断意义。另一部分神经母细胞瘤及分化较好的神经节母细胞瘤，瘤细胞镜下显示为"小圆蓝细胞"，与其他儿童肿瘤，例如原始神经外胚叶瘤（PNET）、软组织肉瘤、横纹肌肉瘤及非霍奇金淋巴瘤等难于鉴别。有价值的鉴别诊断检查为特殊免疫组织化学检查方法，例如神经特异性烯醇化酶（NSE）和 S-100 等方法进行鉴别诊断。

【症状和体征】 头颈部神经母细胞瘤的主要临床表现取决于肿物的原发部位。颈部原发神经母细胞瘤最常见的症状是颈部肿块、眼部症状和呼吸困难。面部骨和颅骨转移病灶的主要表现是疼痛。

1. 肿物 是最常见的体征。通常由家长或患者因其他疾病就医时被医务人员偶然发现。多数肿物位于颈鞘周围，固定，不活动，边界尚清楚，肿物的特点是无痛，生长迅速。

2. 眼部症状 8% 的神经母细胞瘤患者在诊断时即表现出眼部症状，包括 Horner 综合征、眼阵挛和突眼。神经母细胞瘤眼眶转移可引起眶内出血及眼球突出，眼睑皮肤呈大片青紫色的淤斑，出现所谓"熊猫眼"。神经母细胞瘤患者最易发生骨转移，眼眶骨后外侧部分是临床最常见的转移部位之一。

3. 呼吸道症状 颈部神经母细胞瘤可压迫气管，导致呼吸困难。

【诊断】 颈部出现固定质硬的肿物和 / 或眼部症状，如 Horner 综合征、眼阵挛、突眼或眶周瘀斑等，首先要考虑到神经母细胞瘤。

凡拟诊为神经母细胞瘤的患者，均应做如下检查：全血细胞计数，胸部 X 线片及骨骼（特别是疼痛部位）X 线片，骨髓检查，凝血功能，肝、肾功能检查及尿儿茶酚胺及其代谢产物（VMA/HVA）测定。头颈部 MRI、腹部超声及 CT 也是必不可少的检查。

1. 血象 应做全血细胞计数，血红蛋白下降至 70~80g/L，已示中度贫血，重度贫血患者应可疑有骨髓转移。

2. 尿 VMA/HVA 90% 以上的神经母细胞瘤患者存在尿儿茶酚胺代谢产物 VMA 和高香草酸（HVA）升高。

3. 骨髓象 有骨髓转移的患者，骨髓涂片中可见肿瘤细胞集合成团，有时可见肿瘤细胞呈现"菊花团"形排列。

4. 影像学诊断 头颈部评估通常行 MRI 检查，以便更好地了解病灶范围和重要结构。无论是起源于肾上腺还是交感神经链上的任何部位，大多数神经母细胞瘤都有腹部的原发病灶，需行腹部 CT 增强对比扫描检查，尤其能确定肿物与邻近血管、脏器的关系。腹部超声检查能明确显示肿物的部位、大小、范围，与腹膜后大血管的关系。通过胸片评估胸部病变。如检查结果为阳性，则应继续行胸部 CT 检查。

5. 间碘苄胍扫描 如果已发生转移，骨转移的评估是必需的。间碘苄胍（MIBG）可在交感神经支配细胞内聚集，90% 的神经母细胞瘤可吸收该物质。因此，MIBG 扫描比骨扫描更具敏感性和特异性。

【治疗】 少数神经母细胞瘤可自发消退，多数神经母细胞瘤的治疗方案包括局部手术和系统化疗。

1. 手术治疗 神经母细胞瘤采用多学科综合性治疗措施，目前普遍公认，完全切除原发瘤仍是综合性治疗方法中最重要的治疗方法。

国际神经母细胞瘤危险度分组（INRG）在治疗前的风险评估纳入疾病分期、患者年龄、组织病理学分类等因素，然后再根据危险度分组确定神经母细胞瘤的后续治疗方案。极低危和低危（如颈部原发的局部神经母细胞瘤）仅需手术治疗。其目标是最大程度降低对局部结构破坏，并可确定肿瘤的扩散范围、完整切除肿瘤并可提供病理检查所需的组织样本。在晚期神经母细胞瘤治疗中，手术治疗的具体作用和时机尚存争议，一些学者认为积极的手术治疗可改善预后，但仍有研究者对此提出质疑。

2. 放射治疗 由于头颈部肿瘤放疗可引起较多副作用，因此很少采用放疗来治疗头颈部神经母细胞瘤。

3. 化疗 化疗是继手术治疗后另一重要治疗方法，尤其适用于中高危神经母细胞瘤。对神经母细胞瘤有效的化疗药物，包括环磷酰胺、卡铂或顺铂、依托泊苷、阿霉素、长春新碱等。20 世纪 80 年代以来多采用联合用药，使神经母细胞瘤的治疗效果有所进步。1984 年 Bowmon 在其常规化疗方案中加入顺铂及替尼泊苷或依托泊苷，治疗效果较常规化疗效果有明显提高，能够迅速缓解病情并促进手术局部控制。

4. 新治疗方法 为高危神经母细胞瘤开发新疗法是儿童肿瘤领域中的热点研究：①免疫治疗；②作用于已知基因突变（如 ALK 或诱导凋亡）的靶向药物治疗；③肿瘤微环境调节剂。

【预后】 近年来，手术、化疗、放疗、生物 / 免疫治疗等综合治疗措施，使神经母细胞瘤的疗效取得一定进步，局限性头颈部神经母细胞瘤的总体预后较好，转移性神经母细胞瘤预后不佳，尤其是 18 个月龄以上且具有高危因素的小儿患者，总体生存率较差。

20

三、其他软组织肉瘤

头颈部肉瘤发病率较低,难以对其临床特点、病理类型或治疗预后进行大样本研究。因此,其主要治疗方案是从回顾性病例系列研究中总结而来的,治疗原则也来源于其他部位肉瘤的治疗。但其组织学亚型的多样性及临床表现的可变性增加了研究难度,其次,复杂的解剖结构以及重要的周围神经、血管毗邻,也使得手术治疗面临重大挑战。

头颈部肉瘤患者通常表现为有可触及的包块(颈部更为明显)、皮肤改变(头皮或面部较明显)或其他部位特异性症状,如存在喉部原发病灶时出现的声音嘶哑;存在口咽部肿瘤时的吞咽困难;以及鼻出血、鼻塞或存在颅底肿瘤时出现的脑神经受损表现。

一般而言,头颈部肉瘤的自然病程与相应的非头颈部肉瘤相似,但治疗后的局部复发率更高。其他软组织肉瘤包括平滑肌肉瘤、脂肪肉瘤、滑膜肉瘤、血管肉瘤、间叶组织肉瘤等,发病均较少见。临床表现与横纹肌肉瘤相似,治疗原则主要参考横纹肌肉瘤的治疗方案。其中滑膜肉瘤预后最差。目前尚无数据显示头颈部原发肉瘤与儿童其他部位恶性肿瘤的总体生存率是否存在明显差异。

(倪鑫 王生才)

第十二节 应急手术

儿童期易发生气道梗阻,一些应急手术包括气管切开术、纵隔引流术应予以掌握。不仅可以对呼吸困难严重的患者进行紧急施救,同时也为后期的治疗赢得时间。

一、气管切开术

气管切开是最常见的急救手术之一(资源5)。紧急情况下,该项操作的成败直接关系到患者存活与否以及生活质量的高低。标准的气管切开操作步骤包括以下:

1. 横行或纵行切开皮肤及皮下

资源5
气管切开手术

组织(切口位置宜选择颈部第二、三颈横纹之间);

2. 沿颈前中线分离颈阔肌、胸骨舌骨肌及胸骨甲状肌;

3. 根据暴露的气管环可略将甲状腺下极向上翻起,暴露气管前筋膜;

4. 分离气管前筋膜;

5. 将气管壁挂线;

6. 切开气管壁;

7. 牵拉放置气管套管;

8. 调整固定气管套管位置;

9. 缝合皮肤组织。

气管切开前有条件应尽可能先行气管插管,一方面缓解呼吸困难、一方面保证手术的安全,方便辨认气管,减少误伤周围组织及大血管的可能。术后应严防孩子突然躁动或手抓,同时更需注意患者躁动的原因,其多因呼吸不畅、严重缺氧所致,应及时解决。

婴幼儿气管切开技术,应视为小儿外科医师的基本功。这种抢救技术的熟练,临危不乱、快而有序、速战速决,考验了一个外科医师的责任心、胆量、信心、细心与手法灵巧等。

二、纵隔引流术

进行性皮下气肿通常会同时伴有纵隔气肿,纵隔气肿会导致心脏受压,循环受阻并出现心力衰竭,此时常需进行纵隔引流。手术方法与气管切开的前部分相同。当暴露气管后沿气管前壁用手指轻轻钝分离入纵隔。留置橡皮片或软管引流,部分缝合切口。如果同时有呼吸困难,则应同时行气管切开。

(张杰)

参考文献

1. KROWCHUK D P, FRIEDEN I J, MANCINI A J, et al. Clinical Practice Guideline for the Management of Infantile Hemangiomas [J]. Pediatrics, 2019, 143(1): e20183475.

2. MULL J L, CHAMLIN S L, LAI J S, et al. Utility of the hemangioma severity scale as a triage tool and predictor of need for treatment [J]. Pediatr Dermatol, 2017, 34(1): 78-83.

3. SWERDLOW S H,CAMPO E,PILERI S A,et al. The 2016 revision of the World Health Organization clasification of lymphoid neoplasms［J］.Blood,2016,127(20):2375-2390.

4. FISHER D M. Unilateral cleft lip repair:An anatomical subunit approximation technique［J］. PlastReconstrSurg,2005,116(1):61-71.

5. MARCUS J R,ALLORI A C,SANTIAGO P E. Principles of Cleft Lip Repair:Conventions,Commonalities,and Controversies［J］. PlastReconstrSurg,2017:764-780.

6. MONSON L A,LEE E I,KHECHOYAN D Y,et al. Secondary Deformities of the Cleft Lip,Palate,and Nose. Plastic Surgery. 3rd ed. Elsevier Inc,2017:632-654.

7. HOPPER R A,TSE R,SMARTT J,et al. Cleft palate repair and velopharyngeal dysfunction［J］. PlastReconstrSurg,2014,133(6):852-864.

8. ORLOFF L A,WISEMAN S M,BERNET V J,et al. American Thyroid Association Statement on Postoperative Hypoparathyroidism:Diagnosis,Prevention,and Management in Adults［J］. Thyroid,2018,28(7):830-841.

9. LAZARUS J,BROWN R S,DAUMERIE C,et al. 2014 European thyroid association guidelines for the management of subclinical hypothyroidism in pregnancy and in children［J］. Eur Thyroid J,2014,3(2):76-94.

10. FRANCIS G L,WAGUESPACK S G,Bauer A J,et al. Management Guidelines for Children with Thyroid Nodules and Differentiated Thyroid Cancer［J］. Thyroid,2015,25(7):716-759.

11. S WANG,HE Y,ZHANG Y,et al. CO_2 laser cauterization approach to congenital pyriform sinus fistula［J］. J Pediatr Surg,2018,53(7):1313-1317.

20

第一节　颅脑损伤

一、概述

颅脑损伤(craniocerebral injury, CCI)是由暴力直接或间接作用于头部导致的损伤,常合并多发损伤。发病率占全身各部位损伤的 10%~20%,仅次于四肢损伤,但死亡率却居首位。儿童在生理、解剖和心理方面有自身的特点,所以在流行病学、受伤机制、诊断、治疗及预后方面与成人相比存在明显差异。

【流行病学】　因身心各方面发育不成熟,以及社会环境不断改变,儿童颅脑损伤发病率持续上升,是目前导致儿童残疾和死亡的首要原因。颅脑损伤可给患者带来一系列后遗症,如肢体活动障碍、认知障碍、行为异常以及心理问题等,已成为一个严重的社会健康问题。关于儿童颅脑损伤发病率、致残率和死亡率以及损伤原因等流行病学数据的收集和分析,有助于采取有效的预防措施降低损伤发病率,减轻社会及家庭负担。

1. 发病率和死亡率(morbidity and mortality)

儿童颅脑损伤的年发病率在不同国家和地区之间差异明显。在加拿大,儿童颅脑损伤的年发病率在 130/10 万 ~200/10 万,每年导致至少 2 万人就诊于儿童医院。在美国,每年因头外伤而急诊就诊和入院的人数分别为 4.7 万和 3.5 万人次,已经成为儿童医院急诊科就诊的最主要病因。

不同年龄段与颅脑损伤相关的急诊科就诊、住院和死亡的占比中,年幼儿童(0~4 岁)仅次于老年人(≥75 岁),居第二位。男孩由于更活泼好动,整体发病率高于女孩。在儿童各阶段,4 岁以下是颅脑损伤的高峰期,其中婴幼儿年发病率为 190/10 万 ~350/10 万,1~4 岁学步期发病率为 104/10 万 ~345/10 万。主要原因是这两个年龄段的儿童好奇心强且自我保护能力差。学龄期和青春期儿童因运动和控制能力提高,颅脑损伤发病率出现下降。但是在青春后期和成年早期,因一些高危的运动和行为,颅脑损伤发病率出现了另一个高峰。

世界卫生组织(World Health Organization, WHO)2007 年在《神经障碍:公共卫生挑战》报告中指出,在 1~14 岁死亡儿童中,约 40% 是由颅脑损伤引起的。在我国,1~14 岁儿童的首位死因为意外伤害和中毒,占总死亡构成的50%左右,其中颅脑损伤是意外伤害致死的最主要原因。

2. 损伤原因　在采集病史时应当重视损伤原因,因为受伤原因和损伤程度、病情发展有密切关系。但儿童颅脑损伤的特点是有时致伤原因和受损程度不一致,有时致伤原因重而受损程度较轻,有时致伤原因轻而受损程度较重。因此在儿童受伤后,不论其原因轻重均要重视,密切观察。在询问病史时应准确和细致,如坠落时的高度,地面的硬度,最先着地的部位。如车祸时应询问当时的车速、儿童的位置和是否使用安全带或头盔,也要询问儿童伤后即刻和随后的表现。因地制宜地采取综合安全措施,能有效控制伤害的发生。

(1) 坠跌:坠跌是0~6周岁儿童颅脑损伤的主要原因,与家庭照管不力有关。由不高的地方坠落很少发生明显的神经系统损伤,由床上、桌上坠落可引起脑震荡或裂缝骨折。由怀中、楼梯等高于1米的高处坠落可造成较重的颅脑损伤,如脑挫伤、蛛网膜下腔出血、凹陷骨折和颅底骨折等。

(2) 车祸:车祸外伤多发生于6~14周岁儿童,该阶段为学龄期且户外活动明显增加,其中包括乘车、行走及骑自行车时受伤。车祸虽不是儿童颅脑损伤的最主要病因,但其重型颅脑损伤占比最高。有报道称,车祸损伤中束安全带的儿童可避免严重的颅脑损伤,其死亡率是不束安全带的儿童死亡率的一半。与高收入国家相比,中等收入国家儿童更容易出现道路交通事故损伤。在调整年龄、性别、伤害原因和国民总收入的影响后,与跌倒相比,交通事故伤害与不良预后具有更显著的相关性,交通事故损伤是导致患者死亡、气管插管以及手术的独立相关因素。

在世界范围内,坠跌和车祸也是儿童颅脑损伤的主要原因。Chong等对参与泛亚洲创伤预后研究(the pan Asian trauma outcomes study,PATOS)的八个医疗中心共1 438名小儿颅脑损伤病例资料进行回顾性研究,评估损伤机制和严重后果之间的相关性,发现跌倒是2岁以下儿童颅脑损伤主要原因(82.9%),而道路交通事故损伤更容易发生在2岁及以上儿童(25.8% 比 11.1%)。

(3) 撞击伤:被物体打击或受到撞击时发生的损伤也是各年龄段儿童受伤的重要原因之一。

(4) 产伤:是胎儿在分娩的时候,由于胎头过大或产道异常及在接生过程中人为造成的颅脑损伤。其可造成头皮血肿、颅骨骨折和颅内出血或血肿。

(5) 虐待伤:患者精神状态突然改变,或影像学提示严重创伤但无合理损伤机制一定要考虑到受虐待性头部损伤的可能。

(6) 运动相关损伤:在青少年中,运动相关损伤占很大比例。

【损伤机制】

1. 原发损伤机制　原发损伤是指外力作用于头部后造成的直接损伤,发生于损伤当时,并立刻产生临床效应,多数是难治的,有时可以是致死的。原发性损伤的程度和类型取决于损伤的物理机制,包括外力的性质(直接作用力和惯性作用力)、作用力的类型(旋转、直线和成角等)、作用力的大小和时间。根据外力作用过程的不同,原发性损伤可分为直接损伤和间接损伤两大类。

(1) 直接损伤:外力直接作用于头部产生的损伤。

1) 加速性损伤:指头部静止时,突然受到外力的打击,头部由静止状态转为沿作用力方向加速运动造成的脑损伤。损伤主要发生在着力部位,对冲伤少见。

2) 减速性损伤:指运动中的头部,突然撞到静止的物体,头部由动态转变为静态时受到的损伤。损伤不仅发生于着力部位,对冲伤更严重。

3) 挤压性损伤:两个或两个以上方向不同的外力同时作用于头部,使头部在相对固定的情况下受挤压变形产生的损伤。

(2) 间接损伤:暴力作用于头部以外的其他部位,再传递到颅底及相邻神经结构造成的损伤。

1) 传递性损伤:如高处坠落时双足或臀部着地,暴力通过脊柱上传到颅底,造成枕骨大孔及邻近颅底部骨折,导致延髓、小脑或颈髓上段损伤。

2) 挥鞭样损伤:外力作用于躯体,使其突然产生加速或减速运动。由于惯性的作用,头部运动往往落后于躯体,引起颅颈交界处发生强烈的过

21

伸或过屈动作,如挥鞭样造成脑干和颅颈交界处损伤。

3)胸部挤压伤:因胸部受到猛烈挤压时,胸膜腔内压骤然升高,沿颈静脉传递到脑部致伤。

2. 继发性损伤机制　创伤性脑水肿是脑损伤后继发性病理改变的重要内容之一,表现为过多的水分聚集在细胞内或细胞外间隙,引起脑体积增大和重量增加。其主要危害是引起和加重颅内压增高,甚至引起脑疝,是导致死亡和残疾的主要原因。脑水肿形成机制十分复杂,1967 年 Klatzo 将脑水肿分为血管源性水肿(即细胞外水肿)和细胞毒性水肿(即细胞内水肿)。在创伤性脑水肿病理过程中往往是两类水肿并存,只是在不同阶段,两者的表现程度不一样。近年来,多数学者在两种水肿的基础上,增加了渗透压性水肿和间质性水肿(表 21-1)。

上述脑水肿的分类有助于对脑水肿的认知和治疗。临床中单纯发生某一类型的水肿较少。一般概念的创伤性脑水肿仍指血管源性水肿和细胞毒性水肿的混合,发生较早;而渗透性和间质性水肿则发生较晚。

【分类】　同成人一样,小儿颅脑损伤分类方法较多(表 21-2)。根据病程可分为急性颅脑损伤、亚急性颅脑损伤和慢性颅脑损伤;根据硬脑膜是否完整分为闭合性颅脑损伤和开放性颅脑损伤;根据解剖部位可分为头皮损伤、颅骨损伤和脑损伤,而根据脑损伤发生时间和病理类型可分为原发性脑损伤和继发性脑损伤;根据伤情严重程度又可分为轻、中、重、特重四型。

【诊断】

1. 根据患者外伤史,伤后意识障碍的情况,昏迷的深度与持续时间、症状的轻重、神经及生命体征、脑脊液、X 线检查以及 CT 和 MR 扫描所见,综合分析即可明确诊断。

(1)病史询问

1)受伤时间、原因和头部外力作用情况;

2)伤后意识障碍及其变化情况;

3)伤后一般神经功能及其变化:如肢体运动、感觉、有无癫痫发作等;

4)伤后做过何种处理。

(2)体格检查:伤情危重者,只做重点查体。

1)生命体征;

2)意识障碍诊断和变化;

3)瞳孔大小、形状及对光反射情况;

4)运动和反射改变;

5)脑膜刺激征;

6)头皮损伤、耳鼻出血和渗液情况。

(3)辅助检查

1)颅骨 X 线平片:可了解颅骨骨折部位、类型和颅内异物情况。

2)腰椎穿刺:了解脑脊液压力和成分改变,但已有脑疝或怀疑有后颅窝血肿者应视为禁忌。

3)头颅 CT 和 MRI 检查:尤其是 CT 扫描广泛应用于临床,提高了诊断的准确性,其安全简便可靠,其骨窗像可以发现细微骨折;可以明确区分脑挫裂伤、脑水肿和颅内血肿,可以根据有无中脑移位和变形来鉴别原发性或继发性脑干损伤;可以直接确定颅内血肿的大小、部位和类型;可以发现脑室内出血或血肿;多次的动态观察还可以发现迟发性颅内血肿。

4)脑血管造影:可发现外伤性的血管损伤和动静脉瘘。

2. 意识障碍的诊断　伤后儿童意识状态对判断病情非常重要。意识是机体对自身和环境的感

表 21-1　不同类型水肿的比较

水肿类型	发病机制	水肿液成分	水肿主要部位	血 - 脑屏障	CT 和 MRI 表现
血管源性	毛细血管通透性↑	血浆渗出液(蛋白质)	白质、胞外	破坏	白质、低密度,可增强
细胞毒性	脑细胞肿胀	细胞内水钠↑	灰白质、胞内	正常	灰白质、低密度
渗透压性	血浆渗透压↓	血浆超滤液	灰白质、胞内	正常	正常
间质性	脑脊液↑	脑脊液	脑室旁白质、胞外	正常	脑室旁白质、低密度

21

表 21-2　颅脑损伤的分类

分类依据	类别
根据病程	(1) 急性颅脑损伤:<3 天 (2) 亚急性颅脑损伤:3 天至 3 周 (3) 慢性颅脑损伤:>3 周
根据硬脑膜是否完整	(1) 闭合性颅脑损伤:硬脑膜完整,脑组织不与外界相通 (2) 开放性颅脑损伤:硬脑膜损伤,脑组织与外界相通
根据解剖部位	(1) 头皮损伤 (2) 颅骨损伤 (3) 脑损伤
根据脑损伤的发生时间和病理类型	(1) 原发性脑损伤:外力作用于头部后立即产生的脑损害,包括脑震荡、脑挫裂伤、弥散性轴索损伤、原发性脑干损伤和原发性下丘脑损伤等 (2) 继发性脑损伤:在原发性脑损伤基础上,经过一定时间后形成的继发性脑损伤,包括伤后颅内出血、颅内血肿和脑水肿
根据伤情严重程度	(1) 轻型:指单纯脑震荡,有或无颅骨骨折 1) 昏迷在 30 分钟以内 2) 仅有头晕、头痛等自觉症状 3) 神经系统多无阳性体征 4) CT 和脑脊液检查无异常发现 (2) 中型:指轻度脑挫裂伤,有或无颅骨骨折和蛛网膜下腔出血,无脑受压表现 1) 昏迷在 12 小时以内 2) 有轻度神经系统阳性体征 3) 体温、呼吸、脉搏、血压有轻度改变 (3) 重型:广泛颅骨骨折、脑挫裂伤、脑干损伤或颅内血肿 1) 深昏迷 12 小时以上 2) 意识障碍逐渐加重或清醒后再昏迷 3) 有明显神经系统阳性体征,生命体征明显改变 (4) 特重型:指重型颅脑损伤中更急、更重者 1) 原发脑损伤严重,伤后深昏迷,去大脑强直或伴有其他脏器伤、休克等 2) 已有晚期脑疝,包括瞳孔散大、生命体征严重紊乱或呼吸已近停止
根据 Glasgow 昏迷评分	(1) 轻型:GCS 13~15 分,伤后昏迷在 30 分钟以内 (2) 中型:GCS 9~12 分,伤后昏迷在 30 分钟至 6 小时 (3) 重型:GCS 6~8 分,伤后昏迷在 6 小时以上,或在伤后 24 小时之内意识变化,再次昏迷 6 小时以上 (4) 特重型:GC3 3~5 分,伤后持续昏迷

知和理解能力,需要同时有觉醒状态和精神活动存在,即意识清晰度和意识内容。前者相当于意识的开关,主要依赖皮质下网状激活系统将冲动传入至丘脑非特异性核团,再投射到大脑皮质,使之维持一定的兴奋性,使机体处于觉醒状态;后者主要是指大脑皮质的高级活动,包括记忆、思维、定向和情感等。意识障碍的产生机制主要包括双侧大脑半球的广泛病变、丘脑或脑干的病变,以及一些来势较急的病变。意识清晰程度降低包括嗜睡、昏睡、浅昏迷、中昏迷和深昏迷,而意识内容改变主要包括意识模糊和谵妄。

（1）以意识清晰度降低为主的意识障碍:意识清晰度降低常用意识混浊来描述,根据降低程度由浅入深依次为嗜睡、昏睡、浅昏迷、中昏迷和深昏迷。

1）嗜睡：持续性病理性睡眠状态，易被言语唤醒，醒后可配合检查，回答基本正确，停止刺激后再次入睡。

2）昏睡：难于唤醒，强刺激可唤醒，以言语反应接近消失为主要特征，不能配合查体和正确回答问题，停止刺激后立即入睡。

3）昏迷：觉醒状态完全丧失，以痛觉反应逐渐消失为特征，无自发运动。以昏迷的程度不同，生理反射正常、减弱或消失，生命体征稳定与否分为浅昏迷、中昏迷和深昏迷（表21-3）。

（2）以意识内容改变为主的意识障碍：主要包括意识模糊和谵妄。

1）意识模糊：意识水平轻度下降，范围缩小，定向力障碍，错觉，幻觉少。

2）谵妄状态：主要见于感染中毒和代谢障碍性脑病。在精神活动抑制的背景上，出现了兴奋性症状，如大量幻觉、片段妄想、恐惧、躁动不安等。意识水平常有波动，昼轻夜重。

（3）格拉斯哥昏迷评分（Glasgow coma scale，GCS）：为了准确、一致和可重复判断患者的意识状态，同时可以与其他协作单位的病例相比较，目前世界许多国家使用 GCS。这一评分法是 1974 年由英国格拉斯哥大学的 Jennett 和 Teasdale 提出，用睁眼、语言和肢体运动反应来评判昏迷状态，对青少年和较大儿童也非常适用。但是其非常依赖语言和患者的合作，因此难以在低龄儿童中应用。鉴于此，后续又推出多种适用于不同年龄段儿童的儿科版 GCS，用哭闹来判断婴幼儿的语言功能，用自主活动来判断肢体运动反应。这些评分虽各有所长，但临床中往往不实用，因此儿科 GCS（适用于 4 岁以下）目前还没有被普遍接受和应用（表21-4）。需要注意的是，一些混杂因素（如药物镇静、瘫痪、气管插管和中毒）可使 GCS 应用

受限，尤其在评分较低的患者中。为了消除这些混杂因素的影响，全面无反应性量表（full outline of unresponsiveness，FOUR）纳入了对瞳孔对光反射、角膜反射和咳嗽反射等脑干反射和呼吸状态的检查。然而，此量表在诊断和预后判断方面缺乏像格拉斯哥评分那样长期的随访跟踪记录，而且操作起来复杂一些，对非神经科医师而言可能是个障碍。

3. 昏迷　昏迷是颅脑损伤后最严重的意识障碍，死亡率高。当接诊昏迷患者时，首先要检查和处理威胁生命的情况：如心电监护、保持气道通畅、维持良好的循环灌注、脱水、止血、抗癫痫和备皮等。通过检查意识状态、瞳孔大小和反射、特征性的脑干反射、呼吸状态以及运动功能等可对受损的脑功能平面（包括皮质 - 皮质下、间脑、间脑 - 中脑、中脑、脑桥和延髓 6 个功能层面）做出判断。更重要的是，通过观察损伤平面的动态变化可预测病情转归和判断脑死亡（表21-5）。

【治疗原则】　颅脑损伤患者的预后除了取决于损伤严重程度和具体年龄等客观因素外，手术时机的把握、伤后早期呼吸循环紊乱、高热、电解质紊乱以及合并症、并发症的防治不容忽视。根据伤后不同时期导致患者死亡的不同原因和颅脑损伤趋势，对患者进行有针对性、有重点的救治。

1. 手术治疗　闭合性颅脑损伤的手术治疗主要针对颅内血肿或重度脑挫裂伤合并脑水肿引起的颅内压增高和脑疝，其次为颅内血肿引起的局灶性脑损害，常用的手术方式包括：

（1）开颅血肿清除术：当患者出现以下情况时可考虑采取手术治疗。①经积极的内科治疗仍有难以控制的恶性颅内高压时。创伤性脑水肿继发恶性颅内高压（颅内压 >40mmHg）是影响患者预后的重要因素，保守治疗措施如脱水、过度通气、巴比妥镇定、亚低温等不能有效控制颅内压时，开

表 21-3　昏迷程度的分类和判定

昏迷程度	疼痛刺激	躲避疼痛	腱反射	瞳孔反射	生命体征
浅昏迷	有反应	可有	存在	存在	无变化
中昏迷	强刺激可有	很少	减弱或消失	迟钝	轻度变化
深昏迷	无反应	无	消失	消失	变化明显

21

表 21-4　格拉斯哥昏迷评分量表

项目	格拉斯哥昏迷评分	儿童格拉斯哥昏迷评分[1]	计分[2]
睁眼反应(E)	自发睁眼	自发睁眼	4
	呼唤睁眼	呼唤睁眼	3
	疼痛刺激睁眼	疼痛刺激睁眼	2
	不睁眼	不睁眼	1
	因眼肿等无法睁眼	因眼肿等无法睁眼	C
语言反应(V)	应答正确	适龄的发音、笑、声音定向、追随物体、可交流	5
	应答有误	哭闹可安慰,相互交流不准确	4
	胡言乱语	安慰欠佳,呻吟	3
	仅能发音	不可安慰,不安静	2
	无语言反应	无语言反应	1
	气管插管或切开	气管插管或切开	T
	平素有言语障碍史	平素有言语障碍史	D
肢体运动(M)	遵嘱运动	自发动作(遵嘱运动)	6
	疼痛刺激定位和移除	对疼痛可定位	5
	疼痛刺激肢体回缩	疼痛刺激肢体回缩	4
	疼痛刺激肢体屈曲	疼痛刺激肢体屈曲	3
	疼痛刺激肢体伸直	疼痛刺激肢体伸直	2
	无反应	无反应	1
			总分[3] 15

注:1. 儿科版 GCS 适用于 4 岁以下的患者;2. 选评判时的最好反应计分。注意运动评分左右两侧可能不同,用较高的分数进行评分。改良 GCS 应记录最好 / 最差反应和左 / 右侧运动评分;3. 将三类得分相加即得到 GCS 评分,最高 15 分,最低 3 分。评分 15 分为正常状态,13~14 分为轻度障碍,9~12 分为中度障碍,6~8 分为重度障碍,3~5 分为特重度障碍。依据此评分法对颅脑损伤严重程度进行分型

表 21-5　脑功能损伤平面的判定

损伤层面	意识状态	瞳孔大小	对光反射	脑干反射	呼吸状态	运动功能
皮质 - 皮质下	昏迷或植物	正常	+	病理性掌颏反射(+)	潮式或比奥式	去皮质强直
间脑	昏迷	缩小	+	睫脊反射(−)	潮式或比奥式	不典型去皮质
间脑 - 中脑	昏迷	缩小	−	额眼轮匝肌反射(−) 垂直性前庭反射(−)		强直
中脑	昏迷	扩大	−	瞳孔对光反射(−) 病理性角膜下颌反射(+)	过度呼吸	去大脑强直
脑桥上部	昏迷	针尖大小	−	角膜反射(−) 嚼肌反射(−)	长吸气呼吸	交叉性瘫痪
脑桥下部	昏迷	针尖大小	−	水平性眼前庭反射(−)	丛集呼吸	四肢弛缓或伸展
延髓	昏迷	散大	−	眼心反射(−)	共济失调式	四肢弛缓或伸展

21

颅手术可有效地降低颅内压。②神经功能进行性恶化或出现脑疝的早期表现。

（2）去骨瓣减压术：重度颅脑损伤，或合并严重脑水肿有手术指征时行标准大骨瓣开颅可更好地降低颅内压，预后更好。术中要尽可能磨平颞骨窗下缘和咬除蝶骨嵴，以充分降低额极、颞极和颅底的压力，放射状剪开硬膜，尽可能地缝合硬膜，最后根据脑组织压力和搏动情况决定还纳或去除骨瓣。去骨瓣减压时，若减压窗不够大，则可能导致术后静脉嵌顿、脑组织嵌顿和静脉破裂出血。

（3）钻孔探查术：伤后意识障碍进行性加重或再昏迷等颅脑损伤患者，因病情发展极其迅速或条件限制，术前未能完成 CT 检查者，钻孔探查术是有限的诊断和抢救措施。在瞳孔首先扩大的一侧钻孔，通常在翼点钻孔，如未发现血肿或怀疑其他部位还有血肿，则依次在额顶部、眉弓上方、颞后部及枕下部分别钻孔。发现血肿后即做较大的骨瓣或扩大骨孔，以便清除血肿和止血。

（4）脑室外引流术：脑室内出血或血肿合并脑室扩大，应行脑室外引流术。

（5）钻孔引流术：慢性硬膜下血肿主要采取钻孔引流术，切开硬脑膜达到血肿腔，置管冲洗清除血肿，术后引流 2~3 天。

2. 非手术治疗

（1）保持呼吸道通畅，维持生命体征稳定：由于患者深昏迷，舌后缀、咳嗽和吞咽功能障碍，以及频繁呕吐等因素易引起呼吸道机械性梗阻，应及时清除呼吸道分泌物，对预计昏迷时间较长或合并颌面外伤以及胸部损伤者应及时气管切开，以确保呼吸通畅。

（2）严密观察病情：至少在伤后 72 小时内持续心电监护，随时关注意识、瞳孔、脑干反射、昏迷评分等变化，注意有无新症状和体征出现。注意监测电解质及肝肾功能，失血过多者应注意循环灌注和凝血情况。

（3）颅内压监测：儿童正常颅内压为 40~100mmHg（1mmHg=0.133kPa），颅脑损伤后的颅内压监测是极为重要的监护内容，可根据颅内压的变化及时判断病情，指导治疗，评估预后。颅内压监护的方法包括：脑室内插管法、蛛网膜下腔插管法、硬脑膜下、硬脑膜外及脑组织内颅内压监测 5 种方法，以脑室内插管法最可靠，且目前有设备可同时引流脑脊液以降低颅压，但要注意预防感染。

3. 防治脑水肿，降低颅内压

（1）限制入量：术后前 3 天总补液量的 80%，保持尿量至少在 1~2ml/（kg·h），使整体出入量处于略负的状态，有助于降低颅压，减轻脑水肿等。

（2）脱水治疗：目前常用脱水药物包括渗透性脱水药和利尿药两大类。静脉注射的有 20% 甘露醇、呋塞米和 20% 人血清白蛋白等。以甘露醇联合呋塞米的脱水效果最为强大，但要防治心肾功能异常和电解质紊乱。

（3）持续脑室外引流或对进行颅内压监测的患者定期放出一定量的脑脊液，或待病情稳定后，腰椎穿刺放出适量脑脊液。

（4）冬眠低温疗法：体表降温有利于降低脑的新陈代谢，减少脑组织耗氧量，防止脑水肿的发生和发展，从而降低颅内压。

（5）巴比妥治疗：大剂量戊巴比妥或硫喷妥钠可降低脑代谢，减少氧耗及增加脑对缺氧的耐受力，降低颅内压。

（6）辅助过度换气：目的使体内 CO_2 排出，据估计动脉血 CO_2 分压每下降 1mmHg，可使脑血流量递减 2%，从而使颅内压相应下降，但不能长期应用。

4. 神经营养药物　包括神经节苷脂、谷氨酸、细胞色素 C、辅酶 A、纳洛酮等，可根据病情选用。

5. 防治并发症，加强营养，早期康复治疗　早期应以预防肺部和尿路感染、消化道出血为主，后期则需要保证营养供给，防止压疮，病情稳定后早期进行功能锻炼和康复。

【儿童颅脑损伤临床特点】　儿童颅脑处于发育成熟的过程中，其颅脑外伤具有自身的临床特点。

（1）小儿头皮薄嫩，年龄越小头皮各层间的连接越疏松，头皮血肿越容易发生。同时头皮血供丰富，伤后出血较多。婴幼儿血容量相对较少，头皮及颅内出血多以失血性贫血或休克为主要临床表现。婴幼儿头皮血肿 3~4 周仍未吸收，形成血肿机化的概率会明显增加。

(2) 婴幼儿颅骨薄软,厚度 2~4mm,颅骨断裂发生率较低,易出现乒乓球样骨折。各颅骨之间呈膜状连接,颅内压增高时可出现囟门隆起或颅缝裂开等重要体征,颅腔容积可随之增加,从而延缓病情进展,也可经此进行穿刺治疗。

(3) 婴幼儿骨质软,不易断裂形成锋利的骨折缘,颅骨表面血管沟较浅,血管弹性好,这些都导致骨折时不易出现硬膜外血肿。静脉系统是小儿硬膜外出血或血肿的主要来源,其次是脑膜中动脉。同时颅骨内板与硬脑膜粘连紧密,导致硬膜外出血或血肿程度常较轻,进展相对缓慢,常无需手术。

(4) 婴幼儿桥静脉较细小,常以锐角注入矢状窦,急慢性双侧硬膜下血肿发生率较成人高,伤害也比成人严重。

(5) 小儿脑组织与颅骨内板间隙狭小,蛛网膜下腔较窄,颅底也相对平坦,使脑组织在颅内可活动幅度小。同时脑组织柔软有利于耐受变形,故脑挫裂伤相对成人程度较轻,对冲性损伤少见。

(6) 小儿脑组织发育较快,但皮质、髓鞘和血 - 脑屏障发育不完善,伤后易出现较重的脑水肿,呕吐、癫痫、发热、意识障碍等症状出现较早且明显。

(7) 儿童期处在脑发育阶段,脑功能代偿性和可塑性强,整体预后优于成人。

二、脑疝

脑疝(herniation)是颅内压增高后的一种有生命危险的综合征,是部分脑组织由颅内压力高的部分经裂隙或孔疝进入压力低的部分,造成脑组织移位和受压,患者出现意识障碍、生命体征和瞳孔变化、肢体活动与感觉障碍等一系列临床症状。脑疝的发生是颅脑外伤时最危险、最紧急、最需要立即处理的情况。根据发生的部位可分为小脑幕裂孔疝、枕大孔疝、大脑镰下疝、小脑幕裂孔上疝等。所有造成颅内压增高的病变均可是脑疝的病因,如颅内血肿、脑肿瘤、脑水肿和脑积水等。

(一) 小脑幕裂孔疝(transtentorial herniation) 小脑幕和鞍背组成的一个前宽后窄裂孔,其边缘为小脑幕游离缘或切迹,其中有中脑通过。在中脑周围有三个脑池:脚间池、环池和四叠体池,在脑池中有血管及脑神经通过,是后颅凹脑脊液回流至大脑表面蛛网膜下腔的必经之路。当幕上病变,如颅脑损伤引起的颅内血肿、脑水肿引起颅内压增高时,颞叶的钩回疝入脚间池,则形成小脑幕切迹疝(颞叶钩回疝),也称前疝。如海马回、舌前回等疝入环池和四叠体池则形成后疝。也可前后疝同时发生形成全疝,有时出现双侧全疝形成环疝。小脑幕裂孔疝形成后引起中脑的移位和受压,早期临床表现为意识由清醒转为嗜睡或意识蒙眬,患侧动眼神经不全麻痹和对侧肢体轻瘫,这是由于患侧大脑脚和动眼神经受到牵拉和压迫所致。随着病情的加重,移位增加,意识障碍逐渐加重,由嗜睡转入昏迷,对侧大脑脚和动眼神经被压于小脑幕游离缘引起患侧肢体瘫痪和双侧瞳孔散大,对光反射消失。由于脑干受压而引起脑干缺血、坏死、出血,病情进一步加重造成中枢衰竭,出现深昏迷、去大脑强直、脉搏频而弱、血压和体温下降、呼吸不规则。

脑疝的治疗是神经外科的紧急情况,给予脱水剂(常用的为 20% 甘露醇)的同时,应及早查明原因,尽快手术解除病因。手术应包括去骨瓣减压术,如有可能可行小脑幕缘剪开,以减轻脑疝和术后脑干肿胀。有时在脑疝解除后,患者可出现同向性偏盲或皮质盲,复查头颅 CT 可见一侧或双侧枕叶脑梗死,这是由于疝入小脑幕裂孔的脑组织压迫大脑后动脉所致。

(二) 枕骨大孔疝(tonsillar herniation) 枕骨大孔疝又称为小脑扁桃体下疝。枕骨大孔是延髓和脊髓交界的平面,前部为延髓,后上为小脑延髓池,小脑扁桃体位于延髓两侧。枕骨大孔疝分为急性和慢性,颅脑损伤多引起急性枕骨大孔疝,如后颅窝血肿。急性枕骨大孔疝多由颅后窝占位病变引起,也可由幕上压力增高传至颅后窝引起颅后窝压力增高。后颅窝增高的压力使小脑扁桃体向下疝入枕骨大孔,造成延髓受压和梗阻性脑积水,进一步使颅内压增高,病情加重。

急性枕骨大孔疝的临床表现在早期为严重颅内压增高症状,剧烈头痛,恶心、呕吐,强迫头位,以及呼吸和脉搏缓慢,意识和瞳孔改变在较晚时

21

才出现。一旦出现急性枕骨大孔疝,呼吸可能突然停止。慢性枕骨大孔疝表现为逐渐加重,可有头痛和颈神经根受压的表现,如颈背部痛等。

治疗枕骨大孔疝首先应降低颅内压,明确诊断,去除病因。由于枕骨大孔疝常伴有脑积水,如果及时去除病因,可尽早行侧脑室腹腔分流术或侧脑室外引流术,以免呼吸突然停止。一旦呼吸停止应立即行人工呼吸和侧脑室穿刺引流术,缓慢放出脑脊液。

三、脑死亡

脑死亡(brain death)是一种不可逆的脑损伤,表现为全脑功能(包括脑干功能)丧失,脑循环停止。患者需依靠呼吸机维持生命。随着医学技术的发展,虽然脑功能完全丧失,但心肺功能仍可用人工维持较长时间。目前已公认,在当今医疗水平,脑死亡意味着人的死亡。但实行脑死亡还需要法律制度、社会道德和伦理观念的完善及改变。脑死亡可以是各种原因所致,其中颅脑损伤较多见。

脑死亡的诊断标准:各国脑死亡的诊断标准不同,但主要条件基本相同。我国于1986年在南京召开的心肺脑复苏专题座谈会上制定了《脑死亡诊断标准》(草案)。2019年,由中华医学会儿科学分会急救学组、中华医学会急诊医学分会儿科学组发布《中国儿童脑死亡判定标准与操作规范》。

脑死亡判定标准:

1. 先决条件

(1) 昏迷原因明确;

(2) 排除各种原因的可逆性昏迷。

2. 临床表现

(1) 深度昏迷;

(2) 脑干反射全部消失:包括瞳孔散大固定,角膜反射消失,眼脑反射消失(Doll 瞳孔),眼前庭反射消失,眼咽反射消失;

(3) 无自主呼吸(依靠呼吸机维持,自主呼吸诱发试验证实无自主呼吸)。

以上三项必须全部具备。

3. 确认试验

(1) 脑电图呈电静息;

(2) 经颅多普勒超声无脑血流灌注现象;

(3) 体感诱发电位 P14 以上波形消失。

以上三项中至少有一项阳性。

4. 脑死亡观察时间 首次判定后,观察 12 小时复查无变化方可最后判定为脑死亡。

儿童脑死亡观察期的长短依患者年龄不同而不同,有时最小的患者(新生儿)需要几天。在多数病例中,核医学和血管造影显示没有脑血液循环可作为确诊的最快方法,而不考虑患者年龄。无损伤检查(如 MRA 或经颅多普勒)可作为判断脑死亡的手段,其可靠性仍需确定,但有些单位已应用。

儿童脑死亡不同年龄的观察时间:

(1) 孕期大于 38 周新生儿:7 天。

(2) 7 天 ~2 月龄儿童:二次检查和脑电图间隔 48 小时。

(3) 2~12 月龄儿童:二次检查和脑电图间隔 24 小时。

(4) 大于 12 月龄儿童:如果不可逆脑功能丧失的原因存在,观察 12 小时。如果脑功能丧失的原因不清则应观察 24 小时。

四、头皮和颅骨损伤

(一) 头皮损伤(scalp injury) 较大儿童的头皮损伤在机制和处理上与成人相同,在幼儿失血可很快导致休克,需要急诊在现场控制住出血。

1. 头皮擦伤 是头皮表层受外力摩擦所致,创面一般不规则,表面有血液和组织液渗出。头皮擦伤无需特殊处理,只需清洁和消毒创面,并保持清洁和干燥可自行愈合。

2. 头皮挫伤 是头皮全层受力所致,除局部头皮擦伤外,局部有肿胀和压痛。处理与头皮擦伤相同,但要进一步检查是否有颅骨和脑组织损伤。

3. 头皮裂伤 多为锐器伤,也可为钝器伤,但前者边缘整齐,后者边缘不规则。头皮裂伤时仅皮肤和皮下组织裂开,此时血管不易回缩,故出血较多。也可有帽状腱膜或全层裂开。治疗时应及时止血,特别是幼儿,需防止失血性休克。尽量做到清创彻底,如果伤口长,应缝合帽状腱膜以利于伤口愈合。清创缝合应在 24 小时内完成,但头皮供血丰富,抗感染力强,在 72 小时内也可行一期缝合。

4. 头皮撕脱伤 头皮撕脱在儿童少见,为头皮自帽状腱膜以下与骨膜分离,少数可为部分骨膜和肌肉一起撕脱。在失血性休克纠正后,行清创缝合,如条件许可清创缝合后行血管吻合。如组织丢失可用头皮移植和皮瓣转移。在儿童可用组织扩张器来扩大皮瓣面积以用于后期的再造,但在几岁的儿童应视情况而定,因为在婴儿有可能造成颅骨变形。

5. 头皮血肿 多由钝性外力直接损伤所致,按部位不同可分为头皮下血肿、帽状腱膜下血肿和骨膜下血肿。头皮血肿可伴或不伴有颅骨的损伤。

(1) 头皮下血肿:头皮的皮肤、皮下组织和帽状腱膜连接紧密,有纵行的纤维隔,此层出血常局限在一定范围内,其周围可有水肿,故可出现血肿周边硬、中心软的征象,有时容易误诊为凹陷骨折。

(2) 帽状腱膜下血肿:帽状腱膜与骨膜之间为一层疏松结缔组织,此层出血可将疏松结缔组织剥离。受伤之初可为一个较小的局限血肿,以后逐渐扩大,形成大的帽状腱膜下血肿,巨大的帽状腱膜下血肿可前至眉弓和眶上,后至枕部上项线,两侧至双侧颞肌。

(3) 骨膜下血肿:此层出血位于骨膜和颅骨之间,故血肿局限于某一颅骨,不超过骨缝。一般骨膜下血肿较硬,常伴有颅骨骨折。

治疗:较小的头皮血肿可不处理,也可在伤后 24 小时内冷敷,以减少渗出。24 小时后可热敷,以促进吸收。头皮血肿应尽量避免穿刺抽出血肿,一般血肿在 2~4 周内自行吸收。穿刺可增加感染的机会,尤其是帽状腱膜下血肿,一旦感染则脓液可蔓延整个帽状腱膜下腔。对于新生儿,清除血肿可造成贫血。巨大帽状腱膜下血肿可导致 1 岁以下的儿童血容量减少,可给予补液治疗,同时要动态观察血红蛋白量和血细胞比容。如果骨膜下血肿在 6 周时仍未吸收,为防止其机化和钙化可清除血肿。在血肿吸收过程中,婴儿可能出现黄疸(高胆红素血症)。对长期不吸收的血肿或多次穿刺后复发的血肿应检查出、凝血机制。新生儿在分娩时头皮受产道的压迫可造成局部血液和淋巴液回流受阻,血浆渗出形成产瘤(胎头水肿),此时无需处理,常在出生后 3~5 天自行吸收。

(二) 颅骨骨折(skull fractures) 颅骨骨折在闭合性颅脑损伤中约占 15%,在重型颅脑损伤中占 70%。颅骨骨折可依骨折的部位分为颅盖骨折和颅底骨折。颅盖骨折依形态分为裂缝骨折、凹陷性骨折、粉碎性骨折、生长性骨折、骨缝移开等。单纯的颅骨骨折的临床意义并不重要,其意义为表明受伤的外力较大,更重要的是在于骨折所造成的脑膜、脑膜血管、脑组织、脑血管及脑神经的损伤和后遗症。在临床的诊断和治疗中,常根据颅骨骨折的部位和类型,分析颅内各种结构可能受损的情况,判断颅内血肿可能发生的部位和类型,因此,了解颅骨骨折的走形范围对颅脑损伤患者有重要意义。颅骨骨折的形成主要取决于暴力的大小,作用的方向,物体与颅骨接触的面积和颅骨结构的特点(骨质的厚度和弹性)。暴力作用于颅骨,着力处颅骨首先变形,变形可以是局限性的也可以是普遍性的。颅骨局限性变形多发生在着力点和其邻近部位;普遍性变形多为两个相对方向外力挤压头部所造成。骨折可以发生在着力点和其邻近部位,也可以发生于距着力点较远的颅骨骨质薄弱部分。颅骨骨折几乎都为全层骨折,即外板、板障和内板同时骨折。当暴力作用于头部,致伤物与头部接触面积大,速度慢,多产生裂缝骨折;致伤物与头部接触面积大,速度快,多产生环形凹陷骨折或粉碎骨折;致伤物与头部接触面积小,速度慢,多产生椎形凹陷骨折,速度快,则产生穿入的洞形骨折。暴力垂直作用于颅盖部,多产生凹陷骨折或粉碎骨折;暴力斜行或切线性作用于颅盖部,多产生裂缝骨折。暴力作用于前额部,多产生颅骨垂直部和前颅窝的前后纵形骨折,其次为前后的斜行骨折;如暴力点作用于前额部外侧,也可产生左右横行的线状骨折。纵行骨折线可由额部垂直部延伸到眶板或累及筛板;横行的骨折线可越过中线到达对侧前颅窝底。暴力作用于颞部,左右方向的横行骨折多见,骨折线可

21

由颞骨鳞部延伸到中颅窝底,也可以经过蝶骨到达对侧中颅窝底,其次为左右的斜行骨折,前后的纵形骨折则少见。暴力作用于顶部,骨折线多发生在颅盖的一侧,也可以发生横过中线的两侧性骨折,有时骨折线也可以延伸到中颅窝底;经过颅顶中线的骨折可以损伤上矢状窦。暴力作用于枕部,骨折线多发生后前方向的纵形骨折,或后前方向的斜形骨折。骨折线沿枕骨受力处向后颅窝延伸,也可以经颞骨岩部延伸到中颅窝底。暴力冲击点越靠近颅底水平,颅盖和颅底的联合骨折的发病率越高。由于儿童颅骨的特点,其颅骨骨折有其特殊性。

1. 裂缝骨折 裂缝骨折是最常见的颅骨骨折,多与受力部位一致,可为一条,也可为多发;可为线条状,也可为星形放射状;常合并头皮血肿或裂伤,骨折线多为 1~3mm,个别宽者可达 1cm。骨折线大多发生在暴力的冲击部位,常以冲击点向外延伸,一部分颅盖骨折向颅底延伸。裂缝骨折占颅盖骨折的 2/3 以上,颅底骨折几乎都是裂缝骨折,凹陷骨折少见。颅骨裂缝骨折本身无临床症状,但提示其下面组织有损伤的可能,如骨折线经过静脉窦则可有窦撕裂,可合并脑挫伤及硬膜外或硬膜下血肿,如出现上述情况可表现出相应的症状。在幼儿,一些骨折可呈生长性。在大儿童和青少年,额部的裂缝骨折如经过额窦有可能造成颅内污染和脓肿,因此可给抗生素预防感染。

分离性骨折属于裂缝骨折,是骨折部位或颅缝分离较宽的裂缝骨折。在颅缝移开时,宽度超过 2mm 或对称的双侧颅缝宽度超过 1mm,则为颅缝分离。这提示局部作用力较大,颅缝下方脑挫伤可能性增大,有可能其下方硬脑膜撕裂,也有可能发展为生长性骨折。这种骨折发生在硬膜窦时,如在矢状窦,可造成大的静脉出血。在这些部位有线状骨折或分离性骨折相关的血肿时,手术要有处理静脉窦的准备。

单纯的裂缝骨折无需处理,可自行愈合,但要密切观察,应行 CT 检查,除外颅内损伤,必要时及时复查 CT,防止延误迟发血肿等病变的诊断。

2. 生长性骨折 生长性骨折是小儿裂缝骨折的特殊类型,婴幼儿多见,见于颅盖骨,以顶部多见,额颞次之。其机制为发生裂缝骨折时下方的硬脑膜同时撕裂、分离,骨折线下方的脑组织、软脑膜及蛛网膜可突向裂隙。随着长期脑搏动冲击,骨折裂隙不断增宽,脑脊液或脑组织突出裂隙,最后形成局部脑脊液囊肿或脑膨出。生长性骨折常伴有癫痫和局限性神经损伤。临床表现的特点为进行性头皮搏动性肿大、颅骨双凸面或齿状骨缺损。可发生于伤后数月至数年,CT 或 MRI 常显示脑穿通畸形。由于病变不断扩大,所以一旦确诊需行修补术。

生长性骨折修补术应去除其周边的骨缘,直至见到各方向的正常硬膜。硬膜需与其下方脑组织分离,囊肿应切开,然后用骨膜、筋膜或人工硬膜修补缺损的硬膜。除非有脑积水,一般不需行分流术。颅骨修补可用内外板劈开的自体颅骨修补。此方法可用于婴儿。在这种情况下,如果必要可于取材部位留有适量的缺损,因为只要其下方硬膜正常,该年龄段患者颅骨可愈合。

3. 凹陷骨折 凹陷骨折为颅骨全层陷入颅内,可为圆形、锥形或不规则形陷入,可有或无游离的骨折碎片刺破硬膜至脑内。局部受力点常有软组织损伤,如头皮挫伤或头皮血肿。如果凹陷骨折位于功能区,造成局部脑组织损伤或血管损伤,临床可有局限性神经损伤体征。如位于大的静脉窦,可造成颅内出血,或静脉回流受限而引起颅内压增高及迟发的脑内出血。

乒乓球样骨折是婴幼儿凹陷性骨折的一种,这与长骨青枝或弯曲骨折一样,是婴儿所独有。是因为婴幼儿颅骨较软,弹性较大,钝性物损伤后造成局部颅骨光滑未断的凹陷,类似乒乓球样凹陷。

凹陷骨折诊断比较容易,触诊可及骨板下陷。可拍骨折部位切线位 X 线片或 CT 骨窗像来确定骨折的范围和深度,可行 CT 或 MRI 检查除外颅内损伤。

儿童凹陷骨折的治疗为手术复位,其指征为骨折深度大于 5mm,范围大于 25mm。凹陷骨折手术复位以减少癫痫的发生和降低开放骨折感染率为目的,但对这两个指征仍有争论。一般认为癫痫的发生主要取决于最初皮质损伤的程度,而不主要取决于骨折的深度。在损伤后彻底的伤口清洗和抗生素的应用预防感染的效果与骨折清除术效果一样。然而，恢复颅骨的轮廓仍是接受的手术指征。手术可沿骨折边缘游离骨折的骨瓣，将其形状恢复后复位。术中应尽量保留颅骨。对于静脉窦上的凹陷骨折的手术应慎重，如临床上无症状和体征，可在伤后数日手术，在手术中应控制出血，并探查其下方的硬膜，如有破损应进行修补。开放性骨折的患者需用抗生素。

乒乓球样骨折很少造成其下方脑组织损伤，其表面头皮几乎是完整的，有一些病例随着时间可自行恢复，所以一些病例可保守治疗。外科手术的主要指征是为了美观，将颅骨轮廓复位。复位可以在凹陷骨折边缘钻一孔，将一弧形的器械放于凹陷处最低点，逐渐加压至颅骨膨至其原始的形状。

4. 颅底骨折　颅底骨折最常发生于大儿童，常由坠落、车祸、打击和挤压等造成，也可是颅盖骨线状骨折的延续。一般颅底骨折为裂缝骨折，由于颅底骨折常造成硬膜和蛛网膜撕裂，使蛛网膜下腔与副鼻窦、乳突气房等相通，故也称内开放性颅脑损伤。根据颅底的解剖，可将颅底骨折分为前颅凹底骨折、中颅凹底骨折和后颅凹底骨折。颅底骨折可有脑脊液漏、脑神经损伤及颅内积气等。头颅 CT 颅底骨窗像可显示颅底骨折。

前颅凹底骨折：为额骨眶部和筛骨骨折，临床表现为眼睑青紫肿胀，球结膜下淤血，称为眼镜征，俗称熊猫眼。这是由于前颅凹底骨折后血液浸入眼眶，引起球结膜下出血，一般在伤后数小时出现。由于筛骨筛板较薄，当骨折累及筛板时，可造成硬膜和鼻黏膜撕裂，出现脑脊液鼻漏。同时也可伴嗅神经损伤，表现为一侧或双侧嗅觉丧失。少数骨折累及视神经管时可出现视神经损伤，造成视力减退或消失。这些是诊断前颅凹底骨折重要的体征。脑脊液鼻漏有时需要和鼻腔其他流液鉴别，方法为留取鼻腔流出的液体行糖定性检验，如液体含有糖成分，则为脑脊液。

中颅凹底骨折：为蝶骨和颞骨岩部骨折，可损伤面神经和听神经，出现脑脊液耳漏，个别脑脊液耳漏可经耳咽管至鼻腔形成脑脊液鼻漏。极少数

可累及视神经、动眼神经、滑车神经、三叉神经及展神经。如果骨折累及蝶鞍和蝶窦，脑脊液可经蝶窦形成鼻漏；如果损伤下丘脑和垂体柄，可出现多饮多尿。临床诊断的重要体征为脑脊液耳漏和迟发性淤斑。

后颅凹底骨折：为岩骨锥体后缘后方，其有多个骨孔通过神经和静脉，横窦、乙状窦位于后颅凹。当后颅凹底骨折时，可造成神经的损伤，但很少见。临床体征为颈部肌肉肿胀和迟发性乳突区淤斑。

儿童颅底骨折处理和成人的颅底骨折处理一样，本身颅底骨折无需处理，应密切观察病情变化，处理并发症。脑脊液漏通常可自行停止。如有脑脊液鼻漏时要避免擤鼻和填塞鼻孔。如有脑脊液耳漏时要避免填塞和冲洗外耳道。脑脊液漏时可抬高床头，采取半卧位，以促进静脉回流，降低颅内压。腰穿脑脊液引流可有助于脑脊液漏的恢复，一般引流 3~4 天。顽固性脑脊液漏，长达1 个月以上可行放射性核素扫描或鞘内注射造影剂，CT 检查查找脑脊液漏的位置，然后手术修补。如果儿童伤后反复发生脑膜炎，应寻找脑脊液漏窦道，以便手术修复。

四分之一的颅底骨折儿童有脑神经的损伤，并且其中一半病例为持久性损伤。对于神经损伤患者可早期用神经营养药和高压氧治疗，促进神经功能恢复。如果视神经管或眶尖骨折，可造成视神经损伤；如果视力完全丧失，一般无法挽救。如果视力部分丧失，而且逐渐加重，可行视神经管减压术，以挽救视力。

挤压伤常造成多发颅底骨折，也可导致脑神经损伤、硬膜破损、静脉窦撕裂、血管断裂和梗塞、垂体柄横断的垂体功能低下、脑脊液漏和颈椎损伤。

五、原发性脑损伤

原发性脑损伤（primary brain injury）是外力作用于脑组织的瞬间造成的损伤，可分为脑震荡、脑挫裂伤、原发脑干损伤、弥散性轴索损伤等。

1. 脑震荡　属于轻型脑损伤，一般表现为短暂性神经功能障碍，临床无神经系统功能损伤的

体征,但有临床综合征状,在影像学上无异常发现,大体解剖和组织学也未能发现病变。随着医学的发展,对脑震荡的认识会有进一步的提高,现已经不认为脑震荡仅是一过性脑功能障碍而无确定性器质性损害。小儿脑震荡后其意识障碍较轻,多为一时意识恍惚,可有频繁呕吐、面色苍白、四肢松软、呼吸浅和不规律、血压低和脉搏弱等症状,并且常在伤后不久进入嗜睡状态,不易唤醒,可持续数小时。一般醒后症状缓解,但也有部分患者醒后精神差,仍频繁呕吐。此时应及时检查,行影像学检查除外颅内血肿等其他情况。囟门未闭的儿童可检查囟门张力,以了解颅内压情况。随着年龄的增长,儿童脑震荡的临床表现逐渐接近成人。伤后有一过性意识障碍,比较严重的患者意识障碍时间可持续数分钟或十余分钟,但不超过三十分钟。醒后多有逆行性遗忘,也就是对伤时或伤前很近的情况遗忘,对伤前越久的事越记得清楚。可有头昏、头痛、注意力不集中、记忆力减退等症状,也可有自主神经功能紊乱的表现,如皮肤苍白、出冷汗、瞳孔改变、脉搏细弱等。脑震荡的诊断要点:有头部外伤史,有意识障碍和逆行性遗忘,无神经系统阳性体征,影像学及其他辅助检查在正常范围内。

脑震荡的治疗主要是休息,以静养为主,尽量避免讲话、看书及看电视等活动,一般需休息一周。可对症处理,服用一些神经营养药。对于呕吐频繁的小儿要及时纠正,给予对症和补液治疗。同时还要密切观察,防止一些迟发的颅内病变发生。脑震荡的预后好,一般无后遗症。

2. 脑挫裂伤 暴力作用于头部,冲击点处颅骨变形或骨折,以及脑组织在颅腔内大块运动,造成脑组织的冲击点伤,对冲伤和脑深部结构损伤,均可形成脑挫伤和脑裂伤。脑挫裂伤是脑挫伤和脑裂伤的统称。通常脑挫伤和脑裂伤合并存在,多见于颅底脑组织表面,以额、颞为多。可为暴力直接作用或对冲作用所致,儿童对冲性损伤较成人少,临床表现和成人相似。脑挫裂伤轻者脑表面淤血、水肿,脑脊液为血性。重者脑皮质及其下方白质裂伤、灶状出血、水肿、坏死,有时可发展为脑内血肿,以后病变逐渐液化。脑挫裂伤灶周围

常伴有局限性脑水肿,包括细胞毒性水肿和血管源性水肿,此外,常伴发弥散性脑肿胀。

脑挫伤临床症状取决于受伤的程度和部位,轻重程度可存在明显的差异。轻者可没有意识障碍,只有头痛等症状,腰穿脑脊液为血性。重者可有长时间深度昏迷。意识障碍在伤后立即出现,时间可为数分钟至数天,程度可由浅昏迷至深昏迷。临床症状以头痛、呕吐为多。如果损伤在"功能区",可有相应的症状和体征;如果在"非功能区",则无明显的症状体征。也有一些患者原发昏迷清醒后,因脑水肿或弥散性脑肿胀,以及其他因素而再次昏迷,出现中间清醒期或中间好转期,容易误诊合并颅内血肿,需要 CT 扫描加以鉴别。

脑挫裂伤的诊断需 CT、MR 影像学和腰穿检查确定。如影像学显示蛛网膜下腔(可发生于软脑膜小血管破裂时,常发生于大脑外侧裂和脚间池。脑室内出血或浅表脑内出血亦可延伸入蛛网膜下腔)出血、脑皮质灶状出血、水肿,腰穿为血性脑脊液即可确诊脑挫裂伤。

脑挫裂伤的治疗包括止血、脱水、神经营养、抗癫痫和对症等,同时要密切观察神志和其他生命体征,如意识障碍和症状、体征加重应及时复查CT,及早除外迟发性颅内血肿。对于广泛脑挫裂伤,经药物治疗无效而发生脑疝者可行开颅手术,清除坏死、液化的脑组织,行内减压和去骨瓣减压术。

3. 脑干损伤 脑干损伤分为原发性和继发性脑干损伤,原发性脑干损伤为脑干直接损伤,继发性脑干损伤为因颅内血肿、脑水肿等造成脑疝而引起的脑干损伤。

原发性脑干损伤的病理改变最常见为弥散性轴索损伤和脑干挫裂伴灶性出血及水肿。临床表现:由于脑干为生命中枢,有重要的神经核团、网状结构及神经传导束,故在脑干损伤后可有严重的意识障碍,可长期昏迷。可有生命体征的明显变化,如呼吸频率不规律、脉搏快、血压低、高热等表现。同时可有瞳孔的改变,如缩小或散大。可有锥体束征阳性,一侧或双侧肢体瘫痪,肌张力高,腱反射亢进等表现。有时在损伤初期,病情严重时腱反射和锥体束征均为阴性,待病情稳定后

锥体束征可阳性。原发性脑干损伤的患者多出现去皮质状态,这是中脑网状结构损伤所致,是脑干损伤的特征性表现,然而没有去皮质状态也不能除外脑干损伤。典型的去皮质状态表现为四肢伸直,双上肢内收前旋,双下肢过度跖曲,颈项后仰。其肌张力增高。患者可阵发性发作,也可呈持续性强直。单纯原发性脑干损伤很少见,多合并其他形式的颅脑损伤,因此在诊断时要认真鉴别。

脑干损伤的治疗主要为预防和处理伤后合并症,合并症是造成脑干损伤患者死亡的主要原因。在保持呼吸道通畅、生命体征平稳和水电解质平衡的同时,可给脱水、激素、神经营养和高压氧等治疗。伤后合并症主要有肺部感染、消化道出血、酸碱平衡失调、电解质紊乱及肾衰竭。伤后护理在预防和治疗合并症方面起非常重要的作用。待病情平稳后可进行康复治疗,如针灸、按摩等。

脑干损伤的预后应视其损伤程度和年龄而定,损伤轻者可数日后或数周后清醒,重者可昏迷时间长,乃至植物生存。儿童脑干损伤与成人不同处为恢复快,后遗症轻。

4. 弥散性轴索损伤(diffuse axonal injury, DAI)　弥散性轴索损伤是头部受到原发性旋转加速或减速损伤时,其神经纤维在损伤过程中撕裂,造成轴突弥漫微小的损伤,部位可定在灰质与白质之间、灰质核团与白质之间、脑室周围、胼胝体、脑干背外侧及小脑内。目前认为,弥散性轴索损伤是引起早期昏迷和严重残疾的主要原因。其发生机制为:在致伤因素作用下,损伤首先发生于轴索膜,导致膜两侧离子分布失衡,膜去极化和传导功能障碍。临床表现为原发昏迷,CT 和 MRI 显示为在灰质与白质之间、灰质核团与白质之间、脑室周围、胼胝体、脑干背外侧及小脑内散在的小出血灶,而无明显的占位效应。有时弥散性轴索损伤和硬膜下和硬膜外血肿同时存在。

和成人一样,弥散性轴索损伤的儿童伤后立即处于昏迷状态。在儿童一般不常出现异常的屈曲和强直临床征象,而在神经系统检查时,常发现轻微的改变,常有自主神经系统异常的表现:血压高、出汗和体温异常。如果为单纯弥散性轴索损伤,不伴有休克、缺氧、大的出血、脑挫伤或其他情况,则颅内压常为正常或轻度增高。然而弥散性轴索损伤常为混合性,应积极处理脑水肿。

多数儿童意识恢复顺利,首先的征象可以是对外界刺激的自主反应,特别是家庭成员的声音和大的噪音。然后逐渐出现非特异的肢体回缩或摆动和刺激后睁眼。以后为间断的躁动,患者可出现呻吟、企图坐起、抵抗阻力和惊恐。患者在醒后这一阶段常有躁动,但没有记忆。可以在数小时内有反复的、无目的的运动,可以有幻觉。这个阶段开始出现对外界的短暂认知的征象,随后出现能遵简单要求活动的能力,这时治疗可由被动变为主动。在这段时间内,患者神经功能的恢复常很快而令人高兴。然而,也可有长期的后遗症。

5. 广泛的脑水肿　一直在神经外科医师中有一种设想:和成人相比,儿童在相对轻微外伤后有危险而广泛的脑水肿,有一种理论是这种现象推测为幼儿对外伤有与年龄相关的重度反应。

通常,发生在儿童的广泛脑水肿在伤后不久已经存在。如仔细检查可发现在受伤现场有呼吸暂停和休克。最初的头颅 CT 可显示灰白质相对正常,但脑池和脑室可以变小。在大儿童可见散在的脑挫伤。典型的会在伤后最初 1~2 小时颅内压增高。在一些儿童,临床症状将改善,但有一些则持续昏迷,连续影像学检查显示灰白质差别减少,脑脊液腔消失。这些儿童死于难控制的脑水肿或患有严重的后遗症。以后的则显示严重广泛的脑萎缩。

病情的进展与大多数局部水肿相似,如硬膜下血肿后的水肿。不论是广泛还是局部水肿及其后的神经损伤,均是由最初缺血、缺氧、兴奋毒性(excitotoxicity)、机械损伤或许多因素共同所致。在轻度、恢复好的病例中大多为最初损伤轻。没有一种可靠的方法可预测伴有脑水肿的脑损伤后的恢复情况。目前,治疗的目的是尽量避免脑组织进一步受压,以便有潜力恢复。这样,控制颅内压、维持正常血压、保证脑组织氧和糖的供应。预防癫痫是目前基本的治疗。在控制颅内压增高的措施上,每个医师和医疗单位存在着不同。与成人相同,过度通气、渗透压治疗、镇静及巴比妥盐等方法均已应用于儿童。最近,对这些治疗方法进

21

行分析后认识到,过分应用过度通气和脱水治疗可导致缺血而加重病情,因此仍缺乏对具体患者的特殊性所进行的具体特殊治疗。例如,一些学者认为维持正常脑灌注压的治疗比维持正常颅内压重要,但是不同年龄的正常值仍不清楚。其他的治疗方法一直用于重型颅脑损伤后难治性高颅压的患者,如腰穿引流和低温治疗。

六、继发性脑损伤

继发性脑损伤(secondary brain injury)是一些原发性损伤造成的合并症,常见的是颅内血肿,外伤性颅内血肿在闭合性颅脑损伤中占 10% 左右。颅内血肿是颅脑受伤后,颅内血管损伤出血形成,是继发性病变。出血来源可为脑内动脉、脑膜动脉、桥静脉、板障静脉和静脉窦等。颅内血肿按部位分为硬膜外血肿、硬膜下血肿、脑内血肿及脑室内血肿。血肿可以同时存在于不同部位,形成两个以上的血肿。颅内血肿按时间分为急性颅内血肿、亚急性颅内血肿和慢性颅内血肿,以及迟发性颅内血肿。伤后 3 天之内发生的为急性颅内血肿,4 天至 3 周内发生的为亚急性颅内血肿,3 周以上为慢性颅内血肿。小儿慢性颅内血肿罕见。伤后行 CT 检查未发现颅内血肿,当再次复查时发现颅内血肿称为迟发性颅内血肿。有一些患者,伤后病情稳定,无明显的症状体征,经 CT 扫描发现颅内血肿,称之为隐匿性颅内血肿,这类血肿通常不需要手术治疗。

颅内血肿主要表现为颅内压增高症状和局灶症状。颅内压增高症状表现为头痛、恶心、呕吐;生命体征变化;意识障碍;精神烦躁不安;视盘水肿等。局灶性症状和出血血肿部位密切相关。当血肿持续增加,导致脑疝形成,则提示病情危重。在儿童特别是婴幼儿,由于循环血量减少,可以出现贫血或休克。

1. 硬膜外血肿　硬膜外血肿是颅内血肿中仅次于硬膜下血肿的常见类型,在闭合性颅脑损伤中占 2%~3%,在颅内血肿中占 25%~30%。动脉性硬膜外血肿可发生于所有年龄组,以学龄期以上儿童居多。婴儿颅骨与硬膜粘连紧密,故大的硬膜外血肿发病率低。儿童颅骨脑膜中动脉沟

浅,板障静脉血液丰富,故儿童硬膜外血肿来源多为静脉性。在大儿童,运动损伤和相对重的坠落常是病因,其表现和临床过程与成人相似,可有原发昏迷和中间清醒期。与之相比,在婴幼儿,因为颅骨薄,不易断裂形成锋利的骨折缘,不会撕裂相关的硬膜动脉。儿童硬膜外血肿一般常有颅骨骨折,但也可没有骨折。伤后可头痛、恶心、呕吐。在 2 岁以下的儿童,引起硬膜外血肿的原因最常见的是坠落伤,其高度常常不高。由于最初的外伤相对较轻,患者伤后常立即哭闹,然后可深睡,此种情况往往被忽视,由于其不能诉说头痛,故常在临床症状引起注意前血肿可能已经增大。在婴儿,有时甚至在有生命危险的占位病变存在时,也可以没有囟门饱满和典型的局灶性征象。由于血液流进硬膜下腔,随着血块的增大,而引起急性贫血,所以可有心动过速。这征象不具有特异性,因此不能仅给有特异性征象的婴儿行影像学检查,应给伤后有精神抑制和持续性呕吐的婴儿行影像学检查。在婴儿,及时清除硬膜外血肿后,其神经损伤可很快恢复。

静脉性硬膜外血肿与颅骨骨折和静脉窦损伤有关。可见于产伤或有颅骨骨折的儿童,有些无症状的大儿童在行 CT 扫描后发现。大部分小静脉性硬膜外血肿可自行吸收,可有一部分增大,出现症状,需手术清除。在头颅 CT 可显示为骨板下梭状高密度影。

对于症状轻的患者,可以对症治疗密切观察病情变化,不急于开颅清除血肿;伤后 2 周左右复查 CT,根据血肿液化情况,予以钻孔引流术。

2. 硬膜下血肿　硬膜下血肿是指脑皮质与硬膜或蛛网膜之间的血凝块,是颅内血肿中最常见的类型,在闭合性颅脑损伤中占 5%~6%,在颅内血肿中占 50%~60%。临床中根据血肿出现的时间分为急性、亚急性和慢性血肿三种。此外,又根据其是否伴有脑挫裂伤,分为复合型血肿和单纯型血肿。其在头颅 CT 表现为骨板与脑皮质之间半月形高密度影。急性硬膜下血肿可多见于婴儿和青少年,多由于交通事故或坠落伤造成。由较大外力造成的急性硬膜下血肿是最严重的颅脑损伤之一,常伴有脑挫裂伤和严重脑水肿。临床多

有原发意识障碍,可有烦躁、头痛、呕吐等高颅压的表现,病情发展可致脑疝。表现为伤后 GCS 低评分,预后不佳。

局部损伤撕裂皮质血管引起硬膜下出血少见,但这些儿童不伴有广泛的脑损伤,而大多数有良性临床过程。

脑水肿常不易控制。水肿的病理生理学机制目前尚不十分清楚,可能与伴随脑组织机械破坏、脑血流不能自我控制、局部缺血及局部产生生化产物有关。

儿童硬膜下血肿的处理类似急症处理总的原则,一开始就应考虑到存在颅内压增高。在病情稳定后行影像学检查,如发现有手术指征的血肿应手术清除,手术指征应具体患者具体分析。

和成人一样,儿童重型颅脑损伤和硬膜下血肿患者,因为常发生脑水肿,所以颅内压监测是必要的措施。任何一种重型颅脑损伤儿童患者均要保持呼吸道通畅,输液和药物治疗要考虑到医源性合并症,例如水和电解质失平衡,代谢异常及脓血症。原则上颅内压的处理和成人一样,小儿则需要儿科危重专家和神经外科医师协作。

典型的颅内压增高一般在伤后第二或第三天出现。如果患者神经症状改善并从昏迷中恢复,则说明颅内压增高在缓解。高颅压问题解决后,面对的问题是持续昏迷,这反映出最初损伤严重或是缺氧、缺血进一步使病情加重。当患者由昏迷变成清醒或颅内压不高,则停止颅内压监测。

儿童慢性硬膜下血肿可见于个别婴儿分流术后的合并症,或其他大儿童的解剖异常。典型表现为巨头畸形、头痛、癫痫及局灶性神经功能障碍,具体决定于患者的年龄。据报道,造成慢性硬膜下血肿损伤的力常很轻微,并且常有报道根本没受过伤,有时有间接的证据,如陈旧性的无法解释的骨折。出血来源多为脑皮质表面汇入上矢状窦的桥静脉破裂所致。慢性硬膜下血肿处理可行钻孔引流术,对于个别陈旧性血肿其包膜较厚,单纯引流后脑组织不能膨起,可开颅行包膜切除术或松解术。

3. 脑内血肿 脑内血肿是指脑实质内的出血并形成血肿,多为脑挫裂伤和凹陷骨折碎片刺伤

脑组织所致,以额叶和颞叶多见。可以是单发,也可以是多发。在闭合性颅脑损伤中占 0.5%~1%,在颅内血肿中约占 5%。临床表现以颅内压增高为主,头痛、恶心、呕吐,前囟未闭合的幼儿可见前囟张力高,也可伴有相应部位脑组织损伤的体征。由于脑内血肿多伴有较重的脑挫裂伤和脑干损伤,伤后多呈现持续性昏迷或昏迷程度逐渐加重,中间清醒期或好转期少见。另外根据血肿的部位大小,局灶病症也有不同。头颅 CT 等影像学检查可明确诊断,CT 显示脑内高密度肿块影和脑室系统移位和变形。

脑内血肿的处理与成人一样。如果血肿量少,可用脱水等保守治疗,大部分可自行吸收,如有生命危险的血肿应手术治疗。因为儿童有强的恢复能力,因此其局部神经损伤,甚至是重要部位损伤有可能恢复。

4. 脑室内出血 外伤性脑室内出血很少见,可以是脑内血肿破入脑室,也可由于外力作用使脑室壁变形,撕破室管膜血管造成脑室内出血。脑室内出血可局限于一侧侧脑室,也可为双侧,或者充满整个脑室系统。在闭合性颅脑损伤中占 1%~5%,在颅内血肿中约占 5%。临床表现取决于出血量及合并损伤的程度。出血量少,血液被脑室液稀释,可以只有头痛;量多可有昏迷及颅内压增高的表现,也可有持续性高热。头颅 CT 扫描是确诊的有效方法。

脑室内出血的治疗和成人相同,如为单纯脑室内出血,量少可保守治疗,出血可自行吸收。量多出现高颅压症状可行钻孔,侧脑室穿刺,持续外引流。如合并其他类型血肿或损伤,可酌情处理。脑室内出血并不意味着预后差,在血肿吸收后,要复查头颅 CT,如有脑积水则在必要时行脑室-腹腔分流术。

5. 后颅窝血肿 枕部和后颅窝血肿最常见枕部着力摔伤,在闭合性颅脑损伤中约占 0.5%。后颅窝血肿多来自静脉窦损伤,故除急性血肿外,亚急性血肿也比较多见,这是后颅窝血肿的特性之一,慢性血肿少见。典型表现为症状进行性加重,剧烈头痛、颈强直、呕吐、共济失调和精神萎靡,伤后意识障碍时间较长,昏迷程度逐渐加重,或有中

间清醒期;在亚急性或慢性血肿患者中间清醒期为多见。有些病变位于幕上下。同样 CT 扫描是有效的诊断方法。

后颅凹血肿应及时治疗并严密观察。

6. 硬膜下积液　硬膜下积液也称外伤性硬膜下水瘤,是指外伤后硬膜下腔与蛛网膜之间液体的聚集。多发生于额颞部,以额部更多见。可一侧,也可为双侧。是由于外伤造成蛛网膜破裂,并形成活瓣,脑脊液流至硬膜下腔所致。有时外伤力较小,原发性脑损伤不严重。积液量少可无临床症状和体征,量多可表现为高颅压症状和体征,少数可有局部脑组织受压的表现。头颅 CT 扫描可见骨板下呈新月形低密度影。有时需要和慢性硬膜下血肿、外部性脑积水及脑发育不全相鉴别。

无症状的硬膜下积液不需处理,但要定期复查 CT,严密观察其是否增大。如积液量大,并有症状的可穿刺抽液,前囟未闭的可行前囟穿刺,前囟闭合的可钻孔引流 24~48 小时。如反复穿刺效果不佳,或积液量多的可行硬膜下腔 - 腹腔分流术。

7. 多发性颅内血肿　多发性颅内血肿是指脑实质内同时存在两个以上的血肿,可分为不同位置同一类型血肿;同一位置不同类型血肿;不同位置不同类型血肿。有学者将其单独分类,在颅内血肿中约占 20%。多为严重颅脑外伤,较单发颅内血肿症状严重,伤后持续性昏迷和昏迷进行性加重者很多,症状进展迅速,脑疝出现早,伤后常在短期内患者即处于濒死状态。CT 扫描一旦发现多发性颅内血肿,尽早积极抢救治疗。

8. 脑神经损伤(injuries of the cranial nerves)脑神经损伤是指 12 对脑神经损伤,其损伤多由于颅底骨折所致,也可是开放性颅脑损伤直接损伤或继发于脑疝的压迫。临床表现:损伤神经的不同,表现不同。可以有相应的感觉、运动及自主神经功能障碍。脑神经损伤以嗅神经、视神经、动眼神经、展神经、滑车神经、面神经和听神经多见。神经损伤可以是完全性损伤,也可是不完全性损伤。诊断可根据临床症状确定。神经损伤的治疗以神经营养为主,可辅以高压氧等治疗。对于视神经管骨折造成的视神经损伤应及时行视神经减压术。

9. 外伤性癫痫(posttraumatic epilepsy)　外伤性癫痫是颅脑损伤的并发症之一,是儿童脑外伤多见的并发症之一。按其伤后首次发作时间可人为分为两类:早期癫痫(伤后 7 天内,含 7 天)和晚期癫痫(伤后 1 周以后)。也可分为三类:即刻发作性癫痫(伤后几分钟至 1 小时左右),早期癫痫(伤后 7 天内,含 7 天)和晚期癫痫(伤后 1 周以后)。5 岁以下的儿童容易发生即刻发作性癫痫和早期癫痫,儿童早期癫痫发病率大于成人,而晚期癫痫发病率则低得多,在儿童外伤后癫痫发作中有 94.5% 是在伤后 24 小时内发病。这可能与儿童脑皮质抑制功能低有关。儿童早期发作性癫痫有两个特点,一是轻微的颅脑损伤也可引起癫痫发作,二是原发性颅脑损伤不严重也可发生癫痫持续状态。晚期发作性癫痫的发病时间可长短不一,儿童外伤后晚期癫痫发作的发病率似乎与早期癫痫发作的发生无关,再次头外伤后晚期癫痫发作的发病率可能会增高。

造成外伤性癫痫的原因很多,穿通性颅脑外伤后癫痫发病率较闭合性颅脑损伤高。外伤后早期癫痫发作可能由于颅内压增高、血压波动、氧合改变、过多神经介质释放等因素造成。

外伤性癫痫的诊断是依据有外伤史和临床典型的癫痫发作表现确定,同时还可依据脑电图,但脑电图的阳性率仅为 40%,45% 为非特异性改变,15% 正常。

外伤后癫痫治疗可分为早期预防和后期治疗。外伤后癫痫发作的高危因素有:

(1) 急性硬膜下、硬膜外或脑内血肿;

(2) 开放性或凹陷性颅骨骨折并伴脑实质损伤;

(3) 伤后 24 小时内癫痫发作;

(4) GCS 评分小于 10 分;

(5) 穿通性颅脑损伤;

(6) CT 显示有明显的脑皮质挫伤的患者应在伤后 24 小时内开始使用抗癫痫药物,可给予 20mg/kg 的苯妥英钠并维持 4~7mg/(kg·d) 的治疗水平,静脉滴注时要缓慢并进行心电监测,每 5 分钟测一次血压。酰胺咪嗪(tegretol)也有降低外伤后早期发作的发病率的作用。1 周后可逐渐减量,

21

但如有下列情况：穿通性颅脑损伤、已经发展为晚期癫痫（伤后1周以后）、既往有癫痫病史和开颅术后的患者则应持续用药3~12个月。停药前应行脑电图检查，以除外局灶性癫痫灶。

七、开放性颅脑损伤

开放性颅脑损伤（open craniocerebral injury）是颅脑各层组织开放伤的总称，包括头皮裂伤、开放型颅骨骨折与开放性脑损伤，而不是开放性脑损伤的同义词。开放性颅脑损伤约占颅脑外伤的15%~17%。开放性颅脑损伤时，头皮、颅骨与脑损伤可以同时存在，也可以不同时存在。硬脑膜是保护脑组织的一层坚韧的纤维膜屏障，此层破裂与否是区分脑损伤为开放性或闭合性的分界线。开放颅骨骨折，颅腔虽已开放，硬脑膜完整者，不能视为开放性脑损伤。硬脑膜已破者，只要和外界交通，就视为开放性脑损伤。头皮裂伤、开放性颅骨骨折伴有脑损伤，而硬脑膜保持完整者，为闭合性脑损伤伴头皮裂伤或开放性颅骨骨折。颅底骨折常引起颅底的硬脑膜撕裂、脑脊液漏。蛛网膜下腔与脑组织通过骨折线和脑膜裂隙，经鼻旁窦或中耳腔与外界间接交通，这也同样属于开放性颅脑损伤范畴，我们称之为内开放性颅脑损伤。开放性颅脑损伤致病原因很多，大致划分为火器伤和非火器伤。

（一）非火器性开放性颅脑损伤　非火器伤的病因包括各式各样的锐器伤和钝器伤。各种物品撞击头部，引起头皮裂伤、颅骨骨折、骨折片刺伤硬脑膜和脑组织引起脑损伤。伤情既有局部颅脑开放伤，也可以出现颅内出血、脑挫裂伤和颅内血肿，也可以出现对冲部位或其他部位的脑挫裂伤，甚至可以出现脑干损伤等。

开放性颅脑损伤的伤因、暴力大小不一，产生损伤的程度与范围差别悬殊。广泛的颅脑损伤多临床表现危重；而简单的锐器伤仅引起小范围的颅骨局限骨折和轻微的脑损伤，临床表现很轻。

1. 创伤伤口的局部表现　创伤伤口可以发生在任意部位，可以单发也可以多发。病史的询问尤其重要。伤口大小深浅不一；创缘整齐糜烂不一；伤口周围的头皮挫烂程度或者撕脱，伤口出血

混杂头发泥沙或其他异物要严格分辨。有时有骨折碎片外露，有时又有异物嵌入伤口内、颅内。头皮的血运丰富，但是要特别注意，如果伤口大量出血，除了注意头皮伤出血多的特点，一定要考虑是否有颅内静脉窦破裂出血可能。

2. 全身症状　早期的全身症状表现为休克与生命体征的改变。闭合性颅脑损伤的患者，通常很少发生休克，休克常因身体其他部位的严重合并伤所引起。开放性颅脑损伤时则不然，出现休克的机会较多。不仅仅因外出血而失血，还由于颅腔已经开放，脑脊液与积血外溢，使颅内压增高得到缓冲，颅内压增高引起的内在代偿性周身血压升高的效应减少。

其他有胸腹脏器伤、四肢脊柱骨折等相应的症状体征。开放性颅脑损伤可引起低热，伤口感染可以引起高热，甚至脑膜刺激征。

3. 脑损害症状　脑损害症状与损伤的部位、范围和受伤的程度密切关联。钝力伤害和高速致物伤引起的开放性颅脑损伤，伤情可能十分严重，可以引起广泛的脑挫裂伤和脑干损伤。后颅窝伤也可以引起脑干损伤。患者通常有不同程度的意识障碍。蛛网膜下腔出血可以出现脑膜刺激征。

4. 颅内压增高　开放性颅脑损伤颅骨骨折缺损与硬脑膜裂口较大时，血液、脑脊液及碎裂、液化、坏死的脑组织可由伤口溢出，或者脑膨出，这时颅内压力在一定程度上可以得到缓冲。大量脑脊液流失还可以出现低颅压状态。而当创口较小时，和闭合性颅脑损伤一样，可以出现高颅压征象，脑组织受压。当合并颅内感染时，颅内压会明显增高。

5. 并发症表现　开放性颅脑损伤早期处理不当或延误治疗，极易并发伤道感染，如颅骨骨髓炎、脑膜炎、脑膜脑炎与脑脓肿等。脑室伤可以引起脑室炎与弥散性脑膜炎，症状十分严重，患者会出现高热、昏迷、抽搐等，严重时危及生命。癫痫是另一个严重的并发症，骨折片对脑皮质的刺激影响、脑挫裂伤、脑水肿、蛛网膜下腔出血或脑内血肿，都是早期引起癫痫的原因。脑脓肿、脑膜脑瘢痕形成，脑穿通憩室和脑组织退行性改变，也可以引起癫痫。

21

6. 诊断和治疗　开放性颅脑损伤易于诊断，根据外伤史、头部、颌面及颅底伤口检查，伤口内流出的脑脊液或溢出的脑组织，即可以明确诊断。再根据患者的症状、体征、X 线及 CT 等影像检查，能明确患者的受伤程度，了解其颅内具体情况。治疗原则有以下两个方面：一是对开放伤进行颅脑清创处理；二是对脑挫裂伤、脑水肿以及脑脊液漏、感染等进行综合治疗。及时适当的处置，可以为脑部伤的修复创造有利条件。如果处理失当或延误，可引起感染等，使得脑水肿与脑的血液循环障碍加重，将影响脑部伤的恢复。按照一般创伤处理的要求，尽早在伤后 6 小时之内进行清创手术，在严格抗感染的前提下，不得迟于伤后 48 小时。手术越延迟，伤口感染机会越大。在早期清创时，应该一期缝合硬脑膜，使开放性颅脑损伤转为闭合性，从而减少脑脊液漏、脑膨出与颅内感染的机会，并减少脑瘢痕形成与日后发生癫痫的机会。合并有脑挫裂伤、颅内血肿及脑膨出等情况的处理，将按照神经外科处理原则，治疗方案与治疗闭合性颅脑损伤相同。

（二）火器性开放性颅脑损伤　在非战争期间，患者受火器性开放性颅脑损伤的情况比较少见。在明确火器外伤史前提下，根据头部伤口，伤口内流出的脑脊液或溢出的脑组织，X 线及 CT 等影像检查，即可以明确诊断。治疗原则同前。

（孙骏浪）

第二节　脑膜膨出和脑膜脑膨出

【定义】　脑膜膨出（meningocele）和脑膜脑膨出（meningoencephalocele）指脑膜和 / 或脑经颅骨缺损向外膨出。根据病因分为先天性和继发性，前者占绝大多数，属最常见的显性颅裂，是胚胎发育期神经管闭合不全导致的颅裂所致；后者多源自创伤或手术等后天因素。

脑膜脑膨出是显性颅裂中最常见的一种类型。颅裂是指先天性的颅骨发育异常，导致颅缝闭合不全遗有缺损，形成一个缺口，分隐性和显性两类颅裂。隐性颅裂只有简单的颅骨缺失，面积

很小，从缺损处无组织外溢，外观仅为皮肤存在细小凹陷或无明显异常，一般不易被发现。显性颅裂则有颅腔内容物自颅骨缺损处呈囊样膨出，又称囊性颅裂，为小儿神经外科较为常见的先天畸形，在临床上多被笼统地称为脑膜膨出或囊性脑膜膨出。颅裂一般多发生在颅盖骨或颅底骨的中线，分布在从鼻根点至枕外粗隆的矢状线上，少数偏于一侧（图 21-1）。

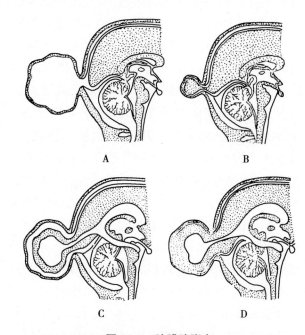

图 21-1　脑膜脑膨出
A. 脑膜膨出；B. 脑膨出；C. 脑膜脑囊状膨出；D. 脑囊状膨出

【分类】　显性颅裂在病理上按膨出物的内容来划分，一般可以分为 5 型：

（1）脑膜膨出：内容只有脑膜和脑脊液。

（2）脑膨出：内容为脑膜和脑实质而无脑脊液。

（3）脑膜脑膨出：内容为脑膜、脑实质和脑脊液。

（4）脑囊状膨出：内容有脑膜、脑实质和部分脑室，但在脑实质与脑膜之间无脑脊液存在。

（5）脑膜脑囊状膨出：内容与脑囊状膨出相似，只是在脑实质与脑膜之间有脑脊液。

【发病率】　国外有相关文献报告，显性颅裂的发病率在新生儿中约为万分之一。国内曾有报道，统计 5 266 名新生儿，发现有颅裂的 2 例。根据首都医科大学附属北京儿童医院的相关统计，显性颅裂的实际发病率比上述报道略高，可能与

部分患者生后死亡有关。显性颅裂的患者还经常伴有脑积水和唇、腭裂、先天性心脏病、脊柱及手指的畸形。

【病因】　目前还不十分明确，但多数学者认同该病为先天发育异常。一般认为与胚胎时期神经管发育不良有关。正常在妊娠数周后，外胚叶即有神经管形成，同时中胚叶发育成骨、软骨、纤维组织、脂肪、血管等。大约在胚胎第 4 周末时神经管已完全闭合，如神经管在闭合过程中发育不良或闭合不全时，在该处由中胚叶形成的颅骨、脑膜及蛛网膜下腔等发育发生障碍，就会形成此种畸形，且闭合时间越晚的部位发生的概率越高。

【病理】　按照颅裂的临床病理变化，可以分为三大类型。

（1）隐性颅裂：本型比较少见。由于在临床上多无明显症状，故很少就医。部分病例在若干年后才出现症状，或在患有其他疾病就医行 X 线检查时发现颅骨缺损或颅缝闭合不全而确诊。也有时因为患者合并皮肤瘘管或较大脂肪瘤就医而发现。

（2）囊性颅裂：此类型临床常见，包括：脑膜膨出、脑膨出、脑膜脑膨出、脑囊状膨出及脑膜脑囊状膨出。其中，又以脑膜脑膨出及单纯脑膜膨出最为常见。

（3）露脑畸形：较为罕见。此畸形主要是颅骨（多发于枕、顶骨）大面积缺损及发育不全的脑组织外露，没有头皮及软组织，仅有部分不完整的包膜覆盖。一般患此类畸形的患者都于生后数小时内死亡。

【症状】　在鼻根部至枕外粗隆的矢状线上可见大小不等、形状不一的囊性膨出包块，以圆形或椭圆形多见，也有个别病例包块偏于一侧。包块外表不一，有的与正常皮肤接近，有的仅为一层薄而透明的薄膜，部分病例包块外表有色素沉着、毛发增生或血管瘤样改变。包膜破溃者往往伴有脑脊液外渗，易发生反复感染而导致化脓性脑膜炎。包块基底因颅骨缺损程度不同可表现为细小的蒂状或宽阔基底。

一般患者没有明显神经系统症状，严重者依颅骨缺损的部位及膨出囊内容物的不同，可表现出智力低下、抽搐及不同程度的瘫痪。膨出发生在鼻根部时，可引起颜面畸形，鼻根扁宽、眼距加大、眼眶变小，并可出现单侧或双侧嗅觉障碍。膨出较大时，还可使双眼球被挤向外侧，可累及泪腺致泪囊炎。

膨出物突入鼻腔时，可影响呼吸道的通畅性。膨出物突入眶内时，可导致眼球突出及移位，眼眶增大。并可以影响第 Ⅱ、Ⅲ、Ⅳ、Ⅵ 对脑神经及第 Ⅴ 对脑神经的第一支，并出现相应症状。发生在枕部的脑膜脑膨出，可出现皮质性的视觉障碍及小脑损伤的表现。

膨出发生在不同部位，可伴有头颅外形的不同改变，如枕部巨大的膨出，由于患者只能长期采用侧卧位，头颅前后径增大而形成舟状头。

【体征】　患者出生后即可发现在头部有囊性肿块，肿块大小和形状不一。位于枕部的肿块一般较大，有的甚至超过婴儿的头颅。单纯的脑膜膨出质地较为柔软，有波动感，透光试验阳性，患者哭闹时肿块可张力增高。其他类型的膨出，肿块有实质感，无波动，透光试验阴性。肿块表面可有色素沉着、毛发增生、血管瘤样或溃疡样改变。患者可有不同程度的智力改变，严重者可有抽搐及不同高度的瘫痪，腱反射亢进，不恒定的病理反射。

【辅助检查】

（1）头颅 X 线片：可发现颅骨缺损的大小及范围。

（2）头颅 CT：可显示颅骨缺损及由此向外膨出具有与脑脊液等密度的囊性肿物，若为脑膜脑膨出则可见与脑组织等密度的膨出物，并可见脑室的大小、移位、变形等。

（3）头颅 MRI：可清楚地看见颅骨缺损及由此膨出的脑脊液、脑组织、脑血管及硬脑膜组织信号的肿物，并可见颅内其他结构的改变及畸形的表现。

【诊断】　根据患者的病史、临床表现，以及肿物的部位、性质、外观，结合头部 X 线片和头部 CT 或头部 MRI，做出正确的诊断并不困难。

鼻咽部的脑膜膨出应与该部位肿瘤相鉴别，眶内膨出应与眶内肿瘤相鉴别。经过 X 线片及

21

CT、MRI 等检查,可以明确诊断。

与头部其他肿物只需拍摄 X 线片发现没有颅骨缺损及裂孔即可鉴别。

【治疗】 隐性颅裂一般不需特殊治疗。显性颅裂则只有通过手术治疗才能痊愈。手术一般在生后 6~12 个月龄为佳。对于肿物已经破溃,有脑脊液外漏者应急诊手术。至于肿物破溃并已合并感染者,应先控制感染后再择期手术。

手术的目的是切除膨出囊,还纳膨出的脑组织等内容物,并修补不同层次的裂孔。术中一般不用作颅骨修补,但位于鼻额部较大的颅骨缺损,可行颅骨修补。修补材料可用硬脑膜及其他人造材料如钛板、硅胶板及新型生物材料。

位于顶枕部的脑膜脑膨出修补时,可选择直线或梭形切口,切除范围应适度,防止缝合后张力过大,不好愈合。手术中沿切口直达囊壁,并分离囊颈至颅骨缺损处,切开囊壁,探查囊内容物,没有脑组织且裂孔较小者,可直接结扎、缝合,切除多余的膨出囊,再逐层重叠加固缝合。如膨出囊内有部分脑组织,应分离后还纳颅内。

对于鼻根部、鼻咽部及眶部脑膜脑膨出手术应分两期进行。一期行双额冠状开颅,切开硬脑膜,结扎前矢状窦并切断,掀开额叶可显露膨出囊颈部,分离并还纳脑组织后,切断膨出囊,缺损较小者,可翻转硬脑膜修补。缺损较大者可用人工材料修补。二期可根据具体情况,将鼻腔内残余的膨出囊壁切除。

【预后】 单纯的脑膜膨出,由于膨出内容仅为脑脊液,手术效果较好。值得注意的是:较大的单纯脑膜膨出由于手术切除了巨大的膨出囊,使脑脊液的循环通路有所改变,出现脑积水的概率较高。因此,术后及时复查头部 CT 是必要的。

而对于已经合并有神经功能障碍及智力水平下降的脑膜脑膨出或脑膜脑室膨出患者,预后则不佳,手术不能解决其他畸形和改善智力水平。

(冀园琦)

第三节 脑积水

【定义】 脑积水(hydrocephalus)是指过多的脑脊液在脑室和蛛网膜下腔内积聚。其原因是由于脑脊液的产生和吸收之间失去平衡所致的脑室系统或蛛网膜下腔扩大而积聚大量脑脊液。通常是由于脑脊液循环通道的阻塞,使脑脊液不能达到其吸收部位或吸收部位发生障碍,极为罕见的是由于脉络丛乳头状瘤等所引起的脑脊液分泌过多所致。如果大量脑脊液积聚在大脑半球表面蛛网膜下腔,则称为硬膜下积液。脑室系统内过多的液体积聚称为脑室内脑积水。儿童脑积水(hydrocephalus in children)多见于新生儿及婴儿,常伴有脑室系统扩大,颅内压增高及头围增大。

【分类】

1. 按颅内压高低分类 分为高压力性脑积水及正常压力性脑积水。前者又称进行性脑积水,是指伴有颅内压增高的脑积水;后者又称低压力性脑积水或脑积水性痴呆,虽有脑脊液在脑室内积聚过多或脑室扩大,但颅内压正常。

2. 按脑积水发生机制分类 分为梗阻性脑积水及交通性脑积水两类。前者又称非交通性脑积水,是由于脑脊液循环通路发生障碍,即脑室系统及蛛网膜下腔不通畅引起的脑积水;后者又称特发性脑积水,脑室系统与蛛网膜下腔通畅,而是由于脑脊液的产生与吸收平衡障碍所致。

3. 按脑积水发生的速度分类 分为急性和慢性脑积水两类。急性脑积水是由突发的脑脊液吸收和回流障碍引起,急性脑积水常见于脑出血、脑室内出血、感染或颅内占位性病变所致中脑导水管及第三、四脑室的迅速梗阻。慢性脑积水是最常见的脑积水形式,当引起脑积水的因素为缓慢发生且逐渐加重时,均可发生慢性脑积水。在梗阻引起脑积水数周后,急性脑积水可转变为慢性脑积水。

【发病率】 根据 WHO 在 24 个国家的统计结果,新生儿脑积水的发病率为 0.87/1 000 人,在有脊髓脊膜膨出病史的儿童中,脑积水的发病率为 30% 左右。

【病因】 脑积水可以由下列三个因素引起:脑脊液过度产生;脑脊液的循环通路梗阻以及脑脊液的吸收障碍。先天性脑积水的发病原因目前多认为是脑脊液循环通路的梗阻。造成梗阻的原因可分为先天性发育异常与非发育性病因两大类。在先天性脑积水中，先天性发育异常约占2/5，而非发育性病因则占3/5。

1. 先天性发育异常

（1）大脑导水管狭窄、胶质增生及中隔形成：以上病变均可导致大脑导水管的梗塞，这是先天性脑积水最常见的原因，通常为散发性，性连锁遗传性导水管狭窄在所有先天性脑积水中仅占2%。

（2）Arnold Chiari 畸形：因小脑扁桃体、延髓及第四脑室疝入椎管内，使脑脊液循环受阻引起脑积水，常并发脊椎裂和脊膜膨出。

（3）Dandy Walker 畸形：由于第四脑室中孔及侧孔先天性闭塞而引起脑积水。

（4）扁平颅底：通常合并 Arnold-Chiari 畸形，阻塞第四脑室出口及环池，引起脑积水。

（5）其他：无脑回畸形、脑穿通畸形、软骨发育不良、Dandy-Walker 综合征及第五、六脑室囊肿等均可引起脑积水。

2. 非发育性病因

（1）新生儿缺氧和产伤所致的颅内出血、脑膜炎继发粘连是非发育性先天性脑积水的常见原因。

（2）新生儿颅内肿瘤和囊肿，尤其是颅后窝肿瘤常导致脑积水。

（3）各类颅脑损伤导致的颅内出血都有可能使脑脊液的循环通路阻塞，从而出现继发性脑积水。

3. 脉络丛乳头状瘤可使脑脊液分泌异常增多，也可产生脑积水。

4. 由于脑脊液吸收障碍而形成的脑积水在儿童较为罕见。

【病理】　主要表现为脑室系统由于脑脊液的积聚而扩张，室管膜细胞的侧突肿胀、伸长，随着脑室壁进一步受牵拉，室管膜逐渐消失，脑室周围呈星形细胞化或胶质瘢痕形成。脑室进一步扩大，可使脑脊液进入室周组织而引起白质水肿。这时即使行脑脊液分流术，使脑室恢复到正常大小，脑组织在组织学上的改变已不能恢复。

在大体解剖上，当脑脊液容量增加时，脑组织的弹性减少。若脑积水进一步发展，大脑皮质受压变薄，继发脑萎缩。第三脑室的扩张可使下丘脑受压而萎缩，中脑受压则使眼球垂直运动发生障碍，出现临床所见的"日落"征。第四脑室受阻的病例，可出现脊髓中央管扩大，脑脊液可经终池流入脊髓蛛网膜下腔。

【症状】

1. 婴儿期表现

（1）头颅形态的改变：表现为在婴儿出生后数周或数月内头颅进行性增大，前囟也随之扩大和膨隆。头颅的外形与脑脊液循环的阻塞部位紧密相关。中脑导水管阻塞时，头颅的穹窿扩张而后颅窝窄小，蛛网膜下腔阻塞时整个头颅对称性扩大，第四脑室的出口阻塞，常引起后颅窝的选择性扩大。头颅与躯干的生长比例失调，由于头颅过大过重而垂落在胸前。颅骨菲薄头皮有光泽，浅静脉怒张。头颅与脸面不相称，头大面小，前额突出，下颌尖细。

（2）神经功能缺失：随着脑积水的进一步发展，可使第三脑室后部的松果体上隐窝显著扩张，压迫中脑顶盖部或由于脑干的轴性移位，产生类似帕里诺（Parinaud）眼肌麻痹综合征，即上凝视麻痹使婴儿的眼球上视不能，出现所谓的"日落"征。第Ⅵ对脑神经的麻痹常使婴儿的眼球不能外展。由于脑室系统的进行性扩大，使多数病例出现明显的脑萎缩，在早期尚能保持完善的神经功能，到了晚期则可出现锥体束征、痉挛性瘫痪、去大脑强直等。智力发育也明显比同龄的正常婴儿差。

（3）颅内压增高：随着脑积水的进行性发展，颅内压增高的症状逐渐出现，尽管婴儿期的颅缝具有缓冲颅内压力的作用，但仍然是有限的。婴儿期颅内压力增高的主要表现是呕吐，由于婴儿尚不会说话，常以抓头、摇头、哭叫等表示头部的不适和疼痛，病情加重时可出现嗜睡或昏睡。

2. 儿童期表现　儿童期由于骨缝的闭合，脑积水的临床表现与婴儿期迥然不同，根据脑积水发生的速度，可分为急性脑积水、慢性脑积水、正常颅内压脑积水和静止性脑积水四种。

（1）急性脑积水：脑脊液循环通路的任一部位一旦发生梗阻，最快者可在数小时内出现颅内压增高的症状，主要表现为双侧额部疼痛、恶心、呕

21

吐等。有的可出现短暂或持久性视力障碍。由于患者颅缝已经闭合，且处于急性发作期，颅内的代偿能力差，较易出现意识障碍，若不及时抢救可发生脑疝而死亡。

（2）慢性脑积水：脑积水发生的速度较缓慢，颅内尚有一定的代偿能力，例如通过颅缝分离、脑组织退缩和脑室系统扩大，使颅内能容纳更多未被吸收的脑脊液。因此，临床表现以慢性颅内压增高为其主要特征，可出现双侧颜部或全颅疼痛、恶心、呕吐、视神经乳头水肿或视神经萎缩，智力发育障碍等。随着脑室的进行性扩张，使脑室周围的皮质脊髓束的传导纤维牵拉受损，出现步态和运动功能障碍。若第三脑室过度膨胀扩张，可使垂体、下丘脑及松果体受压，因而出现内分泌异常，包括幼稚型、脑性肥胖症和性早熟等。

（3）正常颅内压脑积水属于慢性脑积水的一种状态。其特点是脑脊液压力已恢复至正常范围，但脑室和脑实质之间继续存在着轻度的压力梯度（压力差），这种压力梯度可使脑室继续扩大并导致神经元及神经纤维的损害。主要临床表现为：①头围在正常值的局限或略超过正常值；②精神运动发育迟缓；③智力下降、学习能力差；④轻度痉挛性瘫痪。

（4）静止性脑积水是脑积水发展到一定程度之后自动静息的一种状态。主要特点是脑脊液的分泌与吸收趋于平衡已恢复正常，脑室和脑实质之间的压力梯度已消失，脑室的容积保持稳定或缩小，未再出现新的神经功能损害，精神运动发育随年龄增长而不断改善。

【体征】 小儿脑积水的临床特点是头围增大，正常新生儿头围为33~35cm，6个月为44cm，1岁为46cm，2岁为48cm，6岁为50cm。当头围明显超出正常范围或头围生长速度过快时，应高度怀疑脑积水的可能。头围测量的方法是取前额平眉与枕外粗隆之间的周边长度。若出生后一年中的任何一个月内，头围增长的速度超过2cm者，应高度怀疑脑积水。头部叩诊常可听到破壶音（Macewen征阳性），头颅透光试验可见广泛的透光区。若头围迅速增大，头与脸面不相称，前囟隆起，并出现"日落"征者即可诊断成立。对于较大的儿童，若出现视神经乳头水肿，同时伴有头痛和呕吐等颅内压增高的症状时，也应高度怀疑脑积水，但必须与颅内肿瘤引起的颅内压增高鉴别，后者常可出现定位体征。

较大患者可表现为精神不振、易激惹、抽搐、眼球震颤、共济失调、四肢肌张力高或四肢轻瘫等。重度脑积水中，视力多减退，甚至失明，眼底可见视神经继发性萎缩。晚期可见生长停顿、智力下降、锥体束征、痉挛性瘫痪、去大脑强直、痴呆等。

部分患者由于极度脑积水大脑皮质萎缩到相当严重的程度，但其精神状态较好，呼吸、脉搏、吞咽活动等延髓功能无障碍，视力听力及运动也良好。

少数患者在脑积水发展到一定时期可自行停止，头颅不再继续增大，颅内压也不继续增高，称为"静止性脑积水"。但自然停止的机会较少，大多数是症状逐渐加重，只不过是有急缓之差。最终往往由于营养不良全身衰竭合并呼吸道感染等并发症而死亡。

先天性脑积水可合并身体其他部位的畸形，如脊柱裂、脊膜膨出及颅底凹陷症等。

【辅助检查】 脑积水的辅助检查有许多种，包括：头颅X线片、前囟穿刺、侧脑室-腰穿双重穿刺试验、脑脊液酚红试验、脑室或气脑造影、颈动脉造影、放射性核素扫描等。但是，由于上述检查的局限性和有创性，自从CT问世以来，已逐步为临床医师所放弃。特别是对于儿童，更加不主张进行有创检查。所以，在临床上脑积水的辅助检查首选头颅CT，有条件的行头颅MRI检查更好。

1. 颅脑CT 颅脑CT能准确地观察有无脑积水、脑积水的程度、梗阻部位、脑室周围水肿等，且可反复进行动态观察脑积水的进展情况。为判断疗效及预后提供必要的客观指标。颅脑CT判断有无脑积水以及脑积水的程度目前尚无统一的可靠指标。1979年Vassilouthis提出采用脑室-颅比率为侧脑室前角后部（尾状核头部之间）的宽度与同一水平颅骨内板之间的距离之比，若脑室-颅比率小于0.15为正常，若脑室-颅比率在0.15~0.23之间为轻度脑积水，若脑室-颅比率大于0.23为重度脑积水。

颅脑 CT 能够明确许多后天性梗阻病因：

（1）脑室内梗阻性脑积水：一侧室间孔阻塞（室间孔闭锁）而引起单侧脑积水或不对称性脑积水时，则导致该侧脑室扩张。当双侧室间孔或三脑室孔阻塞而引起对称性脑积水时，则双侧脑室扩张。

（2）若导水管阻塞（导水管狭窄）可引起侧脑室和第三脑室扩张，而第四脑室的大小和位置一般正常。

（3）第四脑室出口处梗阻（侧孔和正中孔闭锁）则引起全脑室系统，特别是第四脑室扩张，如第四脑室囊性变以及 Dandy-Walker 囊肿。

2. 颅脑 MRI 检查　磁共振成像是目前最理想的诊断方法。除具备 CT 检查的一切优点和功能外，还可看到颅内一切结构的清晰图像，使一些脑积水的病因和病理状态一目了然。

脑积水的 MRI 表现为脑室系统扩大，其标准与 CT 相同。在 MRI 上可根据以下表现来判断有无脑积水：①脑室扩大程度与蛛网膜下腔的大小不成比例；②脑室额或颜角膨出或呈圆形；③第三脑室呈气球状，压迫丘脑并使下丘脑下移；④胼胝体升高与上延；⑤脑脊液透入室管膜的重吸收征等。

【诊断】　诊断典型的先天性脑积水，根据病史、临床表现、头颅增大快速等特点结合头颅 CT 或 MRI 等影像学表现，一般诊断不难。但对于早期不典型脑积水，需要与下列病症相鉴别：

（1）慢性硬膜下积液或血肿：常有产伤史，病变可为单侧或双侧，常有视盘水肿，落日征阴性。前囟穿刺硬膜下腔吸出血性或淡黄色液体即可明确诊断。

（2）新生儿颅内肿瘤：新生儿颅内肿瘤常有头围增大或继发性脑积水，头颅 CT 扫描及 MRI 可确诊。

（3）佝偻病：头围可增大呈方形颅，前囟扩大，张力不高。

（4）先天性巨颅症：无脑积水征，落日征阴性，脑室系统不扩大，无颅内压增高，CT 扫描可确诊。

【治疗】　脑积水的治疗主要是手术治疗。除了少数病例系因肿瘤阻塞脑脊液通路需行肿瘤切除外，国内外历来的手术方法都是针对脑脊液的循环而设计的。

先天性脑积水的手术适应证目前尚无统一标准。但多数学者都认为应早期采取手术治疗。患者大脑皮质厚度不应小于 1cm，合并其他脑与脊髓严重先天畸形者应谨慎手术。术前应明确脑积水的类型、梗阻部位等。脑积水的外科治疗迄今已超过一个世纪，手术方法各种各样，大致可分为以下三种类型：

（1）病因手术治疗：针对引起脑积水的病因手术，例如大脑导水管狭窄或形成扩张术。Dandy-Walker 畸形行第四脑室正中孔切开术，扁平颅底和 Arnold-Chiari 畸形行后颅窝和上颈髓减压术，脉络丛乳头状瘤切除术等。

（2）脉络丛电灼术：1922 年 Dandy 提出应用脑室内镜行脉络丛电灼术，以后 Puteman、Stkey、Scarff 和首都医科大学附属北京儿童医院的张金哲等都应用过此术式，并有相应的改良。但因总的效果不稳定，20 世纪 50 年代后不再应用。

（3）脑脊液分流术：即将脑脊液通路改变或利用各种分流装置将脑脊液分流到颅内或颅外其他部位去。脑脊液分流术又分为颅内分流术和颅外分流术两类。颅内分流主要用于脑室系统内阻塞引起的脑积水，颅外分流术适用于阻塞性或交通性脑积水。

【脑脊液分流手术】　脑脊液分流手术是治疗各种类型脑积水的有效方法。100 余年来，各国学者尝试了许多种分流方法，如侧脑室-枕大池分流术、第三脑室造瘘术、大脑导水管成形术或扩张术、侧脑室-环池造瘘术、侧脑室-胼胝体周围脑池分流术、侧脑室-腹腔分流术、侧脑室-蛛网膜下腔分流术、侧脑室-输卵管分流术或腰蛛网膜下腔-输卵管分流术、腰蛛网膜-大网膜囊分流术、侧脑室/腰蛛网膜下腔-右心房/上腔静脉分流术、侧脑室-淋巴管分流术、侧脑室-胸膜腔分流术、侧脑室-静脉窦分流术等。许多分流方式在理论上可行，而应用到临床则面临着手术打击大、成功率低、并发症多、手术死亡率高等问题，难为广大临床医师所接受。

目前,实际效果最佳,死亡率及并发症都最低的是侧脑室-腹腔分流术。随着分流装置及手术的改进,国内、外临床医师已普遍采用侧脑室-腹腔分流术治疗各种类型的脑积水。

【侧脑室-腹腔分流术】 1905 年 Kamek 首先施行侧脑室-腹腔分流术,但未成功。1908 年 Cushing 对 12 例脑积水患者进行腰蛛网膜下腔-腹腔分流术,其中 2 例发生肠套叠而死亡。1910 年 Hartwell 首先报道 1 例侧脑室-腹腔分流术治疗脑积水获得成功。1914 年 Heile 首先报道采用静脉和橡胶管作为分流材料,但未获成功。1929 年 Davidoff 在实验中采用自体移植皮管作腰蛛网膜下腔-腹腔分流术,但未应用于临床。

半个多世纪前由于缺乏单向引流的分流装置,手术效果均不佳,直到 50 年后高分子医用材料研制成功,才使脑室-腹腔分流术取得成功。1963 年 Scarff 总结 230 例此类手术,55% 脑积水得以控制,但 58% 的患者分流管阻塞,死亡率为 13%。近年来侧脑室-腹腔分流术 1 年以上良好效果者达 70% 以上。手术死亡率已降至 0~4.7%。

随着分流管及手术技术的改进,如抗虹吸阀门的设计能防止颅内压过度下降;腹腔导管置于肝脏上以防止导管被大网膜和小肠阻塞;微孔过滤器的应用以防止肿瘤通过脑脊液播散等,使手术死亡率大大降低,近年来已降低近于零。

侧脑室-腹腔分流术是将带有活瓣分流装置的脑室端分流管插入侧脑室枕角或额角,经颈、胸、腹部的皮下隧道下行,将导管末端置于腹腔的肝脏表面或直肠膀胱凹内。

侧脑室-腹腔分流术的并发症发病率为 24%~52%,其中各种并发症如下:

(1)分流管阻塞:发病率为 14%~58%,是分流失败的最常见的原因,脑室端阻塞多为脑组织、血块及脉络丛引起。腹腔端阻塞主要因大网膜包绕、管端周围炎症及异物等,在这种情况下,多需要再次手术更换分流管。

(2)感染:发病率 12%,包括腹膜炎、分流管皮下通道感染、脑脊液漏继发感染等。1975 年 Leibrock 曾报道 1 例在分流术后,发生表现极似阑尾炎的腹膜炎。文献报导的大多数致病菌为表皮葡萄球菌和金黄色葡萄球菌。目前,对于分流感染尚未有令人满意的处理方法,大多数神经外科医师承认必须除去已经感染的分流装置。常见公认的治疗方法包括除去感染的分流装置,并立即重新插入新的分流装置;或除去感染的分流装置,施行脑室引流,感染控制后随即插入新的分流装置。

(3)分流装置移位:最常见的是腹腔导管自腹部切口外脱出,其次有分流装置进入胸部、头皮下、硬膜内或脑室内。

(4)腹部并发症:侧脑室-腹腔分流术的腹部并发症较多。文献报道导管脐孔穿出、腹水、脐孔漏、导管进入阴囊内、胸膜积液、腹痛、大网膜囊肿扭转、腹腔假性囊肿、假性肿瘤、阴道穿孔、小肠穿孔、结肠穿孔、肠扭转、肌内囊肿、导管散落、肠套叠等。

(5)颅内出血:儿童脑积水分流术后颅内出血发生率为 0.4%~4%。根据病程,可分为早期出血和迟发性出血。前者更常见,多出现在术后 2~3 周内。出血原因多为脑脊液过度引流、颅压快速下降导致的桥静脉破裂,或穿刺过程中的直接脑血管损伤。所以早期出血形式较多样,主要为硬膜下出血,部分为硬膜外、脑实质或脑室内出血(部分可能合并凝血异常或大脑大静脉畸形等);而迟发性出血则绝大多数为慢性硬膜下出血。当血肿体积较大,出现脑疝的临床和影像学表现时,应积极行血肿清除或外引流术,同时上调分流泵压力,必要时需更换分流管或分流阀。

(6)裂隙脑室综合征:发病率为 1.6%,多发生在没有抗虹吸装置的分流病例中,因直立时脑室内压低于大气压,导致分流过度,造成引流管周围脑室塌陷,其结果造成分流系统不可逆的梗阻,使颅内压急剧升高。裂隙状脑室没有满意的处理办法,升高分流泵压力或重新置管可有帮助。

(7)颅脑不称(比例失调):分流术后脑室缩小,致使膨隆的颅盖和脑的凸面之间形成死腔,该腔常常由脑脊液填充。由颅脑不对称面构成的死腔,随着颅缝和囟门以及脑的逐渐增长,此腔逐渐缩小。

(8)孤立性第四脑室:当脑室系统邻近的导水

管萎陷,而四脑室仍保持扩张,孤立性的扩张被认为是由导水管和四脑室出口的炎性梗阻所致。脑脊液引流只来自幕上的分隔间隙,形成双分隔间隙的脑积水,可出现小脑上蚓部突然向上疝入小脑幕切迹的危险。在这种情况下,或者另外插入一个分流管进入四脑室(双分流),或者四脑室开口,用强制性的措施对孤立性四脑室减压。

(9)分流后颅缝早闭:在分流术后几个月,头围减少,直到脑生长充满由颅脑不称引起的死腔。如在脑生长到最大之前行分流术,可发生颅缝早闭,特别是矢状缝的骨性联合和增厚。

【预后】 脑积水的预后和手术治疗的效果取决于是否合并其他异常。单纯性脑积水(不存在其他畸形的脑积水)的预后要好于伴有其他畸形的脑积水(复杂性脑积水)。通常伴有脑积水的畸形包括:脑穿通畸形,胼胝体发育不全、脑叶发育不全、积水性无脑畸形、小脑幕发育不全、Chiari 畸形、Dandy-Walker 畸形、前脑无裂畸形、蛛网膜囊肿、Galen 静脉瘤等。患单纯性脑积水的婴儿,如果在生后 3~6 个月内进行分流手术,一般效果较好。近年来,随着分流装置的不断发展及手术技术的不断提高,越来越多的先天性脑积水患者已经能够和健康儿童一样正常的学习、生活。

(孙骏浪)

第四节 颅内肿瘤

在所有儿童恶性肿瘤中,脑肿瘤的发病率是 20%,仅次于白血病,居第二位。原发性中枢神经系统的肿瘤是儿童实体瘤最常见的肿瘤,占所有肿瘤的 40%~50%。

儿童脑瘤的成因主要由胚胎发育异常和细胞分化紊乱造成。年发病率为 2/100 000~5/100 000。

【肿瘤类型】 儿童脑瘤依年龄不同而存在一定的差异。

颅内最常见肿瘤是胶质瘤(包括小脑、脑干、视神经和幕上的低级别和高级别胶质瘤)、髓母细胞瘤、颅咽管瘤、生殖细胞瘤和肉芽肿等。

发育异常所致的脑瘤:

1. 肿瘤 畸胎瘤,颅咽管瘤,脊索瘤。

2. 囊肿 皮样囊肿,表皮样囊肿,胶样囊肿。

3. 错构瘤 下丘脑错构瘤,发育不良性神经节细胞瘤,脂肪瘤。这些肿瘤通常是来自非脑组织类型,所以认为这些肿瘤发生是与中枢神经系统无关的可产生占位效应的细胞团。

4. 脑膜瘤 仅有 1.5% 的脑膜瘤发生于儿童和青少年。

幕上与幕下的比较:儿童幕上与幕下肿瘤的比率与具体年龄有关(表 21-6)。

表 21-6 儿童颅内肿瘤的发生年龄与部位的关系

年龄	幕下肿瘤比例
0~6 个月	27%
6~12 个月	53%
12~24 个月	74%
2~16 岁	42%

儿童和成人一样,幕上最常见的肿瘤是星形细胞瘤。

发生于 1 岁儿童以内的颅内肿瘤:90% 以上的新生儿脑瘤起源于神经外胚层,畸胎瘤最常见。其他幕上肿瘤包括:星形细胞瘤、脉络丛瘤、室管膜瘤、颅咽管瘤。后颅窝肿瘤包括:髓母细胞瘤和小脑星形细胞瘤。

在幼儿,肿瘤类型的分类则有所不同,髓母细胞瘤最常见,依次为:室管膜瘤、低级别星形细胞瘤。

2 岁以下的儿童脑干胶质瘤和小脑星形细胞瘤少见,但下丘脑、视路和丘脑的低级别星形细胞瘤相对常见。

15 岁以下儿童,25% 是低级别星形细胞瘤,23% 是髓母细胞瘤,12% 是小脑星形细胞瘤,11% 是高级别幕上星形细胞瘤,10%~15% 是脑干胶质瘤,8% 是室管膜细胞瘤。

儿童颅内肿瘤可以是新生物,例如胶质瘤、髓母细胞瘤等,也可以不是胚胎残余物,如颅咽管瘤、皮样、表皮样、胶样囊肿或脊索瘤,它们可由囊内细胞碎片及分泌物的聚集并膨胀而成,也可以是错构瘤。这些肿瘤都趋向发生于颅内特殊的部位,这进一步支持是胚胎发育紊乱,而不是新生细胞。

21

【**症状和体征**】　与急性淋巴细胞白血病或肾母细胞瘤（Wilms' tumors）相比，儿童脑肿瘤自首发症状至诊断的时间较长。症状常常为非特异性症状，可为颅内压增高，如头痛、呕吐。但在儿童，颅内高压的头痛、呕吐、视盘水肿三项症状一般不同时存在。这些症状可以每天发作，最初常常早晨出现症状，可以是间断发作，有时被误诊为病毒感染或胃肠道疾病。遇有反复发作的、不明原因的呕吐时，应想到有颅高压的可能，不要根据无喷射性呕吐轻率地否定颅内肿瘤的可能。如果症状呈持续性或出现新症状则应考虑是否有脑瘤的可能。

在幼儿诊断颅内肿瘤很困难，出现颅内压增高的症状，如不明原因的呕吐往往非常明显，但由于这些症状很常见，有时脑瘤患者可被误诊为其他疾病。相反，一些不明显的症状，如一岁以下的儿童头围增大则有助于诊断。

由于婴儿颅骨有弹性，处于发育的神经系统对神经功能损伤的代偿，以及婴儿查体不合作，所以神经功能缺损不易查出，直至肿瘤很大时才能确诊。婴儿脑瘤最常见的症状是呕吐、精神运动发育停止或退化、头颅增大、喂养困难、停止发育、癫痫发作。

年龄较大的儿童，脑瘤的临床症状和成人相似，除非特异性症状外，神经功能缺损症状可表现明显。常见症状：头痛、呕吐、视力减退、复视、意识或精神异常、癫痫发作、强迫体位、走路不稳、生长发育异常及内分泌症状。

【**辅助检查**】　目前随着影像学技术的发展，以往那些有创性和危险性的检查方法已不再应用，如气脑造影、脑室造影。取而代之的是超声波检查、CT 扫描、MRI 以及脑血管造影。

1. 超声波检查　颅脑超声波检查适合新生儿和前囟未闭颅骨薄的患者，是方便经济有效的检查方法，可以在床边操作。但其分辨率不如 CT 扫描、磁共振成像。

2. CT 扫描　CT 扫描可明确的显示颅内肿瘤的位置、大小及周围情况，特别是显示肿瘤的钙化和颅骨的改变，随着 CT 技术的发展其扫描时间越来越短，因此 CT 扫描是经济有效的检查方法。但对于颅底和后颅窝的病变由于颅骨的伪迹常常显示不清，并且 CT 扫描有一定的 X 线辐射损伤。

3. MRI　MRI 有很好的组织分辨率，没有辐射损伤，对于颅底和后颅窝病变的诊断优于其他影像学检查。MRI 可以进行轴位、矢状位和冠状位成像以及一些特殊技术。但磁共振成像目前费用较高，检查时间较长，对年龄小不合作的儿童给予镇静的要求较高。

4. 脑电图（EEG）　脑电图对于儿童大脑半球的肿瘤有一定的参考价值，几乎所有大脑半球肿瘤的患者均可有不同程度和范围的脑电图异常表现，但不能作为确诊的检查方法，脑电图正常不能除外颅内肿瘤的存在，脑电图异常也不能确诊为颅内肿瘤。

5. 腰椎穿刺　如果怀疑患颅内肿瘤，腰椎穿刺应属禁忌，因为此类患者有高颅压的可能，腰椎穿刺有造成脑疝的可能。如果颅内肿瘤和炎症鉴别时，需要行腰穿检查，则应谨慎操作。一旦颅压高则尽量少放脑脊液，拔除腰穿针，必要时可输甘露醇，以避免脑脊液由穿刺点渗漏至硬膜外组织引起脑疝。

【**治疗与预后**】　儿童颅内肿瘤的治疗目前主要包括手术切除、放疗和化疗，以及免疫、基因治疗。对于儿童颅内肿瘤的治疗仍在不断的探讨，大部分肿瘤仍是以手术为主，辅助放疗和化疗，但对于一些肿瘤则不需手术，也有一些肿瘤则存在是否需要放、化疗，以及是先化疗还是先放疗等问题。

放射治疗近几年在治疗颅内肿瘤有了重大的进展，如立体定向放射技术，即增加了靶区的剂量和减少了正常脑组织的剂量，使疗效增加而副作用减少。尽管如此，放疗仍可以造成患者骨髓抑制、内分泌功能紊乱、生长发育迟缓或停止以及智力低下，因此对于年幼儿放疗则不适宜。

经过多年临床应用，化疗作为手术和放疗的辅助治疗，在一定程度上延长了患者的生存期，但总体上讲不尽如人意。在另一方面，对于几种原发性中枢神经系统肿瘤，如髓母细胞瘤、生殖细胞肿瘤和原发中枢神经系统淋巴瘤，化疗则是治疗的重要方法。

随着影像学、显微手术的发展以及围手术期治疗水平的提高，儿童脑肿瘤手术死亡率明显下降，术后生存率明显增高。尽管儿童颅内肿瘤治疗的进展仍不如许多其他儿童癌症，事实上所有颅内肿瘤患者五年生存率超过 50%。

一、畸胎瘤

根据 2016 年 WHO 中枢神经系统肿瘤分类，畸胎瘤（teratoma）归于生殖细胞肿瘤类，属于交界性或未定性的肿瘤，分为成熟畸胎瘤、未成熟畸胎瘤和具有恶性转化的畸胎瘤，其中成熟畸胎瘤属于良性，未成熟畸胎瘤和具有恶性转化的畸胎瘤属于恶性。

【发病率】　畸胎瘤是少见的肿瘤，但在儿童是常见的肿瘤，不但是 1 岁内的主要颅内生殖细胞肿瘤，也是最常见的新生儿颅内肿瘤，占新生儿肿瘤的 50%，同时还是最常见的先天性肿瘤。占儿童颅内肿瘤的 2%，占所有 2 岁以下婴儿颅内肿瘤的 9%，新生儿畸胎瘤女性占多数，但在幼儿以后则男性占多数。

【病理】　畸胎瘤被认为在胚胎发育早期发生于颅内多能生殖细胞，这些多能细胞可由任何生发层发展为成熟或不成熟组织，偶尔坏死、高细胞聚集（密度）和细胞核异形将导致病理学家诊断为畸胎癌或恶性畸胎瘤。

这些肿瘤常位于中线的间脑松果体区，少数情况可见于脑室系统或鞍上池。在新生儿，肿瘤可以大到不能确定其位置。大龄儿童肿瘤常起源于松果体区。

畸胎瘤通常起源于 3 个胚层的组织，成熟畸胎瘤含有分化较好的内胚层、中胚层和外胚层成分。外胚层通常包括皮肤及其附属物以及神经组织，成熟的神经组织包括少突胶质细胞和脉络丛；中胚层有软骨、骨、脂肪、结缔组织和肌肉；内胚层包括呼吸和消化道的上皮，有时出现肝脏、胰腺和唾液腺，但是未成熟畸胎瘤包括起源于这 3 个胚层更加原始的成分。

畸胎瘤在生物学上为侵袭性肿瘤。在组织学上其常与周围脑组织边界清楚，脑瘤间隔肉眼可见为片状或不规则状。不成熟的组织病理学特点

的存在被认为预后不良。其一表现为更强的侵袭性。在新生儿，不管组织病理学特点，巨大的肿瘤常常是侵袭性的。其他的生殖细胞瘤如生殖细胞瘤或绒毛膜癌的结构成分可以存在畸胎瘤中，并有沿脑脊液播散的倾向。

【临床表现】　肿瘤由于位置和体积常导致脑室梗阻和脑积水。颅内畸胎瘤有 4 项临床表现，第一，新生儿生出为巨头畸形和死产或生后不久死亡。第二，有巨头畸形的新生儿常头-盆难产，并且在新生儿期巨头和高颅压会迅速恶化。第三，新生儿出生时是健康的，但在新生儿期会很快发展为巨头。第四，新生儿期过后的婴儿期则出现脑积水及中脑后压迫症状和体征。

症状可出现头痛，呕吐，多饮多尿，视物不清，复视，肢体无力，性早熟，癫痫等。

主要体征可有高颅压，视力视野障碍，上视障碍（Parinaud 综合征），偏瘫，性早熟，意识障碍，共济失调，生长停滞，头围明显增大。

【影像学】

1. CT 平扫　肿瘤多为类圆形，边界多数较清晰，少数不清楚，轮廓光整或略呈分叶状，也可不甚规则。一般显示为等密度或略高密度的实质性肿块，常含有更高密度的小片状或点状钙化灶，但是含有脂肪时呈现极低密度。有时瘤内还可含有多少不等、大小不定的低密度区，代表肿瘤的囊变或者坏死。注射对比剂后常可见部分肿瘤有不同程度的强化，有时仅小部分肿瘤强化，有时大部分肿瘤均强化，强化的程度常不甚均匀，而囊变或者坏死没有强化。位于松果体区的肿瘤压迫第三脑室，出现侧脑室积水。位于鞍区的肿瘤有时与垂体瘤混淆，但位于鞍上者可以看到正常垂体组织。一般没有或有轻微的瘤周水肿。

2. MRI　显示肿瘤钙化不及 CT 那样敏感和准确，但在显示肿瘤的形态、质地、轮廓、范围、起源部位等各方面均具有更大的优势。肿瘤的形态多数为类圆形，轮廓较清晰，光滑或分叶状。肿瘤多数为实质性，可含有大小不定的囊变或者坏死区。T_1WI 上，肿瘤的实质部分为等信号或高信号，也可呈现为等和略高混合信号，与肿瘤的成分相关，含有脂质或者胆固醇、出血及含高浓度蛋白质

液体时呈现高信号;囊变和坏死区呈现为低信号,钙化出现低信号或略低信号,有时也可为高信号。T_2WI 上,肿瘤的实质部分呈现为略高、略低信号或高信号,或混杂信号;钙化呈现为低信号区;囊变区为高信号,常高于肿瘤实质部分,囊变较大,也有多发小囊变者。FLAIR 成像,肿瘤的实质部分为不甚均匀的高信号,囊变为低信号。注射对比剂后,肿瘤大多为局部不均匀强化,少数为较均匀的全部或绝大部分增强。但是对于平扫呈高信号者,难以判断肿瘤是否有强化。

3. 实验室检查 血清和脑脊液中甲胎球蛋白(AFP)、绒毛膜促性腺激素(HCG)、癌胚抗原 CEA)可增高。

【鉴别诊断】 畸胎瘤的鉴别诊断主要是和松果体瘤、生殖细胞瘤、皮样囊肿或垂体瘤相鉴别。松果体瘤成分相对简单,钙化和脂肪成分少见,强化不似畸胎瘤那样明显,且较少伴有脑积水。生殖细胞瘤与畸胎瘤属于同一类肿瘤,强化明显,但是也较少见到钙化、脂肪和囊变。以囊变为主的畸胎瘤需要与皮样囊肿鉴别,后者实质成分更少,主要是边缘的强化,钙化少见,且也以囊壁多见。垂体瘤同样较少出现钙化,且强化没有畸胎瘤明显。畸胎瘤虽然少见,在诊断上存在一定的困难,但也具有特定的影像学特征,如发病部位通常位于松果体区和鞍区,多为实性肿瘤,成分复杂,钙化和囊变多见,且肿瘤通常含有脂肪、胆固醇甚至牙齿或骨。CT 和 MRI 对诊断很有价值,特别是 MRI。CT 可以观察肿瘤的位置、瘤内钙化和脂肪等。MRI 可以明确肿瘤成分及与周围结构的关系,特别是增强扫描,可以清晰显示肿瘤的起源及其侵袭性。

【治疗】 畸胎瘤好发于松果体区及深部脑组织,手术切除风险大,往往只做到部分或大部分切除,因此畸胎瘤的治疗为手术切除加术后放疗和化疗。对于成熟畸胎瘤手术后是否进行放疗和化疗也存在不同的观点。Sano 认为成熟畸胎瘤术后也应进行放疗,进一步抑制肿瘤细胞的生长,但 Selcuki 等及 Jakacki 认为成熟畸胎瘤对放疗不敏感,放疗只能加重对正常脑组织的损伤,手术全切除肿瘤后不应再进行放疗。

手术应尽量争取肿瘤全切除,这是治疗畸胎瘤最有效的方法,决定术后是否复发。未成熟畸胎瘤的复发率与肿瘤切除的程度,全切除或部分切除无明显关系,而放疗或化疗对延缓肿瘤的复发有一定的作用。Friedman 等通过对 16 例患者临床治疗效果分析认为应在立体定向活检明确肿瘤病理性质后,先行化疗和放疗,最大限度地杀灭恶性细胞成份,再行手术全切除残存肿瘤组织。这 16 例患者中有 2 例明确是含有卵黄囊或内胚窦肿瘤的恶性畸胎瘤,16 例患者随访 23 个月均无肿瘤复发。

二、颅咽管瘤

人们对颅咽管瘤(craniopharyngioma)的研究可上溯到 150 年前,由于该肿瘤位置险要深在、与周围重要结构关系密切,至今其治疗仍充满挑战性。目前仍对颅咽管瘤发生机制、组织学分型、临床治疗方案争议较大。传统的观念认为,颅咽管瘤是发生于颅咽管外胚层即 Rathke 囊残余部分的肿瘤。随着认识的深入,人们观察到临床上颅咽管瘤的生物学特性差异较大,儿童和成人肿瘤特点有很大的不同,现在一部分学者对颅咽管瘤起源的传统观点提出了质疑,认为颅咽管瘤不是胚胎源性的,而是垂体组织细胞在内外诱因下的转化而成。

【发病率】 颅咽管瘤每年的发病率为 1.3/100 万,颅咽管瘤约占所有颅内肿瘤的 2.5%~4%,占儿童颅内肿瘤的 6%~9%,5~15 岁是发病的高峰期,男女发病相等。其发病年龄有两个高峰,一个在 5~15 岁,一个在 50~74 岁。

【病理】 颅咽管瘤生长缓慢,肿瘤可以缓慢挤压周旁组织,有时可明显地长入周围脑实质中。80% 的肿瘤位于鞍上,20% 位于鞍内。

肿瘤边界清楚,大小、形状、生长范围可有很大差别,多为囊性或部分囊性,也可为完全实性。囊壁多有钙化,囊液可为黄色或黄褐色,囊液内可有胆固醇结晶。常分为鳞状上皮细胞、成釉上皮细胞和过渡型三种病理分型。鳞状上皮型几乎仅见于成人,成釉上皮型以儿童为主。胆固醇多见于成釉上皮型,儿童患者 81% 有钙化,成人则为 40%。

【临床表现】 临床表现则根据肿瘤部位、大小和发展方向不同而有差异。常有颅内压高、内分泌功能紊乱和视觉通路受损及心理等方面的症状和体征。

颅内压增高多是因为肿瘤向后上生长突入第三脑室引起梗阻性脑积水。表现为头痛、恶心、呕吐，幼儿可有囟门膨隆并高张力，也可颅缝分离，头围增大，婴儿可见头皮静脉怒张。

内分泌紊乱是由于肿瘤压迫下丘脑和垂体所致，可表现为尿崩症（多饮多尿）、脂肪代谢异常（异常的肥胖或消瘦）、性器官发育不良、生长发育迟缓（身材矮小）、畏冷、少动。

在幼儿，视力损害是非常严重的提示，有些幼儿在就诊之前，颅咽管瘤已经影响了视觉通路而造成视力消失，年龄大的儿童可在早期发现视力损害。视神经、视交叉和视束受压，几乎均引起视野缺损，视力减退。在儿童有视野和视力主诉时，眼底检查常可见视神经萎缩。眼球运动障碍很少发生，外展神经麻痹是颅内压增高导致，但动眼或滑车神经麻痹则提示肿瘤向外侧生长，可能影响手术通路。

精神功能紊乱可以表现为认知功能减退（成绩减退），饮食习惯改变（常常食欲增加），人格改变（反应迟钝）和睡眠周期紊乱。这些表现的解剖基础是颅内压增高和下丘脑损伤等综合原因造成。

【影像学】

（1）颅骨 X 线片：目前颅骨 X 线片在设备先进的医院已不常应用，但在基层医院仍可作为筛选的有效方法，其表现为三种：①颅内压增高征，颅缝分离，指压痕增加；②蝶鞍扩大，变形或破坏；③鞍内或鞍上钙化，钙化斑可以是斑片状，也可以是团块状或蛋壳样钙化。儿童患者有钙化斑的占 85.8%。

（2）头颅 CT：颅咽管瘤的典型 CT 表现为位于鞍内或鞍上囊性和实性占位病变，其边界清楚，呈圆形或类圆形，囊内 CT 值为 15~25Hu，提示囊内蛋白含量较高。可见肿瘤钙化，呈环状、蛋壳状或点片状。增强扫描多囊壁强化，囊内无钙化，实性肿瘤可有强化。

（3）头颅 MRI：MRI 颅咽管瘤的表现具有以下特点，①肿瘤大多位于鞍上，可见正常垂体信号；②肿瘤形态以圆形、椭圆形或类圆形为主，也可呈哑铃状；③肿瘤呈囊实性或囊性为主，且信号复杂多样；④由于肿瘤多有纤维包膜，边界显示清楚；⑤增强扫描示，肿瘤实性部分表现为网絮状不规则强化，囊壁表现为环状强化。

由于颅咽管瘤在组织病理学上较为复杂，特别是囊变部分囊液成分的多样性，使颅咽管瘤的 MRI 信号复杂多样，尤其是在 T_1WI 上，可有低信号、等信号及高信号等不同表现。颅咽管瘤囊液中含有胆固醇、蛋白质、血红蛋白、含铁血黄素及钙化等成分，但影响 T_1 驰豫时间的主要是蛋白质浓度，胆固醇影响较小。当蛋白浓度≤10^5mg/L 时，表现为 T_1WI 低信号、T_2WI 高信号；当蛋白浓度为（1~1.7）×10^5mg/L 时，在 T_1WI、T_2WI 均表现为高信号；当蛋白浓度≥$1.7×10^5$mg/L 时，表现为 T_1WI 高信号，T_2WI 低信号。胆固醇类物质对 T_1WI 信号的影响根据胆固醇成熟与否而定，不成熟胆固醇一般使 T_1WI 信号降低，而成熟的胆固醇则使 T_1WI 呈高信号。所以实性肿瘤或囊液内缺乏蛋白质或成熟胆固醇时，表现为 T_1WI 等信号、T_2WI 高信号。显然对于颅咽管瘤，MRI 对其病理成分的改变较敏感，但其信号的特异性并不高。

实验室检查：肿瘤引起垂体和下丘脑的损伤均可引起机体激素水平的下降。垂体前叶分泌的主要激素：促甲状腺激素（TSH）、促肾上腺皮质激素（ACTH）、生长激素（GH）、催乳素（PRL）、促卵泡激素（FSH）、黄体生成素（LH），后两种统称促性腺激素。垂体后叶分泌的主要激素：抗利尿激素（ADH）和催产素。在检查这些激素时，可能是其中一项或几项异常，一般很少出现全部激素异常。常见为生长激素、黄体生成素、促卵泡激素、促肾上腺皮质激素、促甲状腺激素水平的降低。

【鉴别诊断】 颅咽管瘤主要需和蝶鞍区病变相鉴别。

1. 垂体 Rathke 囊肿　临床上与鞍区囊性颅咽管瘤非常相似，与颅咽管瘤临床治疗效果、愈后差别很大，垂体 Rathke 囊肿很少复发，预后良好，而囊性颅咽管瘤容易复发，预后多数不良。通常

Rathke 囊肿位于鞍内,而颅咽管瘤的中心则位于鞍上,有时与鞍底存在一定距离,且颅咽管瘤的直径通常比 Rathke 囊肿大,出现钙化的概率高,呈斑片样钙化;Rathke 囊肿即使有钙化,也仅为囊壁的曲线样钙化,CT 可以区分钙化的形态,因而有一定的意义。给予对比剂后颅咽管瘤有强化,而 Rathke 囊肿基本上没有强化。

2. 视神经和视交叉胶质瘤　本病临床表现为一侧视力障碍和视野缺损,有时可出现一侧眼球突出。影像学检查可见一侧视神经孔扩大,肿瘤钙化少见。

3. 蛛网膜囊肿　少见,多位于鞍内及鞍上,囊肿内部衬覆可以刺激脑脊液分泌的细胞。蛛网膜囊肿内含与脑脊液近似的液体,MR 检查示信号为均匀的长 T_1、长 T_2,无钙化,无强化。增强扫描中受压变薄的垂体组织可出现强化,后叶之间或靠近垂体柄前上方,蛛网膜囊肿使强化的垂体和垂体柄受压向后下方移位。

4. 空蝶鞍　是先天性鞍隔孔过大或缺失使蛛网膜下腔如同憩室一样突入鞍内形成,矢状位上多可见病变与蛛网膜下腔相通,即鞍上池下疝继发假性蛛网膜囊肿,由于其压迫正常垂体,增强扫描可出现连续或不连续薄壁环状强化。

【治疗】　颅咽管瘤是一种难治性肿瘤,采取何种方案治疗目前尚存在争论:①显微镜下全部切除;②姑息手术结合放疗或化疗;③单独放疗或化疗。姑息手术包括:次全切除或部分切除肿瘤、活检、穿刺排放囊液、分流手术。放疗以囊内局灶放疗和立体定向放射外科治疗为主,普通外放射治疗逐渐被取代。根据文献报道,姑息手术结合放疗短期效果好。在可能的情况下,显微镜下全切肿瘤是首选。对于年龄较小的儿童(小于五岁),其肿瘤体积较大,合并重度脑积水或术前有明显下丘脑受损表现,手术则应适当保守,不要勉强切除与下丘脑紧密粘连的肿瘤,以免加重下丘脑损害,增加手术死亡和影响术后生存质量。

1. 手术治疗　手术入路的选择取决于肿瘤的主要位置、大小、成分与周边结构关系,每个患者都有其最合适的入路,有的可以经 2 种以上入路,达到充分暴露、操作方便和肿瘤全切的目的,同时

手术医师也要根据自己熟悉的入路进行手术,以达到手术安全的目的。目前手术入路有:经额底纵裂入路,因其暴露范围广、创伤小,越来越体现出其治疗优势。还有经翼点、经额外侧、经颞、经胼胝体和穹窿间、经蝶窦及经侧脑室等入路(资源6)。

资源 6
冠切右额开颅前纵裂入路终板造瘘鞍区颅咽管瘤切除术

2. 翼点入路　适用于大部分鞍区颅咽管瘤,其优点是可经自然解剖间隙,很小的组织损伤切除鞍区、前颅窝、中颅窝和上斜坡等颅底的肿瘤。对于鞍后生长的肿瘤翼点入路则有一定局限。

3. 经胼胝体 - 透明隔 - 穹窿间入路切除颅咽管瘤　此入路的优点有:①切口小,只需右额发际内做一钩形切口。②不损伤大脑皮质,此入路是通过在脑组织胚胎发育中的潜在腔隙进行手术操作,纵裂、透明隔间隙、穹窿间无重要的神经结构,可最大限度减少手术对神经纤维联系造成的损伤。③创伤造成的影响小,胼胝体体部纵行切开 2cm 对双侧半球的信息传递不会产生明显影响,冠状缝前 5cm 之间 90% 无引流静脉,即使有也可以离断,并不引起严重的并发症。④手术暴露好,直视下操作可以向两侧,前后扩展,最大限度地暴露肿瘤。⑤有利合并症的防治,通过三脑室和胼胝体的开放,侧脑室和三脑室的脑脊液直接进入纵裂的蛛网膜下腔,能有效解除脑积水的梗阻。胼胝体切开对术后癫痫发作也有一定的预防作用。此入路的缺点:鞍背前方的区域不在视野内,如肿瘤与前部视交叉和前交通动脉粘连紧密,则不能全切肿瘤。

4. 经额底入路　是传统的手术入路,适用于局限于鞍上的肿瘤。

5. 经蝶窦入路　对于源于鞍膈下生长的颅咽管瘤可采用此入路。肿瘤可使蝶鞍扩大,鞍膈向上突起,甚至被肿瘤组织突破。优点是手术不经神经组织,故损伤小。缺点是术中需要鞍底重建、防止脑脊液渗漏。如果肿瘤突出鞍膈向鞍上、鞍旁生长,则全切有一定困难。但也可以通过扩大的鞍底,借助神经内镜获得充分的暴露,将肿瘤从垂体柄、下丘脑底切除。对于蝶鞍无扩大、肿瘤主要位于鞍上者,不主张经蝶窦入路手术。

21

6. 术后并发症　血钠紊乱是下丘脑区(鞍区、三脑室)病变术后常见的并发症,发病率约为47.3%~86.7%。下丘脑区手术对下丘脑的机械性或缺血性损害是术后血钠紊乱的重要原因。血钠紊乱的表现缺乏特异性,而严重的血钠紊乱或血钠的急剧变化可引起致命性的癫痫和昏迷。因此,如发现患者术后出现精神萎靡、食欲缺乏、意识改变或癫痫,除外颅内出血或水肿后,应检查血钠,做到早期发现和及时纠正。

下丘脑核或垂体后叶损害引起抗利尿激素减少导致中枢性尿崩症及下丘脑渗透压感受器、渴觉感受器损伤可导致高钠血症。另外,下丘脑功能损害导致钠代谢相关激素分泌失调,潴钠激素释放增多、尿钠排出减少也可导致高血钠。并发现高血钠的患者尿钠排出明显较正常血钠及低血钠的患者减少。下丘脑功能损害导致的尿崩症及钠代谢相关激素分泌失调,尿钠排出减少可能是引起高血钠的原因。

下丘脑损害引起 ADH 的过度分泌导致的抗利尿激素分泌失调综合征(SIADH)和利尿钠因子分泌增多导致的脑性盐耗综合征(CSWS)均可导致低血钠。两者的临床表现和生化检查相似,鉴别困难,其病因仍需进一步研究。

血钠紊乱治疗的适当与否对于下丘脑区肿瘤手术后患者的预后有很大影响。血钠的变化与尿钠密切相关,检测尿钠变化有助于血钠紊乱的诊断和治疗。高血钠时尿钠排出减少,应给予低渗液体进行补液,口服或鼻饲白水,以稀释血钠并促进钠的排出。同时应注意纠正尿崩症,保持出入量的平衡。当发现尿钠由少转多时应注意及时补充钠盐,预防低钠血症的发生。对于低钠血症的治疗有时比较困难。应用尿素和生理盐水治疗CSWS 及 SIADH 引起的低钠血症均可取得好的效果。对于严重低血钠(血钠低于 105mmol/L)或发生癫痫、昏迷时,应通过静脉给予高渗盐予以部分纠正,通常采用呋塞米和高渗盐的联合治疗。当患者的临床状况改善或血钠达 120mmol/L 时,即开始少量补钠。

7. 化疗　由于颅咽管瘤为良性肿瘤,处于增生期的细胞较少,对化疗药物不敏感,且全身用药副作用大,故普通化疗受到很大限制,而一般采用立体定向囊腔内化疗方法。该法是利用立体定向技术穿刺抽吸囊液后注入化疗药物以破坏囊液的分泌,而避免了全身应用化疗药物的不良反应。该法对于囊性颅咽管瘤和颅咽管瘤的囊性部分可能为一种有效的方法,但目前文献报道不多,且报道的病例数量有限,对于其疗效的评价仍不很明确。

8. 放射治疗　放射治疗可分为普通放射治疗、立体定向放射外科治疗、立体定向内放射治疗。

(1)普通放射治疗:普通放射治疗对颅咽管瘤有一定的疗效,但容易导致肿瘤周围正常脑组织的放射性损伤(尤其是儿童),且剂量越大,损害越严重,导致视功能、神经功能和内分泌功能的恶化,这就限制了肿瘤接受放射的剂量,故一般不作为颅咽管瘤初始治疗的主要治疗方法,而用于无法全切的肿瘤术后的辅助治疗,可以降低术后肿瘤的复发率。

(2)立体定向放射外科治疗:该方法是按照立体定向技术原理,将大剂量电离射线精确地聚焦于靶点,使靶点部位产生局灶性毁损或血管闭塞而达到治疗目的,而对肿瘤周围正常脑组织的放射剂量却骤降,这样既增大了对肿瘤的放射剂量,同时又减轻了对脑组织的放射性损害。立体定向放射外科治疗包括伽马刀和 X 刀,适用于位置深在、边界清晰、体积较小的实性肿瘤。对于颅咽管瘤主要用于治疗术后残留或小的实性复发病灶。该方法无需开颅,具有无创、安全、有效、并发症少等优点。对其治疗的最佳放射剂量报道不一。也有报道认为减少肿瘤边缘放射剂量虽可以减少对视功能和垂体功能等的损害。但是增加了肿瘤复发率和减少了治疗反应(包括肿瘤消失和缩小)。对于术后残留或复发的颅咽管瘤,立体定向放射外科治疗是一种安全、有效的治疗方法,尤其对体积较小的实性肿瘤。肿瘤的体积和邻近的重要结构是其应用的限制因素。对于具有较大囊腔的颅咽管瘤,可以先行立体定向穿刺抽吸囊液使其体积减小,既有利于减轻症状及显示周围结构,又增加了治疗成功的机会。而对于邻近的重要结构(尤其是视神经对放射线比较敏感),应当相应减少放

21

射剂量以减轻对重要结构的放射性损害。

（3）立体定向内放射治疗：该法是一种微侵袭的治疗方法，是利用立体定向技术穿刺并抽吸囊液后注入放射性核素，使比普通放射治疗更高的放射剂量的射线作用于囊壁，破坏其分泌囊液的功能，对囊壁的放射剂量可高达200Gy。由于常用的放射性核素为32P和90Yt，发出的纯β射线的射程较短。对周围正常脑组织的损害较小，但同时对实性肿瘤和肿瘤实性部分的治疗也受到限制，故一般用于囊性颅咽管瘤和颅咽管瘤的囊性部分。该法具有创伤小、并发症少等优点，但应用时需要防止放射性核素外漏。囊壁接受的平均放射剂量为224Gy（189~250Gy）。此外还可采用放置Ommaya储液囊装置的方法，该装置将引流管的一端置入颅咽管瘤的囊腔内，另一端连于储液囊并埋在头皮下，这样可以反复穿刺抽吸囊液并注入放射性核素，但易引起感染，且黏稠的囊液可能堵塞引流管。

三、颅内脊索瘤

颅内脊索瘤（intracranial chordomas）在儿童非常罕见，脊索瘤属胚胎残余性肿瘤，好发于斜坡，侵犯和破坏颅骨和硬膜，可压迫但很少侵犯脑实质，常常转移至神经外组织。儿童脊索瘤的临床特点与成人相同，枕部痛、脑神经损害（特别是第IX~XII对脑神经）以及长传导束征。儿童颅内脊索瘤病程较成人进展快，五岁以下80%的儿童在确诊后18个月内死亡。儿童神经外转移较成人常见，70%有神经外转移，主要到肺部。

【发病率】 脊索瘤占颅内肿瘤的0.15%~1%，属罕见肿瘤。脊索瘤可发生于任何年龄阶段，随年龄增长发病率上升。儿童和青少年也可以发生脊索瘤，并有先天性脊索瘤的报道，但非常罕见。男性发病率高于女性，但也有报道男女发病率无明显差异。

【病理】 脊索瘤源于胚胎脊索残存组织，脊索是脊椎动物的原始脊柱骨骼，其出现在胚胎发育第5周的原始卵黄囊的顶部，自颊咽膜延伸至尾骨末节，在中轴骨骼发生过程中，脊索呈间断分布，最终形成脊椎间盘的髓核。在中轴骨骼的颅

底和骶尾段脊柱，脊索的转化过程变异多，这解释了为什么脊索瘤绝大多数发生在颅底和脊椎骶段。

1. 大体表现 脊索瘤的大小1~10cm，绝大多数肿块在2~5cm范围。肿瘤质软、灰褐色、为胶冻样多小叶状肿块，分界清楚并有假包膜。另外，脊索瘤中可有坏死区、新老出血区和钙化区。有些脊索瘤表现有局灶性软骨组织，点缀在肿瘤基质内。复发的病灶一般呈多发结节状。

2. 组织学表现 脊索瘤由大的空泡化的黏液细胞-液滴细胞组成，细胞核圆形或卵圆形，罕见有丝分裂。液滴细胞巢或索浸泡在细胞间的黏液基质中，呈多小叶状。肿块分界清楚，但在肉眼辨认的肿块边界外常仍有肿瘤组织，此为术后复发率高的原因之一。液滴细胞是经典型脊索瘤的标志，有时可见核被挤压到细胞周边，形成印戒细胞。脊索瘤可表现为软骨分化。小的软骨灶仅见于镜下，大的软骨灶肉眼可见。

【临床表现】 主要取决于病变部位、大小、与邻近脏器的关系以及神经压迫情况，但疼痛是脊索瘤的最常见症状，可持续数月至数年。脊索瘤向蝶窦、垂体窝、视神经孔、眶上裂、眼窝处，边破坏骨质边向前发展，最常受累的脑神经之一就是第VI对脑神经，临床表现为内斜视。其次侵犯滑车、三叉神经、视神经及视交叉，可表现为失明、视物模糊、上睑下垂、眩晕、头痛和面痛，以及垂体功能低下。肿瘤进一步增大向上方发展可出现下丘脑损害。发生于斜坡下部的肿瘤，主要向齿尖韧带和邻近的上位颈椎发展。神经症状为侵犯后组脑神经，如舌咽神经等受累出现吞咽困难和构音障碍，脑干受压呈现锥体束征，颅后窝，特别是桥小脑角方向进展则出现听力障碍和共济失调。发展至上颈椎的脊索瘤常表现为咽部肿块。

【辅助检查】

1. 影像学 脊索瘤影像学评价主要使用CT和MRI。高分辨CT检查是观察骨破坏情况的最佳方法，由于MRI具有极高的软组织分辨力，又可进行多方位成像，因此是显示颅底和椎管内肿瘤的最佳方法，其不但可显示肿瘤与脑、脊髓的关系，还可显示脊索瘤的多小叶特征。

2. 头颅X线片 由于传统X线片密度分辨

21

力的局限性,加之颅骨结构的重叠投影,严重地限制了 X 线片的使用范围。一般仅能观察较大肿瘤的骨破坏情况。脊索瘤一般表现为溶骨性骨破坏灶,其内可见散在的斑片状钙化。蝶枕区脊索瘤常破坏斜坡、蝶鞍或两者均破坏。脊柱脊索瘤的溶骨性病灶可累及 2 个或 2 个以上邻近的椎体。

3. 头颅 CT　CT 检查主要使用横断和冠状位高分辨扫描,用骨窗观察骨破坏的情况。绝大多数脊索瘤的骨破坏是溶骨性的,不伴有反应性骨硬化,在肿瘤内常可见到死骨,需与瘤内钙化相区别。普通 CT 扫描,脊索瘤多与脑组织等密度,偶可为轻度低密度。在增强扫描,肿瘤呈轻度至重度强化,可相应的观察肿瘤与脑质的分界以及颅底下方软组织结构的关系。

4. 头颅 MRI 扫描　脊索瘤的 MRI 表现,在 T_1WI 表现为与脑组织等信号或低信号,在 T_2WI 表现为中度或明显高信号强度。脊索瘤常表现为肿块内信号强度不均一。在 T_1WI,小灶性高信号代表肿瘤内的陈旧性出血或含高蛋白的黏液。在 T_2WI,低信号可能代表:①磁敏感物质,最可能是血液的降解产物,如含铁血黄素和铁蛋白;②死骨;③纤维间隔;④钙化。许多脊索瘤都具有低信号的分隔,在肿瘤基质中将高信号区域分隔成多小叶状。在显示颅内肿瘤边界方面,优于 CT,并且是评价颅内血管移位和狭窄的最佳方法。增强后 MRI,绝大多数脊索瘤表现中度至重度强化,但偶可表现为轻度强化或无强化,尤其当脊索瘤内有坏死或大量黏液物质时。

【鉴别诊断】　发生在蝶枕联合区脊索瘤,根据其特殊的解剖部位,加之上述典型表现,可以作出脊索瘤的诊断。颅底脊索瘤若偏侧生长或发生在非典型的部位(如鞍区、蝶窦及鼻咽部)常易误诊。颅底脊索瘤需与软骨肉瘤及巨大的垂体瘤、转移瘤等相鉴别。脊索瘤多起源于蝶枕联合(中线区),而软骨肉瘤一般起源于岩枕裂,偶尔软骨肉瘤可能表现为中线肿块,则不能与脊索瘤相鉴别。软骨肉瘤可产生线状、球状或弓状钙化,而脊索瘤钙化则少见。鞍区巨大肿块伴明显骨破坏时,注意辨认正常垂体组织是否存在,有助于鉴别肿瘤是否起源于垂体。鼻咽恶性肿瘤常侵犯颅底,尤其斜坡和蝶窦。在绝大多数病例,以鼻咽腔肿块占主要成分的特点有助于与脊索瘤相鉴别。在儿童组,还应与横纹肌肉瘤相鉴别。这种肿瘤常起于鼻咽腔,导致溶骨性破坏,伴有颅内外巨大软组织肿块。浆细胞瘤和淋巴瘤偶可侵犯颅底,可导致溶骨性破坏,若肿块位于中线则酷似脊索瘤。如肿块发生在桥前池、桥小脑角池区并且无骨破坏,还需与脑膜瘤、听神经瘤、胆脂瘤相鉴别。

【治疗与预后】　脊索瘤的治疗首选手术和放疗的综合治疗。单纯手术效果差,复发率极高,因肿瘤往往侵及或黏附于椎体、脊髓、神经根或其他重要的组织结构,所以难以达到根治或完全切除肿瘤的目的。尽管外科有了很大的进步,但绝大多数脊索瘤仍不能完全切除。局部复发率 44%~60%。手术入路取决于影像学所能显示肿瘤的部位和范围的准确性。残余肿瘤的治疗可采用高剂量、分次放射治疗。通常,放射治疗不能明显减小肿瘤体积,如果肿瘤相关临床症状无进展,并且影像学检查无肿瘤增大的征象,就可认为肿瘤被控制,但也有影像学无复发表现而临床复发的病例。一般需要每半年或一年进行一次影像学随访检查。放射治疗后 5 年,脊索瘤的局部控制率约 62%。脊索瘤患者的生存期差异较大,颅底脊索瘤平均约 5 年。

四、下丘脑错构瘤

下丘脑错构瘤(hypothalamic hamartoma)又称为下丘脑神经元错构瘤(hypothalamic neuronal hamartoma)或灰结节错构瘤(hamartoma of the tuber cinereum)。其并不是真性肿瘤,而是一种少见的先天性脑组织发育异常所造成的、由异位脑组织形成的良性肿块。肿瘤多起自灰结节或乳头体,广基或有蒂与脑组织相连,可独立存在或同时伴有其他发育异常,如胼胝体缺如、视-隔发育不良、灰质异位和大脑半球发育不良等。

【发病率】　错构瘤是一种少见的肿瘤,发病率各家报道不一,在性早熟儿童中发病率较高,多在儿童早期发病,文献报道通常于 6 岁前即出现症状,女性稍多于男性。

【病理】

1. 大体表现 大部分发生于第三脑室的灰结节-乳头体区,多数位于脚间池,附着于灰结节或乳头体,部分可突入第三脑室。一般为圆形或椭圆形,瓷白色,光滑,表面有一层蛛网膜,少血管。

2. 镜下表现 由聚集的分化良好的神经元构成,这些神经元大小不一,不规则分布,部分区域可呈束状分布,无有丝分裂象和双核现象。星形细胞及神经节细胞散在分布于纤维基质间,其纤维结缔组织和血管结构不明显。

【临床表现】 临床上本病多在儿童早期发病。下丘脑错构瘤的临床表现分为两类:一类以性早熟为主要临床表现,另一类没有性早熟表现,但以癫痫、智力障碍、精神异常等症状为主。也可以二者同时存在,其中以癫痫和性早熟同时存在最多。

1. 性早熟 在婴幼儿中枢性性早熟是最常见的原因,其表现为婴幼儿生长发育增快,身高和体重明显高于同龄儿童,并出现第二性征发育。女孩出现乳房增大,乳晕着色,阴道黏膜和小阴唇增厚,色素沉着,出现分泌物,月经初潮。男孩睾丸增大,阴茎增长、增粗,易勃起,阴囊变松,色素沉着,出现阴毛,胡须及喉结,同时肌肉发达和骨骼增大,有时可出现遗精。性早熟的原因国外有学者研究认为下丘脑错构瘤具有神经内分泌功能,可释放促性腺激素释放激素而刺激垂体分泌促性腺激素致性早熟,也有学者认为错构瘤可压迫下丘脑从而释放促性腺激素释放激素,使垂体分泌促性腺激素。

2. 癫痫、智力障碍 错构瘤引起的癫痫以痴笑性癫痫最多见,表现为发作性痴笑,呈暴发样痴笑,笑后无微笑,发作时无意识障碍,无语言障碍。可无诱因,每次可数秒或数十秒,每日次数不定。随着病情的发展,可合并其他类型的癫痫。有的患者发作早期常常被家长误认为容易发笑,而不认为是异常。痴笑样癫痫则可能与错构瘤分泌致痫神经肽或下丘脑错构瘤有异常放电现象有关。

下丘脑错构瘤的儿童也可表现出智力障碍和行为异常,行为异常包括脾气暴躁,有攻击行为和毁物行为。

【辅助检查】

1. 影像学

(1) X线片:X线片只用于性早熟儿童骨龄的测定,一般2~3岁时骨龄可相当于8~10岁。对于下丘脑错构瘤没有意义。

(2) CT:下丘脑错构瘤的CT表现主要为鞍背、垂体柄后方、脚间池、中脑前池及鞍上池的等密度占位性病变,可伴有第三脑室前部变形,增强扫描病变无强化。如肿物小于5mm时可漏诊。

(3) MRI:MRI被认为是本病确诊的首选检查。T_1WI的矢状位及冠状位扫描可准确提供肿瘤形态和与垂体柄及周围结构的关系。病变在T_1WI表现为等信号,在T_2WI表现为等或稍高信号,增强扫描病变无强化。Valdueza等于1994年将下丘脑错构瘤分为两类,即有蒂和无蒂,并认为无蒂的错构瘤以痴笑样癫痫为主,有蒂的错构瘤以性早熟为主。亦有文献报道,T_2信号的变化可能与分泌颗粒有一定关系,而肿瘤大小及"蒂"与临床表现无明显关系。

(4) B超:B超可见子宫增大,也可行卵泡计数。

2. 内分泌激素检查 有性早熟的患者应常规进行内分泌检查:黄体生成素(LH)、卵泡刺激素(FSH)、雌二醇(E_2)、睾酮(T),同时应行促黄体素释放激素(LHRH)兴奋试验,以明确中枢性性早熟的诊断。在术后也应复查内分泌检查,以评价手术的效果。

3. 脑电图(EEG) 下丘脑错构瘤的脑电图在发作间期可以是正常、轻度异常、中度异常和重度异常,在发作期可以是一侧颞叶或额叶的癫痫灶。深部电极的应用对于明确下丘脑错构瘤在癫痫发作中的作用有关键意义。

【鉴别诊断】 下丘脑错构瘤的临床表现和影像学表现常比较典型,容易诊断。鉴别诊断包括:鞍区胶样囊肿、神经节胶质瘤、视神经胶质瘤、低级别的下丘脑星形细胞瘤、颅咽管瘤和鞍上生殖细胞瘤等。但这些疾病临床上缺乏痴笑样癫痫、性早熟等典型表现,并有进行性增大的趋势。上述病变影像学表现密度或信号不均匀,增强扫描病变有不同程度的强化,均有别于错构瘤。引起性早熟的常见颅内肿瘤还有松果体区畸胎瘤,但该肿瘤位于松果体区,影像学表现密度或信号极

21

不均匀,与下丘脑错构瘤有明显区别。

【治疗】

1. 手术治疗　手术治疗也成为下丘脑错构瘤首选的治疗手段,手术指征如下。

(1) 性早熟患者年龄在 8 岁以下者;

(2) 痴笑和癫痫大发作频繁者;

(3) 单纯性早熟而肿物体积较小的脑室旁型者(小于 1.2cm 者效果最佳)。立体定向治疗不佳的患者也应该积极考虑显微外科治疗。对于不伴有痴笑样癫及行为异常的患者,早期手术,解除异位激素分泌及改善症状是取得远期良好疗效的基础。

下丘脑错构瘤手术入路很多,最常用的为翼点入路,也有用颞下入路和经终板入路,近来报告采用经胼胝体穹窿间入路切除下丘脑错构瘤取得满意疗效(资源 7)。具体手术入路的选择根据肿瘤的体积、是否有蒂、部位以及术者的习惯。也可采用神经导航辅助下内镜技术,有助于行下丘脑错构瘤部分切除。

资源 7
胼胝体穹窿间入路下丘脑错构瘤切除术

2. 立体定向放射外科治疗　近年来,关于立体定向放射外科(伽马刀)治疗中等大小和较小下丘脑错构瘤的报道增多,癫痫控制率大约为 38%,长期疗效有待进一步评价。下丘脑错构瘤为良性病变,其对放射线并不敏感,伽马刀治疗下丘脑错构瘤性癫痫的具体机制尚不明确,目前主要应用于术后残留、患者不接受开颅手术或较小的下丘脑错构瘤。

3. 立体定向毁损　由于下丘脑错构瘤具内源性致癫痫性,对于没有明显占位效应的病变,只要应用立体定向技术对病变进行毁损,使病变本身失活,即可达到治疗效果。有人认为:病灶直径 <10mm 者,癫痫控制明显优于较大的病例,对于较大的病变,立体定向毁损疗效多不满意,需要再次毁损、手术切除或行伽马刀等其他治疗方法。

4. 药物治疗　单纯性早熟可用促性腺激素释放激素(gonadotropin-releasing hormone,GnRH)药物治疗,效果肯定,但周期长,需用药至青春期而且价格昂贵。

五、髓母细胞瘤

髓母细胞瘤(medulloblastoma)是儿童时期中枢神经系统最常见的恶性肿瘤,其生长迅速,手术不易全切除,有沿脑脊液循环播散的倾向。

【发病率】　髓母细胞瘤是儿童最常见的胚胎性恶性肿瘤,占儿童颅内肿瘤的 15%~20%,位居儿童常见的颅内肿瘤第二位,仅次于胶质瘤,也是儿童后颅窝最常见的肿瘤。发病高峰在 10 岁以下,男女比例为 2:1。

【病理】　目前认为髓母细胞瘤可能起源于下髓帆室管膜增殖中心或小脑皮质外颗粒细胞层的胚胎细胞。儿童髓母细胞瘤可发生在小脑的任何部位,但其起源被认为更多来自下髓帆,所以绝大多数发生在小脑蚓部并充满第四脑室。肿瘤易压迫阻塞第四脑室,引起脑脊液循环障碍而产生脑积水。

准确详尽的病理诊断和组织学分型对髓母细胞瘤分层治疗非常重要。完整的病理报告包括:组织学分型及分子分型。

1. 病理亚型　根据 WHO2016 分类定义,分为下面不同的病理亚型。

(1) 经典型(Classic)

(2) 促结缔组织增生 / 结节型髓母细胞瘤(desmoplastic/nodular,DN)

(3) 广泛结节型髓母细胞瘤(medulloblastoma with extensive nodularity,MBEN)

(4) 大细胞型 / 间变型髓母细胞瘤(large cell/anaplastic,LC/A)

2. 分子亚型　基于转录组学研究的结果,髓母细胞瘤被分为四种分子亚型:WNT、SHH、Group 3 和 Group 4 型,2016 年 WHO 分类将 SHH 再分为 *TP53* 突变型和野生型。

(1) 四种分子亚型:①髓母细胞瘤 WNT- 活化型;②髓母细胞瘤 SHH- 活化型和 *TP53* 突变型;③髓母细胞瘤 SHH- 活化型和 *TP53* 野生型;④髓母细胞瘤 Group 3 型;⑤髓母细胞瘤 Group 4 型。

(2) 分子亚型检测:髓母细胞瘤分子生物学进展快,不同分子亚型预后不同。建议有条件单位采用免疫组织化学和基因检测等方法进行分子亚

21

型检测。有助于将来对髓母细胞瘤患者进行更加精准的治疗。

1) 免疫组织化学方法:目前已有 β-catenin、SFRP1、GAB1、NPR3、YAP1 和 Filamin A 等多种抗体可用于免疫组织化学染色鉴别髓母细胞瘤分子亚型,但由于免疫组织化学检测具有一定的局限性和主观性,必须有分子生物学方法确认和补充。

2) 分子生物学方法:是髓母细胞瘤分子分型的金标准。在检测技术成熟情况下,对肿瘤标本进行以下染色体或基因检测,从基因水平分出 WNT、SHH、Group 3 和 Group 4 等四种分子亚型。

a. 检测 *CTNNBl* 突变(WNT 标记)。

b. 检测 *PTCH/SMO/SUFU* 突变(SHH 标记)。

c. 检测染色体 i17p 和 *MYC* 扩增(Group 3 标记)。

d. 检测染色体 i17p 或 17q+、X– 和 *CDK6* 和 *MCYN* 扩增(Group4 标记)。

【发病机制】 2016 年 WHO 根据 MB 发生发展的分子机制及其预后意义所展开的研究达成共识,将 MB 分成四个分子亚组:WNT 组、SHH 组、Group 3、Group 4。WNT 组 MB 最少见,仅占 11%,中位年龄约 10~12 岁,4 岁以下罕见。病理多为经典型,偶为大细胞 / 间变型,常有编码 β-catenin 的 *CTNNB1* 基因突变。WNT 组 MB 生存率最高,总生存率达 90% 以上。SHH 型约占 28%,发病率呈双向型,主要发病年龄集中在 4 岁以下和 16 岁以上。促结缔组织增生型 MB 几乎均属 SHH 组,但 SHH 也可见于经典型和大细胞 / 间变型 MB。可有 *PTCH1*、*SMO*、*SUFU* 等突变,*MYCN* 表达较高。预后仅次于 WNT 组,但 SHH 伴有 *TP53* 突变预后很差。Group3 MB 约占 28%。预后最差,常有远处转移,病理类型多为经典型和大细胞 / 间变型,*MYC* 扩增多见,并与预后不良相关,26% 的患者有 17q 染色体异常。Group 4 MB 最多见,约占 34%,约三分之二的患者有 17q 染色体异常(i17q),部分患者有 17p 突变,此型有 *CDK6* 和 *MCYN* 扩增,但 *MYC* 高表达少见。发病高峰年龄为 10 岁,3 岁以下罕见,虽然容易转移,但与 Group 3 相比 Group 4 预后相对较好,尤其是伴随染色体 17 获得或染色体 11 丢失的患者预后非常好。根据 MB 分子亚

型进行危险分层和精准治疗是将来研究方向。

【临床表现】 常见症状是头痛、呕吐、步态不稳和共济失调、复视和视力减退等。体检可发现视盘水肿、眼球震颤、轮替运动障碍、闭目难立、斜颈和外展神经麻痹。呕吐是最常见的症状,部分患者因早期唯一的症状仅是呕吐,无头痛症状,患者多为晨起呕吐,常伴过度换气,呕吐后症状明显减轻,因而长期在儿内科就诊,有时一直至出现颅压高时仍未被重视,个别出现小脑扁桃体枕大孔疝。这可能是由于肿瘤直接刺激第四脑室底的迷走神经核团引起的呕吐,而颅高压症状因颅缝分离得以部分代偿,故长期呕吐儿童病例应想到髓母细胞瘤的可能,及时作 CT 或 MRI 检查。强迫头位也是常见的症状,这是由于肿瘤或小脑扁桃体下疝入椎管,压迫上颈段神经根引起患者颈部处于某一固定的位置。

【辅助检查】 髓母细胞瘤的决定性辅助检查主要是影像学检查,即 CT 和 MRI 检查。

(1) CT 表现:平扫示颅后窝中线有一圆形或类圆形的高密度肿块,边缘较清楚,病灶周围环绕有低密度水肿带;10%~15% 可见斑点状钙化,有较小的囊变区和坏死区,但大片出血者少见;增强扫描肿瘤呈均匀一致的中等至明显强化;第四脑室前移可呈弧线形变扁;80%~90% 伴幕上脑室明显扩大。

(2) MRI 表现:MRI 诊断髓母细胞瘤相当敏感,可以清晰地显示瘤体的形态、大小、信号强度以及对邻近组织的侵蚀和压迫情况。髓母细胞瘤好发于小脑蚓部,T_1 加权为较均匀的低信号、T_2 加权为等信号或略高信号,其 T_2 加权呈等信号的原因,有学者认为可能与肿瘤细胞中细胞核所占比例较大、细胞核含水比胞质少有关。瘤体均为实质性且富含血管,边缘清晰,钙化、出血、坏死较少,可有小部分囊变;大多数为明显均匀的强化,少数呈中等强化。常压迫第四脑室继发幕上脑积水,也可见到小脑扁桃体下疝。

【临床分期 -Chang 分期系统】 肿瘤侵犯范围评估对于临床分期、危险度分层和后续治疗方案选择非常重要,需要对患者进行术前、术中和术后评估。根据评估结果,将患者分为局限期和转

移期。具体评估内容如下：

（1）术前评估：术前行全脑和脊髓 MRI 和脑脊液检查判断有无转移。如术前未做 MRI 检查，术后 2 周以后再做以减少术后反应性改变。

（2）术中评估：术中所见肿瘤有无颅内扩散；手术能否完全切除肿瘤。

（3）术后评估：术后影像学检查判断肿瘤有无残留或转移。

髓母细胞瘤肿瘤侵犯范围定义为：

局限期　M0：肿瘤局限，无转移证据。

转移期　M1：仅脑脊液肿瘤细胞阳性。

　　　　M2：小脑蛛网膜下腔和 / 或侧脑室或第三脑室肉眼结节状种植。

　　　　M3：脊髓蛛网膜下腔肉眼结节状种植。

　　　　M4：颅外转移。

【鉴别诊断】 本病需与室管膜瘤、星形细胞瘤鉴别。

髓母细胞瘤与室管膜瘤常难以鉴别，两者 CT 及 MRI 征象十分相似。室管膜瘤多位于第四脑室内，呈塑形性生长，充满第四脑室，并可进入桥小脑角池或通过枕大孔进入颈延交界处的后部，很少出现瘤周水肿，50% 发生钙化，钙化率高于髓母细胞瘤，强化程度较轻且多不均匀，室管膜瘤后方亦可出现残存脑脊液信号，而髓母细胞瘤周围残存的脑脊液信号主要在前方或上方，不见于后方。MRI 矢状位可清晰显示髓母细胞瘤来源于小脑蚓部，但室管膜瘤位于第四脑室内。CT 上可见肿瘤周围有环形线状脑脊液密度影包绕，肿瘤的密度不及髓母细胞瘤高，而呈囊性变多见。

髓母细胞瘤与星形细胞瘤的鉴别是星形细胞瘤好发于小脑，但多为囊性。当表现为实性肿块时，与髓母细胞瘤相似，其主要区别点是：髓母细胞瘤在 CT 平扫和增强扫描的密度均较星形细胞瘤高；其次是部位不同，髓母细胞瘤 80% 以上居中线，星形细胞瘤可位于中线但多发生于小脑半球，MRI 多呈稍长 T_1、长 T_2 信号，不均匀，易坏死、囊变，多呈不均匀性强化或环形强化。继发性幕上脑室扩大相对少见。

【治疗】 髓母细胞瘤的治疗主要是手术切除与术后放射治疗，髓母细胞瘤虽然恶性程度高，边界不清，但较少侵犯第四脑室底，显微镜下全切率较高。但即使显微镜下全切除肿瘤，仍会有极少量的肿瘤残存，这是术后复发的根本原因。髓母细胞瘤生长迅速，细胞分裂指数较高，位置接近脑室和蛛网膜下腔，故术后全脑加全脊髓放疗十分必要。髓母细胞瘤对放疗十分敏感，有报道少量术后残留完全可以被术后放疗所杀灭。

1. 手术治疗　髓母细胞瘤患者可有长期脑积水的病史，因此应在肿瘤切除前可先行侧脑室 - 腹腔分流术或前 2~3 天行脑室外引流术，有节制地缓慢释放脑脊液，适当降低颅内压，纠正患者的水、电解质紊乱，提高患者对手术的耐受性。切除肿瘤时，应注意显露第四脑室，减少术中脑脊液的丢失，以免造成大脑皮质塌陷。手术应尽可能的全切肿瘤，而不仅限于打通脑脊液循环。手术中应特别注意第四脑室底及小脑后下动脉的保护，肿瘤供血血管多来自小脑后下动脉，从肿瘤的两侧（靠近第四室底外侧）进入肿瘤。肿瘤上极多与脑干有界线，而在第四脑室中孔附近与脑干粘连的可能性较大，若肿瘤与脑干粘连宁可残留薄层肿瘤，也不可强求全切而损伤脑干。术中注意保护导水管出口及第四脑室中孔出口，避免血液及瘤屑污染脑室及蛛网膜下腔，是减少术后发热、脑积水及肿瘤蛛网膜下腔种植性转移的重要措施。大多数儿童髓母细胞瘤质地较软，与脑组织间有明确的水肿边界，术中可沿此边界在显微镜下分离，分离前注意阻断肿瘤两侧部分的血管。行瘤内分块切除可以降低瘤内压力，有利于肿瘤的全切。髓母细胞瘤供血丰富，快速吸除肿瘤可以减少术中出血，但对于幼小儿童则应慎重，因幼小儿童体重轻，血容量少，对失血的代偿能力差，如短时间内出血量多会引起血压下降而休克。由于肿瘤细胞易随脑脊液循环或沿软脑膜播散，术中应用棉片覆盖枕大池下方，防止血性脑脊液流入椎管导致肿瘤向椎管内播散（资源 8）。

2. 放射治疗　放疗是儿童髓母细胞瘤术后的首选疗法。放疗范围应包括：局部加全脑和全脊髓。国外有人把全脑加全脊髓放疗称为髓母细胞瘤治疗的"金方法"。经全脑

资源 8
枕下后正中开颅 小脑蚓部髓母细胞瘤切除术

加全脊髓和局部放疗的髓母细胞瘤患者中,无复发生存率可以达到50%以上。这足以证明全脑加全脊髓放疗在儿童髓母细胞瘤治疗中的重要性。

3. 化疗 化疗药物毒性较大,髓母细胞瘤患者年龄较小,往往无法耐受,且效果不十分肯定,故不常规采用。综上所述,髓母细胞瘤高度恶性,生长极其迅速,手术后极易复发。但对于年龄低于2岁的患者以及放疗后复发或蛛网膜下腔转移者,由于正常组织难以耐受高剂量放疗,因此照射剂量受到限制,这也是此类患者预后差的主要原因之一。据报道,常规剂量的全中枢神经系统放疗即可导致患者内分泌功能不足、身材矮小及思维能力下降。近年来全身化疗被证实对髓母细胞瘤有效,特别对局部复发及转移者。有效的化疗药物有长春新碱、环磷酰胺、顺铂、卡铂、依托泊苷等,有效率达50%以上。研究显示,单纯低剂量放疗(23.4Gy)时,髓母细胞瘤的复发率很高,而低剂量放疗联合化疗不但可明显降低放疗后遗症,并使肿瘤局部控制率提高至80%。有研究显示化疗同步应用或在放疗后给予化疗能提高高危患者总的生存率。随着放疗技术的提高,超分割照射、适形放疗已用于髓母细胞瘤的治疗。采用适形放疗,可降低正常组织的损伤,提高靶区剂量。

肿瘤的预后与术后放化疗的间隔时间、术后肿瘤残存的体积、肿瘤恶性分化程度有关。

【危险分层与预后】 根据年龄、手术切除程度、有无转移、病理类型将髓母细胞瘤分为以下两组:

1. 年龄>3岁儿童髓母细胞瘤

(1) 标危:肿瘤完全切除或近完全切除(残留病灶≤1.5cm²),无扩散转移(M0)。

(2) 高危:手术次全切除(残留病灶>1.5cm²);伴有转移疾病:包括神经影像学播散性疾病,手术14天后腰穿或脑室脑脊液阳性细胞学证据或颅外转移;病理组织学弥漫间变型;Group 3亚型和TP53突变的SHH亚型。

2. 年龄≤3岁儿童髓母细胞瘤

(1) 标危:同时符合下述标准,肿瘤完全切除或近完全切除(残留病灶≤1.5cm²),无扩散转移(M0)和病理亚型为促结缔组织增生型和广泛结节

型;Group 3亚型和TP53突变的SHH亚型。

(2) 高危:除标危外全部定为高危。

经手术、放疗和化疗等规范的综合治疗,目前标危型MB的5年无复发生存率为70%~80%,而高危型MB的5年无复发生存率约60%。

六、脉络丛乳头状瘤

脉络丛乳头状瘤(choroid plexus papillomas)是一种起源于脑室脉络丛上皮细胞的颅内良性肿瘤。

【发病率】 发病率低,占颅内肿瘤总数的0.4%~0.6%,但在儿童期相对多见,占儿童颅内肿瘤的1.5%~4%。有报道儿童脉络丛乳头状瘤好发年龄为2岁以下,约占总数的70%,1岁以下占40%~50%。脉络丛乳头状瘤无性别差异。

【病理】

1. 大体表现 儿童则以侧脑室三角区多见,亦可发生在颞角、额角或体部,也可发生在第四脑室、第三脑室以及桥脑小脑角。肿瘤多呈粉红色,在脑室内多为半游离状,与脉络丛相连,与肿瘤周围脑组织分界清楚。瘤体表面呈细小颗粒状,似桑葚状,血运较丰富,有时可见细小的钙化颗粒。

2. 光镜特点 典型脉络丛乳头状瘤容易诊断:肿瘤分化良好,酷似正常的脉络丛组织,肿瘤组织为立方或柱状上皮形态,常常以假复层的排列方式排列在疏松结缔组织的轴心周围,形成细小的乳头状结构。

3. 电镜所见 肿瘤细胞呈单层或复层排列,细胞间有连接,细胞顶部由刷状缘形成杯状微绒毛,细胞底部有胶原纤维构成的基底膜,中心是有孔毛细胞血管等构成。

【临床表现】 大多数表现为脑积水引起的颅内压增高的症状:头痛、恶心、呕吐和头围增大。在婴幼儿为头颅增大,前囟张力高及易激惹。可出现因颅压高引起的外展神经麻痹。脑积水的原因是脉络丛乳头状瘤产生过量的脑脊液,超过蛛网膜颗粒吸收的能力所致。实验发现脉络丛乳头状瘤的患者24小时脑脊液生成量较正常人高4倍以上。也有一些患者肿瘤位于脑室系统以外,可出现神经功能缺失的表现,如一侧肢体无力、视

21

力下降和视野缺损,也可出现癫痫等症状。

【辅助检查】　诊断脉络丛乳头状瘤需依靠影像学检查。

(1) CT 表现:显示位于脑室系统的略均匀等密度或稍高密度或混合密度肿块,可有囊变,4%~21% 可伴有钙化斑。增强扫描呈均匀强化,边缘清楚而不规则,与室管膜瘤的鉴别在于后者无交通性脑积水的 CT 表现。除脉络丛乳头状癌外,肿瘤多局限于脑室内,无明显中线结构移位。

(2) MRT 表现:T_1 加权像呈低信号,较脑实质信号低但较脑脊液信号高;T_2 加权像呈高信号,与脑脊液分界清楚而肿瘤轮廓不规则,呈菜花样或桑葚样,表面有粗糙颗粒,强化明显。有与肿瘤大小不相称的脑积水。

【鉴别诊断】　需与室管膜瘤相鉴别。CT 对于不典型的脉络丛乳头状瘤容易误诊为室管膜瘤的原因:①脉络丛乳头状瘤与室管膜瘤虽然起源组织不同,但均与脑室有密切关系;②由于这两种肿瘤均起源于脑室,肿瘤生长阻塞脑室及脑脊液循环通路,患者出现头痛、呕吐、视物模糊、走路不稳等颅内压升高表现;③临床上这两种肿瘤均以青少年居多,女性多于男性。在 MRI 检查可通过肿瘤基底来区别两者。

【治疗】　治疗以手术切除为主,应尽早和尽可能做到全切除。肿瘤在脑室内多为游离,有蒂与脉络丛组织相连,供血丰富,因此手术应尽早切断肿瘤与脉络丛的连接,这样可以减少术中出血,同时也可全切肿瘤(资源 9)。

资源 9
胼胝体穹隆间入路脉络丛乳头状瘤切除术

术后可出现交通性脑积水和硬膜下积液,术前有脑积水患者术后 50% 积水没有改善,硬膜下积液发病率较高。对于脑积水可行脑室 - 腹腔分流术,硬膜下积液可先行穿刺引流,如效果不好则可行囊腔 - 腹腔分流术。如果肿瘤全切存活率则为 100%。

七、星形细胞瘤

胶质瘤是颅内最常见的原发肿瘤,属神经上皮肿瘤。根据其肿瘤细胞组织形态学与正常脑胶质细胞的相似程度,胶质细胞可分化为星形胶质细胞,少突胶质细胞和室管膜细胞等,它们都可以发生肿瘤。胶质瘤根据恶性程度的不同分为不同的级别。低级别胶质瘤发展缓慢,预后较好,而高级别的胶质瘤发展迅速,预后很差。同时肿瘤生长部位不同,其预后也不同。目前胶质瘤的治疗仍是世界公认的难题。

【发病率】　星形细胞瘤占颅内肿瘤的 13%~26%,占胶质瘤 21.2%~51.6%。星形细胞瘤可发生在中枢神经系统的任何部位,一般成人多见于大脑,儿童则多见于幕下。幕下者则多位于小脑半球和第四脑室,亦可见于小脑蚓部和脑干。

【病理】　星形细胞瘤是神经上皮组织肿瘤,在 2000 年版 WHO 采用的神经系统肿瘤组织学分类中,星形细胞瘤被分为:

弥漫性星形细胞瘤

纤维型星形细胞瘤

原浆型星形细胞瘤

肥胖细胞型星形细胞瘤

间变型星形细胞瘤

多形性胶质母细胞瘤

巨细胞型胶质母细胞瘤

胶质肉瘤

毛细胞型星形细胞瘤

多形性黄色星形细胞瘤

室管膜下巨细胞星形细胞瘤

儿童星形细胞瘤多为毛细胞型星形细胞瘤,也可有其他类型。毛细胞型星形细胞瘤通常是发生在儿童或成年人小脑中的星形细胞瘤的一个组织亚型,2000 年 WHO 定义其为 WHO I 级肿瘤,具有良好的预后。据报道,毛细胞型星形细胞瘤能出现在幕上幕下脑的神经轴的多部位,但最常见的部位发生于小脑和视神经的通路中。

肿瘤主要位于白质内,呈浸润性生长,实性者无明显的边界,多数不限于一个脑叶,向外生长可侵及皮质,向内可破坏深部结构,亦可经胼胝体越过中线侵犯对侧大脑半球。肉眼观察质地灰红色或灰白色,质地多较硬,约半数左右肿瘤呈部分囊性变,囊液淡黄透明,蛋白含量较高,静置易自凝。常将有囊性变的肿瘤称为"囊在瘤内"。而位于小脑的星形细胞瘤常为一个大囊,囊壁上有肿瘤结节,囊壁由纤维结缔组织及神经胶质纤维构成,因此只切除瘤结节即可达到根治肿瘤的目的,此种常称之为"瘤在囊内"。少数小脑星形细胞瘤为实质性,呈浸润性生长,无明显边界,预后较囊性者差。

【临床表现】 星形细胞瘤因部位不同临床表现亦不同,最常见位于小脑、脑干、丘脑及视觉通路。可随肿瘤大小、性质及对周围脑组织结构损害的不同而不同,表现多样化。呕吐是儿童颅内肿瘤最常见的症状,72%的儿童颅内肿瘤伴呕吐,多由颅内压增高引起,多呈喷射状,与饮食无关。典型患者病初呕吐常发生在清晨,随病情发展则可在全天出现,呈间歇性和反复性发作,并进行性加重。

1. 小脑星形细胞瘤 小脑星形细胞瘤是仅次于髓母细胞瘤的小儿最常见的后颅窝肿瘤。绝大部分小脑星形细胞瘤为组织学良性,预后良好,术后5年生存率为90%~100%,恶性极其罕见。小儿小脑星形细胞瘤最常起源于小脑半球,其次为蚓部,部分起源于第四脑室或小脑脑桥角。小脑星形细胞瘤生长缓慢,病程相对较长,常见临床表现主要为颅内压增高,历时数周或数年的长期头痛和呕吐是本病的特征性表现,多数与梗阻性脑积水有关。较小的局灶性神经缺陷常被小儿及其父母所忽视。由于处于发育阶段的脑功能有极大的代偿性,在脑脊液通路发生阻塞之前,通常无症状。

颅内压增高表现:小脑星形细胞瘤可引起梗阻性脑积水,导致头痛、恶心、呕吐等颅内压增高表现,头痛于发病初期多为间歇性,随病变的发展间歇期变短。呕吐在初期时与胃肠疾病相似,但经治疗无法缓解,因此如遇难治的呕吐应行头颅影像学检查。在婴幼儿患者则常表现为精神萎靡和食欲差。

小脑损害表现:主要为共济失调,表现为步态不稳,包括步态蹒跚、容易跌倒或宽基底步态。神经系统检查常发现有眼球震颤、辨距不良、轮替运动障碍,头部倾斜或颈强直,或躯干共济失调。个别患者因病史较长,发生阻塞性脑积水,伴头围增大。

2. 脑干星形细胞瘤 星形细胞瘤可分布于脑干的各部位,儿童患者病程短、进展快;常在较短时间(数周至数月)内即引起严重的脑干症状。症状可分为一般症状和局灶性症状两类。一般症状以后枕部头痛为常见。儿童常有性格改变,不少患者伴有排尿困难。颅内压增高常不是脑干肿瘤的首发症状。因此,对于进行性交叉性麻痹或多发性脑神经麻痹合并锥体束损害,无论有无颅内压增高均应首先考虑脑干肿瘤的可能。脑干肿瘤的局灶性症状随肿瘤的部位而异,由于肿瘤的浸润性生长,明确划分具体部位如中脑或桥脑实际上是困难的。

(1)中脑肿瘤:由于肿瘤极易阻塞导水管,故早期可出现颅内压增高症状。也有首发症状为精神和智力改变,这可能与网状结构受累有关。根据肿瘤侵袭部位不同,常表现有:①动眼神经交叉性偏瘫综合征 -Weber 综合征,病变位于大脑脚底部,出现病侧动眼神经麻痹,对侧上、下肢体和面、舌肌中枢性瘫痪;②四叠体综合征 -Parnaud 综合征,表现眼睑下垂、上视麻痹、瞳孔固定、对光反应消失、会聚不能等;③Benedikt 综合征,表现为耳聋、病侧动眼神经麻痹、对侧肢体肌张力增强、震颤等。

(2)桥脑肿瘤:早期儿童常以复视、易跌跤为首发症状;可有脑神经麻痹症状,以外展神经麻痹为首发症状,随着肿瘤发展出现面神经、三叉神经等脑神经损害和肢体的运动感觉障碍。常表现有 Millard-Gubler 综合征 - 桥脑半侧损害,包括面神经交叉瘫,若病变位于桥脑下半部偏一侧时,致病侧周围性面瘫伴对侧肢体偏瘫。

(3)延髓肿瘤:首发症状常为呕吐,易被误诊为神经性呕吐或神经症,可有不同程度头昏、头痛,然后较早出现后组脑神经麻痹的症状,如吞咽困难、进食呛咳、讲话鼻音、伸舌不能等。肿瘤累及双侧时则出现真性延髓麻痹症候群,同时伴有双侧肢体运动、感觉障碍及程度不等的痉挛性截瘫,病程早期可有呼吸不规则,晚期可出现呼吸困难或衰竭。

【辅助检查】 同其他肿瘤一样,星形细胞瘤的术前诊断是影像学检查,主要为头颅 CT 和 MRI

扫描,CT 影像多因后颅窝伪影而显示不清。

小脑星形细胞瘤具有典型的 CT 及 MRI 表现。MRI 不但可以做出正确的初期诊断,而且可以探讨肿瘤部位与出现症状的某些关联。位于小脑半球者肿瘤大部分边界较清,囊变较常见,增强扫描肿瘤实质部分强化明显,囊变区无强化。"囊在瘤内"或者"瘤在囊内"为儿童小脑半球星形细胞瘤较特征性的影像表现。

脑干的肿瘤可分为弥漫型和局限型,局限型还可进一步分为外生型和内生局限型。脑干局限型胶质瘤以毛细胞型星形细胞瘤为主。肿瘤多呈膨胀性生长,边界不清,肿瘤呈长 T_1 长 T_2 信号,囊变较少见,增强扫描后肿瘤多呈轻中度不均匀强化,瘤周水肿多较轻,环池及桥小脑角池变窄或闭塞,有的可见梗阻性脑积水。

【鉴别诊断】

1. 小脑星形细胞瘤常常需与髓母细胞瘤、室管膜瘤及其他肿瘤相鉴别。

髓母细胞瘤多见于小脑蚓部,当突入第四脑室时,在瘤体前可见受压变形的第四脑室。肿瘤在 T_1WI 呈低信号,T_2WI 呈等高信号,信号较均匀,其中可见有小囊变区,T_2WI 呈等信号可能因为肿瘤细胞密集,间质水分相对较少;另外也取决于核浆比例,注射钆造影剂后有明显强化,小坏死囊变区无强化。可发生脑脊液播散,造成种植转移。

室管膜瘤多从第四脑室顶或底长出,具有"铸形"特点,肿瘤可经正中孔到达延髓池。来源于第四脑室的 T_1WI 呈混杂的等低信号,T_2WI 不均匀的高信号,可能与其内的小钙化及囊变有关,注射钆造影剂后明显不均匀强化。来源于小脑蚓部及小脑半球的则囊变范围大,T_1WI 低信号,T_2WI 高信号,注射钆造影剂后呈薄壁环状强化,囊变区无强化。室管膜瘤可发生脑脊液种植转移。

2. 脑干星形细胞瘤应与脑干脑炎、脑干转移瘤相鉴别。

病毒性脑干脑炎特点:①急性或亚急性起病;②1~2 周前有感染史;③有局限的交叉性或双侧弥漫性脑干实质损害的症状;④病程呈自限性,1~2 个月左右逐渐好转;⑤用激素或抗生素治疗后有显著疗效;⑥ MRI 复查病灶显著缩小或消失。

脑干的转移瘤:多见成人,有原发肿瘤史,颅内其他部位多发结节,瘤周水肿明显。

【治疗】 目前脑胶质瘤的治疗是神经外科的一项难题,方法依然是手术、化疗、放疗及联合治疗。随着科学技术的发展,手术技术的提高,术后生存率有了一定的提高,但仍存在复发率高,预后差。在儿童小脑星形细胞瘤治疗效果较其他胶质瘤好,毛细胞型星形细胞瘤通常是一种良性肿瘤,10 年生存率为 80%~100%,而恶性变导致死亡的发病率为 18%~20%。恶性变通常包括部分和全切后的肿瘤复发、软脑膜播散、继发肿瘤和肿瘤恶性转化。

在囊性星形细胞瘤中,有一半是瘤在囊内,在 MRI 上增强扫描时肿瘤有明显的强化,其囊壁含有一层反应性非肿瘤性的小脑组织或有室管膜衬托,增强扫描时无强化。另一半的囊性小脑星形细胞瘤为囊在瘤内,其囊壁含有的肿瘤细胞边界,增强扫描时显示有强化。实质性的小脑星形细胞瘤较囊性少见,MRI 于注射 Gd2DTPA 后扫描,可见与囊性截然不同的均一性增强。这一点对手术中是否切除囊壁具有指导意义。

目前,对小脑星形细胞瘤行全切除是国内许多学者的共识。尽可能地在显微镜下全切除肿瘤是减少肿瘤复发的关键。术前清晰的影像学资料有利于正确选择手术入路和指导术中的肿瘤切除。对瘤在囊内型,要完全切除肿瘤结节;对囊在瘤内型,要将瘤结节和强化的囊壁一并切除;对实性肿瘤,要切除至见到黄色的胶质增生层。尽管完全切除肿瘤是手术追求的目标,但仍有部分病例只能做到大部切除,肿瘤残留的主要原因是肿瘤与脑干粘连。由于此类肿瘤的良好预后,对术后是否施行放射治疗有争议。

脑干的星形细胞瘤,除小的结节性或囊性者可作切除外,一般作分流术,缓解增高的颅内压后,进行其他治疗,但效果不确定。对于脑干外生型肿瘤手术效果好,如毛细胞星形细胞瘤,其五年生存率可达 95%。

(葛明)

21

第五节　儿童烟雾病

烟雾病（moyamoya disease）是一种原因不明的慢性进行性的脑血管闭塞性疾病，主要表现为颈内动脉（internal carotid artery，ICA）远端、大脑中动脉（middle cerebral artery，MCA）和大脑前动脉（anterior cerebral artery，ACA）近端狭窄或闭塞伴颅底异常细小血管网形成。因异常血管网在脑血管造影中的表现如同徐徐上升的烟雾，而"moyamoya"一词在日语中即为"徐徐上升的烟雾"之意，故本病以"烟雾"命名。烟雾病最早于1957年由日本学者Tekeuchi报告，当时曾认为此病仅为日本特有，但随着Subirana于1962年的报告以及1967年由Suzuki首次命名后，包括南美洲和欧洲在内的病例报告不断增加。近年来，烟雾病在世界各地，尤其在中国和韩国等东亚地区检出率不断增高，并已成为儿童缺血性卒中最常见的原因之一。

【定义】　近年来，烟雾病在我国的发病率和患病率有逐渐上升的趋势，但在临床诊疗中烟雾病与烟雾综合征往往很难鉴别。烟雾病的诊断主要依赖于数十种伴发疾病的排除，临床实践中缺乏可操作性。

1. 烟雾病　以双侧ICA远端、MCA和ACA近端狭窄或闭塞，并伴有代偿性颅底血管网异常增生为特点，由于异常增生的血管网在脑血管造影时呈现烟雾状，称之为烟雾病。在儿童烟雾病患者中，上述动脉的狭窄、闭塞以及颅底烟雾状增生血管有时首发于一侧，随着年龄的增长，另一侧病变才逐渐出现，因而发生于儿童的单侧血管病变也通常被认为是明确的烟雾病。

2. 疑似的烟雾病（probable moyamoya）　通常指成人的单侧血管改变。

3. 烟雾病综合征（moyamoya syndrome）　或称类烟雾病（quasi-moyamoya）是指有明确的原发病（如合并甲状腺肿）或明确的诱因（如放疗等）而出现的特定血管病变，同时伴有典型的颅底烟雾状代偿血管生成。类烟雾病还包括上述特定血管以外的脑血管狭窄伴有烟雾状血管形成的情况。

【病因】　烟雾病的病因和发病机制至今尚未阐明，但相关研究表明可能与以下几种因素有关：

1. 一氧化氮（NO）　目前认为，NO兼有第二信使物质和神经递质的功能，是细胞间信息传递的重要载体：参与神经传导，舒张血管平滑肌，抑制血小板聚集，抑制细胞增殖，广泛参与生理调节。Noda曾报告8例先后行双侧颞浅动脉-大脑中动脉吻合术患者，术后不仅烟雾状血管数量减少，而且第二次术中脑脊液NO浓度较第一次术中明显降低，说明脑脊液中的NO浓度与烟雾状血管的形成有关。Suzuki等于2000年的研究发现，烟雾病患者脑脊液中NO代谢产物的浓度显著增高，且与年龄无显著相关性；按Suzuki烟雾病血管造影分期标准，NO浓度在疾病的中期与早期和晚期相比有所增高，这说明NO可通过扩张侧支循环的小血管促进了颅底异常血管网的形成。

2. 细胞生长因子　目前普遍认为，平滑肌细胞增生和移位是烟雾病血管的形成和内膜增厚的主要机制。学说涉及许多相关的细胞因子和受体。近年来，对脑脊液中前列腺素及其受体、碱性成纤维细胞生长因子（bFGF）和转化生长因子-β（TGF-β，与血管形成和结缔组织基因表达有关）的研究较多。烟雾病血管平滑肌细胞在炎症等因素刺激下激活环氧合酶22（COX22），导致前列腺素过量生成，后者能增加血管通透性，降低血管张力，从而促进内膜增厚。对脑脊液中血管生长因子的定量检测发现，仅bFGF特异性增高，推测Willis环的血管平滑肌细胞、血管内皮细胞及邻近的星形细胞异常分泌bFGF，刺激细胞增殖，造成颈内动脉系统动脉细胞增殖性狭窄。同时，bFGF可能释放入脑脊液，并随脑脊液循环至大脑表面，刺激毛细血管增生，形成硬脑膜与脑表面之间的异常毛细血管网。在对与血管平滑肌细胞增殖及毛细血管新生有关的细胞生长因子的研究发现，烟雾病患者bFGF、血小板衍生生长因子（PDGF）、单核细胞趋化蛋白（MCP）、TGF-β和血管内皮生长因子（VEGF）在脑脊液中的免疫活性均明显高于对照病例。

3. 弹性蛋白与烟雾病　Yamamoto等发现所有烟雾病患者体内分离出的动脉平滑肌细胞都比

对照组表达更多的弹性蛋白及其 mRNA,提示细胞外基质异常代谢可导致弹性蛋白的 mRNA 大量表达,最终使弹性蛋白大量沉积于血管内膜,从而成为烟雾病的血管内膜增厚的原因之一。

4. 遗传因素 烟雾病在日本、韩国等亚洲国家的高发病率,说明本病与人种明显相关;患者中仅 6%~10% 具有家族史,且集中出现于日本和高加索人种,均提示烟雾病的形成与遗传学因素有关。大多数遗传学研究是针对有家族史的患者进行的。Masaru 研究发现,烟雾病患者人白细胞抗原(HLA)-B51 与烟雾病具有明显相关性。Ikeda 等在对 16 个日本烟雾病家系的 77 名患者系谱分析、全基因组筛查和连锁分析后,发现位点 3p24.2-p26 区域与家族性烟雾病存在很大的相关性。基于位于 6 号染色体上的 HLA 序列已证实与多种疾病有关,Inoue 等采用 DNA 分型发现某些 HLA 二级序列与烟雾病存在着密切联系。考虑到烟雾病的血管改变,一些学者针对与细胞增殖有关的 DNA 合成以及可引起类似病理改变的其他疾病的相关基因进行了研究,如 Yamauchi 等发现与烟雾病有关的位点 17q25。最近的研究通过对 12 个日本家系中烟雾病患者基因的 428 个微卫星标记进行筛查提示另一个敏感位点为 8q23。

5. 炎症和免疫反应 随着免疫组织化学技术的发展和应用,有研究表明烟雾病与病毒或细菌感染可能相关。烟雾病患者体内 EB 病毒 DNA 和病毒抗体的检出率明显高于正常人。另有研究表明,烟雾病病变血管的组织学改变与其他导致血管炎的自身免疫病变引起的血管改变相似,这提示烟雾病也可能是某种免疫性疾病。如 Kamata 等通过向猫一侧 ICA 注射 L-GA250 和 MDP 诱发免疫反应以制成动物模型并与对照组比较。结果发现,其 ICA 内膜的组织学改变与烟雾病十分相似,但这仍无法解释烟雾病的颅底侧支形成发展与免疫反应的关系。又如 Kim 等比较了 20 名烟雾病患者与 11 名其他中枢神经系统疾病患者脑脊液中的多种蛋白成分后发现,实验组样本中细胞视黄酸结合蛋白 2-I 表达明显增高。还有学者发现,约 72% 的烟雾病患者血清中可见抗 α_2- 胞衬蛋白自身抗体。有研究发现黏附分子与动脉硬化和慢性高血压有关,而 Soriano 等采用酶联免疫吸附法检测并比较了 20 名烟雾病患者和 20 例对照者的血清和脑脊液中细胞黏附分子的含量发现,烟雾病患者脑脊液中细胞间黏附分子、血管细胞黏附分子和 E2 选择素的含量明显增高,而血浆中的含量无明显差异。这提示烟雾病可能与炎症反应有关。但由于脑缺血也可以导致体内产生上述炎性细胞因子,所以它们与烟雾病的关系还有待进一步研究证实。

【病理学改变】 颅内狭窄段血管表现为内弹力层破坏,变薄、不规则扭曲、断裂、崩解、增厚、分层折叠;中层平滑肌细胞破坏、增生和再破坏交替反复进行,最终致中层变薄或萎缩;远端血管则出现管腔塌陷和类似的内弹力层和中层改变;而代偿增生的烟雾状新生血管,表现为薄壁扩张的或因新近微血栓形成或管壁增厚而闭塞的小动脉,伴或不伴弹性组织变性和纤维化。在这些小动脉网中常可见到微动脉瘤。目前尚未发现在血管壁内炎症细胞浸润的报道。同时,可见大脑兼有缺血和出血改变,表现为多发脑梗死、脑软化、脑萎缩。

【流行病学】 烟雾病最早于 1957 年由日本学者 Tekeuchi 报告,自 20 世纪 60 年代后期至 70 年代早期,欧洲才相继出现了烟雾病的文献报道。烟雾病多见于日本、韩国、中国等亚洲国家,日本于 1995 年的流行病学调查表明:患病率和发病率分别为 3.16/10 万和 0.35/10 万;男女比例为 1:1.8;发病年龄呈双峰状,其中高峰出现于 10~14 岁,低峰出现于 40~50 岁。我国台湾学者 Hung 等总结了 1978—1995 年台湾地区烟雾病病例,患病率为 0.44/10 万,发病率为 0.048/10 万;男女比例为 1:1.3。中国香港地区以及韩国报告也提示本病女性多见。但中国内地 1980—1988 年的文献报告,本病男性多见,男:女为 1.33:1。欧洲年发病率为日本的十分之一,男女比例为 1:1.4。

【诊断】

1. 临床表现 烟雾病的临床表现主要为大脑供血障碍或颅内出血产生的脑损伤表现,儿童以反复发作的脑缺血表现为主,而成人则多以脑出血为主。Manceau E 等根据烟雾病的临床特点,将其分为4型,①出血型:以意识障碍为主;②梗塞型:以持续性偏瘫为主;③惊厥型:以反复抽搐为主;④短暂性脑缺血发作(transient ischemic attacks,TIA)型:即TIA型,以短暂性脑缺血发作为主。

青少年和儿童烟雾病的症状以TIA型和惊厥型多见,梗塞型和出血型相对较少,95%的患者以脑缺血为首发症状。其中儿童以TIA型最为常见,而青春期患者则以惊厥型多见。TIA主要表现为可逆性神经功能障碍、感觉异常、癫痫发作或急性偏瘫,头痛和不自主的舞蹈样运动也多有报道,其中肢体运动功能障碍最为常见,神经功能障碍多在24小时内完全恢复。因此,临床上以肢体无力或偏瘫为主要表现,并有头痛、头晕、呕吐、惊厥,在排除其他常见中枢原因后,应高度注意烟雾病的可能。儿童患者智商受到影响者比较多见。Imaizumi等研究报告了38例烟雾病患者,分别对其在发病时、发病后5年和10年时进行智商测查,共进行了98次测验。结果发现,烟雾病患者的智商从症状出现时就会呈现降低趋势,直至发病10年时才渐趋平稳。

2. 烟雾病和烟雾综合征的诊断依据

(1) 数字减影血管造影(DSA):DSA可快速连续和实时显像,并动态观察血管成像过程,同时又是一种安全的微创检查,能明确血管病变的性质、部位及有关的动静脉异常。烟雾DSA的特征性表现为:①ICA虹吸部狭窄;②ACA/MCA起始部有不同程度的狭窄或闭塞;③颅底烟雾状异常血管网,可见动脉瘤或微动脉瘤形成;④侧支循环广泛开放;⑤双侧脑血管病变相似,但常有差异;⑥可见脑内血肿。除上述特点外,还发现:①循环时间延长,部分病例颅后窝静脉早期显影;②广泛的侧支循环中以成人组侧支代偿较好;并存在后循环向前循环的代偿。一般认为,DSA是烟雾病的首选检查手段,也是诊断的金标准。但也存在一些缺陷,它不能显示脑实质的病变,而且毕竟是一种创伤性检查,儿科患者需要全身麻醉,同时潜在造影剂引发不良反应的风险。

(2) 磁共振技术:近年来,随着磁共振技术的发展,MRI和MRA能快速、简便、无创地显示颈内动脉和颅底血管以及脑内病变的异常表现,为临床提供准确的影像学诊断依据,逐渐成为诊断烟雾病的理想影像学方法。在诊断缺血性脑血管病方面MRI能更敏感、更精确地显示病变,对诊断颅底异常血管网方面特异性和敏感性较高,主要表现为:①脑实质因缺血或出血引起的改变,如多发性脑梗死等;②侧支循环血管形成,表现为颅底向上走行的条状迂曲的低信号影。MRA是一种全新概念的血管成像技术,可非创伤性地显示主要的颅内动脉,在诊断血管闭塞方面敏感性及特异性高。由于MRA无需造影剂,并具有无痛和无创性,使之成为临床尤其对于儿科患者诊断的首选方法。

(3) 确诊烟雾病需排除的合并疾病:动脉粥样硬化、自身免疫性疾病(如系统性红斑狼疮、抗磷脂抗体综合征、结节性周围动脉炎、干燥综合征)、脑膜炎、多发性神经纤维瘤病、颅内肿瘤、Down综合征、头部外伤、放射性损伤、甲状腺功能亢进、特纳综合征、Alagille综合征、Williams综合征、努南综合征、马凡综合征、结节性硬化症、先天性巨结肠、I型糖原贮积症、Prader-Willi综合征、肾母细胞瘤、草酸盐沉积症、镰状细胞性贫血、Fanconi贫血、球形细胞增多症、嗜酸细胞肉芽肿、II型纤维蛋白原缺乏症、钩端螺旋体病、丙酮酸激酶缺乏症、蛋白质缺乏症、肌纤维发育不良、成骨不全症、多囊肾、口服避孕药以及药物中毒(如可卡因)等。

3. 诊断标准

(1) 烟雾病的诊断标准:①成人患者具备上述诊断依据中的1或2+3可做出确切诊断;②儿童患者单侧脑血管病变+3可做出确切诊断。

值得注意的是,由于影像技术的限制,使用MRI/MRA做出烟雾病的诊断只推荐应用于儿童及其他无法配合进行脑血管造影检查的患者,在评估自发代偿及制定手术方案等方面更应慎重。

(2) 烟雾综合征的诊断标准:单侧或双侧病变(可同时或单纯累及大脑后动脉系统),伴发上述诊断依据中所列的合并疾病者为烟雾综合征,或称之为类烟雾病。

4. 鉴别诊断

(1) 单侧烟雾病:定义为成人单侧病变而无

上述诊断依据3中所列合并疾病者,可向烟雾病进展。

(2) 疑似烟雾病:定义为单侧或双侧病变而无法确切排除诊断依据3中所列合并疾病者。烟雾病与烟雾综合征的鉴别缺乏分子标志物或其他特征性的客观指标,主要依赖形态学特征以及数十种伴发疾病的排除,这在临床上缺乏可操作性。而大多数情况下二者在治疗原则上并无明显差异。

5. 分期和分型　由于病因尚不明确,所以目前对烟雾病自然病程的了解仍非常有限。其病理生理演变中前述特定部位血管发生慢性狭窄或闭塞而导致缺血,形成新生血管网,逐渐扩张迂曲,进而形成动脉瘤。迂曲扩张的异常血管网管壁结构不完善,因代偿需要,其血流量大,易导致异常血管网及动脉瘤破裂出血形成脑内血肿及蛛网膜下腔出血。Suzuki于1993年以DSA的结果为依据,按烟雾状血管的形成情况将烟雾病分为六期(表21-7):1期为DSA像中未见烟雾状血管;2期为DSA显示存在清晰、稀疏的烟雾状血管;3期和4期为在DSA动脉期像就可见到明显血管染色;5期显示烟雾状血管染色较轻;6期为DSA显示完全性颈外动脉供血,未见血管染色。1期、2期为早期,此时侧支循环未充分建立;3期、4期为中期,即颅底异常血管网充分形成阶段;5期和6期为晚期,即侧支循环减少阶段。

表 21-7　烟雾病或烟雾综合征患者的脑血管造影表现分期

分期	脑血管造影表现
I	颈内动脉末端狭窄,通常累及双侧
II	脑内主要动脉扩张,脑底产生特征性异常血管网(烟雾状血管)
III	颈内动脉进一步狭窄或闭塞,逐步累及大脑中动脉及大脑前动脉;烟雾状血管更加明显
IV	整个Willis环甚至大脑后动脉闭塞,颅外侧支循环开始出现;烟雾状血管开始减少
V	IV期的进一步发展
VI	颈内动脉及其分支完全闭塞,烟雾状血管消失;脑的血供完全依赖于颈外动脉和椎—基底动脉系统的侧支循环

6. 脑血流动力学及脑代谢评估　近年来,烟雾病患者的认知功能受损受到广泛关注,逐渐成为临床评估的重要内容。脑血流动力学及脑代谢评估可以提供更为客观的指标,作为临床症状和影像资料的重要补充,对手术方案的选择以及疗效的评估具有重要的参考价值,常用的方法包括氙CT(Xe-CT)、单光子发射计算机断层显像(single photon emission computed tomography,SPECT)、磁共振灌注成像、计算机体层灌注成像(CTP)及正电子发射断层成像(positron emission tomography,PET)等,可以较全面地反映患者的血流动力学损害程度。

【治疗】　虽然目前尚未得出外科手术治疗明显优于药物治疗的明确结论,但手术治疗已成为主流。

1. 内科治疗　在缺血或出血的急性期,特别是有不自主运动症状的患者,可予甘露醇和皮质激素控制脑水肿。抗血小板聚集药、扩血管药和改善微循环药也可用于缺血性发作。但目前尚无任何保守治疗能够阻止病变的发展或防止缺血和出血再次发作。在临床稳定期,对基础疾病或合并疾病进行积极的药物治疗,对卒中的危险因素进行有效的控制和管理。

2. 外科治疗　颅内外血管重建手术是烟雾病和烟雾综合征的主要治疗方法,手术的主要目的是建立充分的侧支循环,改善缺血脑组织的血供、减轻神经功能缺损。近年来,其降低出血风险的疗效也逐渐得到证实。

(1) 手术指征:对于该病不论是出血型或缺血型,主流观点越来越倾向于采取积极的手术策略,一旦确诊应尽早手术,但应避开脑梗死或颅内出血的急性期,具体时间间隔存在较大争议,应根据病变范围和严重程度等作出决策,一般为1~3个月。Kim等对204例行间接血管重建术的患者进行随访后发现,临床预后差主要与术前梗死的发生有关:术前已发生脑梗死的患者,术后预后较好的概率最低(58%)。Sato等对52例患者手术前后的智商进行了随访监测,发现术前有缺血性卒中史与IQ预后不佳有明显相关性。李之邦等对226例术后超过8年的儿童烟雾病患者进行了随访,

21

经脑血管造影复查及 MRI、头颅 CT、经颅多普勒超声（TCD）多条颅内血管探测检查，以及对临床症状的前后对比、GOS 测评、Taft 智商测定发现，预后结果与术前脑血管造影分期密切相关：1~3 期预后好，智商较高；4~6 期预后较差，智商较低；同时，预后与术前病期的长短也有相关性，一般术前病程长，预后差；术前病程短，预后好。Matsushima 等对 22 例间接血管重建术后的患者所进行的随访观察也证实早期接受手术治疗对患者智商的提高有益。关于手术时机，因为该病呈进展性病程，目前较一致的观点是早期手术，防止进一步神经功能障碍。

（2）手术方式：外科手术的方式主要分为直接血管重建术、间接血管重建术和联合血管重建术。手术的目的都是通过参与颅外循环的血管向颅内循环进行有效代偿。陈安强等的研究了 84 例烟雾病患者 DSA 影像，显示颅外向颅内循环代偿存在于 31% 的儿童组患者和 83% 的成人组患者中，儿童组每侧 1~2 条、成人组每侧 2~3 条血管参与此代偿途径。说明颅外向颅内循环代偿是一个重要的代偿途径，同时也为采取颞浅动脉与大脑中动脉吻合或颞浅动脉贴附等直接和间接方式改善颅内供血再次提供了影像学依据。而且到目前为止的大量临床实践表明，两类手术对脑缺血状态的改善都有明显作用，但均有其优劣。

直接血管重建即采用颅内 - 颅外血管直接吻合，多采用颞浅动脉（superficial temporal artery，STA）与大脑中动脉（MCA）的分支行吻合术，适应证为一侧颈内动脉闭塞或一侧大脑中动脉狭窄及闭塞，有相应脑缺血症状，但 CT、MRI 检查无大面积脑梗死，单光子发射计算机断层成像术（single-photon emission computed tomography，SPET）局部脑血流量（rCBF）可见相关区域有明显脑血流减低区。直接血管重建对局部脑血流灌注的改善立竿见影，对出血型病例，直接搭桥较间接重建也有明显的优势。但因大脑中动脉分支细小，特别是儿童，5~10 岁 STA 外径约 0.6~1.0mm，MCA 分支直径 <0.7mm，手术操作难度较大，吻合后易出现狭窄；且在术中需暂时阻断大脑中动脉血流，可致使脑缺血进一步加重；术中切断颞浅动脉可能会破

坏已经形成的颅外 - 颅内侧支供血。术后可能出现的并发症均较间接重建术严重。因此直接血管重建术基本上只适用于成人，而且目前已有临床医师倾向进行颈动脉内膜切除术，并重新评价颅内外血管搭桥术。

对于儿童烟雾病，间接血管重建术已成为首选。间接血管重建是非吻合手术，即把各种供血组织包括硬膜、颞肌及颞浅动脉贴附到脑皮质表面，并切开蛛网膜以诱导供血组织向脑皮质形成新生血管。单独应用一种供血组织或联合应用均有报道，并取得不同程度效果。术后几个月内即可形成新的侧支循环。但间接血管重建术所改善血供的部位较为局限，虽可显著减少脑室周围的烟雾血管，但对再次出血似乎并无预防作用。

间接血管重建包括颅骨多处钻孔术、脑 - 硬脑膜 - 动脉 - 颞肌贴敷术、脑 - 颞肌贴敷术、脑 - 硬脑膜 - 动脉贴敷术、脑 - 颞肌 - 动脉贴敷术、脑 - 动脉贴敷术、脑 - 帽状腱膜（骨膜）贴敷术和脑 - 大网膜贴敷术等。单一的颅骨多处钻孔术和此前的交感神经切除术因起效慢或效果的不确切现已极少采用。目前多采用脑 - 硬脑膜 - 动脉贴敷术、脑 - 颞肌贴敷术、脑 - 动脉 - 颞肌贴敷术、动脉 - 脑皮层贴敷术。术中动脉均选择颞浅动脉。

颞肌脑皮层贴敷术：在对颅脑外伤大骨瓣减压的患者的临床观察中发现，当患者二期进行颅骨修补时，颞肌与相应区域的脑膜已形成交通支，由此日本学者于 20 世纪 80 年代初期提出用颞肌贴敷于大脑皮质治疗小儿烟雾病。随着颞肌 - 脑皮层贴敷术的广泛应用，其缺点也逐渐被临床所认识：术后癫痫发作是其常见合并症之一；血管重建的不可预知性长期困扰着临床；另外，还会给患者带来咀嚼功能和美容方面的缺憾。所以，目前仅用于与其他术式的联合应用。

颞浅动脉脑皮层贴敷术：是由日本学者 1981 年首先提出并实施的脑 - 硬脑膜 - 动脉贴敷术演变而来。于近二十年来被逐渐接受并应用于临床，主要适用于儿童缺血性烟雾病和血管条件不宜行直接搭桥的成人，其效果目前仍在不断的研究评价中。颞浅动脉是颈外动脉的终支之一，自下颌

骨髁状突颈的内后方开始,于腮腺深面,经外耳道软骨前上方,与颞浅静脉和耳颞神经伴行,由腮腺上缘浅出,穿过颞骨颧突根部表面,至其上方约3cm处分为额顶两终支。颞浅动脉额支和面神经额支在颞区的走行均由后下方向前上方走行。面神经额支行于颞浅动脉额支的前下方,由后下向前上两者逐渐靠近,越靠近眉外端面神经额支外上支与颞浅动脉额支距离越近,所以手术中应予注意,避免损伤(资源10)。

资源 10
烟雾病颞浅动
脉脑膜贴敷术

在颞浅动脉脑皮层贴敷术中尽量多地游离颞浅动脉额支,使之形成长 8~9cm,宽约 1cm 的血管蒂,不切断颞浅动脉远端,将游离出的颞浅动脉及周围筋膜在不阻断血流及无张力的情况下贴敷在切开蛛网膜的大脑表面,以产生侧支循环改善大脑供血。术后 4~6 个月的血管造影显示有不同程度的侧支循环形成,且患者暂时性脑缺血、抽搐等脑缺血表现都获得明显缓解。此术式对儿科患者而言,操作相比直接血管吻合术简单,手术打击小,术中无需阻断大脑中动脉血液供应,因此,正逐渐成为儿童间接血管重建术的首选。

联合手术:Kim 等在对间接血管重建术后的患者进行随访后发现,联合应用脑 - 硬脑膜 - 动脉贴敷术和双侧脑 - 帽状腱膜(骨膜)贴敷术比单一进行脑 - 硬脑膜 - 动脉贴敷术效果明显增强,分别表现在大脑前动脉供血区症状的改善(分别为81% 和 40%)、SPECT 提示的血流动力学的改善(分别为 70% 和 52%),血管造影所提示的新生血管的产生(分别为 79% 和 16%)。说明这种联合手术能同时改善 ACA 和 MCA 供血区的血供,特别是对增加儿童 ACA 供血区的脑血流以及脑血流储备有明显效果(57%)。Kim 等临床医师尝试采用联合两种甚至多种方式,包括联合使用直接和间接血管重建的手术方法,以求扩大建立侧支循环的有效面积,改善手术效果。

(3) 手术效果:不论直接法还是间接法对脑缺血症状的改善均有明显效果,但对于术前已出现脑出血的患者,尚未发现手术对于预防再次出血有明显效果。首都医科大学附属北京儿童医院在

1996—2006 年期间治疗 27 例烟雾病患者、37 次手术,均为颞浅动脉 - 脑皮层贴敷术,术后随访发现,术前存在肢体运动障碍者 21 例,术后 13 例症状发作未再出现(占 61.9%);6 例症状发作明显减少(占 28.6%);2 例症状无明显改善(占 9.5%)。2 例手术后 2~3 个月复查 DSA,可见侧支血管生成,异常血管网减少。2 例术前出现智力减退的患者智力仍低于正常同龄儿,合并癫痫患者的症状改善不明显。Kim 对 8 例 13 侧颞浅动脉脑皮层贴敷术和颞肌脑皮层贴敷术的烟雾病患者于术后一年进行的观察随访发现,有 11 侧术后建立了丰富的侧支循环,7 例患者临床症状明显改善。Matsushima报道 17 侧单独采用颞浅动脉脑皮层贴敷术,15 侧可见侧支循环形成,占 88%,临床脑缺血症状均有缓解。李之邦对 226 例行血供重建术的烟雾病患者随访发现,190 例术前偏瘫患者中 68 例(35.8%)完全恢复正常或基本正常,56 例(29.5%)显著进步。尹士杰等报告 21 例行颞浅动脉 - 硬脑膜脑皮层贴敷术患者,平均随访 13.9 个月,均未再发生脑缺血或脑出血,20 例术后 MRA 证实颅底异常血管网不同程度减少并伴侧支血管形成。郝建中等对 34例接受颞浅动脉脑皮层贴敷术的患者进行了 8 个月至 8 年的随访,肢体运动障碍完全和部分恢复占 90%,肢体感觉障碍完全和部分恢复占 74%,证明颞浅动脉脑皮层贴敷后,可以改善大脑中动脉系统供应区域的缺血状态,使相应症状完全或部分恢复。

【随访策略】 烟雾病是慢性进展性疾病,告知患者该病有进展的可能,即使是在成功的脑血管重建术后仍有发生卒中的风险。参与随访的临床医师应当是对烟雾病熟知的神经外科或神经内科医师。至少对患者进行每年 1 次的终身随访。影像学随访建议包括脑实质及脑血管评估,如头部 MRI、MRA 或 CTA 或 DSA 等,血管检查建议包含颈外动脉系统。单侧烟雾病患者应当每年进行 1 次头颅 CTA 或 MRA 随访,以评估疾病的进展情况,至少持续 3~5 年。建议对烟雾病患者进行动态的血流动力学及代谢评估随访,如 Xe-CT、SPECT、磁共振灌注成像、CTP 或 PET 等。

(冀园琦)

第六节　癫痫的外科治疗

【概述】　儿童期癫痫的发病率为 1%~2%，高于成人，并且有证据显示反复的发作活动以及药物治疗本身都可能对发育中的大脑造成不良影响。因此对于药物难治性癫痫，外科手术是一种可以考虑的治疗方法。儿童癫痫外科并非一个新的领域，但是以往针对低龄儿童的癫痫手术开展较少，随着影像技术的发展，越来越多的大脑局灶性的结构异常被发现与癫痫有关，使早期的外科治疗成为可能，而且逐渐增加的临床研究也证实即使对于低龄癫痫儿童，切除性手术也是一种安全有效的治疗手段，一部分患者可以达到无发作，从而减少与发作有关的意外伤害，使患者的精神运动继续发育，甚至可能逆转发育迟滞，改善患者的生活质量。

但是对于儿童癫痫手术治疗适应证的选择与成人有很大不同，首先必须解决以下几个问题：①是否为药物难治性？②何时是手术的最佳时期？③手术的风险效益如何？

"药物难治性癫痫"的定义目前仍有争议，尤其对于儿童，一般认为接受 2~3 种恰当的一线抗癫痫药物治疗 2 年，药物的血药浓度在有效范围内或达最大可耐受剂量仍然无效者，可以认为是"药物难治性"，但是对于低龄儿童，有频繁的发作，已经表现出发育方面的不良影响，那么两年的观察时间可能过长，可能造成明显的不可逆的精神运动发育迟滞，所以尽早的识别药物难治性癫痫，对于发育期的儿童有极其重要的意义。目前尽管有新一代抗癫痫药物不断问世，但是如果患者对传统抗癫痫药物反应不佳，则使用新型抗癫痫药物能够完全控制的可能性也较小。一些研究发现某些因素可能预示着难治性癫痫的可能，如有明确的结构异常，发作年龄早且频率高等。另外也有研究发现某些发作类型，比如婴儿痉挛发作（infantile spasm）、强直发作或者癫痫持续状态都预示难治性的可能；对第一种抗癫痫药物反应不佳也提示难治性的可能。对于儿童癫痫的外科治疗除了控制发作这一目的，还必须要考虑对于精神运动发育、认知方面以及社会功能恢复的良性作用，所以手术的时机非常重要，在患者表现出明显的精神运动迟滞之前进行手术，可以使患者继续发育，接近正常儿童，对于已经出现精神运动发育迟滞的患者尽早手术也有可能使其逆转。

对于儿童而言，手术本身的风险必须考虑。文献报道的儿童围手术期死亡率在 1.2%~1.3%，尤其在低血容量、病变范围广泛需要进行多脑叶切除或者半球切除的婴儿，死亡率更高，但是这些并不是手术治疗的绝对禁忌证，更需要平衡手术的风险与长期无法控制的发作对发育的影响之间的关系。目前尚缺乏严格的对照研究，但是一项针对成人的研究发现，对于恰当的患者，癫痫手术的风险要低于长期药物治疗的风险。

另一个需要考虑的风险是手术造成的新的神经功能缺损，尤其是需要进行广泛切除或者半球切除的婴幼儿，因为这样的儿童很难进行功能区的定位。但是由于儿童脑处于发育期以及具有可塑性，使婴幼儿可以耐受大面积的切除术，如半球切除术，早期的功能区切除也可以在以后的发育中获得功能重建，比如在大脑发育期切除功能区可能仅仅造成轻微的运动或者语言方面的障碍。另外对于一些发育性的局灶性病变（皮质发育不良或者发育性的肿瘤），尽管位于功能区，但是可能在大脑成熟的过程中，由于其可塑性，功能区已经出现转移。尽管功能区的重建与年龄有关，但是对于究竟哪种功能是年龄相关，并且在什么年龄可塑性消失等问题仍然缺乏足够的资料。例如有文献报道由于 Rasmussen 脑炎进行左侧半球切除的较大儿童仍然表现出语言功能向右侧半球的转移，所以对于儿童癫痫手术治疗考虑需要充分平衡手术本身的风险、发育期大脑的可塑性以及对未来精神运动发育的良性作用之间的关系。

【术前评估】

1. 一般原则　对于任何癫痫切除性手术来讲，术前评估的目的都是确定发作产生的区域及范围，并且需要确定切除此区域是否会造成严重的功能缺损。癫痫产生区，即致痫区（epileptogenic zone）实际上是一个理论上的假设区域，其范围只有在切除性手术后发作消失时才能够获得证实。

但是这一区域可以通过术前评估所确定的其他区域的信息推断出来，比如从病史和录像监测所获得的发作特征确定症状起始区(symptomatogenic zone)，从发作期间期脑电图确定激惹区(irritavite zone)，从发作期脑电图确定发作起始区(ictal onset zone)，通过结构影像学确定癫痫性的病灶(epilepticgenic lesion)，这些区域常常并不一定完全吻合，但是可能互相交错重叠，由此推测出致痫区，如果这些区域并不完全一致或者矛盾，则可能需要颅内脑电监测来进一步明确致痫区的可能位置及范围。

2. 发作期症状学(seizure semiology) 由于儿童的大脑皮质功能区处于发育阶段，低龄儿童的临床发作表现形式可能与成人有所不同，即使采用录像脑电监测系统，有时对其症状的评估也比较困难。对于小于3岁、语言尚未发育以及有明显发育迟滞的儿童，临床评估其发作时的意识水平很困难，而且一些有定位意义的症状，比如先兆，自动症或者肌张力障碍性姿势等在低龄儿童可能并不容易识别，从而导致对于其发作起源的判断困难。但是对于6岁以上的儿童，随着功能区的发育成熟，这些症状可能会逐渐明显。有局灶性的致痫性病灶的婴儿可能表现为婴儿痉挛(infantile spasm)，比如皮质发育异常、发育性的肿瘤以及新生儿脑梗死等，癫痫的痉挛发作常常开始于4~10个月，随着年龄的增长，痉挛性发作可能被其他形式的发作取代。

3. 查体 应对患者进行全面的查体，由于婴幼儿的皮质脊髓束和运动系统发育不成熟，偏瘫等体征比较隐匿，另外还需要注意与神经皮肤综合征(结节性硬化、Sturge-Weber综合征、神经纤维瘤病Ⅰ型等)有关的异常外貌特征、局灶性体征、特征性的皮肤异常等，明确是否存在广泛的神经系统疾病以及遗传代谢性疾病的可能。

4. 非侵入性的脑电图监测

(1) 发作间期头皮脑电图-定位激惹区：发作间期的癫痫样放电(interictal epileptiform discharges, IEDs)由激惹区产生，其范围通常比致痫区更大。在颞叶癫痫(temporal lobe epilepsy, TLE)中，IEDs很明显，常常是一侧性或者是局限性的，前下颞尖波提示内侧颞叶硬化(mesial temporal sclerosis, MTS)的可能，而一侧性或者非局灶性的IEDs则提示低级别颞叶肿瘤的可能。对于颞叶外的癫痫，尽管IEDs有可能表现为一侧性，但是常常会表现出双侧性，局灶性的IEDs往往提示较好的预后。比如局灶性的反复的尖波或者棘波节律常常与局灶性的皮质发育不良(focal cortical dysplasia, FCD)有密切关系。但是全面性的IEDs和发作期放电并不一定预示术后效果不佳，这种情况尤其见于有明确局灶性病变的婴儿痉挛并有EEG高度失律的患者。对于这些患者，72%~77%的患者在术后无发作，其潜在的机制并不完全清楚，目前认为这种弥散性的放电可能是潜在的可逆性致痫性的表现形式，是由于早期皮质病变和发育期的大脑共同作用的结果。

(2) 发作期脑电图-定位发作起始区：如果患者有75%以上的发作期脑电模式与提供的定位信息一致，则对于确定致痫灶是有帮助的。一项针对72例儿童及成人病例的研究发现，经术后效果证实，发作期脑电图定位的准确性是72%，颞叶癫痫的准确性高于颞叶外癫痫。儿童期的发作期脑电图模式更多的表现为区域性而非局灶性，并且多灶性和双侧同步化放电较成人多见，所以有时需要更多地结合影像学的发现来明确解释电生理的证据，甚至需要颅内脑电图监测的介入。

5. 颅内脑电图监测 颅内脑电图监测通常用于颞叶外发作的定位，尤其是非病灶性的病例，对于颞叶癫痫使用相对较少，另外当致痫区可能超过影像异常区的范围、无创性评估阶段的数据不一致、多病灶或者多灶性的发作间期放电、致痫区可能涉及功能区这些情况下往往也需要颅内脑电图监测。硬膜下电极由于覆盖面积广且耐受性好，可以提供准确的定位信息和进行皮质功能定位，在儿童中的使用也比较广泛，甚至包括低龄儿童(1岁以下)。立体定向放置深部电极有助于记录来自于脑沟深部或者颞叶内侧不能被硬膜下电极记录到的电活动。在放置颅内电极期间应尽可能的停用丙戊酸钠，以降低颅内出血的风险。

6. 神经影像检查 影像学上的病灶并不一定就是"致痫灶"，必须结合术前的其他评估手段进行分析,在一些特定的临床背景下,比如病变可能为肿瘤,如果 MRI 的异常发现与 EEG 的结果一致,则可以考虑直接病灶切除手术,但是如果 MRI 的异常与 EEG 的结果不一致,或者 MRI 无异常发现,或者 MRI 的发现提示一些特殊的病理,如皮质发育不良,则必须进行进一步的功能影像学检查或者颅内脑电图检查,更好地明确致痫灶的范围。此外,影像学检查所能提供的信息很大程度上取决于经诊医师的经验、对癫痫相关病理的影像学特征的熟悉程度以及费用等因素。

(1) 结构影像学 - 定位致痫性病灶:MRI 对于致痫性病灶(如皮质发育不良和肿瘤)的定位至关重要。一般来讲,常规的 MRI 对于发现相对较大的病灶是足够的,但是对于轻微的发育不良或者小的病灶,可能只有采用三维重建技术才能发现。

近年来随着影像技术的发展,许多原来认为是非病灶性的患者也发现微小病变的存在,明确的影像学异常有助于判断手术切除范围是否完全,往往也提示术后效果较好,而非病灶性或者非特异性影像学所见往往提示术后效果不佳。癫痫患者的 MRI 检查应包括 T_1 加权像、T_2 加权像、FLAIR 序列,并且应包括轴位及冠状位成像。定量 MRI 以及磁共振波谱(magnetic resonance spectroscopy,MRS)对于发现颞叶内侧硬化(MTS)优于一般的 MRI 检查。一些新的 MR 模式,比如弥散张量成像(diffusion tensor imaging,DTI)也逐渐应用于癫痫的临床,DTI 对于发现白质异常和海马硬化具有一定的优势。

(2) 功能影像学 - 定位功能缺失区:功能影像学技术主要包括 PET 和 SPECT。这些技术主要用以确定功能缺失区,进而更好地明确致痫灶。目前最多采用的是 FDG(氟代脱氧葡萄糖)-PET,其所显示的低代谢区往往超过致痫灶的范围,所以不能直接作为确定切除范围的依据,但是对于非病灶性的新皮质癫痫,FDG-PET 可以作为一般性的定位,并且指导颅内电极的放置位置。对于 MRI 无异常发现的婴儿痉挛症患者,如果 PET 所显示的低代谢区与脑电图的结果一致,则可以作为切除手术的依据。发作期的 SPECT 是通过显示发作期的血流来评价代谢的需要。如果 MRI 没有异常发现,那么发作期的 SPECT 也可能提供重要的定位信息,尤其是怀疑 FCD 的可能。即使 MRI 发现病灶,但 EEG 未能提供定位信息,发作期的 SPECT 仍然能够提供对于手术策略非常有价值的信息。目前一些中心采用发作期 SPECT 减影与 MRI 融合成像术(SISCOM)作为术前定位的方法,一项研究显示对于 MRI 未发现异常的局灶性皮质发育异常的儿童或者成人患者,其定位准确性达到 86%。

脑磁图(MEG)是另一项逐渐应用于临床的技术,其方法是通过探测发作间期癫痫样放电所产生的磁场来确定发作激惹区,相比 EEG,MEG 能够更好地记录到与皮质呈切线方向的电活动,比如侧裂内皮质。对于 Landau-Kleffner 综合征(获得性癫痫性失语症),MEG 能够发现起源自侧裂内皮质的单独的棘波灶,经过多点软脑膜横切术后,棘波灶消失,同时语言功能也得以恢复。

7. 神经心理学评价　神经心理学评价是术前评价的一个重要内容,应包括全面的智力状况、语言、记忆和运动技能。通过评估可以获得患者术前神经心理状态的基线资料,为术后的比较提供依据,并且可以全面地了解患者大脑的成熟程度,而且可以帮助预测某些特殊术式造成术后功能丧失的风险,但是在儿童难治性癫痫患者中,行为异常和社会心理功能障碍很常见,尤其是那些发作出现早且发作频率高的患者,这样的儿童往往在进行检查的时候配合度差,所以常常不能完成常规的测查。目前大部分中心所采用的都是成人量表的儿童常模数据,而不是专门针对儿童的量表。

【癫痫外科的治疗方法】　儿童癫痫外科治疗主要分两大类,即切除性手术和姑息性手术,根据 ILAE2004 年的调查,切除性手术占儿童癫痫外科治疗的 81%,姑息性手术仅占 19%。

1. 切除性手术　脑叶切除或者局灶性切除是最常见的术式,在儿童癫痫外科治疗中,颞叶外的切除性手术更多见,这一点与成人有所不同。目前的局灶性的切除方式主要有两种选择,即病灶切除(lesionectomy)和"剪裁式"切除(tailored resection)。病灶切除的术前评估程序相对比较简单,即结构影像学有异常发现,只要明确病灶与发

21

作的相关性,比如局灶性的运动性发作和对侧初级运动皮质的病灶,就可以考虑病灶切除手术,而并不需要颅内电极的监测。"剪裁式"的切除则是基于致痫区可能超过病灶范围的假设,所以可能需要借助于皮质脑电图或者功能影像学等其他手段,来确定结构影像学上所见病灶以外的切除区域,即"剪裁式"的切除是最大限度地切除电活动异常区域,而病灶切除则是最小限度地切除病灶周围的正常组织。目前并没有对照研究对病灶切除和"剪裁式"切除进行严格的比较研究,所以对于这两种术式的选择更多的是基于个人经验。

半球切除术和多脑叶切除术等大范围的切除术式在儿童中比较常见,主要用于治疗半侧的皮质发育畸形、Rasmussen 脑炎以及围产期的缺血性病变,解剖性的半球切除术由于并发症较多,目前较少采用,更多地采用功能性半球切除术或半球离断术式来阻断癫痫网络的活动,这些术式在疗效上与解剖性半球切除术相当,但是感染、出血以及脑积水等并发症明显下降。Rasmussen 脑炎以及缺血性病变的的术后效果要好于半侧皮质发育异常性病变,如半侧巨脑。

2. 姑息性手术 姑息性手术包括胼胝体切开术、多处软膜下横切术(multiple subpial transactions,MST)以及迷走神经刺激(vagus nerve stimulation,VNS)。胼胝体切开术主要用于降低全面性发作和跌倒发作的频率和严重性,但是对于双侧语言区的患者,胼胝体切开可能会导致语言功能的障碍。MST 是阻断水平的同步化神经元网络,而保留垂直的功能单位,这种方法主要用于致痫灶位于功能区而不能进行切除性手术的病例,另外也用于 Landau-Kleffner 综合征的治疗,但是对于这种治疗方法的疗效因缺乏比较研究目前仍存争议。VNS 是通过脉冲发生器产生的双向电流作用于放置在左侧迷走神经的电极而达到治疗作用,尽管其机制并不完全清楚,但是临床研究已经证实 VNS 在治疗不能手术切除的儿童难治性部分性癫痫和 Lennox-Gastaut 综合征的疗效和安全性,30%~70% 的患者发作减少超过 50%。

【癫痫病理】 与难治性癫痫有关的综合征和常见癫痫病理。

1. 癫痫性脑病和局灶性癫痫(包括病灶性和非病灶性)的区别

(1)局灶性癫痫(病灶性或者非病灶性):可能适合根治性的病灶切除术或者"剪裁式"切除,而癫痫性脑病、广泛性的病灶或者致痫灶位于功能区则是姑息性手术的适应证。但是对于儿童需要注意的是,局灶性癫痫(病灶性和非病灶性)并不一定在临床上表现出部分性发作。这些癫痫往往是由于皮质发育畸形、肿瘤或者其他局灶性的病理造成。比如在婴儿中出现的严重的部分性发作往往与潜在的可切除的病变有关,如发育性的肿瘤(胚胎发育不良性神经上皮肿瘤、神经节细胞瘤、错构瘤等)、局灶性皮质发育不良等,这些病变往往表现出发育障碍及药物难治性,因为这类患者的临床发作往往表现为行为的停止或者双侧的强直、眨眼等动作而缺乏明显的有定位价值的特征,所以仅仅根据症状难以明确定位,有些可能需要颅内电极的监测。

(2)对弥散性的和不能切除的病变,以及癫痫性脑病患者可以考虑行姑息性手术,如胼胝体切开术、MST 和 VNS。对于病变局限在一侧的婴幼儿患者可考虑早期行半球切除术,因为对侧未受累半球的刺激性发育可重塑患侧半球的功能,降低了功能缺失的发生率。

2. West 综合征 尽管在 ILAE 的分类中,West 综合征是一种全面性的癫痫,但是它常常是继发于局灶性的病变,切除病变区则能够使癫痫缓解,并且能够使发育状况改善。以下因素提示患者可能适合手术治疗:

(1)MRI 显示局灶性病变或者 FCD;

(2)查体有偏瘫或者其他的局灶体征;

(3)以往或者目前仍然有部分性发作;

(4)婴儿痉挛发作之前或之后有部分性发作的证据;

(5)发作间期 EEG 有局灶性的异常;

(6)PET 有局灶性的代谢异常区。

切除的范围可根据 MRI 和皮质脑电图来确定。大约 65% 的患者能够无发作,17% 的患者发作明显减少。值得注意的是,除了发作控制,绝大部分儿童在接受手术后发育获得明显改善。术后病理显示多数病例是皮质发育不良,但是也有部分 West 综合征是由半球性病变所致,如半侧巨脑、先天性血管病或者围产期的缺血性病变等,对于这些患者可能需要采用半球切除才能获得较好的疗效。

3. Landau-Kleffner 综合征(LKS) 该综合征以儿童期获得性失语、听觉失认以及 EEG 显示双侧颞区频繁放电,尤其在睡眠期,甚至可能出现睡眠期的脑电持续状态。70%~80% 的患者有癫痫发作,发作常常可以通过抗癫痫药物控制,但是语言障碍往往是持续的,目前曾尝试多种药物治疗,包括 ACTH、类固醇、苯二氮䓬类、抗癫痫药物、免疫球蛋白等,效果均不理想。国际抗癫痫联盟(ILAE)的儿科手术专门委员会提出建议,对于 LKS,多点软脑膜下横切术是一种可以考虑的干预措施,但是患者需满足以下条件:非语言的认知功能正常,一侧侧裂上或者侧裂内的致痫区可能,且放电持续时间少于 3 年。一个研究显示 14 例 5~13 岁的患者,经过手术后有 11 例语言获得改善。目前的研究结果有限,所以 LKS 外科治疗的前景仍有待全面的评估。

4. Lennox-Gastaut 综合征 Lennox-Gastaut 综合征(LGS)是一种包括强直发作、失张力发作、不典型失神发作或者肌阵挛发作等多种发作形式的药物难治性癫痫,对绝大部分抗癫痫药物反应不佳,常常需要多种药物联合治疗。其脑电图往往是弥漫性的慢的棘慢综合波。以往更多地采用姑息手术,胼胝体切开术对减少猝倒发作有一定的效果,VNS 对降低发作频率有效。目前也有报道一些 LGS 的病例发现潜在的局灶性病变,并且病灶切除之后获得较好的效果。LGS 的儿童,即使是一侧病灶,EEG 也表现为全面性的慢的棘慢综合波,目前认为可能是早期病变作用于发育期大脑的结果,所以对于这样的病例,并不能因为其全面性的放电模式而排除手术治疗的可能。

5. Sturge-Weber 综合征 该综合征是以软脑膜的静脉血管瘤为主要特征,90% 的患者伴有颜面部的三叉神经血管瘤。癫痫发作是其主要临床表现之一,发作以部分性发作为主,但是继发性全面化很常见,如果发作不能很好控制,则可能导致

认知功能和精神运动发育的衰退。大约有 50% 的患者发作可以通过药物控制或者自发缓解,所以目前对于是否手术以及手术的时机仍有争议。目前认为手术的时机应该根据大脑半球萎缩的进展程度、钙化、神经功能障碍的进展和认知下降的风险以及发作缓解的可能性来确定。对于癫痫发作无法控制,甚至出现癫痫持续状态,并且在 1 岁以内已经表现出发育的衰退,则应尽早考虑手术治疗。PET 检查可能有助于判断疾病的严重程度,即 FDG-PET 所显示的皮质代谢不对称程度越高,则认知下降的可能性越大,癫痫越严重,则应尽早考虑手术治疗。常用手术方式包括局灶性切除或者半球切除。一项研究显示大约 81% 的患者在半球切除后无发作。

6. Rasmussen 综合征(慢性局灶性脑炎) Rasmussen 脑炎是一种好发于儿童的慢性进展性脑部疾病,主要表现为难治性部分性发作,约一半以上患者在疾病的过程中出现部分性发作持续状态(epilepsia partialis continua,EPC),以后会逐渐出现偏瘫、明显认知下降甚至痴呆,并出现相应半球的萎缩,脑电图往往表现为受累半球侧多形性慢波活动或癫痫样放电,随病情进展,受累侧背景活动逐渐低平,并伴随持续性多灶性慢的癫痫样活动。病毒感染和自身免疫机制都曾经被认为是可能的病因。药物治疗和局灶性切除手术均效果不佳,但是 62%~85% 的患者经过半球切除后无发作。目前存在争议的是手术时机的选择,特别是病变位于优势半球,因为这些患者术后出现功能缺失的可能性更大,但是如果活检或者局灶性切除已经证实了诊断,尽早进行半球切除,则获得对侧半球功能转移的可能性更大,并且可以减少继发性致痫灶形成的可能。

7. 皮质发育畸形(malformation of cortical development,MCD)所致的症状性癫痫 大脑皮质的发育主要包括三个组成部分:细胞增殖、神经元移行和皮质构筑,这些过程中的任何一个出现停止或者异常,则可能会产生一系列不同程度的发育畸形,从局灶性皮质发育不良(focal cortical dysplasia,FCD)到严重的皮质构造异常。尽管这些畸形从大体上有所不同,但是在病理学上有很

多共性,包括皮质的板层结构异常,神经元异位和既有神经元成分又有胶质成分的奇异的巨大细胞,而且这些病灶都具有内源性致痫性,所以 MCD 是儿童以及婴儿最常见的可以手术治疗的癫痫相关病理。头皮脑电图常表现为高波幅的活动(150uV 以上)或者暴发性快节律(15~25Hz),也可以见到反复的节律性的或者持续出现的癫痫样放电。MRI 有助于确定是否存在 MCD 以及致痫区的邻近区域,但是并不一定能够显示 MCD 的实际范围。PET 和发作期的 SPECT 有助于确定病灶的范围。

(1) 局灶性皮质发育不良(FCD):根据影像学特征及组织病理学发现,FCD 分为两种类型,Ⅰ型 FCD 在组织学上的表现是板层结构异常,而无异形神经元及气球样细胞,这种 FCD 不能在常规 MRI 检查中被发现,部分病例可能在高分辨率 MRI 检查中发现灰白质界线不清。Ⅱ型 FCD 或者被称为 Taylor 型 FCD,常常伴随难治性癫痫。组织学所见包括异形神经元,不伴有气球样细胞(ⅡA 型)或者伴有气球样细胞(ⅡB 型)。Ⅱ型 FCD 影像学特征包括皮质局部变厚、跨皮质的发育不良(从皮质向脑室方向延伸)、灰白质界线不清,T₂加权像的高信号(尤其是ⅡB 型 FCD)。对于婴儿可能需要定期的 MRI 检查,因为发育不良的皮质可能会随白质的发育成熟而逐渐显现。

颞叶外或者多脑叶的 FCD 的术前评估可能需要颅内电极的检查,但是也有文献报道在颞叶外的 FCD,如果影像学发现(MRI、SPECT、PET)与临床发作的形式有高度的一致性,也可以不经过颅内电极监测而获得满意的手术效果。绝大多数文献报道的 FCD 术后的无发作率在 32%~77% 之间,尽早手术似乎尤为重要,可能带来更好的精神运动发育。

(2) 半侧皮质发育畸形(hemispheric malformations of cortical development):半侧皮质发育畸形累及一侧半球或者一侧半球的绝大部分,其中最常见的是半侧巨脑症(hemimegalencephaly),MRI 表现为一侧半球增大,脑回增宽,脑沟变浅,皮质增厚,同侧侧脑室相应增大,脑回的形态可能正常或者表现为无脑回,白质表现为异质性的信号密度。

受累侧大脑的大小与临床的严重程度有关。半侧巨脑症典型临床表现包括偏瘫、偏盲、智力低下和出生即有的频繁发作或者婴儿痉挛,对抗癫痫药物反应不佳,半球切除术是一种比较有效的控制发作的方法,但是手术时机的选择非常重要,恰当的手术时机既可以减少围手术期并发症及死亡率,又可以使患者的智力状态获得改善。

8. 结节性硬化症(tuberous sclerosis) 结节性硬化症是一种有不同外显率的常染色体显性遗传病,累及多个器官,除发育迟滞外,癫痫发作是最常见的神经系统受累的表现,见于 90% 的患者。发作通常开始于 10 岁以内,在婴儿期常表现为婴儿痉挛,但是总体来说部分性发作也很常见。其标志性的病变是非肿瘤性的皮质错构瘤或者结节,结节的数量与发作的严重程度有关。由于其皮质结节是多发的,理论上每一个结节都有可能成为独立的致痫灶,即使发现可能有多个结节与发作有关,也并非没有手术的可能性,所以对于结节性硬化的术前评估应尽可能寻找癫痫发作的责任病灶,功能影像学检查以及颅内电极监测有助于对致痫区的定位。发作期 SPECT 显示与发作期头皮脑电图的相关性,尤其是与快节律的发作期模式的一致性。如果 EEG、MRI 以及发作期 SPECT 的结果都指向同一个最大的或者有钙化的结节,则手术切除的效果比较理想,一些个案的研究发现,分次对双侧半球的多个发作起始灶进行切除之后,发作次数明显减少,并且认知功能也获得改善,但是对于结节性硬化症手术治疗的长期预后需要密切观察,因为并不了解剩余的结节是否会成为致痫灶,或者切除现有的致痫灶会改变潜在的继发致痫灶的状态,而成为独立的致痫灶,造成发作。

9. 发育性肿瘤(developmental tumor) 目前认为胚胎发育不良性神经上皮肿瘤(dysembryoplastic neuroepithelial tumor,DNT 或者 DNET)、神经节胶质瘤(ganglioglioma)和神经节细胞瘤(gangliocytoma)都属于发育异常的范畴,因为这些病变都具有以异常的神经元和胶质增殖或者异常凋亡为特征的结构紊乱的皮质。癫痫发作是最常见的临床表现,多数在儿童期开始发作,常常是药物难治性,而肿

21

瘤本身生长非常缓慢,极少恶变,几乎没有颅内压升高或者急性神经功能障碍发生。这类肿瘤的一个明显的组织学特征是在肿瘤周围往往存在发育不良的皮质,而这些发育不良的皮质往往是真正的致痫区。影像学表现为主要位于皮质的单囊或多囊结构以及钙化。颞叶是这类肿瘤的好发部位。另一部分好发于儿童的与难治性癫痫有关的肿瘤是低级别的胶质瘤,其影像学表现与 DNT 比较相近。这类发育性的肿瘤是非常好的手术适应证,大部分患者切除病灶后发作消失,所以对于其好发部位以及影像学特征的了解有着非常重要的临床意义。

10. 颞叶癫痫(temporal lobe epilepsy,TLE) 颞叶癫痫是成人最多见的药物难治性癫痫,而且也是手术治疗效果最好的癫痫综合征之一,尤其是伴有内侧颞叶硬化(mesial temporal sclerosis,MTS,或者海马硬化)的病例,但是在儿童期,颞叶癫痫主要的病因是皮质发育不良和发育性肿瘤,MTS往往与这两类病理改变同时存在(即双重病理),孤立的 MTS 相对少见。有些儿童的颞叶癫痫还与海马和颞叶的发育畸形有关,包括海马的不完全折叠,异常的球形结构以及空间位置的异常。

尽管潜在的病理构成有所不同,但是儿童颞叶癫痫的手术治疗效果与成人并无明显差异,需要注意的是颞叶癫痫的发作症状在不同年龄段可能会有所不同,在术前评估时须加以注意,而不同的病理,其 EEG 的表现会有不同,比如颞叶癫痫伴随海马硬化(temporal lobe epilepsy with hippocampal sclerosis,TLE-HS),其发作间期的癫痫样放电集中于前颞区,而与良性肿瘤有关的 TLE,则发作间期的放电范围可能比较广泛,但是仍然有相当一部分的患者手术时机延后,这是由于一些患者常常对某些药物表现出一段时间的有效,所以会反复尝试多种药物,往往需要数年才能确定药物难治性的诊断,尤其是当患者在疾病的早期阶段发作并不是非常频繁的情况下。

11. 海绵状血管瘤和动静脉畸形(AVM) 血管畸形也是癫痫的一个常见原因,17%~40% 的动静脉畸形的患者是以癫痫发作为首发症状。海绵状血管瘤是另一种常见的与癫痫发作有关的血管

畸形,散发或者常染色体显性遗传,通常是幕上皮质下的单发病灶,也可能是多发的,尤其是家族性的病例。其在影像学上的表现是球型病灶,周围是 T_2 加权像或者梯度回波序列上的低密度信号。手术切除效果较好,术后的无发作率可以达到 60%~70%。

12. 下丘脑错构瘤(hypothalamic hamartoma) 下丘脑错构瘤是位于脚间池或者下丘脑内,靠近灰结节和乳头体的异质性的增生组织,临床表现为痴笑性发作(gelastic seizure),但是也常常有其他发作形式,多数患者还有认知功能障碍或者行为异常以及性早熟。深部电极研究证实了下丘脑错构瘤具有内源性的致痫性。手术切除或者射频治疗能够终止痴笑性发作以及强直或者失张力发作,并且改善认知功能。

13. 双重病理(dual pathology) 术前评估过程中应该时刻牢记颞叶病理和新皮质病理有可能同时存在。尤其是对不一致的各种检查结果进行解释的时候。与海马硬化有关的双重病理主要包括皮质发育不良,穿通性囊肿和脑室周围的灰质异位。有局灶性发育不良和颞叶发育畸形与 87% 的海马硬化有关(57% 是双侧性的)。在这些病例中,两种病理都可能具有致痫性,因此都需要手术切除,也有一部分病例,仅有一个病灶是难治性发作的责任病灶,手术仅仅需要切除一个病灶,但是对于这部分病例手术成功的可能性一般比较低。

【总结】 癫痫的外科治疗对于药物难治性癫痫是一种重要的治疗手段,尤其对于大脑处于发育期的儿童,其目的在于尽快终止发作,从而减少癫痫发作、临床下放电以及抗癫痫药物对于儿童认知、行为发育及生活质量的影响。随着对于儿童难治性癫痫潜在病理的了解、影像技术的发展、外科治疗经验的增加以及手术技术的改进,手术治疗已经不再是最后迫不得已的方法,而成为一种基于风险效益评估之后的主动选择,这一新的理念有助于我们更早地发现适合手术治疗的患者,选择最佳的治疗时机以及手术方法,以使癫痫儿童获得最大程度的发作控制及最佳的精神运动发育。

(葛明)

21

参考文献

1. WYLLIE E,LACHHWANI D,GUPTA A,et al. Successful surgery for epilepsy due to early brain lesions despite generalized EEG findings [J]. Neurology,2007,69(4):389-397.

2. YOU S J,LEE J K,KO T S. Epilepsy surgery in a patient with Lennox-Gastaut syndrome and cortical dysplasia [J]. Brain Dev,2007,29(3):167-170.

3. HAMIWKA L,JAYAKAR P,RESNICK T,et al. Surgery for epilepsy due to cortical malformations:ten-year follow-up [J]. Epilepsia,2005,46(4):556-560.

4. THOMPSON E M,HIELSCHER T,BOUFFET E,et al. Prognostic value of medulloblastoma extent of resection after accounting for molecular subgroup:a retrospective integrated clinical and molecular analysis [J]. Lancet Oncol,2016,17(4):484-495.

5. THOMPSON E M,BRAMALL A,HERNDON J E 2nd,et al. The clinical importance of medulloblastoma extent of resection:a systematic review [J]. J Neurooncol,2018,139(3):523-539.

6. MOELLER B J,CHINTAGUMPALA M,PHILIP J J,et al. Low early ototoxicity rates for pediatric medulloblastoma patients treated with proton radiotherapy [J]. Radiat Oncol,2011,6:58.

7. BROWN A P,BARNEY C L,GROSSHANS D R,et al. Proton beam craniospinal irradiation reduces acute toxicity for adults with medulloblastoma [J]. Int J Radiat Oncol Biol Phys,2013,86(2):277-284.

8. EATON B R,ESIASHVILI N,KIM S,et al. Clinical Outcomes Among Children With Standard-Risk Medulloblastoma Treated With Proton and Photon Radiation Therapy:A Comparison of Disease Control and Overall Survival [J]. Int J Radiat Oncol Biol Phys,2016,94(1):133-138.

9. YOCK T I,YEAP B Y,EBB D H,et al. Long-term toxic effects of proton radiotherapy for paediatric medulloblastoma:a phase 2 single-arm study. Lancet Oncol,2016,17(3):287-298.

10. KAHALLEY L S,RIS M D,GROSSHANS D R,et al. Comparing Intelligence Quotient Change After Treatment With Proton Versus Photon Radiation Therapy for Pediatric Brain Tumors [J]. J Clin Oncol,2016,34(10):1043-1049.

11. KURODA S,HOUKIN K. Moyamoya disease:current concepts and future perspectives [J]. Lancet Nenrol,2008,7(11):1056-1066.

12. KIM T,LEE H,BANG J S,et al. Epidemiology of Moyamoya Disease in Korea:Based on National Health Insurance Service Data [J]. J Korean Neumsurg Soc,2015,57(6):390-339.

13. PIAO J,WU W,YANG Z,et al. Research progress of moyamoya disease in children [J]. Int J Med Sci,2015,12(7):566-575.

14. SCOTT R M,SMITH E R. Moyamoya disease and moyamoya syndrome [J]. N Engl J Med,2009,360(12):1226-1237.

15. SMITH E R,SCOTT R M. Spontaneous occlusion of the circle of Willis in children pediatric moyanloya summary with proposed evidence-based practice guidelines [J]. J Neurosurg Pediatr,2012,9(4):353-360.

16. ROACH E S,GOLOMB M R,ADAMS R,et al. Management of stroke in infants and children:a scientific statement from a Special Writing Group of the American Heart Association Stroke Council and the Council on Cardiovascular Disease in the Young [J]. Stroke,2008,39(9):2644-2691.

17. PARRAY T,MARTIN T W,SIDDIQUI S. Moyamoya disease:a review of the disease and anesthetic management [J]. J Neurosurg Anesthesiol,2011,23(2):100-109.

18. MONAGLE P,CHAN A K,GOLDENBERG N A,et al. Antithrombotic therapy in neonates and children:Antithrombotic Therapy and Prevention of Thrombosis,9th ed:American College of Chest Physicians Evidence-Based Clinical Practice Guidelines[J]. Chest,2012,141(2 Suppl):e737S-e801S.

19. HORN P,BUELTMANN E,BUCH C V,et al. Arterio-embolic ischemic stroke in children with moyamoya disease [J]. Childs Nerv Syst,2005,21(2):104-107.

第二十二章 胸部疾患与胸外科

第一节 胸部创伤

一、胸部创伤总论

儿童的意外伤害已成为危害儿童生存的主要原因,儿童创伤在所有意外伤害中占据重要比例。其中,胸部创伤较为常见,且为多发伤。严重的胸部创伤,可合并胸内重要脏器损伤,如不及时有效诊治,常危及生命。在儿童中,主要的胸部创伤常包括肋骨骨折、血气胸、创伤性窒息等。

【定义及分类】 单纯胸部创伤(chest injury)主要发生于成人斗殴中,约 2/3 的胸部创伤死亡是在患者到达医院后治疗不当所致,因此其治疗在创伤中占重要地位。儿童胸部创伤多为多发创伤的一部分,如车祸、坠楼、灾害性挤压或爆炸,因此死亡率更高。在枪支武器管理失控的国家,少儿火器伤也时有发生。

【病因】 胸部创伤按病因可分为钝性伤和穿通伤。

（一）钝性伤

1. **直接损伤**　钝器打击等造成胸部被击部位发生肋骨骨折、胸骨骨折或胸内脏器损伤。

2. **减速伤**　身体高速运动中突然停止，不论有无碰撞都会发生由于惯性作用胸内脏器仍继续向一定方向移动而导致脏器和组织断裂或破裂。胸部减速伤可有或无胸壁损伤。

3. **挤压伤**　由于重物挤压，超过机体自然弹性限度，使胸廓前后径或左右径发生变形，造成胸廓骨性结构改变、骨折。挤压伤往往合并血气胸、肺挫裂伤，胸骨、气管、大气管断裂或锁骨下血管损伤，甚至发生心脏、大血管挫裂伤。

（二）穿通伤

1. **由火器投射物（如弹片、弹珠等）所致的胸部损伤**　可直接击穿、离断或撕裂胸壁结构及胸内脏器组织，并释放出大量热能造成局部高温使组织破坏。如果投射物速度快、动能大，可形成贯通伤。如动能小未穿通人体前，能量已耗尽，则形成盲管伤。高速运动的投射物进入组织还可使伤道入口与出口处污物吸入，造成污染。因此火器伤无论是贯通伤或是盲管伤均可导致污染。

2. **锐器伤**　包括由刀、剪、木棍、钢筋等尖锐物穿入胸部所致。锐器伤也分为非穿透性和穿透伤，后者常造成肋间血管、肺脏，甚至气管、食管、心脏、大血管的严重损伤。

3. **医源性胸部创伤**　随着医学发展，医源性胸部创伤发生率也不断上升，经皮穿刺肺活检术可造成气胸、血胸、空气栓塞。血管穿刺、心血管介入性干预、内镜下的诊疗，造成包括气管、支气管、食管、心脏、大血管以及冠状血管损伤，从而导致气胸、血胸、脓胸、纵隔脓肿、心脏压塞和失血性休克等。

【**病理**】　胸部创伤可能造成急性呼吸和循环功能障碍，如不及时治疗将造成患者死亡。

（一）呼吸功能障碍

导致肺功能障碍和呼吸衰竭的根本原因是通气机制紊乱和通气与血流灌注比值失调。通气机制取决于胸部和呼吸道结构的完整性及稳固性。正常情况下吸气开始时，由口腔到肺泡须形成压力差。正常时，肺泡内为大气压，胸膜腔为负压。在安静状态下该负压是由作用方向相反，肺的弹性回缩力和胸壁阻力相互平衡而产生的，肺的弹性回缩力向内，而胸壁产生的力向外。吸气时膈肌收缩并下降，肋间肌收缩抬高肋骨，胸廓膨胀，胸膜腔内的压力降低，形成由口腔到肺泡的压力差产生吸气。胸部创伤致胸廓坚固性和完整性丧失，入肺气流受阻或胸膜腔内积血、积气，使胸膜腔动力学受到机械干扰，腔内负压可能消失，肺泡通气受到多种机制的干扰。当空气进入胸膜腔时，其压力将升至大气压水平，由口腔到肺泡的压力差消失。张力性气胸时，胸腔内的压力上升高于大气压，肺泡和静脉的充盈受限。胸膜腔内压力持续升高，纵隔将向对侧胸腔移位，致使腔静脉扭曲，进一步减少回心血量。通气与血流灌注比值失调，可引起低氧血症。创伤后，由于肺萎陷（肺不张或气胸），或张力性气胸、血胸，或膈肌破裂腹内脏器进入胸腔等外在因素压迫肺组织，从而引起显著的通气与血流灌注比值失调。肺挫伤引起的弥漫性肺实质出血也可导致明显的通气与血流比值失调和低氧血症。外伤后的急性呼吸功能障碍还受合并伤、基础肺功能、伤后治疗，以及感染和休克等的影响。合并严重颅脑损伤、严重低血容量或低血红蛋白等，常伴有呼吸功能改变；肺挫伤后输入过量晶体液会加重肺水肿；大量输入库存血时，血小板和血细胞的凝集物等微栓栓塞肺毛细血管并释放炎症介质，加重肺血管损伤。

（二）循环功能障碍

其根本原因是血流动力学紊乱，主要由循环血量不足、原发性或继发性心力衰竭（心源性休克）引起。胸部大血管无论是主动脉、体循环大血管或肺血管，均可导致胸腔内出血和出血性休克，此等病理生理学改变与其他部位出血相同。心肌挫伤、心脏直接穿通伤、冠状动脉损伤或瓣膜损伤所致的心室功能不全可引起原发性、心源性休克。张力性气胸可以压迫或扭曲腔静脉而减少静脉回流，从而导致继发性心源性休克。心包腔内大出血产生心包填塞可导致继发性心源性休克。由于心包有一定的顺应性，所以在充盈至其弹性极限前几乎不引起血流动力学的改变。一旦超过这一极限，即使再增加少量血液也会使心包腔内的压力迅速增加。这时，心肌在

22

舒张期受压、心脏的充盈受损,从而导致心排血量致命性减少。维持心排血量的代偿机制是交感神经兴奋和循环中儿茶酚胺水平增加。这些机制通过周围血管收缩,增加心率和心肌收缩力以维持血压。如果未发现有心脏压塞,对此类创伤患者进行麻醉时,可能引起突然失代偿。心前区钝性伤所致心肌挫伤的发生率可高达70%,远较临床检出率为高。其主要临床表现是心律失常,如窦性心动过速、房性期前收缩、室性期前收缩、室性心动过速、右束支传导阻滞和ST-T改变等。

【症状和体征】

（一）症状

1. 胸痛　胸痛是最常见的症状,特别是骨折,患者因疼痛不敢呼吸、咳嗽及变换体位。另外,特别值得注意的是下胸部肋骨骨折,疼痛可沿肋间神经放射到腹部,小儿又表述不清,常表述为腹痛,易与急腹症和腹部创伤相混淆,但往往无腹肌紧张。

2. 胸闷、呼吸困难　也是胸部创伤后最容易出现的症状。呼吸困难的原因除因剧烈胸痛外,分泌物堵塞或误吸引起的呼吸道梗阻;气胸及大量血胸所致肺受压萎陷;肺实质损伤;胸壁的损伤,尤其是浮动胸壁引起的反常呼吸。

3. 咯血　胸部创伤患者的咯血表明肺或支气管有损伤,距肺门越近的咯血出现早而且量较多,距肺门越远的出现咯血的时间较晚,量也较少。

4. 心悸　婴幼儿仅表现为哭闹,青少年可自述心慌或心前区不适感。胸部创伤因失血,血容量减少,导致心排血量减少,反射性地引起心率加快,可出现心悸。心肌挫伤,电解质紊乱可引起心律失常而出现心悸。

（二）体征

1. 望诊

(1) 休克:表现为面色苍白、躁动不安,出冷汗,脉搏快而弱,血压下降。胸部创伤引起严重呼吸功能障碍时,由于血流经肺,未得到充分氧合,使还原血红蛋白增多而出现发绀。

(2) 呼吸困难:可见呼吸加快,患者不能平卧,端坐呼吸,鼻翼扇动。存在多根多处肋骨骨折的患者有的可看到反常呼吸。

(3) 胸壁隆起或凹陷:胸骨或肋骨骨折可表现为局部隆起或凹陷,张力性气胸、血胸、创伤性膈疝时均可出现该侧胸壁饱满。

(4) 皮下气肿:皮下气肿为胸部创伤常见的体征,皮下气肿本身多不重要,但常见于张力性气胸,气管或食管破裂可先引起纵隔气肿,并迅速经须根部向四周蔓延,因而发现有皮下气肿,应高度警惕肺、气管、食管等脏器的损伤。

(5) 上胸部皮肤及结膜下淤血斑点:如发现患者面、颈及上胸部皮肤有不同程度的紫蓝色淤血点,眼睑皮肤呈青紫色淤血斑,眼结膜下出血,这些均为创伤性窒息的典型表现。

(6) 创口和伤道:如为开放伤,应对创口和伤道进行检查,包括伤口的位置、外观、径路、有无出入口。据此可帮助推断伤情。

2. 触诊

(1) 压痛及挤压痛:如有肋骨骨折,有时可触到骨折的断端,或随呼吸有骨擦感。用手挤压胸廓,可引起骨折部位剧烈的挤压痛。

(2) 气管移位:如气管偏向一侧,可能是患侧肺不张或对侧血胸、气胸。

(3) 皮下气肿:用手按压皮下气肿部位可有捻发感。

3. 叩诊　可确定双侧胸廓是否对称,如有单侧气胸则呈过清音,血胸及腹腔内容物疝入胸腔则呈实音。创伤性血气胸时上呈鼓音,下呈实音。

4. 听诊　双侧呼吸音是否对称,创伤性血胸、气胸、肺不张等均有呼吸音减弱甚至消失,肺水肿、肺冲击伤时两肺均可听到广泛干、湿啰音,分泌物积聚可闻及痰鸣音。严重心肌挫伤有时可听到心律不齐和/或心包摩擦音。心音遥远提示可能有心脏压塞。

【辅助检查】　除呼吸、脉搏、血压这些常规检查项目外,对危重患者应根据伤情做床旁超声波和胸部X线检查、血气分析、心电监护、中心静脉压测定及记录每小时尿量。已做胸腔闭式引流的患者,应仔细观察胸腔引流的颜色、出血量,判定有无活动性出血,同时应观察漏气情况,估计肺或气管损伤的程度。胸部X线检查是胸部外伤最基本也是最重要的辅助检查,拍胸部X线片前最好

22

留置胃管以标记纵隔的位置。胸部 X 线片可观察有无气胸、张力性气胸纵隔移位的情况、有无气管破裂造成的纵隔气肿。在小儿病情较重不能拍立位 X 线片时要对比双侧胸腔的密度以免漏掉血胸，膈不连续，下肺野不规则多囊状影可考虑创伤性膈疝的可能。胸部 X 线检查还可以确定气管的位置，小儿气管短，体位的改变可使气管插管拔出或进入右主支气管。纤维支气管镜及胸部 CT 检查也是胸部创伤十分重要的检查方法。另外，胸部创伤常为全身多发损伤的一部分，因而在重点检查胸部创伤的同时，对其他部位包括颅脑、腹部、四肢等亦应进行全面检查以免遗漏危及生命的创伤，产生严重的后遗症。

【诊断】　胸部创伤通过仔细询问病史及体格检查大多数可明确诊断。在小儿主要需要了解创伤的经过，如交通事故中车的速度、被撞和着地的部位、被撞出的距离；如在车内作用力的方向、方向盘的情况等，以估计创伤的器官及严重程度，并确定进一步的检查。

【治疗】　对于创伤的处理应在现场就开始进行。最好是由现场的救护员、警察或消防队员进行基本的抢救，包括控制外出血，稳定长骨骨折，在保护好脊髓的前提下将患者救出事故发生地。医护人员到达现场后再进行复苏，包括气道、呼吸和循环。医护人员在转运到达医院之前，应对三种紧急的致命性胸部创伤，包括张力性气胸、开放性气胸及大范围连枷胸立即进行有效处理。当患者有明显的呼吸困难、气管移向对侧、患侧呼吸音消失、叩诊鼓音及颈静脉怒张等时应高度怀疑张力性气胸，可将带有单向活瓣的针头经锁骨中线第 2 肋间刺入胸腔减压，这种办法虽然是暂时的，但很有效。有呼吸困难并且胸部有开放性伤口时，很容易诊断开放性气胸，可迅速将单向活瓣置于伤口上，如橡皮手套剪掉一指间，或塑料布将三面粘贴在伤口上。胸部创伤后，多根多处肋骨骨折，伤处的胸壁呼吸时出现与正常呼吸相反的运动，又称连枷胸，往往造成患者严重的呼吸困难，此时，气管插管和供氧是大范围连枷胸和呼吸困难的首选治疗。到达创伤中心或医院后，即可对伤员进行系统的规范化检查和处理。首先应保证呼

吸道通畅、维持呼吸和循环。可先用手托起下颌，抬高舌和上呼吸道，清除脱落的牙齿、呕吐物及异物。如果抬高下颌仍无法使呼吸道通畅，则应立即行气管插管。自主呼吸的患者，怀疑有颈椎损伤时，应选择经鼻插管。未证实无颈椎损伤之前，必须按有颈椎损伤对待。确定患者无危及生命及肢体的损伤。建立两条大的静脉通路，开始液体复苏，并进行血液交叉配型。中心静脉插管监测中心静脉压，同时开始治疗危及生命和肢体的损伤。在复苏过程中，应进一步对患者从头到脚进行全面仔细的体检，并询问其既往病史，并对初步的检查结果进行分析。动态观察患者全身和胸部损伤的变化，尤其要注意对危及生命的紧急胸部损伤要及时诊断和处理，如呼吸道堵塞、张力性气胸、开放性气胸、大量血胸、连枷胸和心脏压塞。必须注意有无潜在的危及生命的损伤，如肺挫伤、主动脉破裂、气管及支气管破裂、膈肌破裂和心肌挫伤等。

诊断明确并对危及生命的损伤初步处理后，需要给予患者进一步治疗。创伤中以胸部创伤常见，但大多数只需要行胸腔闭式引流和支持治疗，仅有少数患者需要开胸手术。

【预后】　严重的胸部创伤可能造成急性呼吸和循环功能障碍，特别是创伤早期的呼吸、心搏骤停与病情密切相关，早期及时的院前急救及有效的抢救措施能够大大改善预后。重症监护对于及时恰当地对严重创伤患者进行伤情评估和治疗干预具有非常重要的作用，能提高创伤救治效率，胸部创伤可出现肋骨骨折、血气胸、创伤性窒息等，以多处肋骨骨折居多，特别是合并多根多处肋骨骨折的"连枷胸"患者常因反常呼吸、血气胸、肺挫伤导致的氧饱和度下降，及时明确诊断，予以救治，预后较好。有研究发现创伤患者常伴有低钙血症，如有严重低钙血症患者预后较差。

二、肋骨骨折

【定义及分类】　肋骨共 12 对，与胸骨、胸椎相连，构成胸廓。胸部损伤时，无论是闭合性损伤还是开放性损伤，发生肋骨骨折最为常见。儿童由于肋骨富有弹性，不易发生骨折。肋骨骨折分

为单根骨折和多根骨折,同一肋骨可有单处骨折和多处骨折。

【病因】 小儿肋骨骨折(fracture of ribs)多因钝性伤引起,如车祸挤压胸部、摔倒、坠落、撞击和钝物打击;以弹片打击等锐性伤引起,可直接暴力作用于胸壁,但多为间接暴力如挤压或坠落伤,使胸壁前后方向受挤压,压力则传递至肋骨中部使其发生骨折。肋骨骨折常发生在前后固定的第4~7肋骨。第1~3肋有上肢、肩胛骨、锁骨保护,第8~10肋前端止于肋弓,第11、12肋为游离肋均不易骨折。第1、2肋骨骨折常合并有严重的头、胸、腹部损伤;第9~12肋骨骨折常合并有腹腔脏器如肝、脾、肾的损伤。

【病理】 根据肋骨骨折的数目、程度及病理生理改变,临床上分为单纯肋骨骨折和多根多处肋骨骨折。单纯肋骨骨折对呼吸功能的影响与骨折累及范围及胸内合并损伤的严重程度有关。主要因呼吸时肋骨骨折端移动引起的剧痛,导致患者不敢呼吸及排痰,呼吸浅快,分泌物潴留而易并发肺炎和肺不张,尤其在老年人。在儿童、青少年即使不治疗也不易导致严重的并发症。多根多处肋骨骨折时,该处胸壁失去支持,发生浮动呈反常呼吸,也称为"连枷胸"。与多数骨折一样造成的连枷胸的外力大小与年龄成反比。连枷胸表现为吸气时,胸廓扩张肋骨抬举,胸腔内负压增加,浮动的胸壁向内凹陷。呼气时,肋骨下降,胸廓缩小,胸内负压减小,软化的胸壁回复原位或向外凸出,与正常呼吸运动呈方向相反的运动。在伤后早期由于胸壁疼痛、肌肉痉挛,反常呼吸可不明显,当胸壁肌肉松弛、呼吸动度加大时而越来越明显。多年来一直认为反常呼吸使有效肺通气量减少,气体交换率减低,同时使两侧胸膜腔内压力失去平衡,纵隔随呼吸运动来回摆动,使下腔静脉不同程度地扭曲而影响静脉血向心回流,加重呼吸、循环功能紊乱,但这一假说并没有被证实。现在一般认为肺挫伤是造成肺功能损害的重要原因。几乎所有连枷胸患者均有肺挫伤,表现为浮动胸壁下的肺组织伴有不同程度的血浆和细胞成分进入肺间质,肺泡毛细血管损伤,间质及肺组织内有血液浸润及间质水肿肺实变,使肺顺应性降低,呼吸

道阻力增加,弥散功能减低,肺内动静脉分流明显增加,引起低氧血症和二氧化碳潴留。胸部创伤后呼吸道分泌物增加,同时胸痛使患者不敢深呼吸和咳嗽,易造成肺不张及肺部感染。

【症状和体征】 肋骨骨折的主要临床表现为疼痛,尤其在深呼吸、咳嗽时加重,骨折刺破胸膜和肺组织可发生气胸、血胸、皮下气肿及咳血。

体检时受伤部位有明显的局部压痛,或对称挤压胸壁时骨折处出现挤压痛,完全骨折可闻及骨擦音。浮动胸壁处可见胸廓反常呼吸。

【辅助检查】 常规胸部正侧位X线检查,必要时胸部CT扫描加重建。

【诊断】 典型的肋骨骨折多发生在胸壁的侧面,胸部X线片可能看不清楚,但根据病史、局部疼痛、触痛及骨擦音不难诊断。胸部X线片可发现合并的血气胸。CT扫描可对有无肺挫伤、肺撕裂伤,损伤的范围及严重程度进行诊断。动脉血气分析对了解病情的严重程度、呼吸循环功能的监测及决定治疗方针均有重要价值。

【治疗】 在小儿,单纯肋骨骨折几乎不用治疗,有合并症的要对合并症进行治疗。对有呼吸功能不全、连枷胸的患者现场急救应手指按压刺激气管或吸引保持呼吸道通畅、加压包扎固定浮动胸壁。转院后的主要治疗包括止痛、纠正呼吸和循环障碍、预防和治疗肺部并发症。

充分止痛适用于所有肋骨骨折患者,尤其有利于连枷胸患者咳嗽、排痰,保持呼吸道畅通,预防肺功能不全。止痛方法包括药物镇痛、肋间神经封闭、骨折点封闭及骨折固定等。

骨折固定包括内固定和外固定。以往常采用半环状胶布固定的方法,但止痛效果不理想,常易发生皮肤过敏,且限制呼吸运动,现已基本不用。弹性胸带包扎虽使用方便,但也限制呼吸运动,仅用于暂时性急救转运(图22-1)。巾钳牵引固定是用巾钳夹住浮动胸壁中心部的肋骨,加重力牵引2周左右。其缺点是患者必须卧床,增加了肺部合并症的发生率(图22-2)。也有将钢丝固定在一块与胸壁相称的多孔有机玻璃板或塑料板或特制的牵引支架上,从而纠正反常呼吸。但对面积较大的连枷胸患者这种外固定治疗均不能达到完全纠

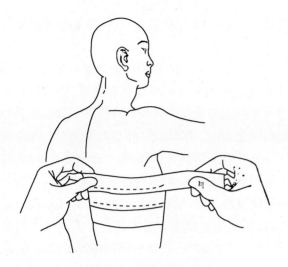

图 22-1　弹性胶带固定

正的目的。多年来控制性机械通气(呼吸机内固定)法即在气管插管或气管切开后,插入带气囊的导管,连接人工呼吸器行控制性辅助通气,从内部支撑软化的胸壁,称内固定法,是治疗连枷胸的基本方法,但后来的研究表明严格选择和限制使用控制性机械通气可以减少由于人工机械通气带来的并发症如气胸、气管损伤及肺炎的发生率,减少连枷胸的死亡率。连枷胸患者极少需要手术内固定,除开胸探查的患者在手术的同时固定骨折外,对大面积胸壁软化、胸壁极不稳定的患者也是一种有效的治疗方法,可使患者加快脱离呼吸机,早下地活动,减轻痛苦,提高潮气量,并降低肺部感染的发生率,缩短住院时间。

【预后】　多根多处肋骨骨折断端可向内移动,进而刺破肋间血管、肺和胸膜,出现血胸和气

胸的症状,单处肋骨骨折预后优于多处肋骨骨折,多根多处肋骨骨折的"连枷胸"患者易出现反常呼吸、血气胸、肺挫伤,如不及时救治,预后不良。多根多处肋骨骨折易合并脾损伤,合并重度脾损伤患者肺部炎症、肺部膨胀不全和膈下感染并发症多,预后效果低于轻度脾损伤。

三、血气胸

【定义】　创伤性血胸(traumatic hemothorax)、创伤性气胸(traumatic pneumothorax)是常见的胸部创伤之一。创伤引起的气胸常与血胸同时存在,称为血气胸。单纯的气胸或血胸并不多见。任何创伤引起空气经胸壁、肺及气管的破口进入胸膜腔,造成肺组织压缩塌陷,即为创伤性气胸。若合并胸腔内脏器损伤和肺组织破裂出血,则称为创伤性血气胸。

【分类及病因】　根据胸膜腔内压力的改变,气胸可分为三类:闭合性、开放性、张力性。

1. 闭合性气胸　病因多见于胸部闭合伤,空气经胸壁小的伤口或肺裂伤的伤口进入胸腔,因破口迅速闭合,气体不再增多,胸膜腔的压力仍然低于大气压。

2. 开放性气胸　病因由锐器造成胸壁缺损,使胸膜腔与外界相交通,空气可随呼吸自由出入胸膜腔,引起一系列严重的病理生理变化。

3. 张力性气胸　病因由于穿透伤或因肺裂伤,呈单相活瓣与胸膜腔不通,胸腔压力逐渐增高,压迫肺和纵隔,迅速引起呼吸和循环功能紊

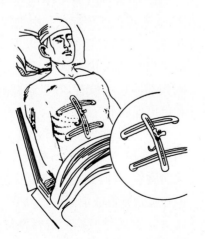

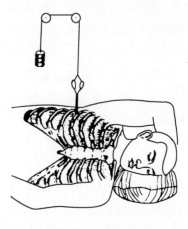

图 22-2　牵引

乱。若未及时诊断和处理,可很快导致患者死亡。

胸腔内积血是胸部损伤后的常见并发症,胸部创伤中70%有不同程度的血胸。血胸的来源分为以下几种。

(1)肺组织裂伤出血:因肺动脉压为体循环压的1/4,而且受压萎陷的肺血管通过的循环血量比正常时明显减少,因而肺实质破裂的出血可在短期内自然停止,需手术者不多。

(2)胸壁血管出血:多来自肋间动、静脉和胸廓内动、静脉,因来源于体循环,压力较高。出血常为持续性,不易自然停止,往往需要开胸手术止血。

(3)纵隔大血管出血:心脏、主动脉、腔静脉和肺动脉出血量多而猛,往往来不及抢救,死于现场。

【病理生理】

1. 闭合性气胸 小量气胸多无症状,大量气胸可引起肺萎陷,除因呼吸面积减少外,肺萎陷后可导致肺内由右至左分流,造成患者缺氧。但如果健侧肺功能基本正常,缺氧可以被代偿。

2. 开放性气胸 吸气时空气从胸壁伤口进入胸腔,负压消失,肺受压萎陷,使呼吸面积减少,由于两侧胸腔压力不平衡,使纵隔推向健侧,健侧肺也受到一定压缩,严重影响通气功能。吸气时纵隔移向健侧,呼气时伤侧胸腔内气体从伤口排出,纵隔随之向伤侧移动,这种随呼吸纵隔来回移动,称为纵隔摆动。纵隔摆动刺激内脏神经丛,可加重或引起休克。吸气时将伤侧肺内的残气也吸入健侧肺内,呼气时健肺从气管排出部分残气,同时也有不少残气被送入伤侧肺内,造成残气在两肺间来回流动,加重了缺氧。由于胸腔失去负压及因纵隔摆动引起心脏大血管时而移位,影响静脉血回流,可导致循环功能紊乱。同时通过胸壁创口,不仅使体温及体液丢失,还可通过创口带入大量细菌,增加感染的机会,并容易发生脓胸。

3. 张力性气胸 因形成单向活瓣,吸气时空气推开活瓣进入胸腔,呼气时活瓣闭合,因而随呼吸使空气不断进入胸腔,胸腔内压力增高,压缩肺组织,并将纵隔推向健侧,使健侧肺亦受挤压,导致通气面积不断减少,引起严重的呼吸功能障碍、低氧血症。同时纵隔移位使心脏大血管扭曲,胸

内高压使静脉回心血流受阻,将迅速导致呼吸与循环功能衰竭。

4. 血胸的病理生理与积血的量密不可分 小量血胸临床多无出血的症状和体征,中量血胸由于失血引起的血容量减少,心排血量减低,患者可出现面色苍白、呼吸困难、脉细而弱、血压下降,查体伤侧呼吸运动减弱,下胸部叩诊呈浊音,呼吸音明显减弱。大量血胸除血容量迅速减少、产生失血性休克外,因大量积血压迫肺,使肺萎陷而引起呼吸、循环功能障碍。患者有较严重的呼吸与循环功能紊乱的表现,查体示伤侧呼吸运动减弱,肋间隙变平,气管向健侧移位,呼吸音明显减弱或消失。另外,血液积聚于胸腔,使细菌易于生长繁殖,特别是穿透伤或有异物存留者,如不及时排除积血,易导致脓胸的发生。此外,一般血液流入胸膜腔内,由于膈肌、心脏、肺组织的运动而起着去纤维蛋白作用,使胸内积血的纤维蛋白失去凝固性,但如果出血较快而且量多,去纤维蛋白作用不完全,则血液可发生凝固,成为凝固性血胸,限制肺膨胀。

【症状和体征】 血气胸常见的临床症状为胸痛、气短、呼吸困难、咯血、心悸等。常见的体征为呼吸困难,口唇发绀、胸壁隆起或凹陷、反常呼吸,皮下气肿、纵隔积气等;伴胸壁压痛、挤压痛、气管移位;上胸部叩诊呈鼓音,下胸部叩诊呈实音,可伴有心浊音界消失;呼吸音减弱或消失。其临床表现与胸壁缺损的大小、肺组织受压的程度,出血量的多少、出血的来源及合并伤的严重程度有关。

1. 闭合性气胸 小量气胸肺萎陷在30%以下,患者可无任何症状。中量气胸肺萎陷在30%~50%,大量气胸超过50%以上。中量或大量气胸最常出现的症状为胸痛、气急,气管偏向健侧,伤侧胸部叩诊呈鼓音,呼吸音减弱或消失。少数患者可出现皮下气肿。

2. 开放性气胸 患者可出现烦躁不安、呼吸困难、脉搏细弱,血压下降等。查体可见胸壁创口通向胸腔,可听到空气随呼吸进出创口的声音,伤侧呼吸音减低或消失。

3. 张力性气胸 进行性加重的呼吸困难,发绀、躁动不安,脉快而细弱,血压下降,并常伴有

颈、纵隔甚至阴囊的皮下气肿。查体可见伤侧胸部叩诊呈鼓音，呼吸音消失。胸腔穿刺测压，腔内压为正压。张力性气胸病情发展迅速，应在第一时间及时抢救，如果患者生命体征不稳，可先行胸腔减压，之后再行检查以明确诊断。

4. 血胸　小量血胸临床多无出血的症状和体征。中量血胸患者可出现面色苍白、呼吸困难、脉搏细弱、血压下降，查体示伤侧呼吸运动减弱，下胸部叩诊呈浊音，呼吸音明显减弱。大量血胸除可因血容量迅速减少，产生失血性休克外，因大量积血压迫肺组织使肺萎陷而引起呼吸、循环功能障碍。患者有较严重的呼吸与循环功能紊乱的表现，查体示伤侧呼吸运动减弱，肋间隙变平，气管向健侧移位，呼吸音明显减弱或消失。血胸不及时清除常合并感染，导致脓胸。

【辅助检查】

（一）实验室检查　血常规：单纯气胸多无明显改变；血胸或血气胸根据出血量的大小可出现血红蛋白、红细胞计数、血细胞比容下降。

（二）影像学检查

1. 胸部 X 线片　是诊断气胸的重要方法。可以显示肺受压塌陷的程度，肺内病变有无胸膜粘连、胸腔积液和纵隔移位。若纵隔旁出现条带状透亮影，提示纵隔气肿；气胸线以外透亮度增高，无肺纹理显现。如果气胸线不明显，可嘱咐患者呼气，肺体积缩小密度增高，与外带积气透光带形成对比，有利于诊断气胸。大量气胸时，肺组织向肺门回缩，外缘呈弧形或分叶状。如伴发血胸，可见气液平面。少量气液胸在胸部 X 线片中不易被发现。

2. 胸部 B 超　多用于测定血胸的量，或者为胸腔穿刺做定位。

3. 胸部 CT　典型的血气胸以横贯一侧或双侧胸腔的气液平面为特征性表现。

（三）特殊检查

1. 胸腔穿刺、胸腔镜是血气胸简单可靠的诊断方法。胸腔穿刺可抽出积血。胸腔镜可观察到胸腔积血，有助于进一步明确病因并做出针对性治疗。

2. 胸腔镜探查 / 开胸探查指征：①进行性血

胸；②凝固性血胸；③开放性气胸经闭式引流后持续漏气达 48h 者；④高度怀疑胸部其他脏器损伤或膈肌损伤者，可直接紧急剖胸或电视胸腔镜探查，以免延误抢救时机。

【诊断】

1. 气胸的诊断　如情况允许一般应立即拍摄胸部 X 线片进行诊断，通过胸部 X 线片可以判断气胸程度、肺受压情况，有无纵隔气肿、胸腔积液等并发症。但有时需和肺大疱、肺气肿等疾病相鉴别。如情况紧急，可于第 2 肋间锁骨中线穿刺，若有大量气体喷出即可确诊，同时也有治疗意义。

2. 血胸的诊断　胸部创伤患者，如果出现呼吸循环功能障碍和内出血表现，应考虑血胸的可能。胸部 X 线检查可见伤侧有积液阴影，纵隔向对侧移位。血气胸时可见液平面。超声波检查可显示胸膜腔积液或液平征象，对积血的多少、穿刺部位的选择均有帮助。若胸腔经穿刺抽出积血即可确诊血胸。

【治疗】

1. 气胸的治疗

（1）闭合性气胸：小量闭合性气胸一般无须治疗，胸腔内气体可自行吸收，但应随时观察，必要时可给予镇静、止痛药物治疗，避免用力咳嗽。中到大量闭合性气胸应警惕张力性气胸的发生，可于第 2 肋间锁骨中线穿刺治疗或在腋前线、腋中线第 4、5 肋间放置闭式引流，既可使肺复张，改善患者缺氧，又可避免发生张力性气胸救治不及时带来的危险。尤其对那些有呼吸困难、穿刺后气胸增加、需用机械辅助通气、合并血胸者，胸腔闭式引流非常必要。

（2）开放性气胸：一经发现，必须立即迅速清洁消毒伤口周围皮肤、封闭创口，使开放性气胸变为闭合性气胸。在转送患者途中，应密切注意包扎是否严密，敷料有无松动及脱滑，并时刻警惕张力性气胸的发生。同时吸氧，纠正休克。待患者全身情况得到改善后行清创缝合。需注意清除失活组织、摘除异物和游离骨片、修整肋骨断端、冲洗胸腔，采用常规胸腔闭式引流，将胸壁肌肉紧密缝合，皮肤、皮下引流通畅。若有胸腔内出血或脏器损伤，可扩大切口，给予相应的处理。如胸壁缺

22

损过大,可游离附近的肌瓣填塞,亦可用涤纶补片等修补。清创后应鼓励患者咳嗽排痰,早下地活动,以促进肺膨胀,并应用抗生素防治感染。

（3）张力性气胸:张力性气胸的病情发展迅速,如不及时治疗,可迅速导致呼吸、循环衰竭而死亡。紧急情况下可在第2~3肋间用粗针穿入排气减压,然后用乳胶管连接于水封瓶做胸腔闭式引流。转运患者时,可于穿刺针尾端拴一橡胶指套,其顶部剪一小口,形成活瓣。患者经急救处理后,一般情况有所改善。若张力性气胸仍不能控制,应在腋前或腋中线4、5肋间放置闭式引流,以前多在锁骨中线第2、3肋间放置,护理困难且会影响美观。若胸腔闭式引流漏气严重,呼吸困难不能改善,疑有严重的肺裂伤或支气管断裂时,应行开胸探查,修复漏气的破裂口或施行气管修补、肺叶或全肺切除。

肺泡复张后应警惕肺复张后的急性肺水肿,其发生机制可能由于肺组织长时间受压塌陷、缺氧等,改变了塌陷的肺泡壁的渗透性,肺泡表面活性物质减少,引流时迅速形成的胸腔负压使患侧肺毛细血管压力增高,血流增加,从而引发肺水肿。这种情况多见于肺压缩塌陷时间较长的自发性气胸,而在创伤性气胸中罕见。如遇到此情况,可按急性肺水肿给予强心、利尿、激素治疗等处理,必要时可行呼气末正压通气（positive end expiratory pressure,PEEP）治疗。

2. 血胸的治疗　主要是防治休克;对活动性出血进行止血;及早清除胸膜腔内积血防治感染;处理血胸引起的并发症及合并症。

少量出血已停止的血胸,主要采取胸腔穿刺,抽出胸腔内的积血,使肺及时复张。中量或中量以上的血胸,应在第5、6肋间腋后线放闭式引流管,且引流管口径要大一些。这样可使积血及积气尽快排出,促进肺复张,减少积血所致的胸腔感染,并监测漏气及继续出血的速度决定是否需要手术探查。手术探查的指征:①每小时胸腔闭式引流量超过100~200ml,持续3小时以上;血红蛋白测定及红细胞计数与周围血液相似。②胸腔穿刺抽出的血很快凝固,胸腔穿刺抽出胸内积血后,很快又见积血增长。③脉搏加速、血压下降,经输血、补液等抗休克措施不见好转,或情况暂时好转不久又恶化。④血红蛋白和红细胞进行性持续下降。⑤出现体温及白细胞增高,并伴有其他全身中毒症状的血胸感染征象。

早期胸腔引流能帮助血液从胸膜腔引出,但血液有自凝的倾向,多数情况下小量残余血块在数天内液化排出或经胸膜吸收,但较多的残余血液会发生自凝,形成的凝固性血胸至少有10%~15%转变为机化性血胸或脓胸。因此对大量残余血胸的患者现多主张早期用胸腔镜清洗吸引,但时机要掌握好,过早可能仍有继续出血,过晚有可能形成胸腔镜难以取出的包壳和机化血块。

在血胸的处理上还应警惕迟发性血胸和复张性肺水肿。迟发性血胸的患者于伤后并无血胸的表现,但数月后证实有血胸,甚至有大量血胸。原因可能是因肋骨骨折断端活动时刺破肋间血管,或已封闭的血管伤口处凝血块脱落引起。因此,在胸部创伤后3周内应重复行胸部X线检查。

继发感染的血胸,应及时采用闭式引流排出积脓。如果发现脓胸粘连形成多发分隔,或凝固性血胸发生感染,应早期手术清除脓性组织,剥离肺脏层增厚胸膜。术后宜放置粗管闭式引流,或用冲洗引流管冲洗引流,使肺及早膨胀,避免肺实变和不张。术后需加用足量抗生素以控制感染。

电视胸腔镜手术治疗血气胸有创伤小、恢复快和出血少的优点。电视胸腔镜手术可以通过原有胸腔闭式引流口或新做的操作孔置入胸腔,充分探查评估胸腔损伤情况,避免盲目诊断及延误治疗,准确判定出血原因和部位,并迅速处理损伤,减少失血量;它克服了开胸手术尤其是小切口手术对胸腔全面探查的困难,不留死角,对胸腔顶部及胸壁的探查直接且全面,有助于排除或确诊膈肌损伤、膈疝形成、心包心脏有无破裂等其他损伤;对胸膜粘连的患者在电视胸腔镜下应用电钩分离,较传统手术分离方法便捷、可靠,而且能明显减少出血以及术后严重渗血并发症的发生。但部分病例胸膜与肺广泛致密性粘连、患者手术耐受力严重不足;创伤引起的大量血气胸伴休克,且

22

经快速输血、补液等处理无好转,怀疑有大血管损伤、心脏严重损伤、气管支气管和食管损伤的首选开胸探查更为安全有效。

四、创伤性窒息

【定义】　创伤性窒息(traumatic asphyxia)是钝性暴力作用于胸腹部所致的上半身广泛皮肤、黏膜、末梢毛细血管淤血及出血性损伤。占胸部外伤的2%~8%。当胸部与上腹部受到暴力挤压时,患者声门紧闭,气道和肺内空气不能外排,导致胸腔内压骤然剧增,右心房血液经无静脉瓣的上腔静脉系统逆流,造成末梢静脉及毛细血管过度充盈扩张并破裂出血。患者多伴有其他胸部损伤,如肋骨骨折、血气胸、颅脑损伤或心脏挫伤等。

【病因及病理生理】　当发生车祸、墙体倒塌等情况时胸部及上腹部受外力挤压瞬间,胸内压突然增高,此时患者声门紧闭,气管及肺内气体不能排出,引起胸腔内压进一步急骤升高,压迫心脏及大血管,迫使右心血液经由上腔静脉反流造成中心静脉压突然升高导致头、颈、胸部发生广泛性毛细血管破裂出血,引起皮肤、黏膜淤血及出血,尤其是局部组织较疏松的眼睑及球结膜出血更为明显。表现为头面部及上胸部淤血和呼吸困难。

【症状和体征】

1. 皮肤表现　患者面部、颈部、上胸部皮肤均有不同程度的紫红色淤血点,由针尖大小的淤点密集而成,指压仍可暂时褪色,以面部及眼眶部尤为明显。口腔黏膜亦有瘀斑。在有帽子、帽带、硬领或背包带等压迫部位,因该区的静脉及毛细血管受到一定外压的保护,可不出现明显的淤血或出血,因而该部位皮肤的颜色变化不大,与其他部位形成明显的对照。

2. 眼部变化　球结膜下出血是本病特征性改变,严重者结膜肿胀突出,角膜周围血管网扩张淤血,呈紫色环形。眼球突出,亦可引起玻璃体、视网膜或视神经出血,导致暂时性或永久性视力障碍甚至完全失明。

3. 神经系统表现　伤后多数患者有时间长短不等的暂时性意识障碍,清醒后可有头晕、头胀、烦躁不安,有的出现谵妄、四肢痉挛性抽搐、肌张力增高、腱反射亢进等现象,瞳孔可扩大或极度缩小。前者可能由于虹膜组织缺氧,括约肌麻痹所致,后者是由于刺激瞳孔兴奋或副交感神经兴奋所致。

4. 胸部表现　大多数患者有胸闷、呼吸急促和窒息感等不适,严重时有呼吸困难及少量咯血。

【辅助检查】　胸部X线检查,胸部CT检查,可了解肺部损伤的情况。胸部X线片及CT可提示有肋骨骨折、血气胸、创伤性湿肺、肺挫伤、纵隔积气等;头颅CT提示有脑水肿、颅内出血等;心肌酶CK-MB等升高。

【诊断】　根据明确的胸腹部突然挤压伤病史,结合上腔静脉系统末梢皮肤或黏膜有点状出血,尤其是眼结膜水肿、巩膜出血诊断并不困难,但首先应急诊排查危重病例,除外颅内出血、合并胸腹脏器伤等。

【并发症】　创伤性窒息多合并有多系统、多部位损伤,如肋骨骨折、血气胸、心脏挫伤及脊柱骨折等,临床应注意筛查。

当暴力作用于胸骨与脊柱之间时,应注意心脏挫伤的可能,怀疑有心肌损伤者,其临床表现从无症状到心绞痛、心律失常等表现,甚至发生心源性休克。

儿童青少年胸部弹性好,不易发生骨折,但多有胸腔内压增高而发生创伤性窒息。成人则易合并骨折和创伤性窒息。创伤性窒息预后大多良好,预后取决于合并症的发生和抢救。及时评估伤者状态、多发伤的鉴别筛查、重症病例如合并心脏损伤、颅脑损伤的抢救尤为重要。因此,一旦发生创伤性窒息特别是有合并伤的患者必须积极救治,必要时ICU收治进行呼吸、循环系统支持。

【治疗】　对单纯创伤性窒息者仅需在严密观察下给予对症治疗。保持呼吸道通畅、吸氧、适当镇痛和镇静,合并出血、感染者应对症止血和应用敏感抗生素治疗。一般应限制静脉输液量和速度。对皮肤黏膜的出血点或淤血,无须特殊处理,2~3周可自行吸收消退。对于合并脏器损伤应采取相应的急救和治疗措施,包括防治休克、血气胸的处理、及时开颅或探查手术等。创伤性窒息本身并

22

不引起严重后果,其预后取决于胸腹腔、颅脑及其他脏器损伤的严重程度:临床合并有颅脑症状、脑水肿甚至脑疝时,应进行降颅内压、脱水治疗。窒息者立即行心肺复苏、人工心脏按压和气道支持。胸部其他损伤予以相应处理。

【预后】 单纯创伤性窒息预后较好,皮肤青紫及瘀斑、结膜出血可在 2~3 周吸收消退;严重的颅脑损伤、心肺损伤可危及生命。及时必要的呼吸、循环支持非常重要,合并心搏骤停、呼吸困难,必要时可行气管插管或气管切开,机械通气以纠正低氧血症。如合并颅脑损伤、脑水肿缺氧、偏瘫等,必要时可行高压氧治疗及康复。

(曾骐)

第二节 胸廓畸形

先天性胸壁发育畸形(anomalies of chest wall)主要包括漏斗胸、鸡胸、胸骨裂、叉状肋及 Poland 综合征等。

一、漏斗胸

漏斗胸(pectus excavatum)是由于胸骨、肋软骨及一部分肋骨向脊柱方向呈漏斗状凹陷形成,是最常见的一种胸壁畸形,多发生于第 3~7 肋软骨,一般在胸骨剑突的上方凹陷最深,可合并有胸骨旋转、脊柱侧凸、先天性肺气道畸形等。

【病因及发病机制】 病因至今尚不十分清楚。最早的研究者认为与膈肌中心腱纤维挛缩牵拉胸骨末端及剑突有关。也有人认为是骨生成和软骨生成失败。多数学者认为是由于下部肋软骨发育过快,胸骨发育慢而被向下挤压形成漏斗胸。

【诊断】

(一)症状 绝大多数漏斗胸患者出生时或出生后不久胸部便出现浅的凹陷,且多以剑突处明显。随着年龄的增长,一般在婴幼儿期及学龄前期凹陷进行性加深。学龄期基本趋于稳定。但也有部分患者胸廓凹陷出现较晚,发生于青春前期,随身体的快速发育出现胸壁凹陷并进行性加重。临床亦可伴发于马方综合征、神经纤维瘤病、努南综合征等骨代谢障碍相关的结缔组织疾病。由于

凹陷的胸壁对心、肺造成挤压,肺内气体交换受限,心、肺功能受到影响。患者常发生呼吸道感染,使运动耐量降低,活动后可出现气短、心悸,患者常食量少,体态消瘦。

(二)体征 一般均比同龄儿瘦弱,体形也会发生改变。绝大多数伴有肩前倾、后背弓、前胸凹、双肋外翻、腹膨隆的表现,部分患者表现为胸壁扁平。

(三)辅助检查

1. 胸部 X 线检查 显示胸骨下部和相邻肋软骨明显下陷,脊柱与胸骨间距缩短。严重者胸骨凹陷最低点可与脊柱椎体前缘相接。心脏左移,肺纹理增粗,极少数患者常年有肺部慢性炎症改变。

2. CT 扫描 CT 扫描不仅能更准确地评价漏斗胸的凹陷程度、对称性、心脏受压和移位程度、肺受压程度,而且还能判断是否合并其他疾病,比如先天性肺气道畸形、隔离肺、肺气肿、肺大疱、膈疝、右胸主动脉等。

3. 心电图 多见窦性心律不齐,P 波双向或倒置不完全,右束支传导阻滞,心脏受压转位,电轴偏。

4. 心脏彩超 多数患者心功能正常,严重者可有二尖瓣或三尖瓣反流,马方综合征患者常伴有主动脉窦部增宽。

5. 肺功能检查 严重者有限制性或混合性通气功能障碍。

6. 血生化 部分患者有轻度贫血和血清碱性磷酸酶增高。

(四)分型 有学者根据漏斗胸外观畸形形态和凹陷的范围把漏斗胸分为四型。

1. 广泛型 凹陷自胸骨柄开始直达剑突,外观大而浅,如舟状。这类患者常合并扁平胸,"漏斗胸体征"也较明显。该型占总数的 5%~10%。

2. 普通型 胸骨 1/3 以上下陷,两侧肋软骨也随之下陷,深度一般在 3cm 左右,"漏斗胸体征"轻重不一。该型临床最多见,占 70% 左右。

3. 局限型 漏斗小,凹陷区域均在胸骨下1/3,以剑突处最深。该型约占 15%。

4. 不规则型 指胸壁的凹陷和突出并存,其

凹凸的部位和轻重不一,外观很不规则,如以漏斗形态为主,突出为次者,称"漏鸡型",反之为"鸡漏型"。该型占5%左右。

以上各型均可伴有胸骨旋转,肋缘外翻高耸。2004年Park等用CT所见将漏斗胸区分为对称型Ⅰ和非对称型Ⅱ,再将它们分为九种亚型;也有学者将Park分型简化为对称型、偏心型和不均衡型。

（五）分度　漏斗胸的严重程度有很多种分级方法,但由于胸、肋骨畸形程度有很大差异,因此没有一种方法被广泛接受。常见的方法有以下几种。

1. CT指数(Haller指数)　为凹陷最低点的胸廓横径/凹陷最低点到椎体前的距离。正常人平均指数为2.52,轻度<3.20,中度3.20~3.50,重度>3.50。

2. 漏斗指数(FI)　日本和田寿郎以公式测定凹陷程度,用于临床手术指征的参数,并将其分为轻、中、重三度(图22-3)。FI>0.3为重度;0.3≥FI≥0.2为中度;FI<0.2为轻度。中度以上需要手术。

也有人用胸脊间距和凹陷盛水量来衡量,但身高100cm的患者和身高180cm的患者的胸脊间距会有很大差别,盛水量衡量并不准确。

（六）鉴别诊断　漏斗胸本身不需要鉴别诊断,但临床上漏斗胸也可以是某些疾病的表现之一。如马方综合征、神经纤维瘤病、黏多糖病及某些骨骼发育障碍性疾病。这就要引起外科医师的注意,因为有的病手术治疗不是必要的,比如黏多糖病。而其他一些病,比如马方综合征、神经纤维瘤病伴有漏斗胸者可以手术,但手术矫正持续时间往往要长于单纯漏斗胸患者。同时漏斗胸可合并其他先天性疾病,如先天性脊柱侧凸、先天性心脏病、先天性肺气道畸形、先天性膈疝、隐睾、斜颈等。手术前要注意这些疾病的诊断,并制定合并症的手术时机,判断是否能同期手术。

【治疗】　Haller指数>3.2,对心、肺功能有影响,畸形明显,伴有心理负担的可行手术治疗。手术年龄一般要大于3岁。手术方法有很多种,1998年Nuss医生发明了一种不切肋软骨,不截胸骨,在两侧胸壁各切一个2cm左右的切口,在胸腔镜下置入一条弧形金属支架将凹陷矫正的名为Nuss手术的手术方法(图22-4,资源11)。Nuss手术的出现取代了很多传统的手术,被称为胸壁矫形手术的革命。目前Nuss手术已在国内外广泛开展,并在进行不断改良,Nuss手术是治疗漏斗胸的首选术式。针对特殊类型的漏斗胸患者才施行传统手术方法,即前胸壁切口,切除双侧3~6对肋软骨,并截断部分胸骨,加或不加胸骨后支架固定的手术方法。

资源11
漏斗胸微创
Nuss手术

【并发症及处理】

1. 气胸　胸、肋截骨加内固定术中剥离肋软骨骨膜时操作不当可造成气胸。如发现胸膜破损,裂口小可当即缝合,裂口大时可将胸骨后引流管插入,但必须接闭式引流瓶。有时胸膜破口小不易察觉,术中因呼吸机正压通气,患者不受影响。

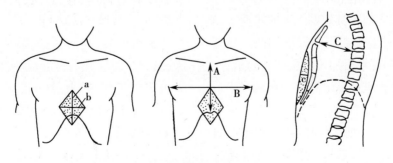

漏斗指数（和田寿郎）

$$漏斗指数（FI）=\frac{a×b×c}{A×B×C}$$

图22-3　C-Louis角至椎前最短距离

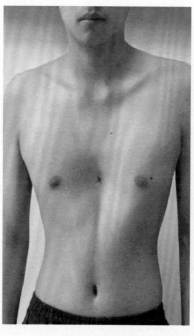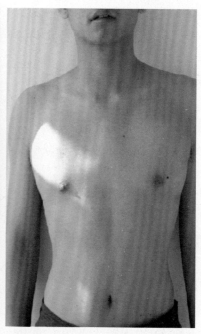

图 22-4　Nuss 手术术前术后对比

但术后,尤其小儿胸壁薄,只进气而出不来气,时间一长形成张力性气胸,如不及时发现,有可能危及患者生命。故术后也应密切观察。Nuss 手术亦可发生术后气胸,可行穿刺抽气或放置胸腔闭式引流管处理。

2. 内固定物移位　支撑架发生上、下移位往往是因为畸形非常严重时,最凹点几乎呈尖角,支撑架和最凹点之间的接触面过小,导致支撑架滑动移位。可把支撑点选择在胸骨凹陷最低点稍靠其上段胸骨后的平坦部位或将支架斜行放置,既可保持完美的矫形效果,又可防止支撑架移位。另外,把固定器与胸壁及支撑架缝在一起可起到防止支撑架发生左、右移位的作用。

3. 疼痛　术后疼痛尤其好发于大龄儿童 Nuss 手术后,疼痛严重可发生获得性脊柱侧凸。早期应用静脉泵镇痛,亦可术后加用口服镇痛药治疗,或者术中行双侧竖脊肌神经阻滞可能会减轻术后疼痛。

4. 切口排斥　个别患者对支撑架有排异反应,不断出现伤口渗液或胸腔积液,有时伴有低热,一般需要应用抗生素及反复伤口换药,胸腔积液量大时需要胸穿抽液或放置胸腔闭式引流管。

5. 皮下渗出(血液)　胸、肋截骨加内固定和翻转法由于手术剥离面大,电刀止血不充分或电凝块脱落、脂肪液化等原因易有较多渗出。故术后应连续换药 2 天,活动皮下引流片。适当挤压使渗出液排出,防止血块凝聚和感染发生。

二、鸡胸

鸡胸(pectus carinatum)是指胸骨及两侧肋骨、肋软骨突出的畸形。早在希波克拉底时代就有人描述过此畸形。鸡胸是胸壁畸形中第二常见病。

【病因及发病机制】　与漏斗胸一样,鸡胸的病因至今尚不十分清楚。多数学者认为是下部肋软骨发育过快,胸骨发育慢而被向下挤压形成漏斗胸,向上挤压形成鸡胸。

鸡胸患者的胸肋骨向前突,使胸廓前后径加大,肺组织弹性减退,导致呼吸幅度减弱。部分患者可出现气促、乏力,甚至影响心、肺功能。但大多数鸡胸并不影响心、肺血管功能。

【诊断】

(一)症状　大多数鸡胸患者出生后及婴幼儿期因腹大且较胖,不易被发现。随着年龄增长,一般在学龄期腹部肌肉加强,腹大消失,而被发现。多数患者在幼儿期常有不同程度的呼吸道症状,体质较同龄儿差。部分患者出现气促、乏力,甚至影响心、肺功能。

（二）体征　胸壁前凸畸形形态多样,分类也较混乱。为了手术矫形的需要,首都医科大学附属北京儿童医院依据胸壁前凸畸形特点分型如下。

1. Ⅰ型　胸骨弓状前凸型,胸骨体呈弓状前凸,两侧肋软骨对称性向后、向下呈沟状塌陷。此型临床多见（图22-5）,约占67.7%。

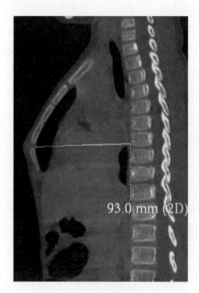

图22-5　胸骨弓状前凸型

2. Ⅱ型　非对称型,胸骨和两侧肋软骨前凸程度不平衡,表现为一侧较高、一侧低平,往往同时伴有胸骨向高的一侧旋转（图22-6）。此型约占19.6%。

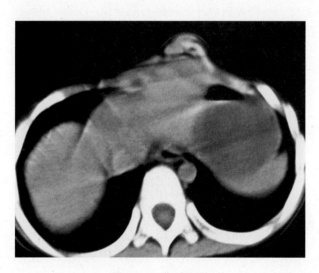

图22-6　非对称型

3. Ⅲ型　胸骨柄前凸型,因胸骨柄与胸骨体畸形愈合而前凸,胸骨体中下部逐渐下陷,其远端反转向前,形成上凸下凹的畸形。此型约占7.8%（图22-7）。

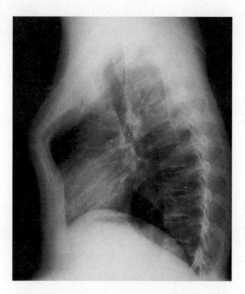

图22-7　胸骨柄前凸型

4. Ⅳ型　胸骨抬举型,胸骨本身是平直的,但胸骨下端抬举过高,两侧肋软骨对称性向中心靠拢内陷,对心、肺造成一定的挤压。此型临床极少见,约占4.9%。

（三）辅助检查

1. X线检查　胸部X线显示胸骨下部和相邻肋软骨明显下陷,脊柱与胸骨间距增加。脊柱X线观察脊柱有无侧弯等。

2. CT扫描　用CT扫描能更准确地评价鸡胸的凸起程度、对称性、心肺影响的情况和合并其他问题,如合并先天性肺气道畸形、隔离肺、膈疝等。

3. 心电图　偶见窦性心律不齐,不完全右束支传导阻滞。

4. 心、肺功能检查　极严重者心、肺功能下降。

5. 血生化　部分患者有轻度贫血和血清碱性磷酸酶增高。

（四）鉴别诊断　鸡胸和漏斗胸一样可以是某些疾病的表现之一,如马方综合征、神经纤维瘤病、黏多糖病及一些骨骼发育障碍性疾病,要引起外科医师的注意,鸡胸也可合并其他先天性疾病,手术前也要注意这些疾病的诊断及治疗时机。

22

【治疗】

（一）治疗原则 鸡胸分为先天性和后天性，先天者多为营养障碍所致，多见于幼儿期，后天性鸡胸可为佝偻病的一种表现。鸡胸过早手术由于骨质较软，有复发的可能，而且先天性鸡胸在发育过程中偶有自行纠正的能力，所以3岁以前的鸡胸患者无需外科干预。3岁后至青春前期，鸡胸患者可出现自卑感，缺乏自信，行走、坐立时为掩盖凸起的胸部，而造成驼背，不愿游泳和参加户外活动。异常的姿势及缺乏锻炼反而会加重畸形，3~10岁的患者可以用支具治疗，10岁以上可以手术治疗。手术方式为微创胸骨沉降术。10~16岁的青少年胸、肋骨的弹性好，所需要的压力小，手术操作简单、对手术耐受力、术后恢复及效果均较青春后期及成人好。另外，微创胸骨沉降术操作简单、创伤小，支具治疗无效者均应考虑手术纠正。

（二）手术方法 手术矫形是以微创胸骨沉降术为基础，同时根据各型的特点，采用不同方式。

【并发症及处理】

1. 气胸 胸骨沉降术中剥离肋软骨骨膜时易造成气胸。如发现胸膜破损，裂口小可立即缝合，裂口大时可将胸骨后引流管插入，接闭式引流瓶。有时胸膜破口小不易察觉，术中因呼吸机正压通气，患者不受影响。但术后可能形成张力性气胸，如不及时发现，有可能危及患者生命，故术后也应密切观察。

2. 支撑架移位 微创胸骨沉降术最容易发生的并发症是固定架脱出，固定架脱出移位是导致再次手术最常见的原因。往往是因为固定肋骨或固定固定器的钢丝折断造成固定架脱出移位。可选择较粗、韧性好的钢丝，术后1周内不屈曲，不猛烈转动胸腰，不翻滚，保持平卧位，起床时最好有人协助。出院后注意姿势和体位，可以防止固定架脱出、移位。

3. 切口感染 术后应用抗生素防止伤口感染。个别患者对缝线也有排异反应，不断出现排异线头，一般要等线头清除后方能愈合。

三、胸骨裂

1888年Lannelongue首先报道手术治疗无心

脏异位的胸骨裂（sternal cleft）。Koop在1975年成功矫治了合并胸部心脏异位的胸骨裂。Holt在1897年最先报道合并胸腹部心脏异位的胸骨裂，1950年Brock对该病进行了手术治疗。

【病因及发病机制】 胸骨裂（sternal cleft）是一种比较罕见的疾病。胸骨起源于发生胸肌的同一中胚叶侧板。移行细胞形成两条索带，这些索带在第10周时自上而下相互融合，并在锁骨端通过原基形成胸骨柄。如发育过程中胸骨两条索带不能连接，或仅部分连接而形成不同类型的胸骨裂。

胸骨裂的病理改变往往要视胸骨裂的程度，而且胸骨裂常伴有其他畸形，决定了其病理生理改变、手术效果及预后。

【诊断】 胸骨裂一般根据外观就可以诊断，临床上根据畸形的程度分为三型。

（一）症状和体征

1. 胸骨裂不合并心脏异位 可以是完全或部分胸骨裂，但心脏是正位，皮肤覆盖着中线缺损，心包、胸膜和膈肌完整。一般是上裂，有U形或V形外观。缺损常到第4肋软骨，偶尔到剑突，甚至完全裂开。可以在缺损处看到心脏及大血管搏动，啼哭或用力时缺损处隆起。有时可伴有先天性心脏病、脐膨出等。

2. 胸骨裂合并胸部心脏异位 前胸壁无其他组织覆盖心脏，在胸腔外裸露着搏动的心脏。心脏的冠状血管清晰可见，心尖朝前。可不伴心脏本身畸形，可伴脐膨出。

3. 胸骨裂合并胸腹部心脏异位 又称Cantrell五联症，是指远侧胸骨裂、邻近或完全分开的脐膨出、前膈肌半月形缺损、壁层心包缺损、严重的先天性心脏病。最常见的先天性心脏病是室间隔缺损、法洛四联症、房间隔缺损或左心室憩室。

（二）辅助检查

1. X线检查 胸部X线检查可见胸骨和肋骨的大致情况。有无膈的缺损。

2. CT扫描 用CT重建能更准确地评价胸骨和肋骨的情况、对称性、心肺受影响的情况和合并其他问题。有无膈的缺损。

3. 心脏超声检查和血管造影 可观察心脏有无其他畸形。争取一期修复，提高成活率。

（三）鉴别诊断　胸骨裂的诊断并不难,关键是区分是哪种类型,以及有无心脏、腹部等其他并发症。

【治疗】　手术治疗。

四、Poland 综合征

1826 年和 1839 年就有人分别描述过此病。1841 年医学生 Alfred Poland 在一次尸体解剖后也描述了此病。1962 年 Clarkson 误认为首先描述此病者为 Alfred Poland,故将此病命名为 Poland 综合征,并一直沿用至今。

【病因及发病机制】　畸形的病因目前仍不清楚,有人认为宫内血管病变是其发病机制。在妊娠第 6~7 周中,锁骨下或脊椎血流中断是造成此畸形之原因。也有学者认为 Poland 综合征可能的病因还包括常染色体显性遗传、单基因缺陷、外伤、病毒感染、人工流产造成的宫内损伤等。

【诊断】

（一）症状和体征　该综合征的畸形包括先天性胸大肌缺如,有或无胸小肌及伴有该肌群的神经供应缺乏。还可累及腹直肌、前锯肌和背阔肌。也可存在同侧肋骨和肋软骨缺如或发育不良。乳头缺失或乳头发育不全。常发生的上肢畸形包括发育不全或缺如畸形以及短指和并指。该畸形的程度可有差异,从简单的胸大肌的肋胸部分缺失到累及全胸壁发育,因此在手术矫正以前应明确畸形的范围(图 22-8)。

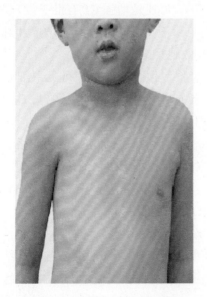

图 22-8　Poland 综合征——无乳头和乳头发育不良

（二）辅助检查

1. X 线检查　胸部 X 线检查可见肋骨畸形的情况。

2. CT 扫描和 MRI　可提供胸肋骨的三维影像,了解背阔肌等肌肉的情况,以供修复重建时参考。

【治疗】

1. 仅肌肉缺如及肋骨发育不全的 Poland 综合征,对功能影响不明显的可以不手术。

2. 有严重胸壁塌陷的第 2~4 肋缺如的可行对侧肋骨移植以及与漏斗胸、鸡胸相似的治疗方法予以矫正。对于女性肌肉、乳房缺如影响美观者,可行肌肉移植术。多采用背阔肌转移皮瓣做进行胸壁重建,并用植入物重建乳房。

（曾骐　于洁）

第三节　胸膜疾病

一、脓胸

【定义】　脓胸(empyema)是继发于肺部感染、肺部手术、胸部穿通伤、食管破裂、纵隔脓肿穿破、膈下或椎旁脓肿扩散的胸膜炎症。金黄色葡萄球菌可导致化脓性间质支气管周围炎,在肺实质内形成多个脓肿,并融合成大脓腔,溃破入胸腔后形成脓胸。受损小支气管与胸腔相通时形成脓气胸(pyopneumothorax)。经治疗遗留含气囊肿酷似先天性肺囊肿。但囊肿壁无上皮细胞,且可完全闭塞消失。

【病因】　病毒和肺炎支原体(Mycoplasma pneumoniae)较细菌感染更易并发胸膜炎症。小儿病毒感染较细菌多,约 20% 病毒感染形成一过性、自愈性胸腔渗液。50% 发病在 2 岁以内。病原菌以肺炎球菌、金黄色葡萄球菌、肺炎链球菌和流感嗜血杆菌多见。Schultz 报道美国应用肺炎球菌联合疫苗后,金黄色葡萄球菌感染增多,其中抗甲氧西林金黄色葡萄球菌(methicillin resistant Staphylococcus aureus,MRSA)比例最高。结核性胸膜积液占 8%~22%,常为单侧,60% 的病例继发感染后急性发病,渗液以淋巴细胞占多数。痰液

22

抗酸细菌染色（acid-fast bacillus，AFB）和培养有诊断意义。脓胸亦可来源于腹部炎症、食管穿孔、咽后壁或椎旁感染、外伤或胸部手术。免疫缺陷、低丙种球蛋白血症（hypogammaglobulinemia）、唐氏综合征和先天性心脏病等均为易感因素。此外乳糜胸、淋巴母细胞淋巴瘤和非霍奇金淋巴瘤、中心静脉置管误入胸腔、脑积水脑室胸腔引流吸收不良亦可导致积液。

【病理生理】　胸腔维持呼吸功能，似一直立锥形风箱，横膈相当于底部，面积大而可移动。胸膜为被覆于胸廓、肺实质、纵隔和横膈的间皮膜（mesothelial membrane），分脏层和壁层。脏层胸膜附于肺实质表面，并伸入叶间裂，有感觉神经和微孔吸收分子与液体。壁层又分为肋胸、纵隔和横膈三部分。脏层和壁层胸膜在肺门处连接，于肺门后方形成双层肺门韧带。两层胸膜间有 $10\sim24\mu m$ 潜在腔隙，含无色、碱性起润滑作用的漏出液，量 $0.1\sim0.2ml/kg$，蛋白量 $<1.5g/dl$，有淋巴细胞、巨噬细胞和间质细胞，无中性粒细胞。正常胸腔液体与肺泡和肺间质液互不交通，充血性心力衰竭和呼吸窘迫时，此屏障被打破，肺泡和肺间质渗入胸腔形成积液。肋胸膜和横膈胸膜周围受肋间神经支配，炎症刺激导致相应部位疼痛。膈神经支配横膈中央部分，此处胸膜受刺激导致同侧肩痛。脏层胸膜受迷走神经和交感神经支配，无疼痛纤维。

肺炎病例因肺间质液和毛细血管通透性增加，胸膜腔常有少量无菌渗液称类肺炎渗液（parapneumonic effusion），治疗可愈。5%~10% 的病例因细菌入侵，渗液转为脓性。脓液内有中性白细胞，产生胞质分裂、氧化剂和蛋白酶等介质。积液量多者，需外科手术干预。

胸腔积液为渐进性发病，一般分为三期。

1. 渗出期（exudative stage）　病程最初 3 天，因胸膜毛细血管通透性增加，有少量稀薄、无菌液体，含中性粒细胞，pH 和葡萄糖正常，可自愈。

2. 纤维化脓期（fibrinopurulent stage）　发病 3~7 天，细菌侵入胸膜，炎症加重，积液浑浊，或粘连、分隔。有多形核细胞白细胞（polymorphonuclear，PMN）浸润，纤维组织存积。胸膜增厚成膜状。胸腔积液 pH 下降，葡萄糖减少，蛋白和乳酸脱氢酶（lactate dehydrogenase，LDH）增高。

3. 机化期（organizing stage）　发病 2~3 周或 6 周以上，治疗不当或不及时，随纤维母细胞增殖，脓液稠厚，胸膜表面肉芽和纤维组织机化形成纤维板，肺组织被牢固包裹，功能受限。

【症状和体征】

1. 症状　根据基础疾病和积液量有不同表现。近期有上呼吸道感染、肺炎或胸外伤病史，或经治疗症状好转又加重。发热，寒战，频发咳嗽，并有血性或臭味痰液。呼吸急促、盗汗、纳差和体重减轻。下肺叶基底面积液，炎症波及膈下致局部肠麻痹，出现呕吐、腹痛或腹胀。儿童诉胸痛或同侧肩痛。继发于胸外伤或肺脓肿者形成脓气胸。

2. 体征　患者呼吸急促，乏力或烦躁。病程早期听诊有胸膜摩擦音，积液增多时消失。肺部有干、湿啰音或支气管呼吸音，呼吸音减低，叩诊实音。积液增多时有纵隔移位，气管和心尖移向健侧。

【诊断】

1. 胸部 X 线直立正位和侧卧位片　观察肺纹理，肿块，液平面或肋膈角变钝。胸腔透光度增加或肺压缩等，以判别肺炎、肺脓肿、脓胸和液气胸。一般积液达 200ml 时，肋膈角变钝。侧卧位见胸液随体位变动或呈分隔状。

2. 超声学检查　可见液性暗影、肿块。在其引导下穿刺，尤具诊断意义。

3. CT　尤其是增强 CT 有助于发现肺炎，肺脓肿，胸腔渗液、粘连分隔，胸膜增厚和肿瘤。也可作为疗效观察。

4. 实验室检查　血常规可见白细胞计数增加、核左移或出现中毒颗粒。痰液做 Gram 染色、培养和细菌敏感试验。结核感染应做抗酸性试验。血培养。C 反应蛋白（C-reactive protein，CRP）和前降钙素检查，无助于鉴别细菌和病毒感染。CRP 下降比红细胞沉降率（erythrocyte sedimentation rate，ESR）快，为治疗有效标记。

5. 诊断性胸腔穿刺　抽取胸腔积液做 pH、LDH、甘油三酯、电解质、葡萄糖、比重、细胞计数和分类检查。做胸腔积液培养，药物敏感试验和抗酸染色。血红蛋白检查排除血胸。疑为结核感染做腺苷脱氨酶（adenosine deaminase）活性测定。细胞学检查排除肿瘤。聚合酶链反应（polymerase chain reaction，PCR），有助于细菌培养阴性病原菌诊断。胸腔积液标记肿瘤坏死因子（tumor necrosis factor，TNF）-α 检查，如 TNF-α>80pg/ml，应考虑为脓胸或类肺炎并发渗液。

6. 血清学检查　排除支原体和腺病毒。

7. 纯蛋白衍化物（purified protein derivative，PPD）试验　排除结核感染。Merino 等报道结核性胸膜积液灵敏度达 97.4%。

【治疗】　Avansino 等对比小儿脓胸的非手术治疗和手术治疗，后者平均住院时间、再手术、抗生素应用和胸腔置管时间均较前者短。

根据患者的全身情况和呼吸状态，参考经皮测定血氧饱和度，决定经鼻导管给氧或辅助呼吸；按胸腔积液、痰培养或血培养结果选用敏感抗生素，支持疗法等。有主张胸腔穿刺后注入链激酶、尿激酶和阿替普酶溶解纤维素。

胸腔置管引流适应证：①胸腔液外观呈脓性；②pH<7.2；③白细胞计数 >50 000/μl，中性粒细胞 >1 000IU/dl；④葡萄糖 <60mg/dl；⑤LDH>1 000IU/ml；⑥细菌培养阳性；⑦经胸腔穿刺 1~2 次，积液继续增多，全身情况无改善者。胸腔漏出液于原发病控制后，一般可自行消失。

（一）胸腔闭式引流术　试验穿刺，按抽液进针深度加 1~2cm，为引流导管在胸腔内恰当长度，做标志。沿肋骨上缘做 2cm 切口，分离肌层达胸膜，用血管钳夹持引流管末端，同时穿破胸膜，迅速送入胸腔。缝合切口和固定。胸管处皮肤留预置线，以便拔管时闭合切口。胸管水封瓶下引流，低负压吸引 <20cmH_2O。当引流量 <50ml/d 时，X线片显示肺已复张，拔除胸管，结扎预置线。文献报道 95% 大量胸腔积液或支气管胸膜瘘患者，经胸腔闭式引流术可治愈。

（二）电视胸腔镜外科手术（video-assisted thoracic surgery，VATS）　患者取患侧向上、侧卧位，镜筒由第 6 肋间，腋中线或腋后线进入。分离和清除脓液、粘连，剥离增厚胸膜，置胸管引流。

（三）胸膜剥脱术　适用于慢性脓胸有胸膜增厚粘连和支气管胸膜瘘，因开展早期引流或 VATS后，需行此手术者日益减少。经气管插管及麻醉后，患者取健侧卧位。一般经后外侧第 6~7 肋切口，长 5~7cm，肋间入胸。分离和清除增厚胸膜、分隔和脓液，生理盐水冲洗胸腔。于下 1~2 肋间，腋中、后线置胸管引流。亦可用干纱布擦拭壁层胸膜；胸腔内喷撒滑石粉、博来霉素或其他黏合剂，促使胸膜腔闭合。疑为结核或肿瘤时应做活检。亦可经 VATS 行胸膜剥脱。

【预后】　小儿脓胸早期经有效综合治疗，胸部 X 线改变 3~6 个月消失，肺功能和运动恢复正常。Harsh Grewal 等报道，早期应用 VATS 可减少并发症，住院时间短，效果良好。

二、乳糜胸

【定义】　乳糜胸（chylothorax）是胸腔或纵隔内积聚富含甘油三酯、脂酸、蛋白、免疫球蛋白和淋巴细胞的乳糜液。

【发病率】　国外文献报道发病率约 10%，无性别差异。

【病因】

1. 先天性　乃胸导管缺如 / 闭锁，众多淋巴隙未能与大淋巴管通连，周围淋巴管间隙扩张而渗漏，或在胸导管和胸膜淋巴腔隙下方，形成节段性胎儿导管交通，而非真正胸导管畸形。50% 于出生或出生后 1 周内出现症状。常与 Turner、Noonan、Down 综合征并存。

2. 外伤性　为主要原因。颈、胸部穿通伤，食管、纵隔、横膈和胸膜、肺手术均可损伤胸导管。近年统计小儿心血管手术后发生乳糜胸占 0.6%~2.5%，特别是邻近胸导管的操作，如主动脉缩窄，B-T 分流。双向 Glenn 或 Fontan 术（包括半 Fontan 术），乳糜胸发生率为 23%。发生时间为术后 1~25 天。乳糜液先积聚于纵隔再进入胸腔，持续时间长且量多。还可见于食管镜检查后、胸交感神经切除术后、颈淋巴结切除术后、置中心静脉导管后和脊柱外科手术后等。经胸骨正中切口和心包内手术少有发生。

3. 淋巴管畸形　不同类型淋巴管阻塞，如淋巴水肿、淋巴管扩张和淋巴管瘤等。

4. 上腔静脉梗阻、闭塞或栓塞，或静脉压力明显超过胸导管及其分支致破裂。

5. 新生儿期脊柱过伸,薄脆胸导管因静脉压增加破裂是胎儿和新生儿发生乳糜胸最常见的原因。发病率约为 1:15 000。

6. 纵隔恶性肿瘤阻塞胸导管　小儿少见。

7. 乳糜腹　液体经横膈裂孔进入胸腔。

8. 假性乳糜胸　为慢性类风湿胸腔积液,继发于结核和治疗不当的脓胸,需鉴别。

【病理生理】 1936 年 Blalock 做堵塞上腔静脉动物实验,17 天后形成乳糜胸。此前如结扎胸导管,则不会产生。乳糜液为白色乳状、不透明液,含蛋白、脂肪、淋巴细胞和电解质。食物脂肪消化形成长链甘油三酯,以乳糜微粒形式经肠乳糜管集中输送至乳糜池,再经胸导管进入静脉系统。胸导管在第 2 腰椎平面中线处始于乳糜池,沿主动脉右侧经横膈主动脉裂孔进入后纵隔,继而转向主动脉右后方。在第 8~10 胸椎处位于食管前,主动脉和奇静脉之间。于第 4 胸椎处转向左侧,于左锁骨下动脉、左颈内静脉和锁骨下静脉交汇处进入静脉系统。胸导管邻近心脏、主动脉、食管和静脉系统,故心胸手术易损伤。其直径为 2~4mm,通常为单支结构。25% 人群可能有 2~4 支,进入双侧锁骨下静脉,极少数引流入颈静脉。胸导管引流全身淋巴,仅于存在右侧淋巴管时,头、颈、胸、肺右侧部分和右臂进入右颈 - 锁骨下静脉。淋巴系统之间;胸导管与奇静脉、肋间静脉和腰静脉;壁层胸膜与淋巴管间均有丰富的网状交通,故胸导管结扎后不会形成乳糜胸。第 5 胸椎以下病变形成右侧乳糜胸,第 5 胸椎以上形成左乳糜胸。

乳糜液内无细菌,正常饮食下为乳状,具有抑制细菌生长的特征,其原因与所含脂肪酸有关,即使将之置于室温下数周,也未发现细菌生长。导管内乳糜流量平均为 1.4ml/(kg·h),总量 1 500~2 500ml/d,依据进食而改变。摄入脂肪饮食数小时内可增加 2~10 倍。饮水可增加乳糜量,蛋白质和糖类则不然。胸导管内有瓣膜,由于吸气时胸腔内负压和腹腔正压的压差,导管壁肌肉收缩,形成导管内压,正常值为 10~25cmH$_2$O。长期乳糜丢失会导致严重营养缺乏,水、电解质失衡,

低脂血症和 T 细胞减少所致的免疫抑制。乳糜液成分见表 22-1。

表 22-1　乳糜液成分

细胞数 400~6 800/mm^2　淋巴细胞占 70%,T 细胞占 90%,其他为粒细胞或单核细胞。红细胞少量
比重　>1.012,
pH　7.4~7.8
成分
蛋白　20~60g/L,超过血浆一半。蛋白分子小
白蛋白　12.0~41.6g/L
球蛋白　11.0~30.8g/L
纤维蛋白　16.0~24.0mg/L
脂质　4~60g/L
胆固醇　血清水平或略少
甘油三酯　同血清水平
胆固醇 / 甘油三酯 =1
乳糜微粒(脂蛋白电泳)根据食物成分改变
脂肪小球　苏丹Ⅲ染色显示大量
葡萄糖　2.7~11.1mmol/L
尿素　1.4~3.0mmol/L
电解质　同血清水平
酶　胰酯酶和淀粉酶

【症状和体征】

1. 外伤性乳糜胸　伤后 2~10 天逐渐出现积液,乳糜先积聚于后纵隔,X 线片见肿块。穿破至胸腔后肿块消失,患者出现面色发绀、呼吸困难和低血压。患侧听诊呼吸音减弱,叩诊呈浊音或实音。术后病例引流管见乳糜液。

2. 非外伤性乳糜胸　因肺组织受压,患者有呼吸困难,活动后加重,胸部疼痛等。患侧听诊呼吸音减低,叩诊呈浊音。乳糜液多不继发感染,对胸膜表面亦无刺激,故胸部剧烈疼痛和发热少见。

3. 新生儿乳糜胸　50% 病例呼吸窘迫症状于出生 24 小时内出现,1 周内发生者约占 75%。男婴是女婴的 2 倍。多数为右侧(60%)或双侧,左侧很少见。开始喂奶后出现典型乳糜胸液。常合并其他肺部疾病,胸部 X 线片显示局部肺实变。早产儿诊断常困难。文献报道有羊水过多,胎儿尤

22

以上身皮下水肿,胸腔积液者多为乳糜胸。根据胎儿染色体核型、并存畸形和孕龄,围生期死亡率约 50%。出生时无呼吸窘迫和肺发育不良者,预后相对较好。有的合并唐氏综合征、Turner 综合征、Noonan 综合征。

【检查】

（一）化验检查 血常规白细胞计数和分类,了解淋巴细胞损失。血清电解质,白蛋白。

（二）胸腔引流或穿刺液分析（表 22-1）

1. 淋巴细胞 特别是 T 细胞 >70%。苏丹Ⅲ染色显示脂肪。

2. 甘油三酯定量 ①>110mg/dl,99% 为乳糜液；②<50mg/dl,5% 为乳糜液；③定量为 50~110mg/dl,应做脂蛋白分析,区分乳糜分子和胆固醇结晶。胆固醇/甘油三酯 <1,有诊断意义。

3. 禁食情况下,胸腔引流液为浆液性。胃管注入乳液后呈白色乳汁状,应考虑乳糜液。

4. 假性乳糜胸 胸液胆固醇 >200mg/dl,无乳糜分子,镜下见胆固醇结晶。

（三）胸部 X 线检查 非特异性,了解单/双侧积液,纵隔移位,胸部肿块。淋巴管扩张时,肺间质纹理增加呈线样影。无胸膜增厚。

（四）超声波检查 有助于早产儿鉴别肺炎与乳糜胸。

（五）CT 淋巴组织造影 显示异常扩张和扭曲的肺部淋巴管,与其囊性改变;确定胸导管渗漏部位。特别是 24 小时后复查更有帮助。排除胸腹部恶性肿瘤。

（六）胸膜和肺组织活检 可见众多异位淋巴管延伸至脏层胸膜、叶间隔、包围肺静脉。

（七）切除组织免疫组化分析 衬以内皮细胞的淋巴管,对第Ⅷ因子相关特殊抗原呈阳性反应,对诊断有所帮助。

（八）[131]I 标记三油酸甘油酯淋巴核素闪烁扫描 用以确定胸导管乳糜瘘部位。

【治疗】 治疗原则是处理基本病因,减少乳糜生成;引流和闭塞胸腔间隙;液体补充、营养支持和呼吸道护理。非手术治疗 3 周,约 50% 胸导管瘘可自行闭合。如乳糜液引流量多,甚至增加时,考虑手术干预。

（一）非手术治疗

1. 积液量多,呼吸极度困难,必要时给予辅助性机械通气。

2. 胸腔穿刺和闭式引流 首先行胸腔穿刺,明确胸腔液体性状,减轻呼吸困难。穿刺 1~2 次后,液体增长迅速,为避免反复穿刺导致气胸和继发感染,持续闭式引流和低负压吸引可使肺部逐步膨胀,促使胸膜粘连形成,有利于乳糜漏口闭合。保持胸管通畅,如有堵塞,应及时更换。引流乳糜液需按量和成分补充。

3. 低脂肪,高蛋白和中链甘油三酯（medium-chain triglyceride,MCT）饮食。后者可直接吸收,进入门静脉系统,有效补充营养丢失。补充白蛋白、球蛋白、纤维蛋白原和脂溶性维生素,维持血浆白蛋白浓度 >3g/dl。

4. 完全肠外营养（total parenteral nutrition,TPN） 在 MCT 营养无显效者应及时应用。有上腔静脉阻塞时,TPN 经下腔静脉或外周静脉径路。当上、下腔静脉均阻塞时应及早行手术干预。

5. 预防性应用抗生素 不少病例因淋巴细胞减少导致获得性免疫性缺陷,在胸腔闭式引流时应用抗生素。

6. 促生长激素抑制素（somatostatin）或奥曲肽（octreotide）已成功用于一些小儿手术后或医源性乳糜胸。据报道奥曲肽可减少脾/肝和门静脉血流,减少淋巴液产生;抑制肠道甘油三酯吸收和乙酰胆碱释放,后者有增加淋巴流量的作用。有效剂量为 1~4mcg/(kg·h)静脉滴注。注意监测其致腹泻、低血糖、低血压、心率减慢和传导阻滞等副作用。

7. 化学/放射治疗 用于恶性肿瘤所致乳糜胸且不能手术的病例。

8. 必要时给予强心、利尿药,限制水与盐的入量。

9. 产前治疗 文献报道在排除胎儿水肿、心脏和其他畸形后,成功应用双猪尾巴导管（pigtail catheter）行胸膜羊水分流,以促进肺发育和扩张,减少皮下水肿,有助于分娩。但出生时应立即钳夹去除导管,以防止气胸。

10. 先天性淋巴管扩张所致乳糜胸 由于淋

巴漏广泛,处理甚为困难,常需经胸或胸腔镜行导管结扎、胸膜切除、纤维胶胸膜固定或淋巴管切除术。

(二)外科治疗　适应证:①乳糜漏出量 >300~500ml,持续5天,或保守治疗2周以上无效;②营养和代谢并发症,如电解质缺失和免疫抑制;③多发腔隙状乳糜胸和纤维块,肺塌陷;④食管手术后并发乳糜胸不及时手术,死亡率高。

1. 胸导管结扎术(ligation of thoracic duct)　胸导管直接损伤,如邻近胸导管部位术后立即发生的乳糜胸,或胸、腹腔分流术后。小儿一般经右胸第6~7肋间后外侧切口,可以结扎第5~8胸椎间,主动脉裂孔以上任何平面瘘口。扩张导管位于脊柱前方,用不可吸收线于瘘口上、下方结扎或缝合导管。术后2~3周垫伏淋巴管开放或新淋巴侧支形成。术前1小时口服脂肪餐15~30ml,有助于术中发现瘘口。亦可经胸腔镜结扎。

2. 胸、腹腔分流术(pleuroperitoneal shunts)　最初由 Azizkhan 施行,用于经胸腔手术和胸膜切除有禁忌者,早产儿至儿童期均可应用。乳糜液经腹膜吸收或分流,减少液体和营养丢失,待新淋巴导管形成。此术式有效、安全、易行。理想的分流设施具有:①低压、单向瓣膜系统,将乳糜液经负压胸腔输送至正压腹腔;②储存具黏性淋巴液的泵室和贮存器各一,后者对分流系统有冲洗功能;③体积小,可埋藏于皮下;④可手控,便于家庭护理。泵腔容量为 1.0~1.5ml,瓣膜开放时压力为 1.0cmH$_2$O。存在的问题:有限泵容量可能难以引流大量乳糜液(1 500ml/d),必要时可另加自动外部泵辅助。

步骤:麻醉下,取患侧抬高25°~30°仰卧位。下胸部腋前线做小切口。放置前先反复加压泵腔,以确保术后引流通畅。输出导管潜入皮下隧道2~3cm,经第7或8肋间进入胸腔,置于腋后线平面,以利于引流。输入管通过肋缘和脐之间小切口,皮下潜行由腹直肌前鞘进入腹腔,于腹直肌后鞘做荷包缝合固定。术后拍摄X线片检查导管位置,并经常复查了解胸部情况,无创检测血氧饱和度和血压。术后近期每小时加压泵 50~100次,以完全引流胸腔乳糜液。待临床症状改善,逐渐

减少加压次数。一般需2~3周,长者6~8周,胸腔乳糜消失后,拔除导管。国外报道患者在家最长保留导管2~10个月,有效率达75%。有学者成功应用心包、腹膜分流术替代心包切开,治愈乳糜心包。

3. 胸膜固定术(pleurodesis)　药物促使胸膜粘连闭塞乳糜漏,有抗肿瘤药(噻替哌、氮芥、博来霉素)、抗疟药(阿的平、盐酸阿的平)、抗生素(四环素、强力霉素、红霉素)、滑石粉、OK-432 和纤维胶。

4. 胸膜切除术(pleurectomy)　常与漏口结扎或缝合、纤维胶封闭同时进行。在其他治疗无效时应用。

5. 电视胸腔镜外科手术(VATS)　优点是充分显示患侧胸和纵隔,可在任何渗漏部位用钳闭、纤维胶封闭或行胸膜固定。导管结扎术前1小时胃管注入脂肪食物或奶油 30~60g,白色乳状物溢出有助于术中发现漏口。有时乳糜液量多,以往胸腔手术粘连会影响视野;年龄太小、原有疾病不能耐受单侧肺通气者,给 VATS 带来限制。

【预后】　本病在小儿中相对较少见,不同医疗单位常采用自己的常规。有效治疗方法有待继续探讨。多数先天性乳糜胸、50%外伤性乳糜胸(包括手术后乳糜胸)应用以上非手术治疗方案自行闭合。

(皮名安　汪力)

第四节　纵隔疾病

一、正常和异位组织

【定义】　纵隔是两侧胸膜腔之间器官的总称,以胸骨和胸椎为其前后界,上界为胸廓入口,下界为膈。内有许多重要器官,有大血管、气管、主支气管、心包、食管、胸腺及大量脂肪、神经和淋巴管等组织。因先天发育过程异常或后天性囊肿或肿瘤形成,可成为纵隔肿瘤。

【解剖】　纵隔解剖复杂,由不同胚胎来源的组织结构组成,纵隔内重要脏器与组织相互紧贴在一起。全面的解剖学知识对纵隔疾病的诊断和鉴别诊断极为重要(图 22-9)。

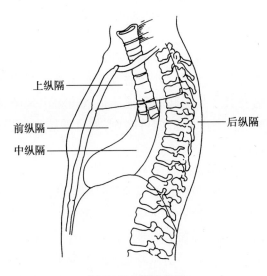

图 22-9 纵隔分区

纵隔是位于左、右两侧纵隔胸膜之间的全部器官和组织的总称，上界为胸廓入口，下界为膈，前为胸骨，后为脊柱，外周为壁层胸膜。纵隔内组织器官丰富，分属三个胚层发育而成，因而可发生多种肿瘤，且大多数具有与其好发部位相关的组织来源，为了便于确定纵隔疾病的起源，人为地把纵隔划分区域，常用的有四分法和九分法。纵隔最常用的分区是四分法，即上纵隔、前纵隔、中纵隔、后纵隔。具体如下：

上纵隔位于第4胸椎椎体下缘与胸骨柄下缘平面以上，此区主要包含大血管、气管、部分胸腺及淋巴。因此易发生胸腺瘤、淋巴瘤、支气管囊肿等。

前纵隔位于上纵隔与膈肌之间，前界为胸骨，后界为心包，其内主要有疏松含气组织和胸腺。前纵隔肿瘤多为淋巴瘤、胸腺瘤、畸胎瘤、精原细胞瘤及淋巴管瘤，以恶性多见。

中纵隔为心包前缘与胸椎前缘之间，内有心脏、心包、出入心脏的大血管、沿心包两侧下行的膈神经和淋巴结等。此处肿块主要为心包囊肿，畸胎瘤也可发生于心包内或后纵隔。

后纵隔为心包后的所有组织，包括脊椎旁沟，内有降主动脉、食管、迷走神经、交感神经链、胸导管、奇静脉和半奇静脉系统等。肿瘤可有神经源性肿瘤、支气管源性囊肿及肠源性囊肿等。儿童后纵隔恶性肿瘤发生率约占30%。

临床上也常把纵隔分为三部分：前上纵隔、中纵隔、后纵隔。前上纵隔位于胸廓入口至膈肌，前界为胸骨，后界为心包前壁。后纵隔为椎体前缘向后至肋骨，上界为胸廓入口，下界为膈肌。中纵隔包括前上纵隔和后纵隔之间的所有组织结构。

纵隔淋巴结分为两部分：前纵隔区域与内脏纵隔区域淋巴结。前纵隔淋巴结接受前胸壁和乳房中部的淋巴回流，这些淋巴结与前胸壁紧密相连，位于壁层胸膜外。这些淋巴结回流至左、右颈部淋巴结。此外，位于心包前面的与胸腺紧邻的淋巴结回流至附近的淋巴结。内脏纵隔淋巴结接受食管与肺的淋巴回流。余下的部分淋巴结位于后方肋骨之间，这些淋巴结或者向上方回流至颈根部，或者向下方回流至膈下淋巴结。

纵隔从胸廓入口经纵隔到膈主要有两条神经：膈神经和迷走神经。胸交感干位于肋骨小头的前方，每侧由10~12个胸交感神经节组成。

全身最大而且最重要的血管的起止都在纵隔内，静脉位于动脉的前方。主要有上腔静脉、肺动脉、肺静脉、奇静脉等。肺动脉起自右心室，分为左、右肺动脉，左肺动脉较短，右肺动脉较长。两侧肺静脉均分为上、下两支。在右侧奇静脉沿椎体旁走行，并接受来自每个肋间静脉的分支。

胸导管起自于腹部的乳糜池，沿脊柱上升，经主动脉裂孔入胸腔。在膈肌水平，胸导管位于主动脉的右侧，随着胸导管向上走行，开始向左弯曲。在主动脉弓水平，胸导管走行变成紧靠脊柱左侧。

【异位组织】 既往文献中有纵隔异位甲状腺、胰腺的报道，临床少见。如临床发现纵隔占位病变，合并有相关内分泌系统紊乱，或其他异常情况时，需注意有无异位组织可能，必要时需行手术治疗。

二、纵隔炎

【定义及病因】 纵隔炎（mediastinitis）是指纵隔内的细菌感染，可分为原发性和继发性。多为继发性原因，如外伤、手术和周围组织化脓性感染引起。常见的病因是食管或气管术后吻合口瘘、食管气管异物损伤、贯通性胸部外伤、医源性损伤

22

等。在小儿相对发生概率较小。

【病理生理】 纵隔组织较疏松,被感染后,极易扩散。因外伤或手术引起食管或气管穿孔时,炎性物质可经穿孔处进入纵隔,并沿疏松的纵隔软组织扩散至整个纵隔。局部脓肿形成,可破溃进入胸腔,引起胸腔积液,并可能迅速发展成脓胸。若同时有气体进入纵隔可并发纵隔气肿或脓气胸。

【症状和体征】 症状多为高热、呼吸急促等中毒感染症状,常伴有胸骨后疼痛,可向颈部放射。若形成脓肿,压迫气管、食管可产生呼吸困难、吞咽困难、心动过速等表现。严重时可出现感染性休克,危及生命。体格检查时胸骨区压痛、纵隔浊音界扩大,如有气体进入纵隔,可触及皮下气肿。

【辅助检查】 血常规可提示白细胞、中性粒细胞明显增高,CRP 增高。胸部 X 线表现为两侧纵隔增宽,可因局部炎症累及周围胸膜使纵隔两侧界限不清。局部如形成脓肿,可出现气管、食管受压移位。如出现胸腔积液,胸部 X 线片上可见肋膈角消失。上消化道造影可证实食管穿孔、食管吻合口瘘的具体部位及穿孔、瘘的大小情况。

【诊断】 有外伤或手术史,结合查体及影像学检查,不难诊断。

【治疗】 休息,加强营养;抗生素积极抗感染,如有胸腔积液形成,可根据细菌培养结果调整抗生素;治疗原发病;必要时引流处理。

三、纵隔肿瘤

【病因】 纵隔肿瘤(mediastinal tumor)因肿瘤类型、部位而不同,大多病因不明,可能与先天胚胎发育异常、环境污染或解剖变异有关。

【病理】 依据不同的器官或组织来源,纵隔肿瘤的病理表现各种各样。

【症状和体征】 由于纵隔内具有多种重要脏器及组织结构,根据肿瘤的部位、性质及大小等而表现各异。婴幼儿因胸腔容量小,故较成人更易出现症状和体征。纵隔肿瘤的临床表现多样,从无症状(X 线检查时偶然发现,许多小的良性肿瘤均属此类),到与侵袭或挤压周围组织引起的相关症状,以及发热等一些全身性症状。全身性症状

可以不明确,无特异性,也可以是某种肿瘤的特征性表现。

1. 常见症状 纵隔肿瘤常见症状是胸痛、咳嗽和发热。肿瘤侵入骨骼或神经引起剧烈疼痛;肿瘤及其产生的胸腔积液压迫气道可出现咳嗽、喘鸣、呼吸困难等,偶可咯血;如合并感染可出现发热。

2. 局部症状

(1) 肿瘤侵犯骨骼或神经引起剧烈疼痛。

(2) 上纵隔肿瘤可压迫上腔静脉,引起颈静脉怒张,以及面颈和上胸部水肿。

(3) 交感神经受压或受侵可出现霍纳综合征。

(4) 迷走神经受压或受侵时可发生声嘶。

(5) 位于脊椎椎间孔部的哑铃形肿瘤可引起脊髓压迫,而出现下肢麻木或瘫痪。

(6) 食管受压可发生咽下困难。

【辅助检查】

1. X 线透视及正、侧位 X 线片

(1) 透视主要观察肿块有无搏动,能否随吞咽而上、下移动,肿块与横膈的关系,以及肿块形态改变与呼吸的关系等。目前较少采用。

(2) 明确肿瘤部位,根据好发部位鉴别肿瘤类型。

(3) 查看肿瘤阴影的形状、数目和大小,良性肿瘤或囊肿常自纵隔向外凸出,多为单个的卵圆形或圆形肿块,边缘清楚光滑。恶性肿瘤常出现纵隔的一侧或两侧增宽,肿瘤形态不规则,边界不清或呈分叶状。

(4) 阴影密度情况:囊肿密度浅而均匀,而实质性肿块密度较深,畸胎瘤及结核性淋巴结有时可出现钙化斑点、牙或骨性阴影。

(5) 了解胸肋骨、脊柱有无骨质破坏,椎间孔有无增大等表现。

2. X 线特殊检查

(1) X 线断层摄片:对明确肿瘤的外形和深度有帮助。

(2) 支气管碘油造影:帮助判断肿瘤的部位,肺内或肺外,与支气管的关系。现少用。

(3) 食管钡剂检查:了解肿块与食管的关系。

(4) 心血管造影:心脏及大血管附近有肿块

时,能帮助鉴别主动脉瘤,以及了解肿块与大血管关系。

3. CT检查　能清楚显示纵隔组织的相互关系并发现可疑病灶;明确病变部位、范围、解剖层次及密度。能根据组织密度鉴别囊肿、脂肪性、血管性、骨性及钙化点,从而对肿块进行定性。可评估有无恶性浸润及淋巴结转移,有利于估计手术完整切除的可能性(图22-10)。

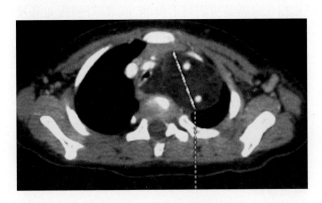

图22-10　左侧纵隔肿瘤

4. 超声波检查　有助于了解肿瘤的部位、大小、囊性或实性,与周围组织的关系,必要时可在B超引导下做穿刺活检。

5. MRI　可进一步对肿瘤做定位、定性诊断,明确肿瘤与心脏、胸内大血管的关系,也有助于与胸内血管病变相鉴别。明确肿瘤与椎管内的关系,如神经源性肿瘤侵犯椎管。

6. 活组织检查　疑诊恶性肿瘤转移时可考虑行锁骨上淋巴结或颈淋巴结活组织病理切片检查、骨髓穿刺、肿瘤穿刺活检。也可用胸腔镜取活组织检查。

7. 放射性核素检查　当可疑纵隔内肠源性囊肿时,可采用锝-99扫描检查,50%以上的胸内消化道重复畸形含有胃黏膜组织。

8. 数字减影血管造影(DSA)　对了解肿瘤与胸内大血管的关系以及肿瘤与原发血管病变的鉴别有参考价值。

9. 其他检查　考虑神经母细胞瘤时,可进行尿液24小时香草扁桃酸(vanillyl mandelic acid,VMA)检查,有特异性诊断价值。疑及畸胎瘤,血清甲胎蛋白(α-fetoprotein,AFP)的定量检查非常

有价值。良性成熟畸胎瘤的AFP通常在正常范围;如含有卵黄囊组织,则AFP增高。疑及畸胎瘤伴性早熟者,可做尿妊娠试验,以明确畸胎瘤有无混合恶性绒毛上皮组织。

【诊断】　根据病史、体格检查以及影像学、肿瘤标志物等检查,即可诊断。但具体肿块性质,需要做组织病理检查(表22-2)。

表22-2　纵隔肿瘤好发部位

上纵隔	前纵隔	中纵隔	后纵隔
淋巴瘤	淋巴瘤	淋巴瘤	神经源性肿瘤
胸腺瘤	胸腺瘤	心包囊肿	神经母细胞瘤
甲状腺瘤	甲状腺瘤	畸胎瘤	节细胞性神经母细胞瘤
淋巴水囊肿	畸胎瘤	支气管囊肿	神经节细胞瘤
支气管囊肿	淋巴管瘤		神经纤维瘤
	血管瘤		神经鞘瘤
	脂肪瘤		肠源性囊肿

【治疗原则】

1. 肿瘤确诊后,原则上应尽快行手术切除治疗。

2. 随着胸腔镜技术的发展,大部分纵隔肿瘤均可采用胸腔镜手术方式(资源12)。如行开胸手术,一般采用后外侧切口,少数前纵隔肿瘤可采用胸骨正中切口。

资源12
胸腔镜纵隔肿瘤切除术

3. 随着影像学技术的提高,特别是超声技术的进步,对于疑诊淋巴瘤的患者,可考虑采用超声引导下穿刺活检来明确诊断。对于穿刺风险大、年龄小、操作不配合的患者,可在全身麻醉下进行穿刺活检。

4. 对于部分估计难以切除或侵蚀重要器官、血管的恶性肿瘤,可考虑先做活组织检查,根据病理结果先行应用化疗或放疗,待肿块缩小后再行手术治疗。

5. 恶性肿瘤切除后,应按其病理种类,加用化疗和/或放疗。

【预后】　一般良性肿瘤手术后预后良好。恶

性肿瘤需根据不同的病理结果,采用不同的化疗、放疗等综合治疗方式。

【常见纵隔肿瘤】

（一）前纵隔肿瘤

1. 胸腺瘤（thymoma）　胸腺位于前上纵隔,下缘紧附于心包,胸腺对人体免疫功能有较密切关系。婴儿胸腺均较大,此属正常生理状态,无需治疗,随年龄增长胸腺将逐渐缩小。但如遇胸腺有弥漫性扩大,或向单侧凸出则应进一步检查,明确诊断。

胸腺瘤是来源于胸腺上皮的肿瘤,伴有各种反应性淋巴细胞浸润。小儿胸腺瘤以良性多见,但也有恶性。胸腺瘤占原发性纵隔肿瘤的 1/4~1/5,男女发病相等。30% 为恶性,30% 为良性,40% 为潜在或低度恶性。按组织学特点可分为淋巴细胞型、上皮网状细胞型、上皮细胞和淋巴细胞混合型等。胸腺瘤通常具有完整包膜,呈球形或分叶状。胸腺瘤的良、恶性不是根据显微镜检查而是靠术中所见做出诊断。手术中如发现肿瘤已侵犯到包膜以外,即可判定为恶性肿瘤。然而应注意,肿瘤可能是与相邻的结构粘连而没有真正的组织侵犯存在。在胸腔内,胸腺瘤通常直接侵犯纵隔脂肪及胸膜,远处转移很少见。

胸腺瘤患者可以无症状,但约有 1/3 的患者因为压迫或侵犯相邻的纵隔结构而出现症状。这些症状包括呼吸困难、胸痛、咳嗽等。约 15% 胸腺瘤患者有重症肌无力表现,而重症肌无力发现胸腺瘤者占 80% 左右。

CT 在胸腺瘤的诊断中具有重要作用,CT 可用来判断肿瘤是否侵犯周围组织。胸腺瘤影像学通常表现为一个圆形或分叶状的软组织密度肿块,使胸腺表面凸起。肿块可以被完整的脂肪层与邻近组织完全分开,或界限不大清楚而与邻近组织密切相连。CT 可以判定肿瘤筋膜层生长的范围以及肿块侵入胸膜或肺的范围,如有这些特征则提示恶性的可能。有时肿瘤内部呈现低密度区域,提示有坏死存在,偶尔还可以发现有钙化,但这些对判断肿块是否为胸腺瘤或是否为恶性的意义不大。

胸腺瘤一经发现应手术切除,恶性胸腺瘤对化疗不敏感,可选手术与放射综合治疗。

2. 畸胎瘤（teratoma）　畸胎瘤可发生于纵隔的任何部位,但多位于前纵隔。分为囊性、实性及囊实性,由外、中、内三胚层组织构成,内有软骨、平滑肌、支气管、肠黏膜、神经血管等成分。畸胎瘤可分为成熟型、未成熟型和伴恶性转化三种。

畸胎瘤在成人中多数患者可无症状,但婴幼儿和儿童则常可表现为胸痛、咳嗽、呼吸困难和反复肺炎等。偶有畸胎瘤破溃至气管支气管引起咳嗽,破溃至心包引起心脏压塞,破溃至胸腔引起脓胸,甚至破溃引起大出血等。

胸部正、侧位 X 线片和 CT 均可显示清晰完整的肿块边界,大约 1/4 的患者可见瘤内或边缘有钙化。CT 是比较常用的检查手段,良性畸胎瘤可通过扫描显示出不同的脂肪、肌肉、骨和囊性结构以确定诊断。

良性畸胎瘤的治疗方法是手术切除。儿童和青少年阶段,肿块一般比较局限,有完整包膜,多能完整切除,预后良好,复发概率较小。纵隔恶性畸胎瘤常常在确诊时就已发生广泛转移,比较少见,预后较差。治疗通常采用手术切除辅助化疗和或放疗的综合治疗。

3. 淋巴瘤（lymphoma）　淋巴瘤属于网状内皮组织恶性肿瘤,它起源于网状内皮组织中最普通的淋巴细胞,淋巴瘤可分为两类:霍奇金病和非霍奇金淋巴瘤。儿童常见的是非霍奇金淋巴瘤。

少数淋巴瘤患者可没有任何症状,常规体检及胸部 X 线检查有阳性发现。多数出现与局部病变有关的症状,包括胸痛（胸骨、肩胛骨疼痛,有时与呼吸有关）,咳嗽（通常无痰）,呼吸困难,吞咽困难,声音嘶哑,面部或上肢肿胀。还有一些与淋巴瘤相关的症状如发热、盗汗、消瘦,偶尔可出现瘙痒。常见的体征包括胸骨或胸壁变形,偶尔可伴有静脉扩张,可触及乳内淋巴结肿大,气管移位,上腔静脉梗阻,喘鸣或喘息,肺不张或实变,胸腔积液或心包积液。声带麻痹、霍纳综合征及臂丛神经症状不常见。

纵隔淋巴瘤没有特异性放射学特征,但对诊断淋巴瘤、了解病变范围、确定相邻结构有无浸润、帮助选择放疗部位、跟踪治疗效果和诊断复发等方面具有重要作用。

纵隔淋巴瘤的手术干预仅限于获取足够的组织标本以建立诊断。

（二）中纵隔肿瘤

1. 支气管囊肿（bronchogenic cyst）　中纵隔大多数囊性病变来源于支气管肺组织，多紧靠气管、支气管，常位于肺门旁或隆突下，也可完全位于邻近支气管的肺实质内。支气管囊肿和食管重复囊肿可在胚胎第5周时形成，这时原始前肠分为前方的喉气管嵴及后方的食管。这些结构的外凸可以完全分离或形成囊性残基。因为囊肿内存在与气管、支气管及食管发生的各种组织，所以囊肿在显微镜下可有各种各样的表现。因此支气管囊肿及食管重复囊肿的诊断依据以术中所见囊肿是否靠近气管、支气管或食管来确定可能更符合临床诊断习惯。

支气管囊肿通常衬以典型的纤毛假复层上皮，尽管其解剖位置距气管、支气管很近，偶尔也可能衬以食管或胃黏膜，囊肿内还可以发现软骨和平滑肌，也可以与气管、支气管相通。衬以囊肿内的黏膜可不断产生黏液使囊肿增大。

支气管囊肿的患者可没有临床症状。对于婴儿，囊肿可压迫气管或支气管，严重影响呼吸功能，支气管压迫可导致支气管狭窄和反复发作的肺炎。在较大的儿童，支气管囊肿更常见，可引起胸痛、呼吸困难、咳嗽和喘息等症状。

支气管囊肿常难以诊断，因为隆突下囊肿与心影相重叠，在普通胸部X线片上不能显示，即使囊肿压迫气道，也很难从胸部X线片上发现。下列情况在胸部X线片上可提示支气管囊肿的诊断：单侧肺气肿，肺过度膨胀，或单肺过度萎陷，后者取决于支气管阻塞的程度。囊肿与气管支气管树之间偶可交通，在胸片可发现液气平面。CT检查可较容易诊断支气管囊肿。

支气管囊肿应选择外科手术治疗，准确判断病变部位是手术切除的关键，手术切口应根据病变的部位而定。

2. 心包囊肿（pericardial cyst）　心包囊肿为良性单房性病变。典型的囊肿发生于心包膈角，70%的囊肿位于右侧心包膈角，22%的位于左侧，余下的位于心包的其他部位。囊肿的起源认为是一个或多个胚胎间质陷窝未能融合的结果，这些陷窝融合形成心包或心包腔的一个持续存在的腹侧壁层隐窝。心包囊肿不一定与心包腔相通。这些囊肿常无症状，常因其他原因拍摄胸部X线片时发现，囊肿壁薄，其内含清亮液体。其CT的特征是：心包的膈角位置出现近似于水的衰减值的边界光滑的囊肿。心包囊肿多无症状治疗原则以手术切除为主。

（三）后纵隔肿瘤

1. 神经源性肿瘤　胸部神经源性肿瘤来自周围神经（神经纤维瘤、神经鞘膜瘤、神经肉瘤）、交感神经节（神经节细胞瘤、神经节母细胞瘤、神经母细胞瘤）或纵隔的化学感受器副神经节系统（副神经节瘤）。虽然发病高峰出现在成人，但神经源性肿瘤在儿童纵隔肿瘤中占有相当大的比例。成人中的大多数神经源性肿瘤是良性的，而大部分儿童中的神经源性肿瘤则是恶性的。

（1）神经母细胞瘤（neuroblastoma）：神经母细胞瘤起源于交感神经系统，因此可发生在任何有交感神经组织存在的位置。神经母细胞瘤最常见的部位在腹膜后，但有10%~20%的肿瘤可原发于纵隔。这类肿瘤有高度浸润性，通常转移部位有区域淋巴结及骨、脑、肝、肺。这类肿瘤大多发生在儿童，75%的病例发生在4岁以下。

多数病例无症状，于胸部X线检查时偶然发现。最常出现的症状是咳嗽、呼吸困难、吞咽困难，胸或背痛以及与反复肺部感染有关的症状。有部分纵隔神经母细胞瘤的儿童可出现截瘫和其他与脊髓压迫有关的神经源性症状。对患有后纵隔包块的儿童，应测定24小时尿液中的儿茶酚胺。

影像学表现上，良性者边缘清楚，肋骨和脊椎产生光滑压迹，可长入椎间孔使其扩大；恶性者常引起骨质破坏，肿块较大可呈分叶状，神经母细胞瘤可见肿瘤钙化。CT和MRI可以显示脊柱内的病变，尿VMA阳性。

神经母细胞瘤INNS分期：①1期。局限性肿瘤，肉眼完全切除，伴或不伴镜下残留，同侧与肿

22

瘤非粘连性淋巴结镜下阴性（一并切除的与原发肿瘤融合粘连的淋巴结可以阳性）。②2A 期，局限性病变，肉眼不完全切除，同侧与肿瘤非粘连性淋巴结镜下阴性；2B 期，局限性病变，肉眼完全或不完全切除，同侧与肿瘤非粘连性淋巴结镜下阳性，对侧肿大的淋巴结镜下阴性。③3 期。无法切除的单侧肿瘤越过中线，区域性淋巴结阴性 / 阳性；单侧肿瘤未超越中线，对侧肿大淋巴结阳性；中线部位肿瘤，通过肿瘤直接侵犯（无法切除）或淋巴结转移方式向两侧延伸。④4 期。任何原发肿瘤伴有远处淋巴结、骨髓、肝、皮肤和 / 或其他器官（除外 4S）播散。4S 期：原发肿瘤为局限病变（Ⅰ期、ⅡA 期或ⅡB 期），并仅限于皮肤、肝和 / 或骨髓转移（限于年龄 <1 岁的婴儿），骨髓微量受累即骨髓穿刺或活检显示神经母细胞占所有有核细胞的比例 <10%；如果行 MIBG 扫描，骨髓必须是阴性。）

对于肿瘤局限、无转移的患者多采用先行手术治疗；对于胸部肿瘤巨大或包绕胸部重大血管、气管支气管，预计手术完整切除困难等情况，可采取超声引导下穿刺活检或手术活检明确诊断，经化疗后再行手术切除。在 1 岁以下的儿童，即使有广泛转移，预后通常也较好。随着年龄的增长和受累范围的扩大，预后越差。纵隔神经母细胞瘤相比其他部位的神经母细胞瘤预后总体上较好。神经母细胞瘤具有独特的免疫生物学特性，有若干肿瘤自发退化或成熟的病例报道。

（2）神经节细胞瘤（paraganglioma）：神经节细胞瘤是由节细胞和神经纤维组成，是起源于交感神经链的良性肿瘤。典型的肿瘤常发生在幼年，并成为童年时期最常见的神经源性肿瘤之一。常见部位在椎旁区域。在胸片上其形态为细长或三角形，宽阔的基底正对纵隔。由于在侧位片上的分辨差，上、下边界不清晰。这类肿瘤有完整包膜，外科切除可治愈。

（3）神经节母细胞瘤（ganglioblastoma）：神经节母细胞瘤的分化度介于神经节细胞瘤于神经母细胞瘤之间。神经节母细胞瘤由成熟的节细胞和未成熟的节细胞组成。

（4）神经纤维瘤（neurofibroma）：神经纤维瘤可来自肋间神经、膈神经、迷走神经，可单独存在，也可为家族性神经纤维瘤病。神经纤维瘤缺乏包膜，质地较脆，可发生恶性变。

2. 肠源性囊肿（enterogenous cyst）　肠源性囊肿又称食管重复囊肿、肠囊肿、胃源性囊肿或神经管源性肠囊肿，属于后纵隔肿瘤。肠源性囊肿起源于原始前肠的后份，该段前肠发育成胃肠道的上半部分。囊肿大多数紧邻食管。这类囊肿是由平滑肌和食管、胃或小肠的黏膜上皮构成。

症状通常由食管被压迫后出现的梗阻所致，一般表现为吞咽困难。累及气管、支气管树则引起咳嗽、呼吸困难、反复发作的肺部感染，也可引起胸痛。如果囊肿存在胃黏膜，那么可能发生消化性溃疡、穿孔至食管或支气管腔，导致咯血和呕血；若溃烂至肺实质，可能导致出血和肺脓肿形成。

当肠囊肿与脊柱畸形同时出现时，它们被称为神经管源性肠囊肿。这类囊肿可与脑膜相连或表现出更少见的一种与硬膜腔的直接交通。对患有此类囊肿的患者必须进行术前评价，以确定脊髓是否受累。这一综合征的脊椎畸形常包括脊柱裂、偏侧脊椎发育不良或椎管增宽。在胚胎发育中，脊索与原始肠管是紧密并列的，此类囊肿的起源可能与二者未能完全分离有关。

食管重复囊肿通常与食管相连，但很少与食管腔相通。左侧较右侧多见。上消化道造影检查可证实食管的外压性表现。CT 或 MRI 扫描能清楚地显示病变的囊性性质，并能与后纵隔脊柱旁沟中更常见的神经源性肿瘤相区别。肠囊肿中的胃黏膜可通过锝 -99 扫描技术明确。神经管源性肠囊肿行 MRI 检查可以清楚地显示囊肿突入椎管的范围同时也可显示并存的脊髓畸形。

肠源性囊肿的治疗均应选择手术切除。其原因有以下 4 条：①由于分泌物进行性增多，囊肿可不断增大，从而压迫气管、支气管或食管；②囊肿可经血行感染；③囊肿有发生恶性变的可能；④囊肿常衬以胃黏膜，有可能发生出血或穿孔。

（曾骐　陈诚豪）

22

第五节　气管

一、气管损伤

【定义】　气管、支气管损伤在儿童、青少年并不十分常见,但近年来随着车辆及交通事故的增加,气管损伤的病例也有所增长。此类外伤患者多为复合伤,常合并有其他脏器的损伤,伤情严重,死亡率高。因此,尽早确诊、及时采取积极抢救措施,对于降低死亡率、防止肺的永久性损害,具有重要意义。

【病因及损伤机制】

1. 钝性伤　钝性伤造成气管、主支气管损伤的机制可能有以下三种。

(1) 当胸部前后突然受压,前后径减小,横径加宽,将两肺拉向侧方,强烈牵拉使相对固定的隆突受到牵拉发生断裂,常为横行或环周断裂。

(2) 当胸部突然受伤时,如果声门紧闭,气管内压力骤然升高,气流可冲破隆突附近的气管,常为纵行断裂并被纵隔覆盖。

(3) 突然减速对气道会产生剪切力使相对固定的隆突处发生断裂。

2. 医源性损伤　麻醉插管、插管套囊过度膨胀、长期机械通气等造成气管损伤。

3. 吸入烟雾、有毒化学物质。

4. 穿通伤　锐器、火器所致的气管、支气管损伤。

5. 气管、支气管异物等造成的损伤。

【病理生理】　气管、支气管损伤,气道的完整性受到破坏,使远端的肺实质无法通气导致低氧血症。损伤的气管周围的出血流入远端气管中凝固使气道阻塞,气管破裂常伴发肺挫伤,可加重低氧血症。气管、支气管损伤的部位、程度与损伤的方式有关,穿透伤可以发生在任何部位,但在儿童、青少年少见,钝性闭合性损伤断裂部位多位于距隆突 2.5cm 以内的主支气管。闭合性损伤可以从小的撕裂到气管、主支气管及其分支内膜撕脱或完全离断,同时伴有肺实质或肺门大血管损伤。主支气管断裂左侧多于右侧,可能是由于左支气

管较长且支撑少有关。断裂可分为破口与胸腔相通或不通。相通者产生大量气胸,胸腔闭式引流难以奏效。不通者多数情况下是气管、主支气管壁的软骨部完全断裂,而有弹性、柔韧的黏膜却仍保持完整。完全断裂后,其破口回缩进纵隔,被血块、增生肉芽组织等很快阻塞,远端的肺完全不张,而且很少发生感染。与完全断裂不同,部分断裂常引起纤维增生性瘢痕狭窄和肺膨胀不全,细菌进入引流不通畅的肺内引发感染,形成支气管扩张,肺纤维化等。

【症状和体征】　胸部受伤后,如果出现皮下气肿、咳嗽、咳血、气胸、气短及肋骨骨折,都应考虑到气管或支气管损伤的可能。气管、支气管损伤的部位、漏气及出血量的多少是决定早期症状的主要因素。胸内气管或支气管损伤,首先出现纵隔及胸骨上窝皮下气肿,并迅速向颈、面、肩及前胸部蔓延,即使在胸腔闭式引流下仍漏气不止,肺不能膨胀,呼吸困难进行性加重,这是气管、支气管断裂的典型特征。咳血的程度根据气管支气管破裂的大小有所不同。凝血块进入支气管,可出现肺不张。如同时伴有大量血胸,则可引起血流动力学的改变和急性呼吸功能衰竭。

单侧支气管完全断裂的典型表现为伤侧肺萎陷,并下落到肺门附着点以下,仰卧位时肺落在侧后方。

【辅助检查】　胸部 X 线、胸部 CT 和电子纤维支气管镜检查是最有价值的辅助检查。胸部 X 线检查主要表现为皮下气肿、气胸、纵隔气肿、胸腔积液。颈椎侧位 X 线片可见沿椎体前筋膜有气体影,是气管或食管损伤最有力的证据。对怀疑有气管或支气管损伤的患者早期行电子纤维支气管镜检查是最有效的诊断方法,支气管镜可以明确气管或支气管损伤的位置及范围、组织的连续性情况,以及声带和咽部的情况,同时可在气管镜引导下进行选择性气管插管。随着影像学技术的提高,胸部 CT 气道重建技术可辅助模拟并了解气道情况,必要时可进一步做支气管造影、食管造影、血管造影等检查(图 22-11)。

【诊断】　根据受伤史、体格检查、胸部影像学和纤维支气管镜检查,对于气管、支气管损伤,均

22

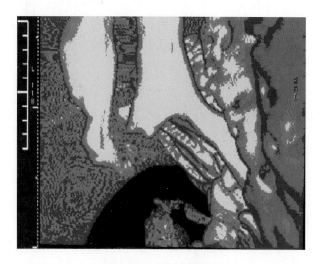

图 22-11　支气管断裂

可及时做出准确的诊断,明确损伤部位。

【治疗】　对复合伤患者需要判断有无气管、支气管损伤,有无气道梗阻、张力性或开放性气胸及大出血。

首先保持呼吸道通畅,如存在气胸,可留置 1~2 根胸腔引流管引流气体,如气胸不能明显改善,应考虑大气道损伤。应在一般情况允许下尽早行纤维支气管镜检查以明确损伤的部位和情况。

气管插管或气管切开是治疗气管、支气管损伤的基本有效措施。不仅有助于清除呼吸道血性分泌物,而且可减低声门关闭时气管内压力,减少气体不断漏入纵隔或胸膜腔,保持气道通畅,缓解呼吸困难。对于颈段气管或胸内气管、支气管的小裂伤,在保证受累肺组织能复张的前提下,一般周径不超过气管的 1/3 多可采取保守治疗。

对于撕裂范围较大或完全断裂者,在行闭式引流下仍不能控制气胸、肺不能复张,并疑有其他脏器损伤时,应尽早开胸探查,行气管、支气管修补成形手术。术前应做纤维支气管镜检查,明确断裂部位,清除呼吸道内分泌物。但应尽量放在手术前在手术室内进行,以减少再次损伤或窒息的发生风险,同时也可引导麻醉气管插管。一旦诊断明确,应积极手术。早期手术裂口及断端容易显露,早期修补有助于肺尽早复张,防止损伤部位狭窄。

良好的麻醉是气管、支气管修补和重建手术

成功的基本条件。采用纤维支气管镜引导下将气管插管送至断裂处的远端,以及台上将带套囊的导管插入远端气管或一侧支气管内,维持通气,是安全有效的方法。在小儿还可考虑使用高频通气,既能保证足够的通气,又能维持较低的气道压力。

较小的裂伤,可用 5-0、4-0 可吸收的无损伤线修补,并用纵隔胸膜包埋、覆盖加强吻合口。裂口较大或完全断裂者,需行对端吻合的重建手术。对于伤后数周、数月、数年裂口多为肉芽组织所填塞,形成瘢痕狭窄并粘连,包绕周围结构,手术难度会大大增加。应先行纤维支气管镜检查,明确断裂、狭窄部位,距声门和隆突的距离,因有可能要切除狭窄段后行端端或端侧吻合术。切除狭窄重建吻合时可以采用充分游离和松解气管,游离肺门,切断下肺韧带使气管长度延长。吻合时一定尽量避免张力,以降低吻合口瘘、再狭窄的发生率。对主支气管部分断裂,其肺内常有感染、纤维化等,重建后如不能复张,应行肺叶或全肺切除。完全断裂者,不张的肺内通常很少感染,重新复张后可仍有功能。有文献报道创伤后 15 年不张的肺经过手术重建后得到复张。

手术入路:颈段或胸骨角以上气管损伤,可采用颈部领状切口。需向下探查时,将切口做成 T 形劈开部分胸骨,可获得满意的术野显露。胸骨角以下气管或右主支气管断裂时,可经右胸第 4 或第 5 肋入路,左主支气管损伤者则需从左侧进胸。总之,彻底清创,整齐对合黏膜,加固保护吻合口,充分松解,减少张力,术后随时清理呼吸道内分泌物,固定体位减少张力,可确保良好的治疗效果。

【预后】　本病预后与气管、支气管损伤的严重程度,以及有无合并胸部其他脏器的损伤有关。

(曾骐　陈诚豪)

二、气管、支气管异物

气管、支气管异物(foreign body in trachea and bronchus)是儿科常见急症,起病急、病情重,甚至危及生命。尽早诊断和取出异物是减少并发症和降低病死率的关键。

【发病率】　气管、支气管异物并不少见,每年

22

仅首都医科大学附属北京儿童医院经治气管、支气管异物达 600~800 例,男性患者发病率高于女性 2 倍以上。患者年龄从 2 个月到 14 岁,平均 1 岁 7 个月。1~3 岁患者最多,约占 85%。在美国,每年约有 500 名儿童死于呼吸道异物。1 岁以内意外死亡的病例中,40% 是由于呼吸道异物所致。

【原因】 气管、支气管异物的发生与不良进食习惯以及儿童缺少照看密切相关。儿童发生气管、支气管异物的主要原因是:小儿咀嚼功能及喉反射功能发育不健全;3 岁以下儿童磨牙尚未生成,喂食带硬壳类食物时,不能充分咀嚼,在进食时容易受情绪的影响,哭、笑甚至打闹以致将食物呛入气管、支气管内。另外有些学龄期儿童喜将笔帽或小玩具含在口中,在哭闹、惊恐、深吸气时,易将口含物吸入气管;重症或昏迷患者由于吞咽反射减弱或消失,将呕吐物、血液、食物、脱离的牙齿等呛入气管;某些医源性意外也可导致气管异物的发生;内生性异物,如塑形支气管炎、肉芽等。

【异物的种类与部位】 异物的种类和部位对制定治疗措施及判断患者预后有重要影响。异物按来源可分内源性和外源性两大类。内源性异物较为少见,包括血凝块、脓液及分泌物干痂、肉芽以及脱落的气管支气管内膜等。外源性异物种类较多,包括植物性、动物性、矿物性和化学制品等经口内误吸的异物。其中植物性异物数量最多,约占 90%,常见的有花生米、瓜子、黄豆、栗子、橘核、玉米粒等。其他异物如动物骨头、图钉、发卡、大头针、小球、笔帽、哨等也较为常见,但大多发生在年龄较大的患者中。

异物位于气管内称为气管异物,位于支气管内则称为支气管异物。对于异物分布位置的频率,以往认为气管内最多见,其次为右支气管,再次为左支气管。北京儿童医院统计 7 260 例气管、支气管异物,其中异物位于右侧支气管占 48.3%,位于左侧支气管占 43.4%,主气管和 / 或双侧气管异物 599 例占 8.3%。右支气管异物略多于左侧。考虑其原因为:气管隆突偏左;右支气管口径较大;右支气管与正气管形成的角度小,可视为正气管的直接延续;右侧肺呼吸量较大,进入右支气管的空

气量大。然而在临床工作中,左支气管异物并不少见,主要原因是左侧支气管与正气管的角度大,异物进入后不容易咳出,加之异物在此停留一段时间后由于支气管黏膜炎症,分泌物增加,异物更不易咳出。

【病理】 异物被吸入气管支气管后可引起黏膜炎症反应等病理变化。植物性异物如花生米、黄豆、瓜子等,因含游离脂肪酸,对黏膜刺激性大,易引起弥漫性炎症反应,黏膜充血肿胀,分泌物增多。久之可产生炎性肉芽组织,阻塞呼吸道,使异物取出的难度大大增加。大异物或金属异物生锈引起的组织溃烂及肉芽增生也可阻塞呼吸道。异物停留时间长,可加重支气管阻塞,形成肺气肿、肺不张;刺激性异物及异物长时间阻塞可以并发肺内感染,导致肺炎、支气管扩张、肺脓肿及脓胸等严重并发症。

Jackson(1936 年)将支气管异物根据机械性阻塞而引起的支气管肺病理生理变化分为四型。

(1) 空气能部分进出的阻塞型:空气可以部分进出于异物所在部位的狭窄区,为支气管的部分阻塞,症状不明显。

(2) 空气只进不出的活瓣性阻塞型:异物的位置导致吸气时支气管管腔扩大,异物与管壁之间出现空隙,气流可以进入;而呼气时,异物被呼出的气流冲击而将支气管管腔封闭,阻止气流的呼出,形成异物所在支气管远端的肺气肿。

(3) 空气只出不进的活瓣性阻塞型:气流只能出而不能进,因而形成异物所在支气管远端的肺不张,还可引起邻近肺叶或对侧肺的代偿性肺气肿。

(4) 空气既不能进也不能出的全阻塞型:引起阻塞性肺不张。

【临床表现】 气管、支气管异物的临床表现与异物的大小、性质、部位、存留时间及局部的病理改变有关,呈现多样化的特点。主要症状有阵发性咳嗽、喘息、发热、呼吸困难甚至窒息,肺部表现为支气管炎、肺炎、肺不张、肺气肿,严重者可引起气胸、皮下气肿、纵隔气肿,如果吸入异物较大或异物存留气管时间较长,可引起急慢性呼吸、循环衰竭。本病病程发展大致可分为以下四期。

22

1. **异物吸入期** 一般有明确的进食呛咳表现。较大异物卡在声门、声门下及气管内时，可因阻塞主气道发生窒息，甚至短时间内死亡。较小尖锐的异物嵌顿于喉头者，除有吸气性呼吸困难和喉鸣外，大部分有声音嘶哑甚或失音。气管活动性异物随呼吸运动可引起阵发性剧烈咳嗽、憋气及呼吸困难，在患者胸骨后方听到异物撞击声，即咳嗽时的"拍击音"。呼吸困难多为吸气性，但如较大异物嵌顿，呼吸困难可为混合性，同时出现呼气喘鸣音，极似支气管喘息。此期时间一般较短，可在数分钟至数小时后症状缓解甚至暂时消失。

2. **无症状期** 较小的异物吸入后可嵌顿于支气管内的某一处，此时可无症状或仅有轻咳和喘鸣，可称之为无症状期。此期长短不一，由数小时到数十年不等，与异物大小、形状、性质、阻塞及感染程度有关。个小、形圆、质钝、无毒的矿物性异物或义齿，可在小支气管内长期存留，直到因其他疾病行 X 线检查时偶尔才被发现。而刺激性较强的植物性异物，易导致支气管炎等并发症，安静期较短。

3. **阻塞期** 由于异物刺激和继发炎症反应，或已堵塞支气管，可出现咳嗽加重、产生肺气肿或肺不张等支气管阻塞的表现。年龄较小的患者，此期出现相对较早且症状较重。

4. **并发症期** 术前并发症发生率约 15%。

（1）肺炎、支气管炎：最常见，约占 70% 以上。异物存留时间较长，炎症加重，尤以含脂酸的植物性异物如花生米等为甚，刺激气管黏膜充血肿胀，分泌浆液性或脓性分泌物。

（2）肺不张、肺气肿：由于异物或炎症引起气道不同程度阻塞，导致肺不张或肺气肿的发生。

（3）并发气胸、纵隔气肿等危重并发症者一般不足 1%，一旦发生，可能危及生命。出现原因与异物较大、异物存留时间较长、异物刺激引起肺部感染引起部分支气管阻塞，吸气时支气管腔扩大，气体从异物和管壁之间的缝隙进入肺内，而呼气时因异物占据支气管腔，气体呼出减少，气体滞留肺内，异物成为活瓣从而引发阻塞性肺气肿。如未及时解除异物的活瓣作用，肺气肿会进一步加重，达到一定程度后可致肺泡破裂。肺内空气进入胸腔引起气胸；进入肺间质内，由肺间质沿血管周围进入肺门，形成纵隔气肿；空气沿血管、气管周围及颈深筋膜向上，至颈部皮下，引起皮下气肿。尖锐异物也可造成气管、支气管黏膜损伤，气体进入胸腔而出现。并发症发生后，患者一般表现为高热、咳嗽、胸痛、脓痰多、咯血和呼吸困难等，颈部、前胸后背可触及"握雪感"。一些较小的异物不完全阻塞支气管，历时数月后肺部发生病变，患者反复发热、咳嗽、咳痰，出现慢性支气管炎、慢性肺炎、支气管扩张和肺脓肿等的表现，容易误诊。

【诊断】 气管、支气管异物及时、正确的诊断与患者的生命安全密切相关。根据病史、症状、体征和辅助检查，本病诊断多无困难。

1. **病史** 进食呛咳史是本病最重要的诊断依据。约 95% 的患者或家长能主动提供明确的进食呛咳史，以及异物吸入后出现的剧烈咳嗽、呕吐、憋气、发绀等症状。但有些年龄较小的儿童不能表达，若家长也未能及时发现，则误诊、漏诊的可能性较大。或异物呛入时间距就诊时间较长，则异物吸入史可能被忽略。因此，应认真细致地询问病史，包括异物呛入的时间、当时及后续的表现、异物的性质和形状等。儿童若有突然发生而又久治不愈的咳喘，并伴有或不伴有发热、憋气，或长期不愈、反复发生的支气管肺炎，应考虑气管、支气管异物的可能。

2. **症状** 气管、支气管异物的临床症状没有特异性，它与其他呼吸系统疾病的过程很相似，症状与异物种类、异物阻塞支气管的位置及异物存留气管时间长短有关。主要表现为阵发性咳嗽、喘息、发热、呼吸困难等。

3. **体征** 当异物阻塞总气管或同时阻塞双侧支气管时，可出现严重呼吸困难甚至窒息，望诊可见患者鼻翼扇动、吸气性"三凹征"、发绀、呼吸急促或呼吸减弱。异物位于气管时，随呼吸上、下移动可听到拍击声。在咳嗽时更为明显。有时以手指触摸气管上段时也可感觉到异物"拍击感"。听诊为双侧呼吸音减弱。

异物位于一侧支气管或其分支时，一侧呼吸

音减弱或消失是其特征性表现。可产生两种体征：①异物未完全堵塞管腔，吸气时由于管径扩大，一部分气体经过异物与管壁间隙吸到呼吸道下段，呼气时管径缩小，气体不能排出，因而在异物以下部分形成阻塞性肺气肿。查体除听到呼气延长的"哮鸣声"外，阻塞一侧或一叶的呼吸音减低，语颤变弱，叩诊呈鼓音。严重者患侧胸部运动受限，呼气时心脏向健侧移位。②异物完全堵塞管腔，空气不能吸入也不能呼出，阻塞部位以下的空气逐渐被吸收，则形成阻塞性肺不张。检查可发现异物停留一侧或一叶呼吸音减低，语颤增强，叩诊变为浊音。

4. 辅助检查

(1) X 线透视：不透射线的异物（如金属）可直接通过 X 线检查发现，而多数异物（如植物性异物）则需通过间接征象判断。X 线透视可以动态观察肺及纵隔情况，发现某些特征性的征象：①纵隔摆动。支气管异物患者吸气时，因健侧吸入的气体多，纵隔向患侧摆动；呼气时健侧气体排出较快，患侧排气慢，纵隔向健侧摆动或回到原位。②纵隔增宽。若总气管或双侧主支气管异物不完全阻塞，吸气时胸腔内负压加大，血液回流增加，可见纵隔影变宽。

(2) 胸部 X 线片：胸部正侧位 X 线片可以发现以下征象。①异物直接影像：金属或其他密度高的异物可直接显影，对于判断异物位置及形态很有帮助。②阻塞性肺气肿：一侧支气管不完全性阻塞时，出现阻塞平面以下的肺气肿征象。③阻塞性肺不张：异物完全阻塞一侧支气管或叶支气管时，出现阻塞平面以下的肺不张征象。同时也可以了解是否有自发性气胸、纵隔气肿。

(3) 颈胸部 CT：近年来，随着 CT 在临床上的广泛应用，尤其是多层螺旋 CT 及三维重建后处理技术，使对气管异物的诊断率有明显提高。通过 CT 可观察病变的位置、范围和邻近组织的关系，便于异物定位。

(4) 支气管镜检查：内镜检查正越来越多地应用于气管异物的检查、诊断及治疗。在支气管镜直视下发现异物，即可确定诊断。常用的支气管镜分软质支气管镜和硬质支气管镜，前者又分纤维支气管镜和电子支气管镜。软质支气管镜异物诊断率高，能发现较小的异物，对于位置较深异物的取出具有一定的优势。硬质支气管镜应用于较大异物的检查及取出。

【误诊与漏诊】　由于气管、支气管异物引起的临床表现与一般呼吸道感染有很相似的症状，在临床上气管、支气管异物容易被误诊或漏诊，应引起足够重视。近年来，由于支气管镜等设备和技术不断进步，加上临床医师对此病逐渐重视，误诊、漏诊率有所降低。小儿气管异物误诊、漏诊的原因主要有：①异物吸入史不清，是导致误诊、漏诊的主要原因：患者本人或家长对气管异物的危险性认识不足，不向医生提供明确的异物吸入史或因怕承担责任而有意隐瞒病史。②部分医护人员对此病认识不足，只考虑一般的内科呼吸道的常见病，而对气管异物不进行重点询问，甚至当家长告之进食呛咳史之后，仍然不能意识到气管、支气管异物的可能性。③气管异物的临床表现多种多样，很多病例是以并发症如肺炎、气管炎、肺不张、气胸、纵隔皮下气肿而就诊，若将此作为原发病治疗，效果常常不满意，且延误病情。④气管异物在急性呛咳期过后，有一段相对稳定期，此时患者可以表现为咳嗽减轻、玩耍自如，给人以病将痊愈的假象。⑤临床医师过分依赖 X 线检查结果进行诊断。X 线检查对于气管、支气管异物的诊断有很大帮助，特别是胸透可以动态观察支气管阻塞情况。但是气管异物在 X 线上往往无特异性表现，只表现为心影的反常大小，而这个征象又受患者哭闹的影响。⑥放射科医师的经验对于判断不典型的 X 线透视征象影响也较大。

【治疗】　气管、支气管异物一经确定诊断，须尽快手术取出异物。

1. 急救及处理原则

(1) 对确诊的有气管异物患者，若出现窒息及Ⅳ度呼吸困难，应立即给予镇静，吸氧，心电监护，开放静脉通路，建立绿色通道，准备急诊手术，紧急情况下可考虑行气管切开或气管插管。

(2) 异物呛入的时间短或虽然时间稍长但未产生严重并发症的，估计异物取出困难不大者，以及已有阻塞性呼吸困难者，应立即手术取出。

（3）异物存留时间长，患有并发症、高热、全身衰竭者需治疗并发症，纠正脱水和水、电解质平衡失调。待全身情况好转后再手术。

（4）刚做过支气管镜手术发现异物位置深、嵌顿严重、黏膜水肿而未能取出异物者，可以先充分抗炎，待气管、支气管黏膜消肿后再手术。

（5）患者已有皮下气肿、纵隔气肿或气胸，轻度的可以在密切监测下行全身麻醉取出异物，严重的应先处理气肿或气胸再行手术，但气肿继续加重者应尽快手术取出异物。

（6）住院治疗期间，可能因异物位置的改变而突然发生阻塞性呼吸困难或窒息。因此住院期间应安排人和设备准备随时施行异物取出手术。

（7）术前保持镇静，减少耗氧量，轻度憋气及呼吸困难时给予吸氧。

2. 麻醉方法　麻醉方法均选用全身麻醉，可采用保留自主呼吸或给予肌肉松弛药。麻醉难点在于麻醉医师和耳鼻喉科医师共享气道，在维持足够麻醉深度的同时保持气道通畅，保证患者氧合。明确异物在一侧支气管内，没有呼吸困难的患者可以给予肌肉松弛药；当异物位置特殊，预估异物取出困难，有呼吸窘迫表现时，要尽量保留自主呼吸。在全身麻醉下肌肉松弛，声门处也相对松弛，异物容易取出。若麻醉深度掌握不好时容易出现喉、气管、支气管痉挛，可能增加手术的风险和难度。常用静脉复合麻醉，尽可能保持自主呼吸。采用长效麻醉药与短效麻醉药及镇痛药相结合，用阿托品、芬太尼、丙泊酚，辅以 γ- 羟基丁酸、地塞米松进行麻醉。忌单独使用可能引起喉痉挛的氯胺酮。注意全身麻醉应全程保证有效的通气，在一定肌肉松弛的情况下，维持自主呼吸，特别是当置入气管镜和钳夹住异物出声门时应给予短效肌肉松弛药，以便减少咳嗽反射。同时结合边进入、边给予局部表面麻醉的分段式麻醉方法减少气管支气管痉挛，有利于异物的取出。

3. 手术方法

（1）直接喉镜（或前联合镜）下取异物法：用直接喉镜（或前联合镜）挑起会厌，暴露声门，用异物钳直接钳取异物，或张开异物钳在声门下等待，当患者咳嗽，异物冲击钳子时，迅速将异物夹住取出。该法的优点：患者痛苦小；方法及器械简单，手术时间短；异物钳头大，容易钳住异物。适应证：异物位于声门、声门下或气管内的患者；当几次试取失败后应改用支气管镜下取出异物。

（2）硬质气管镜下取异物法：位置较深或已发生肺部并发症的异物须用支气管镜伸入到接近异物的部位再钳取。该法是目前最常用的方法，绝大部分患者可通过该法取出异物。需根据患者年龄选择不同型号的支气管镜（表 22-3）。光源一般采用光纤的间接光源。当下支气管镜后，先吸出分泌物，仔细看清异物的位置和方向以及异物与支气管壁之间的关系。研究夹取异物的最佳方法。通常在吸气时气管管腔扩大时钳取。钳取异物时用力要适度。用力过大易将异物夹碎，用力过小异物容易脱落。尤其患侧有肺不张时，异物在通过声门时容易脱落，并被吸入健侧，导致双侧支气管阻塞，造成严重缺氧。此时应将支气管镜送入健侧，取出异物。较大异物不能经支气管镜取出者，应将异物靠近支气管镜前端，与支气管镜一同取出。有尖的异物如针、图钉等，须将异物尖端夹在支气管镜内或用异物钳夹持尖端取出，以免损伤黏膜。对于较大异物不能从声门取出者，可行气管切开术，异物由切开口处取出。

表 22-3　各年龄适用的支气管镜

年龄	支气管内径 /mm	支气管长 /cm
≤3 个月	3.0	20~25
4~6 个月	3.0~3.5	25
7 个月 ~2 岁	4.0~5.0	30
3~5 岁	5.0~6.0	30
6~12 岁	6.0~7.0	30
13~17 岁	7.0~8.0	30~40

硬质气管镜下取异物的结果与准确的判断和规范操作密切相关：①熟悉小儿气管、支气管的解剖，以及气管、支气管异物的病理生理基础；②置入气管镜应沿气管、支气管的管腔下行；③夹取异物出声门时应从声门的下三角区出，利用其较大

22

的空间,以防止异物被声带刮脱;④当异物出声门时被刮脱,再次下气管镜时应进入健侧查找,这是由于异物脱落时往往由于健侧的吸力较大,而导致落入健侧,此时患侧因异物阻塞后分泌物多,肺通气功能不良,健侧又被异物阻塞,双侧的肺功能都受到影响,患者呼吸困难会明显加重,此时应尽快将异物夹取到正气管,同时加压给氧,待缺氧缓解后再取;⑤对于不同类型的异物应采用专门的异物钳,如取笔帽类的异物可以采用反张钳、鳄鱼钳或粗杆抱钳等。当异物巨大(如图钉、橡皮、笔帽等)从声门处很难取出时可以行气管切开术,异物自气管切开口处取出。

当异物存留时间长或多次试取失败,造成异物被嵌顿于支气管黏膜内或被肉芽组织包裹无法取出时,可考虑开胸切开支气管取异物。

(3) 纤维(电子)支气管镜取异物:该方法是在支气管镜上带有钳道,可以通过钳道置入异物钳,并可以送氧气、吸引分泌物。其优点是:①照明亮度高,手术野清晰;②可以在局部麻醉下进行,对患者的刺激小;③可弯曲,适用于颈部疾病头不能后仰的患者;并可观察段支气管以下或者上叶开口内硬质支气管镜达不到的区域,适用于较小异物的取出。由于其钳叶较小,不适于用于取较大的异物。

4. 术后处理

(1) 抗炎:应对症给予抗炎治疗

(2) 预防水肿:肌内注射或口服3天糖皮质激素预防喉及气管黏膜水肿。

(3) 术后注意观察生命体征,肺部呼吸音,必要时可复查X线及电子气管镜检查。

5. 术后并发症及处理　气管、支气管异物术中及术后出现的并发症,若不及时处理,均可发生危险或引起死亡。并发症的出现,与异物性质、所在部位、阻塞程度和感染情况不同。临床上主要包括喉水肿、皮下、纵隔气肿、气胸等。

(1) 喉水肿:①由于术前异物刺激,喉部已有炎症,气管内异物,尤其异物位于声门下时,异物活动刺激声带或声门下黏膜,引起喉水肿。②操作粗暴,支气管镜进入声门时引起创伤,或长时间手术造成喉部黏膜肿胀。因此,对于气管异物,应

尽量保持患者安静,避免活动引起异物刺激声门;术前选用适合患者气管管腔大小的支气管镜型号,以免因支气管镜过粗,造成喉部黏膜损伤;术中操作轻柔,尽量减少下镜次数及手术时间,减轻手术创伤。术中、术后可给予肾上腺皮质激素减轻喉水肿,严重喉水肿引起窒息者,可予以气管插管或气管切开。

(2) 气胸、纵隔、皮下气肿:此并发症较少见,但极为凶险,严重者可导致死亡。出现原因多为气管、支气管黏膜破损造成,也可以是肺泡破裂发展所致。由于术中局部麻醉或麻醉过浅,支气管镜进入气管时可引起咳嗽和屏气,导致黏膜损伤,尤其术前即有严重肺气肿者更易出现;手术操作不熟练,硬质支气管镜或异物钳损伤气管、支气管黏膜,均可出现气肿或气胸。术后发生多是术中损伤的黏膜尚未愈合,患者剧烈哭闹或剧烈咳嗽后,肺内压骤然增高,气流冲破创口而形成。因此,手术者操作应熟练,熟知气管解剖结构,切忌粗暴;操作时支气管镜纵轴需与气管纵轴一致,使镜下异物暴露良好,避免异物钳钳夹气管壁黏膜;较大或嵌顿的异物避免强取,尖锐异物尽量将其尖锐部位置于支气管镜中;对于术前已有严重肺气肿、皮下气肿、纵隔气肿或气胸者,术前可先行皮肤切开、胸腔闭式引流,术中充分镇静。

由于术中、术后发生气肿或气胸可以在短时间出现严重的呼吸困难及循环衰竭,及早诊断并及时正确处理至关重要。术中、术后应随时触摸颈部、胸部有无皮下气肿;如果出现呼吸困难、发绀、心率急剧变化经对症处理无明显改善时,应考虑是否发生气胸,将它作为首要排除之列。病情紧急时,应即刻行胸腔穿刺以确诊,同时可缓解胸腔压力改善缺氧状况,而不要一味等待胸部X线片检查结果以免延误抢救时机。

发生气肿或气胸后的处理措施如下。

(1) 对于轻度皮下气肿、纵隔气肿、气胸,病情进展缓慢者,气管异物取出后,可辅以抗感染、吸氧、补液和镇静等治疗,待气肿或气胸自行吸收。

(2) 对于进展快、范围大、呼吸困难明显的皮下气肿、纵隔气肿者,应尽早行皮肤切开排出气体,减轻皮下、纵隔积气造成的呼吸困难及对心

脏、循环造成的压迫。

（3）严重的气胸，尤其双侧气胸，在短时间内即可导致呼吸循环衰竭，甚至死亡，应积极行胸腔穿刺抽气及胸腔闭式引流，改善呼吸困难，并予以足量的抗生素控制感染及对症治疗。

6. 预后　气管、支气管异物预后差异很大。若异物卡在喉部或总气管，患者可能在数分钟内窒息死亡。而小的异物有时无需处理即可自然咳出。对于大多数到医院就诊的患者，若能早期诊断，大多都能在硬性支气管镜或纤维支气管镜下顺利取出，预后良好；少数就诊时间晚或因漏诊、误诊而延误治疗的患者，可能发生严重并发症，其发生率约为2‰，但经积极治疗多可痊愈。

气管、支气管异物是完全可以避免的，应加强对家长的卫生宣教，使其明白气管异物的危险性，教导小儿养成良好的进食习惯。主要预防措施是：避免使正在进食的小儿受到刺激及干扰；不要给3岁以下的孩子喂食瓜子、花生米、豆类等坚果；将小玩具放在儿童不能及的地方；发现小儿口含食物、玩具等物品时，应耐心劝说其吐出，不要以手硬抠或使其受到惊吓；教育学龄期儿童改掉口里含着笔帽、哨等东西的习惯；当怀疑异物呛入时，及时、就近到有条件的医院就诊。

（张杰　赵靖）

三、先天性喉气管狭窄

儿童先天性喉气管狭窄（congenital laryngotracheal stenoses）较少见，发病率估计约为1∶60 000活产婴儿，先天性气管狭窄占所有喉气管狭窄的0.3%~1.0%。尽管在过去的30年，对儿童喉气管狭窄的治疗取得了长足的进步，但是对于最严重的联合声门狭窄的病例，即使用最新的技术，初次手术失败率仍高达30%。患者往往需要多次手术，有的必须长期依靠气管切开维持呼吸，严重影响生活质量。

【病因】　先天性喉气管狭窄主要见于婴幼儿，通常为胚胎期气管原基发育异常所致，常合并其他先天性畸形，最常见的是心血管异常。先天性心脏病的儿童合并喉气管狭窄的概率较高，特别是肺动脉吊带的患者，并且可能出现声门上、声

门下或下气道等不同部位的狭窄。

【症状和体征】　先天性喉气管狭窄最主要的临床表现为出生后即出现的吸气性"三凹征"，严重者可出现喘息、发绀甚至呼吸暂停。狭窄的长度和程度不同，临床表现的差别非常大。没有致命性症状的患者常能正常生长发育，活动和通气量增加时，气道狭窄和哮喘症状会有一定程度的加重。因为气管狭窄而有严重呼吸困难的患者常常会在数小时或数天内死亡。随着 Myer-Cotton 分级等级的提高，呼吸困难的严重程度也会加重。此外，伴有先天性心脏病的患者也表现出口周、甲床发绀，听诊心脏杂音等临床表现。

【辅助检查】

1. 胸部 X 线片　正、侧位高对比度的 X 线片及透视可以准确显示患者气道，然而要做出明确的解剖学诊断及设计合适的治疗方案，还需要进一步检查。

2. CT 和 MRI　可以发现迷走肺动脉，异常的气管、支气管分支，主动脉弓畸形和其他较少见的如占位压迫引起气管梗阻的原因。用 CT 扫描重建可以非常好地显示气管狭窄的长度和形态。

3. 气管、支气管造影　可准确诊断先天性气管狭窄。它可以清楚地显示出气道狭窄的程度和范围以及气道分支的异常。气管、支气管造影的最大问题是造影剂可以阻塞狭窄的气道，使气道由部分狭窄变成完全狭窄，或在管壁上引起炎症反应。

4. 支气管镜检查　可以确诊先天性气管狭窄并能确定狭窄的位置和程度。但是如果气管阻塞非常严重，即使是最细的支气管镜也不能通过狭窄处，因此支气管镜无法明确狭窄段的长度和异常气道分支。如果要做支气管镜，必须间断高频通气并做好急诊手术的准备，因为狭窄的气管损伤会造成气道完全梗阻。

5. 心脏、血管检查　应常规做超声心动检查，如怀疑有心脏或血管畸形，还应做全面的心脏检查，包括心导管检查。

【诊断】　根据患者病史、查体及胸部影像学检查，即可诊断。但先天性气管狭窄需要和气管软化及气管周围占位压迫造成的气管狭窄相鉴

别,也要和有哮喘症状的其他内科疾病相鉴别。

Myer-Cotton 分度法:按照喉气管狭窄的程度分为四度。Ⅰ度狭窄:管腔阻塞面积占总面积的 0~50%。Ⅱ度狭窄:管腔阻塞面积占总面积的 51%~70%。Ⅲ度狭窄:管腔阻塞面积占总面积的 71%~99%。Ⅳ度狭窄:管腔完全闭塞。因为使用方便、易于记忆,有助于判断喉气管狭窄的治疗效果,故被广泛用于诊断儿童喉气管狭窄。评估喉狭窄时需要考虑狭窄的部位、形状、性质和严重程度分级。其中以狭窄的部位和狭窄的直径对手术治疗的效果最具决定性意义。

【治疗】 儿童患者可耐受 50% 的气管狭窄而无症状。狭窄超过 50% 则通常需干预。尤其对于狭窄段长、漏斗样气管狭窄,一般主张外科手术治疗。对于合并先天性心脏病者,现多主张行Ⅰ期纠治。既往行分期手术的先天性心脏病患者,术后常因气管狭窄加重而不能撤离呼吸机,甚至因呼吸困难无法缓解而死亡。

1. 一般治疗 包括呼吸道感染的治疗、加湿氧治疗及肺部理疗等。同时应注意喂养,预防感染。对于轻症患者,可在严密监测下行保守治疗。部分患者可因狭窄段随生长发育而增宽,从而免于手术干预。

2. 手术治疗 多数有症状的气管狭窄患者需手术治疗。目前尚无统一的标准治疗方案。婴幼儿气管狭窄的矫治方法取决于气管狭窄的类型。

(1) 侵袭性较小的治疗:包括球囊扩张术及放置可扩张的金属气管支架。

(2) 气管重建:主要有补片扩大、自体气管移植、单纯切除端-端吻合和滑动气管成形术等。

对于狭窄段较短者(少于 5 个气管环),可直接切除狭窄段,端-端吻合;对于气管广泛性狭窄或狭窄段长的处理较为困难,可采用补片扩大、自体气管移植和滑动气管成形术(slide tracheoplasty)等。其中以自体气管移植较为理想。因为采用自体气管组织修补,愈合佳,同时保留了气管内皮细胞功能,明显减少术后呼吸道并发症和再狭窄的发生率。

(张杰 赵靖)

第六节 肺疾病

儿童肺部外科疾病常见有两大类:先天性肺囊性病变和肺肿瘤。先天性肺囊性病变是一组疾病的统称,包括先天性肺囊肿、先天性肺叶性肺气肿、先天性肺气道畸形(congenial pulmonary airway malformation,CPAM)、肺隔离症、支气管扩张。肺肿瘤分为原发性肺肿瘤及肺转移瘤。

一、先天性肺囊肿

【定义及分类】 先天性肺实质囊性病变有许多临床和病理表现,目前对这一组畸形了解得还不是很多。对于不同囊肿的胚胎学、病因学、病理学及命名仍有争议。在国内最早的教科书中经常提到的先天性肺囊肿一词,有时指的是先天性肺实质的囊性病,而先天性支气管囊肿指的是仅纵隔内的囊肿。目前认为先天性肺实质的囊性病变包括先天性肺叶性肺气肿、先天性肺囊肿、囊性腺瘤样畸形和支气管囊肿。也有人把支气管囊肿分在支气管肺前肠畸形中。主要包括叶内型隔离肺、叶外型隔离肺、支气管囊肿、交通性支气管肺前肠畸形。有人认为先天性肺囊肿是单一的一种病,属于肺实质囊性病变;但更多的人认为它是支气管囊肿中囊肿长在肺叶内者。支气管囊肿中长在肺内的称肺内型囊肿,也称先天性支气管肺囊肿或先天性肺囊肿,属于肺实质囊性病;长在肺外纵隔内的称纵隔型囊肿,也是我们以前常提的支气管囊肿,属于支气管肺前肠畸形。所以先天性支气管囊肿既属于肺实质囊性病变又属于支气管肺前肠畸形。由于此病定义比较模糊,没有明确且准确的定义,也没有典型的病理描述,故目前在临床上对先天性肺囊肿的诊断越来越少。

【病因】 支气管囊肿是先天性肺支气管疾病中最常见的一种,是胚胎早期肺芽支气管树发育障碍所致。支气管囊肿发生在支气管形成之前,故可以生长在纵隔或肺内。支气管囊肿位于肺内称为支气管肺囊肿。有人认为这可能与发育障碍发生的时间有关,发育异常较早的囊肿位于纵隔

22

和肺门,而发生时间较迟的多位于肺内,并且往往经支气管与外界相通。支气管肺囊肿可分为单发性与多发性、单房性与多房性、含液囊肿与含气囊肿或气液囊肿等不同形态。肺囊肿可局限于一个肺叶也可在多肺叶多处形成。

【病理】 囊肿呈圆形或椭圆形,直径 2~10cm 不等,囊肿壁厚薄不一,内层为假复层纤毛柱状上皮或鳞状上皮。这些上皮具有可分泌黏液的支气管腺体。囊壁外层为疏松结缔组织,有纤维组织、弹性纤维、平滑肌纤维、黏液腺及淋巴组织,个别可有软骨。纵隔型囊肿一般不与气管相通,但可与食管相通。肺内型囊肿如果与支气管不相通,囊内充满液体、黏液和脱落上皮细胞,称为液体囊肿。如与支气管相通较细小,囊内部分液体排出,空气进入囊内成为含气囊肿。如液体完全排出,则形成气性囊肿。当与支气管相通有活瓣作用,则形成张力性含气囊肿,张力较大时与张力性气胸不能完全鉴别。

【症状和体征】 先天性支气管囊肿症状多少及出现迟早与其所在部位、大小以及有无合并症有关。纵隔型囊肿易产生压迫症状,因囊肿压迫气管或肺组织而产生咳嗽、胸痛及不同程度的呼吸困难等症状。有时还会造成患侧肺的阻塞性肺气肿。肺内型囊肿则以感染症状为主,囊肿与支气管相通,继发感染,有咳嗽、咳痰或咯血、发热,甚至咳大量脓痰,与肺脓肿、支气管扩张相似,偶尔可有囊肿内大量出血。有时囊肿破溃可出现张力性气胸、呼吸困难、发绀等症状。囊肿较小,无论位于纵隔或肺实质内如无继发感染,则可无任何症状和体征,仅于胸部 X 线检查时偶然发现。体检时体征因囊肿大小而不同,较大囊肿充满液体,叩诊可有局部实音,较大气性囊肿叩诊可有局部鼓音,听诊呼吸音减弱或消失。

【辅助检查】

1. 胸部 X 线检查 纵隔型囊肿主要表现为纵隔内界限清楚、密度均匀的圆形或卵圆形肿块。肺内型液体囊肿表现为位于肺内的圆形或卵圆形单房或多房性肿块,界限清晰,密度均匀,周围肺组织无浸润。液体囊肿如与气管相通则囊肿内有气液面。气性囊肿囊壁菲薄,周围无实质病变。张力性囊肿常为大的透亮区,囊壁极薄压迫周围肺组织,甚至心脏移向健侧。多发的肺囊肿呈蜂窝状。

2. CT 可观察囊肿的数目、分布、大小,CT 值可与实性肿瘤相鉴别(图 22-12)。

3. MRI 可与隔离肺等相鉴别。

4. B 超 观察膈的连续性与膈疝相鉴别。

5. 支气管造影 确定囊肿部位、支气管受压情况,判断是否伴发支气管扩张症。

6. 血管造影 观察血管形态与隔离肺相鉴别。

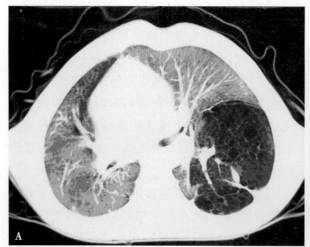
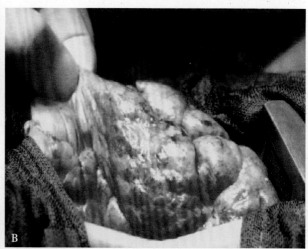

图 22-12 先天性肺囊肿
A. CT 显示;B. 术中所见

【诊断】　明确诊断需要通过病理检查。以下情况需要注意鉴别。

1. 当支气管肺囊肿继发感染时,须与肺脓肿、支气管扩张等慢性肺化脓性疾病相鉴别。

2. 囊肿继发感染,病情不严重时,须与结核、肺良性肿瘤或恶性肿瘤相鉴别。

3. 充气性囊肿与肺气肿并肺大疱甚或气胸相鉴别。

4. 还应与婴儿和儿童葡萄球菌肺炎引起的肺多发性囊性病变相鉴别。该病一般有明确的感染史,发展很快,大小常有变化。此类患者不应行胸腔闭式引流或开胸手术,因为肺炎控制后含气囊肿会消退。

5. 下叶的多发囊肿应行透视、B超检查,以观察膈的连续性与膈疝相鉴别。

6. 纵隔型囊肿的鉴别诊断包括感染或肿瘤引起的淋巴结肿大、前肠或心包源性囊肿,肺隔离症,各种肿瘤如畸胎瘤、血管瘤、脂肪瘤错构瘤和神经源性肿瘤。

【治疗】　无论支气管囊肿是纵隔型的还是肺内型的,一经发现均应手术治疗。

1. 张力性含气囊肿可引起患者急性呼吸窘迫,须行急诊手术。

2. 如果囊肿合并感染,先行抗感染治疗,充分排痰引流后行早期手术。

3. 查体发现的囊肿虽无症状,但如与肿瘤不易鉴别,为预防继发感染、出血、癌变,也应尽早手术治疗。

4. 年龄幼小非手术禁忌,双侧广泛病变为手术禁忌。疑诊本病忌做胸穿以防感染扩散形成脓胸或张力性气胸。

5. 手术方式　纵隔型囊肿可自后外侧切口开胸切除,也可经电视胸腔镜手术切除;肺内型囊肿,孤立胸膜下未感染的行囊肿摘除;局限于肺边的行肺楔形切除术;单发且较小的囊肿可行肺段切除术;多发、较大的囊肿需行肺叶切除术;一侧广泛病变,需行全肺切除。

【预后】　对所有年龄的患者,如及时治疗,绝大多数预后良好。多发性支气管肺囊肿及有合并症的有可能预后不良。

二、先天性肺叶性肺气肿

【定义】　一个或多个组织学正常的肺叶过度膨胀。与成人肺部疾病引起的气肿样改变不同,其没有明显的肺实质破坏。通常上叶和中叶受累,但大多数患者多局限在一个肺叶。此病曾有多种名称,如先天性肺叶过度膨胀、先天性段支气管软化、婴儿或儿童期肺气肿和婴儿叶型肺气肿。

【病因】　肺叶性肺气肿的原因随临床表现各有不同,但基本的发病机制肯定有肺叶或肺段支气管阻塞,气体被封闭在远端肺组织内,引起肺高度膨胀,进一步加重支气管梗阻。引起阻塞的原因有:支气管肺发育异常,支气管黏膜的肉芽组织造成阻塞;支撑气管支气管的软骨缺乏或软化,使得支气管壁在呼气时向管腔内塌陷而引起进行性气体潴留;间质分化为软骨和纤维结缔组织不良;外部压迫性支气管阻塞:肺动脉扩张、动脉导管未闭、双主动脉弓、法洛四联症、室间隔缺损和先天性肺动脉壁缺损,都可以合并肺叶肺气肿。有极少一部分先天性肺叶肺气肿是由多肺泡肺叶造成的。所谓多肺泡肺叶是肺泡数量比正常同体积肺组织高3~5倍。而气道和血管在数量、大小和组织学上均符合其年龄的发育程度,空气可以通过交通孔道,这就形成了肺叶肺气肿。

【病理】　病肺体积增大充满气体,有散在灶性肺不张。镜下见肺泡间隔正常,肺泡扩张,没有局灶性及间质间隔增厚。肺叶肺气肿主要是肺泡数目增加,肺泡过度生长,局部肺泡气肿。

【症状和体征】　先天性肺叶性肺气肿最常见的表现是新生儿和婴幼儿程度不同的呼吸窘迫,包括呼吸急促、咳嗽、呼吸困难、吸气和呼气性喘鸣,有时出现发绀。迟发症状包括萎靡、发育迟缓、晕厥、精神运动性呆滞、胸廓畸形,最常见的是反复发作的肺部感染。

查体:胸廓不对称,患侧侧胸廓膨隆饱满,叩诊为过清音,呼吸音减弱,可有哮鸣或啰音,气管、心脏向健侧移位。

【辅助检查】

1. 胸部X线　胸部X线片示受累肺叶透明度增加,血管纹理减少。一叶性肺气肿则容量显著增加，压迫邻近肺叶导致肺不张，同侧膈肌下降。纵隔向对侧偏移。在重度病例中，气肿样肺段可从心脏和大血管前面疝入对侧胸腔。

2. CT 和 MRI 检查　有助于了解发病原因，纵隔肿瘤，特别是肺段以下的多发性支气管囊肿以及偶尔存在的肺动脉畸形都有可能通过 CT 加以鉴别。

3. 支气管镜检查　如果怀疑支气管压迫是由血管引起的，应行支气管镜检查。支气管镜可以明确压迫部位并有助于进一步制订治疗方案。支气管镜有时还可发现某些患者有气管狭窄。但在急性呼吸窘迫情况下危险性大（图 22-13）。

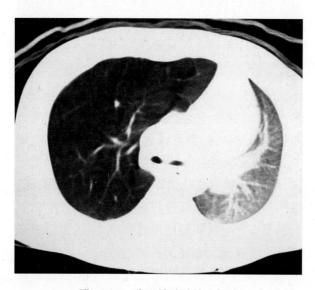

图 22-13　先天性肺叶性肺气肿

【治疗】　肺叶性肺气肿的手术指征目前仍有争议，目前大多数医生认为先天性肺叶性肺气肿的治疗指征为毗邻的正常肺组织由于受压而出现危及生命的进行性肺功能不全。如有症状且进展也应尽早切除患肺。1 岁以上无明显症状的患者，可以观察，其肺功能多能长期保持稳定。麻醉时应考虑到肺内气体潴留的问题，应避免过高的空气压力。在重症病例，气管插管后必须马上行开胸术，因为人工通气可导致患肺突然膨胀，进一步压迫正常肺和纵隔结构。周围被压迫不张的肺组织不需切除，以后能复张。术中很容易辨认病肺，病肺呈海绵状。而所有病肺组织都应切除，否则会引起复发。同时还应消除其他外部压迫因素。

【预后】　先天性肺叶性肺气肿手术死亡的报道并不少见，术中的风险和预后主要取决于有多少合并的畸形。大多数没有合并症的患者术后长期随访显示，残留肺组织有一定的代偿性生长，肺组织减少或残余疾病引起的肺功能损害已不明显，患者发育正常。

三、先天性肺气道畸形

【定义】　先天性肺气道畸形（congenital pulmonary airway malformation，CPAM），曾称先天性肺囊性腺瘤样畸形（congenital adenomatoid malformation of lung，CCAM），是以细支气管的过度生长为特征，肺组织结构紊乱，形成多囊性包块。主要发生在婴儿，引起呼吸障碍。病变呈一侧性，通常局限于一个肺叶内。

【病因】　其病因尚无统一认识。有人认为该病的原发缺陷是支气管闭锁，而引起支气管闭锁的原因各不相同。可能的机制包括原发性细胞生长发育的破坏和胎儿支气管循环中断。也有人认为宫内感染有可能是先天性肺气道畸形的病因。

【病理】　CPAM 是以细支气管过度生长为特征的一种肺发育异常性疾病。其许多特征与错构瘤相似，但没有软骨组织，病变像一个大的橡皮样包块或大囊腔。最早发生在胚胎第 5~10 周，通常与正常支气管无交通，大多经侧支通气，大部分由肺循环供血。既往所采用的 CCAM 分型是 1977年由病理科医生 Stocker 制定的，CCAM 根据囊肿大小，细胞特征（支气管、细支气管、细支气管 / 肺泡上皮细胞）分为三型，但在临床应用过程中，病理科及外科医生逐渐发现既往的 CCAM 分型不够全面，存在局限性。2001 年，Stocker 医生对 CCAM 进行了重新分型，并重新命名为先天性肺气道畸形（CPAM）。CPAM 的 Stocker 分型是根据病变起源所在气管树的位置进行的，新的分型增加了 0型和 4 型，即 CPAM 0、1、2、3、4 型。CPAM 0 型起源于气管支气管，占 2% 以下，最少见，腺体被大量间质分隔。肺大体所见小而实，胸膜光滑，胸膜下为弥漫性颗粒物。CPAM 1 型起源于远端支气管、近端细支气管，占 60%~70%，最常见，囊壁内衬假复层纤毛柱状细胞。CPAM 2 型起源于终末细支

22

气管,占 15%~20%,囊壁为扩张的细支气管,内衬纤毛柱状细胞,外覆平滑肌。CPAM 3 型细来源于细支气管肺泡,占 5%~10%,肺大体观体积大而实,囊壁内衬立方上皮细胞,特点是无动脉血管结构。CPAM 4 型占 10%,起源于远端腺泡和肺泡,囊壁内衬扁平上皮细胞,很少见软骨成分。新的分型就是在原有分型的基础上分别加上来源于气管和支气管的病变类型,和来源于肺泡的病变类型。

【症状和体征】　新生儿和婴幼儿可表现为呼吸急促、发绀、胸腹壁凹陷回缩和呼吸窘迫。大多数的呼吸症状出现在出生后的 1 个月内。大一些的患者的主诉往往是咳嗽、发热或反复发作的呼吸道感染。患者也可以无症状,偶尔在拍胸部 X 线片时发现。因为此病的病理生理机制是气体潴留后导致纵隔受压,所以气管插管并给予正压通气后,病情可以迅速恶化。应该注意这种可能,并做好迅速开胸手术切除病变的准备。

【辅助检查】　产前超声检查可以早在妊娠 20 周时就诊断胎儿的 CPAM,同时可以明确羊水过多和胎儿水肿的严重程度,有助于确定愈后。有些肺气道畸形可自行消退,因此必须定期行超声随访检查。

1. X 线检查　一般表现为肺内肿块伴有大小不等的透光区,病变向同侧胸腔扩展,并可压迫纵隔移位,甚至疝入对侧胸腔,颇似肺叶肺气肿。但本病为多囊性畸形且密度稍高,可以与之区别。

2. CT 检查　CPAM 0 型病变累及全肺各叶;CPAM 1 型病变直径 1~10cm,薄壁,单个或多房,囊肿之间互通,常见单个肺叶受累;CPAM 2 型病变直径 0.5~1.5cm,很少会大于 2cm,病变通常比较小,大多位于单个肺叶,可见实性成分;CPAM 3 型病变直径 0.5~1.5cm,范围大,位于一整个肺叶甚至累及全肺;CPAM 4 型病变表现为单个肺叶的充气大囊,位于肺的外围,囊腔可相通,但与支气管不相通。

【诊断】　胎儿超声检查:CPAM 是一种胎儿期超声较容易明确诊断的肺部疾病,通常可见羊水过多、子宫过大,如见到胎儿胸腔内有实性或囊肿样肿瘤时则更须怀疑此病。

先天性肺气道畸形在胸部 X 线片上容易与先天性肺叶肺气肿、支气管囊肿和脓气胸相混淆。CT 检查可鉴别先天性肺叶肺气肿、支气管囊肿和脓气胸,增强 CT 有助于明确有无肺隔离症。CPAM 有时需与先天性膈疝相鉴别,因为进入胸腔的充气肠袢类似于多发囊性病变,消化道造影检查有助于鉴别。

【治疗】　由于 CPAM 很有可能发生肺部感染,并且发生感染后会加大手术难度,增加术后并发症的发生率。而且 CPAM 有可能与胸膜肺母细胞瘤难以鉴别,CPAM 还有可能会在成年后恶变为细支气管肺泡癌等来自于上皮细胞或间叶细胞的恶性肿瘤,所以建议影像学诊断 CPAM 后在患者未出现症状前手术治疗为宜。肺叶切除术为经典的手术方式,以往儿童肺叶切除术常行开胸手术,近年来由于胸腔镜技术及麻醉技术的进步,胸腔镜肺/叶肺段切除术广泛开展。

【预后】　CPAM 0 型在胎儿或新生儿期即死亡;CPAM 1 型病变较大者出生后即有呼吸困难表现,病变小者症状出现迟,但文献报道 CPAM 1 型患者 10 岁后有可能恶变成支气管肺泡癌;CPAM 2 型新生儿期可出现呼吸道症状,可合并隔离肺,易合并其他畸形;CPAM 3 型新生儿期可出现呼吸窘迫或死亡;CPAM 4 型易出现气胸或感染,此型需要注意与胸膜肺母细胞瘤相鉴别。除 CPAM 0 型外,CPAM 1~4 型手术切除后预后良好。

四、肺隔离症

【定义】　肺隔离症(pulmonary sequestration)是一种先天性肺发育畸形,指肺在发育过程中形成的无功能的肺组织肿块,和正常的气管支气管树不相通或偶有相通,单独发育并接受体循环动脉供血,不具有肺的功能。

【分类】　根据异常肺组织所在的部位,可分为叶内型和叶外型两大类,前者存在于肺叶内,与正常肺由同一胸膜包裹,异常动脉多来自胸主动脉或腹主动脉、肋间动脉,异常动脉可不止一支。静脉回流到肺静脉,极少数回流到半奇静脉、奇静脉、腔静脉和肋间静脉。后者从其他肺叶分离出来,病变部分有自己的胸膜。异常动脉多在下肺韧带内,异常动脉多来自胸主动脉或腹主动脉。

22

静脉回流到奇静脉、半奇静脉和门静脉系统,少数回流到肺静脉。叶外型好发于下肺叶附近脊柱旁,罕见于膈肌内、腹部及纵隔等其他部位。叶内型好发于双肺下叶,尤以左肺下叶最常见。肺隔离症有时可以与 CPAM 同时存在。1968 年 Genle 提出支气管肺前肠畸形(broncho pulmonary foregut malfarmation, BPFM),它包括以下病变:叶内型肺隔离症(intralobar sequestration, ILS)、叶外型肺隔离症(extralobar sequestration, ELS)、支气管囊肿、交通性支气管肺前肠畸形(communicating broncho pulmonary foregut malfarmation, CBPFM)。隔离肺的囊腔偶可与下段食管或胃底相通,称为交通性支气管肺前肠畸形。

【病因及病理】 具体病因不清,有人认为胚胎时期由于没有形成肺动脉,体循环的动脉血管持续存在,异常血管内的压力较高引起肺组织囊性变,更由于异常血管的牵拉,造成肺组织分离。此学说认为血管畸形是原发疾病。也有人认为肺囊性变为原发病变,动脉异常为继发病变。有人认为支气管肺前肠畸形是由于在正常肺芽尾侧的原始食管处出现独立的呼吸潜能细胞群,或者由于部分肺芽起源于背侧的食管而非腹侧的咽气管。这些细胞突入毗邻的正常发育的肺组织内,起初通过一个蒂与发生部位的脏器相连,由于血液供应不足,此蒂退化,形成单纯畸形。如果此蒂未能退化,此组织便与胃肠道自由交通,产生交通性支气管肺前肠畸形。如果此组织发生于胸膜发育前,被一起包入毗邻的正常肺内,即表现为叶内型肺隔离症。如果发生于胸膜形成之后,其与毗邻的肺分开生长,就有自身独立的胸膜包裹,即为叶外型肺隔离症。并认为决定畸形最终解剖形态的三个主要发育性指标为:肺动脉替代背侧主动脉原始供血的胚胎发生情况、前肠原始交通的退化程度及畸形发生的时间。也有人认为叶内型肺隔离症是一种后天性病变,在有反复支气管阻塞和远端感染的情况下,感染的肺段与附近正常肺组织隔离,肺韧带内出现侧支动脉供应此感染肺段,并认为至少大部分叶内型肺隔离症是一种后天性疾病的过程。隔离肺引起的病理生理改变是左向右分流。

【症状和体征】

1. 叶内型　叶内型肺隔离症左侧多于右侧,下肺多见,而且绝大多数位于内基底段和后基底段。可有其他先天性畸形。叶内型肺隔离症的临床特征为反复肺部感染伴有咳嗽、咳痰、咯血和低热,重者可因反复感染而营养不良、胸痛、乏力。反复下叶肺炎应考虑叶内型肺隔离症。叶内型肺隔离症与正常气管支气管并不相通,感染产生的气液平面是由于隔离组织与支气管树相通,此交通往往是局部侵蚀和瘘管形成的结果。查体见患侧呼吸音低,常有啰音,有的患者可闻及向后背传导的杂音。偶有咯血症状,可能与主动脉供血压力升高及隔离肺内反复感染致毛细血管破裂有关。

2. 叶外型　叶外型肺隔离症的发病率为叶内型的 1/6~1/3,70% 以上的病变位于下叶与膈肌间。左侧叶外型肺隔离症发生率是右侧的 2 倍以上。较大隔离肺引起新生儿或婴儿呼吸窘迫,大约 1/6 的病例在头几个月内出现症状。也可以有感染的症状,但也有一部分无临床症状,常因合并其他畸形而被发现。或查体、尸检时发现。叶外型肺隔离症的体征与叶内型肺隔离症十分相似。

【辅助检查】

1. 产前检查　产前超声诊断可以诊断隔离肺。随着孕期 B 超水平的提升,隔离肺在孕检时发现的比例越来越高。

2. 胸部 X 线检查　X 线表现为囊肿型和肿块型。囊肿型可见一个或多个囊腔。周围有炎症浸润,与支气管相通者囊内有液平面,与支气管不相通者,囊肿边缘光滑,周围肺野清晰。肿块型可分为圆形、卵圆形或三角形分叶团块,边缘清晰。大约 2/3 的病例隔离肺位于左下叶背部膈肌和脊柱之间的夹角内,其次为右肺下叶后基底段。

3. CT 和 MRI 检查　增强 CT 和 MRI 可显示异常动脉分支位置、数目、大小及静脉回流。以及病变的囊实性,与周围组织的关系。

4. 超声检查　主要用于诊断肺外隔离肺,并有效区分胸腹部位的肺外隔离肺位于胸腔还是腹腔。

5. 主动脉造影　可显示发出异常动脉分支的

部位、数目、大小及静脉回流。但因需要麻醉，而且有动脉损伤及血栓形成的并发症，因此现在已经很少应用。

6. 消化道造影　尤其是叶内型肺隔离症患者，以排除与食管或胃的交通。

【诊断】　根据病史、体格检查，以及影像学检查发现异常动脉供应肺组织，诊断即可成立（图22-14）。

【治疗】

1. 叶内型隔离肺与支气管相通，常合并反复感染应予切除。

2. 叶外型伴同侧胸内其他畸形需手术的，可同时处理。无症状可以观察，但有恶变的报道，最好手术切除。

3. 异常动脉壁层肌肉少、壁薄，弹性组织弱，易碎出血，手术处理左下肺化脓性感染和肺囊肿时应予警惕，防止大出血。

4. 另外隔离肺与支气管相通时粘连重，出血多，不要做局部切除或楔形切除。

5. 手术时尚需注意隔离肺的囊肿与食管和胃底有无交通的瘘管，异常交通亦应妥善处理。

6. 微创腔镜手术目前已经广泛应用于隔离肺的手术治疗（资源13）。

7. 目前有部分医师已经开始应用栓堵技术，通过栓堵异常的体循环供血治疗隔离肺，尤其是肺外隔离肺，但是由于时间尚短，目前没有

资源 13
胸腔镜右下肺
叶切除术

大量的随访病例，疗效尚不确定。

【预后】　肺隔离症通过适当的治疗预后良好；有合并症的要视合并症的情况，有可能预后不良。也有因异常血管处理不当，引起死亡的报道。

五、支气管扩张

【定义】　支气管扩张（bronchiectasis）通常指支气管慢性扩张引起的一种临床综合征。随着抗生素和疫苗的应用，该病明显减少。

【病因及病理】　先天性和后天性疾病都可以造成支气管扩张。后天性的多为感染和支气管阻塞造成。严重或反复的感染引起支气管纤毛、黏膜、肌肉弹力组织甚至软骨的破坏。这些组织以纤维化的形式愈合和修复，丧失了弹性。支气管周围组织的收缩对支气管的牵拉导致了支气管扩张。由于扩张的支气管黏膜上的纤毛柱状上皮破坏，气道自洁作用明显减退，分泌物潴留在支气管管腔不易排出，使炎症进一步加重，并可同时出现支气管痉挛，表现为阻塞性通气功能障碍，吸入气体分布不均匀、通气血流灌注比值失调等。同时支气管周围淋巴结病变和支气管动脉扩张增加了咳血的可能性及出现左向右动静脉分流。支气管内病变、外部压迫和吸入异物都可导致支气管扩张。阻塞、分泌物的潴留，继发感染从而导致支气管扩张。先天性支气管扩张的原因是由于间充质未能发育成支气管软骨和肌肉。三级以上的支气管分支正常，但末梢支气管缺乏软骨，形成囊状。

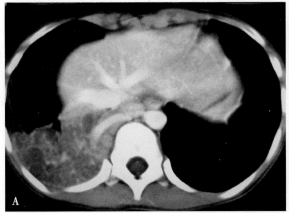
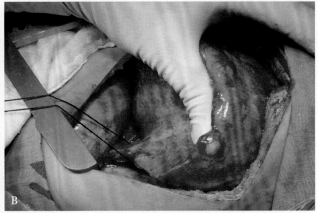

图 22-14　隔离肺
A. CT 表现；B. 术中所见

22

先天性和家族性疾病是支气管扩张的少见原因，常见的有常染色体隐性纤毛运动功能不良综合征、巨气管支气管症、免疫球蛋白缺乏症等。

【体征和症状】

1. 病程多呈慢性经过，最常见症状是咳嗽、咳痰、咯血及反复肺部感染。如有厌氧菌感染，痰与呼吸有臭味。

2. 感染可引起全身中毒症状，如间歇发热、乏力、食欲减退和贫血等，严重者可出现气急与发绀。

3. 早期与轻度支气管扩张者可无异常体征，病变反复感染后胸廓扩张度减少，叩诊呈浊音，可闻及干、湿啰音，由于病变位置固定，重复体检时肺部湿啰音部位不变，病变严重广泛者，有时可闻及哮鸣音，常伴有杵状指（趾）。

【辅助检查】

1. 胸部 X 线检查　病变区纹理增多、增粗、排列紊乱，若扩张的支气管内有分泌物潴留，则呈柱状增粗。由于支气管扩张常伴有间质性炎症，因此在肺纹理增多的同时伴有网状改变；如果在胸部 X 线片上显示大小和分布不等的蜂窝状、圆形或卵圆形透明区，代表囊状支气管扩张。部分支气管扩张患者的胸部 X 线片无异常改变。

2. 支气管造影　支气管造影可确诊支气管扩张的存在、病变类型和分布范围，对决定是否手术切除，切除的范围有肯定意义。支气管造影可见支气管呈柱状扩大，或囊状扩张及混合型扩张。

3. 胸部 CT 检查　近年来胸部 CT 扫描已能查出支气管扩张，并相当有特异性。如柱状扩张管壁增厚，并延伸至肺的周围；混合型有念珠状外形。囊状扩张成串或成簇囊状，囊腔内可有液体。CT 检查可使部分患者免除支气管造影检查，特别是对造影剂过敏患者。

4. 痰细菌学　用于鉴别肺结核。

5. 纤维支气管镜　可见扩张之支气管开口处有脓性分泌物及黏膜炎症。可做细胞学检查。

【诊断】　根据病史、查体及影像学等检查，诊断不难。但支气管扩张需要和慢性支气管炎、大疱性肺气肿等疾病相鉴别。尤其要和假性支气管扩张相鉴别，后者的特点是柱状支气管扩张，常发生在急性支气管炎后，但经数周或数月后可完全恢复。

【治疗】

1. 病原治疗　对合并有慢性副鼻窦炎、慢性牙龈炎、慢性扁桃体炎等应积极根治。

2. 积极控制感染　控制感染是支气管扩张急性感染期的主要治疗措施，应根据症状、体征、痰液颜色及细菌培养结果选用抗生素。

3. 保持支气管通畅，积极排除痰液

(1) 体位引流：促使痰液排出。体位引流原则上应使患肺位置抬高，引流支气管开口朝下，以利于痰液流入大支气管和气管并排出体外。

(2) 应用祛痰药，或引流前雾化吸入，使痰液变稀薄，更有利于体位引流。

(3) 纤维支气管镜吸引痰液：如体位引流痰液仍不能排出，可经纤维支气管镜吸痰，必要时在支气管黏膜滴以 1∶1 000 肾上腺素，以消除水肿，减轻阻塞，利于痰液排出。也可局部滴入抗生素。

(4) 支气管扩张药使用：部分病例由于气道敏感性增高或支气管炎的刺激可出现支气管痉挛，影响痰液的排出。在无咯血的情况下，可应用支气管扩张药，如氨茶碱等。

4. 外科手术切除　病变比较局限、在一叶或一侧肺组织，有反复咯血或感染者是手术适应证，也是根治支气管扩张的方法。但对于双侧广泛支气管扩张、体弱患者，估计病变切除后将导致呼吸功能严重损害者，则不宜手术。年龄幼小并非手术禁忌。为了减少复发，原则上应选用肺叶切除术，如病情需要，切除范围可允许达全肺的 50%。

【预后】　近来加强体位引流及抗生素的应用，外科手术已明显减少。手术的预后取决于病因及受累的范围，局限性的效果好，弥漫性的效果较差。

六、肺肿瘤

小儿肺肿瘤（lung tumors）较少见。病理类型与成人有很大区别。小儿肺部肿瘤可分为原发性和继发性，儿童肺原发性肿瘤罕见，转移性肿瘤相对多见。原发性肿瘤中，其中良性肿瘤发病类型为错构瘤、腺瘤等，恶性肿瘤发病类型为胸膜肺母细胞瘤、支气管腺癌、原发性肺癌等，转移性肿瘤类型为纤维肉瘤、横纹肌肉瘤、平滑肌肉瘤、血管内皮细胞瘤等，炎性肌纤维母细胞瘤是一种具有潜在恶性，甚至能发生远处转移的间叶性真性肿瘤，其良、恶性之分仍存在争议，属于交界性肿瘤之一。

（一）错构瘤　错构瘤是肺良性肿瘤中最常见的一种，但在小儿非常少见。它基本上是肺部正常组织成分的异常混合。从组织结构看，错构瘤主要由软骨和腺样组织组成，也可能同时含有大量的脂肪。大多数错构瘤是无症状的，而且往往是在常规胸部 X 线片检查中发现。错构瘤主要发生在男性，而且各个年龄组均可发病。错构瘤可以发生在肺部的任何部位，最常见于肺的周围部分，罕见于肺门。它们常位于肺实质中，偶尔也可以表现为支气管黏膜病变，发生阻塞现象，如肺体积减小。X 线检查，大多数表现为肺部单发肿块，极少表现为多发者。界限清楚，直径 1~2cm。有的可以看到钙化。CT 检查有助于证实钙化的存在，50% 以上的病例可以看到脂肪。错构瘤一般生长缓慢，极少发生恶变。诊断错构瘤时，临床医师只能根据活检标本中有软骨或脂肪组织才可确诊。

（二）胸膜肺母细胞瘤　恶性肿瘤中，胸膜肺母细胞瘤（pleuropulmonary blastoma，PPB）是一种罕见的、具有侵略性的儿童原发性恶性胸腔内肿瘤，可发生于肺、胸膜，或者二者兼有少见恶性肿瘤。以下对本病做一简单介绍。

【历史】　Barrett 和 Bamard 1945 年首先对这种肿瘤进行了描述，并将肿瘤称为肺胚组织瘤。1961 年 Spencer 描述了 3 例患者，将其重新命名为肺母细胞瘤，因为这种肿瘤与肾母细胞瘤很相似。1988 年 Manivel 报道了 11 例儿童肺母细胞瘤，认为小儿肺母细胞瘤无论在组织学、遗传学还是在临床表现及预后方面均与成人肺母细胞瘤有明显不同，提出了胸膜肺母细胞瘤这一概念。

【病因及病理】　胸膜肺母细胞瘤的具体病因仍不十分清楚。与传统成人型肺母细胞瘤具有双向上皮和间叶分化的特点不同，儿童胸膜肺母细胞瘤中只有间叶成分是肿瘤性的，而肿瘤中常见的上皮成分是良性的。近 10 年来对肺母细胞瘤与儿童胸膜肺母细胞瘤的组织发生和相互关系虽

仍有争论，但主要还是趋向于周边肺组织由中胚层和内胚层共同发育而来的前提，认为肺的间质起源于中胚层，上皮起源于内胚层，因此肿瘤可能出现不同的分化方面，包括纯中胚层形成的胸膜肺母细胞瘤、中胚层和内胚层共同形成的肺母细胞瘤、纯内胚层形成的肺腺瘤。并认为胸膜肺母细胞瘤起源于中胚层的脏板和躯板。胚组织发育不良或发育障碍是形成胸膜肺母细胞瘤的原因。从遗传学上 Priest 总结了 45 例胸膜肺母细胞瘤并对其家族史进行分类评估，发现有 25% 的病例伴有其他发育不良、瘤样病变或恶性病。近几年研究发现并证实，胸膜肺母细胞瘤与 DICER1 基因突变有关，是 DICER1 胸膜肺母细胞瘤家族性肿瘤易感综合征的标志性疾病，这些肿瘤包括囊性肾瘤、生殖细胞、脑肿瘤、淋巴瘤、白血病、肉瘤、组织细胞增生、甲状腺肿瘤、神经母细胞瘤和 Sertoli-Leydig 肿瘤。

【分型】　1995 年 Dehner 等将胸膜肺母细胞瘤分为三种病理类型：Ⅰ型（囊性）、Ⅱ型（囊实性）和Ⅲ型（实性）。Ⅰ型为囊性病变，大体检查无实性区，比Ⅱ型、Ⅲ型出现的早，类似肺囊肿及囊性腺瘤样畸形，但显微镜下观察囊肿被覆上皮下可见胚芽细胞或有横纹肌肉瘤细胞分化现象。Ⅰr型：囊性，囊壁包含少量梭形细胞及营养不良性钙化灶，可见囊壁组织坏死、玻璃样变性和含铁血红素细胞形成，但是没有上皮下恶性细胞聚集；它可能表现为一种退化型的Ⅰ型肿瘤，只有 8% 进展为Ⅱ型或Ⅲ型。Ⅱ型为囊实性病变，显微镜下实性区为主要由胚芽细胞或肉瘤样细胞组成，同时可见被覆良性上皮成分的管腔。Ⅲ型为实性病变，显微镜下全部为胚胎性间叶成分。胸膜肺母细胞瘤是一种高侵袭性的恶性肿瘤，横纹肌肉瘤样成分是Ⅱ型、Ⅲ型胸膜肺母细胞瘤的显著特点，因此极易发生周围组织浸润。部分区域显示软骨肉瘤、骨肉瘤、横纹肌肉瘤或纤维肉瘤样分化。纯囊性 PPB（Ⅰ型和Ⅰr型）的预后较Ⅱ型和Ⅲ型好，但是存在向Ⅱ型或Ⅲ型 PPB 进展的可能。

【症状和体征】　小儿胸膜肺母细胞瘤多出现在肺的周边、胸膜及纵隔，因此临床表现缺乏特异性，出现症状比较晚，早期多以咳嗽、发热等上呼

吸道感染的症状为主。只有当肿瘤发展到一定程度才出现呼吸困难、胸痛、厌食、乏力、消瘦、贫血等症状，而且小儿肺部肿瘤非常罕见，不易被联想到，因此易被误诊。常见的体征为呼吸急促、胸部隆起、患侧语颤下降或消失、患侧叩诊为实音、纵隔移位、患侧呼吸音减低或消失。

【辅助检查】

1. 胸部 X 线检查　明确肿瘤部位，观察肿瘤的形态边界，有无胸腔积液。观察骨受影响的程度，以区别胸壁肿瘤。

2. CT 和 MRI 检查　可以显示胸膜、纵隔及肺部的受累情况。肿瘤的边界、囊实性及与大血管的关系。CT 的特征性影像是诊断Ⅱ型、Ⅲ型胸膜肺母细胞瘤的有效方法。

3. 骨髓穿刺检查和骨扫描　如果怀疑有转移，应行骨髓穿刺检查和骨扫描检查。

4. 超声检查　有助于显示肿瘤的囊实性、肿瘤和胸膜及肺实质的关系。

5. 活组织检查　因为活检容易引起肿瘤扩散，所以不主张先活检。但有些不能完整切除或不能确定肿瘤性质者也可行穿刺或胸腔镜活检。在需要时可以早期行辅助治疗。

【诊断】　本病恶性程度高，早期诊断很重要。确诊需要组织学病理检查。Ⅰ型 PPB 易与先天性肺囊性病相混淆，如先天性肺气道畸形、气管囊肿、肺囊性腺瘤样畸形、隔离肺、肺囊肿，另外需要与胎儿肺间质肿瘤(fetal lung interstitial tumor, FLIT)相鉴别。Ⅱ型和Ⅲ型胸膜肺母细胞瘤鉴别诊断包括其他少见的肺良性肿瘤及感染造成的肺实变、原发或继发的横纹肌肉瘤、畸胎瘤、滑膜肉瘤、其他梭形细胞/未分化细胞肉瘤，以及肺母细胞瘤。

【治疗】　胸膜肺母细胞瘤是一种恶性程度高的高侵袭性肿瘤，完整手术切除对于 PPB 的预后至关重要，对于肿瘤巨大无法完整切除的患者，可先行穿刺活检或手术活检，明确病理后经化疗 4~8 个疗程使肿瘤体积缩小，再进行根治性手术。术中需要保护好肿瘤周围重要组织、血管及神经，注意周围肺、胸膜、膈肌处是否有转移瘤组织。手术的方式目前仍然有一定的争议，根据病变范围常

见的手术方式有囊切除、肺段切除、肺叶切除或全肺切除等。目前没有这些手术方式与疾病预后的相关研究。Ⅰ型 PPB 易与先天性肺囊性病相混淆，但目前尚无因术前诊断肺囊性病，待病理结果提示 PPB 后再做二次手术的报道。所以在肺囊性病变的手术中，通常仍以切除病灶为主，手术过程中一般不选择手术扩大切除。文献报道，对于Ⅰ型病变，切缘阴性可能是足够的，但化疗可降低复发风险并改善Ⅰ型病变儿童的预后。因此，推荐所有 PPB 儿童采用手术联合化疗。化疗药包括长春新碱、环磷酰胺、阿霉素、放线菌素 D、顺铂、依托泊苷等。放疗的作用是有争议的，用于治疗复发或术后有残留的病例。

【预后】　胸膜肺母细胞瘤是一种少见的小儿恶性肿瘤。间胚叶组织分化的好坏对患者预后影响很大。文献报道，Ⅰ型、Ⅱ型、Ⅲ型 PPB 的 5 年生存率和无瘤生存率分别为 91% 和 82%、71% 和 59%、53% 和 37%。PPB 存在从Ⅰ型向预后更差的Ⅱ型、Ⅲ型进展的可能。很晚出现症状、高的误诊率以及胸膜肺母细胞瘤的高侵袭性造成其预后不良。因此早期诊断、治疗是决定预后的关键（图 22-15、图 22-16）。

（三）炎性肌纤维母细胞瘤

【历史】　炎性肌纤维母细胞瘤(inflammatory myofibroblastic tumor, IMT)以前认为它为一种炎性

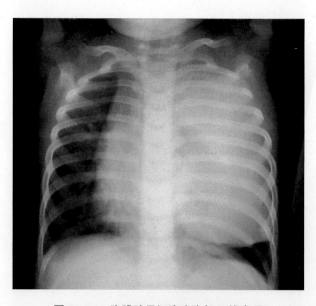

图 22-15　胸膜肺母细胞瘤胸部 X 线表现

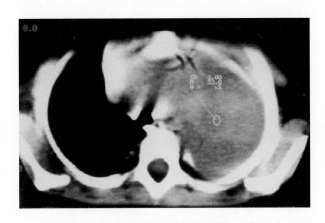

图 22-16　胸膜肺母细胞瘤胸部 CT 表现

增生性病变,属于一种良性非肿瘤性疾病,以前又被称为炎症性肌纤维细胞增生、浆细胞肉芽肿、炎性假瘤、纤维组织细胞瘤、黄色瘤性假瘤、浆细胞 - 组织细胞瘤综合征、炎症性纤维肉瘤等,但因部分病例出现转移、侵犯或复发,2002 年世界卫生组织(World Health Organization,WHO)定义为:由分化的肌纤维母细胞性梭形细胞组成,常伴大量浆细胞和 / 或淋巴细胞的一种间叶性肿瘤。

【病因】　迄今为止,该病的病因仍不清楚。目前认为多继发于手术、创伤、放疗、感染、类固醇激素的使用、自身免疫反应、间变性淋巴瘤激酶(ALK)的异常表达、基因变异等。

【症状和体征】　大部分起病隐匿,经常由常规体检发现。临床症状较轻且不典型,部分患者可有咳嗽、咳痰、胸闷、胸痛、咯血等症状,全身性症状可表现为发热、贫血、体重下降等症状。

【辅助检查】

1. 实验室检查无特殊,部分病例可表现为红细胞沉降率增加,血小板增多等。

2. 在影像学表现上,大部分肺部 IMT 表现为肺内实性肿块或结节,缺乏特征性表现。CT 表现多样,可分为浸润型、肿块型及结节型。病灶单发多见,右下肺多于其他肺叶,常位于肺周边表浅部位,边缘清晰。不同密度影像提示有不同组织类型混合存在。

【诊断】　目前对炎性肌纤维母细胞瘤的诊断尚无特异性方法,术前明确诊断主要依靠支气管镜及 CT 引导下穿刺。肿瘤穿刺活检或切除后病理诊断是金标准。

【治疗】　肺部 IMT 属于低度恶性肿瘤,部分可能出现恶化、转移,遂需早期行手术治疗。手术目的:①祛除病灶;②明确诊断;③指导进一步治疗。手术方式包括肺楔形切除、肺叶或全肺切除。

【预后】　大多数病例完全切除预后很好。也有个别自发消退的病例。复发通常发生在切除不完全的病例。个别病例会发生远处转移。

(曾骐　张娜)

第七节　食管疾病

一、食管异物

食管异物(foreign body in esophagus)是儿科常见的急症之一,不及时取出有引起严重并发症的危险,临床应予以足够的重视。本病可发生于任何年龄,老年人最多见,其次为小儿,以 10 岁以下儿童多见。儿童喜将玩具含在口中玩耍,可因误吞而造成食管异物。

【发病率】　食管异物在人群中的发病率尚无确切统计,总体而言,儿童患病率略低于老年人,但多于青壮年,年长儿多于年幼儿。男性患者的食管异物发病率明显高于女性,原因可能是男孩较为活泼、好动。

【原因】　①家长或托管人员照看不严,婴幼儿喜欢在玩耍时将各种物品放入口内或被其他年幼儿放入口内;②儿童咽喉部保护性反射不完善,磨牙发育不全,食物未经充分咀嚼,尤其在注意力不集中时不易感觉食物中的异物而囫囵吞咽,如枣核、鱼骨等;③儿童食管相对狭窄,加之食管受刺激时易发生痉挛,较小块食物坠入食管即可能造成食管异物;④青少年进食仓促或疏忽;⑤食管本身的疾病如先天性食管狭窄、食管闭锁术后局部管腔变细,也是食管异物发生的原因。

【异物种类与部位】　食管异物中最常见的是动物性异物,如鸡蛋壳、排骨片、鸡骨、鱼骨等;其次为金属性异物,如硬币、徽章、耳钉、金属钩、裤钩、发卡、图钉、弹簧、开口别针、折断刀片、钮扣电池、圆铁片、金属顶针、钢珠等;再次为化学合成类异物,如塑料片、橡胶管等;最后为植物类异物,如

22

枣核、杏核等。总之,食管异物的种类多种多样,而异物的形状、化学性质是决定病情和治疗方式的重要影响因素。

受解剖因素的影响,食管不同部位的异物发生率有明显不同。位于颈段的第一狭窄即食管入口是异物最常发生的部位,发生率占全部食管异物的 60% 以上。这主要与以下因素有关:食管入口是整个食管最狭窄处,并且对异物具有首当其冲的截留作用;该处前方有环状软骨、气管,后方有颈椎,周围有较多的肌群及神经血管包绕,使异物易于嵌顿;而且该处食管黏膜皱襞多且变化大,黏膜受损后易发生糜烂、肿胀,使异物更难移动;小儿的神经反射尚不健全,一旦异物进入下咽便可使食管括约肌发生反射性痉挛,也导致异物易嵌顿于该处。第二狭窄位于胸腔,毗邻许多重要脏器,发生致命并发症的概率最高,尤其对于形状不规则的异物,应特别重视。该处异物发生率约占 20%。下段食管异物的发生率最低,占 10% 左右。异物嵌顿的部位是选择处理方法的重要依据。

【病理】 异物的形状和体积是影响食管病理改变的最大因素。通常情况下,异物部分或全部堵塞食管,患者进食不足,时间较长则影响营养供养而造成患者饥饿、脱水、电解质紊乱。就局部病理变化而言,主要有以下几种情况。

光滑的异物,如硬币、肉块、纽扣、圆核等一般对食管黏膜的损伤较小;而表面粗糙不平但体积不大的异物,可以造成黏膜层轻微创伤,这种损伤多能自行愈合。若异物较大、边缘锐利的或带有腐蚀性,则可损伤黏膜达到肌层,形成穿孔、狭窄、憩室和瘘。若异物穿破食管黏膜肌层,早期形成食管周围炎、后期可形成纵隔感染、脓肿、气胸和胸膜炎。在颈部,可出现颈间隙感染;最严重的后果是异物穿破食管,扎入大血管或腐蚀大血管引起急性大出血而死亡。近年来,纽扣电池类异物发生率明显增加,由于纽扣电池具有明显的腐蚀性,导致严重并发症的比例也随之明显增高。

【症状】 患者临床表现多样,但大都有突然哭闹、烦躁、拒食、进食呕吐或流涎,甚至呼吸困难等表现。

1. 吞咽困难 由于异物本身的嵌顿堵塞或刺激引起食管痉挛而至吞咽困难,其程度与异物停留的部位、形状和有无继发感染水肿等因素有关。较小异物或扁平异物,患者在短时间内仍可进流食、半流食。如异物较大或合并感染,患者吞咽困难明显,严重时不能饮水、吞咽唾液也常感困难,勉强吞咽时可有伸缩颈部、面部紧缩等痛苦表情。因唾液不能顺利咽下,患者常有流涎症状。

2. 吞咽疼痛 异物较小或较圆钝时,常仅有咽下梗阻感。尖锐异物或有继发感染时,疼痛较明显,吞咽时加重。异物位于食管上段时,疼痛部位常在颈根部或胸骨上窝,位于食管中段的异物常伴有胸骨后疼痛或后背疼痛,位于食管下段的异物疼痛多不明显,可表现为上腹部疼痛或不适。

3. 呼吸道症状 儿童气管管径细、管壁软,较大的异物位于食管入口时挤压喉部往往发生呼吸困难;在食管内可向前压迫气管后壁而出现相应的呼吸症状;异物穿透气管食管壁进入气管,则可出现咳喘、进食呛咳等表现。

4. 颈部活动受限 嵌顿于食管上段的尖锐异物,或已经并发颈部周围炎者,因颈部肌肉保护性痉挛而使头部固定在一个位置,使颈部活动受限。

5. 感染、呕血或黑便 异物导致食管穿孔,发生食管周围脓肿、纵隔脓肿、脓胸,则可出现胸痛,吐脓。异物直接损伤或感染侵蚀血管则可有呕血、黑便、便血等,尖锐异物嵌顿在食管第二狭窄导致主动脉弓大出血最为常见。

【并发症】 食管异物并发症的发生与异物性质、形状、存留时间、进食状况及处理方法等因素有关。儿童食管异物一旦引起并发症要及时处理。

1. 食管穿孔 按照穿孔原因可分为两类。一类为锐利异物,受吞咽的强力作用造成急性穿孔损伤。穿孔部位多在咽喉以下的颈部食管。穿孔当时可有剧痛、吐血、呛咳、发绀、吞咽及呼吸困难等表现。以后逐渐出现颈部肿痛、皮下气肿及发热,则可诊断食管穿孔。造影检查可确定诊断并明确穿孔部位。另一类为异物已进入纵隔内食管并卡在某处不动,慢性压迫食管壁造成局部坏死,周围组织粘连,可形成慢性穿孔。带有腐蚀性液体的异物,如纽扣电池在消化液的浸泡下,含有的强碱性液外溢,腐蚀食管黏膜,有时尽管异物已经取出,但是其碱性液仍然在侵蚀黏膜,极易发生食管穿孔。此类可疑穿孔的诊断主要靠影像学检查发现局部积气水肿,食管造影或三维成像可了解食管及其周围的详细情况,再考虑镜检或手术探查。

2. 食管及食管周围炎　食管黏膜或肌层损伤后感染,或食管穿孔后炎症向外扩散,可并发食管周围炎、纵隔炎。患者多有高热等全身中毒症状,X 线检查显示纵隔增宽。穿孔位于颈段食管时,化脓性炎症可经食管后隙侵及咽后隙并发咽后脓肿,后期也可出现食管瘢痕狭窄。

3. 大血管损伤　是食管异物最严重的并发症。食管中段尖锐异物嵌顿致管壁穿破,引起食管周围化脓性感染。若病变累及主动脉弓或锁骨下动脉等大血管,可引起致命性大出血,表现为大量呕血或便血,治疗困难,应重视预防。食管 - 主动脉瘘形成假性动脉瘤时也可以突然破裂大出血,死亡率极高。

4. 颈部皮下气肿或纵隔气肿　食管穿孔后,咽下的空气经穿孔外溢,进入颈部皮下组织或纵隔内形成气肿,当异物取出后大多可逐渐自行吸收。

5. 气管食管瘘　由于异物嵌顿,压迫食管致管壁坏死,尖锐异物或腐蚀性强的纽扣电池直接穿破气管、食管壁,病变累及气管、支气管,形成气管食管瘘,导致肺部感染。

【诊断】　异物史明确的患者诊断多无困难。但由于年龄较小的儿童不能明确主诉,有时家长也不能提供准确的异物吞入史,此时若临床表现不典型,就容易漏诊、误诊,甚至可使异物存留数年。因此,对不明原因突然出现的进食困难、食后即吐等症状,在排除了急性感染的情况下,要高度怀疑食管异物的可能,应常规摄胸片或行食管造影,必要时做纤维喉镜或食管镜检查,以了解喉部、食管入口、食管的情况。

1. 病史及症状　异物史及症状是临床诊断最重要的依据。年龄较小的患者进食带核食物或口含玩具后突然出现哭闹、不愿进食、口涎外溢等表现时,应高度怀疑食管异物。年长儿常能说清咽下系何物及吞咽疼痛和梗阻感,更有助于诊断。

2. 体征　食管上段异物因压迫颈根部而出现疼痛,常引起头颈部活动受限;食管周围炎及周围脓肿可发生颈部肿胀、高热;如有食管穿孔可形成皮下气肿;食管中下段异物体征常不明显。

3. X 线检查　X 线检查是诊断食管异物的有效手段。对于不透 X 线的异物,可以直接显示其形态、大小、位置;对于透光异物,则需要多次小口吞服造影剂。食管造影可显示造影剂充盈缺损或造影剂分流现象。细小异物可吞服造影剂加棉絮,棉絮挂于异物之上而在该处显影。对疑有食管穿孔者或小婴儿忌用钡剂造影,可改用碘油造影。

4. CT 检查　可以发现异物所在的位置及其与周围的关系。

5. 喉镜或食管镜检查　用间接喉镜或纤维喉镜检查下咽部及喉入口,可发现食管入口异物或发现梨状窝有唾液存留。食管镜检查可以明确诊断并取出异物。

【治疗】　食管异物的治疗以手术取出异物为主。依据异物的形状、大小、位置采取不同的处理方法。婴幼儿食管异物,如患者无明显症状,异物已越过食管入口,可密切观察 24 小时,随时行胸透了以解异物有无下行,如已入胃,多能自行排出。一旦发生异物嵌顿,不要让患者强吞食物,以免加剧对食管壁的损伤而引发严重并发症。

1. 麻醉方法　儿童的解剖生理特点与成人不同,小儿喉软骨部较软,受压后易变形。单独在表面麻醉或全身麻醉而无气管插管下行硬食管镜手术,置入食管镜时压迫喉部,可出现喉痉挛窒息。如遇胃内容物反流,则易误吸入气管。因此,硬食管镜手术应在全身麻醉及气管插管下进行。全身麻醉并行气管插管,能有效地保证呼吸道通畅,避免喉痉挛窒息,使手术更安全。另外,全身麻醉下的手术患者痛苦小,避免了局部麻醉下手术时因患者哭闹挣扎而损伤食管。当有全身性疾病时,手术更应在全身麻醉下进行。

2. 手术方法

(1) 直达喉镜取异物:适用于位于食管入口的异物。此方法简便快速,无须全身麻醉,但有局限性,有时可能压迫喉部引起窒息。

22

（2）Foley 管法取异物：对于外形规则、边缘圆钝的异物，可采用 Foley 管法取出异物。异物与食管壁之间要有缝隙，以便将 Foley 管从此缝隙置入并越过异物。利用 Foley 管的气囊顶住异物，向上牵拉将异物带出。此方法为非直视下手术，术前 X 线定位十分重要，亦可在 X 线监视下操作。此方法操作简便、快速，无须麻醉，手术对食管的损伤小，患者痛苦小，术后能很快进食，尤其适用于取出硬币、扣子等异物。

采用 Foley 管取异物时，患者取仰卧头侧位，以免食物反流引起误吸。Foley 管的型号根据患者年龄及异物的位置来选择。一方面，保证 Foley 管的长度在经鼻或经口置入食管时能将气囊越过异物；另一方面，Foley 管气囊充气量应较常规适当加大，这样才能在向上牵拉时有效地将异物带出。婴幼儿使用 Foley 管取异物时，应使用开口器，以便当异物从食管中取出到达口腔后，操作者能及时将滞于口中的异物取出，避免异物的再次咽下，同时应准备吸引器和直达喉镜以备不测。

（3）硬食管镜取异物：对于大而尖锐异形的异物，可通过硬食管镜取出。食管镜手术是在直视下进行的，对异物在食管内的情况有更直接的了解，可以减少对食管的损伤。硬食管镜应根据患者的年龄、异物的形状及位置进行选择。在实施手术时，特别是在取尖锐异物时应尽量将异物的尖部钳夹住，以防止其对食管壁的损伤。如异物较大不能从食管镜中取出，可以钳夹住异物与食管镜一并退出，并利用食管镜的唇部遮住异物的尖部，而不能盲目夹取。

（4）食管镜检查时将异物推入胃内：对于小而光滑的异物在不易取出时可将其推入胃内，任其由肠道排出；异物位置压迫气管影响了呼吸，镜取时间过长患者已不能承受的；异物形状特殊，有钩无法向上拉出时可以向下推移，推入胃内，开腹切开胃，取出异物，这样也避免了开胸手术；纤维胃镜也可以帮助推入胃内的异物的取出。但以下情况尽可能避免将异物推入胃内：有毒性物品和锐利突出的坚硬物品；巨大异物下推困难者。

异物推入胃内后，患者应多吃含长纤维的菜以帮助包裹异物安全地从肠道排出。禁服泻药（泻药促进肠蠕动，可促发肠梗阻和穿孔）。一般能通过幽门的异物，都能从粪便排出，时间一般不超过 2 天。异物推入胃内后需注意观察，下列情况应考虑内腔镜下或切开胃壁取异物：经过多日后，X 线透视证实异物仍停留在胃内，不能通过幽门者；异物长度超过 6cm，很难通过十二指肠降部和升部弯曲处；异物边缘锐利或呈针状物时，容易造成大、小肠穿孔。

（5）颈侧切开或开胸取异物指征：食管镜试取失败又无法推下入胃者；异物嵌入食管壁较深，异物已被肉芽组织包裹，硬食管镜手术较为困难者；已造成食管穿孔而异物仍然难以取出者应考虑切开食管取异物。异物位于食管入口处，可经颈侧切开食管；异物位于食管胸段，可通过开胸切开食管。颈侧切开或开胸的主要目的是取出异物，保护邻近重要器官，探查食管周围组织并酌情行 I 期食管穿孔修补术。位于食管中下段，毗邻气管和大动脉的尖锐异物（如带钩义齿），食管镜下强行取出易造成动脉食管瘘或气管食管瘘等严重并发症，应考虑请胸外科开胸取异物。

3. 并发症

（1）并发症的预防及处理：进行硬食管镜操作时，应注意操作轻巧，保护食管壁，以减少在取出异物过程中对食管壁的再损伤。对于腐蚀性异物如钮扣电池，更应特别重视，因其停留在食管内可发生碱性液外溢，腐蚀食管壁，轻者可引起消化道出血，严重的可引起食管穿孔、破裂大出血，甚至危及生命，应及时取出。术后应密切观察有无食管穿孔破裂及出血的表现，如呕血、便血，并及时对症处理。吞入腐蚀性异物的患者，应在出院后追踪有无食管狭窄的发生。

小儿食管异物一旦引起并发症要及时处理。如果并发症较轻，术后应予以禁食、补液、抗炎等常规治疗，禁食时间可缩短，为 1~6 小时，开始进食后应先予以水、奶等流食，逐渐过渡到正常饮食。对于食管穿孔等严重并发症，早期发现并及时处理十分重要。对于尖锐异物，早期取出后应立即行 X 线检查以排除食管破裂所致的纵隔气肿。当出现纵隔气肿时，首先应禁食或鼻饲。气肿吸收后，可以进行食管造影，确认没有食管瘘，才能进食。并发气管食管瘘者，应给予鼻饲以加强营养，待瘘口自然愈合，一般不会超过2个月。如无愈合希望，需行手术修补。并发颈深部或纵隔脓肿者应适时切开引流，以控制感染。有食管异物或术后几天内突然呕吐鲜血，是大动脉瘘形成假性动脉瘤或大静脉破裂先兆出血征象，为紧急开胸探查的指征，应与胸外科配合立即开胸修补破裂血管，方有获救可能。

（2）食管异物穿孔及并发症的处理：①异物问题。尽早取出异物，才能最有效避免或减轻并发症。对于异物尖锐、存留时间较长、可疑食管穿孔的患者，镜检有较大的危险，必要时可开胸探查取异物。由于食管水肿，插入食管镜比较困难，而且食管穿孔需要缝合，周围气管特别是大血管需要保护，突发大出血时需要抢救，镜下操作万一发生问题常措手不及。开胸要根据影像所见，选择左（右）侧胸膜内（外）切口，充分暴露穿孔部位及大血管，方可逐步探查食管穿孔及异物。在近异物处切开食管，看清情况后，取出异物，做瘘口缝合。②气管食管瘘问题：气管穿孔者，需要检查是否有软骨损伤，特别是感染坏死。因为软骨很难愈合，一般需切除缝合。缝合方法一般是将上、下软骨环缝拢即可（单纯软组织伤也同样缝合）。为了安全，避免吻合口瘘，可以同时做气管切开。③大血管损伤：食管异物引起颈部大血管损伤，有异物堵塞及周围粘连，或已形成假性动脉瘤，暂时可不出血，但任何轻微的移动，随时都可能发生致命性出血，来不及抢救而于术中死亡。需事先了解穿孔周围情况。如果有血管损伤的可能，需先暴露可能出血处血管的远近段，置入应急止血带，试验证明能影响穿孔处搏动，方可探查穿孔。也可暂时阻断远近段血管，再进行探查、取异物。若发现血管损伤，应及时修补缝合。对事先无准备的突发性大出血，可用手指并拢压迫异物处，吸引器清理积血。同时另一人压住异物处的远近段血管处（两处需同时压住。注意：出血控制后，三处压迫都不能动）。迅速清理术野，暴露出血血管后夹住，方可进行缝合处理。如系动脉侧壁损伤，则可切断后做端-端吻合，以免发生狭窄或假性动脉瘤。如果出血不能有效按压控制，患者情况也不允许拖延，

应以纱布填塞压迫，等待抢救休克生命体征平稳后，再计划探查。

尽管采取了很多措施，食管穿孔尤其是大血管损伤患者的死亡率仍然很高，术后合并症也较多。所以，关键还在于对危险性异物的预防。危险性食管异物最常见的是枣核和骨屑等锐利坚硬性异物。一种情况是小儿吃枣馒头、喝枣粥等误吞枣核后，如果在食管内转为横向，则可能长期停留不动，慢慢压迫食管导致穿孔。另一种常见情况是小儿喝排骨汤，枣核形状的骨屑混在汤中，大口喝下，卡入食管，横向停留较长时间后可发生食管穿孔。所以此类饮食必须仔细挑拣后再给小儿食用，必须使较大患者懂得吞咽类似物品的危险性。万一误吞，立即观察是否平安进入胃内，如果感觉仍在食管，应尽快确诊，早日取出。水肿之后再取，危险性将大大增加。

【预防与宣教】　儿童食管异物的预防应注意以下几点：①加强对家长的宣教，注意对儿童的看护；塑料碎片、金属小制品如别针、拉链、钱币、饰物等要妥善保管于儿童不能触及的地方。②纠正儿童喜将硬币、金属片、针等含于口中的不良习惯。③喂食婴幼儿的食物中注意挑出骨片，不要喂食含有果核的食物。④教育幼儿进食时细嚼慢咽，进食或喂食时勿玩耍、逗乐、哭闹。⑤注意对青少年进行心理健康的引导。

（张杰　赵靖）

二、食管化学烧伤

食管化学烧伤（chemical burn of the esophagus）是由于吞服强酸或强碱等腐蚀剂导致食管壁的化学腐蚀伤，随着损伤的修复，食管发生瘢痕狭窄，影响患者进食。严重的食管烧伤可在短时间内发生上消化道穿孔和大出血，甚至死亡。由于儿童辨别能力有限，容易误服化学腐蚀性物质而造成食管烧伤，引起食管瘢痕狭窄及食管穿孔。因此，儿童是食管烧伤的主要易患人群，尤以5岁以下幼儿最多见。

【发病率】　本病发病率尚无确切统计。随着社会经济的发展，消毒剂等化学腐蚀品在家庭中普遍应用，因误服消毒剂所致小儿口腔、食管烧

伤发病率有所增加,已成为重要的儿童意外损伤之一。

近年来,随着人民物质生活的不断提高,人们日常接触强酸、强碱类物质的机会逐渐减少,食管化学腐蚀伤有所减少。但是发生在北方地区的病例仍然多于南方,农村多于城市。

【原因及预防】幼儿和学龄前儿童对有害物质的辨别能力差,常因误服腐蚀性物质而造成消化道损伤。最常见的腐蚀剂是强碱(如氢氧化钠),约占85%。强酸(如浓硫酸、盐酸)次之,约占10%。此外,误服来苏、碘酒、高锰酸钾等在临床也常见到。在某些地区,习惯用氢氧化钠加入碳酸钙调制粉浆用来刷房,或用氢氧化钠(火碱)洗刷抽油烟机,这种液体若被小儿吞服,可造成严重的消化道烧伤。此外,有患者因误喝开水而烫伤食管,但一般损伤程度较轻。预防食管烧伤应注意:对腐蚀剂尤其是强碱、强酸要严格管理,要放置于患者不能接触之处;加强教育,防止青少年有自杀意图而食入腐蚀剂。

【病理生理】

1. 食管烧伤部位　食管化学性烧伤以食管中段最多,约占70%,而且程度多较重;其次为食管下段,约20%的患者可伤及该部位;上段损伤仅占10%左右。多发性食管烧伤狭窄者约占25%。全段烧伤狭窄者少见。

食管腐蚀伤的侵蚀部位与解剖结构及吞咽功能有关。在化学物质的强刺激下,环咽肌及食管强烈收缩,腐蚀剂快速通过食管入口及上段向下,经中、下段入胃。由于吞服腐蚀剂的量一般不会太多,多于中段即已"消耗殆尽",因此食管下段损伤又少于中段。

2. 病理改变　酸性物质烧伤和碱性物质烧伤所致的病理改变不同。酸性物质可使接触面发生凝固性坏死。但是,由于食管鳞状上皮外的黏液耐酸,加上凝固结痂也可阻止酸性物质向深部组织渗透,食管壁深部组织受损相对较轻。但酸性物质进入胃后由于胃液也为酸性则对胃的烧伤较重。碱性物质能皂化脂肪并溶解蛋白质,析出的氢氧离子可继续深入肌层造成食管壁更严重的组织坏死,烧伤的深度与碱液的浓度密切相关。由

于胃酸的中和作用,碱性液的烧伤较少累及胃部或胃壁受损较轻。食管化学烧伤早期组织水肿,后期坏死脱落后形成溃疡,周围组织增生,肉芽长大,胶原聚积粘连和瘢痕形成,从而引起食管狭窄。

3. 分期、分级　小儿食管烧伤的严重程度与误服化学烧伤剂的性质、数量、浓度以及与食管接触时间等有关。强碱物质腐蚀性强,可造成严重食管灼伤,形成食管瘢痕狭窄,重者可引起食管穿孔或瘢痕闭锁;强酸物质所致损伤不易向食管深部侵犯,形成的瘢痕一般比较浅,发生狭窄也较轻,但若误服量大可发生酸中毒,而且强酸进入胃内对胃的损伤较大,甚至造成胃穿孔,引起急腹症。因此,酸性腐蚀剂烧伤应更加注意胃内情况。根据累及组织的深度和病理改变情况,食管烧伤大致可分为三度。

Ⅰ度烧伤:腐蚀剂性质温和、浓度低、量少且停留时间短时,一般仅伤及黏膜及黏膜下层,局部表现为充血、水肿、渗出,继之损伤上皮脱落,黏膜较快地进行再生修复。多于数天内痊愈,一般不发生瘢痕狭窄。常见于误服碘酒、来苏等引起的灼伤。

Ⅱ度烧伤:除损伤黏膜及黏膜下层外,还累及部分肌层。早期(1~4天)食管黏膜充血、出血,表层坏死,局部出现膜性渗出物。继之假膜脱落,形成深层溃疡及肉芽。2周左右病变逐渐停止发展,炎症开始消退。第3周创面开始修复,纤维结缔组织形成并收缩。至第4周瘢痕收缩逐渐形成狭窄。重塑的狭窄食管管壁粗糙,弹性及蠕动功能差,患者出现明显的吞咽困难等表现。

Ⅲ度烧伤:烧伤深达食管全层,甚至侵蚀食管周围组织。严重者可发生纵隔炎。急性期可有中毒及电解质紊乱症状,可致休克及死亡。幸存者多发生严重瘢痕狭窄并遗留并发症,治疗困难。

【临床表现】

1. 急性期　烧伤的严重程度不同急性期持续的时间也长短不一,多在1周左右。伤后可立即出现唇、舌、口腔、咽喉和胸骨后烧灼痛。幼儿表现为拒食、哭闹不安、口涎外溢等。食管穿孔的患者常诉胸痛、憋气,伤及大血管则突发咯血、呕血

而很快死亡。伤后 1~2 小时发生黏膜水肿,6~8 小时达高峰,24 小时内局部情况可基本稳定。水肿累及喉部可出现声音嘶哑及呼吸困难,严重者可因喉梗阻而窒息。口唇、舌、口咽部可见水疱形成,水疱破溃后出现溃疡,有时上覆白膜。此期应注意患者呼吸、体温、中毒症状、水电解质紊乱等情况,严防休克及窒息。

2. 缓解期　又称炎症消散期。持续 1~3 周。此期急性炎症减轻,食管水肿及充血消退,口腔、咽部溃疡及食管浅层溃疡开始愈合,全身及局部症状逐渐缓解,吞咽功能部分恢复,可进一般饮食,有时可被误认为已痊愈。

3. 瘢痕狭窄期　一般出现于烧伤后第 3~5 周。此期创面开始修复,结缔组织增生,瘢痕形成并逐渐收缩。患者再度出现吞咽困难且症状更加严重。若发生食管闭锁,则食后即吐或滴水不进。此期患者逐渐出现酸碱失衡、水电解质紊乱及营养不良。

【并发症】

1. 全身并发症　吞服强腐蚀剂致烧伤严重时,可因进食饮水困难而引起酸中毒、水电解质紊乱、肾衰竭、休克等并发症,累及喉部及大气道者可引起呼吸困难和窒息。引起全身并发症者预后较差,重者在烧伤后数小时或 1~2 天死亡。

2. 局部并发症　①出血:伤后数天内可有小量吐血及便血,为直接损伤出血及创面渗血所致。量较大的出血一般出现于 1~2 周,为坏死组织脱落血管破裂引起。可因急性大出血而死亡。因此,对重度烧伤的患者,1 周左右各种症状虽有缓解,但仍应避免剧烈活动,避免摄入过热、过硬的食物。②食管穿孔和纵隔炎:见于吞服腐蚀剂性质浓烈、剂量较大的患者。碱性腐蚀剂较酸性者更易发生。多在食管中、下段左侧壁发生穿孔而累及左侧胸腔,引起纵隔感染。偶尔可形成气管食管瘘。③呼吸道损伤:患者吞服腐蚀剂时呛咳、误吸,继发的食管及食管周围炎等均可引起呼吸道炎症,常见的有喉水肿、吸入性肺炎、肺脓肿和支气管扩张症等。④口腔、咽部及胃的损伤也常见到。

【诊断与误诊漏诊】

1. 临床表现　大多数家长或患者本人可以提供明确的吞服腐蚀剂史,是本病的主要诊断依据。中、重度烧伤患者就诊时可能已出现唇、舌、颊部及口咽黏膜的水疱,溃疡,白膜或水肿,患者有吞咽疼痛、流涎、不能进食等症状。伤及声门及大气道时可出现声音嘶哑、呼吸困难,继之可出现脱水、酸中毒及肺部感染。有些患者可很快出现中毒性休克。伤后 1 周饮食逐渐恢复正常,数周后再次出现吞咽困难甚至不能进食,是本病的典型表现。

2. X 线检查　是食管烧伤后狭窄的重要检查方法,多在伤后 3 周左右,患者能吞服流食时进行。使用造影剂可发现食管狭窄的部位及严重程度。多采用钡剂造影,但对于怀疑有食管穿孔等并发症的患者,应采用碘油造影。轻度烧伤者,黏膜纹理基本正常或轻度增粗扭曲,后期瘢痕狭窄不明显。中度烧伤者,黏膜纹理粗糙紊乱,呈锯齿状或串珠状等不规则表现。重度烧伤者,管腔明显缩小,甚至呈憩室状或鼠尾状。也可发现食管穿孔等并发症。

3. 食管镜检查　可以直视下观察食管烧伤的情况,但有引起食管穿孔的危险,故不宜早期施行。晚期检查可观察到狭窄部位之起端,但一般难以通过狭窄段入口。尤其在缓解期和瘢痕形成后不宜强行将食管镜插入狭窄食管。故食管镜检查对多段或全食管狭窄者不宜采用。

4. 实验室检查　合并出血或感染时可见血白细胞计数升高或血红蛋白降低等相应的表现。

根据病史和临床表现大多不难做出诊断,但也有少数患者被漏诊或误诊,主要见于:病史不明确、烧伤程度又较轻的患者;就诊较晚,患者处于缓解期,医务人员经验少,容易误认为烧伤已痊愈;食管烧伤的患者中约有 20% 没有口唇、口咽烧伤的表现,容易被误诊。因此,医务人员应提高对本病发展规律的认识,遇有疑似患者时,注意详细询问病史,并适时行 X 线等相关检查,以明确诊断,尽量避免误诊漏诊,以免延误治疗。

【治疗】　儿童食管化学烧伤在不同时期的处理策略不同。患者初伤后大多在当地医院就近诊治,直到伤后数周或食管已出现瘢痕狭窄时才到大医院专业的耳鼻咽喉科就诊。近年来,基层医务人员和患者家长对该病的认识有所提高,患者就诊时间已大大提前。

1. **急性期的处理** 本期急救处理十分重要,基本原则是抢救生命,尽快终止损伤进展,减少并发症和预防瘢痕狭窄。注意维持呼吸道通畅,抢救中毒性休克,纠正水和电解质紊乱,减轻疼痛,维持营养。

(1)中和腐蚀剂及保护创面:强碱物质可用弱酸中和,以食醋、2%醋酸、果汁最为方便迅速;强酸物质则可服用肥皂水、2%~3%氢氧化铝。此外,无论误服强酸或强碱物质,均可立即口服蛋清或植物油等以保护创面,使用越早越好,伤后2小时以内效果最佳,否则作用不大。急救处理后应禁食,可给予静脉营养,3~5天后开始进流食,再由半流食过渡到普通饮食。

(2)对症及支持治疗:若损伤喉部可出现呼吸道梗阻表现,应紧急处理喉水肿,酌情进行气管插管,并准备随时进行气管切开。注意抢救休克,预防肾衰竭,补液供给营养,纠正水、电解质紊乱及酸碱失衡。伤后早期应静脉应用广谱抗生素预防感染。适时补充必需的维生素,必要时输血及血浆,对伤后恢复有益。

(3)肾上腺皮质激素的应用:目前意见尚不统一。多数学者认为,烧伤早期足量使用激素,有助于预防和治疗休克,减轻局部水肿及肉芽,促进创面愈合,减少纤维组织增生。尤其对于中度烧伤可能更有意义。一般是先用足量后递减至维持量、先静脉给药后改口服,直到开始食管扩张治疗时停药。曾有国外学者通过实验发现,激素能预防或减轻食管腐蚀伤后瘢痕狭窄的形成,但首都医科大学附属北京儿童医院通过对300余例食管灼伤患者的观察,证实凡误服火碱者即使应用激素也无一例不发生食管瘢痕狭窄。因此,应用激素对于食管狭窄的预防效果目前尚无定论。另外,对于合并严重感染或食管可疑穿孔者,应禁用或慎用激素。

2. **缓解期的处理** 烧伤后1周左右,病情逐渐稳定,进入缓解期。由于Ⅱ度以上烧伤的患者日后发生食管狭窄几乎不可避免,所以本阶段的治疗以预防和减轻食管瘢痕狭窄为主。对食管烧伤后瘢痕狭窄的预防措施主要有三类:药物、预防性扩张和食管留置扩张管。药物预防主要是用糖皮质激素以尽可能减少烧伤后瘢痕狭窄,同时以抗生素预防感染。预防性扩张是应用最广也最为有效的手段。伤后3周左右,可考虑开始预防性食管扩张。西方国家许多医学中心预防性扩张的成功率在60%以上,可能与其多数食管烧伤是误吞洗消剂引起,食管的损伤相对较轻,且患者多能及早到大医院进行规范治疗有关。而在我国,食管烧伤多由强碱或强酸引起,食管损伤比较严重,加之许多患者就医较晚甚至不能接受规范治疗,所以在我国食管扩张预防食管狭窄的成功率较低。此阶段食管壁脆弱极易穿孔,应谨慎增加扩张子的型号,扩张时注意力度要轻,不可过于勉强。另外,早期在食管中留置扩张子或硅胶管也可能有助于减轻瘢痕收缩。

3. **瘢痕狭窄期的治疗** 进入瘢痕狭窄期的患者,在治疗前,需进行X线或食管镜检查了解食管狭窄的部位和程度,食管有无溃疡、穿孔及憩室。并检查全身情况,若有营养不良及水、电解质紊乱,需先行纠正。治疗方法大致分为食管扩张术和食管重建术两种。本节重点介绍食管扩张术。

关于食管扩张治疗开始的时机选择问题,目前意见尚不统一。多数主张应在口、咽及食管黏膜的水肿、糜烂等炎症反应消退,停用糖皮质激素后,即瘢痕狭窄形成的初期开始正式的食管扩张治疗。发生食管瘢痕狭窄的患者,因进食困难多发生营养不良及水和电解质代谢异常,而且食管狭窄后再置鼻饲管非常困难,故患者经确诊发生食管狭窄后,应及早施行胃造瘘术。除可经胃造瘘注入食物改善全身维持营养状况外,还可留待日后施行食管扩张之用。食管扩张的方法有很多,包括经口扩张法、气囊导管扩张法和胃造瘘引线扩张法等。

(1)经口扩张法:即顺行扩张法,在20世纪70年代以前应用较多。适用于狭窄程度轻,狭窄段较短且无扭曲者。手术需在全身麻醉下进行。在食管镜下暴露狭窄段上口,以长辣椒形探子伸入狭窄口进行扩张。由于视野局限于狭窄上口,对狭窄段的操作具有盲目性,故穿孔率高。目前也有在全身麻醉后在食管镜直视下进行经口顺行扩张,安全性增加。

(2) 气囊导管扩张法:器械为特制的聚乙烯双腔导管,一腔为金属导丝,另一腔为气囊。在 X 线透视或纤维胃镜辅助下经鼻孔将双枪管伸入食管,越过狭窄后充气,气囊最大直径可达 15mm,保留数分钟后放气,撤出双腔管。此法的最大优点是进出食管过程无摩擦,不损伤黏膜,对于较大儿童效果较好。

(3) 胃造瘘引线扩张法:又称循环扩张法或逆行扩张法,是目前应用最多的方法。适用于不同程度的狭窄病例。具体步骤:①胃造瘘手术。入院后尽早施行。一般在上腹左旁正中切口,在胃前壁稍靠上血管较少处切开做双层荷包缝合,胃必须与腹壁固定,瘘口插入软管固定于腹壁上。②胃造瘘术后,准备一根丝线,长度相当于从患者耳根经前鼻孔至剑突下约 5cm 处之距离。令患者将丝线缓慢咽下。然后经胃瘘处向胃内注水约 200ml,再以吸引器经胃瘘口吸水,目的是将咽入胃内的丝线自胃瘘口吸出,将线的两端分别固定于口周和腹部以备扩张之用。③胃造瘘后 2 周左右即可开始扩张。将丝线两端连接无毒的硅胶或橡胶扩张探条,由口到胃或由胃瘘到口腔循环扩张,基本频率为每周 1 次。探条由最细者开始,顺利通过后,逐个型号加粗。待狭窄有改善,扩张频率即可改为两周或 1 个月 1 次,2 个月 1 次。不需扩张后再观察半年,可以正常进食。复查食管造影,最窄处≥0.5cm 后,即可行胃瘘修补术。此法的优点是:适用于大多数患者,设备简单,操作方便,无须麻醉,除胃造瘘外其他扩张过程均可在门诊进行;安全性高,并发症少,扩张后反应轻,患者休息片刻即可进食。

(皮名安 汪力)

三、新生儿先天性食管闭锁及气管食管瘘

先天性食管闭锁及气管食管瘘(congenital esophageal atresia and tracheoesophageal fistula,EA-TEF)是新生儿期严重危及患者生命,需要急诊手术矫治的先天性发育畸形。

据国外数据统计,本病发病率为 1/(3 000~4 000),根据目前的资料提示我国发病率较国外低。英国的发生率为 1/3 000,芬兰为 1/2 440,澳大利亚和美国为 1/4 500,总体来说男孩比女孩多。首都医科大学附属北京儿童医院在 1994 年 1 月—2004 年 4 月期间共收治先天性食管闭锁及气管食管瘘患者 187 例,其中男性患者 138 例,女性患者 49 例,考虑因性别歧视导致女性患者就诊率偏低。

【历史】 1670 年 Willion Durston 医生报道了一对胸部联体女婴中的其中一个食管近端盲闭,是关于食管闭锁的首次文字记录。1697 年 Hhomas Gibson 详细描述了 1 例食管闭锁合并气管食管瘘患者的基本解剖特征。他在文中写到:1697 年 11 月,我在为一个不能吞咽的患者看病,这个患者有强烈的食欲,可贪婪地将喂给他的奶吞下,但马上出现窒息,奶液均从口鼻流出。这例患者的尸检证实是食管闭锁合并远端气管食管瘘。1840 年 Thomas Hill 报道了 1 例食管闭锁合并肛门闭锁,是第一例食管闭锁合并其他畸形的报道。随着外科手术技术的发展,在 19 世纪中叶以后一些医生开始尝试手术治疗本病,但直到 1939 年手术才获得成功,Leven 和 Ladd 各自报道了 1 例分期手术成功的病例。1943 年 Haight 和 Towsley 首次报道了一期食管吻合成功的病例。1939—1969 年 Haight 共治疗了 284 例食管闭锁患者,总存活率为 53%。1999 年 Lobe 首次报道经胸腔镜延期吻合 I 型食管闭锁 1 例,2005 年 Holcomb 等组织多中心报道经胸腔镜手术治疗Ⅲ型食管闭锁 104 例,到目前为止胸腔镜治疗食管闭锁已经成为主流。在国内,1957 年上海石美鑫报道了第一例手术成功的食管闭锁病例,1961 年首都医科大学附属北京儿童医院亦成功治愈 1 例Ⅲ型食管闭锁患者,此后食管闭锁的治愈率在国内逐步提升,至 2014 年黄金狮在国内首次报道胸腔镜治疗食管闭锁的大宗病例分析,本病在我国的诊治水平已逐渐追赶上发达地区。

【胚胎学】 食管闭锁(EA)的发病机制目前仍不清楚。尽管有很多理论解释病因,但尚未形成统一的理论。大多数 EA 畸形为散发,因此本病可能并不是由简单的遗传基因机制所致,可能涉

及多个基因和复杂的基因环境之间的相互作用。

由于对人体前肠胚胎学的发育机制尚不完全了解,因此也很难解释 EA 的发病机制。Wilhelm His 是人类胚胎学的奠基人,他最早描述了人体呼吸系统的发育过程。他认为前肠的分隔是由于侧面纵行走向的嵴突向内融合所形成的,形成的隔膜将前肠分为背侧的消化道和腹侧的呼吸道,分隔过程是从尾端开始至头端终止。此后提出的其他发病机制均是以此为理论基础。Rosenthal 认为原始前肠内出现的纵嵴是内胚层上皮活跃生长的结果,最后导致纵嵴的融合并形成上皮性的气管食管分隔。但最近的一些研究却几乎没有发现能够支持这一前肠分隔理论的证据。1982 年 Zaw-Tun 重新研究了 Carnegie 研究所的胚胎标本后并为发现上述描述过程的证据,因此认为所谓的分隔过程的并不存在,通过计算应发生分隔区域的长度,他发现"分隔区域"从未比正常的前肠上皮厚。

1987 年 Kluth 等用扫描电镜研究了 2~5 天(相当于 Hamburge 和 Hamilton 14~26 阶段)的鸡胚胎前肠发育过程并观察到:

(1) 胚胎 14 阶段未能发现肺原基征象,咽囊远端的前肠是三角形的。

(2) 胚胎 14.5 阶段前肠的形状正在发生变化,在咽囊远端出现喉原基,同时可见到前肠上皮增厚,这是最初的肺始基。

(3) 胚胎 16 阶段肺始基是清楚易辨别的憩室样结构,这个憩室不是单一的气管芽,而是双侧对称的,这一区域是支气管发生的起点。尚未见到气管。

(4) 胚胎 19 阶段后气管开始出现。同时前肠的背侧顶点弯向腹侧成为咽和食管的分界点。

(5) 胚胎 18/19 阶段,前肠内侧壁未发现侧嵴,从头侧观察可见到发育中的气管和食管,但未发现前肠侧壁结构融合成上皮性的分隔。因此他们也怀疑气管食管分隔是否存在。

解释前肠胚胎学异常有很多理论,可主要分为以下四种。

(1) 食管闭塞理论:1902 年 Tandler 观察到在人体胚胎发育过程中十二指肠闭塞是正常的肠管

发育过程,因此 Kreuter 推论食管也存在这样的生理闭塞过程,食管的再通障碍可以形成单纯的食管闭锁。但食管上皮增生所致的闭塞期发生在胚胎的 19~20 阶段,而食管闭锁的发生早于 19~20 阶段。因而此理论现已过时。

(2) 分化生长异常理论:该假说基于活跃的细胞增生功能异常这一基础上。Yamasaki 注意到原始前肠背侧薄的细胞层和腹侧相当丰富的上皮细胞层两者之间存在差别,他提出气管和肺原基的迅速生长用尽了太多的生长潜能,以致背侧的消化道不能有足够的细胞物质供给而发育成食管。Gruenwald 也观察到了一系列相似的过程。分隔延迟伴气管迅速的延长可携带正在发育的消化管迅速向尾侧生长,这段食管不能分化成正常的食管。随着气管生长率的下降,头侧端的消化管开始分化,可能弥补之前的生长差异并与下段食管重叠,并最终融合形成正常的食管。

有人认为气管食管分隔的发育紊乱可造成各种类型的气管食管畸形,喉、气管食管裂是由气管食管分隔向头侧发育停滞造成的。

Stevenson 发现 44 例气管食管瘘患者中有75% 存在额外的椎体,主要发生在胸椎,因此他认为多体节化引起了胎儿过度弯曲,容易导致气管食管瘘。Pviekarski 和 Stephens 提出食管闭锁是由于胚胎发育过程中背侧结构异常分化生长并引起胎儿过度弯曲造成,该异常弯曲又使喉与气管沟侧壁的内胚层嵴排列、方向和长度紊乱,但有学者通过动物实验否定了这一假设。

最近,Kluth 等应用扫描电镜分离正常鸡胚胎标本证实在气管食管分隔区域存在一个皱襞系统,并提出这些皱襞生长的不平衡将导致不同类型的气管食管畸形。背侧皱襞的过度生长造成食管闭锁和气管食管瘘,喉皱襞的生长不足将产生气管闭锁,所有的皱襞发育不良将引起完全的喉、气管食管裂。

(3) 机械理论:该理论过去比较流行。有研究者认为心脏原基过大可以压迫正常发育的前肠腹侧,影响前肠的发育。其他人认为异常的血管(主动脉弓畸形)造成的压力可形成食管闭锁。也有人提出由于心脏的运动造成过多的液体积聚在肺肠隐窝,造成对前肠背侧的压力,使消化管发育中断。

(4) 血管闭塞:有实验证实中断胎犬的动脉循环可以引起肠闭锁,所以有学者推断中断胸段食管上部的动脉供血也可以形成食管闭锁。Lister对处于胚胎发育不同阶段的死胎行血管造影,发现胚胎发育第 4 周的胎儿成对的主动脉弓血管太小、位置太偏头侧,产生的压力不足以导致食管闭锁,所以认为食管闭锁可能由血液供应不足造成。

(5) 食管闭锁 - 阿霉素模型:1996 年,Diez-Pardo 等成功地用阿霉素诱导产生了 EA-TEF 的大鼠模型。在大鼠孕 8、9 天时往其腹腔内注射阿霉素可致 2/3 的胚胎出现食管闭锁和远端气管食管瘘,也可出现属于 VACTERL 综合征的合并畸形,这对进一步研究前肠发育的胚胎学、基因控制和食管闭锁的发病机制提供了新的视角。

随着阿霉素诱导食管闭锁胎鼠模型的研制方法日趋成熟,对该畸形的深入认识已引起越来越多研究者的兴趣。Gittes 对模型标本和人类的气管食管瘘组织标本进行分子学机制研究,提出远端的瘘管和食管来源于呼吸道,肺的形态发育缺陷是导致食管闭锁和气管食管瘘发生的原因。

一些分子或者分子途径已经被认为在食管闭锁和气管食管瘘的发病机制中起相关作用。Spitz 提出,在肢体和前肠的形成中 HOXD 组基因可能和 VACTERL 综合征连锁。Gittes 报道在鼠模型和人体气管食管瘘组织中细胞外信号途径的缺陷及促器官分化糖蛋白(Sonic Hedgehog,SHh)在气管食管瘘的发生中起重要作用。

为进一步了解食管闭锁 - 气管食管瘘及相关畸形的发病机制,今后还需进一步了解细胞、生物化学和基因信号以及和正常的细胞 - 细胞与细胞 - 间质之间的相互关系。

【病理分型】 1929 年 Vogt 根据放射学检查和尸检结果首先提出食管闭锁和气管食管瘘的解剖分型。Gross 将先天性食管闭锁分为 6 型。1955 年 Roberts 按闭锁两端距离将 Gross Ⅲ型分为Ⅲa 和Ⅲb 型。Ⅵ型为食管狭窄,多发生在中段,多数学者将其除外。国内常用的分型如下(图 22-17):

Ⅰ型(4%~8%):食管和气管之间不存在连接,无气管食管瘘。食管呈两个完全分离的盲端,而且两个盲端通常相距较远(≥4cm)。因近端食管呈盲袋样,唾液不能下咽,所以常表现为出生后大量唾液外溢。因不存在气管食管瘘,所以消化道内容物不能通过瘘道进入肺内,但是部分唾液可能会因为误吸进入气管,所以可能并发肺炎。正常新生儿出生后因哭闹而吸入大量的气体进入消化道,但是Ⅰ型食管闭锁远端食管是盲端,所以患者即使哭闹胃肠道内也不会存在气体,也很少出现腹胀。

Ⅱ型(0.5%~1.0%):食管的近端和气管形成气管食管瘘,食管远端为盲端。唾液容易通过瘘道进入气管,所以呛咳表现明显,并进一步导致肺炎。远端食管同样为盲端,胃肠道内也不会存在气体。远、近端距离通常较远。

Ⅲ型(85%~90%):食管近端为盲端,远端和气管形成气管食管瘘。出生后表现为大量白色泡沫样黏液经口腔溢出,偶因误吸有呛咳表现。因为远端食管和气管形成气管食管瘘,气体可进入胃肠道,常出现腹胀。如腹部压力过大可致胃内液体逆流进入气管。远近端食管之间距离 >2cm 者为Ⅲa 型,<2cm 为Ⅲb 型。

Ⅳ型(1%):食管远、近端均和气管形成气管食管瘘。近端食管在前壁于盲端近侧 0.5cm 左右发

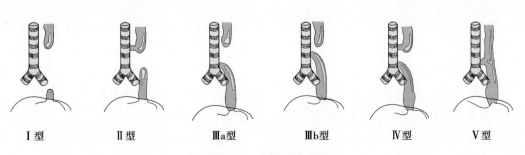

Ⅰ型　　　Ⅱ型　　　Ⅲa型　　　Ⅲb型　　　Ⅳ型　　　Ⅴ型

图 22-17　食管闭锁分型

出细小瘘管进入气管,唾液可通过近端瘘进入气管,气管内气体也可通过远端瘘进入胃肠道。远、近端距离通常较近。

Ⅴ型:食管未真正闭锁,只在气管和食管之间存在一个单纯的气管食管瘘。新生儿出生后可以进食,但可能出现呛奶。部分患者因瘘管细小,新生儿期可能漏诊。漏诊患者可反复肺炎。因为病理解剖形态类似字母 H 或者 N,所有又称为 H 型或者 N 型食管闭锁。

【病理生理】 食管闭锁-气管瘘之所以异常严重并危及生命可以从病理生理方面来解释。现以最常见的Ⅲ型为例介绍。

1. 高酸度的胃分泌物通过气管食管瘘反流进入气管,使肺实质发生严重的化学刺激性肺炎。

2. 由于食管上段盲袋容量较小,婴儿不能吞咽唾液,导致唾液积聚在盲袋内,最终会厌反流入气管和支气管,引起吸入性肺炎或肺不张。

3. 气体可经过气管食管瘘进入胃肠道引起腹胀,使膈肌抬高,严重影响新生儿通气量,并最终导致呼吸衰竭。如合并远端肠梗阻,如十二指肠闭锁或肛门闭锁,近端肠胀气更明显,呼吸困难也更严重。

【临床表现】 由于食管闭锁患者不能吞咽唾液,出生后很快表现出唾液过多的症状,带泡沫的唾液从口腔、鼻孔溢出,因此又被称为“螃蟹宝宝”。反流的口腔分泌物容易导致阵发性咳嗽、窒息甚至暂时性发绀。典型表现为喂奶时,患者吸吮一两口后即开始咳嗽,随即奶汁从鼻孔和口腔溢出,同时呼吸困难、面色发绀。如迅速从口腔、咽部吸出液体以及患者咳嗽将呼吸道排净后,患者呼吸状态又趋于正常,每次试行喂奶,均将发生同样的症状。

体格检查可以发现腹胀,可能是因为大量气体从气管通过下段食管瘘进入胃肠道导致。Ⅰ型和Ⅱ型食管闭锁患者不能吞咽气体,气管与远段食管之间又无交通,因此胃肠道内不存在气体,腹部即呈平坦瘪塌状。除处理腹部情况外还要仔细检查可能合并存在的畸形,特别是检查会阴部外观,另外心血管系统的检查除外严重的心脏畸形也很重要,严重心脏畸形与患者的存活关系密切。

【合并畸形】 本病合并畸形率较高。超过 50% 的患者伴有其他畸形,不同器官系统畸形的发生率不一致(表 22-4),其中 25% 是危及生命或需急诊手术的,如肛门闭锁、肠旋转不良及肠闭锁等,这使得食管闭锁的治疗更加复杂。Ⅰ型食管闭锁合并畸形的概率最高,而单纯气管食管瘘合并畸形的概率最低。

表 22-4 合并畸形的发生率

器官系统	畸形发生率 /%
心脏	35
泌尿生殖系统	24
消化系统	24
神经系统	12
肌肉骨骼	20
VACTERL 综合征	20
总发生率	50~70

先天性心脏病是最常见的合并畸形,并且对预后影响最大,有报道发现主动脉弓畸形常和长段缺失型食管闭锁并发。其他常见的合并畸形包括泌尿生殖系统、骨骼、肛门直肠和其他胃肠道,肠道畸形中以十二指肠最常见。

1973 年 Quan 等用 VATER 综合征表示不同系统的合并畸形(V 代表脊柱,A 代表肛门直肠,T 代表气管,E 代表食管,R 代表桡骨 / 肾脏),之后被扩展为 VACTERL(C 代表心脏,L 代表肢体)。食管闭锁也可见于 CHARGE 综合征(C 代表眼缺损,H 代表心脏病,A 代表后鼻孔闭锁,R 代表发育迟缓,G 代表生殖器发育不全,E 代表伴有耳聋的耳畸形) 及 SCHISIS 综合征(包括脐疝,神经管缺陷,唇、腭裂和生殖器发育不全)。

食管闭锁患者通常存在一定程度的气管软化,在需要纤维支气管镜检查的患者中,约 47% 可见到明显的气管支气管解剖异常。肺发育不全、前肠囊性重复畸形、先天性囊性腺瘤样畸形及隔离肺都可见于食管闭锁患者。其他的罕见的前肠畸形如喉气管食管裂和先天性食管狭窄也可与食管闭锁同时存在。

【预后分级】 食管闭锁的另一特点是早产未成熟儿多见,据统计体重低于 2 500g 者占 25%~

30%,而其中 2 000g 以下者占 15%~20%。首都医科大学附属北京儿童医院 66 例患者中体重低于 2 500g 者 24 例,占 36.4%;体重低于 2 000g 者 9 例,占 13.6%。低体重儿易发生低体温及硬肿症,对手术耐受性差,以往是本病的主要死亡原因之一。

1962 年 Waterston 根据患者出生体重、伴发畸形及肺部情况提出了一个预后分级(表 22-5)。

表 22-5　Waterston 分级方法

分级	分级标准	存活率 /%
A 级	出生体重 >2 500g,无肺炎,无合并畸形	98
B 级	1. 出生体重 1 800~2 500g,无肺炎,无合并畸形 2. 出生体重 >2 500g,有中度肺炎和合并畸形	85
C 级	1. 出生体重 <1 800g 2. 出生体重 >1 800g,有严重肺炎,合并严重畸形	65

1994 年 Spitz 等认为影响预后的主要因素是体重和严重的先天性心脏病,提出了一个简化的预后分级方法(表 22-6)。近年来虽然出生体重仍是影响预后的主要因素,但由于新生儿监护水平的提高使高危儿的成活率也在逐渐提高。

表 22-6　Spitz 分级方法

分级	特征	存活率 /%
I	出生体重 >1 500g,没有严重心脏病	97
II	出生体重 <1 500g,或有严重心脏病	59
III	出生体重 <1 500g,并有严重心脏病	22

【产前超声检查】　食管闭锁在胎儿期可发现胃泡较小或胃泡消失并伴有羊水过多,但总体产前诊断率较低,为 20%~40%。超声检查在胎儿颈部发现无回声区,同时出现羊水过多和小胃,则可增加产前诊断的准确性。近期胎儿磁共振成像的兴起可能对超声检查怀疑食管闭锁的患者提供有效帮助。对这类患者行染色体检查非常重要,发现染色体异常可以及时终止妊娠。

产前超声检查怀疑胎儿有食管闭锁的母亲可以选择在有新生儿外科的医院或其附近分娩。产前诊断可以减少出生后因喂奶而导致吸入性肺炎的可能性。尽管产前诊断有助于治疗,但似乎能被产前超声诊断的患者病情往往较重,因此预后不良。Sparey 等报道患者围生期的死亡率(不包括终止妊娠者)为 21%。

【诊断】　凡是在第一次喂食时发生呕吐、窒息、咳嗽,发绀等症状,应做排除食管闭锁的检查。通常由鼻孔或口腔插入一细导管,如插入 8~12cm 时导管受阻,再下行困难,或屡次从口腔翻出时可进一步辅助检查。

1. 胸、腹部 X 线片　拍摄 X 线片见导管卷曲在近端盲端则可明确诊断(图 22-18)。X 线片检查范围应包括腹部,I 型及 II 型食管闭锁腹部无气体,III 型及 IV 型食管闭锁腹部见胃肠充气影。如立位腹部 X 线片见到"双泡征"则提示合并十二指肠闭锁。

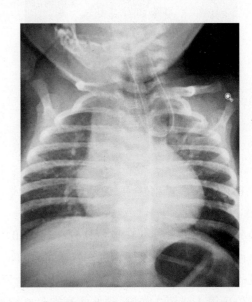

图 22-18　食管闭锁 III 型胸腹立位 X 线片可见胃管在近端食管返折

2. 食管造影　可经导管注射约 2ml 的碘造影剂,X 线片显示食管上段的盲袋和它的位置(图 22-19)。造影剂注入量不宜过多,拍摄 X 线片后需及时吸出,以免反流入气管内。

3. CT 检查　大多数 III 型食管闭锁患者,通过 CT 三维重建不但可以清楚地显示上段食管盲袋,还可以显示远端气管食管瘘的位置,极少数病例

22

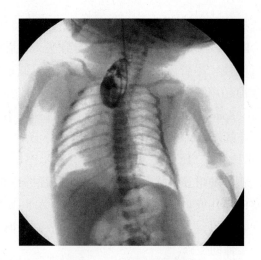

图 22-19　食管造影检查

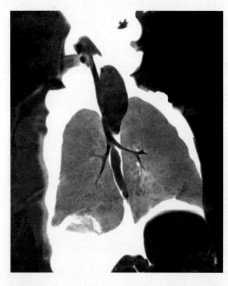

图 22-20　食管闭锁合并气管食管瘘 CT 重建

还能分辨出远端食管存在异位软骨(图 22-20),使术前诊断更精确。经验认为远端气管食管瘘的位置较固定,位于气管隆突上方,因此如果食管近段盲端位于第 1 或第 2 胸椎,预估两盲端距离偏远,很可能是Ⅲa 型。但近年来通过 CT 三维重建发现有些患者远端气管食管瘘的位置也相应较高,甚至与近段食管紧贴,实际为Ⅲb 型,手术亦可证实 CT 重建结果的准确性。

此外,在术前应进行心脏超声检查以除外严重的心脏畸形,另外要确定主动脉弓的位置,右侧主动脉弓需选择左侧胸入路手术。除外其他畸形的检查如全脊柱的 X 线,肾脏和颅脑超声检查可延迟到手术后。

【鉴别诊断】

1. 羊水吸入　羊水吸入引起的发绀和呕吐症状在新生儿中较常见,和食管闭锁喂奶时的发绀、呕吐及咳嗽等症状类似,并常被误认为是羊水吸入。羊水吸入可经吸痰和洗胃等处理治愈,而食管闭锁误吸症状可通过吸痰得到缓解,但不能顺利放置胃管。

2. 新生儿肺炎　食管闭锁并发肺炎常被作为一般新生儿肺炎收入内科,但患者典型的症状有别于一般的新生儿肺炎,通过插入胃管,即可诊断。

3. 先天性心脏病　部分食管闭锁患者因发绀入院,可被误认为是先天性心脏病所致,插胃管有助于鉴别。此外食管闭锁可合并先天性心脏病,需要仔细地进行心血管系统的查体和心脏超声检查。

【治疗】　手术矫正畸形是根治食管闭锁唯一有效的治疗手段。随着手术、麻醉水平及术后监护条件的提高,目前在国内外高诊疗水平的专科治疗中心,食管闭锁治愈率可达 90% 以上。

1. 产前准备　如产前可疑存在食管闭锁,患者家庭需要到专业的诊疗中心咨询相关信息并提前安排出生后转运流程。分娩医院可尝试放置胃管来确诊食管闭锁,并将胃管留置于食管近端。在转运过程中,患者可采取右侧卧位并抬高头部以减少唾液误吸。胃管持续吸引食管近端分泌物可有效避免误吸,患者家庭需在产前就准备好便携式吸痰器。如不能及时获取吸痰器,也可用 50ml 注射器间断抽吸。

2. 术前准备　食管闭锁不需要急诊手术。术前充分评估心、肺功能并排除其他畸形对治疗方案的选择意义重大。术前持续吸引食管近端分泌物来保持呼吸道清洁以预防吸入性肺炎。推荐使用大号胃管可增加有效引流(图 22-21),放置胃管的过程中遇阻力后回撤 0.5cm 即可。胃管持续吸引的同时要对口腔分泌物进行间断吸引。早产儿因肺发育不良需呼吸支持,但气体可经气管食管瘘加重腹胀进而加重呼吸困难,形成恶性循环。如腹胀严重影响通气则需尽早手术。

3. 胸腔镜手术治疗食管闭锁的发展及优

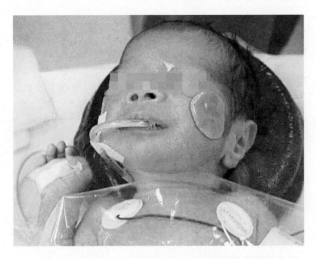

图 22-21　通过口腔放置胃管吸出食管盲端的痰液

势　随着微创技术的提高及更加精致器械的应用，微创手术在新生儿高难度复杂疾患中得以开展。1999 年 Lobe 等首先报道经胸腔镜成功治疗 1 例 I 型先天性食管闭锁后，2005 年 Holcomb 等组织多中心报道经胸腔镜手术治疗Ⅲ型食管闭锁 104 例，该较大样本微创手术治疗食管闭锁的报道证实了经胸腔镜微创手术治疗先天性食管闭锁是安全和有效的，较开放手术而言，切口更美观（图 22-22），手术对肺的影响小，且胸壁损伤小，术后无胸廓畸形后遗症。

2013 年 Lal 等对来自 31 个国家的 170 名医生进行调查问卷，结果显示约 50% 的被调查者选择使用胸腔镜手术来治疗食管闭锁，其中 1/3 的

医生试图用胸腔镜手术完成所有的食管闭锁病例，另 2/3 的医生认为应该根据适应证来选择是否采用胸腔镜手术。van der Zee 等报道其实施胸腔镜手术治疗先天性食管闭锁病例中体重最低者仅 1 025g。在国内有黄金狮等首次发表胸腔镜手术治疗先天性食管闭锁并食管气管瘘的大宗病例报道。

与传统手术经胸膜外入路不同，胸腔镜手术需要穿透胸膜肺萎陷后才能充分暴露食管，术后食管吻合口漏可能导致严重的胸腔感染。另外新生儿狭小的胸腔容积容易限制操作，因此需要更长的学习曲线。需要强调的是，并不是所有的食管闭锁都适合胸腔镜手术，如患者存在严重先天性心脏病或早产儿肺重度发育不良很难耐受单肺通气（资源 14）。

资源 14
胸腔镜气管食管瘘 结扎 + 食管端 - 端吻合术

4. Ⅲ型食管闭锁胸腔镜手术过程

（1）体位及套管选择：患者取左侧卧位，右手上举，右侧胸朝上并向下俯卧 30°~45°，可适当整体靠左侧床边（图 22-23）。操作者及助手在患者左侧，胸腔镜显示器在正对侧，器械护士在右侧尾端。首先将 5mm 套管置于腋后线第 5 肋间（多数位于右手上举时的肩胛下角），建立压力约 8mmHg 的右侧 CO_2 气胸，进入胸腔镜后再放置两个操作套管于腋中线第 4 肋间及腋中线第 6 肋间（视新

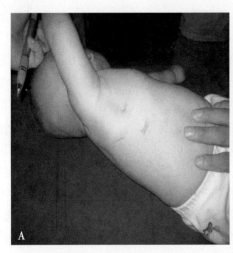

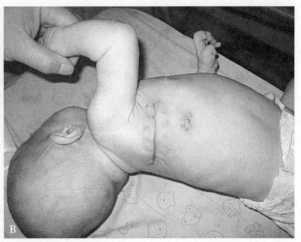

图 22-22　食管闭锁手术切口
A. 胸腔镜切口；B. 传统手术切口

22

839

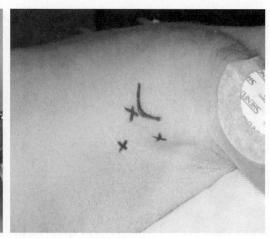

图 22-23　胸腔镜手术体位及切口选择

生儿大小可适当外移一个肋间隙),上操作套管直径为 5mm 以便放置生物夹,下操作套管直径为 3mm。如患者为右位主动脉弓,可选择左胸入路,体位及套管选择同右侧。

(2) 离断气管食管瘘:进入胸腔后使用 2-0 丝线分别结扎奇静脉近端及远端并离断。使用电钩切开右侧纵隔胸膜寻找远端食管,通常远端食管在奇静脉水平汇入气管后壁,充分游离气管食管瘘后使用生物夹夹闭并用剪刀离断瘘管。生物夹需尽量靠近气管以避免气管憩室形成。

(3) 游离食管近端:向颈胸入口方向打开胸膜并抓取近端盲袋,向颈部充分游离盲端,并将盲袋顶端剪开。部分近端食管位置靠上难以辨认,可通过盲袋内胃管活动定位。在游离近端食管过程中如发现盲袋较小或盲端较尖锐需仔细分辨是否为Ⅳ型食管闭锁,即近端也存在气管食管瘘。近端食管气管瘘通常较细短,不能使用生物夹,可使用丝线分别结扎瘘管两端并离断,最后还需要游离部分椎前筋膜覆盖瘘管的气管端。

(4) 食管端 - 端吻合:通常使用 5-0 单丝线间断缝合食管全层约 8 针。在张力较高的吻合中可适当增大入针点与切缘的距离以避免撕裂。多数Ⅲa 型食管闭锁也可以在胸腔镜下完成吻合。后壁缝合后可经鼻放置胃管以利于前壁缝合,注意在吻合前壁时需避让胃管(图 22-24)。

5. 长段缺失型食管闭锁的手术方案

(1) 定义:长段缺失型食管闭锁泛指食管远近端距离较长并难以一期吻合。Ⅰ型及Ⅱ型食管闭锁都属于该类型(图 22-25)。有些治疗中心将部分Ⅲa 型食管闭锁也归入该类,但从目前国内外的报道提示Ⅲa 型食管闭锁只有极少患者需要延期吻合。

(2) 一期处理:对疑诊食管闭锁的患者拍立位腹部 X 线片,如胃肠道内没有气体则提示为Ⅰ型或Ⅱ型食管闭锁,它们的发生率分别为 80% 和 20%。需再完善食管造影和纤维支气管镜检查,如近端存在气管食管瘘,则可在胸腔镜下结扎瘘管并尝试做食管吻合。由于Ⅱ型食管闭锁较罕见,一期吻合的成功率差异较大,如不能完成一期吻合则需分期处理。通过胃造瘘可暂时为不能行一期吻合的食管闭锁患者提供进食通道,待食管间距离缩小后再完成吻合。

(3) 食管延长策略

1) 近端盲袋延长:1952 年 Kate 首次提出近端食管前壁翼状成型以延长近端食管,因近端食管通常较粗大,故通过切开前壁向下翻折并重新吻合后可部分延长近端从而达成一期吻合的目的。1969 年 Livaditis 提出螺旋环形切开食管肌层并重新成型以延长近端食管。这两种延长食管近端的方法可以部分解决一期吻合的需求,但是术后吻合口瘘、食管狭窄及食管憩室等并发症较多,目前只有少数治疗中心在使用。

2) 探条刺激延长:1965 年 Howard 等首次提出经口放置探条进近端食管,并适当增加向远端

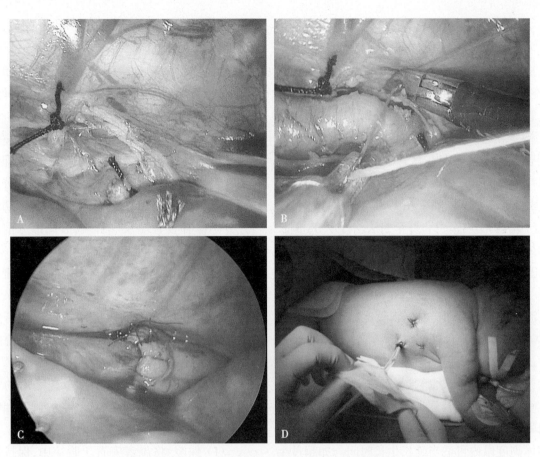

图 22-24

A. 结扎离断奇静脉；B. 结扎远端气管食管瘘；C. 吻合食管；D. 放置胸引管

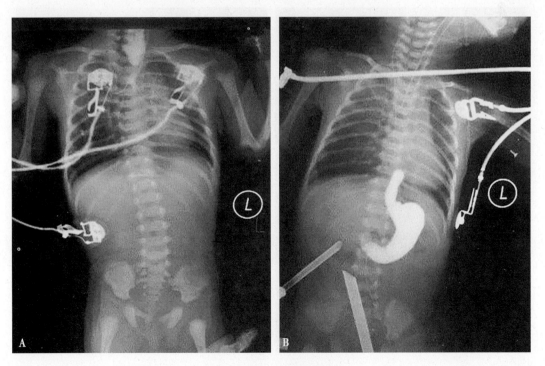

图 22-25　Ⅰ型食管闭锁

A. 近端造影；B. 远端造影

的推力以试图延长近端食管。之后发展为分别从近端及远端食管放置探条以减少食管间隙，并最终完成延迟吻合。远端食管探条通常经胃造瘘进入，在胃造瘘喂养 1~2 个月后即可进行。探条刺激食管再生长的能力已经得到证实并被较多治疗中心接受。但因该方法持续时间长，患者在治疗期间长期不适并且存在食管破裂的风险，所以部分治疗中心仍未采用该方法 (图 22-26)。

3) Foker 生长技术：在 1984—2004 年期间，Foker 团队使用内牵引和外牵引法治疗了 38 例长段缺失型食管闭锁。开胸或胸腔镜下诊断为长段缺失型食管闭锁后可将食管气管瘘结扎，并分别在远、近端食管盲端处缝合牵引线，将牵引线放置于胸腔外并定期向外牵引以刺激食管延长。

（4）二期重建食管：选择不同的食管延长策略，二期重建食管手术的选择时机亦不同。在重建食管之前需要完成食管远、近端造影或食管 CT 三维重建来了解食管延长的情况。通常在 3 个椎体间隔以内能顺利完成吻合，如间隔不能缩小到 3 个椎体高度以内可适当延长生长时间。如超过半年时间食管延长不明显并且预计难以完成食管端

端吻合，则需要做食管替代手术。目前结肠是最常用的食管替代器官。

（5）单纯气管食管瘘：多数 V 型食管闭锁发生在颈 7~ 胸 2 椎体水平，并可经颈部入路修补，如发生位置更低则需要经胸部完成修补。

经颈部手术可根据术者习惯选择左右侧，在颈根部切开皮肤并钝分离牵拉颈部肌肉即可寻找到食管气管间沟，瘘管常位于颈根部，部分患者瘘管较短甚至仅表现为食管气管间窗口。切断瘘管并分别修补食管端及气管端，分离部分椎前筋膜置于两侧瘘口之间可有效降低本病复发率，术后常规放置橡皮引流条。本术式的难点在于寻找瘘管，并且需要避免损伤喉返神经。近年来有团队在内镜下往瘘管内注入医用胶水成功治愈本病的报道，但复发率较高，目前仍不是主流的治疗方式。

6. 术后护理　食管闭锁重建手术的术后护理至关重要，需要专业团队严密的监测和频繁的护理。

（1）保暖：将患者安置于暖箱中，保持恒定的温度及湿度，保持环境安静，减少声光刺激。

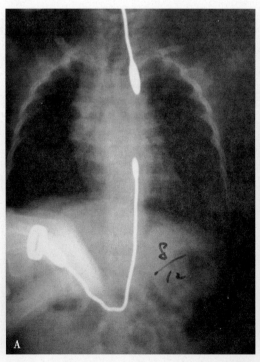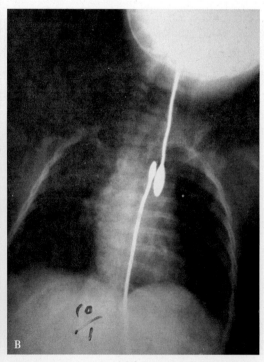

图 22-26　探条刺激食管生长

A. 刺激前；B. 刺激后

（2）体位：采取仰卧位，在搬动或者翻身时要防止颈部过伸及扭头动作，避免增加食管吻合口张力。患者的自主运动过多可能会影响食管吻合口的愈合，在拔除气管插管之前需要镇静。

（3）呼吸道管理：需要注意气管插管的深度及固定，在调整气管插管过程中尽量轻柔，以避免损伤气管食管瘘修补处。雾化辅助排痰，尽量避免翻身拍背，过于剧烈的翻身及拍背振动都存在影响吻合口愈合的风险。吸痰需要控制吸引压力和吸痰管插管的深度（10cm 以内），过大的吸力和过深的插管都有可能损伤气管端瘘口。

（4）胃管：胃管具有作为食管支架、胃管减压减轻胃食管反流对食管吻合口的影响以及喂养三大作用。妥善固定胃管至关重要。若不慎脱出，也不可盲目重插，以免因重插胃管损伤吻合口，这一点对手术的成功至关重要。

（5）胸腔引流管：引流管直至患者可进食后才给予拔除。详细记录引流液的颜色、量及性质，以了解胸腔内是否存在感染。

（6）营养支持：早期经静脉提供营养物质。术后 7 天可行食管造影，检查吻合口通畅无漏后，开始经口试喂奶，进奶顺利无呛咳可逐渐增加奶量。

【术后并发症】

1. 吻合口狭窄　该并发症的发生率在 50% 左右，可能出现吞咽困难、喂养时发绀、误吸、肺炎及发育迟缓等症状，需要与食管运动障碍、气管食管瘘复发、胃食管反流及气管软化等并发症相鉴别。单纯从症状判断食管吻合口是否狭窄较困难，食管造影可准确显示整个食管的粗细，能测量吻合口的大小，但目前仍没有统一的诊断标准（图 22-27）。

吻合口狭窄与远、近端食管的距离或吻合口张力有密切关系。该并发症的疗效和胃食管反流关系密切，术后口服抑酸剂可能降低吻合口狭窄的发生率。

球囊扩张是目前使用最广泛的治疗方式，探条扩张和球囊扩张的治疗效果差异不大，但探条扩张导致食管穿孔的风险会更高。一般食管扩张需要在术后 3 周以上才能进行，扩张间隔为 2 周（图 22-28）。

食管扩张可能导致食管破裂穿孔，一旦诊断需留置胸腔引流管，观察胸腔引流物为气体或是唾液状液体。如引流管出现较多分泌物，则需要在 24 小时内完成食管破裂处的修补。

除物理原理扩张食管外，有报道提示一些药

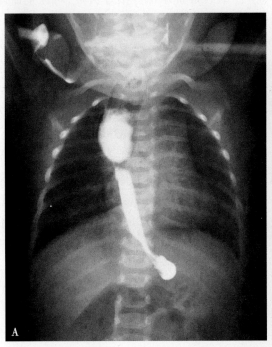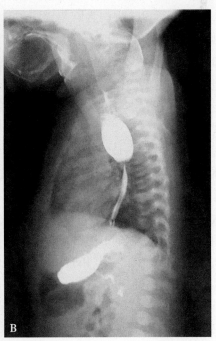

图 22-27　食管狭窄造影
A. 正位片；B. 侧位片

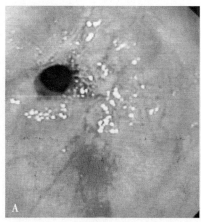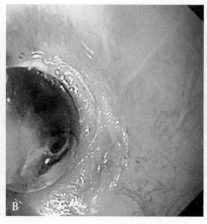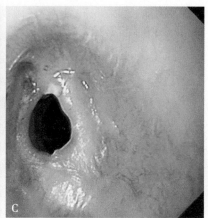

图 22-28 食管狭窄球囊扩张

A.扩张前;B.扩张中;C.扩张后

物(如糖皮质激素类药物和丝裂霉素)也能在一定程度上控制食管狭窄的进展,但尚未得到广泛接受。食管支架目前在儿童中的应用并不广泛,使用食管支架的指征不清晰,并有报道在使用食管支架之后支架移位穿破胸腔大血管导致死亡的病例,所以选择食管支架治疗时需要有严格的指征,并且使用后需要严格监控支架的位置。难治性吻合口狭窄可能需要重新切除吻合。

2. 胃食管反流 食管闭锁患者发生胃食管反流的可能性为 20%~50%。部分可随生长发育而逐渐好转,但对于长段缺失的食管闭锁因胃食管反流常影响食管扩张效果而选择抗反流手术。最主要的表现是呕吐,患者可因呕吐而导致一系列的症状,包括有体重不增、反复性肺炎、食管炎及食管狭窄。食管造影及 24 小时食管 pH 监测可了解反流的严重程度。

多数患者可通过保守治疗病情好转。

(1)体位调整:平时可以躺在约 10° 的斜坡床上,进食后可以保持直立或前倾位。

(2)饮食调整:少食多餐;进食黏稠食物,或者在配方奶中添加牛奶增稠剂。

(3)药物治疗:服药频率及用量尚未统一,多在呕吐症状好转后逐渐撤药。

(4)手术治疗:反复食管狭窄、因胃食管反流呛咳误吸导致肺炎、持续严重的食管炎或体重不增,需要考虑抗反流手术,最常用 Nissen 式式。腹腔镜手术正逐步成为主流方式。

3. 吻合口漏 食管闭锁一期吻合术后吻合口漏发生率为 10%~21%,不同治疗团队间的差异较大。吻合口漏的发生可能与食管血液供应、盲端间距、食管质地、缝线材料及吻合技术有关。食管盲端距离越大缝合的张力就越大,发生吻合口漏的概率越大。多数吻合口漏经禁食、保持吸痰、胸腔闭式引流及广谱抗生素抗炎等保守处理后可自行愈合(图 22-29)。

如存在严重败血症、张力性气胸甚至休克等表现即提示保守治疗失败,可在生命体征较平稳后再行食管修补。

在吻合口漏的保守治疗阶段需多次复查食管造影以及纤维支气管镜,一旦发现气管食管瘘复发多需再次手术修补。

4. 气管食管瘘复发 气管食管瘘复发率为 5%~10%,常由吻合口漏或者吻合口感染造成,但也可能是未被发现的近端食管气管瘘,即Ⅳ型食管闭锁。主要症状包括反复胸腔感染、肺炎及喂养时呛咳或窒息。确诊主要通过纤维支气管镜检查,该检查可明确瘘口的位置及大小,为手术治疗提供帮助。一旦诊断食管气管瘘复发多不能自行愈合。手术修补仍是最主要的治疗手段(图 22-30)。内镜下瘘管去上皮化、黏合剂封堵(成功率为 28.6%)以及内镜下瘘管钳(易造成食管穿孔)也可作为替代治疗。首都医科大学附属北京儿童医院曾报道胸腔镜下修补复发性气管食管瘘,2017 年 10 月—2018 年 10 月期间,经胸腔镜下手术修补食管闭

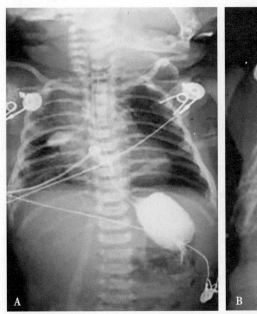
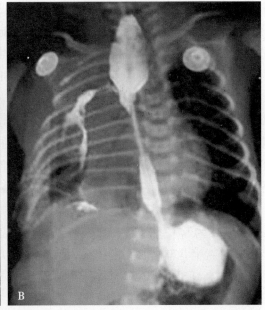

图 22-29　食管吻合口漏
A. 小吻合口漏；B. 大吻合口漏

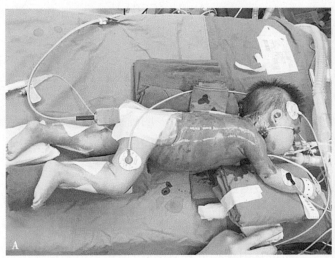
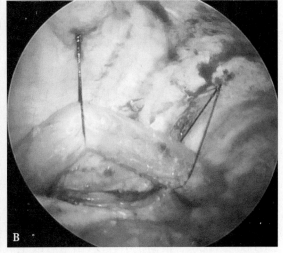

图 22-30　胸腔镜修补气管食管瘘
A. 体位及套管位置；B. 气管食管瘘

锁术后食管气管瘘复发 18 例，平均复发年龄为 26.2 周，16 例患者得到治愈，1 例再次复发，1 例死亡。

5. 肺部感染及气管软化　食管闭锁术后患者发生肺部感染的机会远远超过正常同龄儿童。发生原因可能与食管及气管发育状态有关。食管吻合后运动不良或食管狭窄容易导致误吸。另外胃食管返流也常常造成胃内容物误吸从而易并发肺部感染。

除了食管本身的问题，这些患者都不同程度的存在气管发育异常，以气管软化最多见。有 25% 的患者可能存在不同程度的呼吸困难，但多数会随着生长发育得到改善。严重的气管软化可出现呼吸喘鸣、血氧饱和度下降、呼吸暂停、发绀及心动过缓等症状，多数发作的呼吸困难均与进食有关，常发生在食管狭窄患者，极少数还可能出现"死亡发作"。

6. 食管动力异常 当内镜检查没有明显吻合口狭窄时,食物团块引起的吞咽困难可能是食管动力异常造成的。Ure 等对食管闭锁术后做了 20 余年的长期随访,其中 20% 的青春期患者和 48% 的成年患者有不太严重的吞咽困难。食管动力和荧光镜检查证明所有患者存在食管动力异常。食管动力异常是食管本身神经支配异常造成的,可通过反复的误吸而进一步引起呼吸并发症,目前没有有效的应对措施。

【预后】 据报道食管闭锁手术的成活率,按照 Spitz 分级 I 级为 97%,II 级为 59%,III 级为 22%。近年来随着新生儿监护水平的提高,早产、高危儿的成活率提高,但是严重的心脏畸形、多发畸形仍是影响预后的重要因素。

对食管闭锁术后的患者长期随访结果表明:新生儿期进行一期食管吻合者成年后的生活质量无损。生活质量的评定显示一期食管吻合者优于分期结肠代食管者。标准的生理 - 社会评价评分证明食管闭锁的成年患者的学习、情感和行为问题多于正常人,合并主要的先天性畸形者或在新生儿期需要长时间人工呼吸者的认知行为明显受损。

(黄金狮)

四、先天性食管狭窄

【定义】 先天性食管狭窄(congenital esophageal stenosis,CES)是指先天性食管管腔狭窄,全段均可发生,以下 1/3 段最常见。发病率为 1/(50 000~25 000)。根据狭窄程度,出生后或至成年出现症状。近 30 年统计,手术效果明显提高。合并心脏畸形是影响预后的主要原因。

【病因及病理分型】 根据病理结构可以分为气管支气管残留型(tracheobronchial remnants,TBR)、肌肉纤维增厚型(fibromuscular stenosis,FMS)、隔膜型(membrane stenosis,MS)及其他类型。

胚胎发育早期,气管和食管共同来源于前肠,两者分离异常可能导致气管支气管成分残留于食管壁,这种分离异常也被认为是食管闭锁产生的原因,故 TBR 与食管闭锁可能合并出现。胚胎发育 8 周左右消化道再通受阻能很好地解释 MS 的

成因,并能解释更加罕见的多发隔膜。但 FMS 目前尚没有满意的理论解释,早期文献提示可能和胃食管反流相关,但也有文献报道 24 小时食管 pH 监测未见明显酸反流。TBR 病理结构多为异位软骨,可能是完整的环形也可能是软骨片,少数是食管黏膜下的柱状上皮组织,或者二者合并存在。FMS 病理结构一般为增生肥厚的肌肉及纤维组织,结构较正常组织错乱。MS 病理结构为两层黏膜组织,隔膜中间常有开孔。

【症状】 CES 的起病年龄多在 4~6 月龄,多表现为添加辅食后吞咽困难或餐后呕吐。其他症状还有唾液分泌增多、生长发育受限、反复窒息或肺炎。

【诊断与鉴别诊断】

1. 立位正侧位 X 线片 排除食管旁疝等其他病变。X 线钡剂显示食管腔狭窄的部位、长度和狭窄直径,注意膈肌病变和胃食管反流(gastroesophageal reflux,GER)。

2. 内镜活检和 pH 监测 排除 GER 继发性狭窄。

3. CT 检查 可准确发现食管狭窄的部位和管壁病变。

4. 超声内镜检查 明确狭窄原因。根据食管固有膜增厚,不同的回声增强,区分纤维肌性狭窄和气管支气管狭窄。

根据症状、食管造影及内镜检查,本病不难诊断,但需要和贲门失弛缓症及胃食管反流病相鉴别。贲门失弛缓症在儿童少见,症状可表现为间断进食困难和进餐后呕吐,消化道造影均提示食管下段狭窄,胃镜检查也可表现为食管下段狭窄及近端食管扩张并食物滞留,因此和先天性食管狭窄较难鉴别。本病常合并其他消化道畸形,特别需要注意合并食管闭锁,部分患者可能因此而漏诊。

CES 合并存在食管闭锁的概率为 3%~14%,为避免食管吻合口漏,食管闭锁患者需要在围手术期仔细检查以排除是否合并食管下段或远端消化道梗阻。CES 和食管闭锁术后吻合口狭窄在症状上难以鉴别,术后定期行食管造影检查可能有提示作用(图 22-31)。

22

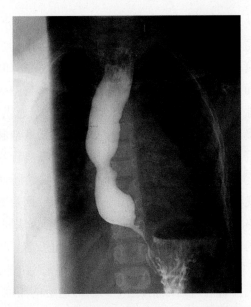

图 22-31　食管腹腔段狭窄常与贲门失弛缓难以鉴别

【治疗】

1. 食管扩张　食管扩张只能对部分 CES 患者生效，文献报道 TBR 患者食管扩张治疗无效，并且食管穿孔率较高，而 FMS 和 MS 患者有效率也不一致。扩张方式有球囊扩张和探条扩张两种，两者的平均扩张次数无统计学差异，探条扩张有效率较球囊扩张略高。食管扩张的间隔时间、次数及持续时间目前仍有争议。Noriaki 等报道食管腔内超声可有效识别食管狭窄的病理结构，Shigeru 等建议可根据腔内超声结果制定治疗策略，TBR 患者可直接选择手术治疗，其余两种类型可尝试食管扩张。首都医科大学附属北京儿童医院建议食管扩张可作为尝试性治疗手段，内镜下球囊扩张安全性较高，如果扩张效果不佳可选择手术，但手术前需要扩张的次数尚不确定。

2. 手术治疗　手术切除食管狭窄段再行食管吻合是根治 CES 最可靠的治疗方式。常用的手术入路有经胸和经腹两种，这两种入路均可以实施腔镜手术。近年来关于腔镜手术治疗 CES 的报道也逐年增多。

Martinez 首次报道了胸腔镜治疗 CES，术中初步探查并没有发现明显的狭窄外观，通过放置带球囊导尿管来定位食管狭窄位置有效地解决了这个问题。Aniruddhe 首次报道了 1 例腹腔镜治疗 CES，该例因术前诊断贲门失弛缓症而选择腹腔

镜 Heller 手术，术中发现食管下段存在气管软骨异位，故切除病灶再吻合食管，并实施部分胃底折叠。国内有报道开腹行黏膜下切除食管异位软骨，但术中黏膜破损，术后发生食管漏，黏膜下剥离软骨环较困难，因此不推荐该术式。Naoto Urushihara 等报道腹腔镜下菱形切除含有软骨部分的食管壁，手术效果满意，并提示可降低术后食管狭窄的风险。

长段纤维肌性狭窄，食管切除 3cm 以上，应考虑做结肠、空肠或胃食管替代术。注意保护迷走神经和膈神经，损伤迷走神经应同时做幽门成形术。

【预后】　本病为良性疾病，但也可导致严重的营养不良。食管扩张的长期疗效尚待进一步观察。手术切除食管狭窄段可能出现吻合口漏，中下段狭窄单纯切除，食管端 - 端吻合术后易发生 GER，重者需再行抗反流手术。长期来说，手术切除吻合后可能再出现食管狭窄，需要通过食管扩张继续治疗。

（黄金狮）

五、食管短缺治疗的讨论

先天性食管闭锁，两盲端距离在 2cm 左右可以用近端肌层螺旋切开松解延长法（图 22-32），或近端肠瓣成形延长法（图 22-33）实行一期吻合。先天性食管闭锁远、近端距离太远，或后天性烧伤狭窄长段不能修复，都可能遇到长段食管短缺问题。两者不同处在于：前者常需切断合并的气管瘘，后者常需切除或引流失用的残余食管。先天

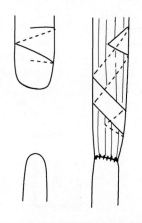

图 22-32　近端肌层螺旋切开松解延长法

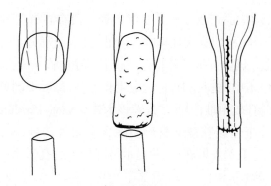

图 22-33　近端肠瓣成形延长法

性食管气管瘘一般切断缝合即可,烧伤后的残余气管切除常很困难。一般多行上端(近口腔端)关闭,下端(近胃端)保证引流入胃。以后,处理食管缺损问题,两者采用技术上基本一样。

(一)常用的方法　方法很多,尚无一种公认且满意的方法。常用的方法大致可分三类。

1. 长期造瘘喂养　是最简单有效的疗法:颈部食管造瘘(引流)与胃造瘘(喂食)。目前有各种比较方便而清洁的瘘口护理及收集方法。各种食物均可经口嚼食咽下,享受美味。收集物经"果汁机"处理后经胃管灌入(图 22-34)。基本上能维持生活,因此,此法可用作永久性治疗,也可用作暂时性治疗。等待将来有较满意的根治方法。也有人设计随身佩带处理机,使引流物随时经处理机灌入胃内,但目前尚未见市场销售,可能尚需进一步研究改进。

2. 代食管成形术　此类方法很多,为外科医师热门研究课题。也可分为三大类。

(1)肠管代食管:①空肠代食管,原为苏联的

方法。截取空肠上段肠系膜血管较直的部分,远端与胃吻合,近端可经胸腔内或胸骨后提到颈部与食管瘘吻合(图 22-35)。由于血液循环有时不足而易发生吻合口瘘,现有人尝试将其与胸廓内动脉等沿途血管做显微吻合,以确保空肠血供,减少瘘的发生,因此增加了手术难度。②横结肠代食管。横结肠比较容易游离,又有网膜血管双重血运(图 22-36)。吻合方法同上。③右结肠回盲瓣代食管。取回肠末端 10cm 连续盲肠、回盲瓣及足够的升结肠为代食管(图 22-37)。吻合方法同上。回肠口径与食管吻合匹配,回盲瓣防止反流。

(2)皮肤管接连:①局部皮瓣造管。有时肠管代食管因血运限制,达不到颈部造瘘的高度,暂时在胸壁造瘘。与颈部食管瘘之间用胸壁皮肤造成皮管,互相连接吻合(图 22-38)。因需正反双面皮管,但小儿胸前皮肤太紧,面积不足,可事先用皮下胶囊注水扩张法,3~4 周使皮肤面积增大(图 22-39)。估计做管后无张力,或先做成皮管,试验证明局部血运好,方可吻合。②远处皮管成形。局部皮肤情况不良(护理困难而糜烂),可从远处做一有蒂皮瓣。3~4 周后证明可掀开转移的皮瓣能自然生存时,做成反转皮管内层,埋于胸壁皮肤下(图 22-40)。愈合后试验证明血运良好,方可吻合。

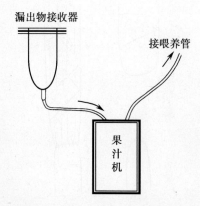

图 22-34　"果汁机"处理后胃管灌入

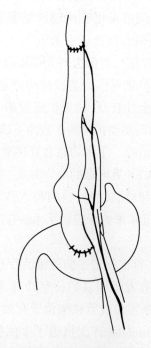

图 22-35　空肠代食管

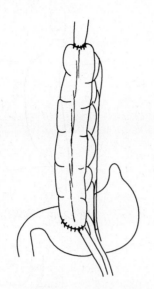

图 22-36　结肠代食管

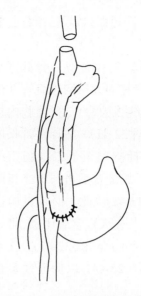

图 22-37　右结肠回盲瓣代食管

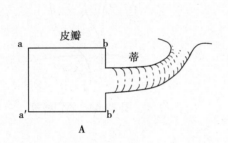

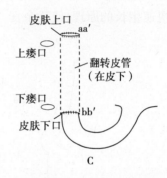

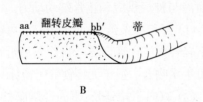

图 22-38　胸壁局部皮肤代食管

A. 切口；B. 制作皮管；C. 皮管皮下潜行；D. 吻合瘘口，形成皮下瘘管

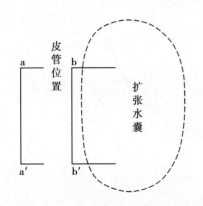

图 22-39　皮下胶囊注水扩张法

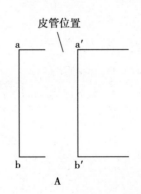

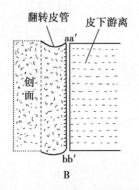

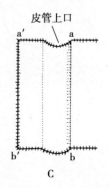

图 22-40　胸壁局部皮肤代食管

A. 切口；B. 反拼成皮管；C. 覆盖创面

22

849

注意皮管必须两端稍长,跨过瘘口需要,以备必要的剪裁。

（3）胃代食管:①胃壁管代食管。剪裁胃大弯自幽门前截断,保留完整的大弯网膜血管并保持胃底部连接处通畅。缝成大弯胃管,经胸内提升至颈部与食管吻合(图 22-41)。估计胃管长度不足时,胃管远端可包括幽门至十二指肠第一部,一起提至颈部吻合。胃缝合后再与十二指肠第二部端-端吻合(图 22-42)。此举必须试验血运许可。②胸胃。新生儿先天性食管闭锁,可一期将胃游离经胸提至颈部吻合(图 22-43)。食管烧伤则常需贲门移植(图 22-44),以保证残余食管引流。

3. 牵拉逐渐延长术　利用前苏联伊利扎洛夫慢性牵拉可促进器官快速生长的原理,使残余食

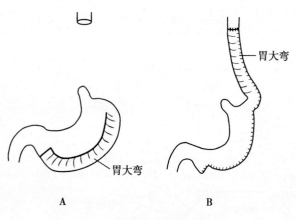

图 22-41　胃大弯胃管代食管
A. 切口;B. 吻合口

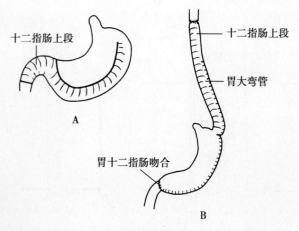

图 22-42　胃大弯及十二指肠第一部代食管
A. 切口;B. 吻合口

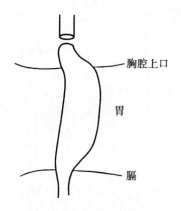

图 22-43　胸胃代食管

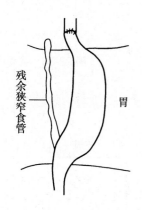

图 22-44　贲门移植

管慢慢生长而延长,达到无张力吻合,并且保存正常血液与神经供应和正常蠕动动力。

（1）经口探条延长:每天经口用可屈性粗探条,向下轻轻推压食管盲端。约 1 个月后近端达到远端,则可手术吻合。适于无瘘食管闭锁(图 22-45)。

（2）双向牵拉延长:事先经胸膜外手术关闭食管气管瘘,同时向远近盲端置入一条尼龙线。近端用小针带线刺入盲端内的胃管,轻轻带出口腔

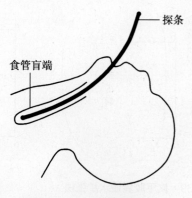

图 22-45　经口探条延长

外。远端用螺旋导丝带着该线的另一端,穿刺入食管远端并送入胃内。以后经胃瘘取出,留于瘘外(图22-46)。1周后无感染时,用原保留线带过一条双线保留。再1周后,用其中的一条线再带一条双线。另一条保留线结扎成环永远保留不动,作为保险线,以防以后操作时线被意外折断。再

1周后,其中一条线在口外端穿入一个大小合适的玻璃珠,轻轻拉动该线的胃瘘端,将玻璃珠拉入食管近端盲端。另一条线的胃瘘端,同法穿入玻璃珠,轻轻拉动该线的口外端。将玻璃珠拉入食管远端盲端。以后每天牵拉一次(图22-47)。在超声波监视下,两珠并拢粘连,逐渐中间肌层隔受压

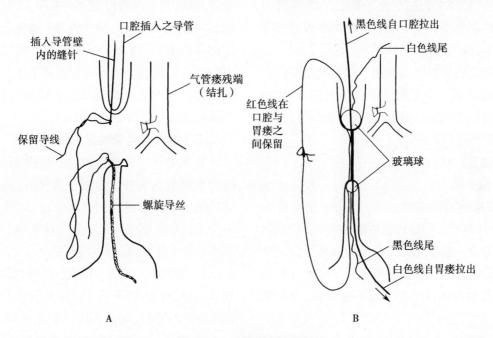

图 22-46　双向牵拉延长(1)

A.放入第一条导线;B.放入玻璃珠带入三条线

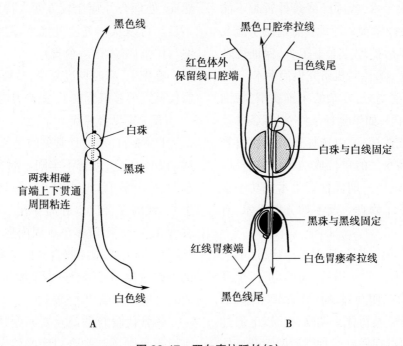

图 22-47　双向牵拉延长(2)

A.牵拉贯通后;B.三条线的纵剖面局部放大示意图

22

坏死串通。此时两端周围也因慢性炎症形成粘连。可以安全地撤去玻璃珠，带入不同型号的枣核形食管扩张器。逐渐扩张使穿孔达到远端食管的口径，不需手术，吻合口自然形成。目前近几年来，稀土磁体已开始用于儿科临床实践。该技术需先行胃造瘘术，通过磁铁个数调控磁力，保持两端轻度吸引即可，磁体7天左右会逐渐汇合，但是磁力过大易导致副损伤。至于两盲端距离多远的患者适用该技术，目前尚无共识。

此法在烧伤病例中也可用于代食管两端仍有很小距离的患者。由于此处缝合很困难，可采用此方法先将两端封闭，同样经口及胃瘘慢性拉拢，穿透以后循环逆行扩张。

(二)食管短缺治疗方案

1. 一期手术

(1) 切除病灶断端吻合术：适用于狭窄处较短，残端条件好者。切除修剪后端-端吻合是最理想的治疗方案。新生儿先天性畸形多数可以一期吻合。食管烧伤一期吻合的机会很少见。一般能做一期切除吻合的狭窄都可以不做手术，靠扩张治愈。

(2) 永久性造瘘：适用于比较复杂的烧伤狭窄者。估计手术困难，术后合并症不断；或患者身体条件不能耐受多次手术，或因经济条件暂时不能承受多次手术。最好做永久性颈食管造瘘引流及胃造瘘喂养。在术后护理方面下工夫，保证患者正常生长发育生活。等待时机研究根治手术。

(3) 代食管一期吻合：复杂的闭锁狭窄，特别是新生儿先天性畸形，如果全身条件、局部条件及医院技术条件都能达标，可以选择适宜的代食管技术一期完成。高水平的单位成功率值得鼓励。从文献来看，严重烧伤一期代食管手术成功率很低。多数需反复手术修理。反不如分期手术，有计划地按步进行。

2. 分期手术 第一期包括近端造瘘，远端旷置，同时胃造瘘喂养。约4周后，局部愈合，全身好转，体重增加；第二期选择制作代食管手术，术中可同时与颈部瘘管及胃体一期吻合。以上通过两期完成手术。也可在做好代食管后两端开口外置，愈合后灌注食糜试验成功后，再行吻合。有学者更为慎重，先做胃端吻合，经食糜灌注试验无阻力、无滞留后，最后行颈瘘吻合。此所谓多分期吻合法，步步为营，力求万无一失。

3. 缓慢延长后手术 多用于新生儿食管闭锁，两端距离在3cm左右。首先做食管瘘及胃造瘘。同时经胸膜外切断气管瘘。如果选择经口探条延长法，则手术暂停为第一期手术，延长长度达标后再经胸膜外行二期食管端-端吻合。如果选双向牵拉延长，则在一期胸膜外处理气管瘘的同时留置食管两端连通导线而结束手术。以后经口及微露口按时置入玻璃珠及枣核形食管扩张器，循环扩张达到自由吞咽标准。

(三)关于代食管位置的讨论

1. 胸腔内 开胸手术，特别是胸胃手术，顺便将代食管置入胸腔。位置可选择时，最好缝于右胸后纵隔。注意缝合时要求密缝，以免因代食管本身重量牵拉下垂。此法有可能影响心、肺活动。若不幸发生穿孔，后果也较严重。

2. 胸骨后 多数人喜欢选择胸骨后置入。外观不明显，对心、肺干扰小。穿孔等合并症危险性也比胸腔内缓和。然而有胸骨阻隔，处理也很困难。

3. 皮下 从颈部到腹部，因胸壁无压缩性，因此皮肤变形严重。特别是大口吞咽感觉也很灵敏。然而，处理合并症比较方便。特别是代食管蠕动不良。可以从体外协助推下，避免发生顽固性滞留与扩张(继发性巨食管)。

临床上，有时情况复杂，常被迫将胸内或胸骨后代食管再移植至皮下，做必要的修理。

(四)常见合并症

1. 吻合口瘘 最常见的是颈部吻合口瘘。因远端血运不良，愈合不牢固。咽缩肌压力很大，远端蠕动不畅而常发生穿孔。早期穿孔，特别是新生儿，常因吻合口水肿而穿孔。水肿消失后如果食管无狭窄，瘘口多于1周内愈合。烧伤性患者颈部吻合口瘘，常因吻合处的瘢痕影响，一旦穿孔则很难愈合。必须经过食糜灌注试验证明远端畅通方可望修补成功。

肠管代食管的最重要问题是保证血运充足。血运不足则颈部吻合口瘘必然发生，甚至发生吻合口断裂、代食管下滑，严重者可以缩回胸腹腔。

如果因为颈部吻合口断裂,代食管有缩入胸内趋势,必须立即提出移植皮下。万不可有侥幸心理。

预防血运不足,第一个问题是要慎重选择保留血管。先暂时夹闭不断开,观察将来颈部断端小血管搏动活跃,方可截断上提。第二个问题是上提过程中必须保护血管不被拉伤,可以绑在套筒内,从下口插入隧道,送出颈部切口(图 22-48)。剪开绑线,拔出套筒,观察代食管切缘出血情况、出血速度和颜色。如不满意,可热敷 15 分钟后再观察,必要时切除不满意的小段观察。仍不满意则原地外置,暂不做吻合。第三个问题是代食管本身的重量给吻合口增加张力,导致裂开缩回。因此吻合后必须在颈部多方面缝合固定,保证吻合口不受任何牵拉(包括吞咽与重力下垂)。

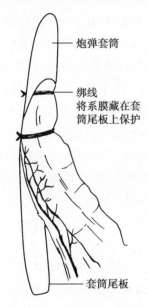

图 22-48　套筒保护系膜血管图

2. 吻合口狭窄　颈部吻合口狭窄多引起顽固瘘口。否则强力吞咽自然得以扩张。瘘口不愈或吞咽困难者可经口探条扩张。实际造成合并症的是胃部吻合口狭窄。常常因症状不明显而不易诊断。直至发生严重代食管扩张才引起医师注意。胃吻合口狭窄,可以表现为梗阻,也可表现为反流、(代)食管炎及慢性出血性贫血。不做严格的粪便隐血试验检查很难发现。确诊后应立即手术纠正。

3. 滞留扩张　胃吻合口狭窄固然是发病原因,但不是主要原因。大多数代食管滞留与扩张

患者并无吻合口狭窄。主要的形成原因是代食管无与吞咽相匹配的蠕动。滞留的主要症状是局部胀闷,口臭,呼吸有臭气,偶尔呕吐,吐出大量腐臭食糜。皮下代食管可以随时用手经皮尽量推挤干净。

4. 反流与溃疡　胃与代食管吻合,无贲门结构,反流在所难免。长期反流,溃疡也难免。局部发炎水肿,又加重滞留与反流。如果形成恶性循环,最后造成溃疡、出血、瘢痕、狭窄,后遗病理性巨食管症,从而不得不拆除重建。有人建议重新吻合外加防反流折叠手术;也有人建议索性将吻合口断开,在腹部外置,分别佩戴收集袋与灌注袋。尚未见正式文献报道。

(五)结论　由此可见,目前先天性食管闭锁或烧伤狭窄,仍然分别依靠一期端-端吻合及食管扩张。食管短缺问题补救方法很多,研究也很深入。但疗效均不令人满意。真不如一期永久造瘘,等待将来的新手术技术或器械设施的进展。现行手术中,以结肠或胃代食管比较流行,移植位置多推崇后纵隔。

(皮名安　汪力)

六、贲门失弛缓症

【定义】　贲门失弛缓症(achalasia,AC)系食管运动障碍性疾病,其主要特征为食管下括约肌(lower esophageal sphincter,LES)高压、食管缺乏蠕动和对吞咽动作松弛反应障碍,不能随吞咽或进食协调有序地蠕动和松弛,食管体呈现异常蠕动,胃食管连接处梗阻。因食物存积,食管有继发性扩张或迂曲。

1674 年,托马斯威廉斯爵士首次提出了贲门失弛缓症,这是一种发病率不高的食管动力障碍性疾病。通常由食管贲门部的神经肌肉功能缺陷导致食管蠕动功能障碍,引起食管下端括约肌弛缓不全,使得食物无法顺利通过食管下段而滞留,从而逐渐使食管张力、蠕动减低,并发生食管扩张。

按胃肠动力障碍性疾病(disorders of gastrointestinal motility,DGIM)2002 年曼谷新分类,该病属于食管运动障碍中明确定义的疾病(失弛缓压力模式)。本病发病率为 0.1/10 000,呈逐年上升趋势,常见于 20~40 岁的中青年,儿童很少发病,约 5%

22

的患者在 15 岁前发病,在儿科 AC 患者中 5.3% 在新生儿期发病,20% 于 1 岁内发病。

【病因】　贲门失弛缓症的病因至今尚未明确,可能与以下因素有关:①病毒感染。通常认为与带状疱疹病毒、麻疹病毒关系密切,但并无病毒学证据。②遗传因素。偶见同胞兄弟同时发病的报道,认为与人类白细胞表面抗原Ⅱ(HLAⅡ)-DQW1 有关,可能为常染色体隐性遗传。③免疫因素。认为本病存在抗肌间神经丛的自身抗体,或发现平滑肌细胞间质存在由嗜酸性粒细胞脱颗粒产生的毒性蛋白——嗜酸性粒细胞阳离子蛋白(eosinophil cationic protein,ECP),具有高细胞毒性和神经毒性,使贲门部位的肌间神经细胞丧失。④环境因素。本病有地域差异,认为 AC 系环境因素所致。⑤精神、神经因素。临床所见初次发病似乎与情绪有关,某些病例发病前有精神应激事件。

AC 的发病机制有神经源性、肌源性和先天性学说。

(1) 神经源性学说:该学说认为 AC 非 LES 本身的病变,而是支配 LES 的肌间神经丛中松弛 LES 的神经减少或缺乏引起。有研究发现氮能神经元在 AC 患者 LES 及胃底部明显减少,在病程长的 AC 患者中完全缺失,90% 的 AC 患者 LES 及食管下端肌间丛周围炎性细胞浸润,以 T 淋巴细胞为主。另外,血管活性肠肽(vasoactive intestinal peptide,VIP)神经元或神经纤维的缺失也可能是 AC 的病理基础之一,少数 AC 患者病理标本中存在去迷走神经现象。目前被广泛接受的是神经源性学说。

(2) 肌源性学说:该学说认为 AC 是由于 LES 本身病变引起的,食管梗阻动物模型支持此学说,此模型是应用机械方法限制贲门松弛,从而引起食管扩张、扭曲变形,光镜下内环层平滑肌细胞体积增大,细胞外间隙变窄,但未见神经病变,临床表现与人类 AC 相似。

(3) 先天性学说:该学说认为 AC 是由常染色体隐性遗传、三 A 综合征[贲门失迟缓(achalasia)、肾上腺功能减退(cardinal features of adrenal insufficiency)、无泪(alacrimia)]所致,患者存在染色体 12q13 特定基因的点突变及 HLA-DQ、等位基因与

AC 发病高度相关,且纯合子发病的相对危险性高于杂合子的研究结果支持本学说,但流行病学资料并不支持。

【病理生理】　贲门失弛缓症表现为 GEJ 梗阻和食管体不正常蠕动。测压清晰显示吞咽时括约肌高静息压,松弛不全和食管下 2/3 不规则收缩。迷走神经同时发出兴奋和抑制性纤维到 LES。兴奋性神经元释放乙酰胆碱,抑制性神经元释放一氧化氮(NO)和血管活性肠肽(VIP),分别使食管和 LES 收缩和弛张。增加 LESP 的激素和肠肽有促胃酸激素、促胃动素(motilin)、P 物质和铃蟾肽(bombesin);降低 LESP 的有胃抑制肽、神经肽 Y、血管活性肠肽(VIP)。AC 患者的 LES、食管体、迷走中枢和吞咽中枢均可出现神经病理变化,全食管肌间神经丛中神经节细胞数量显著减少,其中 1/2 呈神经节细胞消失。LES 和食管下段抑制性神经元细胞(非肾上腺素非胆碱能)变性或消失,导致 LES 压力增加、松弛障碍,食管体部神经节细胞变性引起持久性非蠕动性收缩,导致食管扩张。

(一) 免疫介导的神经节炎　食管蠕动及食管下括约肌的舒张由肌间神经元介导和调节。在 AC 患者中,因神经节炎造成肌间神经元数目明显减少甚至消失,从而导致食管蠕动停止、食管下括约肌舒张障碍。从切除标本上进一步研究发现病变神经元周围有大量细胞毒性 T 细胞浸润和活化,并存在补体系统激活。与此结果相一致的是 AC 患者血清中发现抗肌间神经元抗体阳性,特别是在存在 HLA DQA1*0103 和 DQB1*0603 等位基因的。因为 HLA 蛋白是抗原识别的关键分子,上述这些结果表明 AC 可能与目前未知的抗原引起的免疫应答紊乱有关。单纯疱疹病毒(herpes simplex virus,HSV)-1、风疹病毒和人乳头瘤病毒都被提出可能是潜在诱发贲门失弛缓症的抗原。

人们在食管黏膜组织中检测到了 HSV-1 的 DNA,并进一步采用实验证实从食管黏膜分离出寡克隆 T 细胞,在暴露与 HSV-1 抗原的情况下可以发生特异性增殖并释放细胞因子。

因为 HSV-1 是嗜神经病毒,并易于感染鳞状上皮,这一假说能够解释贲门失弛缓症患者存在肠神经元选择性缺失的原因。然而,在对照人群

的食管黏膜中也经常可以检测到 HSV-1 的 DNA，提示 HSV-1 只在易感人群中诱发持续性免疫激活并导致肠神经元的丢失。但是也有一些学者在文章中指出并未在 AC 患者的食管黏膜切片中找到 HSV-1 或其他病毒（如风疹病毒或人乳头瘤状病毒）的存在。

（二）遗传学　虽然相关研究涉及的样本量都很小，但是通过候选基因研究，发现在 AC 发病和 HLA Ⅱ 类分子、血管活性肠肽受体 1、KIT、IL-10 启动子和 IL-23 受体基因的多态性之间存在相关性。而且，虽然很罕见，但是有报道发现家族性 AC 的存在。这一发现进一步印证了遗传因素在 AC 发病中的作用。现在仍在进行的一项 AC 全基因组相关性研究将为这一假说提供更多的证据。

【症状】

（一）主要症状

1. 吞咽困难　所有 AC 患者均有此症状，但表现形式有很大差异。典型病例病初为固体食物（如馒头、饼等）咽下受阻，症状发展缓慢，有时呈间歇性，少数患者突然发生吞咽困难，亦有个别患者咽固体食物时受阻不明显，而液体及半固体食物咽下困难。

2. 反食及呕吐　大部分患者有此主诉，呕吐发生时间不一，多数为进食后不久，亦可在进食过程中发生。呕吐物不含胃酸及胆汁，食管内容物滞留较久者呕吐物有腐臭气味，有时有湿枕现象（卧位或夜间睡眠时食管内潴留液反流）。

3. 胸痛或胸骨后不适感　与食物潴留引起食管扩张、食管下括约肌压（LESP）增高、食管体部高幅同步收缩有关，此症状常于进餐或进冷饮后发生，饮热水后减轻。年幼儿常表现为进食后哭闹与拒食。

（二）次要症状

1. 反复呼吸道感染　食管内容物反流呛入呼吸道可导致反复呼吸道感染而久治不愈，甚至引起夜咳症，严重者发生肺炎、肺脓肿及支气管扩张。

2. 生长发育障碍及营养不良　小儿 AC 因长期呕吐、营养丢失均有此表现，严重影响小儿生长发育。

【诊断】

（一）X 线检查

1. 胸部 X 线片　食管重度扩张时，胸部 X 线片显示纵隔增宽，且有液平面。

2. 食管钡造影　为本症的基本诊断方法，吞咽钡剂时顺利进入食管，食管上段有蠕动收缩，卧位时钡剂不再被推进。立位时钡剂可充盈食管，体部扩张，远端更明显，重症者呈乙状、S 状弯曲。病程短的患者，食管体部扩张不明显，LES 无排钡障碍，但 LES 并不随吞咽出现松弛，而呈间断性开放，此时少许钡剂排入胃内，有时钡剂全部停留于 LES 以上，长时间不进入胃内。食管远端变细、光滑呈鸟嘴状、萝卜根样，少数病例食管远端并憩室样改变（图 22-49）。

胸部 X 线检查为本病最基本的诊断方法，亦为各种类型吞咽困难患者的主要筛查手段。胸部 X 线检查可提供重要的诊断线索，而食管钡剂透视及摄片为最佳放射学检查方式，若发现典型征象即可确诊。

（二）内镜检查

内镜检查是本症必不可少的基本诊断方法。上消化道内镜下可见食管内有大量食物或液体残留；食管黏膜可能正常，或黏膜弥散性充血、肿胀、糜烂，严重者出现溃疡；食管扩张，严重者一个视野不能窥知食管腔全貌，尤如进入帐篷的感觉；食管体的正常蠕动消失；LES 紧闭呈黏膜皱折环，充气后亦不张开，但稍加压力内镜可顺利通过贲门进入胃内（图 22-50）。

食管内可见多量食物，管腔扩张，黏膜粗糙，血管纹理消失，齿状线不清，距门齿约 42cm。贲门黏膜充血水肿，贲门口扩张差。

内镜检查为本病有症状患者重要的诊断方法，即使有典型 X 线表现者亦应进行。其目的为：①排除肿瘤及其他疾病；②了解食管全貌及有无炎症反应；③清除、冲洗、抽吸扩张食管内过多的滞留物。

（三）食管压力测定　食管压力测定能从病理生理角度反映本症特征，是早期诊断本症和鉴别可疑病例的有效手段，其特征性改变可出现在 X 线、内镜检查等有改变之前，能得出有意义的结

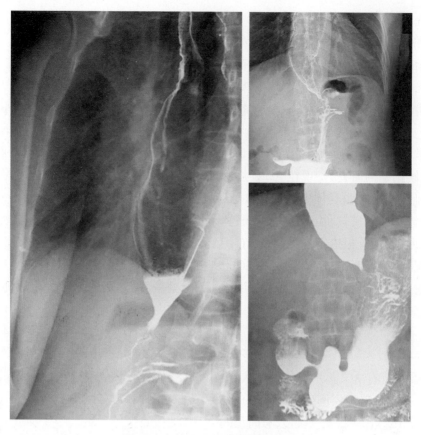

图 22-49 贲门失弛段"鸟嘴"狭窄

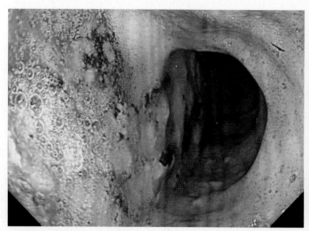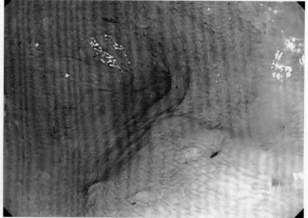

图 22-50 胃镜所见

果,用于观察食管运动,有助于确诊本病,对 X 线及内镜检查无典型改变者尤为重要,并可鉴别"胡桃夹食管"、弥散性食管痉挛等原发性食管运动障碍性疾病。其特征为:①食管上括约肌(upper esophageal sphincter,UES)功能正常,食管上段蠕动正常;②食管体远端缺乏连续性传导性收缩波;③LES 静息压正常或增高,严重 LES 高压幅度增加,吞咽时 LES 不松弛;④食管内压高于胃内压(食管内滞留物所致)。

在传统的测压检查中,食管蠕动的消失经常伴随着食物、唾液在食管内残留造成的食管内压力增加。食管下段括约肌不完全松弛(参与压力>10mmHg)是 AC 的特征,而且食管下段括约肌的静止音调经常是上升的。现在高分辨率测压仪的应用可以为食管动力学提供更多更细致的描述信息,通过导管汇总 36 个或更多的压力感受器所测得的数值,高分辨率测压仪可以详细记录从口咽部至胃部各处的平均压力,目前该方法被认为是诊断 AC 的金标准。

高分辨率测压仪的应用使得 AC 根据食管体收缩的不同模式被分为三个临床相关的亚型。Ⅰ型为经典型 AC:无明显的证据证实压力增加。Ⅱ型:在远端食管存在压缩或划分的区域存在压力增高 >30mmHg。Ⅲ型:两个或两个以上区域存在痉挛性收缩。

另外,一项新的定量衡量食管下括约肌舒张的参数是完整舒张压力。完整舒张压力是每 4 秒测量一次吞咽后食管下括约肌的压力,在吞咽后食管下括约肌的压力是最低的,必要时也会跳过食管下脚收缩时的压力。对于Ⅰ型 AC 患者而言,完整舒张压力的正常上限是 10mmHg,该值在Ⅱ型患者中为 15mmHg,Ⅲ型患者为 17mmHg。完整舒张压力可以很好地衡量食管下括约肌松弛能力受损的情况,从而对非贲门失弛缓个体及弥漫性食管痉挛患者与 AC 患者进行鉴别诊断。

(四)食管通过时间测定

1. 吞咽通过时间　患者直立位饮水,于上腹部剑突下用听诊器听流水声,健康成人为 8~10 秒,年长儿 2~5 秒。本病食管通过时间延长或听不到流水声。

2. 放射性核素食管通过时间　采用 ^{99m}Tc 标记液体和固体食物,体外照相机连续动态摄片,计算食物通过时间百分率,显示食管影像,定位准确,并可成像定位,分别测定食管上、中、下段通过时间。AC 患者食管下 2/3 通过时间显著延长。

根据病史,应怀疑本症。病程早期,吞咽困难、反流明显。食管扩张显著者,X 线或内镜检查可能无阳性征象,食管测压及通过时间测定则更为重要。

【治疗】

(一)药物治疗　最常用的两种治疗 AC 的药物是硝酸盐类药物和钙通道阻滞剂。硝酸盐类药物可以通过使肌球蛋白轻链去磷酸化从而抑制正常的食管下括约肌收缩。在 Cochrane 等进行的综述中提到仅仅只有 2 项随机研究评估了硝酸盐类药物治疗 AC 的临床有效性,并指出并无坚实的证据证明该药物治疗 AC 有效。目前临床上最常使用的治疗方案是在餐前 15~60 分钟舌下含服 10~20mg 的硝苯地平片。该药物可通过阻断细胞对钙离子的摄取,抑制食管下括约肌收缩,从而有效降低食管下括约肌静息压力的 30%~60%。

然而,该种治疗方案最大的缺陷是有比较明显的副作用,大约有 30% 的患者可能会出现低血压、头痛、头晕。而且,随着时间延长,耐药性会有所增加。

一项应用更为广泛的药物治疗方案是使用 A 型肉毒毒素。A 型肉毒毒素是一种神经毒素,可以从神经末梢阻断乙酰胆碱的释放。该药物在进行上消化道内镜检查过程中,采用硬化剂注射针按照 80~100 单位的剂量直接注入食管下括约肌的 4 个或 8 个象限。肉毒毒素治疗是一种安全有效的治疗方式,而且不良反应较少。有 >80% 的病例在 1 个月内获得临床应答,但是治疗效果衰退也很迅速,超过 60% 的患者在治疗后获得临床症状缓解的时间不超过 1 年。

5 项随机临床试验对比了肉毒毒素治疗和气动扩张治疗的效果,1 项研究对比了肉毒毒素治疗和内镜下肌切开术治疗的效果,发现上述治疗方案在最初均可缓解吞咽困难的症状,但在治疗 6~12 个月后,使用肉毒毒素治疗的患者很快出现症状反复。

所以,硝酸盐类药物、钙通道阻滞剂、肉毒毒素均仅可作为接受更持久的治疗方案治疗之前缓解症状的临时用药。

(二)食管球囊扩张术　食管球囊扩张术(pneumatic dilation,PD)为非手术疗法,应用含气球囊扩大食管腔,分开 LES 肌纤维,降低 LESP。效果达到 60%~80%,4 年随访有效率为 50%~89%。亦有学者认为 PD 在小儿疗效不如成人和外科手术,50% 病例 5 年后症状复发。强力扩张穿孔率达 1%~5%。

球囊扩张步骤:从 3.0cm 球囊开始,逐步扩张。球囊必须送达 GEJ 后充气;扩张后常规造影排除穿孔,了解梗阻改善情况;术后禁食 24 小时,密切

22

观察生命体征改变;治疗 3~4 次无效;食管扩张达 4 度应考虑手术;Heller 术后无效者,也可应用 PD。

球囊扩张术适用于所有患者,小儿 AC 患者已有用此法治疗的报道,但效果不确切,不宜作为首选治疗。

(三) 气动扩张 气动扩张是利用一个充气气球依靠有力的伸展运动撕裂食管下括约肌。微创 Rigiflex 气球系统的产生使得该操作更加便利。气球分别是直径为 30mm、35mm、40mm 的聚乙烯硬质气球,安装在一个灵活的导管上,这一导管与内镜导引线安装在一起。

气动扩张的操作方法虽然在不同的内镜中心具体操作方法可能不同,但大致的原理及方式一致,均是在荧光内镜的指引下,将气球放置穿过食管下括约肌,然后逐渐进行充气直至细腰狭窄处变平为止。

最常用的方法是分级扩张法,即首先采用直径为 30mm 的气球进行扩张,之后再逐一使用直径为 35mm、40mm 的气球,直至扩张完成。通常在两次扩张之间间隔 2~4 周,其间进行症状缓解相关的食管下括约肌压力测定或食管排空改善评估。气动扩张通常在门诊治疗时进行,术后患者留院观察 2~6 小时后可返回进行正常的日常生活。

Rigiflex 气动扩张术有良好的治疗效果。临床缓解率:30mm 气球的为 74%,35mm 气球的为 86%,40mm 气球的为 90%。在 4~6 年后,有 1/3 的患者出现症状复发。但是在以症状复发为基础进行的按需治疗策略中,患者经过重复扩张可以获得长期的临床症状缓解。气动扩张治疗的禁忌证是具有心、肺功能不全的人群以及有食管穿孔发生风险的人群。对于进行 Heller 手术治疗失败的患者,使用气动扩张法治疗也是安全的,有时甚至需要更大直径的气球。

大约有 33% 的患者在气动扩张治疗后出现并发症,但相关并发症一般都很轻微,包括胸痛、吸入性肺炎、出血、短暂的发热、肌肉撕裂愈合缓慢及食管血肿。

食管穿孔是该治疗方法最严重的并发症。在有经验的内镜医师操作下该并发症出现的概率为 2.0%(范围为 0~16%),而食管穿孔的患者中有

50% 需要手术治疗。然而最近报道的一项调查研究显示该研究中涉及的 16 例透壁穿孔病例全部保守治疗成功。存在小穿孔及深层撕裂造成的疼痛者可给予数天至数周的抗生素治疗和完全肠外营养。对于穿孔大、症状明显、纵隔污染的患者应给予开胸手术修补。大多数穿孔在首次进行扩张时发生,气球定位困难是出现穿孔的潜在危险因素。另有欧洲的调查研究指出,年龄大的患者及首次采用 35mm 气球进行扩张的患者出现穿孔的概率大于初次采用 30mm 扩张的人群。通常经气动扩张治疗后出现严重胃食管反流病的可能性较小。但仍有 15%~35% 的患者会出现胃灼热感症状,在使用质子泵抑制剂后症状可改善。

(四) 手术治疗

1. **Heller 食管纵肌切开术** 用于食管极度扩张、迂曲和 PD 治疗无效者。1980 年 Gavrilu 在 Heller 术式上,加防反流手术,现称 Gavrilu 术式。

经腹或经胸步骤:①切口:取左上腹部横切口、左肋缘下斜切口,或上腹正中切口,目前多采用腹腔镜微创术式。经胸取左胸第 7 肋间前外侧切口。腹部切口能充分暴露胃食管连接部(gastro-esophageal Junction,GEJ),便于做防反流手术。②分离:GEJ 表面后腹膜,通过食管裂孔游离食管达扩张段,以索带牵引。③纵行切开、分离食管纵肌,上至扩张段,下达 GEJ 胃壁,使黏膜膨出(图 22-51)。④丝线间断缝合:GEJ 大弯处胃壁与食管切口左、右边缘达胃小弯,即 Thal 防反流术式,保持食管纵肌裂口呈分离状态,或做 Toupet 术式,胃底向后 270° 包绕 GEJ,并分别与食管纵肌游离缘间断缝合

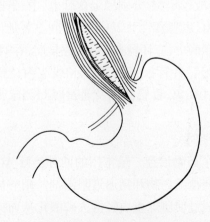

图 22-51 食管肌层超过 GEJ 完全切开分离,黏膜膨出

固定(图 22-52)。⑤术中食管黏膜如破损,即时修补后,将网膜置于食管与 Thal 瓣间缝合加强。

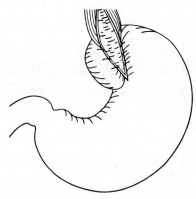

图 22-52　加作 Toupet 防反流术
胃底向食管后方 270° 包绕食管与食管切开肌层间断缝合固定

经胸与经腹手术后反流发生率比较,前者反流率 <3%。食管切口上端超过痉挛狭窄段,贲门切口部 <0.5cm 是预防术后吞咽困难或反流要点。

2. 腹腔镜下 Heller 肌切开术　Heller 肌切开术是一种由来已久的治疗方法,经过长期的临床应用,又对最初的手术方法进行了改良。最主要的改良是在最初进行肌切开时仅在前侧壁切开贲门肌纤维,并同时加做胃底折叠术以降低胃食管反流的发生风险。1992 年 Pellegrini 等提出了创伤更小的胸腔镜下肌切开术。但腹腔镜下对远端食管肌层和胃底套索纤维有着更好的视野。Campos 等进行的研究也表明腹腔镜下肌切开术有着更好的症状缓解率及更短的手术时间,而术中加做的胃底折叠术则明显降低了抗反流机制——食管下括约肌被破坏造成术后胃食管反流的发生。这是改良手术方式较经典 Heller 手术更完善之处。而不同的胃底折叠术式对术后症状复发的影响也不同。Nissen 胃底折叠术较部分前壁胃底折叠术(Dor 手术)而言,术后吞咽困难的发生率更高(15% *vs.* 2.8%)。而部分后壁胃底折叠术(Toupet 手术)与部分前壁胃底折叠术在控制反流发生方面有着相似的疗效。腹腔镜下 Heller 肌切开术 + 部分胃底折叠术是一种安全的手术方式,其报道的死亡率为 0.1%(3/3 086)。该术式最常见的并发症为食管或胃黏膜穿孔,但通常在术中即可发现

并进行及时的修补,不会造成任何不良后果。腹腔镜下 Heller 肌切开术的并发症发生率为 6.3%,但出现临床后果的不到 0.7%。一项系统性综述指出,经过中位时间为 35 个月的随访,腹腔镜下 Heller 肌切开术的治疗有效率为 89%,随访 5 年后,因疾病的进展,有效率下降至 65%~85%。影响腹腔镜下 Heller 肌切开术预后的主要因素包括年龄小于 40 岁、静息食管下段括约肌压力 >30mmHg 以及直食管(如食管远端缺乏弯曲及乙状结肠样食管)。同样,食管测压分型为Ⅱ型的患者,腹腔镜下 Heller 肌切开术治疗效果最好,即对Ⅱ型 AC 患者而言,Heller 手术治疗的效果优于气动扩张。吞咽困难的复发最常出现在术后 12~18 个月,这在不完全肌切开术,特别是胃侧肌切开术(该侧手术更加困难),术后瘢痕形成以及过度的抗反流处理都会导致治疗的失败。胸痛的形成较其他症状更难进行治疗。在 Heller 肌切开术后出现的症状反复可通过气动扩张法再次进行治疗,这是相对安全的。如果保守治疗无效,可再次进行腹腔镜下 Heller 肌切开术。

3. 气动扩张术与腹腔镜下 Heller 肌切开术应用比较　因缺乏证据支持,所以究竟该选择气动扩张术还是腹腔镜下 Heller 肌切开术目前尚存争论。一项对于 1989—2006 年所有相关研究进行荟萃分析的综述指出,使用气动扩张治疗 AC 的有效率为 68%(1 065 名患者中),而腹腔镜下 Heller 肌切开术有效率为 89%(3 086 名患者中)。Cleveland 临床中心的数据表明,两种治疗方法中,在随访 6 个月时,扩张术的有效率为 96%,手术治疗的有效率为 98%,而随访至 6 年时,这一比例分别下降为 44% 与 57%。2011 年的一项前瞻性随机比较研究结果显示,在治疗后 2 年的时间段里,两种治疗方法均有较高的有效率,气动扩张术为 86%,肌切开术为 90%,但该项研究的随访期限很短,无法对远期预后进行评估。对研究结果进行整理后发现:治疗前存在胸痛、治疗前食管宽度 <4cm、治疗后食管排空差(食管内钡残余 >10cm)是治疗失败的主要影响因素。年龄 <40 岁的患者比超过该年龄阶段的患者需要更多次的气动扩张治疗。

22

4. 经口内镜下肌切开术(peroral endoscopic myotomy,POEM)　该术式为内镜医师通过黏膜下的隧道到达食管下段内括约肌,并在食管 7cm、胃内 2cm 的范围内切开环形肌肉纤维。Inoue 等报道的数据显示,经口内镜下肌切开术成功率为 89%~100%,即使患者曾多次行气动扩张治疗也可获得有效的临床缓解,但随访时间很短(平均 6 个月)。因为在该项技术中无法进行抗反流处理,所以术后出现胃食管反流的比例较高(46% 左右),为本技术的一大缺陷。目前仍需要长期随访的随机研究进行经口内镜下肌切开术与其他治疗方法的比较研究。

【预后】　大多数病例术后可获即时效果。病情恢复后测 LESP,一般在 7~14mmHg。5%~10% 病例 1 年内有吞咽困难,可能因肌层切开不够,症状重者有时需再手术。80% 患者获永久疗效。

(皮名安　汪力)

七、胃食管反流

【定义及分类】　胃食管反流(gastroesophageal reflux,GER)是大多数婴儿常见的、自愈性过程。因食管下括约肌(lower esophageal sphincter,LES)或防反流机制发育未臻完善,胃内容逆行至食管,发生无胆汁性呕吐。

胃食管反流可分为:

1. 生理性或功能性反流　健康婴儿在 4 月龄前均有生理性 GER(占 60%~70%),40% 每天有 1~2 次吐奶;85% 早产儿有自愈性 GER。

2. 病理性反流或胃食管反流病(gastroesophageal reflux disease,GERD)　当患者呕吐持续,出现吞咽困难、胸骨后疼痛、呕血、食管狭窄等症状则为 GERD,发病率占 10%~20%,需外科干预。

3. 继发性胃食管反流　见于特发性呼吸窘迫综合征(idiopathic respiratory distress syndrome,IRDS),或支气管肺发育不良(broncho-pulmonary dysplasia,BPS),呼吸周期胸腔内极度负压。原发性胃动力失常、幽门肥厚性狭窄和肠旋转不良使胃内压增高。继发于牛奶过敏或某些药物作用使肠功能紊乱,胃排空延迟,胃食管连接部压差增高致反流。

【病因】　过去胃食管连接部被认为是单纯瓣膜,现确认胃食管连接部为防止 GER 的复合性结构。也允许 LES 短暂松弛、嗳气,以缓解某些食物所致的胃胀气。此综合防反流机制由横膈食管裂孔处的弹簧夹作用(pinchcock action),一定长度的腹内食管段、膈食管韧带和贲门切迹(His 角)形成的腹内食管高压带(high-pressure zone,HPZ),GEJ 处黏膜增厚和胃排空等组成。反流的主要原因是胃内压相对增高,或胸内食管下段内压减低,致 GEJ 处压力梯度增大。正常的腹内食管段可影响或控制此压差改变。测压证实食管终末端具有一高压带,此处环肌收缩和 LES 内大量的平滑肌反射,在防止反流中起最主要作用。此反射随年龄而异,故新生儿尤其早产儿因 LES 发育不成熟易发生 GER。LES 收缩受内分泌、旁分泌(paracrine)和神经内分泌(neuroendocrine)系统释放的体液因子所调节。LES 偶可发生非吞咽性自发性松弛(spontaneous relaxation of LES,SRLES),也可见于 GER。促胃液素(gastrin)延长 LES 收缩。当 LES 压力为 0~5mmHg,且频繁长时松弛;腹内食管段<1cm;贲门切迹(His 角)为钝角时形成病理性反流。反流性食管炎进一步损害 LES,形成恶性循环。神经系统疾病患者易有 GER,食管闭锁术后 GER 可持续至成年。短食管。食管裂孔疝和胃食管连接(GEJ)上移均为 GERD 发病原因。

【症状和体征】　除呕吐奶液、易咳嗽外,GER 对生长发育常无明显影响,6~12 个月时自愈。GERD 患者则呕吐频繁,易激惹啼哭。反复肺部感染,哮喘或夜间反流性呛咳。儿童常诉胸、腹痛。呕血为并发食管炎特征。GERD 是否为婴儿猝死综合征(sudden infant death syndrome,SIDS)原因,尚存争议。体征有生长发育差,心率慢,面色苍白,吞咽困难,呕血或喉痉挛。10%~20% 病例合并食管炎,甚至食管狭窄。

【辅助检查】

1. X 线检查　胸部 X 线片排除肺和纵隔肿瘤。钡剂胃肠道造影系列观察食管、胃和十二指肠,排除胃流出道梗阻性疾病(肠旋转不良、胃蹼),食管气管瘘和食管裂孔疝。

2. 18~24 小时食管 pH 监测　微型 pH 探头

可用于任何年龄。双极探头能比较食管远、近端pH。动态观察反流次数、最大pH和持续时间、总反流百分数,预示食管对反酸清除力度,可重复做。检查结果受患者处活动或睡眠状态,进食内容如牛奶或果汁,反复肺炎、喘鸣、睡眠性呼吸困难等影响,故观测时间最好超过16小时。常用有Johnson-DeMeester方法:pH<4,持续时间5分钟,监测时间内反流>5%,具有诊断意义。此法对GER诊断价值目前虽存疑义,仍属诊断金标准,也可用于观测或随访抗反流手术后效果。不适用于碱性反流。

检测分型有助于治疗方式选择。Ⅰ型:最常见,饮苹果汁后3~4小时,持续高频反流相,LES静止压正常或降低,或合并大型食管裂孔疝。约10% 1岁内可自愈,50%需手术。Ⅱ型:反流和LES静止压增高,持续30~45分钟(>2小时)。多为胃前庭或幽门严重痉挛,10%~15%需手术。Ⅲ型:Ⅰ、Ⅱ混合型,13%病例需手术治疗。

3. 胃食管测压　长时间动态观察对GERD诊断具有重要意义。测定其基础压,胃与食管压力梯度;记录食管不同部位压力;LESP改变,LES与横膈的关系。最好同时测定上食管括约肌压力及松弛状态。吞咽时,LESP改变,LES松弛。LESP持续降低和LES不当松弛,对GERD诊断具有重要意义。观察食管体向前推进或停滞蠕动波型,能有效发现儿童原发性或继发性食管动力失常。

4. 内镜检查　新型纤维内镜几可安全用于幼婴和新生儿。观察LES位置和张力,有否食管裂孔疝。直接观察食管黏膜可发现腐蚀性食管炎、溃疡和食管狭窄。在GEJ上≥2cm处,取黏膜活检排除Barrett食管。特征是镜下可见特殊柱状上皮、基底型上皮和结合上皮。其发生率高达12.5%。

5. 放射性核素(^{100m}Tc)硫酸胶造影(放射标记牛奶口服)　定量测定食管和胃排空,十二指肠胃反流。从食后30分钟和60分钟核素排空百分率确定GER致胃排空延迟。特别是24小时后复查,肺内显同位素痕迹,现认为此法优于放射学检查和pH监测。缺点是观察时间长,患者长时间固定;有时需从气管灌洗液镜下检出含脂巨细胞或呼吸道纤维上皮活力损伤确诊。一般不作为常规检查。

6. 酸反流试验(tuttle test)　将pH探头插入LES上方约3cm处,经鼻胃管注入盐酸液(0.1mol/L,按体表面积1.73m/300ml),GER时pH<4,亦可用苹果汁替代盐酸液。

7. 食管腔内电阻抗(intraluminal esophageal electrical impedance,EEI)　近来用以探测酸性和非酸性反流。

【诊断】　胃食管反流临床表现复杂且缺乏特异性,仅凭临床表现难以区分生理性胃食管反流或病理性胃食管反流,多采用综合诊断技术。凡临床发现不明原因反复呕吐、咽下困难、反复发作的慢性呼吸道感染、难治性哮喘、生长发育迟缓、反复出现窒息、呼吸暂停等症状时都应考虑到胃食管反流存在的可能性,必须针对不同情况,选择必要的辅助检查,以明确诊断。

【治疗】

1. 体位及饮食

(1) 患者全日严格处于床头抬高30°~45°、直立位。前倾30°俯卧位理论上GEJ处于最高位。右侧卧位或上半身抬高位,更利于胃排空和减少反流。但呕吐重或呼吸困难病例应慎重。最好在家长严密观察下,选择适合体位。

(2) 婴儿奶液中加入谷物类使之稠厚。儿童给予少量多次、高蛋白低脂肪餐。晚餐后不再进任何饮料。必要时可经鼻胃管、鼻空肠管进食,甚至胃肠道外营养,以改善有严重并发症患者的营养状况,为及早手术创造条件。

2. 药物治疗

(1) 促胃肠动力药:增加LES张力,促进胃排空。①拟副交感神经制剂:氨甲酰甲胆碱(bethanechol);②多巴胺受体拮抗剂:甲氧氯普胺(metoclopramide),多潘立酮(domperidone);③新型非胆碱能、非多巴胺能,食管、胃肠道动力剂西沙必利(cisapride)。

(2) H₂受体阻滞剂:①西咪替丁(cimetidine);②雷尼替丁(ranitidine)作用较西咪替丁强;③奥美拉唑(omeprazole);④法莫替丁(famotidine)。

(3) 黏膜覆盖剂:在糜烂或溃疡食管黏膜表面形成保护膜,促进愈合。硫糖铝(sucralfate)、枸橼酸铋钾(胶体次枸橼酸铋,CBS),也有用双八面体蒙脱石(思密达)治疗食管炎。

(4) 制酸剂:中和胃酸,缓解症状。如氢氧化铝,作用短暂,需多次给药。

3. 手术治疗 经积极正规体位、饮食和药物治疗 6~8 周,症状无改善(资源 15)。

(1) 24 小时 pH 监测,食管酸性反流持续 5 分钟以上。

(2) 反流致威胁生命的呼吸道感染、慢性肺部疾患,甚至睡眠中呼吸骤停。

资源 15
腹腔镜 Nissen
手术

(3) 重度营养不良,影响生长发育。

(4) 食管炎、食管狭窄进行性加重,严重贫血或 Barrett 食管。

(5) 胃移位至胸腔。

【预后】 80% 的病例术后症状缓解,但迄今尚无对 GERD 不同术式远期抗反流疗效和并发症的随访报道。

(皮名安 汪力)

第八节 膈疾病

一、先天性膈疝总论

【定义及分类】 先天性膈疾病(congenital diaphragmatic disease,CDH)是妊娠初期胎儿横膈发育缺陷,致腹腔脏器不同程度移位至胸腔。根据缺损部位可分为以下几种。

1. 后外侧疝(congenital diaphragmatic hernia,或 Bochdalek 疝) 横膈后外侧肌组织发育缺损,部分胃、肠、肝或脾疝入胸腔。

2. 非后外侧疝(non-Bochdalek hernia) 横膈缺损位于中线左、右侧,有学者称之为亚型后外侧疝(subtypes of Bochdalek)。此型又分为以下几种。

(1) Morgagni 疝(Morgagni-Larrey):胸骨后或胸骨旁膈肌缺损。

(2) 极少数胸骨后疝合并脐上、腹壁中线缺损,胸骨下部和横膈心包缺损称 Cantrell 五联症(pentalogy of Cantrell)。

(3) 中央疝:为横膈中央腱的部分缺损,根据缺损边缘完整肌组织结构与后外侧疝鉴别,但此命名尚存在争议。

(4) 食管裂孔疝:常认为是 GER 同义词,但 GER 多数属功能性,而症状重的食管裂孔疝常需要手术。

(5) 膈膨升:是指横膈肌化不全形成。

【发病率】 先天性膈疝发病率占出生活产婴儿的 1/5 000~1/3 500,占所有先天性畸形 8%。有 20% 发生于右侧,80% 位于左侧,双侧均发病者占 1%~4%。目前新生儿监护水平已经得到极大提升,但由于膈疝常并存肺发育不良,死亡率仍可高达 60%。男女性别比为 3:2,亦有发病相近报道。膈膨升常与后外侧疝并存。

【病因】 横膈原为心脏与肝脏间的隔膜,发育中向后、侧方生长,于孕期 8~10 周,封闭左侧 Bochdalek 孔。20 世纪 80 年代末学者们已成功用 Nitrofen 做成大鼠膈疝模型。胚胎羊 CDH 模型也成为胎儿期干预疾病的研究,可了解其呼吸和心血管系统病理生理改变。晚近研究发现膈疝发生于胚胎横膈形成之初,其肺组织生长因子不同于正常肺。目前的观点多认为胚胎期肺发育异常导致胸腔内压力减少,相对腹腔内压力较大,腹腔脏器通过未闭合的横膈并进一步阻挡其发育。

横膈的主要组成如下。

1. 中央部和/或前部 与肝脏联合成为无肌组织的横膈中央腱。

2. 后外侧部 源于胸腹膜皱褶(pleuroperitoneal folds,PPFs)和胸腔中胚层三角形结缔组织,与移行颈节的肌组织组成横膈神经肌肉部分。胚胎 8 周时,PPFs 未能与横膈及食管背侧系膜融合形成后外侧疝(Bochdalek 疝)、胸骨后疝(Morga-gni 疝)或食管裂孔疝(Hiatal 疝)。以后外侧疝最为常见。

30% 病例有染色体异常,已报道有 13,18,21- 三体畸形和 Turner 综合征(X 单体);CDH 家系有常染色体显性遗传、隐性遗传和 X 染色体遗传。2007 年美国 Sibel Kantarci 等对动物模型和人类 CDH 研究发现染色体 15q26.1-q26.2 和 1q41-q42.12 畸变,或 1q,8p,15q 染色体缺失。8p,15q 缺失者常合并心脏畸形。FOG2、GATA4 与 COUP-TF II 是正常肺与横膈发育所需基因和分子途径。维生素 A 及其衍生物类维生素 A 是胚胎发育的基本要素，类维生素 A 信号径路与其下的靶异常导致膈疝。

【解剖】　横膈分开胸、腹腔，收缩时降低胸压，以腹部为支撑扩张胸廓，维持呼吸功能，由中央纤维腱膜与周围肌肉组织组成。后者起源于双侧 6 肋以下，剑突后方和内、外侧弓状韧带，附着于第 3 腰椎以上骨膜面。其中有 3 个裂隙。①主动脉裂隙：开口于最下后方第 12 胸椎平面，主动脉、胸导管、奇静脉和半奇静脉均由此通过。②食管裂隙：位于左、右膈肌脚肌纤维间，第 10 胸椎平面。食管、迷走神经和左胃动、静脉经此。③下腔静脉隙：位于第 8~9 胸椎间中央腱内，有下腔静脉和右膈神经通过。腹腔面有腹膜被覆，与肝脏、胃底、双肾、肾上腺和肠管毗邻。

动脉来源于左、右膈动脉和肋间动脉，胸内动脉膈分支，部分心包膈动脉和膈神经伴行的细小分支。右膈静脉流入下腔静脉和奇静脉，左侧入肾上腺/肾静脉和半奇静脉。膈神经来自第 4 或第 3，第 5 颈节分支，行程长，易损伤而影响膈肌功能。

【病理生理及临床症状】　出生后患者呼吸困难，主要由肺发育不良导致，低氧血症和高碳酸血症导致肺血管收缩和肺高压；通过动脉导管与卵圆孔的右向左分流，并进入自身长时间恶性循环。

【诊断】

1. 胸、腹部直立位 X 线片　为新生儿胸部或消化道畸形的常规检查。患侧横膈影上移或消失，胸腔见含气胃肠影或置入胃管卷曲影。纵隔向健侧移位。腹部肠管含气影减少。疝入胃肠有绞窄或梗阻时，腹部或胸部可见多个液平面。X 线片尚可排除先天性肺囊肿、先天性肺囊性腺瘤样畸形（congenital cystic adenomatoid malformation, CCAM）、肺炎、外伤性膈疝并发的肋骨骨折及血气胸。动态观察横膈随呼吸移动或矛盾运动，可鉴别膈膨升与膈肌麻痹。

2. X 线造影　经胃管注入少量气体或造影剂，有助于鉴别胸腔内肠管、胃、小肠和结肠。从 GEJ 位置和钡剂反流鉴别食管滑动疝和食管旁疝。凡诊断明确、有呼吸窘迫的新生儿，为避免钡剂误吸和增加手术复位困难，最好不做此项检查，如有必要，可使用碘造影。

3. 超声检查　孕期 22~23 周或出生后，三维或四维超声显示：

（1）膈肌缺损，腹内脏器疝入胸腔、纵隔移位。腹部正常胃泡影消失、腹围缩小。腹水和胸腔积液。

（2）并存病变，如胸膜 - 心包囊肿或肿瘤、外伤性膈疝和其他脏器损伤。

（3）鉴别膈肌麻痹与膈膨升。

4. CT 矢状位与冠状位逐层扫描和三维成像　可增加诊断阳性率，分辨膈缺损部位、大小，疝入胸腔脏器，肠绞窄、梗阻及肠系膜皱襞，后者形成缩窄的马甲征（collar sign）。增强造影显示肠系膜血管、外伤性膈疝、液气胸、血胸，肋骨骨折和腹部器官损伤。口服增强显影剂可见 GEJ 与胃底位置。

5. MRI 矢状位和冠状位　显示线样的横膈，与肋骨和脊柱附着处；膈肌缺损和并存脏器损伤。由于检查需时长，仅适用于外伤性膈疝病程长，而未能确诊者。

（黄金狮）

二、先天性后外侧疝

【定义】　先天性后外侧疝又称 Bochdalek 疝，为横膈后外侧发育缺陷，腹内脏器经未闭合 Bochdalek 裂孔进入胸腔。

【发病率】　发病率为 1~4.5/10 000，产前超声诊断发现率为 1/2 200。如将活产、死产和自动流产总计，总死亡率约 68%。有 75%~90% 发生于左侧，右侧为 10%，双侧仅为 5%。存活者常有并存畸形，如肺发育不良、动脉导管未闭、卵圆孔未闭和肠旋转不良，并称为膈疝综合征（CDH syndrome）。其他合并畸形依次有：左心发育不良，肾积水或肾发育不良，肠闭锁，肺隔离症。染色体畸形常合并无脑儿、脑积水、脑膜膨出和脊膜膨出等神经管畸形。

本病为常染色体显性或隐性遗传，染色体异常占 30%，近来发现 15q24-q26 异常。2004 年，奥地利 Marks Hengstschlager 根据分子细胞基因

22

学分析（molecular cytogenetic analyses），首次报道 15q24-ter 缺失者预后不良。母亲再妊娠发病率约占 2%，同胞发病约占 5%，家族发病不足 2%。存活者可能有营养、呼吸和神经系统，如食管、胃神经肌肉发育不良和气管软化、气管软骨发育异常等后遗症，仍是新生儿外科治疗难题之一。

【病理生理】　横膈是胸腹腔间穹窿状、肌和肌腱复杂交错结构。胚胎初期为从头侧向心包腔的内胚层肿块。第 4、5 周时，部分分隔胸腔和腹、盆腔，并与食管背侧系膜融合。胸、腹膜继从侧腹壁间质进入，与食管系膜和腹侧横膈融合，双侧胸腹管仍保持开放状态。第 6 周胸腹管膜与横膈连接形成完整的横膈，融合缺陷则形成后外侧疝（Bochdalek 疝）。右侧先闭合，故左侧发病为右侧的 5 倍。闭合不全如发生在胚胎 10 周，肠管从脐索还纳腹腔前，内脏大量进入胸腔。胸腹管闭合而未能肌组织化，横膈则成为后外侧疝的疝囊，占 10%~15%。其病理生理改变程度与膈疝形成时间、疝入内脏的多少有关。通过羊胚胎模型和人胚胎逐步了解到因腹内脏器于胎儿肺假腺体期疝入胸腔，影响双侧肺支气管分支、肺泡和动脉分支发育。肺表面活性物质功能失常，致肺泡数量减少，泡壁增厚，间质增加，气体交换面积减少；肺泡前和肺泡内小动脉内膜增厚，肺血管床面积小，动脉分支减少；肺血管异常收缩使毛细血管血流亦减少。由于低氧血症、高碳酸血症和新生儿持续性肺动脉高压（persistent pulmonary hypertension of the newborn，PPHN），经未闭动脉导管和卵圆孔形成右向左分流，使新生儿呈持续性胎儿循环（persistent fetal circulation，PFC）状态。严重者不可逆性肺高压延及儿童期。轻 - 中度病例肺血管日后也可正常发育。左心室发育不良也是影响预后的重要因素。

由于胃疝入胸腔，致 GEJ 或胃流出道扭曲或梗阻；胎儿不能正常吞咽羊水，影响羊水分泌、排泄和再吸收的正常循环，常有羊水过多。

细胞调节剂（cell regulatory factors）水平改变，如一氧化氮、内皮素、前列腺素、白三烯、儿茶酚胺和肾血管紧张素参与和加重此病变过程。上述研究为产前干预和药物调节奠定基础。

【产前诊断】

1. 高清超声检查（high-resolution ultrasound）　三维或四维检查结果已公认为产前诊断金标准。妊娠 18 周，正常胎儿胸、腹腔应被低密度、线样回声的横膈分隔。第 14~15 周，胸腔内见不均匀含气囊性阴影，胃泡影消失和一侧膈肌影不完整，纵隔和心脏移位，腹围明显小于孕龄，预示大部分内脏，甚至肝脏通过膈缺损疝入胸腔。右侧疝有时难与 CCAM 相鉴别。疝入的肝脏在孕龄早期与肺泡具有同样回声（isoechoic），给诊断带来困难。超声下静脉导管、腔静脉与右心房连接，如静脉导管增长而迂回、走向中线左侧达心脏平面提示为肝脏。

妊娠 18 周，心脏四腔位、右心房平面测量胎儿肺与头围比（lung and head ratio，LHR），为预后提供可重复检查指标。Metkus 等报道，LHR>1.35，存活率≥100%；LHR<1.0，存活率≤11%，在应用 ECMO 情况下，预后仍不良；LHR<0.6，死亡率儿达 100%。

超声下预后不良表现如下。

（1）膈疝发生于妊娠 24~25 周前，羊水过多。

（2）LHR≤1.0。

（3）右侧膈疝，肝脏位于胸腔。

（4）左侧膈疝，疝入脏器达肩胛骨或四腔心平面。

（5）多发畸形。

2. 羊水穿刺确定胎儿染色体核型　妊娠 18 周母体血清 α- 胎蛋白（MS-AFP）水平减低，可能时行羊膜穿刺或取绒毛标本做胎儿染色体核型检查，排除 18-、21- 三倍体等畸形。

3. MRI 检查　2009 年德国 A.Kristina Kilian 等对左侧膈疝胎儿，行超声和 MRI 测定肺容量和 L/H 指数对比，判断胎儿预后和 ECMO 应用指征。MRI 可见肝和肠管 T_1、T_2 的强度与肺组织不同；胃内充盈液体显示低 T_1 和高 T_2；肠袢显示匍行管状结构，并根据胎粪信号强度显示高或低 T_1 或 T_2 信号强度。其阳性率高于超声学检查。

【症状和体征】

1. 新生儿期　出生或出生后不久呈现不同程度的呼吸窘迫，面部和四肢发绀。少数病例有短时呼吸和气体交换相对稳定即所谓"蜜月期

(honey-moon period)"。随患者胃肠道充气扩张,对肺组织压迫和纵隔移位加重。严重持续性肺动脉高压致呼吸困难和低氧血症进行性加剧,转为延续性胎儿循环状态。

患者心率增快,胸壁不对称或呈桶状胸。患侧呼吸音减弱甚至消失或闻及肠鸣音。心尖搏动与心界向对侧移位。腹部呈舟状,腹围明显小于孕龄,此检查可鉴别 CDH 与其他胸内占位疾病。低氧血症、高碳酸血症、酸中毒和血管收缩物质更使肺高压加重。

2. 婴儿或儿童期 5%~10% 病例出生后,甚至成人时始出现慢性腹痛,部分患者有肠梗阻或绞窄,胸内乙状结肠扭转,甚至急性阑尾炎或穿孔等胃肠道症状。武汉市儿童医院于 20 世纪 70 年代末收治 1 名 12 岁男性患者,外院诊断为腹膜炎,入院后有严重失水和中毒性休克,后发现为左后外侧疝,胃、肠疝入胸腔,胃坏死穿孔形成胸膜炎,经手术治愈。有的病例因呼吸道感染或胸腔积液,胸部 X 线片检查始发现,预后较好。

【检查】

1. 胸、腹部 X 线检查 胸腔内见肠管充气影,心脏和纵隔移位。一侧横膈影消失。腹部胃泡影缩小或不见,肠管含气影减少。

2. 动脉血气检查 检查 pH、$PaCO_2$ 和 PaO_2,应在右前臂导管前取血样。在持续胎儿循环合并右向左分流时,氧分压可能增高。测定血电解质、钙和葡萄糖。

3. 超声检查 排除并存心血管、肺与泌尿系畸形。

4. CT 或 MRI检查 发现脑、脊柱和泌尿系畸形。

5. 染色体核型分析。

【鉴别诊断】 应与气胸、肺隔离症或 CCAM 相鉴别,少数病例与后二者同存。

【治疗】

1. 产前期 目前国内外由围生医学科,遗传学科,新生儿内、外科,监护、护理和麻醉专家组成产前治疗评估中心,做出周密详细的分娩计划与新生儿监护。膈疝确诊后需做以下抉择。

(1) 胎儿有染色体或其他致死多发畸形,国外已在法律许可范围内决定是否终止妊娠。

(2) 产前用糖皮质激素、有关甲状腺激素和表面活性物质(pulmonary surfactant),以促进肺发育,增加肺泡氧合和肺顺应性。

(3) 正常分娩后常规处理。

(4) 胎儿镜下宫内胎儿气管堵塞(fetal endoscopic tracheal occlusion,FETO):20 世纪 90 年代,国外开始对预后不良的胎儿经子宫切开行暂时性气管阻塞(plug the lung until it grows,PLUG)治疗。目前在美、英、德国的研究治疗中心开展微创FETO,使胎儿肺泡液体和生长因子分泌、积聚,促进肺组织发育。

1) 适应证:① 孕期 24~26 周,诊断明确;②胎儿染色体核型正常;③肝脏疝入左胸腔;④LHR≤1.0;⑤单胎,孕妇体质足以承受手术,家庭充分理解此措施风险及费用。

2) 步骤:孕妇经局部麻醉,胎儿给予止痛、镇静或肌肉松弛药。在超声引导下套管经皮肤进入羊膜腔,引入带有可分离、金质瓣膜球囊(goldvalve detachable balloon)胎儿镜。经口腔、咽喉将球囊置入胎儿气管。孕龄 32~34 周,经宫外产时治疗(exutero intrapartum therapy,EXIT)去除球囊。

3) 并发症:有胎儿肺水肿、绒毛膜 - 羊膜分离、羊膜早破和早产,但在 FETO 组明显减少。

2. 新生儿期 随着对本病病理生理的了解,在治疗策略上,多数学者认识到术前病情相对稳定对改善预后的重要性。应根据病情与治疗反应,行个性化术前准备,待患者肺循环功能稳定 24~48 小时后手术。EXIT 并非绝对适合新生儿 CDH 治疗。Sakai 等报道术前准备时间平均为 73 个小时。

(1) 术前准备

1) 置患者于上身抬高 30°Fowler 位。

2) 严重呼吸窘迫:应气管插管行机械辅助呼吸,避免气囊或面罩加压给氧。气道压以维持血气 pH>7.2,导管前 SaO_2>75%,及允许范围的高碳酸血症为宜。过度通气会损伤气道和肺泡,影响肺泡 - 毛细血管气体弥散,或导致对侧气胸。对肌肉松弛药的应用尚有争议。氧化氮(iNO)吸入可选择性扩张肺血管,部分婴儿应用后暂时性反应良好。目前多在 ECMO 前,联合应用 iNO 与常规机械通气 / 高频通气(high frequency oscillatory

ventilation, HFOV)。

3）胃管减压：有学者认为 X 线下口腔置管易固定，10Fr 管减压可靠。

4）建立动脉和中心静脉通道：监测血压和动脉压，经右腕动脉穿刺，测量导管前氧饱和度。经中心静脉持续滴注血管活性药物，微泵控制。

5）记录每小时尿量与酸碱度。

6）早期应用表面活性物质：澳大利亚学者报道给患者注入表面活性物质（survanta）1 剂，但效果不明显。

7）ECMO 应用：有学者认为体外膜氧合（extracorporeal membrane oxygenation，ECMO）对增加肺表面活性物质和提高生存率并不优于常规综合治疗，仅用于有不可逆的呼吸衰竭及常规治疗无效者，使用率约 10%。ECMO 需肝素化，属有创治疗，目前有听力障碍并发症的报道。应用指征为：①孕龄 >34 周；②体重 >2kg；③无颅内出血、复杂先天性心脏病或其他致命畸形；④辅助呼吸 10~14 天情况无改善。

（2）手术步骤

1）左后外侧疝：取仰卧、左侧抬高位。皮肤消毒范围至双侧腋后线，必要时做胸部切口或放置胸腔引流管。左肋缘下 2 横指处做斜切口。向上牵引膈缺损前叶，逐步将肠管、胃或脾脏轻柔复位。暴力迅速整复致纵隔摆动，损伤肠管或肠系膜。保护胃短动脉，检查合并畸形，肺组织发育和随呼吸膨缩情况。分清膈缺损边缘，前缘一般发育好，少数病例其内侧缘紧邻食管和主动脉，后缘内卷，粘连于腹膜后，缝合前需将其充分游离。检查有无隔离肺，应同时处理。在无张力情况下，将膈肌缺损前缘覆盖后缘，用丝线或不吸收线由内向外，间断或褥式双重缝合修补，张力太大时可做绕肋骨缝合加强。缺损大，膈肌重度发育不良者，用厚 1mm，Gortex，Marlex 或 Vicryl 网，呈穹窿状置入。带 Teflon 垫片双头针修补（图 22-53）。横膈内侧缘全部缺如时，将残余部分与食管 - 胃连接处做间断"钉状"缝合。不得误缝于主动脉外膜或食管壁上。最后一针在结扎前，由麻醉师控制呼吸、

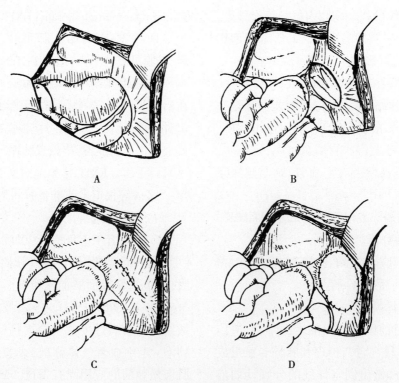

A

B

C

D

图 22-53　左右外侧疝手术

A. 左后外侧疝显示疝入小肠和结肠；B. 疝入肠管复位，膈裂孔边缘作牵引线；

C. 横膈间断缝合；D. 横膈缺损太大，行补片修补

扩张肺部，经预置的 10~12Fr 硅胶管排出胸腔内气体。肺组织发育差、通气功能明显不良者，考虑放置胸腔引流管，水封瓶下引流 48~72 小时，待肺组织逐步张开，不用负压吸引。

早产儿、新生儿内脏强行复位，腹部高度膨隆，影响呼吸或致伤口裂开时，仅缝合皮肤或在皮下缝 Gortex 或 Vicryl 网，形成暂时性腹壁疝，3~6 个月后延期修补。

2）右后外侧疝：仰卧、右侧抬高 30°~45° 体位。经右上腹横切口或右胸第 6 肋间前外侧切口，以后者应用较多。依上述原则还纳腹内脏器，间断折叠缝合横膈。经胸部切口缝合横膈时，避免损伤膈神经、膈下肝脏和肠管。术后放置胸管引流管。

3）双侧膈疝：经上腹横切口，手术操作同前。

4）电视胸腔镜手术（VATS）或腹腔镜手术：经术前准备，情况稳定，可采用。文献报道对腹内脏器还纳困难，或肠管绞窄，经胸、腹腔镜联合治疗成功病例（资源 16）。

资源 16
胸腔镜膈疝修补术

（3）术后处理：继续呼吸机辅助，以保证充分供氧，避免酸中毒和高碳酸血症。应用镇痛镇静药。输液，静脉高营养和抗生素。

（4）术后并发症

1）胃食管反流：Slim M.S. 对一组病例做 2 个月 ~14 年随访观察，发现术后轻重不等反流发生概率 100%。术中将大弯侧胃底（gastroesophageal junction，GEJ）与横膈间断缝合 3~5 针，重建贲门切迹（His 角）。轻度反流经体位和饮食治疗可缓解。

2）肠梗阻：因肠粘连，肠管复位时不慎扭转，肠旋转不良或十二指肠前粘连带遗漏未处理。

3）食管狭窄：食管黏膜水肿，横膈折叠时内缘缝合过紧。

4）气胸：除横膈修补结扎前常规排气外，呼吸机辅助时，谨防通气压过高和潮气量过大致肺气压伤。目前主张机械辅助用 HFOV 模式。必要时放置胸腔引流管。

5）乳糜胸 / 乳糜腹：术中游离或缝合时损伤。乳糜管于腹膜后，经主动脉裂孔，在食管与主动脉间，沿脊柱前上行至胸部，术者应熟悉此解剖特点。

【预后】 据国际 CDH 协作组（International CDH Study Group）1 600 例报道，存活率为 66%。合并同侧 / 对侧肺发育不良、肺功能不全、横截面肺动脉分支减少和小动脉壁肌层增厚；严重畸形和染色体异常，存活率常不足 10%。据统计 40% 病例有听力缺陷，出院前应做听力检查，并随访至 3 岁，以发现晚期感觉性听力缺陷。GER 发生率为 45%~85%，应用补片修补横膈者多见。日后身高、体重比正常儿低下 25% 左右。目前对本病研究虽不断取得进展，但缺少大宗病例远期随访报道。

（黄金狮）

三、胸骨后疝

【定义】 先天性胸骨后疝又称 Morgagni 疝，是先天性膈疝中最少见的一种，其缺损位于胸骨肋骨三角区，腹腔脏器通过此三角区进入胸腔。发病率占先天性膈疝的 1%~6%。

【病理】 胚胎期从横膈中央腱前部有两条厚而短的肌束连接至剑突后方，其侧方遗留狭窄三角形开口，包绕腹壁上动、静脉和淋巴管，内有脂肪和含气组织。因发育缺陷或外伤，肝脏、横结肠、网膜或胃经此薄弱区进入胸腔，有腹膜形成的疝囊。个别与心包通连。因左侧有心脏和心包，故好发于右侧，也可发生于左侧或双侧。先天性胸骨后疝常伴有其他畸形，如先天性心脏病、唐氏综合征等。

【症状及诊断】 本病常于患者呼吸道感染行 X 线检查时发现。极少数病例有疝入器官绞窄引起穿孔危及生命。新生儿期的先天性胸骨后疝可表现为呼吸窘迫。胸部正位 X 线片显示两侧心膈区或心膈区上方可见密度异常阴影，侧位片显示异常阴影位于胸骨后，必要时做钡剂造影。胸部 CT 显示在心膈角、胸骨后有腹部脏器。

【手术步骤】 开放的修补手术一般经上腹部横切口，还纳腹内脏器。当肝脏影响操作时，可切开左肝三角韧带，将肝左叶拉向右下方，便于疝囊切除缝合。膈肌于肋缘处与腹直肌后鞘用不吸收线间断缝合修补。检查有无肠旋转不良或其他畸形。注意膈缺损后缘与胸膜和心包紧密相连,缝合过深会损伤胸膜和心包目前腹腔镜胸骨后疝修补术已广泛开展,还纳腹腔内脏后,以不吸收合成线,经腹壁全层入针、膈缺损后缘,再穿出腹壁于皮下打结。术后恢复好。

【预后】 本病术后当日即可进食术后应定期随访胸部 X 线片,注意有无复发情况。

(曾骐 于洁)

四、食管裂孔疝

【定义及分类】 食管裂孔疝是部分胃通过扩大膈食管裂孔进入胸腔,可分为食管裂孔疝(hiatal hernia,HH)和食管旁疝(paraesophageal hernia)。99% 食管裂孔疝为滑动性,胃食管连接部上移,由于胃食管反流及其他并发症逐渐被发现,25% 病例合并反流性食管炎。食管旁疝占 1%,是胃部分或全部移位至胸腔,多数在呼吸道感染,或并发致命性胃扭转 / 绞窄时发现。

【病理生理】 食管通过膈裂孔连接胃。膈裂孔为源自脊柱包绕食管的左、右膈肌脚和肌腱,并附着于横膈中央腱,横径约 2cm。当咳嗽或用力时,随腹压增加而缩小。食管下括约肌(LES)为平滑肌,长 2.5~4.5cm,上部位于膈食管孔处,下端应在腹腔内。膈食管韧带来源于膈脚的纤维结缔组织,使 LES 保持在腹腔内,食管在此平面被腹膜和膈食管韧带被覆。钡剂有时可见食管于 A 形环平面下轻度扩张形成前庭,即鳞状上皮与柱状上皮交界处称为 Z 线。B 环或称 Schatzki 环,位于前庭远端,接近鳞状上皮与柱状上皮交界,横膈上方 1~2cm 显示 B 环可明确本病诊断。膈肌中央腱缺损大小决定胃部分或全部疝入胸腔。性别发病相近。本病属常染色体显性遗传,且有家族发病倾向,Beglaj SM 报道同胞兄弟均患有食管旁疝。

【分型】

1. 滑动型食管裂孔疝 系先天性膈食管膜薄弱,食管裂孔扩大,胃结肠韧带和胃脾韧带也有不同程度发育不良,腹腔正压推动和胸腔负压牵引,使部分胃底经裂孔进入纵隔。贲门切迹(His 角)消失,胃内容物反流,食管上皮与酸性物质接触时间延长,贲门可能位于膈上。

2. 食管裂孔旁疝 亦称旋转型裂孔疝(rolling-type hiatal hernia),部分胃或胃底经扩大的裂孔,于食管右前方进入胸腔,并沿横轴轻度扭转至心脏后、食管前方。随发病时间长短,疝入部分逐渐增多,乃至全胃翻转,导致贲门或幽门部梗阻。胃和食管扩张,纵隔移位。贲门位于膈下,贲门切迹(His 角)多无改变,无反流。少数有胃小弯侧溃疡。

3. 混合型食管裂孔疝 食管疝滑动,横结肠、大网膜或小肠与胃同时疝入。

【症状和体征】 本病滑动型有反复呼吸道感染和胃食管返流病症状。食管旁疝有消化道梗阻、隐血 / 血便、贫血(缺铁性贫血占 6%~7%)和呼吸道感染表现。本病常无特殊体征,多数被误诊。

【诊断】

1. 放射学检查

(1) 胸部 X 线片:正位于心膈角处,侧位在心脏影后方见半圆形胃阴影或液平面影,大部分胃肠影与心脏影重叠,常误诊为肺脓肿或心影扩大。

(2) 上消化道钡剂造影:食管滑动疝可见食管下段突出于膈上,裂孔扩大,立位时复位。食管旁疝显示胃大部或全部位于胸腔,甚至扭转。根据 GEJ 位置,鉴别食管滑动疝和短食管。

2. 消化内镜检查 用于发现食管炎、溃疡和 Barrett 食管。同时取活检。

3. 食管测压和 24 小时 pH 测定 小型食管裂孔疝与食管远端壶腹部难以鉴别时,根据呼吸时腹腔和胸腔食管压力差变化,确定 LES 位置,有助于诊断。

4. 超声波检查 是有效、可重复的检查方法。

(1) 明确胸部肿块性状。

(2) 胃食管连接部部位:正常在膈裂孔平面,其截面直径为 7.1~10.0mm。食管裂孔疝 GEJ 消失,所测出管腔直径为 16.0~21.0mm。

(3) 测量膈下食管段长度:Koumanidou C 报道超声下测量 GER 膈下食管平均长度:新生儿 4.8mm,1~6 个月 4.5mm,6~12 个月 3.4mm。本病患者膈下食管段 <1.0cm。食管滑动疝超声检查显示:①短食管;②贲门切迹(His 角)变钝;③GEJ 成

"鸟嘴"状,结合钡剂检查符合率达 85% 以上。

(4) CT 多层面扫描:显示心影后肿块,液平面有或无;胃扭转;网膜疝入见 LES 脂肪包绕增加;序列扫描可追踪肿块至食管。明确疝入脏器,肺部发育 / 肿块和其他并发症。

(5) MRI:显示心影后含脂肪肿块,从腹部延至胸腔的血管,有助于食管旁网膜疝的诊断。

(6) ^{99m}Tc 胶体硫口服:非常规检查方法,偶尔在其他疾病全身检查时发现本病。单光子发射计算机断层成像(single-photon emission computerized tomography,SPECT)可发现十二指肠胃反流(duodenal gastric reflux,DGJ),鉴别食管裂孔疝。

(7) 血管造影:本病或食管炎偶致上消化道大出血,造影可显示出血部位和供应血管,为介入治疗提供参考。

【手术适应证】

1. 诊断明确的Ⅱ、Ⅲ型食管裂孔疝。

2. Ⅰ型伴有严重的胃食管反流性症状且药物治疗无效或出现其他并发症者。

3. 合并有重度消化性食管炎、食管狭窄、出血、反复发作的吸入性肺炎、Barrett 食管等。

【术式和手术操作】

1. 经胸手术　Belsey Mark Ⅳ 胃底折叠术:间断缝合膈肌脚 3~4 针,在贲门上方 2cm 处 U 形缝合食管及胃底 3 针,完成 270° 包绕,在此缝线上方 1.5~2cm 处再做包括膈肌、胃底及食管的 3 针 U 形缝合,打结后完成修补,并将胃底纳入腹腔,此时将膈肌脚缝合线打结。

2. 经腹手术

(1) Nissen 胃底折叠术:进入腹腔后,上抬肝左叶,暴露食管裂孔,将疝入胸腔的胃复位,沿食管裂孔周围打开并处理疝囊,保护迷走神经,沿食管向头端游离,充分松解食管,使有足够长度的腹腔段食管用于胃底折叠。用丝线或涤纶线间断缝合数针紧缩食管裂孔,松紧以能通过示指指尖即可。游离并上提胃底,自食管后壁向前环状包绕食管下段一周 360°,丝线或涤纶线间断缝合胃壁与食管 3 针,缝线先后穿过胃壁浆肌层、食管纵肌、对侧胃壁浆肌层。

(2) Toupet 胃底折叠术:腹内食管段和胃壁游离同 Nissen 术。将胃底拉向食管后间隙,180°~270° 包绕膈下食管段和 GEJ 处。胃底与左、右膈脚分别间断缝合固定;再将胃底与食管右、左侧壁间断缝合。每处分别用丝线缝合 2 针,缩小膈肌脚。

(3) Thal 胃底折叠术:腹内食管段和胃壁游离,膈食管裂孔缩小和重建贲门切迹(His 角),同 Nissen 术。从 GEJ 开始,将胃底与 GEJ、食管左侧缘和横膈间断缝合。继续转向食管右下和小弯侧 GEJ 缝合。使胃底呈瓣状覆盖于膈下食管的前壁,依不同年龄长 2~4cm(图 22-54~ 图 22-56)。

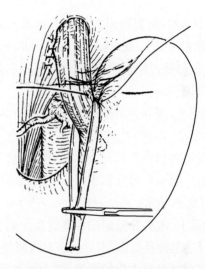

图 22-54　间断缝合膈食管裂孔和腹内食管段,缩小膈食管脚。折叠处第 1 针始于食管胃连接,邻近牵引索带

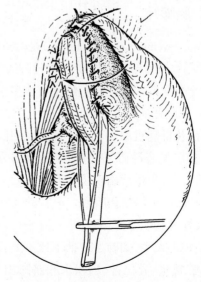

图 22-55　自左向右连续缝合大弯侧胃壁肌层与食管肌层

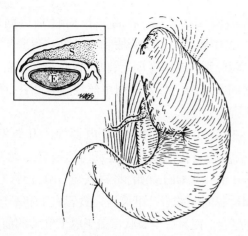

图 22-56 胃底呈瓣状覆盖于腹内食管前壁的平面和截面图

（4）Dor 术：将胃底由食管前方上提至胃食管连接部右上方 2cm 处，缝合固定右侧膈肌脚、胃底、食管右侧壁，其下方间断缝合胃底及右侧食管壁 2 针，间距 1cm。

（5）此外，还包括 Hill 术、Rossetti 术、Boix-Ochoa 术等。

3. 达芬奇机器人外科手术系统辅助食管裂孔疝修补术　近年有部分临床中心开展机器人辅助食管裂孔疝修补术。

【预后】　术后并发症同胃食管反流病节。由于术中对迷走神经损伤，术后会出现胃胀气。1 岁以下病例常在半年内症状缓解，较大患者预后好，药物可缓解症状。

（曾骐）

五、膈膨升

膈膨升（eventration of diaphragm）是指横膈张力异常降低导致横膈异常升高的疾病。可表现为单侧或双侧、完全性或部分性。左侧比右侧多见，比例约为 8:1，双侧者罕见。男多于女，比例为（2~3）:1。

【病因及发病机制】　本症可能是在胚胎发育过程中，膈肌发育障碍，膈肌不生长或部分生长，导致膈肌薄弱，出生后出现膈膨升。或后天（即分娩时产伤等）膈神经损伤所致。

先天性者膈肌菲薄，肌纤维发育不良，还可合并有其他畸形发生，如肺发育低下或不发育、肋骨缺损、心脏缺陷、异位肾、脑积水和脐膨出等。后天性膈膨升为分娩时损伤颈 3、4、5 神经根，致膈神经麻痹所致；先天性心脏病患者术中损伤膈神经，其他因素还包括感染、炎症及肿瘤压迫等。本症很少合并先天性肺发育不良。但严重膈膨升时，同侧肺受压，肺活量及肺容量可减为正常的 1/3，气体摄入量减少 1/2~2/3，肺功能降低。纵隔和心脏亦可向健侧移位，影响健肺正常换气。双侧膈膨升，因双肺受压萎陷或双膈神经麻痹，将引起呼吸窘迫，甚至窒息死亡。

先天性横膈肌肉发育差可以是部分性也可以是完全性的。如果肌肉被结缔组织所替代仅仅在横膈某一节段，这时在 X 线检查上可见到弓状隆起，且不能移动。如果横膈一半受累，可因不同程度的肌层发育落后而导致形态上的各种改变，也可发展到整个肌纤维缺失，横膈呈现为薄而透明的结缔组织膜。

严重肌肉发育低下病例和完全性膈神经麻痹病例，因新生儿呼吸、肠管充气、纵隔心脏位置偏移而出现横膈明显抬高。在这些严重病例中，横膈运动可以随每次呼、吸气出现矛盾活动。如右侧膈膨升，当吸气时腹压增高，患侧膈上升，纵隔偏向左侧，影响了肺的扩张，导致吸气时肺容量较正常减少。而在呼气阶段，因左侧横膈抬高，纵隔又回复到右侧。右侧横膈随腹压下降也下降，同时右侧肺得到由健侧呼气经支气管分流而来的多余气量。在呼吸循环期间气体由一侧肺到另一侧肺的情况称为反常呼吸。

【诊断】

（一）症状

1. 新生儿表现为明显的呼吸急促，哭闹和吸吮时呼吸困难加重，甚至发绀；

2. 反复肺部感染的病史。虽无明显症状，但因患侧肺受压，常诱发肺炎。X 线检查时方被发现。

3. 后天性膈膨升。多有明显的难产（如臀位产）、产伤、胸腔手术、肿瘤压迫等病史。产伤常同时存在臂丛神经麻痹、锁骨骨折、肱骨骨折、胸锁乳突肌血肿或头皮血肿等。轻症者可无临床症状，严重者则可表现为一系列呼吸系统症状，如呼吸急促、呼吸困难、发绀，甚至发生于呼吸窘迫综合征。Rickham 报道一组新生儿膈膨升中有 12 例均因患严重膈神经麻痹而发生呼吸窘迫综合征。

（二）体征

体征无特异性,可见患侧胸部呼吸运动减弱、纵隔移位、叩诊浊音、呼吸音减弱或消失、偶可听到肠鸣音。

（三）辅助检查

X 线片:正侧位均可见一侧横膈明显抬高(图22-57),膈肌的弧度光滑不中断,其下方为胃肠影,透视下或彩超可观察膈肌有矛盾运动情况。CT或 MRI 检查也越来越普遍地用于膈膨升的诊断。上消化道造影有助于与膈疝相鉴别(图 22-58)。

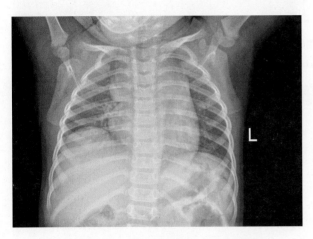

图 22-57　右侧膈膨升胸片正位影像

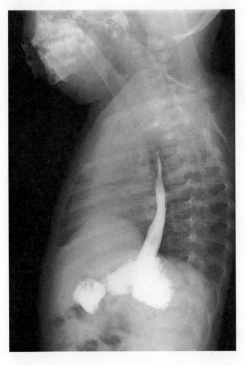

图 22-58　右侧膈膨升上消化道造影侧位影像

（四）鉴别诊断

与先天性膈疝相鉴别。

【治疗】

1955 年以前治疗先天性或获得性膈膨升主要采取非手术治疗方法,即吸氧、呼吸支持、抗生素治疗为三大主要措施。目前,大多数学者认为膈肌折叠术作为有呼吸窘迫综合征、需要长期气管插管或其他呼吸支持的严重病例的必要手术。区分手术还是非手术治疗主要取决于临床症状、X线检查和血气分析等,反常呼吸存在是明确的手术指征。

腔镜手术已经成为膈肌折叠的首选术式,手术入路有经腹和经胸两种。经胸手术简单便捷,且能减少术中膈神经损伤的概率,是右侧膈膨升的推荐术式;经腹入路实施膈肌折叠术可同时探查是否存在腹腔脏器畸形,且在内镜治疗的条件下,气腹的状态比之气胸对患者通气及灌注的影响相对较轻。但是由于胸腔镜下膈肌暴露更为清晰,且周围无脏器阻挡,手术实施便捷,故仍是当前微创治疗小儿膈膨升的主流术式。

术后处理应注意保暖、吸氧、拍背、超声雾化、经常变换体位,目的是防止肺部并发症的发生。术后多需留置鼻胃管减压 2~3 天,同时纠正水、电解质紊乱及酸碱失衡。同时术后需密切随访肺复张及肺功能远期恢复情况。

膈肌折叠术是治疗膈膨升的一种安全、有效的手术方式。

【预后】

本症预后良好。术后随访一般均可恢复正常。膈肌位置正常(图 22-59),临床症状消失,治疗后大多数患者获可得正常的生长发育。

（曾骐）

六、膈损伤与后天性膈疝

【定义及分类】

膈损伤是指由各种原因,包括直接暴力及间接暴力,使得胸部和腹部受到外伤导致膈肌破裂,进一步出现腹腔内脏器经膈肌裂口突入胸腔形成后天性膈疝,主要分为外伤性、自发性、医源性。

【病因】

分为直接损伤和间接损伤两大类,前者包括锐器伤、枪弹伤、医源性损伤等,后者包

22

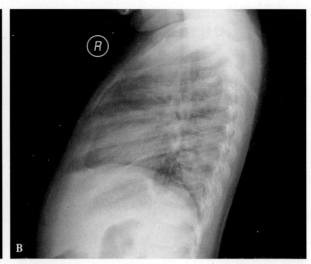

图 22-59　右侧膈膨升术后
A. 胸片正位影像；B. 胸片侧位影像

括车祸、坠落、挤压伤、爆炸伤等。腹部直接打击引起小儿膈损伤者比较少见，严重的膈破裂多为复合伤，可合并胸部穿透伤、下胸部和上腹部严重闭合性损伤，临床表现复杂多样，因系严重复合伤的一部分，诊断常被忽视，于随诊时始发现。

【症状和体征】　主要特点为呼吸、循环和消化系统症状同时存在，即胸部症状和腹部症状，胸部症状主要为胸痛、胸闷、气促、呼吸困难，疼痛向肩部或上腹部放射，体征为患侧呼吸音减弱或消失、纵隔向健侧移位。腹部症状主要为腹痛、恶心、呕吐、停止排便排气，体征为腹膜刺激征。少数患者可因膈疝症状就诊。腹内脏器疝入胸腔发生绞窄、出血或坏死者更罕见。

【辅助检查】

1. 胸部 X 线检查　是术前辅助诊断后天性膈疝的重要方法，可有患侧膈肌升高、模糊，膈下胃泡影偏离正常位置，膈上气体影等表现，可观察是否存在血气胸，或胸腔内出现胃肠道影像，或置入胃管后发现胃管在胸腔。但对于膈破裂的早期，X 线检查常无特异性表现，随着病情的进展，腹腔脏器疝入胸腔后，才有各种 X 线表现。

2. 胸腹 CT 检查　能清晰显示胸腔、膈肌、肝、脾、肾等实质脏器的正常、异常情况，以及胸腹腔积气积液、心脏压塞、腹膜后血肿等情况，对此病具有诊断和鉴别诊断价值。

【诊断】　结合病因、症状及体征，通过胸部 X 线检查检查，可诊断此病。

【治疗】　本病无论有无症状均应手术修复，一般直接缝合即可。通过修复破损的膈肌、还纳移位脏器，减轻胸腔压迫，恢复呼吸、循环和消化功能。但横膈粘连严重或缺损膈肌萎缩时，需用补片修补。

【预后】　通过手术修复，大多数患者预后良好。

（曾骐）

参考文献

1. STADIL T, KOIVUSALO A, PAKARINEN M, et al. Surgical repair of long-gap esophageal atresia：A etrospective study comparing the management of long-gap esophageal atresia in the Nordic countries ［J］. J Pediatr Surg, 2019, 54 (3): 423-428.

2. SPITZ L. Esophageal replacement: overcoming the need［J］. J Pediatr Surg, 2014, 49 (6): 849-852.

3. 胡宝利, 王作培, 张锋, 等. 腔镜下胸骨后隧道建立在结肠代食管术中的应用［J］. 中华胸心血管外科杂志, 2017, 33 (9): 567-568.

4. ARNOLD M, NUMANOGLU A. Caustic ingestion in children—A review ［J］.Semin Pediatr Surg, 2017 (26): 95-104.

5. CHIRICA M, BONAVINA L, KELLY MD, et al. Caustic

ingestion［J］.Lancet,2017(389):2041-2052.

6. INNA L,PHYLICIA D,MARILYN S,et al. Interdisciplinary approach to esophageal replacement and major airway reconstruction［J］.J Pediatr Surg,2016,51(7):1106-1109.

7. 中华医学会耳鼻咽喉头颈外科学分会小儿学组.中国儿童气管支气管异物诊断与治疗专家共识［J］.中华耳鼻咽喉头颈外科杂志,2018,53(5):325-338.

8. YANG W,ZHANG B,ZHANG Z M.Infectious pleural effusion status and treatment progress［J］. J Thorac Dis,2017(11):4690-4699.

9. PORCEL J M,VALENCIA H,BIELSA S. Manual Intrapleural Saline Flushing Plus Urokinase:A Potentially Useful Therapy for Complicated Parapneumonic Effusions and Empyemas［J］.Lung,2017(1):135-138.

10. CHA L M,CHOI S,KIM T,et al.Intrapleural urokinase therapy in a neonate with pleural empyema［J］.Pediatr Int,2016(7):616-619.

11. DEAN N C,GRIFFITH P P,SORENSEN J S,et al.Pleural Effusions at First ED Encounter Predict Worse Clinical Outcomes in Patients With Pneumonia［J］.Chest,2016(6):1509-1515.

12. KOTSIOU O S,ZAROGIANNIS S G,GOURGOULIANIS K I.Prehospital NSAIDs use prolong hospitalization in patients with pleuro-pulmonary infection［J］. Respiratory Medicine,2017,123,28-33.

13. CHANG C C,CHEN T P,YEH C H,et al. A simple weighted scoring system to guide surgical decision-making in patients with parapneumonic pleural effusion［J］.J Thorac Dis,2016(11):3168-3174.

14. KLAUS M,PROKOPH N,GIRBIG M,et al.Structure and decoy-mediated inhibition of the SOX18/Proxl-DNA interaction［J］.Nucleic Acids Res,2016,44(8):3922-3935.

15. ROCKSON S G. Etiology and classification of lymphatic disorders［M］.Lymphedema. Cham London:Springer,2018:9-28.

16. ATTAR M A. Chylothorax M/Manual of neonatal respiratory care［J］.Springer,Cham,2017:615-617.

17. CHURCH J T,ANTUNEZ A G,DEAN A,et al. Evidence-based management of chylothorax in infants［J］.J Pediatr Surg,2017,52(6):907-912.

18. SAITO M,KAMODA T,KAJIKAWA D,et al. High dose octreotide for the treatment of chylothorax in three neonates［J］. J Neonatal Biol,2016,5(2):218.

19. DEMOS D S,BERRY M F,BACKHUS L M,et al. Video-assisted thoracoscopic diaphragm plication using a running suture technique is durableand effective［J］. J Thorac Cardiovasc Surg,2017,153(5):1182-1188.

20. KOO P,OYIENG'O D O,GARTMAN E J,et al. The Maximal Expiratory-to-Inspiratory Pressure Ratio and Supine Vital Capacity as Screening Tests for Diaphragm Dysfunction［J］. Lung,2017,195(1):29-35.

22

第二十三章 心脏外科

第一节 先天性心脏病总论

一、先天性心脏病的诊断

任何疾病的诊断无非是从病史、症状、体征及辅助检查结果入手,综合判断后得出疾病的诊断结果。先天性心脏病的诊断也是如此。本章仅概括介绍先天性心脏病诊断中的各方面,各病种的诊断详见各章节。

1. 病史 作为先天性疾病的一种,先天性心脏病的实际病史是从出生时就开始了,但往往因为出生时并未发现异常而未发现本病的存在,所以其主诉病史一般较实际病史要短。在实际临床工作中,先天性心脏病患者的初次诊断往往并非于心脏外科完成,要么是常规查体发现、要么是因为某些症状到其他科室就诊时发现。某些发绀型先天性心脏病在患者出生时即表现出发绀。目前随着产前诊断水平的提升,有部分患者在胎儿时期即可行心脏彩超发现异常,但该项诊断措施也使大部分复杂性先天性心脏病胎儿被终止妊娠。

2. 症状 左向右分流型先天性心脏病患者因肺循环血量增多,较易患上呼吸道感染或肺炎,且治疗效果较正常儿童要差,同时因体循环血量减少,会出现活动耐力差、生长发育受限的现象,表现为多汗、吃奶费力、活动后呼吸急促明显、严重时点头样呼吸、身高和体重不及正常同龄儿。随着左向右的分流,肺动脉压力会逐渐升高,当哭闹或屏气等情况下致右心室和肺动脉压力进一步增高时,出现暂时的心内右向左分流,表现为发绀。随着肺动脉压力的进一步升高,当逐步高于体循环压力时,会出现静息状态下的右向左分流,临床表现为持续的发绀状态,此时即称为艾森曼格综合征,此时的肺动脉高压由之前的动力型转化为阻力型,为手术禁忌。

右向左分流的主要症状为发绀,病种不同出现发绀的时间也有所区别。法洛四联症是最常见的右向左分流型先天性心脏病,出生时往往无发绀出现,随患者生长发育、活动量增加,一般在6个月左右开始出现发绀,并呈进行性加重。缺氧发作是法洛四联症常见的症状,多在患者晨起、哭闹、活动量增加时出现,表现为烦躁不安、发绀加重、呼吸急促等。对于会行走的较大患者,行走后蹲踞现象是法洛四联症患者的典型症状。由于肺循环血量少,一般法洛四联症患者较少患肺炎,但也有部分患者因体质较弱则患肺炎次数并未减少。另外,因为发绀、缺氧,这些患者的活动耐力和生长发育也是明显受限的。

无分流型先天性心脏病的症状因畸形不同而有不同的临床表现。如血管环患者,其心内结构无异常,主要临床表现因血管环压迫呼吸道或消化道引起的狭窄而引发,呼吸道狭窄的患者多以肺炎、哮喘在呼吸科多次就诊,目前随呼吸内科医师对该病认识的提高及纤维支气管镜的临床应用,确诊患者的年龄较前有所提前。

3. 体征　先天性心脏病患者的阳性体征主要集中于全身一般情况、皮肤黏膜、心脏及周围血管这几个方面。

先天性心脏病患者生长发育多迟缓,体重、身高较正常同龄儿偏矮、偏轻。皮肤黏膜检查多可见多汗,右向左分流的先天性心脏病患者可见口唇及甲床发绀,病史较长的发绀型先天性心脏病患者可见杵状指。对于动脉导管未闭合并重度肺动脉高压者还可见差异性发绀。

心脏视诊因心脏增大多可见心尖搏动明显,尤其是左心室增大的患者,并可见心尖搏动位置向左下移位。因右心室靠近胸壁,心前区隆起多见于右心室增大的先天性心脏病患者。心尖部位触诊可进一步明确心尖较正常位置的变化,来判断心室增大情况。对于分流量大、杂音明显者触诊还可以触及不同心动周期的震颤。胸骨左缘3、4肋间的收缩期震颤多为室间隔缺损、胸骨左缘第2肋间连续性震颤多为动脉导管未闭、胸骨上窝收缩期震颤多为主动脉瓣狭窄。心脏叩诊可明确心脏位置及大小,用于判断是否有心脏扩大。

心脏听诊在先天性心脏病患者查体中尤其重要,听诊内容包括心率、心律、心音、额外心音、杂音及心包摩擦音。心功能差时心率多偏快,听诊时注意排除心律不齐现象。杂音的听诊尤为重要,包括杂音的最响部位、时期、性质、传导及强度。如胸骨左缘第3、4肋间的收缩期杂音多为室间隔缺损,性质多粗糙。胸骨左缘第2肋间的收缩期杂音多为房间隔缺损,性质多柔和,而在该位置若闻及喷射性收缩期杂音则多为肺动脉狭窄,同样的位置若为连续性、机器样杂音则多为动脉导管未闭造成。临床中常将收缩期杂音分为6级:一级杂音最轻,很弱,须在安静环境下仔细听诊才能听到,易被忽略;二级杂音轻度,较易听到,不太响亮;三级杂音响亮,较明显,但不伴有震颤;四级杂音响亮且伴有震颤;五级杂音很响,但只要听诊器离开胸壁则听不到;六级杂音震耳,听诊器离开胸壁仍可听到。根据杂音最响位置及其传导方向可以判断杂音的来源及其病理性质,如主动脉瓣狭窄时杂音主要向颈部、胸骨上窝传导。值得注意的是杂音与先天性心脏病的关系,并不是所有的先天性心脏病都有杂音,也不是所有的杂音都与先天性心脏病有关。收缩期的一、二级杂音有时仅为生理性杂音,但舒张期杂音多为病理性。而有些先天性心脏病则无杂音存在,如右肺动脉起源异常,同时左向右分流型先天性心脏病合并重度肺动脉高压时分流压差较少、甚或出现双向分流,此时杂音也不明显。肺动脉区第二心音(P2)的听诊也很重要,合并肺动脉高压时P2增强、亢进,而肺动脉狭窄时P2减低,甚至消失。

23

部分先天性心脏病在周围血管中也有阳性体征。如动脉导管未闭及主动脉瓣关闭不全者因舒张压低、脉压大，表现为水冲脉、毛细血管搏动征、股动脉枪击音阳性。而主动脉缩窄或离断者下肢血压要明显低于上肢，因此对于先天性心脏病患者测量四肢血压很重要。

4. 辅助检查 根据患者的病史、症状及体征，可初步判断先天性心脏病的存在及可能的具体诊断，进一步的明确诊断及心功能判断需要进一步的辅助检查。超声心动图是明确先天性心脏病诊断最常采用的检查手段，胸部 X 线片和心电图检查是必备的辅助检查，尤其在手术前准备时。随着科学的发展，一些先进的辅助检查手段如心血管造影、CT、MRI，逐步应用到先天性心脏病的诊断中。

5. 超声心动图 自 20 世纪 70 年代以来，超声心动图技术发展迅速，目前主要应用于心脏检查的有 M 型超声心动图、二维超声心动图、多普勒超声心动图及多普勒彩色血流显像。这些检查技术的应用使超声心动图成为诊断各种心脏病不可缺少的重要手段。M 型超声心动图是指超声以光点辉度显示心脏与大血管各界面的反射，并在其 X 轴偏转板上加慢扫描系统，从而使代表界面反射的前后跳动的光点顺时间而展开，其轨迹在示波屏形成曲线，称超声心动图曲线。在一些标准区域做测量，可取得心脏大血管的径线、搏动幅度与瓣膜活动度等的数据，并可根据不同的公式计算出各种心功能或血流动力学数据。二维超声心动图是应用多晶体发出的多声束或单晶体声束加快机械扫描器对心脏与大血管探查所取得的切面声像图，对观察心脏结构与心壁各部分的运动功能更为直观。常用切面有胸骨旁左心室长轴、胸骨旁短轴、心尖四腔观等。多普勒超声心动图是指应用多普勒效应的音频改变现象测定心脏大血管内的血流方向与速度。与二维超声心动图结合可检测和确定心内分流与反流性、狭窄性病变，并可做出定量估测；通过公式计算可得出跨膜压差、瓣口面积、反流与分流分数及多种心功能数据。多普勒彩色血流显像是在二维超声心动图的切面上以实时彩色编码显示血流，红色表示血流朝向探头、蓝色表示血流背离探头。

6. 胸部 X 线片 在先天性心脏病诊断中，胸部 X 线片主要用于观察心脏位置、肺血管影的多寡及心影大小的变化。首先确定心尖、胃泡和肝的位置。心脏异位可能是由于旋转异常或肺发育不良造成的。内脏正位的孤立性右位心常合并有先天性心脏病，而内脏反位的镜像右位心合并先天性心脏病的概率低。

在左向右分流型先天性心脏病中，肺纹理增多明显。肺门影亦增大，如室间隔缺损、房间隔缺损、动脉导管未闭；在肺动脉血流梗阻型先天性心脏病如法洛四联症、肺动脉闭锁中，则表现为双肺纹理稀疏，肺血流明显减少。值得注意的是，并非所有发绀型先天性心脏病肺纹理均减少，如完全性肺静脉异位引流（total anomalous pulmonary venous connection, TAPVC），其氧合后肺静脉血与体循环静脉血混合后供应全身，表现为发绀，但由于肺静脉回流不畅，其肺纹理是增多的。

心胸比例的测量可以提示心脏扩大的程度，心缘各段的饱满与否可判断相应心腔或血管的扩大或缩小。如右心缘双房影提示左心房扩大；肺动脉段膨出提示合并肺动脉高压；动脉导管未闭患者因动脉水平左向右分流，除表现为肺动脉段膨出外还可观察到主动脉结缩小。某些先天性心脏病因特定心缘的共同改变形成特殊心影，如法洛四联症，因其右心室肥厚导致心尖上翘、因肺动脉狭窄导致肺动脉段凹陷，心影表现为典型的"靴形心"；心上型完全性肺静脉异位引流，由于右上腔静脉和左上腔静脉扩张，心脏表现为"雪人状"或"8 字形"。

7. 心电图 先天性心脏病术前十二导联心电图可提供以下信息。

（1）解剖病变的诊断。

（2）心律失常或者传导异常的鉴别。

（3）是否存在可能影响手术结果的心肌问题。

（4）取得一个以后用于术后对照的参照基准。随着需要二次手术患者的增加，进行彻底的心电图检查成为术前评估的一个重要部分。

分析 P 波轴向和是否宽大、QRS 波电轴方向、PR 间期、是否存在 Q 波和心室肥大，可以对某些先天性病变做出精准判断。如继发孔型房间隔缺损患者心电图表现为电轴右偏,V 导联呈 rSR′模式,提示右心室肥大,且有 I 度房室传导阻滞的可能。

8. 心血管造影 心导管检查是由外周血管插入各种功能的导管至心腔和血管进行生理资料的检测及选择性血管造影,从而为外科手术前提供精确的解剖和生理功能资料。虽然超声心动图等影像诊断技术的进展使先天性心脏病的诊断方法有较大改变,一些先天性心脏病采用非侵入性检查即可获得确诊,但对于不少重症及复杂性先天性心脏病的诊断,心血管造影仍为重要的诊断方法。

诊断性导管术主要用于以下几个方面。

(1) 复杂性先天性心脏病需要进行全面的解剖和生理评价。

(2) 左向右分流伴肺动脉高压,评价肺动脉高压的性质,同时排除多发性肌部室间隔缺损或多水平分流。

(3) 部分主动脉弓病变。

(4) 周围血管病变的评价,肺动脉分支,主动脉侧支循环,体、肺静脉回流,冠状动脉异常等。

(5) 先天性心脏病围手术期,术后临床情况不良,怀疑畸形及血流动力学未纠正者,而非侵入性方法难以确诊者。

(6) 新手术方法术后效果评价。

(7) 电生理检查及心肌活检。

除了通过造影剂显影的先后顺序了解各心腔、大血管之间的连接,以及异常通路、分流的存在外,心血管造影还可以连续测量各部位的压力及血氧含量,从而对狭窄、反流、分流等情况进行判断。

目前心血管造影仍被认为是先天性心脏病诊断的金标准,但其有创性、放射线损伤、操作复杂、费用昂贵仍为其不可避免的弊端,不适合作为常规检查,并且受到体位限制及对比剂重叠而未必能很好地显示心脏与大血管的关系,使其推广受到限制。

9. CT 检查 多层螺旋 CT(multisliecs helieal CT,MSCT)具有快速容积扫描,三维重建图像质量高,可多角度、多方位显示病变的空间位置,操作无创、便捷等特点,已经成为无创性心血管检查最具潜力和价值的检查方法之一。其诊断准确性可高达 95%。轴位图像虽然已经包括了病变的全部信息,但显示心脏大血管不直观,三维后处理重建图像则有助于显示心脏大血管的复杂解剖关系。三维重建应根据心脏大血管解剖结构及病变显示的需要选择冠状面、矢状面乃至任意平面的重建,在同一平面尽可能多地显示病变,而又避免重叠。

多层螺旋 CT 断层扫描避免了图像重叠,有利于观察心内解剖及心腔与大血管关系;三维重建更有利于显示复杂的解剖关系,尤其在显示大血管畸形及其远端分支发育情况方面更显优势;在显示肺动脉发育、肺静脉畸形引流、腔静脉变异及主动脉侧支方面甚至优于心血管造影检查,价格又相对较低,可适用于术前诊断及术后随访;对于重症不能耐受心导管检查的患者也可以应用。对于术后的复杂性先天性心脏病,多层螺旋 CT 可观察手术后的吻合口通畅情况、人造血管的位置与通畅性,以及跨瓣补片术后外周肺动脉的情况等。此外,多层螺旋 CT 能在术前准确提供一些常见并发症,有助于治疗方案的选择。多层螺旋 CT 对先天性心脏病的诊断已从解剖形态向功能方面拓展,已有文献报道在心电门控下扫描还能对复杂性先天性心脏病的心功能进行定量分析,如测量右心室容积、射血分数等,与 MRI 比较无明显差异。多层螺旋 CT 的主要不足是不能提供血流动力学信息;对于心瓣膜病变的显示只能提供部分间接信息;对于房间隔较小缺损,由于受上腔静脉高浓度对比剂的影响容易漏诊。

10. MRI 检查 磁共振作为一种无射线的非创伤性检查方法能补充超声心动图的不足,因新生儿对射线敏感,最适用于新生儿。磁共振有许多扫描序列,目前常用于儿童心脏病检查的主要有三种,即自旋回波 TIW 序列、梯度回波电影序列和造影增强的磁共振血管成像序列。自旋回波 TIW 序列是显示心脏解剖结构最清楚的扫描序列。梯度回波电影序列可作动态电影回放,并可显示分流、反流等异常血流,是显示心功能情况的序列,能显示局部室壁的运动和心室容量、射血分数等。造影增强的磁共振血管成像序列需使用对

23

比剂,所得图像在工作站上作回顾性重建。重建后的图像与心血管造影图像很相似。造影增强的磁共振血管成像是显示心脏大血管解剖结构的最佳序列。除了上述三种基本的扫描序列外,相位对比法电影序列也较常用,该序列主要用于心功能的定量测量,特别是流速和流量的测定等。对新生儿发绀型先天性心脏病,心脏磁共振检查对明确诊断和确定治疗方案均有很高的价值,是超声心动图最理想的补充诊断手段,值得推广应用。

（李仲智　沈磊）

二、小儿先天性心脏病的麻醉

（一）和麻醉有关的病理生理

1. 分流　是指心内各腔室之间或体循环和肺循环之间存在异常交通。在房间隔缺损、室间隔缺损和动脉导管未闭,分流的多少和方向主要由分流孔径的大小及分流口两侧相对阻力决定。当缺损口径大时,非限制性室间隔缺损或动脉导管未闭的血流可向两侧自由流动,决定血流方向的主要因素是肺循环阻力(pulmonary vascular resistance,SVR)及体循环阻力(systemic vascular resistance,PVR)的比值。房间隔缺损分流方向和分流量由两侧的心室顺应性和房室瓣功能所决定。这三类先天性心脏病分流,不伴有心室流出道的解剖阻塞,称为单一性分流。当伴有血流的解剖梗阻,血流的方向和大小取决于阻塞性损害的阻力,循环血流的大小较少依赖于PVR/SVR,这种心内分流称为复杂性分流。当左心室或右心室排出的血液既能流向肺循环,又能流向体循环时,肺血流和体循环血流的大小只取决于PVR/SVR,此时产生的分流称为双向分流。

2. 梗阻性病变　梗阻性病变程度轻重不一。先天性心脏病患者存在左心室或右心室流出道梗阻时,如主动脉狭窄或肺动脉狭窄,心排血量相对固定;当心脏后负荷增加时,会出现心肌肥大、心内膜下缺血、充血性心力衰竭、心律失常等病理改变。

3. 瓣膜反流　原发性先天性心脏病中,瓣膜反流并不常见。三尖瓣Ebstein畸形是新生儿期唯一导致反流的畸形。反流性病变多与瓣膜结构异常有关,如部分性或完全性房室通道、永存动脉干和肺动脉瓣缺如的法洛四联症。反流性病变的病理生理改变包括容量负荷过重、进行性心室扩大和心力衰竭。

4. 先天性心脏病的慢性效应　心脏畸形所致的血流动力学应激性改变,或心脏手术后的残余病变及后遗症是导致先天性心脏病慢效应的主要原因。

（二）术前管理

1. 麻醉前评估　主要目的是详细了解患者的心脏解剖和生理状况;查明患者非心脏病变情况或伴随的先天性综合征与麻醉相关的问题。先天性心脏病常常只是复杂先天畸形的一部分。某些畸形可能与染色体有关,如唐氏综合征(Down syndrome)及VATER联合征等。另外,心血管原因导致的气管受压变窄,同样要引起注意。

2. 术前准备　主张采用"2-4-6-8"术前禁食原则,即清淡饮料、母乳、婴儿配方食品及固体食物禁食时间分别为2、4、6和8小时。在术前禁食阶段应给予静脉维持输液,可选用林格液(10ml/kg)。

3. 手术室准备　麻醉机必须能够提供空气、氧气以助于稳定体循环和肺循环的血流。静脉输液及动静脉测压装置中不能存在气泡,气管插管、复苏设备及药品需备全并标记。小儿心脏手术麻醉时,一些患者由于心脏的基础病变导致内源性儿茶酚胺水平增高,其代偿功能受限,因而复苏药物要在麻醉诱导前备用。

4. 麻醉方法

(1) 麻醉下监护局部麻醉＋镇静和镇痛麻醉:是麻醉下监护最常用的方法。局部麻醉时联合应用镇静、镇痛药物,使患者能够耐受不愉快的操作和检查,而且维持满意的循环和呼吸功能。

(2) 全身麻醉气管插管:是先天性心脏病患者行根治性和姑息性手术治疗的基本方法。对病情较重、体质较差或较小的婴幼儿以及循环干扰较大的操作,也考虑选择气管内插管或喉罩全身麻醉。

（三）各类先天性心脏病手术的麻醉管理

1. 房间隔缺损(atrial septal defect,ASD)及室间隔缺损(ventricular septal defect,VSD)均属于单一分流性病变,可在体外循环下完成手术麻醉。

房间隔缺损患者体外循环时间通常不超过1小时,多数患者手术后可早期拔管。原有肺动脉高压、右心室功能紊乱及切开心室进行室间隔缺损修补的患者,脱离体外循环时可能困难。对于肌部或心尖部的室间隔缺损,可以实施镶嵌手术方式,减少切开心室进行修补的风险,缩短了手术时间。但要警惕出现心律失常、低血压、心脏压塞及心搏骤停的风险。

2. 动脉导管未闭(patent ductus arteriosus,PDA) 一旦确诊就应尽早治疗。治疗方法包括介入治疗和手术治疗。介入治疗方法是在X线或超声引导下经皮穿刺完成,麻醉可以采用喉罩全身麻醉的方法。对于开胸或胸腔镜手术,采用气管内插管全身麻醉。个别早产儿或新生儿,动脉导管比较粗大,造成患者肺部感染迁延不愈,甚至危及生命,需要在新生儿重症监护治疗病房(NICU病房)完成床旁PDA结扎术。麻醉医师术前要与NICU医师及手术医师进行充分的沟通,决定是否应该进行床旁手术,并确保和手术室一样的麻醉管理和监测标准。

3. 法洛四联症(tetralogy of fallot,TOF) 法洛四联症患者因右心室流出道梗阻迫使肺静脉血回流经室间隔缺损自右向左分流进入主动脉,导致肺血流减少,临床出现发绀症状。麻醉管理的重点在于防止右向左分流进一步增加导致的脉搏血氧饱和度严重下降。麻醉管理原则是维持合适的SVR,任何原因导致的PVR/SVR比值增加会加大右向左分流,加重发绀。患者哭闹及手术操作均可导致漏斗部痉挛,引起缺氧发作,严重者可危及生命。缺氧发作的治疗可采取以下措施:①吸入100%氧气;②适当扩容;③静脉注射去氧肾上腺素5μg/kg可增高SVR,减少右向左分流;④普萘洛尔(心得安0.01μg/kg)可减轻漏斗部痉挛;⑤禁用强心药物,以免加重痉挛;⑥术者压迫主动脉以增加SVR;⑦紧急开始体外循环。畸形矫正后,由于右心室切口损伤,体外循环中右心室肥厚,心肌缺氧或流出道疏通不满意,均可导致右心衰竭。停止体外循环后应重视维护心功能并降低PVR。

4. 完全性肺静脉异位引流(TAPVC) 全部肺静脉连接至体循环静脉系统,大多为心上型,伴有房间隔缺损或卵圆孔未闭,才能使血液流向左心房,右心房接受体肺循环的血液后,大部分经由右心室进入肺循环致使肺血流显著增多,同时右心室容量负荷增加,体循环静脉系统显著充血。麻醉管理维持正常范围的心率,良好的心输出量和心肌收缩力。避免PVR/SVR比值下降导致肺血流进一步增多。对术前有肺动脉高压的患者,应加强呼吸管理,以减低PVR,患者左心室常发育不良,易出现左心衰竭和肺水肿,体外循环后监测左心房压,控制输液量,积极强心利尿。

5. 大动脉转位(transposition of great arteries,TGA) 大动脉与心室错误连接是本病的特征。麻醉处理按手术方式不同而不同。解剖矫正后可出现左心衰竭,需用正性肌力药和升压药。心肌缺血时应用较大剂量正性肌力药,维持较高冠状动脉灌注压,必要时使用钙通道阻滞剂来扩张冠状动脉,改善心肌供血。Rastelli手术后并发症主要为左心室流出道和外通道梗阻以及传导阻滞,应积极对症处理。

6. 腔肺分流术(Glenn分流术) 经典的Glenn分流术是离断右肺动脉与上腔静脉,将两者的远心端吻合,以保证上腔静脉血充分引入右肺。腔肺分流术能增加肺血流量从而增加体循环氧饱和度,同时不增加心室的容量负荷。通过上腔静脉与同侧肺动脉的端-侧吻合,使得上腔静脉血流能流向双侧肺动脉,同时结扎或横断肺动脉干以达到增加肺血流而不增加心脏负荷的目的。此技术被称为双侧Glenn分流术,已成为功能性单心室较好的姑息手术方法。此类手术的麻醉要点包括维持肺循环血流与体循环血流之间的平衡,尽量减少心脏的容量负荷。同时监测血氧饱和度(SpO$_2$)和混合静脉血氧饱和度(SvO$_2$),如果SvO$_2$为60%~65%,SpO$_2$维持在75%~85%,表示肺血流与体血流比例(Qp/Qs)合适,相当于1:1。如果SvO$_2$过低,而SpO$_2$>85%,则Qp/Qs=2:1,应设法减少肺血流和使用正性肌力药物。

7. 心肺转流术中止时的特殊问题

(1) 肺动脉高压:肺动脉高压常见于肺血流增多的先天性心脏病患者,如室间隔缺损、完全型心内膜垫缺损、主肺动脉共干等,其发生率、程度与肺血流增加程度有关。手术及麻醉的许多因素可引起肺血管阻力增加,如手术刺激、缺氧、高碳酸血症、酸中毒、低温和麻醉药物影响等。因此在维持此类患者麻醉深度的前提下,需充分供氧,维持心血管功能稳定,减少肺动脉压的波动,术后右心衰竭是肺动脉高压患者最常见的死亡原因之一,选择性控制肺血管阻力,降低右心后负荷是控制术后死亡的关键。硝普钠和硝酸甘油控制肺动脉高压缺乏选择性,常导致全身性低血压,前列腺素 E_1 是具有相对选择性的肺血管扩张剂,吸入一氧化氮(NO)是吸入性血管舒张药物,对治疗肺动脉高压有一定疗效。近 20 年来,出现了几种治疗肺动脉高压的有效方法。持续静脉输注前列环素可改善肺动脉高压患者的肺血管血流动力学,增加运动耐量及生存率。西地那非是一种选择性磷酸二酯酶-5 抑制剂,可产生显著的选择性肺血管扩张作用,并与 NO 存在协同作用。波生坦是一种双重内皮素受体阻滞药,初步报告显示,波生坦可改善肺动脉高压患者的症状、运动耐量及血流动力学。术后肺动脉高压的管理策略和肺动脉高压危象的治疗包括镇静、中等程度的过度通气(保持 PCO_2 在 30~35mmHg)、中等程度的碱中毒(pH>7.5)、增加吸入氧浓度、适度的呼气末正压(使功能残气量最大化)、肺血管扩张药物(如 NO)以及建立或保持心内右向左分流以维持心排血量。NO 对 Fontan 手术后的 PVR 调节也有帮助。患者停用 NO 时需谨慎,因为突然撤出可能诱发反跳性肺动脉高压和肺动脉高压危象。

(2) 左心室功能不全患者心脏手术后左心室收缩能力可能降低,这是由于手术修复过程中引起的缺血、术前的心肌状况、深低温停循环对心肌顺应性的影响,以及修复手术后左心室负荷状态的变化所致。左心室功能不全可通过调整前负荷、增快心率、增加冠状动脉灌注压、调整钙离子水平以及使用正性肌力药物进行治疗。初始的强心支持多使用多巴胺[3~10μg/(kg·min)]。补充钙离子对增强心肌收缩力有重要作用。明显左心功能不全的患者,如出现低血压而左心房压增高,可应用肾上腺素[0.02~0.2μg/(kg·min)]。米力农对婴幼儿和儿童而言也是有效的强心药和血管扩张

药。其负荷剂量为 100μg/kg,维持给药的速度通常为 0.5~1.0μg/(kg·min)。

(3) 在体外循环后初期,右心室功能不全很常见。右心室功能不全的治疗方案包括降低 PVR 和保持冠状动脉灌注而不扩张右心室。应及时纠正代谢性酸中毒,选择具有血管扩张作用的正性肌力药物。如果右心室不全程度很重,就应保持胸骨开放;如果严重到累及体循环心排血量的程度,就应考虑进行体外生命支持。

(郑铁华)

三、先天性心脏病的体外循环

(一)体外循环定义　体外循环(extracorporeal circulation,ECC)指通过人工建立的外部循环系统暂时替代人体一个或多个脏器功能,在先天性心脏病矫治过程中,主要使用心肺转流术(cardiopulmonary bypass,CPB)为心脏和大血管手术创造良好的手术环境。1953 年,John Gibbon Jr. 成功在体外循环下进行了房间隔缺损心内修补手术。此后,体外循环技术不断进步,使外科医师有足够的时间进行心内畸形矫治手术,开创了心脏外科新时代。

1. 体外循环设备简介　体外循环设备包括体外循环机(图 23-1)、膜式氧合器(图 23-2)、插管、滤器等设备。

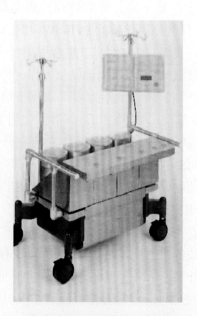

图 23-1　体外循环机(Ⅲ型)

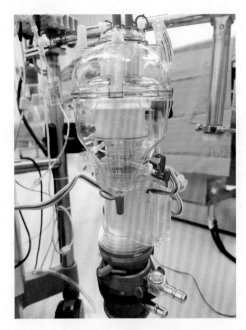

图 23-2　膜式氧合器

体外循环机的主要部件是灌注泵,目前临床上灌注泵主要有滚压泵和离心泵两种。

(1) 滚压泵:滚压泵由泵头、泵管和控制面板组成,通过滚压泵对泵管外壁单向滚动挤压驱动泵管内液体流动。通常一组滚压泵由 4~6 个泵头组成,分别承担主泵、吸引器、心肌保护液和超滤器的驱动工作。

1) 泵管:主要有硅胶、硅塑和塑料三种材质的管道。要求管壁厚度一致,弹性好,耐磨,不易脱落微栓。

2) 泵头:分滚压轴和泵槽两大部分。滚轴自身可以旋转,以减少与管道的摩擦,在灌注过程中滚轴有可调性,转速可达每分钟 1~250 转。

3) 泵的流量和泵的转速成正比,转速太高时泵管不能恢复弹性则无此正比关系,故有条件时应监测泵后实际流量。

(2) 离心泵(图 23-3):离心泵是根据离心力原理设计的。离心力是物体在做同心圆运动时产生一向外的力,其大小与转速和质量成正比。离心泵的驱动部分由电机和泵头组成。电机带动磁性转子高速旋转,转子磁力带动密封泵头内的磁性轴承及其上的圆锥部旋转产生离心力。离心泵泵头内采用了肝素涂层技术,生物相容性好,可不用或少用肝素,更增加了离心泵的安全性。离心泵控制部分要求操作简便、调节精确、观察全面。目前所有离心泵都有流量、转速二窗同时显示。为了预防意外断电,有些离心泵还备有内部电池。为了使灌注更接近生理,靠微处理机控制电机在高速和低速交替运转而使血流形成脉冲,离心泵还可进行搏动灌注。每个离心泵配有一个流量传感器,分为电磁传感和超声多普勒两种类型。通过传感器可以监测实际流量。

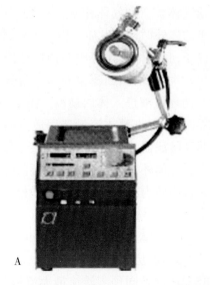
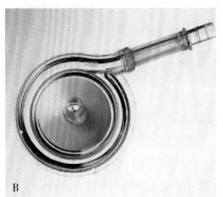

图 23-3　离心泵
A. Jostra 离心泵机;B. 泵头

体外循环中另一重要设备为氧合器,氧合器的发展经历了生物肺氧合、血膜式氧合(又称转碟式氧合)、鼓泡式氧合和膜式氧合四个发展阶段。

1)生物肺氧合器:最初在心外手术中利用生物自体或异体的肺进行血液氧合,安全系数差,从20世纪50年代末期就日趋淘汰。

2)血膜式氧合器:早期应用于临床的一种氧合器,将静脉血转至金属网上形成薄血膜,然后对血膜吹纯氧,因操作复杂,血液破坏严重,预充量大,重复使用需反复清洗,20世纪60年代末期就被鼓泡式氧合器取代。

3)鼓泡式氧合器:Rygg和Kyvsggard在1958年将氧合、祛泡、变温集中于一体,为鼓泡式氧合器的发展奠定了基础,其具有操作简单、气体交换能力强、预充量少、价格便宜、一次性使用等优点,为广大医院所采用。目前,仍然在临床上有所使用。但因鼓泡式氧合器气血直接接触,血液破坏亦严重,同时有形成微气栓的风险,不推荐小婴儿及长时间体外循环应用。

4)膜式氧合器:膜式氧合器的氧合方式与生物肺的呼吸方式相似,现已发展了许多品种,现大多应用中空纤维膜式氧合器,具有气体交换性能好、操作简单、血液破坏轻、可进行较长时间灌注等特点,故在婴幼儿体外循环中广泛应用。同时该氧合器还带有变温装置,可在转流中对血温控制。

2. 体外循环中的插管　体外循环通过静脉插管引流血液至体外,在血液氧合器内进行有效的气体交换,经机械泵(滚压泵或离心泵)通过动脉管注入机体;在体外循环实现过程中需要各种插管管道。

(1)动脉插管:动脉插管是血流注入体内的重要管道。临床上多采用升主动脉插管和股动脉插管。根据功能不同有直角动脉插管、金属丝加强型动脉插管、延伸型动脉插管等。不同管径的动脉插管有一定的流量范围,应根据实际灌注流量需要进行选择。主动脉插管为体外循环心脏手术的主要插管方式,插管多置于升主动脉;股动脉插管相对应用较少,如主动脉瘤、再次手术粘连严重等。进行体外膜肺氧合时也经常在这一部位插管。此部位插管可影响同侧的下肢血流,若灌注时间过长,远端肢体应通过单独管道进行灌注。

(2)静脉插管:体外循环中常用的静脉插管,包括上下腔静脉引流管、右心房插管、带囊内阻断腔静脉引流管、弯角静脉引流管等。静脉插管应能提供充分的静脉引流,避免因引流不畅导致水肿加重。静脉插管仍要根据灌注流量的不同进行选择。在一些特殊情况还可选用其他部位插静脉管,如小儿体外膜氧合器(ECMO)用颈内静脉插管。

(3)心内吸引管(左心吸引管):心内吸引管又称心腔减压管、左心吸引管,它的主要作用是对心腔内进行减压或吸引心脏内的血液,创造良好的手术野。心腔减压管是一种负压吸引,在心脏直视术中不宜负压过度,否则可使心内膜损伤(婴幼儿更易发生),或阻塞吸引孔,影响手术操作。

(4)心外吸引管(右心吸引管):心外吸引管又称自由吸引、右心吸引管,主要功能是将术野中的血液吸至心肺机内,保证心腔手术野的清晰。使用时注意避免过度负压造成血液中的细胞破坏,是体外循环中血液破坏的主要途径。使用时须进行全身肝素化,转流结束鱼精蛋白中和后应停止使用。

3. 体外循环中的滤器　体外循环中的微栓包括固体栓子和气体栓子,栓子进入循环将产生严重的体外循环并发症。为了去除固体栓子及气体栓子,目前体外循环中多使用滤器。常用的滤器包括动脉滤器、回流室滤器。动脉微栓滤器是体外循环血液进入体内最后一道关口,使用动脉滤器时,应根据灌注流量选用适当的型号。对于小儿动脉滤器的流量直接影响整个预充量。回流室滤器是体外循环中微栓的主要滤除装置。它滤除来自心腔内或手术野吸引的微栓,如组织碎片、赘生物、滑石粉、小线头等。

(二)体外循环预充(priming)　在心脏手术开始以前,应根据患者的年龄、体重、诊断和手术类型选择不同预测转流最大流量,在满足预计流量的基础上尽量选用小型管道和设备以减少预充量。在无菌条件下连接管道和设备,再用预充基础液将这些设备预充排气,然后加入相应的血制品和药物,为手术做准备。

适当的血液稀释可以在满足携氧的基础上减少库血用量,缓解血源紧张,减少血源性传染病及大量输血所致的并发症;减少体外循环对红细胞的机械性破坏和术中血液丢失;减少血液细胞(主要是白细胞、血小板)和凝血因子的激活和消耗,从而减轻了体外循环中的炎症反应、再灌注损伤及凝血功能紊乱,有利于术后恢复;降低全血黏度(尤其在低温时更为有利),改善血液流变学性质,从而改善组织微循环,保护重要脏器,并避免了因微循环障碍而引起的一系列恶性循环。在儿童体外循环中维持血细胞比积在 25% 左右是合适的,首都医科大学附属北京儿童医院在年长儿中维持 25% 的血细胞比容,而在婴幼儿和新生儿手术中则保持 30% 甚至更高的血细胞比容,以满足小婴儿旺盛的代谢需求。

目前多数医疗机构使用红细胞悬液保持转流中适当的血细胞比容,但库血随着存放时间的延长,乳酸浓度不断升高。故应在适当的血液稀释前提下尽量减少库血用量,通过逆行自体血液预充技术(retrograde autologous priming,RAP)可以减少库血用量。另外,选用不含乳酸的预充基础液,对预充液进行持续超滤均可降低预充液中乳酸浓度。

通过在预充液中使用血浆、白蛋白等胶体有助于维持胶体渗透压(colloid osmotic pressure,COP),减轻转流所致水肿(正常成人 COP 为 20~25mmHg,儿童 COP 为 16~18mmHg,4~6 岁达成人水平)。除血制品外,预充液中还包括甘露醇、激素等药物,使用药物前必须充分了解这些药物可能的代谢途径和作用机制,以及转流设备和药物的相互影响,防止出现意外情况。

(三)体外循环操作过程 通常小儿体外循环主要过程包括:①主动脉插管和上腔静脉插管,开始转流;②放置下腔静脉插管;③调整插管位置至引流通畅,监测泵压不高;④动脉和腔静脉先后阻断,开始心内操作;⑤心内操作完成,开放主动脉;⑥心腔关闭后,开放腔静脉;⑦最后逐渐降低流量,停体外循环。整个过程可以分为三个时段。

1. **前并行阶段** 是指心肺转流开始至主动脉阻断腔静脉阻断的这段时间,此阶段的患者逐渐适应体外循环,并适当进行降温。

2. **全转流阶段** 是指升主动脉阻断至腔静脉开放的这段时间,患者循环完全由人工心肺机替代,肺循环基本旷置。本阶段是心内操作集中阶段,需密切监测患者的各项指标包括温度、流量、血压、血气分析、电解质指标等,保证为患者提供充分灌注和氧合。全转流阶段可以按照术者要求控制温度。

3. **后并行阶段** 是指腔静脉开放后,心脏复跳到体外循环结束的阶段。本阶段是患者逐渐由心肺转流过渡为自身循环过程,应注重操作平稳,避免血压、容量的剧烈波动。

(四)体外循环中的温度管理 虽有医疗机构在进行复杂性先天性心脏病纠治手术时仍采用常温转流的方式,但是常温下过高的流量会导致术野不清,加重血液破坏,并且引起大量儿茶酚胺和炎症介质的分泌。目前多数婴幼儿手术还是应根据手术类型、年龄、体重的不同选择不同的降温程度,对于转流时间较短的手术则可以在常温下进行转流。低温使机体内大部分生理生化酶促反应减弱,组织消耗能量的速度随之下降,氧耗量降低。在儿童先天性心脏病体外循环中采用低温低流量灌注技术在满足机体代谢的前提下可以保持清晰的手术视野,有助于提高手术精细度,缩短手术时间。低温亦是体外循环中脑保护的重要手段。但低温本身可导致血浆渗漏,引起间质水肿。也有研究证实其会导致再灌注期间细胞内钠和钙的积聚,因此转流温度也影响手术以后的恢复。转流中温度的选择往往取决于心脏缺血的时间和术者对流量的要求,一般根据直肠温度可分为常温(34℃以上)、浅低温(30~34℃)、中低温(22~30℃)和深低温(15~22℃)。流量根据温度的不同而调节,深低温时可根据手术需要采用深低温停循环(deep hypothermia circulatory arrest,DHCA)或深低温低流量(deep hypothermia low flow,DHLF)的转流方法。

(五)体外循环中的抗凝 体外循环中的抗凝必不可少,目前抗凝常用药物为肝素,作用于抗凝血酶Ⅲ（AT-Ⅲ）抑制凝血过程。通常体外循环前肝素化剂量为300~400U/kg，当患者存在AT-Ⅲ缺乏时，肝素抗凝作用将减弱，儿童肝素效应的个体差异大，新生儿体内AT-Ⅲ水平仅为成人的50%，所以在肝素化后，心肺转流前必须测定活化凝血时间（activated clotting time, ACT），结果高于400秒方可开始心肺转流，如ACT时间不足可加大肝素剂量以及输注新鲜冰冻血浆补充AT-Ⅲ，使抗凝效果满意。转流中需要定时测定ACT，将其保持在480秒以上，方可防止循环回路中出现凝块。预充液中每100ml红细胞、血浆和晶体分别需添加肝素4mg、2mg和1mg。

鱼精蛋白（protamine）作为肝素的中和药物广泛应用于临床，通常1mg鱼精蛋白可以中和1mg肝素。中和过程应采用微量泵或稀释后滴注，给药速度不宜过快，注意观察鱼精蛋白中和时的过敏反应。

（六）体外循环中的脏器保护

1. 心肌保护　小儿心脏特别是新生儿、婴幼儿心脏属未成熟心肌的范畴，水分含量高，非收缩组织的比例较成熟心肌高，顺应性差，对强心药物敏感度低，能量代谢底物主要是葡萄糖，依靠细胞外钙离子完成兴奋收缩偶联，所以其心肌保护的内容同成人也有一定的差异。虽然，一般认为未成熟心肌对缺血的耐受性较成熟心肌为高，但是先天性心脏病患者往往存在发绀、心肌肥厚和酸中毒等情况，这些症状都会影响心肌对缺血的耐受程度。

低温是心肌保护的重要手段，手术过程中室温应保持在15~18℃，升温阶段应保持室温在25℃，儿童不主张使用心包腔内置冰水或冰屑的局部降温技术，因该方法可能产生心肌冻伤及术后膈神经麻痹。

主动脉根部顺行灌注心肌保护液是儿童手术中最常用的心肌保护方法。目前心肌保护液种类非常多，大体可分为三大类：晶体保护液，含胶体保护液（含白蛋白而不含血液）和含血保护液。晶体保护液又可分为细胞外液型（如St.Thomas液）和细胞内液型（如HTK液）。目前对心肌保护液的优劣尚有争论，多数研究显示含血心肌保护液在

小儿体外循环心肌保护中效果较好。

主动脉开放后心腔内存留气体进入冠脉系统是手术中心肌损伤主要原因之一，即使主动脉开放前充分排气，用食管超声仍可探查到部分患者心腔内存在气体。虽然大多数患者术后没有明显的症状，但部分患者可出现明显的心电图改变，这对术后早期心功能影响较大。所以在主动脉开放前尽可能地排尽心腔内气体，不仅可以促进心功能，也有利于其他脏器的功能恢复，特别是神经系统功能。

2. 脑保护　心肺转流术后神经系统损伤是术前、术中和术后多种因素联合作用的结果。先天性心脏病术前体肺循环血流的不平衡会引起神经系统的损伤。体外循环中的微栓和脑血流改变也是引起神经系统损伤的重要原因，脑组织内部降温不均匀也会引起局部脑缺血缺氧的损伤。心肺转流后期危害神经系统的主要原因是空气栓塞，先天性心脏病手术往往需要暴露体循环心室，所以发生空气栓塞的概率更高。

心肺转流中血气管理的方式、降温的速率和停循环的时间对术后神经系统功能的恢复有较大的影响。在生理条件下，脑血管具有自我调节能力，可以根据血压、脑组织氧供、氧耗等对血流量进行调控，但是在25℃以下的低温状态下，脑血管调节能力丧失，低温导致的血管收缩会影响脑组织的降温。通过血气管理采用pH稳态可以明显增加脑部血流，使大脑降温更加均匀和迅速。在小儿特别是新生儿和/或侧支循环较多的先天性心脏畸形纠治手术中，目前普遍认为采用pH稳态更有利于增加大脑灌注，降低脑组织代谢率，促进脑功能的恢复。但停循环时间过长，如超过60分钟，不论采用何种血气管理方法，脑功能的损伤都无法避免。大量研究显示深低温停循环30分钟是安全的，停循环45分钟的安全性仍存在争议，而停循环60分钟或更长则会引起不可逆的结构或功能损伤。所以目前临床上在不影响手术操作的前提下，采用深低温低流量顺行脑灌技术。该技术主要适用于升主动脉和主动脉弓降部的手术。

3. 其他脏器的保护　肾功能不全也是体外循

环后主要的并发症,新生儿心脏手术后发生一过性少尿的情况较多见,一般可在术后24~48小时恢复。通过体外循环中密切监测尿量、积极纠正酸中毒、合理使用利尿药及超滤技术可以预防肾功能不全。术后早期肾功能不全可通过腹膜透析矫治。

体外循环过程中,由于肺血流减少以及复杂的炎症反应过程,使肺内血管内皮细胞受损,导致肺血管阻力增加进而影响右心室功能。此外,体外循环还可引起肺间质水肿,使顺应性下降,气体交换能力下降。这些都显著影响小婴儿手术的预后。使用激素是常规减轻肺损伤的方法,改良超滤可迅速改善转流后肺功能,现在有学者采用液体呼吸的方法给肺组织供氧并可减轻炎症反应。

体外循环对全身其他脏器也有不同程度的影响,比如会引起肝功能失常等,有很多现象还有待进一步研究。

4. 超滤 超滤技术是利用特殊的半透膜原理,将血液中的水分和小分子物质与血细胞和大分子有机成分分开并滤出。体外循环过程中使用超滤技术能滤出体内或体外循环系统中过多的水分,减轻术后水肿,减少术后出血,减少输血量,提高血细胞比容。

目前多将超滤分为三种形式:常规超滤(conventional ultrafiltration,CUF)、改良超滤(modified ultrafiltration,MUF)和平衡超滤(balanced ultrafiltration,BUF)。其中CUF多在体外循环升温过程中使用,滤出体外循环系统中多余的水分,但其滤出液量受循环血量限制,且停体外循环后无法进行,故滤出水分浓缩血液功能有限。MUF将超滤的出口端与静脉回流管路相连,可以在停体外循环后继续进行超滤,血液浓缩效果好,能快速滤出体内多余水分,减轻水肿,改善呼吸功能。BUF的管道连接方式与CUF相同,在体外循环过程中不断进行超滤,同时不断补充循环血容量,其主要目的是通过洗涤效果降低体外循环中的炎症因子浓度。

目前上海儿童医学中心心胸外科在婴幼儿体外循环中联合使用改良超滤和平衡超滤,既降低体外循环过程中的炎症因子浓度,又能在体外循环后快速浓缩血液、减轻水肿,对小儿先天性心脏病的体外循环后恢复有积极意义。

(刘锦纷 王伟)

四、先天性心脏病的围手术期处理

在我国,小儿先天性心脏病的发病率为7‰~10‰,大约1/3病例在婴儿期病情会进行性加重,结果或者是接受手术治疗,或者是死亡。儿童先天性心脏病围手术期重症监护治疗学已发展成为心脏外科十分重要的医学分支,围手术期对心脏缺损患者手术前后的病理生理学和血流动力学改变的全面了解、正确评估心肺功能、及时发现和处理问题,维护血流动力学稳定是围手术期处理的重要内容。随着先天性心脏病诊断方法的完善、心脏外科手术方法改进、围手术期监护水平的提高,在国内外许多儿童医疗中心收治的先天性心脏病患者已经呈现低龄化、低体重、复杂畸形逐渐增多的趋势,非常有必要将心脏内科、心脏外科、麻醉科、新生儿科、重症医学科、呼吸内科、营养科等结合起来,采取跨学科的团队管理模式,组建儿童先天性心脏病重症监护团队,根据患者的年龄、原发心脏缺损、术前状况和手术矫治程度,应用精准、个体化的监护技术促使患者平稳度过术后恢复期,从而提高成活率、降低死亡率、减少并发症、改善生存质量、减少医疗费用等,更好地患者服务。

【手术前处理】

(一)术前临床状态评估

1. 心脏畸形及合并症 大多数患者术前需要在新生儿重症监护治疗病房(NICU)、儿童重症监护治疗病房(PICU)及普通内科进行术前非手术治疗,短则3~4小时,长则数天。主管医师须详细地询问病史及仔细地体格检查,了解患者是否存在慢性内科疾病和急性内科感染疾病(如肺炎、上呼吸道感染等),结合辅助检查(如胸部X线片、心脏超声、心脏及冠状动脉CT、肺部CT、心脏磁共振、心导管检查、头颅CT、全血细胞分析、凝血检查、肝肾功能、电解质、头颅CT检查等),最终明确诊断、确定手术方案(根治术或姑息术)、选择性或急诊手术,纠正术前异常状态、控制感染、维持内环境稳定等合并症,做好术前准备。

2. 血流动力学 术前对异常血流动力学全面了解是准确评估的基础,做出针对性治疗,进而稳定并改善解剖缺损病例的临床状态,维持体肺循环的相对平衡,有效缓解缺氧和体循环缺血,为手术创造条件。如:动脉导管依赖型缺损通常需要静脉滴注前列腺素 E1(PGE1)优化其体循环或肺血流量来稳定病情(表 23-1);PGE1 可以维持动脉导管开放、纠正低氧血症、酸中毒及因前负荷增加所致的心室衰竭,提供足够的时间行进一步的诊断评估和治疗。另外,球囊房间隔造口术通常是一种术前有创的干预(适用于完全性大血管错位的新生儿)。

表 23-1 动脉导管依赖型缺损

部位	心脏畸形
作用于肺血流	肺动脉闭锁合并室间隔完整或室间隔缺损、重症法洛四联症
作用于血液混合	大血管错位
作用于体循环血流	左心发育不良、主动脉弓中断、严重的主动脉缩窄、严重的主动脉狭窄

3. 术前危重症 术前存在心力衰竭、呼吸衰竭、反复缺氧发作、内环境紊乱等情况的先天性心脏病患者,可以认为处于危重症状态,需要积极及时地控制心力衰竭、机械通气(有创、无创)、正性肌力药物应用、纠正酸中毒及电解质异常等,当处于最佳状态或明显改善后可以考虑选择手术。

(二)其他脏器功能评估 先天性心脏病伴心脏外畸形约 25%,如染色体畸变(唐氏综合征)、先天性气管畸形(狭窄、软化、缺如等),中枢神经系统病变,消化道、肾脏、尿道、肢体等畸形,先天性代谢病等,可影响心脏手术的实施。应术前做全面检查、筛查和评估,制定术前脏器保护、术中镶嵌(气管支架)治疗方案,以及术后脏器功能监测和相应合理治疗措施。另外,重视术前患者及其家长的心理和情感准备,对术后监护和病情恢复有重要影响。

【手术中监护】 手术室中应配备术后应用的监护仪,与儿科麻醉师合作使用。监护仪所提供的信息在正确校零后准确、可靠。所得到的数值要与患者年龄段的正常值作比较(不同年龄段静息血压正常值和术后心率正常值范围见表 23-2、表 23-3)。心脏手术时常常需要放置许多有创监测管道,如动脉导管、中心静脉导管、心房和肺动脉测压导管等,可以提供重要的血流动力学参数;同时要连接心电图导联、经皮血氧饱和度探头、中心温度监测探头(直肠、食管或膀胱),术毕放置心包、纵隔或胸腔引流管、心房和/或心室心外膜临时起搏导线等。

表 23-2 不同年龄段血压正常值

年龄	平均收缩压 / mmHg	平均舒张压 / mmHg
出生 ~12 小时(<1 000g)	39~59	16~36
出生 ~12 小时(1~3kg)	50~70	25~45
新生儿	60~90	20~60
1 个月 ~1 岁	74~100	50~70
1~3 岁	80~110	50~78
3~5 岁	82~112	50~80
5~8 岁	84~120	54~80

表 23-3 心脏术后心率正常值范围

年龄	平均 / (次 /min)	最慢 / (次 /min)	最快 / (次 /min)
出生 ~24 小时	125	88	166
1 天 ~1 周	138	100	188
1 周 ~1 个月	162	125	188
1~3 个月	161	115	215
3~ 6 个月	147	125	215
6 个月 ~1 岁	147	115	188
1~3 岁	130	100	188
3~5 岁	105	68	150
5~8 岁	102	75	150

【术后常规监护】

(一)从手术室转运至心脏重症监护室 术毕后立即在手术室开始实施术后监护。患者从手术室转运至心脏重症监护室(cardiac intensivecare unit,CICU)的过程是一个风险增加的时段,需要心外科医师、麻醉师、灌注医师和护理人员等各方面密切配合、共同协作,护送患者至CICU。转运途中应密切观察患者的体征,包括神志、口唇及甲床颜色、皮囊加压给氧后胸廓起伏程度、血压、脉搏等,建议使用便携式心电监护仪心电活动、SaO$_2$、有创动脉血压波形及数值。在手术室内已经拔除气管插管的患者,应注意自主呼吸活动幅度、呼吸道是否通畅等,防止呕吐、误吸。病情危重、循环不稳定及延迟关胸等病例,可以建议将监护床推至手术室内接运术后患者,可以减少一次搬动,转运途中应平稳、快速。转运到CICU后,手术室的工作人员应将患者的基本情况、手术方法、术中情况(尤其意外事件)、正性肌力药物种类及剂量、呼吸机参数、出血量、麻醉药使用情况等如实通报给CICU接诊医师及责任护士,同时由训练有素的CICU团队接收患者、连接呼吸机保证通气、将心电导线和有创血压监测导管与监护仪相连、评估患者生命体征,同外科医师、麻醉师交接班,启动具有针对性、有序性的术后监护工作,避免混乱情形出现。

(二)呼吸系统监护和管理　先天性心脏病围手术期有很多因素影响呼吸功能,术后患者大多数需要机械通气,而良好的呼吸系统管理、合理应用呼吸机是提高手术成功率、降低病死率的重要因素之一。

1. 保持气道通畅、确保足够的氧合和通气　患者抵达CICU后,监护室医师立即做体格检查,观察有无氧合不足的临床表现,如口唇、末梢发绀;仔细观察两侧胸廓是否对称,胸廓起伏幅度是否适宜,听诊两侧呼吸音是否对称,有无其他呼吸功能不全的体征(如呼吸急促、吸气性"三凹征"等);常规动脉血气(blood gas)分析、持续经皮动脉血氧饱和度监测(SpO$_2$)、选择性持续呼气末二氧化碳浓度监测等;同时常规做床旁胸部X线检查,了解气管插管位置、中心静脉导管位置、各种胸内引流管位置,了解是否存在肺不张、胸腔积液、气胸、心包积气等相关情况,指导进一步针对性肺部护理、相关管道调整及维护。

2. 拔除气管插管患者的呼吸管理　通常给予普通鼻导管氧气吸入,需要仔细、密切评估自主呼吸频率、节律,是否存在呼吸费力、异常呼吸模式(如矛盾呼吸),持续监测经皮动脉血氧饱和度、动态监测动脉血气、心率血压及精神状态等。如果出现呼吸功能不全、血气分析提示CO$_2$潴留、低氧血症,应再次实施气管插管、机械通气,立即排查原因。有些病例给予短暂无创持续气道正压(continuous postive airway pressure,CPAP)或双相气道正压(biphasic positive airway pressure,BiPAP)通气可避免再插管。针对急性上气道黏膜水肿的病例可给予肾上腺素、地塞米松、布地奈德等雾化吸入、吸入氦氧混合物(heliox)消除水肿,避免再插管。

3. 气管插管患者的呼吸管理　体外循环术后患者大多数需要带气管插管返回CICU,进行进一步呼吸支持治疗。全面理解心肺之间的相互作用、呼吸力学的改变对血流动力学影响,应用心脏做功最优化的通气支持模式,从而确保术后恢复过程顺利。现代的高级呼吸机提供了各种通气模式,了解每种通气模式的独特性有助于患者的术后恢复。一般而言,机械通气模式分为两大类:定压型和定容型。每种通气模式均能达到人机同步的要求,从而使患者感到舒适。

(1)通气模式:在机械通气初期应根据患者的术前状况、手术方式、术后血流动力学和生理的改变来选择通气模式。①术前存在左向右分流合并肺动脉高压,术后维持高氧(PO$_2$ 100~150mmHg)、轻度过度通气(PaCO$_2$ 30~35mmHg)来扩张肺小动脉;②单心室、肺血流依赖分流的病例,策略是维持氧饱和度在75%~80%,PaCO$_2$维持在45~50mmHg,可以轻度增加肺血管阻力、防止肺循环超负荷、增加体循环血流;③双向Glenn术后,采取轻度通气不良(PaCO$_2$ 50mmHg左右)可控制肺血流量在最适水平;④Fontan术后,肺血流是被动的,应尽量少用或不用呼气末正压(positive end expiratory pressure,PEEP)、维持吸气峰压(peak inspiratory pressure,PIP)在较低水平、争取尽早拔管(术后12~24小时),可减少被动肺血流的阻力。

(2)机械通参数:实施机械通气期间应反复评估通气及氧合状况,监测潮气量、每分钟通气量、气道阻力、肺部顺应性、压力 - 容量环参数,动态监测动脉血气分析、胸部 X 线片,评估对心脏的负面影响,适时调整呼吸机通气模式、通气参数。

(3) 镇痛镇静药应用:根据心脏畸形类型、病情复杂程度、循环功能状态等,常规应用持续和 / 或静脉滴注镇静药、镇痛药和肌肉松弛药。当患者心肺功能稳定、临床症状和体征满意时,及时中断持续镇静镇痛药和肌肉松弛药的使用,待自主呼吸恢复、呼吸规律、血气指标满意后考虑尽早撤离呼吸机。

(三)心血管系统监护 术后准确、持续、适宜的循环参数监测是评估心功能状态的基础。术后良好的心功能依赖于心脏缺损的彻底纠治和术中有效的心肌保护。简单且平稳的心脏手术,术后不需额外处理,术后恢复顺利。

1. 常规心血管监测方法 采用有创或无创、持续或间断、直接或间接方法测定各个生理变量。

(1) 多导联心电图是临床最常用的监护措施,可以记录每次心跳的电活动,包括心率、心律、ST 段、传导阻滞等。

(2) 无创法直接测量的变量包括脉搏、袖带血压、经皮血氧饱和度、呼气末二氧化碳。

(3) 有创的监护技术包括动脉插管血压(arterial blood pressure,ABP)、中心静脉压(central venous pressure,CVP)、左心房压、右心房压、肺动脉压等。

2. 循环功能评估 术后对心肌功能(收缩、舒张)和心排血量监测及评判十分重要。目前一些用于直接测定的方法在儿科应用较少,而且处于临床研究阶段,不作为常规监护手段,因此心功能、心排血量和体循环灌注等评估常通过以下方法实施。

(1) 热敏电阻的肺动脉导管、Swan-Gaze 漂浮导管、脉冲连续心排量测定法、Fick 法、锂稀释心排量测定法等。

(2) 无创方法:心率、血压、末梢灌注、尿量、酸碱度、动脉血清乳酸(lactic acid,Lac)水平和变化趋势、混合静脉氧饱和度(SvO_2)、动静脉氧饱和度差、二维及多普勒超声心动图、近远红外光谱仪(near infrared spectrum instrument,NIRS)、部分二氧

化碳重吸入法等。

(3) 监护室滞留天数、机械通气时间及应用的正性肌力药物情况(种类、剂量、持续时间)。

(4) 长期以来,心功能监护侧重于左心系统,目前人们更多认识及评估右心室功能的重要性,通过热稀释导管法、放射性核素、心脏超声和限制性右心室生理等方法来监测和评价右心室的收缩和舒张功能。

3. 特殊注意情况

(1) 术后第一个 24 小时,心功能呈逐渐减低趋势,在 12~24 小时达到最低值,在这个阶段加强循环支持、强心,维持血压、心率相对稳定;术后 24 小时,大多呈现心功能逐渐改善、回升趋势。

(2) 术后最初数小时内,应及时补充失血量,防止贫血、低血容量发生造成的循环不稳定;保持体温在正常水平,防止外周血管收缩和扩张突然变化对循环的负面影响,及时采取措施纠正,尽快恢复循环稳态。

(四)液体平衡和电解质的管理 心脏术后液体和电解质失衡会导致心律失常、对药物反应发生变化、地高辛中毒、惊厥及胃肠道等问题。保持液体及电解质平衡对术后稳定血流动力学、纠正内环境异常、促进脏器功能的修复具有重要意义。

1. 液体失衡原因 由于体外循环术后血液的稀释、全身炎症反应、低心排量、急性肾衰竭、呼吸机正压通气、抗利尿激素分泌增加及水、盐补充不当,术后往往出现水、钠潴留,不同程度的水肿;在危重患者可以发生"毛细血管渗漏综合征",导致严重的、难以纠正的组织间隙水肿。

2. 液体平衡的评估方法

(1) 体格检查:了解全身水肿情况、肝脏大小。

(2) 有创监测:中心静脉压或右心房压、左心房压、有创动脉血压及压力波形等。

(3) 记录每小时液体出入量:液体摄入量、尿量、心胸引流量、胃肠引流量。

(4) 实验室检查:血电解质浓度、血细胞比容、胶体渗透压、血尿素氮、血肌酐等。

3. 液体平衡的管理策略 术后管理重点是早期限制水、钠摄入,待心功能好转后再逐步放宽对

液体的限制;应用利尿药帮助潴留液体排出体外;注重动态评估和个体化管理。

(1) 每日液体摄入量计算(表23-4):液体摄入量包括静脉维持液、留置测压导管(如动脉、中心静脉等)的冲洗液、药物及稀释液、血制品、静脉营养、以及鼻胃管或经口进食量。静脉维持液体取1/5~1/4张含钾氯化钠或含钾葡萄糖氯化钠液。液量的补充最终根据不同手术方式、术后心肾功能状态、体温、近期生化结果、液体出入情况而异。心脏直视术后最初24小时内基础液体入量限制为总量的50%;24小时后,充血性心力衰竭和应用机械通气的患者摄入液量限制为总量的80%;肾功能障碍的患者,按照肾功能不全或衰竭液量要求补充。反之,体温升高1℃,液量增加10%;放置开放暖箱的小婴儿,液量增加10%~15%。术后额外丢失的血液、胃肠液、胸膜腔渗液等,另外酌情补充。

表23-4　术后液体需要量

单位:ml/(kg·h)

时间	体外循环手术	非体外循环手术
手术当日	2	3~4
手术次日	4	4
(第一个10kg)	4	—
(第二个10kg)	2	—
(第三个10kg)	1	—

(2) 促进体内液体的排出:针对术后水、钠潴留,术后12~24小时常规静脉应用利尿药,通畅选用髓袢类利尿药呋塞米,按0.5~1.0mg/kg间隔6~8小时静脉推注;对血流动力学不稳定者,按0.1~0.5mg/(kg·h)持续静脉滴注,避免血容量的波动。针对出现进行性少尿3小时以上者,经过积极强心、利尿治疗无改善;血钾持续增高;液体超负荷且血流动力学不稳定;持续代谢性酸中毒。上述任何一种情况时,应考虑尽早和放宽指征实施床旁腹膜透析维持液体与电解质平衡,乃至实施血液滤过治疗。

(3) 术后个体化的液体管理:液体平衡的最终效果取决于能否以较低的充盈压获取血流动力学的稳定。术后早期、危重症患者应每小时评估

液体出入量、维持适宜的液体负平衡。液体输入速度应根据左右心房压、血压、心率及不同术后病理生理而定。存在因出血等导致有效血容量不足时,按10ml/kg(心功能差者为5ml/kg)的液量静脉扩容。限制容量或禁忌快速扩容的常见病种为完全型肺静脉异位引流(TAPVC)和完全性大动脉转位(TGA);容量负荷要求较高的病种多见于右心系统性畸形和姑息手术,如法洛四联症、肺动脉闭锁、改良体肺动脉分流(B-T分流)、全腔肺吻合术(Fontan)等。

4. 纠正电解质紊乱　体外循环术后发生电解质紊乱十分常见,如低钾和高钾血症、低钠和高钠血症、低钙血症、低镁血症及低氯和高氯血症,应该及时给予有效方法(静脉和/或口服补充、腹膜透析等)纠正,防治心律失常、酸碱失衡等情况。代谢性酸中毒是由于心输出量减少和组织灌注不足所致,同样需要积极静脉给予碳酸氢钠来纠正,需要注意:①快速推注碳酸氢钠会引起新生儿脑室内出血;②因碳酸氢钠的缓冲作用会产生CO_2,给药前应维持足够的通气状态;③查找原因,治疗原发病(如乳酸酸中毒、高氯血症、坏死性小肠结肠炎、肾小管酸中毒等、败血症等)。

(五)泌尿系统　先天性心脏病术后尿量是正确反映肾脏灌注和心输出量状况的指标。通常术后24小时内严密监测每小时尿量。各年龄阶段满意的尿量为:小儿>1ml/(kg·h),年长儿和成人20~40ml/h。当每小时尿量少于上述数值则提示少尿,小于0.5ml/(kg·h)时可视为无尿。对此积极采取措施(诊断性扩容、纠正低血压、呋塞米利尿等)仍达不到理想尿量者,可以诊断为急性肾衰竭,进一步实施腹膜透析、血液滤过及透析。

(六)术后喂养和营养支持治疗　大多数先天性心脏病患者存在营养不良、生长发育落后现象,术后恢复需要相对多的能量供应,但是术后对液体摄入量的限制使两者相矛盾。如何术后尽早建立正常的营养供应十分重要。原则是尽早开始、尽可能经口喂养或胃肠内营养、循序渐进、方案个体化。

1. 一般营养　通常气管插管拔除后4~6小时以上、循环稳定,可以开始给予经口喂养。从进

23

食糖水、配方奶、半流食逐渐过渡到术前正常营养配方。

2. 术后特殊营养

(1) 喂养途径：鼻胃管、经鼻空肠置管、内镜引导鼻肠管、胃造瘘、空肠造瘘等实施肠内营养。

(2) 胃肠外营养：全胃肠外营养(TPN)和部分肠外营养(PPN)。

3. 注意事项 主动脉缩窄病例必须在高血压控制、肠鸣音恢复后才开始喂养，通常在术后 24~48 小时之后，这种策略有助于防止反应性肠系膜肠炎、缺血性坏死性小肠结肠炎等并发症。

(七) 感染的预防

1. 术后感染原因 先天性心脏病手术虽然绝大多数是选择性无菌手术，但存在诸多导致术后感染发生的因素，如呼吸机相关性肺炎、长期留置的各种有创测压导管、中心静脉导管、心胸引流管、留置导尿管、抗生素滥用引起菌群失调、营养支持不足等。术后最主要的感染部位有肺部感染、纵隔感染、血液感染、细菌性心内膜炎、中枢神经系统感染、尿路感染等。

2. 防止术后感染的方法

(1) 术中和术后严格的无菌操作技术是基础。

(2) 严格手卫生：洗手五时刻，养成洗手习惯。

(3) 尽早拔除各种有创监测导管、中心静脉导管、引流管等。

(4) 感染易发患者应尽早做病原学检测(如痰培养、血培养)、全血细胞分析、C 反应蛋白、降钙素，针对性应用抗生素，并及时隔离。

(5) 高度警惕多重耐药菌、真菌感染，乃至超级细菌感染。

(八) 中枢神经系统 因麻醉的剩余作用，术后早期很难评估新生儿和儿童病例的神经系统状况。神经系统评估包括意识状态、瞳孔对光反射、肌力和肌张力、神经反射、对不良刺激的躲避和肢体运动对称性。导致神经并发症的因素有：体外循环(特别是深低温和停循环)、脑部缺血性再灌注损伤、脑缺血和脑缺氧、脑栓塞、颅内出血、脑水肿，以及继发性神经肌肉病、电解质失衡、酸中毒、低血糖、低镁血症和代谢病。评估惊厥活动度包括脑电图检查、血气分析和电解质水平，必要时行头颅 CT 和脑血流检查明确病因。

当发生惊厥时应迅速止痉(可选用地西泮、苯巴比妥及卡马西平等)，避免代谢的增加对通气合理性和心血管应激性的干扰，纠正诱发因素，做好脑保护措施。

(九) 术后镇静与镇痛 随着小儿心脏手术的不断实施、术后监护水平的发展，越来越多的患者顺利度过术后恢复期。临床医师逐渐认识到术后早期合理实施有效的镇静、镇痛对降低疼痛和低温引起的应激反应、协调机械通气患者人机同步、维持血流动力学稳定起到重要作用。常用镇静药包括苯二氮䓬类(如咪唑安定、地西泮)、巴比妥类(苯巴比妥)、水合氯醛；镇痛药包括麻醉性镇痛药(如吗啡、芬太尼、舒芬太尼、哌替啶、可待因等)、解热镇痛药(布洛芬、对乙酰氨基酚、阿司匹林)。危重症、延迟关胸病例，往往在充分镇静、镇痛基础的上给予肌肉松弛药，保证循环稳定、有效实施机械通气。常用的肌肉松弛药包括维库溴胺、罗库溴胺。

(十) 术后并发症

1. 低心排血量综合征(low cardiac output syndrome, LCOS) 是指心脏手术后早期心排血量暂时性降低。原因有心肌收缩和舒张功能受损、心室负荷改变、手术导致体肺血管阻力增加、严重恶性心律失常、残余解剖问题。心排血量(cardiac output, CO)评估包括毛细血管再充盈时间(capillary refill time, CRT)、外周脉搏搏动、尿量[至少 1ml/(kg·h)]、动脉血压、心房充盈压、酸碱度、血乳酸、外周及中枢体温差(即肛指温差)等。心输出量取决于心率和每搏量，每搏量取决于前负荷、后负荷和心肌收缩力。LCOS 的治疗策略包括优化前、后负荷，及时判断和终止严重恶性心律失常，尽快诊断并解除残余心脏缺损，预防低氧血症，纠正贫血、酸中毒，合理应用改善心肌收缩和舒张功能的正性肌力药(表 23-5)，以及体外膜氧合器(extracorporeal membrane oxygenator, ECMO)和心室辅助(VAD、BiVAD)等有效的机械辅助设备。针对 LCOS 合并右心衰竭的病例，心房水平留有右向左分流有利于心功能的恢复。

表 23-5　治疗 LCOS 的常用正性肌力药物

药物	负荷量	维持量
多巴胺	无	2~20μg/(kg·min)
多巴酚丁胺	无	2~20μg/(kg·min)
肾上腺素	无	0.02~0.2μg/(kg·min)
去甲肾上腺素	无	0.02~0.2μg/(kg·min)
米力农	50~100μg/kg,>30min	0.25~1.0μg/(kg·min)
精氨酸血管升压素	无	0.000 3~0.006U/(kg·min)
氯化钙	无	5~20mg/(kg·h)

2. 心律失常　是先天性心脏病术后主要并发症之一，也是低心排血量综合征的主要原因。

（1）常见原因：①电解质紊乱（低钾、低钙、低镁等）；②低氧血症、心肌缺氧缺血；③代谢性酸中毒；④血容量不足；⑤手术损伤传导束；⑥术中心肌保护差；⑦术后心肌水肿；⑧心肌异位兴奋点自律性增高、折返形成、并行心律等；⑨药物作用（如洋地黄提高迷走神经张力）；⑩其他（如疼痛、发热、引流管机械性刺激、交感神经过度兴奋）。

（2）常见类型：发病率和类型与患者年龄、心脏缺损、手术方式、处理等有关。当怀疑患者的心律不是窦性心律时，需行十二导联体表心电图检查；如果已放置心房起搏导线的可以做心房起搏电极的心电图，有助于明确诊断，指导下一步抗心律失常治疗。常见类型包括：①心动过缓（窦性、结性、完全房室传导阻滞等）；②心房扑动；③心房颤动；④室上性心动过速；⑤交界性心动过速；⑥室性心动过速；⑦心室颤动；⑧室性期前收缩；⑨房性期前收缩。

（3）心律失常的治疗：抗心律失常的治疗目的是纠正心律失常所诱导的血流动力学异常。①偶发的异常心律可以观察，持续的异常心律需要针对原因采取紧急有效措施；②电解质异常诱发的需要及时纠正电解质紊乱（如低钾血症诱发的应通过静脉补钾来消除）；③药物治疗（如利多卡因用于治疗室性心动过速、胺碘酮用于治疗室上性心律失常等，见表 23-6）；④控制性低温；⑤电

复律或电除颤（如室性心动过速、心室颤动）；⑥心外膜临时起搏器或永久起搏器（如完全性房室传导阻滞）。

表 23-6　小儿常用抗心律失常药物（静脉）

药物	负荷量	维持量
腺苷	50~200mg/kg,10min 后可重复	无
胺碘酮	3~5mg/kg,>30min	5~25μg/(kg·min)
利多卡因	1mg/kg,5~10min 可重复	20~50μg/(kg·min)
异丙肾上腺素	无	0.05~0.6μg/(kg·min)
艾司洛尔	0.25~0.5mg/kg	25~150μg/(kg·min)
普罗帕酮	0.5~1mg/kg,>10min	4~8μg/(kg·min)
普鲁卡因胺	5~15mg/kg	20~60μg/(kg·min)

3. 出血　先天性心脏病术后异常出血的发生率为 1%~2%，在低龄低体重的小婴儿、心脏畸形复杂、体外循环时间长、严重发绀、红细胞增多症、再手术、术前凝血机制异常（如凝血Ⅷ因子缺乏）的病例较多。

（1）术后出血的原因：①肝素残留（肝素中和不充分）；②血小板数量减少和 / 或活性减低；③凝血因子缺乏（如Ⅷ因子、Ⅶ因子）；④凝血酶活性减低；⑤鱼精蛋白过量；⑥弥漫性血管内凝血（diffused intravascular coagulation, DIC）；⑦外科原因所致（如术中止血不充分等）。

（2）出血的处理：①保守治疗。纠正病因、控制体循环高血压、及时补充血小板及缺乏的凝血因子。②外科治疗。经过保守对症处理之后，每小时心胸引流量超过 3ml/(kg·h)、持续 3 小时或心胸引流量在 1 小时内超过 5ml/(kg·h) 者，立即实施外科开胸探查、止血。

4. 心脏压塞　是指心包腔内液体积聚使得心包腔的压力上升、压迫心脏，导致心室舒张期充盈减少而引发的血流动力学改变。

（1）原因：①先前持续较多量的外科性出血突然减少或终止；②血液或血块；③外来管道压迫心脏。

（2）临床表现：症状轻重不一，取决于心包积

液积聚的速度和液量。典型症状包括：①心动过速、呼吸急促、烦躁、面唇色苍灰等；②心音低钝、遥远、脉搏细弱、静脉压增高、颈静脉怒张、体动脉压力下降及脉压差变窄；③动脉血压显著下降，对扩容治疗几乎无反应；④心包、纵隔及胸腔引流量骤然减少；⑤血色素急剧下降。

（3）处理：①临床状况允许，可以立即行超声心动图检查，以明确诊断；②病情紧急，立即实施外科急症开胸探查以排除心包腔内积聚的血液及血块，并控制出血，必要时延迟关胸。

（4）迟发型心脏压塞：是指术后心包切开综合征所引起的术后数天或数周出现的心包填塞。它主要由心包积液增多造成，可误诊为心力衰竭。出院后随访的第1~2周，胸骨切开的病例均需考虑此并发症。体征包括心动过速、脉压差减小、低心排迹象。迟发型心脏压塞可通过超声心动图检查来明确诊断。处理方法是行剑突下心包穿刺吸引术或切开胸骨下缘、直接吸引或在左胸壁打开一切口引流。

5. 心搏骤停　小儿心脏手术后心搏骤停不多见。

（1）常见原因：严重缺氧、酸中毒、药物毒副作用、电解质紊乱、心律失常、心脏压塞、心肌功能差、冠状动脉栓塞、肺动脉高压危象等；对于使用临时起搏的患者，应高度警惕起搏器功能异常、起搏导线滑脱等情况发生。

（2）心搏骤停的处理：遵循ABCs（气道、呼吸、循环）原则。①保证有效肺部通气、供氧；②恢复有效循环（心外、心内按摩）；③查找原因，并去除；④药物治疗（肾上腺素、碳酸氢钠等）；⑤ECMO治疗（尽早应用，可提高复苏成功率）。

6. 肺功能障碍　心脏术后呼吸功能障碍很常见，受多因素影响，致术后病程延长。由于心、肺之间相互作用的本质，心功能的变化可引起肺功能继发性改变。

（1）术后呼吸衰竭的原因：肺泡内皮功能障碍、左心室衰竭、液体超负荷所致的肺水肿、大量残余的心内左向右分流、术中左心减压不够、长期机械通气所致的呼吸肌乏力、肺炎肺不张、膈肌麻痹、先天性气管支气管畸形、体外循环相关的全身炎症反应。

（2）治疗策略：采取有效的呼吸支持治疗的方法，可以缓解和治愈呼吸功能障碍。临床常用机械通气、经鼻持续气道正压通气（nasal continuous positive airway pressure，NCPAP）、支气管灌洗、气管切开术、治疗左心衰竭、膈肌折叠、气管内植入支架（气管狭窄、软化）、加强营养支持、有效的肺部物理治疗等。

7. 肺动脉高压危象（pulmonary hypertensive crisis，PHC）　是一种综合征，表现为反应性肺动脉压力急剧升高，超过体动脉压力，伴或不伴体动脉压力下降，心排血量和氧饱和度明显迅速下降。

（1）病因：多见于大量左向右分流合并肺动脉高压纠治术后的新生儿和婴儿病例，如永存动脉干、完全性房室间隔缺损、室间隔缺损等。病因包括：①低氧血症；②低温；③高碳酸血症；④酸中毒；⑤应用α肾上腺素能正性肌力药物；⑥外部刺激因素（如吸痰、气管插管）。

（2）临床表现：右心室衰竭和低心排，而且恶性循环难以终止。

（3）治疗：①过度通气、纯氧、碱化体液、静脉给予芬太尼或吗啡镇静、肌肉松弛药；②积极预防PHC发生：PHC是致命的，应在心脏术后第一个24~48小时采取持续镇静镇痛及肌肉松弛、减少刺激，可以降低发生率；③药物主要是扩血管药，包括米力农、硝普钠、前列环素、曲前列尼尔、一氧化氮吸入、西地那非、波生坦等。

8. 急性肾衰竭　是心脏手术后较常见的并发症，轻度肾功能不全发病率约30%，重度肾衰竭为1.6%~5.0%。

（1）原因：主要是肾灌注量减少。具体包括：①体外循环影响（术中低温、低流量或停循环）；②术后低心排血量；③肾长时间缺血（主动脉弓部手术）；④肾淤血（腔肺吻合术）；⑤术前肾功能不全；⑥先天性肾、泌尿道发育异常；⑦肾毒性药物（庆大霉素、万古霉素）等。

（2）治疗策略：①少尿期避免液体超负荷和高钾血症，严格按照肾衰竭的每日液体总量给予静脉输液量和/或口服液量，定期监测血清电解质（钾、钙、钠、镁等）、血清尿素氮、肌酐水平，采取针对性措施防治高血钾、酸碱紊乱,维持有效血压、容量,保证肾灌注,积极去除诱因,以及尽早实施腹膜透析或血液透析治疗;②恢复期(多尿期)需密切注意尿量和血清电解质水平以避免脱水、低容量血症和电解质失衡;③其他方面治疗(控制氮质血症、营养支持、积极治疗胃肠道出血及严重感染等并发症)。

9. 感染性并发症 先天性心脏病术后第1、2天,中度体温升高(37.9~38.5℃)较多见。高热(39℃以上)提示感染的可能(如败血症、肺部感染、伤口感染等)。应积极采集血液样本、气管支气管分泌物、尿液送培养,做全血细胞分析、C反应蛋白、降钙素检测,尽早使用广谱抗生素、根据病原药敏试验结果更换敏感抗生素控制感染,同时尽早拔除各种导管(如中心静脉导管、动脉测压管、引流管、留置导尿管等)。血培养阳性病例,应排除感染性心内膜炎。

败血症多见于病情复杂伴有严重并发症且全身状况较差的病例。诱发因素有术后各种感染、长时间应用机械通气、严重低蛋白血症、大量应用广谱抗生素和激素造成的二重感染。病原菌多为革兰氏阴性菌。临床表现为寒战、高热和毒血症症状,甚至出现中毒性休克或弥散性血管内凝血(disseminated intravascular coagulation,DIC)症状。当疑有败血症休克时(可表现为低血压、外周血管收缩、内脏静脉淤滞、少尿及心排血量降低)应及早做血培养、其他部位和分泌物培养,立即开始抗感染和抗休克治疗。应用抗生素的原则是早期、联合、足量和足疗程。随着病原菌变异、抗生素滥用,病毒和真菌感染越来越多,而且病情危重、病死率高、治疗难度大,已经引起临床医师的关注。

【小结】 先天性心脏病患者围手术期监护治疗极具挑战性,术后需要仔细、反复查看患者,密切关注各项生命体征、倡导跨学科协作。心脏重症监护室(CICU)监护技术水平显著提高,包括呼吸机管理、正性肌力药物支持、训练有素的专业医士团队、先进的监护仪器等,有利于先天性心脏病术后病情改善、转归。

(宋振江)

五、先天性心脏病的介入治疗

先天性心脏病介入治疗(intervening treatment of CHD)是在心导管检查基础上发展而来的。早在1966年Rashkind和Miller在应用球囊房间隔造口术姑息性治疗完全性大动脉转位取得成功。1967年Postmann首先开展经导管封闭动脉导管技术;1974年King和Mills开始房间隔缺损的介入性治疗研究,1975年Pack等用刀片房间隔造口术,完善了产生房间交通的姑息性治疗手段。1979年Rashkind研制封堵器材并在婴幼儿动脉导管未闭的介入治疗中取得成功,此后相继发展了Sideris法、Cardiol-Seal法,尤其1997年Amplatzer封堵器的临床应用使先天性心脏病的介入治疗得以迅速发展。现如今介入治疗或作为减症治疗方法,或作为根治手段,已经成为先天性心脏病治疗的重要技术之一,并逐步发展成为治疗一些单纯性先天性心脏病的首选方法和与外科镶嵌治疗复杂性先天性心脏病的一种重要补充手段。

介入性治疗先天性心脏病大致分为两大类:一类是利用各种栓子堵闭不应有的缺损,如房间隔缺损(ASD)、室间隔缺损(VSD)、动脉导管未闭(PDA)、肺动静脉瘘(PAVM)及侧支循环等。另一类为用球囊扩张的方法解除血管及瓣膜狭窄,如主动脉瓣狭窄(AS)、肺动脉瓣狭窄(PS)、主动脉缩窄(COA)等。近年来还有将上述技术与外科手术相结合的事例,包括支架手术及内外科镶嵌治疗等。以下将分别述之。

(一)经导管房间隔及室间隔缺损关闭术

【原理】 利用心导管技术,应用输送鞘管,将一侧封堵伞片放置在心内缺损的一侧,利用心脏彩超及X线观察并调整封堵伞片位置,使其与间隔贴紧,回撤输送系统的外鞘管释放另一侧封堵伞片,达到封闭缺损的目的。再次在心脏彩超及X线下观察封堵器位置,确定封堵器位置良好,无残余分流,对周围血管、瓣膜无影响,释放封堵器完成缺损封堵治疗。

【适应证】

1. 房间隔缺损 1974年King和Mills首次完

23

成了经导管介入治疗继发孔型房间隔缺损（atrial septal defect，ASD），此后随着封堵装置的不断改进，特别是1997年Amplatzer装置问世以来。该项技术日臻成熟并得到广泛应用。ASD介入治疗的成功率高、并发症低，对于解剖条件合适的病例可替代外科手术。

介入治疗适应证：①年龄≥2岁，有血流动力学意义（缺损直径≥5mm）的继发孔型ASD；②缺损至冠状静脉窦，上、下腔静脉及肺静脉的距离≥5mm，至房室瓣的距离≥7mm；③房间隔直径大于所选用封堵器左心房侧的直径；④不合并必须外科手术的其他心血管畸形。

禁忌证：①原发孔型、静脉窦型及无顶冠状窦型ASD；②伴有与ASD无关的严重心肌疾患或瓣膜疾病；③合并梗阻性肺动脉高压。

2. 室间隔缺损 1988年Lock等首次应用双面伞关闭室间隔缺损（ventricular septal defect，VSD），1994年Sideris等报道用纽扣式补片法封堵VSD，但上述方法由于操作复杂、并发症多均未获推广应用。1998年后Amplatzer肌部和膜周部VSD封堵装置相继研制成功并应用于临床，尤其是2002年以来国内在Amplatzer VSD封堵器的基础上对封堵器进行了改进和完善，VSD介入治疗在我国得以迅速发展。

介入治疗适应证：①膜周型VSD。年龄≥3岁；有临床症状或有左心超负荷表现；VSD上缘距主动脉右冠瓣≥2mm，无主动脉瓣脱垂及主动脉瓣反流；缺损直径<12mm。②肌部VSD。年龄≥3岁，有临床症状或有左心超负荷表现，肺体循环血流量比（Qp/Qs）>1.5。③年龄≥3岁、解剖条件合适的外科手术后残余分流或外伤后VSD，有临床症状或有左心超负荷表现。

禁忌证：①双动脉下型VSD。伴轻度以上主动脉瓣反流；②合并梗阻性肺动脉高压；③既往无感染性心内膜炎病史且无血流动力学意义的膜周和肌部VSD。

【手术方法】

1. 经导管房间隔缺损关闭术

（1）房间隔缺损封堵器

1）Amplatzer封堵器：由美国AGA公司生产，由镍钛合金丝编织而成的、具有自膨性能的双盘网状结构，包括双盘和腰，其间填充有聚酯片以增强封堵能力。2002年国产类Amplatzer双面伞ASD关闭装置应用于临床。

2）Helex房间隔缺损封堵器：由单股镍钛丝和聚四氟乙烯多微孔薄片螺旋组成的可回收系统，2006年8月美国FDA获准用于ASD封堵。一般用于22mm以下的房间隔缺损，它的优点是金属含量少，在国内尚未广泛应用。

（2）房间隔缺损封堵操作要点

1）封堵器选择：若采用球囊导管测量ASD的大小，选择的封堵器直径应比球囊测量的伸展径大1~2mm；若根据经胸超声心动图测量的ASD最大直径，边缘良好者加2~4mm选择封堵器，边缘欠佳者加4~6mm。

2）长鞘排气：操作过程中导管及输送鞘内的气体要完全排除干净，封堵器在送入体内前应将其置于含肝素的盐水中充分浸泡排气，以防止空气栓塞。

3）封堵器的释放：在封堵器植入后，经透视及超声心动图监测封堵器位置及形态满意，反复推拉输送钢缆，封堵器位置固定，方可释放封堵器。

4）特殊情况：①多发性房间隔缺损的介入治疗。两孔ASD，若缺损的间距≤7mm，多选择1个封堵器闭合；多个缺损的间距>7mm且不在同一平面上，需选择多个封堵器分别闭合；如果房间隔总长度不够，不足以放置封堵器，可考虑外科手术。②合并房间隔膨出瘤的介入治疗。封堵器的选择可参考球囊测量的缺损伸展径。③肺静脉释放法的应用。部分ASD患者由于缺损较大和/或房间隔边缘条件不好采用常规方法不能顺利放置封堵器，可试用肺静脉释放法。先将左心房盘在左上肺静脉靠近左心房侧稍微伸出，此时左心房盘受肺静脉的限制尚未完全张开，然后迅速将长鞘后退使右心房盘在右心房侧打开，此时左心房盘因为重力和牵拉作用自动滑落在左心房张开，两个伞盘可同时或先后夹住房间隔，整个封堵器可在房间隔两侧迅速成形放稳妥。

（3）并发症及其防治：据统计，ASD介入治疗成功率为98%,严重并发症的发生率为1.6%~1.8%。

1）封堵器脱落、移位:术前多切面测量ASD大小对于适应证及封堵器选择很有帮助,封堵器选择不当易造成脱落,一旦封堵器脱落可经导管取出,若封堵器较大或者难以取出时应紧急行外科手术。

2）心律失常:术中多为一过性,无须特殊处理;若术中出现Ⅲ度房室阻滞,停止操作较长时间仍未恢复者,应放弃介入治疗。若术后出现Ⅲ度房室阻滞,应及时给予药物治疗,药物治疗无效应尽早外科手术取出封堵器并修补ASD。

3）心脏压塞:心壁穿孔多发生于左心耳或肺静脉处;若出现心脏压塞,应立即行心包穿刺引流减轻心脏压塞,并尽快行外科手术治疗。

4）空气栓塞:应立即吸氧,心率减慢者给予阿托品,同时给予硝酸甘油防止血管痉挛。

5）残余分流:少量残余分流一般不需要处理,部分可自行闭合。如残余分流束直径>5mm、有血流动力学意义,建议再次封堵残余分流。

6）头痛或偏头痛:术后阿司匹林最少服用6个月,必要时可联合抗凝治疗。

7）脑栓塞:术中及术后严格的抗凝治疗是预防栓塞事件发生的关键。

2. 经导管室间隔缺损关闭术

（1）建立动、静脉轨道:在建立轨道过程中应注意避免导丝或导管缠绕三尖瓣腱索。

（2）封堵器选择:缺损距主动脉瓣2mm以上者选用对称型封堵器,不足2mm者选用偏心型封堵器。对于膜周及肌部VSD,所选择的封堵器直径通常较造影测量直径大1~3mm,但对于合并主动脉瓣脱垂的VSD或肌部流出道型VSD（即嵴内型）,左心室造影有时不能显示缺损的全部,可在输送鞘通过VSD后采用超声或造影观察穿隔血流的多少,有助于判断缺损的大小和选择适当的封堵器。

（3）心尖部肌部VSD封堵技术要点:在操作上与膜部VSD封堵术不尽相同,通常建立股动脉—主动脉—左心室—右心室—右心房—右颈内静脉的轨道,输送长鞘从右颈内静脉送入。

（4）并发症及其防治

1）心律失常:术中可有室性期前收缩、室性心动过速、束支传导阻滞及房室阻滞等,多为一过性,不需要特殊处理。若在术中出现Ⅲ度房室传导阻滞或完全性左束支传导阻滞,停止操作较长时间仍未恢复者,应放弃介入治疗。术后早期发生Ⅲ度房室阻滞或完全性左束支传导阻滞,推荐糖皮质激素、白蛋白及果糖二磷酸钠等营养心肌治疗,必要时安装临时起搏器,治疗3~7天不恢复,应开胸取出封堵器并修补VSD;或者也可直接心外科手术取出封堵器并修补VSD。术后迟发型Ⅲ度房室传导阻滞,药物治疗效果通常欠佳,应予以永久起搏器植入治疗。对于晚期发生完全性左束支传导阻滞的病例,外科手术取出封堵器后能否恢复以及在左心室扩大前是否需要心室同步化治疗,仍需要进一步研究。

2）封堵器移位或脱落:可用圈套器捕获后取出,否则应外科手术取出。

3）对瓣膜的影响或损伤:术中如果发现封堵器植入后出现明显主动脉瓣反流,应撤出封堵器;术后出现主动脉瓣反流应予以加强随访,必要时行外科手术治疗。术中如果发现封堵器植入后影响三尖瓣的功能,则应回收封堵器,重新建立轨道后再进行封堵;术后出现严重三尖瓣反流或狭窄,需及时外科手术治疗。

4）残余分流和溶血:少量残余分流可随访观察,残余分流量较多时应尽早行外科手术治疗。溶血多与残余分流有关,应使用糖皮质激素、碳酸氢钠等药物治疗,保护肾功能;若经药物治疗后病情不缓解,应及时外科手术治疗。

（二）经导管血管堵塞术

【原理】 先天性心血管畸形中小动静脉畸形、异常血管通道和心内缺损为常见的病理改变,经导管血管堵塞术即将特殊的堵塞材料,如明胶海绵、聚乙烯醇、二氰基丙烯酸异丁酯、弹簧钢圈及各种伞状闭合器等,经导管递送至特殊位置,中断异常血流,达到和外科血管切术或结扎相同目的的介入治疗方法。

【适应证】

1. 动脉导管未闭。

2. 动静脉畸形及动静脉瘘。

3. 体肺侧支血管。

4. 外科姑息性分流管道。

5. 左上腔静脉及左心房交通。

【手术方法】

1. 动脉导管未闭栓堵术 1967年Porstmann等首次采用泡沫海绵封堵动脉导管未闭(patent ductus arteriosus,PDA)获得成功,此后各国学者相继开展了多种介入性方法治疗PDA,尤其是1997年Amplatzer封堵器问世以来,经皮动脉导管封堵术得到广泛应用并成为PDA的首选治疗方法。根据动脉导管的大小和形态可选用不同的封堵装置,目前国内外普遍应用的是Amplatzer法及弹簧圈法。

PDA伴有明显左向右分流,并且合并充血性心力衰竭、生长发育迟滞、肺血增多以及左心房或左心室扩大等表现之一者,且患者体重及解剖条件适宜,均推荐行经导管介入封堵术。禁忌证:①依赖于动脉导管的开放维持有效肺循环或体循环的心脏畸形。②PDA合并严重肺动脉高压,动脉导管水平出现双向分流或右向左分流,并且急性肺血管扩张试验阴性。

(1)Amplatzer法动脉导管未闭栓堵术:本法术前先行左、右心导管检查及主动脉弓降部造影,了解动脉导管情况,一般选择比所测PDA最窄处直径大3~6mm的封堵器进行封堵;婴儿时期极其粗大的PDA,其形状多为长管状,具有很大的可扩展性,选择封堵器的直径应2倍于PDA的直径。通过股静脉穿刺将封堵器经传送装置经过动脉导管送至降主动脉,然后将整个栓堵装置一起后撤至动脉导管主动脉端,释放封堵器主动脉端,固定递送钢丝,缓慢后撤外鞘,释放另一面封堵伞于肺动脉端。再次行主动脉造影观察封堵器位置,无明显残余分流,封堵器对主动脉及肺动脉无影响,逆时针旋转传送钢缆释放封堵器。手术完成,撤出输送鞘管,压迫止血。术中注意对于儿童尤其是1岁以内的婴儿患者,主动脉峡部及肺动脉分叉部位空间狭小,术中应当尤其注意封堵器造成降主动脉或者左肺动脉起始部狭窄可能,需评估左肺动脉-主肺动脉和升主动脉-降主动脉的压

力阶差。

(2)经导管弹簧圈动脉导管未闭堵塞术:用于动脉导管内径偏小,且成管型或漏斗型,最窄部位于肺动脉开口一侧。术前进行左右心导管检查及主动脉弓降部造影。取大于动脉导管最狭窄直径2倍以上的弹簧圈,术时采用自股动脉送入顶孔导管经未闭动脉导管插入肺动脉,当心导管经动脉导管达肺动脉后,用导引钢丝推送弹簧圈经导管顶端达肺动脉腔2/3~1圈,随后将导引钢丝及导管缓慢后撤,利用弹簧圈及其周围呢绒纤维使动脉导管堵塞及血栓形成,然后回撤导管将弹簧圈的剩余部位释放于动脉导管主动脉一侧,至少有2个弹簧圈位于动脉导管的主动脉端。术毕复查心导管检查及血管造影观察疗效。

【疗效评价】 根据血管造影进行评价:完全或接近堵塞指术后造影显示被堵塞血管无血流通过;部分堵塞指被堵塞血管仍有部分造影剂通过。

【并发症及其防治】

(1)残余分流与溶血:术后早期少量残余分流可随访观察,部分可自行消失;残余分流量较大者,可再植入弹簧圈或者封堵器进行封堵。溶血一般与残余分流有关,多发生于术后早期,可使用糖皮质激素、碳酸氢钠等药物治疗,保护肾功能,必要时输血治疗,多数患者可自愈;若经上述治疗后病情不缓解,可对残余分流进行再次封堵或外科手术治疗。

(2)血栓栓塞:若发现有肢体末梢发绀、苍白、发凉、肿胀等栓塞征象时,可给予全身肝素化治疗或尿激酶溶栓,药物治疗无效可应用经导管法或外科手术法取栓。

(3)血小板减少:多见于大型PDA封堵术后,原因尚不完全清楚,有学者认为与血小板消耗过多或者破坏有关。可短期大剂量糖皮质激素冲击治疗,若发生明显出血倾向,可静脉输注血小板悬液。

(4)封堵器移位导致肺动脉或者外周动脉栓塞:一旦封堵器脱落可通过圈套器或异物钳将其取出,难以取出时应行急诊外科手术。

(5)封堵器致左肺动脉或降主动脉狭窄:轻度狭窄可随访观察,如狭窄程度较重应行外科手

术治疗。

（6）一过性高血压：多见于大型 PDA 封堵术后，可能与术后动脉系统血容量突然增加、反射性动脉血管收缩有关。可用硝酸甘油或硝普钠静脉滴注治疗。

2. 动静脉瘘栓堵术

（1）冠状动静脉瘘的栓堵术：选用栓堵材料包括可控弹簧圈、Amplatzer 堵塞装置及血管塞。通常经股动脉插管，递送冠状动脉插管或端孔导管至冠状动脉；或采用前向性途径，由右心导管插入瘘口进行栓堵。然后根据冠状动脉造影结果，递送导管至需要堵塞的冠状动脉瘘上游，如采用可控弹簧圈则选择直径大于冠状动脉直径 10%~20% 者进行堵塞，由导引钢丝推动弹簧圈至导管头端，调整位置后推送入冠状动脉，之后可随血流堵塞于血管最窄处阻断血流。如冠状动脉瘘直径较粗，弹簧圈难以达到满意栓堵时选用 Amplatzer 堵塞装置及血管塞。采用 Amplatzer 堵塞装置及血管塞的直径至少为开口于心腔侧瘘口直径的 2 倍。手术操作可建立主动脉 - 冠状动脉 - 经瘘口处心腔 - 下腔静脉 - 股静脉轨道，根据冠脉造影时瘘口位置操纵导管头部由右心插入瘘口进入冠状动脉。先以端孔导管插入瘘口，造影证实位置后撤去导管保留导丝，循导丝插入输送长鞘至瘘口上游，撤去输送管芯，沿外鞘送入堵塞器，定位后分别释放近端伞及远端伞达到栓堵的目的。另有应用可脱卸球囊进行栓堵，将球囊送至所需堵塞血管的上游，其球囊内可诸如等渗造影剂，数周球囊缩小或破裂后，由于血管腔内血栓形成可维持血管堵塞状态，有时球囊堵塞和弹簧圈可同时应用。

（2）肺动静脉瘘栓堵术：可应用弹簧圈、先天性心脏病封堵器、Plug 血管塞及明胶海棉等进行堵塞。手术前进行心导管检查及血管造影明确肺动静脉瘘的范围、部位及类型。手术操作时送入端孔导管，经下腔静脉、右心房、右室、主肺动脉进入左右肺动脉分支及肺动静脉瘘，根据病例类型选择栓堵材料，进行血管栓堵。术毕观察 15 分钟，进行选择性肺动脉分支造影了解手术效果。

3. 侧支循环堵塞术 如主肺侧支、BT 分流管道以及左侧腔静脉引流入左心房者可采用侧支堵

塞术进行纠治。堵塞术前常规进行左右心导管检查及选择性主动脉造影以明确侧支血管的数目、范围以及大小，以确定手术方案。通常选择最简单直接的血管进行，股动脉插管用于主肺动脉侧支栓堵；左锁骨下静脉穿刺应用于左上腔静脉至左心房栓堵；股静脉插管用于肺动静脉畸形栓堵；左腋动脉进入用于 B-T 分流术堵塞；左上腔静脉堵塞可由左锁骨下静达左上腔静脉途径进入。

侧支循环栓堵材料多选用弹簧圈及血管塞，首次采用的直径需大于血管直径的 20%~30%，手术时先将递送弹簧圈的导管插至侧支血管口处，确定导管头到达理想位置，将弹簧圈送入导管尾端，之后用导引钢丝推送弹簧圈至导管头端，进入需栓堵的血管腔内，放置弹簧圈后血栓形成需 3~10 分钟，当第一次弹簧圈不能完全栓堵血管后，可根据血管大小、弹簧圈及血流情况增加多根弹簧圈进行血管栓堵，两次栓堵之间至少间隔 5 分钟。术毕撤出导管，局部压迫止血。

（三）经皮球囊瓣膜成形术

【原理】 经皮球囊瓣膜成形术与血管成形术具有相同的原理，即通过球囊扩张导管进行静态的扩张技术，利用向球囊内加压产生的张力引起狭窄瓣膜撕裂，从而缓解瓣膜狭窄。

【适应证】

1. 肺动脉瓣狭窄 包括典型肺动脉瓣狭窄，经导管或超声多普勒测量的跨瓣收缩期压差 ≥40mmHg（1mmHg=0.133kPa）或者合并右心功能不全的典型 PS；肺动脉瓣发育不良、肺动脉换瓣后再狭窄等；另有不具备外科手术条件的复杂先心病，如部分室隔完整的肺动脉闭锁、重症法洛四联症等亦可通过肺动脉瓣膜穿孔 - 球囊扩张术代替外科姑息手术。

2. 主动脉瓣狭窄

（1）儿童单纯性 AS，如果静息状态下经导管测量的跨瓣收缩期压差 ≥50mmHg，推荐进行球囊扩张术。

（2）依赖于动脉导管开放的新生儿单纯性重症 AS 及合并左心室收缩功能减退的儿童单纯性 AS，无论跨瓣收缩期压差如何，均推荐进行球囊扩张术。

（3）儿童单纯性 AS,如果静息状态下经导管测量的跨瓣收缩期压差≥40mmHg,并且在静息或运动时合并有心绞痛、晕厥等症状,或者心电图上有缺血性 ST-T 改变,也推荐进行球囊扩张术。

3. 二尖瓣狭窄 单纯二尖瓣狭窄或伴轻度二尖瓣反流及主动脉瓣病变,二尖瓣口面积<1.5cm², 瓣膜柔韧性好,无明显纤维化及钙化,同时满足心功能Ⅱ~Ⅲ级、无风湿活动的要求。

【手术方法】

1. 经皮球囊肺动脉瓣成形术 肺动脉瓣成形术前常规进行心导管检查了解肺动脉瓣狭窄类型及是否合心内分流,通过右心室造影来了解右心室及肺动脉发育情况,测量肺动脉瓣环、瓣口直径。之后以端孔导管或球囊端孔漂浮导管经股静脉、下腔静脉、右心房、右心室、肺动脉干,最后达到左下肺小动脉,经导管插入导丝至左肺下叶动脉,撤出端孔导管。①选择球囊直径>瓣环直径 20%~40%,球囊长度根据患者的年龄来决定,新生儿或小婴儿宜选择长度为 20mm 的球囊;长度 30mm 的球囊可适用于小婴儿外所有儿童患者。将球囊导管送至肺动脉瓣处。确保球囊位于肺动脉瓣中央并呈腰凹征。当球囊到位后利用 1∶3 稀释的造影剂,以 3~4 个大气压扩张球囊,开始显示肺动脉瓣狭窄处腰凹,随着球囊腔内压力增高,腰凹可随之消失,此时吸瘪球囊,从扩张到吸瘪球囊的时间应<10 秒,以减少因右心室血流中断对机体造成的影响。术后进行右心室造影及连续压力测定,以判断右心室及肺动脉压力阶差及是否存在右心室漏斗部反应性狭窄。②年长儿可应用双球球囊或 Inoue 球囊导管进行扩张。应用双球球囊扩张时,通常 2 个球囊的直径为肺动脉瓣直径的 1.5 倍或略多。手术方法与单球囊肺动脉瓣扩张类似,先通过一侧股静脉放入一个球囊导管至肺动脉瓣口处,经对侧股静脉送入另一球囊导管,使两根球囊导管处于同一水平。两根球囊导管同时以稀释造影剂进行同步球囊扩张,通常需 1~2 次,观察球囊扩张时腰凹消失的程度,以判别球囊直径是否足够。为了获得满意的效果,通常 2 个球囊的直径及长度相似,以避免球囊扩张时产生上、下滑动影响扩张效果。③重度 PS 在导丝和导

管通过瓣口前就要准备好球囊导管,尽量缩短操作时间,以避免肺动脉前向血流阻断所导致的严重低氧血症和血流动力学障碍。对于新生儿危重性 PS 患者,可先选用较小的球囊扩张,然后再选用合适大小的球囊扩张。

2. 经皮主动脉瓣成形术 球囊瓣膜成形术前插入猪尾导管由股动脉、降主动脉、主动脉弓、升主动脉进入左心室,导管由左心室撤至升主动脉记录连续压力曲线,根据图形将狭窄分为瓣上、瓣膜及瓣下等不同部位狭窄。通过左心室造影显示左心室流出道、瓣膜狭窄及左心室功能。主动脉瓣球囊扩张时:球囊与瓣环直径比值<0.9 是 PBAV 术后再狭窄的独立危险因素;球囊与瓣环直径比值>1.1 则会使主动脉瓣反流的发生率显著增加。目前推荐的最佳球囊与瓣环直径比值为0.9~1.0。对于年长儿,也可采用双球囊进行 PBAV 术,从而避免使用过大球囊导管对血管的损伤,其效果与单球囊 PBAV 术相似。由于逆行主动脉插管时球囊导管受左心室高压血流冲击,引起球囊在瓣口固定相对困难,且球囊后部游离于主动脉腔无其他瓣膜结构,故主动脉瓣扩张时可选择较长球囊,除目前广泛应用的 3cm 球囊外,另有4~5cm 球囊可供选择。球囊扩张:采用逆行性途径进行 PBAV 术时,导丝和导管通过狭窄的主动脉瓣口进入左心室是操作上的难点,需要耐心探查,尽量避免对瓣膜和冠状动脉的损伤。对于重度 AS 患者,在导管甚至导丝通过狭窄的瓣口前就应准备好球囊导管,尽量缩短操作时间;对于新生儿危重性 AS 患者,可先选用较小球囊扩张,然后再选用合适大小的球囊扩张。由球囊扩张至吸瘪的时间控制在 10 秒以内,间隔 5 分钟可重复扩张,反复 2~3 次即可。

双球囊主动脉瓣成形术的血流动力学监测及心血管造影同单球囊扩张法。操作时通过一侧股动脉穿刺,先以导丝插入左心室,之后用血管扩张管扩张动脉入口,再循导丝插入球囊扩张管至股动脉,再以对侧股动脉经皮穿刺,插入导丝同样进入左心室,循导丝插入球囊扩张管经降主动脉、升主动脉至左心室,先以少量造影剂扩张球囊以调整球囊位置,再用另一球囊插入左心室,调整位置

后,两个球囊同时进行扩张。因 2 个球囊之间留有空隙,因此球囊扩张时左心室流出道不完全阻塞,血压下降幅度较单球囊为小。

3. 经皮球囊二尖瓣成形术 一种方法是需要经房间隔穿刺,从右心房经房间隔穿孔送入球囊导管至左心房、左心室;另一方法是不需经房间隔穿刺而从动脉送入球囊导管逆行至左心室。前者需进行房间隔穿刺定位,常选择后前位取左心房影中下 1/3 交界横线与胸椎右中 1/3 交界纵线交点,巨大左心房者则以横线与胸椎右缘交点为穿刺点。进行房间隔定位及穿刺后,根据心脏彩超测得的二尖瓣环直径选择比瓣环直径小 2~3mm 的球囊,将球囊导管沿导引钢丝送入左心房右下方。经球囊导管插入带环弯头钢丝至球囊处,然后边退球囊导管边逆时针方向转动带环弯头钢丝,待球囊到达二尖瓣口,后退带环弯头钢丝 4~5mm,球囊即可进入左心室,推出带环弯头钢丝。随后将球囊导管向二尖瓣口拉,使球囊中央卡在二尖瓣环处,迅速注入造影剂,充盈球囊远端、近端及中部,随后迅速吸瘪球囊,完成球囊扩张后进行跨二尖瓣阶差的测定,必要时可再次扩张球囊或加大球囊直径 1~2mm 后再次扩张,术后需记录血流动力学改变及测定各心腔血氧饱和度,以确定房间隔穿刺孔有无左向右分流。

【疗效评价】

1. 肺动脉瓣球囊扩张术的疗效评价参数 手术前后的右心室收缩压、跨肺动脉瓣压阶差、右心室收缩压/降主动脉压。术后上述 3 个指标均有明显下降,通常术后跨肺动脉瓣压阶差 <25mmHg 或降至术前 50% 以下为效果良好。部分患者,尤其是肺动脉瓣重度狭窄的患者术后虽解除了瓣膜狭窄,但由于漏斗部反应性狭窄术后右心室压力仍未见满意下降,对此类患者通过多普勒超声进行随访,右心室漏斗部反应性狭窄在术后 1 个月到 1 年可自行恢复。

2. 主动脉瓣球囊扩张术的疗效评价 跨主动脉瓣压差下降 50% 以上;主动脉瓣口面积增大超过 25% 为手术成功的标准。

3. 二尖瓣球囊扩张成形术的疗效评价 术后二尖瓣口面积较前增加 25% 以上或达到 1.5cm²,

舒张末期二尖瓣压力阶差 <5mmHg。

【并发症】

1. 心脏穿孔及心脏压塞。

2. 瓣膜反流 多由于瓣叶损伤造成血流动力学改变。主动脉瓣反流大部分为轻度,中至重度反流占 4% 左右。严重主动脉瓣反流可引起急性左心衰竭,需行外科手术。

3. 一过性反应 球囊扩张即刻出现的血压下降、心动过缓、缺氧等在吸瘪球囊后可很快自行缓解。

4. 血管并发症 动静脉撕裂出血;动静脉血栓形成;导管穿刺部位出血。

5. 呼吸心跳停止 常由于球囊扩张时间过长或扩张次数过频产生。

6. 心律失常 包括快速心律失常及房室传导阻滞。

7. 其他 肺动脉瓣球囊扩张时 10%~20% 的患者由于右心室漏斗部反应性增高、右心室心内膜损伤以及导管的局部刺激可出现漏斗部反应性狭窄;通过房间隔穿刺进行二尖瓣球囊扩张术后可能在穿刺位置形成房间隔缺损。

(四)经皮球囊血管成形术

【原理】 早在 1964 年 Dotter 等采用金属及塑料扩张管进行经皮血管成形术治疗髂动脉及股动脉狭窄,其原理是应用非扩张性的扩张管使产生半控制性血管损伤以扩大血管腔,血管损伤的性质及程度取决于扩张程度及血管壁成分。1974 年 Gruentzig 等首先将 Dotter 的理论用于球囊。1979 年 Sos 等首先报道对切除的主动脉缩窄段行球囊扩张获得成功,初步证实了血管扩张的机制在于血管内膜及中层的撕裂,从而达到扩张狭窄血管的目的。此后 Lock 等将这一技术应用于临床。30 余年的研究表明,球囊扩张术对外科手术后的局限性主动脉再狭窄可获得良好的效果,可部分替代再次外科开胸手术;而对于未经外科手术的主动脉缩窄,由于术后再狭窄及动脉瘤的发生率相对较高,目前仍存在一定争议。

【适应证】

1. 先天性主动脉缩窄 适用于主动脉缩窄外科手术后再狭窄,经导管测量的跨缩窄段收缩

期压差 >20mmHg, 缩窄段形态适宜介入治疗者。如主动脉缩窄外科手术后再狭窄, 缩窄段形态适宜介入治疗, 经导管测量的跨缩窄段收缩期压差 <20mmHg, 但伴有下列情况之一者: 明显的侧支血管形成; 单心室循环; 左心收缩功能下降。对于长段主动脉缩窄球囊扩张效果往往欠佳。对于合并主动脉弓发育不良和其他心内畸形者, 可作为急诊姑息治疗的重要手段在新生儿期得以应用。

2. 肺动脉分支狭窄　肺动脉分支狭窄直径 ≤8mm, 且具备以下之一者可行球囊扩张术: 右心室收缩压 / 主动脉收缩压 >50%; 右心室收缩压 ≥50mmHg; 肺同位素扫描提示肺灌注减少。此外, 选择球囊扩张时还应注意引起肺动脉狭窄的病因, 有研究发现 Switch 术后肺动脉狭窄压差 ≥20mmHg 时, 随访中出现了肺动脉完全堵塞, 故此类病例应早期进行球囊扩张。

3. 外科术后血管狭窄性病变　体 - 肺循环分流术后吻合口狭窄; 完全性大动脉转位行 Mustard 或 Senning 手术后发生静脉板障梗阻等。

4. 其他先天性血管狭窄　腔静脉狭窄; 肺静脉狭窄其他周围血管狭窄。

【手术方法】

1. 主动脉缩窄球囊扩张血管成形术　①球囊导管的选择: 通常采用的球囊与缩窄部直径比值为 2.5~4.0; 如无主动脉弓发育不良, 选用球囊直径不大于缩窄段近端主动脉的直径; 如伴有主动脉弓发育不良, 球囊直径不宜超过降主动脉横隔水平的直径。采用单球囊不能满足需要时, 可应用双球囊进行球囊扩张。选择的球囊长度通常为 3~4cm。②球囊扩张: 若球囊扩张过程中腰凹特别明显, 切忌继续高压扩张, 可换小型号球囊进行扩张, 以防动脉瘤形成及动脉破裂; 球囊扩张完毕后复查压力及血管造影, 观察跨缩窄段压力阶差有无下降及缩窄部位形态, 同时需要观察有无动脉瘤或主动脉夹层的形成。③注意事项: 如果主动脉缩窄较严重, 导管在缩窄部位放置时间不宜过长, 以免引起升主动脉血流受阻使缩窄段以上血压明显增高, 通常撤去导管后保留长导引钢丝于升主动脉或左心室内备用; 在球囊扩张术后, 避免使用导丝或导管在缩窄部进行探查, 因为导丝和

导管容易通过创伤处引起夹层动脉瘤或血管壁穿孔, 重则可引起大量出血。

2. 肺动脉分支狭窄经皮球囊血管成形术　术前行右心导管检查测量右心房、右心室及肺动脉压力, 测定跨狭窄压力阶差, 同时记录主动脉及右心室压力; 进行右心室或肺动脉造影, 确定肺动脉分支狭窄的部位、长度、狭窄部直径及是否合并其他心内畸形。选择球囊直径应为肺动脉分支狭窄直径的 3~4 倍, 球囊长度 2~4cm。应用端孔导管插入肺动脉分支狭窄的近段, 操纵导丝经端孔导管顶端进入, 通过狭窄部位达到肺动脉远端, 尽量将导丝推至远端肺小动脉, 撤去导管, 保留导丝, 循导丝插入球囊扩张导管, 使其达到肺动脉分支狭窄处。先以少量稀释造影剂扩张球囊, 调整其位于狭窄处, 同时根据腰凹出现时的明显程度判断所用球囊是否合适。当确保球囊大小及位置适宜时, 以稀释造影剂对球囊进行扩张, 囊内压力为 3~9 个大气压, 持续时间在 5~10 秒, 以腰凹消失为度。球囊扩张后, 撤出球囊导管, 在循导丝插入端孔导管进行压力、血氧测定及肺动脉干造影, 评价肺动脉分支狭窄球囊扩张术后效果。

3. 外科手术后血管狭窄性病变

(1) 体 - 肺分流术后管道狭窄: B-T 分流或中心分流后管道狭窄可造成肺血流明显减少, 患者发绀加重, 动脉血氧饱和度下降。行升主动脉造影如证实局部狭窄使管道血流量减少则为球囊扩张适应证。导丝通过导管经分流管道进入肺动脉分支直至肺野, 拔出导管, 保留导丝, 循导丝插入略大于体 - 肺循环分流管道直径的球囊进行扩张, 手术过程中, 因球囊过大可能导致分流管道过大, 使肺血灌注过大引起肺高压; 另外对于依赖体 - 肺分流术来维持肺血流者, 球囊及导管不能阻塞吻合管道时间过长, 否则可加重低氧血症或造成更加严重的后果。

(2) 完全性大动脉转位心内转位术后管道狭窄: 包括上腔静脉狭窄、下腔静脉狭窄及肺静脉梗阻, 因肺静脉梗阻病情重, 导管探查困难, 因此球囊扩张法主要用于腔静脉狭窄的扩张。选择直径大于狭窄部 5~10 倍的球囊进行扩张。开始选

用大于狭窄部5倍的球囊,以低压扩张,显示球囊中央腰凹,如位置及形态良好可加大推注压力至腰凹消失,如无或仅有轻腰凹则表明球囊直径不足,调换大的球囊或插入第二根球囊进行双球囊扩张。

4. 肺静脉血管扩张术 进行右心导管检查、肺动脉干造影及选择性肺静脉造影,一旦肺静脉狭窄确诊,即循造影导管插入导丝至肺静脉,尽量深入肺野,保留导丝插入球囊扩张导管,选择球囊直径为肺静脉直径3~6倍,球囊长度为30mm左右,沿导丝插入肺静脉,扩张球囊至正确位置后加大扩张压力至5~8个大气压,连续扩张3~5次,使腰凹消失,术毕重复血流动力学及心血管造影检查。

【疗效评价】

1. 主动脉缩窄球囊扩张术后

(1)临床评价:股动脉搏动增强;上下肢血压趋于正常;心功能不全控制;左室逐渐缩小。

(2)血流动力学改变:术后15分钟测量跨缩窄部压差<20mmHg,或较术前下降大于50%。

(3)缩窄部形态学改变:缩窄部直径较术前扩大30%以上。

2. 肺动脉分支狭窄球囊扩张术后

(1)Zeevi等采用的标准:肺动脉分支狭窄部直径术后较术前增加≥50%;跨狭窄部收缩压较术前下降≥50%。

(2)Worms等采用的标准:球囊扩张术后狭窄部直径较术前增加≥40%;右心室压/主动脉压力下降≥20%;右心室压≤50mmHg;放射性核素肺扫描提示肺血流灌注明显增加。

3. 外科术后血管狭窄性病变 一旦狭窄解除肺血流量明显增加,动脉血氧饱和度上升,低氧血症得到改善。升主动脉造影显示体肺循环管道通畅,狭窄部增宽。

4. 肺静脉球囊血管扩张术 术后跨狭窄部压差≤术前50%;狭窄部直径较术前增宽2倍。但现有研究表明,由于肺静脉局部狭窄的组织特异性,多数肺静脉球囊扩张术效果并不满意,而应用高压扩张球囊可能有助于球囊扩张术后血管内膜及中层的撕裂。

【并发症】

1. 主动脉缩窄球囊扩张术

(1)股动脉血栓形成:主要见于主动脉缩窄球囊扩张术后。

(2)局部动脉瘤形成:避免选择过大的球囊可降低动脉瘤的发生。

(3)术后再狭窄:发生率为8%~54%,伴主动脉弓发育不良及其他心内畸形者的再狭窄发生率高;选择球囊过小者易出现。

(4)其他少见并发症:包括血管壁损伤及穿孔;新生儿及小婴儿在递送导管或导丝进入左心室过程中可出现心室颤动,需停止操作进行心室除颤。

2. 肺动脉分支狭窄球囊扩张术

(1)肺动脉分支破裂或撕裂:为最常见并发症。

(2)动脉瘤形成:在肺动脉分支狭窄球囊扩张后即可出现。其他如血管破裂、低心排、栓塞、严重心律失常等。

(3)肺动脉分支狭窄的球囊扩张术和其他球囊瓣膜血管成形术相比成功率低,并发症多,危险大。但由于肺动脉分支狭窄不适合外科手术治疗,因此球囊扩张术目前仍为主要的治疗方法。

3. 其他 多有血管破裂、出血及血栓形成等并发症。

(五)房间隔缺损再造术 对于完全型大动脉转位,尤其是室间隔连续且双心房之间没有充分交通的病例,导管介入性房间隔缺损再造术是抢救生命的首选方法。左心房流出道梗阻的患者,也可通过此技术缓解左心房压力。为达到在房间隔人为地制造一个缺损的目的,目前常用的介入性导管有两种,一种是球囊导管,另一种是带刀具的导管。

【原理】 新生儿及小婴儿的卵圆孔瓣较薄,在外力作用下容易撕裂,且新生儿期大部分卵圆孔未关闭,导管很容易从右心房经卵圆孔进入左心房。由于这两个先决条件存在,Rashkind球囊房隔造口术即通过头端带有可扩张球囊导管插入下肢血管,经下肢静脉、右心房、卵圆孔达到左心房,之后用造影剂充盈头端球囊然后快速牵拉使球囊由左心房至右心房,扩大球囊经房间隔时导致卵圆孔瓣膜撕裂,形成足够大的房间隔缺损。

【适应证】

1. 完全性大动脉转位 包括单纯性及伴有室间隔缺损、肺动脉瓣狭窄等畸形的复杂完全性大动脉转位。球囊房间隔造口术避免了开胸，术后能产生足够的心房间交通，明显改善了低氧血症。

2. 右心室梗阻性先天性心脏病 包括肺动脉闭锁、三尖瓣闭锁、右心室发育不良综合征、完全性肺静脉异位引流伴限制性房间隔交通等。球囊房间隔造口术能增加右向左分流，减轻右心负荷，改善患者血流动力学。

3. 左心梗阻性先天性心脏病 包括二尖瓣严重狭窄、闭锁，左心室发育不良综合征，重症主动脉瓣狭窄等。

4. 原发性肺动脉高压伴重症右心功能不全。

【手术方法】 根据患者具体情况主要分为三种手术方法。

1. 球囊房间隔造口术 球囊导管经股静脉插入，经下腔静脉达右心房，操纵导管指向房间隔，经卵圆孔或房间隔缺损到达左心房，调整位置，控制导管头使其不插入肺静脉及二尖瓣口，以稀释的造影剂扩张球囊，从 1ml 开始，最后达 3~4ml，具体剂量根据球囊导管的种类和大小而定，通常 Rashkind 导管可注入 1.5ml 造影剂，形成 12~13mm 直径球囊，Edwards 导管可承受 3~4ml 造影剂，形成 17~18mm 直径球囊。球囊扩张后迅速将其由左心房拉至右心房及右心房与下腔静脉交界处，球囊导管经房间隔时将房间隔拉向右下，球囊经房间隔处有阻力且有撕裂房间隔的感觉。然后迅速推送球囊导管由下腔静脉与右心房交界处达右心房中部，抽吸造影剂使球囊塌瘪后再次插入左心房，如此反复 2~5 次，直到扩张的球囊经房间隔无阻力为止。术后分别测定左、右心房平均压及压差，并由左心房至右心房记录连续压力曲线，测定动脉血氧饱和度及血气分析，行心脏彩超观察疗效。

2. 微型刀房间隔切开术 对于应用球囊扩张难以达到撕裂房间隔或年龄较大卵圆孔瓣膜增厚的患者，而左心室发育不良、早产儿等左心房容积较小者，容易引起左心房损伤，慎用此法。房间隔切开导管经股静脉、下腔静脉、右心房，经卵圆窝或房间隔缺损到达左心房后部，导管头接近或放置在左上肺静脉入口处，撤回房间隔扩张导管至下腔静脉上部，调整微型刀张开及折叠，在前、后位 X 线上刀片方向位于左侧，在侧位 X 线片上位于前部。通过导丝操纵刀片开放的位置，通过转动导管调节刀片的方向。核实房间隔切开导管位于左心房，调正刀片位置指向前、下、左方后，将导管缓慢拉至右心房，带刀片的导管头端通过房间隔时遇到阻力，随着张开刀片的导管进入右心房，阻力消失，立即将导管推至右心房中部，再将导管头端刀片折叠入钢管，重复 2~4 次，直至刀片房隔导管通过房间隔无阻力，然后撤去房隔切开导管，换用球囊导管进行球囊导管扩张。

3. 球囊扩张房隔造口术 对于卵圆孔瓣增厚球囊造口效果欠佳，而用微型刀房隔切开术技术操作难度大或房间隔切开术后效果不佳的患者，多应用于年龄较大者。具体手术操作时，将球囊扩张导管放置在房间隔处，先以小量造影剂扩张球囊，使球囊中央骑跨在房间隔，随后以稀释造影剂扩张球囊直至腰凹消失为止，反复数次，撤去球囊导管，15 分钟后测定左、右心房平均压差及动脉血氧饱和度。

【疗效评价】

1. 动脉血氧饱和度 大动脉转位患者可增加 10% 以上，流出道梗阻者上升不如大动脉转位明显。

2. 左、右心房平均压差 左右心房平均压差减小，<2mmHg。

3. 房间隔缺损大小的观察 行心脏彩超观察房间隔缺损大小，多普勒检查能辨别分流方向。

4. 症状及体征改善 发绀改善、呼吸及心率减少、肝缩小、心功能不全有所改善。

【并发症】

1. 心律失常 新生儿期术前存在缺氧、代酸及心功能不全者应积极纠正，保持患者体温避免低体温导致的循环不良及心律紊乱。球囊扩张即可出现的心律失常多为一过性存在。

2. 偶见左心房、肺静脉、右心房及下腔静脉撕裂，心脏压塞及循环不良是最早期表现，本并发症需及时诊断，必要时开胸修补。

3. 其他 诸如因材料及工艺水平有限导致的球囊扩张后不能回缩,球囊破裂碎片脱落等,随着技术的改进,此类并发症已大大减少。

4. 房间隔切开术 由于刀片切拉房间隔时可能引起心房穿孔,偶见右心室流出道穿孔,造成急性心脏压塞及周围循环衰竭,需外科修补,另有神经系统相关并发症亦有报道。

(六)血管内支架置入术

【原理】 通过放置支架对需要扩张的血管进行支撑,抵抗血管的弹性回缩,减少血管急性闭塞,降低球囊扩张后再狭窄的发生。

【适应证】

1. 肺动脉分支狭窄 肺动脉分支狭窄段相对较直,且长度超过 20mm,并因肺动脉狭窄导致活动能力减低、右心室压力增高或伴心力衰竭者。

2. 先天性心脏病外科手术后血管狭窄 法洛四联症修补术后肺动脉分支狭窄;复杂性先天性心脏病体 - 肺分流术后吻合口狭窄;应用带瓣管道术后管道狭窄。

3. 球囊扩张成形术后再狭窄。

【手术方法】 对于不同疾病进行血管支架置入术前均需要进行心导管检查及心血管造影,以明确狭窄部位、跨狭窄部压力阶差、狭窄部位的直径、狭窄范围、狭窄上下端血管直径。血管内支架按其膨胀的动力不同分为球囊扩张支架和自身扩张支架。前者在狭窄部位进行球囊扩张之后,留置外鞘及导引管钢丝,将装有支架的球囊导管沿导引钢丝送到狭窄部位,通过支架的外鞘管反复推注造影剂,以获得支架所处的正确位置,加压充盈球囊,使球囊扩张支架成网格样扩张支撑于血管内。应用自体扩张支架,同样需要进行球囊扩张,之后将装有自体扩张支架的导引导管,通过导引钢丝将支架送到狭窄部位,撤出外鞘,使支架自动扩张支撑在血管内。

【疗效判定】 术后心导管检查可见跨狭窄压差较前降低,患者临床症状改善,血管内径增大,随访造影检查显示支架持续开放且无血栓形成。

【并发症】

1. 支架内血栓形成。

2. 支架移位与栓塞。

3. 术中出血。

4. 血管损伤。

(七)先天性心脏病镶嵌治疗 先天性心脏病镶嵌治疗是在心脏介入治疗基础上发展起来的,指在外科手术的同时或先后结合介入方法进行治疗。目前已在较大的心脏中心开展此类手术,主要适应证包括多发室间隔缺损,尤其是大的肌部室间隔缺损、部分发绀型先天性心脏病的矫治手术和侧支封堵术等。具体手术方式分为两种:①在开胸手术下安放栓堵器堵塞心脏缺损,免除体外循环损伤,缩短术后恢复时间;②在外科手术的同时或先后,从四肢大血管建立通道,放置封堵器或应用球囊扩张,通过介入治疗为外科手术创造条件。

目前先天性心脏病镶嵌治疗处于初期阶段,其短期疗效已得到肯定,但具体的手术技巧、适应证的扩展及术后的远期随访仍是我们下一步需要关注的问题。总之先天性心脏病介入治疗发展的目标是使更多先天性心脏病患者能接受更加安全、微创的手术,尽量多地减少其痛苦,减轻家庭和社会的负担。

(刘晖)

六、小儿机械辅助循环

虽然手术技术、心肌保护技术和体外循环技术在不断提高,但是在小儿心脏手术后仍有相当一部分患者术后发生低心排血量综合征。虽然目前治疗手段有所增加,除儿茶酚胺类药物外还有米力农,左西孟坦等新型药物,但依然有部分患者对药物治疗反应不佳。在此情况下,让患者的心脏得到彻底的休息等待其功能恢复或进行心脏移植是目前仅有的治疗手段。心脏移植在儿童中的开展不仅受到供体数量的限制,而且需要终身接受抗排异治疗,影响患者的生活质量。因此采用人工手段维持机体的血液循环,即采用心脏机械辅助设备,使心脏彻底休息、等待心功能恢复是小儿心脏外科领域常用的治疗方法。此外,有些患心肌病、急性心肌炎儿童,或因其他原因导致心功能无法支持血液循环时,也需要使用机械辅助装置来维持患者生命,在安装、使用、监护等过程中都需要小儿心脏外科医师的参与。

心脏机械辅助装置在成人和儿童中的使用都是为了替代心脏功能,不过由于小儿的生理特点和成人存在很大的差异,因此,在儿童病例中使用的机械辅助设备,其性能要求更高,这不仅因为儿童患者体积小,要求辅助设备体积更小,设计更加合理,结构更加精密,而且由于小型辅助设备主要在婴幼儿和新生儿患者中使用,使用过程中辅助设备的绝对流量很小,因此对辅助装置流量的稳定性要求很高。而且就最大流量和最小流量的比值而言,儿童心脏辅助设备的流量调节范围远较成人为大。因此儿童使用的小型心脏辅助装置的性能必须更加优良。此外,儿童特别是小婴儿所使用的插管很细,插管越细,阻力越大,泵运行时所需产生的推力和吸引力也就越大,这也对儿童使用的机械辅助设备的动力和机械效率提出了更高的要求。儿童和成人的差异还体现在两者使用的心脏辅助装置的主要类型也不同。成人中使用较少的长时间体外膜氧合器(ECMO)是儿童中最常使用的心脏辅助设备,而成人中使用已经有一定经验的长时间心室辅助装置,在儿童特别是小婴儿中使用并不广泛,因此本章节的内容主要聚焦于儿童 ECMO 的使用。

(一) 概述

【适应证】 儿童使用心脏辅助装置的适应证和禁忌证和成人有相似之处。所有适应证的目的都是为了暂时维持生命,等待心功能恢复或心脏移植,近来在心肺复苏(cardiopulmonary resuscitation,CPR)中的使用也有推广之势。

1. 等待心功能恢复　由于各种原因如心内畸形纠治手术围手术期、急性心肌炎、心肌病及心脏移植术后排异反应等原因引起的可逆性心脏功能不全、心律失常等,心排血量不能承担全身灌注的需要而需依靠机械辅助装置维持以等待心功能的恢复或支持到接受手术。这类患者中有些即使经过了较长期的支持,心功能依然无法恢复,就需要心脏移植或将机械辅助作为最终的治疗手段。

2. 等待心脏移植　患有原发性心肌病、终末期先天性心脏病,或心脏移植术后长期存在排异反应的患者可使用机械辅助装置等待心脏移植。

虽然有报道称 ECMO 在这类患者中可以达到50%的成功率,但是 ECMO 使用时间越长,并发症的发生率也越高,供体缺乏所致等待移植的时间越来越长,因此,应尽可能采用可连续使用时间较长的其他心脏辅助设备。不过适用于儿童,特别是小年龄儿童的长期辅助设备很少。

3. 心肺复苏　常规心肺复苏无法挽救患者的情况下可以采用机械辅助装置继续抢救患者,称为体外生命支持下的心肺复苏(external cardiopulmonary resuscitation,ECPR)。这种方法最好要在心肺复苏后20分钟以内开始,如时间过长,会影响神经系统的恢复。只要抢救得法,插管迅速,心肺复苏操作正确,这类患者的抢救成功率可达到或超过50%。

4. 终末治疗　患严重心力衰竭而又不适合心脏移植的患者,如恶性肿瘤晚期等,可以采用机械辅助装置作为终末治疗的手段,不过这类患者在儿童中非常少见。

【禁忌证】 有关机械辅助的禁忌证随着时间的推移在不断变化。绝对禁忌证包括体重低于1.5kg、严重的不可逆性神经系统损伤、严重的神经系统或腹腔内出血、严重的凝血障碍、严重的多器官功能衰竭、无法治愈的恶性肿瘤、严重的先天畸形或染色体异常、已存在致命损伤等,术后严重的解剖畸形虽然并非是绝对禁忌证,但应尽早再次手术或介入治疗。以前单心室解剖结构是使用机械辅助的禁忌,但是现在各类机械辅助设备在该类病例中的使用效果不断改进,该项也已从禁忌证中剔除。多脏器功能衰竭虽然仍列为相对禁忌证,但有报道使用 ECMO 治疗非心源性多脏器功能衰竭,成功率接近50%。虽然机械辅助的适用范围不断扩大,但也不能因此而任意使用,如心内畸形无法纠治,除非可进行移植手术,否则不宜使用机械辅助设备。

每一例需要机械辅助循环支持的患者,病种不同、病情不同、家庭情况不同、医疗条件也不同,医务人员应结合具体情况,权衡利弊,和患者家长充分沟通,按照"不轻易放弃任何一条生命"的原则,做出最合理的选择。

【可用于儿童的心脏辅助装置】 在儿童中

使用的机械辅助装置的种类同成人基本相同,但儿童中使用ECMO的比例远高于成人,近年虽然有专为儿童设计的长期心室辅助装置(ventricular assist device,VAD),但受技术限制仍未大量使用。早年也有些国外医疗机构在儿童病例中使用主动脉气囊反搏(intraaortic balloon pumping,IABP)进行短期心功能辅助,近期已未见类似的报道,本节中不予讨论。如按照使用的时间长短划分,可将心脏机械辅助设备简单的分为短期和长期两大类。

1. 短期机械辅助设备(<30天) ①体外膜氧合器(ECMO);②心室辅助装置(VAD)等。这类装置大都在监护室内使用,可以在数小时或数天的时间期限内支持患者的心、肺功能,使用时间一般不超过30天。

(1) 体外膜氧合器(ECMO):儿科患者中,ECMO技术是最为常用的机械辅助技术,同成人相比该技术的效果也是在儿童病例中更优。1972年,就有该技术成功挽救先天性心脏病手术后心力衰竭患者的报道,现在该技术使用范围拓展到治疗各种原因所引起的儿童和成人的心、肺功能衰竭。体外生命支持组织(extracorporeal life support organization,ELSO)的最新统计结果显示,ECMO在治疗儿童心力衰竭中的应用越来越广泛,而在呼吸衰竭儿童中,由于诸多新技术的使用,ECMO的使用数量反而有所减少。而国内情况恰恰相反,ECMO技术从2004年起在国内儿童中开始使用,起先大都使用于心脏外科领域,最近几年在其他疾病如心肌炎、呼吸衰竭中的使用也越来越多。

整套ECMO的装置主要包括心泵、氧合器(含变温装置)、插管等。据笔者所知,国内几乎所有的ECMO都是采用离心泵,使用离心泵可以减小预充,操作简便,有利于保护血液成分,但在低流量时,由于受离心泵技术特性所限,流量不十分稳定。而国外对于小婴儿和新生儿病例,依然有相当部分医院选择带有自动感应装置的转子泵,自动感应装置可以监测泵前压,泵前压过低时可控制停泵,防止血液破坏。由于该类泵流量调节范围大,低流量时更加稳定,在低体重儿童中使用具有一定的优点,但其产生的血液破坏较为严重,且

增加预充量,管理也略嫌繁琐。

ECMO的使用模式主要有静脉-动脉(V-A mode)和静脉-静脉(V-V mode)两种。心力衰竭的患者仅能使用静脉-动脉模式的ECMO,可采用外周血管和胸内大血管两种插管方式,静脉-静脉模式仅能替代肺功能,虽然因为减轻了右心室负荷和改善供氧对心功能有一定的帮助,但是对于严重心力衰竭的患者并不适合,在本章中也不予赘述。小年龄儿童血管插管一般选用右颈内静脉和颈总动脉,年长儿可和成人一样进行股动静脉插管,胸内插管主要用于心脏手术以后或外周无法插管的患者,动静脉插管分别放置在主动脉和右心房。由于ECMO过程中,ECMO注入的血液会使左心室后负荷上升,增加左心负担,因此有时需要左心减压,在胸内插管时,经常增加左心房插管以降低左心室前负荷,如果左心减压不恰当,会影响心功能的恢复,导致不良后果。

ECMO的优点在于其能够辅助全心功能衰竭及伴有肺动脉高压的患者,婴儿患者特别是新生儿患者的体形也限制了其他心脏辅助装置的使用,而且当采用外周血管插管时,该技术还可以保持胸腔的完整性。缺点是因预充量大需要血液预充,转流中需使用大量的抗凝血药物,特别对心脏手术后的病例严重干扰了凝血系统功能的恢复,会引起出血,甚至危及生命。此外,ECMO的管道较为复杂,需要专业人员操作,且不能长久使用,各类并发症也较多。

(2) 心室辅助装置(VAD):由于儿童和成人在体形上的差异,很多适用于成人的VAD装置不能用于儿童特别是小年龄婴幼儿,因此在国际上,将儿童中仅使用短期离心泵对心功能欠佳患者进行短期辅助的治疗也纳入儿童VAD范畴,而这类患者在成人中是不纳入VAD的范围的。1971年,DeBakey首先报道了VAD的使用,近来有仅1.9kg的小儿使用VAD的成功报道,但是该技术在小儿病例,特别是体重低于20kg的婴幼儿中的使用仍较为局限。这不仅有技术上的原因,如插管的粗细、胸腔的大小、婴幼儿使用成人设备会因为流量过低而产生血栓等,而且通常认为先天性心脏病患者一旦存在严重的左心衰竭也往往伴有右心功

能和肺功能的损害，因此对于复杂性先天性心脏病仅使用单个心室的辅助并不合适，虽然这一观点是否正确仍有待商榷，不过在大多数医疗中心，ECMO 仍是主要的辅助手段。近年来，VAD 在儿童中的应用有所增多，主要用于冠状动脉起源于肺动脉纠治手术或年长儿童进行大动脉转位手术以后。对于这种左心室功能低下，不能支持体循环灌注的患者中，左心辅助（left VAD，LVAD）可能是最恰当的选择。

短期 VAD 基本都采用离心泵作为动力，小儿 VAD 中动脉插管一般插在升主动脉上，型号与心肺转流相同，引流管一般置于房间沟后靠近右上肺静脉处，型号比心肺转流中使用的小 1 号，也可选用直角插管。LVAD 能降低左心室后负荷及心室壁的张力，同时减少强心药物的使用，也随之减少强心药物所引起的不良效应。VAD 使用后能立刻降低收缩末期、舒张末期容量和室壁的张力，因此使用即刻即可提高已扩张心肌的收缩力。同时，通过降低左心房压力也使肺毛细血管静水压保持在较低水平，可以防止肺水肿、右心室功能受损等情况的发生。虽然有些研究表明该方法较 ECMO 更有利于心功能的恢复，但是使用该技术需要注意在使用过程中右心室要能够维持左心足够的前负荷，如不能则无法达到支持的效果，需使用双心室辅助或 ECMO。

最近也有轴流泵 Impella 在儿童中的报道等，不过该设备仅适用于大年龄儿童，且病例数量不多，在此不予介绍。

2. 长期机械辅助设备（>30 天） ①搏动型泵；②叶片式泵（离心泵、轴流泵）；③全人工心脏。长期辅助设备在儿童患者中使用较少，特别对新生儿和婴幼儿，几乎没有合适的长期使用的机械辅助设备。长期心脏机械辅助设备主要可用于等待心功能恢复、等待心脏移植、最终替代心功能等方面。

（1）搏动型泵：在欧洲，儿童长期心室辅助主要使用 Berlin Heart VAD 和 MEDOS-HIA VAD 两种气动型的搏动泵。目前国际上还有 Thoratec，Abiomed BVS 5 000，Pierce-Donachy Pediatric System，Toyobo-Zoeon Pumps 等设备，搏动性辅助装

置可减少预充和毛细血管的渗出。这些泵由瓣膜结构控制血液的流动方向，抗凝程度低，血液破坏轻，产生搏动血流，使用简便且可长期使用。患者可以脱离呼吸机，并且在一定程度上能够自由行动。缺点是有凝血倾向，特别在左心房易生成血栓，也会导致感染，此外安装/拆卸复杂，价格昂贵，需要心室插管和体积受到胸腔大小的限制等。

Berlin Heart VAD（EXcor）于 1988 年问世，充电电池可维持 5 个小时的运转，患者可短期脱离监测。1992 年起出现儿童型号，可根据需要进行单个心室或全心辅助，1994 年起整个系统由肝素涂层，减少了血栓形成的概率。该装置根据泵内血液容积有几种规格，分别为 10、15、25、30、50、60 和 80ml，动静脉插管也有 3.2、6.4、9.5 和 12.7mm 四种，心房插管的尖端设计成 45°、60°、85° 三种不同角度，适合不同年龄和不同部位的插管需要。不过使用该装置也要进行一定程度的抗凝，保持 ACT 140~160 秒，出血仍是最常见的并发症。Hetzer 在使用时发现为支持儿童心脏手术以后出现的心力衰竭而使用这类装置的患者预后很差，几乎没有成功的病例，因此认为在这类患者中不适合使用，而应该使用 ECMO 技术。

MEDOS-HIA VAD 为左、右心室的辅助各设计了四种型号，每搏量分别为 10、25、60 和 80ml（左心室）和 9、22.5、54 和 72ml（右心室），这样在双心室辅助时右心室辅助的每搏量为左心室的 90%，符合生理状态，最快的频率可达每分钟 180 次。同步使用中可以调节不同的支持比例，可以和心率完全同步，也可以是 1:2 或 1:3。整个泵体透明，可以随时观察泵的工作情况以及泵体内是否有血栓形成。在体外循环后使用，应先用鱼精蛋白中和肝素，使 ACT 不超过 200 秒，待胸引量减少后使用肝素维持 ACT 180~220 秒，长期使用的病例在拔除胸引管后每日服用阿司匹林 5mg/kg。

Thoratec 心室辅助系统和 Abiomed BVS 5 000 都是气动泵，可产生搏动血流，同时辅助双心室功能，但在儿童病例中的使用都很少，个别报道也仅限于大年龄儿童。

（2）叶片型心室辅助泵：叶片型泵可分为离心泵、轴流泵和混流泵三类，在长时间心脏辅助设备

中主要是离心泵和轴流泵,而且由于轴流泵的机械结构较离心泵更为紧凑,这类装置有很多采用了轴流泵的结构。这类泵的体积都很小,几乎能够完全植入体内。有些在植入过程中甚至无需心肺转流术(CPB)的支持。使用中泵的入口和出口一般分别连接心尖部和主动脉。其优点是体积小、安装和拆卸简便、低噪声、感染概率小、产生血栓的概率也较小。缺点是使用心尖部插管不利于心功能的恢复,而且其使用范围目前还限制在体表面积超过 1.5m² 的患者中。

这类泵中最早使用的是 MicroMedDeBakey VAD,目前在欧洲已经商品化。由于其体积小,有进一步改进在儿童中使用的可能。Jarvik-2000 也是这类泵中的一种,由电磁驱动,直径 1.8cm,长 5.0cm,流量 2~7L/min。可直接安放在心室内,也可由心尖连接至大动脉,由于该装置体积小,可能会成为儿童使用的全植入型辅助装置,但是目前该装置的流量过高,在儿童病例中尚无应用的报道。其他还有 INCOR,HeartMate II,THE IVAD 等。

(3) 全植入人工心脏:该类心脏辅助设备可全部植入体内,主要有 NOVACOR N100、Lion-Heart、CardioWest、Abicor 等。这些装置可以避免感染,但由于它们体积过大,未见其在儿童中使用的报道。

(二)机械辅助装置的临床应用 心脏机械辅助装置在国内的历史尚不长,特别是在儿童中,机械辅助装置是从 21 世纪初才开始在国内应用的,最近 5 年开展的医院越来越多,使用的主要是 ECMO,仅有个别医院开展短期心室辅助。因此在本节中,主要介绍 ECMO 的临床应用,对于 VAD 的介绍则较为简单。

【体外膜氧合器】 自 ECMO 技术问世以来,随着应用的不断增加,使用范围不断拓展,可在不同年龄的患者发生心脏或肺脏功能严重受损的情况下使用。如今该方法的应用范围几乎已涵盖了所有可逆性及部分不可逆的心、肺功能衰竭的治疗。其使用技术不断改进,已形成了 V-V mode,V-A mode 两大主要应用模式。在心脏外科病例中,因为心力衰竭或者心、肺功能都受损而主要使用 V-A mode 的 ECMO,而单纯由于呼吸衰竭使用 ECMO

的较少,因此,本处只介绍 V-A mode 的 ECMO。

ECMO 将血液引流至体外,经膜肺氧合后再灌注入体内,通过长时间的转流,对心力衰竭和呼吸衰竭的患者进行有效支持,维持机体适当的氧供和去除体内的二氧化碳以保证机体代谢,同时保证机体足够的血流灌注。该方法可减少儿茶酚胺类药物支持,降低心肌组织的氧耗,改善全身灌注,减少呼吸机的使用强度及因使用呼吸机而引起的各种并发症,保持血液的正常氧合,为心功能和肺功能的恢复赢得宝贵时间。

ECMO 所使用的设备包括动静脉插管、连接管道、心泵、氧合器、热交换器及各种监测设备。图 23-4 为静脉 - 动脉模式 ECMO 的连接示意图,图中标示了所使用的设备和管道。

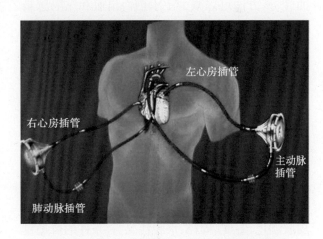

左心房插管
右心房插管
主动脉插管
肺动脉插管

图 23-4 静脉 - 动脉模式 ECMO 的连接示意图

1. ECMO 的安装和启用

(1) 设备的选择:离心泵和防渗漏的中空纤维氧合器已成为国内 ECMO 使用的标准配置,有些公司还直接供应 ECMO 套包,包括泵头、氧合器及连接管道等,使得 ECMO 前的准备工作更加便捷。

(2) 预充液的选择及预充方法:当 ECMO 管道连接完毕后,可使用乳酸或醋酸平衡液预充,预充后可使用少量白蛋白,使白蛋白先期黏附在氧合器和管道表面,减少转流开始后纤维蛋白原的黏附,减轻炎症反应。无论任何情况下,肝素都是预充液中必须添加的药品,一般 5~10mg。除非在 ECPR 的紧急状态下,新生儿、婴幼儿的 ECMO 管道中要使用血制品保证转流开始时血细胞比积尽

23

可能维持在30%或更高水平,在大年龄儿童和成人中可以在预充液中不使用血制品,而在转流开始后再补充血细胞、胶体和血小板。需要注意的是在预充液中应添加碳酸氢钠和钙离子以保持正常的酸碱度和钙离子浓度,防止引起机体内环境进一步紊乱和低钙诱发的心搏骤停。时间允许的话,应在预充液充分混匀后对预充液进行血气检测,以便进一步调节。

(3) 插管位置的选择:在心脏手术后的患者大都选择胸内插管,这不仅因为原先手术进路的存在便于插管,而且可以同时完成左心房插管,进行左心减压,有利于防止左心室后负荷增加导致的左心室扩张,进而引起左心功能恶化的不利情况。而在大年龄儿童或成人中较常使用的是股动静脉插管,该方法可以减少手术创面出血和纵隔感染的概率。也有选择颈动静脉插管的案例,该方式对肺功能和肺毛细血管通透性的影响较小,使用时肺组织所承担的通气功能很小。总之,插管位置应根据外科医师和护理的熟练程度以及病情的需要来选择。股动静脉和颈动静脉插管后应使用超声诊断仪来判断插管位置是否恰当,即使胸内插管也要注意插管深度,特别要防止因主动脉插管过深影响左心室搏出的情况。

在股动静脉插管的病例中,需密切观察下肢皮肤颜色、温度、周径、水肿情况,有条件的可通过近红外光谱仪测量肢体的氧饱和度,必要时调整插管位置和大小。如果发现肢体远端血供不佳,可以在动脉管道接一旁路,在股动脉远端再插一根动脉插管,或连接一个16F灌注针对远端肢体动脉进行供血。也有的单位为了预防肢体远端缺血的发生,在股动脉插管的同时就置放远端肢体灌注管,不过也有报道认为该方法并不能完全避免远端肢体坏死。

(4) ECMO的启动:当插管完成,管道连接完毕,确认连接正确后即可启动离心泵,待离心泵能够克服主动脉内的压力后开放夹管钳,开始转流,起始流量略低20~30ml/(kg·min),待确定流道通畅后再逐渐调高流量,达到目标流量。转流中新生儿、婴儿和儿童的最大流量可达到120~150ml/(kg·min)、80~120ml/(kg·min)和60~100ml/(kg·min),

不过在实际使用中目标流量大都为最大流量的80%~90%。

2. ECMO的管理 在ECMO使用过程中,全部或部分静脉血回流引出至体外氧合,减轻机体自身的心脏和/或肺的负担,保持生命体征稳定,偿还氧债,纠正内环境,等待心、肺功能恢复。这时,呼吸机使用强度和强心药物的剂量都应降低,不过由于支持时间往往较长,在使用过程中,全身各脏器都受到一定的影响,因此ECMO的管理有其特殊性,不仅要考虑到心、肺功能,还应关注抗凝、肝、肾功能,营养支持等多方面的因素,同时要减少并发症的发生。

(1) 血流动力学管理:在ECMO启用后,要根据病情变化确定目标流量,转流过程中流量应控制在能够保证全部的氧和二氧化碳的交换,通过调节血流量保持合适的静脉氧饱和度,一般静脉氧饱和度达到或超过60%~70%,可认为机体灌注充分。在保持流量的同时要注意泵前压不宜低于-40mmHg,否则可能会引起气穴现象或者血液破坏。负压偏高时,要考虑以下可能原因:静脉插管型号选择不恰当,偏细会导致引流不足,偏粗也可能会出现堵塞引流口影响回流的情况;插管位置不佳导致引流不畅;容量不足;气胸;心脏压塞;测量值有误差。通常只要乳酸逐渐下降,混合静脉氧饱和度能维持在60%以上,就可以认为基本满足机体的代谢需求。ECMO支持过程中对血压的要求不高,通常新生儿平均动脉压维持在35~45mmHg,婴儿维持在40~60mmHg,儿童则维持在50~70mmHg即可。动脉血压不宜过高,否则反而增加心脏后负荷,影响心功能恢复。在新生儿中,更应注意防止高血压的发生,如果收缩压超过90mmHg会增加颅内出血的概率。

ECMO辅助下,因全身缺血缺氧状态持续改善,正性肌力药物应减量甚至停用。使用ECMO的主要目的是让心脏充分休息,此时机体对心脏做功的需求降得很低,心率减慢,收缩力一过性降低都是可以接受的。ECMO启动后应逐步降低正性肌力药物的用量,不仅可以降低心脏后负荷,使心脏得到充分的休息,减少心肌氧耗,而且可以降低机体的代谢率,减少全身氧耗。必要时需启用扩血管药物，通过降低血压降低左心后负荷，尽量保持主动脉瓣能够打开，可搏出血液形成有搏动的动脉血压波形，防止血液淤滞、左心室扩张等导致的不良后果。

如果心功能极差，心脏几乎不收缩，出现心肌顿抑，通过降低后负荷仍然不能保持主动脉瓣开放，心脏超声提示左心扩张，室间隔右偏，左心室内血液淤滞等现象。此时，必须采用左心减压，否则会加重心内膜下缺血，影响心功能恢复，心室内可能形成血栓，也会导致肺水肿和肺出血。对于先天性心脏病术后的患者，由于开胸插管居多，可经右上肺静脉和左心房交界处或左心耳放置左心引流管，通过 Y 接头和右心房一起引流。对于外周插管的病例，较常见的左心减压方法是球囊房间隔造瘘，可以使血液通过房间隔实现左向右分流。也可以通过经皮穿刺的方法从静脉系统将插管放置于肺动脉进行引流，或从动脉系统插管经主动脉瓣直接置入左心室引流。

ECMO 支持过程中，每天应进行床旁心脏超声检查，对心脏各项参数和心功能进行评估，了解心功能的恢复状况。每天记录左心室收缩期/舒张期末期内径、室间隔厚度、心室游离壁厚度、射血分数等，观察其变化趋势。在心脏收缩功能逐步恢复后，可通过钳闭左心引流，降低 ECMO 流量，甚至可以在短时上调升压药物和呼吸机参数下暂停 ECMO 辅助，来充分评估心脏收缩功能。

总之，在 ECMO 过程中应尽可能使心脏处于适宜恢复的环境中，增加心肌灌注，减少心肌氧耗，转流中可使用小剂量的强心药物维持体内基本的激素水平和增加肾灌注。

（2）抗凝管理：ECMO 过程中由于血液同异物表面接触，必须进行抗凝以防止血栓的形成，因此用肝素进行抗凝治疗是必不可少的。通常情况下，在 ECMO 插管前需先在体内使用肝素 100IU/kg，ECMO 辅助开始后，可先不进行肝素维持，当 ACT 逐渐降至 300 秒以下，开始从起始剂量（5IU/（kg·h））启用肝素，以维持 APTT 50~80 秒、ACT 160~200 秒为目标。条件允许的情况下，还应常规定期监测抗 Xa、抗凝血酶Ⅲ、DIC 全套、血栓弹力图等出凝血相关指标。肝素的静脉维持剂量一般

在 5~60IU/（kg·h）。需要注意的是，由于肝素效应的个体差异大，且可同血小板结合，并由尿液中排泄，当输注血小板和尿量增加时应相应增加剂量，而存在血小板减少和肾功能损伤时则需减少剂量。在 ECMO 使用过程中不仅要防止血液凝固，而且还需维持机体适当的凝血功能，防止出血，所以在 ECMO 治疗过程中需保持血小板水平不低于 5 万 ~8 万 /mm³，纤维蛋白原在 100mg/dl 以上。

对于心脏手术后直接使用 ECMO 治疗的病例，当患者从心肺转流过渡到 ECMO 后，可先用半量鱼精蛋白中和肝素，回到监护室后等 ACT 结果逐渐恢复后才开始使用肝素抗凝。抗凝治疗中应随时警惕纵隔出血及颅内出血等各种出血征象，非外科性出血可通过输注新鲜冰冻血浆、血小板、冷凝集物或其他凝血因子控制。

（3）呼吸和血气管理：当 ECMO 仅仅是为了支持心脏功能的时候，机体自身的肺功能基本保持正常。这类患者在使用静脉-动脉模式的 ECMO 时，肺部的气体/血流比值远远超出正常范围，如仅根据低呼气末二氧化碳分压来降低呼吸机的通气量会导致肺泡塌陷，因此仍需保持适当的肺通气。一般将呼吸机氧浓度维持在 0.6 或以下，相关设置原则为低频（6~10 次 /min），低潮气量（3~6ml/kg），低气道峰压（不超过 30cmH₂O），高呼气末正压（5~15cmH₂O），这样不仅可以保护肺功能防止气压伤，而且有利于防止肺不张、肺实变的发生。

ECMO 转流过程中主要通过调节血流量和氧合器气体流量保持动脉二氧化碳分压维持在 40mmHg 左右，氧分压 150~250mmHg。可通过实时监测静脉血流的氧饱和度了解 ECMO 支持效果，以维持在 60%~70% 以上为宜，但如果同时有左心减压插管，则该值受到呼吸的干扰，没有很大的意义。如在流量恒定的情况下出现静脉氧饱和度的下降往往是因为哭吵、抽搐等原因引起的机体代谢率增加所致，可以通过增加灌注流量或镇静、肌肉松弛等方法缓解，必要时可通过适度的降温来降低机体代谢率；如出现静脉氧饱和度增加，则是因为机体代谢率降低或表示肺功能有所恢复，也可能是心功能恢复使机体灌注流量增加所致。

（4）其他

1）血红蛋白和血小板：ECMO 的目的就是保持机体足够的氧供，维持内环境稳定。在确保流量的同时必须保持血液有一定的携氧能力，ECMO 使用过程中应维持血细胞比积不低于 35%。ECMO 支持过程中血小板不断消耗，而一定的血小板浓度是保证凝血的物质基础，在整个 ECMO 过程中血小板需保持在 50 000/mm³ 以上，有利于减少出血并发症。

2）肾功能：由于心功能欠佳，使用 ECMO 的患者往往伴有肾功能损伤，出现少尿或无尿的现象，因此在 ECMO 期间不仅要维持肾脏良好的灌注，保护肾脏的功能，同时可使用小剂量的利尿药以维持适当的尿量。如果患者水钠潴留严重，可在 ECMO 的同时采用连续性肾脏替代治疗（continues renal replacement trerapy，CRRT）技术，排除多余水分，减轻全身水肿，但也应防止过度脱水导致容量不足进而影响 ECMO 流量的情况。

3）抗感染：ECMO 使用过程中感染概率较大，而且由于 ECMO 对患者体温进行了控制，大量的出、凝血及对应各项血制品的输注，会影响我们对患者感染的判断。延迟关胸、消化道菌群失调、长时间卧床都是感染的诱因。在 ECMO 过程中应注意白细胞数量的变化，白细胞数量过高或者过低（<1 500/mm³）都提示感染的可能，一般 ECMO 过程中应采用广谱抗生素预防感染，同时在临床上注意无菌操作，加强观察，对血和痰液定期进行培养，及时发现致病菌，使用敏感抗生素，使抗感染治疗做到及时、精准、有效。

4）营养支持：给予合适的营养支持有利于患者早日恢复，特别是小年龄的婴幼儿体重轻，机体能量储备少，更应注意应尽早开始营养支持。上海儿童医学中心对于大部分使用 ECMO 的患者在 24 小时之内就开始肠道营养，一来可补充营养，二来也有利于维持肠道功能，如无不良反应，可逐日增加奶量。对于长期 ECMO 治疗或出现消化道出血的患者，应给予静脉营养予以支持，现在使用的氧合器膜有了改进，临床上发现脂肪乳剂对其的影响不大，但目前尚未明确脂肪乳剂对氧合器的膜没有影响。

3. ECMO 的撤离　ECMO 是一种体外生命支持的方式，本身没有治疗作用，仅能维持危重患者的生命，等待患者自身脏器功能的修复。该支持方式本身对机体也存在相当的损伤，维持时间越长，并发症越多，预后也越差。有证据表明，心脏手术后 ECMO 辅助时间超过 1 周的患者生存率明显降低，因此在心、肺功能恢复后应尽早撤离。

ECMO 使用过程中需定期评价心、肺功能。心脏手术后使用 ECMO 的病例在使用 24~48 小时后可通过直接开胸观察心脏的收缩情况或超声了解心功能恢复的情况。心功能恢复表现为：不改变其他状态如氧供、动脉氧含量的情况下出现静脉氧饱和度增加，动脉血压出现搏动波形、脉压差逐渐增大以及超声显示心脏收缩状况改善。肺功能恢复的标志有：在不改变呼吸机和 ECMO 使用状态下出现动脉氧分压增加或二氧化碳分压降低，肺顺应性增加，动脉氧含量增加，二氧化碳含量减少和胸部 X 线表现的改善等。

当心脏和 / 或肺功能出现改善时，可逐渐降低 ECMO 的流量，准备撤离 ECMO。在此过程中，应逐渐加强辅助心、肺功能的各种措施以维持正常的内环境，撤离的过程有时需 6~24 小时。当 ECMO 流量降低，机体自身的心排血量逐渐恢复时，呼吸机的频率和潮气量应随之恢复，以免灌注冠状动脉的血液氧合不足。准备撤离前应重新开始使用强心药物，然后逐渐降低 ECMO 的流量，如果在小剂量或中等剂量的强心药物支持下，心指数能维持在 3L/（m²·min），则可以考虑撤离 ECMO。但如需使用较大剂量强心药物，则应继续 ECMO 支持。经验显示，如使用大剂量强心药物支持方能脱离 ECMO 者，在脱离后往往会出现左心功能进行性下降、心律失常甚至多脏器功能衰竭。

4. 体外心肺复苏的管理　体外心肺复苏（ECPR）指的是利用 ECMO 等生命支持设备给突发心搏骤停患者提供有效心肺支持的技术。随着 ECMO 安置技术和术后管理日趋成熟，相对于传统的心肺复苏较低的成功率，ECPR 以其较高心肺复苏成功率得到了急救医学领域广泛的认可。近年来，大量文献报道，对于院内心搏骤停的患者，传统 CPR 抢救无效，已经基本无望的情况下，依然有希望通过 ECPR 成功挽回部分患者的生命,提高心肺复苏的成功率。但在 ECPR 之前即存在严重代谢性酸中毒,pH 很低,乳酸水平很高,非心脏结构染色体异常及 ECMO 辅助时间 >5 天的患者,存活率明显降低。

由于各个医院具体情况不同,报道的 ECPR 生存率差异较大,总体存活率 33%~55%。有报道显示,所有 ECPR 后存活患者中,52% 发现了神经系统损伤。因此,在实施 ECPR 过程中,脑保护是关键,特别在 ECMO 成功运行之前,为了尽可能减轻大脑缺血缺氧损伤,一方面需要高质量的 CPR,确保心肺复苏有效;另一方面,ECPR 成功的关键是时间,由于突发心搏骤停的场所无法预计,所以一整套 ECPR 程序、熟练的 ECPR 团队是 ECPR 成功的基础,能够在最短时间内建立 ECMO 并安全运行。

国外大样本研究报道,各种原因导致儿童突然出现心搏骤停、心泵衰竭,循环无法维持,需要紧急安置 ECMO 心肺复苏的病例约占所有儿童 ECMO 病例的 25%。在患有心脏疾病的儿童群体,特别是复杂性先天性心脏病术后的患者,ECPR 的应用比例则更高。因此对于开展心脏手术的医院而言,ECPR 技术的开展不可或缺。

5. ECMO 常见并发症　由于 ECMO 使用时间长,血液和人工材料表面的长期接触会导致炎症反应,血小板数量减少、功能下降及各种各样的并发症,如处理不当,直接影响患者预后,甚至直接导致患者的死亡。

(1) 设备耗材故障:现在,ECMO 中使用的各种设备和耗材的性能越来越稳定,但是长时间使用仍不免会发生一些故障,不过只要处理及时得当,这类故障一般不直接导致患者死亡。

1) 机械故障:虽然现在的离心泵设计已经非常成熟,稳定性也较好,但是由于各种各样的原因依然有可能造成泵头内部件磨损或者血栓的形成。这种情况下可能会影响泵的运转,造成泵叶晃动甚至停泵,前者可造成严重的血液破坏,后者直接影响支持的效果。泵叶晃动可以听到泵运转过程中出现杂音,应尽快更换泵头,如有必要应更换整套 ECMO 耗材。离心泵因故障导致停泵时可

即刻出现流量报警、患者血压下降等现象,此时首要操作钳夹管道,防止血液反流,立刻提高血管活性药物和呼吸机设置,保持患者生命体征,必要时需要进行心肺复苏,然后再根据实际情况,决定后续处理。

2) 氧合器失功:虽然现在的 ECMO 氧合器已经普遍采用防渗漏的膜材料,能够适应长时间使用,有连续使用时间超过 1 个月的报道,但是氧合器使用过程中依然会因为蛋白黏附、血栓形成等原因造成氧合器功能逐渐下降,其主要表现为氧合器前后压力阶差上升,气体交换能力下降,动脉血气结果显示氧分压逐渐下降或者二氧化碳分压逐渐上升,提示氧合器功能下降,而氧合器进出口压差增大提示有血栓形成。氧合器进出口压力阶差超过 300mmHg 或气体交换能力不足是更换氧合器的指征。需要提醒的是,在 ECMO 支持过程中在氧合器气室中会有水分积聚,影响气体交换功能,应定期用高流量气体予以冲洗,即可恢复气体交换能力,而不能将其误以为是氧合器失功。

3) 血栓形成:即使 ECMO 过程中全身血液抗凝,但是血栓形成依然无法避免,大多数为贴壁血栓,体积较小,有时候也会出现体积较大的血栓,堵塞 ECMO 管道,影响 ECMO 支持。这时应根据医院、患者的实际情况决定处理方式,如血栓出现在氧合器后,这时显著增加血栓进入患者体内的概率,应更换整套耗材。如出现在氧合器或者离心泵前,可根据栓子大小、是否影响流量等情况决定采取如下解决方法:继续观察、暂停 ECMO 取栓、更换耗材等。

(2) 出血:出血是心脏术后 ECMO 最常见并发症,也是直接引起死亡的主要原因之一。在心脏手术后不能脱离心肺转流直接使用 ECMO 的患者最容易发生,这是由于体外循环后机体的凝血功能尚未恢复所致,为此需要再次手术止血的病例可达 36%~69%。如果有出血,首先需明确是外科性出血还是内科性出血。如为外科性出血,应及时予以清创止血,如果是无明显出血点的广泛渗血,可在保证流量的情况下降低甚至停止肝素抗凝,但需密切观察是否有血栓形成。对于小体重婴儿或新生儿,由于总流量低,停用肝素的危险

性很大,更应注意彻底止血和及时清创。如果是内科性出血,应根据血液学检查结果补充必要的凝血物质。对于正中开胸放置插管的患者,应注意观察胸腔内积血情况,防止胸腔内积血过多引起心脏压塞,影响静脉引流和心脏的舒张,进而影响 ECMO 的流量和支持的效果。胸腔内积血过多的临床表现主要为:动脉波形减弱或消失,CVP 增高,静脉引流管抖动,ECMO 流量下降,血气指标不佳等。一旦发现上述征象,应考虑开胸清创止血的可能。

(3) 血栓形成:掌握合适的抗凝强度,在出血和血栓形成之间达到平衡至今依然是 ECMO 中的难点。因此血栓形成和出血一样也是心脏 ECMO 常见并发症,甚至某种意义上可以说是无法避免的,这主要是因为 ECMO 过程中,虽然采用抗凝手段,但实际上机体内部的凝血反应并不可能完全中止,因此在血流中必然有栓子形成,只是大多数情况下形成的栓子较小,难以发现。ELSO 组织统计结果显示,大约 20% 的患者 ECMO 环路中会出现血凝块,血栓形成的主要原因有抗凝不足,流量较低,补充凝血物质时未增加肝素剂量等,血凝块常见于血液淤滞或形成湍流处。转流中如果出现血浆游离血红蛋白明显升高,泵头运转声音变化,氧合器跨膜压增加,D- 二聚体明显升高等情况就提示 ECMO 管路内有较多血凝块形成的可能,可能需要更换 ECMO 耗材。需要提醒的是,在小体重患者由于血流量较小,氧合器内可能存在血液不流动的无效腔,更易形成血栓。这些血栓可能跟随血流到达身体各个部位造成栓塞,通常可以见到的现象是指(趾)端缺血发黑栓塞,但其实各个脏器都可能有栓塞存在,严重的直接引起脑梗死。

虽然出现肝素诱导血小板减少的概率很少,但不能予以忽视。如果在 ECMO 辅助 5~14 天出现血小板进行性降低,应怀疑 HIT 的可能,检查肝素诱导的血小板抗体,出现阳性结果者立即停用肝素,改用阿加曲班或比伐卢定抗凝。

(4) 神经系统并发症:神经系统并发症在儿童特别是婴幼儿中的发生率高于成人,不仅可以通过影像学检查发现的颅内出血、脑梗死、脑缺血缺氧性改变,有些神经系统症状需要长期随访才能发现。现有的研究表明,相当部分 ECMO 患者术后存在认知和学习障碍等情况。不过对于神经系统并发症的原因依然存在争议,很多情况下可能是由于 ECMO 支持前的原发疾病所导致,而非 ECMO 导致的并发症。心脏手术后患者在使用 ECMO 过程中出现神经系统并发症往往预示着高死亡率,而且发生不可逆的神经系统并发症还是选择性停止 ECMO 的原因。脑出血是婴幼儿中较常发生的神经系统并发症,应当每天观察患者瞳孔大小、对光反射等情况,如果发现异常,需进一步行影像学检查,并及时请神经科医师会诊。对于囟门尚未关闭的小婴儿来说,每天进行头颅 B 超检查也是必须的,可以了解颅内是否出现出血现象,如果出现脑出血征象除了降低抗凝强度外没有太好的处理方式,如果脑出血不断扩大,无法控制,直接会导致患者死亡。

(5) 肾衰竭:肾衰竭往往继发于低心排,也是预后不佳的标志之一。目前,急性肾衰竭虽已不是 ECMO 治疗的禁忌证,可使用透析、连续性肾脏替代治疗等方法治疗,但一旦发生,其死亡率依然很高。

(6) 其他

1) 感染:使用 ECMO 过程中发生感染的病例在 20%~30%,特别应注意革兰氏阴性肠杆菌感染。而且在 ICU 中使用 ECMO 时,长期使用呼吸机和静脉营养都会引起感染,经胸腔插管的患者更易出现败血症和纵隔感染,有时还会出现真菌感染。在机械辅助过程中,感染所产生的唯一征象可能只是低血压,一旦出现感染,患者的生存概率即明显下降。

2) 溶血:溶血也是比较常见的并发症之一。主要原因包括:泵头内或管道内血栓形成,泵前压负压值太高,机械瓣植入术后,心脏术后残余解剖问题,输注血制品质量问题等。如果医院条件允许,应每天检查游离血红蛋白含量。常规应低于 50mg/L,如果该指标突然急剧上升或者高于 50mg/L 且持续上升,并出现血红蛋白尿,应仔细分析原因,对症处理。在排除其他因素情况下,需要考虑离心泵内血栓形成,泵头高速运转对血细胞的破坏,必须及时更换离心泵。

3）消化道出血：消化道出血虽然发生率不高，但其症状隐匿，往往会在发生 24 小时之后再被诊断，而且一旦发生死亡率较高。因此在 ECMO 过程中应注意观察腹部情况，如出现腹胀、腹隆等现象，应警惕消化道出血的可能。

4）肝功能损伤：ECMO 过程中大量输血，血液破坏，血液同氧合器或超滤器等人工异物表面接触等都会导致高胆红素血症。肝实质也会因为微栓等原因受到损伤。特别是对于新生儿，由于其肝脏尚未发育完全，功能受损的情况更易发生。

5）肢体缺血：使用股动脉插管作为动脉灌注管时，由于影响了下肢的血供，可能引起腿部灌注不足，严重者可造成下肢的缺血坏死，甚至会导致截肢。有医院在股动脉插管时常规放置远端灌注管，可以有效降低下肢缺血的发生，但无法完全避免。

【心室辅助装置】 在小儿中 VAD 的使用虽然远不如 ECMO 普遍，但对部分病例如冠状动脉起源肺动脉等而言，可能是性价比最高的体外支持手段，上海儿童医学中心对这类患者进行 LVAD 支持，成功率达 80%。VAD 仅用于支持心脏的功能，因此所需的设备也较 ECMO 为少，仅有动静脉插管、连接管道、心泵及各种监测设备。在儿童中，VAD 大都用于支持单个心室功能衰竭，这主要同小儿心脏体积小，如做双心室辅助插管比较困难有关。

使用 VAD 患者的管理和使用 ECMO 的患者相似，抗凝仍然是必须的措施，只是 VAD 使用设备少，同血液接触的异物表面积也明显较 ECMO 为少，所以抗凝强度可较 ECMO 为低，特别是当使用肝素涂层设备时，如果是刚开始使用时，流量较大，甚至可以不使用肝素进行抗凝。不过，在一般情况下，仍以将 ACT 维持在 160~180 秒为宜。使用 VAD 时，由于其没有支持呼吸的功能，因此仍需依靠呼吸机来保持血液含氧，维持全身氧供。VAD 的流量同 ECMO 相似，在启用阶段尽可能以较高流量开始，基本完全承担心室的泵血功能，使被支持心室能够得到充分的休息，尽快恢复功能。

在使用单个 VAD 时，医务人员一定要有清晰的概念，即被支持心室虽然已经由辅助设备来维持功能，但是人体的血液循环是由两个心室共同完成的，而且两个心室是以串联的方式工作，因此在使用 VAD 时，一定要注意保持另外一个非 VAD 支持心室的功能，因为另一个心室具有为 VAD 提供前负荷的功能。例如，在进行左心室辅助时，必须保持右心室具有一定的功能，能够搏出足够的血液为辅助泵提供前负荷，一旦右心室功能丧失，那么 VAD 的流量无法维持，全身血液循环也无法维持，患者也不可能有满意的结果。

在 VAD 使用过程中，可根据患者心功能恢复的情况，考虑撤离心室辅助的时机。一般心脏手术以后使用 VAD，可以恢复的患者大都会在 3 天之内出现明显的心功能改善征象，而对于由于心肌炎或心肌病的患者就需要较长的时间，有时需要两周甚至更长的时间。当准备撤离辅助设备时，先逐渐降低流量，这一过程可能需要 6~24 小时，如循环稳定则可以撤离支持。但是整个过程中最低流量不宜低于 200ml/min，一来离心泵很难维持更低的流量，二来低于此流量会明显增加血栓形成的概率。

（三）心脏辅助装置在儿童中应用的结果及展望 心脏机械辅助装置在国内使用的时间还不长，仅有 20 余年的历史，在儿童中的使用更晚，大陆地区儿童 ECMO 最早使用的时间是 2004 年，在 2010 年前使用也较为局限。不过最近几年使用数量明显增加，使用的方法主要是以 ECMO 为主。中国体外循环学会统计结果显示，截至 2017 年 6 月，全国儿童 ECMO 数量总共为 800 例，其中心脏手术后为 452 例（不包括心脏移植），新生儿和儿童分别为 77 例和 375 例，存活率分别为 32% 和 44%。

国际上，ELSO 组织统计的结果显示，因心脏原因使用 ECMO 的病例数不论在新生儿还是儿童中都是呈上升趋势，2014—2018 年间，新生儿病例合计约 2 500 例，其中约 60% 是先天性心脏病的患者，使用 ECMO 的存活率是 48%，儿童病例合计超过 4 000 例，约 40% 是先天性心脏病患者，ECMO 存活率是 55%（见表 23-7）。

23

表 23-7　2014—2019 年 7 月 ELSO 统计儿科心脏 ECMO 使用情况

	诊断	总数	平均使用时间 /h	最长使用时间 /h	存活数	存活率 /%
新生儿	先天畸形	1 470	141	1 481	708	48
	心搏骤停	15	154	600	5	33
	心源性休克	96	161	1 746	50	52
	心肌病	25	231	848	13	52
	心肌炎	23	246	628	12	52
	其他	670	169	3 566	373	55
儿童	先天畸形	1 551	153	2 720	861	55
	心搏骤停	91	170	2 352	45	49
	心源性休克	317	173	2 977	180	56
	心肌病	110	264	2 506	67	60
	心肌炎	131	179	866	103	78
	其他	1 693	191	8 584	1 013	59

儿童中有关 VAD 的报道多为小宗病例，国内仅有上海儿童医学中心有 40 余例短期 VAD 使用经验外，其他医院大都仅有个别使用的记录。国外各医疗机构所报道的儿童 VAD 成功率大多为 41%~55%，其中以在左冠状动脉起源肺动脉手术后治疗左心衰竭效果最佳，可达 70%~80%。Royal Children's Hospital 报道 53 例，平均使用时间 75 小时，38 例(72%)成功脱离 VAD 支持，24 例(46%)痊愈出院，出院后 1 年存活 23 例(44%)。Duncan 使用 29 例，等待移植的病例成功率 50%，冠状动脉起源异常或心肌病成功率为 71%。

虽然在儿童机械辅助中使用各种方法和多种不同的设备，但每一种方法和装置都存在各自的缺点，特别是用于儿童的心室辅助装置还有许多值得改进之处。总体而言，儿童辅助循环装置在国内的使用还处于起步阶段，即使对于最常用的 ECMO 技术而言，有些医院虽然已经成为常规开展的技术，但对于相当一部分医院而言每年仅有个例的开展，而有些医院尚处于准备开展的阶段。即使已经常规开展的医院也需要进一步总结经验教训，加深对机械辅助循环的认识，形成规范，降低并发症发生率，提高救治病人的效果，并且要形成患者长期随访的机制。对于 VAD 而言，国内尚没有常规开展儿童长期 VAD 技术的条件，但相信随着国民经济水平的发展，医疗技术的提升，今后机械辅助装置在小儿心脏外科的治疗中将占据越来越重要的位置。

（王伟）

第二节　大血管畸形

一、主动脉弓缩窄

【定义】　主动脉弓缩窄(coarctation of aorta, COA)是指主动脉局限性狭窄的一种常见先天性血管畸形。发病率在各种先天性心脏病中占 5%~8%。主动脉弓缩窄既可单独存在，也可合并其他心脏畸形。1760 年，Morgagni 首先在尸检时发现了主动脉缩窄。1944 年 10 月，Crafoord 完成第一例主动脉缩窄手术治疗。

【分类】　1903 年，Bonnet 将主动脉缩窄分为两类，一类是婴儿型(导管前型)，动脉导管保持开放，而主动脉弓狭窄存在于主动脉近端，动脉导管供应降主动脉血流。另一类是成人型(导管后型)，动脉导管大都闭合,狭窄位于动脉导管后。这种分类在临床上对外科治疗没有太多指导意义,由于绝大多数主动脉弓缩窄的位置均在动脉导管附近,因此,从外科临床角度,一般把主动脉弓缩窄分成单纯主动脉弓缩窄、缩窄伴室间隔缺损、缩窄伴其他复杂畸形。

【病因】 主动脉弓缩窄的发病原因,一般认为有两种学说:一种是血流动力学理论,另一种是导管理论。血流动力学理论认为,胚胎期流经主动脉的血流决定了主动脉发育情况。由于心内缺损,如室间隔缺损,或左心输出梗阻的疾病,可导致流经主动脉峡部的血流减少,导致缩窄发生,甚至主动脉弓发育不良。右心梗阻性疾病如法洛四联症、肺动脉狭窄或三尖瓣闭锁等则几乎不会发生主动脉弓缩窄。导管理论主要在于动脉导管组织移行到主动脉内,导致主动脉弓缩窄发生,在外科手术时,通过切除狭窄段一般可以看到狭窄段与正常主动脉壁的差异,极类似于动脉导管组织,这也解释了单纯主动脉弓缩窄发生的原因,但是动脉导管组织延伸到主动脉的原因仍不明确。

【病理生理】 主动脉弓缩窄的狭窄段通常位于动脉导管或动脉韧带的附近,与狭窄段近端的主动脉逐渐变细,而狭窄段远端主动脉由于血流湍流的原因呈现狭窄后扩张的表现。主动脉弓狭窄段动脉内壁通常可以见到“隔板”样狭窄环,严重的甚至呈闭锁状态。主动脉弓缩窄会增加左心室的后负荷,左心室会明显增大,左心室肥厚。上半身血流增多,会导致上肢血压增高。上、下肢的动脉压差有时并不明显,主要由于狭窄段上、下侧支血管进行性扩张,保证了腹腔及下肢动脉血流的供应。

【临床表现】 无症状的主动脉弓缩窄患者,通常体检时发现高血压,通常高血压产生头痛,鼻出血,下肢动脉供血不足导致间歇性跛行,常年未经治疗可导致心力衰竭、主动脉瘤形成、细菌性心内膜炎、冠状动脉粥样硬化性心脏病(后简称“冠心病”)甚至脑出血。

新生儿主动脉弓缩窄病情较重,患者呼吸急促,心动过速,喂养困难,下肢脉搏减弱消失等表现,背部听诊,有连续性杂音。

【辅助检查】

1. X线检查 左心增大,年龄较大的儿童可出现肋骨“开槽”现象。

2. 心电图检查 心电图改变主要取决于缩窄病变和高血压的轻重程度和病程的长短。可以没有异常发现,或显示左心室肥大和扩大。

3. 超声心动图检查 超声心动图主要用于检查心内其他合并畸形,如室间隔缺损。胸骨上窝二维超声可以检查主动脉弓缩窄情况,同时可以测量缩窄的直径和压差。

4. 增强CT检查 增强CT检查,目前是主要的无创检查,同时可以确诊,主动脉增强CT可以明确狭窄段的直径、长度,明确侧支的形成情况、主动脉弓发育情况及主动脉分支是否有狭窄,为手术提供直接的影像支持。

5. MRI检查 与增强CT基本一致。

6. 主动脉造影 主动脉造影由于有创性,现在已经基本被增强CT及磁共振取代。

【外科治疗】

1. 手术适应证 原则上,主动脉弓缩窄一经诊断,均应考虑手术治疗,解除主动脉梗阻。近年来,由于外科技术的进展、术前准备和术后处理的改善,手术的近期和远期疗效均有显著提高,同时介入球囊扩张术及杂交技术的应用,提高了危重患者的疗效。

2. 手术方法 外科手术的途径一般经过左后外侧第4肋间进胸,对于小儿第3肋间进胸更利于手术操作,对于合并心内畸形需同期手术则采用胸骨正中切口。手术中要注意保护喉返神经,同时注意避免损失淋巴管道,必要时需要结扎。

(1)切除加端-端吻合术及扩大的端-端吻合术:安置主动脉阻断钳,阻断在缩窄近端及远端。结扎切断动脉韧带或未闭的动脉导管。切除主动脉缩窄段,将主动脉端端缝合。扩大的端-端吻合术主要针对狭窄段比较长、主动脉弓发育不良的患者,充分游离降主动脉,通常结扎离断头3组肋间血管。主动脉近端阻断到头臂干和左颈总动脉之间。将主动脉横弓下端剖开,与降主动脉进行吻合。通常这种手术适合1岁内婴儿,手术可能用体外循环,甚至停循环(图23-5)。

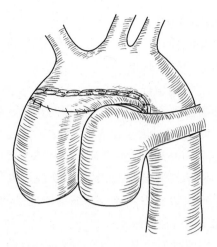

图 23-5 主动脉弓狭窄扩大的端 - 端吻合术示意图

(2) 人工补片扩大术：阻断狭窄段两端后，将狭窄段剖开，用补片进行加宽，如果弓发育较差，可以延长加宽长度，将补片最宽处缝在缩窄最窄处。补片的材料一般采用同种血管片或 PTFE 片，比较容易出血，远期可能在修补对侧形成动脉瘤。但是该手术简单，避免损伤侧支动脉，无须广泛游离，吻合口张力较小，留有正常的主动脉壁，生长性较好（图 23-6）。

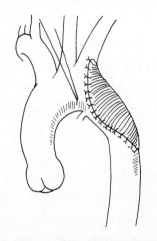

图 23-6 主动脉弓狭窄补片加宽

(3) 锁骨下动脉血管片成形术：手术采用侧开胸，结扎动脉导管或韧带，阻断后，左锁骨下动脉远端（近椎动脉）结扎，锁骨下动脉沿着侧缘切开，于结扎处离断，同时将主动脉峡部、缩窄段及窄后扩张段切开，翻转锁骨下动脉血管片，将其于主动脉切口连续缝合。由于该手术需要牺牲左锁骨下动脉，可能对左侧肢体发育有影响，现在又有多种改良方式，如重植离断的远端锁骨下动脉。该手术方法简单，避免使用人工材料，不易出血，同时自体组织的生长能力较好，因此仍在有些心脏中心用于小儿主动脉缩窄手术。

(4) 人工管道连接术：该方法主要用于治疗主动脉瘤，多发长段狭窄或缩窄术后复发的患者，由于人工管道不能生长，因此不用于小儿手术。手术主要是切除狭窄段，采用人工管道进行连接。

(5) 介入球囊扩张术：介入球囊扩张术在初次主动脉缩窄治疗中一直有争议。目前又有国外心脏中心采用球囊扩张术作为治疗主动脉缩窄的首次治疗，但是并不推荐介入球囊扩张术作为主动脉缩窄的第一次治疗选择，原因在于介入球囊扩张术主要作用在于撕脱主动脉内膜及中膜，远期会造成主动脉瘤形成，再者可能会导致主动脉破裂出血，复发率也较多，原因是介入球囊无法去除主动脉缩窄的"嵴"。然而对于手术后复发狭窄，介入球囊扩张术是第一选择，而且效果良好。同时对于病情危重、不能接受长时间手术打击的患者，介入球囊扩张术可以用作缓解病情的有效手段。

【术后并发症】

1. 缩窄复发　主动脉缩窄术后复发比较常见，各种手术方式均有复发的报道，通常需要介入球囊扩张术进行第二次治疗，介入球囊扩张术已经成为主动脉缩窄术后复发的首选治疗方法。

2. 主动脉瘤形成　采用补片扩大术后主动脉瘤形成发生率较高，介入球囊扩张术后也有报道，通常和采用的补片有关，补片与动脉壁张力不同导致，一般需要再次手术治疗。

3. 高血压　高血压是主动脉缩窄术后最常见的并发症，术后高血压主要是由于缩窄解除后，颈动脉窦和主动脉弓压力感受器牵张压力刺激消失所致，导致反应性血压升高，直到感受器重新设定较低的感受水平。术后高血压一般需要采用硝普钠或持续泵入短效的 β 受体阻滞药来控制血压。

4. 截瘫　早期主动脉缩窄手术发生较多，主要原因是手术时间较长，术中低血压，结扎过多的肋间血管，不合适的阻断位置等。目前已较少发生。

23

5. 缩窄切开综合征　主要是术后急性高血压造成的，腹部急性的炎症反应，内脏缺血，表现为腹痛、腹胀，甚至肠道出血、坏死。治疗方法主要是预防术后高血压，采用降压药物，避免术后血压过高，术后早期最好禁食 24 小时。

【预后】　主动脉弓缩窄术后存活率仍低于正常人群，即使矫治仅仅残余轻度狭窄，还会出现高血压，导致冠心病、心力衰竭，也有部分加用补片的患者出现主动脉瘤导致猝死。

（郭健）

二、主动脉弓中断

【定义】　主动脉弓中断（interrupted aortic arch, IAA）是指主动脉的连续性完全性中断。本病较为罕见，但对患者的生命安全造成严重影响，如果不及时治疗，80% 的患者通常在出生后数月内死亡。1976 年 Elliott 等提出了前列腺素 E1 的应用，降低了 IAA 患者的死亡率。伴随着围手术期诊治水平的提高，患者预后得到了明显改善。

【分类】　目前常用的分类方法是由 Celoria 和 Patton 在 1959 年提出的。该方法将主动脉弓中断分为三型。

A 型：发生在左锁骨下动脉的远端，主动脉峡部的位置，约占 28%。偶可发现一条纤维索带将事实上中断的两部分连接在一起，一般认为这种亚型手术风险会降低。

B 型：发生在左颈总动脉和左锁骨下动脉之间，约占 69%。此型中，近 1/3 患者可能合并有发自降主动脉的迷走右锁骨下动脉。有学者认为该亚型更易合并主动脉瓣下狭窄，需要在术前加以注意。

C 型：发生的位置在头臂干和左颈总动脉之间的位置，较为罕见（图 23-7）。

几乎所有的患者均合并有粗大的动脉导管未闭。除此之外，常见的合并畸形有室间隔缺损，常为圆锥心室型，可出现在 90% 的 IAA 病例中；房间隔缺损，通常是扩大的未闭卵圆孔；另外，部分患者可合并共同动脉干、功能性单心室、主肺动脉窗、大动脉转位等复杂畸形。

由于以下几种可能的原因，如圆锥隔向后移位、左心室游离壁存在突起的肌肉（Moulaert 肌）、二叶式主动脉瓣、主动脉瓣环细小等，这类患者可能合并左心室流出道狭窄，需要早期手术干预。

部分 B 型患者伴随有 22 号染色体缺失，即 DiGeorge 综合征。患者常伴有胸腺缺如，可导致低钙血症、免疫障碍或发育迟缓。

【发病率】　主动脉弓中断较为少见，占所有先天性心脏病患者的 1.0%~1.5%。

【病因】　目前还没有明确的病因学说解释主动脉弓中断，胚胎发育的过程可以有助于了解本病的形成。主动脉弓的发育是由三部分按照顺序连接而成。头臂干起始处至左颈总动脉称为"近

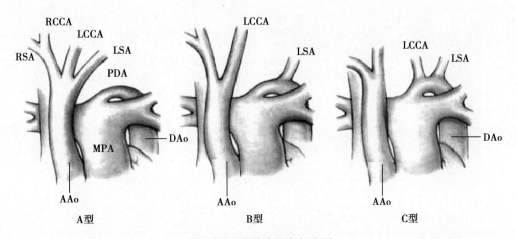

图 23-7　主动脉弓中断分型

RSA. 右锁骨下动脉；RCCA. 右颈总动脉；LCCA. 左颈总动脉；LSA. 左锁骨下动脉；PDA. 动脉导管未闭；MPA. 主肺动脉；AAo. 升主动脉；DAo. 降主动脉

23

弓",由主动脉囊发育而来。左颈总动脉至左锁骨下动脉起始处称为"远弓",由早期的第4对主动脉弓发育而来,左锁骨下动脉远端至导管区称为"峡部",来自第6对主动脉弓。在胚胎发育过程中任何原因造成这三部分连接异常,就可能发生主动脉弓中断。

【病理生理学】 在出生后早期,患者下半身的血供并不会明显不足,主要有两方面原因:①动脉导管仍然开放;②相对较高的肺动脉阻力。动脉导管一旦关闭,下半身的血供完全依靠发育不完善的侧支循环(主要来自椎前的侧支血管),灌注不足导致严重的缺血、酸中毒。如果动脉导管保持开放,随着肺血管阻力的下降,心室水平左向右分流明显增加,将引起充血性心力衰竭及肺动脉高压。

【症状和体征】 出生早期,由于合并动脉导管未闭和室间隔缺损,患者常常无明显症状。随着动脉导管的闭合,患者迅速出现无尿及酸中毒,并逐渐表现为累及心、脑等重要脏器的多器官功能衰竭。患者股动脉搏动触摸不清,在B型患者,则仅可触及右上肢的脉搏。

在动脉导管保持开放的患者,往往出现充血性心力衰竭、严重肺动脉高压、反复呼吸道感染及生长发育迟缓的表现。临床检查常可发现差异性发绀及四肢血压、脉搏不等。在肺动脉高压严重的患者,由于心室存在右向左分流,差异性发绀可不明显。

【诊断】 二维超声心动图是最常用的诊断方

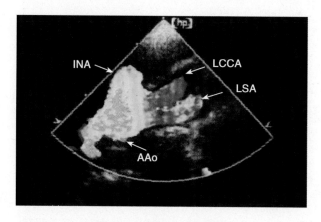

图 23-8 超声心动图检查

INA. 无名动脉;AAo. 升主动脉;LCCA. 左颈总动脉;LSA. 左锁骨下动脉

法。完整的超声心动图报告应包含主动脉弓中断的位置及长度、室间隔缺损情况、左心室流出道最窄处直径(尤其是圆锥隔向后移位的情况下)、主动脉瓣环直径、升主动脉直径等(图23-8)。

超声心动图对于心外解剖,特别是弓中断远端的大血管情况有时不能得到准确的诊断。64排螺旋CT血管造影三维重建可使手术医师得到清晰的大血管图像。二者结合使用,可以使诊断完整、准确(图23-9)。

造影检查创伤大,已不适用于小婴儿。但对于大年龄患者,特别是肺动脉高压严重、心室水平右向左分流者,应行心导管检查,同时做吸氧试验。如肺动脉压力下降或下肢血氧饱和度改善,可选择手术,否则应慎重考虑。

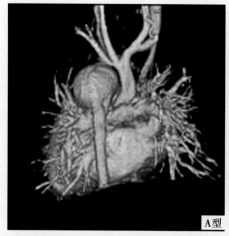
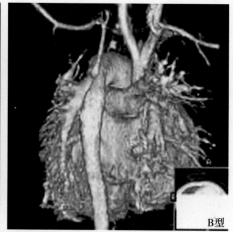

图 23-9 CT 检查

【内科治疗】 首先,静脉持续泵入前列腺素 E1,以保持动脉导管开放,常用剂量为 0.01~0.05μg/(kg·min)。前列腺素 E1 有时会引发呼吸抑制,因此危重患者应尽快插管,呼吸机辅助通气。其次,维持肺动脉适当的阻力,这样可以使更多的血流经动脉导管进入降主动脉,保证下半身血供。这可以通过降低吸入氧浓度(如吸入空气),和纠正过度通气(由代谢性酸中毒引起的代偿反应)实现。动脉血气二氧化碳分压应在 40~50mmHg 之间。另外,代谢性酸中毒严重影响心、脑功能,必须及时纠正。适量的多巴胺既可改善心功能,又可提高肾脏的血流灌注,是常用的正性肌力药物。容量控制要以在保证循环必须的同时,又不加重心脏容量负荷为宜。

【外科治疗】 此类患者死亡率高,外科手术是唯一有可能根治该病的方法。所以一经诊断,即是手术指征。

手术取决于合并畸形的情况。在大部分患者,常合并动脉导管未闭及单一的室间隔缺损,这些患者在有效的内科治疗基础上,可以在出生后 1 个月内手术治疗。早期人们倾向于进行二期手术,即一期在非体外循环下,经侧胸进行主动脉弓重建及肺动脉环缩术,二期在体外循环下行心内畸形纠治及肺动脉环缩拆除术。1970 年,Barratt-Boyes 对一名 A 型弓中断患者,应用一段人工管道首次完成一期矫治手术。1975 年,Trusler 采用直接吻合的方法,成功治疗 1 例 B 型弓中断的患者。随着对该病的不断认识,体外循环、麻醉、手术及监护技术的提高,自 20 世纪 90 年代起,经胸骨正中切口一期主动脉弓重建及心内畸形纠治术已经得到了广泛认同。

术前准备时需要同时开通两条动脉血压监测通路,分别在主动脉弓中断部位近、远端的血流区域,其中一条应处于头臂干供血的区域(多为右上肢)。这不仅可以在术中对上、下半身的循环灌注做出评估,也可以准确了解跨吻合口的压力阶差。在有条件的单位,最好同时监测脑血流。

手术常规采用胸骨正中切口,胸腺一般采取次全切除。剪开并悬吊心包,显露心脏后,充分游离头臂干,左颈总动脉及左、右肺动脉,并放置阻

断带。动静脉插管是个非常重要的问题,包括插管的数量及位置:一部分单位认为单一的主动脉插管就可以满足降温和手术的需要。但是更多的心脏中心认为同时在主动脉和主肺动脉(靠近动脉导管处)插管可以更好地达到降温和保护下肢器官的目的。主动脉插管的位置尽量高一些,略偏向主动脉右侧面,且要方便将插管顺入无名动脉内。如果不合并心内结构畸形,仅需要放置一根静脉插管于右心房内。如果合并有室间隔缺损等心内畸形,则常规置放上、下腔静脉插管。在心肺转流开始后,马上收紧放置在左、右肺动脉上的阻断带,防止灌注肺。降温期间,进一步游离降主动脉及其分支,对有可能产生张力的分支应予以离断(如迷走的右锁骨下动脉或左锁骨下动脉等),以减少吻合口的张力(图 23-10)。

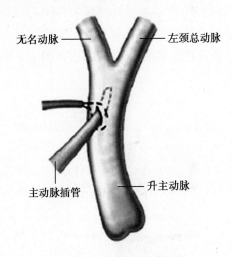

无名动脉　　左颈总动脉

主动脉插管　　升主动脉

图 23-10　主动脉插管位置

传统上的深低温停循环技术(deep hypothermia and circulatory arrest,DHCA),可以为手术提供最佳的手术条件,但波士顿儿童医院相关研究表明,该技术加重了脑部缺血,术后早期易出现脑部并发症,远期对于儿童的智力发育也有严重影响,近年来,越来越多的外科医师倾向于在低流量选择性脑灌注(selective cerebral perfusion,SCP)条件下,进行主动脉弓矫治手术。当肛温降至 20℃时,短暂停循环,将动脉插管移至头臂干内,收紧阻断带,重新开始体外循环,保持低流量灌注。有的学者认为 30~40ml/(kg·min)的流量相对更加安全。如果有即时脑血流监测,可通过观察脑血流

23

峰值的变化,调整灌注压到合适的水平,避免个体差异产生的影响,使脑灌注更为安全。

主动脉插管近端放置阻断钳,升主动脉根部灌注停搏液。心脏停跳后,去除主肺动脉插管,离断动脉导管,将近端缝扎。远端和降主动脉连接的导管组织在吻合前需要充分切除。然后用适合的 C 形阻断钳在尽可能低的位置,将降主动脉阻断并向上提起到准备与升主动脉相吻合的位置,观察两侧张力,务必将张力降到最低,才能有效减少吻合口出血和狭窄。吻合口一般选择在升主动脉远端,分出左颈总动脉的位置上。吻合口位置不宜过低,以免压迫左主支气管。一般使用 6-0 prolone 线连续端 - 侧吻合,如张力较大,可用自体心包或肺动脉补片扩大吻合口前壁,可以减少术后吻合口狭窄的发生。Roussin 随访了 51 例分别采用不同方式重建主动脉弓延续性的 IAA 患者,发现使用自体肺动脉补片有较好的中远期效果,使用心包补片的远期再狭窄率最高(图 23-11)。

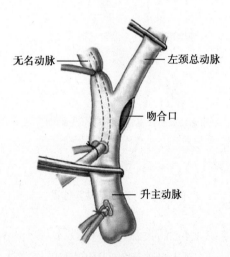

无名动脉 —— —— 左颈总动脉

吻合口

升主动脉

图 23-11　吻合口位置

主动脉弓连续性建立后,常规排气,将主动脉插管回撤,排气后恢复全流量灌注。此时可以着手处理合并的心内畸形,如室间隔缺损、房间隔缺损等。修补室间隔缺损的入路由术前超声心动图的提示为依据。修补完成后常规左心排气,开放主动脉,逐渐升温。术中应仔细保护喉返神经及膈神经。

IAA 伴心内畸形一起矫治术根据术前是否存在左心室流出道梗阻而有不同的手术方式及影响其手术早期和中远期的死亡率。对于存在左心室流出道梗阻的患者,Jonas 应用标准偏移单位 Z 值来评估狭窄程度。Z= 实测内径 – 正常平均内径 / 正常平均内径标准差。Z 值 <–5 为明显狭窄,提示术后可能出现严重的梗阻情况,如果超声心动图测得内径值 <5mm,术中必须处理左心室流出道。Tchervenkov 也提出可以根据患者的体重来评估左心室流出道是否梗阻,即如果左心室流出道内径大于患者体重 +2mm,则暂时无梗阻情况,若内径远低于以上值,需要考虑术中处理左心室流出道。手术方式主要有左心室肌束松解切除、纤维组织切除术、主动脉瓣叶交界切开术,或者 Damus-Kaye-Stansel 手术、改良 Konno 手术、Ross 手术、Norwood 手术等。

对于其他可能存在的畸形如功能性单心室、共同动脉干、大动脉转位等,治疗相对复杂和棘手,手术方法多样,如有需要深入了解的读者可以阅读专门文献。

术后早期的并发症主要有低心排血量综合征、肾衰竭、感染、神经损伤、出血等。术后常规正性肌力药物支持;对于无尿患者,腹膜透析是必要的;如果术后拔管困难,在排除气管压迫的可能性后,要考虑膈肌麻痹的可能,应尽早行膈肌折叠术。出血多与吻合时张力过高有关。应避免患者血压过高,在输注悬浮红细胞的同时,应检查凝血功能和血小板数量,必要时考虑输注新鲜冷冻血浆或浓缩血小板,如果出血量仍然偏多,应该考虑再次开胸止血。

中远期并发症主要是以下三个方面。

第一,吻合口狭窄。避免使用人工管道,彻底清除动脉导管组织,降低吻合口张力及自体肺动脉补片加宽,均可减少狭窄的发生。波士顿儿童医院研究认为直接吻合法术后虽然也会出现吻合口狭窄,但是多数患者可以通过球囊扩张纠治。如果存在吻合口狭窄,当收缩期压差峰值 >20mmHg(或 <20mmHg,但是有明显狭窄或侧支形成时),可以考虑在第一次外科手术术后 6 个月之内,通过介入手段干预。当反复球囊扩张效果不理想,体重 >30kg 的儿童,也可以考虑血管内支架置入术。

第二,左心室流出道梗阻。是术后死亡的重要原因之一,其中多数患者在手术时并不明显,而在术后中远期逐渐出现,近50%需要再次手术干预。

第三,左主支气管狭窄。主要是由于左主支气管在主动脉弓部下方走行,当吻合时局部松解不够,或距离较远,勉强吻合后会对左支气管造成压迫。术后X线可见左肺不张,纤维支气管镜可明确诊断。可通过左胸后外侧切口悬吊主动脉来缓解压迫,或者通过纤维支气管镜置入气管支架来改善通气。

【预后】 前列腺素E1使IAA的治疗产生划时代的影响,随着内科治疗、监护及麻醉水平的不断提高,尤其是新生儿心脏外科的技术进步,主动脉弓中断的治疗有了长足的发展。胸骨正中切口,一期主动脉直接吻合和室间隔缺损修补已经是首选方法,挽救了很多婴幼儿的生命。发展目标是使IAA患者尽早得到诊断和治疗,目前应大力推广产前超声。另一方面,如何减少术后左心室流出道梗阻的发生也是一个有待解决的问题。

(柏松)

三、主-肺动脉窗

【定义】 主-肺动脉窗(aorto-pulmonary window,APW),又称为主-肺动脉瘘、主-肺动脉隔缺损或主-肺动脉穿孔,通常是指位于升主动脉和肺动脉主干之间大的卵圆形缺损,只有10%的患者缺损很小,主动脉和肺动脉的半月瓣发育均正常,其病理生理和临床表现酷似动脉导管未闭(PDA)。主-肺动脉窗还可伴有其他复杂的心血管畸形。

【分类】 1979年,Richardson等根据缺损的位置提出了主-肺动脉窗的经典分类:I型为近端缺损,位于主动脉瓣窦近上方,于升主动脉左侧壁与主肺动脉交通;II型为远端缺损,位于升主动脉后壁,常靠近右肺动脉于主肺动脉起源处;III型为右肺动脉完全起自升主动脉右侧,主肺间隔完全缺损。III型实际上是一侧肺动脉异常起源于主动脉。因此Mori等对此分类法进行了改良,I、II型同Richadson法,III型被定义为主肺动脉隔完全缺损,一侧肺动脉起源于主动脉不作为分类之一(图23-12)。

【发病率】 主-肺动脉窗是一种极少见的先天性心脏病,占先天性心脏病的0.13%~0.20%。在美国佛罗里达大学医学院就诊的2 522例先天性心脏病患者中发现13例主肺动脉窗,发病率约为0.2%。南京医科大学附属儿童医院在近年约15 000例先天性心脏病手术中共发现主-肺动脉窗16例,约占0.1%。

【病理解剖】 典型的主-肺动脉窗,缺损解剖上位于主动脉瓣上方,形成主动脉根部与肺总动脉相通。部分患者缺损口径较大,且下缘十分邻近主动脉瓣,从外观上难以与永存动脉干相区分,一般情况其两组半月瓣发育均正常,可和永存动脉干相鉴别。主-肺动脉窗缺损口径大小不一,可从数毫米到60mm,一般在20mm左右。本畸形多是单发畸形,但也有约40%的患者可合并动脉导

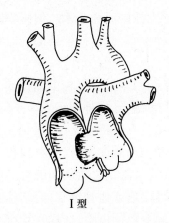
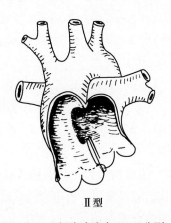
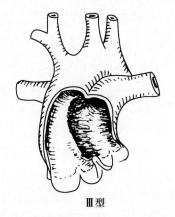

I型 　　　II型 　　　III型

图23-12 主肺动脉窗 Mori 分型

23

管未闭、室间隔缺损、房间隔缺损、主动脉弓中断、法洛四联症等心血管畸形。

【病理生理】 主-肺动脉窗病理生理与动脉导管未闭类似,但程度常较之更严重。患者早期由于大量血流自主动脉分流至肺动脉,使肺静脉回流至左心室的血量增加,加重左心室负荷,引起左心室肥大及劳损,而体循环血流量相对不足,导致发育不良或迟缓。由于长期肺循环血容量的增加,肺小动脉发生管壁增厚和纤维化等继发性病变,使肺动脉阻力增加、压力升高,肺小血管痉挛,引起左、右心室肥大。当肺动脉的压力高于主动脉时,则形成逆向(右至左)分流,出现全身性发绀。患者在出生后最初几周内,随着肺血管阻力下降,早期即有充血性心力衰竭的症状和体征。缺损较大者,可在 1 岁以内形成不可逆的肺动脉高压。

【症状】 临床表现主要取决于主动脉至肺动脉分流血量的多少,以及是否发生继发性肺动脉高压及其程度。临床可表现为心悸、气急、乏力、喂养困难、生长发育迟缓和反复呼吸道感染等症状。由于缺损一般较未闭动脉导管口径大,以及分流的位置离心脏近,许多患者早期即出现充血性心力衰竭。晚期肺动脉高压严重而产生逆向分流时则出现全身性发绀(区别于部分依赖 PDA 供血的差异性发绀)。

【体征】 在胸骨左缘第 3、4 肋间可闻及连续性机器样杂音,如已有明显的肺动脉高压,可仅闻及收缩期杂音,杂音一般较 PDA 更响,且较表浅,同一部位可扪及震颤,肺动脉瓣第二心音亢进,或伴有肺动脉瓣关闭不全的杂音(Graham-Steell 杂音)。分流量较大时,常可在心尖部听到二尖瓣相对狭窄产生的舒张期杂音。因脉压增宽,出现水冲脉、股动脉枪击声和毛细血管搏动等体征,其程度较 PDA 更明显。

【辅助检查】 心电图检查示电轴左偏,左心室肥大,肺动脉高压时左、右心室均肥大。胸部 X 线片示心脏明显扩大,肺动脉段突出,肺血增多。超声心动图检查示升主动脉与肺动脉之间有异常通道,同时辅助高速螺旋 CT 或磁共振检查即可确诊。心导管检查目前较少应用,如果需要评估肺

血管阻力和明确伴发畸形可行心导管检查。右心导管检查示肺总动脉血氧含量明显高于右心室,右心室和肺动脉压力一般均有某种程度的增高,如导管自肺总动脉进入升主动脉,更可确诊。逆行主动脉造影示对比剂自主动脉根部直接进入肺总动脉,可确诊该病,并与 PDA 相鉴别。

【诊断】 典型患者依据临床表现和心电图、胸部 X 线片、超声心动图、多排螺旋 CT 或磁共振检查可以明确诊断。由于主肺动脉窗的病理生理和临床表现与 PDA 十分相似,在临床上常误诊 PDA 而进行手术。如果需要明确合并畸形和评估肺血管阻力应进一步行心导管检查。本病还应与一侧肺动脉起源于主动脉、永存动脉干等相鉴别。

【治疗】 本病无自行闭合的可能,大部分患者在婴儿期或成年以前便夭折,即使存活者,早期即产生严重肺动脉高压和慢性充血性心力衰竭,因此一旦明确诊断,都应尽早行手术治疗。已有严重右向左分流,患者出现明显全身性发绀的晚期病例为手术禁忌。

【手术前准备】 明确有无合并畸形和并发症,根据检查结果确定手术方案。有重度肺动脉高压,甚至有少量右向左分流的患者,术前给予吸氧治疗和应用血管扩张药,使全肺阻力下降,可为手术治疗创造条件。合并心力衰竭者,给予积极强心、利尿治疗,待心力衰竭得到适当控制后再行手术。肺部及呼吸道感染时,及时抗感染治疗,尽量在治愈后再行手术。细菌性心内膜炎患者,术前应做血液细菌培养及药敏试验,并加强抗感染治疗,尽量在感染控制后再手术。但感染不能控制或反复出现栓塞者,应在抗感染的同时择期或限期手术。

【手术治疗】 主-肺动脉窗的缺损闭合可在常温下结扎或切断缝合、体外循环下修补等。

1. 常温下结扎或切断缝合 主要适用于位置远离主动脉瓣和肺动脉瓣,可以游离缺损小的瘘孔,结扎或在安置血管钳之后切断缝合。但因切断缝合有致命性出血或血管狭窄,而结扎有引起血管狭窄或瓣膜变形的风险,选择时均应非常慎重。近年来,采用封堵伞封堵,或使用小号封堵伞

在辅助结扎的方法,操作安全可靠、效果确切,逐渐被临床接受。

2. 体外循环下补片修补 体外循环下补片修补主-肺动脉窗手术较为安全,特别是对于缺损位置低、下缘在心脏脂肪组织内、不易解剖清楚的病例。补片修补的手术途径可直接从经升主动脉、主-肺动脉窗前面切开或肺动脉干切口进行修补。

(1)经主动脉切口:胸部正中切口,切开心包,进一步明确诊断,证实两大动脉分隔的半月瓣和有无冠状动脉的起源异常,但不要过度游离主-肺动脉交界处。建立体外循环,主动脉插管应近头臂干起源处。体外循外开始时阻断肺动脉或左、右肺动脉,以免引起灌注肺。同时插入左心房引流管,以降低左心室负荷。手术通常在中度低温下进行,如为婴儿或伴复杂畸形,也可采用深低温低流量或停循环的方法。经升主动脉切口能获得良好的显露,观察左、右冠状动脉起源及其与右肺动脉、肺动脉干相邻的关系,也可直接由左、右冠状动脉开口灌注冷保护液。涤纶或经戊二醛固定后的心包补片都可用于修补缺损(图23-13)。补片应与缺损直径相符合,补片过小张力会增大,补片太大会后凸入肺动脉,导致右心室流出道梗阻。可用5-0 prolene线作连续缝合修补缺损,以及关闭主动脉的切口。

(2)经主肺动脉窗前壁切口:这是目前体外循环下修补的最常用途径。建立体外循环方法同上,垂直切开主肺动脉窗前壁,同样须仔细检查冠状动脉的开口,保证开口于补片的主动脉侧。补片先缝合缺损的后缘和上下缘,前缘的缝合采用三明治法,即同时把两侧的主动脉壁、肺动脉壁与补片前缘一起缝合。最后注意排空主、肺动脉腔内的气体。

(3)经肺动脉切口:纵行切开主肺动脉前壁,显露缺损,视其大小进行连续缝合或补片修补缺损;也可用自体肺动脉转移皮瓣技术修补缺损,自体心包片修复肺动脉。由于经肺动脉切口不易看清主动脉内冠状动脉开口的情况,操作时要谨慎。

3. 术中注意事项 ①经主动脉切口缝补时升主动脉插管位置要尽可能高,靠近头臂干开口,以便于显露手术野;②严重肺动脉高压病例,游离缺损上方升主动脉时,紧靠于主动脉外膜进行以免损伤肺血管造成大出血;③体外循环开始后,要尽早阻断经缺损进入肺动脉的血流,防止发生灌注肺;④缺损位置较低时,注意缺损下缘与冠状动脉开口和主动脉瓣的关系,避免损伤冠状动脉和主动脉瓣;⑤Ⅱ型缺损的暴露和缝合有一定困难,需要做好深低温停循环的准备。大的Ⅱ型缺损用补

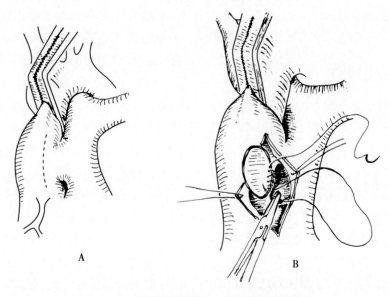

图23-13 经升主动脉切口主肺动脉窗修补术
A. 经升主动脉前壁切口;B. 采用涤纶部片缝合关闭

片缝合时,大小要适中,缝合不宜靠近右肺动脉开口,以避免术后肺动脉开口狭窄。

4. 手术后常见并发症 包括肺动脉高压危象、心力衰竭、肺部感染等。对病情较重、心功能差的患者,术后应选用适量的正性肌力药物。必要时可应用血管扩张药如硝普钠、酚妥拉明等,保持循环功能的稳定。术后注意避免肺部感染,维持呼吸功能,及时发现肺高压危象,并进行有效处理。对重度肺动脉高压的患者,术后早期应充分镇静,延长呼吸机辅助呼吸的时间,适当过度通气,常规给予吸入 NO。术后可常规使用西地那非 3~12 个月,亦可服用波生坦。

【预后】 主-肺动脉窗如不手术,多数在婴幼儿期即可死亡,所以较少见到大龄儿童。由于诊断问题,其实际上的发生率可能要更高。单纯性主-肺动脉窗早期手术的死亡率很低。影响手术效果的主要因素是手术时的年龄和肺血管病变程度。畸形得以完全纠正的患者,术后远期效果较好,多能参加正常的学习和工作。南京医科大学附属儿童医院完成的 16 例患者,均成活,远期随访效果良好。对于严重肺动脉高压患者,特别是年龄较大者,术后如果肺动脉高压仍然存在,并进行性升高,经服用西地那非或波生坦等效果改善不明显者,预后不佳。对有严重右向左分流者,过去已列为手术禁忌,但近年此类患者可以通过行肺移植及心血管畸形矫治来达到手术根治的目的。

(莫绪明)

四、主动脉瓣上狭窄

【定义】 主动脉瓣上狭窄(supravalvular aortic stenosis,SAS)是先天性左心梗阻性疾病中较少见的一类,其发生率占先天性心脏病中 5%~8%,但东方国家其发病率明显低于西方国家。主动脉瓣上狭窄常是 Williams 综合征的一系列异常中的一种表现,该综合征还包括智力发育迟缓、特殊面容、牙齿异常、婴儿期高钙血症、多发性外周肺动脉狭窄等。

【分类】 主动脉瓣上狭窄常分为两型:①局限性狭窄,主动脉外表仅有轻度狭窄,内壁有隔膜组织,隔膜中央有一小孔;②广泛性狭窄,临床上

该类型较多见,升主动脉外形呈一长段狭窄,血管腔内膜普遍增厚,严重的可累及头臂干开口。

【病理】 主动脉瓣上狭窄与其他类型主动脉狭窄相同,左心室压力负荷增加,左心室收缩压升高,左心室心肌肥厚。但也有不同之处,因狭窄口位于冠状动脉开口的远端,很高的左心室收缩压直接影响冠状动脉,使之产生动脉硬化等病变。随着主动脉狭窄严重程度的发展,左心室向心性肥厚,导致左心室舒张末压力升高,顺应性降低。肥厚的心肌压迫心内膜下血管,形成心肌缺血加重。主动脉瓣上狭窄由于主动脉瓣窦位于狭窄前的高压力区,瓣窦常有某种程度的扩张,约 1/3 患者可有主动脉瓣增厚,瓣膜上缘与主动脉内壁粘连,并可导致冠状动脉开口狭窄。也有患者冠状动脉粗大、扭曲,内壁增厚。瓣上狭窄严重者都有明显的左心室肥厚。在儿童期患者,主动脉瓣上严重狭窄,冠状动脉血流受限,会造成心室颤动和心搏骤停的风险。

【症状】 根据狭窄的程度大多无明显症状,但有严重狭窄的、年龄较大的儿童可有昏厥和心绞痛。Williams 综合征患者显示特征的面容:前额宽、两眼距离大、内眦赘皮、鼻梁平、下巴尖、嘴唇较厚、牙齿排列不齐、反应迟缓、智力低下。

【体征】 主动脉瓣区常可听到收缩期杂音,并向颈部传导。胸骨切迹上可触及收缩期震颤。右上肢血压常高于左上肢,其中部分病例与头臂干起始部狭窄有关,另有解释认为与血流动力学的 Coarda 效应有关。

【辅助检查】 胸部 X 线片显示肺纹理正常,当合并有外周肺动脉狭窄时肺纹理纤细或者两侧肺野不对称,瓣上局限性狭窄可有狭窄后升主动脉扩张,主动脉结增宽,而广泛性狭窄者则不明显。如伴有严重肺动脉狭窄可出现右心室扩大。

心电图可无明显改变。随着年龄增长可逐渐出现左心室肥厚,如伴有肺动脉狭窄,也可有双心室肥大。超声心动图能确定狭窄的部位。通过测定狭窄两端的血流速度可推算狭窄的程度,并可了解是否合并其他心血管畸形。

主动脉瓣上狭窄做左心室或升主动脉造影均能直接很好地显示狭窄的征象,如是局限性狭窄,

可见升主动脉根部有条状充盈缺损;如属广泛性狭窄,显示升主动脉管形缩窄,严重的可累及主动脉弓和头臂干分支。造影也可提示有无主动脉瓣关闭不全和冠状动脉畸形(图 23-14)因主动脉瓣上狭窄患者常伴有外周肺动脉的狭窄,故常规做右心室造影,以观察周围肺动脉发育情况。心脏增强 CT 和磁共振成像也是评估主动脉瓣上狭窄的常用方法。既具有心导管检查所具备的优点,而且没有发生心室颤动的风险。

【手术治疗】 手术指征:主动脉瓣上狭窄患者当左心室与升主动脉间收缩压阶差超过 50mmHg 即有手术指征,不受年龄限制。对同时伴有广泛性外周肺动脉狭窄的患者手术效果欠佳。

1. 手术方法 局限性主动脉瓣上狭窄的治疗主要做升主动脉成形术。手术在体外循环辅助下进行,主动脉插管尽量要安置在升主动脉远端,如手术需要可将主动脉管直接插入头臂动脉,控制后可做深低温低流量单纯头臂灌注,便于手术操作。升主动脉前壁作纵行切口,近端向无冠窦和右冠窦分别延伸,形成一个倒 Y 形切口,向上越过狭窄段至主动脉阻断钳下方 2~3mm。如主动脉内壁有明显纤维脊或隔膜则将其剪除。处理前必须先了解主动脉瓣膜的结构及冠状动脉开口的关系,避免意外损伤,切口的缝合需要扩大补片,可采用涤纶或膨体聚四氟乙烯材料,在小儿也可采用经 0.5% 戊二醛处理后的心包材料或牛心包材料将补片剪成裤片状,一般采用单股聚丙烯缝针线连续缝合(图 23-15)。

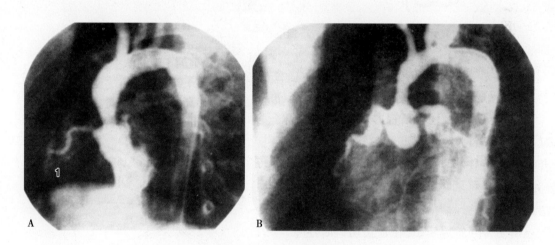

图 23-14 主动脉狭窄
A. 局限型主动脉瓣狭窄(1 为右冠状动脉);B. 广泛性主动脉瓣上狭窄(伴冠状动脉病变)

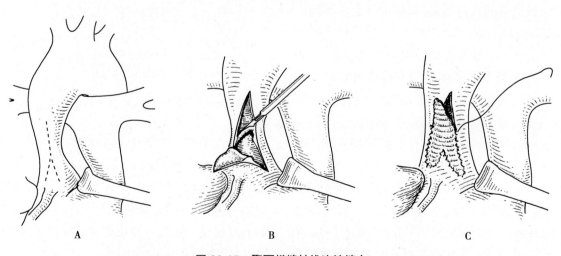

图 23-15 聚丙烯缝针线连续缝合
A. 人字形切口;B. 切除主动脉壁内纤维嵴;C. 缝补裤形补片扩大升主动脉切口

23

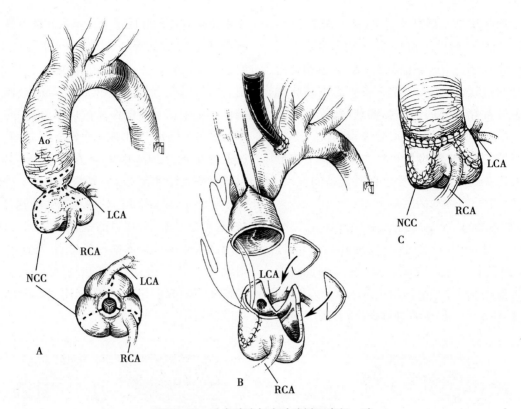

图 23-16　升主动脉与主动脉瓣环直径一致

Ao. 主动脉；LCA. 左冠状动脉；RCA. 右冠状动脉；NCC. 无冠窦

对于较严重的局限性主动脉瓣上狭窄患者，有学者提出既要有效解除狭窄段，又要恢复主动脉根部的正常解剖，即"三片法"修补技术。该手术方法是在狭窄的远端横断升主动脉，然后纵向切开无冠瓣窦，左、右冠瓣窦，在延长切口时注意避免损伤左、右冠状动脉开口，然后用三块三角形补片扩大瓣窦，这样主动脉瓣对合较好，而且恢复了主动脉根部的几何形态，保证了升主动脉与主动脉瓣环直径一致（图 23-16）。

广泛性主动脉瓣上狭窄的处理较困难，在小儿多采用深低温停循环或深低温低流量脑灌技术。这类患者病变如累及主动脉弓，主动脉阻断可在三支头臂干起始部圈套，手术时将主动脉切口向主动脉弓延伸，用低温保存的同种异体主动脉材料、牛心包材料或人工材料（Gore-Tex）作为补片修补。对于年龄较大合并有瓣膜严重病变的患者，则采用带瓣的人造血管建立左心室 - 降主动脉之间血流通道（图 23-17）。

2. 治疗结果　局限性主动脉瓣上狭窄其手术死亡率低于 5%，远期随访疗效满意，很少因残余

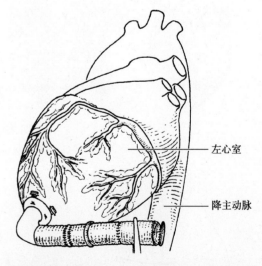

图 23-17　建立左心室 - 降主动脉之间血流通道

狭窄再次手术。广泛性主动脉瓣上狭窄其手术死亡率明显要高，特别是伴有严重外周肺动脉狭窄的患者，其住院死亡率可高达 40%。有些病例在尸检时发现，狭窄解除较满意，但左心肌肉极度肥厚并纤维化。所以这类患者术后往往很难脱离体外循环，需用 ECMO 辅助数天。

（刘锦纷）

五、动脉导管未闭

【定义】　动脉导管是一正常的胚胎组织,连接肺总动脉和降主动脉起始部,通常位于左锁骨下动脉起始部远端的对侧(图23-18),其组织结构不同于动脉,中层缺乏弹性纤维,由排列紊乱的螺旋样平滑肌细胞组成,动脉导管组织对前列腺素介导的舒张和氧介导的收缩特别敏感。胎儿期血液中前列腺素维持动脉导管开放,出生后肺循环的建立使机体氧分压增高,抑制前列腺素合成酶,降低循环中前列腺素水平,引起动脉导管收缩,出生后大约15小时即发生功能性关闭,80%在出生后3个月解剖性关闭。出生满1年时,动脉导管在解剖学上应完全关闭。若持续开放,并产生病理、生理改变,即动脉导管未闭。

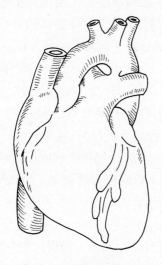

图23-18　动脉导管未闭

【发病率】　动脉导管未闭是较为常见的先天性心脏病,在我国的发病率占先天性心脏病的26.4%,居所有先天性心脏病发病率中的第二位,女性是男性的2倍,与母亲孕期前3个月受风疹病毒感染和动脉导管未闭发生率增高有关,动脉导管未闭在足月活产婴儿中发生率为1/1 600,早产儿发生率高于足月儿,占早产儿的20%~30%,妊娠龄越短,出生体重越低,动脉导管未闭发生率越高,妊娠龄34~36周,动脉导管未闭的发生率为21%,31~33周为44%,28~30周为77%。

本病常单独发生于早产儿、正常婴儿和儿童,或并发于其他先天性心脏病,亦可作为某些重症发绀型先天性心脏病的代偿机制而存在。

【分类】　动脉导管粗细不一,一般直径5~20mm,长度6~10mm,可分五型。管型:此型最常见,为两端管型直径相等。漏斗型:主动脉端较肺动脉段粗,呈漏斗型。窗型:导管短而粗,主、肺动脉紧相连,较少见。哑铃型:导管中间细,两端粗,少见。动脉瘤型:导管中部呈瘤状膨大(图23-19)。

【病理生理】　动脉导管未闭引起的病理生理学改变主要是通过动脉导管引起的分流。分流量的大小与导管的粗细及主、肺动脉的压差有关。由于体循环阻力大于肺循环,肺动脉同时接受来自右心室和动脉导管自主动脉分流的血液,使肺循环血流量明显增加,左心房回心血量增加,左心室负荷加重,而渐肥厚扩大,肺小动脉大量接受来自主动脉的血液,肺血管产生功能性改变,肺循环阻力增加,右心室因后负荷增加渐进性肥厚扩大,

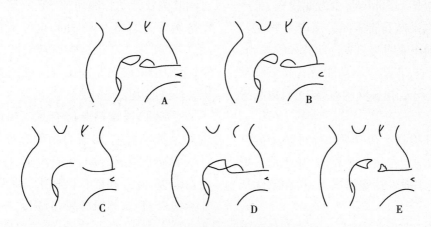

图23-19　导管中部呈瘤状膨大

A. 管状;B. 漏斗状;C. 窗状;D. 哑铃状;E. 动脉瘤状

23

随病程及分流量的不断增高,肺血管发生阻塞性改变,肺循环压力接近或超过体循环压力水平,产生双向或右向左分流,即 Eisenmenger 综合征。动脉导管未闭因舒张期分流,主动脉舒张压力低,心肌缺血,全身器官灌注减少。

【症状和体征】 本病的症状、体征取决于患者的年龄、导管大小、肺血管阻力。较细小的动脉导管未闭,可以无症状,常在体检时闻及胸骨左缘第 2、3 肋间连续性机器样杂音;中等大小的动脉导管未闭患者常表现为多汗、乏力、发育迟缓、反复呼吸道感染,查体发现脉压差大、连续性杂音;大的动脉导管未闭婴儿可在出生后数周内发生喂养困难、呼吸急促及心力衰竭的症状,查体时发现心前区心脏搏动增强、脉压差大和肝大,早产儿大的动脉导管未闭出生后即有呼吸窘迫表现,并需有创机械通气支持。

【辅助检查】

1. 心电图检查 可能显示左侧电势增强,但是如果有严重的肺动脉高压,也可能有右心室肥厚的证据。

2. 胸部 X 线检查 胸部 X 线片异常和左向右分流程度成正比,大的动脉导管未闭左心房、左心室增大、肺充血、肺间质水肿。

3. 超声心动图检查 通常具有诊断性,为无创的重要确诊手段,能准确判断导管的解剖和分流,并发现其他畸形,对于超声医师来说,重要的是区分动脉导管未闭和可能位于升主动脉远端的主-肺动脉窗。

4. 心导管检查 婴儿期很少做此检查,早产儿属禁忌,大多数动脉导管未闭的患者有"典型"症状,且超声心动图表明为孤立性动脉导管未闭,无须行心导管检查,若超声心动图示有严重肺动脉高压,应进行心导管检查测肺血管阻力,以指导治疗。

5. 心脏 MRI 检查 在有主动脉弓解剖异常和对动脉导管的确切位置有怀疑时,MRI 是一种有用的辅助检查手段。特殊情况下,存在双动脉导管的小概率。

【药物治疗】 吲哚美辛能促进早产儿导管关闭,而对足月儿效果不佳,在新生儿期之后,动脉导管不可能自发关闭。因此,仅因认为药物治疗是手术关闭或经心导管关闭动脉导管之前用来稳定患者病情的方法。早产儿伴呼吸窘迫者,应限制补液量,给予地高辛、利尿药、血管活性药物以减轻后负荷,机械通气、维持动脉血气正常,使用吲哚美辛的禁忌证包括氮质血症、有消化道缺血证据、颅内或其他部位的出血和败血症。现在通常不再认为出生体重低于 1 000g 是使用吲哚美辛的禁忌证。重要的是在用药前后,需要通过超声心动图来检测动脉导管的大小。

【手术治疗】

1. 动脉导管结扎术 采用左后外侧第 4 肋间标准切口进胸,向前牵开肺组织,纵向切开纵隔胸膜(上至左锁骨下动脉起始部以上,下至第 1 肋间动静脉水平,必要时可将其结扎)并悬吊,分离胸膜前侧时,注意保护迷走神经及其喉返神经分支,分离胸膜后侧时注意不可损伤胸导管及肋间动脉,分离动脉导管平面降主动脉外侧、后侧及左锁骨下动脉后侧,于动脉导管上、下缘、降主动脉后及左锁骨下动脉后安放 3 根控制带以备发生意外出血时急用,仔细分离导管的前、后壁,此时从导管上、下缘,经降主动脉后,可顺利引出结扎线,游离导管前,请麻醉师配合控制血压在 60~75mmHg(8.0~10.0kPa),以降低血管张力。单纯结扎适用于早产儿动脉导管未闭,其他患者应当进行双重、三重结扎。

2. 动脉导管钳闭术 采用标准左胸后外侧切口,分离动脉导管后,直接用两枚钛夹分别先后将主动脉侧及肺动脉侧动脉导管夹闭。对于新生儿动脉导管为缩短手术时间,也可不需完全分离出动脉导管,用 2~3 个钛夹直接夹闭,费时少,又安全,适用于未成熟儿动脉导管未闭并发呼吸窘迫综合征或心力衰竭时。

3. 动脉导管切断缝合术 1946 年,Gross 注意到单纯结扎有 10% 的病例有残余分流,另有 10% 的病例在术后 1~2 周再通,于是他开始采用切断缝合法,并推荐该技术。采用标准左胸后外侧切口,游离动脉导管足够长,于主动脉端、肺动脉端上多齿 Potts 钳,用剪刀逐渐剪断,然后用 Prolene 线连续缝合两道导管残端,先松开肺动脉端血管钳,再松开主动脉端血管钳,短暂压迫可防止针眼出血。

4. 肺动脉内缝合法　成人动脉导管短、壁薄且有钙化,常规切断或结扎风险大,常采用此法,原有胸腔或心内手术粘连,或导管位置偏后,不易分离及显露时也采用此法。经胸骨正中切口,在体外循环下,先行转流降温,术者以手指压迫导管表面,以阻断其分流,当血温降至 20~25℃时,减低流量至 5~10ml/(kg·min),切开肺动脉干,于肺动脉干内,根据导管开口大小,行褥式缝合、带垫片缝合或补片修补,成人动脉导管未闭常采用补片修补,缝合前应再次检查导管切口,而非左肺动脉及其分支,最后一针打结前,充分排尽主动脉内气体,以免术后空气栓塞并发症的发生。患者最好处于头低位,请灌注师突然加大流量,使气泡排出(图 23-20)。

【介入性疗法】　1967 年,Porstman 等首先报道了经导管阻塞动脉导管,开创了介入性疗法。近年来此法的器材不断被改进,并获得推广,双碟、Rashkind 封堵器、Amplatzer 封闭器用于较大动脉导管未闭(>4mm)的治疗,由于装置的复杂性及动脉导管更大,发生残余分流的可能性很高,且在残余分流的病例中一部分发生溶血需治疗,Gray 回顾性地从效果、关闭率、并发症、费用角度比较外科和 Rashkind 封堵器关闭动脉导管未闭,得出结论为:关闭单纯的动脉导管未闭手术优越于心导管,弹簧圈适合较小的动脉导管未闭(<4mm)且

B 型动脉导管未闭除外,Fedderly 等声称弹簧圈封堵小至中等大小的动脉导管未闭其性价比优于外科手术。介入性疗法无须开胸,创伤小,患者恢复迅速,随着栓堵材料性价比的进一步提高及经验的积累,介入性疗法在动脉导管未闭治疗中会扮演更重要的角色。

【胸腔镜导管结扎法】　1991 年 Laborde 首次利用胸腔镜关闭动脉导管未闭,适用于排出其他并存复杂性先天性心脏病的单纯未闭动脉导管。患者在气管内麻醉下置右侧卧位,分别经第 3 肋间后方及第 4 肋间腋中线置入两根直径为 5mm 的镜筒于胸腔,前者置入影像观察器,后者放入器械,1~2 根直径 1mm、呈 60° 角的肺叶拉钩,经第 3 肋间中部放入,在电镜影像观察下,打开后纵隔胸膜,充分游离动脉导管的肺动脉侧和主动脉侧,分清喉返神经后,用 1~2 个止血夹夹闭动脉导管,术闭退出镜筒,膨胀肺,胸腔置直径 2mm 引流管,6~10 小时后拔除,术后立即检查患者体征和行心脏彩超检查,如发现钳夹滑脱,可于 24 小时后再行电视(辅助)胸腔镜手术(video-assisted thoracoscopic surgical interruption,VTSI)阻断 PDA,并发症有喉返神经损伤、气胸、肺部或胸腔感染、出血、乳糜胸等,Kennedy 等在比较开胸手术和胸腔镜结扎术时,并没有发现胸腔镜在住院时间、手术时间及并发症等方面的优势。

【机器人手术】　2002 年,Labret 等比较了 28 例使用电视胸腔镜外科手术(video-assisted thoracos-

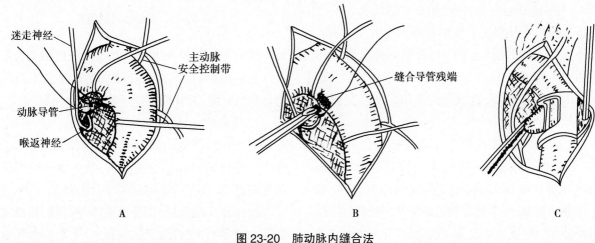

图 23-20　肺动脉内缝合法

A. 结扎法;B. 切断缝合法;C. 用 Potts-Smith 钳切断缝合法

copic surgery,VATS)关闭动脉导管和 28 例使用机器人辅助方法关闭动脉导管的患者。机器人辅助关闭动脉导管的结果和 VATS 结果相近,但是由于机器人关闭动脉导管未闭的复杂性更高,所以需要更长的手术时间。

【预后】 一般病例手术死亡率低于 1%,患者生长发育好,杂音消失,少数病例可闻及因肺动脉扩张的收缩期杂音,早产婴儿因早产有关的并发症影响其预后,如围手术期持续呼吸窘迫、颅内出血或弥散性血管内凝血,年龄在 2 岁以上者,术后恢复相对较差,手术后尚可能发生不明原因的死亡。

(明腾)

六、血管环和肺动脉吊带

【定义】 血管环是一组较少见的先天性血管畸形,由于主动脉弓及其分支先天性发育异常造成气管和 / 或食管压迫而产生一系列症状。1737年 Hommel 首先报道了双主动脉弓病例。1939 年 Wolman 描述了 1 例双主动脉弓伴有气管和食管压迫综合征的病例。直到 1945 年 Gross 首次对 1例双主动脉弓病例进行外科手术并获得成功,使 Gross 成为血管环疾病外科治疗的先驱。"血管环"一词也是由 Gross 提出的。

肺动脉吊带是由于肺动脉分支异常造成气管压迫,临床上更为少见,其左肺动脉异常起源于右肺动脉,在进入左肺门前环绕右主支气管和远端气管,形成气管周围的吊带压迫。这种畸形由 Glaevecke 和 Doehle 于 1897 年在 1 例死于重症呼吸窘迫的 7 个月婴儿尸检中发现。1958 年 Contro 等将其称为"肺动脉吊带",以此与其他血管环相区别。后来 Berdon 提出了"环 - 吊带综合征"这一名词,来强调肺动脉吊带经常和完全性气管畸形同时存在。

血管环畸形在国外占先天性心血管畸形的 1%,而在东方国家发生率较低,上海儿童医学中心 2013 年统计既往 10 年间收治 61 例患者,占同期先天性心脏病手术患者的 0.29%(61/20 921)。首都医科大学附属北京儿童医院近 10 年共收治 200余例血管环患者,占同期先天性心脏病手术患者

的 2.3%。

【胚胎学及病理分型】 胚胎早期先后出现 6对主动脉弓,均发自动脉囊,但发生时间不同,演变情况也不同。第 1、2 对动脉弓形成最早,但在第 3 对动脉弓形成时,第 1、2 对动脉弓已退化消失。左、右第 3 对动脉弓与背主动脉相连,并伸向头部成为颈内动脉。颈外动脉起自动脉囊,但基部移至第 3 动脉弓处。第 3 动脉弓根部及与其相连的一部分动脉囊形成颈总动脉。第 4 对动脉弓左侧演变为主动脉弓的一段。主动脉弓的近端来自动脉囊的左半,远端则来自左侧背主动脉。动脉囊的右半形成头臂干。第 4 对动脉弓右侧演变成右锁骨下动脉的近端,右锁骨下动脉的远端则由右侧背主动脉和第 7 节间动脉组成。第 5 对动脉弓很快退化或根本不发生。第 6 对动脉弓分支伸入肺芽形成肺动脉,其右侧除部分形成右肺动脉外,其余与背主动脉之间一段完全消失,左侧部分分别形成左肺动脉和动脉导管(图 23-21)。

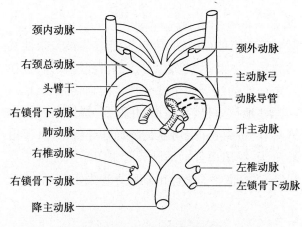

图 23-21 主动脉弓的演变

胚胎发育过程中出现异常退化或保留则会形成血管环畸形,根据血管环畸形的解剖特点分为完全性血管环、部分性血管环和肺动脉吊带。

1. 完全性血管环

(1) 双主动脉弓:若胚胎发育时期左、右第 4弓持续存在则形成双主动脉弓,是血管环畸形最常见的类型。左、右弓均起源于升主动脉,然后在气管和食管两侧通过,汇合形成降主动脉,形成完全性血管环(图 23-22、图 23-23)。气管和食管被双弓环绕和压迫,出现呼吸道和食管压迫症状。

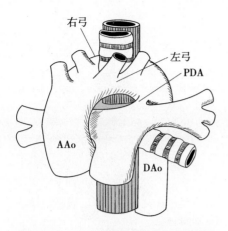

图 23-22 双主动脉弓（环绕气管食管）

AAo. 升主动脉；DAo. 降主动脉；PDA. 动脉导管未闭

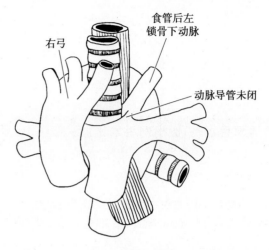

图 23-24 右位主动脉弓（食管后左锁骨下动脉）

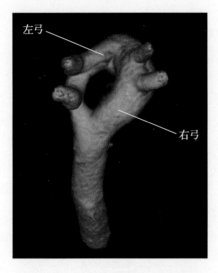

图 23-23 双主动脉弓（上面观）

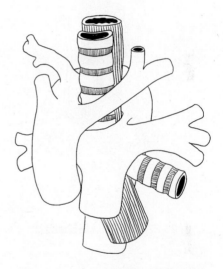

图 23-25 右位主动脉弓（镜像分支）

（2）右位主动脉弓伴左侧动脉韧带：若胚胎发育时期左侧第 4 弓消失，则形成右位主动脉弓。由于退化发生的部位不同，产生不同的类型。其中最常见的是食管后左锁骨下动脉（retroesophageal left subclavian artery，占 65%）和主动脉弓镜像分支（mirror-image branching，占 35%）。食管后左锁骨下动脉是由于右侧第 4 弓持续存在，而左颈总动脉和左锁骨下动脉之间的主动脉弓缺失造成（图 23-24）。左锁骨下动脉起源于降主动脉，走行于食管左后方，而动脉韧带位于降主动脉和左肺动脉之间，形成血管环。镜像分支是由于右侧第 4 弓持续存在，而锁骨下动脉和背侧降主动脉之间的左弓消失造成。若动脉韧带起自降主动脉，则形成完整的血管环（图 23-25），若动脉韧带起自头臂

干，则未形成血管环。值得注意的是右位主动脉弓常会伴有主动脉憩室（Kommerell 憩室），位于降主动脉上部，食管后方，由左侧韧带或左锁骨下动脉起始部扩大形成。

（3）左位主动脉弓伴右侧降主动脉：为一种少见的血管环畸形，这一畸形中升主动脉向上向左形成左弓，然后环绕并走行于气管、食管后方，与右侧降主动脉相延续。若存在右侧动脉导管未闭或动脉韧带，则形成完全性血管环（图 23-26）。

2. 部分性血管环

（1）头臂干压迫综合征：头臂干压迫综合征是指头臂干压迫气管，导致气管狭窄（图 23-27）。1948 年 Gross 和 Neuhauser 首次认识该病。头臂干压迫综合征原因尚不清楚。有学者认为可能是

23

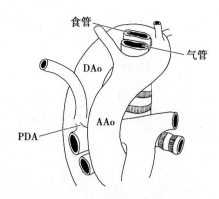

图 23-26　左位主动脉弓伴右侧降主动脉

AAo. 升主动脉；DAo. 降主动脉；PDA. 动脉导管未闭

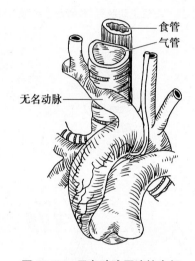

图 23-27　无名动脉压迫综合征

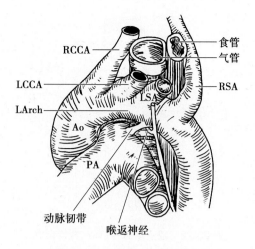

图 23-28　迷走的右锁骨下动脉

RCCA. 右颈总动脉；LCCA. 左颈总动脉；LArch. 主动脉弓；Ao. 主动脉；PA. 肺动脉；LSA. 迷走的左锁骨下动脉；RSA. 迷走的右锁骨下动脉

罕见畸形。研究发现肺动脉吊带可以是整个左肺动脉起源于右肺动脉（图 23-29），也可以是左上肺动脉起源正常，左下肺动脉起源于右肺动脉。当肺动脉吊带伴有动脉导管或动脉韧带，其一端位于肺动脉主干与右肺动脉连接部，另一端向上经左主支气管和左肺动脉后方与降主动脉相连时则形成完全性血管环。

由于头臂干的起源较正常更靠近主动脉弓的左后方，以至于它向上走行时向后压迫气管前壁。但Hennington 等报道当位置异常，增大的胸腺突入相对狭窄的胸廓入口时会压迫头臂干从而导致气管受压。

（2）左位主动脉弓伴迷走的右锁骨下动脉：当胚胎发育期右锁骨下动脉和右颈总动脉之间的第4 弓退化，则形成左位主动脉弓伴迷走的右锁骨下动脉（图 23-28）。国外报道左位主动脉弓伴迷走的右锁骨下动脉发病率为人群的 0.5%~1.0%。Beabout 等认为迷走的右锁骨下动脉走行于食管右后方，形成食管压痕而没有形成完全的血管环，一般不造成吞咽障碍，需要手术治疗的更少见。

3. 肺动脉吊带　肺动脉吊带是胚胎发育期支气管树的尾端毛细血管与发育期的肺组织和来源于右第 6 弓衍生出的支配动脉相连接时所发生的

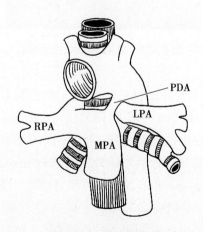

图 23-29　肺动脉吊带

RPA. 右肺动脉；MPA. 主肺动脉；LPA. 左肺动脉；PDA. 动脉导管未闭

多数肺动脉吊带是隆突上型，即左肺动脉起源于右肺动脉后先向上越过右主支气管，再从气管食管间经过，在相当于气管分叉水平或略高于气管隆突，进入左侧肺门，常对气管和右主支气管起始部造成压迫。隆突下型较少见,指左肺动脉起源低,它绕过气管的隆突下经左主支气管后面到达左肺门,导致左主支气管的梗阻。气管远端发育不良合并完全性软骨环经常和肺动脉吊带畸形同时存在。Fiore 等报道肺动脉吊带患者中有 50%~60% 合并完全性气管环。首都医科大学附属北京儿童医院心脏外科曾收治 1 例肺动脉吊带合并双主动脉弓的罕见畸形(图 23-30)。

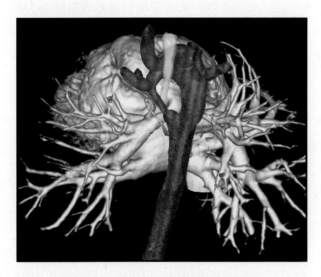

图 23-30 肺动脉吊带合并双主动脉弓

【症状和体征】 血管环畸形的临床表现与气管、食管受压程度密切相关,症状一般出现在 6 个月内,重症出生后不久即有吸气喘鸣表现。严重者甚至发生呼吸暂停、发绀、晕厥。反复呼吸道感染也是较为常见的症状。气道梗阻不太严重的患者,以上表现常间歇出现。食管压迫症状主要表现在喂养、吞咽困难,甚至在进食时因压迫气管而发生气道梗阻出现发绀、休克或晕厥,这在进固体食物时尤为明显。在临床上很容易造成漏诊和误诊。

【辅助检查】 血管环畸形的诊断在临床表现的基础上以影像学检查为主。包括胸部 X 线检查、食管钡剂造影、超声心动图(ECHO)、计算机断层扫描(CT)、磁共振成像(MRI)、心导管造影及纤维支气管镜检查。

1. 胸部 X 线检查 在大部分病例中胸部 X 线片可以显示主动脉弓的情况,可以判断是左位主动脉弓、右位主动脉弓还是双主动脉弓,而且侧位片可发现气管受压狭窄情况。梗阻性肺气肿和肺膨胀不全也提示支气管受压,是最常用也是最简单的检查方法。

2. 食管钡剂造影 食管钡剂造影可以提供很有价值的诊断依据。从前后位和侧位食管造影片可以看到血管环造成的食管压迹。双主动脉弓在前后位片上可见食管两侧的压迹,主动脉弓越大压迹越深(图 23-31),侧位片上可见主动脉弓造成食管后壁较显著的压迹,迷走的右锁骨下动脉也可以在侧位片上形成食管后方压迹,肺动脉吊带可形成典型的食管前方压迹。

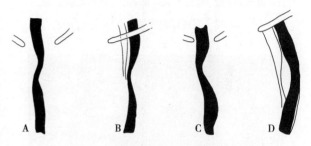

图 23-31 食管造影中血管环所造成的压迹
A. 胸部前后位;B. 胸部侧位;C. 胸部前后位;D. 胸部侧位

3. 超声心动图检查 彩色多普勒超声心动图检查在血管环畸形的诊断中有局限性,但是在肺动脉吊带的诊断方面仍不失为一有效手段。

4. CT 检查 多层增强螺旋 CT 结合三维重建可以非常清晰地显示血管环畸形的解剖形态(图23-32~ 图 23-34)及气道的受压情况,并能提供肺容积方面的信息,故临床上大多采用 CT 检查。

5. MRI 检查 MRI 对诊断血管畸形和气道狭窄很有价值,而且有不需使用对比剂的优点。但其缺点是对患者的镇静要求较高,如患者移动则会影响图像质量。而对有血管环畸形的患者来说,完全镇静可能发生呼吸暂停而危及生命。Alsenaidi 等报道在双主动脉弓的诊断中,对于优势弓的确定,MRI 检测较 CT 扫描和心导管检查更有优势。

6. 心导管造影检查 随着 CT、MRI 等无创性检查的发展,心导管造影这一有创性检查已逐渐被取代,仅在合并其他心内畸形等必要情况下才使用。

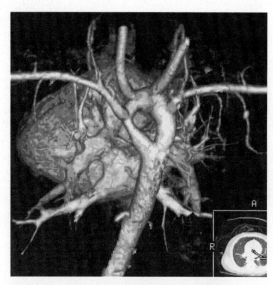

图 23-32　双主动脉弓 CT 三维重建图像

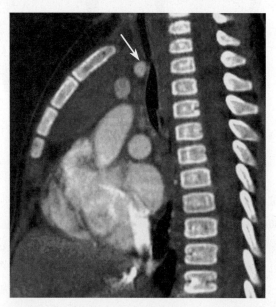

图 23-33　无名动脉(箭头所指)压迫综合征 CT 三维重建图像

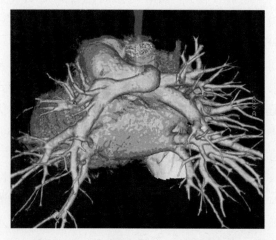

图 23-34　肺动脉吊带 CT 三维重建图像

7. 纤维支气管镜检查　纤维支气管镜检查是先天性气管狭窄检查的必要手段,特别是在手术中解除血管环或气管受压后对决定气管狭窄部位是否需要手术处理非常重要。

【治疗】

1. 手术适应证　所有有症状的血管环畸形都有手术指征,早期正确手术极为重要,延迟治疗会造成猝死等严重后果。

2. 术前准备　术前常规控制呼吸道感染,并予吸氧,纠正低氧血症、高碳酸血症及酸中毒,适当营养支持,对呼吸困难严重单纯吸氧难以改善者,用 NCPAP 辅助呼吸,仍无好转时予气管插管,机械通气。

3. 手术方法

(1) 双主动脉弓:Alsenaidi K 等报道双主动脉弓中 71% 以右弓为主,20% 以左弓为主,9% 左、右弓大小相等。因此,手术多选择经左后外侧第 4 肋间切口进胸切断发育较小的左弓;对于左弓占优势的病例从右后外侧第 4 肋间进胸离断右弓;双弓大小基本均衡者,有人建议选择左后外侧切口。对于双弓大小相仿的也可以选择胸骨正中切口在直视下进一步对双弓情况进行比较、权衡后离断发育相对较差的主动脉弓。伴有心内畸形时,经胸骨正中切口,先离断次弓后再建立体外循环纠治心内畸形,可以缩短体外循环时间。也有文献报道不论左弓、右弓为主还是两弓大小均衡,只要不伴有心内畸形,均选择经降主动脉侧的胸部切口矫治。迷走神经发出左侧喉返神经,是一个常用的解剖标志。行弓部血管的阻断试验来确定解剖结构。注意需同时切断动脉导管或动脉韧带,从而可以充分松解大血管,注意保留双侧颈动脉和锁骨下动脉的正常血供。手术要彻底游离食管和气管,它们之间的纤维索带要全部切断。如果松解后对气管食管仍有压迫,可将降主动脉侧壁固定到侧胸壁以减轻压迫。术中要注意保护喉返神经。

(2) 右位主动脉弓伴左侧动脉导管未闭或动脉韧带:手术包括切断动脉导管或动脉韧带,充分松解周围粘连带组织,对于解除气管压迫一般不需切断左锁骨下动脉。以前有学者认为迷走的左锁骨下动脉若合并 Kommerell 憩室存在发展为气管严重受压的危险,Backer 等建议切除 Kommerell 憩室并移植左锁骨下动脉到左颈动脉。但 2019 年 8 月德克萨斯儿童医院 Binsalamah ZM 最新研究发现初次手术未施行 Kommerell 憩室切除的患者仅有很小比例(5.5%),日后需要再次干预,这与 Cincinnati 儿童医院的 Tweddell 等的看法一致。

(3) 头臂干压迫综合征:矫治此畸形的两种经典手术方法为头臂干悬吊于胸骨后和头臂干移植,文献报道这两种方法各有利弊。尽管头臂干悬吊则复发概率相对较高,而头臂干移植可引起早期出血和脑卒中及潜在的吻合口后期狭窄的风险,所以还是建议采用悬吊法。手术除了处理头臂干外,建议切除位置异常和扩大的胸腺。至于手术采取左前胸切口、右前胸切口还是胸骨正中切口,可根据个人习惯决定。经典的手术方法是 Gross 在 1948 年通过左前胸切口,用带垫片的缝线将头臂干悬吊于胸骨后壁。

(4) 左位主动脉弓伴右侧降主动脉:对于有症状的患者,可经右侧胸壁切口或右后外侧切口进胸切断动脉导管或动脉韧带。

(5) 肺动脉吊带:矫治肺动脉吊带最常用的手术是离断、移植左肺动脉(图 23-35、图 23-36)。1954 年 Potts 首次报道对婴儿肺动脉吊带实施手术治疗,他经左侧第 4 肋间切口进入胸腔,切开纵隔胸膜,切断动脉导管或动脉韧带,离断左肺动脉,缝合近端,用侧壁钳钳夹部分主肺动脉,修剪左肺动脉断端成斜面,将其吻合至正常左肺动脉在主肺动脉的起始部。整个过程注意保护喉返神

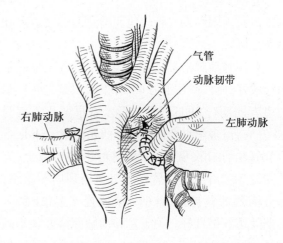

图 23-36　肺动脉吊带手术矫治——左肺动脉与肺动脉干吻合

经和膈神经。以往认为,对于不伴有心内畸形和不需处理气管的患者而言,左侧开胸进行手术是一种较为满意的选择。但近年来多提倡行胸骨正中切口和采用体外循环(如果没有合并心内畸形,单根静脉插管即可),可以使术者准确离断左肺动脉并有足够的时间进行吻合操作,从而保证左肺动脉通畅。因肺动脉吊带中有 50%~60% 合并完全性气管环,气管狭窄严重的患者需同时行气管成形术。近年来报道有多种气管成形方法,如单纯狭窄段切除端端吻合术、自体心包片气管成形术、自体游离气管片移植术、Slide 气管成形术。由于儿童与成人不同,气管直径小,气管成形术后吻合口肉芽组织形成易导致气管腔狭窄,这是一令临床医师非常棘手的问题。但目前国内外大多数学者认为,Slide 气管成形术后死亡率和并发症均低于其他术式,是临床弥漫性气管狭窄首选的处理方法。英国的 Butler 2014 年对 101 例 Slide 气管成形术患者进行随访研究的结果与此一致。

【预后】　早期诊断,手术中彻底解除异常血管环绕,充分松解周围粘连带组织,避免术中损伤气管,术后监护得当,多能取得满意疗效。部分病例术后呼吸道症状持续存在可能与先前压迫所致的气管和支气管发育不良有关,但症状较轻,一般不需外科处理,往往在数月或 1 年后症状消失。Bonnard 提出血管环手术的预后因素与术前呼吸系统功能、呼吸道畸形类型及程度、气管软化程度有密切的关系。一些外科中心常规把气管固定到

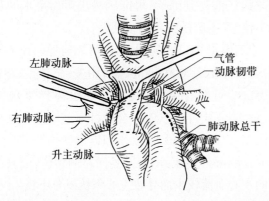

图 23-35　肺动脉吊带手术矫治——于右肺动脉起源处离断左肺动脉

胸骨以减少因继发气管软化而导致的呼吸道症状不完全缓解。

单纯肺动脉吊带患者或伴轻度气管狭窄者手术疗效好,死亡率几乎为 0。伴发长段型气管狭窄的患者同期行 Slide 气管成形术者早期死亡率为 6% 左右,但多学科合作可以降低死亡率。Slide 术后气管吻合口狭窄 Butler 报道可达 40% 以上,有的需要床旁纤维支气管镜下气道清理肉芽组织,部分需要球囊扩张(44.6%)或放置支架(21.8%)。远期随访效果良好。关于左肺动脉移植处狭窄的问题,墨尔本皇家儿童医院 Matthew S.Yong 认为将左肺动脉移植到主肺动脉近端窦管交界上方的技术可以明显降低该并发症。

【治疗进展】 近年来 VATS 越来越受到患者的推崇,2017 年波士顿儿童医院 Herrin MA 对 200 例患有双主动脉弓、右位主动脉弓伴迷走的左锁骨下动脉和左侧动脉韧带的血管环患者进行研究,其中 115 例采用 VATS 手术技术,发现 VATS 技术不仅安全、有效,而且手术时间、住院日均短于常规侧开胸手术。Kogon 等认为随着胸腔镜技术的发展,将来有可能应用于各种类型血管环畸形的治疗。随着组织工程和干细胞研究的进展,研发合适的补片材料及可吸收支架可进一步解决目前比较棘手的气管狭窄问题。

(李晓峰 刘彩霞)

七、左心发育不良综合征

【定义】 左心发育不良综合征(hypoplastic left heart syndrome,HLHS)是由一系列有相互影响的心脏畸形的组合,主要是涉及不同程度的左心系统结构的发育不良,包括二尖瓣狭窄或闭锁、主动脉瓣狭窄或闭锁、升主动脉、主动脉弓发育不良或闭锁。

【分类及解剖学】 根据左心瓣膜的形态学,可将 HLHS 分为 4 种解剖亚型。

1. 主动脉瓣和二尖瓣狭窄。
2. 主动脉瓣和二尖瓣闭锁。
3. 主动脉瓣闭锁和二尖瓣狭窄。
4. 主动脉瓣狭窄和二尖瓣闭锁。

Bharati 等报道了一组 230 例 HLHS 的病例,其中,105 例(45%)为主动脉瓣闭锁合并二尖瓣狭窄;95 例(41%)为主动脉瓣和二尖瓣闭锁;30 例(13%)为主动脉瓣和二尖瓣狭窄。右心室明显肥厚和扩张,心尖亦由右心室组成,三尖瓣环有不同程度的扩大,57% 的病例有三尖瓣形态异常。Barber 和 Chang 报道有 8%~10% 的 HLHS 患者合并有明显的三尖瓣反流,而存在三尖瓣反流是 Norwood 手术短期和长期存活率的一个重要因素。

在 95% HLHS 患者中,室间隔通常是完整的,左心室腔仅存一裂隙,心内膜明显增厚、纤维化。升主动脉发育细小,1~8mm(平均 3.8mm),在 55% 的患者中,其升主动脉直径 <3mm。而升主动脉仅作为逆向灌注冠状动脉的通道,其作用相当于单支冠状动脉。主 - 肺动脉明显扩张,右心室血流通过粗大的动脉导管灌注体循环,80% 患者还合并局限性主动脉缩窄或主动脉弓离断。

【发病率】 HLHS 在西方国家发病率较高,在早期出现症状的先天性心脏病中占第四位,在 1 周内与心脏病相关的死亡婴儿中占 25%;据报道其在先天性心脏病中的发病率为 4%~9%,在新英格兰地区小儿心脏计划 1980 年的报道指出,每 1 000 例活产婴儿中有 0.163 例为 HLHS 患者,按此推算,美国每年约有 600 例左心发育不良综合征患者出生。而我国 HLHS 的具体发病率不详,根据国内报道与 HLHS 相关文献推算,我国的发病率较低,但是不排除因为社会经济的原因,部分此类患者出生后得不到及时诊断和治疗而导致发病率数据的误差。同时由于我国对先天性心脏病产前筛查的逐渐普及,HLHS 等此类复杂的先天性心脏病产前得到确诊,可能因为出生后手术的预后不佳,家属选择放弃继续妊娠。

【病因】 HLHS 病因不详,可能与母体怀孕早期病毒感染、环境污染等因素相关;总体上,28% 的 HLHS 病例有染色体异常,染色体异常包括 Turner 综合征、18- 三体综合征、13- 三体综合总和唐氏综合征。在胚胎学上,HLHS 患者均有房间隔的原发隔部分形成异常,并且向左侧移位,造成正常的左心血流较少而导致左心系统发育不良。

【病理生理】 在出生前,由于胎儿循环的特点和左心出口受限,经肺循环的血流不多,右心室输出主要通过动脉导管前向性灌注降主动脉和逆向性灌注头臂血管和冠状动脉。出生后,肺血管阻力迅速下降,右心室灌注体循环的血流明显减少,如果动脉导管仍然保持开放状态,则体循环灌注依赖于体循环和肺循环阻力的平衡。多项病理学研究显示,HLHS 患者肺血管平滑肌增加,而且对吸入氧浓度和动脉 pH 很敏感,如果患 HLHS 的新生儿吸入氧气和进行机械辅助通气,将会降低 $PaCO_2$,肺循环阻力下降,肺血流增加而体循环灌注减少,而这种情况进一步加速或部分关闭动脉导管。如果动脉导管完成关闭,体循环无法通过主动脉前向血流提供有效灌注,则患者不能存活。

【临床症状】 HLHS 患者通常因为出生后 24~48 小时出现呼吸急促、发绀而获得诊断,当动脉导管开始闭合时,体循环血流迅速减少,患者出现面色苍白、嗜睡和脉搏减弱。心脏检查:明显右心室抬举征,单一的第二心音,左侧胸骨缘可闻及轻柔的非特异性收缩期杂音,动脉导管关闭导致体循环灌注减少,最终出现代谢性酸中毒和肾衰竭。

【辅助检查】 常规实验室检查:血常规、电解质、肝肾功能和凝血指标等。定期监测动脉血气指标,这是评估体肺循环是否平衡的重要指标。

1. 胸部 X 线检查 心脏肥大,肺动脉段明显隆起,2% 患者合并肺静脉回流梗阻的征象。

2. 多普勒和超声检查 应用二维超声和彩色多普勒就能做出准确的 HLHS 诊断和了解心脏的解剖畸形以及评估主动脉弓的发育。彩色多普勒能显示升主动脉出现特征性反流性血流。

3. 心电图检查 提示右心房、右心室肥大。

4. 心脏 CT 检查 心脏 CT 扫描可能准确提供发育不良的左心室大小、主动脉瓣口、升主动脉及弓部的直径,有无主动脉弓发育不良及主动脉弓离断等。并且可以通过 CT 图像重建、建模并进行三维打印心脏大血管模型,为了解心脏畸形和制定精确的手术方案提供非常有用的信息。

很少 HLHS 病例需要进行心导管检查,除非需要评估临界性左心室的大小,以便决定最佳的治疗方案(单心室或双心室矫治)。

【诊断】 在西方国家,绝大部分的 HLHS 患者均能在产前的超声检查中得到确诊,产前诊断为患者父母提供了足够的时间,而且能够使患者出生后就能迅速转运到心脏中心而得到及时内外科治疗。

HLHS 患者大多在出生后 24~48 小时因发绀、呼吸急迫而到医院就诊,HLHS 患者体检时典型的表现是轻度发绀、呼吸急促和心动过速。外周脉搏可能正常、减弱或消失,取决于检查时动脉导管的开放程度。心脏可触及明显的右心室搏动,第一心音正常,第二心音常增强,在胸骨左缘可闻及 1/6~3/6 级非特异性柔和收缩期杂音,20% 的患者心尖部可听到舒张中期隆隆样杂音。

心电图提示右心房和右心室肥厚;胸部 X 线片无特异性,心影增大,肺血增多;二维和多普勒超声心动图是诊断 HLHS 的主要辅助检查,超声发现极小的升主动脉及极度发育不良的左心室是 HLHS 的主要特征,评估升主动脉、主动脉弓和部分降主动脉的解剖,心内还需注意三尖瓣或共同房室瓣反流情况。除非有限制性的房间交通,需要性球囊房间隔扩大术,否则不需要行心导管检查来诊断 HLHS。

【治疗】

1. 术前处理 术前处理的要点是确保动脉导管的开放和维持体肺循环平衡,保持充足的血容量,保证相对满意的体循环灌注和氧合。静脉持续注入前列腺素 E1(PGE1),保持动脉导管开放,并根据需要边增加剂量边观察,减少发生窒息的风险。监测末梢血氧饱和度(SaO_2),静脉注射 5% 碳酸氢钠迅速矫正代谢性酸中毒。调整吸入氧浓度,维持相当的缺氧状态(SaO_2 为 75%~80%),目的是为了防止高氧分压所导致的肺血管扩张。即使因为循环衰竭而需气管插管的患者,亦应避免高氧浓度通气,否则会进一步减少肺血管阻力和体循环灌注。某些情况下可持续输注硝普钠以减少异常增加的体循环阻力。

术前尽量避免气管插管,但如果出现循环衰竭,还是应及时插管,机械辅助通气,通气过程中应用芬太尼静脉泵入,维持患者镇静状态,避免呼吸急促。对肺循环过度灌注的患者,应保持适当的通气不足和轻度的呼吸性酸中毒($PaCO_2$

23

45%~55%），提高肺血管阻力。通常吸入氮气或一氧化氮（NO）能够把 FiO_2 降低至 16%~18%，这有助于增加肺血管阻力。

对于一些病情危重、极低出生体重的不适于体外循环的患者，置入动脉导管内支架，保持动脉导管开放，维持体循环的有效灌注，同时行左、右肺动脉环缩，限制肺循环的血流。这种方法可将手术推迟数月，再行进一步手术，包括主动脉弓重建和上腔静脉 - 肺动脉吻合术，这些患者能够避免Ⅰ期 Norwood 手术的高风险，让患者有机会过渡到适合的年龄再进行Ⅱ期手术，从而降低此类危重患者的手术死亡率。

2. 手术方法　包括：①Norwood 分期手术；②同位心脏移植。具体选择何种治疗方案需根据各医学中心的条件和经验而定。

Norwood 分期手术的最终目的是完成 Fontan 类手术，而Ⅰ期 Norwood 手术的目的是把患者的HLHS 生理转变为单心室合并肺动脉狭窄的病理生理模型，具体包括重建无梗阻的右心室 - 体循环通道、缓解肺静脉回流梗阻（切除房间隔组织）、限制肺血流（合适大小的主 - 肺分流管道或 RV-PA 分流管道）。

（1）Ⅰ期 Norwood 手术：常规胸骨正中切口，切除大部分胸腺，有利于暴露细小的升主动脉及其分支，由于升主动脉细小，无法在该位置插入动脉插管，可以利用主 - 肺动脉远端插入动脉插管，分离左、右肺动脉并过阻断带，经心房插入单根或两根静脉插管建立体外循环（CPB），把患者的核心温度降至 18℃，然后停止循环，进行体循环流出道的重建，在大部分 Norwood（Ⅰ期）手术中，重建主动脉弓时往往需应用深低温停循环（DHCA）技术，后期 Imoto 首先提出用选择性脑部低流量持续灌注的方法来代替 DHCA，虽然没有随机对照试验来支持，但是临床上的观察可以看到以下几方面的手术的效果。

1）早期肾功能的恢复。

2）血流动力学相对稳定。

3）神志恢复快，神经系统并发症少。

4）基本上不受时间限制，可以从容地进行升主动脉以及主动脉弓部的精细重建。

经右心房切口，切除房间隔组织，使左、右心房血液能得到充分混合；结扎并切断 PDA，并于肺动脉分叉前横断。主动脉端完全切除残留的 PDA 组织，直至其边缘均为正常的动脉壁组织为止；同时主动脉切口向近端延伸，沿主动脉弓下方，直至横断主肺动脉水平的升主动脉处，远端向降主动脉延伸，越过主动脉峡部。

采用深低温保存的同种血管，剪裁出适当的形状，吻合于主肺动脉近端的切口及扩展的主动脉切口之间，重建并扩大主肺动脉 - 升主动脉、弓部之间的通道。完成后重新插入动脉插管，开始CPB，复温至 37℃左右。在复温期间，应用聚四氟乙烯（polytetrafluoroe-thyle，PTFE）管道完成由头臂干（或者右锁骨下动脉）到肺动脉汇合部的吻合（改良 BT 分流）或者由右心室到肺动脉的管道连接（right ventricle-to-pulmonary artery conduits，RV-PA Conduit）重建右心室流出道。人造血管应吻合在肺动脉的汇合部而不是邻近头臂干的右肺动脉，因为吻合部位在肺动脉汇合部更有利于双侧肺血流的均衡。在 BT 分流（modified BT shunt）中，3.5~4.0kg 的患者，选择 4mm 的管道；而体重 <3.5kg 者，选择应用 3.5mm 的管道。而选择进行 RV-PA 管道（RV-PA Conduit）的患者，所选择的PTFE 管道通常要比 MBTS 的要大，一般选用的管道直径在 5~6mm。

横断的肺动脉远端缺损用自体心包片、同种血管补片或 PTFE 片修补，中间开孔，与 PTFE 管道连接，主动脉重建完成后，PTFE 管道近端与右心室流出道连接，吻合注意要将心内、外膜包进去，以防止肌肉堵塞管道开口。

（2）Ⅱ期手术：双向 Glenn 术或 Hemi-Fontan 手术。此类手术一般在患者 6~10 个月时进行，缩短右心室超负荷运作的时间。术前进行心导管检查，评估肺血管阻力、肺动脉发育情况、三尖瓣有无反流及右心室的功能。

双向 Glenn 术：仍由胸骨正中切口开胸，小心分离出（新）升主动脉、上、下腔静脉以及之前的分流管。于新主动脉插入动脉插管，上、下腔静脉分别插入直角插管，建立 CPB，开始 CPB 时结扎和切断主肺动脉分流管道。如果因为前期的分流手术

23

引起肺动脉狭窄,则需要补片扩大。分离和结扎奇静脉,横断上腔静脉,近端予以缝闭,远端与右肺动脉上方切口行端侧吻合。有些学者常规不应用CPB来完成双向Glenn术,仅在术中建立上腔静脉-右心房的临时通道,以便减轻脑部静脉回流的压力。

Hemi-Fontan手术与双向Glenn术有同样的生理作用,但它包括肺动脉与房腔连接部的吻合和心房内板障补片,使上腔静脉回血通过该吻合口进入肺动脉内,而下腔静脉回血仍然进入心腔内。Hemi-Fontan手术的优点在于它能够缩短后期Fontan手术分离和CPB的时间,它仅需去除心房内板障补片,建立心房内连接下腔静脉至肺动脉-房腔连接部的吻合口的外通道。

建立体外循环方法相同,沿左、右肺动脉长轴纵向切开,左、右分别达到肺动脉分叉前,右心房顶部切口,穿过右心房上腔静脉结合处,从右肺动脉和上腔静脉顶端开始侧侧吻合,上腔静脉与肺动脉汇合处用同种血管补片扩大,完成修补前用同种血管补片封闭上腔静脉与右心房的开口,使上腔静脉回流通过补片进入肺动脉内而达到双向Glenn的作用。

(3)Ⅲ期手术-Fontan手术:Fontan手术通常在患者18~24个月进行。同样需要在术前进行心导管检查,评估肺血管阻力、肺动脉直径大小、三尖瓣有无反流及右心室的功能情况。Norwood Ⅲ期手术-Fontan术实际上为应用外管道的全腔静脉-肺动脉连接术。如果Ⅱ期手术为Hemi-Fontan术者,则需要先切除原有的心房内板障补片,重新应用PTFE血管片在心房内形成板障通道,使下腔静脉回血通过板障通道、原肺动脉-房腔连接部的吻合口进入肺动脉内,从而完成Ⅲ期Norwood手术。这种技术有助于减少肺静脉回流梗阻的可能性;板障上开窗(fenestration)有利于防止高危患者出现并发症和缩短胸腔液引流的时间。但最近有多个医学中心应用外管道技术替代心内外侧通道的Fontan手术。

【术后处理】 Ⅰ期Norwood手术:停止CPB后,通过中心静脉穿刺管监测中心静脉压和输入强心药物。Michigan大学的学者建议常规静脉持续泵入米力农和小剂量多巴胺,如果动脉血压显著低下,则还需应用肾上腺素。开始时应用FiO_2为20%~30%的机械性辅助通气,维持$PaCO_2$接近45mmHg,并根据动脉SaO_2与体循环灌注情况作出调整。如果监测到SaO_2为80%~85%,而且有外周灌注不足的表现时,则应降低FiO_2和机械通气量,避免肺血管过度扩张。如果动脉SaO_2低于70%~75%,则进行相反的调整措施。

其实,术后处理的根本目标是精确维持体-肺血管阻力的平衡和相对体-肺血流的平衡。调整的措施包括以上所提到的通气参数的调整、强心药物和舒血管药物的支持等。同时还需监测多种指标(如混合血氧饱和度、血乳酸浓度等)来评估体-肺循环之间是否平衡。

理想状态下,动脉SaO_2维持在75%~80%之间,结果提示体-肺血流比<1,说明体-肺循环间保持相对平衡状态。然而有必要测量混合静脉饱和度(SvO_2)和肺静脉SaO_2来精确计算体-肺血流比值(Qp/Qs)。有学者发现,连续监测血乳酸浓度要比静脉混合饱和度更能体现低心排的情况。

【结果与预后】 最近国际先天性心脏病外科医师协会报道1994—2000年,710例严重主动脉狭窄或者主动脉瓣闭锁的新生儿,进行Norwood手术后1个月、1年和5年的生存率分别为72%、60%和54%。

费城儿童医院Norwood报道了151例HLHS患者的外科疗效,结果提示早期死亡42例(28%),晚期死亡9例(5%)。Boston儿童医院Jonas等报道在1983—1991年间进行Ⅰ期Norwood手术的78例新生儿HLHS病例。结果显示住院死亡29例(37%),死亡原因分析提示住院死亡的高危因素包括主动脉闭锁、二尖瓣闭锁,特别是合并升主动脉直径<2mm者。

近年来,Ⅰ期Norwood手术的住院存活率得到持续改善。2000年,Tweddell报道一组进行Ⅰ期Norwood手术的81例患者,其住院存活率达93%,同样近年来不少学者所报道的结果均提示Ⅰ期Norwood手术的住院存活率得到明显改善。

Douglas回顾分析于1993—1998年在Michigan大学114例HLHS患者进行Hemi-Fontan

23

手术,总住院存活率为98%,92%的患者在出院时为窦性心律,而到1999年,79例患者接受Fontan手术,74例(94%)存活。同样,Boston儿童医院的Forbess认为腔肺动脉连接术(双向Glenn术)能够降低死亡率和改善中期存活率。

Michigan大学的Mosca报道在1992—1998年的一组100例完成Fontan手术的HLHS患者,其中有52例其Ⅱ期Norwood手术为Hemi-Fontan术,而完成Fontan手术的存活率为98%,而最近连续90例完成Fontan手术的患者中,没有死亡病例。其他几个医学中心的资料同样显示,在完成Fontan手术的HLHS患者中,其存活率得到明显的改善。

(庄建 温树生)

八、单侧肺动脉起源异常

【定义】 单侧肺动脉起源于主动脉(anomalous origin of one pulmonary artery from aorta),中文通常简称为单侧肺动脉起源异常,是一种罕见的先天性心脏病。既可以是右肺动脉,也可以是左肺动脉。但是以右肺动脉多见,文献报道占该病患者的85%以上。目前的定义主要是描述性定义,由Sylvia P Griffiths等提出。

(1)起自主肺动脉的一侧肺动脉缺如。

(2)单支粗大的血管起自主动脉,并且分支后深入肺组织,作为患侧肺循环唯一的血供(支气管肺动脉一般不在考虑范围之内)。

(3)患侧肺组织的形态、结构均和正常的肺组织相近,发育基本正常。

【发病率】 该病发病率低,截至2003年有外文文献报道的该病例仅不足200例。安贞医院在总结了该院近10年,共9000例先天性心脏病资料后,推论该病患病率为0.17%左右。

【病因】 虽然自1868年Fraentzel首次在尸检时发现,并报道该病。但由于该病患者较少,总结的经验有限,所以具体病因并不清楚。有人从胚胎发育角度出发,在一定程度上可以揭示该病的发生过程。目前假说提出该病可能是由于在胚胎发育过程中第6对主动脉弓发育异常造成的。正常情况下两侧的肺动脉血管对称地发自于这对主动脉弓,右侧肺血管与右弓的连接处逐渐退化,而和起自右心室的主-肺动脉相互连接,并最终发育为右肺动脉;左肺动脉发育过程中保留了和左弓之间的管道连接,这就是动脉导管。由于某种原因,干扰了胚胎期血管演化过程,应该消失的右侧动脉导管保留下来,反而与主-肺动脉之间的连接退化。这种假说最早由Wagenvoort.C.A发表于1960年的《循环杂志》。后来依照右肺动脉起源的位置高低,对病因有一些新的解释。主要是针对诊断近端型(见病理分型)的病例。有研究者认为正常胚胎发育的右肺动脉向左侧迁移,与左侧肺动脉近端融合。当某种原因造成右侧肺动脉向左迁移延迟,晚于主动脉-肺动脉间隔分隔完成。这时右肺动脉只能与主动脉壁融合,所以近端型常常合并主-肺动脉窗。关于远端型的解释基本仍然沿用了关于几对动脉弓的解释。

【病理】 一般将与主动脉连接的肺动脉称为患侧肺,与肺动脉连接的称为健侧肺。由于两侧肺都承受了过度的容量和压力负荷,所以两肺早期即有逐渐加重的肺动脉高压,管壁肌层逐渐增厚的肺小血管病变。分型目前主要是依据起源的位置高低分为近端型和远端型,近端型指肺动脉发自主动脉窦及窦上2cm以内,远端型是指肺动脉发自头臂干起始附近。

【病理生理学】 单肺动脉起源异常可以产生一系列的病理生理变化,主要病理表现为肺组织充血、肺动脉高压和充血性心力衰竭。血流动力学简单描述为,自左心室泵出的动脉血大部分进入主动脉弓和降主动脉供应脑、肝、肾等器官,另一部分经过右肺动脉进入右肺,这部分已经氧合充分的血液其实是无效的肺内交换。来自体静脉回流的静脉血,经过三尖瓣进入右心室后全部被泵入主-肺动脉和左肺动脉,由于该病常常合并有动脉导管未闭,所以左肺动脉会再接受一部分体循环的血液,最终两肺均产生明显的肺动脉高压。由于左心接受了部分自右肺动脉回流的血液,所以左心室前负荷增加,早期促进了心肌肥厚,晚期产生失代偿心力衰竭。右心室由于长期面对压力逐渐升高的左肺动脉,故后负荷增加,也可以产生心肌肥厚等继发改变。

【症状和体征】 单肺动脉起源异常的患者在出生时常常未见明显异常。一般在出生后几周内，有逐渐加重的呼吸急促、活动耐力下降，如喂养时需要间歇数次，也有的患者伴随迁延不愈的呼吸道感染，尤其是肺炎。若合并有房间隔缺损、室间隔缺损等心内畸形，随着肺动脉高压的进展，可能会出现艾森曼格综合征，表现为中央型发绀。起病初期因为分流量大，故在胸骨左缘第3肋间可以闻及连续性杂音，3/6级以上。随着肺动脉高压的进展，分流量可以逐渐变小，杂音变得越来越轻。因为左心室前负荷增加，左心扩大，所以二尖瓣相对关闭不全，在心尖区可以闻及舒张期杂音。常规的强心、利尿抗心力衰竭治疗对这类患者一般效果不佳。

【辅助检查】

1. 心电图检查 心电图的改变取决于左、右心室肥厚的进展速度。随着年龄的增长，最终表现为双心室肥厚。主要是胸导联上R波向量增加，电轴可以左偏，也可以右偏，甚至相互抵消作用后，电轴维持在正常位置。

2. 胸部X线检查 双肺纹理增粗、增多，有时甚至有肺充血水肿的改变，合并肺炎时可以看见片影。由于心脏扩大，心胸比常常明显增大，大于0.65，左心室增大为主的可以看见心尖向左移位，甚至占据绝大部分左胸腔。

3. 经胸超声心动图检查 虽然彩超对大血管的检查存在一定局限性，但彩超仍是先天性心脏病最基本的检查方法，只要超声医师对该病有一定的认识，一般在大动脉截面会清楚地发现右肺动脉和主动脉延续的血流，一般在主动脉瓣上约3cm范围以内。同时彩超还可以明确有无合并其他心内畸形，如房间隔缺损、室间隔缺损等。如果图像欠佳，可以考虑经食管超声检查。

4. 增强CT检查 增强多排螺旋CT，通过注射造影剂和数字减影技术，清楚的显示了大动脉水平的血管畸形，可以更加直观地了解畸形血管的位置、走行和各种数据，对于手术方式的选择十分重要。

5. 心导管和造影检查 因有创性和存在潜在的造影剂危害，目前随着B超和增强CT技术的发展，心导管造影检查的诊断价值已经下降。但是对于肺动脉高压进展较快的患者，尤其是怀疑合并有艾森曼格综合征时，有必要行心导管检查和吸氧试验，以了解肺血管阻力情况，这对于手术预后有重要意义，毋庸置疑艾森曼格综合征是外科手术的绝对禁忌证。

【诊断】 综合分析临床表现、体征和辅助检查结果，尤其是超声心动图和增强CT即可诊断该病。需要鉴别的疾病主要是主-肺动脉窗、共同动脉干和肺动脉闭锁等。

【内科治疗】 右肺动脉起源异常的患者合并有较严重的肺动脉高压，术前内科治疗，主要包括口服呋塞米、螺内酯利尿治疗减轻心脏前负荷，服用西地那非、波生坦，甚至是静脉滴注瑞莫杜林等降低肺动脉压力；如果患者合并有较严重的心力衰竭，术前也应常规加用地高辛强心，使患者术前状态尽可能平稳。

【外科治疗】 外科手术是唯一有可能治愈该病的医疗手段。方法有很多，主要就是恢复右肺动脉和主-肺动脉之间的血流联系，阻断右肺动脉和主动脉之间的血流通道，如果合并有简单的心内畸形可以考虑I期矫治。目前国内外主要的手术矫治方法分为三种，现分别叙述如下。

1. 肺动脉离断后端-侧吻合术 方法是将右肺动脉仔细分离，并用侧壁钳夹闭右肺动脉，从其和主动脉连接的部分离断右肺动脉。自主动脉的后方，将右肺动脉断端牵引至主肺动脉旁，在侧壁的合适位置吻合。一般用6-0滑线吻合，为了降低吻合口狭窄的发生，可以考虑吻合主肺动脉侧壁十字切开。对于主动脉的侧壁，如果张力较小，可以直接6-0滑线双重缝合；如果张力较大，需要用戊二醛处理的心包片缝合。

2. 人工合成管道移植术 主要适用于右肺动脉起自主动脉右侧壁，游离右肺动脉后做端-侧吻合时张力过高，或者是距离过远。一般是选择合适管径大小的Gore-tex管道分别和右肺动脉、主肺动脉做端-端吻合和端-侧吻合。需要指出的是这类患者术后早期预后尚可，由于Gore-tex管道自身硬度支撑作用，早期吻合口狭窄的发生率低，但是随着年龄的增长，有更换管道的需要。

3. 动脉环管道法 这种手术方法适用于右肺

动脉起自主动脉右后侧壁,在游离右肺动脉的过程中存在困难时。依据动脉环的材料来源可以分为两个亚型。①单一主动脉片法:具体方法是将和右肺动脉连接的一段主动脉完全自升主动脉上离断,原上、下口分别用6-0滑线缝合,左侧和肺动脉侧壁相近,沿冠状位切开,吻合于主-肺动脉的侧壁,这样主动脉的管壁构成了一部分右肺动脉的管道,延长了右肺动脉,减轻了吻合口的张力,原主动脉在充分游离后,两端行端-端吻合术。②主动脉-肺动脉双片法:该方法主要适用于右肺动脉起自主动脉的右前侧壁,这时还是离断和右肺动脉连接的一段主动脉,将主动脉环的后壁剪开。在主-肺动脉的适当位置沿左缘切开前壁,向右侧翻开和主动脉环的后壁缝合,主动脉环的前壁缝合在主肺动脉左缘,形成管道连接。最后主动脉自肺动脉的后方行端-端吻合术。以上两种亚型其实是对人工管道法的进一步发展,这样形成的动脉环管道具有潜在的生长能力,可以随着年龄的增长而生长,但是要考虑到主动脉吻合口的张力,血管切口较多,术后出血的风险显而易见较最初两种方法多。

【预后】　术后早期并发症主要是吻合口出血,为了预防大出血,一方面要求吻合口两侧组织游离充分,达到无张力吻合效果;一方面术后要使用降压药物配合,避免血压骤然升高。中远期并发症主要是吻合口狭窄,这和吻合口的生长能力有关,所以术后患者应当定期在门诊随访,如果狭窄严重,需要再次手术解决。综合波士顿儿童医院和国内的中国医学科学院阜外医院、首都医科大学附属北京安贞医院对该病的研究,大部分患者都收到了满意的治疗效果。

(郑佳)

九、永存动脉干

【定义】　永存动脉干(truncus arteriosus,TA)是一种相对少见的先天性心脏病,其发病率为0.21%~0.34%。其畸形特点是原始动脉干的分隔在发育过程中早期停止,保存了胚胎期单一动脉干从心底部发出,骑跨在室间隔上,供应冠状动脉、肺动脉和全身的血液循环。TA没有单独的肺动脉瓣或心室-肺动脉连接,可与法洛四联症合并肺动脉闭锁相鉴别。

【分类】　TA的解剖特征是单一动脉干起源于心底部、只有一组半月瓣骑跨在室间隔上、并伴有大的室间隔缺损。TA的解剖分型主要依据肺动脉从动脉干的起源部位。1949年,Colett和Edwards提出了分类法(图23-37)。这种分类法尽管有所帮助,但不能完全解释所有解剖变异。1965年Van Praagh夫妇提出了改良分类法。该分类法废弃了原来分类法中的Ⅳ型或有些书中称之为假性动脉干。因为这种畸形更确切地应称为室间隔缺损合并肺动脉闭锁、大的主肺侧支血管形成。

1974年,Berry等收集262例PA患者,简化上述分类法,即分为两型:Ⅰ型(即原来分类的Ⅰ型或A1型),先分出一短段肺动脉干,再分出左、右肺动脉支。Ⅱ型(即原来分类的Ⅱ和Ⅲ型或A2型),肺动脉主干缺如,左、右肺动脉直接从动脉干后壁或侧壁发出,而将Ⅳ型和假性主动脉干归入肺动脉闭锁畸形。

永存动脉干只有一组半月瓣,大多为三瓣(60%),也有四瓣(25%)和两瓣(5%),常有增厚和变形而反流。右位主动脉弓占18%~36%,常并发头臂干镜像分支。11%~14%的患者合并主动脉

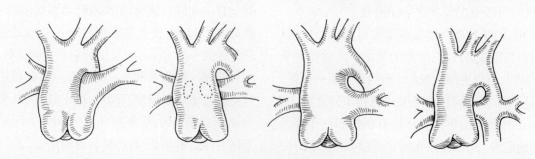

图23-37　Ootett和Edwards分类法

弓中断,合并有动脉导管未闭。室间隔缺损常位于前上位,有些患者合并有冠状动脉起源和分布异常,在手术时需注意识别和保护。

【病因】 永存动脉干与法洛四联症及大动脉转位一样是一种圆锥动脉干畸形。心脏在胚胎发育期动脉总干正常螺旋形分割,形成呈前后位的肺动脉和主动脉。如果在这个阶段,胚胎发育停止,保持了单一动脉干从心底部发出,同时室间隔发育中止,就形成了永存动脉干和大的室间隔缺损。

【病理】 由于动脉干同时与两个心室连通,接受左、右心室排出的混合血而出现不同程度的发绀。但血流动力学改变还受到肺动脉存在与否、口径大小和肺血管阻力高低的影响,从而决定了临床病程的进展。在新生儿期,由于患者的肺循环与体循环压力相对平衡,患者可能没有症状。但数天或数周后肺血管阻力降低、肺血流量很增大,因而导致左、右心室负荷增加,引起心室扩大和肥厚。在婴儿期即可产生充血性心力衰竭而夭亡。能存活者,肺血管阻力逐渐升高,肺血流量下降,早期出现严重肺血管阻塞性病变或艾森曼格综合征。较少见的是肺动脉伴狭窄或发育不全,部分限制血液进入肺内而使肺动脉压力免于升高,但又有足够的血液进行氧气交换,心脏的负荷也不过重,预后尚可。

【症状】 需视动脉干右跨程度、肺血流量多少和其他合并畸形。出生后最初几周内,由于正常肺血管阻力较高,症状可较轻,除非合并有动脉干口瓣膜严重关闭不全。此后,随着肺血管床的退化,肺血管阻力降低,大量血液涌入肺内,遂可出现呼吸困难、气急、乏力、心力衰竭等症状。常有不同程度发绀,哭吵时更明显;静息时的血氧饱和度常可达 85% 以上。随着肺血管进行性阻塞性病变的产生,肺血流量递减,发绀日趋明显。常有呼吸道反复感染史。

【体征】 婴儿发育较差。脉搏一般增强有力。胸骨左缘第 3 和第 4 肋间能扪及震颤和闻及全收缩期粗糙的杂音。第二心音呈单一性,但有 50%的病例呈分裂。在关闭不全患者,可闻及舒张期杂音。心尖部能听到收缩期喷射喀喇音和相对性舒张期滚动样杂音。

【辅助检查】

1. 胸部 X 线检查 显示心脏增大,主要为左、右心室肥大,平均心胸比率为 65% 左右(52%~88%)。右心室增大显著,心尖上翘,似法洛四联症的木靴形。心蒂主动脉影明显增宽,搏动显著增强,扩张的动脉干压迫食管向右或后方移位。20%~25% 有右位主动脉弓。肺门血管影主要与肺循环的解剖类型有关,如 I 型肺血管纹理粗而增多,左肺动脉阴影较右侧高;在较大的患者尚能见到肺门舞蹈和肺动脉高压征象。Ⅳ型的肺门阴影少,肺内可见细而乱的侧支循环影。一侧肺动脉缺如时,能见到肺门影明显不对称;一侧肺野清晰,而对侧肺血管增多。

2. 心电图检查 多无特异性。双侧心室肥大最为常见,其次为单独的左心室或右心室肥大。额面电轴 +30°~+150°。超声心动图检查可示扩张的动脉干骑跨在室间隔缺损的上方,其前方无血管,也无肺动脉瓣回波,并可显示室间隔缺损的正确部位和大小。

3. 右心导管检查 显示右心室流出道血含氧量明显增高,右心室压等于体循环的压力周围动脉压,动脉血氧饱和度降低。心导管由右心室进入动脉干达到降主动脉十分容易,但进入肺动脉困难。当作逆行性主动脉插管时,有时可将导管插入肺动脉,尤其使用冠状动脉造影导管,更易插入肺动脉内。心血管造影检查是可靠的诊断方法。造影能显示右心室肥大、单一动脉干(图 23-38)、瓣膜下方高位室间隔缺损、左心室肥大和右心室漏

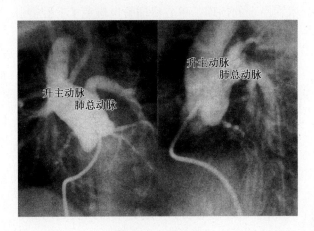

图 23-38 单心室

23

斗部缺如等,并能了解肺动脉的压力和阻力。在动脉干内选择性造影,可较清楚地显示肺动脉的起源,并能显示有无瓣膜关闭不全。Ⅰ型可示两支粗大的肺动脉和动脉干同时显影。如一侧肺动脉显影早而密度深,另一侧迟而淡,可为支气管动脉所灌注的Ⅳ型。造影尚可显示出其他畸形,如右位主动脉弓、双主动脉弓、单心室等。

【诊断和鉴别诊断】 永存动脉干无发绀时,应与伴有左向右分流的巨大室间隔缺损、动脉导管未闭、主动脉-肺动脉间隔缺损等相鉴别。如有发绀,需与伴有或不伴有三尖瓣闭锁的大动脉错位、严重法洛四联症相鉴别。诊断和鉴别诊断主要靠心血管造影和超声心动图检查。

【治疗】

1. 手术时机 外科手术技术的进步和对新生儿肺生理更好地了解意味着年龄小的患者手术并不增加危险。在新生儿早期,手术已明显减少了术后并发症的发生率。目前倾向于对永存动脉干患者,应该在新生儿期做出诊断,并且在明确诊断后立即手术治疗。

2. 手术方法 永存动脉干的外科矫治包括将肺动脉从动脉干上解剖下来,修补动脉干缺损,关闭室间隔缺损,通过使用心外管道建立右心室与肺动脉之间的连续性。

大多心脏中心应用双腔静脉插管和中低温连续体外循环,但也有用单心房插管和深低温体外循环。深低温体外循环可以为新生儿患者提供良好的心肌保护,并只需要一次灌注心肌停搏液从而避免多次灌注心肌停搏液造成的心肌水肿和手术程序上的烦琐。单心房插管也避免了上腔静脉梗阻发生的可能性。另外主动脉插管必须足够高,以保证有足够的空间阻断主动脉、离断肺动脉和重建主动脉。

一般主张从动脉干的左端解剖肺动脉,而保持动脉干右端的完整,然后将动脉干上的缺损连续或补片缝合。但也有主张在动脉干发出肺动脉处将动脉干横断,再将动脉干近端和远端行端端缝合。认为切断的优点在于保持升主动脉重建的系统性,通过修剪动脉干的近端可以达到动脉干近远端管径的相对一致,并取得较好的塑形,有利

于维持共同瓣的功能,减少左冠状动脉扭曲和主动脉窦瘤的发生。

在右室漏斗部做一切口,要特别注意避免损伤冠状动脉前降支和圆锥支。切口大小要根据冠状动脉的位置和管道的大小,以避免心外管道放置后压迫冠状动脉和心脏,同时也是与心外管道的管径保持一致的。一般来讲,对于新生儿患者,切口长度不大于10mm。通过心室切口可以很好地暴露 VSD,采用 4-0 或 5-0 Prolene 线连续缝合,另以间断缝合方法加以固定。永存动脉干的 VSD 离传导束较远,如延及膜部要注意避免损伤传导束。VSD 修补材料大多采用经戊二醛固定的心包补片和涤纶(Dacron)补片。

在重建右心室与左、右肺动脉的连接时,通过估计右心室切口到远端肺动脉之间的距离,选择的管道应修剪到适当的长度。管道不宜过长,避免压迫左冠状动脉,也避免被胸骨压迫,又能在无任何张力的情况下吻合。因术后可能仍存在肺动脉高压,缝合要紧密,以防吻合口出血。关于重建右心室流出道与肺动脉连接的材料,早期有采用带猪瓣的 Dacron 管道,但容易出现早期的瓣膜钙化,管道新生内膜的纤维组织剥脱堵塞。目前国外应用较多的是小尺寸的同种带瓣管道(Homograft),也有应用经生物材料处理的牛颈静脉,其来源丰富,但远期效果还不清楚。国内因缺少同种带瓣管道,我们目前大多采用牛颈静脉管道或 Gore-Tex 管道,后者是人工材料(图 23-39)。管道直径在 12mm 以上,可以在管道内用 Gore-Tex 薄膜缝制三个瓣叶,对减轻肺动脉瓣反流效果良好。

【术后处理】 永存动脉干术后处理最主要的两大问题:肺动脉高压和右心室功能不全。患者术后需常规监测动脉压、中心静脉压、左心房压和肺动脉压。必要时还需放置心房和心室外膜临时起搏导线。

1. 肺高压危象(pulmonary hypertensive crisis, PHC) 多见于大量左向右分流合并肺动脉高压纠治术后的新生儿和婴幼儿患者,永存动脉干术后常会出现该现象。PHC 常常发生在气管插管吸引后,低氧血症、低温、高碳酸血症、酸中毒或应用 α

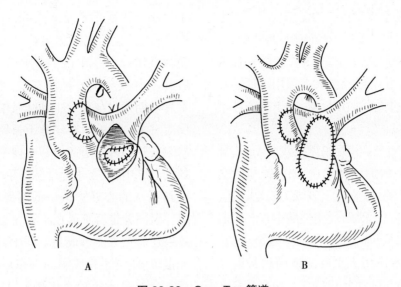

图 23-39 Gore-Tex 管道
A.肺动脉后壁与右心室直接缝合；B.肺动脉前壁用心包片与右心室连接

肾上腺素正性肌力药物均可导致 PHC。一旦出现 PHC,这种右心室衰竭和低心排的恶性循环很难被打破。治疗包括:过度通气,吸入纯氧,碱化体液,使患者保持镇静。可静脉给予芬太尼或吗啡,同时可加用肌肉松弛药。必要时可应用体外膜氧合器(ECMO)支持以渡过难关。患者一旦发生 PHC 死亡率极高,因此更重要的是预防 PHC 的发生。有许多措施,包括术后 24~48 小时给予患者持续的镇静和肌肉松弛,辅助药物有:静脉滴注米力农、硝普钠、硝酸甘油及吸入一氧化氮。术后吸入一氧化氮的浓度为 5~10ppm,但需监测高铁血红蛋白毒性水平。

2. 低心排 永存动脉干术后患者出现血压偏低、尿少、四肢末梢灌注差,静脉氧饱和度低和难以纠正的代谢性酸中毒,常提示是低心排血量综合征。永存动脉干畸形患者常合并肺高压、右心室肥厚、右心功能不全,术后右心室顺应性往往较差,术后早期需维持中心静脉压在 12~15mmg,以确保适当的前负荷。术后常规应用机械通气,维持较小的气道压力。应用正性肌力药物和扩血管药物以降低后负荷。常用药物包括多巴胺 5~10μg/(kg·min)、米力农(milrinone)0.5μg/(kg·min)。 如血压好,末梢循环差,还可用硝普钠 0.1~0.3μg/(kg·min)。当药物浓度增加但患者仍未改善时,需即刻在床旁做超声检查,对患者心功能状况做

出评价,并检查是否有解剖上残余问题没有解决。若局限性心肌功能不全常提示冠状动脉受损或栓塞。当超声提示存在明显的室间隔缺损残余分流,右心室流出道残余梗阻,或主动脉瓣反流,必要时需要做心导管检查和外科进一步手术。永存动脉干畸形患者心脏较大,术后心肌水肿明显,在新生儿和小婴儿可采取延迟关胸方法,这样可减少胸骨对心脏的压迫,大多在术后 48~72 小时,患者血流动力学稳定后即可关胸。

3. 发绀 PTA 患者术后为防止出现严重的低心排血量综合征,常保留患者卵圆孔开放。当术后出现严重右心功能不全时,可导致右心房压升高,心房水平出现右向左分流,患者氧饱和度水平取决于分流的程度。当患者右心功能改善,分流明显减少,氧饱和度提高。有一部分患者可能是肺部并发症,如肺不张、胸腔积液、气胸等,一般通过胸部 X 线片和超声心动图检查即可确诊。

4. 心律紊乱 PTA 患者因需做右心室流出道切口,几乎所有的患者都有完全性右束支传导阻滞,其他常见心律紊乱包括交界性异位性心动过速(Junctional ectopictachycardia,JET)、房性心动过速、房室传导阻滞,其中完全性房室传导阻滞发生率约为 3%~5%。PTA 患者术后心脏极易激惹,刺激后易引发室早,特别当合并低血钾、低血钙和低血镁。

5. 主动脉瓣狭窄或反流 PTA 患者因一组大动脉瓣,可合并瓣膜畸形,如双叶瓣或四叶瓣,有些患者因手术年龄偏大,已出现瓣膜的继发性改变。术后主动脉瓣狭窄或反流大多采用降低后负荷药物维持,心率过慢会加重反流,对于反流严重的需做瓣膜置换术。

6. 残余 VSD PTA 术后如存在残余 VSD,导致左心室容量负荷增加和肺充血,如分流量大会出现血流动力学不稳定,临床上表现为心动过速、心房和肺动脉压升高、无尿、代谢性酸中毒。术后心前区闻及收缩期杂音,并不一定是残余分流。因 PTA 患者手术常需用人工管道或同种带瓣管道重建右室流出道与肺动脉连接。术后都会有不同程度压力阶差出现杂音。床边超声心动图常可提供明确诊断,对于大的残余分流必须考虑再次手术。

【手术结果】 20 世纪 80 年代以来,随着新生儿心脏手术的发展和低温保存同种带瓣管道的应用,永存动脉干手术矫治的效果大为改善。波士顿儿童医院的 Jahangiri 等于 2000 年报道了 1992—1998 年进行的 50 例新生儿永存动脉干手术。在 50 例患者中,4 例伴有严重的共同瓣反流,9 例伴有主动脉弓中断。手术患者的平均年龄为 2 周,3 年后的生存率为 96%。4 例伴有严重共同瓣反流患者和 9 例伴有主动脉弓中断的患者全部存活。2 例死亡原因为没有在术中行瓣膜整形。这向我们提示,虽然永存动脉干的畸形复杂,但在新生儿期进行手术效果良好。而且伴发主动脉弓中断和严重共同瓣反流已经不再成为影响手术疗效的危险因素。

上海儿童医学中心心胸外科 2000 年 2 月—2006 年 9 月,手术纠治 23 例 PA,手术年龄为 1.5~63.3 月龄。根据右心室切口与肺动脉连接的方法不同分为两组:组 Ⅰ,18 例,采用自体肺动脉连接右心室;组 Ⅱ,5 例,采用外管道连接右心室至肺动脉。3 例合并主动脉弓中断。结果:术后早期死亡 2 例。术后随访 17 例,随访时间(2.14±1.97)年(32.00 天 ~6.95 年),随访中无死亡。总生存率为 91.30%(21/23),生存时间的 95% 可信区间为 5.55~7.15 年。1 例因术后右心室流出道梗阻

(RVOTO)再次手术。结论:永存动脉干手术成功率高,术后生存率及随访结果满意。采用自体肺动脉重建右心室流出道,使吻合口具有生长性,术后肺动脉及分叉处梗阻率低,术后心功能良好。术后早期死亡与合并主动脉弓中断及动脉干瓣膜反流有关。影响永存动脉干长期手术疗效最主要的因素是心外管道的重新置换率。目前在全世界各大心脏中心,在永存动脉干手术中使用最多、最得到公认的心外管道是低温保存的同种带瓣管道。但同种带瓣管道在小婴儿心脏外科中使用的效果还是令人不够满意。波士顿儿童医院 Perron 等报道 84 例患者应用同种带瓣管道作为心外管道。全部患者年龄小于 3 个月,平均年龄小于 1 个月,再次手术置换心外管道的平均年龄为 3.1 年。而管径 <8mm 的同种带瓣管道更易于导致早期的心外管道置换失败。

令人兴奋的是,通过在狭窄的右心室和肺动脉连接处放置支架的方式已经运用于临床,并已经证实可以使患者再次手术置换心外管道的时间延长数年。波士顿儿童医院的 Powell 等报道 44 例患者在置放了支架后,再次手术置换心外管道的时间平均延长了 30 个月。但该项技术能否在严重钙化的同种带瓣管道中应用还需要进一步的探讨。

(刘锦纷)

第三节 心隔畸形

一、室间隔缺损

【定义】 室间隔缺损是指在心室间隔上存在有 1 个或多个分流孔道。室间隔缺损可能为某种复杂性先天性心脏病的组成部分之一,如法洛四联症、完全性房室间隔缺损、矫正型大动脉转位、共同动脉干、三尖瓣闭锁、冠状窦瘤以及主动脉弓中断等。室间隔缺损也可为获得性心脏病,但本章主要讨论的是原发性室间隔缺损。

【分类】 室间隔缺损按照病因可以分为原发性室间隔缺损和继发性室间隔缺损(即获得性室间隔缺损)两大类。

1. 原发性室间隔缺损按照解剖学关系可以分为五种类型(图 23-40):

(1) 膜周型:是最常见的室间隔缺损,约占室间隔缺损总数的 80%,该缺损位于三尖瓣隔、前瓣后,即右心室流入道和流出道之间。

(2) 肺动脉瓣下型:占室间隔缺损总数的 5%~10%,通常位于右心室流出道的漏斗部,其上缘直接与肺动脉瓣及主动脉右冠瓣相连。

(3) 肌部型:占室间隔缺损总数的 5%,可发生于室间隔肌部的任何位置,可为多发性。

(4) 房室通道型:在室间隔缺损中所占比例<5%,其位于右心室流入道、三尖瓣隔瓣后,上缘为肌部室间隔,甚至可以延伸至膜部。

(5) 混合型:即同时存在以上类型中的任何两种或两种以上的室间隔缺损,约占室间隔缺损总数的 0.67%。

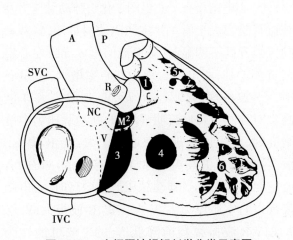

图 23-40 室间隔缺损解剖学分类示意图

1:肺动脉瓣下型室间隔缺损;2:膜周部室间隔缺损;3:房室通道型室间隔缺损;4、5、6:肌部室间隔缺损
SVC:上腔静脉;IVC:下腔静脉;A:主动脉;R:右冠状动脉开口;P:肺动脉;NC:无冠窦;V:室间隔;M:膜周;S:肌束

2. 室间隔缺损按照缺损口径的大小可以分为三种类型。

(1) 大型:即缺损口径大于或近似于主动脉瓣口面积。该种室间隔缺损对血流的阻力较小,一般 <20units·m^2。右心室收缩压通常与左室压力相近,肺 / 体血流比值(Qp/Qs)的升高程度与肺血管阻力有关。

(2) 中型:即可使右心室收缩压升高至左心室压力一半的室间隔缺损,通常情况下该类型的 Qp/Qs>2.0。

(3) 小型:即右心室压力升高不明显的室间隔缺损,通常情况下该类型的 Qp/Qs<1.75,室间隔缺损的阻力 >20units·m^2。

【发病率】 单纯室间隔缺损占初生婴儿的 0.2%,占先天性心脏畸形的 20%。据有关资料表明,我国先天性心脏病中室间隔缺损约占 35%,发病率居第一位。

【自然转归】 室间隔缺损的病程发展与缺损口径的大小、左向右分流量、肺血管阻力以及是否合并有其他畸形有关。其自然转归大致可有以下几种情况。

1. 自然闭合 小型室间隔缺损,约有 20% 的患者可在不同年龄内闭合。但随着年龄的增长,该种可能性成下降趋势。缺损直径 <0.5cm 的膜周部室间隔缺损的自然闭合概率最大,小型肌部缺损也有自然闭合的可能。室间隔缺损的自然闭合与缺损周围组织增生及三尖瓣隔瓣粘连有关。肺动脉瓣下型室间隔缺损几乎不能自然闭合。

2. 充血性心力衰竭 约 10% 的室间隔缺损患者可发生充血性心力衰竭,尤其是年龄小于 1 岁的大型室间隔缺损患者。

3. 肺血管病变 中 - 大型室间隔缺损能产生大量左向右分流,从而致使肺动脉压力逐渐升高,肺小血管壁肌层逐渐肥厚,导致肺血管阻力增高,最后发展成肺血管壁不可逆性病变,即 Eisenmenger 综合征。

4. 右室流出道梗阻 5%~10% 的室间隔缺损患者可并发右心室流出道梗阻,其主要是由漏斗部继发性心肌肥厚导致的。

5. 主动脉瓣关闭不全 肺动脉瓣下型室间隔缺损易导致主动脉瓣关闭不全。原因主要为主动脉瓣环缺乏支撑,高速的左向右分流使缺损上缘的主动脉瓣叶向右心室内脱垂,主要为右冠瓣。瓣叶的逐渐脱垂最终导致主动脉瓣关闭不全。

6. 感染性心内膜炎 中型以下室间隔缺损易并发感染性心内膜炎,50% 的致病菌为草绿色链球菌。产生的原因主要是缺损引起的血流改变产生涡流致使心内膜经常受到冲击而受损,细菌易在该处停留和繁殖。

【症状】 临床症状与缺损大小、肺血流量、肺动脉压力及是否合并其他心脏畸形有关。

小型缺损,分流量小的室间隔缺损,一般无临床表现。缺损大,分流量较大者,在婴儿期可表现为发育迟缓、营养不良、面色苍白、反复呼吸道感染及喂养困难等。严重者可出现慢性充血性心力衰竭的表现,如呼吸急促、肝大等。

【体征】 室间隔缺损患者通常发育中等,无发绀表现。当分流量较大时,心前区可隆起。胸骨左缘3~4肋间可闻及Ⅲ/Ⅵ级以上粗糙收缩期杂音,可伴有收缩期震颤,同时在心尖部可闻及低音调舒张期杂音。此舒张期杂音是由舒张期大量血流通过二尖瓣,形成相对狭窄导致的。合并有肺动脉高压时,可闻及肺动脉瓣第二心音亢进。当肺血管发生不可逆性病变时,由于分流量减少,胸骨左缘粗糙的收缩期杂音可变得柔和及短促,震颤可减轻或消失,但肺动脉瓣第二心音亢进,并成单一金属音。

【辅助检查】

1. X线检查 X线表现取决于分流量的大小。当分流量较小时,心脏及肺血管影基本正常。分流量较多时,可见肺淤血、左心室扩大及肺动脉段突出(图23-41)。当肺血管发生阻塞性病变时,肺门血管影增大,但外周肺纹理减少,心脏扩大反而不明显(图23-42)。

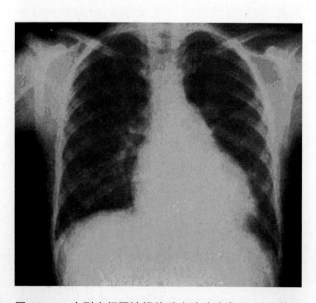

图 23-41 大型室间隔缺损伴重度肺动脉高压,肺血管阻力增高尚不明显

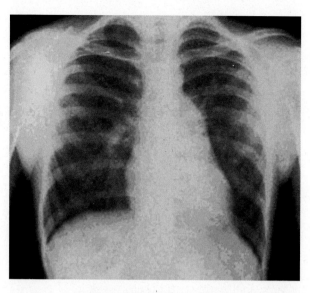

图 23-42 大型室间隔缺损伴重度肺动脉高压,肺血管阻力增高明显,肺动脉段突出明显,右下肺动脉明显增粗,外周肺血管纹理减少,心影反而不大

2. 心电图检查 心电图变化与肺动脉压力及肺血管阻力大小有关。室间隔缺损早期,当肺动脉压力升高不明显时,肺血流的增多导致左心室前负荷增加,心电图表现为左心室增大,V_1 呈 rS 形,V_1S 波较深;$V_{5,6}$ 呈 qRs 形,$V_{5,6}$R 波高大,T 波高尖对称。当肺血流明显增加,肺动脉压力中度增高时,心电图表现为双心室扩大,$V_{3,4}$R 波及 S 波高大;$V_{5,6}$T 波高尖对称,可伴有 V_1 呈 rsR′ 的右心室肥大波形。当肺动脉压严重增高时,心电图表现以右室肥厚为主,V_1 呈 rsR′,R′波极大;V_5 深 S 波;V_6R 波振幅较前降低,V_1 的 T 波可能转为直立。

3. 超声检查 心脏彩色超声为室间隔缺损定性与定位诊断的首选无创性检查方法。除可以了解缺损的部位、大小、肺动脉压力外,尚可明确房室瓣、肺动脉瓣和主动脉瓣的活动情况,以及明确是否合并有其他心脏畸形(图23-43~图23-45)。

4. 心导管检查 虽然目前心导管检查及电影血管造影术在普通室间隔缺损的诊断上应用得越来越少,但当患者年龄较大时,其提供的肺血管阻力的大小,缺损的准确位置、直径,缺损的数目,以及同时合并的畸形,依然具有相当高的诊断价值。根据肺动脉/主动脉收缩压比值(Pp/Ps),将肺动脉高压分为:轻度 Pp/Ps 0.3~0.5,中度 Pp/

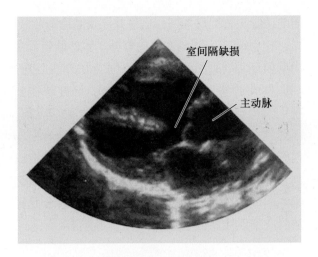

图 23-43 四腔心切面显示室间隔上存在缺损

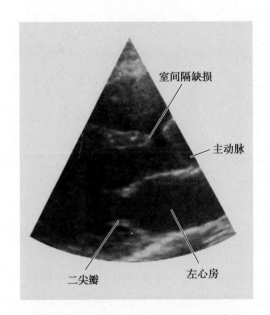

图 23-44 四腔心切面室间隔缺损的放大

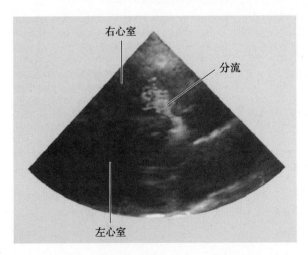

图 23-45 彩色多普勒显示的左向右分流

Ps 0.45~0.75,重度 >0.75。根据肺动脉压力及肺循环血量,可以计算出肺血管阻力。正常肺小动脉阻力应 <2Wood 单位,肺血管总阻力应 <1~3Wood 单位。

5. 心血管造影 心血管造影可清楚地显示缺损的部位、大小和数量,同时可排除其他左向右分流的心内畸形(图 23-46)。对疑有其他心内畸形或房室瓣病变的患者,必须行心血管造影,有助于进一步提高手术的成功率。

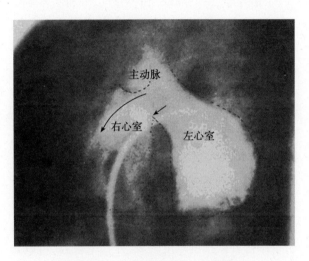

图 23-46 室间隔缺损的心血管造影

【诊断与鉴别诊断】 结合症状、体征及辅助检查,绝大多数的室间隔缺损不难诊断。但多数复杂性心脏畸形都合并有室间隔缺损,因此当在诊断上存在分歧时,心导管检查和心血管造影是必要的。

室间隔缺损需与以下疾病相鉴别。

1. 动脉导管未闭 高位室间隔缺损同时伴有主动脉瓣反流者易被误诊为动脉导管未闭。听诊时前者为双相收缩期和舒张期杂音,后者为连续性杂音。后者的 X 线表现为主动脉节增大。动脉导管未闭伴肺动脉高压时,听诊仅为收缩期杂音,舒张期杂音不明显,易与高位室间隔缺损相混淆,需通过超声检查或心血管造影进行鉴别。

2. 房间隔缺损 原发孔房间隔缺损合并肺动脉高压时易与大型室间隔缺损相混淆。前者杂音柔和,心电图显示为右心室扩大,电轴左偏,伴有Ⅰ度房室传到阻滞。进一步鉴别需行超声及心导管检查。继发孔房间隔缺损与室间隔缺损之间不难鉴别。

3. 主 - 肺动脉间隔缺损　该畸形的症状、体征与室间隔缺损伴主动脉瓣反流相似，超声或心血管造影可行鉴别。

4. 肺动脉瓣狭窄　小型室间隔缺损，尤其是肺动脉瓣下型室间隔缺损可该畸形相混淆。前者在听诊时可于肺动脉瓣区闻及第二心音减弱，X线表现为肺血减少，肺动脉干狭窄后扩张。

【治疗】室间隔缺损的治疗以外科手术矫治为主。无症状的小型室间隔缺损，若分流量较小，即 Qp/Qs<1.5∶1，可按期随访，若无肺动脉压力增高的趋势，手术可推迟至学龄前。

中 - 大型室间隔缺损伴有严重的肺淤血表现，或慢性心功能不全，Qp/Qs>2∶1，易产生肺动脉高压，应尽早手术治疗。一般手术年龄在6个月~2岁，以免发生肺血管不可逆性病变。对于6个月以下伴有严重充血性心力衰竭及反复呼吸道感染，若药物不能控制者，应及时手术治疗。

多发性肌部室间隔缺损伴肺动脉高压者，由于手术修补缺损的难度较大，死亡率较高，可以先行肺动脉环缩术，2~3岁后解除肺动脉环缩，同时修补室间隔缺损。

肺动脉瓣下型室间隔缺损伴有主动脉瓣脱垂者，主张早期手术，以防止主动脉瓣脱垂加重，进而导致瓣膜关闭不全。

当室间隔缺损的心内分流呈右向左，临床上出现发绀时，即为 Eisenmenger 综合征，此时肺血管改变已不可逆，应为手术禁忌证。

室间隔缺损可经右心房、右心室、肺动脉，甚至在某些特殊情况下，可经左心室进行修补。目前经右心室和左心室修补室间隔缺损已很罕见。室间隔缺损的修补通常是在中度低温体外循环下矫治的，多数需要心脏停搏。对于体重 <3kg 的婴儿，可以采用一根腔静脉插管，并行深低温停循环。

常规麻醉及外科准备后，经胸骨正中切开，建立体外循环。若患者合并有动脉导管未闭，应在矫治前予以结扎或切断缝合。在心内直视手术，尤其时深低温停循环时，空气可经未闭的动脉导管进入主动脉，进而导致脑栓塞；体外循环时，未

闭的动脉导管能增加回心血量并导致灌注肺。

1. 膜周部室间隔缺损的修补　体外循环下主动脉阻断后，灌注心脏停搏液，斜行切开右心房，经卵圆孔放置左心吸引（图 23-47）。修补缺损前应详细探查并确定缺损的边缘。在少数情况下，因腱索而显露缺损困难时，可于三尖瓣隔瓣根部切开部分三尖瓣，或于缺损前缘切断部分腱索以利于显露，当缺损修补完成后再缝合三尖瓣或腱索。房室束走行于缺损的后缘和下缘，缝合此区域时应予以注意，以免术后发生传导阻滞。

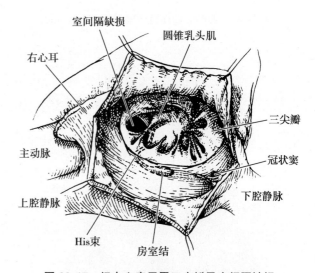

图 23-47　经右心房显露三尖瓣及室间隔缺损

因新生儿和小婴儿的心肌组织较脆弱，故而只能采用间断缝合补片的方法修补室间隔缺损（图 23-48）。当患者年龄较大时，可以用滑线连续缝合补片修补室间隔缺损（图 23-49）。

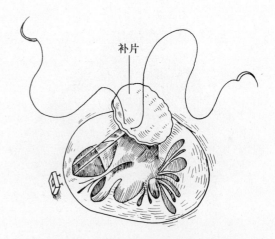

图 23-48　间断缝合补片修补室间隔缺损

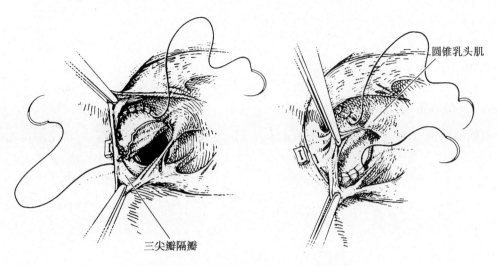

三尖瓣隔瓣

圆锥乳头肌

图 23-49 连续缝合补片修补室间隔缺损

当经右心房切口显露欠佳时,可采用右心室切口显露室间隔缺损(图 23-50)。经右心室切口缝合室间隔缺损的缝合顺序与经右心房切口略有不同(图 23-51)。缝合起始于三尖瓣隔瓣向室间隔移行的反折点上,该点位于缺损边缘下方 5~7mm 处(图 23-52)。

2. 肺动脉瓣下型室间隔缺损的修补 右室漏斗部横向切口是修补此类缺损的经典手术径路(图 23-53)。不论缺损直径的大小,此类室间隔缺损必须行补片修补,以减少半月瓣产生扭曲的可能性。可采用连续法缝合补片。由肺动脉瓣的上方起针,将垫片至于肺动脉瓣的瓣兜内,同时应注意避免损伤冠状动脉左主干。此类缺损亦可经肺动脉干切口进行修补。

3. 房室通道型室间隔缺损的修补 经右心房切口可顺利修补此类缺损。此类缺损通常需要补片修补。缺损位于三尖瓣隔瓣的下方,修补时注意避免损伤三尖瓣瓣叶及其腱索。补片的面积不宜过大,否则将影响三尖瓣的开放。避免损伤三尖瓣,可以将隔瓣及部分前瓣沿瓣根切开并向前方牵拉,待完成缺损修补后再缝合瓣叶。

4. 肌部室间隔缺损的修补 应根据缺损的部位、数目和大小,选择不同的手术方法。原则上不建议选择左心室径路修补肌部室间隔缺损,因为这会导致左心室室壁瘤的形成和术后心功能低下。单个狭长或卵圆形的缺损可直接缝合。肌部偏流入道的缺损伴膜周部室间隔缺损时,即同时存在两个缺损,可采用单个大补片进行修补。由

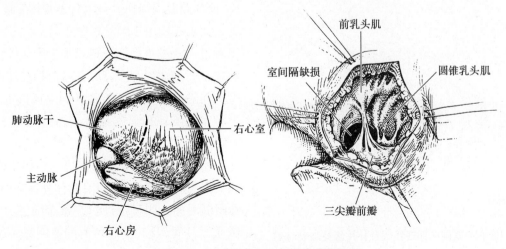

前乳头肌

室间隔缺损

圆锥乳头肌

肺动脉干

右心室

主动脉

右心房

三尖瓣前瓣

图 23-50 经右心室切口显露室间隔缺损

23

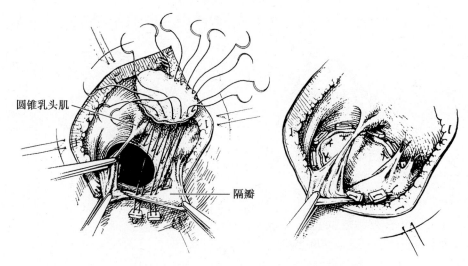

图 23-51　经右心室间断缝合补片修补室间隔缺损

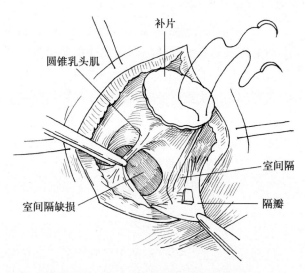

图 23-52　经右心室修补室间隔缺损的起针点

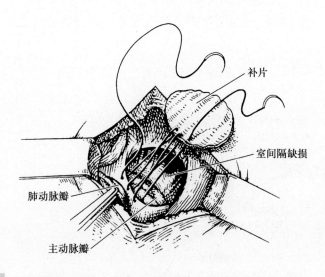

图 23-53　经右心室漏斗部连续缝合补片修补肺动脉瓣下型室间隔缺损

于传导束位于膜周与肌部缺损之间，单块大补片可避免损伤二者间的传导束。肌小梁部位的缺损常因肌小梁的遮盖而被遗漏，术中应仔细探查，避免发生术后残余分流。

5. 室间隔缺损合并严重肺动脉高压　若术前心导管检查提示 Pp/Ps>0.8，肺总阻力 >10Wood 单位，心脏超声显示心室水平双向分流，在补片关闭缺损时可在补片中央开洞，直径约 5mm，另取一小补片在左心室面覆盖洞口，上半圆周连续缝合，使之成为单向活瓣，允许右向左分流，可缓解术后因肺血管阻力高，右心室负荷过重的右心衰竭，并保证一定的左心排血量。

6. 右腋下小切口室间隔缺损修补术　取右侧腋中线第 2 肋交点与腋前线第 5 肋间交点连线行 5~9cm 切口，长度视年龄身高而定，于第 4 肋间进胸，此入路肌肉损伤少且术野显露较清晰。

此术式适用于年龄 6 个月 ~15 岁以下的儿童，患者过大或过小都会成倍增加手术风险。对于膜周部室间隔缺损，此入路可良好显露；嵴内及嵴下型室间隔缺损显露稍差，但仍可顺利完成修补；干下型室间隔缺损显露最差，需极具手术经验者方可顺利完成。

相关临床资料表明，右腋下小切口修补室间隔缺损与胸骨正中切口相比，体外循环时间、主动脉阻断时间无明显统计学差异，而术后引流量、机械通气时间、及 ICU 驻留时间要明显小于胸骨正中切口。

右腋下小切口与传统胸骨正中切口相比，虽然在美观和减少患者住院费用方面具有明显优势，但亦有不可避免的问题存在。首先，经右腋下小切口修补室间隔缺损，术前心脏彩超必须诊断明确，不能合并有其他复杂畸形，否则将难以根治。其次，因升主动脉位于右侧胸腔顶部，主动脉插管较困难，主动脉插管脱落和误插入头臂干动脉而导致体外循环意外的情况并不罕见。再次，若患者装有起搏导线，当右肺复张后有一定概率导致起搏导线脱落，轻者起搏导线接触不良，无法应用起搏器；重者发生大量出血、心脏压塞甚至危及生命。因此拟开展右腋下小切口修补室间隔缺损者，应以大量的胸骨正中切口经验为基础。

【手术并发症及处理】

1. 完全或不完全性右束支传导阻滞　约80%经右心室修补室间隔缺损的婴幼儿术后会并生右束支传导阻滞，经右心房修补室间隔缺损者的并发率较低，占35%~45%，一般不需处理。

2. 完全性房室传导阻滞　可分为暂时性和永久性两类。暂时性完全房室传导阻滞多因为缝线处水肿、出血压迫邻近的传导束或术中牵拉损伤所致，可应用肾上腺皮质激素治疗，必要时可下至心外膜临时起搏器以维持心率。暂时性完全房室传导阻滞一般可在2周左右恢复窦性节律。永久性完全房室传导阻滞多为缝线直接损伤传导束所致，少数可为传导束周围组织纤维化和瘢痕压迫所致，一般均需下置入永久性起搏器。

为避免发生术后房室传导阻滞，可在危险区行超越缝合，亦应用浅缝法修补室间隔缺损（图23-54）。首都医科大学附属北京儿童医院心脏中心25年来应用危险区浅缝法矫治室间隔缺损达3767例，完全性右束支传导阻滞并发率为9.2%，完全性房室传导阻滞并发率为0.7%，与传统超越

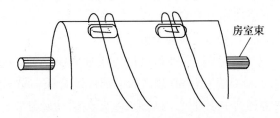

图23-54　危险区浅缝法修补室间隔缺损示意图

法相比具有明显的优势性。需要指出的是，危险区浅缝法必须以对传导束走行的深入理解和相对较高的手术技巧为基础。

3. 主动脉瓣关闭不全　多为术中损伤主动脉瓣叶所致。尤其是肺动脉瓣下型室间隔缺损伴主动脉瓣脱垂者，缝线极易损伤脱垂的瓣叶。一旦术中发现损伤了主动脉瓣，必须立即拆除相关缝线，修补受损瓣叶。

4. 三尖瓣狭窄或关闭不全　多为缝合膜周部或房室通道型室间隔缺损时，未靠近三尖瓣隔瓣根部，或损伤了三尖瓣腱索所致。对上述两类室间隔缺损，修补完成后应常规注水检查三尖瓣关闭及开放情况，若有经食管超声则更佳。如发现三尖瓣关闭不全或开放受限，应拆除有关部位缝线，并做相应调整。

5. 残余分流　常见于大型室间隔缺损，缝线撕脱，或缝线未将隔瓣下与缺损边缘之间关闭及缝线间距过大等。修补缺损后应常规检查是否存在残余分流，可通过膨肺检查补片周围有无漏血，亦可应用经食管超声进一步明确。因缝线撕脱所致残余分流多发生于术后第2~3天。3mm以下的残余分流，无临床症状，可暂不手术，有闭合的可能。较大的残余分流，引起呼吸、循环系统症状者，需及时手术治疗。

【肺动脉高压危象】　大型室间隔缺损伴重度肺动脉高压者术后可能会并发肺动脉高压危险，即术后肺动脉压力上升 >2.7kPa（20mmHg）而体循环压力正常或下降，应及时处理。

1. 镇静　可持续应用镇静药和肌肉松弛药。

2. 过度通气　在呼吸机辅助通气下，通过高频通气或增加潮气量的方式，使 $PaCO_2$ 保持在3.3~4.7kPa（25~35mmHg）。

3. 加强呼吸道管理。

4. 及时纠正酸中毒。

5. 应用血管扩张药　可应用妥拉苏林、前列腺素、硝普钠等。应用血管扩张剂前必须先补充血容量，防止用药或发生低血压。

6. 吸入NO　若上述方法在应用后肺动脉压力下降不显著，体循环血压较难维持，可经机械通气管道吸入高浓度NO以降低肺血管阻力。

23

【预后】 目前,单纯室间隔缺损的围手术期死亡率<1%,多发性室间隔缺损及伴有其他心脏畸形者(如动脉导管未闭、主动脉缩窄等)则死亡率略高。小年龄、低体重,尤其是 6 个月及 6kg 以下的室间隔缺损患者,围手术期死亡率约达到 20%。

术前无肺动脉高压,术后亦无并发症的单纯性室间隔缺损患者远期预后较好。伴肺动脉高压患者的远期预后与手术年龄直接相关。伴有肺小血管器质性病变的室间隔缺损患者,术后恢复艰难且预后欠佳。

(李仲智 刘彩霞)

二、房室间隔缺损

【定义】 房室间隔缺损(atrioventicular septal defect,AVSD)又称房室通道缺损、房室管畸形或心内膜垫缺损,是由于心内膜垫发育异常,导致形成房室瓣上方的原发孔房间隔缺损(ASD)和/或房室瓣下方的膜周型室间隔缺损(VSD)以及房室瓣不同程度分裂的一组复杂畸形。文献报道超过 50% 的 AVSD 患者合并有唐氏综合征。

【分类】 临床上将 AVSD 分为部分型房室间隔缺损、过渡型房室间隔缺损和完全型房室间隔缺损。

1. 部分型房室间隔缺损(partial atrioventricular septal defect,PAVSD) PAVSD 包括原发孔 ASD,通常合并二尖瓣和三尖瓣畸形。由于在胚胎发育过程中,心内膜垫未能与第一房间隔会合,残留房间隔原发孔 ASD,其下缘为二、三尖瓣附着在室隔嵴上的瓣环,后下缘接近房室结,上缘为房间隔。该二尖瓣解剖及功能模式有别于正常二尖瓣。二尖瓣分为左上瓣叶、左下瓣叶及其跨越部分和左侧瓣叶,前二者可完全分开或部分融合,形成二尖瓣裂缺且均附着于低凹的室隔嵴上。三尖瓣分为右上、右下和右侧瓣叶,右上瓣叶不附着于室隔嵴上,多有发育不全。原发孔 ASD 一般中等大小,无心室间交通,偶尔伴有继发孔 ASD 而形成单心房。

2. 过渡型房室间隔缺损 为介于部分型与完全型房室间隔缺损之间的中间类型。一般是指共同房室瓣的前、后共瓣之间中间相连的瓣叶组织未和下面的室间隔嵴后期融合,存在心室间交通,包括有 1 个原发孔 ASD,或合并继发孔 ASD,可形成共同心房;有 2 个分开的房室瓣环,房室瓣组织未完全黏附至低凹的室隔嵴上,可在腱索之间形成数个较小的 VSD,偶尔有 1~2 个较大或中等 VSD 形成,二尖瓣左上和左下瓣叶间有裂缺存在。

3. 完全型房室间隔缺损(complete atrioventricular septal defect,CAVSD) CAVSD 是指左、右心房室腔共用一组房室瓣,包括原发孔 ASD 和房室瓣下方 VSD。房室瓣一般有 6 个瓣叶,即左前叶、左后叶、左侧叶和右侧叶、右前叶、右后叶。左、右前叶和左、右后叶彼此之间通常是不相融合的,故又称为前、后共瓣或前、后桥瓣。CAVSD 活产婴儿发病率约 2/10 000,约占先天性心脏病的 3%,无性别差异。根据房室瓣环与室隔嵴有无腱索连接以及左前瓣向室隔右侧骑跨程度,Rastelli 将其分为三种类型。

A 型:此型最常见,约占 75%。室隔嵴上的前共同瓣完全分隔为左前和右前瓣叶,各自通过腱索与室隔嵴相连。而后共同瓣几乎无分隔。

B 型:很少见,前共同瓣叶仍可分为左前和右前瓣叶,可见腱索的骑跨。根据心室的发育情况不同,骑跨的类型也不同。如果是左心室发育良好,则骑跨的腱索连接于三尖瓣和左心室之间;如果是右心室发育良好,则骑跨的腱索从二尖瓣延伸至右心室。

C 型:约占 25%。室隔嵴上的前共同瓣未分隔,通常无腱索从瓣中部附着于室隔嵴,而漂浮于室隔嵴上,形成瓣下巨大 VSD(图 23-55)。合并法洛四联症(TOF)的 CAVSD 通常属于 C 型。

CAVSD 需要外科手术治疗,手术方法主要包括单片法、双片法和改良单片法等。CAVSD 总体治疗效果满意,但左侧房室瓣反流仍是再手术的主要原因。1955 年,Lillehei 等首次报道在交叉循环下成功施行 CAVSD 的修补手术。自那以后,早期根治手术逐渐成为主流。

【发病率】 AVSD 约占先天性心脏病的 4%,大约 50% 的 CAVSD 患者合并唐氏综合征。AVSD 常常还合并其他心内畸形,主要包括动脉导管未闭(PDA)、TOF、右心室双出口(double outlet of right

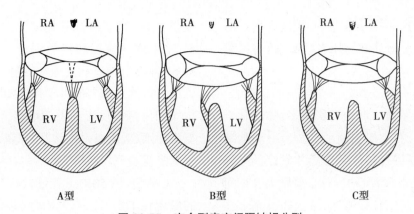

图 23-55 完全型房室间隔缺损分型
RA. 右心房；LA. 左心房；RV. 右心室；LV. 左心室

ventricle，DORV）、大动脉转位（TGA）、左心室流出道梗阻等。PDA 是 CAVSD 中最常见的合并畸形，约占 10%。CAVSD 伴 TOF 在 AVSD 中约占 6%，在 TOF 中约占 1.7%。CAVSD 合并 DORV 时，同时伴有肺动脉狭窄约占 2%，无肺动脉狭窄约为 1%，VSD 较大，通常位于主动脉瓣下，偶尔 VSD 远离主、肺动脉开口。左心室流出道梗阻在 PAVSD 中要多见于 CAVSD，但在唐氏综合征患者中少见。当右心室优势时，左心室流出道梗阻常见。当存在主动脉弓缩窄或主动脉弓发育不良时，亦常有左心室流出道梗阻存在。

【病理生理】 各型 AVSD 的病理生理变化主要取决于房室间交通和房室瓣反流的程度及所合并的心内畸形。

PAVSD 最初的病理生理变化与大的 ASD 相似，主要为心房水平左向右分流，使进入右心室及肺部的血流量增多，导致右心室容量负荷增加；如合并有重度二尖瓣反流，其反流的血流量可从左心室直接进入右心房，使左、右心室容量负荷增加更显著，易早期产生心脏增大和充血性心力衰竭。

过渡型 AVSD，除了心房水平的左向右分流，还存在心室水平的左向右分流。但由于其 VSD 一般较小，且多为限制性 VSD，故一般无大的心室内分流，通常早期不易出现肺动脉高压和心力衰竭。

CAVSD 病理生理变化较部分型及过渡型 AVSD 更严重。由于四个心腔相通，心房及心室水平均存在左向右分流，VSD 的两端没有压力差，使左向右分流量更大。另外，左心室血流量可直接反流至右心房，因此右心室负荷明显增加，易形成肺动脉高压。如合并有房室瓣反流，则更加重心室容量负荷和肺动脉压力。随着左向右分流增多，可导致相应心室扩大，使房室瓣对合更差，反流更严重而形成恶性循环。故患者早期即可出现肺动脉高压和充血性心力衰竭症状。其肺血管阻力在出生后几个月内就常有明显的升高，往往在 1 岁以内产生肺血管阻塞性疾病。如不治疗，50% 的患者在 6 个月内死亡，80% 的患者在 2 岁内死亡。因此 CAVSD 早期手术至关重要。

【症状】 AVSD 的临床症状取决于肺血流量增加的多少和肺动脉压力以及房室瓣反流的程度。肺循环与体循环血流之比轻到中度增加（Qp/Qs<3）的患者常无症状；大量左向右分流（Qp/Qs>3）时，患者可出现疲劳、气促或充血性心力衰竭。部分型及过渡型 AVSD 由于左向右分流的存在，肺循环充血而体循环缺血，患者生长发育落后，活动耐力低，平时有气急、多汗、反复呼吸道感染，甚至合并肺炎或心力衰竭。若二尖瓣反流不明显，原发孔 ASD 较小，则可无临床症状，或临床状况较轻。

CAVSD 在出生后不久即可出现充血性心力衰竭和肺动脉高压症状，表现为气促、多汗、喂养困难、生长发育迟缓、反复呼吸道感染和心力衰竭。若病变未及时纠正，肺动脉压越来越高，右心负担逐渐加重，心房水平即可出现右向左分流。此阶段患者症状加重，可出现活动后昏厥、咯血、发绀，发展为艾森曼格综合征。

【体征】 表现为心前区隆起，心尖搏动弥散，胸骨左缘 3~4 肋间闻及 3 级以上收缩期杂音和固定性第二心音分裂,并伴有震颤,心尖区有房室瓣反流收缩期杂音。肺动脉高压者,肺动脉瓣区第二心音亢进。

【辅助检查】

1. 胸部 X 线检查　肺血管影增多,肺动脉干凸出且搏动增强,右心房、右心室增大,主动脉结缩小,原发孔 ASD 可有左心室增大。

2. 心电图检查　右心房、右心室肥大,PR 间期延长,多有 I 度房室传导阻滞,常合并不完全性或完全性右束支传导阻滞。

3. 超声心动图检查　超声心动图具有诊断意义,不仅能确定 ASD 及 VSD 的大小及位置,而且可明确房室瓣畸形和反流的程度以及房室瓣在左、右心室中的位置关系。还可显示乳头肌的状态及伴发其他心内畸形等。

4. CT 或 MRI 检查　具有辅助诊断意义,能基本确定 ASD 及 VSD 的大小及位置,以及房室瓣畸形的程度和房室瓣在左、右心室中的位置关系。MRI 还可显示心肌的功能状态,CT 或 MRI 对诊断心外血管以及伴发其他心内畸形等有较好的作用。

5. 心导管检查和心血管造影　右心导管发现右心房血氧含量高于上腔静脉 1.9% 容积,70% 病例心导管可通过缺损口由右心房进入左心房。通过右心导管可测量各个部位压力及计算分流量。目前,心导管和心血管造影检查已经不作为临床首选。如疑有原发孔缺损、肺动脉瓣狭窄、肺静脉畸形引流等畸形,可考虑做心血管造影。

【诊断】　典型患者依据临床表现和胸部 X 线片,心电图,超声心动图、CT 或 MRI 可以作出明确诊断,一般不必常规做心导管检查。但对 6 个月以上的 CAVSD 患者,为明确肺动脉压力和肺血管阻力等数据以及超声心动图尚不能明确诊断者,仍需行心导管检查。同时需注意其他合并心内畸形不能漏诊。

【治疗】　对大多数已出现明显心力衰竭及肺动脉高压的患者,术前需要予以药物治疗,包括强心、利尿、改善心功能,吸氧或选用扩血管药物,如吸入一氧化氮、口服西地那非、波生坦等,以降低肺血管阻力。合并心律紊乱者,应在药物治疗及控制心律条件下进行手术。

【手术适应证和禁忌证】　部分型和过渡型 AVSD 早期肺血管病变通常较轻,没有症状的患者可行选择性手术。但由于存在随时间延长而心室扩大和房室瓣反流加重的可能,使日后房室瓣修复更加困难,所以一经诊断,患者最好在 1 岁以内手术修复。

CAVSD 因 50% 患者可在 6 个月内死亡,95% 的患者在 1 岁时已有梗阻性肺血管疾病,患者应尽早于 6 个月内手术,最佳年龄在 3~6 个月进行手术治疗,以防止肺血管发生梗阻性病变。对部分心室不平衡型患者,应在数月时先做肺动脉环缩术以保护肺血管,然后在 2 岁以后做 Fontan 术。

手术相对和绝对禁忌证如下。

1. 静止和轻度活动后出现发绀,或已有杵状指(趾),经皮氧饱和度 <85%,或静止时为正常临界水平,稍加活动即明显下降。

2. 缺损部位的收缩期杂音不明显或已消失,代之以因肺动脉高压产生的 P2 亢进或肺动脉瓣关闭不全的舒张期杂音(Graham Steell 杂音);超声心动图检查　示心室水平呈以右向左为主的双向分流或右至左(逆向)分流。

3. 左、右心室发育不均衡,不能行根治手术。

4. 右心导管检查示右心室压力与左心室持平或反而高出;肺总阻力 >10Wood 单位 /m²;肺循环与体循环血流量比值 <1.2,或肺循环阻力 / 体循环阻力 >0.75。

5. 合并其他无法根治的畸形。

【手术时机的选择】　由于存在原发孔房间隔缺损和非限制性室间隔缺损,CAVSD 患者出生后数周内,肺血管阻力下降,心内左向右分流增加,逐渐出现心房、心室的扩大。心房、心室的扩大产生房室瓣关闭不全及反流,后者反过来又进一步加重心腔的扩大。大量的心内分流和持续的肺动脉高压导致肺血管病变的发生和较快的进展。临床上,患者通常在出生后的 1~3 个月出现充血性心力衰竭,随着年龄增长,心内分流、房室瓣关闭不全、肺动脉高压和肺血管病变持续进展,充血性心力衰竭日趋严重。研究显示,0~6 个月 CAVSD 患者的平均肺血管阻力快速增加。部分 CAVSD

患者6个月时可发生肺血管梗阻性病变,增加手术的风险。早期手术可避免重度肺动脉高压和肺血管病变相关的并发症,降低患者围手术期死亡的风险。因此,建议CAVSD的手术年龄最迟不超过6个月,对心力衰竭难以控制的患者,可在6周左右手术。但有研究显示手术年龄过小,手术操作难度增加,有更高的手术死亡率和并发症发生率。2014年,Stephens EH等对2 399例CAVSD手术患者的研究结果显示,手术年龄小于2.5个月是不良的高危因素。Atz AM等总结美国7个中心的临床数据也发现,0~2.5个月是手术不良预后的高危因素。尽管CAVSD的最佳手术时机仍存在争议,但较多学者建议CAVSD的择期手术年龄以3~6个月为宜。合并唐氏综合征是一类特殊特殊人群,占CAVSD比例50%~86%,文献报道此类患者肺血管病变发生更快,同时,此类患者有冗余瓣膜组织利于房室瓣重建,手术时机可适当提前。当然不可逆的肺血管病变和器质性肺动脉高压是CAVSD修补手术的公认的禁忌症。

总之,年龄<3个月的患者,术前存在严重的心力衰竭表现,且多数合并其他严重的心血管畸形(如无顶冠状静脉窦综合征、主动脉缩窄等),药物治疗效果不佳,属于限期手术。CAVSD患者如无明显的心力衰竭临床表现,原则上手术时间应尽量推迟年龄到3个月以后,而不是越早越好。儿童期和成年患者术前合并重度房室瓣反流和心脏扩大的比例明显增加,尽管选择合适的外科技术亦可获得较好的手术效果,但存在围手术期发生重度肺动脉高压的风险。术前需仔细评估肺循环阻力状态,术中必要时房间隔缺损补片可留孔开窗,术后早期给予充分镇静和过度通气,积极应用磷酸二酯酶抑制剂等控制肺动脉高压避免出现肺高压危象。

【手术治疗】 不论哪种类型的AVSD,均选择经胸骨正中切口,主动脉及上、下腔静脉插管建立体外循环。冷晶体停跳液保护心肌。正中开胸后,切取自体心包片,戊二醛固定以备修补ASD。

1. 部分型房室间隔缺损 手术时首先探查有无二尖瓣畸形,如二尖瓣关闭不全或二尖瓣裂。妥善修复二尖瓣畸形,是PAVSD手术成功的关键。

通过反复向左心室内注入生理盐水,使二尖瓣叶呈漂浮状,仔细探查二尖瓣的关闭状态。如果二尖瓣关闭良好,可直接将二尖瓣裂对齐间断缝合,注意勿扭曲和变形。对于单纯二尖瓣裂边缘卷曲导致的二尖瓣关闭不全,通过缝合瓣叶裂口即可。有瓣环扩大产生瓣口中心反流者,可在两侧交界做带垫片的褥式缝合,纠正二尖瓣关闭不全。对少数由于二尖瓣腱索过长而导致的二尖瓣脱垂伴中重度反流者,大龄儿童建议使用腱索缩短术或人工腱索。对于小婴儿,推荐采用二尖瓣双孔成形术,方法是经右心房房间隔径路显露二尖瓣,通过注入冰水充盈心室,试验观察瓣膜闭合状况,反流最明显处即是"双孔"成形处,于大瓣中点增厚处与小瓣中点增厚处试缝一针,注水,如无反流或反流明显减轻,则为缝合点。用7-0 Gore-Tex线带心包垫片从大瓣心室面进针,小瓣心室面出针,同一水平缝合2针,注水观察效果,无反流者为佳,形成一个"双孔"二尖瓣。术后必须立即行经食管超声检查,要求平均压差在5mmHg以内,平均压差>10mmHg以上须考虑重新成形,术后如果发生缝合脱落,需要再次手术。儿童AVSD如有严重二尖瓣损害时,可考虑行二尖瓣置换术。

二尖瓣修复完善后,取相应ASD大小的自体心包片修补原发孔ASD。一般从二尖瓣裂的根部开始进针,在二尖瓣和三尖瓣结合处的二尖瓣侧沿室间隔嵴向两侧连续缝合,将冠状静脉窦口隔入右心房。特别是当存在左上腔静脉开口于冠状静脉窦时,一定将冠状静脉窦口隔在右心房侧。PAVSD矫治需要特别注意防止心脏传导阻滞和尽量修复三尖瓣关闭不全。

2. 过渡型房室间隔缺损 手术治疗需要注意VSD的修补。最常见于二尖瓣裂缺下方、室间隔嵴上方腱索间或假性室隔瘤上有数个较小缺损,可用5-0涤纶带垫片缝线褥式缝合将其逐一缝闭,手术方法与改良单片法相同。其二尖瓣裂修复及原发孔ASD的修补与部分型相同。

3. 完全型房室间隔缺损 随着病理解剖的深入认识及外科技术的不断提高,CAVSD的手术治疗得到了明显的改善。1962年Maloney等提出"单片法"技术。1976年Truster等提出"双片法"技术。1990年,Ebels等研究CAVSD病理解剖时发现,30%~40%的患者VSD较小且室间隔嵴的最底部已接近左心室流入道的入口水平。据此,Wilcox等提出心室水平的缺损并不都需要补片修补,而可将共同瓣直接缝到室间隔嵴上来关闭心室间隔缺损损部分。随后,Nicholson等又改良了Wilcox方案,形成了"改良单片法",又称下沉法。临床上可根据实际情况选择不同的手术矫治方法。

(1)单片法:1962年Maloney JV等首先报道采用单片法修补CAVSD获得成功。术中显露室间隔缺损(必要时切开上、下桥瓣达瓣环),剪取与房间隔缺损、室间隔缺损大小和形状相适应的补片修补室间隔缺损。注水将房室瓣叶漂浮对合,识别瓣膜的对合线及高度,选择补片的合适位置固定左、右心房室瓣,最后利用同一张补片关闭原发孔房间隔缺损。目前关于单片法手术方式的报道较少,单片法技术优点为室间隔的显露充分,修补室间隔缺损较容易,若瓣膜需经裁剪更加符合几何结构,适用于所有室间隔缺损大小的患者。但其缺点为使用同一张补片,瓣膜更加容易扭曲、变形,瓣叶也容易缩短,对于补片形状的裁剪要求也更高,单片法技术中对于横跨桥瓣的切开破坏了瓣膜组织的完整性,且对于小年龄的患者其瓣膜组织娇嫩,切开重新缝合,可能影响术后房室瓣的形态并损害其功能(图23-56)。

(2)双片法:双片法技术由Trusler GA1976年首次报道,并逐渐被一些中心所采用。术中左心室注水仔细评估漂浮的左侧房室瓣至室间隔嵴的距离。根据室间隔缺损的形状和大小,精确修剪一块补片以修补室间隔缺损。然后,另取一补片,采用三明治缝合法(左心房室瓣位于室间隔缺损补片和房间隔缺损补片之间)将左心房室瓣悬吊、固定于室间隔缺损补片的上缘,连续缝合关闭原发孔房间隔缺损并修补右心房室瓣。三明治缝合法加强了左侧房室瓣的固定,瓣膜不易发生撕裂,也可避免单片法可能存在的补片扭曲。同时无须切开共同瓣,保留了其完整性,可避免术后瓣膜张力过高所致的瓣膜撕裂、变形和瓣环几何结构的改变,有利于降低术后瓣膜反流及左心室流出道梗阻(LVOTO)的发生。Baker等认为,室间隔缺损较大的患者(>12mm),建议使用双片法。但是双片法操作较为繁琐,有学者认为双片法在补片与瓣膜交汇处有大量的缝合,会消耗更多的瓣膜组织,对共同瓣未分开的患者,瓣膜固定没有单片法牢靠(图23-57)。

(3)改良单片法(下沉法):1997年Wilcox BR等首先报道了改良单片法技术修补CAVSD。近些年,较多的医学中心报道了改良单片法的临床应用经验。该技术采用带垫片的间断褥式缝合,缝

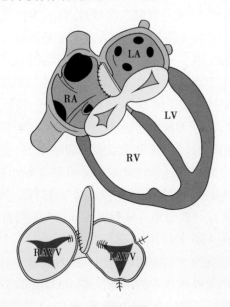

图23-56 单片法
RA.右心房;LA.左心房;RV.右心室;LV.左心室

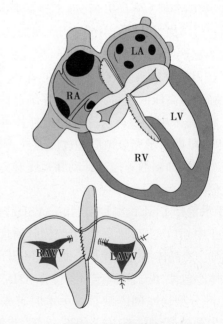

图23-57 双片法
RA.右心房;LA.左心房;RV.右心室;LV.左心室

针依次穿过室间隔嵴的右心室面、左右心房室瓣分界线及补片。缝线下压打结关闭室间隔缺损，同一补片关闭原发孔房间隔缺损。改良单片法的最大优点是手术操作简单，缩短了体外循环时间和主动脉阻断时间，无须分割瓣膜，节省了单片法或双片法技术中瓣膜缝合对瓣叶组织的消耗，可降低术后瓣膜渗漏的发生和瓣膜的撕裂，对于低龄患者，甚至瓣膜脆弱的新生儿也可以较好地施行此手术。改良单片法保留瓣膜组织的完整性，避免了术后房室瓣的扭曲，瓣膜对合更好，反流更轻，同时不用室间隔缺损补片，可以避免人为因素导致补片裁剪不合适使瓣膜对合不佳，同时也避免了室间隔补片纤维化后可能产生的 LVOTO。改良单片法的争议在于对于大室间隔缺损患者可能不适用，有学者认为改良单片法对瓣环的结构影响更大(图 23-58)。

改良单片法手术方法中，一些学者对三尖瓣处理也提出了新的方法：向右心室注水观察三尖瓣闭合情况。由于手术时优先考虑二尖瓣原则，三尖瓣隔瓣组织较少，通常在右上(前)与右下(后)瓣后方近补片处做 1 针带垫片褥式缝合初步组成新的隔瓣，通常会出现一个"三角形"组织缺损间隙，预先将心包补片留置约 10mm，经修剪后成三

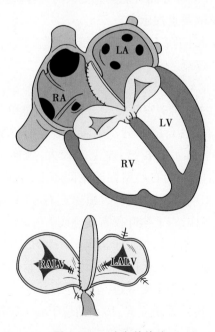

图 23-58 改良单片法
RA. 右心房；LA. 左心房；RV. 右心室；LV. 左心室

角形，与新的隔瓣一并成形，采用 6-0 Gortex 连续缝合形成新的隔瓣，既避免了三尖瓣组织过少而导致的三尖瓣反流，又以保留三尖瓣自体组织为主的成形方式，为其生长发育创造可能。

普通单片法操作简易，避免使用人工材料，较少发生残余分流。但由于其需要切开共同瓣，可影响瓣膜功能。双片法不容易导致瓣膜变形和瓣叶缩短，且月牙形补片可避免左心室流出道梗阻的发生。经过几十年的临床应用，这两种方法至今还存在争议。但是依据目前文献报道的结果，这两种方法的手术结果并无显著差别。改良单片法的优点在于避免单片法将前、后共同瓣切开及瓣叶组织卷入缝线内，而且不需要进行新二尖瓣高度的调整。Wilcox 只是对 CAVSD 中 VSD 较浅的患者选择性地应用这一方法，而 Nicholson 则是无选择性地使用这一技术，通过这一方法新二尖瓣前瓣叶关闭良好，而不需要再进行瓣膜处理，术后多数患者瓣膜功能良好。但是改良单片法的临床适应证目前仍存在分歧。

4. 完全型房室间隔缺损合并 TOF、DORV/PS 矫治术　CAVSD 合并 TOF、DORV/PS 是一种复杂、少见的畸形，早年解剖矫治手术死亡率较高。近年来随着麻醉、体外循环技术、外科技术及围手术期监护整体水平的提高，手术结果有所改善。这类疾病的畸形包括向前延伸的非限制性 VSD、原发孔 ASD、共同房室瓣、漏斗间隔前上方移位所导致的主动脉骑跨和右心室流出道狭窄。手术成功的技术关键在于确切修补 VSD 的同时，兼顾右心室流出道的重建。目前应用较多的是"双片法"技术。修补 VSD 时，将涤纶补片裁剪成相应大小的"逗号状"，头部向前，经右心房和右心室切口修补 VSD，防止左心室流出道狭窄和 VSD 残余漏形成。应用自体心包片修补原发孔 ASD，将 VSD 补片的上缘，共同房室瓣及 ASD 补片的下缘间断缝合在一起。左侧房室瓣的成形根据术中注水情况而定，常规缝合二尖瓣裂。右心室流出道的处理与 TOF、DORV/PS 相同，即切除右心室异常肥厚的肌束，应用自体心包片加宽右心室流出道。对于 CAVSD 合并 DORV、TOF 及左、右心室发育不平衡者。有中心采用补片修补前共同瓣下室间隔缺损，

后共同瓣下室间隔缺损通过直接下压闭合。对右侧房室瓣通常将右侧前、后房室瓣间断缝于房间隔缺损补片边缘。

5. 术后常见并发症及处理　AVSD 患者术后肺动脉高压的处理极为重要。可能因残余心内分流、房室瓣反流、酸中毒、缺氧、肺不张等原因造成，甚至出现肺动脉高压危象。对重度肺动脉高压患者，应采用呼吸机过度通气，维持二氧化碳分压在 3.3~4.7kPa（24.8~35.3mmHg），氧分压 13.3kPa（99.8mmHg）以上，保持患者镇静，必要时可使用肌肉松弛药，适当运用降低肺动脉压药物，如妥拉唑林、前列腺素 E。近年用一氧化氮吸入、静脉用瑞莫杜林、波生坦及西地那非口服治疗，可取得较好效果。术后应控制患者血压，选用硝普钠，保持收缩压在 90~100mmHg（12~13.3kPa），过高血压可导致众多二尖瓣修复缝线撕脱，加剧二尖瓣反流。并应严格控制液体出入量，输液过多左心房压升高，使二尖瓣环扩张，加重二尖瓣反流。

【治疗后评价】　CAVSD 的预后评价指标包括手术死亡率、再手术率、房室瓣反流、房室传导阻滞等指标。

手术死亡率：CAVSD 患者因大量的左向右分流及合并房室瓣反流，容易出现早期肺动脉高压和反复肺部感染，文献报道有 2 岁内的患者可发生 75% 的自然死亡，由于其复杂的病理生理改变，外科手术治疗难度较大且围手术期死亡率偏高。

随着外科手术技术和围手术期监护水平的进步，CAVSD 的治疗结局已获得明显改善。自 1990 年以来，手术死亡率已降至 1.6%~3.0%，远期死亡率仍较高，达 11%~16%。2014 年，StephensEH 等总结 2 399 例 CAVSD 患者的手术结果，发现体重 <3.5kg，年龄 <2.5 个月患者的手术死亡率高达到 15.2%，而 >3.5kg 的患者，手术死亡率低至 3.8%。研究提示体重 <3.5kg、年龄 <2.5 个月是患者术后早期死亡的危险因素。

再手术率：CAVSD 再手术指证包括房室瓣反流、LVOTO、残余室间隔缺损、残余房间隔损等，近年来，随着手术技术的成熟，残余房间隔缺损已经很少报道，再手术最主要的原因是中度以上的房室瓣反流，其次是 LVOTO。CAVSD 术后左侧房室瓣反流导致的再手术率为 3.5%~22.0%，大多数单位房室瓣反流的再手术率为 7%~8%。术后二尖瓣的反流作为 CAVSD 患者术后最主要的讨论焦点，特别是随着改良单片法的较多应用，手术方式对其影响受到广泛讨论，大多数学者认为改良单片法的术后二尖瓣反流明显低于其他手术方式，但也有一些学者认为单片法、双片法仍然可以取得良好的手术效果，有研究显示，合并唐氏综合征术后左侧房室瓣再手术率较非唐氏综合征患者低（4% vs. 15%）。手术年龄、术前瓣膜畸形程度、手术方式、术前瓣膜反流程度与房室瓣再手术率的并没有明显相关性。CAVSD 术后 LVOTO 的发生率为 1.0%~3.5%，主要与室间隔缺损补片有关。尽管有学者担心改良单片法在合并大室间隔缺损病例中可能更容易产生 LVOTO，但迄今为止的研究结果并未发现此风险。

心律失常：对于 CAVSD 患者，房室结更靠后下方，房室束走行于室间隔缺损的下缘，修补室间隔缺损可能因局部组织水肿或机械性损伤传导组织，导致Ⅲ度房室传导阻滞，发生率为 0~3%。术中低温、缺氧、酸中毒、局部组织水肿等可引起暂时性功能障碍，也可导致房室传导阻滞。由于改良单片法有更短的 CPB、ACC 时间，在减少术后心律失常发生等方面可能具有更大的优势。

【解剖要点提示】

（1）房间隔下部、室间隔流入部发育不全，左右心房室瓣环等构成共同房室瓣环。

（2）CAVSD 分为三型。Rastelli A 型：室间隔嵴上的共同房室瓣完全分隔，左上瓣和右上瓣均等对称，各自腱索分别附着于各自心室侧的室间隔嵴。Rastelli B 型：左上瓣较大，延伸至右心室，腱索附着到右心室面的室间隔上，上瓣较小。Rastelli C 型：左上瓣较大，覆盖左右心室，腱索附着类型多样，右上瓣叶仅有残迹或消失。

（3）房间隔缺损位于房室瓣环上方，为Ⅰ孔型，和室间隔缺损延续相连，室间隔缺损紧邻房室瓣下方，位于右心室流入道，呈半月形。

（4）传导系统变异：房室结位于心十字交叉上方的心房壁，在房间隔缺损后下缘、冠状静脉窦、后房室瓣环与肌部间隔交汇处三点构成的三角区。发出的房室束走形于室间隔嵴至中点分出左、右束支。

【手术技巧与创新】 冠状静脉窦的处理:通常将冠状静脉窦隔入右心房,特别是对于有残存左上腔静脉的患者而言,以避免引起间接性右向左分流。

对于左侧房室瓣裂隙,只要缝合不引起瓣口狭窄应当尽量修补。有学者认为房室瓣裂隙是术后瓣膜反流的一个高危因素,修补瓣膜裂隙可以减少术后房室瓣反流导致的再手术和围手术期死亡率。

对于瓣环过大的患者,术中应行瓣环成形有助于减轻术后瓣膜反流。对于单一乳头肌、瓣膜发育不良、瓣膜组织不足、瓣环过小的患者,或者是行完全修补后出现瓣口狭窄的患者,则需考虑部分缝合裂隙或者不缝合裂隙。

【手术失误防范】

(1) 防止传导阻滞:缝合时应远离缺损边缘,进针要浅。

(2) 仔细确定瓣叶分隔处,最大程度利用瓣膜组织,达到最小程度的瓣膜反流。

(3) 打结松紧适度,防止缝合的瓣叶术后撕裂及可能的溶血。

【术后处理要点】

(1) 术中条件允许,可放置左心房测压管,结合静脉压,为术后用药及容量输入提供依据。

(2) 维持适度偏低的体循环压力,减轻左心后负荷,防止瓣膜反流加重。

(3) 减少刺激,充分镇静,尽早使用降低肺动脉压力的药物,防止术后早期预防肺动脉高压危象。

(4) 如术后肺动脉高压下降满意,循环稳定,可以考虑早拔管,行快通道恢复。

【预后】 AVSD 的手术成功率与其分型有关。PAVSD 的手术效果与术后心功能状况、左心室瓣功能有很大关系,一般近远期效果良好。随着对疾病认识的提高及手术技术的进步,近年来 CAVSD 的治疗效果有很大的提高。一般 A 型的手术效果较好,其左、右心房室瓣的分隔清楚,而且有腱索与室间隔嵴相连,因此,术后房室瓣关闭功能较好。而 B 型和 C 型,术后房室瓣的关闭较差,特别是 C 型,其前共同瓣呈漂浮瓣,关闭功能明显受到影响。CAVSD 的手术死亡率与术前肺动脉高压和术后房室瓣反流有关。早年报道,不伴有房室瓣反流的手术死亡率 <5.0%,而伴有中、重度反流者,死亡率为 13.0%。但近年来,随着矫正技术的进步,近、远期死亡率均明显降低。房室瓣处理成功与否,是决定术后远期效果的主要因素。术后必须定期随访,及时发现房室瓣反流情况,必要时再次手术,行瓣膜整形或人工瓣膜替换。近年来改良单片法受到临床医师的重视。Jonas 认为改良单片法可保存房室瓣叶完整性,即使 VSD 很大或有不平衡型 CAVSD,伴有单组乳头肌情况下,也不会引起左心室流出道梗阻或危及房室瓣修复。此法突出的优点是可用于新生儿期患者,因为除了裂缺关闭点外不需要在瓣叶上缝合,而且体外循环及主动脉阻断时间也明显缩短。当然二尖瓣的生长是否受限还需要长期随访来证实。

【展望】 尽管 CAVSD 外科手术治疗的最佳年龄尚不统一,但较多的学者建议择期手术以 3~6 个月为宜,临床症状明显者需更早期地接受手术治疗。单片法、双片法、改良单片法是治疗 CAVSD 应用最广泛的手术技术。近年来,单片法的使用有明显下降趋势,改良单片法因技术简单和优秀的结果,较双片法被更多的外科医师采用,但仍需更多病例的积累及更长时间的结果随访。

(莫绪明)

三、房间隔缺损

【定义】 继发孔型房间隔缺损(ostium secundum defect)是一种较常见的先天性心脏病,在胚胎发育过程中原始心房间隔在发生、吸收和融合过程中出现异常,使左/右心房之间在出生后仍残留有交通,占先天性心脏病的 6%~10%,女性多见。继发孔型房间隔缺损可单独存在,也可并发其他类型的先天性心脏病。

在胚胎早期约第 1 个月末,原始心房内壁的后上方逐渐隆起形成一薄壁即第一房间隔,同时房室交界处也从背侧、腹侧向内生长出心内膜垫,第一房间隔向下延伸向房室孔方向生长,最后与心内膜垫会合,将原始心房分隔为左、右心房。第一房间隔未与心内膜垫完全会合时留有新月形的心房间孔,称为第一房间孔(原发孔),右心房血液即经此孔流入左心房。第一房间孔闭合后在第一房间隔的根部自行吸收形成另一心房间孔,称为第二房间孔(继发孔)以保持两侧心房间血液交通。与此同时,第二房间孔的右侧由前向后生长出另一间隔,称为第二房间隔。第二房间隔参与卵圆孔的缘及下腔静脉瓣的形成。第二房间隔中部卵圆形口称为卵圆孔。卵圆孔左侧有第一房间隔组织衬盖,构成卵圆窝的底。如果第二房间孔过大或未被第一房间隔遮挡,则称为继发孔房间隔缺损。

【病理解剖】 房间隔的结构和周围关系对房间隔缺损的治疗有重要意义。房间隔的中心为卵圆窝,卵圆窝的四周除后下方以外均有较厚的肌性边缘,称为卵圆窝环,上缘和下缘称为上支和下支,上支与上腔静脉前方的房壁肌束相延续,下支则与下腔静脉瓣相延续。结间束的前束和中束走行于卵圆窝的前缘。房间隔的前下方与主动脉瓣环之连接处为中心纤维体(右纤维三角),此纤维三角沿房间隔下缘向后形成一条长的纤维束称为Todaro腱,此腱之下即为房室结和冠状静脉窦开口。继发孔房间隔缺损位于冠状静脉窦口的后上方,距传导束较远,因此手术比较安全。

据缺损部位可分为下列四种类型(图 23-59)。

1. 中央型 或称卵圆窝型,是继发孔缺损中最常见的一种类型,约占房间隔缺损病例的75%。

缺损位于房间隔的中央,相当于卵圆窝的部位,四周有完整的房间隔结构。大多数病例呈单个巨大孔型,也有部分病例呈筛孔状。常可直视下直接缝合或补片修补而较易避免损伤周围邻近重要组织。

2. 下腔静脉型 仅次于中央型,在房间隔缺损病例中约占15%。缺损位于房间隔的后下方,缺损下缘没有完整的房间隔边缘,它和下腔静脉入口相延续,手术时易将下腔静脉瓣误认为缺损下缘的房间隔组织,而将下腔静脉隔入左心房,造成术后右向左分流而出现发绀。

3. 上腔静脉型 又称为静脉窦型房间隔缺损,在房间隔缺损病例中约占4%。此缺损位于房间隔的后上方,缺损与上腔静脉口无明确界限,缺损上缘即为骑跨于左、右心房上方的上腔静脉。这种类型的缺损常伴有右上肺静脉畸形引流。

4. 混合型 兼有上述两种以上特征的巨大继发孔缺损,在房间隔缺损病例中约占6%。

【病理生理】 正常情况下左心房平均压力为8~10mmHg,右心房平均压力为4~5mmHg以下,因此继发孔房间隔缺损的血流动力学改变是在心房水平存在左向右分流。分流量大小与缺损大小、左右心房压力差及左右心室充盈阻力的大小有关。出生后早期,左、右心室充盈阻力相似,故分流较少。随着年龄增长,因肺血管阻力下降,右心室压力降低,左向右分流逐渐增多,致右心室负荷增加,从而使肺循环量增加,初期肺动脉压和右心室压可正常或增高。如未进行治疗,最终可导致显著肺动脉高压,使右心房压力高于左心房,出现右向左分流,即艾森曼格(Eisenmenger)综合征。

【症状和体征】 单纯继发孔型房间隔缺损的临床症状多不典型,与缺损大小和分流量多少有密切关系。多数病例是在体检时发现心脏杂音的。缺损大的患者活动后易出现乏力、气促等症状及经常罹患呼吸道感染,发育较同龄儿落后等。极少数情况下可发生充血性心力衰竭。典型继发孔型房间隔缺损患者在胸骨左缘2~3肋间可闻及2/6~3/6级柔和的收缩期杂音伴肺动脉瓣区第二心音亢进和固定分裂,缺损较大的患者可有相对性三尖瓣狭窄所致的舒张中期杂音。

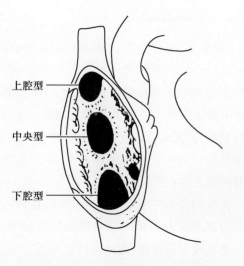

上腔型

中央型

下腔型

图 23-59 继发孔房间隔缺损的分型

【诊断】 继发孔型房间隔缺损的诊断一般较容易,从症状、体征即能得出基本诊断,结合辅助检查即可以确诊。胸部 X 线检查提示右心房、右心室增大为主,主动脉结缩小。肺血流增加明显者可见肺动脉段突出。心电图示电轴右偏、右心室肥厚、不完全或完全右束支传导阻滞、P 波增高或增大、PR 间期延长。二维彩色多普勒超声能明确诊断房间隔缺损,而且可以评估缺损的大小及位置。若可疑并发其他畸形时可结合心脏 CT 或心导管检查进一步明确合并畸形。

【鉴别诊断】

1. 肺动脉瓣狭窄 杂音较响,常伴有收缩期震颤,肺动脉瓣区第二心音减弱或消失。胸部 X 线片示肺血减少。心电图示右心室肥大伴劳损。超声心动图检查可明确肺动脉瓣口狭窄程度,较易与继发孔房间隔缺损相鉴别。

2. 室间隔缺损 杂音位置偏低,位于胸骨左缘 3~4 肋间,为全收缩期杂音,常伴有震颤。心电图除右心室肥大外,常有左心室肥大。胸部 X 线片示左心室大,一般右心房不大。超声心动图检查可明确缺损的部位及大小。

3. 左向右分流的其他心脏血管疾病 如无顶冠状静脉窦、主动脉窦瘤破入右心房等。

【治疗】

(一)手术适应证 以往认为最佳手术年龄为 3~5 岁,但目前多数学者认为若患者有反复呼吸道感染、生长发育明显落后于同龄儿等临床症状,或继发孔房间隔缺损 >7mm 或胸部 X 线片、心电图等显示有右心室容量负荷过重的表现,肺循环与体循环血流量之比(Q_p/Q_s)>1.5 均应及早治疗。若继发孔型房间隔缺损患者出现不可逆性肺动脉高压,心房水平出现右向左分流为手术禁忌证。

(二)术前准备 术前准备和一般体外循环心内直视手术相同。心功能较差者手术前应给予强心、利尿治疗。

(三)手术方法 目前治疗继发孔房间隔缺损的方法包括经皮介入封堵、经胸小切口微创房间隔缺损封堵、正中切口或右腋下小切口体外循环下房间隔缺损修补术。

1. 体外循环下房间隔缺损修补术

(1)切口:多采用胸骨正中切口,可切除部分胸腺或经正中分开。也可采用右腋下小切口经第 4 肋间入胸,经膈神经前方切开并悬吊心包。

(2)手术要点

1)建立体外循环:主动脉和上、下腔静脉分别插管建立体外循环,上腔静脉插管经右心耳尖,下腔静脉插管在靠近心房入口处,位置尽量低,避免修补时将下腔静脉瓣误认为缺损下缘予以缝合,导致术后右向左分流而出现发绀。

2)心房切口:采用斜行纵向切口,从右心耳到下腔静脉插管处,避免切开界嵴,减少窦房结到房室结的传导纤维损伤。

3)心内探查:首先要确认房间隔缺损,勿将异位引流的肺静脉总干或扩大的冠状静脉窦开口误认为是房间隔缺损。其次,要确定房间隔缺损的大小和类型,在冠状静脉窦后上方者为继发孔型房间隔缺损,在冠状静脉窦前下方者为原发孔型房间隔缺损。然后探查肺静脉各开口,确认有无肺静脉异位引流,部分型较易判定,完全型有时易漏诊。常规检查有无左上腔静脉存在。

4)修补缺损:①直接缝合。小型或中型缺损可用 6-0 或 5-0 prolene 线直接连续缝合(图 23-60)。缝合时应从缺损的下缘开始,由下而上,这样不仅符合先缝合较难缝合之处的常规原则,而且可以

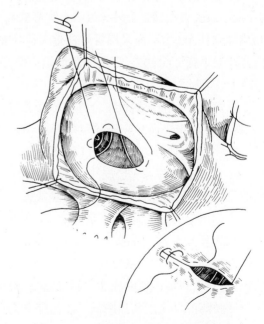

图 23-60 直接缝合继发孔房间隔缺损

23

减少左心房进气。②补片修补缺损。缺损较大难以直接缝合时，宜用补片修补(图23-61)。修补材料可以选用自体心包(0.6%戊二醛处理)或牛心包补片。有报道涤纶补片可能会导致溶血，故一般不主张应用。修补时沿着缺损边缘由下向上缝合，近冠状静脉窦处，缝针不宜太深，以免损伤房室结。缝线应在缺损的最高点处打结，打结前要请麻醉师膨肺，若左心房太空，可用注射器向左心房内注入生理盐水，以排尽左心房内的残留气体。

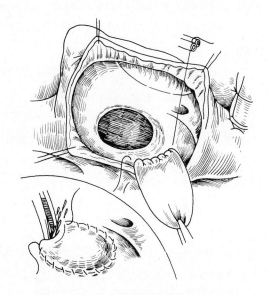

图 23-61 补片修补继发孔房间隔缺损

由于静脉窦型房间隔缺损位于上腔静脉与右心房连接处，直接缝合容易导致右上肺静脉和/或上腔静脉狭窄，几乎都采用补片法修补。下腔静脉型缺损下缘完全缺失，需要注意辨识清楚，以免误将下腔静脉瓣当作缺损下缘缝合。

继发孔房间隔缺损较常合并右肺静脉异位引流，修补房间隔缺损时应将异位肺静脉隔入左心房，并且注意不要导致肺静脉开口狭窄。

2. 经皮介入封堵　经皮穿刺介入封堵技术已经被广泛应用于继发孔中央型房间隔缺损。一般要求房间隔缺损边缘距离冠状静脉窦、上下腔静脉及肺静脉的距离≥5mm，至房室瓣≥7mm。这种治疗方法创伤小，术后恢复快。近年来，随着经验的积累，介入封堵治疗的成功率越来越高，封堵器移位或脱落的发生率明显减低。该治疗方法可以在DSA引导下或超声引导下实施，超声引导更有利于术者及患者的身体健康。

3. 经胸小切口微创房间隔缺损封堵　近年来越来越多的医院开展经胸小切口微创房间隔缺损封堵技术，从右侧第3或第4肋间小切口进入胸腔，切开心包，在右心房上预置荷包缝线，经荷包中央小切口置入封堵器封闭房间隔缺损。

（四）并发症

1. 空气栓塞　是严重的并发症之一，多由残留空气从心脏排出所致。术中修补缺损最后一针打结时要请麻醉师膨肺进行左心房排气，缝合右心房切口时待右心房完全充盈后再收紧。

2. 心律失常　术后心律失常多由于手术时心房刺激和创伤所致，为暂时性心律失常，可以恢复，但术中要注意辨认请窦房结，避免直接损伤导致术后窦房结功能障碍或心房异位节律。

3. 残留缺损　若影响血流动力学和心功能，可再手术关闭或心导管介入封堵。

4. 二次手术　较少，多因为介入封堵失败或封堵器脱落需要开胸手术取出封堵器后行补片修补术，术前严格把握介入封堵指征尤为重要。

【预后】　继发孔房间隔缺损治疗效果满意，多个心脏中心报道手术死亡率为0，介入治疗也有良好的疗效。很多学者对房间隔缺损术后患者进行了随访研究，认为术后活动耐力明显增加，大多能恢复至正常水平。Murphy等报道对123例房间隔缺损患者长期随访术后生存率与正常人无异。Clevelend Clinic 的 Moodie 等报道对房间隔缺损患者进行 25 年的随访观察，其生存率与普通人群无差异。

（莫绪明）

四、肺静脉异位引流

（一）完全型肺静脉异位引流

【定义】　完全型肺静脉异位引流是指所有肺静脉均不直接汇入左心房，而是汇入右心房或其附属结构的一种心脏畸形。对于完全型肺静脉异位引流，卵圆孔未闭或房间隔缺损是患者出生后能否存活的必要条件。

【分类】　完全型肺静脉异位引流按照肺静脉引流的部位可以分为四种类型。

1. 心上型 占完全型肺静脉异位引流总数的 45%~50%,是指左、右肺静脉在心房后面先会合成一个静脉总干,然后再与左上腔静脉或右上腔静脉相连。该类型大部分的静脉总干通过垂直静脉与左上腔静脉相连。肺静脉血经左上腔静脉、左头臂静脉入右上腔静脉,再回流至右心房(图 23-62);亦有部分病例的静脉总干直接同右上腔静脉或奇静脉相连。

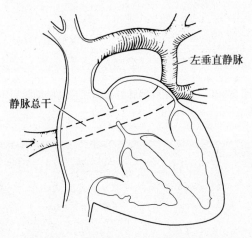

图 23-62 心上型完全型肺静脉异位引流

2. 心内型 约占该畸形总数的 25%。其中大部分患者的静脉总干与冠状窦相连,肺静脉血经冠状窦口流入右心房(图 23-63);少部分患者的静脉总干直接与右心房相连,或各肺静脉分别开口于右心房内。

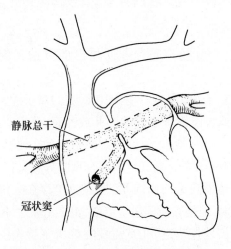

图 23-63 心内型完全型肺静脉异位引流

3. 心下型 约占该畸形总数的 20%,静脉总干于食管前方穿膈肌进入腹腔,与门静脉或静脉导管相连(图 23-64);少数的静脉总干与下腔静脉直接相连,肺静脉血经下腔静脉回流至右心房。

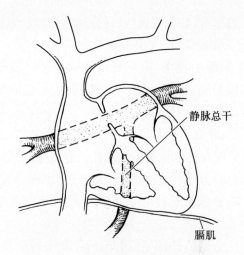

图 23-64 心下型完全型肺静脉异位引流

4. 混合型 5%~10% 的完全型肺静脉异位引流可同时具有上述两种或两种以上的畸形(图 23-65)。

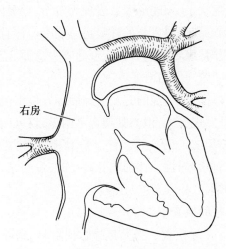

图 23-65 混合型完全型肺静脉异位引流

【发病率】 完全型肺静脉异位引流是一类较少见的发绀型先天性心脏病,占先天性心脏病发病率的 1.5%~3.0%,并以单独畸形存在较多。如不采取手术治疗,75% 该畸形患者会在 1 岁内死亡。完全型肺静脉异位引流的自然生存率与肺静脉梗阻情况和肺动脉高压程度有关。伴有肺静脉梗阻的患者出生后几天内即会出现严重发绀和充血性心力衰竭,很少能存活至 1 个月;伴肺动脉高压的患者一般多于出生后 6 个月出现右心衰竭。药物治疗虽可一定程度上缓解该畸形的症状,但由于肺血增多,患者常因并发感染而死亡。无并发症的患者,临床表现与房间隔缺损类似,但症状较房间隔缺损出现早且重。

【病理生理】 完全型肺静脉异位引流使氧合的肺静脉血全部回流至右心房,右心房同时接受体、肺循环的回心血液,导致右心房扩大、右心室肥厚,肺血量明显增多导致肺小动脉肥厚;右心房内的混合静脉血经未闭的卵圆孔或房间隔缺损进入左心房并到达体循环系统,外周表现为发绀。由于右心房长期容量过负荷,最终导致充血性心力衰竭。

完全型肺静脉异位引流的症状出现早晚,取决于肺静脉回流的梗阻情况。肺静脉的梗阻情况取决于静脉总干的解剖位置和回流途径。心下型的静脉总干因受膈肌或腹腔脏器的压迫而较易产生梗阻,症状亦出现较早。心内型的静脉总干发生梗阻的程度较轻微,故而症状出现较晚。

【症状】 该畸形多数表现为发绀、呼吸困难,喂养困难和反复发作的呼吸道感染等。伴有肺静脉梗阻时,患者出生后即表现为呼吸急促、全身发绀,活动后气促加剧等。

【体征】 单纯的完全型肺静脉异位引流在查体时可发现肝大,但心脏杂音不明显,仅可闻及肺动脉瓣第二心音亢进。伴肺静脉梗阻时,心脏听诊无明显特异性。伴肺动脉高压时,发绀减轻,肺动脉瓣第二心音亢进、分裂。

【辅助检查】

1. X 线检查 当无肺静脉梗阻时,胸部 X 线片上心脏大小接近正常;当合并有肺静脉梗阻时,可见心脏扩大、肺淤血;当合并有肺动脉高压时,可见肺动脉段突出(图 23-66)。典型的心上型,因左、右上腔静脉扩张,胸部 X 线片表现为"雪人征"(图 23-67)。

2. 心脏超声检查 心脏彩超是完全型肺静脉异位引流的一种重要诊断方法。结合应用多普勒,可对婴幼儿的此类畸形进行明确诊断(图 23-68)。

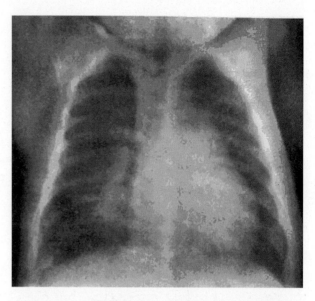

图 23-66 完全型肺静脉异位引流合并肺动脉高压

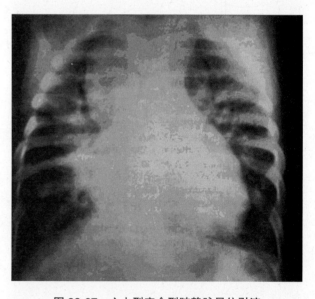

图 23-67 心上型完全型肺静脉异位引流

目前,心脏超声是诊断此畸形的首选无创检查方法。

3. 心脏 CT 或心脏 MRI 检查 对于症状不太紧急或可能没有症状的婴儿或儿童,可行心脏 CT 或心脏 MRI 检查,有助于判断是否存在梗阻,并确定梗阻的位置。尤其对于混合型肺静脉异位引流,可明显提高术前诊断率。心脏 CT 存在一定程度的辐射,但检查时间短。心脏 MRI 无辐射,但检查时间长,对于有些儿童需要在麻醉下检查。要根据患者具体情况进行选择。

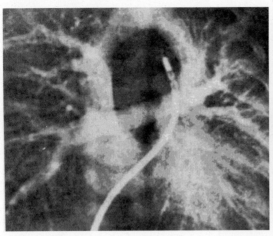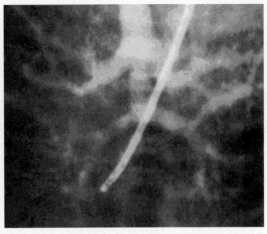

图 23-68   完全型肺静脉异位引流的心血管造影

4. 心导管检查和心血管造影   心导管检查可以检测各部位的血氧含量和压力。按照血氧含量的变化,可确定血液混合的位置,进而明确肺静脉异位引流的类型。完全型肺静脉异位引流的右心房压较左心房高 0.5~1.0kPa,若心房间分流较多,此压力阶差可减小。心血管造影可清晰显示静脉总干和垂直静脉(图 23-69),对诊断混合型具有重要意义,并可同时显示有无肺静脉梗阻。目前已很少应用心导管检查。

【治疗】 完全型肺静脉异位引流是一种严重的先天性心脏病,可于出生后早期发生肺动脉高压,进而导致肺静脉梗阻和心力衰竭,75% 的患者在 1 岁内死亡,故而必须早期诊断、尽快手术治疗。手术适应证主要如下。

1. 出现急性充血性心力衰竭症状。

2. 心脏超声提示有肺静脉梗阻。

3. 伴有肺高压。对于无肺高压和心力衰竭者,可采用内科非手术治疗,应用强心利尿药和血管扩张药物,改善心功能,待 1 岁左右手术治疗。

对于梗阻型肺静脉异位引流,是需要急诊手术的先天性心脏病之一,目前国际上有报道对于此类患者,如诊断存在疑问,可先使用 ECMO 治疗,而非立即急诊手术。

心上型的手术治疗,有两种方法。

1. 心脏上翻法   心脏停跳后,将心尖向前、上达血管根部翻起。充分显露左心房后壁和肺静脉总干。结扎垂直静脉后,沿长轴切开静脉总干,并

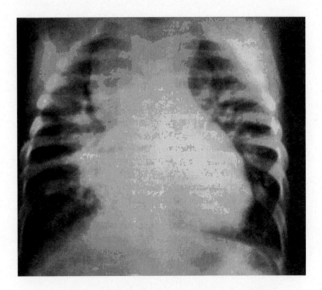

图 23-69   完全型肺静脉异位引流的心血管造影

横行切开左心房后壁,切口 3~4cm。为保证吻合口足够大,静脉总干切口可延伸至左肺静脉,左心房后壁切口可延伸至左心耳根部。两切口行连续侧侧吻合。此方法不利于术中心肌保护,且吻合口易扭曲产生术后肺静脉回流梗阻,故现在已废弃使用。

2. 心脏侧翻法   心脏停跳后,将右心耳向左前牵拉,显露左心房后壁。沿左心房后壁纵行切开心包,显露肺静脉总干。确切显露肺静脉总干后,立即沿长轴切开肺静脉总干,再结扎垂直静脉,以防止产生严重的肺静脉高压。在对应的左心房后壁做等长的切口,然后将此二切口侧侧连续缝合(图 23-70~ 图 23-76)。

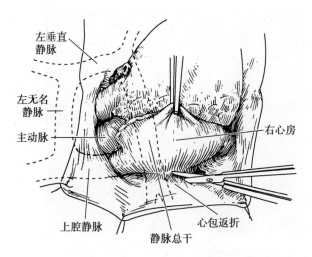

图 23-70　向左前牵拉右心耳，沿左心房后壁切开心包返折

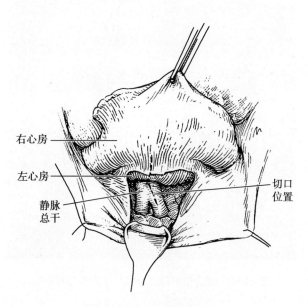

图 23-71　显露静脉总干

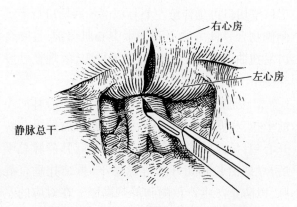

图 23-72　左心房后壁和静脉总干的切口

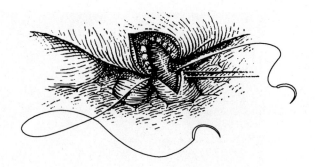

图 23-73　吻合左心房后壁和静脉总干

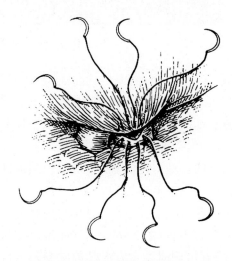

图 23-74　吻合最后的收针方法

3. 改良法　心脏停跳后，行右心房切口，扩大房间隔缺损，切开左心房后壁，显露静脉总干后沿其长轴切开，将静脉总干与左心房后壁相吻合（图 23-77），然后再以心包补片关闭房间隔缺损，结扎垂直静脉。

4. 心内型的手术治疗　心脏停跳后，经右心房切口扩大卵圆孔或房间隔缺损与冠状窦间的房间隔组织，使之成为一个大的缺损（图 23-78），以心包补片将冠状窦隔入左心房并关闭房缺。心包补片缝于冠状窦开口的内壁，以免损伤传导束（图 23-79）。肺静脉直接回流至右心房的完全型肺静脉异位引流的矫治方法与上述基本相同。

5. 心下型的手术治疗　心脏停跳后，将心脏向上翻起，显露肺静脉总干并结扎。与静脉总干的近心段行纵切口，于左心房后壁行斜切口，将两切口相对应并连续侧侧吻合。以心包补片修补房间隔缺损。

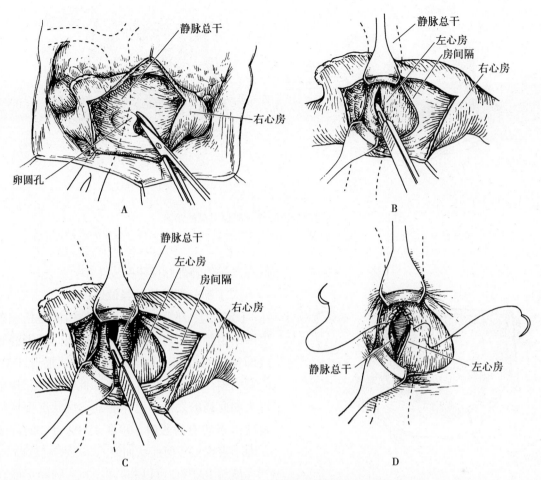

图 23-75　改良法矫治心上型完全型肺静脉异位引流

A. 右心房横切口,在卵圆孔水平跨过房间隔进入左心房;B. 横向切开,切口延伸至左心耳根部;C. 肺静脉总干上做一个与左心房切口平行的纵向切口;D. 左心房与肺静脉总干吻合

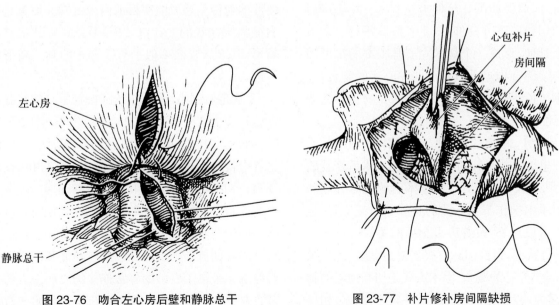

图 23-76　吻合左心房后壁和静脉总干　　　　**图 23-77　补片修补房间隔缺损**

23

969

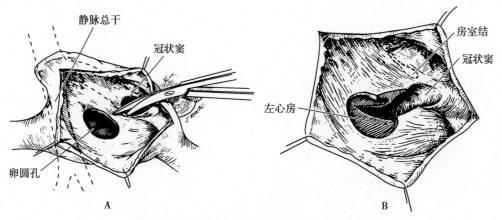

图 23-78　心内型完全型肺静脉异位引流的矫治

A. 切开冠状窦与卵圆孔之间的组织；B. 将冠状窦顶扩开至心脏后壁，注意肺静脉回流至左心房的位置

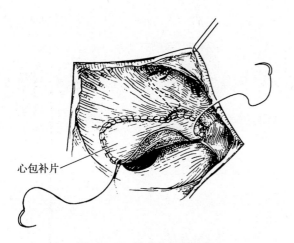

图 23-79　闭合房间隔缺损

目前也有"原位"技术的报道，自右心耳做一横切口，向后经卵圆孔延伸至左心房。左心房后壁上的切口向下方延伸，与垂直静脉平行。切口可向上延伸，形成一个切入左心耳根部的 T 形切口。连续缝合构建垂直静脉与左心房的吻合口。此技术可使手术视野更清晰，并减少吻合口扭曲的可能性。

【预后】　单纯的完全型肺静脉异位引流的预后较理想。合并有肺动脉高压的患者术后恢复较艰难，预后也欠佳。对肺高压术后的及时处理和防止因手术操作不当导致的肺静脉回流梗阻，是提高手术成功率、改善患者预后的关键。对于术后肺静脉狭窄，目前国际上有多中心提出"无内膜接触缝合"修补的概念，手术方式是切开梗阻的肺静脉，将左心房与肺静脉断开，并与原位心包相缝合，避免在肺静脉上进行直接缝合。此技术可降低再次发生肺静脉梗阻的发生率。

（二）部分型肺静脉异位连接

【定义】　部分型肺静脉异位引流是指一条或更多的但绝非所有的肺静脉直接或间接经静脉连接回流至右心房。据国外有关文献报道，PAPVC 的发病率在尸检中约占 0.6%。此畸形在尸检中表现为如此高的发病率意味着其发病状况要比临床表现出来的更为普遍。事实上，PAVPC 的许多患者因不表现出任何症状而终身未受明确诊断。

虽然 PAPVC 可以和其他的心、肺畸形联合发病，但至今关于其形成机制的危险因素仍不十分清楚。而且，产前致畸因素（药物、感染）并不被认为是该畸形的诱发因子。孤立发病患者对此种畸形的遗传呈递风险率目前尚未可知。因为具有明显临床症状的 PAPVC 患者多合并有其他心内畸形，其家族发病率似乎与其合并的其他畸形相一致。

【病理解剖】　由于原始肺血管床与体静脉循环的连接方式多种多样，PAVPC 的解剖学变异范围亦很大。Blake 等在 113 例肺静脉异位连接的患者中就观察到了 27 种变异类型。根据 Brody 的资料，并后来被 Healey 和 Hickie 等证实，最常见的 PAPVC 的类型按发病率由大到小分别为右肺静脉回流至右上腔静脉、右肺静脉回流至右心房、右肺静脉回流至下腔静脉以及左肺静脉回流至头臂静脉。来自于右肺的异常连接的发病率大约是来自左肺的 2 倍。部分患者回流至冠状窦或奇静脉，此种类型比较罕见。

PAPVC 可以作为孤立性病变发病，亦可与其他心脏畸形联合发病，还可在心脏异位或支气管血管异常（弯刀综合征）时发病。PAVPC 作为孤立性畸形的发病率较低，据有关文献报道，于1983年参与心脏畸形评估的大宗患者中仅有 100 例此类畸形。具有与此畸形相关的症状或体征的患者大多数都有 2 条以上的异常肺静脉连接，单独一条肺静脉连接异常一般很少表现出临床症状。

通常情况下，PAPVC 均是作为合并畸形而被检出的。最常见的合并畸形为继发孔房间隔缺损或窦静脉型房间隔缺损。在证实有房间隔缺损的患者中约有 10% 合并有 PAPVC。较少见的合并畸形包括右位心、奇静脉连接至下腔静脉、先天性二尖瓣狭窄或闭锁、右心室双出口、室间隔缺损、法洛四联症、肺动脉瓣狭窄、主动脉弓缩窄、动脉导管未闭、主动脉瓣狭窄及主动脉发育不良等。

PAPVC 中右肺静脉回流至下腔静脉的类型多发生于弯刀综合征。该种复杂畸形包括肺动脉发育不良或隔离、膈肌异常，以及右肺的异常体动脉系统血液供应，该综合征一般都具有完整的房间隔。约有 1/4 该综合征的患者合并有心脏畸形，常见的有室间隔缺损、动脉到导管未闭、主动脉缩窄及法洛四联症。该复杂畸形反映的是右肺床的原始发育异常，而不是原始肺静脉系统的孤立性异常。下面将详细讲述 PAPVC 的各种常见解剖学分型。

右肺静脉回流至右上腔静脉和 / 或右心房　右肺静脉回流至右上腔静脉或右心房是 PAPVC 最常见的类型，经 Brody 的研究，占总体发病率的 74%。此种类型 PAPVC 的右肺上叶及中叶静脉分别回流至奇静脉与右心房 - 上腔静脉连接处之间的上腔静脉。少数病例的右上叶静脉直接经 2~3 根很小的静脉分别回流至上腔静脉。右下肺静脉在绝大多数的病例中都正常的回流至左心房，但是其也可异常回流至右心房。绝大多数回流至上腔静脉的 PAPVC 患者都合并有窦静脉型房间隔缺损。该房间隔缺损位于房间隔的后上方近上腔静脉入口处，偶尔可见上腔静脉口骑跨于此缺损之上，致使一部分上腔静脉血回流至左心房。上腔静脉下部因经过此处的血流增多而明显扩张。

在绝大多数直接异常回流至右心房的病例中，整个右肺经独立的 2~3 根静脉异常回流至右心房。这些静脉在房间沟的后方，恰好邻近房间隔的右面注入右心房。虽然此种类型的 PAPVC 中可见原发孔型或继发孔型房间隔缺损，但窦静脉型房间隔缺损较为多见。极少数此种类型患者的房间隔可以是完整的。

右肺静脉回流至下腔静脉：当右肺静脉回流至下腔静脉时，来自于右肺的大多数或所有的静脉汇合成一个独立的静脉干而注入下腔静脉。此静脉干在肺门附近成形后向下走行，并在膈肌上方或下方注入下腔静脉。极少数情况下，此静脉干以盲端的形式中止于膈肌内。此种类型的 PAPVC 中少数病例只有右肺中叶和下叶静脉异常回流至下腔静脉。

左肺静脉回流至左头臂静脉或冠状窦：来自于左肺的异常肺静脉经常连接至左心系统的残存结构，其中就包括左头臂静脉和冠状窦。绝大多数情况下，左肺上叶静脉以一个单干回流至头臂静脉，而左肺下叶静脉通常正常回流至左心房。该连接于左肺和左头臂静脉间静脉干的命名现仍存在争议。一些学者将此静脉干称为永存左上腔静脉，以表示其通过冠状窦与心脏直接相连。其他学者仅将此静脉干简单的称为异常垂直静脉，这种命名方法也是我们所推荐的。

通常情况下，一根或多根来自左肺下叶的肺静脉可能回流至冠状窦。此种少见的孤立性畸形在 Brody 较广泛的序贯研究中仅见 1 例，而在 Hickie 的研究中并未被发现。其他更为少见的异常左肺静脉回流的部位包括右心房、下腔静脉、右上腔静脉及左锁骨下静脉。极少数的情况下，来自右肺的异常静脉跨过中线与冠状窦或头臂静脉相连，来自左肺的一条或多条肺静脉与上腔静脉或右心房相连。

【病理生理和血流动力学特点】 PAPVC 最根本的血流动力学改变是三尖瓣水平之上的左向右分流导致富氧血流经肺部在右心房、右心室及肺动脉内往复循环。肺循环血流增加导致右心房扩大、右心室肥厚及扩张及肺动脉扩张。左心各腔室不受影响，体循环心排血量正常。

孤立性部分型肺静脉异位连接。当 PAPVC 不合并有其他心脏畸形时，左向右分流的程度取决于：①异常回流的肺静脉占总肺静脉回流量的百分数；②异常回流的肺静脉起源于肺循环或肺叶的部位；③正常和异常引流的肺血管床阻力以及收纳它们回流的各腔室的顺应性。

Brody 首先认为伴有孤立性 PAPVC 患者的异常血流动力学改变并不能带来明显的临床表现，除非其 50% 或更多的肺血流是经异常方式回流的。他得出此结论的理论基础是，在其观察的 27 名患者中有 25 名患者（93%）异常的肺静脉回流量在 50% 以下，并一直存活至成人期；而异常回流量大于 50% 的患者中多于 50% 死于儿童期。Hughes 和 Rumore 在研究 2 名死于风湿性瓣膜病的中年患者时发现，二人均有单个肺叶的 PAPVC。尽管约 25% 的总肺静脉回流量血流被左向右分流至右心系统，无任何患者表现为右心肥厚或扩张。这些原始的观察结果被随后的研究所证实，并揭示了一个肺叶的异常肺静脉连接所带来的心脏病理改变极小，且不影响患者的生存年限。

在 PAPVC 中，决定左向右分流程度的第二位因素是发生异常回流或与异常回流有关的肺叶。在静息直立状态下，肺部的血流更倾向分布于中叶和下叶，而两侧肺尖的血流最少。来自于一个或其他上叶肺组织的孤立性 PAPVC 导致的左向右分流比来自中叶或下叶的异常连接要小的多。在平卧位或运动中，肺血流重新分布到上叶肺组织，因此左向右的分流量增加。这些因素均可以用来解释对患者行系列血流动力学评估并计算体肺循环血量比时所观察到的数值改变。

最后一个影响 PAPVC 中肺静脉回流分布的因素是各部分肺血管床的顺应性及肺静脉回流的下游阻力。具有异常肺血管床的患者，就像弯刀综合征患者所表现的那样，异常回流的肺组织中肺小动脉阻力可以增高。肺循环血流更倾向于经左肺正常回流的肺静脉途径回流至左心房，从而减少了左向右的分流量。此现象亦可表现于单侧肺静脉狭窄的患者中，此时肺动脉血流被分流至无肺静脉梗阻的肺组织中。若两肺的肺小动脉阻力完全相等，且异常的肺静脉连接到右心房时无

梗阻发生，以及右心房压明显低于左心房压，则肺血流将倾向于经此异常连接回流至右心房。当左心房压升高（二尖瓣狭窄）时，经此异常的肺静脉连接回流的肺血量将增加。当对患有孤立性 PAPVC 的患者确定其血流动力学改变的程度以及最终分析其手术行操作的适应证时，必须将上述所有的因素都考虑在内。

虽然孤立性 PAPVC 伴有肺动脉高压及明确诊断的肺血管性疾病的发病率极少，但到目前为止至少已有 5 例个案报道。关于孤立性 PAPVC 会导致肺动脉高压或肺血管性疾病的假设从理论上是可行的，但真正的因果关系目前尚未明确。

合并有其他心脏畸形的部分型肺静脉异位连接：合并有小房间隔缺损的 PAPVC 最能代表此类畸形的血流动力学改变。当房间隔缺损的口径足够大时，额外的左向右分流将增加右心及肺循环的负担。通常情况下，肺循环血流∶体循环血流 >3∶1。此结果是由经异常连接的肺静脉左向右分流及心房水平左向右分流共同导致的。在某些病例中，用对比超声可以发现少量的右向左分流。此情况通常发生于异常的肺静脉连接到上腔静脉且合并有窦静脉型房间隔缺损，而且上腔静脉骑跨于窦静脉型房间隔缺损之上。除非存在肺内通气血流灌注比值失调，否则极少见到体循环的血氧饱和度降低。

据报道，仅合并有房间隔缺损的 PAPVC，其经计算所得的肺血管阻力和肺动脉压力可以增高。此情况可能与在孤立性房间隔缺损中的发现相类似。异常的肺静脉连接导致的肺血量增加是否会导致被疑个体发生早期肺血管疾病，目前尚未可知。

合并有其他非房间隔缺损性心内畸形的 PAPVC，其病理生理学改变通常是由这些合并畸形的严重程度所决定的。Alpert 等对 7 名合并有二尖瓣狭窄的 PAPVC 患者行心导管检查时所得的血流动力学结果与单纯患有二尖瓣狭窄的患者相一致。其中大部分患者异常引流的肺组织中的肺血量比预计的要明显增多，这意味着经此低阻力途径异常回流的肺静脉回流扮演了一种代偿性机制，用以减少正常连接的肺静脉回路中的压力负荷。

【症状】 绝大多数伴有或不伴有心房水平交通的 PAPVC 患者在生命初期均无任何症状。此类患者通常是因心脏杂音或异常的胸部 X 线表现而被发现。此时期出现症状时，最常见的主诉为轻度的运动受限。症状进行性加重一般均出现在 20 岁左右，其中包括气促、反复发作的支气管炎、咯血、胸痛，以及由室上性心律失常所致的心悸等。当出现心力衰竭时，其发生通常是急剧的。自然史及临床发现通常与有症状的房间隔缺损患者相类似。

劳力性呼吸困难和 / 或反复发作的肺炎等呼吸系统症状可见于弯刀综合征的患者，因为其存在肺实质性异常。合并有非房间隔缺损性心脏畸形的 PAPVC 患者，其症状和体征通常与其合并的畸形有关。

【体征】 孤立性 PAPVC 患者若仅有一个肺叶的回流异常，则在体格检查中完全可表现为正常。当病变累及多个肺叶或合并有房间隔缺损时，临床查体发现与典型的非复杂性房间隔缺损相类似。可有右心室搏动增强、心底部低调的收缩期喷射性杂音及第二心音固定性分裂。可于三尖瓣听诊区闻及舒张期杂音。很少的情况下，可于心底部闻及低调的连续性杂音，此杂音反映的是经异常静脉管道回流的血流。在年龄较大且有症状的患者中，发绀的检出率为 50%，此与肺动脉高压导致心房水平右向左分流及肺静脉内血氧饱和度降低有关。在年龄较大且病情严重的患者中可见明显的心力衰竭征象（肝大、颈静脉怒张及腹水等）。

【辅助检查】

1. 心电图检查 大多数情况下，右心导联表现为 rR′ 及 rSR′ 征象，揭示了容量性右心室肥厚。在具有肺高压的大龄患者中，亦可见右心房扩大及严重的右心室肥厚。在不合并有心脏畸形的患者中，心电图可表现为正常。

房性心律失常，包括心房扑动和心房颤动，可见于 30~40 岁的患者，此类患者通常合并有房间隔缺损或二尖瓣狭窄。此类心律失常的产生与左向右分流的程度及由此导致的心房扩大有关，但一些研究却表明其与肺动脉高压的出现有关。

Kyger 等发现，在窦静脉型房间隔缺损合并 PAPVC 的手术患者中，14% 有房性心律失常。该研究的患者平均手术年龄为 14 岁。房性心律失常的发生率随着年龄的增长而增加，当因孤立性房间隔缺损或房间隔缺损合并 PAPVC 行手术治疗时，60 岁以上的患者术后发生房性心律失常的概率为 55%。

2. X 线检查 当有房间隔缺损存在时，胸部 X 线片常表现为右心房及右心室扩大和肺血管影增多。若不合并有房间隔缺损或其他心脏畸形，胸部 X 线片通常是正常的。

已有资料详尽地叙述了异常肺静脉连接的插入或引流部位的特殊性征象。当来自于左肺的异常静脉汇合在一起并引流至左头臂静脉时，可于增宽的上纵隔的左侧看见一异常的血管影。行胸部透视时可见此结构具有搏动性。左头臂静脉和上腔静脉血流的增加可导致此结构的扩大，此经典表现首先为 Snellen 和 Albers 所报道。在异常肺静脉回流至上腔静脉的病例中，可见增宽的上腔静脉 - 右心房段，以及一明显的血管结构延伸至右肺上叶内。

PAPVC 中描述最多的 X 线表现为：当右肺被一个单干在膈肌水平异常引流至下腔静脉时，该异常的静脉干极其类似一把弯刀。当患者合并有心脏异位及带有异常体动脉血供的发育不良的右肺时，此经典表现即被 Neill 等命名为弯刀综合征。

3. 心脏超声检查 伴有或不伴有房间隔缺损的 PAPVC 的 M 型超声表现与孤立性房间隔缺损相类似。右心室轻到中度扩张，并通常伴有反常的室间隔运动。

在婴儿及小儿患者中，二维超声在肋下四腔心切面经常可良好显示房间隔。PAPVC 中最常见的窦静脉型房间隔缺损在此常规检查切面上通常很难显示。此时在肋下四腔心切面顺时针旋转 90° 转换成肋下矢状位切面，则可良好显示此类畸形。利用此技术，可以轻松地检查房间隔的后上部分。若探查到窦静脉型房间隔缺损，则必须认真寻找是否存在异常肺静脉连接。

若想良好地显示异常的肺静脉连接，则需要相当的解剖学知识及可疑指数。当临床怀疑患

23

者为 PAPVC 或已证实具有窦静脉型房间隔缺损时，必须于胸骨上及肋下切面仔细探查以明确患者的肺静脉回流情况。若未见 4 根肺静脉，则必须显示左侧头臂静脉直至其分叉处。来自于左肺的 PAPVC 可在左头臂静脉的下方显示有一异常血管结构注入此处。冠状位的彩色多普勒检查可揭示此结构内低流速的静脉血流特征，并因此而确定此诊断。虽然观察起来会极其困难，但在胸骨上切迹处以胸骨上短轴或纵切面来观察，依然可以明确显示异常的肺静脉连接到上腔静脉。对于患有弯刀综合征的患者，下腔静脉 - 右心房接合部水平的肋下短轴和长轴切面检查是必须的。最后，扫描左后方的房室沟时，扩张的冠状静脉窦揭示了异常的肺静脉连接于此部位。依照此一步步的检查顺序，PAPVC 可被明确诊断，起码是高度怀疑。但是，纵隔外肺实质内走行的结构因充气肺组织的回声干扰不能良好显示。由于这些限制的存在，很多患者需行进一步的诊断学研究以描述疑似病变的准确解剖学特性。

4. 心脏 CT 或心脏 MRI 检查　心脏 CT 或心脏 MRI 检查可明确肺静脉回流的位置，提高术前诊断率。MRI 在显示肺实质内动脉及静脉结构上尤为有用。新近的 MRI 与超声心动图及心血管造影的对比性研究表明，其在描述肺静脉连接的异常方面具有良好的关联性，并预示此种检查方法可能是已明确的 PAPVC 诊断方法的补充。

5. 心导管检查及心血管造影　对于大多数伴有或不伴有其他心脏畸形的 PAPVC 的患者来说，心导管检查及选择性心血管造影仍不失为确诊的有效方法。

在导管探查术期间，经股静脉可直接进入异常回流的肺静脉。若经右心房的右侧缘或上腔静脉，导管直接进入了肺静脉，则高度怀疑患者具有来源于右肺并于此区域汇入的异常肺静脉连接的诊断。此种情况下，导管的行程可能会与正常的行程相混淆，因为导管穿越未闭的卵圆孔或房间隔缺损后亦可进入连接方式正常的右上肺静脉。解决此种问题的方法有：①于左前斜位观察导管最初的后方行程；②于静脉中缓慢后撤导管可见导管尖端在更靠近头侧右心房边界的位置快速地

向中线位置弹跳，或者是确定性更高的；③在静脉中小计量推注造影剂并行观察。

当异常的肺静脉连接占总肺回流量的 50% 以下时，PAPVC 患者心腔内的压力绝大多数情况下是正常的。除非患者年龄大于 40 岁并伴有房间隔缺损，同时合并有二尖瓣狭窄或患有弯刀综合征。在此情况下，均可观测到右心房、右心室及肺动脉压力的增高。

【手术治疗】　对于无手术适应证的无症状患者，不需给予特殊的药物治疗。对出现充血性心力衰竭、肺源性心脏病或心律失常症状的大龄患者，可以使用利尿药、正性肌力药和特殊的抗心律失常药以缓解症状。

1. 手术适应证　对 PAPVC 行手术治疗时应考虑以下几种情况。

(1) 患者在血流动力学上具有明显左向右分流（Qp：Qs≥2：1，胸部 X 线片提示心脏增大）。其中包括了绝大多数异常引流量≥50% 的 PAPVC 患者。

(2) 患者反复发作肺内感染，尤其是合并有弯刀综合征的患者。

(3) 患者具有其他需要手术矫治的重要心脏畸形（房间隔缺损、二尖瓣狭窄等）。

(4) 异常的肺静脉连接由于压迫或阻塞影响到了周边的结构。对于不属于上述范畴的来自于一个肺叶的无症状性 PAPVC 患者，很少建议行外科手术治疗。

虽然在手术矫治之前经常行心导管检查，但一些患者只需一种或几种非侵入性检查（超声心动图、放射性核素心血管成像、MRI）即可确定需行外科手术矫治。对于具有房间隔缺损典型临床及超声学表现的患者，Freed 等发现，是否行术前心导管检查，对于术后的并发率及死亡率无任何影响。在该研究中，非侵入性评价方法的准确性与心导管检查及心血管造影基本相同（85%vs.90%）。对于术前未发现合并有 PAPVC 的患者，所有患者均在术中被迅速发现并且术中修补时未遇到任何困难。

2. 手术方法　PAPVC 的外科矫治方法是多种多样的，且应按照患者所属的解剖类型及合并

的心内畸形量身定制。手术入路通常选择胸骨正中劈开，但此不适用于异常肺静脉连接至下腔静脉的类型，此时应按照手术需要延长手术切口。连接至右心房的 PAPVC 在矫治时多要同期关闭房间隔缺损。应用 Dacron 或心包补片将异常的肺静脉经右心房引流至房间隔缺损处。有时必须扩大房间隔缺损以利于此手术的操作。

当发现有异常的肺静脉连接至上腔静脉时，根据注入的位置、异常肺静脉的数量、拟手术区与窦房结的临近程度，以及术后可能发生肺静脉或体静脉梗阻的可能性，可以选择不同的手术方案。现主要有两种术式：①将房间隔缺损直接与右心房游离壁相吻合以分隔上腔静脉及其左侧部分中的异常回流点；②以心包或合成材料补片将异常回流的肺血流导向房间隔缺损。为确保不发生上腔静脉回流受阻，以一游离心包补片加宽上腔静脉 - 右心房接合部。右心耳亦可以被用来加宽此区域。

连接至下腔静脉的 PAPVC 经常合并有来自于膈下的异常体动脉血液供应以及肺实质异常（肺隔离症）。行手术矫治前，准确地定位患肺的动脉供应及静脉回流是必不可少的。大量文献报道了在行隔离肺叶切除的同时结扎了整个右肺的静脉回流，从而导致了极高的手术死亡率。通常情况下，共同肺静脉应被切断并重新吻合于右心房上。利用原有的房间隔缺损或制造一个房间隔缺损，用心包和合成材料作内通道，将异常的肺静脉血流引导至左心房。

对于绝大多数连接至左头臂静脉的 PAPVC，游离共同静脉干并将其直接吻合至左心房或左心耳。若此操作是在非体外循环下进行的，则对应的肺动脉应予以阻断以防止同侧肺组织在吻合期间发生严重的肺水肿。

【术后监护和并发症及其处理原则】

1. 术后监护　除常规体外循环术后监护外，心房水平左向右分流被纠正后，右心房压较术前降低而左心房压较术前升高，术后最好行左、右心房压力监测，以了解其术后的压力变化。

对于病情重、左心发育较差的患者，术后应注意控制液体入量，以免发生肺水肿等严重并发症。

一旦出现急性左心衰竭时，应行机械通气并使用 PEEP，静脉注射吗啡 0.1~0.2mg/kg，同时给予强心及利尿药。

术后常规行床旁 X 线检查以观察有无肺淤血表现，若出现肺淤血，则提示可能存在肺静脉回流梗阻，但同时应与肺水肿相鉴别。

合并有窦静脉型房间隔缺损的患者术后应注意有无心律失常及上腔静脉梗阻的表现，上腔静脉回流受阻时可表现为颈静脉怒张。

持续行血氧饱和度监测及定时检查血气及离子状况，当血氧饱和度欠佳时，应警惕是否存在腔静脉回流梗阻。

2. 术后并发症及处理原则

（1）心律失常：术后心律失常最常见的为交界区心律、房性期前收缩或室性期前收缩，严重的Ⅲ度房室传导阻滞极其少见，且多能自行恢复。

（2）肺静脉回流受阻：目前矫治时多采用补片，并注意补片与肺静脉口的间距，故而此并发症现很少发生，但一经发现应立即再次行手术矫治。

（3）上、下腔静脉部分血流回流至左心房：由于术中操作不当，矫治异位肺静脉引流至上、下腔静脉类型的 PAPVC 时，特别是引流至下腔静脉的类型时，由于补片下端存在残余漏，致使部分腔静脉血流经此残余漏进入左心房，临床表现为患者血氧饱和度下降，可通过超声心动图明确诊断此并发症，且常需再次行手术治疗。

（4）低心排血量综合征：PAPVC 合并有大的 ASD 时患者可能会有不同程度的左心发育不良，术后此类患者可能出现低心排血量综合征，此时可以给予正性肌力药，如多巴胺或多巴酚丁胺 1~5μg/(kg·min)等。

【自然预后和结果】

1. 自然预后　不合并有其他心脏缺损的 PAPVC 患者的预后取决于异常连接的肺静脉的数量。基于尸检资料的研究表明，只有一根肺静脉异常连接且房间隔完整的患者很少出现症状，且生存时限与正常人群相同。>50% 的异常肺静脉连接或伴有房间隔缺损的患者其自然史及预后与孤立性房间隔缺损相类似。症状一般出现在 30~40 岁，且病因为右心衰竭、伴有肺源性心脏病

23

的肺动脉高压,或房性心律失常。

在单纯性或复杂性 PAPVC 患者中,房性心律失常可能会诱发心功能失代偿。心律失常的产生既与左向右分流量有关,又与肺动脉高压的出现有关。随着无症状患者年龄的增长,心律失常的发生率亦同时升高,因房间隔缺损伴有或不伴有 PAPVC 行手术治疗的患者中,当年龄超过 60 岁时,55% 均伴有房性心律失常。

在无心内交通的情况下,孤立性 PAPVC 并未增加外周体循环系统栓塞的发生率。当为血流动力学指标临界的患者考虑手术指征时,必须将此类患者不具有该风险因素考虑在内。

2. 手术结果　伴有或不伴有房间隔缺损的无症状 PAPVC 患者的手术死亡率很低,且与孤立性房间隔缺损的患者相一致。Kyger 等报道了 109 例窦静脉型房间隔缺损合并有 PAPVC 的患者无一例手术死亡。另外两个中心亦报道了此类患者无手术死亡率。

对于出现症状或肺血管阻力增高的大龄患者,手术风险性轻度增高。在一项对年龄超过 60 岁,合并或不合并 PAPVC 的 66 名房间隔缺损的患者行手术治疗的序贯性研究中,手术死亡率为 6%。87% 存活者的功能状态得到改善,这其中包括 5 名肺血管阻力计算值超过 8 个 Wood 单位中的 4 名患者。

欧洲先天性心脏病外科医师学会报道 68 例弯刀综合征患者的手术结果,38 例使用心房内板障的患者,83.8% 在术后 13 年无弯刀静脉的狭窄,21 例将弯刀静脉种植在左心房的患者,比例为 85.8%。故报道认为将离断的弯刀静脉种植到左心房上,是针对内板障方法的合理变通。

综上所述,对患有 PAPVC 的患者做出合理并经得住推敲的手术性治疗决定时,需要准确的诊断性研究,其中包括准确地描述肺静脉的解剖以及心肌的功能学评测。良好选择手术适应证的患者,术后可以获得极佳的功能学结果,且术后的远期效果与正常人群相同或类似。

(李晓峰　丁楠)

五、三房心

【定义】　三房心是指心房被带有一个或多个

限制性孔洞的纤维肌肉性隔膜分为近端房腔(共同静脉腔,或副房)和远端房腔(真正的心房)两部分。肺静脉一般均回流至近端房腔,远端房腔带有心耳。

【分类】　三房心按纤维肌肉隔膜所在的位置可分为左型和右型。

三房心的分类方法比较复杂,先简要介绍几种主要的分类方法。

(1) Van Praagh 根据有无肺静脉异位引流分为典型型(无肺静脉异位引流)和非典型型(有肺静脉异位引流)。

(2) 朱晓东将三房心分为两种类型。Ⅰ型:肺静脉引流部分进入副房、部分进入真左心房,ⅠA 型为合并房间隔缺损型,ⅠB 型为无房间隔缺损型;Ⅱ型为全部肺静脉均引流至副房,并分为四个亚型。

(3) Gasul 分型:Ⅰ型,左心房与副房之间无交通存在,又分成伴有肺静脉异位回流和有房间隔缺损两类;Ⅱ型,左心房与副房之间有小的交通,又分成无房间隔缺损Ⅱa 型、高位房间隔缺损Ⅱb 型和低位房间隔缺损Ⅱc 型三类;Ⅲ型,左心房与副房间有宽大的通道(交通口面积 <2cm^2)。

(4) Lam 改良分类方法(图 23-80):A 型,即经典型,特点是近端房收纳所有肺静脉,远端房含有左心耳及二尖瓣,两个腔室通过隔膜上的一个或多个孔洞相连;B 型,为所有的肺静脉回流至扩张的冠状静脉窦;C 型,极为少见,其近端房不接纳任何肺静脉。A 型三房心按 ASD 的位置可分为两种亚型:A1 亚型,即房间隔缺损与近端房相通;A2 亚型,为房间隔缺损与远端房相通。B 型,三房心与完全型肺静脉异位连接(TAPVC),尤其是心内型 TAPVC 非常相像,二者的区别是 B 型三房心肺静脉纳入的部位是左心房所属结构,而心内型 TAPVC 中肺静脉连接的部位却与左心房相分离。

【发病率】　三房心是一种罕见的先天性心脏畸形,在先天性心脏病总发病中占 0.1%~0.4%。三房心按纤维肌肉隔膜所在的位置可分为左型和右型。右型三房心较少见,占整体发病率的 8%。三房心的男女发病比例为 1.5:1。本章所描述的三房心仅就左型而言,简称三房心。

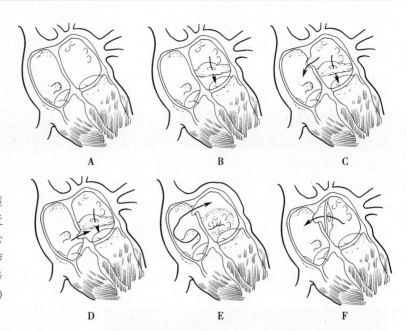

图 23-80 三房心的形态学分类
A. 正常心脏解剖;B. A 型三房心;C. A1 型三房心,房间隔缺损位于左心房内隔膜的近侧端;D. A2 型三房心,房间隔缺损位于左心房内隔膜的远侧端;E. B 型三房心,所有肺静脉回流至扩张的冠状静脉窦;F. C 型三房心,特点是近端房不接受任何肺静脉(少见)

三房心单独存在的病例数较少,并发其他心脏畸形的比例在 41%~95%。常见的合并畸形包括房间隔缺损、房室间隔缺损、肺静脉异位引流、房室瓣返流、永存左上腔和肺动脉瓣狭窄等。三房心本身还可以引起左心室流出道梗阻。先天性三房心的发病率较低,其病理解剖和血流动力学复杂多样,临床表现缺少特异性而容易导致误诊或漏诊。

【病因】 三房心的发生机制目前仍不十分清楚。有几种理论假说被用来解释三房心的形态学发生机制。广为接受的异常汇入假说认为胚胎第 5 周共同肺静脉不完全汇入左心房导致了三房心。另外一种假说认为来自于原发间隔发生部位的窦静脉组织捕获了共同肺静脉从而导致了异常隔膜的形成。还有学者认为永存左上腔静脉插入到发生中的左心房导致了三房心的形成。

【病理生理】 三房心多合并有心房水平交通,61% 合并卵圆孔未闭,7.6% 伴房间隔缺损,房间隔完整的三房心约占 30%。三房心的病理生理变化主要取决于心房内纤维肌肉间隔上孔洞的大小、ASD 的大小和位置,以及由此产生的一系列血流动力学变化。典型的三房心由于肺静脉血进入真左心房受阻而引起肺静脉压力增高,导致肺静脉淤血、肺水肿,并逐渐产生肺高压,最终导致右心衰竭。孔洞越小,血流动力学变化越严重。当

合并有 ASD 时肺静脉梗阻可以得到部分缓解,出现心房水平左向右分流,致使右心容量负荷增加,右心室肥厚、扩张。当肺血管床发生器质性改变,右心压力严重增高时,可出现心房水平双向或右向左分流,临床上表现为发绀。

【症状】 三房心的临床表现类似于二尖瓣狭窄。病情取决于隔膜梗阻的程度,隔膜孔的形态和合并畸形。患者多伴有明显劳力性呼吸困难甚至静息时呼吸困难,患者易感冒、心慌、气促、咯血和 / 或伴有心力衰竭病史。隔膜孔小的病例很早即表现肺静脉梗阻严重的症状。隔膜孔越小,症状越重,出现越早,隔膜孔过小或无,常使患者早期死亡,其早期死亡率约为 70%;若隔膜孔足够大,患者可早期甚至终身无症状。

【体征】 较早出现症状的患者可见营养不良、发育迟滞、呼吸急促。若伴有心力衰竭,则可出现外周型发绀;当有右向左分流时可表现为中心型发绀。听诊可于肺底闻及湿啰音,约 50% 患者可于心尖部闻及柔和的收缩期或舒张期杂音,P2 亢进,常伴有分裂。若于心尖部闻及连续性杂音,常提示为副心房和真左心房间压力阶差明显增高。患者尚可伴有肝大。

【辅助检查】

1. 心电图检查 多表现为电轴右偏、P 波高尖及右心室肥厚。个别无症状患者首发以心房颤

动就诊,机制可能为副心房与左心房之间不同步的除极过程导致二次心室激动。

2. 胸部 X 线检查　胸部 X 线片可有明显肺淤血或肺充血、右心扩大左心房不大等表现。X线片虽然可以反映本病的肺循环状况和心脏各房、室增大的情况,但需要鉴别诊断的畸形很多,不能作为确诊的手段之一。

3. 超声心动图检查　超声心动图可以明确诊断大部分三房心患者的心内畸形,对三房心具有极高的诊断价值,其能准确显示左心房内隔膜和隔膜孔大小,能诊断包括房间隔缺损、肺静脉异位引流、瓣膜病变等心内畸形(图 23-81)。

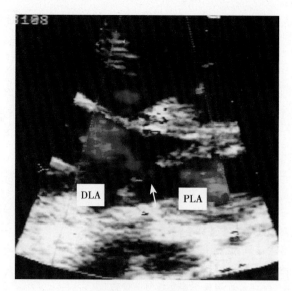

图 23-82　经隔膜孔的彩色多普勒血流(箭头)
注意:无涡流存在。DLA. 远端房;PLA. 近端房

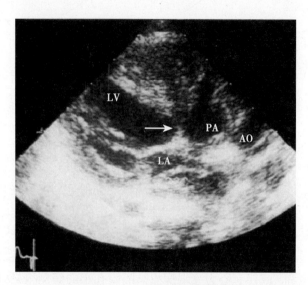

图 23-81　改良胸骨旁长轴切面
可见左心房内隔膜及 VSD(白色箭头)
LV. 左心室;LA. 左心房;PA. 肺动脉;AO. 主动脉

以心尖四腔心及胸骨旁左心室长轴切面为观察左心房的标准切面,二维超声可显示左心房内异常隔膜将其分为 2 个腔;四腔心切面可显示隔膜一端连于房间隔,另一端连于左心房侧壁或后壁。多普勒超声可显示真、副房间交通的五彩血流,合并房间隔缺损者可显示过隔血流信号(图 23-82)。

超声心动图诊断要点及鉴别:①左心房内纤维肌性隔膜的线状或膜状高回声是诊断三房心的特异性表现。判断三房心隔膜存在时应注意与扩张的冠状静脉窦或共同肺静脉相鉴别:扩张的冠状静脉窦走行于左心房后下方,开口于右心

房,在四腔心切面基础上探头向后下方倾斜时显示清晰。国内外均有三房心合并永存左上腔静脉的报道,此时冠状窦扩张,尤应仔细鉴别。完全性肺静脉异位引流时肺静脉总干走行于左心房后壁,在其后方出现无回声区,胸骨旁心尖四腔及胸骨上窝切面可以鉴别。②剑下四腔心切面评价肺静脉与副房,真、副房与右心房间的相互关系及交通。有文献报道,胸骨旁左心室长轴评价左心房内隔膜的位置及走行往往可以鉴别部分型和完全型三房心:若隔膜回声的一端起自左心房后壁,另一端附着在主动脉后壁,则此种走行均为完全型三房心,而当隔膜一端起自左心房后壁,另一端没有与主动脉后壁附着时(附着在左心房上壁),多为部分型三房心。③与其他左心房内隔膜的鉴别;二尖瓣上环在左心房内亦可出现隔膜样高回声,但三房心隔膜位于卵圆窝和左心耳之上,二尖瓣上环隔膜位于二者之下,几乎附着在二尖瓣根部并影响二尖瓣开放,多切面观察容易鉴别。

近年随着三维超声心动图在临床中的应用,国内多中心研究表明三维超声心动图可从特殊角度直观显示隔膜的立体形态及其上交通口情况,并与术中所见基本相符,可弥补二维超声心动图的不足,在三房心的诊断、评估与鉴别中具有独特优势。

4. 心脏磁共振成像和螺旋 CT 心脏造影　心脏磁共振成像和螺旋 CT 心脏造影被作为一种强有力的工具用于诊断肺静脉连接的异常和三房心（图 23-83，图 23-84）。尤其螺旋 CT 心脏造影，除可显示各种切面外，尚可进行三维重建，对于三房心的鉴别诊断极有帮助。但此二种方法都不适用于新生儿和婴幼儿，且价格昂贵。

5. 心导管造影检查　心导管造影检查现仍不失为三房心诊断的金标准。心导管检查被用于

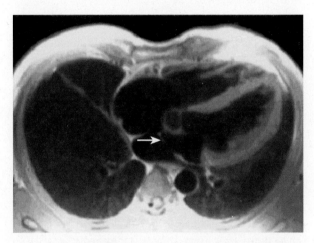

图 23-83　暗血流加速回转共振 MRI（水平长轴位）
箭头显示正常大小的左心房内一隔膜（自房间隔起始，横穿左心房，到达左心耳入口处，将左心房分为近端及远端两个腔室）

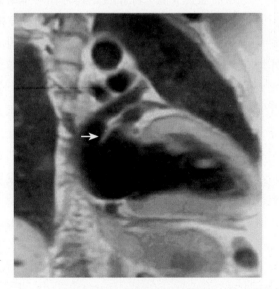

图 23-84　MRI（垂直长轴位）
显示位于左心房内头侧的隔膜上有一大的孔洞连接两个腔室；一根肺静脉回流至近端房，二尖瓣与远端房相连

确诊及评估其心内畸形。通常情况下，患者的右心室压力、肺动脉压及肺毛细血管楔压（pulmonary capillary wedge pressure，PCWP）均有不同程度的增高。心导管造影通常可以显示房内阻塞性隔膜的存在，以及近端心房、远端心房和右心房之间的交通情况。一般多采用肺动脉造影（图 23-85），在左心房充盈期有一线状透亮影即为左心房内异常隔膜所致，将左心房分隔为两部分，右后上引流肺静脉者为副房，左前下与二尖瓣、左心室相通者为真房。为了避免结构上的重叠和更详尽地观察肺静脉引流入副房和 / 或右心房的情况，可分别做左、右肺动脉造影。

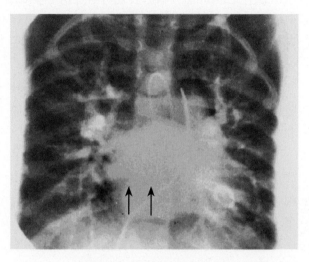

图 23-85　（左旋位）肺动脉造影
显示隔膜将左心房分为两个腔室（箭头）

心导管检查的特征性表现为肺动脉压和肺毛细血管嵌顿压明显升高，如导管可进入左心房的两个腔，则两个腔之间有明显压力阶差（20~25mmHg，1mmHg=0.133kPa），此可作为重要的诊断依据。

【鉴别诊断】　三房心应与先天性二尖瓣狭窄、房间隔缺损、肺静脉异位连接、二尖瓣闭锁等疾病相鉴别，右型三房心的异常隔膜还应注意与巨大静脉瓣（Eustachius 瓣及 Thebesian 瓣）相鉴别。

1. 先天性二尖瓣狭窄　先天性二尖瓣狭窄的血流动力学改变与单纯的三房心类似，症状亦比较类似。但先天性二尖瓣狭窄者常可闻及收缩期杂音及二尖瓣开瓣音，心电图除右心室肥厚外可

出现 P 波增宽或双峰,X 线检查提示左心房明显扩大,超声检查可以确诊此病;心血管造影可显示心房内无隔膜存在,但此不作为常规确诊手段。

2. 二尖瓣瓣上狭窄 二尖瓣瓣上狭窄的发病率较三房心低。在胚胎发育过程中,心内膜组织过度生长而成肌细胞组织不能充分伸展到心内膜垫的边缘而遗留有瓣环上的纤维组织环为该病的发病机制。此种疾病患者多伴有二尖瓣畸形。本病症状与三房心类似,均有肺静脉压力增高,超声心动图可明确诊断此病。二尖瓣上狭窄的狭窄环距二尖瓣环很近,有的甚至附着于瓣环上,而三房心的房内隔膜与二尖瓣环之间有一定的距离。

3. 左心房肿瘤 临床表现可与三房心类似,但心尖部杂音可随体位变化而改变,可伴有晕厥发作或栓塞史,超声心动图可明确诊断,一般不提倡行心内造影。

4. 心内膜弹性纤维增生症和主动脉瓣狭窄 此二种疾病的心电图均有明显的左心室肥厚和 ST-T 改变,超声心动图可明确区别于三房心。

5. 左心室发育不良综合征 此为一种少见的严重心内畸形,偶而可与三房心有一致的临床表现,但左心室发育不良综合征的症状出现较早,且多于出生后最初几天死亡。

6. 先天性肺静脉狭窄 此病较为罕见,狭窄常局限于一根或多根肺静脉与左心房的连接处,其症状与三房心类似,分别行左、右肺动脉造影可显示肺静脉狭窄的情况并可与三房心相鉴别。

【手术治疗】 三房心以手术治疗为主,手术时机取决于合并的心脏畸形和副房与真房的交通程度。交通口较大的患者,或副房与右心房之间存在 ASD,可起到减压作用,早期死亡率较低,一般可存活到成年。但有 85% 的三房心患者在 20 岁以前死亡,故一经确诊,应及时治疗。

1. 手术指征

(1) 无交通口或交通口≤3mm 的患者常在婴儿期出现症状,75% 在婴儿期死亡,因此应争取在 1 岁以内手术。

(2) 三房心合并肺静脉回流受阻,出现严重肺水肿和肺动脉高压时应进早手术。

(3) 若副房和真房之间交通较好或真房、副房

与右心房之间有良好交通,其病程与大的房间隔缺损相同,则可择期手术。

2. 手术注意事项 手术原则是:单纯型切除纤维隔膜,使副房、真性左心房间血流充分通畅;复杂型要同时彻底矫治其他心脏畸形;对不完全型注意把异位连接的肺静脉完整地引流入左心房;注意闭合房间隔时保持足够的左心房空间。

儿童患者由于左心房较小,容易损伤二尖瓣,多采用右心房 - 房间隔径路,尤其在混合型可同时矫治其他心脏畸形。

术中切除隔膜应彻底,避免远期狭窄。但同时注意保留 3~5mm 残端并用 5-0 Prolene 线连续缝合,以避免牵拉时损伤左心房壁导致无法控制的左心房出血。术中闭合房间隔缺损,或重建房间隔时宜用稍大的自体心包补片,以便有较好的成形性,保持足够大的左心房空间,尤其在部分性房室隔缺损修补时可避免二尖瓣反流而引起的溶血。同时彻底矫治合并心脏畸形。

随着计算机和机器人技术的崭新发展,已有成功运用达芬奇机器人手术治疗先天性三房心的病例报道,该术式具有创伤小、精度高、恢复快的优势,但因其设备昂贵、手术费用高、手术技巧不易掌握等因素仍未得到普及应用。

【术后监护和并发症及处理原则】

1. 术后监护要点 除常规的体外循环术后监护外,三房心患者由于左心室都具有不同程度的发育不良,术后易出现低心排血量综合征。国内外均有三房心术后因严重低心排血量综合征导致死亡的个案报道,故而术后的循环系统监测十分重要,其中包括血压(有创与无创)、左右心房压力等。心率、末梢循环状况及每小时尿量可间接反映心排状况。若以热稀释法测出心排血量,则更能直接了解心排血量的准确数值。若患者已发生或疑有低心排血量综合征,应调整血容量,给予正性肌力药,常用的有多巴胺、多巴酚丁胺 1~10μg/(kg·min),异丙肾上腺素 0.01~0.16μg/(kg·min),或肾上腺素 0.01~1μg/(kg·min),可酌情应用米力农 0.05~0.75μg/(kg·min)。

持续心电监测用以观察有无心律失常,特别是三房心合并原发孔型室间隔缺损时,术后早期

可能出现严重的心律失常。常规应术后每日行全导心电图检查,监护仪示波为模拟导联,对心律失常的诊断价值不大。

2. 术后并发症　三房心的手术操作并不复杂,隔膜周围亦无重要的解剖结构,术后出现并发症的情况不多,但因术中显露欠佳致使隔膜切除不彻底,术后仍会发生肺静脉回流受阻,术后早期及术后随访时一经发现,均应再次手术治疗。

三房心由于左心室发育欠佳而导致术后低心排血量综合征是急性期死亡的主要原因。

3. 结果和预后　三房心的手术矫治效果十分理想,绝大多数患者术后心功能可维持于 NYHA Ⅰ~Ⅱ/Ⅳ级之间。单纯的三房心手术几乎无死亡,重症三房心在婴儿期行急诊手术或合并其他严重的心内畸形时急性期死亡率为 16%~38%,主要原因为术后严重的低心排血量综合征。

三房心术后远期随访结果满意,但个别患者因隔膜切除不完全需再次手术治疗。

(李晓峰)

第四节　右心畸形

一、肺动脉瓣狭窄

【概述】　孤立性肺动脉瓣狭窄(pulmonary artery valve stenosis,PVS),多合并有卵圆孔未闭或房间隔缺损。其畸形包括肺动脉瓣狭窄合并或不合并漏斗部狭窄,卵圆孔未闭或房间隔缺损,右心室肥厚三种畸形。主要病变是肺动脉瓣狭窄,右心室肥厚是继发性改变,其室间隔是完整的。肺动脉瓣狭窄的治疗主要是针对肺动脉瓣狭窄,同期关闭或不关闭卵圆孔或房间隔缺损。肺动脉瓣狭窄可以在任何年龄出现症状,但是以新生儿期出现的症状最重,其诊断和治疗与一般病例有所不同,所以在以下的论述中,把新生儿病例与一般病例分开讨论。

(一)新生儿严重肺动脉瓣狭窄

【解剖】　大多数病例,肺动脉瓣呈三叶,瓣叶增厚,其交界融合,开口极小,瓣中心有一个光滑的圆顶,圆顶中央的开孔极小,1~2mm,增厚的瓣叶含有大量黏液瘤样组织。少数患者合并肺动脉瓣环发育不良。由于严重的肺动脉瓣狭窄,肺动脉内血流量非常低,但其肺动脉常发育良好,并且其分支融合。右心室腔轻到中度减小,部分是因为右心室向心性肥厚所致,组织学上的表现为心肌细胞肥大,弥漫性纤维化,并且与心肌肥大成正比,其结果导致心肌氧供/氧耗失衡,右心室顺应性明显降低;部分患者合并右心室发育不良,三尖瓣狭窄。严重肺动脉瓣狭窄的新生儿患者中,有 50% 的患者其三尖瓣直径正常,少于 10% 发生三尖瓣发育不良,但都存在不同程度的三尖瓣关闭不全,但极少合并右心室依赖型的冠状动脉循环。右心房扩大,房壁增厚,通常合并卵圆孔未闭,心房水平产生右向左分流,临床上表现出发绀症状。

【临床表现】

1. 症状　合并严重肺动脉瓣狭窄的新生儿患者,通常病情危重,易激惹,典型临床表现为呼吸困难、心动过速和严重缺氧。如果动脉导管关闭,则发绀加重,循环不断恶化,不进行紧急手术治疗,患者将在短期内死亡。

2. 体征　胸骨左缘第 2 肋间可闻及典型的喷射性收缩期杂音,但是由于心力衰竭及心动过速的原因,杂音可较为轻柔。剑突下可闻全收缩期杂音,提示合并三尖瓣反流。

【辅助检查】　胸部 X 线显示双肺野清晰,肺动脉段凹陷,心影正常或稍增大。多数病例心电图提示电轴右偏,右心室肥厚,但在合并右心室发育不良的患者中,不一定表现出右心室肥厚。二维超声心动图和彩色多普勒是本病必须的诊断手段,大多数患者通过 B 超检查得以确诊。B 超检查可以了解肺动脉瓣的形态、瓣环的大小、右心室及三尖瓣的解剖和右心室功能状况;卵圆孔和动脉导管的直径大小。而心导管及造影检查作为一种补充的诊断手段,能提供更精确的信息,前者能提供右心室压峰值、右心室 - 主肺动脉压力阶差及心室腔的血氧资料;后者能较好地显示肺动脉瓣的形态、肺动脉大小、冠状动脉走行以及右心室、三尖瓣发育情况。

多数患者通过其临床表现和 B 超检查就可以确诊,新生儿患者不必进行心导管及造影检查。

【诊断】 严重肺动脉瓣狭窄的新生儿患者，出生后第1天即出现发绀，动脉导管闭合后发绀迅速加重，典型临床表现为呼吸困难、心动过速和严重的缺氧。超声心动图检查可以确诊，并且明确以下信息：右心室腔的大小及类型、狭窄的部位、三尖瓣的大小及功能、肺动脉的大小及汇合情况、房间交通的大小、未闭动脉导管及左心室腔的大小及功能。对怀疑重度肺动脉狭窄的患者，立即开始应用前列腺素E1，使动脉导管保持开放，剂量为0.05~0.4μg/（kg·min）；如合并代谢性酸中毒，予以碳酸氢钠治疗；重度PVS心脏扩大，甚至出现严重的充血性心力衰竭的病例，急诊手术前尽可能迅速控制心力衰竭，改善心功能，避免哭闹，必要时气管插管，呼吸机辅助通气，同时准备好手术治疗或经皮球囊肺动脉瓣成形术。

1. 手术指征　患有严重肺动脉瓣狭窄的新生儿患者均需要积极的手术处理。可以选择经皮球囊肺动脉瓣成形术（percutaneous balloon pulmonarr valvuloplasty，PBPV）或体外循环下肺动脉瓣切开术。而选择何种治疗方法则需要根据诊治单位的经验来确定。如果两种方法都可选择的话，首选PBPV术。除非存在严重的肺动脉瓣发育不良（Z值<-4）合并右心室腔明显减少或漏斗部狭窄；严重肺动脉瓣狭窄其瓣口极小，导丝不能通过瓣口，都需要选择外科手术矫治。

2. 手术方法

（1）经皮球囊肺动脉瓣成形术（PBPV）：是新生儿严重肺动脉狭窄的一种重要的治疗方法，随着导管器械和技术的进步，该技术已逐渐取代外科手术成为治疗严重肺动脉狭窄的首选方法。本章对此不详细论述。

（2）外科手术：包括闭式肺动脉切开术、浅低温体外循环下开放式肺动脉瓣切开术及体外循环心肌保护下肺动脉瓣切开术。下面介绍最常用的一种方法。

（3）体外循环下开放式肺动脉瓣切开术：常规建立体外循环，游离动脉导管并过索带，在体外循环开始后阻断动脉导管，并根据术后患者动脉SaO$_2$选择是否关闭动脉导管。肺动脉瓣狭窄的矫治可选择在心脏停跳或不停跳下进行，主-肺动脉纵向切口，近端离肺动脉瓣环约0.5cm，显露肺动脉瓣，辨认瓣膜融合的交界处及瓣叶与肺动脉侧壁附着处，剪开融合的交界直至瓣环，如果肺动脉瓣明显增厚，瓣叶僵化，继续保留有可能造成右心室流出道梗阻，则予切除肺动脉瓣。对于肺动脉瓣环发育不良的患者，如果Z值≤-4，而且右心室腔细小，则需要跨瓣环补片，肺动脉切口向下延长跨过瓣环至漏斗部游离壁，有保留地切除漏斗部肌束，但新生儿患者极少需要切除漏斗部肌肉。补片一般采用0.6%戊二醛处理过或未处理过的自体心包，用6-0 Prolene缝线连续缝合扩大右心室流出道。对于新生儿患者，建议保留卵圆孔开放或部分关闭房间隔缺损。脱离体外循环后，不管是否行跨瓣环补片，如果动脉PaO$_2$≤30mmHg，患者处在严重缺氧状态，需要进行体肺分流术，以增加肺动脉血流量，改善患者的缺氧。一般采用3.5mm或4.0mm Core-Tax人造血管，分别与升主动脉和右肺动脉行段侧吻合建立体-肺分流。

（4）术后处理：对于保留动脉导管开放的病例，PGE1持续应用至术后早期。术后监测动脉PaO$_2$，如血流动力学稳定，PaO$_2$>30mmHg，可考虑调整撤离呼吸机。如PaO$_2$≤30mmHg，而术中没有行体-肺分流术，则可考虑行体-肺分流术。术后早期进行手术的评估，通常在术后24小时后进行，通过床边B超或术中留置的肺动脉侧压管来评估。如证实存在明显的右心室流出道梗阻，而且患者血流动力学不稳定，应再次手术行右心室流出道跨瓣环补片。

3. 结果　新生儿住院死亡率在10%左右，其4年存活率在达到80%；在大组的患者中，术后6个月到4年间很少发生死亡病例，调整危险因素分析估计，术后生存至少4年以上的概率达到94%。而分析实际死亡的病例，其死亡原因主要是严重缺氧和心力衰竭。大概75%的患者至少在术后4年内不需要进行再手术治疗。约10%的患者因持续严重的缺氧而需行体-肺分流术，其中部分患者需要反复行PBPV术。首次手术不需要行跨瓣环补片的患者中，有10%在以后需要行跨瓣环补片。极少数患者（<2%）不能达到双心室矫治而最终行Fontan手术。合并严重肺动脉瓣狭窄的

新生儿患者,术后都存在不同程度的右心室流出道梗阻,大部分(90%)患者在术后 6~12 个月右心室流出道压力阶差逐渐消失或经过反复 PBPV 术而消除梗阻,最终右心室流出道压力阶差大多在 20mmHg 左右,而残余压力阶差 >50mmHg 而需要再手术行跨瓣环补片的并不多见。术前合并三尖瓣关闭不全,只要手术解除梗阻,远期随访显示三尖瓣反流消失或明显减轻。

(二)非新生儿期肺动脉瓣狭窄 我们将在婴幼儿期、儿童期和成人期发病的肺动脉瓣狭窄的患者归为非新生儿期的肺动脉瓣狭窄,因为这类患者与新生儿期的患者在症状严重程度、解剖特点、治疗策略及预后上有所不同。

【解剖】 肺动脉瓣两叶、三叶甚至四叶改变,其瓣膜组织也有黏液瘤样的表现,瓣膜增厚、交界部分融合,瓣膜病变比新生儿患者要轻;在成人特别是之前有心内膜炎的患者中,易发生瓣膜钙化。在大龄儿童和成人 PVS 患者中,多合并不同程度的漏斗部肌肉肥厚,导致继发性漏斗部狭窄。偶然情况下,右心室流出道狭窄仅仅发生在漏斗部。主肺动脉窄后扩张是这类畸形的特征性改变,有 70% 的此类婴幼儿和儿童患者合并这种改变。与新生儿患者不同,在年龄大的儿童和成人患者中,出行严重右心室发育不良的并不常见,而多表现为右室心肌肥厚,当肥厚心肌涉及漏斗部和游离壁时,逐渐产生严重的肺动脉瓣下狭窄。少数患者右室漏斗部狭窄是由低位粗大的调节束或者异常肌束引起的。通常三尖瓣在形态学上是正常的,但是在合并右心衰竭的患者中,三尖瓣产生轻到重度的关闭不全。右心房壁由于流出道梗阻,右心房压力增高而发生继发性增厚。有少数的患者其房间隔是完整的,然而在大部分都合并卵圆孔未闭或中央型房间隔缺损,并且在心房水平产生右向左分流,在临床上表现出发绀症状。而在心房水平左向右分流的患者中多合并大的房间隔缺损和轻到中度 PVS。严重 PVS 的婴幼儿和儿童患者其左心射血分数有不同程度的降低,这与室间隔向左移位及改变左心室的几何结构有关,但是在解除右心室流出道狭窄后可恢复正常。

【临床表现】

1. **症状** 在婴幼儿期发病的患者,其症状要比新生儿患者的要轻。轻到中度 PVS 的患者,多数没有临床症状,仅有心脏杂音;而合并严重 PVS 的患者中,有 30%~40% 在首诊时没有症状,当症状出现时,首先出现的是劳力性呼吸困难;但存在心房水平交通时,由于右心室顺应性减低,右心室压力明显增高,心房水平产生右向左分流,临床上表现出发绀症状。持续的低氧血症刺激骨髓造血系统,红细胞增多,增多的程度与发绀程度成正比。但是这类患者与法洛四联症患者不同,很少通过蹲踞来缓解缺氧症状。劳力性心前区疼痛并不常见,多与右心室肥厚性缺血有关。严重 PVS 的患者在其 20~30 岁时,逐渐表现出右心衰竭的症状,如颈静脉怒张、肝大和腹水,最后导致死亡。偶见晕厥,心律失常引起猝死。

2. **体征** 大部分患者能在其胸骨左缘第 2 肋间闻及全收缩期杂音,收缩晚期最响,通常可触及收缩期震颤,肺动脉第二心音可以正常、减轻或不能听见;而主动脉第一心音通常被杂音所掩盖。在收缩期可听到喀喇音,严重狭窄时可能听不到喀喇音。

【辅助检查】

1. **心电图** 中到重度 PVS 导致右心房扩大,在心电图上表现为高大的 P 波,轻到中度 PVS,有一定程度的右室肥厚,$V_1R<10mm$ 或合并不完全性右束支传导阻滞;在严重 PVS 的病例中,$V_1R>10mm$,其高度与右心室肥厚的程度成正比。

2. **超声检查** 轻度狭窄者肺动脉瓣活动接近正常。中度以上狭窄时,应用二维超声心动图可以精确评估狭窄的严重程度。右心房及右心室内径增宽,右心室游离壁及室间隔增厚,肺动脉瓣增厚,开放受限成圆隆状。此外,应用连续多普勒探查,估测跨瓣压差。

3. **心导管及造影检查** 具体见新生儿一章。而根据右心室 - 肺动脉压力阶差和右心室峰压的大小,肺动脉瓣狭窄可分成以下三种不同的程度。

(1) 轻度狭窄:右心室 - 主肺动脉压力阶差 ≤25mmHg;右心室峰压 ≤50mmHg。

(2) 中度狭窄:25mmHg< 右 心 室 - 主 肺 动

脉压力阶差≤50mmHg；50mmHg< 右心室峰压 ≤80mmHg。

（3）重度狭窄：右心室 - 主肺动脉压力阶差 >50mmHg；右心室峰压 >80mmHg。

4. X线检查 轻度、中度 PVS 患者心影大小正常；重度 PVS 合并右心衰竭患者多有心脏增大，肺血管纤细；右心房增大，明显增大者提示合并重度三尖瓣关闭不全。部分患者肺动脉窄后扩张，肺动脉段凸起，但是左、右肺门不对称。

【手术指征】 患者在 1 个月后才表现出 PVS 的临床症状，虽然要比新生儿的患者要轻，但是一经诊断，则建议行肺动脉瓣成形术。和新生儿的患者一样，首选 PBPV 术，如合并瓣环发育不良、漏斗部狭窄、右心室腔小或重度 PVS 导丝不能通过瓣口者，则选择外科手术。我们建议对无症状的重度 PVS 患者进行手术干预，但是对于中度 PVS，是否进行干预仍有争议，但发病年龄越小，狭窄加重的可能性就越大，右心室长期处在高压状态下，可导致心肌纤维化，影响心室功能，继发右心室流出道梗阻，加重狭窄，所以我们选择在 3~4 岁时手术，而不主张对轻度 PVS 进行干预。

【术前准备】 发绀严重的患者，予低流量吸氧治疗，鼓励患者术前多喝水，降低血液黏稠度。入院时合并右心衰竭，则加强抗心力衰竭治疗，改善心功能，适当镇静，避免哭闹或剧烈运动。

1. 外科技术 手术一般过程如上所述，如合并动脉导管未闭，建立体外循环前先分离出来并予以结扎。纵向切开肺动脉，仔细探查肺动脉瓣，辨认瓣膜融合交界，剪开其交界至瓣环处；接着探查漏斗部，判断是否需要切除漏斗部肌束，如果存在漏斗部狭窄，根据冠状动脉的走行，选择流出道横切口或纵切口，切除漏斗部肥厚的肌束，注意勿损伤三尖瓣乳头肌，取椭圆形心包补片扩大流出道。部分患者因为瓣环细小而需要跨瓣环补片，此类患者多合并肺动脉瓣发育不良，心血管造影能提供是否需要跨瓣环补片的依据，但最终还需要在手术中决定。术中通过肺动脉切口用 Hegar 探条测量肺动脉瓣环的大小，如果证实其瓣环细小（Z 值 <-4），则将肺动脉切口向下延长跨过瓣环至漏斗部游离壁；如果对是否需要跨瓣环补片存

在疑问，可纵向切开右心室流出道，切除流出道内的肥厚肌束，再用 Hegar 探条从下探查肺动脉瓣环，如觉得瓣环仍然细小，则将两切口连在一起，用自体心包片行跨瓣环补片。少数患者存在主肺动脉和左、右肺动脉的狭窄，而后者的矫治，其切口需要延长超过狭窄部位。大多数患者合并的卵圆孔未闭或房间隔缺损均可以关闭，只有少数合并右心室发育不良的患者需要保留卵圆孔开放或部分关闭房间隔缺损。此类患者极少需要行体肺分流术。

2. 术后处理 术后一般处理见上一章，特别之处是在术后 24 小时撤离肺动脉测压管时测量右心室 - 主肺动脉压力阶差或通过床旁 B 超检查，这时候的测量的结果在预测晚期预后时要比在术中测量的要更可靠。如果血流动力学稳定，即使右心室压力仍然偏高，部分患者术后狭窄是由于漏斗部肌肉痉挛所致，而单纯性 PVS 术后继发性漏斗部肌束肥厚有逐渐消退的趋势，很少患者需要在术后早期再手术干预。

3. 结果 PBPV 术的住院死亡率接近 0，而外科治疗的效果也相当理想，如果剔除严重右心室发育不良和严重充血性心力衰竭的病例，手术死亡率也接近 0。在这类患者中，低年龄（0~1 个月）并不是独立的危险因素。在婴幼儿期，死亡病例多合并严重的右心室发育不良；而在成人期，死亡病例多合并严重慢性充血性心力衰竭。根据 Mayo 早期的报道，在全组患者中，存活 25 年的占 91%，而这与手术时的年龄有关，手术年龄在 0~4 岁时其 25 年存活率是 93%，4~10 岁为 100%，11~20 岁为 92%，>21 岁为 71%（新生儿不在这组数据中）。PBPV 的长期存活率不详，但可以假设其长期存活率与外科手术的结果相当。

经过适当的外科治疗，术后残余明显右心室流出道梗阻并不常见，多数残余梗阻是因为瓣膜或瓣环狭窄，与手术时瓣膜切开不充分或对是否需要行跨瓣环补片判断失误所致。如果手术中不关闭卵圆孔或房间隔缺损，即使狭窄已被充分解除，但由于右心室顺应性差，术后仍然可能出现发绀症状，这种情况多见于右心室发育不良的患者，偶然出现在右心室正常发育但合并严重肥厚、广

泛纤维化的患者中。Freed 报道称,随着婴幼儿和儿童患者的发育,心房水平右向左分流可能发生逆转,从而不需要进行后期外科的干预。Engle 报道术后晚期肺动脉瓣反流的发生率低于 10%,而 Boston 儿童医院报道则高达 50%;Talbert 报道通过导管检查发现术后普遍存在肺动脉瓣反流,但程度较轻;Rhomer 用半定量的方法分析跨瓣环补片的患者发生肺动脉瓣反流的概率要高于单纯肺动脉瓣切开术的患者,大部分患者都能很好地耐受肺动脉瓣反流,远期很少需要对肺动脉瓣反流再做干预处理。

(庄建 温树生)

二、法洛四联症

【概述】 法洛四联症,为最常见的发绀型复杂性先天性心脏病,主要包括以下四种畸形:室间隔缺损、肺动脉狭窄、主动脉骑跨和右心室肥厚。早在 1888 年,就由法国医生 Etienne Fallot 详细报道了本病的主要病变。直到 1945 年,才由 Blalock 医师采用锁骨下动脉和肺动脉吻合术完成了第一例成功的法洛四联症外科治疗手术。此后,又发明出了许多种体 - 肺分流术式。1954 年,由 Lillehei 在交叉循环下完成了第一例成功的心内修补术。在这些开创性的发明以后,对法洛四联症手术的基本方法和手术技巧不断改进。在 20 世纪 60 年代,许多学者建议对 5 岁以上的患者行法洛四联症纠治术。其后,多中心的临床资料显示婴儿一期纠治术的死亡率小于二期手术的累积死亡率,因此 70 年代以后,除了对两侧周围肺动脉发育不良及冠状动脉前降支起源于右冠状动脉畸形者做姑息手术外,均主张于婴儿期做一期纠治术。

【形态学】 组成法洛四联症的"联合"畸形包括:①室间隔缺损;②肺动脉狭窄;③主动脉骑跨;④右心室肥厚。这应该是心脏发育过程中某个形态学异常引起的继发性结果,而不是四种畸形同时发生。目前主流看法是右心室漏斗部或圆锥发育不良所致的"单联症",正常时向后、向下和向右生长的漏斗隔,在发生本病时,出现在隔束前肢的前方。即漏斗隔向前、向上、向右移位,导致了室

间隔上部出现大的对位不良的室间隔缺损,同时造成了不同程度右心室流出道狭窄。

1. 肺动脉狭窄 其本质是右心室流出道狭窄。由于漏斗隔发育不良及向左、向上移位,故漏斗部狭窄是法洛四联症的主要特征。但流出道的狭窄还可以见于右心室体部、肺动脉瓣膜、瓣环、肺动脉干及左、右肺动脉等部位。肺动脉瓣多有形态学异常,常伴有瓣交界融合、瓣膜僵硬、活动不良,瓣环通常发育不良。此外,右心室体部的异常肥厚肌束,主要是前乳头肌或调节束的异常肥厚,往往加重了流出道梗阻的程度。

约 7% 的法洛四联症患者伴有肺动脉闭锁,其肺部的血流主要依靠未闭的动脉导管(PDA)和 / 或多发主肺动脉侧支动脉(MAPCAs)来提供。值得注意的是,伴肺动脉闭锁和 MAPCAs 患者往往有外周肺动脉狭窄。

2. 室间隔缺损 法洛四联症的室间隔缺损并不是膜部缺损。由于漏斗隔未能占据室间隔上部,形成了大的室间隔缺损,即非限制性对位不良型室间隔缺损。其前上缘为右旋移位的漏斗隔,右前上缘为心室漏斗皱褶(右心室内部的曲线肌性结构,分隔肺动脉瓣和三尖瓣),后下缘为隔束的后下肢和膜部室间隔,左侧缘为隔束的前上肢。

手术时应注意避免损伤位于缺损后下缘的传导束。在大多数情况下,心室漏斗皱褶与隔束后下肢未融合,缺损的后下缘为三尖瓣、二尖瓣附着处和主动脉瓣环连接所成的纤维环,希氏束穿过该纤维环的室间隔,右束支在缺损前下缘的右心室侧走行,术中较易损伤。而有时,心室漏斗皱褶与隔束融合,则缺损后下缘为肌性,希氏束及右束支均在距离缺损后下缘较远处走行,术中不易受损。如果圆锥隔向前、向上移位过度,加上心室漏斗皱褶与隔束后下肢融合过度,就会造成圆锥隔缺失,室间隔缺损被推向肺动脉下,即所谓的肺动脉瓣下型缺损。在 TOF 中约占 8%。此时缺损亦在主动脉瓣下,而主动脉瓣在肺动脉瓣的右后下方,两者位置关系虽然正常,但相"接壤"。希氏束在缺损后下方,相距较远,术中不易受损。

3. 主动脉骑跨 由于主动脉根部右移、顺钟向转位和增粗,形成了主动脉起源于双心室,术中

常见主动脉向前转位几乎盖住肺动脉干。但此时主动脉与二尖瓣的纤维连接仍然存在。

4. 右心室肥厚 右心室流出道狭窄及室间隔缺损导致的右向左分流,使右心室压力负荷大量增加,引起心肌细胞继发肥厚。由于右心室肥厚,心脏呈顺钟向转位。随着年龄的增长,右心室肥厚也可进行性加重。在心肌力学试验中,发现肥厚肌肉的主动收缩能力较低,对收缩产生的阻力较高,因而对术后心功能的恢复将有一定的不良影响。在切除肥厚肌束时,不必过度考虑其功能。

【合并畸形】 法洛四联症最常见合并的畸形为房间隔缺损、动脉导管未闭、完全型房室间隔缺损、多发性室间隔缺损。20% 法洛四联症的患者具有遗传学综合征,最常见是 Di-George 综合征。3%~5% 的法洛四联症患者存在冠状动脉左前降支起源于右冠状动脉,紧贴肺动脉瓣环下横跨右心室流出道到达前部室间隔,取右心室流出道切口时应避免损伤。2.5% 的患者合并肺动脉瓣缺如,肺动脉总干和分支异常的扩张造成了气管的压迫症状,手术需注意同期解除对于气道的压迫。

【病理生理】 由于存在非限制性的室间隔缺损,法洛四联症的主要症状取决于右心室流出道梗阻的程度及体循环的阻力。右心室进入肺动脉干的血流,因右心室流出道梗阻而受到不同程度的限制。刚出生时,未闭的动脉导管可提供部分肺动脉血流。但出生后血氧饱和度的增加会促进了动脉导管的闭合。除了动脉导管所发挥的作用,体循环的血氧饱和度将由体肺循环阻力的强弱对比来决定。对于严重的流出道梗阻,由于右心室向肺循环"输出"的阻力较大,大量氧饱和度低的右心室血流通过室间隔缺损进入到体循环,进而导致严重的发绀、脏器缺氧及酸中毒,即出现发绀型法洛四联症。而对于轻度的梗阻,则发生右向左分流的血液量少,发绀程度很轻或没有,即非发绀型法洛四联症。体循环的阻力也会影响肺循环血量,体循环阻力降低会减少肺血流,体循环阻力升高会增加肺血流。对于非发绀型法洛四联症,也有可能出现严重的发绀,称为缺氧发作。这是由于体肺循环的阻力相对变化引起的,肺循环阻力急剧升高导致大量未氧合血进入体循环,造成体循环氧饱和度的急剧降低。在患者刚出生的时候,往往只有不引起家长注意的轻度发绀,随着年龄的增长,漏斗部肥厚不断加重,发绀也渐趋明显。长期的低氧血症刺激了体-肺侧支血管的形成,以增加肺部血流。造血系统也代偿性地产生更多的红细胞,血液逐渐浓缩及变得黏稠。婴儿期铁摄入的不足,加大了发生小细胞低色素性贫血的风险。

【症状】

1. 发绀 出生时皮肤发绀的程度很轻或没有,出生后 3~6 个月,患者发绀渐明显,常表现在口唇、指(趾)、耳垂、口腔黏膜等血供丰富的地方,并在活动和哭闹时加重。随着年龄的增长,漏斗部肥厚梗阻的程度加重,发绀也相应加重。若在出生时就出现明显的发绀,则应考虑伴有肺动脉闭锁、广泛的右心室流出道发育不良等可能。

2. 蹲踞 是法洛四联症的特征性表现。婴儿喜欢侧卧并将双膝屈曲蹲踞,竖抱时喜欢大腿贴着腹部。因为这时含氧量较低的下肢静脉血回流入右心的速度减慢,同时下肢动脉发生弯曲,流向下肢动脉的阻力增高。这样能提高体循环阻力,减少心室水平的右向左分流,也改善了中枢系统的血供。

3. 缺氧发作和活动耐力降低 表现为在喂养、哭闹、活动时突然出现阵发性呼吸困难,伴有发绀加重,甚至可以出现抽搐、晕厥。发作可持续数分钟至数小时不等,常能自然缓解。在出生后半岁至 1 岁半之间,发作较频繁,其后发作次数逐渐减少,可能与侧支血管的建立有关。缺氧发作的具体机制目前尚不明确,有学者认为可能是由于右心室流出道的心肌发生痉挛和收缩所致的。易引起缺氧发作的状况有脱水、贫血、儿茶酚胺水平升高、酸中毒和体循环阻力降低。由于组织慢性缺氧,患者的活动耐力和体力均低于同龄儿。

4. 其他 法洛四联症可出现并发症,如缺氧发作而导致的脑损伤,血液黏滞性增加导致的脑静脉血栓形成和脑栓塞,以及感染性心内膜炎和高血压等。法洛四联症患者很少出现心力衰竭。

【体征】

1. 杵状指(趾) 可见到指(趾)端毛细血管扩

张和增生,局部软组织及骨组织增生、肥大,呈现鼓槌的外观。其原因可能是由于长期慢性缺氧所致的指(趾)端血管床扩张,血流量增多和组织增生。杵状指(趾)常在发绀出现后的6~12个月出现。

2. 生长、发育迟缓 主要发生在肺动脉严重狭窄的患者,其体重和身高均低于同龄儿。

3. 心脏检查 很少患者可见心前区的隆起,但常在胸骨左缘可扪及右心室肥厚引起的抬举性搏动。第一心音多正常,第二心音因肺动脉狭窄而减弱、延长或消失。在胸骨左缘3~4肋间可闻及粗糙的喷射性收缩期杂音,这是由于右心室流出道狭窄而产生的。杂音越响、越长,说明狭窄越轻,从右心室到体循环的血流也越多;杂音越低、越短,则提示狭窄的程度越重。在肺动脉严重梗阻的患者缺氧发作的时候,该杂音响度明显变小,当缺氧发作缓解后杂音又恢复到原有响度。此外,在胸骨左缘第3肋间可出现单一而亢进的第二心音,为主动脉关闭音。左肺动脉缺如者在胸骨右侧可闻及杂音。在胸骨旁和背部出现轻度的连续性杂音,提示存在广泛的主-肺动脉侧支血管。

【辅助检查】

1. 实验室检查 法洛四联症的患者常伴有血细胞比容的升高,可见缺铁所导致的小细胞低色素性贫血。动脉血氧饱和度降低,多为60%~80%。严重发绀者,血小板可降低,凝血酶原时间延长,谷丙转氨酶及谷草转氨酶升高。

2. 心电图 心电图特征为右心室压力负荷过大所导致的右心室肥厚,以及电轴右偏。在体表心电图上表现为 V_3、V_1 呈大 R 波型,V_5 和 V_6 呈深 S 波。双室肥厚可见于较轻的四联症。部分患者可见右束支传导阻滞。

3. X线表现 典型的法洛四联症后前位胸部 X 线片特征为肺纹理细小和"靴形心"。肺门血管阴影小,搏动不著。肺野清晰,中外带血管细小。若双侧肺纹理不对称,则提示存在一侧肺动脉狭窄、闭锁甚至是缺如。右心室肥厚时,心尖圆隆上翘,肺动脉段内陷,使心影呈现为一个"靴子"的形象,但心影的大小一般正常。约25%的患者伴有右位主动脉弓,胸部 X 线片上可见气管左偏伴上腔静脉被推向右外方。随着年龄增长,右心室流

出道的梗阻逐渐加重,则心影可增大,主-肺动脉侧支血管呈现出纤细的网状结构,使外周肺纹理紊乱和不规则。而胸部增强 CT 对于显示大的侧支血管有重要意义,便于术中处理。

4. 超声心动图 超声心动图是诊断的首选,通过心脏长轴、短轴及胸骨上凹、剑突下探查法所获得的图像,可用于确定大多数法洛四联症的诊断,并对手术方案的选择起到指导作用。左心室的长轴切面可见到增宽的主动脉根部,主动脉前壁骑跨在室间隔上,室间隔与主动脉前壁连续中断,主动脉后壁与二尖瓣前叶仍连续。心底大血管短轴切面可显示右心室流出道狭窄的部位、程度及是否存在"第三心室",还可见到肺动脉总干及其左、右分支的发育情况以及是否伴有肺动脉瓣狭窄。四腔心切面可了解左、右心室大小及室壁的厚度,常见右心室前壁肥厚,内径增大,左心房、左心室一般偏小。胸骨上切面可见到扩张的主动脉根部、降部及异常血管。超声心动图还可以清楚地看到各房室瓣的形态和功能。注意测量左、右冠状动脉的起源,以减少术中误伤风险。彩色多普勒血流显像可见室间隔水平呈双向分流,右心室将血流直接注入主动脉。

5. 心导管及心血管造影 心导管检查在超声心动图发展之前是诊断的金标准。但目前大多数法洛四联症患者已不需要心导管检查。但对于怀疑有左、右肺动脉起源分布不清,粗大体-肺侧支血管需行侧支血管封堵,怀疑冠状动脉横跨右心室流出道,仍需心导管检查。需要注意对于缺氧发作频繁的小婴儿,选用心导管检查需慎重,因心导管检查对右心室流出道的刺激就可促使缺氧发作。

6. CT 或 MRI 心脏 CT 或 MRI 检查可清楚显示肺动脉分支、主动脉及冠状动脉的走形,一定程度上可以作为心导管造影的替代方法。近年来心脏 MRI 在右心功能评估上优于超声心动图,尤其是术后随访中,MRI 右心室容量测定及肺动脉反流分数在决定肺动脉瓣置换时机上具有重要作用。

【鉴别诊断】 非发绀型法洛四联症应与单纯室间隔缺损相鉴别。在婴儿期应与法洛四联症

相鉴别的发绀型先天性心脏病有完全性大动脉转位、室间隔缺损合并肺动脉狭窄、右心室双出口合并肺动脉狭窄、单心室合并肺动脉狭窄。

【治疗】

1. 药物治疗　多数法洛四联症患者出生时无明显临床症状，无须特殊治疗。随着年龄增长，发绀逐渐加重，影响生长发育，甚至频繁出现反复缺氧发作。对于就诊年龄晚的患者，发绀明显，长期的低氧血症引起代偿性红细胞增多，血红细胞压积增大，血黏滞性增加，致使全身循环尤其是末梢循环滞缓，易于形成血栓，故应注意液体的摄入量，尤其是在腹泻、呕吐、高热等液体大量丢失的情况下，应及时适量地补液。发绀严重者，应适当限制活动量，避免缺氧发作。如有缺氧发作，应迅速将患者置于胸膝位，给予吸氧，建立静脉通道，皮下或者静脉注射吗啡 0.1~0.2mg/kg，或普萘洛尔 0.05~0.1mg/kg，同时应用碳酸氢钠缓解酸中毒。一些心脏中心为了减少缺氧发作的频率和强度，尝试让患者长期口服普萘洛尔每日 1~2mg/kg。但有证据认为该类药物存在负性肌力及减缓心率作用导致术后并发症增加。因此，对于频繁的缺氧发作的法洛四联症患者，推荐外科干预。

2. 手术适应证　凡确诊为法洛四联症者均为手术治疗的指征(资源 17)。新生儿期无发绀出现，血氧饱和度稳定在 95% 以上者可暂不手术。随着年龄的增长，出现缺氧发作或体循环的血氧饱和度逐步降低至 75%~80% 时必须手术干预。

资源 17
法洛四联症
手术

在过去，由于一期手术治疗的死亡率及并发症的概率均较高，故倾向于做体 - 肺分流的姑息性手术，包括锁骨下动脉与肺动脉吻合术(Blalock-Taussig 术)、升主动脉与右肺动脉吻合术(Waterston 术)、上腔静脉与左右肺静脉吻合术(Glenn 术)、右心室流出道补片扩大术(Central Palliative 术)。随着心内操作技术的完善、深低温体外循环技术的发展、麻醉技术的改进、术后监护水平的提高，法洛四联症行一期根治术的成功率不断提高。目前，对于无特殊手术指征的患者，可在 6 个月至 1 岁期间择期手术治疗。一期根治术的禁忌证为：

肺动脉发育不良或左心室发育不良。目前常用 McGoon 指数(左、右肺动脉发出第一分支血管前的直径之和与横膈水平降主动脉直径之比，正常值 >2)，或 Nakata 指数(左、右肺动脉横截面积与体表面积之比，正常值 >330mm²/m²)来评价肺动脉发育。左心室发育情况可用左心室舒张末容积指数来衡量(正常值 >50ml/m²)。McGoon 指数 >1.2、Nakata 指数 >120mm²/m²，左心室容积指数 >30ml/m²，行一期根治术相对安全。但上述指数并非绝对，仍需根据每个心脏中心的技术力量及医师的经验决定。

但对于小于 6 个月的患者，是否行一期根治手术仍存在争议。传统观点认为对于低龄低体重患者，如发绀明显，频繁缺氧发作，需先行改良 B-T 分流术(改良 Blalock-Taussig 术)，促进肺血管发育，待年龄增大后再行二期根治手术。但部分心脏中心认为一期根治手术可以消除低氧血症，降低右心室流出道梗阻的程度，减少了肺动脉和肺泡发育可能受到的影响；同时避免了多次手术对患者和家庭的影响。但反对者认为，早期手术术后并发症发生率高，机械通气时间长，跨瓣环补片使用率高，而分期手术可以很好地避免这些情况。

3. 姑息手术　姑息手术目前最常用方式为改良 B-Taussig 术：应用聚四氟乙烯膨体管道建立锁骨下动脉与肺总动脉的连接，可有效增加肺血流量，缓解发绀，促进肺血管发育。国外有中心报道对于小婴儿置入右心室流出道和肺动脉支架，可缓解发绀，促进肺血管发育，但缺点在于肺动脉瓣不可逆的损伤，远期效果有待商榷。

4. 心内矫治术

(1) 首先，外科医师应对诊治患者右心室流出道梗阻的范围、室间隔缺损的解剖特点、肺动脉分支的大小和分布、肺动脉瓣环的尺寸、冠状动脉的分布及有无合并畸形均了然于心。

(2) 取胸骨正中切口，打开心包，显露心脏，注意观察冠状动脉的走行。分离动脉导管，如之前进行过 B-T 分流手术，需游离显露已存在的体 - 肺分流管道，以便体外循环开始后将其切断或结扎。经右心耳及右心房置入上、下腔静脉插管，升主动脉置入动脉插管，开始体外循环，可通过右上肺静脉置管进行左心室减压。解剖游离肺动脉干及左肺动脉。

（3）用尖刀切开右心室流出道，两侧缝置牵引线吊起，注意避免损伤冠状动脉的主要分支。右心室切口越小越好，能清晰显露解剖结构即可，可减轻术后对右心室功能的影响。近端切口先到达漏斗隔水平为止。观察右心室流出道梗阻的情况，并用探条测量主肺动脉及左、右肺动脉的内径。如有瓣膜狭窄，就应在瓣交界切开扩大；如有瓣环或主-肺动脉狭窄，则应将切口延长至近肺动脉分叉处；如有一侧的肺动脉开口或起始部狭窄，则切口应延伸至该肺动脉。对于某些右心室流出道梗阻严重的患者，可能连最小号的探条也无法通过狭窄的流出道探及主-肺动脉，此时可纵行切开主-肺动脉，经肺动脉瓣逆向用探条通过右心室流出道，同时也可测量两个肺动脉分支的内径。充分显露右心室流出道，直角钳挑起隔束及右心室体部的异常肥厚肌束，用尖刀挑断后再剪除。再将室间隔缺损向左上方牵拉，用上述方法切除壁束及右心室前壁增厚肌肉，注意避免损伤主动脉及其瓣膜。如有肺动脉瓣叶增厚粘连，可予以剪除。

（4）法洛四联症的室间隔缺损较大，一般需采用补片法。补片应较缺损略大，防止术后心肌撕裂而出现残余分流。一般应用聚丙烯缝线带垫片做间断褥式缝合或连续缝合修补室间隔缺损。针距不宜过大。缝合时需注意危险区的修补，一般将缺损下缘圆锥乳头肌距游离缘 3~4mm 以内的一段肌肉室间隔（隔束后下肢），包括三尖瓣、二尖瓣附着处和主动脉瓣环连接所形成的纤维环称为危险区。右束支走行在危险区的右心室面，而希氏束及左束支走行在其左心室面的心内膜下。危险区的修补方法应根据解剖类型的不同加以选择。如果心室漏斗皱褶与隔束融合，缺损后下缘为肌性，则缝线可在缺损边缘置入，但应浅缝在右心室面。如果心室漏斗皱褶与隔束后下肢未融合，缺损的后下缘为三尖瓣、二尖瓣附着处和主动脉瓣环连接所成的纤维环，则缝线应从纤维环置入，也可做超越缝合，即进针距边缘 10mm，出针距边缘 5~6mm。应避免修补缺损上缘时损伤主动脉瓣。

（5）修补完成后，需补片加宽右心室流出道。如无瓣环或主肺动脉狭窄，则补片扩大仅限于右心室流出道；如有瓣环及主肺动脉狭窄，则需要跨瓣环做右心室流出道补片扩大。有心脏中心采用同一块戊二醛处理的自体心包补片进行右心室流出道及肺动脉的修补。但有的心脏中心认为，使用自体心包扩大右心室流出道，随着心肌的收缩，自体心包片会来回摆动，抵消了一部分心肌做功，加重了心脏负荷。若选择需顺应性差一些的补片，摆动幅度小，避免因补片摆动额外增加的心脏做功，减轻术后心脏负荷，带来更好的术后血流动力学表现。推荐使用双片法，或者右心室流出道表面再增加一块补片同期缝合，既可以限制自体心包补片的活动，又可以避免双片法连接处的缝合操作及术后渗血。在缝合右心室流出道补片即将完成时需要用探条测量内径，并与由患者的体重和年龄计算的正常内径相比较。逐渐升温，经升主动脉心肌保护灌注孔排气后开放主动脉，停止体外循环。如为深低温停循环体外循环，则在右心房注入生理盐水排气，右心房插管开始体外循环后逐渐升温。

（6）对于合并畸形，动脉导管未闭及主-肺动脉侧支可在转流后即予结扎。房间隔缺损可经右心房切口修补，对于小婴儿或重症法洛四联症患者，可保留 3~4mm 的房间隔缺损小孔或不缝合卵圆孔。这样对于术后暂时出现的右心功能不良，有心房水平的少量右向左分流可提高左心排血量，防止术后早期出现低心排血量综合征。

（7）传统的 TOF 根治术为经右心室切口及右心室流出道纵切口，非跨环补片远期随访效果明显优于跨环补片，跨环补片存在更多的右心室扩大和功能障碍、三尖瓣及肺动脉瓣关闭不全及室性心律失常猝死，存在更高的手术再干预率。所有这些晚期并发症均考虑与右心室较长的切口及不保留肺动脉瓣的跨环补片有关。目前许多国内外心脏中心逐步采用经右心房/肺动脉根治 TOF，采用经右心房/肺动脉口切除或松解肥厚肌束并修补室间隔缺损。需注意上腔静脉插管不要经右心耳插入，直接插在静脉本身利于室间隔缺损上缘显露。但对于肺动脉瓣环发育差或接近肺动脉

23

闭锁者,应采用传统的右心室流出道切口。但要尽可能减少右心室切口长度。对于 TOF 合并冠状动脉起源或走向异常者,如左冠状动脉起源于右冠状动脉,或粗大的圆锥支冠脉走行于右心室流出道表面者,应采用经右心房 / 肺动脉切口或右心室流出道横切口或外管道连接。

5. 特殊情况

(1) 左、右肺动脉分支狭窄:法洛四联症出现左、右肺动脉分支狭窄也不少见。左肺动脉狭窄可另取一块补片扩大,也可应用流出道补片直接延伸到左肺动脉。但需注意形态结构合适,否则会引起血流干扰,甚至是血管急剧向后走行造成的左肺动脉开口扭转。如果狭窄较局限,可切除狭窄段行端 - 端吻合。右肺动脉由于与主肺动脉成直角分出,走行于升主动脉之后,其狭窄时修补较困难。一般充分游离主动脉可显露右肺动脉,右肺动脉需要单独补片扩大,同样局限的狭窄也可切除后端 - 端吻合。如果左、右肺动脉开口的分叉处狭窄,则可用左、右肺动脉分别端 - 端吻合的方法修补。

(2) 法洛四联症伴肺动脉闭锁:肺动脉必须依靠来自主动脉的血液供应才能维持生存。主动脉向肺动脉的分流可来自动脉导管或降主动脉,然而其血供有时并不均匀,可能仅供应部分的肺段或肺叶,致使肺段发育不平衡。由于血液流经无梗阻的侧支血管,随着年龄的增长,有发生继发性肺动脉高压的风险。根据不同的解剖类型,对于法洛四联症伴有肺动脉闭锁,可采用不同的手术方式。尽早建立从右心室到肺动脉的前向性肺循环是治疗的总原则,肺动脉发育情况和主 - 肺动脉侧支是决定治疗方案的关键,部分 I 型和 II 型法洛四联症伴肺动脉闭锁有一期手术治疗的可能,但更多的心脏中心推荐进行分期手术,一期手术的目的在于增加中央型的肺血流,常见的手术方式包括改良 B-T 分流术、改良 Sano 术等。姑息手术后肺血流量增加,促使肺外周血管发育,为以后的根治手术创造条件。二期根治手术步骤包括室间隔缺损的修补,以建立右心室至肺动脉的连续,可肺动脉后壁与右心室流出道切口后壁直接吻合或应用带瓣管道。根治术后危及生命的主要原因是

患者的肺动脉、末梢血管发育不良或肺动脉梗阻病变,在室间隔关闭后引起右心室高压及右心衰竭,术中进行 Flow-study 有助于更好地评估是否可进行根治手术,对于边缘患者,行根治手术需保留 3~5mm 房间隔缺损,有利于左、右心血流的平衡。

而 II 型和 III 型合并 MAPCA 依赖性肺血流的患者,则需要分期手术。因其解剖变异大,其治疗原则更加充满争议,有心脏中心推荐进行一期或分期单元化治疗,并取得良好的结果,但远期效果仍值得商榷。

【术后并发症】

1. 低心排血量综合征　为法洛四联症根治术失败的最主要原因。术中应充分解除右心室流出道狭窄,又不引起肺动脉瓣反流和减弱右心室的收缩力。尽量缩短体外循环的时间。术后选配适当血管活性药和血管扩张药,既能稳定循环又不致影响其他脏器供血。对于婴幼儿患者,左心室发育不良,容量较小,术后对容量的要求特别严格,要严格根据左心房压、中心静脉压及尿量情况,控制液体的进入量。适当延长呼吸机支持时间,充分全身供氧,对稳定循环功能是重要保证。

2. 残余室间隔缺损　是由于缺损修补不完全或有多发肌性缺损未修补所致。术后可见肺动脉压升高,肺、体循环流量之比 >1.5 : 1,预后不良,应再次手术治疗。术中谨慎操作可减少残余缺损的发生率。

3. 残余右心室流出道梗阻　常见的梗阻部位在肺动脉瓣环处,当右心室 - 肺动脉压差 >50mmHg,右心室收缩压 >80mmHg 即可判断存在残余梗阻,此类患者术后早期及晚期死亡率均升高,术中食管超声评估及术中右心室肺动脉测压均可协助诊断,应二转体外再次手术治疗。

4. 完全性房室传导阻滞　当损伤到房室结、房室束会发生完全性房室传导阻滞。但有时完全性房室传导阻滞可为暂时性的,数日后即恢复,可能与手术部位心肌水肿、功能差有关。如怀疑术中损伤,应拆除原有缝线,重新修补室间隔缺损,并安装临时起搏器降低猝死的风险。

5. 肺动脉瓣关闭不全　多发生肺动脉瓣、瓣环发育差所致需跨瓣补片的患者术后,肺动脉瓣

反流及残余压差将导致右心室容量超负荷,长期将造成右心室功能障碍、室性或房性心律失常、猝死等并发症。对于何时进行肺动脉瓣置换的干预目前仍有争议。但是不可否认的是,随着工程技术的进步,经皮肺动脉瓣置换术的应用也越来越多。

【预后】 法洛四联症是最常见的发绀型先天性心脏病,其根治术常可获得理想的手术效果,随着心肌保护技术的改进,心内矫治水平的提高,以及更完善的右心室流出道重建方法。目前总体手术死亡率低于 1%~5%,晚期死亡率为 2%~6%,长期随访疗效满意者占 90% 以上。希望将来组织工程学在带瓣右心室流出道的替代品上能有所突破,将法洛四联症的根治术水平带向一个新的高度。

(舒强)

三、室间隔完整型肺动脉闭锁

右心室流出道梗阻涉及一组疾病,其中室间隔完整型肺动脉闭锁(pulmonary artery atresia with intact ventricular septum,PA/IVS)是较为重要的一种,它指的是右心室与肺动脉无直接连续,室间隔完整,合并卵圆孔未闭或继发孔型房间隔缺损,动脉导管是患者出生后生存的基础,右心室及三尖瓣不同程度发育不良并三尖瓣反流,常合并右心室冠状动脉瘘,三尖瓣下移畸形、侧支循环少见。

【病理解剖】 PA/IVS 基本上发生在心房正位、房室连接与心室大动脉连接都一致的心脏。主要病理特征是右心室 - 肺动脉无直接连续,室间隔完整,均合并继发孔型房间隔缺损或卵圆孔未闭。肺动脉闭锁一般发生在瓣膜或瓣膜与漏斗部。前者肺动脉瓣呈隔膜样闭锁,可见三瓣叶交界完全融合,肺动脉瓣环和肺动脉干直径均可接近正常。后者较少见,肺动脉瓣基部为肌性组织,仅呈浅凹样改变,漏斗部闭锁或严重发育不良,肺动脉瓣环、肺动脉干发育不良。动脉导管未闭是患者出生后生存的必要条件,三尖瓣和右心室发育不良,心脏大血管连接正常。45% 患者有右心室 - 冠状动脉瘘,特别是右心室严重发育不良及三尖瓣开口小的患者,依赖右心室的冠状动脉循环

为特有的解剖形态。低于 10% 的患者合并三尖瓣下移畸形(Ebstein 畸形),此时右心室可正常大小甚至扩大。主 - 肺动脉侧支循环少见。

【临床分类】 目前临床上国内外还没有形成统一的分类,因手术选择的需要,主要根据右心室和三尖瓣发育情况对 PA/IVS 进行分类。

Bull 和 deLeval 等根据右心室的形态学进行了分类,按照右心室输入部、小梁化部和漏斗部 3 个部分发育不同,将 PA-IVS 分为三型:Ⅰ型是右心室的 3 个部分均存在,但有一定程度的发育不良;Ⅱ型是仅有输入部和漏斗部,小梁化部闭塞;Ⅲ型是只有输入部,漏斗部和小梁化部均未发育。

Billingsley 及其同事结合 Bull 和 Hanley 等的分类方法将 PA/IVS 分为轻、中、重三型。采用三尖瓣口直径的校正(Z 值)来评价手术适应证,指导临床手术。轻度发育不良型:右心室发育良好,输入部、漏斗部和小梁化部三部分均存在,流出道良好的发育。右心室腔大小为正常对照的 2/3 以上。三尖瓣 Z 值在 -2~0。中度发育不良型:右心室腔及三尖瓣大小为正常对照的 1/3~2/3。右心室三部分存在,均发育不良。右心室流出道发育程度允许行肺动脉瓣膜成形术。三尖瓣 Z 值在 -4~-2。重度发育不良型:右心室腔及三尖瓣小于正常对照的 1/3。右心室仅存在流入道或三部分无法辨认,流出道缺失或发育程度不允许行肺动脉瓣膜成形术。三尖瓣 Z 值在 -6~-4。常合并右心室冠状动脉瘘甚至依赖右心室的冠状动脉循环。

【病理生理】 因右心室高压,心房水平的右向左分流,新生儿期即有发绀。动脉导管开放是肺血的唯一来源,患者出生后肺血流量和血氧饱和度完全依赖动脉导管的分流。若动脉导管在出生后收缩或功能性关闭,将造成肺血不足,出现进行性加重的低氧血症和代谢性酸中毒,甚至死亡。右心室高压,进入右心室的血液经三尖瓣反流入右心房或通过心肌窦状隙而逆行进入冠状动脉循环,一旦行右心室减压术后冠状动脉灌注不足、心肌缺血导致严重后果。体静脉回流血液经卵圆孔或房间隔缺损到左心房与肺静脉血混合进入左心室及主动脉。但卵圆孔或房间隔缺损的直径大小

可限制右向左分流的血量,若其直径较小可导致右心房高压而产生体静脉淤血、体循环低心排等。

【发病率】 PA/IVS 是较为罕见的先天性心脏病之一,发生率为每 10 万活产婴儿中 4~5 例,占先天性心脏畸形的 1% 左右。未经治疗 50% 以上死于新生儿期,85% 于 6 个月内夭折。

【病因】 病因目前暂不明了。有研究推测病变发生于心脏分隔后的胚胎发育晚期,其时期的不同,则导致了不同程度的肺动脉瓣环、右心室心肌、三尖瓣和冠状动脉畸形。产前宫内感染可能是病因之一,但尚未得到证实。也有研究提出了遗传学的因素,22q11.2 的缺失可能和 PA/IVS 及肺动脉缺如之间存在关系等。

【临床表现】

1. 症状 大多数患者出生后出现渐进性发绀。出生后数日逐渐出现面颊、口唇、指端发绀,吃奶停顿,多汗、气促、发绀加剧,呼吸困难,进行性低氧血症,代谢性酸中度。发绀的程度取决于动脉导管分流到肺动脉血流量的多少,若伴大的动脉导管,发绀程度、代谢性酸中毒可较轻。

2. 体征 发绀面容,吸气性"三凹",四肢末梢灌注较差。大多在胸骨左缘可闻及三尖瓣反流的全收缩期杂音,或闻及动脉导管的以收缩期为主的连续性杂音,且第一、第二心音单一,心脏杂音变化较多。

【辅助检查】

1. 心电图检查 特征性表现为电轴左偏,左心室占优势,右心室低电压,右心房增大。ST-T 段改变常提示有不同程度的心内膜下缺血。

2. 超声心动图检查 二维多普勒超声心动图可显示右心室流出道缺如或狭小,为特征性表现。同时能显示肺动脉瓣闭锁、右心室和三尖瓣的发育不良、右心室壁肥厚和右心腔小、三尖瓣的反流、房间隔缺损的大小及肺动脉干及其分支的发育程度,测量动脉导管的大小能对其缺氧程度和预后作出判断。

3. 胸部 X 线检查 患者出生时心脏不大或轻度增大,肺动脉段凹陷或平直,不同程度的肺血减少。当三尖瓣关闭不全时,右心房增大,若三尖瓣严重反流时,则心脏增大明显。

4. CT 心血管重建 具有无可比拟的诊断价值,可直观显示右心室流出道闭锁,右心室发育不良,未闭动脉导管的走行、大小,右心室大小,是否合并右心室冠状动脉瘘及其他心内、大血管畸形。

5. 心导管造影 手术或经导管右心室减压术前应先行心导管和心血管造影以判断有无冠状动脉狭窄或中断。血流动力学显示右心室舒张期压力等于或大于体循环压力。低于体循环压力者少见,常见于由三尖瓣发育不良、Ebstein 畸形和右心室狭小所致的严重三尖瓣反流。右心室收缩末期压力升高,顺应性降低。因存在非限制性的心房间交通,左、右平均动脉压相近。右心室造影正侧位片可显示三尖瓣活动功能、大小及右心室形态,以及是否存在右心房冠状动脉交通。如无右心室冠状动脉交通存在,则无右心室依赖性冠脉循环,反之,并不能说明存在右心室依赖性冠脉循环。顺行的球囊封闭术或经逆行升主动脉造影可以证实有无冠状动脉狭窄或中断,某些患者需用冠状动脉造影才能明确冠状动脉的走行。

【诊断】 根据患者的病史、体征,结合超声心动图、心电图和胸部 X 线片可做出诊断。心导管检查是评估冠状动脉解剖和确定是否存在右心室心肌窦状隙交通冠状动脉畸形的唯一可靠手段。选择性心血管造影必须包括右心室造影,可清楚地显示右心室腔大小、三尖瓣反流及右心室漏斗部盲端。逆行主动脉插管于动脉导管开口部位的造影可满意显示肺动脉干盲端及左、右肺动脉状况,从而测量漏斗部至肺动脉盲端间的距离。

【治疗】 PA/IVS 的诊断本身即为手术适应证。如无干预,自然病死率极高。该病患者出生后主要依赖 PDA 而存活,一旦 PDA 闭合,很快导致患者死亡,所以一经发现应尽早进行干预。目前尚无适合所有病例并获得一致认同的治疗策略。室间隔完整型肺动脉闭锁发病较为少见,个体化的治疗经验相对有限。理想的治疗方案由个体病例的形态学和生理学基础而定。

1. 术前准备 新生儿一经诊断应尽快建立静脉通路,持续输注前列腺素 E1 保持动脉导管开放,增加供肺血流,改善缺氧,纠正代谢性酸中毒。如有灌注不足现象,须正性肌力药物维持。对缺氧严重的重症新生儿应予机械通气、药物镇静及肌肉松弛药。

2. **手术原则** 保证肺动脉血流的适宜供应,改善低氧血症和纠正代谢性酸中毒以维持患者生存;同时做右心室减压术,促使右心室发育,为以后的二次根治术创造条件。因此很多资料强调对于右心室流出道存在的患者及早进行右心室减压的重要性。分期的姑息手术在 PA/IVS 的治疗中占有相当重要的地位。

3. **手术技术**

(1) 增加肺血流的手术技术:新生儿或 3~6 个月的小婴儿动脉导管功能性关闭或细小时,缺氧加重并出现代谢性酸中毒,必须尽早行姑息手术。其目的是为了提供充足的肺血灌注,为二期根治做准备。一期姑息手术主要有改良 B-T 分流、动脉导管内支架置入、介入肺动脉瓣成形术。多用于新生儿期阶段治疗的第一期姑息手术。

(2) 解除右心室流出道梗阻:可选择胸正中切口体外循环辅助或不辅助下肺动脉瓣膜切开术、体外循环下肺动脉瓣环切开及跨瓣环扩大、经心导管实施射频打孔术、经心导管硬质导丝穿孔术、剑突下小切口镶嵌治疗实施肺动脉瓣打孔及扩张术。解除右心室流出道梗阻,促进右心室的发育,同样为阶段治疗的一环,可与或不予增加肺血流的姑息术同期进行。

(3) 双向 Glenn 术:适合所有类型右心室发育不良的手术技术。双向腔肺分流使占体静脉 1/3 的血直接进入肺动脉,既满足了肺动脉血流量,又减轻右心室压力。

(4) 房间隔缺损留孔(限制性留孔):适当右心减压,维持循环。

4. **手术方案** 目前对 PA/IVS 治疗的概念是分期手术为主,结合个体化的原则。二期手术的原则是经一期姑息手术后如果右心室发育良好则二次手术采取双心室修补术;若姑息手术后右心室发育仍差,仅能做生理纠正术或改良 Fontan 术或一个半心室修补。

(1) 双心室修补:适合于轻度发育不良型。右心室发育良好,流入道、心尖小梁部、流出道三部分均存在,流出道良好的发育;右心室腔及三尖瓣直径大小为正常对照的 2/3 以上;三尖瓣 Z 值在 −2~0 之间。可在体外循环下切开肺动脉瓣环,并用同种或异种带瓣补片扩大右心室流出道。同时修补房间隔缺损,结扎动脉导管未闭。

(2) 一个半心室修补:适合于右心室轻度发育不良的一期根治,或经过一期姑息术后的患者。右心室间隔流入部、小梁部和流出部均存在,心室腔仍小,三尖瓣反流中度以上。可行切开闭锁的肺瓣和右心室流出道扩大补片疏通,动脉导管结扎,上腔静脉与右肺动脉行双向 Glenn 术,心房内保留限制性房间隔缺损。

(3) 改良 Fontan 术:适合于合并依赖右心室的冠状动脉循环,或姑息术后右心室仍发育不良、或合并三尖瓣下移畸形的患者。患者由于右心室补片扩大减压或三尖瓣成形术后依赖右心室的冠状动脉灌注不足,产生严重后果,则第一期只能行体-肺分流术,3~6 个月时行双向 Glenn 术,2~4 岁时行改良 Fontan 术,同时扩大房间隔,将氧合血引入右心室,供应冠状动脉。

【预后】 新生儿早期即处于危重状态,对该疾病的治疗方法多样,但越来越多的临床治疗经验表明:内外科联合(心导管联合手术治疗)的镶嵌治疗、分阶段治疗,成为目前最重要的治疗方法,使得该类疾病的治疗有了较大的进步,并在术后生存方面取得了重大进展。有研究表明:根据右心室大小和是否伴有右心室依赖性冠状动脉循环,患者接受部分双心室或全部双心室修补,全部存活率达到 98%。同时,目前已积累了许多镶嵌治疗的经验,结果令人鼓舞。

(舒强)

四、三尖瓣闭锁

【定义及分类】

三尖瓣闭锁(tricuspid atresia,TA)是指三尖瓣叶完全未发育而缺如,右心房与右心室之间无直接交通。发病率为活产婴儿的 0.039‰ ~0.1‰,约占先天性心脏病的 1.2%,是一种比较少见的先天性心脏畸形。在常见的发绀型心脏畸形中居第 3 位,仅次于法洛四联症和完全性大动脉转位。1817 年,Kreysig 首先清楚地描述了心脏三尖瓣闭

23

锁的解剖特征,即右心室与右心房之间缺乏直接的交通。1861年,Schuberg第一次应用三尖瓣闭锁这一术语来描述这种畸形。

三尖瓣闭锁的右心房与右心室连接类型有5种:①肌肉型约占76%~84%,在右心房的底部为肌肉,在靠近侧壁有一小的陷窝,直接横跨于左心室而与右心室无连接;②隔膜型约占8%~12%,右心房与右心室之间为一闭锁的隔膜;③瓣膜型约占6%,右心房与右心室连接处有一开放的瓣膜,但在其下方有隔膜和肌肉将右心房与右心室完全隔开,形成闭锁;④Ebstein畸形型约占6%,右心房与右心室间形成闭锁的三尖瓣;⑤心内膜垫缺损型约占2%,右心房到右心室的共同房室瓣闭锁(图23-86)。心房间的交通其中卵圆孔未闭占80%,其余为继发孔房间隔缺损,原发孔房间隔缺损罕见。

Edward和Burchell首先根据大动脉相互关系,将三尖瓣闭锁分为三种类型。其次根据有无肺动脉闭锁或狭窄,进一步分为Ⅰa型、Ⅰb型、Ⅰc型、Ⅱa型、Ⅱb型、Ⅱc型、Ⅲa型和Ⅲb型八种类型。在三尖瓣闭锁的病例中,以Ⅰb型、Ⅰc型,Ⅱb型、Ⅱc型及Ⅲa型最为常见(图23-87)。

Ⅰ型三尖瓣闭锁(69%):该型特点是大血管关系正常。Ⅰa型,肺动脉闭锁;Ⅰb型,肺动脉狭窄

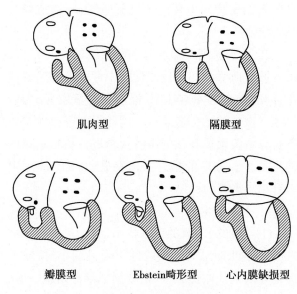

图 23-86 三尖瓣闭锁

伴小型室间隔缺损;Ⅰc型,肺动脉狭窄伴大型室间隔缺损。

Ⅱ型三尖瓣闭锁(27%):该型特点是伴完全性大血管转位。Ⅱa型,肺动脉闭锁;Ⅱb型,肺动脉狭窄伴小型室间隔缺损;Ⅱc型,肺动脉正常伴大型室间隔缺损。

Ⅲ型三尖瓣闭锁(4%):该型特点是伴矫正型大血管转位。Ⅲa型,肺动脉瓣狭窄;Ⅲb型,主动脉瓣下狭窄。合并肺动脉瓣闭锁者(即Ⅰa、Ⅱa型),

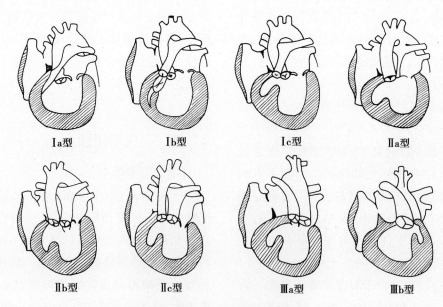

图 23-87 三尖瓣闭锁的分类

于婴儿期即死亡。合并肺动脉瓣狭窄者（Ⅰb、Ⅱb、Ⅲa 型）者，占儿童期病例的 70%，占成年期病例的 100%。三尖瓣闭锁可能同时合并多种心脏与大血管的畸形。

【病因】　一般认为，胚胎在正常发育情况下，心内膜垫融合，将房室管平均分成左、右两个管口并参与形成膜部心室间隔和闭合心房间隔第一孔。三尖瓣从心内膜垫和右室心肌分化而成，在这个过程中三尖瓣发育异常，瓣叶退化、变性，瓣叶组织缺乏，瓣孔被纤维组织包围、封闭，最终导致三尖瓣闭锁。

【病理生理】　三尖瓣闭锁患者，体循环静脉回流血液不能直接汇入右心室腔，右心房的血液只能通过心房间交通到达左心房，左心房就成为体、肺循环静脉血混合的心腔。混合血通过较正常大的二尖瓣口进入左心室，而后经过正常连接的主动脉瓣口和主动脉离开左心室。因此，所有的患者均有不同程度的动脉血氧饱和度降低，其降低程度取决于肺血流阻塞的轻重。若肺部血流正常或增多，肺静脉回心血量正常或增多，则动脉血氧饱和度仅较正常稍低，临床上可无发绀或轻度发绀。若肺部血流减少，肺静脉回心血量减少，则动脉血氧饱和度明显降低，70% 出现低氧血症，临床上有明显发绀。如房间隔缺损小，右到左分流受限，生后即出现严重体静脉高压和右心衰竭的临床表现。

由于右心室发育不全，左心室单独承担体、肺循环的泵血工作。左心室需额外做功以推动大量肺循环的血液流动，持续超负荷的运转可导致左心肥大，左心衰竭。在肺血流减少的病例，左心室仅增加少量的容量负荷，往往不发生心力衰竭。但在肺血流增多的病例，左心室常因慢性容量负荷增加，左心室舒张末期容量增加和心肌收缩功能降低，进而左心室扩大，心力衰竭。如有主动脉缩窄或主动脉离断，更促进左心室肥大和心力衰竭的发生。

心脏右心室的发育状况随室间隔缺损大小和肺动脉狭窄程度而不同。一般多有肺动脉狭窄和小型室间隔缺损，少部分血液从左心室经室间隔缺损进入发育不良的右心室，然后通过狭窄的肺动脉入肺，使肺血流量减少。少数患者仅有轻度或无肺动脉狭窄，而伴有大型室间隔缺损，较多的血液从左心室进入发育良好的右心室和肺动脉，使到达肺部的血流量增多。罕见的情况是无室间隔缺损，有肺动脉瓣闭锁，血液到达肺部的唯一通道是未闭的动脉导管或支气管动脉。

【症状和体征】　三尖瓣闭锁患者生存期长短与肺血流量有密切关系。肺血流量接近正常者，生存期最长可达 8 年以上；肺血流量多者，出生后一般仅能生存 3 个月；肺血流少于正常者则出生后生存期居于前述两种情况之间。Keith 等报道三尖瓣闭锁患者 50% 可生存到 6 个月，33% 生存到 1 岁，仅 10% 可生存至 10 岁。房间隔缺损小的病例，临床上呈现体循环静脉充血，颈静脉怒张，肝大和周围型水肿。肺循环血量减少病例，从新生儿期起即可呈现发绀，活动后气促明显，年长患者常出现杵状指（趾）。肺血流量增多的病例，发绀程度减轻，但常有气急、呼吸快速，易发作肺部感染，常呈现充血性心力衰竭。

体检时胸骨左缘常可听到肺动脉瓣狭窄或室间隔缺损产生的收缩期吹风样杂音，合并有动脉导管未闭者可听到连续性机器样杂音。肺血流量增多者可听到舒张中期滚筒样杂音。此外还可能有肝大、水肿、颈静脉怒张和肺水肿等征象。

【辅助检查】

1. X 线检查　胸部 X 线表现颇多变异。肺血流减少者心影正常或轻度扩大，肺血流量增多者心影显著扩大。典型的胸部 X 线征象为心脏右缘平直，左心缘圆钝，心尖抬高，心腰部凹陷，有时心影与法洛四联症相似。大动脉错位者心影可呈鸡蛋形。肺血流少的病例肺纹显著减少，肺充血者可见肺纹增多。

2. 心电图检查　90% 的病例为电轴左偏。肺动脉增粗者电轴正常或右偏。心前导联均显示左心室肥大、T 波倒置改变。80% 病例示 P 波高或增宽并有切迹。

3. M 型超声心动图　显示三尖瓣双峰曲线消失，四腔切面检查未能见到三尖瓣回声反射，房间隔回声中断，并有心室间隔上部回声中断。超声心动图和多普勒检查并可见到血流自右心房至左心房再进入左心室。二尖瓣活动幅度增大,右心房、左心房、左心室腔均增大,右心室小或消失。此外,通过该检查了解左、右心室腔和大血管的关系,判断有无肺动脉瓣口和主动脉瓣口狭窄。同时也可诊断合并畸形,如动脉导管未闭、主动脉缩窄、主动脉发育不良、主动脉弓离断、主动脉瓣闭锁等。多普勒超声心动图检查可观察血流在心腔和大血管内走行方向,测量房间隔两侧、右心室和肺动脉(或主动脉)间的压力阶差。

4. 心导管检查及心血管造影 对于三尖瓣闭锁的诊断,可以通过心脏超声明确诊断。但心导管检查能提供比超声心动图更多的心脏及动脉功能指数。右心导管需要通过主动脉—左心室—室间隔缺损—肺动脉测量肺动脉压力及右心室压力,为手术治疗提供参数。心血管造影检查可显示心室间隔缺损、右心室腔及流出道和肺动脉。此外尚可显示两根大动脉的互相关系及位置,左心室造影可判定有无二尖瓣关闭不全。

5. MRI 检查 MRI 可以准确地反映出心腔的大小、大动脉的形态、房室连接的关系、左右心室与大动脉的位置关系。对于区分三尖瓣闭锁的类型有帮助,如典型的三尖瓣闭锁右心房室沟很深并充填了脂肪,在磁共振显像表现为明亮的线状或三角结构替代了三尖瓣。在膜型或 Ebstein 畸形型三尖瓣闭锁,右心房室沟较浅近似正常。

【诊断】 临床上呈现发绀、气急和乏力等症状,而心电图显示电轴左偏和左心室肥厚,P 波高而宽,则应高度怀疑可能有三尖瓣闭锁。右心导管检查和心血管造影、超声心动图检查可以明确诊断本病。需与法洛四联症、Ebstein 畸形、大动脉错位、右心室双出口和单心室等相鉴别。

【治疗】 早在 1945 年 Blalock 和以后的 Potts、Waters-ton 相继对肺血少的三尖瓣闭锁患者施行了体 - 肺动脉分流术,达到增加肺血流,改善发绀的目的。Muller 等在 1952 年首创应用肺动脉环缩术限制肺血流,使肺动脉开口正常的肺充血患者的症状得以改善。1950 年 Blalock 和 Halon 施行房间隔缺损扩大术,Rashkind 1966 年应用导管球囊房间隔造口术都减轻了危重患者的症状。1959 年 Glenn 首先报道应用上腔静脉与右肺动脉分流

术,1985 年 Hopkins 等在经典 Glenn 手术的基础上,创造出双向腔肺分流术。1971 年 Fontan 在 Glenn 术同时,在右心房与肺动脉之间安置同种带瓣主动脉和下腔静脉口植入主动脉瓣。完成了完全性右心旁路手术,即 Fontan 术。后经 Kreu-tzer、Bjork 和 Fontan 不断改进,成为改良 Fontan 术,经历 20 余年的发展,心外管道全腔肺动脉分流术应用获得成功。目前对于三尖瓣闭锁手术治疗有以下方式。

1. 改良 Blalock-Taussig 分流术 增加肺血减少的三尖瓣闭锁患者肺循环血量,改善低氧,常用的是通过人工管道连接锁骨下动脉 - 肺动脉手术。手术路径可以通过右侧或左侧胸廓或胸骨正中切口实施,主要取决于锁骨下动脉与肺动脉的解剖、动脉导管的有无和位置及大血管关系。大多数学者认为采用胸骨正中径路为妥,认为优于左或右侧进胸径路,常规采用 PTFE 人造血管。其他增加肺血流的手术方式有降主动脉 - 左肺动脉侧侧吻合术(Potts 分流术)或升主动脉 - 肺总动脉侧侧吻合术(Waterston 分流术)。后两种手术可能产生肺动脉扭曲或吻合口太大致肺血流量过度增多。

2. 肺动脉环缩术 适用于肺循环血量过多经内科治疗后仍难于控制心力衰竭的三尖瓣闭锁患者。肺动脉环缩术可减少肺循环血流量,改善心力衰竭和防止发生肺血管病变,并为进一步手术治疗准备。

3. 带囊导管心房间隔缺损扩大术或闭式房间隔部分切除术 三尖瓣闭锁心房间相通 2/3 为卵圆孔未闭,1/3 为房间隔缺损。右心导管检查发现右心房压力高于左心房压力 >0.67kPa(5mmHg),需扩大心房之间通道,可用带气囊导管通过房间隔缺损进行气囊扩大缺损。此方法可在心导管检查时进行,常用于婴幼儿减轻症状。此外可用闭式方法在房间隔造成一个缺损,解除右心房和腔静脉高压,缓解右心衰竭。

4. 双向 Glenn 手术(改良上腔静脉右肺动脉吻合术) 双向 Glenn 手术能增加肺血流提高体动脉血氧饱和度,而不增加体循环心室的容量负荷。目前采用常温下不停跳平行循环下进行或非体外循环下经上腔静脉与右心房间或肺总动脉间插管

建立旁路循环完成吻合(资源18)。

**资源 18
双向 Glenn 术**

5. 改良 Fontan 术　1971年 Fontan 施行右心房-肺动脉吻合术,同时缝闭心房间隔缺损治疗三尖瓣闭锁获得成功。Fontan 手术的目的是将体循环静脉回流入右心房的血液全部引入肺动脉,在肺内进行氧合而无须依靠右心室排送血液。保留解剖畸形。手术指征早期有十大标准:①年龄 >4 岁;②窦性心律;③腔静脉回流正常;④右心房容量正常;⑤肺动脉平均压力 <2kPa(15mmHg);⑥肺血管阻力 <4Wood 单位 /m^2;⑦肺总动脉与升主肺动脉直径比例≥0.75;⑧左心室射血分数 >0.6;⑨二尖瓣无明显病变;⑩体-肺分流术后无肺血管异常。目前这十大标准并非严格禁忌证。

Fontan 手术有下列数种操作方法。

(1) 右心房-肺动脉联接吻合合并房缺关闭:适用于三尖瓣闭锁大血管错位或肺动脉狭窄,但左、右肺动脉发育好的患者,目前已较少应用此术式。

(2) 右心房-右心室流出道吻合:适用于右心室流出道无狭窄,不适合于右心房顶部与肺动脉吻合的三尖瓣闭锁患者,如 Bjork 手术,目前也较少应用。

**资源 19
全腔静脉肺动脉吻合术**

(3) 全腔静脉肺动脉吻合术,此术式目前广泛开展(资源19)。

1) 心房内开窗侧隧道 Fontan 术:右心房内做隧道将下腔静脉血流引流至肺动脉并在心房内开窗。此手术技术简单具有可重复性,隧道具有生长性,避免损伤房室结,减少右心房高压的范围,从而减少中晚期心律失常。

2) 心外管道开窗型 Fontan 术:选用人工管道或同种异体管道在心脏外连接下腔静脉和肺动脉,并将管道与右心房侧侧吻合开窗。此种方法可在平行循环下进行,避免在心房上进行吻合,没有让右心房暴露在高静脉压的环境,完全避免房性心律失常。因管道没有生长潜能,手术年龄应适当偏大,便于选用较大直径的外管道。

3) 肺总动脉下腔静脉吻合术:将肺总动脉直接下拉与下腔静脉做吻合,吻合口前壁用自体心包片扩大至适宜大小。既具有生长性,同时又不影响右心房压力。

术后心、肺功能监测,早期保持静脉压力 >2.0kPa(15mmHg),如不能维持应输血和血浆。低心排血量综合征时,则应用多巴胺、肾上腺素等药物。术后早期渗血较多时,应及时应用新鲜血、血小板和纤维蛋白原。术后静脉压力增高,淋巴液回流受限可造成引流量增多,可用利尿药和 / 或洋地黄。术后抗凝 2~3 个月。

【预后】　三尖瓣闭锁患者生后不予手术治疗的预后极差,其临床表现和生存率与三尖瓣闭锁的解剖类型和合并畸形有关,出生后自然史 1 年生存率仅为10%。手术治疗的患者无论是分流术还是环缩术都为进一步手术治疗做好基础。美国学者 Travis J. Wilder 报道三尖瓣闭锁患者早期行体-肺分流比行肺动脉环缩的死亡率高。三尖瓣闭锁矫治手术中,腔-肺分流术是目前主要的治疗方法。Glenn 术和 Fontan 术可以作为三尖瓣闭锁患者的终末期手术。其中 Glenn 术后早期并发症有渗漏综合征,晚期存在发绀加重等。Fontan 手术早期并发症有低心排血量综合征、心律失常、右心衰竭,渗漏综合征,晚期存在血栓栓塞并发症、心律紊乱、蛋白丢失性肠病及心力衰竭。由于对患者的合理选择和手术技术的进步,尤其采用分期完成 Fontan 手术,心室更能适应容量负荷的变化。选择应用心房内侧隧道开窗和心外管道开窗技术,死亡率进一步下降,生存率有提高。梅奥临床医学中心 Mair DD 等报道 176 例经过 Fontan 手术的三尖瓣闭锁患者,医院死亡率在 1980 年前为17%,1980—1989 年下降至 8%。上海儿童医学中心 1986—2004 年 35 例三尖瓣闭锁行改良 Fontan 手术,术后死亡率为 2.8%,远期生存率 95%。北京阜外医院 1990—2001 年收治 72 例三尖瓣闭锁,术后死亡 5 例,死亡率为 14.7%。Miller 报道术后患者进行右心导管检查,平均右心房压力为1.87~2.40kPa(14~18mmHg),动脉血氧饱和度为87%~92%。但此手术还存在远期同种或异种瓣膜功能不全等动力学异常。长期右心房负荷增加,导致右心房扩大,易发生心房性心律紊乱等问题,但大多数病例早期有满意效果。

(舒强)

23

五、三尖瓣下移畸形

【定义】 三尖瓣下移畸形是指部分或整个有效的三尖瓣瓣环向下移位于右心室,同时伴有三尖瓣瓣膜的畸形和右心室结构的改变。1866 年,Ebstein 首先对此畸形的病理解剖做了详细描述,故又称 Ebstein 畸形。

【分类】 本病可因三尖瓣发育不全和下移程度的不同在病理解剖上呈现较大的差异。多数病例是隔瓣和后瓣呈螺旋形下移,并常附着在心室壁的心内膜上。后瓣较隔瓣下移尤为明显,且下移的瓣叶发育不全、增厚。前瓣叶位置多正常,但常增大呈风帆样,有时有穿孔,或呈筛状。与瓣叶连接的乳头肌和腱索变细缩短,有时只有细小的肌肉柱附着于瓣膜上。因同时存在三尖瓣环扩大,下移的隔瓣、后瓣及前瓣不能良好地密切闭合,从而出现严重的三尖瓣关闭不全。

Carpentier 将 Ebstein 畸形的病理解剖按严重程度分为下列四型,临床上可由超声心动图辨别,从而可估计成形术的难度。

A 型:前瓣宽大,活动自如。房化右心室很小,有收缩力,功能右心室有足够的容量。

B 型:前瓣宽大,活动自如。后瓣和隔瓣明显下移,房化右心室很大,无收缩力,功能右心室细小。

C 型:前瓣活动受限,下缘附着于心室面,导致右心室流出道梗阻。功能右心室细小,收缩力减退。

D 型:前瓣下缘附着于心室面,与粘连的后瓣和隔瓣连接。巨大房化右心室与小的漏斗部仅通过前瓣隔瓣交界的狭小孔相通。

【发病率】 三尖瓣下移畸形,比较少见,占活产婴儿的 1/20 000,其发病率在先天性心脏病中占 0.5%~1.0%,男女发病率无显著差别。往往该病合并房间隔缺损、室间隔缺损或动脉导管未闭。

【病因】 三尖瓣下移畸形发病原因不清,但有以下因素。

1. 胎儿周围环境因素 妊娠早期子宫内病毒感染,羊膜病变,胎儿周围机械压迫,母体营养障碍、维生素缺乏及代谢病,母体用细胞毒类药物,或较长时间放射线照射,均可能与本病发生有关。

2. 遗传因素 5% 先天性心脏病患者发生于同一家族,其病种相同或近似,可能由于基因异常或染色体畸变所致。

【病理生理】 本病可因三尖瓣发育不全和下移程度的不同在病理解剖上呈现较大的差异。多数病例是隔瓣和后瓣呈螺旋形下移,并常附着在心室壁的心内膜上。后瓣较隔瓣下移尤为明显,且下移的瓣叶发育不全、增厚。前瓣叶位置多正常,但常增大呈风帆样,有时有穿孔,或呈筛状。与瓣叶连接的乳头肌和腱索变细缩短,有时只有细小的肌肉柱附着于瓣膜上。因同时存在三尖瓣环扩大,下移的隔瓣、后瓣及前瓣不能良好地密切闭合,从而出现严重的三尖瓣关闭不全。三尖瓣瓣环的下移,使右心室被分为两部分,移位瓣膜上方的房化右心室和其下方的功能右心室。房化右心室的反常活动,即右心房收缩时,房化右心室并不协调地同步收缩,而是舒张扩大,收纳部分右心房血流,影响血流从右心房充盈功能性右心室;当右心房舒张、功能性右心室收缩时,除了因移位后的三尖瓣关闭不全,使部分血反流入右心房外,房化右心室的同期收缩,迫使腔内血也反流入右心房。从而加重右心房负荷,使右心房逐步扩大和压力上升,排血功能逐渐失代偿,到后期可导致右心衰竭。这类患者多伴有卵圆孔未闭或房间隔缺损,此时右心房的静脉血可进入左心房与动脉血混合流入左心室和主动脉,使动脉血氧饱和度下降,临床表现为中央型发绀。

合并房间隔缺损:三尖瓣下移畸形 80%~95% 合并存在房间隔缺损。病情严重程度往往与房间隔缺损大小密切相关。如果房间隔缺损较大,右向左分流多,心影增大不明显,但发绀较重,缺氧表现明显;合并小的房间隔缺损,心脏扩大明显,但发绀不严重。

合并肺动脉严重狭窄或闭锁:患者合并不同程度的肺动脉狭窄。当患者合并肺动脉严重狭窄或闭锁时,往往病情严重,出生时不久即发生死亡。轻重不同,而表现不一,轻症肺动脉狭窄患者,心影不大,发绀不重;重症患者发绀严重,患者缺氧严重,危及生命。

合并动脉导管未闭(PDA):患者出生后肺血管

阻力的降低。对于肺循环血流量少,发绀型的三尖瓣下移畸形,动脉导管未闭可以改善缺氧;如果肺动脉无明显狭窄,过于粗大的动脉导管未闭,会导致肺动脉的血流量显著增多,与同样大小的房间隔缺损或室间隔缺损相比,PDA 造成的肺循环超负荷要更严重;从而造成不同程度的左心功能不全;有时会伴有体循环缺血的改变,有报道称肾和胃肠道功能障碍与此有关。

合并室间隔缺损:在心室水平产生左至右的分流,分流量多少取决于缺损大小。室间隔缺损小的患者,分流量少,症状轻,患者手术风险小。患者缺损大者,肺循环血流量明显增多,回流入左心房室,使左心系统负荷增加,左心房室增大;长期肺循环血流量增多导致肺动脉压增加,右心室收缩期负荷增加,右心室增大,可出现双向分流。患者症状重,症状出现早且明显,影响患者生长发育,患者出现气促、呼吸困难、多汗、喂养困难、乏力和反复肺部感染等症状,严重时可发生心力衰竭。有明显肺动脉高压时可出现发绀。

合并预激综合征:三尖瓣下移畸形患者约20% 合并预激综合征,当发生预激综合征时,心功能下降,可出现体循环压明显下降,甚至意识丧失,以及缺氧发作等。预激综合征的旁路分为:①房室旁道(Kent 束),②房结旁道(James 通路),③结室、束室连接(Mahaim 纤维)。三者中以房室旁道最常见,既 WPW 型预激综合征。WPW 型预激综合征又分为 A 型(二尖瓣型)、B 型(三尖瓣型)、AB 型(中间型)和 C 型(房室结上部)。以 B 型最为常见。术前明确旁路分型,有利于手术治疗,可在术中一并治疗。

【症状】 少数患者在出生后 1 周内即可呈现呼吸困难、发绀和充血性心力衰竭。但大多数患者进入童年期后才逐渐出现劳累后气急乏力、心悸、发绀和心力衰竭。各个年龄组患者均可呈现室上性心动过速,部分患者以心律失常就诊。血氧饱和度的情况对于病情严重程度判断有所帮助。

【体征】 多数患者生长发育差,体形瘦小,约1/3 患者有不同程度的发绀。心脏扩大的病例左前胸隆起,心浊音界扩大,胸骨左缘可扪到三尖瓣关闭不全产生的收缩期震颤。心尖区下部和心尖区搏动正常或减弱。由于右心房和房化右心室高度扩大,颈静脉搏动不明显。心脏听诊,心音轻,胸骨左缘可听到三尖瓣关闭不全产生的收缩期杂音,有时还可听到三尖瓣狭窄产生的舒张期杂音,吸气时杂音响度增强。由于增大的三尖瓣前叶延迟闭合,第一心音分裂,且延迟出现的成分增强。第二心音异常分裂而肺动脉瓣关闭音较轻,有的病例可呈现奔马律。腹部检查可能扪到肿大的肝,但极少出现肝搏动。童年患者发绀严重者可出现杵状指(趾)。合并动脉导管未闭时,可查及外周血管征,如水冲脉、毛细血管搏动征等。

【辅助检查】

1. X 线检查 表现典型病例可见右心房增大和右心室流出道移向上外方,上纵隔变窄,肺血管纹理正常或减少。少数病例心影可无异常征象。

2. 心电图检查 典型表现为右心房肥大,P 波高尖,不完全性或完全性右束支传导阻滞。电轴右偏,胸导联 R 波电压变低,PR 间期延长,常有室上性心律紊乱,约 5% 患者显示 B 型预激综合征。

3. 超声心动图和多普勒检查 显示三尖瓣前瓣叶增大,活动幅度大。隔瓣叶和后瓣叶明显下移,发育不良,活动度差。三尖瓣关闭延迟,瓣膜位置左移,室间隔动作反常。右心房及房化右心室共同显示巨大的右心房腔,功能性右心室腔纵径缩短。多普勒检查可显示心房水平右向左分流和三尖瓣反流。

4. 右心导管和选择性造影 右心房腔巨大压力增高,压力曲线 a 波和 V 波均高大。房化右心室呈房性压力曲线,腔内心电图则为右心室型,右心室收缩压正常舒张末压升高,有的病例可测到三尖瓣跨瓣压差。右心造影显示右心房明显扩大占据左心室位置,功能右心室位于右心室流出道。瓣膜口移至脊柱左缘,右心室下缘可显示三尖瓣瓣环切迹和房化心室与功能心室之间的另一个切迹。

【诊断】 根据症状、体征和辅助检查即可确诊。目前超声心动图和多普勒检查可明确诊断并对三尖瓣反流及右心室功能进行准确的评估,除

23

非特殊情况无须进行有创的右心导管和选择性造影。超声检查通常需要关注右心房和三尖瓣瓣环大小、右心室的心房化程度、三尖瓣前瓣的固定位置及活动度，以及肺动脉狭窄的严重程度。计算 GOSE 比值有助于评估 Ebstein 的畸形严重程度。(Great Ormon Street 比值：右心房面积与房化右心室面积之和，除以右心室小梁部面积与左心房面积及左心室面积之和)。有些症状不明显的三尖瓣下移畸形患者，成年后才被发现，病情已迁延多年，就诊时间较晚，就诊时病情较重，愈合较差。临床上对症状轻微的重度三尖瓣下移畸形要加以重视。三尖瓣下移畸形诊断明确后，原则上要马上行手术治疗。

【治疗】 患者大部分手术矫治年龄为 1~2 岁，手术风险 1/(200~300)，术后远期效果满意。

无症状患者，观察病情变化。随访并评估患者的心律失常、进行性右心室扩大，和/或右心室收缩功能减低等指标。

手术适应证：近年来，随着手术技巧的日趋成熟，对 Ebstein 畸形的手术适应证也逐渐放宽。临床上一经明确诊断且伴有心悸、气急、心律失常或发绀、心力衰竭的出现即应手术治疗，对在婴儿时期出现症状或近期加重者，如瓣膜反流伴右心室扩大，合并预激综合征等，则更应及早手术治疗，而不应受到诸如年龄及心功能等方面的限制。

根治手术（三尖瓣成形术）：三尖瓣下移畸形的手术治疗，原则上以双心室矫治为主，充分利用存在的心室功能；功能右心室较大时，尽量行三尖瓣成形，三尖瓣成形效果满意。对于大龄儿童，体重接近成年人者，可考虑加用 Carpentier 成形环。

姑息手术：右心室小，解剖条件差的患者，因病变严重、心脏明显增大、严重发绀的重型 Ebstein 畸形的婴幼儿，且不宜施行根治手术时，可行一个半心室矫治（三尖瓣成形 +Glenn 术），或单纯行 Glenn 手术，该类手术属减状手术。

手术效果：取决于患者瓣膜的病理分型。因三尖瓣的血流动力学要求不高，当患者瓣膜条件可行瓣膜成形时，既保留了自身的瓣膜，达到血流动力学的要求，一般远期效果良好。而采用成形环行三尖瓣成形术，其效果更理想，再反流的发生率低，效果持久可靠，但人工材料存在钙化、再次出现瓣膜反流，从而需要二次手术的情况。但患者瓣膜条件差，不能行瓣膜成形的患者、右心室腔小的患者愈合较差，一个半心室矫治作为备选手术方案，但预后结果不理想。

手术方式：矫治手术。手术的主要目标是行三尖瓣成形，通常包括房化右心室折叠、右心房减容和房间隔闭合或次全闭合。

现将目前最为常用的几种方法叙述如下。

1. 三尖瓣成形术

（1）水平房化心室折叠三尖瓣成形术：手术的要点是必须有一个足够大的前瓣叶。术中将房化心室的游离壁部分折叠，通过三尖瓣环成形以缩小三尖瓣口径及右心房，利用前瓣做三尖瓣的单瓣重建。如有房间隔缺损，同期缝闭。这种成形手术法适用于前瓣增大、功能性右心室不太小的病例（图 23-88）。

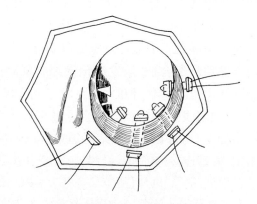

图 23-88　水平折叠房化心室

（2）垂直房化心室折叠三尖瓣成形术（Carpentier 术式）：本术式适用于三尖瓣前瓣发育良好、面积较大的患者，对于前瓣腱索部分融合的患者也可采用本术式。自下移瓣叶附着处直至瓣环放置一系列的带垫片褥式缝线垂直折叠房化右心室，同时环缩三尖瓣环（图 23-89）。

（3）改良 Carpentier 术式：适用于三尖瓣隔、后瓣下移明显，前瓣发育较差或与右心室前壁粘连较紧密，而功能右心室发育尚可的患者。常规建立体外循环，心脏停跳后切开右心房。沿隔瓣、后瓣附着处切下隔瓣、后瓣及前瓣后部，游离相应的瓣根部腱索，若瓣膜与室间隔有粘连或异常腱索

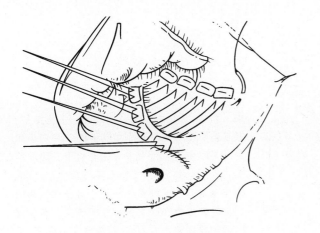

图 23-89 垂直折叠房化心室

附着,给予充分松解。从后 - 隔交界位置纵向折叠消除房化右心室并环缩三尖瓣瓣环,将切下的隔瓣、后瓣及部分前瓣缝至正常三尖瓣环处,使前瓣叶向右移位并尽量覆盖正常水平的三尖瓣口面积,同时充分应用隔瓣和后瓣,在瓣根部自体心包连续缝合加固。如患者年龄较大,接近成人体重,也可同时使用 Carpentier 环行瓣环成形(图 23-90)。

(4)Cone 术式:适应证同改良 Carpentier。完整切下瓣膜及附属结构,分离粘连腱索、肌肉,修补闭合瓣叶上的裂孔,使三尖瓣组织呈锥样结构,重构三尖瓣组织立体构型,折叠房化右心室,进行

顺时针旋转三尖瓣组织,三尖瓣口应由 360°的瓣叶组织覆盖。将新形成的圆锥形三尖瓣缝合于真正三尖瓣瓣环上,该术式接近于解剖修复(图 23-91)。

三尖瓣成形时,大小的选择一般根据患者体表面积进行选择,但因为儿童发育过程中身高在各年龄段之间差别不大,而体重变化更为显著,所以只用体重,作为患者体表面积换算的参考。

2. 一个半心室矫治术 如果患者房化右心室过大,功能右心室过小和 / 或三尖瓣发育较差,单独行房化右心室折叠和三尖瓣成形术会出现中心静脉压高、右心胀等右心衰竭表现,此时可行一个半心室矫治。即在完成心内畸形矫治后,行上腔静脉与右肺动脉吻合术。既减轻了右心室负荷,又减少了三尖瓣反流,还保留了右心室一定的功能参与血液循环。

3. 三尖瓣替换术 若畸形严重,如隔瓣、后瓣和室间隔融合,腱索和乳头肌附着异常以及前瓣细小,或有多发性穿孔、交界融合、形成狭窄,或功能右心室偏小、右心血流受限右心室壁肥厚僵硬等,同时患者发育可,体重接近成人,则需施行瓣膜替换术。

4. 二次手术 优先选择瓣膜成形术;难以行瓣膜成形术的患者,根据病理生理情况,再次行双

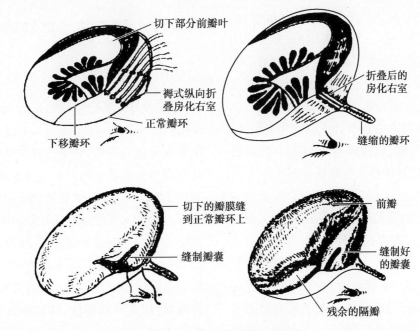

图 23-90 改良 Carpentier 术式

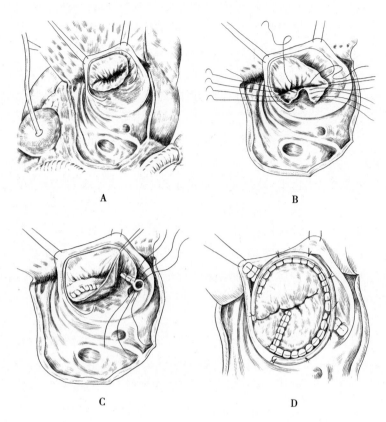

A **B**

C **D**

图 23-91 Cone 手术

A. 解剖探查。主动脉和上、下腔静脉插管,建立体外循环。右心房切口与房室沟平行。探查三尖瓣、房化右心室、膜性间隔、房室结区、冠状静脉窦等重要解剖结构。B. 三尖瓣组织的游离和重建。沿右室壁完整切下三尖瓣前叶。沿顺时针方向,旋转三尖瓣前叶,与三尖瓣隔叶对合。连续或中断缝合对合缘。新的三尖瓣口应由 360°的瓣叶组织覆盖。在重建的三尖瓣固定之前,再次检查房化右心室,以确定右心室折叠的范围。C. 房化右心室的折叠。折叠缝合房化右心室,以减少室壁张力、减小三尖瓣环尺寸,并消除无收缩力的右心室。折叠自右室心尖部至房室交界。折叠缝合的进针厚度,主要是心内膜(非全层缝合)。注意避免损伤右冠状动脉。D. 重建三尖瓣的固定。将重建的三尖瓣固定于正常三尖瓣瓣环的解剖位置。可以使用毡带(较小儿童)或瓣环成形环(较大儿童和成人)来加强修复

向 Glenn 术,改善症状;大龄患者,体重接近成人时,可考虑行瓣膜置换术。

【术后处理】 三尖瓣下移畸形因其下移程度不同手术方案及手术效果存在巨大差别,轻者术后可无任何症状,能达到正常人的生活标准;而重者术后并发症多,近、远期效果均差,多为三尖瓣修复不全和长期心功能不全所致。主要有心律失常、低心排血量综合征、充血性心力衰竭、严重三尖瓣关闭不全和脑出血等。对于重症患者,出现上述并发症,宜按有关章节处理原则相应处理。如内科处理效果不佳,根据病情,必要时再行外科处理。最终部分患者需要心脏移植或心肺移植。

【预后】 根据三尖瓣病变程度及合并其他畸形不一,其预后差别较大。除术后早期因心、肺功能衰竭或严重心律失常死亡外,绝大多数患者术后心功能都有明显改善。轻者无临床症状,可享有常人生活和寿命。若肺血少,心脏呈进行性扩大者,预后不良。其他症状的出现通常与顽固的室上性心律失常(非预激综合征)有关。至于瓣膜置换术在儿童的效果往往不佳,特别是生物瓣的

应用,由于儿童正处于生长发育的旺盛时期,容易发生钙化和瓣膜增生等,需再次手术干预。

(刘迎龙)

第五节 其他畸形

一、单心室

【定义】 单心室(single ventricle or common ventricle, or univentricular heart)是一种少见的发绀型先天性心脏病,是一种较少见的先天性畸形。其发病率在活婴中约为 1∶6 500,约占先天性心脏病的 1.5%。单心室的定义目前还有争议,我们采用了一个狭义的定义,当两个房室瓣或一个共同房室瓣开口于一个心室时即认为是单心室,也就是单一心室主要是接受来自三尖瓣和二尖瓣或共同房室瓣的血液。单心室常合并其他复杂的心血管畸形,如大动脉错位、肺动脉狭窄、主动脉缩窄或主动脉弓中断。

【胚胎学】 当原始心管袢化后,原始的心室

开始分隔,单心室畸形同心管的移位异常有关,由于共同房室瓣与心室间连接不良,所以发生了许多种类型的单心室。

【分型】 Van Praagh 根据心室的形态,将单心室分成四型,但是由于目前本文采用的单心室定义我们去掉了分型中的第三种类型。

1. 左心室型单心室 形态学上的左心室伴有包括右室漏斗部的原始流出道部,两大动脉可分别起始于残余右心室和左心室,亦可均起始于右心室。这种约占单心室的 75%。

2. 右心室型单心室 形态学上的右心室而无左心室窦部。这种约占单心室的 20%。

3. 不定型单心室 心室不具有左心室或右心室特征,约占 5%。

【病理生理】 单心室的病理生理学取决于肺循环流出道梗阻、体循环流出道梗阻、房室瓣关闭不全等的有无及其程度,以及心室的功能状态有关。肺动脉瓣狭窄者呈现发绀,并随着时间的伸延出现红细胞增多症。不合并肺动脉瓣狭窄者,则发绀程度较轻,肺循环血流增多,呈现肺充血和充血性心力衰竭的症状和体征,后期出现肺血管阻力增高和肺动脉高压。心室功能低下和房室瓣关闭不全可由于长期心室容量负荷过重或房室瓣原已有异常。随着房室瓣关闭不全的加重和心功能恶化,充血性心力衰竭的表现也逐步加重。也有个别患者恰当的肺循环梗阻,而使体、肺血流有合理的平衡而获得长期生存。

【临床】 患者的症状与肺血的多少直接相关,肺血较多者,患者症状出现较早,主要表现为呼吸急促、喂养困难、多汗等,慢性充血性心力衰竭者生长发育差、消瘦,类似大的左向右分流型的先天性心脏病症状。肺血少者,则主要表现为发绀,哭闹或活动时明显加重。

【体检】 肺血流量减少者可见发绀及杵状指(趾),胸骨左缘可闻收缩期杂音,严重的狭窄杂音却并不明显。肺血流异常增多呈,心脏往往增大,胸骨左缘 2~3 肋间可闻收缩期杂音,肺动脉第二心音常亢进,心尖区也可听到舒张期杂音。

【辅助检查】

1. 心电图检查 一般是心室肥厚的表现。

2. X 线检查 根据肺动脉狭窄的程度,胸部 X 线的表现不同。肺血增多或减少,心脏增大。

3. 超声心动图检查 超声心动图可用于明确病变及有无合并畸形。

4. 心血管造影和心导管检查 用于明确病变,同时明确肺动脉压力及肺阻力、大动脉的位置及体肺侧支的情况。

【合并畸形】 单心室常合并其他先天性心脏畸形,以肺动脉瓣狭窄和房间隔缺损最为常见,分别见于 51% 和 27% 的患者,也可合并冠状动脉畸形,传导系统位置异常且多变。

【治疗】 一般根据病史、体格检查及超声心动图检查即可明确诊断,必要时行心脏造影及心导管检查。由于单心室的患者最终需要 Fontan 类手术治疗,心室功能状态、瓣膜反流的情况、肺动脉压力及发育情况将会直接影响手术的效果。

手术适应证:由于 Fontan 手术患者的年龄在 4 岁以上效果较好,故临床上症状不明显、血流动力学相对较稳定的患者不必急于手术。而对于年龄较小、临床症状明显的患者,大多先采取姑息手术。

【姑息手术】

1. 肺动脉环缩术 针对没有肺动脉狭窄的患者。一般采用胸正中切口,也可采用胸骨正中小切口,游离主肺动脉,用束带将其环扎,氧饱和度最好降低到 80%~85%,固定束带。

2. 体 - 肺分流术 对于肺动脉发育较差的患者,一般采用改良 B-T 手术或中央分流手术。改良 B-T 分流术可以通过右或左胸切口或者正中胸骨切口进行,将人工管道连接到头臂干或锁骨下动脉与肺动脉上,形成分流。中央分流为将人工管道和主肺动脉连接形成分流。尽量避免肺动脉扭曲和变形。

3. 改良双向 Glenn 手术 双向腔肺血管吻合术是指将上腔静脉与同侧肺动脉进行端 - 侧吻合的手术,该手术使全身一半的体静脉血流直接回流至肺循环。非体外循下吻合的方法是肝素化后在上腔静脉和右心耳分别插管,连接后建立旁路循环,然后阻断上腔静脉,切断上腔静脉,缝闭近心端。用无损伤钳夹住右肺动脉两端,在上缘做一切口,上腔静脉与右肺动脉上缘吻合。

【Fontan 类手术】 Fontan 手术的基本原理是将所有体静脉回心血流不经过心室腔而直接引流入肺循环,实现连续的体、肺循环。它和正常血液循环的唯一差别是肺循环没有心室搏动辅助,而是主要依靠体静脉与肺动脉压力差及心室舒张所造成的心腔负压为主要动力。主要有心房内通道腔肺连接术和心外管道腔肺连接术,如果肺动脉压力较高,可行开窗(图 23-92、图 23-93)。

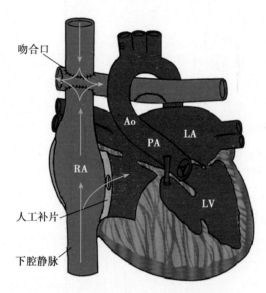

图 23-92 改良 fontan 手术及开窗术

RA. 右心房;Ao. 主动脉;PA. 肺动脉;LA. 左心房;LV. 左心室

吻合口
Ao
PA
LA
RA
LV
人工补片
下腔静脉

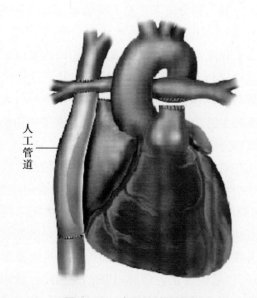

人工管道

图 23-93 全程腔肺连接术

【术后并发症】

1. 低心排血量综合征 一般是肺循环阻力过高或者腔肺连接处有狭窄所致,也可能是心功能较差所致,一般需要强心药物治疗,补充血容量。必要时需要再次手术治疗。

2. 心律失常 主要与利用心房做内管道导致的并发症,目前多采用心外管道腔肺连接术,术后心律失常较以前明显减少。

3. 蛋白丢失性肠病 Fontan 类手术的并发症,发生率较高,血白蛋白通过肠腔大量丢失,一旦出现,远期预后较差。目前采用开窗 Fontan 手术后,发生率有所减少。

4. 栓塞 一般可以用术后服用抗凝药物,如华法林或阿司匹林等。

【预后】 Fontan 术后其运动耐量仍不能与正常人群相比,多发的并发症导致术后由于心力衰竭、心律失常,容易导致心脏性猝死,有些甚至需要再行心脏移植。

(郭健)

二、右心室双出口

【概述】 右心室双出口(double outlet right ventricle,DORV)的定义为两大动脉完全起源于右心室或一大动脉完全起源于右心室,另一大动脉大部分起源于右心室。它属于圆锥动脉干发育异常导致的心室动脉连接畸形,是一种复杂少见的先天性心脏病,每 10 万例活产婴儿中约有 9 例此畸形患者,占所有先天性心脏病的 1.0%~1.5%。

早在 1793 年和 1898 年,Abenethy 及 Vierordt 就发现此畸形并描述了其解剖特点。1952 年 Braun 首次使用了右心室双出口的术语。1961 年 Neulfeld 将右心室双出口分为有肺动脉狭窄和无肺动脉狭窄两种类型,并根据室间隔缺损(VSD)位置和两大动脉关系做了分类。

因圆锥部发育异常和双动脉下圆锥吸收程度的不同及 VSD 位置的变异,DORV 可以表现为从 VSD 合并主动脉骑跨和大动脉转位(TGA)合并 VSD 之间的一系列畸形,其类型之多堪称先天性心脏病之最,所以在其命名及分类上尚存在诸多争议。学者对 DORV "大部分" 起源于右心室的理解不尽相同,多数学者定义为一个大动脉全部,另一个大动脉 50% 以上起源于右心室。然而少数学者坚持 90% 的标准,即只将 90% 以上主动脉起自右心室的法洛四联症和 90% 以下肺动脉起自左心室的 Taussig-Bing 畸形归入 DORV。关于 DORV 是否应该包含主动脉瓣与二尖瓣的不连续性也存在争议,而早期的经典定义中包括了这一点。Lev 于 1972 年提出了 DORV 的更广泛定义,即两根大动脉大部分或完全起自右心室,主动脉瓣与二尖瓣或肺动脉瓣与二尖瓣的连续性可有可无。因为 DORV 的手术方案主要取决于 VSD 的位置和是否合并肺动脉狭窄,而主动脉瓣与二尖瓣的连续性则非主要因素,所以多数学者同意该观点。

【病因】 DORV 的胚胎发生学是存在争议的。在胚胎早期原始心管的最初发育阶段,圆锥动脉干与原始右心室相连。心室右祥弯曲后,原始左、右心室向正中线移动靠拢,从而使圆锥动脉干骑跨于室间隔上方。动脉干分隔为两个大动脉,圆锥部亦形成主动脉瓣下和肺动脉瓣下的两个瓣结构。其后主动脉瓣下圆锥逐渐吸收而肺动脉瓣下圆锥充分发育,将肺动脉口推向右前与右心室相连,同时将主动脉瓣口向左后下方推移,使之与左心室相通、与二尖瓣连接。如果圆锥动脉干向中线的移动不充分,主动脉瓣下圆锥未完全吸收,肺动脉瓣下圆锥发育不完善则两根大动脉即保持在原始状态共同与右心室相连而形成 DORV。大动脉间的彼此位置关系取决于各自瓣下圆锥结构的发育程度。大多数 DORV 的两大动脉下均有肌性圆锥结构(双侧圆锥),所以半月瓣和房室瓣之间被隔开而无纤维性联系。少数病例某一侧圆锥发育差时仍可存在二者之间的纤维性联系。

【病理解剖】 右心室双出口的病理解剖特征主要取决于两根大动脉的相互位置关系,VSD 的位置及是否合并肺动脉狭窄。

1. 两根大动脉的相互位置关系 DORV 的两根大动脉主要存在三种相互位置关系。

(1) 大动脉位置关系正常:大多数病例属于此种情况,大动脉位置正常,肺动脉干位于主动脉干的左前方,二者相互缠绕离开心脏。

(2) 右侧大动脉异位:主动脉在肺动脉的右侧,相互平行并列但无缠绕,前后位置有一定的变化,包括主动脉与肺动脉呈前后位置。多数情况下二者并列,主动脉瓣和肺动脉瓣在同一水平面上,有主动脉下和肺动脉下圆锥者则无主动脉瓣和二尖瓣连续。

(3) 大动脉前后位:主要指主动脉在肺动脉的正前方,这种类型的 DORV 的 VSD 常常位于肺动脉下。

(4) 左侧大动脉异位:最少见,主动脉位于肺动脉的左前方。

大动脉之间的相互关系与室间隔缺损的位置之间存在一定的相互关系,但并不能完全根据前者来推断后者。

2. 室间隔缺损 DORV 的 VSD 是左心室唯一的流出通道,通常是非限制性的(直径等于或大于主动脉瓣环直径),仅有约 10% 的病例 VSD 小于主动脉瓣环直径,称为限制性 VSD。多发性 VSD 约占 13%。极少数病例无 VSD,此时存在的房间隔缺损(ASD)成为左向右分流的唯一通道,二尖瓣和左心室常发育不良。

DORV 的 VSD 多为圆锥隔缺损,位于室上嵴的前、后肢之间,属于对位异常的 VSD。少部分 DORV 的 VSD 位于流入道,肌部或膜周部延伸到流入道时就不属于圆锥隔缺损了。按照 Lev 等分类方法,根据 VSD 与大动脉的位置关系,将 DORV 的 VSD 分为四种类型(图 23-94)。最常见的为主动脉下 VSD,其次为肺动脉下 VSD,双动脉下 VSD 和远离大动脉 VSD 少见,这种区分对外科手术的选择有重要意义。二者的关系不仅与 VSD 在室间隔上的位置有关,更取决于高度可变的大动脉之间的位置关系以及圆锥隔的方向和大小。DORV 的主动脉下或肺动脉下 VSD 并不意味着 VSD 的上缘一定由半月瓣形成边界。

(1) 主动脉下 VSD(subaortic VSD):为最常见的类型,在 DORV 中约占 50%。其中两大动脉位置关系多为正常或右侧大动脉异位。VSD 直接位于主动脉瓣下或相隔一定的距离,依主动脉下圆锥是否存在和长度而定。通常 VSD 为膜周型,在三尖瓣隔、前瓣交界处与三尖瓣环相连,后下缘为

二、三尖瓣连续。有主动脉下和肺动脉下双圆锥者(约占77%),形成典型DORV,两大动脉完全起源于右心室,两大动脉瓣位于同一平面,无主动脉瓣与二尖瓣纤维连续。仅有肺动脉下圆锥者(约占23%),则存在主动脉瓣与二尖瓣纤维连续,主动脉瓣位置低于肺动脉瓣,两流出道相互交叉。DORV合并主动脉左侧移位时,VSD常在主动脉下,极少为其他类型(图23-94)。

(2) 肺动脉下VSD(subpulmnary VSD):即Taussig-Bing畸形,在DORV中占10%~20%,主动脉在肺动脉右前方或与其并列。通常VSD为非限制性,位于肺动脉前下方的室间隔上。如存在肺动脉下圆锥,则圆锥肌肉形成VSD上缘。如无肺动脉下圆锥,则缺损刚位于肺动脉瓣环下方,肺动脉不同程度的骑跨于VSD之上并构成VSD的上缘。只有当90%以上的肺动脉起于左心室时则归为TGA合并VSD。

(3) 双动脉下VSD(doubly committed VSD):最少见,在DORV中占5%~10%。此缺损位于两

大动脉瓣环的下方,漏斗隔缺如或严重发育不全。半月瓣形成大型VSD的上缘,隔缘束的前、后肢则构成前下缘和后下缘。两根大动脉不同程度地骑跨在室间隔上,往往难以确切鉴别大动脉究竟起自哪个心室,Brandt等将该类DORV称为双心室双出口。

(4) 远离大动脉的VSD(non-committed VSD):此为外科治疗的难点,在DORV中占5%~10%,两大动脉多呈并列关系,右侧大动脉异位少见。这种VSD远离主动脉和肺动脉瓣,不为隔缘束前、后肢所包绕,通常位于三尖瓣隔瓣下(房室通道型)或心尖部肉柱间。VSD的上缘往往离每个动脉瓣至少有一个主动脉瓣环直径的距离,两根大血管均完全起源于右心室。

3. 肺动脉狭窄 在DORV伴有主动脉下VSD或双动脉下VSD时,往往合并肺动脉狭窄。其中大多数为漏斗部狭窄,部分为肺动脉瓣及其瓣环狭窄(甚至闭锁),左、右肺动脉狭窄较少见。在Taussig-Bing畸形或DORV伴远离大动脉的

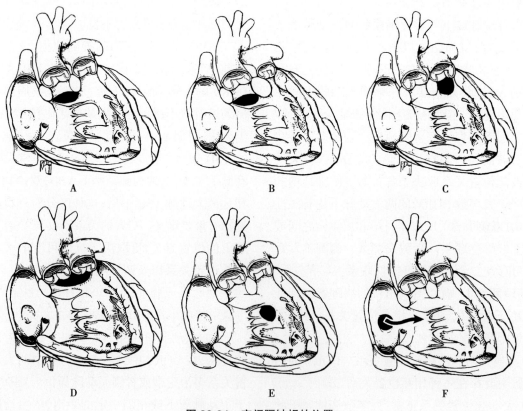

图23-94 室间隔缺损的位置

A. 主动脉下VSD,无肺动脉狭窄;B. 主动脉下VSD,合并肺动脉狭窄;C. 肺动脉下VSD(Taussig-Bing畸形);D. 双动脉下VSD;E. 远离大动脉VSD;F. 室间隔完整的VSD

VSD 者,则较少合并肺动脉狭窄。

4. 合并畸形　除肺动脉狭窄外,DORV 可以合并多种房室瓣畸形,包括房室瓣狭窄、闭锁和跨越等。此外尚可合并心室发育不良、房间隔缺损、动脉导管未闭、右位心、体静脉异位引流等。Taussig-Bing 畸形伴有主动脉下狭窄者,往往合并主动脉缩窄或主动脉弓中断。诸多合并畸形亦是决定治疗术式的因素之一。

【病理生理】　DORV 的类型和合并畸形甚多,但其病理生理变化主要取决于 VSD 和大动脉的位置关系以及是否合并肺动脉狭窄或其他严重心内畸形,可以表现为从肺部少血到肺血过多,从发绀到充血性心力衰竭。DORV 患者在出生后早期即可出现症状,出现症状的平均年龄为 2 个月左右。

一般认为 DORV 合并非限制性的主动脉下或双动脉下 VSD 而无肺动脉狭窄时,其病理生理类似单纯大型 VSD,血流动力学变化主要为左向右分流,肺循环血流量增加,可早期产生充血性心力衰竭、肺动脉高压和阻塞性肺血管病变。如合并肺动脉狭窄则其病理生理犹如法洛四联症,轻度梗阻者可为左向右或双向分流,发绀不明显;梗阻严重者,产生持续的右向左分流,则发绀明显。

大部分 DORV 合并肺动脉下 VSD 者(即 Taussig-Bing 畸形),左心室的氧合血通过 VSD 经矢状位圆锥隔引导后优先进入肺动脉,右心室回流的体循环静脉血则进入主动脉,此时的病理生理恰似 TGA,发生充血性心力衰竭和发绀。

DORV 合并远离大动脉的 VSD 时,其病理生理则依 VSD 的具体位置变化而不同。

【临床表现】

1. 症状

(1) 充血性心力衰竭:在大部分 DORV 不伴肺动脉狭窄的病例,肺部血流明显增多,出生后早期即可出现充血性心力衰竭,有心悸、气短和反复呼吸道感染等表现,在新生儿和在婴儿期很难与单纯 VSD 相鉴别,但较后者更易早期产生肺动脉高压和肺血管阻塞性病变。如 DORV 合并主动脉下狭窄和 / 或主动脉缩窄、二尖瓣畸形或完全性房室隔缺损者,则充血性心力衰竭出现更早和更加严重。

(2) 发绀:在 DORV 合并肺动脉狭窄的患者,均有不同程度的发绀。狭窄严重者酷似法洛四联症,出生后早期即可出现明显发绀,生长发育迟缓,随年龄增长表现出活动性呼吸困难和蹲踞等症状。

2. 体征　不同类型的 DORV 体征也不相同。在无肺动脉狭窄的 DORV 患者,心前区多隆起,叩诊心界增大,听诊胸骨左缘第 3~4 肋间可闻及Ⅲ~Ⅳ/Ⅵ级收缩期杂音,肺动脉瓣区第二心音亢进,分流量大时心尖区可闻及隆隆样舒张期杂音。在 DORV 伴有肺动脉狭窄者,胸骨左缘第 2~3 肋间有Ⅲ~Ⅴ/Ⅵ级收缩期喷射性杂音,肺动脉瓣区第二心音减弱或消失,发绀明显者可有杵状指。

Taussig-Bing 畸形合并主动脉缩窄者,股动脉搏动扪不清楚,上肢血压明显高于下肢。在 DORV 伴有二尖瓣畸形或完全性房室隔缺损的病例,在心尖区还可闻及Ⅱ~Ⅳ/Ⅵ级收缩期反流性杂音。

3. 辅助检查

(1) 心电图检查:大多数 DORV 的心电图显示电轴右偏和右心室肥厚。Taussig-Bing 畸形多为双心室肥厚。在小 VSD 产生左心室流出道阻塞者,可出现左心室高电压和左心室肥厚。在 DORV 伴有完全性房室隔缺损的病例,可有Ⅰ度房室传导阻滞和右束支传导阻滞。

(2) 胸部 X 线检查:DORV 的胸部 X 线片表现各不相同且无特异性,主要取决于肺血流量及其他合并的心内畸形。DORV 无肺动脉狭窄者,胸部 X 线片显示肺部血管纹理明显增多,肺动脉段明显凸出,心影增大。有肺动脉狭窄者,心脏大小正常或轻度增大,心影左上缘有轻度凹陷,肺野相对清晰,犹如法洛四联症。胃泡、肝脏阴影和心尖位置可帮助鉴别心脏与内脏正位或反位、房室关系等。

(3) 超声心动图检查:绝大多数患者可经二维超声心动图确定 DORV 的诊断,它可以为手术方案的选择提供病理解剖的多项细节。

1) 两根大动脉的起源及相互关系。

2) VSD 的位置和大小,左右心室的容量大小。

3) 有无肺动脉狭窄或左心室流出道梗阻。

4) 冠状动脉的起始和分布。

5) 房室瓣畸形情况,有无合并其他严重畸形。

(4) 心导管检查和心血管造影:此两项建议列为常规检查,不仅可以核对超声心动图的诊断,而且可以提供超声心动图无法得到的数据,对提高治疗效果有重要意义。心导管术可以测出两大动脉的血氧饱和度,各心腔血氧含量和肺动脉压力,并由此得出心内分流量和肺血管阻力,这对术式的正确选择有极大帮助。心血管造影术应该重点明确以下几点。

1) VSD 大小、位置及与大血管的关系,注意有无多发 VSD。

2) 是否存在肺动脉狭窄及狭窄部位,有肺动脉高压时了解肺小血管床的形态和功能。

3) 房室连接关系,左、右室发育情况,两大血管下有无圆锥。

4) 房室瓣的形态及功能。

5) 有无冠状动脉畸形。

6) 是否合并其他心内畸形、主动脉弓部畸形等。

(5) 磁共振成像(MRI):在一些复杂病例中,MRI 能通过评估心室容量来决定能否进行双心室矫治术,也能发现诸如体静脉和肺静脉连接异常等合并畸形。

(6) 三维打印技术:为患者创建一个准确的三维心脏原型,从根本上改善了对 DORV 解剖结构的三维理解。同时在术前明确了可能存在技术挑战,从根本上协助 DORV 手术的决策、计划和安全执行。

【诊断及鉴别诊断】

1. 诊断　DORV 的病变复杂,类型众多,精确诊断常非易事。除病史、临床表现、心电图和胸部 X 线片等资料外,主要依赖心脏超声心动图做出诊断。结合心导管检查提供的血流动力学资料和选择性心室造影结果,可准确判断 VSD 和大动脉的位置关系,心室和房室瓣的解剖及功能情况,有无肺动脉狭窄及合并畸形。少数病例,只有在心内直视手术时方能精确判断其病理类型。

2. 鉴别诊断

(1) 室间隔缺损:大型 VSD 合并肺动脉高压者,其临床表现和胸部 X 线片与 DORV 不伴肺动脉狭窄者难以区别。但前者的心电图常为左心室肥厚或双心室肥厚,而 DORV 多为右心室肥厚,超声心动图显示两根大动脉均起自右心室。

(2) 法洛四联症:TOF 与 DORV 合并肺动脉狭窄者难以鉴别。二维超声心动图有助于鉴别二者。选择性左、右心室造影显示 DORV 的病例主动脉瓣与肺动脉瓣几乎在同一高度;侧位可见升主动脉根部不同程度地向前移位,位于肺动脉前方;左心室造影左前斜位见造影剂通过 VSD 进入右心室,则可确诊为 DORV。

(3) 完全性大动脉转位:结合二维超声心动图及选择性心室造影可确定心房、心室连接是否一致,大动脉有无骑跨,瓣下有无狭窄等,以利鉴别。

【治疗】

1. 手术适应证　凡是确诊为 DORV 者,外科手术是唯一的治疗手段。首先争取进行完全解剖根治,使左心室血通畅地进入主动脉,右心室血无梗阻地进入肺动脉,关闭 VSD,同时处理肺动脉狭窄等伴发畸形。患者的病理解剖基础是决定手术方案的首要因素,有条件行根治术者原则上应尽早治疗。若存在心室发育不良、房室瓣严重畸形、多发 VSD 或不可逆的肺血管病变,则为解剖根治术的禁忌。

DORV 的类型众多,各自的血流动力学变化亦不相同,所以其具体手术方法和手术时机应根据 VSD 的位置、有无肺动脉狭窄及合并的心内畸形而决定。

(1) DORV 伴有主动脉下或双动脉下 VSD 而无肺动脉狭窄者,应在婴儿期施行心室内隧道修补术。DORV 出现肺血管病变比单纯 VSD 早,早期手术可以预防此并发症。肺动脉环缩术可以导致主动脉下狭窄,所以目前主张对所有类型的 VSD 无肺动脉狭窄者,进行早期根治术。小年龄已不是医院内死亡的危险因素,而延迟外科治疗则增加死亡风险。

(2) DORV 伴有主动脉下或双动脉下 VSD 同时合并肺动脉狭窄者,手术治疗与 TOF 相似,一般建议在 6 个月前实施心室内修补和右心室流出道补片扩大成形术。对于出生后发绀明显,两侧肺动脉发育不良或根治术中需要使用心外管道者,应考虑施行改良锁骨下动脉与肺动脉分流术。有学者主张在婴幼儿时期行 Lecompte 手术，以避免日后再次手术更换心外管道。

（3）DORV 伴有肺动脉下 VSD 者，常无肺动脉狭窄，可供选择的手术方法较多，如心室内隧道和大动脉调转术、Damus-Kaye-Stansel 手术、Lecompte 手术、直接建立 VSD 到主动脉的内隧道修补术等。心室内隧道修补加心房调转术的方案因远期效果差已基本弃用。

（4）DORV 伴有远离两大动脉 VSD 的病例，手术效果不佳，方案亦不统一。多数主张施行分期修复，对无肺动脉狭窄者，先在出生后 6 个月内环缩肺动脉控制心力衰竭，防止肺血管病变；对有肺动脉狭窄和发绀较重者，在婴儿施行体 - 肺动脉分流术，日后应用心内隧道和右心室到肺动脉的心外管道矫治术。少数主张施行全腔静脉与肺动脉连接手术。

（5）DORV 伴有心室发育不良或其他严重畸形，不能应用双心室修复者，则选用一期或二期全腔静脉与肺动脉连接术。若已有严重肺动脉高压和阻塞性肺血管病变者，心肺移植是唯一的选择。

2. 术前准备 DORV 畸形复杂，手术方法各异，充分做好各项术前准备是手术成功的前提。术前应认真检查患者，详细复习有关超声心动图、心导管术和心血管造影等资料，明确 VSD 的位置、有无肺动脉狭窄及合并畸形等，根据各项手术适应证制定出完善的备选方案。

另外，对于 DORV 伴有充血性心力衰竭者，及时应用洋地黄和利尿药控制心力衰竭；重度肺动脉高压者酌情应用肺血管扩张药物，反复评估肺血管阻力情况，确定手术时机；有呼吸道感染者合理应用抗生素。

3. 手术方法 通常所有的根治手术均采用胸骨正中切口，常规建立体外循环。冠状动脉间断灌注冷血或冷晶体心脏停搏液以保护心肌。经右上肺静脉或房间隔缺损插入左心减压管。一般中低温（22~28℃）心肺转流，必要时可行深低温（18~22℃）、低流量 [0.5~1.0L/（min·m²）] 或停循环以改善术野。手术后期逐渐复温，充分排气后开放主动脉阻断钳，当心脏复跳有力时渐停体外循环。

（1）心室内隧道修补术：一般需经右心室完成，依冠状动脉走行选择做横切口或纵切口。经此切口仔细探查 VSD 的位置、大小及与两大动脉开口的关系。如为限制性 VSD 则向前上方扩大缺损。靠近两大动脉开口的 VSD 往往是巨大缺损，无须扩大。修补材料一般选用人造血管或补片，长度约等于主动脉瓣环上缘至缺损下缘的距离，宽度为主动脉周长的 2/3，两端裁成合适的形状，以间断褥式或连续缝合建立自左心室到主动脉的通畅隧道（图 23-95）。肺动脉瓣与三尖瓣之间的距离是决定内隧道能否通畅的关键（图 23-96）。避免损伤传导束，VSD 后下缘与三尖瓣瓣环之间有肌肉者相对安全。如心室内隧道阻塞右心室流出道，则应加用右心室流出道补片。

（2）心室内隧道修补和右心室流出道重建术：此手术适用于 DORV 合并肺动脉狭窄者。其基本方法与 TOF 矫治术相同，首先充分切除肥厚的隔束和壁束及部分圆锥隔，再建心室内隧道连接 VSD 与主动脉口。二者不同之处在于 DORV 使用内隧道技术关闭 VSD，而 TOF 只需做一直补片即可。右心室流出道做心包或 Gore-tex 补片扩大成形术，肺动脉瓣环发育不良者应使用跨瓣补片（图 23-97）。

Rastelli 手术适用于伴有重度肺动脉下狭窄者、畸形冠状动脉横跨右心室流出道者、肺血管阻力轻至中度升高者。经右心室切口，清除部分肥厚肌束，建立左心室到主动脉的心内隧道。切断肺动脉干，关闭其近端，做右心室到肺动脉远端的心外管道。多数学者采用冷冻保存的同种带瓣主动脉或肺动脉，其近端加用人工血管或心包片与右心室切口吻合（图 23-98）。

Lecompte 手术，又称 REV 手术，是将肺动脉干放在升主动脉前方直接与右心室切口缝合。它适用于婴幼儿 DORV 需建心外管道者，可以避免再次手术更换。Taussig-Bing 畸形伴有肺动脉下狭窄不宜行大动脉调转术者也可考虑该手术。其中心环节是须行 Lecompte 操作，即充分游离肺动脉干和两侧肺动脉至心包出口处，尽量靠近半月瓣切断升主动脉和肺动脉干，关闭肺动脉干近端，远端肺动脉置于升主动脉前方。重新吻合升主动

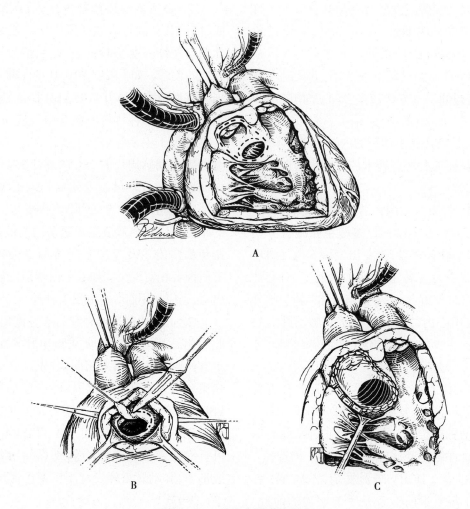

图 23-95　心室内隧道修补术

A. 如果 VSD 是限制性的,需切除部分室间隔扩大 VSD(虚线示切除范围);B. 内隧道
的缝合范围;C. 建立内隧道连接 VSD 与主动脉

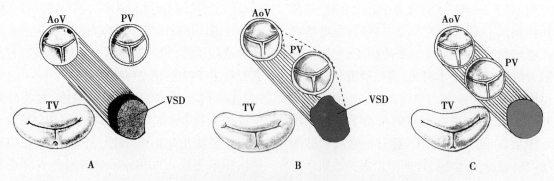

图 23-96　肺动脉瓣环与三尖瓣环之间的距离与心室内隧道修补的关系

A. 肺动脉瓣环与三尖瓣环之间的距离大于主动脉瓣口径,可建立通畅的心内隧道;B. 肺动脉瓣环与三尖瓣
环之间的距离小于主动脉瓣口径,内隧道易梗阻;C. 肺动脉瓣位于主动脉瓣和室间隔缺损之间,不能作内隧
道手术。AoV. 主动脉瓣;PV. 肺动脉瓣;TV. 三尖瓣;VSD. 室间隔缺损

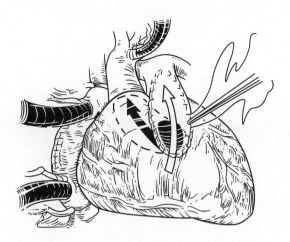

图 23-97　心室内隧道修补后的右心室流出道重建
补片扩大右心室流出道,此为跨瓣环补片

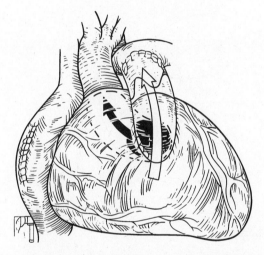

图 23-98　心室内隧道修补后的右心室流出道重建
带瓣心外管道连接右心室和肺动脉

脉,将肺动脉远端后缘与右心室切口上部连续缝合,用一整片心包覆盖右心室切口下段和肺动脉切口前部(图 23-99)。该术式会引起肺动脉反流,因此仅限于术前肺动脉狭窄而肺动脉压力低者,这类患者较术前肺血流不受限者更能耐受无肺动脉瓣状态。冠状动脉异常妨碍右心室的垂直切口时,则为 Lecompte 手术的禁忌,此时需考虑施行 Rastelli 手术。

(3)心室内隧道修补和大动脉调转术:此手术是治疗婴幼儿 Taussig-Bing 畸形不伴肺动脉狭窄者最常用的方法。术中要充分游离肺动脉干和两侧肺动脉及冠状动脉近端,经右心房或右心室切口常规修补 VSD,使左心室血流通畅进入肺动脉,

此时类似完全性大动脉转位。大动脉横断的确切位置取决于是否使用 Lecompte 手术来重新建立心室动脉的一致性连接。若准备使用 Lecompte 操作,则应在主动脉瓣上方数毫米处横断主动脉,肺动脉中部横断肺动脉。如不实施 Lecompte 操作,则在尽量远的位置横断主动脉,肺动脉瓣上方横断肺动脉。移植双侧冠状动脉应避免扭曲或张力。应用 Lecompte 操作者,在新的主动脉前方重建肺动脉。不实施 Lecompte 操作者,只要主动脉横断的足够远,均可于主动脉右后方顺利完成肺动脉吻合而无须使用管道连接。详细手术步骤参见"完全性大动脉转位"章节。

(4)Damus-Kaye-Stansel 手术:此手术适用于 Taussig-Bing 畸形伴有明显主动脉瓣口或瓣上、瓣下狭窄的病例。此种病例如进行大动脉调转术,术后将产生右心室流出道阻塞。先用补片修补 VSD,连接左心室与肺动脉。切断肺动脉,其近心端与主动脉侧壁吻合,缝闭主动脉瓣,从而使左心室血经 VSD 和肺动脉后最终流入主动脉。心外管道连接右心室与肺动脉远端。有些病例为了避免心外管道压迫左冠状动脉,则在主动脉右侧安放右心室到肺动脉心外管道(图 23-100)。该方法的优点是重建了心室动脉一致性,而并未重新移植冠状动脉。带瓣心外管道的应用是其显而易见的缺点。

(5)DORV 伴有远离大动脉 VSD 的双心室修补:此类患者的 VSD 多为流入道(房室通道型)缺损,如无房室瓣骑跨等合并畸形,则部分可行两心室修补。如果心室内隧道阻塞右心室流出道时,则需要跨瓣补片加宽或带瓣心外管道。如果需要将肺动脉置于补片的左心室面,可通过 Lecompte 手术或带瓣心外管道重建右心室肺动脉的连续性。当解剖条件需要将 VSD 连接到肺动脉,又无肺动脉狭窄时,可同时应用大动脉调转术。Barber-Marcial 报道应用 2~3 块牛心包片修复 DORV 远离两大动脉 VSD 到主动脉的心内隧道,治疗效果有了明显提高。

(6)Fontan 类手术(Fontan type operation):此手术适用于 DORV 合并左或右心室发育不全、房室瓣骑跨,以及 DORV 合并远离两大动脉 VSD 无

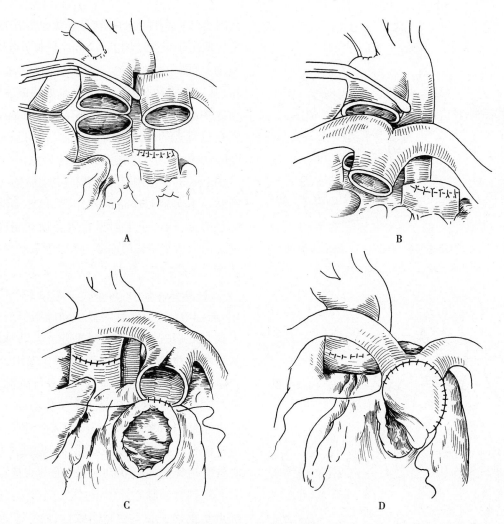

图 23-99 Lecompte 手术

A.切断升主动脉和肺动脉干,关闭肺动脉近端;B.将肺动脉置于升主动脉前方;C.升主动脉重新端-端吻合,
肺动脉远端后缘与右心室切口上部缝合;做肺动脉干纵切;D.应用心包补片覆盖右心室和肺动脉切口

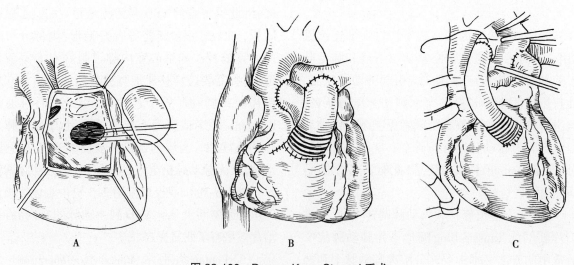

图 23-100 Damus-Kaye-Stansel 手术

A.经右心室切口做 VSD 到肺动脉的心内隧道;B.肺动脉干近端与升主动脉切口吻合,主动脉左侧建立右心室到
肺动脉干远端的心外管道;C.主动脉右侧建立右心室到肺动脉干远端的心外管道

法双心室修补者,只能分期或一期施行全腔静脉与肺动脉连接手术。详见有关章节。

【术后并发症及处理】

1. 低心排血量综合征 多发生在DORV合并肺动脉狭窄的病例,是早期死亡的主要因素。最常见原因为选择手术方法不当,心内修补不完善,如残存左、右心室流出道阻塞或室内分流;其次为术前心室肥厚重,术中心肌保护不佳或缺血时间长;心脏传导阻滞等。

大多数病例需要术后持续应用小剂量多巴胺等强心药物治疗,延长辅助呼吸时间等。必要时延迟关胸促使心功能好转以挽救生命。

2. 左心室或右心室流出道梗阻 残余肺动脉下狭窄,多由于漏斗部肌肉肥厚或右心室内隧道引起,宜再行右心室流出道补片扩大或心外管道;晚期主动脉下梗阻常需再次手术切除主动脉下圆锥肥厚肌束。

3. VSD残余漏 残余心内分流可引起右心衰竭甚至死亡,因此术后经超声心动图证实有明显室内左向右分流者,应立即再次手术,以免延误时机。

4. 远期心室功能不全 晚期左心室功能不全应用洋地黄和利尿药等药物治疗,若有主动脉下狭窄者,应再次手术;晚期出现右心衰竭者,往往是由于右心室到肺动脉的心外管道阻塞,经超声心动图检查证实后,应及时更换合适的心外管道。

5. 其他 有完全性房室传导阻滞者,则安装永久性心脏起搏器;在婴幼儿合并肺动脉高压者,术后应镇静,过度通气,纠正酸中毒,应用波生坦或前列环素等减少肺血管阻力。

大动脉调转术、Fontan类手术等术后并发症及处理详见有关章节。

【随访与预后】 DORV畸形复杂,分类繁多,各家报道的治疗效果差异较大。1980年前,手术死亡率高达20%~35%,远期随访结果不佳。近年随着心脏外科技术的不断发展和对DORV病理解剖的深入研究,手术效果有了明显提高。

DORV伴有主动脉下或双大动脉下VSD者,心室内修补手术效果最好,院内死亡率达2%左右。远期结果满意,大多数生存者心功能为I级。晚期死亡率为7%~18%,主要原因为心律失常、残

余VSD、主动脉瓣关闭不全、右心室室壁瘤和心外管道阻塞等。单纯加用右心室流出道补片治疗肺动脉狭窄者,手术结果与此相仿。应用跨瓣补片或心外管道的病例,其早、晚期猝死风险比单纯切除异常肌束解除右心室流出道梗阻者高。更换同种带瓣管道的比例与时间有关,10年后约50%的患者需再次手术。

DORV伴有肺动脉下VSD者,手术效果略差。此类畸形的手术方法较多,大多应用大动脉调转术,少数患者可行心室内隧道,极少数施行Darnus-Kaye-stansel手术和心室内管道修复。Kawashima报道41例Taussig-Bing畸形实施不同的术式,早期手术19例中死亡13例(68%),其后的22例分别采用大动脉调转术或心室内修补术,仅死亡4例(18%),疗效明显提高。其中应用心室内隧道修复10例,平均随访8年4个月,无早期和晚期死亡,仅1例残余肺动脉狭窄再手术,但多数患者心室扩大,右心室射血分数降低。笔者认为Taussig-Bing畸形两大动脉并列和肺动脉瓣环与三尖瓣环之间的距离大于主动脉瓣口直径者,选用心室内隧道修复可获得满意效果。大动脉调转术的手术死亡率为5%~14%。Lecompte和Sakata认为在Taussig-Bing心脏畸形无左心室流出道阻塞者,应选用大动脉调转术或Lecompte手术。Serrof报道27例Taussig-Bing心脏畸形的外科治疗,其中7例做了心室内隧道,早期和晚期各死亡1例,分别死于左心室流出道阻塞所致的低心排血量综合征和进行性主动脉下狭窄及反复肺部感染;20例大动脉调转术,早期和晚期死亡各1例,分别死于右心室心肌梗死和术后3年因心肌梗死做心脏移植术的急性排斥,从而认为Taussig-Bing心脏畸形施行大动脉调转术的效果优于心室内隧道修复。Yacoub报道4例Taussig-Bing心脏畸形,其中2例大动脉并列合并主动脉下狭窄和主动脉缩窄。进行心室内隧道修复;另2例两大动脉前后位而无主动脉下狭窄和主动脉缩窄,应用大动脉调转术。无早期和晚期死亡。该作者认为根据两大动脉关系,选用心室内隧道修复和大动脉调转术,均可获得满意的效果。Ceitharnl报道4例Taussig-Bing心脏畸形施行Damus-Kaye-Stansel手术,术后1例

23

于术后早期死亡,另 3 例生存。结果证明此手术应用于出生后 18 个月以上的儿童,体重 >10kg,可获得满意的效果。

DORV 伴有远离两大动脉 VSD 者,手术效果仍差。约有 1/3 病例可做心室内隧道,但大多须加用右心室流出道补片或心外管道,也有应用心内心外双管道和大动脉调转者。Piccali 报道 24 例 DORV 伴有远离两大动脉 VSD 和 / 或合并完全型房室隔缺损,早期死亡 7 例,手术死亡率为 29.1%。从而认为合并多发性 VSD 和房室瓣畸形是手术危险因素,如合并肺动脉狭窄应选用单心室修复口。1999 年 Barbero-Macial 报道应用 2~3 块牛心包片心室内隧道修复 18 例,早期死亡 2 例,手术死亡率为 11.1%,术后平均随访 2.65 年,死亡 3 例。从而认为此类右心双出口不能应用一块补片做心室内隧道者,可选用多块补片。Beli 等报道 23 例接受双心室修补者,院内死亡率降至 9%(2例),但主动脉下狭窄导致的再手术率高达 35%(8例)。今后要对 DORV 远离两大动脉 VSD 的病理解剖进行深入研究,在临床上创造更多有效的修复方法,使其治疗效果进一步提高。

DORV 不能施行两心室修复者,应在 6 个月时采用双向腔肺动脉分流术,1~2 岁时再行 Fontan 手术。Russo 报道 23 例 DORV 施行右心房与肺动脉连接手术,早期死亡 6 例,手术死亡率为 26%,死亡原因多为低心排血量综合征。17 例远期随访,随访 5~60 个月,心功能 I 级 8 例,II 级 7 例,III 级 1例,死亡 1 例。多因素分析为左心室发育不全和房室瓣畸形为手术危险因素。

国内汪曾炜报道 208 例 DORV 的外科治疗中,手术死亡率为 8.7%,死亡原因多为低心排血量综合征。晚期死亡 10 例,晚期死亡率为 4.8%,死亡原因主要为心律失常和心力衰竭。随访 1 年到 20年,再手术 6 例,主要由于残余 VSD 和右心室流出道阻塞。生存 180 例中 162 例进行随访,其中 99 例(61.1%)为心功能 I 级,58 例为 II 级(35.9%),5 例为 III 级(3.0%)。李守军等报道 380 例行双心室修补手术的 DORV 进行随访,早期死亡 17 例(4.5%),晚期死亡 7 例(2.1%)。术前肺动脉高压是早期死亡的唯一危险因素。9 例患者存在术后明显的左心室流出道梗阻。DORV 伴有远离两大动脉 VSD 的病例术中体外循环和主动脉阻断时间更长,并且出院后左心室流出道梗阻的发生率更高。再次手术 4 例,均由主动脉下左心室流出道梗阻引起。这些病例经过改良 Konno 手术后,压力阶差均降至 20mmHg 以下,术后恢复平稳。

(童峰)

三、完全性大动脉错位

完全性大动脉错位(complete transposition of the great arteries,TGA)是一种较常见的发绀型先天性心脏畸形。室间隔完整(IVS)的大动脉错位患者一般在出生后几天动脉导管就自行关闭,如未经治疗,则在婴儿早期死亡。如伴有室间隔缺损(VSD)或房间隔缺损(ASD),则患者会早期发生严重的肺血管病变,出生后第 1 年就可致命。

【定义】 为心房与心室连接一致,而心室与大动脉连接不一致。即主动脉发自右心室,而肺动脉发自左心室,这样主动脉接受的是体循环的静脉血,而肺动脉接受的是肺静脉的动脉血。

【分类】 大动脉错位属于圆锥干畸形的一种,在法洛四联症时,左心室主要与主动脉连接,右心室主要与肺动脉连接;在右心室双出口时,两根大血管均起源于右心室;而在大动脉错位时,主动脉起源于右心室,肺动脉起源于左心室。

约 20% 的大动脉错位患者合并室间隔缺损,此时的肺动脉直径通常是主动脉直径的 2~3 倍。大约 20% 的大动脉错位伴 VSD 的患者在出生时就有左心室流出道梗阻。室间隔完整的大动脉错位患者,偶伴有左心室流出道梗阻。它可以是功能性的,当肺阻力下降右心室压力相对升高时,室间隔凸向左室侧,导致左心室流出道梗阻。随着病程的进展,梗阻可由动力型发展为固定的、纤维化的隧道样梗阻。

大动脉错位的冠状动脉分布变异很多,因此分型比较困难。Yacoub 和 Radley-Smith 在 1978年提出的分型方法有 A~F 共六种类型,如 A 型为右后侧瓣窦发出右冠脉,左后侧瓣窦发出左前降支和回旋支;B 型为左侧瓣窦发出单根冠脉。但由于冠脉畸形超过六种以上,因此很难包括全面。

Leiden 提出的 D-TGA 冠状动脉分类标准得到大家公认(图 23-101)。Leiden 规则采用透视方法从主动脉看向肺动脉,在观察者右侧接近肺动脉侧的主动脉瓣窦为瓣窦 1,正常情况下发出左前降支和回旋支;对侧主动脉瓣窦为瓣窦 2,正常情况下发出右冠状动脉,这相当于 Yacoub 分型中的 A 型。据此可对不同类型的冠状动脉畸形加以分类。冠状窦 2 发出右冠状动脉(R),冠状窦 1 发出左前降支(AD)和回旋支(Cx),因此可编号为(1AD,Cx;

2R),为正常的冠状动脉走行。分号(;)表明将左、右冠状窦分开,同时出现两个相同的数字,说明该瓣窦内分别有 2 个开口。出现冠脉畸形时,这些数字编号也发生相应变化。比如右侧单根冠状动脉可表示为(2R,AD,Cx);如果两根冠状动脉分别开口于右侧瓣窦内,则表示为(2AD,Cx,2R)。

【发病率】 完全性大动脉错位的发病率在发绀型先天性心脏病中仅次于四联症,占先心病发病率的 7%~9%。约 80% 的未手术病例死于 1 岁以内。

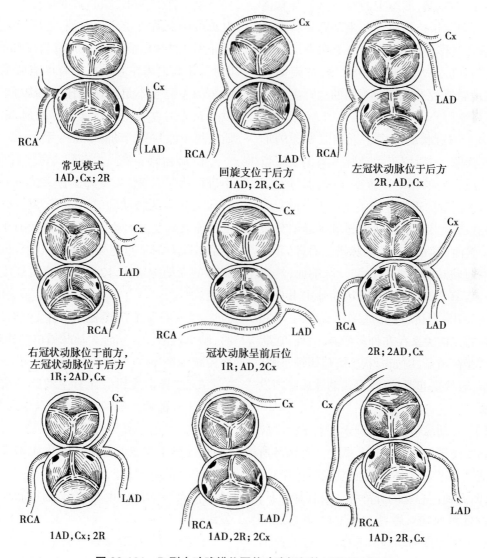

图 23-101 D 型大动脉错位冠状动脉解剖的 LEIDEN 标准

RCA. 右冠状动脉;LAD. 左冠状动脉前降支;Cx. 回旋支。冠状动脉最常见的分布形式,Sinus 1 指解剖上位于左后的冠状窦,发出前降支和回旋支冠状动脉,Sinus 2 指解剖上位于右后的冠状窦,发出右冠状动脉,缩写为(1AD,Cx;2R),为正常冠状动脉分布。单根冠状动脉可以表示为(2R,AD,Cx),说明右后瓣窦发出右冠状动脉,左冠状动脉前降支和回旋支。如果同一个瓣窦分别发出两根冠状动脉,可以用数字分别表示(1AD,2R;2Cx),说明左后瓣窦发出左冠状动脉前降支,右后瓣窦分别发出右冠状动脉和回旋支

【病因】 大动脉错位是一种圆锥干畸形。在正常右襻发育时期，主动脉下圆锥持续存在，而肺动脉下圆锥隔吸收并与二尖瓣间纤维连续，结果导致主动脉瓣位于肺动脉瓣前方，没有进行正常的旋转，两组半月瓣未经正常的变换分别与远端大血管连接，这些演变最终形成大动脉错位。

大动脉错位右旋形式是最常见的一种畸形，按照 Van Praagh 的方法即为 d-loop 转位，即原始心管在心脏发育早期阶段的旋转方向（S，D，D）。d-loop 大动脉转位时，心室位置关系正常，即形态上的左心室位于左侧，形态上的右心室位于右前侧。d-loop 大动脉错位不应当与主动脉和肺动脉的位置关系 d 型移位混淆，在功能上后者没有意义。相反，与 d-loop 大动脉错位相比，左旋形式即 l-loop 大动脉错位有着完全不同的病理生理学特点。

胚胎学上的冠状动脉主干近端以发芽的形式起源于乏氏窦，一般位于主动脉。当大血管位置关系变化或心室的相对位置变化时，就打乱了冠脉主干和乏氏窦的正常连接关系。正常位置的心室（d-loop），左冠状动脉主干跨过肺动脉的分布是正常的。然而，就 d-loop 大动脉错位而言，通常的分布是左冠状动脉主干跨过肺动脉前面，然后走行在左心房室沟。同样，右冠状动脉主干直接从最近的窦发出，到达右侧房室沟。冠脉主干和乏氏窦之间的连接关系存在许多变异，另外，冠状窦本身也可存在畸形，例如冠状窦窦口闭锁，冠状窦窦口狭窄，冠状窦起源偏移，冠状动脉从壁内发出等。

【病理】 大动脉错位的生理学特点是肺动脉的血氧饱和度高于主动脉。这是两个并行循环所导致。回流到右心室的体静脉血泵到了体循环，同样方式，回流到左心室的肺静脉血泵到肺动脉，出现严重的低氧血症。患者为了生存，并行循环之间必须有一定程度的动静脉混合。由于出生时卵圆孔和动脉导管的存在，使一部分含氧动脉血经过卵圆孔和动脉导管进入体循环。动脉导管闭合后，如无房间隔缺损或室间隔缺损，患者将不能存活。

无论是否存在大动脉错位，胎儿期左、右心室的压力相等，这是由非限制性动脉导管的存在造成的。因为左、右心室压力相等，出生时左、右心室肌的厚度相等。室间隔完整型大动脉错位，随着胎儿出生后肺阻力开始下降，左心室压力也相应下降。出生后 4~6 个月，左心室将不能适应体循环压力负荷的急剧增加。肺阻力下降的另一结果是导致肺血流增加，甚至比体循环血流多 3~4 倍，此时伴有左心室扩张。因此大动脉错位是一种肺血流不减少、实际上比正常增加的发绀型心内畸形。

如果伴有 VSD，左心室的压力将由通过 VSD 血流的限制程度决定。然而，如同大动脉位置关系正常的 VSD，膜周部 VSD 有自发闭合的倾向，因此，几周之内左心室压力有可能从接近体循环的压力下降至不足体循环压力的 2/3。如果这时没有预先对左心室进行准备的处理，左心室肌的质量将不能耐受大动脉 Switch 手术。

1. 肺血管疾病 大动脉错位伴有 VSD 时，如不进行治疗就很快发生肺血管病变。由于高流量、高压力和高的肺动脉氧饱和度，很快导致不可逆的肺血管病变。大动脉错位伴有 VSD 的患者在出生后 6 个月时就可能失去手术机会。即使室间隔完整型大动脉错位，12 个月时也可能发生肺血管病变。

2. 左心室流出道梗阻 左心室流出道梗阻时，肺血流减少。结合大动脉错位的病理生理，肺血流减少将导致严重发绀。

3. 差异性发绀 伴有主动脉弓狭窄或中断时，下半身的血流必须依靠动脉导管供给。然而，从左心室经由动脉导管流到下半身的血流是含氧血，而流到上半身的血流是静脉血，这就导致了临床上出现的趾端粉红，而指端呈蓝色，这是大动脉错位伴有主动脉弓中断的诊断性特征，即差异性发绀。

【症状】 大动脉错位通常在出生后 24 小时就能明确诊断。在动脉导管闭合后，患者表现为严重低氧血症和酸中毒。虽然临床表现为发绀，但胸部 X 线片表现为肺血流增多。纵隔内大血管形态也具有特征性。临床症状取决于体循环和肺循环的血液混合程度。如心房内分流很小，动脉导管自然关闭,那出生后即严重发绀,呼吸急促,对吸入纯氧无变化。但如心房内分流大,同时伴有动脉导管未闭或室间隔缺损,则发绀较轻,由于体循环和肺循环血液的大量混合,发绀不明显,但早期出现充血性心力衰竭,对内科药物治疗效果往往不明显,严重者出现心率快、呼吸促、肝大等心力衰竭表现。如合并大室间隔缺损和左心室流出道狭窄,类似于法洛四联症,肺血流减少,低氧血症,心力衰竭症状较轻。

【体征】 胸廓饱满,胸前区听诊,心脏收缩期杂音,第二心音单一。肝可增大。临床表现为气促、肋间凹陷。年龄大的患者可有杵状指。

【辅助检查】 超声心动图对大动脉转位具有诊断性价值。通过心脏超声需明确以下几点。

主动脉和肺动脉根部的位置,主动脉瓣和肺动脉瓣的大小,升主动脉和肺动脉主干的大小,冠状动脉开口和左、右冠状动脉主干的位置。

静脉回流的情况,即是否有左上腔静脉,左上腔静脉是否和头臂静脉相通,以及右上腔和左上腔静脉的相对大小。

明确是否存在 ASD,ASD 的大小和位置。这对 TGA/IVS 患者尤为重要。

主动脉弓、峡部和导管区域的大小,因为这些部位可能存在发育不良或伴有狭窄。当存在主动脉弓发育不良或狭窄时,应仔细测量三尖瓣瓣环及右心室的大小。

判断室间隔的位置;左心室后壁的心肌厚度及心肌质量的测定非常重要,可以此判断可否做大动脉转换术。

心电图通常示窦性节律,电轴右偏较多,右心室肥大。由于严重缺氧,ST 段和 T 波可出现缺血性表现。

胸部 X 线片示心影扩大,上纵隔变窄,右心室扩大,心影呈鸡蛋形。肺门血管影扩大。如伴肺动脉狭窄,肺血管阴影减少。

右心和左心导管检查,主要了解各心房、心室和大动脉的血氧含量及压力测定,以确定心内分流存在和肺动脉高压情况。心血管造影可进一步明确大动脉位置,心房或心室内分流,有否肺动脉瓣或瓣下狭窄,左、右肺动脉发育情况,特别是左、

右肺动脉和远端肺动脉的发育情况。由于导管检查的创伤较大,目前临床上对新生儿大动脉错位的导管检查应用很少。

【诊断】 通常在出生后 24 小时就能明确诊断。TGA/IVS 患者出生后即出现发绀和严重的低氧血症及酸中毒,吸入纯氧对改善缺氧无效。房室水平分流量大者可有充血性心力衰竭表现,出现肝大。超声检查发现房室连接一致,心室大血管连接不一致可确诊。胸部 X 线片示心影为蛋型,肺血增多。

【鉴别诊断】 由于出生后发绀,主要与发绀型先天性心脏病相鉴别。

完全型肺静脉异位引流:与 TGA 一样也是出生后即出现发绀而肺血却增多的先天性心脏病。胸部 X 线片显示心影大小可正常,上纵隔无狭窄,可有肺水肿表现。心电图提示右心室增大。超声心动图显示肺静脉回流入右心房,房间隔通常有较大的缺损。

右心室双出口合并肺动脉瓣下室间隔缺损(Taussig-Bing 畸形):其血流动力学特征类似于TGA/VSD,出生后发绀而肺血增多,早期即可出现心力衰竭及肺血管病变。鉴别一般依赖心脏超声和心导管检查。

法洛四联症:TGA/VSD 合并肺动脉狭窄的病例需要与之鉴别。两者都表现为发绀,听诊可闻及收缩期杂音,胸部 X 线片显示肺血流量减少。但有所不同的是法洛四联症患者一般在出生后 6 个月左右才出现发绀,蹲踞多见,并可有缺氧发作。

【治疗】 完全性大动脉错位的治疗包括姑息性手术和根治手术。

1. 房隔造口术或房隔切开术 早期对完全性大动脉错位出生后严重低氧血症采用的姑息性手术方法,目前较少采用,主要因为在出生 1 个月内可行大动脉转换术。

2. 肺动脉环缩术 对伴有巨大室间隔缺损或多发性室间隔缺损,早期可先行肺动脉环缩,以保护肺血管充血引起的肺动脉高压,至 6 个月或 1 岁以后再行纠治术。

3. 体 - 肺动脉分流术 也称为 Blalock 术。

23

对严重低氧血症,伴有肺动脉狭窄等原因,早期不能行大动脉转换术时,可先行 Blalock 术,如心房内分流少,应同时行房间隔扩大术,以改善低氧血症。

4. Mustard 或 Senning 术　为心房内调转术。早期一般先行姑息手术,至 6 个月左右行 Mustard 或 Senning 术,手术死亡率可 <5%~10%。手术后易发生心律紊乱和腔静脉、肺静脉回流梗阻,特别是由于形态学右心室不能长期承受体循环压力,导致三尖瓣关闭不全,即功能性二尖瓣关闭不全,因此目前临床上已放弃,只在双调转术中采用。

5. Rastelli 术　大动脉错位伴室间隔缺损和左心室流出道梗阻者行 Rastelli 术。需要心内建立室间隔缺损至主动脉的内隧道,使左心室血流经室间隔缺损至主动脉,而右心室至肺动脉通过心外管道连接,因此手术年龄以 3~4 岁以上为宜,否则由于心外人工管道不能随着年龄的增长而生长,远期并发症较多,需多次手术置换。同时心内隧道发生左心流出道梗阻的发生率较高。对室间隔缺损位置远离主动脉开口和室间隔缺损至主动脉开口之间有三尖瓣腱索或乳头肌阻挡,或右心室腔较小的病例不宜行 Rastelli 术。

【Rastelli 手术方法】　主要适合于大动脉错位伴室间隔缺损和肺动脉狭窄,或者原先做过肺动脉环缩术,引起肺动脉干和瓣下狭窄的患者。

手术建立体外循环方法与上相同。取下心包经戊二醛溶液固定备用。经右心室切口,探查室间隔缺损位置,确定室间隔缺损至主动脉开口之间无三尖瓣组织阻挡、横断肺动脉,近心端连续缝合关闭,将室间隔缺损至升主动脉开口间建立心内隧道。补片要足够大,防止术后发生左心室流出道梗阻,如室间隔缺损较小,必须扩大至室间隔缺损直径与主动脉瓣环直径相同。采用同种带瓣管道连接右心室切口至肺动脉,先缝合同种带瓣管道与肺动脉远端的吻合口,同种带瓣管道近端的后壁与右心室切口上缘缝合,同种带瓣管道前壁和右心室切口下缘部分用心包补片覆盖(图 23-102)。

双根部调转术(double root translocation,DRT):2004 年,中国医学科学院阜外医院胡盛寿教授团队对 Nikaidoh 手术进行改良,在保留自体肺动脉

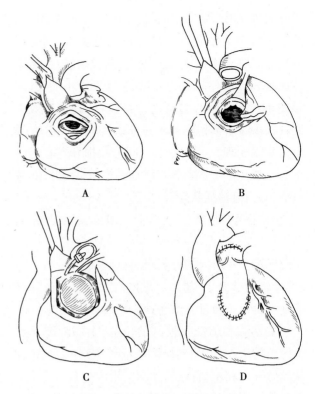

图 23-102　Rastelli 手术方法

A. 经右心室切口,探查室间隔缺损位置,确定室间隔缺损至主动脉开口之间无三尖瓣组织阻挡;B. 将室间隔缺损至升主动脉开口间建立心内隧道。补片要足够大,防止术后发生左室流出道梗阻,如室间隔缺损较小,必须扩大至室间隔缺损直径与主动脉瓣环直径相同;C. 横断肺动脉,近心端连续缝合关闭;D. 采用同种带瓣管道连接右心室切口至肺动脉,先缝合同种带瓣管道与肺动脉远端的吻合口,同种带瓣管道近端的后壁与右室切口上缘缝合,同种带瓣管道前壁和右室切口下缘部分用心包补片覆盖

瓣的同时对冠状动脉进行再植。通过将自体肺动脉根部完整移植以改善重建后的右心室流出道生长性及肺动脉瓣反流,取得了很好的手术疗效。DRT 手术适用于 1 岁以上的患者,手术适应证为合并肺动脉狭窄的 TGA/VSD 和远离型室间隔缺损的右心室双出口合并肺动脉狭窄的患者。与 Rastelli 及经典的 Nikaidoh 手术相比,DRT 手术具有如下优点:①保留自体肺动脉瓣构成新建右心室流出道的后壁和侧壁,带瓣牛颈静脉或同种异体肺动脉带瓣管道仅构成其前壁。这既使新建的右心室流出道血流动力学最接近正常,又在理论上解决了手术后因右心室流出道不具生长性或发生钙化梗阻的难题。②肺动脉根部自左心

室切取后左心室流出道梗阻得到进一步缓解,从而使大部分患者无须再切开圆锥间隔以扩大室间隔缺损,左心功能得到最大程度保护,左心室流出道的血流动力学几乎达到完全正常。③经典的Nikaidoh术不移植冠状动脉,DRT式式将1条或2条冠状动脉游离,选择合适的位置吻合于移位后的主动脉根部,冠状动脉不受牵拉,心肌血供不受影响。该技术的应用使得DRT手术不受冠状动脉畸形的限制,可在几乎所有TGA/VSD/PS类型的患者中应用。

从2007年12月到2013年9月,中国医学科学院阜外医院共有78例患者接受了DRT手术,中位年龄为3岁(0.3~22岁),中位随访时间为46个月(2~75个月)。院内死亡率为4.4%(3例患者),死亡原因分别是肾衰竭、低心排血量和脓毒血症。随访期间无再次手术干预,两例随访期死亡,死亡原因分别是心力衰竭和猝死。术后超声提示重建后的双心室流出道血流动力学满意,心功能正常。左心室流出道压差接近正常,提示左心室流出道疏通满意。平均右心室流出道压差只有10.4mmHg,多数患者的肺动脉只有少到中量反流。

【双根部调转术(DRT)方法】 在主动脉窦管交界上1cm处离断升主动脉,探查主动脉瓣及冠状动脉开口。在主动脉根部心外膜下游离左、右冠状动脉主干,距主动脉瓣下0.5cm处将主动脉根部从右心室流出道离断,并切下一侧冠状动脉开口(通常是右侧冠状动脉)。经右心室流出道切口探查室间隔缺损,以5-0的Prolene线修补室间隔缺损。切开主-肺动脉探查肺动脉瓣,沿靠前方的瓣交界处切开肺动脉瓣环,并将整个主-肺动脉根部从左心室流出道离断,注意避免损伤二尖瓣瓣环。切除肺动脉瓣下残余纤维性狭窄,必要时切除肺动脉瓣下靠近室间隔侧的部分肌肉以疏通左心室流出道。

补片修补冠状动脉开口切除后留下的主动脉壁缺损。以离断的冠状动脉开口部(通常是左侧冠状动脉)为支点,将主动脉根部向后旋转至左心室流出道开口(注意避免冠状动脉扭曲)。5-0的Prolene线缝合主动脉根部与左心室流出道。以

6-0的Prolene线将切下的冠状动脉开口纽扣片重新移植至相应的主动脉根部。选用同种异体肺动脉单瓣补片或牛颈静脉单瓣补片加宽并重建已经游离下的主肺动脉根部。充分疏通右心室流出道,行Lecompte操作,将肺动脉调至主动脉前,用6-0的Prolene线进行主肺动脉根部与右心室流出道切口的吻合。

大动脉转换术:大动脉转换术的手术年龄取决于左心室功能,当有VSD或动脉导管足够大时,左心室压力能维持在体循环压力的2/3以上,左心室能在较长时期内适应一期大动脉换位术。然而,如果室间隔完整时,左心室在出生后几周就明显变小。一般的,在出生4周后,伴有完整室间隔和没有动脉导管的大动脉转位的患者实行一期Switch手术存在较大的危险性。一般对室间隔完整型大动脉错位应在出生后2周内手术最合适,如手术年龄超过1个月,必须注意左心室功能是否退化,临床上可根据心导管检查或心脏超声检查决定。在超声检查中室间隔位置必须居中,如偏向左侧,说明左心室压力低于右心室压力,需进一步心导管检查,左心室压力必须超过右心室压力的60%。此外,大动脉位置和冠状动脉解剖位置非常重要。如大动脉侧侧位,冠状动脉位置畸形,特别是行走于主动脉壁内(intramural),单根冠状动脉或冠状动脉横过右心室流出道前方,使移植后扭曲,张力较高,引起冠状动脉灌注不足,是大动脉转换术失败的主要原因。对大动脉错位伴室间隔缺损,除了考虑解剖因素外,肺动脉高压是手术失败的主要原因。一般手术年龄不要超过3个月,>6个月就可能出现肺血管阻塞性病变。

【大动脉转换术Switch方法】

大动脉转换术将主动脉和肺动脉切下后换位,同时将原来的左、右冠状动脉分别取下移植至新的主动脉上,这样,使完全性大动脉错位在解剖上彻底纠治(资源20)。

资源20
大动脉转换术

手术在体外循环下进行,对新生儿可采用深低温停循环转流方法和深低温低流量转流方法。首先建立体外循环,右心房的单根静脉插管使肛温降至18℃以下。在转流降温时,解剖游离动脉

导管,缝扎切断动脉导管后彻底游离升主动脉、肺动脉干和左右肺动脉。至肛温18℃时停循环,主动脉根部注入心肌保护液。右心房切口,缝合房间隔缺损或修补室间隔缺损,然后缝合右心房切口,恢复体外循环,在低流量下行大动脉转换术。

将升主动脉距瓣上1cm处横断,注意探查左、右冠状动脉开口,检查开口处有否小侧支,或冠状动脉行走于主动脉壁内(Intramural),沿冠状动脉开口1~2mm外缘剪下主动脉壁,游离冠状动脉最初的2~4mm,要仔细保护冠状动脉的各分支。如有必要,在心外膜下游离小的心外膜分支。肺动脉干位于左、右肺动脉分叉处横断,仔细检查肺动脉瓣,将左、右冠状动脉向后移植至肺动脉根部,在相应位置剪去小片肺动脉壁,然后采用Prolene

线连续缝合。缝线每端打结固定。仔细检查缝线处,任何可疑区域都要间断缝合加固。缝合后仔细检查冠状动脉有否扭曲、牵拉,保证通畅。有时冠状动脉向后移植距离长,张力偏高,可以在新主动脉上做一L形切口,然后均匀地旋转,做一个门板式的皮瓣。这样可减少冠状动脉旋转,但增加了新主动脉近端的周长。此时远端主动脉与肺动脉换位,将左、右肺动脉提起,主动脉从肺动脉下穿出,用镊子钳住主动脉开口后,将主动脉阻断钳换至肺动脉前方再阻断。升主动脉与肺动脉根部连续缝合,形成新的主动脉;采用自体心包片应用0.6%的戊二醛处理后修补原主动脉根部取冠状动脉后的缺损,最后与肺动脉干吻合形成新的肺动脉干(图23-103)。

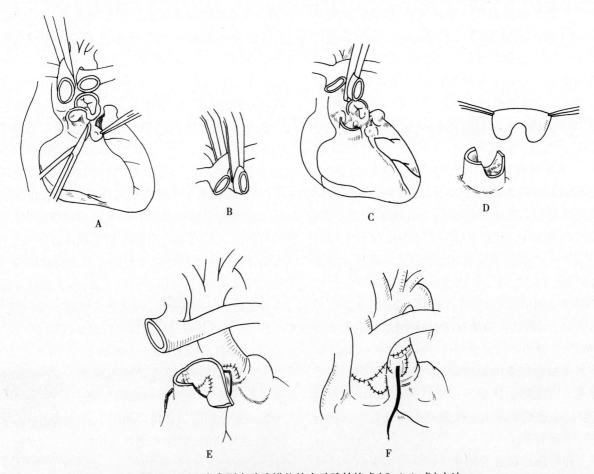

图 23-103　完全型大动脉错位的大动脉转换术(Switch术)方法

A.主动脉距瓣上1cm处横断,注意探查左右冠状动脉开口,沿冠状动脉开口1~2mm外缘剪下主动脉壁,游离冠状动脉最初的2~4mm,要仔细保护冠状动脉的各分支;B.升主动脉和肺动脉前后换位;C.将左右冠状动脉向后移植至肺动脉根部,在相应位置剪去小片肺动脉壁,然后采用Prolene线连续缝合,缝线每端打结固定,然后连接主动脉;D.采用自体心包片裁剪成裤状;E.修补原主动脉根部取冠状动脉后的缺损;F.最后连接肺动脉松开主动脉阻断钳,应当观察心脏表面的冠状血管灌注和心肌颜色,所有的区域应有满意的灌注,颜色红润。常用 6/0 的 Prolene 线连续吻合肺动脉,同时开始体外循环转流升温。手术缝合要仔细严密,否则术后出血是致命的。手术成功的关键在于冠状动脉的移植。

随着大动脉转换术的开展,使我们逐渐认识到冠状动脉解剖畸形的重要性。在动脉转换术中,冠状动脉移植是手术成功与否的关键。由于冠状动脉解剖变异复杂、类型多,因此采用手术方法各不相同。随着冠状动脉移植技术的不断提高,冠状动脉畸形的大动脉转换术死亡率已从早期报道的 20% 下降到了目前的 5% 以下。临床上有许多改良的冠状动脉移植方法。

上海儿童医学中心 1999—2013 年间共计手术 919 例 Switch 患者,手术早期死亡率 10.88%。虽然大动脉调转术后的患者成年后死亡率很低;然而常规随访是必不可少的。还是有一批患者存在冠状动脉病变、主动脉瓣反流及肺动脉狭窄等中远期并发症,需要进行外科干预。术后冠状动脉病变可导致患者发生心肌缺血、心肌梗死、心律失常、心力衰竭,甚至猝死等。远期冠状动脉病变的原因可能是冠状动脉移植时产生的微小变形改变了近段冠状动脉的血流平衡,血流产生切应力损伤血管壁,诱导内膜纤维增生,从而导致血管阻塞。新主动脉瓣膜的反流与手术时主动脉、肺动脉直径不匹配有关,扩大的新主动脉根部会导致瓣膜反流加重。肺动脉狭窄主要与肺动脉远端形态有极大相关,转位后远端肺动脉的扭曲、受压、变形,尤其是侧侧位的血管移植,往往会导致远期肺动脉分支狭窄。

Damus-Kaye-Stansel 手术:适合于右心室流出道或主动脉瓣下严重狭窄,冠状动脉畸形,限制型室间隔缺损,大血管侧侧位,主要不适合行 Rastelli 术和大动脉转换术者,可考虑该方法,部分这类病儿也可采用大动脉移位术。

二期 Switch 手术:年龄大于 4~8 周龄的患者,左心室压力低于体循环压力的 60%,是二期 Switch 手术的适应证。即使患者的年龄在 4~8 周龄范围之内,如果大动脉 Switch 术后没有心室辅助装置对左心室的支持,患者也将可能没有足够的左心室功能而耐受大动脉 Switch 手术。二期 Switch 手术的适应证也可以是心房内转换矫治术后,即 Senning 或 Mustard 手术后体循环功能衰竭的患者。

【二期 Switch 手术方法】

1. 一期手术 常规气静麻醉下胸骨正中切口,沿右侧剪开心包,解剖游离升主动脉,左头臂干和右肺动脉。头臂干上侧壁钳,用直径 4mm 的 Gore-Tex 管道,顶端剪成斜口与头臂干吻合,采用 6-0 的 Prolene 缝线连续缝合,然后右肺动脉上侧壁钳,与 Gore-Tex 管道做端 - 侧吻合。开放后确保吻合口通畅。肺总动脉上环缩带,采用编织硅橡胶膜剪成 3mm 宽的带子绕过肺动脉干,两端对齐后钳住。从肺动脉干顶部置入左心室测压管,持续观察左心室压力变化,同时做食管超声,逐渐收紧环缩带,食管超声显示室隔逐渐向中间移位,直至室隔保留在中间位,同时左心室压力达到右心室压力的 80% 左右,固定环缩带,同时在环缩带上、下两侧缝合固定于肺动脉干,防止环缩带移位。置心包腔内引流管,分层关胸。对卵圆孔小、严重低氧血症者,可在常规体外平行循环下行房隔扩大术。

2. 间隔期 在整个期间的 7~10 天需要保留气管插管呼吸机辅助呼吸和接受正性肌力药物支持,隔天进行超声心动图检查,以了解心室功能和心室质量。在 5~7 天时,左心室功能逐渐恢复到正常。

3. 二期 Switch 手术 原切口进胸,取下心包戊二醛固定备用,肝素化,升主动脉和右心耳插管体外循环,开始转流即阻断 Gore-Tex 管道,分别在两端上侧壁钳,拆除 Gore-Tex 管道,同时缝合头臂干和右肺动脉吻合口。拆除肺动脉干的环缩带。转流降温至肛温 20℃时停循环,右心房切口,缝合房间隔缺损。恢复体外循环,20~50ml/(kg·min) 低流量下行大动脉转换术。

主动脉和肺动脉距瓣叶 1cm 处分别横断,取下左、右冠状动脉,然后移植至相对应的肺动脉根部,将升主动脉从肺动脉下穿出换位,连接升主动脉,心包补片修补左、右冠状动脉缺损处,再连接肺动脉。除了需要移去束带,钳夹和分离分流导

23

管,二期手术与基本的大动脉 Switch 术没有区别。在 5~7 天时,通常仅有纤维素粘连,较易分离,而且没有使冠状动脉解剖模糊不清。

主动脉移位术(aortic translocation):完全性大动脉错位伴室间隔缺损和肺动脉狭窄(TGA/VSD/PS)普遍采用 Rastelli 手术。其主要优点是术后保持左心室担任体循环工作,因此成为目前对 TGA/VSD/PS 的标准手术方法。但长期随访发现术后并发症较多,包括心外管道梗阻、左心室流出道梗阻和心律失常等。主动脉移位术是 Nikaidoh 于 1984 年提出的。其优点在于避免了建立心内隧道,从而使左心室流出道梗阻的概率大大降低,而且此术式在处理房室瓣骑跨和右心室相对较小的病例时有显著优势。但是,此术式对心功能的损伤较大,患者术后早期常出现低心排血量,而且由于手术需要在大动脉瓣环周围做切口,故此处如有冠状动脉分支跨过当属禁忌证。

【主动脉移位术方法】

Nikaidoh 在 1984 年提出的新的手术方法,纠治大动脉错位伴室间隔缺损和左心室流出道梗阻,主要应用于室间隔缺损位于流入道,或限制性室间隔缺损,右心室腔较小,房室瓣骑跨,冠状动脉畸形跨过右心室流出道等。并不是所有 TGA 伴肺动脉瓣狭窄都采用该方法。

手术采用胸骨正中切口,切除双侧胸腺,取下心包经戊二醛固定备用。升主动脉和上、下腔静脉分别插管建立体外循环。在体外循环平行转流下,解剖分离动脉导管或导管韧带,在导管两端分别缝扎后切断;进一步分离左、右肺动脉至肺门处。主动脉根部注入心脏停搏液 20ml/kg,并每 20 分钟灌注一次。心脏停跳后切开右心房,探查室间隔缺损的位置。在主动脉瓣下约 0.5cm 处切开右心室流出道,注意避免损伤主动脉瓣叶。在直视下分别向两侧剪开,至冠状动脉处时需先将冠状动脉游离,然后从冠状动脉下方剪开右心室,使整个主动脉瓣带着冠状动脉从右心室根部切下。同时将肺动脉干在近瓣环处横断,剪去狭窄的瓣叶,向圆锥隔方向剪开直至室间隔缺损交通。将取下的主动脉瓣移向剪开的肺动脉瓣环处,保持左、右冠状动脉没有张力和扭曲。主动脉瓣后半

部分与肺动脉瓣环连续缝合,采用 5-0 的 Prolene 连续缝合。裁剪大小合适的涤纶补片,关闭室间隔缺损至主动脉前半部分,同样连续缝合。这样在关闭了室间隔缺损的同时也扩大了左心室流出道。此时可排气开放主动脉,尽量缩短主动脉阻断时间,转流复温。同时将肺动脉从主动脉后缘左侧拉下来,肺动脉后壁与右心室切口上缘缝合,剪开肺动脉前壁直至左肺动脉开口远端,采用自体心包补片覆盖右心室切口前壁,同时扩大肺动脉(图 23-104)。

此时心脏已复跳,转流复温至肛温 36℃时停体外循环,常规进行改良超滤。置纵隔或胸腔引流管,分层关胸。

【预后】 国外报道完全性大动脉错位的大动脉转换术手术死亡率在 2.5%~5.0%。心房水平纠治的晚期死亡率显著高于大动脉转换术。两种手术的早期死亡率无明显差异。说明 Switch 手术肯定优于心房水平纠治手术。大动脉转换术后每年右心室流出道梗阻的晚期发生率为 0.5%。

上海儿童医学中心从 1998 年开展大动脉转换术。从 2001 年 1 月至 2008 年 12 月,共采用大动脉转换术纠治完全性大动脉错位 400 余例,总死亡率 9.73%。其中 TGA/IVS 死亡率 8.3%,TGA/VSD 死亡率 11.3%。近年来手术死亡率降至 5.55%。术后随访,所有病例发绀消失,活动能力明显增强。8 例大动脉转位主动脉和肺动脉瓣上狭窄再次手术治愈。大动脉转换术已广泛应用于完全性大血管错位的纠治,手术效果满意;近年来,该方法应用于右心室双出口肺动脉瓣下室间隔缺损的纠治,不但早期纠治防止其肺血管阻塞性病变发生,而且避免了心内修补左心室流出道梗阻的远期并发症。

完全性大动脉错位肺动脉狭窄的 Rastelli 手术结果较满意,心内操作较少,具有创伤小的优点,手术成功率高。近年来本手术的早期死亡率已经降低到 5% 以下,但是其远期并发症包括左心室流出道和右心室流出道梗阻的发生率较高,还有突发的心律失常引起的猝死及左心室功能衰竭。因此近来提倡采用主动脉移位术方法。上海儿童医学中心 2004—2008 年,采用主动脉移位术

23

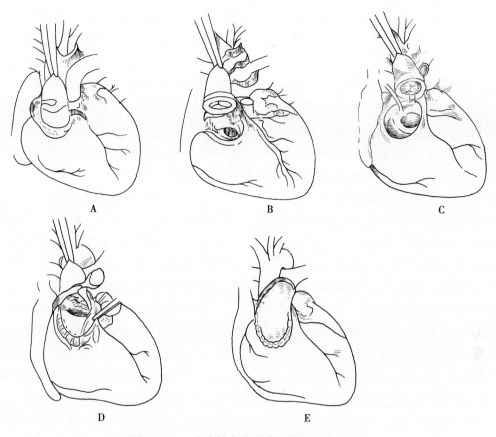

图 23-104　完全性大动脉错位的主动脉移位术

A. 术中完全游离升主动脉和左、右肺动脉,在升主动脉远端置入主动脉灌注管,上、下腔分别插管体外循环转流;B. 将左右冠状动脉根部游离约 1cm 左右,在主动脉瓣叶下 5mm 处切开右心室流出道;C. 小心向两侧剪开直至将整个主动脉瓣取下,保留左右冠状动脉;D. 将肺动脉干横断,向右心室流出道方向剪开肺动脉瓣环至室间隔缺损贯通。保留左右冠状动脉的主动脉瓣向后移植,后半部分直接与原肺动脉瓣环连续缝合,前半部分与室间隔缺损之间采用 Dacron 补片连续缝合关闭,这样不但关闭室间隔缺损,同时扩大左心室流出道;E. 左右肺动脉后壁与右心室切口上缘直接连续缝合,然后采用心包补片覆盖肺动脉和右心室切口

连续纠治 24 例大动脉转位 /VSD/ 肺动脉狭窄。手术死亡 1 例。术后随访 6 个月到 4 年。所有手术存活患者活动良好,心功能 I 级。胸部 X 线片示心影较术前略大,肺血增多;心电图示窦性心律,心脏超声检查示主动脉瓣反流轻微 2 例,轻度 1 例。主动脉移位术重建左心室流出道和右心室流出道,避免了 Rastelli 手术后左心室流出道梗阻和心外管道梗阻的并发症。我们认为,大动脉转位 / 室间隔缺损 / 肺动脉狭窄伴限制性室间隔缺损、三尖瓣腱索骑跨影响心内隧道建立、右心室偏小和冠状动脉畸形跨过右心室流出道时,更适合采用主动脉移位术。由于本组病例数较少,随访时间短,还需进一步积累经验和加强随访,使大动脉转位 /

室间隔缺损 / 肺动脉狭窄的远期疗效更加理想。

(陈浩　徐志伟)

四、先天性矫正型大动脉转位

【定义】 先天性矫正型大动脉转位(congenital corrected transposition of great arteries,ccTGA)是一种心脏连接异常却产生正常生理结果的状态,即同时存在心房与心室连接不一致和心室与大动脉连接不一致,经常合并其他心内畸形。其心脏大血管连接方式和血液循环方向为:体静脉心房(形态学右心房)—二尖瓣—形态学左心室—肺动脉,肺静脉心房(形态学左心房)—三尖瓣—形态学右心室—主动脉。右心室和三尖瓣分别承担体循环

23

1023

心室及其房室瓣功能,而左心室和二尖瓣则分别承担肺循环心室及其房室瓣功能。因此,其血流在生理学上是"得以矫正"的。

【分类】 先天性矫正型大动脉转位有两种心血管节段解剖类型,即(S,L,L)和(I,D,D)类型,这取决于心房位置为正常(正位,S)或相反(反位,I),心房反位者更少见(约占10%的病例)。ccTGA的心室流入道瓣膜和冠状动脉分布通常也是位置颠倒的。应根据心室的基本形态学解剖特征来命名,而不应单纯根据其所处的左、右位置来命名。在常见的心房正位状态时,形态学左心室在右侧,形态学右心室在左侧,左心室一般在右心室的后下方。而在心房反位时,则其心室解剖位置与心房正位时的解剖位置呈镜像关系。ccTGA患者的房室瓣性质取决于其所连接的是哪一个形态学心室,因此承担体循环房室瓣功能的三尖瓣常位于心脏左侧,在形态学左心房和形态学右心室之间。而二尖瓣作为肺循环房室瓣则常位于心脏右侧,在形态学右心房和形态学左心室之间。心尖主要由形态学右心室组成,常指向左侧,但有25%的病例是右旋心,偶尔可见中位心。

【发病率】 ccTGA是一种少见的心脏畸形,其发病率为每33 000例活产婴儿有1例,约占先天性心脏畸形的0.05%。据报道,在之前已有ccTGA患者的家庭中,其同胞之间的再现风险增高,为2.6%~5.2%。心房排列位置正常的ccTGA患者的男女比例大致在1.6∶1。其独特之处是在没有分流的情况下,血液循环在生理上是正常的,没有压力负荷且没有发绀,在出生后早期,没有合并畸形时,通常是没有症状的。但是右心室和三尖瓣必须承受体循环压力,最终会发生功能衰竭。且约10%的ccTGA婴儿出生即存在完全性心脏传导阻滞。然而,更常见的是后天性渐进性房室分离,其随着时间推移,可能最终加重进展为完全性心脏传导阻滞。

【病因】 在正常的心脏发育过程中,原始心管向右环绕,这样形态学左心室就位于左后方,而形态学右心室位于右前方。如果心管向左侧环绕,而不是向右侧(即左袢而不是右袢),两侧的心室就会交换位置,即呈正常心室的镜像,且其位置就换到正常位置的对侧。此外,心室的迅速生长将肺动脉推向右前方,而主动脉则从右后方移到了左前方。如果还有圆锥动脉干分隔畸形,主动脉将起于形态学右心室,而肺动脉则起于左心室。主动脉和肺动脉通常呈侧侧位排列,心室的排列关系亦然。在其他情况下,心室则呈十字交叉或上下关系排列。

【病理】

1. 心房 如果肺动脉瓣、二尖瓣和三尖瓣不能在右纤维三角处会合,将出现房间隔或室间隔的对位不良,此时房间隔和右侧室间隔在纤维支架处附着。房间隔和室间隔对位的改变对传导系统的发育有重要影响。

2. 心室 "右"心室和"左"心室主要是指心室的形态学特征,而非心室在胸腔内的位置。在左心室,二尖瓣和肺动脉瓣通常有纤维连接,在右心室,三尖瓣和主动脉瓣之间被漏斗部隔开,少数病例有双圆锥结构或均无圆锥结构。心室流出道并不交叉,主动脉和肺动脉相互平行,左心室流出道梗阻较常见,而右心室流出道梗阻(主动脉瓣下)较少见。病理解剖有时表现出心室发育不良,如果是心室轻度发育不良,则不妨碍双心室修补手术,如果一个或两个心室的发育不良,可能会伴有某一侧房室瓣跨越。

3. 左心室(肺动脉)流出道 左心室流出道位于二尖瓣隔瓣和肌部室间隔之间,肺动脉瓣处于横向水平,在主动脉瓣的右后方,肺动脉瓣和流出道嵌在二尖瓣和三尖瓣之间,这样导致房间隔和室间隔对位不良,在形态左心室内表现为前向对位不良。25%~50%的ccTGA有左心室流出道梗阻,可作为孤立性的合并畸形发生,也可同时再合并有VSD。梗阻的机制通常是多因素的,包括肺动脉瓣狭窄(双叶结构的肺动脉瓣),肺动脉瓣环发育不良和肺动脉下狭窄。肺动脉下狭窄本身的机制也是多因素的,包括房室瓣附属组织(通常是二尖瓣,但是偶尔也会有三尖瓣脱垂嵌入VSD),肺动脉下膜性狭窄和因肺动脉下长圆锥合并圆锥隔对位不良引起的肺动脉下隧道样狭窄。肺动脉瓣和瓣下狭窄常常同时存在。左心室流出道的异常发育可以导致肺动脉闭锁。

4. 室间隔　由于心房和室间隔存在对位不良或异常，因此有 60%~80% 的 ccTGA 新生儿存在室间隔缺损（VSD）。由于 ccTGA 患者的肌部室间隔处在矢状面，因此前后位造影的显示效果比房室连接一致时常用的左前斜位造影更好。VSD 可位于室间隔的任何部位，通常不是膜周型缺损，但是一个大型的非限制性圆锥心室型缺损。圆锥隔可能存在略朝向位于右侧的左心室的对位不良，可能会造成肺动脉下狭窄。肺动脉瓣常常骑跨在 VSD 上方，因此肺动脉流出道部分来自右心室。缺损可以延伸到流入道、漏斗部和小梁部，可存在多发性 VSD。与房室连接一致的心脏病类似，动脉下型缺损在亚洲国家较多见，VSD 常在一定程度上向隔瓣下延伸入流入道室间隔。少数患者同时伴有完全性房室通道和左心室流出道梗阻，两个心室发育平衡。

5. 左侧房室瓣（三尖瓣）　三尖瓣形态异常是 ccTGA 的另一种常见合并畸形。这一合并畸形的确切发生率高，且约 90% 的 ccTGA 患者在尸检时发现该畸形。最常见的主要病理类型包括孤立性瓣膜发育不良，和一些病例存在 Ebstein 畸形样的瓣膜向心尖部移位。也报道过存在三尖瓣跨越（也可以是二尖瓣）。多达 30% 的矫正性大动脉错位患者，随着时间推移而出现三尖瓣关闭不全，而引发的血流动力学改变。而瓣膜通常被描述为类似 Ebstein 畸形样的改变，很少看到和真正的 Ebstein 畸形时所见的隔瓣重度螺旋样移位、前瓣增大或右心室心房化。三尖瓣的畸形和移位程度轻重不一，部分病例类似于 Ebstein 畸形。而在临床上，大多数患者终身均未检出这类畸形。

6. 主动脉　主动脉瓣和升主动脉通常在肺动脉的左前方，发自形态学右心室。主动脉瓣通常正常，并完全由漏斗部肌肉支撑，少数情况，由于漏斗部旋转异常，造成主动脉瓣位于肺动脉右前方，如果心房反位，则主动脉和主动脉瓣通常在右侧。

7. 传导系统　由于胚胎学异常的缘故，ccTGA 的心脏传导系统也是异常的。因为肺动脉瓣被夹在房间隔和二尖瓣之间，使房间隔偏离了室间隔，导致房室传导轴的位置异常。由于房间隔和室间隔的对位不良，造成房室结和房室束位置异常，导致位于 Koch 三角区内正常位置的房室结不能在室间隔区域与心室传导组织会合。心房正位的 ccTGA 患者，其前或上房室结座落在房间隔内并毗邻右侧房室瓣入口，在该处房间隔的前缘与房室瓣环会合，前房室结正好在右纤维三角处，正常的后房室结也可以存在，但由于房室隔的对位不良，房室束很少从这里发出。相反，房室束一般从前房室结发出，在穿越纤维三角区后，出现在二尖瓣和肺动脉的纤维连续区域，狭长而无分支的房室束部分横越过形态学左心室流出道的前壁，紧邻肺动脉瓣环上方并保持在室间隔的左心室面走行。然后继续在心内膜下呈下降方向走行，不过仍然保持在室间隔的左侧面，在此处分出 3 个分支，即左前束支、左后束支和右束支。传导束与肺动脉瓣附属组织的形成有密切关系，因此可能与肺动脉狭窄的形成有一定关系。传导组织行走在室间隔的右侧（形态左心室面）的心内膜下，肉眼看似灰白的条束。右束支穿过室间隔嵴到达右心室，左束支在左心室面继续行走。这种传导系统的异常走行路径对外科医师非常重要，尤其当存在室间隔缺损或肺动脉下梗阻时，因为这些部位内的心脏传导系统非常脆弱，在这些部位实施手术修补时，传导系统易受到损伤并造成创伤性心脏传导阻滞。

8. 冠状动脉　ccTGA 时，冠状动脉常常起源于与肺动脉干毗邻的主动脉瓣窦，冠状动脉在心外膜上的分布形态则取决于其所供应的心室。例如，右冠状动脉会表现出左冠状动脉的形态学模式，发出沿室间隔走行的前降支，并发出围绕二尖瓣瓣口的回旋支。左侧的冠状动脉则发出漏斗支和缘支并围绕着三尖瓣走行。这种冠状动脉分布在心房排列正常的 ccTGA 中是正确的。在其他情况下，冠状动脉可能起源于同一个主动脉瓣窦或存在不同形式的畸形。

【症状】　ccTGA 的症状区别很大，如果患者有肺动脉狭窄、闭锁或体循环房室瓣反流，则会早期出现临床症状并接受药物治疗，而有些患者（1%~2% 患者无合并畸形）的临床表现出现较晚，只能在年长以后建立诊断或通过尸检确定。多数患者介于两者之间,儿童期表现轻度或中度症状,虽然存在大型 VSD,但左心室流出道梗阻使两个体肺循环达到平衡,临床症状取决于肺血流量、体循环房室瓣的反流程度、传导阻滞引起的心动过缓和体循环心室功能状况。

最常见的症状是发绀,在儿童期或成人阶段出现活动耐力减退、生长发育落后,并出现渐进性体循环房室瓣反流。左心室流出道梗阻可能随着时间而进展,大多数新生儿和小婴儿的在出生后头 1 年内的发绀程度并未严重到需要手术。有趣的是,仅合并 VSD 的患者,且尽管 VSD 通常为非限制性,但也很少 1 岁以内出现难以控制的心力衰竭。严重肺动脉狭窄或闭锁引起出生后早期发绀。

【体征】 没有合并畸形,就没有异常的分流,没有压力负荷,也没有发绀。因此就没有杂音,没有充血性心力衰竭的症状,也不会发现有发绀,且病情可能数十年未经发现。一些报道提示,仅有 1%~2% 的患者绝对没有任何畸形。有些患者因为心动过缓和传导阻滞就诊,有 10% 的患者出现先天性或极早期的完全性房室传导阻滞,有 20%~30% 的患者发现有 I 度或 II 度房室传导阻滞,其中多数患者原先的房室传导正常。三尖瓣反流是致死的独立的高危因素,如果没有严重的房室瓣反流,20 年的生存率是 93%,如果出现房室瓣反流,生存率降低到 49%。一些对心脏功能的研究显示,右心室对体力活动的反应是多样的,但主要是心率加快,每搏输出量和射血分数变化不大。

【辅助检查】 有时,一张异常的胸部 X 线片会提示医师首先怀疑纠正性大动脉转位的诊断。25% 的患者有右位心,且中位心也很常见。即便是左位心,主动脉位于左前方也会造成心脏轮廓的异常。根据存在的合并畸形,胸部 X 线片也可证实有存在肺血流减少或增多的证据。二维心脏超声心动图检查可以确定 ccTGA 的诊断。心导管和造影对血流动力学、解剖关系和肺动脉的诊断提供重要信息,造影显示 VSD 的位置、数量、心室腔的形态、肺动脉狭窄程度和其他合并畸形。

【诊断】 体格检查一般无法提供足够的信息来确诊 ccTGA。在胸骨左缘有收缩期杂音,胸骨左缘第 2 肋间第二心音亢进(来自主动脉瓣的左前方)。如果有三尖瓣反流,可以听到分离的心尖部收缩期杂音。胸部 X 线片显示上纵隔增宽,有左上方升主动脉轮廓。可以显示右位心,心电图显示心前区 Q 波倒置和不同程度的房室传导阻滞。纠正性大动脉转位的最终诊断是通过二维超声心动图做出的。实时三维超声心动图的出现,可作为对纠正性大动脉转位制定实施双心室修补计划的方法。且有助于评估复杂的左心室流出道梗阻和能否将那些比较困难的 VSD(即向流入道延伸的 VSD)通过建立板障连接到主动脉板障,以实施 Senning/Rastelli 手术的可行性。

【治疗】 对于因肺动脉和 / 或左心室流出道梗阻导致肺血流不足,或合并重度主动脉缩窄或主动脉弓中断的新生儿,有必要在接受长时间外科手术干预前输注前列腺素 E 来维持动脉导管开放。在新生儿期,单纯型 ccTGA 患者很少会出现明显的心力衰竭症状。存在明显的房室瓣反流或大型 VSD 的患者,可能需要使用利尿药来治疗其心力衰竭症状。天生就合并完全性房室传导阻滞的婴儿则可能需要在出生后短期内植入起搏器。

ccTGA 患者的右心室承担体循环功能,当三尖瓣反流越来越重,造成形态学右心室容量负荷增大,并进而使瓣环进一步扩张时,患者的心力衰竭程度加重。这使得形态学右心室的工作负担加重,有可能提前发生心室功能衰竭。不合并传导异常的单纯型 ccTGA 的患者,在儿童期出现体循环右心室衰竭的情况并不多见。

术前应该评价血流动力学、心室形态、左心室流出道、房室瓣、VSD 和冠状动脉。在 20 世纪 90 年代中期有人设计出对 ccTGA 实施解剖根治的手术方法(右心室承担肺循环,左心室承担体循环)以替代经典手术方法(右心室承担体循环,左心室承担肺循环)。ccTGA 的手术治疗面临许多难题,包括传导系统的易损性、房室瓣畸形、复杂的心内解剖,右心室承担体循环的远期预后差。儿童伴有其他畸形,特别是三尖瓣反流,会更早碰到这些困难,在实施经典修补手术后尤为如此。手术时机应根据三尖瓣的状况、VSD 的修补技术、是否需要心外管道和是否需要采用单心室治疗途径等情况而定。

如果适于做真正的双调转手术，即心房调转加动脉调转，那么将手术推迟到婴儿期早期以后再做也没多大问题。但是，左心室流出道有梗阻，且需要植入管道来完成心房调转加 Rastelli 术，则可将手术推迟到儿童年龄更大些再做，但是必须要当心肺血流过量和肺血压太高而引起肺血管病变时。如果 VSD 为非限制性，那么可能在 1 岁前实施手术是适当的，如果用药物治疗不易控制症状时，则可更早些手术。

【手术治疗】

1. 姑息手术　ccTGA 主要的姑息手术是体-肺分流术（改良 Blalock-Taussig 分流）和肺动脉环扎（Banding）。

Blalock-Taussig 分流手术常用于肺血流不足的患者。

（1）新生儿或小婴儿严重的左心室流出道梗阻和肺动脉闭锁，以后准备用心外管道施行解剖根治或经典修补手术。

（2）婴儿 ccTGA 伴有左心室流出道梗阻和心室发育不平衡、房室瓣骑跨和多发性 VSD 等，以后考虑施行 Fontan 手术。

通过胸骨正中切口实施改良 Blalock-Taussig 分流手术，4mm 膨体聚四氟乙烯管道连接头臂干与右肺动脉，以后手术拆除较容易，并减少肺动脉扭曲。

由于 ccTGA 患者的肺血流量本来就有限制，因此肺动脉环扎手术在少数情况下使用。

（1）计划在婴儿期之后施行"双调转"手术（Double Switch 手术），但因为大型 VSD 造成肺充血和严重肺高压。手术目的是降低远端的肺动脉压力达到体循环压力的 50% 以下，以减少肺高压对肺血管和肺循环的破坏。

（2）患者在经典修补手术后出现右心室功能不全，考虑转换成"双调转"手术。通过肺动脉环扎手术将形态学左心室压力提高到体循环压力的 2/3 以上，以达到锻炼左心室功能的目的。

（3）患者没有 VSD 的 ccTGA，年龄超过 2 个月，准备以后做"双调转"手术。也是希望通过肺动脉

环扎手术达到锻炼形态学左心室功能的目的。某些年龄超过青春期且没有 VSD 的患者，可将肺动脉环扎缩作为终期治疗状态，其原理是通过肺动脉环扎造成室间隔移位而使三尖瓣严重反流得到改善。

2. 根治手术　决定是否施行经典修补手术还是解剖根治手术有一定困难。经典修补手术要求两个房室瓣功能良好，心室大小平衡，右心室功能良好。如果心室大小不一致、右心室功能较差、三尖瓣反流，但左心室压力接近正常，则可考虑解剖根治手术。一般来说，解剖根治手术方法复杂，但远期疗效较满意。

（1）经典修补手术：作为一种生理性的纠治手术，ccTGA 的经典修补手术目前使用非常少。

1）单纯关闭 VSD：重要的是要懂得主传导束位于室间隔的形态学左心室面。方法包括经右心房切口，并通过位于右侧的二尖瓣来暴露 VSD，将 VSD 缝线缝在 VSD 边缘的形态学右心室面。也可在粗大的升主动脉做横切口来修补 VSD，切口位于主动脉瓣远端数毫米处。

2）关闭 VSD，置入左心室到肺动脉的管道：ccTGA 的左心室流出道梗阻的程度和位置有很大区别，包括瓣上、瓣和瓣下均可能存在狭窄。无法令人满意地直接解除左心室流出道梗阻，因为梗阻位置靠后并嵌在房室瓣之间。另外一个难点是梗阻部位有传导束经过，因此解除肺动脉瓣下狭窄时极有可能损伤传导束。而肺动脉瓣狭窄或瓣下局部膜性组织造成的狭窄，则处理起来相对容易一些。当存在形态学左心室流出道重度梗阻时，解除 ccTGA 左心室流出道梗阻的最常用方法是放置带瓣心外管道来连接形态学左心室到肺动脉，因为在右侧房室沟内有右侧冠状动脉，而存在构建跨瓣补片的禁忌证。

（2）解剖根治手术：对那些仅有功能性左心室流出道梗阻或轻度固定性左心室流出道梗阻，或没有左心室流出道梗阻的患者，这是个可选用的手术。通过在心房和大动脉水平各实施一次调转手术，将患者的心房—心室连接和心室—大动脉连接恢复正常（"双调转"手术）。重要的是确定术前左心室已承受了足够高的血压，这样术毕左心

室就可以立刻承受住体循环压力。

1) Senning+ Switch 手术（Double Switch 手术）：1989 年 Imai 发明了该手术，作为真正意义上的双调转手术，其适应证包括：①两个心室和半月瓣无解剖梗阻；②心室大小平衡（右心室容积 >75% 左心室容积）；③两个心室能够分隔，无房室瓣跨越；④形态学左心室压力 >75% 右心室压力，功能良好（可能有大型 VSD、肺动脉环扎术和肺高压状态存在）；⑤冠状动脉允许移植，由于 ccTGA 多见有左心室流出道梗阻，大多数患者不符合 Senning+Switch 手术适应证。然而这项手术特别适合有三尖瓣反流、右心室临界大小和右心室收缩功能较差的患者，这些患者无法接受经典修补手术或手术危险性过大。

不必在新生儿阶段急于实施 Senning+Switch 手术，且从技术和生理学方面考虑，手术时机最好稍微加以推迟。如果 VSD 很大，新生儿阶段可以做肺动脉环扎和体肺分流手术，12 个月时再进行手术修补。

大动脉交叉换位技术（Lecompt 调转）通常被使用，除非少数情况主动脉后位。在大血管侧侧位时，有时需要用同种带瓣肺动脉壁参与肺动脉成形，以减少张力。在心房正位和右位心时，可以通过右心房—二尖瓣或左心房—三尖瓣径路暴露 VSD 并修补。与经典修补手术方法一样，de Leval 等技术可以应用，以避免损伤前上方的传导系统，也可以选择经主动脉修补 VSD。

Senning 手术时首先构建心包切口（图 23-105），再使用房间隔边缘组织剪成组织翻转片或用膨体聚四氟乙烯补片来分隔肺静脉和三尖瓣（图 23-106）。自体心房壁形成体静脉通路，并连接三尖瓣和右心室（图 23-107），肺静脉和冠状窦留在新的肺静脉心房。肺静脉心房用心房组织缝合，如果左心房较小，则用自体心包扩大，尤其是部分患者心房位置连接异常或左心房位于顶部，也可利用心包组织构建肺静脉心房壁来连接到形态学左心室（图 23-108）。

2) Senning+Rastelli 手术：如果患者合并左心室流出道梗阻，并不适合接受 Senning+Switch 手术。1987 年 Yagihara 等发明心房转位联合心内隧

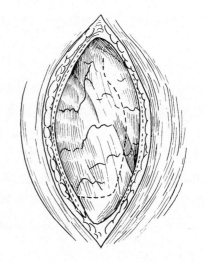

图 23-105　心包切口

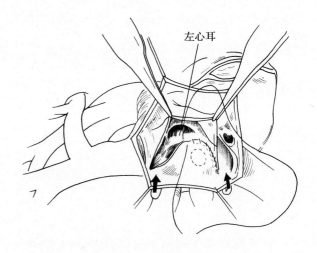

图 23-106　分隔肺静脉和三尖瓣

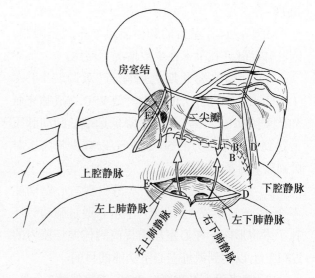

图 23-107　自体心房壁形成体静脉通路
B、B′、D、D′ 为缝合对应点

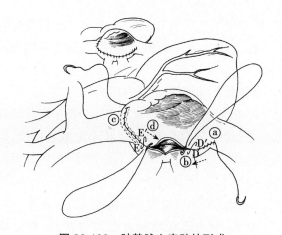

图 23-108　肺静脉心房壁的形成
ⓐⓑⓒⓓ为缝合顺序；E 与 E'，D 与 D'为缝合对应点

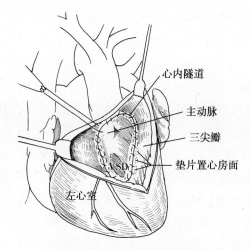

图 23-110　心内隧道的建立

道和右心室 - 肺动脉心外管道的手术方法治疗这类疾病，这也是一种符合"双调转"原理的手术方法。实施 Senning+Rastelli 手术时，通过形态右心室切口（图 23-109）来构建心内隧道，将主动脉和肺动脉开口隔到左心室（图 23-110），必要时应扩大 VSD，以确保左心室到主动脉的通路无狭窄，但传导束的位置要小心。

右心室到肺动脉用心外带瓣管道连接（图 23-111），或直接与心室切口连接（REV 技术），后一种情况应该做主动脉和肺动脉的交叉换位，并在连接处做一个单瓣。通过 Mustard 或 Senning 手术矫治房室连接不一致，并扩大肺静脉心房，心外管道

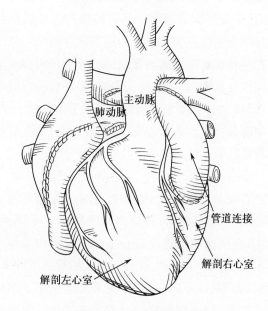

图 23-111　心外管道的连接

连接到左肺动脉（在主动脉左侧），并应该根据心房的正反位和心尖的位置考虑管道的走向。

（3）单心室治疗途径（腔肺分流或全腔肺 Fontan 手术）：适用于两个心室无法分隔或不适合分隔的患者（心室发育不平衡、房室瓣跨越及 VSD 位置和数量不合适接受双心室修补手术）。如果在右心房切开后，判定不可能构建从 VSD 到主动脉的板障，则应遵循单心室治疗原则实施双向腔肺分流或全腔肺 Fontan 手术。上腔静脉在右肺动脉高度离断。双道结扎并断开奇静脉。虽然有些患者的两个心室在理论上可以分隔，但 Fontan 手术的效果反而比经典修补手术好。如果两个心室不能分隔（房室瓣严重跨越、心室大小不平衡和多发

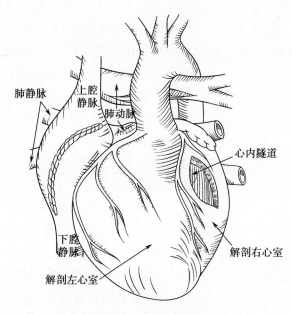

图 23-109　解剖右心室切口

性 VSD 等),根据通常的血流动力学原则,施行双向腔肺分流手术或直接施行 Fontan 手术。

（4）心脏移植:作为 ccTGA 治疗的最后选择,房室连接一致的心脏移植技术可以同样应用,大动脉位置异常并不影响主动脉、肺动脉和腔静脉的吻合。

【预后】 ccTGA 新生儿一般情况良好,在儿童期之前的短期内无须外科手术干预,除非其出现了渐进性或完全性房室传导阻滞。然而,合并明显三尖瓣反流和渐进性房室传导阻滞的婴儿,在儿童期出现的并发症和死亡的风险更高。

大多数 ccTGA 患者在儿童期的身体状况良好,并平安进入青春期。患者的治疗干预难点包括存在渐进性三尖瓣反流和房室传导阻滞。进入青春期和成年期后的治疗结果取决于是否存在渐进性传导异常、房室瓣反流,和体循环右心室的功能状况。许多此类患者仍继续需要手术治疗干预,其中部分患者因为右心室(体循环心室)功能衰竭而需要心脏移植。

在过去的数十年中,ccTGA 患者的手术死亡率已有改善。在过去 10 年中,手术方案逐渐从生理性纠治(经典修补手术)向解剖根治(“双调转”手术)转变。但渐进性右心室和三尖瓣功能不全预示着手术结果更差,这是一个持续存在的问题。本病的严重性不容小觑,即使不考虑采用了何种手术类型,经多项研究综合起来的 5 年存活率为 75%~80%,而 10 年存活率为 70%~75%。

经典修补手术后,不管 VSD 的修补技术如何,传导阻滞的发生率在 15%~30%。经典手术后再次手术置入永久起搏器、三尖瓣修补和管道更换等。经典修补手术中植入形态学左心室—肺动脉管道者,10 年无需再次手术的概率是 20%。“双调转”手术后,远期会出现体、肺静脉板障通路回流梗阻、右心室功能不全和心律失常等。虽然术后形态学左心室和二尖瓣承担体循环功能,但其远期功能还需进一步随访观察。

(刘锦纷)

五、先天性冠状动脉瘘

【定义】 1865 年 Krause 首先描述此病理改变,最常见的先天性冠状动脉畸形是冠状动脉与心室腔、心房腔或邻近肺动脉、肺静脉之间的异常交通。

【分类】 可根据不同的标准分类。

1. 根据起源血管和流入心腔分类 冠状动静脉瘘、冠状动脉右心室瘘、冠状动脉左心室瘘、冠状动脉肺动脉瘘、冠状动脉右心房瘘、冠状动脉左心房瘘等。

2. 根据心血管造影(Sakakibara 等)分类

A 型:受累冠状动脉近端瘤样扩张,而远端正常。

B 型:累及从冠状动脉瘘起始至远端瘘口,受累冠状动脉全程扩张,瘘支近端的冠状动脉分支中断于心表和心肌壁内,近端是冠状动脉正常分支。

3. 根据冠状动脉与流入心腔间的交通(Wearn 等)分类 ①动脉管型:冠状动脉直接入流入心腔。②动脉窦状隙型:冠状动脉经窦状隙网流入心腔。③动脉毛细血管型:冠状动脉经毛细血管及 Thebesian 系统流入心腔。

【发病率】 本病较少见,占活产婴儿的 1/50 000,占先天性心脏病的 0.27%~0.40%,在选择性冠状动脉造影中,发生率为 0.08%~0.30%,是最常见的先天性冠状动脉畸形。瘘管来自右冠状动脉占 50%~60%,前降支占 25%~42%,回旋支动脉占 18.3%,对角支占 1.9%。瘘口排入右心结构占 90%,入右心室、肺动脉、右心房分别占 14%~40%、15%~43%、19%~26%;瘘口排入左心结构占 10%,入左心室、冠状窦分别占 2%~19%、7%。单发瘘管常见,占 74%~90%;多发瘘管占 10.7%~16.0%。双侧瘘管占 5%。

【病因】 冠状动脉瘘可以是先天性或获得性的。同其他先天性心脏病一样,可能因为遗传因素或妊娠早期母亲因风疹等病毒感染,营养不良,子宫受到某些物理、化学因素(如放射线、药物等)的影响等;在胎儿期,通过冠状动脉与冠状静脉之间的心肌小梁窦状间隙直接向心肌供血,如胚胎早期心肌组织发育受到影响,或停止发育,心肌小梁窦状隙没有关闭、持续开放或伴有异常内在心肌小梁间隙,形成先天性冠状动脉瘘;少数患者因心脏外伤、心内直视手术、心肌活检、心脏移植、冠状动脉介入治疗等因素导致获得性冠状动脉瘘。

【病理及病理生理】 冠状动脉瘘可单独存在,但大多合并其他心内畸形,包括法洛四联症、间隔缺损、动脉导管未闭、单冠状动脉畸形、冠状动脉病变、瓣膜病变等。瘘口可单一或多个,大小不一,长短不一。受累冠状动脉扩张、迂曲,管壁变薄,部分可见瘤样扩张,极少数可累及整个冠状动脉。

冠状动脉瘘的病理生理改变主要表现在两个方面:一是冠状动脉血流直接分流入心腔,增加心脏负荷;二是瘘口远侧的冠状动脉血流量减少(冠状动脉"盗血"现象),使局部受累心肌供血不足。分流量主要取决于瘘口大小和瘘口终止部位,通常瘘口大、瘘口出口处压力低,则分流量大。冠状动脉瘘与右心系统交通,使右心前负荷增加,肺血增多,继而增加左心前负荷。冠状动脉瘘与左心系统交通,只增加左心前负荷,一般不累及肺循环。

冠状动脉瘘常常是室间隔完整型肺动脉闭锁的病理改变的一部分,且为左心室部分心肌提供血供;在左心发育不良综合征患者中,二尖瓣狭窄合并主动脉闭锁也常常合并冠状动脉瘘。

【症状】 大多数患者早期无明显不适症状,一般随年龄的增长,患者的症状和体征逐渐明显并加重。大多数患者在 20 岁以后才开始出现不适症状,患者症状取决于窦口的大小和瘘入心室的部位,产生不同的血流动力学效应。长期的左向右分流,可引起晕厥、气短、劳力型呼吸困难、心律失常和疲乏;慢性容量负荷增加,可产生充血性心力衰竭,少数患者可继发亚急性感染性心内膜炎和继发性肺动脉高压;冠状动脉盗血导致局部心肌缺血,血流量增高引起冠状动脉内切应力增大可损伤冠状动脉内膜导致动脉粥样硬化发生、血栓形成及冠状动脉瘤样扩张,导致心绞痛发作;动脉瘤样扩张易于破裂和心脏压塞,少数患者导致猝死的发生。

【体征】 除瘘入左心室外,最常见典型的体征是心前区胸骨左或右第 2 或 3 肋间可闻及连续性杂音,脉压差较大,水冲脉等。需与动脉导管未

闭、主 - 肺动脉窗、主动脉窦瘤破裂及室间隔缺损合并主动脉瓣关闭不全等相鉴别。

【辅助检查】

1. 心电图检查 大多数正常,无特异性异常特征。可见心律失常、心室肥厚等改变,瘘入冠状静脉窦或右心房者可触及心房颤动,少数 ST 段下降或 T 波改变等心肌缺血性改变。

2. 胸部 X 线检查 大多数患者可表现为心脏房室腔增大,肺血增多。特异性征象是心脏异常搏动膨突影,为异常扩张、迂曲的冠状动脉,但此征象检出率较低。

3. 超声心动检查 是首选的无创检查方法,可准确显示冠状动脉瘘的位置、形态、走行、心腔大小及合并畸形,但对于分流量小、多发瘘口、冠状动脉扩张不显著、瘘入心腔无显著扩大、引流入肺动脉的异常细小血管可能容易漏诊。可进一步行经食管超声心动图检查明确诊断。

4. 逆行升主动脉造影、心导管检查及选择性冠状动脉造影 是目前诊断的金标准,可明确显示患者各类冠状动脉瘘病变的解剖及病理特点,为手术提供直接依据,且可了解血流动力学特点和分流的程度。

5. CT 检查 是一种无创检查方法,可显示受累冠状动脉瘘的起源、分布和漏入心脏部位。但对冠状动脉较小分支和症状不典型病例诊断困难。

6. 术中食管超声 经食管超声心动检查对手术有很大帮助,可进一步明确诊断和确定手术方式,并有助于判定手术效果。

【诊断】 通过体格检查、心脏听诊杂音,结合超声心动图及选择性冠状动脉造影一般可明确诊断,需与动脉导管未闭、主 - 肺动脉窗、主动脉窦瘤破裂及室间隔缺损合并主动脉瓣关闭不全等鉴别诊断。

【治疗】 1947 年 Bjork 和 Crafoord 教授首次实施冠状动脉瘘矫治术,1959 年,Swan 教授等报道了在体外循环辅助下行冠状动脉瘘矫治术。患者往往随着年龄增长,临床症状加重,冠状动脉病理改变也逐渐加重,且术后并发症和手术死亡率均显著增加,所以一般认为,一旦明确诊断均需及

时手术治疗,理想的手术时机应在症状出现前行手术治疗。

手术的目的是关闭窦口而不损害正常的冠状动脉血流,不能影响瘘管远端可能供应大量存活心肌的血供。术中可根据扩张、迂曲的冠状动脉血管及局部可触及的震颤判定受累的冠状动脉。

手术成功的关键:保护好心肌,灌注时夹住扩张的冠状动脉,使心肌得到充分灌注;确切可靠的手术技术避免残余分流的发生;如扩张的冠状动脉远端为非盲端,应保证其血供。手术方法如下。

1. 体外循环下结扎法 可经右心室腔切口 + 较大的冠脉瘤表面做切口,行瘘口内外双重闭合,闭合效果确切,同时可以避免损伤周围正常冠脉。

2. 切断缝合法 如果冠状动脉瘘起始较远,单一瘘口且表浅,可直接结扎闭合终端瘘口,必须充分显露交通部位,暂时阻断瘘口,震颤应该彻底消失且心电图无缺血性改变或心律失常(图 23-112)。

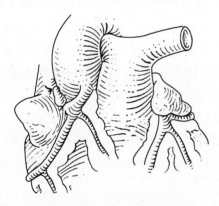

图 23-112 直接结扎瘘口

3. 经冠状动脉腔内闭合法 用于伴有冠状动脉明显增粗和瘤样扩张的瘘患者,在体外循环下,纵行切开冠状动脉或瘤样扩大部位,直接缝闭或心包补片修补瘘口,同时行冠状动脉瘤样血管成形术(图 23-113)。

4. 冠状动脉外切线缝扎法 1962 年 Cooley 和 Ellis 首先应用该技术治疗瘘管起始于受累冠状动脉侧面,可在非体外循环下,用带垫片水平褥式缝合闭合瘘口(图 23-114)。

5. 心腔内瘘口修补法 如难以在心脏表面显露瘘管、多发瘘,或瘘管供应重要的存活心肌,则在体外循环下切开瘘开口的心腔,直接闭合瘘口

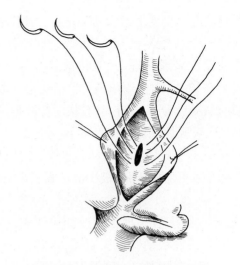

图 23-113 切开冠状动脉缝闭瘘口

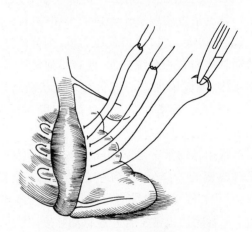

图 23-114 冠状动脉褥式缝合术

或带垫片褥式缝合加固,经主动脉根部灌注停跳液或暂时开放主动脉阻断钳可检查瘘口的位置和缝合情况(图 23-115)。

6. 如冠状动脉显著扩张或多发瘘口,震颤范围很大,可游离扩张上、下端血管,瘘口两端结扎,瘘口远端用大隐静脉或乳内动脉作冠状动脉旁路移植术。

7. 介入封堵治疗 1983 年 Reidy 第一次成功地完成心导管介入封堵术。适用于单发、瘘口直径小、扩张的冠状动脉远端为盲端、瘘口邻近无重要冠状动脉分支的患者。对于冠状动脉与左心系统的瘘,应慎重。禁忌证:要栓塞的冠状动脉远端有侧支发出,该处心肌组织供血正常;受累冠状动脉血管极度迂曲;右向左分流,重度肺动脉高压(图 23-116、图 23-117)。

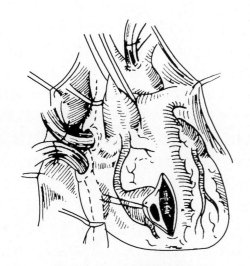

图 23-115　经心腔缝合瘘口

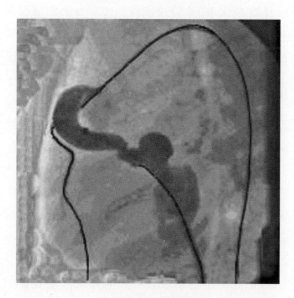

图 23-116　封堵前

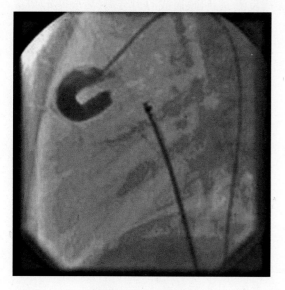

图 23-117　封堵后

术后早期严密监测心电图变化,监测心律和心肌缺血改变;术后早期抗凝,避免病变冠状动脉内血栓形成;常规应用硝酸甘油等扩血管药物;如患者心功能不全,术后应加强强心、利尿、扩血管治疗。

【预后】　单纯的冠状动脉瘘手术效果满意,国内外报道手术死亡率接近于0,如合并其他心内畸形,手术的死亡率为2%~7%。刘迎龙等报道94例患者,无住院死亡,患者随访3个月至23年,随访率76.6%,无远期死亡,单纯冠状动脉瘘47例,心功能Ⅰ级45例,Ⅱ级2例;10例合并其他心内畸形,心功能Ⅰ级8例,Ⅱ级2例;介入栓堵治疗5例心功能均为Ⅰ级。

外科手术主要并发症为冠状动脉残余瘘或复发和术后心肌缺血或心肌梗死,准确地判断瘘口的位置及确切可靠的外科缝合技术是防止残余瘘发生的关键,如残余瘘口小,分流量不大,对心功能无不良影响,可予以观察。若瘘口较大,有症状,应再次手术。如出现心肌缺血征象时,应加强硝酸甘油等扩血管药物治疗。

介入栓堵治疗主要并发症:封堵器脱落和心肌缺血,其他少见并发症有冠状动脉痉挛、冠状动脉夹层、术后残余分流、瓣膜损伤及感染性心内膜炎等。

(刘迎龙)

六、冠状动脉异常起源于肺动脉

【定义】　冠状动脉异常起源于肺动脉,是指部分或全部冠状动脉不是从主动脉根部冠状动脉窦起源,而是异常起源于肺动脉的先天性畸形。其中最常见的为左冠状动脉异常起源于肺动脉(anomalous origin of the left coronary artery from the pulmonary artery,ALCAPA),约占此种疾病的90%;右冠状动脉异常起源于肺动脉少见,占冠状动脉异常起源于肺动脉畸形的7%~8%,而且很少引起临床症状;双侧冠状动脉或单只冠状动脉异常起源于肺动脉极为罕见,约2%。本章主要介绍左冠状动脉起源于肺动脉。

【发病率】　左冠状动脉起源于肺动脉又称Bland-White-Garland综合征,是一种罕见的先天性

23

心脏畸形,其占新生婴儿发生率在1∶300 000。国外报道占先天性心脏病的0.25%~0.50%。由于乳头肌缺血,患者在儿童期便会有二尖瓣关闭不全、前侧壁心肌缺血及心力衰竭等表现。该类疾病预后极差,未行手术治疗的患者在1岁内死亡率高于90%。由于ALCAPA病例少见,临床表现无特异性,以及受限于影像学检查手段等多方面的原因,早期难以发现,临床误诊率高,尤其婴幼儿极易误诊为"心内膜弹性纤维增生症""扩张型心肌病"等。大龄儿或临床上罕见的成年患者由于心前区闻及连续性杂音而容易被误诊为右冠状动脉瘘。

【分类及病理】　根据冠状动脉间侧支血管的发育情况将ALCAPA分为婴儿型和成人型两型。婴儿型的患者左、右冠状动脉间的侧支血管稀疏、细小,侧支循环血量不充分,新生儿期肺动脉压高,由肺动脉向LCA灌注静脉血,此时可出现左心室心肌轻度缺氧,但临床症状尚不明显,出生后4~6周,肺动脉压逐渐下降,由肺动脉向LCA灌注逐渐减少,直至停灌。最终肺动脉压低于冠状动脉压,出现由肺动脉向冠状动脉"盗血",此时左、右冠状动脉侧支交通发育尚不完善,出现左心室心肌供血减少,导致左心功能不全及相应临床症状,即出现心脏扩大,心内膜缺血、增生,乳头肌缺血及萎缩导致二尖瓣前瓣关闭不全与脱垂,严重者出现心肌缺血坏死,心肌不同程度的纤维化,出生后第1年的患者,甚至

包括经过临床药物治疗的病例,其死亡率仍占80%~90%。成人型ALCAPA冠状动脉呈右冠状动脉优势型分布,左、右冠状动脉之间建立了丰富的侧支循环,左心室心肌完全由来自右冠状动脉的侧支供血,正常或畸形的冠状动脉扩张,血液从右冠状动脉经交通支供应左冠状动脉分布的心肌,又经左冠状动脉逆流入肺动脉,形成完整的冠状动脉血液循环,并出现冠状动脉"盗血"现象。临床上早期可无明显症状,但逐渐出现渐进性心肌缺血及心室容量负荷过重征象,临床表现为心律失常、心脏扩大、二尖瓣反流、心肌缺血或心力衰竭,甚至猝死。

【胚胎学】　左冠状动脉起源异常的病理解剖及血流动力学改变:胚胎发育至第9周时,由血管母细胞芽形成冠状动脉系统远端,并穿过心外膜形成大的冠状动脉分支。近端冠状动脉在动脉干附近形成一个环,与原始主动脉窦处的冠状动脉芽连接一起作为动脉干部分形成大动脉。若近端部分在形成过程中发生移位,即可导致冠状动脉异常起源于肺动脉(图23-118)。

【症状】　在婴儿期的临床表现主要包括呼吸困难、生长发育迟缓、多汗,以及不明原因的哭泣或易怒,这可能是心绞痛的表现,一般发病年龄不会超过6个月。成人型患者临床上早期可无明显症状,但逐渐出现渐进性心肌缺血及心室容量负荷过重征象,临床表现为心律失常、心脏扩大、二尖瓣反流、心肌缺血或心力衰竭,甚至猝死。

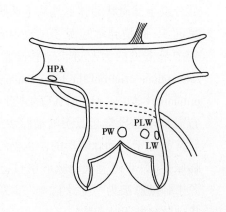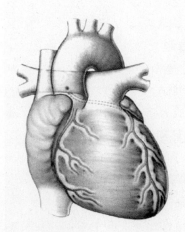

图23-118　左冠状动脉起源于肺动脉图解

HPA.右肺动脉;PW.后壁;PLW.后侧壁;LW.左壁

23

【体征】 缺乏特异性的阳性体征,若同时合并有心内畸形时可于相对应听诊区闻及心脏杂音。

【辅助检查】

1. 心电图检查 经典表现为左心室间隔缺损血和梗死,即 I、AVL、V$_5$、V$_6$ 导联出现异常 Q 波,并有不同程度的 ST 段下降、T 波倒置。

2. 超声心动检查 胸骨旁大动脉根部短轴切面、左心室长轴切面及剑下五腔心切面均未见左冠状动脉主干在主动脉左冠状窦上明确开口,而在肺动脉根部后壁或左前壁可探及左冠状动脉主干开口,大动脉短轴观显示右冠状动脉仍起源于右主动脉窦,内径显著增宽、走行迂曲,彩色多普勒显示右冠状动脉内血流明亮,追踪探查显示右冠状动脉走行至心尖后折返向上,血流方向改变,与正常相反,于左心室短轴和心尖四腔心观沿前室间沟或左心室前侧壁的间隔支向上走行,迂曲扩张,血流逆向、加速,呈花彩血流束,在左冠状动脉开口处可见连续五彩血流束进入肺动脉内,舒张期更为明显。由于左心室间隔缺损血缺氧,左心室壁纤维化,梗死坏死所致的左心室扩大、心内膜增厚,左心室收缩功能减低,二尖瓣脱垂伴明显反流。

3. CT 和 MRI 检查 MRI 中自旋回波 T$_1$W 图像相对较好地显示扭曲扩张的冠状动脉,造影增强磁共振血管成像序列和多排螺旋 CT 检查、VR、MPR 和 MIP 均能够显示冠状动脉的起源和走行位置,以及异常起源的冠状动脉与主动脉的连接关系。其中尤以多排螺旋 CT 效果更佳。

4. 心血管造影 为诊断该类疾病的"金标准"。以升主动脉造影显示,表现为右冠状动脉起源正常,而左主动脉窦处左冠状动脉缺如,侧支循环已充分建立的成人型患者造影剂自右冠状动脉经增粗的侧支循环逆行流入左冠状动脉,或最终流入肺动脉。对于婴儿型患者,冠状动脉间侧支循环尚未建立,肺动脉造影可见冠状动脉起源于肺动脉的直接征象。

【诊断】 心电图出现左心室前侧壁心肌梗死的 Q 波和 ST 段抬高;超声心动探及冠状动脉异常开口及侧支血流、左心室功能减低、二尖瓣乳头肌回声增强和不同程度的二尖瓣反流;CT 或 MRI 显示冠状动脉的起源和走行位置,以及异常起源的冠状动脉与主动脉的连接关系可明确诊断。需要实施心导管来确诊应该很少见,此类患者心室功能极差,术前有创的诊断性心导管检查将使这些患者的症状加重,如有可能,应避免进行心导管检查。

【鉴别诊断】

1. 心内膜弹性纤维增生症 左冠状动脉起源于肺动脉的患者出生后 4~6 周,随着肺动脉压逐渐下降,由肺动脉向左冠状动脉灌注逐渐减少、停灌,最终出现由肺动脉向冠状动脉"盗血",此时左、右冠状动脉侧支交通发育尚不完善,出现左心室心肌供血减少,导致左心功能不全及相应临床症状。左心室心肌长期缺血缺氧,产生继发性部分心内膜纤维化及左心室室壁瘤形成,多在 2~3 个月发病,与婴儿心内膜弹性纤维增生症发病时间有重叠,而心脏彩超检查往往将主动脉窦和心包横窦的假象误认为是左冠状动脉起源于左冠状窦且伴左心房左心室增大,因此易误诊为心内膜弹性纤维增生症,但心内膜弹性纤维增生症患者右冠状动脉内径正常,左冠状动脉内为前向血流,且肺动脉干内无异常红色射流束,二者可以鉴别。

2. 动脉导管未闭 动脉导管未闭患者左心房、左心室增大,肺动脉内径增宽,CDFI 示肺动脉干内可见异常血流束,使二者难以鉴别。但动脉导管未闭内的异常血流起源于降主动脉至左肺动脉之间的异常通道,通常沿肺动脉的外侧走行。

3. 冠状动脉瘘 主要是与冠状动脉肺动脉瘘相鉴别,冠状动脉瘘患者其冠状动脉位置正常,在婴幼儿期一般无明显的左心房左心室增大及室壁节段性运动异常表现。

【药物和介入治疗】 这种畸形没有药物和介入治疗的余地,应尽早明确诊断,然后尽快进行外科手术。即使是无症状的年长儿和成人,左心室功能逐渐恶化和猝死的风险也要求在诊断后尽快手术重建双冠状动脉系统。

【手术治疗】 本病一经确诊即有手术指征,手术方式主要有左冠状动脉单纯结扎术和左、右冠状动脉系统的重建术,目前主张左、右冠状动脉系统的重建术,其目的在于恢复氧合、顺行的双冠状动脉系统供血。冠状动脉移位种植到主动脉上为当今的手术选择。

手术路径是经胸正中切口,升主动脉高位动脉插管及上、下腔静脉插管建立体外循环。开始转流后即刻将左、右肺动脉上的控制带收紧,经主动脉根部灌注停跳液,由于左、右冠状动脉间有大量的侧支循环,使左、右心均能得到充分的灌注,此外防止进入左冠状动脉和肺动脉的血流经肺静脉回流至左心房、左心室,导致左心膨胀和肺水肿。

1. 直接移植　切开主肺动脉,"纽扣状"切取异常起源于肺动脉的冠状动脉开口,冠状动脉近端充分游离,并将冠状动脉开口移植于主动脉根部,肺动脉上的"纽扣状"缺损应用自体心包片修补,缝合肺动脉切口。

2. 左冠状动脉重建术　如果考虑到左冠状动脉长度不够,可在横断肺动脉时,于肺动脉后壁处保留足够宽的肺动脉组织连同左冠状动脉开口一起切下,然后将肺动脉组织对合缝合,形成左冠状动脉的延续,再移植到升主动脉根部。

3. Takeuchi 手术　应用 4mm 打孔器在主动脉左侧及肺动脉右侧打孔,两孔缝合构成主肺动脉窗,应用自体心包片在异常起源的冠状动脉开口和主 - 肺动脉窗之间构建内隧道,肺动脉前壁应用自体心包片加宽。因此种内隧道术,可出现主肺动脉瓣上狭窄、冠脉内通道阻塞、主动脉瓣关闭不全、心包材料瘤样扩张等严重并发症,所以目前仅在小婴儿或难以实施 LCA 直接移植或重建时考虑采用。

左冠状动脉异常起源于肺动脉的患者多伴有二尖瓣关闭不全,二尖瓣关闭不全与缺血性的左心室扩大、瓣环扩大及缺血性的乳头肌功能不全有关,对于轻度二尖瓣反流新近认为可不予处理,待左冠状动脉恢复有效供血后二尖瓣反流和病变的心肌多有不同程度的恢复。只有严重的二尖瓣关闭不全需要二尖瓣成形或置换处理。

【手术失败的危险因素】　左冠状动脉异常起源于肺动脉手术失败的危险因素有以下几点。

1. 术前明显减退的左心室收缩功能(术前LVEF<30%)。

2. 年龄较小的婴儿。

3. 左冠状动脉占优势的患者。

4. 术前重度二尖瓣关闭不全。

5. 婴儿型 ALCAPA。

6. 术中主动脉阻断时间长。

7. 左心室室壁瘤形成。

本病要求早期诊断,并建立双冠状动脉系统。冠状动脉移位种植到主动脉上是当今的手术选择。优化心肌保护的技术细节对于此种手术成败至关重要。

【术后注意事项】　心排血量应实时监测,影响心肌收缩的药物则谨慎使用,否则会增加心律失常风险;正压通气可减轻后负荷,一般情况下,这些儿童在手术后至少 24~48 小时保持插管和机械通气;在遇到严重的左心室功能不全,不能脱离体外循环或尽管给予药物支持仍然存在持续性低心排血量综合征的患者可能需要机械循环支持;预计在数周或几个月内,心室功能会逐渐恢复。由于存在左心室功能不全和二尖瓣反流,术后几天至数周内,可能需要减少后负荷。为确保 LCA 在术后即刻发生顽固性室性心律失常时保持通畅,或如果不能在术后 2 周内放弃肌力支持,则应行心导管检查做进一步评估。

【预后】　本病自然预后不良,出生 1 年内死亡率可高达 90%,部分病例由于侧支循环建立,可生存到成年期,内科药物治疗无效;在大多数成功重建双冠状动脉系统的患者中,在建立正常的左冠状动脉灌注后的 1 年内,心肌完全恢复,功能恢复正常。但是在一些病例中,即使心室功能恢复,依然可能存在持续的二尖瓣反流,需要在适当的时候进行二尖瓣修补或置换。

(刘晖)

第六节　小儿心脏肿瘤

近年来,通过对早期的尸检资料和近年大量临床资料的回顾分析,人们对心脏肿瘤(tumor of heart)的认识进一步深化。目前心脏超声、多排螺旋 CT、磁共振等影像诊断技术的发展和产前诊断的普及,使心脏肿瘤患者能够得到及时快速地诊断,有些在胎儿期即被明确诊断,使患者能够及时得到健康指导或者接受外科手术治疗,患者的生活质量得到明显改善。

【分类】 按肿瘤生长的特性和对人体的破坏程度,可将心脏肿瘤分为良性与恶性两大类,心脏肿瘤多为良性。按肿瘤的发生可分为原发性和转移性心脏肿瘤,其中原发性心脏肿瘤多为良性,而转移性心脏肿瘤则为恶性。按肿瘤发生的部位(累积的心腔),心脏肿瘤在左心房、右心房、左心室、右心室四个心腔及瓣膜均可发生。病理组织上常见的心脏肿瘤主要包括横纹肌瘤、纤维瘤、畸胎瘤、黏液瘤、血管瘤等,原发性心脏恶性肿瘤及转移性肿瘤相对少见。

【发病率】 早期报道心脏肿瘤的发生率为0.02%~0.30%,随着超声等无创诊断技术和产前诊断的普及,小儿心脏肿瘤的检出率逐年增加,Beghetti 等报道 1980—1984 年,小儿心脏肿瘤的检出率为 0.06%,1985—1989 年为 0.22%,而1990—1995 年其检出率则升至 0.32%。鉴于肿瘤生长的特殊部位,肿瘤的继续生长可引起血流动力学改变,肿瘤栓子或碎片的脱落可出现肢体或脏器的栓塞,肿瘤侵入心肌还会导致心律失常、心功能障碍,严重者可能出现猝死。所以,准确的诊断、及时的外科干预具有非常重要的意义。

【病因】 原发性心脏肿瘤病因不明,以良性居多,良性心脏肿瘤占原发性心脏肿瘤的 90% 以上。继发性心脏肿瘤比原发性心脏恶性肿瘤多见,继发性心脏肿瘤一般都是由原发性恶性肿瘤转移而来,包括恶性淋巴瘤、Wilms 肿瘤、恶性畸胎瘤、神经细胞瘤、胸膜间皮瘤等,肝脏和肾组织的恶性肿瘤可以经下腔静脉转移到右心房,引起血性心包积液、心律失常、腔静脉阻塞及心力衰竭的各种表现和体征。

【症状】 心脏肿瘤的症状和体征与肿瘤的位置、数目、大小关系密切,小的单发肿瘤临床上往往没有任何症状,而是偶尔通过健康体检或其他疾病检查时发现。常见的心脏肿瘤症状有心悸、气短、运动耐力减低,这是因为心脏肿瘤特别是左心肿瘤增大,发生肺静脉或二尖瓣梗阻产生酷似

二尖瓣病变的肺淤血症状,重者可出现阵发性夜间呼吸困难、咳血丝痰。右心房肿瘤增大可阻塞上、下腔静脉,三尖瓣引起颈静脉怒张,肝大及下肢水肿等表现。发生在右心室的肿瘤阻塞右心室流出道或继续增大可出现右心衰竭的表现。心脏肿瘤,特别是黏液瘤,一般带蒂,所以其梗阻症状有随体位变动而发作的特点,如有与体位相关的发作性眩晕及呼吸困难,肿瘤突然堵塞房室瓣口引起心搏量显著降低,可发生突然昏厥或心搏骤停。心律失常和胸痛也是心脏肿瘤的常见表现,心律失常与肿瘤的位置有关,若患者出现不明原因的心律失常应考虑应用超声心动检查来排除心脏肿瘤的可能性。心脏肿瘤,若有瘤碎片或瘤体表面血栓脱落可发生体、肺循环的栓塞,特别是左心房黏液瘤的栓塞发生率高。小儿心脏肿瘤的全身症状,如发热、贫血、体重减轻等较少见。

【体征】 心脏肿瘤最初的常见征象是心脏杂音,很多患者查出心脏肿瘤也是因为体检发现心脏杂音,从而通过超声确诊。心房内肿瘤瘤体梗阻二尖瓣、三尖瓣可形成二尖瓣、三尖瓣狭窄,当瘤体进入心室腔可出现房室瓣关闭不全。因而在左心房肿瘤患者,心尖部可听到舒张期隆隆样杂音,左侧卧位时增强,右侧卧位时减弱,有时可听到随体位改变的收缩期杂音(二尖瓣关闭不全)。右心房肿瘤时,可在胸骨左缘 3~4 肋间听到收缩-舒张摩擦样来回性杂音。右心室肿瘤阻塞肺动脉瓣则在胸骨左缘第 2~3 肋间有 2~3 级收缩期杂音。左心室肿瘤增大可在心底部闻及 3 级喷射性收缩期杂音向颈部传导。除心脏杂音外,心脏肿瘤患者可出现心音改变,如左心房肿瘤时可出现第一心音亢进,胸骨左缘下段可听到舒张早期心音——扑落音,可传导至心尖部和心底部。此外,心前区可听到第四心音。

【辅助检查】

1. 常规血液化验 一般无特殊异常,部分黏液瘤患者可有贫血、红细胞沉降率增快、血清蛋白电泳 α_2 及 β 球蛋白增高等。

2. 胸部 X 线检查 小儿心脏肿瘤的胸部 X线片常无特异性表现,一般表现为心脏影增大,右心房肿瘤患者显示上腔静脉阴影增宽,右心房、右

23

心室增大。左心房肿瘤显示为左心房增大,部分有肺淤血、肺动脉段突出等表现。部分小儿心脏肿瘤,尤其是纤维瘤、畸胎瘤,胸部 X 线片上可出现钙化影(图 23-119)。

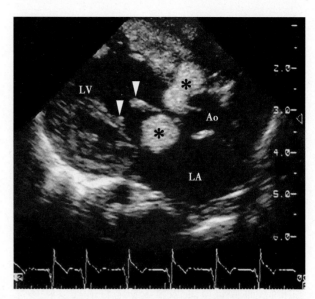

图 23-120 多发性心脏横纹肌瘤

* 为肿瘤瘤体,其中一个堵塞二尖瓣口(箭头),使二尖瓣瓣叶增厚,另一个堵塞左心室流出道

Ao. 主动脉;LA. 左心室

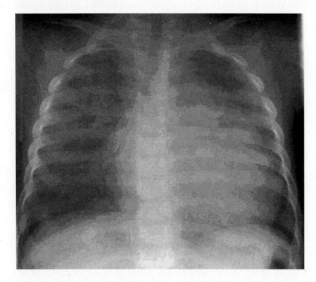

图 23-119 2 岁左心房肿瘤患儿,胸片示肺血增多,左心房、左心室、右心房增大

3. 心电图检查 心动图检查不具备特殊性,如上述,与肿瘤的发生部位有密切关系,患者可有心房、心室增大,Ⅰ~Ⅱ度房室传导阻滞,不完全右束支传导阻滞、预激综合征等心电图改变。也可有心房颤动发生。病情较重者可有 ST-T 的改变。

4. 心脏超声检查 心脏超声是心脏肿瘤的主要影像学诊断手段,目前心脏超声对心脏肿瘤的确诊率可达到 95% 以上,是一种安全、有效、无创的诊断方法。对肿瘤的位置、大小、数目,心脏大小及伴随畸形和有无心包积液都能做到相对精确地判定。彩色多普勒超声还能对心脏肿瘤的梗阻程度及血流动力学变化做出评估,指导临床治疗。例如左心房肿瘤在左心腔内见到异常点片状反射光团,活动于左心房、左心室之间,收缩期回到左心房腔,舒张期达二尖瓣口进入左心室,左心房增大。右心房肿瘤异常反射光团在右心腔内,收缩期在右心房,舒张期随三尖瓣向右心室方向移动或通过三尖瓣口进入右心室腔(图 23-120)。

5. CT 和 MRI 检查 CT 和 MRI 能够很好地分辨出肿瘤与正常心肌组织、瓣膜及血管之间的关

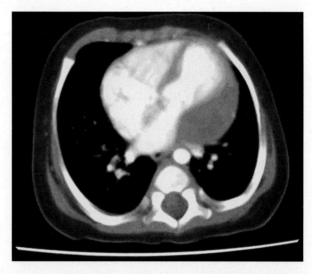

图 23-121 横纹肌肉瘤患儿左心室壁不规则肿块

系,对外科切除有好的指导作用,特别是心肌内肿瘤,这一点较心脏超声有更高的诊断价值(图 23-121)。

6. 心血管造影 心血管造影作为一种有创的诊断手段,其临床应用逐渐被心脏超声、CT 和磁共振等无创诊断方法所取代,目前仅用于合并畸形、无法辨明肿瘤对冠状血管的压迫或需要取活检等情况。

【治疗】 心脏肿瘤的治疗主要是外科手术摘除。一般根据肿瘤的大小、位置,是否有蒂等做

出综合判断。大部分心脏肿瘤的生长并不破坏心肌细胞，手术可完整切除，但应保留足够的左心室心肌来完成心室舒缩功能，完整切除的禁忌证是损伤房室结及传导系统，如果肿瘤侵及广泛的心肌和邻近重要的组织，包括冠状血管、瓣膜等，则不能完整切除。对这部分不能完全切除的患者，部分切除能够改善患者的临床症状。对于多发或侵占重要组织结构无法切除的良性肿瘤，心脏移植是患者的最终唯一选择。对无症状或轻微症状的患者，可以定期随访，部分患者有自行消退的可能。原发性恶性心脏肿瘤和继发性肿瘤临床预后较差，目前对转移性心腔内瘤栓进行及时的外科干预可以获得良好的近期和远期结果。

手术一般在低温体外循环下完成，对于左心系统的肿瘤，一般可顺利完成插管，建立体外循环。右心房肿瘤有时插管困难，可选用上腔静脉插管，术中操作切忌粗暴，避免瘤体碎屑脱落引起栓塞，对切除后的瘤蒂用电刀局部电灼一遍，防止复发。下文对主要常见心脏肿瘤做一简单介绍。

一、原发性良性心脏肿瘤

1. 横纹肌瘤　横纹肌瘤（rhabdomyoma）是最常见的小儿原发性心脏肿瘤，在新生儿和婴幼儿中更为常见，约75%的患者发生在1岁以内，其中约1/3发生在1个月内。产前诊断的心脏肿瘤中50%~60%为横纹肌瘤。横纹肌瘤患者常合并结节性硬化症，胎儿心脏横纹肌瘤尤其呈多发性时被认为是结节性硬化症在胎儿期的最早期病变之一。多发性心脏横纹肌瘤患者几乎均患有结节性硬化症，而结节性硬化症患者中60%~80%可有心脏横纹肌瘤。横纹肌瘤还可能同时与唐氏综合征等遗传性疾病或先天性心脏病如房间隔缺损、法洛四联症、左心发育不良综合征等并存，这更增加了其诊断和治疗的复杂性。

近年来研究发现，结节性硬化症是由位于9号染色体的 TSC1 基因及位于16号染色体的 TSC2 基因突变造成的，以 TSC2 基因突变为多见，TSC1 基因突变占10%~30%。有学者发现横纹肌瘤的肿瘤细胞无能力进行有丝分裂，可以随时间而退化，有自然消失的倾向。肿瘤的自行减小或

消失与其病理基础有关，心脏横纹肌瘤细胞并非真正的肿瘤细胞，而是富含糖原的异形心肌细胞，显微镜下可见自细胞核向细胞膜呈蜘蛛网样放射状分布的细胞质，被称为"蜘蛛样细胞"。大部分细胞质空泡化变性。这种细胞的凋亡和黏液样变性使得肿瘤细胞不能随着心腔的增长而分化，加之其他因素调控，可使横纹肌瘤在儿童期自行消失。有研究显示，50%~60%的心脏横纹肌瘤在胎儿出生后可以逐渐缩小，18%的肿瘤可以自行消失。

横纹肌瘤的发生部位包括心室、心房、心包及胸腔。横纹肌瘤的临床表现依据肿瘤的数目、大小、位置而不同，最初的症状常表现为心脏杂音，小的肿瘤一般无症状，较大的肿瘤常影响传导组织、阻塞心脏流出道，而出现明显的心律失常、流出道梗阻，以及心包积液、心脏压迫、心力衰竭等改变，甚至猝死。心律失常往往是胎儿横纹肌瘤的最常见表现，同时心律失常也是患者就诊进行超声检查的主要适应证。

目前认为，胎儿超声心动图是诊断胎儿心脏横纹肌瘤的首选方法。

横纹肌瘤可以随时间进展而退化消失，特别是小的单发肿瘤。因此，对于无症状、心功能正常的患者无须手术治疗，只需定期对患者进行超声随访即可。对于多发的、出现药物难以控制的心律失常及血流动力学改变的患者，应积极准备手术治疗，可以取得很好的治疗效果。对于大的肿瘤采取部分切除，保留心腔内重要结构和心肌组织，也同样能获得很好的结果，有报道发现，肿瘤切除后剩余部分还可以逐渐消退。对于因肿瘤引起的重度心脏流出道或流入道梗阻的患者，出生后需紧急进行手术治疗。

2. 纤维瘤　心脏纤维瘤（fibroma）主要发生于儿童期，根据不同中心的统计结果，其发生率次于横纹肌瘤而占小儿心脏肿瘤的第二位或第三位。纤维瘤多表现为限制性的无囊包裹的孤立性肿块，位于心肌壁内，常累及室间隔、左心室游离壁或右心室，极少发生于心房。临床表现取决于肿瘤发生的部位和大小，肿瘤小者可以无症状或仅有心脏杂音，如果肿瘤累及室间隔，肿瘤的继续

生长往往会导致严重的心律失常,包括室性心动过速、心室颤动等。心室壁上的肿瘤一般表现为心脏增大,这类患者容易出现猝死。另外,心脏纤维瘤还很容易导致左心室流出道阻塞、心功能受累及心力衰竭,但一般不会出现栓塞的后果,也没有心包渗出的报道。超声心动图检查肿瘤内可见部分强回声区,提示钙化,此点可与心脏横纹肌瘤相鉴别。

虽然纤维瘤可以保持静止状态甚至到成年,但不像横纹肌瘤那样可以自行消退,所以及时的外科干预很有必要。手术要求尽可能完全切除肿瘤组织,但肿瘤切除的禁忌证是损伤传导系统和牺牲心室肌收缩及舒张功能。在这种情况下,部分切除也能明显改善临床症状,获得很好的长期效果。对于大块心肌被肿瘤侵及的患者,心脏移植是唯一可供选择的治疗方法。但由于供体的缺乏和需终身服用抗免疫排斥药物,心脏移植治疗心脏肿瘤还存在争议。

3. 畸胎瘤 心脏或心包畸胎瘤(teratoma)可发生在任何年龄,约 2/3 发生在小儿。肿瘤一般位于心包腔内,由蒂附着于主动脉或肺动脉根部,心肌内或心腔内畸胎瘤非常罕见。肿瘤的体积较大,易引起心脏受压及邻近肺动脉、主动脉和上腔静脉的梗阻。畸胎瘤患者常出现大量心包渗出,使患者早期即出现呼吸困难、充血性心力衰竭,严重者可有心脏压塞,引起猝死。超声心动图很容易做出诊断,CT 和 MRI 可以发现多个胚层的组织,常伴有钙化及心包渗出。

因为畸胎瘤的心包渗出可以导致严重的后果,所以早期诊断非常重要,一旦诊断成立,即应考虑手术治疗。由于肿瘤一般位于心包腔内,手术可以在非体外循环下进行,切除成功率非常高,术后效果很好,至今还没有切除后肿瘤复发的报道。由于很多畸胎瘤在胎儿期即可出现心包渗出等严重表现,随着胎儿心脏外科的发展,有学者提出对这样的患者可以在胎儿期进行手术治疗。

4. 黏液瘤 黏液瘤(myxoma)为成人最常见的心脏肿瘤。在小儿中少见且多发生于较大的儿童。中国医学科学院阜外医院报道 19 例经手术和病理证实的小儿心脏肿瘤中,黏液瘤 10 例,占

52.6%,均发生在较大儿童,平均年龄为 11.6 岁。肿瘤在四个心腔均可发生,以左心房最为多见,在小儿中,右心房也很常见。肿瘤表面光滑而呈息肉样,有的有包膜,质地易碎,超声心动图也很容易对此类患者做出诊断。肿瘤常阻塞二尖瓣或三尖瓣,导致发绀、晕厥、心力衰竭或猝死,肿瘤很容易碎裂而出现栓塞。所以黏液瘤一旦确诊,就有手术指征,完整切除肿瘤组织,必要时可以进行瓣膜置换,可以预防黏液瘤复发及避免可能存在的潜在并发症。

5. 其他良性肿瘤 血管瘤非常少见,可以发生在任何心腔,以右心房多见。在所有心脏肿瘤中,血管瘤的预后是最好的。但是和畸胎瘤一样,血管瘤容易出现心包渗出,所以对于有症状的外膜完整的血管瘤应进行手术切除。对于无症状的血管瘤可以定期随访,因为血管瘤也有自发退化消失的倾向。心肌错构瘤,又称浦肯野细胞瘤,患者常因难治性室性心动过速而被发现,切除或冷冻消蚀异位起搏点可以根治,达到根治心律失常的目的。此外,心脏脂肪瘤、乳头状瘤、神经细胞瘤、炎性假瘤等均十分罕见,仅限于个案报道。对于有症状的患者,应进行积极手术治疗,无症状的可以进行定期随访,部分患者可以出现肿瘤的自发消退。南京医科大学附属儿童医院报道了经外科手术治疗的 13 例原发性心脏肿瘤患者,其中男 8 例,女 5 例,年龄从 5 天到 13 岁,平均 4.85 岁。术后病理证实横纹肌瘤 8 例,黏液瘤 2 例,纤维瘤 2 例,横纹肌肉瘤 1 例。1 例恶性肿瘤复发,后放弃治疗。12 例生存患者随访 3~247 个月,随访期间 1 例良性肿瘤复发,因为无症状,在随访中。余患者症状改善,心功能正常。

二、原发性恶性心脏肿瘤

原发性恶性心脏肿瘤非常罕见,在小儿原发性心脏肿瘤中,恶性肿瘤不足 10%。病理类型包括肉瘤、淋巴瘤、间皮瘤等多种类型。横纹肌肉瘤是最多见的原发性心脏恶性肿瘤,恶性程度高,早期即可出现淋巴结和远处转移,肿瘤的快速进展导致心律失常、栓塞、右心衰竭的各种表现和体征,预后极差。由于心脏恶性肿瘤发生率极低,目

前对它的认识仅限于病例报道,还没有完整的肿瘤生物学特性、治疗和预后分析的资料。所以对它的治疗很大方面是参考其他恶性肿瘤的方法。有学者提出,有必要将所有明确诊断的病例集中起来,施以不同的干预措施来评价它的预后,从而更好地指导临床治疗。

三、继发性心脏肿瘤

在小儿心脏肿瘤中,继发性肿瘤较原发性肿瘤相对多见。继发性心脏肿瘤一般都是由原发性恶性肿瘤转移而来的,包括恶性淋巴瘤、Wilms 肿瘤、恶性畸胎瘤、神经细胞瘤、胸膜间皮瘤等,肝脏和肾组织的恶性肿瘤可以经下腔静脉转移到右心房,引起血性心包积液、心律失常、腔静脉阻塞及心力衰竭的各种表现和体征。当肿瘤患者出现心脏扩大、气喘、心跳加快或心力衰竭常提示出现了心脏转移。但是,临床上真正因为心脏转移出现心脏症状的却很少,只有约 10% 的患者出现心脏受损的表现,但这也基本是心包受累所引起的结果。理论上,其他部位的恶性肿瘤很少第一个转移到心脏,也可能仅局限在心脏,所以心脏转移往往意味着出现了广泛的多器官转移,患者多已失去了手术时机。目前对于继发性心脏肿瘤的外科干预仅限于处理瘤栓引起的梗阻。Chiappini 等报道 13 例转移性下腔静脉右心房瘤切除术,手术在深低温停循环下进行,无住院死亡,1 例术后出现呼吸衰竭,1 例发生出血并发症,经治疗均康复出院,随访 33.9 个月,8 例患者存活,生存率 61.5%。

(刘迎龙　武开宏)

参考文献

1. BINSALAMAH Z M,IBARRA C,JOHN R,et al. Contemporary Mid-term Outcomes in Pediatric Patients undergoing Vascular Ring Repair[J]. Ann Thorac Surg,2020,109(2):566-572.

2. YONG M S,ZHU M Z L,BELL D,et al. Long-term outcomes of surgery for pulmonary artery sling in children[J]. Eur J Cardiothorac Surg,2019,56(2):369-376.

3. VU H V,HUYNH Q K,NGUYEN V D Q.Surgical reconstruction for congenital tracheal malformation and pulmonary artery sling. J Cardiothorac Surg,2019,14(1):49.

4. HERRIN M A,ZURAKOWSKI D,FYNN-THOMPSON F,et al. Outcomes following thoracotomy or thoracoscopic vascular ring division in children and young adults[J]. J Thorac Cardiovasc Surg,2017,154(2):607-615.

5. BOUTAYEB A. Complete Atrioventricular Canal Defect:Towards a More Physiological Repair[J]. Heart Lung Circ,2018,27(3):e4-e6.

6. DOUGLAS W I,DOSHI U. A novel technique for repair of complete atrioventricular canal defect:The central patch technique[J]. World J PediatrCongenit Heart Surg,2014,5(3):434-439.

7. 吕井井,施国丞,刘巍,等. 1.5 片法与改良单片法纠治完全性房室间隔缺损的病例对照研究[J]. 中国胸心血管外科临床杂志,2017,24(5):350-354.

8. HEATH A,ALVENSLEBEN IV,NAVARRO J,et al. Developing High Medical Technology,a Challenge for Developing Countries:The Percutaneous Closure of Atrial Septal Defects Using Nit-Occlud ASD-R:Early and Mid-term Results[J].World J Pediatr Congenit Heart Surg,2019,10(4):433-439.

9. AMEDRO P,GUILLAUMONT S,BREDY C,et al. Atrial septal defect and exercise capacity:value of cardio-pulmonary exercise test in assessment and follow-up[J]. J Thorac Dis,2018,10(Suppl 24):S2864-S2873.

10. GAO C,YANG M,XIAO C,et al. Totally Endoscopic Robotic Correction of Cor Triatrium Sinister Coexisting With Atrial Septal Defect[J].Innovations(Phila),2016,11(6):451.

11. 高华炜,李守军,闫军,等. 完全型大动脉转位行大动脉调转术十年(2001—2012 年)的变化趋势—单中心报告[J]. 中国胸心血管外科临床杂志,2015,22(7):638-641.

12. SCHIDLOW D N,JENKINS K J,GAUVREAU K,et al. Transposition of the great arteries in the developing world:surgery and outcomes[J]. J Am Coll Cardiol,2017,69(1):43-51.

13. FRICKE T A,LOYER B R,HUANG L,et al. Long-term quality of life in adult survivors after the arterial switch operation[J]. Eur J Cardiothorac Surg,2018,54(6):1001-1003.

14. ROLLINS C K,NEWBURGER J W. Correction of d-Transposition of the great arteries sooner rather than later[J]. Circulation,2019,139(24):2739-2741.

15. VILLAFANE J,LANTIN-HERMOSO M R,BHATT A B,et al. D-transposition of the great arteries:the current era

of the arterial switch operation [J]. J Am Coll Cardiol, 2014,64(5):498-511.

16. KIENER A,KELLEMAN M,MCCRACKEN C,et al. Long-term survival after arterial versus atrial switch in d-Transposition of the great arteries [J]. Ann Thorac Surg,2018,106(6):1827-1833.

17. MOLL M,MICHALAK K W,SOBCZAK-BUDLEWSKA K,et al. Coronary artery anomalies in patients with transposition of the great arteries and their impact on postoperative outcomes [J]. Ann Thorac Surg,2017,104 (5):1620-1628.

18. MICHALAK K W,MOLL J A,SOBCZAK-BUDLEWSKA K,et al. Reoperations and catheter interventions in patients with transposition of the great arteries after the arterial switch operation [J]. Eur J Cardiothorac Surg,2017,51(1): 34-42.

19. LIM J M,PORAYETTE P,MARINI D,et al. Associations between age at arterial switch operation,brain growth, and development in infants with transposition of the great arteries [J]. Circulation,2019,139(24):2728-2738.

23